J. Peiffer ■ J.M. Schröder ■ W. Paulus ■ (Hrsg.) ■ **Neuropathologie**

Dr. Raimund Weber
Facharzt für Neurologie

Springer

*Berlin
Heidelberg
New York
Barcelona
Hongkong
London
Mailand
Paris
Tokio*

J. Peiffer   J. M. Schröder   W. Paulus (Hrsg.)

Neuropathologie

Morphologische Diagnostik der Krankheiten
des Nervensystems und
der Skelettmuskulatur

Dritte, völlig neu bearbeitete Auflage

Mit Beiträgen von
C. Bancher N. Breitbach-Faller K. Harzer A. Hori
H. G. König H. A. Kretzschmar M. Oehmichen W. Paulus
J. Peiffer C. H. Rickert W. Roggendorf J. M. Schröder
A. Stevens H. Wiethölter H. Wolburg

Mit 191 zum Teil farbigen Abbildungen in 627 Einzeldarstellungen
und 56 Tabellen

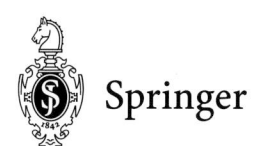

Springer

o.em. Univ. Professor Dr. med. Jürgen Peiffer
Nervenarzt und Neuropathologe
ehem. Direktor des Institutes für Hirnforschung der Universität
Haldenbachstr. 17, 72074 Tübingen

Univ. Prof. Dr. med. J. Michael Schröder
Institut für Neuropathologie
Universitätsklinikum der Rheinisch-Westfälischen Technischen Hochschule Aachen
Pauwelsstraße 30, 52074 Aachen

Univ. Professor Dr. med. Werner Paulus
Institut für Neuropathologie, Universitätsklinikum Münster
Domagkstr. 19, 48149 Münster

ISBN 3-540-41333-2 Springer-Verlag Berlin Heidelberg New York

ISBN 3-540-58735-7 2. Auflage Springer-Verlag Berlin Heidelberg New York

Die Deutsche Bibliothek – CIP-Einheitsaufnahme
Neuropathologie: morphologische Diagnostik der Krankheiten des Nervensystems und der Skelettmuskulatur / Jürgen Peiffer ... (Hrsg.). – 3. Aufl. – Berlin; Heidelberg; New York; Barcelona; Hongkong; London; Mailand; Paris; Tokio: Springer, 2002
ISBN 3-540-41333-2

Dieses Werk ist urheberrechtlich geschützt. Die dadurch begründeten Rechte, insbesondere die der Übersetzung, des Nachdrucks, des Vortrags, der Entnahme von Abbildungen und Tabellen, der Funksendung, der Mikroverfilmung oder der Vervielfältigung auf anderen Wegen und der Speicherung in Datenverarbeitungsanlagen, bleiben, auch bei nur auszugsweiser Verwertung, vorbehalten. Eine Vervielfältigung dieses Werkes oder von Teilen dieses Werkes ist auch im Einzelfall nur in den Grenzen der gesetzlichen Bestimmungen des Urheberrechtsgesetzes der Bundesrepublik Deutschland vom 9. September 1965 in der jeweils geltenden Fassung zulässig. Sie ist grundsätzlich vergütungspflichtig. Zuwiderhandlungen unterliegen den Strafbestimmungen des Urheberrechtsgesetzes.

Springer-Verlag Berlin Heidelberg New York
ein Unternehmen der BertelsmannSpringer Science+Business Media GmbH

http://www.springer.de/medizin

© Springer-Verlag Berlin Heidelberg 1984, 1995, 2002
Printed in Germany

Die Wiedergabe von Gebrauchsnamen, Handelsnamen, Warenbezeichnungen usw. in diesem Werk berechtigt auch ohne besondere Kennzeichnung nicht zu der Annahme, dass solche Namen im Sinne der Warenzeichen- und Markenschutz-Gesetzgebung als frei zu betrachten wären und daher von jedermann benutzt werden dürften.

Produkthaftung: Für Angaben über Dosierungsanweisungen und Applikationsformen kann vom Verlag keine Gewähr übernommen werden. Derartige Angaben müssen vom jeweiligen Anwender im Einzelfall anhand anderer Literaturstellen auf ihre Richtigkeit überprüft werden.

Umschlaggestaltung: Erich Kirchner, Heidelberg
Herstellung: Klemens Schwind
Datenkonvertierung: K+V Fotosatz GmbH, Beerfelden

SPIN 10753052   24/3130 – 5 4 3 2 1 0 – Gedruckt auf säurefreiem Papier

Vorwort zur 3. Auflage

Die fünf Jahre seit dem letzten Erscheinen unserer *Neuropathologie*, damals der 2. Auflage des Bandes 4 des von W. Remmele herausgegebenen Lehr- und Nachschlagewerkes *Pathologie*, brachten in der Hirnforschung wie auch in der Forschung auf dem Gebiet der Muskel-, Nerven- und Stoffwechselerkrankungen wesentliche Fortschritte, die vor allem den Methoden der Molekularbiologie zu verdanken sind. Ob in der Pathologie der Tumoren des Nervengewebes, ob bei den degenerativen und metabolischen Hirnerkrankungen oder bei den Epilepsien, – überall eröffnete die Molekulargenetik völlig neue Einblicke in die pathophysiologischen Grundlagen der Krankheiten. Die neuen Methoden erlaubten es, die Diagnostik wesentlich zu verfeinern und der Therapie neue Wege zu erschließen, machten es aber auch notwendig, althergebrachte Klassifikationen zu revidieren. Diese Erkenntnisse mussten in der Neuauflage Berücksichtigung finden. Dies forderte unvermeidbar eine Ausweitung des rein neuropathologischen Anteiles. Dank des Entgegenkommens von Herrn Prof. Remmele und des Springer-Verlages gelang dies dadurch, dass die den beiden Sinnesorganen Auge und Ohr gewidmeten Abschnitte in andere Bände des Gesamtwerkes verlagert wurden.

Das Ziel des Bandes blieb gleich, nämlich dem in Weiterbildung befindlichen Neuropathologen das nötige Rüstzeug anzubieten, darüber hinaus aber auch dem Neurologen, Neuropädiater, Neurochirurgen und Psychiater die morphologischen Grundlagen der Krankheiten des Nerven- und Muskelsystems zu vermitteln und eine Brücke zur Neurobiologie und Neurochemie zu schlagen. Die Praxisbezogenheit sollte erhalten bleiben. Sie wurde sogar verstärkt durch Erfahrungen aus der Gutachterpraxis, deutlich in den Beiträgen des Rechtsmediziners Prof. Dr. M. Oehmichen und dessen Mitarbeiter, Dr. H.G. König.

Stärker als in den beiden vorangegangenen Auflagen sind pathophysiologische und neurobiologische Grundlagen eingearbeitet worden. Das Eingangskapitel von Herrn Prof. Dr. H. Wolburg erfuhr deswegen eine wesentliche Ausweitung. Thematische Überschneidungen ließen sich nicht immer ausschließen, wurden manchmal auch bewusst vorgenommen, wenn es darum ging, zu starke Spezialisierung zu vermeiden und den Blick auch auf differentialdiagnostisch wichtige andere Kapitel zu lenken. Da der Umfang des Buches beschränkt bleiben musste, waren die Autoren ohnehin genötigt, nicht allzu sehr auf spezielle Problemstellungen einzugehen. Dies gilt insbesondere für das umfangreiche Kapitel über die Stoffwechselkrankheiten, bei denen die Fortschritte in der Neurochemie und Molekulargenetik zu einer starken Ausdifferenzierung der Krankheiten führten.

Unter den Autoren fand ein altersbedingter Wechsel statt: Mein langjähriger Mitarbeiter, Herr Priv.-Doz. Dr. J.W. Boellaard, bat darum, seinen Beitrag über die übertragbaren spongiformen Enzephalopathien, unter denen er sich intensiv mit der Gerstmann-Sträußler-Krankheit befasst hatte, abgeben zu können. Es gelang hier, in Herrn Prof. Dr. H.A. Kretzschmar den auf dem Gebiet der prionenbedingten Krankheiten kompetentesten deutschen Wissenschaftler zu gewinnen, damit aber auch den Kreis der bisherigen Mitarbeiter, die mit Ausnahme von Herrn Prof. J.M. Schröder dem Tübinger Arbeitskreis verbunden waren, auszuweiten. Herr Primarius Doz. Dr. C. Bancher, jetzt zuständig für die Altersdemenzen, hatte in Wien bei Prof. Jellinger zeitweise mit Herrn Prof. Dr. W. Paulus zusammengearbeitet, der seinen Münsteraner Mitarbeiter, Herrn Priv.-Doz. Dr. C.H. Rickert, einbrachte. Mein Beitrag über die Neuropathologie der Psychosen wurde von meinem früheren Mitarbeiter, Herrn Priv.-Doz. Dr. A. Stevens übernommen, das Alkohol-Kapitel von Herrn Prof. Dr. M. Oehmichen. Alle Autoren tragen wie bisher die Verantwortung für die Richtigkeit der Zahlenangaben und Literaturverweise in ihren Kapiteln.

Meinen beiden Mitherausgebern und ihren Mitarbeitern danke ich für wertvolle Hinweise, dem Springer-Verlag für seine verständnisvolle Mithilfe bei der Gestaltung dieses Bandes, wobei mein besonderer Dank den Herren R.M. Zolk und K. Schwind gilt.

Tübingen, im Frühjahr 2002　　　　　　　　　　　　　　　　　　JÜRGEN PEIFFER

Inhaltsverzeichnis

I | Zentrales Nervensystem

1   Die Zellen des Nervensystems und ihre Verknüpfungen   3
H. Wolburg

2   Normale und pathologische Entwicklung des Nervensystems   21
A. Hori

3   Hydrozephalus und Liquorzirkulationsstörungen   63
C. H. Rickert

4   Prä- und Perinatalschäden   73
J. Peiffer

5   Physiologisches und pathologisches Altern des Gehirns
Senile und präsenile Demenzen   91
C. Bancher

6   Kreislaufstörungen des ZNS   113
W. Roggendorf

7   Epilepsien   167
J. Peiffer

8   Zytologie des Liquor cerebrospinalis   183
H. Wiethölter

9   Entzündliche Erkrankungen   193
H. Wiethölter

10   Multiple Sklerose und verwandte Syndrome   233
H. Wiethölter

11   Prionkrankheiten (transmissible spongiforme Enzephalopathien)   241
H. A. Kretzschmar

12   Neuroaxonale Dystrophien   263
W. Paulus

| 13 | **Systematrophien** .... | 271 |

W. Paulus

| 14 | **Mechanische Traumen** .... | 301 |

M. Oehmichen, H.G. König

| 15 | **Nichtmechanische physikalische Traumen** .... | 327 |

M. Oehmichen

| 16 | **Tumoren** .... | 337 |

W. Paulus

| 17 | **Intoxikation** .... | 395 |

M. Oehmichen

| 18 | **Alkoholschäden** .... | 419 |

M. Oehmichen

| 19 | **Schizophrenie** .... | 435 |

A. Stevens

| 20 | **Spongiöse Dystrophien und mitochondriale Enzephalopathien** .... | 441 |

W. Paulus

| 21 | **Genetische Stoffwechselkrankheiten von neuropathologischer Bedeutung** .... | 457 |

N. Breitbach-Faller, K. Harzer

II Peripheres Nervensystem

| 22 | **Anatomisch-physiologische Grundlagen und Technik der Gewebsentnahme** .... | 521 |

J.M. Schröder

| 23 | **Physikalische Schädigungen** .... | 531 |

J.M. Schröder

| 24 | **Nutritive und toxische Neuropathien** .... | 541 |

J.M. Schröder

| 25 | **Neuropathien bei systemischen Stoffwechselstörungen** .... | 553 |

J.M. Schröder

| 26 | **Hereditäre Neuropathien** .... | 557 |

J.M. Schröder

| 27 | **Entzündliche Neuropathien** .... | 583 |

J.M. Schröder

| 28 | **Neuropathien aufgrund peripherer Gefäßveränderungen** .... | 591 |

J.M. Schröder

| 29 | **Tumoren peripherer Nerven** .... | 595 |

J.M. Schröder

| 30 | **Paraneoplastische Neuropathien** .... | 597 |

J.M. Schröder

III Skelettmuskulatur

| 31 | **Anatomisch-physiologische Grundlagen und Technik der Gewebsentnahme** ... | 607 |

J.M. Schröder

| 32 | **Klassifikation der Muskelerkrankungen** .... | 615 |

J.M. Schröder

| 33 | **Muskeldystrophien** .... | 621 |

J.M. Schröder

| 34 | **Kongenitale Myopathien** .... | 639 |

J.M. Schröder

| 35 | **Myotonische Erkrankungen und Ionenkanalkrankheiten** .... | 651 |

J.M. Schröder

| 36 | **Metabolisch und hormonell bedingte Myopathien** .... | 657 |

J.M. Schröder

| 37 | **Myoglobinurien, Myositis ossificans, nutritiv-toxische und paraneoplastische Myopathien, Amyloidosen** .... | 667 |

J.M. Schröder

| 38 | **Fehlbildungen** .... | 673 |

J.M. Schröder

| 39 | **Traumatische und ischämische Muskelläsionen** .... | 675 |

J.M. Schröder

| 40 | **Entzündliche Myopathien** .... | 679 |

J.M. Schröder

| 41 | **Tumoren** .... | 689 |

J.M. Schröder

| 42 | **Erkrankungen der motorischen Endplatten und Muskelspindeln** ...... | 695 |

J.M. Schröder

| 43 | **Neurogene Muskelveränderungen und -erkrankungen** .... | 701 |

J.M. Schröder

Sachverzeichnis 715

Autorenverzeichnis

Primarius Univ.-Doz. Dr. C. Bancher
Neurologische Abteilung,
Waldviertelklinikum Horn,
Spitalgasse 10, 3580 Horn (Österreich),
und Ludwig-Boltzmann-Institut
für klin. Neurobiologie, Wien

Dr. N. Breitbach-Faller
Abteilung Pädiatrische Neurologie
der Universitäts-Kinderklinik Heidelberg,
Im Neuenheimer Feld 150, 69120 Heidelberg

Prof. Dr. K. Harzer
Institut für Hirnforschung der Universität
Tübingen, Calwerstraße 3, 72076 Tübingen

Prof. Dr. A. Hori
Neuropathologisches Institut
der Medizinischen Hochschule Hannover,
30625 Hannover

Dr. H. G. König
Institut für Gerichtliche Medizin
der Universität Tübingen, Nägelestraße 5,
72074 Tübingen

Prof. Dr. H. A. Kretzschmar
Institut für Neuropathologie der Universität
München,
Referenzzentrum für Prionkrankheiten,
Marchioninistraße 17, 81366 München

Prof. Dr. M. Oehmichen
Institut für Rechtsmedizin
der Universität Lübeck,
Kahlhorstraße 31–35, 23562 Lübeck

Prof. Dr. W. Paulus
Institut für Neuropathologie,
Universitätsklinikum Münster,
Domagkstraße 19, 48149 Münster

Prof. Dr. J. Peiffer
Institut für Hirnforschung der Universität
Tübingen, Calwerstraße 3, 72076 Tübingen

Dr. C. H. Rickert
Institut für Neuropathologie,
Universitätsklinikum Münster,
Domagkstraße 19, 48149 Münster

Prof. Dr. W. Roggendorf
Pathologisches Institut der Universität
Würzburg, Joseph-Schneider-Straße 2,
97080 Würzburg

Prof. Dr. J. M. Schröder
Institut für Neuropathologie,
Universitätsklinikum
der Rheinisch-Westfälischen
Technischen Hochschule Aachen,
Pauwelsstraße 30, 52074 Aachen

Priv.-Doz. Dr. A. Stevens
Universitätsklinik für Psychiatrie
und Psychotherapie, Osianderstraße 24,
72076 Tübingen

Prof. Dr. H. Wiethölter
Neurologische Klinik, Bürgerspital Stuttgart,
Tunzhoferstraße 14–16, 70191 Stuttgart

Prof. Dr. H. Wolburg
Pathologisches Institut der Universität
Tübingen, Liebermeisterstraße 8,
72076 Tübingen

I Zentrales Nervensystem

Kapitel **1** # Die Zellen des Nervensystems und ihre Verknüpfungen

H. Wolburg

INHALT

1.1	Morphologisch-funktionelle Grundprinzipien	3
1.2	**Nervenzellen**	4
1.2.1	Struktur	4
1.2.2	Synapsen	6
1.2.3	Neuronaler Zelltod	8
1.3	**Gliazellen**	9
1.3.1	Definition	9
1.3.2	Astroglia	9
1.3.3	Oligodendroglia	15
1.3.4	Mikroglia	16
1.3.5	Periphere Glia	17
	Literatur	18

1.1 Morphologisch-funktionelle Grundprinzipien

Nerven- und Kreislaufsystem sind die Träger der Signale, die die Funktionen der verschiedenen Organe aufeinander abstimmen und den Organismus befähigen, auf innere und äußere Reize adäquat zu antworten. Dabei sind diese Signalübermittlungen von ganz unterschiedlicher Qualität und dienen ganz verschiedenen Zwecken.

Das Nervensystem bedient sich schneller Leitungsbahnen, in denen chemische und elektrische Signale wechselseitig ineinander überführt werden: Eine Depolarisierung der Nervenzellmembran führt an der Synapse zur Ausschüttung von Neurotransmittern, die in Abhängigkeit von ihrer chemischen Natur in der nachgeschalteten Zelle über die Bindung an Rezeptoren eine erregende oder hemmende Antwort auslösen. Durch diesen Typ von Informationsübertragung kann sich der Organismus sehr kurzfristig auf neue Situationen einstellen. Das Kreislaufsystem arbeitet wesentlich langsamer und bedient sich humoraler Stoffe, die per Diffusion an die Zielzellen gelangen.

Beide Systeme, das Kreislauf- und das Nervensystem, sind zwar in weiten Teilen des Gehirns durch die *Blut-Hirn-Schranke* strikt voneinander getrennt, berühren sich aber in wichtigen Teilen: In den *zirkumventrikulären Organen* ist die Blut-Hirn-Schranke undicht, was einerseits den dort angesiedelten *neurosekretorischen Zellen* die Abgabe ihrer Hormone in die Blutbahn erlaubt, andererseits im Blut befindlichen Botenstoffen den Zugang zu neuralen Strukturen verschafft. Dies erst ist die Grundlage komplexer humoraler und endokrinologisch bedeutsamer Rückkoppelungsschleifen zwischen Peripherie und Zentralorgan.

Ein anderer Ort der Wechselwirkung zwischen Kreislauf- und Nervensystem ist der *Plexus chorioideus*. Die Blutgefäße, die dieses in den Ventrikel vorgelagerte Epithel versorgen, sind ebenfalls permeabel. Dadurch bedingt können die Plexuszellen aus dem sie umgebenden Blutplasma den *Liquor cerebrospinalis* abscheiden, der wiederum über das Ependym freien Zutritt zum neuralen Parenchym hat.

Die in neuerer Zeit zunehmend Beachtung findenden *Gliazellen* (Kettenmann u. Ransom 1995) sind ein weiterer Faktor im Zusammenspiel der unterschiedlichen zellulären Komponenten im Gehirn. Sie spielen bei der Morphogenese von Hirnstrukturen eine ebenso führende Rolle wie im Transmitter- und Energiestoffwechsel, bei der ionalen Homöostase wie bei der Induktion und Aufrechterhaltung der Blut-Hirn-Schranke. Sie sind die myelinbildenden Zellen, können Moleküle des „major histocompatibility complex" (MHC) exprimieren und damit Antigen präsentieren und spielen bei der Reaktion auf Hirnverletzungen und bei der Entstehung von Hirntumoren eine zentrale Rolle.

Das Wechselspiel von Nervenzellen, Gliazellen und Gefäßwandzellen ist von nicht zu unterschätzender Bedeutung für das Funktionieren des Gehirns als informationsverarbeitendes Organ. Störungen dieses Wechselspiels führen zu Auswirkungen am Nervengewebe, die zu untersuchen Aufgabe der Neuropathologie ist.

1.2 Nervenzellen

Die Zahl der Nervenzellen beim ausgereiften menschlichen Gehirn wird auf etwa 10^{12} geschätzt. Etwa ab dem 20. Lebensjahr gehen täglich mindestens 1000 Nervenzellen zugrunde. Das Volumen der Nervenzellen und ihrer Fortsätze beträgt im Zentralnervensystem etwa 60%. Jede Nervenzelle erhält Informationen durch unmittelbaren synaptischen Kontakt mit Tausenden anderer Nervenzellen und gibt ihrerseits Informationen an zahlreiche andere Nervenzellen weiter. Die Zahl der Synapsen übersteigt die der Neuronen etwa um den Faktor 8000 (Schüz u. Palm 1989).

Im Bereich der Entwicklungsneurobiologie ist es von besonderem Interesse, dass das alte Dogma, Nervenzellen seien grundsätzlich nicht erneuerbar, zu wanken beginnt. Seit der Arbeit von Reynolds und Weiss (1992) gibt es eine Fülle von Daten über multipotente Stammzellen im Gehirn, die unter Bedingungen der Hirnschädigung Ausgangspunkt für die Differenzierung von Neuronen, Astrozyten und Oligodendrozyten sein können (Eriksson et al. 1998; Barres 1999; Lee et al. 2000; Malatesta et al. 2000; Frisén und Lendahl 2001). Die daraus ableitbaren Konsequenzen für eine zukünftige Therapie neurodegenerativer Erkrankungen sind derzeit noch nicht absehbar.

Ein weiteres klinisch bedeutsames Gebiet der neurobiologischen Grundlagenforschung betrifft die *Regeneration zentralnervöser Bahnen* nach Schädigung oder Durchtrennung. Die auf Ramón y Cajal zurückgehende und in der Folge vielfach wiederholte Beobachtung einer Regeneration des Sehnervs oder des Rückenmarks nach Transplantation eines Segments eines peripheren Nervs zeigt, dass diese Regeneration von Säuger- und menschlichen Nervenfasern vom perineuronalen Mikromilieu abhängig ist. Zu diesem Mikromilieu gehören hauptsächlich Astrozyten, Oligodendrozyten und die extrazelluläre Matrix. Eine große Zahl von Zytokinen, membranständigen Molekülen und solchen der extrazellulären Matrix bestimmen in einem variablen Gleichgewicht über den Erfolg einer Nervenfaserregeneration.

In den letzten Jahren stand besonders das inhibitorische oligodendrogliale Membranprotein Nogo (NI-35/250) im Zentrum des Interesses (Bandtlow u. Schwab 2000; Chen et al. 2000), aber auch Kollagen IV ist von besonderer Bedeutung für die Regulation der Wachstumsaktivität (Stichel et al. 1999). Komplizierend kommt hinzu, dass manche in Astrozyten exprimierten extrazellulären Matrixkomponenten, wie Laminin und Tenascin, molekulare Domänen besitzen, die gegensätzliche biologische Wirkungen auf das neuritische Wachstum haben (Faissner 1997).

Schließlich ist das alte Konzept, nach dem es doch eine intrinsische Komponente der neuritischen Wachstumsregulation gibt („axon elongation program"), wieder belebt worden (Caroni 1997). Eine bcl-2-Knockout-Mutante zeigt in Organkultur und in vivo einen dramatischen Rückgang der Wachstumsfähigkeit optischer Axone, während eine Überexpression von bcl-2 im Gegenteil zu einer gesteigerten Wachstumsaktivität durchtrennter Axone führt. Dabei hat die wachstumsfördernde Wirkung von bcl-2 nichts mit der viel bekannteren Apoptosehemmung (s. unten) zu tun (Chen et al. 1997).

1.2.1 Struktur

Größe, Gestalt und Funktion der Nervenzellen zeigen eine große Variabilität; man denke nur an die Betz-Pyramidenzellen der motorischen Rinde, die motorischen Vorderhornzellen des Rückenmarks, die Spinalganglienzellen oder die Purkinje-Zellen des Kleinhirns als Vertreter besonders großer und fortsatzreicher Neurontypen und vergleiche sie mit Interneuronen etwa des Typs der zerebellären Körnerzellen, der retinalen interplexiformen Zellen oder der spinalen Renshaw-Zellen, um zu erkennen, welches Spektrum an Nervenzellformen im Nervensystem verwirklicht ist. Und dennoch gibt es bei aller Variabilität strukturelle und funktionelle Eigenschaften, die neuronale von nichtneuronalen Zellen abgrenzen (Peters et al. 1991; Pannese 1994).

Neurone des Zentralnervensystems haben im Allgemeinen ausschließlich mit anderen Nervenzellen oder Gliazellen Kontakt. Die neuroglialen Kontakte, besonders im Bereich der Synapsen (Araque et al. 1999; Grosche et al. 1999; Ullian et al. 2001), werden später noch im Zusammenhang mit dem Transmitterstoffwechsel näher behandelt werden. Eine direkte Nachbarschaft der Neurone mit mesenchymalen Räumen oder Grenzflächen wird weitgehend, wenn auch nicht immer ganz strikt, vermieden. Andererseits haben nicht nur die Glia limitans bildenden Zellen (s. unten) Kontakt mit Molekülen der extrazellulären Matrix, sondern auch die Neurone sind eingebettet in eine Matrix aus anionischen und hoch hydratisierten Proteoglykanen wie z. B. Chondroitinsulfat-Proteoglykan (perineuronale Netze), deren Funktion für die glioneuronale Interaktion zunehmend erforscht wird (Brückner et al. 1993; Celio et al. 1998).

Auch die feinstrukturelle Organisation aller Nervenzellformen unterliegt allgemeinen Prinzipien

(Peters et al. 1991; Pannese 1994). Im Zellkörper oder Soma liegt der Kern mit dem meist großen Nukleolus; er ist häufig rund und von feinverteiltem hellem Euchromatin erfüllt (Abb. 1.1). Im Perikaryon liegen reichlich Ergastoplasma (Zisternen des rauen endoplasmatischen Retikulums, ER) und freie Ribosomenrosetten (entsprechen zusammen den lichtmikroskopisch mit basischen Anilinfarbstoffen anfärbbaren Nissl-Schollen), Glykogengranula, Mitochondrien, mehrere Golgi-Apparate und Lysosomen.

Der *Golgi-Apparat* (Abb. 1.1) ist heute als entscheidende Instanz des intrazellulären Stoffwechsels erkannt worden, in dem zahlreiche Signalwege ihren Ausgang nehmen oder gebündelt werden (Keller u. Simons 1997). Das Ergastoplasma kann bei Schädigung des Neurons aufbrechen und die Ribosomen freigeben. Dieser Vorgang geht mit Schwellung des Somas und *Chromatolyse* einher und kann den *Zelltod* zur Folge haben (s. unten). Die aus dem Golgi-Apparat entstehenden Lysosomen sind bei solchen pathologischen, aber auch bei physiologischen Prozessen der Metabolisierung zelleigenen Materials (Autophagie), wichtige Organellen. Ihre zentrale Bedeutung wird erst klar, wenn lysosomale Enzyme defekt sind oder in unzureichender Menge synthetisiert werden, was zu den klinisch dramatischen lysosomalen Speicherkrankheiten führt, die hier jedoch nicht weiter behandelt werden können. Übersichten über die Rolle neuronaler Endozytose und Autophagie im Rahmen des endosomal-lysosomalen Systems finden sich z.B. bei Nixon und Cataldo (1995), Mukherjee et al. (1997) und Tjelle et al. (2000). Die Aktivität der neuronalen Lysosomen führt außerdem zur Bildung und Ablagerung von *Lipofuszingranula*. Das Lipofuszin ist charakteristisch für bestimmte Zelltypen und region- und altersspezifisch ausgeprägt (Braak 1979; Schlote u. Boellaard 1983).

Auffällig und ein konsistenter Bestandteil des neuronalen Perikaryons sind die „subsurface cisternes", die mit dem glatten ER in Beziehung stehen und möglicherweise in den Kalziumstoffwechsel der Zelle eingeschaltet sind. Zytoskelettale Elemente sind im Zellkörper nicht so dominierend wie in den neuronalen Fortsätzen. Mehrere *Dendriten* gehen vom Perikaryon ab, verzweigen sich stark und dienen der Rezeption der Reize; das einzige *Axon* (Achsenzylinder, Neurit), das in der Regel mit Begleit- oder Satellitenzellen (Gliazellen) – mit Oligodendrozyten im ZNS und Schwann-Zellen im PNS – assoziiert ist und sich im Terminalgebiet stark aufzweigen kann, leitet diese zu anderen Zielzellen weiter.

In der Regel unterscheiden sich Dendriten und Neurit strukturell dadurch, dass der Dendrit das ganze Organelleninventar des Perikaryons besitzt, aber mit zunehmender Entfernung vom Perikaryon mit abnehmender Häufigkeit. Der *Axonursprungskegel* (engl. axon hillock) ebenso wie das Axon sind frei von Ribosomen. Auch enthält das Axon keinen Golgi-Apparat. Dagegen sind Mitochondrien, glattes ER und besonders Elemente des Zytoskeletts (früher: Neurofibrillen) reichlich vorhanden.

Das *Zytoskelett* wird gemeinhin unterteilt in Mikrotubuli, Intermediärfilamente und Mikrofilamente (Abb. 1.2). Mikrotubuli (oder in diesem Zusammenhang auch Neurotubuli) bestehen aus α- und β-Tubulinen und mikrotubuliassoziierten Proteinen (MAPs) und messen 25 nm im Durchmesser. Neurofilamente sind ein Mitglied der Familie der Intermediärfilamente, die im Durchmesser 10 nm messen und aus einem Triplett von 3 Proteinen bestehen. Vor dem Hintergrund dessen, dass die Funktion der Intermediärfilamente immer noch weitgehend unverstanden ist (Evans 1998), erscheint die Hypothese einer

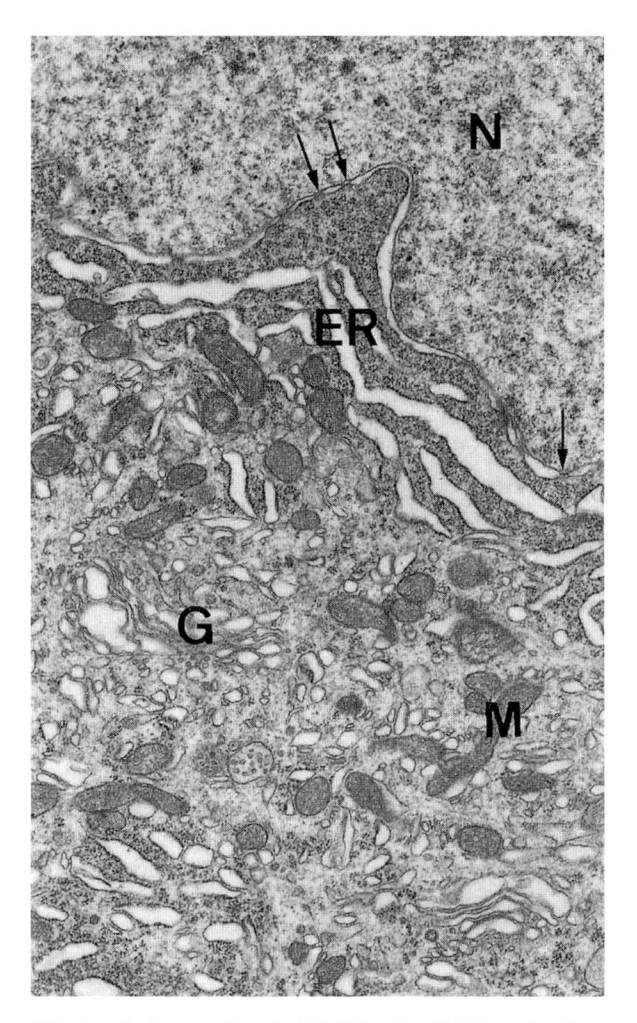

Abb. 1.1. Perikaryon einer Purkinje-Zelle des Kleinhirns der Maus (Vergr. 16000:1). *N* Kern, *ER* raues endoplasmatisches Retikulum, *G* Golgi-Apparat, *M* Mitochondrium (*Pfeile* markieren Kernporen)

möglichen Rolle von Oligomeren als Transkriptionsfaktoren zukunftsweisend zu sein (Traub u. Shoeman 1994). Mikrofilamente sind Aktinfilamente mit einem Durchmesser von 6–7 nm und in praktisch jeder Zelle besonders unterhalb der Zellmembran vorhanden. In der Nervenzelle beteiligen sich alle 3 Zytoskelettbestandteile wesentlich am axoplasmatischen Stofftransport vom Perikaryon zur Synapse (anterograder Transport) und zurück (retrograder Transport).

Es gibt eine ausgedehnte Literatur zum Mechanismus dieses Transportes, der deswegen so wichtig ist, weil das Axon das Soma um ein Vielfaches, manchmal Vielhundertfaches an Volumen übertrifft und ständig substanziell erneuert werden muss (Sheetz et al. 1989; Baas u. Brown 1997). Alle Baustoffe des Axons – ausgenommen einige der Mitochondrien, die auch im Axon einen eigenen RNA- und Proteinsynthesemechanismus haben – müssen im Perikaryon produziert und ins Axon transportiert werden. Es gibt verschiedene Geschwindigkeiten des axonalen Transportes, die von 0,2–400 mm/Tag reichen. Der Mechanismus ist an Neurotubuli, mit diesen assoziiertes Dynein und Kinesin sowie an aktinhaltige Mikrofilamente gebunden. Da der Transport enorm energieaufwendig ist, führt ein Mangel an energiereichen Substraten (z. B. durch Hypoxie) schnell zu einem teilweise irreversiblen Erliegen des Transportes, was zum retrograden Absterben des Neurons beitragen kann (Nyakas et al. 1996).

Auch in den Dendriten findet ein Stofftransport statt, über den allerdings wegen der Kürze und Verzweigtheit der Fortsätze weniger Daten vorliegen; man sollte allerdings anfügen, dass z. B. die sensiblen Fortsätze der Spinalganglienzellen funktionell Dendriten sind, strukturell – den Transportmechanismus und die Umscheidung mit Schwann-Zellen betreffend – jedoch Axone (über molekulare Prozesse dendritischer Morphogenese, siehe Metzger u. Kapfhammer 2000; Scott u. Luo 2001).

1.2.2 Synapsen

Die eigentlichen Funktionen des Nervensystems sind der Empfang, die Weiterleitung und die Verarbeitung von Informationen. Der Empfang von Reizen geschieht in den Sinneszellen, ihre Weiterleitung zunächst in den Nervenfasern, dann aber in den Kontaktstellen zwischen den Neuronen. Diese

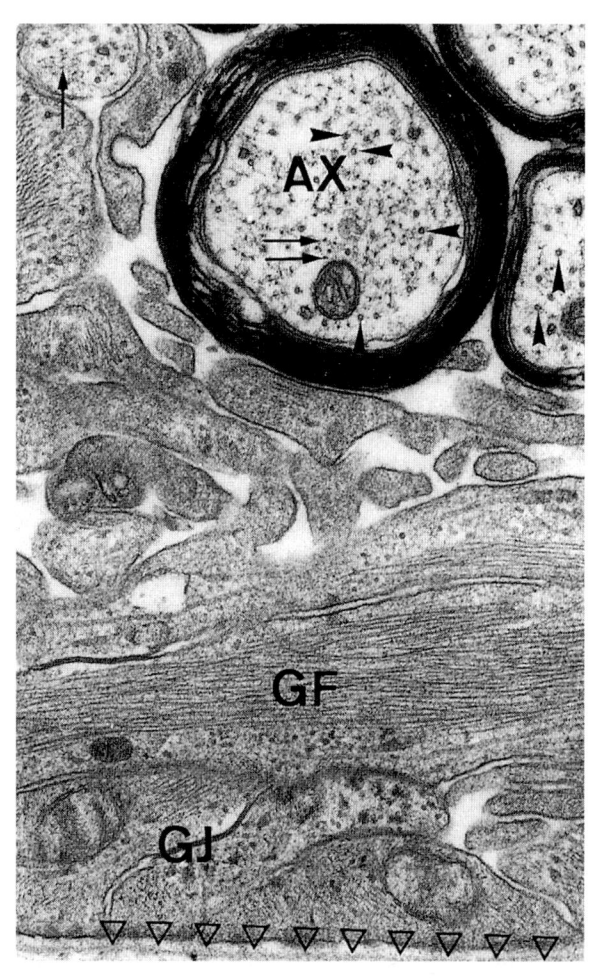

Abb. 1.2. Zentrale Kaninchenretina (Vergr. 39 000:1). *Offene Pfeilköpfe* markieren die Membrana limitans interna. Astrozyten mit intermediären Gliafilamenten (*GF*) grenzen das Neuropil (*oberer Teil des Bildes*) gegen den Glaskörper (*unten*) ab. *AX* myelinisiertes Axon einer Retinaganglienzelle; *Pfeile* markieren Neurofilamente, *geschlossene Pfeilköpfe* Mikrotubuli; *GJ* Gap junctions zwischen Astrozyten

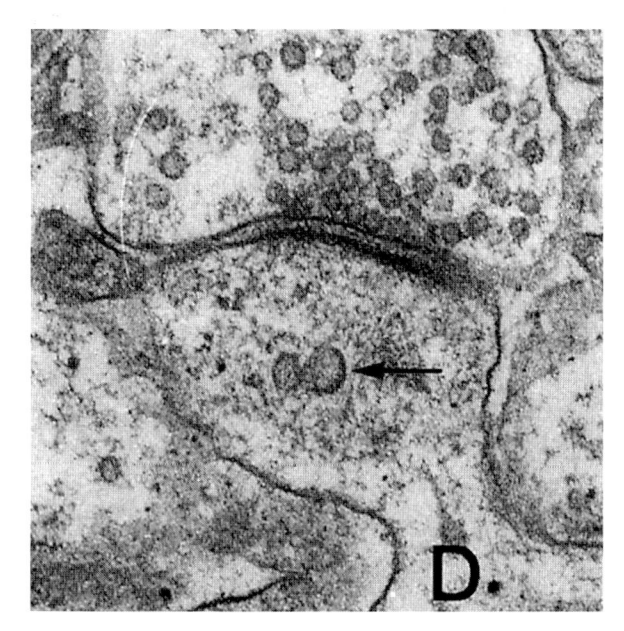

Abb. 1.3. Asymmetrische Spine-Synapse aus dem Kortex der Ratte (Vergr. 51 000:1). *Pfeil* markiert Spine-Apparat; *D* Dendrit; *oben* präsynaptische Endigung mit synaptischen Vesikeln

Kontaktstellen postulierte Sherrington aufgrund neurophysiologischer Untersuchungen und nannte sie Synapsen (Eccles 1990). Heute verbindet man mit dem Begriff Synapse überwiegend eine morphologische Struktur (Abb. 1.3).

Man unterscheidet elektrotonische und chemische Synapsen. Elektrotonische Synapsen sind morphologisch und biochemisch identisch mit den *Gap junctions* anderer Organe. Sie stellen Cluster interzellulärer Kanäle dar: In einer Membran sind Halbkanäle (Konnexone) aus jeweils 6 Gap-junction-Proteinen (Konnexinen) inseriert, die bei der Bildung eines ganzen Kanals mit dem entsprechenden Halbkanal der Partnerzelle in Kontakt treten und so Doppelhexamere bilden. Physiologisch zeichnen sie sich durch verminderten elektrischen Widerstand sowie symmetrischen Informationsaustausch aus.

Während Gap junctions als neuronale elektrotonische Synapsen im Nervensystem niederer Wirbeltiere relativ weit verbreitet sind, finden sie sich in dem der Säuger vergleichsweise selten: im Nucleus vestibularus lateralis, in der unteren Olive, in der Molekularschicht des Zerebellums, im somatosensorischen und auditiven Kortex und im Hippokampus. In der Retina sind sie zwischen verschiedenen Neuronen, besonders zwischen den Horizontalzellen und Amakrinzellen, beschrieben und auch physiologisch untersucht worden (Dermietzel u. Spray 1993; Spray u. Dermietzel 1996; Dermietzel 1998). Während der Entwicklung des Nervensystems treten Gap junctions zwischen neuronalen Elementen wesentlich häufiger auf als im reifen Gehirn, weswegen die größere Häufigkeit epileptiformer Anfälle im unreifen Gehirn mit den neuronalen Gap junctions in Zusammenhang gebracht wird (Velasquez u. Carlen 2000).

> Quantitativ und funktionell wesentlich bedeutsamer als die elektrotonischen sind die *chemischen Synapsen*. Man teilt sie physiologisch in Abhängigkeit vom Überträgerstoff (Neurotransmitter) in hemmende und erregende, morphologisch in axosomatische, axodendritische und axoaxonale Synapsen ein. Daneben gibt es Synapsen zwischen Neurone und nichtneuronalen Zielzellen, die entsprechend als neuroglanduläre, neuromuskuläre Synapsen usw. bezeichnet werden.

Das präsynaptische Axonterminale enthält neben Mitochondrien und glatten ER-Formationen im Wesentlichen die synaptischen Vesikel, die bei Erregung mit der präsynaptischen Membran verschmelzen und ihren Transmitter in den synaptischen Spalt entlassen. Dieser enthält saure und basische Proteine sowie dünne Filamente, die zwischen den Membranen ausgespannt sind und so adhäsiv wirken, dass auch durch fraktionierte Ultrazentrifugation prä- und postsynaptische Anteile aneinander haften und als „Synaptosomen" angereichert und untersucht werden können. Die postsynaptische Membran enthält Rezeptoren, die mit Ionenkanälen assoziiert sind, die bei Bindung des Transmitters an den Rezeptor eine sehr schnelle Änderung des Membranpotentials verursachen.

Typischerweise ist die postsynaptische Membran mit der „postsynaptischen Verdichtung" (engl. postsynaptic density) unterlegt, deren Funktion noch nicht endgültig geklärt ist. In den postsynaptischen Dornfortsätzen kortikaler Dendriten finden sich spezielle Spine-Apparate sowie Aktinfilamente, denen besondere Aufgaben im Rahmen synaptischer Plastizität, z. B. bei Lernvorgängen, zugesprochen werden. Sie sorgen wegen ihrer spezifischen Gestalt und molekularen Ausstattung für eine extrem feine Kompartimentierung des synaptischen Geschehens an einer einzelnen Nervenzelle und minimieren die Diffusion synaptisch bedeutsamer Signale (Halpain 2000).

Im Kortex der Großhirnrinde unterscheidet man 2 Synapsentypen:
- Die asymmetrische (Typ-1-)Synapse besitzt runde Vesikel, einen 20 nm breiten synaptischen Spalt und eine ausgeprägte postsynaptische Verdichtung;
- die symmetrische (Typ-2-)Synapse besitzt pleomorphe, elliptische Vesikel, einen 12 nm breiten synaptischen Spalt und eine gering ausgeprägte postsynaptische Verdichtung.

Typ-1-Synapsen gelten als exzitatorisch, Typ-2-Synapsen als inhibitorisch. Axosomatische Synapsen im Kortex sind stets symmetrisch, Spine-Synapsen stets asymmetrisch. Die genannte Typisierung ist im strengen Sinne auf den Kortex beschränkt und repräsentiert nach Colonnier (1968) nur die Extreme eines kontinuierlichen Spektrums unterschiedlichster Synapsentypen (Walmsley et al. 1998). Die molekularen Einzelheiten der chemischen Synapse im Rahmen der synaptischen Transmission sind extrem vielfältig, so dass auf sie hier nur hingewiesen werden kann (Südhof 1995; Halpain 2000; Barañano et al. 2001). Ebenso wenig kann in diesem Zusammenhang ausführlich auf die sich gerade andeutende Rolle der Adhäsionsmoleküle vom Typ der Cadherine sowohl für die Etablierung spezifischer Netzwerke während der Entwicklung (Redies u. Takeichi 1996) als auch als Ausdruck synaptischer Aktivität (Tanaka et al. 2000) näher eingegangen werden. Interessant dürfte auch die Rolle des normalen Prion-Proteins als Anti-Oxidans im Rahmen synaptischer Homöostase sein (Brown 2001).

1.2.3 Neuronaler Zelltod

Die Untersuchung des „physiologischen" oder „programmierten" Zelltodes ist in den letzten Jahren zu einem riesigen Forschungsgebiet geworden, das kaum mehr überschaubar ist. Es können daher nur einige wesentliche Aspekte herausgehoben werden. Die meisten Untersuchungen über Apoptose sind nicht an Nervenzellen gemacht worden. Deswegen ist es nicht auszuschließen, dass die folgende Schilderung nicht immer in vollem Umfang für die Situation in Neuronen zutrifft.

Während der Entwicklung des Organismus werden in vielen Organen, so auch im ZNS, übermäßig viele Zellen angelegt, die im Laufe der Organausreifung nicht mehr benötigt werden und daher wieder eingeschmolzen werden müssen. Das setzt einen genetisch regulierten Steuerungsmechanismus voraus, der auf die Dezimierung der Zellzahl abzielt. Im Unterschied zur *Nekrose*, die auf ungenügender Substrat- oder Sauerstoffversorgung, auf überschwelliger Konzentration von toxischen Substanzen oder bei Neuronen auf einer Axondurchtrennung („dying-back") beruht und in einer im Einzelnen nicht festgelegten Abfolge von Azidisierung, Einstrom von Na^+- und Ca^{++}-Ionen und Wasser in die Zelle, ATP-Mangel und Membranlysis besteht, die den Zelltod, häufig mit begleitender Entzündung, zur Folge hat, ist der programmierte Zelltod oder *Apoptose* durch ein genaues genetisches Programm geprägt.

■ Es gehört zu den wichtigsten Erkenntnissen der modernen Pathologie, dass im Ungleichgewicht zwischen Apoptose und Proliferation der Schlüssel für die Erklärung vieler Erkrankungen liegt: Im Gehirn kann eine zu hohe Rate an Apoptose (von neuronalen Elementen) zu neurodegenerativen Krankheiten führen, eine gestörte Apoptose (von glialen Elementen) zu Neoplasien (Wyllie 1997; Leist u. Nicotera 1998). Für zukünftige Therapiestrategien bedeutet dies, die Verhinderung von Apoptose im Falle von neurodegenerativen Krankheiten (Pettmann u. Henderson 1998) bzw. die Auslösung von Apoptose im Falle von Hirntumoren (Weller et al. 1998) anzuregen.

Der *apoptotische Prozess* kann in 3 Phasen unterteilt werden:
■ in die *Induktionsphase*, in der spezifische Signale (Todesliganden) an Todesrezeptoren binden;
■ in die *Effektorphase*, während der der intrazelluläre „Exekutionsmechanismus", also die Signaltransduktion, in Gang gesetzt wird und auf den sich die moderne Forschung besonders konzentriert;
■ schließlich in die *Degradierungsphase*, in der die biochemischen und morphologischen Charakteristika auftreten, die für das Erscheinungsbild einer apoptotischen Zelle verantwortlich sind (Green u. Kroemer 1998).

Die Todesliganden gehören zu einer wachsenden Familie von Zytokinen, zu der auch der Nervenwachstumsfaktor (NGF) und der Tumornekrosefaktor (TNF) gehören. Der am besten bekannte Liganden-Rezeptor-Komplex, der zur Auslösung von Apoptose führen kann (sofern Ligand und Rezeptor in trimerisierter Form vorliegen), ist CD95 (Fas/Apo-1) / CD95L (FasL/Apo-1L). Der FasL ist ein Typ-2-Membranprotein, das besonders auf NK-Zellen und zytotoxischen T-Zellen exprimiert wird. Der C-Terminus dieses Liganden ist hoch homolog mit Mitgliedern der TNF-Familie. Durch die Aktivität von Metalloproteinasen kann TNF auch von der Membran abgelöst in trimerer Form als Ligand wirken. Auch NGF ist als proapoptotischer Faktor bekannt geworden, wenn er an den niedrig affinen Neurotrophinrezeptor $p75^{NTR}$ bindet; als (besser bekannter) Überlebensfaktor bindet er an die Tyrosinkinase TrkA (Barrett 2000).

Die Bildung des Liganden-Rezeptor-Komplexes hat nun eine Reihe von hochkomplizierten Signaltransduktionsprozessen zur Folge. Die erste davon ist die Bindung des Fas-assoziierten Proteins (FADD) an die Todesdomäne des Rezeptors, wodurch die Caspasen-Kaskade initiiert wird. Caspasen sind Cystein-Aspartat-Proteasen (zur Familie der „interleukin-converting enzymes", ICEs, gehörig, die Homologe der Genprodukte von ced-3 und ced-4 des Nematoden Caenorhabditis elegans sind). Die Caspasen kommen in inaktiver Form in der Zelle vor und müssen aktiviert werden. Durch die FADD-vermittelte Caspase-8-Aktivierung entsteht der „death-inducing signalling complex" (DISC) mit konsekutiver Aktivierung weiterer Caspasen, die in die Aktivierung von nukleären Endonukleasen und damit zum Chromatinzerfall führt. Dies ist die Grundlage für weit verbreitete Nachweismethoden der Apoptose wie der TUNEL-Technik oder der DNA-Leiter, die die Darstellung von DNA-Strangbrüchen erlauben.

Ein zweiter Weg zur Apoptose, der ebenfalls von der Caspase-8 ausgeht, ist die Freisetzung von *Zytochrom c* und anderen Apoptose induzierenden Faktoren (AIF) aus den Mitochondrien, der ein Zusammenbruch des Membranpotentials der inneren Mitochondrienmembran ($\Delta\psi_m$) vorausgeht. Die Zytochrom-c-Ausschüttung, die ihrerseits wiederum andere Caspasen aktiviert, kann durch den wichtigen *antiapoptotischen Faktor Bcl-2* (Säugerhomolog von ced-9), das bestbekannte Mitglied einer wachsenden Familie von Protoonkogenen, gehemmt werden.

Unter den vielen anderen wichtigen Faktoren, die bei der Auslösung und Regulation der Apoptose eine Rolle spielen, sollen nur noch das p53-Protein und das Ceramid genannt werden. *p53* ist ein Tumorsuppressor-Gen, dessen Mutation oder Verlust zu Neoplasien führt. Der CD95/CD95L-vermittelte Zelltod wird durch p53 kontrolliert, so dass in der p53-Knockout-Maus die Tumorentstehung als verhinderte Apoptose aufzufassen ist. *Ceramid* entsteht aus Sphingomyelin durch die Aktivität der Sphingomyelinase, die durch apoptotische Stimuli angeregt wird, und gilt als Second messenger, der unterschiedliche Kinasen aktiviert, die bei der Auslösung der Apoptose wichtig sind.

Am Ende der komplexen, Apoptose auslösenden Reaktionen steht die *Degradierung* der Zelle selbst, die sich morphologisch zunächst in der Kondensierung des Chromatins an der inneren Kernmembran und schließlich in der Abschnürung von Kern und Plasmafragmenten („apoptotic bodies") äußert (Sesso et al. 1999). Im Unterschied zur Nekrose rupturieren die Membranen nicht, sondern die Zellen bzw. Zellteile werden schnell von Makrophagen phagozytiert. Wird allerdings Apoptose *in vitro* induziert und sind Makrophagen nicht anwesend, so kommt es sekundär zur Membranlysis, die der Nekrose ähnelt (sekundäre Nekrose). Gesunde Zellen haben Phosphatidylserin in der inneren, dem Zytoplasma zugewandten Membranhälfte. Apoptotische Zellen wenden ihr Phosphatidylserin nach außen, und dies ist ein Signal für Makrophagen, die Zelle zu phagozytieren (Platt et al. 1998).

1.3 Gliazellen

1.3.1 Definition

Gliazellen sind nervensystemspezifische Nichtnervenzellen. Analog zum Neuronbegriff, der die Kriterien der unterschiedlichsten Nervenzellen definiert, hat Reichenbach (1989) den Glionbegriff vorgeschlagen, unter dem die Gliazellen des ZNS (mit Ausnahme der Mikroglia, s. 1.3.4) aufgrund ihrer Fortsätze definiert werden:
- Fortsatz I erstreckt sich zum Ventrikel (Ependymzellen, Plexusepithelzellen, Tanyzyten, Radialgliazellen, retinale Müller-Zellen und Pigmentepithelzellen);
- Fortsatz II hat über eine Basallamina (Membrana limitans gliae, Abb. 1.2) Kontakt zu mesenchymalen Räumen (Radialgliazellen, Astrozyten, retinale Müller-Zellen, Pigment- und Plexusepithelzellen, Bergmann-Glia des Kleinhirns, Tanyzyten, Pituizyten);
- Fortsatz III hat Kontakte zu verschiedenen Kompartimenten des Neuropils wie Axone, Synapsen, neuronalen Perikarya und Ranvier-Schnürringen (Oligodendrozyten, Astrozyten, retinale Müller-Zellen).

Es ist ganz unmöglich, im Rahmen dieser kurzen Charakterisierung der Zellen des Nervensystems die funktionellen Besonderheiten der Gliazellen auch nur annähernd gebührend darzustellen. Die Gliaforschung hat in den letzten Jahren einen ungeheuren Aufschwung genommen, der fast alle Gebiete der Neurowissenschaften, von der Entwicklungsneurobiologie über die Neuroimmunologie, Neurophysiologie, Neuropathologie, Neuropharmakologie bis hin zu klinischen Fächern wie Neurologie, Neurochirurgie oder Neuroophthalmologie berührt.

Die Radialgliazellen, die auch im Rahmen der Stammzellhypothese, nach der multipotente Stammzellen Ausgangspunkt neu differenzierter Neurone und Gliazellen auch im adulten Gehirn sind, eine Schlüsselrolle spielen (Reynolds u. Weiss 1992; Barres 1999, Malatesta et al. 2000), sind schon seit vielen Jahren bekannt dafür gewesen, dass sie die Migration von neuronalen Zellen, besonders im zerebralen und zerebellären Kortex, während der Hirnentwicklung vermitteln (Rakic 1972; Hatten 1990). Bei dieser glioneuronalen Interaktion spielen eine Fülle von Adhäsionsmolekülen (meist aus der Superfamilie der Immunglobuline) und Moleküle der extrazellulären Matrix eine wichtige Rolle (Letourneau et al. 1994; Schachner u. Martini 1995, Jones u. Jones 2000; Adams u. Tucker 2000; Bandtlow u. Zimmermann 2000; Yamaguchi 2001).

1.3.2 Astroglia

Astroglia vermittelt zwischen dem mesenchymalen und dem neuronalen Kompartiment, d.h., sie umscheidet die Blutgefäße und grenzt das Hirn zu den Meningen hin ab (Membrana limitans gliae perivascularis et superficialis). Sie kleidet weitgehend den Extrazellularraum des ZNS aus, der nach Intravitaluntersuchungen ca. 20% des Hirnvolumens ausmachen soll.

Morphologie

Morphologisch zeichnen sich die Astrozyten durch einen großen hellen Kern und zahlreiche Fortsätze aus, die der Zelle den Namen gaben und lichtmikroskopisch z.B. durch die Cajal-Goldsublimatfärbung dargestellt werden können. Sie sind durch zahlreiche Gap junctions miteinander verbunden und zeigen in der Gefrierbruchreplika, besonders an den mit einer Basallamina überzogenen Membranabschnitten, die charakteristischen orthogonalen Partikelkomplexe. Das am besten bekannte Merkmal der Astrozyten ist das saure Gliafilamentprotein (glial fibrillary acidic protein, GFAP), ein Subtyp der Intermediärfilamente.

Gap junctions

Wie schon oben ausgeführt, sind Gap junctions Zellkontakte, die dem interzellulären Austausch von niedermolekularen Substanzen und Signalstoffen dienen und eine elektrische Kopplung bewirken. Elektronenmikroskopisch imponieren sie durch die Verengung des extrazellulären Spaltes auf 2 nm und die dadurch bedingte klare Linienführung der Partnerzellmembranen im Bereich der Kopplung (Abb. 1.2) bzw. durch die Clusterung der Halbkanäle in der Gefrierbruchreplika (Konnexonen; Abb. 1.4). Die Gap-junction-Proteine, die Konnexine (Cx), sind zusammen mit vielen anderen Membranproteinen Mitglieder einer Superfamilie von Proteinen, die sich durch 4 Transmembrandomänen mit 2 extrazellulären Loops auszeichnen. Diese Schleifen sind die Erkennungsregionen, an denen die Konnexine zweier Zellen andocken. Nach ihrem Molekulargewicht werden die Konnexine eingeteilt in Cx 43, 32, 26 u. a. (Astrozyten exprimieren überwiegend, wie die Herzmuskelzellen, Cx 43, Oligodendrozyten, wie auch Neurone oder Leberzellen, Cx 32; Dermietzel 1998).

Die Dichte der Gap junctions auf Astrozyten ist erstaunlich hoch (30 000 pro Astrozyt). Da in 1 mm³ Hirngewebe durchschnittlich 30 000 Astrozyten vorkommen, liegen in diesem Volumen 9×10^8 astrogliale Gap junctions. Ein beträchtlicher Teil dieser Gap junctions stellen solche zwischen Teilen desselben Astrozyten dar (Wolff et al. 1998). Funktionell wird diese Autokopplung noch nicht vollständig verstanden.

Die Permeabilität der Gap junctions wird durch Second-messenger-Systeme, also letztlich durch Phosphorylierungsprozesse reguliert. Endotheline und Noradrenalin (via α-Rezeptor) bewirken über eine rezeptorvermittelte Aktivierung der Phospholipase C und Phorbolester über die Aktivierung der Proteinkinase C eine Inhibition der Gap-junction-Leitfähigkeit (Enkvist u. McCarthy 1992). Gliomzellen, wie auch andere neoplastische Zellen, sind verarmt an Gap junctions. Gliomzellen, die mit Konnexin-43-cDNA transfiziert wurden, gewannen nicht nur ihre Kopplung zurück, sondern verminderten auch ihre Proliferationsaktivität (Charles et al. 1992).

Unter physiologischen Bedingungen werden durch die glialen Gap junctions K$^+$, Ca^{++} und Inositoltriphosphat IP3, aber auch Metaboliten des Energiestoffwechsels transportiert, z. B. Laktat, Glutamin, Glutamat, Glukose, und in besonderem Maße Glukose-6-Phosphat. Der Transport niedermolekularer phosphorylierter Verbindungen ist deshalb von Bedeutung, da diese die Plasmamembran nicht frei passieren können, sondern zu ihrem interzellulären Transfer auf Gap junctions angewiesen sind. Interessant ist in diesem Zusammenhang der Aspekt, dass die Glukoseaufnahme in Astrozyten durch die Inhibition der Gap-junction-Kopplung gesteigert werden kann, da nun jede Zelle selbst für ihre Energieversorgung sorgen muss. Da die Ribose im Pentosephosphatzyklus aus Glukose entsteht, verbraucht eine proliferierende Zelle, die einen hohen Bedarf an Nukleotiden hat, sehr viel Glukose. Dieser Bedarf kann durch Steigerung der Glukoseaufnahme gedeckt werden, die durch Entkopplung bewirkt werden kann (Murphy 1993; Giaume et al. 1997).

Astrozyten bilden ein weitläufiges *Synzytium*. Eine alte Streitfrage betrifft den Grad dieser Weitläufigkeit. Nach der Panglia-Synzytiumhypothese sind alle Astrozyten miteinander gekoppelt (Rash et al. 1997). Zusätzlich gibt es heterologe Gap junctions zwischen Astrozyten und Oligodendrozyten (Nagy u. Rash 2000).

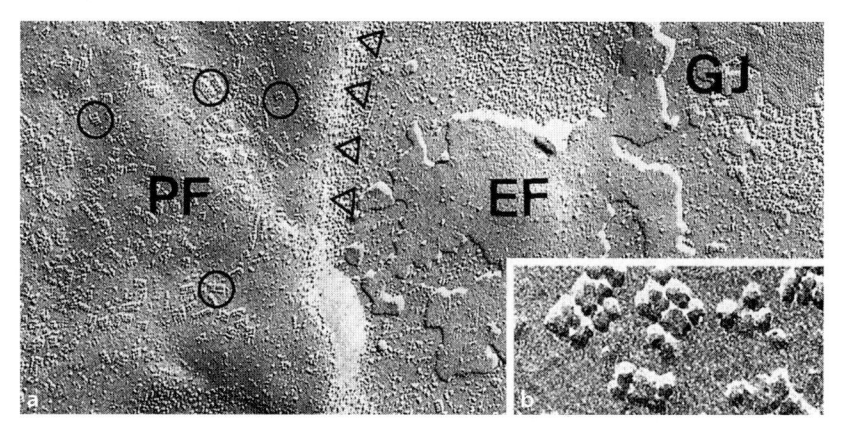

Abb. 1.4 a, b. Gefrierbruchreplikas von Astrozytenendfüßen aus dem Sehnerv der Ratte (Vergr. 39 000 : 1). *PF* protoplasmatische Membranfläche, *EF* extrazelluläre Membranfläche, *GJ* Gap junction. Die *offenen Pfeilköpfe* kennzeichnen die Kante zwischen der Membran mit Basallaminakontakt (*links*) und einer interzellulären Kontaktzone (*rechts*), die *Kreise* markieren einige orthogonale Partikelkomplexe. **b** Weitere Vergrößerung der orthogonalen Partikelkomplexe (300 000 : 1)

Orthogonale Partikelkomplexe

Zu den morphologisch sichersten Unterscheidungsmerkmalen zwischen Astrozyten und Nichtastrozyten gehört der Besitz von sog. orthogonalen Partikelkomplexen (OPK; engl. orthogonal assemblies oder square arrays), die lange Zeit ausschließlich mit der Gefrierbruchtechnik nachzuweisen waren (Abb. 1.4 a,b). Es handelt sich um orthogonal angeordnete Cluster von Untereinheiten, die etwa 7 nm messen und ausschließlich mit der protoplasmatischen Bruchfläche der Membran (P-face) assoziiert sind. Das Hauptmerkmal ist ihre ungleiche Verteilung über der Zelloberfläche: Dort, wo die Zelle direkten Kontakt zur Basallamina (Membrana limitans superficialis et perivascularis) hat, ist die Dichte dieser Strukturen etwa 10-mal so hoch wie im Neuropil (Abb. 1.4 a). Diese Polarität geht unter den Bedingungen der Zellkultur verloren.

Die bisherigen Beobachtungen stimmen mit der Hypothese überein, dass neuronale Aktivität neben der Basallamina ein zweiter wichtiger Induktor für die Astrozytenpolarisierung ist (Wolburg 1995). Inzwischen gibt es gute Evidenzen, dass das Wasserkanalprotein Aquaporin-4 in den OPKs enthalten ist (Nielsen et al. 1997; Rash et al. 1998; Venero et al. 2001). Eine kürzlich erzeugte Aquaporin-4-Knockout-Mausmutante ist gegenüber einem experimentell (durch Wasserintoxikation oder fokaler Ischämie) erzeugtem Hirnödem wesentlich überlebensfähiger als der Wildtyp (Manley et al. 2000).

Intermediärfilamente

Intermediärfilamente (Durchmesser 10 nm) bilden zusammen mit den Mikrotubuli und den Aktinmikrofilamenten den prominentesten Teil des Zytoskeletts (Abb. 1.2). Die Unterschiede zwischen den Intermediärfilamenten bestehen im Molekulargewicht und der Aminosäurezusammensetzung. In Astrozyten und astrogliaverwandten Gliazellen kommen das saure Gliafilamentprotein (glial fibrillary acidic protein, GFAP) und Nestin vor (Eliasson et al. 1999). Während der Embryonalentwicklung enthalten die Glioblasten Vimentin, in einer Übergangsphase koexprimieren sie GFAP, und in reifen Astrozyten kommt kein Vimentin mehr vor. Allerdings zeigen reaktive Astrozyten zusätzlich zum GFAP Vimentin; auch Gliomzellen koexprimieren beide Proteine, sogar in ein und demselben Filament. Im menschlichen Ependym sind Vimentin und GFAP, im Plexus-chorioideus-Epithel Vimentin, Zytokeratin und Neurofilament koexprimiert. *Pituizyten*, die in der Neurohypophyse und im Infundibulum vorkommen und an Astrozyten erinnernden Gliazellen, grenzen an Blutgefäße und nicht an den Ventrikel. Sie sind GFAP-positiv und haben wie die Tanyzyten Tight junctions, Zonulae adhaerentes und neurogliöse Kontakte, die aber bei Astrozyten höherer Wirbeltiere nicht vorkommen.

Die Funktion der Intermediärfilamente ist unklar. Astrozyten aus einer GFAP-Knockout-Mausmutante, die selbst vollkommen gesund war und sich auch fortpflanzte, erwiesen sich in einem In-vitro-Modell der Blut-Hirn-Schranke (Pekny et al. 1998) als unfähig, die transzelluläre Permeabilität von kokultivierten Endothelzellen zu erniedrigen und den elektrischen Widerstand zu erhöhen. Auch eine andere GFAP-Knockout-Studie (Liedtke et al. 1996) beschreibt eine erhöhte Durchlässigkeit der Blut-Hirn-Schranke für ^{125}J-Albumin in vivo und eine Störung der Myelinisierung durch Oligodendrozyten. Der Mechanismus der Induktion der Blut-Hirn-Schranke durch Astrozyten ist damit aber immer noch ungeklärt (s. unten).

■ Physiologische Funktionen

Zu den klassischen Funktionen der Astrozyten, die in den 60er Jahren durch die Gruppe um Kuffler und Nicholls aufgeklärt wurde, zählt die K^+-*Homöostase* des extrazellulären Raumes. Bei neuronaler Aktivität erhöht sich lokal die extrazelluläre K^+-Konzentration, die aber sofort abgepuffert werden muss, um die Neuronen im erregbaren Zustand zu erhalten.

Das Ziel dieser K^+-Pufferung kann grundsätzlich auf 3 unterschiedlichen Wegen erreicht werden: durch neuronale Reabsorption (Aktivierung der Na^+/K^+-ATPase), durch passive Verdünnung und Verteilung im Extrazellularraum und durch gliale Reabsorption. Die ersten beiden Möglichkeiten kommen vor, reichen aber nicht aus. Die dritte Möglichkeit ist die wichtigste Erklärung für den raschen K^+-Ausgleich. Hierfür sind wiederum 3 Mechanismen verantwortlich: Kotransport von K^+ und Cl^- in Gliazellen, Aktivierung der glialen Na^+/K^+-ATPase und räumliche Pufferung von K^+-Ionen.

Unter räumlicher Pufferung von K^+-Ionen versteht man ihre extrazelluläre Umverteilung von einem Gebiet hoher Konzentration aufgrund hoher neuronaler Aktivität in ein Gebiet niedriger Konzentration. Eine Grundvoraussetzung für diese Fähigkeit der Astrozyten ist die hohe Kaliumleitfähigkeit der Gliazellmembran, die allerdings nicht gleichmäßig über die Zelle verteilt ist. K^+-Ionen, die im Bereich neuronaler Aktivität in die Gliazelle eingedrungen sind, tragen dort zur Depolarisierung bei und strömen dort wieder aus, wo keine Erhöhung der extrazellulären K^+-Konzentration stattgefunden hat.

Orte besonders hoher Kaliumleitfähigkeit sind die perivaskulären und subpialen Endfußstrukturen, über die die K$^+$-Ionen in den Extrazellularraum entlassen werden (Newman 1995).

Zusätzlich zur K$^+$-Homöostase der Astrozyten und verwandter Gliazellen spielt die Regulation des extrazellulären pH-Wertes eine wichtige Rolle. Von zentraler Bedeutung ist dabei die Aktivität der *Carboanhydrase* (CA), die die Reaktion

$$CO_2 + H_2O \rightarrow H^+ + HCO_3^-$$

katalysiert. Das entstehende Bicarbonat treibt einen Bicarbonat/Chlorid-Austauscher, der den intrazellulären pH erniedrigt und den extrazellulären pH erhöht. Antagonistisch dazu wirken die frei werdenden Protonen, die einen Natrium/Protonen-Austauscher antreiben, der sowohl in Astrozyten als auch in Oligodendrozyten vorkommt und ein Substrat der Proteinkinase C ist. Eine weitere wirkungsvolle Regulation des intra- und extrazellulären pH-Wertes wird durch den Bicarbonat/Natrium-Kotransporter erreicht. In den meisten Gliazellen führt eine Membranhyperpolarisierung (bzw. -depolarisierung) zu einem Auswärts- (bzw. Einwärts-)Transport von Bicarbonat und Natrium mit zytoplasmatischer Azidisierung (bzw. Alkalinisierung). Eine extrazelluläre Ansäuerung, z. B. über die Aktivierung des glialen Natrium/Protonen-Austauschers, hemmt die neuronale Aktivität (Deitmer 1995).

■ Energie- und Transmitterstoffwechsel

Für den neuronalen Energie- und Transmitterstoffwechsel spielen die Astrozyten ebenfalls eine bedeutende Rolle. In GABAergen Neuronen entsteht in den Mitochondrien aus GABA und α-Ketoglutarat mit Hilfe der GABA-Transaminase Glutamat und Succinat, aus Glutamat durch Decarboxylierung mit Hilfe der neuronalen Glutamatdecarboxylase wieder GABA, das in synaptische Bläschen verpackt wird. Diese Glutamatdecarboxylase fehlt in glutamatergen Neuronen. In den Astrozyten gibt es dasselbe Enzymsystem, außerdem aber die nicht in glutamatergen Neuronen vorkommende Glutamatdehydrogenase, die die Bildung von Glutamat aus α-Ketoglutarat unter NH$_4^+$-Verbrauch katalysiert. Durch die ebenfalls gliaspezifische und NH$_4^+$ verbrauchende Glutaminsynthetasereaktion wird Glutamat in Glutamin überführt, das in Neuronen gelangt und dort durch die Glutaminase in Glutamat zurückgebildet wird. Im glutamatergen System kann Glutamat direkt aus den Astrozyten in Neuronen übertreten, ebenso Glutamin (umfassende Übersichten über den glioneuronalen Stoffwechsel bei Pfrieger u. Barres 1996; Tsacopoulos u. Magistretti 1996; Hertz et al. 1999; Dringen 2000; Carmignoto 2000; Bröer u. Brookes 2001).

In der Leber entsteht aus Glutamat durch Desaminierung α-Ketoglutarat und freier Ammoniak. Im Harnstoffzyklus wird dieser Ammoniak zu Harnstoff verarbeitet und ausgeschieden. Bei Leberschäden fällt Ammoniak in hoher toxischer Konzentration an und kann im Gehirn nicht durch die Blut-Hirn-Schranke aufgehalten werden, gelangt also leicht ins Neuropil. Die Astrozyten können zwar durch die Aktivität der Glutaminsynthetase NH$_4^+$ abpuffern, wobei Glutamin entsteht, aber α-Ketoglutarat wird übermäßig dem Zitratzyklus entzogen und die ATP-Synthese in der Atmungskette kommt zum Erliegen; eine allgemeine Astrozytenschädigung (Alzheimer-II-Zellen) mit nachfolgender Schädigung neuronaler Zellen ist die Folge (hepatische Enzephalopathie; Norenberg 1995).

■ **Rezeptoren.** Inzwischen ist eine Fülle von Rezeptoren für Neurotransmitter und andere Effektoren auf Astrozyten bekannt geworden. Da die allermeisten Untersuchungen auf diesem Gebiet an Astrozytenkulturen durchgeführt wurden, ist wenig bekannt, wie die Astrozyten auf die unterschiedlichen Effektoren und Transmitter *in vivo* reagieren. Auch ist nicht bekannt, ob die Diversität der Rezeptorausstattung für ein und dieselbe Zelle oder für verschiedene Astrozytenpopulationen gilt.

■ **GABA.** Die GABA-Wirkung auf Astrozyten wird überwiegend über den GABA$_A$-Rezeptor vermittelt, besteht im Efflux von Cl$^-$-Ionen durch rezeptorassoziierte Chloridkanäle und damit in einer Depolarisierung der Astrozytenmembran.

■ **Glutamat.** Diese Aminosäure gehört im ZNS zu den wichtigsten exzitatorischen Neurotransmittern, deren Konzentration extrem gut kontrolliert werden muss. Auch Glutamat bewirkt eine Depolarisierung der Gliazellmembran, und zwar durch Vermittlung von K$^+$-Efflux und Na$^+$-Influx. Seit vielen Jahren ist ein Aufnahmemechanismus für Glutamat in Astrozyten bekannt. Dabei werden mit Glutamat 2 Na$^+$ aufgenommen, und 1 K$^+$ und 1 OH$^-$ verlassen die Zelle. Von pathophysiologischer Bedeutung ist die Beobachtung, dass eine hohe intrazelluläre K$^+$-Konzentration die Glutamataufnahme aktiviert, eine hohe extrazelluläre K$^+$-Konzentration diese inhibiert. Außerdem wird durch die Aktivierung des Carriers eine extrazelluläre Alkalisierung und eine intrazelluläre Azidisierung erreicht. Die Hemmung des Carriers führt zu einer starken extrazellulären Anreicherung von Glutamat mit anschließender Schädigung von Neuronenn (Neurotoxizität), die heute als relevant für eine Mitbeteiligung bei der

Entstehung einer Reihe von neurodegenerativen Erkrankungen des ZNS angesehen wird.

Bei den Glutamatrezeptoren unterscheidet man ionotrope NMDA-Rezeptoren (N-methyl-δ-aspartic acid) und Non-NMDA-Rezeptoren. NMDA-Rezeptoren kommen in Neuronen vor und werden dort in Verbindung mit der Entstehung der Langzeitpotenzierung gebracht. Non-NMDA-Rezeptoren sind AMPA-Rezeptoren (a-amino-3-hydroxy-5-methyl-4-isoxazole-proprionic acid) oder Quisqualat- und Kainat-Rezeptoren. Quisqualat und Ibotensäure wirken jedoch auch metabotrop, d.h. die Liganden-Rezeptor-Bindung mündet in die Entstehung der sekundären Botenstoffe Diacylglycerol und Inositol-3-Phosphat. Die weitere Metabolisierung von Diacylglycerol führt zum Arachidonsäurestoffwechsel. Arachidonsäure kann von Astrozyten ausgeschieden werden und die Glutamataufnahme aus dem extrazellulären Raum hemmen; d.h., Glutamat reichert sich an und kann neurotoxisch wirken (Murphy 1993; Steinhäuser u. Gallo 1996, Gallo u. Ghiani 2000).

Stickstoffmonoxid (NO) als sekundärer Botenstoff in Astrozyten.
Ursprünglich wurde dieser Faktor in der Blutgefäßforschung entdeckt. Es handelt sich um den „endothelial derived relaxing factor" (EDRF), der als Nitroverbindung eine gefäßrelaxierende und antithrombotische Wirkung hat. NO entsteht in einer Art „Kurzschlussreaktion" des Harnstoffzyklus aus Arginin, das unter der katalytischen Wirkung der NO-Synthase in Gegenwart von Sauerstoff und Reduzierung von NADPH zu NADP Citrullin bildet (Wiesinger 2001). Die NO-Synthase entspricht der NADPH-Diaphorase, die schon lange mit der Tetrazoliumreaktion nachgewiesen wurde. Dabei wurde Nitroblau-Tetrazolium durch die Aktivität der NADPH-Diaphorase in Formazan überführt. NO hat eine biologische Halbwertszeit von wenigen Sekunden und aktiviert die Guanylatzyklase (GC), die cGMP entstehen lässt. cGMP ist der eigentliche sekundäre Botenstoff, der dann in der Zelle Phosphorylierungen vermittelt.

Es gibt zwei unterschiedliche NO-Synthasen, eine *konstitutive NO-Synthase* (cNOS), die Ca-Calmodulin-abhängig ist, und eine *induzierbare, Ca-unabhängige NO-Synthase* (iNOS). Die cNOS wird in Neuronen und Endothelzellen exprimiert. In Neuronen wird ihre Aktivität über den NMDA-Rezeptor vermittelt, der Ca^{++} in die Zelle einströmen lässt. Das neuronal gebildete NO gelangt in Astrozyten und aktiviert auch dort die GC. Die gliale NOS entspricht sowohl der cNOS als auch der iNOS. Die Induktion der glialen iNOS wird über Zytokine wie Interleukin-1β, γ-Interferon oder Tumornekrosefaktor a vermittelt. Die astrogliale cNOS wird durch Quisqualat und Bradykinin, aber auch Noradrenalin (via a_1-Rezeptor), aktiviert. Als Funktion von NO im ZNS wird eine Vasodilatation mit erhöhtem Blutfluss angenommen (Leist u. Nicotera 1998; Wiencken u. Casagrande 1999).

Sonstige.
Darüber hinaus finden sich auf der Oberfläche von Astrozyten Rezeptoren für Noradrenalin (a und β), Acetylcholin, Histamin, 5-Hydroxytryptamin (Serotonin), Adenosin und diverse Peptide wie ACTH, a-, β-, γ-MSH, Parathormon, Calcitonin, Glucagon, Somatostatin, Substanz P, Bradykinin. Das vasoaktive intestinale Peptid (VIP) hat ebenfalls einen Rezeptor in der Astrozytenmembran, der über die Adenylatzyklase den cAMP-Spiegel hebt. Dies hat eine Glykogenabsenkung zur Folge, gleichzeitig aber die Aktivierung von Transkriptionsfaktoren, die wiederum über die Proteinsynthese die Glykogensynthase aktivieren. Die Glykogenolyse ist ein kurzfristiger, die Glykogensynthese ein langfristiger Prozess.

Astroglia und Blut-Hirn-Schranke

Die Blut-Hirn-Schranke (BHS) schützt das neurale Milieu vor dem Einfluss schwankender Blutzusammensetzungen und vor neurotoxischen Substanzen im Blut (Greenwood et al. 1995; Pardridge 1998). Der Extrazellularraum des Hirns muss streng kontrolliert werden, um die Nerven- und Gliazellen nicht zu schädigen bzw. eine funktionell nicht adäquate Depolarisierung auszulösen.

Der Begriff der Blut-Hirn-Schranke wurde von Max Lewandowsky im Jahre 1900 geprägt, nachdem Paul Ehrlichs Schüler Ernst Goldmann gefunden hatte, dass Farbstoff, in den Blutkreislauf injiziert, das Hirngewebe bis auf die Zirkumventrikularorgane aussparte und, in den Liquor cerebrospinalis injiziert, auch das Hirn anfärbte, jedoch die Zirkumventrikularorgane nicht. Die Beobachtung zeigte, dass Liquor und Hirnparenchym auf einer Seite der Barriere lagen, der Liquor also ebenfalls vom Blut getrennt sein musste. Diese Schranke wurde bald schon als *Blut-Liquor-Schranke* bekannt. Sie ist im Plexus chorioideus und in den Zirkumventrikularorganen wie dem Subfornikalorgan, dem Subkommissuralorgan, der Eminentia mediana des Hypophysenstiels, dem Pinealorgan und dem Organum vasculosum lamina terminalis lokalisiert. In diesen Bereichen sind also die Gefäße undicht.

Diese Undichtigkeit besteht in der Fenestrierung des Endothels, die einer strengen Kontrolle durch den vaskulär-endothelialen Wachstumsfaktor VEGF unterliegt. Die Schranke ist hier als Blut-Liquor-Schranke in die Gliazellen verlagert. Im Plexus chorioideus sind diese Gliazellen die Plexusepithelzellen, in den Zirkumventrikularorganen die Tanyzyten und in der Neurohypophyse die Pituizyten, die den direkten Abfluss von Plasmaproteinen in den Liquor durch Tight junctions verhindern (Wolburg u. Risau 1995).

Die BHS im engeren Sinne wird durch die endothelialen Tight junctions gebildet. Tight junctions sind die wichtigsten strukturellen Elemente epi- und endothelialer Barrieren. Ihr genauer molekularer Aufbau ist bisher unbekannt. So klar die Beweise für integrale Membranproteine (Occludin und die Claudine) sind, so unverstanden ist es, wie diese Proteine den hohen Transmembranwiderstand, den manche Zellen aufbauen, bewirken. Daher sind die Hinweise darauf, dass auch Lipide in Form von inversen Mizellen am Aufbau der Tight junctions beteiligt sind, von großem Interesse, weil diese einen sehr hohen elektrischen Widerstand haben. Man weiß aber noch nicht, wie die Proteine im Bereich der Tight junctions in die Lipidstruktur eingebaut sind.

Bisher galt die Komplexität des Tight-junction-Netzwerks als wichtigster Parameter für die physiologische Barrierefunktion. Die Tight junctions der BHS-Endothelzellen sind im Bereich des gesamten Gefäßbettes am komplexesten. Ein weiterer Parameter zur Beschreibung der Tight-junction-Morphologie ist ihre Assoziation mit der protoplasmatischen (P-face) bzw. externen Hälfte (E-face) der Zellmembran. Im BHS-Endothel dominiert leicht die Assoziation der Tight junction-Partikel mit der P-face.

Dagegen sind in kultivierten Hirnkapillarendothelzellen die Tight junctions fast ausschließlich mit der E-face assoziiert (Wolburg et al. 1994). Gegenüber der In-vivo-Situation ist damit eine drastische Reduzierung des elektrischen transendothelialen Widerstandes verbunden, was ein weiterer wesentlicher Unterschied zu den Epithelzellen ist, die unter In-vitro-Bedingungen Tight-junction-Struktur und elektrischen Widerstand wie in vivo entwickeln. Dies alles unterstützt die Befunde, die man aus Transplantationsexperimenten gezogen hat, dass die BHS-Eigenschaften *a priori* keine Eigenschaften der Endothelzellen, sondern das Resultat komplexer Wechselwirkungen mit dem Hirnmilieu sind.

Neue Befunde haben nun gezeigt, dass neben Occludin Claudin-1 und Claudin-5 in den Tight junctions der Hirnkapillarendothelzellen exprimiert sind. Claudin-1 ist mit der P-face, Claudin-5 mit der E-face assoziiert (Tsukita u. Furuse 1999). Unter pathologischen Bedingungen (z. B. im Astrozytom) nimmt nicht nur die E-face-Assoziation der BHS-Tight-junctions, sondern auch die endotheliale Claudin-5-Expression zu (Liebner et al. 2000). Damit scheint das Claudin-1/Claudin-5-Verhältnis die Permeabilitätseigenschaften der BHS mindestens mitzubestimmen und bei Schrankenstörungen verschoben zu sein.

Bei der Gestaltung des Mikromilieus des Gehirns spielen die Astrozyten eine bedeutende Rolle. So gibt es zahlreiche Untersuchungen zur Induktion von Blut-Hirn-Schranken-Eigenschaften der Endothelzellen durch Astrozyten (Wolburg u. Risau 1995). Zu diesen Eigenschaften gehören die Polarisierung der endothelialen Na^+-K^+-ATPase, die *in vivo* nur abluminal lokalisiert ist, durch C6-Gliomazellen, die Expression von Molekülen wie des Neurothelin oder HT7 (Mitglied der Immunglobulin-Superfamilie mit bisher unbekannter Funktion) und der γ-Glutamyl-Transpeptidase (γ-GT, katalysiert die Übertragung eines γ-Glutamyl-Restes von Glutathion auf eine Aminosäure), der Transport neutraler Aminosäuren und die Induktion von Transportern. Der Glukosetransporter gehört allerdings zu den BHS-Markern, die *in vitro* nicht induzierbar sind. Dieses Molekül ist im intakten System lebensnotwendig, da Glukose der Hauptbrennstoff des Gehirns ist. Barriereendothelien zeigen den Glukosetransporter in hoher Konzentration, durchlässige Endothelien nicht.

Neben dem Glukosetransporter sind eine ganze Reihe von Aminosäuretransportern, Rezeptoren und Ionenkanälen spezifisch im BHS-Endothel exprimiert. Das L-System ist für den Transport großer neutraler Aminosäuren (z. B. Leucin, Isoleucin, Phenylalanin, Dihydroxyphenylalanin [DOPA], Valin und Tryptophan) verantwortlich und sowohl in luminalen wie abluminalen Membranen der Endothelzellen lokalisiert. Dopamin dagegen kann von der Endothelzelle durch die abluminale Membran nicht ins Neuropil gelangen, nur umgekehrt vom Neuropil in die Endothelzelle („metabolische Blut-Hirn-Schranke"). Daher kann oral oder systemisch gegebenes Dopamin Parkinson-Patienten nicht helfen. L-DOPA wird über das luminal lokalisierte L-System aufgenommen und kann in der Endothelzelle von der DOPA-Decarboxylase in Dopamin umgewandelt werden, das aber nur jenseits der Sättigungskonzentration von 1 µM ins Gehirn gelangen kann. Daher muss bei Parkinson-Patienten eine höhere Dosis Dopa angeboten werden. Das entstandene Dopamin kann von der Monoaminooxidase (MAO) weiter in die Dihydroxyphenylessigsäure (DOPAC) umgebaut werden (Greenwood et al. 1995; Pardridge 1998).

1.3.3 Oligodendroglia

Die morphologisch durch relativ kleine, sehr chromatinreiche, runde Kerne und kurze Fortsätze charakterisierten Oligodendrozyten sind auf das Zentralnervensystem beschränkt und kommen in 2 Gestalten vor: als perineuronale Satellitenzelle innerhalb der Rinde und als markscheidenbildendes Element in der weißen Substanz. Im Gegensatz zur Schwann-Zelle des peripheren Nervensystems werden innerhalb der weißen Substanz mehrere Axone von einer einzelnen Oligodendrogliazelle myelinisiert. Dadurch wird der Oligodendrozyt zu der Zelle mit der höchsten Membransyntheserate überhaupt.

Die Myelinisierung beginnt beim Menschen in verschiedenen Hirnbereichen heterochron, in manchen schon zwischen dem 6. und 8. Fetalmonat, in der Pyramidenbahn erst kurz vor der Geburt; intrakortikale Assoziationsfasern und das Corpus callosum werden erst mehrere Monate nach der Geburt allmählich bemarkt.

Das Karyoplasma der Oligodendrozyten ist wesentlich elektronendichter als das der Astrozyten, im Zytoplasma finden sich Mikrotubuli, jedoch keine Intermediärfilamente, das Inventar an Mitochondrien, ER und Golgi-Apparaten entspricht dem anderer Zellen. Die *Myelinscheide* wird im Oligodendrozyten wie in der Schwann-Zelle durch zirkuläres Umwachsen des Axons gebildet, wobei die Membranen derselben Zellen vielfach aufeinander zu liegen kommen. Wo sich die externen Membranhälften berühren, entsteht die „intraperiod line" der Myelinscheide. Im Myelin längs orientierte und nur schwach vernetzte Tight junctions bestehen aus dem integralen Membranprotein Claudin-11, das identisch ist mit dem schon länger bekannten oligodendrogliaspezifischen Protein OSP. Wo sich zytoplasmatische Membranhälften verbinden und das Zytoplasma selbst „ausgequetscht" erscheint, entsteht die Hauptlinie (main period line) der Markscheide. Im ZNS beträgt die Periode 10,6 nm, im PNS 12,6 nm. Denkt man sich die Markscheide abgerollt, so würde man längliche Zytoplasmastreifen erkennen, die in der kompakten Markscheide als Auflockerungen der dichten Lamellierung auffallen. Dort sind die protoplasmatischen Membranhälften nicht verschmolzen, sondern zeigen Zytoplasma, z. T. mit Mikrotubuli, zwischen sich eingeschlossen. Diese *Schmidt-Lanterman-Einkerbungen* oder -Inzisuren sind ursprünglich nur in Schwann-Myelinscheiden gesehen worden, kommen zumindest aber auch in dicken zentralnervösen Fasern vor (Kettenmann u. Ransom 1995).

Molekulare Marker für Oligodendrozyten (Arroyo u. Scherer 2000), die aber zz. nicht spezifisch sind, sind u. a. das Galaktozerebrosid (GC); das O_4-Antigen (Sulfatid, sulfatiertes GC), das bei der metachromatischen Leukodystrophie aufgrund einer lysosomalen Störung gespeichert wird; das basische Myelinprotein (MBP), das an die Membran angelagert, also kein integrales Membranprotein ist und in der Hauptlinie der Myelinperiode lokalisiert ist; das Proteolipidprotein (PLP), ein 4fach membrangängiges, sehr hydrophobes Protein mit hoch konservierter Aminosäuresequenz, das in der Intraperiod line der zentralen Myelinscheide lokalisiert ist, aber auch im peripheren Nervensystem vorkommt; das MAL-Protein (*m*yelin *a*nd *l*ymphocyte protein), ebenfalls ein Membranprotein mit 4 Transmembrandomänen, das sowohl im peripheren wie zentralen Nervensystem vorkommt (Baumann u. Pham-Dinh 2001).

Das oligodendrozytenspezifische Protein (OSP, kürzlich als Tight-junction-Protein Claudin-11 identifiziert) ist eine Hauptkomponente des zentralen Myelins; das myelinassoziierte Glykoprotein (MAG), ein Adhäsionsmolekül aus der Superfamilie der Immunglobuline, vermittelt die Adhäsion zwischen Axon und Myelin, kommt auch im peripheren Nervensystem vor und wurde bisher als wichtig für die Bildung und Kompaktierung des Myelins verantwortlich gemacht. Des Weiteren zu nennen sind das Myelin-Oligodendrozyten-Glykoprotein (MOG), ebenfalls Mitglied der Immunglobulin-Superfamilie, aber auf externer Oberfläche des Myelins lokalisiert; das Oligodendrozyten-Myelin-Glykoprotein (OMgp), ein glykosyliertes Protein, besonders im Paranodalbereich lokalisiert; die zyklische Nukleotid-Phosphohydrolase (CNPase), deren Funktion unbekannt ist; die Carboanhydrase (CA), die die Reaktion

$$CO_2 + H_2O \rightarrow H^+ + HCO_3^-$$

katalysiert.

Es gibt eine umfangreiche Literatur über die Pathologie der Myelinbausteine, insbesondere die Myelinproteinmutanten, die Defekte aufweisen, die in manchen Entmarkungskrankheiten des Menschen wiederkehren (Nave 1995; Baumann u. Pham-Dinh 2001; s. auch Kap. 21). Das PLP ist nicht nur in der Myelin-deficiency-(md-)Ratte oder der Rumpshaker- oder Jimpy-Maus mutiert, sondern auch in der sudanophilen Leukodystrophie vom Typ Pelizaeus-Merzbacher. In dieser Krankheit ist der Erbgang X-chromosomal-rezessiv und führt beim Menschen zu Hirnsklerose und Verblödung mit Nystagmus, Ataxie und Optikusatrophie. In den Tiermutanten werden die Oligodendrozyten zwar angelegt, die Myelinisierungspotenz ist aber in unterschiedlichem Maße eingeschränkt. Die Rumpshaker-Mutante (jimpy^{rsh}), in der eine PLP-Isoform in das Myelin eingebaut wird, die durch alternatives Splicing entstanden ist (das DM-20-Protein), zeigt wesentlich mehr Myelin als die („klassische") Jimpy-Mutante (Fanarraga et al. 1992).

1.3.4 Mikroglia

Kein anderer Zelltyp des Nervensystems hat so viele Benennungen im Laufe seiner Untersuchungsgeschichte erfahren wie die Mikroglia. Im 19. Jahrhundert wurde sie vielfach als Körnchenzelle beschrieben, Robertson nannte sie 1899 Mesoglia, Nissl im selben Jahr Stäbchenzelle und 1903 Gitterzelle, Del Rio-Hortega definierte 1919 das „Dritte Element" Cajals als Oligodendroglia (neuroektodermal) und Mikroglia (mesodermal). Spatz nannte 1924 die Mikrogliazellen Hortega-Zellen. Hortegas Ansicht über ihre Herkunft hat sich heute zunehmend bestätigt. Während Astrozyten und Oligodendrozyten als Makroglia eindeutig neuroektodermalen Ursprungs sind, ist die Mikroglia wohl mesodermalen Ursprungs.

Allerdings sollte nicht verschwiegen werden, dass es auch eine neuroektodermale Theorie der Mikrogliaentstehung gibt. Kultiviert man embryonalen Kortex vor dessen Vaskularisierung, so findet man Zellen, auf die sämtliche Kriterien von Mikrogliazellen zutreffen (Richardson et al. 1993).

Morphologisch sind die Zellen durch einen kleinen runden Kern meist dichten Chromatins und einen schmalen Zytoplasmasaum gekennzeichnet; sie bilden weder zwischen sich noch mit anderen Zellen Zellkontakte aus. Häufig liegen sie gefäßbezogen und haben als perivaskuläre Mikrogliazellen Kontakt mit der subendothelialen Basallamina, sind aber nie, wie die perivaskulären Zellen oder die Perizyten, vollständig von einer Basallamina umgeben.

Marker für Mikrogliazellen sind die Thiaminpyrophosphatase und die Nukleosiddiphosphatase sowie das Lektin von Griffonia simplicifolia, das spezifisch Mikrogliazelloberflächen markiert. Makrophagenmarker sind z.T. auch auf Mikrogliazellen exprimiert (z.B. Komplementrezeptor CR3, in der Maus Mac-1, auch Fc-Rezeptoren). Die Mikrogliazellen sind, zusammen mit den Astrozyten, als Träger der MHC-Klasse-I- und -II-Antigene beschrieben worden. Dieses Ergebnis hat für das gesamte Gebiet der Neuroimmunologie höchste Relevanz und die Mikrogliazellen ins Zentrum des Interesses rücken lassen (Raivich et al. 1999; Stoll u. Jander 1999; Streit et al. 1999).

Schon früh in der Embryonalentwicklung wandern Blutmonozyten ins Hirn ein und transformieren sich dort zu ortsständiger („ruhender") Mikroglia. Nach einer Läsion des adulten ZNS werden diese Zellen aktiviert, proliferieren und können sich zu reaktiven Mikrogliazellen oder sogar zu Makrophagen umwandeln; zusätzlich wandern Monozyten in das Hirnparenchym ein und beteiligen sich an der lokalen Gliose, bilden dann aber eine von der Mikroglia getrennte Population von Makrophagen. Durchtrennt man den N. facialis, so lässt sich eine retrograde Aktivierung des Nucleus facialis mit Chromatolyse der Perikarya und mikroglialer Verdrängung axosomatischer Synapsen im Nucleus facialis beobachten („synaptic stripping"; Blinzinger u. Kreutzberg 1968).

Bisher wurde ruhende Mikroglia nur als CR3-positiv, aber als Vimentin-, MHC-I- und MHC-II-negativ beschrieben; nur in aktivierter Mikroglia wurde eine Positivität für diese 3 Antigene nachgewiesen. Das Expressionsmuster verstärkt sich zusätzlich, wenn sich die Mikroglia nach Injektion von Rizinustoxin in den N. facialis zur phagozytischen Form wandelt. Ebenso werden auch Reste von Neuronen, die dem physiologischen Zelltod (s. 1.2.3) während der Entwicklung anheim fallen, von der Mikroglia phagozytiert (Neuronophagie; Moore u. Thanos 1996; Upender u. Naegele 1999).

Nach einer Axondurchtrennung werden Astrozyten reaktiv und antworten mit einer Verstärkung der GFAP-Expression. Dieses Phänomen scheint mikrogliavermittelt zu sein. Eliminiert man die Mikroglia vorher mit Cytosin-Arabinosid (Ara-C), kommt diese Steigerung der GFAP-Expression nicht zustande (Svensson et al. 1993). Ein entsprechender Signaltransfer zwischen Mikroglia und Astroglia ist auch bezüglich der astroglialen Expression des Amyloid-precursor-Proteins APP und der von proteolytischen Enzymen und Enzyminhibitoren zu beobachten.

Im Rahmen der Multiple-Sklerose-(MS-)Forschung spielen die Mikrogliazellen als immunkompetente Zellen eine zunehmend wichtige Rolle (Murphy 1993; Raivich et al. 1999). Sie exprimieren MHC-II-Moleküle auf ihrer Oberfläche und veranlassen dadurch T-Zellen, die die Blut-Hirn-Schranke überwunden haben, Zytokine auszuschütten, die ihrerseits wieder Gliazellen zur Zytokinausschüttung anregen können. Das komplexe Wechselspiel der Zytokine ist von besonderer Bedeutung für den klinischen Verlauf und den Schweregrad einer MS-Erkrankung. Blutplasma, Serum, Zerebrospinalflüssigkeit von MS-Patienten zeigen erhöhte

Konzentrationen von IL-1β, IL-2, IFN-γ, und TNF-α. Von TNF-α ist bekannt, dass es von Astrozyten und Mikrogliazellen ausgeschüttet wird und als Aktivator von gliotischen, inflammatorischen, demyelinisierenden und Blut-Hirn-Schranken-schädigenden Prozessen wirkt. IL-1β, bakterielles Lipopolysaccharid, aber auch IFN-γ wirken positiv auf die Ausschüttung von TNF-α aus den Gliazellen. Dagegen vermag TGF-β, das ebenfalls aus Gliazellen ausgeschüttet werden kann, die Wirkung von TNF-α zu antagonisieren. Jedoch haben sich TGF-β, IL-6 und IL-4 als durchaus heterogen in ihrem Wirkungsspektrum bezüglich der entzündlichen Reaktion erwiesen (Murphy 1993; Merril u. Benveniste 1996; González-Scarano u. Baltuch 1999).

1.3.5 Periphere Glia

Der Begriff „Glia" oder „Neuroglia" wurde früher weitgehend auf das ZNS beschränkt angewandt und umfasste die Astroglia, die Oligodendroglia und – nur bedingt und je nach Standpunkt des jeweiligen Autors – die Mikroglia. Im neueren Schrifttum hat es sich eingebürgert, auch die nichtneuronalen Zellen des peripheren Nervensystems als Glia zu bezeichnen (gemäß der oben angegebenen Definition der „nervensystemspezifischen Nichtnervenzellen"); z. B. findet sich in der von Kettenmann und Ransom 1995 herausgegebenen *Neuroglia* ein Beitrag über die Schwann-Zellen (Bunge u. Fernandez-Valle 1995). Sie stammen überwiegend von der Neuralleiste ab und wandern während der Embryogenese zusammen mit den aussprossenden Nervenfasern in die Peripherie.

Dort unterscheidet man *Schwann-Zellen*, die als marklose oder markbildende Zellen die Axone vom Mesenchym isolieren; *Satellitenzellen*, die im Spinalganglion die großen Nervenzellen, *Darmgliazellen*, die im Darmplexus Axonbündel vom Bindegewebe separieren; *olfaktorische Gliazellen*, die von Vorläuferzellen aus dem Riechepithel abstammen und Gruppen markloser Axone umgreifen. Letztere Gliazellen bilden einen Gliatyp, der verschiedene Merkmale von Schwann-Zellen und Astrozyten in sich vereinigt. Während die Schwann-Zellen rundum von Bindegewebe und einer Basallamina umgeben sind, trifft dies bei den anderen peripheren Gliazellen nur partiell zu: Große Teile der Zelloberfläche grenzen an andere Zellen gleichen Typs oder neuronale Elemente.

Damit, aber auch in anderer Hinsicht, hat periphere Glia vom Nicht-Schwann-Zelltyp bemerkenswerte Ähnlichkeit mit Astrozyten: Sie zeigen orthogonale Partikelkomplexe in ihrer Membran, sind GFAP-positiv und Galaktozerebrosid-(GC-)negativ. Innerhalb der Schwann-Zell-Population wiederum exprimieren die nicht Myelin bildenden Zellen GFAP, aber auch GC wie die Myelin bildenden Zellen (Bunge u. Fernandez-Valle 1995; Kettenmann u. Ransom 1995).

Die Determination von Schwann-Zellen zu Myelin bzw. nicht Myelin bildenden Zellen (auch Remak-Zellen genannt) ist noch nicht vollständig geklärt. Immerhin sind die Axone als Signalgeber für diese Determination experimentell identifiziert worden. Mit der Information „Myelin induzieren" oder „nicht Myelin induzieren" ist sowohl der Durchmesser der Axone (dicke Axone sind eher bemarkt als dünne) als auch die Zahl der Axone verbunden, die sich mit Schwann-Zellen assoziieren: Marklose Axone sind stets in Mehrzahl mit einer nicht myelinisierenden Schwann-Zelle verbunden, während markhaltige Axone auf der Ebene eines Internodiums in aller Regel nur einzeln in einer Schwann-Zelle vorkommen (Bunge u. Fernandez-Valle 1995).

Während der Entwicklung sind die Schwann-Vorläuferzellen noch ohne Basallamina. Die Zellen proliferieren und erzeugen Pakete aus wenigen Schwann-Zellen und marklosen Axonen. Das Zahlenverhältnis ändert sich (bei der Ratte) ab E15 ständig zugunsten der Schwann-Zellen wegen Proliferation und neuronalen Zelltods. Allmählich segregieren die Pakete, indem große Axone isoliert im Schwann-Zytoplasma liegen. Die dann folgende Entwicklung der Basallamina ist von großer Bedeutung, da ihre experimentelle Unterdrückung die zelluläre Ausreifung einschließlich der Myelinisierung verhindert. Das Erreichen eines 1:1-Verhältnisses ist möglicherweise ein Signal für den Proliferationsstop. Dieser Austritt aus der Proliferationsphase markiert den Eintritt in die Myelinisierungsphase. Erst postnatal tritt die erste Myelinisierung auf, und auch dann erst sind reife, nicht myelinisierende Schwann-Zellen zu beobachten.

Bei der Induktion der Myelinisierung scheint das Immunglobulinadhäsionsmolekül MAG eine wichtige Rolle bei der Kontaktaufnahme mit dem Axon zu spielen. Ein anderes Adhäsionsmolekül des peripheren Myelins, das P0-Protein, ist ebenfalls an einer heterophilen Adhäsion zwischen Axon und Schwann-Zelle beteiligt. In myelinisierenden, P0- und MAG-positiven Schwann-Zellen werden GFAP, N-CAM, L1, das Oberflächenprotein A5E3 und der NGF-Rezeptor herunter reguliert. Dies deutet auf ein intensives Axon-Schwann-Zell-Signalling hin.

Potente Mitogene für Schwann-Zellen *in vitro* sind die Wachstumsfaktoren GGF, FGF, PDGF und

TGF-β. Auch von cAMP ist eine wichtige Rolle bei der Proliferation bekannt (allerdings nur in Anwesenheit von Serum). Von cAMP und dem PDGF-Rezeptor sind kooperative Effekte bekannt. cAMP reguliert außerdem Schwann-Zell-Marker beider Zelltypen herauf. Ein direktes Myelinisierungssignal lässt sich von cAMP nicht nachweisen, vermutlich ist dieses Signal indirekter Natur über die Herunterregulation der Proliferation. Wachstumsinhibitoren oder der Entzug von Wachstumsfaktoren bzw. die Herunterregulierung von deren Rezeptoren sind wahrscheinlich entscheidend für den Start der Myelinisierung (Übersichten zur Entwicklung von Schwann-Zellen und zu ihrer Rolle bei Myelinisierung und Regeneration bei Mirsky u. Jessen 1996; Jessen u. Mirsky 1999; Arroyo u. Scherer 2000; Dezawa u. Adachi-Usami 2000).

Obwohl die Funktionen der peripheren Glia immer noch ungenügend bekannt sind, deuten sich ähnliche Aufgaben an, wie sie von der zentralen Glia bekannt sind: Kompartimentierung, elektrische Isolierung von Axonen, ionale Homöostase, Regulation von neuritischem Wachstum, Kooperation mit Neuronen in den Bereichen des Energiestoffwechsels und der Expression von Ionenkanälen und Adhäsionsmolekülen.

Literatur

Adams JC, Tucker RP (2000) The thrombospondin type 1 repeat (TSR) superfamily: diverse proteins with related roles in neuronal development. Dev Dyn 218: 280-299

Araque A, Parpura V, Sanzgiri RP, Haydon PG (1999) Tripartite synapses: glia, the unacknowledged partner. Trends Neurosci 22: 208-215

Arroyo EJ, Scherer SS (2000) On the molecular architecture of myelinated fibers. Histochem Cell Biol 113: 1-18

Baas PW, Brown A (1997) Slow axonal transport: the polymer transport model. Trends Cell Biol 7: 380-384

Bandtlow CE, Schwab ME (2000) NI-35/250/Nogo-A: A neurite growth inhibitor restricting structural plasticity and regeneration of nerve fibers in the adult vertebrate CNS. Glia 29: 175-181

Bandtlow CE, Zimmermann DR (2000) Proteoglycans in the developing brain: new conceptual insights for old proteins. Physiol Rev 80: 1267-1290

Barañano DE, Ferris CD, Snyder SH (2001) Atypical neural messengers. Trends Neurosci 24: 99-106

Barres BA (1999) A new role for glia: generation of neurons! Cell 97: 667-670

Barrett GL (2000) The p75 neurotrophin receptor and neuronal apoptosis. Progr Neurobiol 61: 205-229

Baumann N, Pham-Dinh D (2001) Biology of oligodendrocyte and myelin in the mammalian central nervous system. Physiol Rev 81: 871-927

Blinzinger K, Kreutzberg GW (1968) Displacement of synaptic terminals from regenerating motoneurons by microglial cells. Z Zellforsch 85: 145-157

Braak H (1979) The pigment architecture of the human frontal lobe. Anat Embryol (Berl) 157: 35-68

Bröer S, Brookes N (2001) Transfer of glutamine betweeen astrocytes and neurons. J Neurochem 77: 705-719

Brown DR (2001) Prion and prejudice: normal protein and the synapse. Trends Neurosci 24: 85-90

Brückner G, Brauer K, Härtig W et al. (1993) Perineuronal nets provide a polyanionic, glia-associated form of microenvironment around certain neurons in many parts of the rat brain. Glia 8: 183-200

Bunge RP, Fernandez-Valle C (1995) Basic biology of the Schwann cell. In: Kettenmann H, Ransom BR (eds) Neuroglia. Oxford University Press, pp 44-57

Carmignoto G (2000) Reciprocal communication systems between astrocytes and neurons. Progr Neurobiol 62: 561-581

Caroni P (1997) Intrinsic neuronal determinants that promote axonal sprouting and elongation. Bioessays 19: 767-775

Celio MR, Spreafico R, DeBiasi S, Vitellaro-Zuccarello L (1998) Perineuronal nets: past and present. Trends Neurosci 21: 510-515

Charles AC, Naus CCG, Zhu DG, Kidder GU, Dirksen ER, Sandersen MJ (1992) Intercellular calcium signaling via gap junctions in glioma cells. J Cell Biol 118: 195-202

Chen DF, Schneider GE, Martinou J-C, Tonegawa S (1997) Bcl-2 promotes regeneration of severed axons in mammalian CNS. Nature 385: 434-439

Chen MS, Huber AB, van der Haar ME et al. (2000) Nogo-A is a myelin-associated neurite outgrowth inhibitor and an antigen for monoclonal antibody IN-1. Nature 403: 434-439

Colonnier M (1968) Synaptic patterns on different cell types in the different laminae of the cat visual cortex. An electron microscope study. Brain Res 9: 268-287

Deitmer JW (1995) pH-Regulation. In: Kettenmann H, Ransom BR (eds) Neuroglia. Oxford University Press, pp 230-245

Dermietzel R (1998) Gap junction wiring: a "new" principle in cell-to-cell communication in the nervous system? Brain Res Rev 26: 176-183

Dermietzel R, Spray DC (1993) Gap junctions in the brain: where, what type, how many and why? Trends Neurosci 16: 186-192

Dezawa M, Adachi-Usami E (2000) Role of Schwann cells in retinal ganglion cell axon regeneration. Progr Ret Eye Res 19: 171-204

Dringen R (2000) Metabolism and functions of glutathione in brian. Progr Neurobiol 62: 649-671

Eccles JC (1990) Developing concepts of the synapses. J Neurosci 10: 3769-3781

Eliasson C, Sahlgren C, Berthold C-H et al. (1999) Intermediate filament protein partnership in astrocytes. J Biol Chem 274: 23996-24006

Enkvist MOK, McCarthy KD (1992) Activation of proteinkinase C blocks astroglial gap junction communication and inhibits the spread of calcium waves. J Neurochem 59: 519-526

Eriksson PS, Perfilieva E, Björk-Eriksson T, Alborn A-M, Nordborg C, Peterson DA, Gage FH (1998) Neurogenesis in the adult human hippocampus. Nat Med 4: 1313-1317

Evans RM (1998) Vimentin: the conundrum of the intermediate filament gene family. Bioessays 20: 79-86

Faissner A (1997) Glial derived extracellular matrix components: important roles in axon growth and guidance. Neuroscientist 3: 371-380

Fanarraga ML, Griffiths IR, McCulloch MC, Barrie JA, Kennedy PGE, Brophy PJ (1992) Rumpshaker: an X-linked mutation causing hypomyelination: developmental differences in myelination and glial cells between the optic nerve and spinal cord. Glia 5: 161–170

Frisén J, Lendahl U (2001) Oh no, Notch again! Bio Essays 23: 3–7

Gallo V, Ghiani CA (2000) Glutamate receptors in glia: new cells, new inputs and new functions. Trends Pharmacol Sci 21: 252–258

Giaume C, Tabernero A, Medina JM (1997) Metabolic trafficking through astrocytic gap junctions. Glia 21: 114–123

Goldman SA, Luskin MB (1998) Strategies utilized by migrating neurons of the postnatal vertebrate forebrain. Trends Neurosci 21: 107–114

González-Scarano F, Baltuch G (1999) Microglia as mediators of inflammatory and degenerative diseases. Ann Rev Neurosci 22: 219–240

Green D, Kroemer G (1998) The central executioners of apoptosis: caspases or mitochondria? Trends Cell Biol 8: 267–271

Greenwood J, Begley DJ, Segal MB (1995) New concepts of a blood-brain barrier. Plenum, New York

Grosche J, Matyash V, Möller T, Verkhratsky A, Reichenbach A, Kettenmann H (1999) Microdomains for neuron-glia interaction: parallel fiber signalling to Bergmann glial cells. Nat Neurosci 2: 139–143

Halpain S (2000) Actin and the agile spine: how and why do dendritic spines dance? Trends Neurosci 23: 141–146

Hatten ME (1990) Riding the glial monorail: a common mechanism for glial-guided neuronal migration in different regions of the developing mammalian brain. Trends Neurosci 13: 179–184

Hertz L, Dringen R, Schousboe A, Robinson SR (1999) Astrocytes: glutamate producers for neurons. J Neurosci Res 57: 417–428

Jessen KR, Mirsky R (1999) Schwann cells and their precursors emerge as major regulators of nerve development. Trends Neurosci 22: 402–410

Jones FJ, Jones PL (2000) The tenascin family of ECM glycoproteins: structure, function, and regulation during embryonic development and tissue remodeling. Dev Dyn 218: 235–259

Keller P, Simons K (1997) Post-Golgi biosynthetic trafficking. J Cell Sci 110: 3001–3009

Kettenmann H, Ransom BR (eds) (1995) Neuroglia. Oxford University Press

Kuffler SW, Nicholls JG (1966) The physiology of neuroglia cells. Ergebn Physiol 57: 1–90

Lee JC, Mayer-Proschel M, Rao MS (2000) Gliogenesis in the central nervous system. Glia 30: 105–121

Leist M, Nicotera P (1998) Apoptosis, excitotoxicity, and neuropathology. Exp Cell Res 239: 183–201

Letourneau PC, Condic ML, Snow DM (1994) Interactions of developing neurons with the extracellular matrix. J Neurosci 14: 915–928

Liebner S, Fischmann A, Rascher G, Duffner F, Grote E-H, Wolburg H (2000) Claudin-1 expression and tight junction morphology are altered in blood vessels of human *glioblastoma multiforme*. Acta Neuropathol 100: 323–331

Liedtke W, Edelmann W, Bieri PL, Chiu F, Cowan NJ, Kucherplati R, Raine CS (1996) GFAP is necessary for integrity of CNS white matter architecture and long-term maintenance of myelination. Neuron 17: 607–615

Malatesta P, Hartfuss E, Götz M (2000) Isolation of radial glial cells by fluorescent-activated cell sorting reveals a neuronal lineage. Development 127: 5253–5263

Manley GT, Fujimura M, Ma T, Noshita N, Filiz F, Bollen AW, Chan P, Verkman AS (2000) Aquaporin-4 deletion in mice reduces brain edema after acute water intoxication and ischemic stroke. Nat Med 6: 159–163

Merrill JE, Benveniste EN (1996) Cytokines in inflammatory brain lesions: helpful and harmful. Trends Neurosci 19: 331–338

Metzger F, Kapfhammer JP (2000) Protein kinase C activity modulates dendritic differentiation of rat Purkinje cells in cerebellar slice cultures. Europ J Neurosci 12: 1993–2005

Mirsky R, Jessen KR (1996) Schwann cell development, differentiation and myelination. Curr Op Neurobiol 6: 89–96

Moore S, Thanos S (1996) The concept of microglia in relation to central nervous system disease and regeneration. Progr Neurobiol 48: 441–460

Mukherjee S, Ghosh RN, Maxfield FR (1997) Endocytosis. Physiol Rev 77: 759–803

Murphy S (1993) Astrocytes. Pharmacology and function. Academic Press, San Diego

Nagy JI, Rash JE (2000) Connexins and gap junctions of astrocytes and oligodendrocytes in the CNS. Brain Res Rev 32: 29–44

Nave K-A (1995) Neurological mouse mutants: a moleculargenetic analysis of myelin proteins. In: Kettenmann H, Ransom BR (eds) Neuroglia. Oxford University Press, pp 571–586

Newman EA (1995) Glial cell regulation of extracellular potassium. In: Kettenmann H, Ransom BR (eds) Neuroglia. Oxford University Press, pp 717–731

Nielsen S, Nagelhus EA, Amiry-Moghaddam M, Bourque C, Agre P, Ottersen OP (1997) Specialized membrane domains for water transport in glial cells: high resolution immunogold cytochemistry of aquaporin-4 in rat brain. J Neurosci 17: 171–180

Nixon RA, Cataldo AM (1995) The endosomal-lysosomal system of neurons: new roles. Trends Neurosci 18: 489–496

Norenberg MD (1995) Hepatic encephalopathy. In: Kettenmann H, Ransom BR (eds) Neuroglia. Oxford University Press, pp 950–963

Nyakas C, Buwalda B, Luiten PGM (1996) Hypoxia and brain development. Progr Neurobiol 49: 1–51

Pannese E (1994) Neurocytology. Fine structure of neurons, nerve processes, and neuroglial cells. Thieme, Stuttgart

Pardridge WM (1998) Introduction to the blood-brain barrier. Methodology, biology and pathology. Cambridge University Press

Pekny M, Stanness KA, Eliasson C, Betsholtz C, Janigro D (1998) Impaired induction of blood-brain barrier properties in aortic endothelial cells by astrocytes from GFAP-deficient mice. Glia 22: 390–400

Peters A, Palay SL, Webster HF (1991) The fine structure of the nervous system. Neurons and their supporting cells. Oxford University Press

Pettmann B, Henderson CE (1998) Neuronal cell death. Neuron 20: 633–647

Pfrieger FW, Barres BA (1996) New views on synapse-glia interactions. Curr Op Neurobiol 6: 615–621

Platt N, DaSilva RP, Gordon S (1998) Recognizing death: the phagocytosis of apoptotic cells. Trends Cell Biol 8: 365–372

Raivich G, Bohatschek M, Kloss CUA, Werner A, Jones LL, Kreutzberg GW (1999) Neuroglial activation repertoire in the injured brain: graded response, molecular mechanisms and cues to physiological function. Brain Res Rev 30: 77–105

Rakic P (1972) Mode of cell migration to the superficial layers of fetal monkey neocortex. J Comp Neurol 145: 61–84

Rash JE, Duffy HS, Dudek FE, Bilhartz BL, Whalen LR, Yasumura T (1997) Grid-mapped freeze-fracture analysis of gap junctions in gray and white matter of adult rat central nervous system, with evidence for a "panglial syncytium" that is not coupled to neurons. J Comp Neurol 388: 265–292

Rash JE, Yasumura T, Hudson CS, Agre P, Nielsen S (1998) Direct immunogold labeling of aquaporin-4 in square arrays of astrocyte and ependymocyte plasma membranes in rat brain and spinal cord. Proc Natl Acad Sci USA 95: 11981–11986

Redies C, Takeichi M (1996) Cadherins in the developing central nervous system: an adhesive code for segmental and functional subdivisions. Dev Biol 180: 413–423

Reichenbach A (1989) Attempt to classify glial cells by means of their process specialization using the rabbit retinal Müller cell as an example of cytotopographic specialization of glial cells. Glia 2: 250–259

Reynolds BA, Weiss S (1992) Generation of neurons and astrocytes from isolated cells of the adult mammalian central nervous system. Science 255: 1707–1710

Richardson A, Hao C, Fedoroff S (1993) Microglia progenitor cells: a subpopulation in cultures of mouse neopallial astroglia. Glia 7: 25–33

Schachner M, Martini R (1995) Glycans and the modulation of neural-recognition molecule function. Trends Neurosci 18: 183–191

Schlote W, Boellaard JW (1983) Role of lipopigment during aging of nerve and glial cells in the human central nervous system. In: Cervos-Navarro J, Sarkander H-I (eds) Brain aging: neuropathology and neuropharmacology. Raven, New York (Aging, vol 21, pp 27–74)

Schüz A, Palm G (1989) Density of neurons and synapses in the cerebral cortex of the mouse. J Comp Neurol 286: 442–455

Scott EK, Luo L (2001) How do dendrites take their shape? Nature Neurosci 4: 359–365

Sesso A, Fujiwara DT, Jaeger M et al. (1999) Structural elements common to mitosis and apoptosis. Tissue Cell 31: 357–371

Sheetz MP, Steuer ER, Schroer TA (1989) The mechanism and regulation of fast axonal transport. Trends Neurosci 12: 474–478

Spray DC, Dermietzel R (1996) Gap junctions in the nervous system. Landes, Austin/TX

Steinhäuser C, Gallo V (1996) News on glutamate receptors in glial cells. Trends Neurosci 19: 339–345

Stichel CC, Hermanns S, Luhmann HJ et al. (1999) Inhibition of collagen IV deposition promotes regeneration of injured CNS axons. Europ J Neurosci 11: 632–646

Stoll G, Jander S (1999) The role of microglia and macrophages in the pathophysiology of the CNS. Progr Neurobiol 58: 233–247

Streit WJ, Walter SA, Pennell NA (1999) Reactive microgliosis. Progr Neurobiol 57: 563–581

Südhof TC (1995) The synaptic vesicle cycle: a cascade of protein-protein interactions. Nature 375: 645–653

Svensson M, Eriksson NP, Aldskogius H (1993) Evidence for activation of astrocytes via reactive microglial cells following hypoglossal nerve transection. J Neurosci Res 35: 373–381

Tanaka H, Shan W, Phillips GR et al. (2000) Molecular modification of N-cadherin in response to synaptic activity. Neuron 25: 93–107

Tjelle TE, Løvdal T, Berg T (2000) Phagosome dynamics and function. Bioessays 22: 255–263

Traub P, Shoeman RL (1994) Intermediate filament and related proteins: potential activators of nucleosomes during transcription initiation and elongation? Bioessays 16: 349–355

Tsacopoulos M, Magistretti PJ (1996) Metabolic coupling between glia and neurons. J Neurosci 16: 877–885

Tsukita S, Furuse M (1999) Occludin and claudins in tight junction strands: leading or supporting players? Trends Cell Biol 9: 268–273

Ullian EM, Sapperstein SK, Chistopherson KS, Barres BA (2001) Control of synpase number by glia. Science 291: 657–661

Upender MB, Naegele JR (1999) Activation of microglia during developmentally regulated cell death in the cerebral cortex. Dev Neurosci 21: 491–505

Velazquez JLP, Carlen PL (2000) Gap junctions, synchrony and seizures. Trends Neurosci 23: 68–74

Venero JL, Vizuete ML, Machado A, Cano J (2001) Aquaporins in the central nervous system. Progr Neurobiol 63: 321–336

Walmsley B, Alvarez FJ, Fyffe REW (1998) Diversity of structure and function at mammalian central synapses. Trends Neurosci 21: 81–88

Weller M, Kleihues P, Dichgans J, Ohgaki H (1998) CD95 ligand: lethal weapon against malignant glioma? Brain Pathol 8: 285–293

Wiesinger H (2001) Arginine metabolism and the synthesis of nitric oxide in the nervous system. Progr Neurobiol 64: 365–391

Wiencken AE, Casagrande VA (1999) Endothelial nitric oxide synthetase (eNOS) in astrocytes: another source of nitric oxide in neocortex. Glia 26: 280–290

Wolburg H (1995) Orthogonal arrays of intramembranous particles: a review with special reference to astrocytes. J Brain Res 36: 239–258

Wolburg H, Risau W (1995) Formation of the blood-brain barrier. In: Kettenmann H, Ransom BR (eds) Neuroglia. Oxford University Press, pp 763–776

Wolburg H, Neuhaus J, Kniesel U, Krauß B, Schmid E-M, Öcalan M, Farrell C, Risau W (1994) Modulation of tight junction structure in blood-brain barrier endothelial cells. Effects of tissue culture, second messengers and cocultured astrocytes. J Cell Sci 107: 1347–1357

Wolff JR, Stuke K, Missler M, Tytko H, Schwarz P, Rohlmann A, Chao TI (1998) Autocellular coupling by gap junctions in cultured astrocytes: A new view on cellular autoregulation during process formation. Glia 24: 121–140

Wyllie AH (1997) Apoptosis and carcinogenesis. Eur J Cell Biol 73: 189–197

Yamaguchi Y (2001) Heparan sulfate proteoglycans in the nervous system: their diverse roles in neurogenesis, axon guidance, and synaptogenesis. Sem Cell & Dev Biol 12: 99–106

Kapitel 2: Normale und pathologische Entwicklung des Nervensystems

A. Hori

INHALT

2.1　**Normale Entwicklung** 21
2.1.1　ZNS-Entwicklungsstadien 21
2.1.2　Entwicklung der Hirnrinde 23
2.1.3　Apoptose und programmierter Zelltod 25
2.1.4　Myelinisation 25
2.1.5　Zirkumventrikuläre Organe 26
2.1.6　Persistente primitive Arterien
　　　 (residuale embryonale Arterien) 27
2.1.7　Entwicklung des peripheren und autonomen
　　　 Nervensystems 28
2.2　**Miss- und Fehlbildungen** 28
2.2.1　Definitionen 28
2.2.2　Epidemiologie 29
2.2.3　Ätiologie 30
2.2.4　Teratogene Noxen 30
2.3　**Spezielle Anomalien** 31
2.3.1　Dysraphische Störungen mit Schwerpunkt im Gehirn
　　　 (Neuralrohrdefekte) 31
2.3.2　Dysraphische Störungen im Rückenmark 38
2.3.3　Anomalien des Ventrikelsystems
　　　 und des Zentralkanals 40
2.3.4　Störungen der enzephalen Seitendifferenzierung
　　　 und der Kommissuren 46
2.3.5　Störungen der Nervenzellmigration und Gyrierung ... 49
2.3.6　Mit Schädelanomalien verbundene Störungen
　　　 der Hirnentwicklung 53
2.3.7　Anomalien der Hypophyse 55
2.3.8　Verdoppelungen des Gehirns, des Rückenmarks
　　　 und der auf der Mittellinie befindlichen Gewebe 56
2.3.9　Ätiologisch charakterisierbare Syndrome
　　　 (Chromosomenanomalien, fetales Alkoholsyndrom) ... 56
　　　 Literatur 57

2.1 Normale Entwicklung

2.1.1 ZNS-Entwicklungsstadien

Das Zentralnervensystem ist das am frühesten angelegte Organ. Seine Entwicklung beginnt in der 3. Gestationswoche mit der Bildung der Neuralplatte. Die vor diesem Zeitpunkt während der Gameto- bzw. Blastogenese erfolgenden Entwicklungsstörungen sind in der Regel mit dem weiteren Überleben nicht vereinbar.

■ Die Entwicklung des ZNS lässt sich gliedern in
　■ die Bildung der Neuralplatte (17.–21. Tag; 1–1,5 mm Scheitel-Steiß-Länge);
　■ die Bildung der Neuralrinne (etwa 21. Tag; 1,5–2 mm Länge);
　■ die Bildung des Neuralrohres (19.–26. Tag; 2–3,5 mm Länge) mit Entstehung der sog. Somiten, der segmentalen Gliederung des Neuralrohres;
　■ den kranialen Schluss des Neuralrohres im Stadium von 13–20 Somiten um den 25. Tag;
　■ den kaudalen Schluss des Neuralrohres um den 28. Tag (2,5 mm Länge).

Die Phase der Neuralrohrformation wird Neurulation genannt. Sie endet am 28. Gestationstag (berechnet bis zum Schluss des Neuroporus posterior). Die Epithelien des Neuralrohrs (Neuroepithelien) und die späteren dermalen Epithelien (oberflächliches Ektoderm) unterscheiden sich voneinander. Die ersteren exprimieren N-Cadherin, die letzteren E-Cadherin (Detrick et al. 1990). Bei der Differenzierung der ektodermalen Zellen zu Neuroepithelien spielt auch das Notochord eine Rolle (Roelink et al. 1995).

Die Schließung des Neuralrohrs fängt etwa am 19./20. Gestationstag im Bereich der 3. und 4. Somiten an, die Schließung geht aber nicht wie ein Reißverschluss weiter, sondern findet gleichzeitig multilokulär statt. Dies erklärt die unterschiedliche Lokalisation der Dysraphien. In diesen Stadien werden jedoch nicht nur N-Cadherin, sondern auch N-CAM (neurale Zelladhäsionsmoleküle) innerhalb von Neuralepithelien exprimiert, die gemeinsam an der Fusion der Neuralplatte bzw. Formation des Neuralrohrs beteiligt sind (Chuong 1990). N-CAM, Ng-CAM und Tenascin werden später (nach der Myelinisierung) herabreguliert, bei Regenerationsvorgängen aber wieder aktiviert. Die ventrale Seite des Neuralrohrs hat einen direkten notochordalen Kontakt. Ein Molekül, das „sonic hedgehog" (Shh), induziert die Entwicklung der Grundplatte und der motorischen Neurone auf der ventralen Seite des Neuralrohrs.

An der dorsalen Seite des Neuralrohrs ist Dorsalin 1 (BMP-Subfamilie) nachweisbar, das eine Differenzierung der Neuralleistezellen und der sensorischen Neurone beeinflusst. Die BMP-Gen-Gruppen, sog. Dorsalisierungsfaktoren, werden durch Shh („Ventralisierungsfaktor") in ihre Wirkungskraft antagonisiert, wodurch eine dorsoventrale Differenzierung des Neuralrohrs und seiner Derivate reguliert wird (Roelink et al. 1995).

Während der Organo- und Histogenese kommt es an der Innenwand des Neuralrohrs durch eine starke Mitosenaktivität zu einer erheblichen Zellvermehrung. Dabei kann man eine sog. Elevator-(Fahrstuhl-)Bewegung des Zellleibs beobachten: Der eine Fortsatz einer Zelle erreicht die Innenfläche des Neuralrohrs, der andere die Oberfläche. Zur Mitose kommt es immer dann, wenn sich der Zellleib an der Innenfläche des Neuralrohrs befindet, während die DNS-Synthese einsetzt, sobald der Zellleib der Oberfläche nahe gekommen ist. Eine Überproduktion von Zellen am Rand der Neuralrinne könnte eine der Ursachen der gestörten Neuralrohrformation sein (Patten 1953).

An die Neurulation schließt sich die *Kanalisationsphase* an, mit der Bildung der kaudalen Rückenmarkendigung bis zum 43./45. Gestationstag. In dieser Phase bilden Fragmente der extraneuralen Ependymzellen mehrere Bläschen, die am kaudalen Neuralrohr anschließen (wodurch eine Verlängerung des Neuralrohrs stattfindet). Aus diesem verlängerten Abschnitt differenzieren sich Teile des Sakralmarks, des Kokzygealmarks, des Ventriculus terminalis sowie des Filum terminale.

Nach der Formation des Neuralrohrs werden im oralen Anteil das Telenzephalon, das Mesenzephalon und das Rhombenzephalon gebildet – die 3 primären Hirnbläschen (Kaufmann 1983). Im Bereich des Rhombenzephalons sind 7 Segmente erkennbar, in denen durch die Beteiligung zahlreicher Gene, insbesondere Hax-Gene, die spezifische Differenzierung der Segmente reguliert wird (Noden 1991).

Bei einer Scheitel-Steiß-Länge von 7–9 mm beginnt der entwicklungsgeschichtlich wesentliche Übergang aus dem 3-Bläschen- in das 5-Bläschen-Stadium, also die Trennung des Vorderhirns (Prosenzephalon) in die beiden telenzephalen Bläschen und das Zwischenhirn (Dienzephalon) sowie die des Rautenhirns in das kaudal an das Mesenzephalon anschließende Hinterhirn (Metenzephalon) und das Nachhirn. Die sagittale Teilung des Telenzephalons erfolgt bei einer Scheitel-Steiß-Länge von 13–17 mm. Die Bildung der die beiden späteren Hemisphären miteinander verbindenden Kommissurenbahnen aus der Lamina reuniens fängt etwa am 60. Gestationstag bei 30 mm Länge an; um den 100. Tag (Länge 130 mm) ist die Entwicklung des Balkens abgeschlossen (Lemire et al. 1975).

■ Massenentwicklung des Gehirns

Das Hirnvolumen nimmt während der Fetalperiode stark zu, variiert dabei aber zwischen verschiedenen Regionen: Zwischen dem 2. und 3. Fetalmonat beträgt die Volumenzunahme 416%, im letzten Gestationsmonat dagegen nur noch 42%. Im Vergleich mit anderen Körperorganen entspricht das Hirngewicht im 6. Fetalmonat 21% des Körpergewichtes, bei der Geburt 15%, beim Erwachsenen dagegen nur noch 3%. Das Kleinhirn nimmt an dem Wachstum vom 2.–5. Monat deutlich weniger teil, wächst aber stark zwischen dem 6. Fetalmonat und dem 6. postnatalen Monat (Friede 1989). Der Gewichtsanteil der infratentoriellen Strukturen beträgt bei Feten etwa 5–7% des Gesamtgehirngewichtes (von der 20. bis zur 40. Gestationswoche zunehmend). Er nimmt postnatal sehr rasch zu – bis zum 4. Monat >9% – und erreicht bereits am Ende des 1. Lebensjahr Werte wie beim Erwachsenen (12,5%).

Die postnatale Entwicklung des Kleinhirns verläuft parallel zur Myelinisierung der motorischen

Tabelle 2.1. Chronologie der Sulcus- und Gyrusformation

Gestationstrimenon (Wochen)	Sulcus- bzw. Gyrusformation
■ Erstes Trimenon	
8	Fissura longitudinalis cerebri
■ Zweites Trimenon	
14	Fissura Sylvii
16–19	Fissura parietooccipitalis; Sulcus cinguli
19	Inselrinde gebildet
20/21–24/25	Sulcus centralis (Primärfurche, die sich senkrecht zur longitudinalen Achse richtet), Sulcus praecentralis, Sulcus postcentralis (Primärfurchen), Sulcus frontalis superior, Sulcus temporalis superior usw. (Sekundärfurche, die sich parallel zur longitudinalen Achse richtet)
■ Drittes Trimenon	
26	Sulcus interparietalis (Tertiärfurchen werden gebildet, die die Primär- und Sekundärfurchen verbinden)
35/36	Operkularisation vollendet. Die Inselrinde ist in situ vollständig von Operkulum überdeckt, jedoch ist sie am aus der Schädelhöhle entnommenen Gehirn bis zur 40. Woche noch ersichtlich
40	Fast vollständige Sulcus- und Gyrusformation

Bahnen sowie des Kleinhirns und damit auch zur Entwicklung der Motorik.

■ Sulcus- bzw. Gyrusformation des Großhirns

Die Sulcusformation beginnt mit der sagittalen Teilung der Großhirnhemisphäre durch die Fissura longitudinalis cerebri in der 8. Gestationswoche. Die Primärfurchen werden senkrecht zur Neuralaxe und die Sekundärfurchen parallel zur Neuralaxe gebildet (Tabelle 2.1).

■ Bestimmung der fetalen ZNS-Entwicklung

Kopfumfang und die Scheitel-Steiß-Länge sind bei Feten fast gleich, wobei eine individuelle Variation mit ±1 cm besteht. Man kann deswegen bereits bei der äußeren Inspektion eines Fetus eine Mikro- bzw. Makrozephalie beurteilen und den Verdacht auf eine Hydrozephalie äußern.

Eine Schätzung des Entwicklungsalters des fetalen Gehirns ist durch Zählung der Furchenzahl an der Konvexität möglich (Abb. 2.1). Man legt hierzu einen Faden an der Konvexität in frontookzipitaler Richtung parallel zur Fissura longitudinalis cerebri auf, zählt die Zahl der Kreuzungen des Fadens mit den Furchen und addiert diese Zahl mit 20. Dieser Wert entspricht dem Entwicklungsalter des Gehirns in Fetalwochen, wobei mit einem Normabweichungsbereich von ±1 Woche gerechnet werden muss. Allerdings gilt diese Methode nur zwischen der 20. und 30. Fetalwoche.

2.1.2 Entwicklung der Hirnrinde

Die Wand des Neuralrohrs ist der Ursprungsort der noch undifferenzierten Nerven- und Gliazellen, die später während der Gehirnentwicklung von der subependymal in der Wand der späteren Ventrikel gelegenen Matrixzellzone aus in Richtung Rinde und Basalganglien wandern. Als *Matrixzellen* (von Matrix = Ursprung, Mutterboden; wenig glücklich auch für die extrazelluläre Matrix verwendet) werden synonym die Keimzellen oder neuralen Stammzellen bezeichnet, die sich in Neuro- bzw. Glioblasten differenzieren.

Die gliösen Zellen lassen sich durch ihren Gehalt an gliofibrillärem saurem Protein (glial fibrillary acidic protein, GFAP) bestimmen, wobei die unreifen Gliazellen auch Vimentin exprimieren. Radiale Gliazellen überbrücken zunächst die Distanz zwischen der Ependymschicht und der pialen Oberfläche des ZNS. Diese radialen Gliazellen dienen als Leitschiene für die aus der Matrixzellschicht auswandernden, noch nicht voll ausdifferenzierten Nerven- und Gliazellen. Wahrscheinlich können sich auch die radialen Gliazellen später zu Astrozyten ausdifferenzieren. Die Geschwindigkeit, mit der die wandernden Neurone sich entlang der radialen Gliafasern bewegen, wird auf 2–5 μm pro Stunde geschätzt (Rakic 1981). Bei Neugeborenen sind residuale periventrikuläre Matrixzellen im Bereich der Striae terminales noch deutlich nachzuweisen, bevorzugt perivaskulär. Sie dürfen nicht mit entzündlichen Infiltraten verwechselt werden.

Die Abwanderung der Neuroblasten aus der Matrixzone beginnt um die 7. Embryonalwoche. Sie rücken nicht nur radial entlang der Radialglia vor, sondern wechseln ihre Migrationsrichtung innerhalb der Intermediärzone auch tangential und tragen dadurch zur tangentialen Verteilung von Neuronen bei (O'Rourke et al. 1992). Alle postmitotischen und migrierenden Zellen exprimieren DCX (s. 2.3.5), jedoch nicht mehr nach abgeschlossener Migration (Mizuguchi et al. 1999).

Im Bereich des Kortexbandes wandern die neu ankommenden Neuroblasten in die obersten Schichten („inside-out layering") (Redecker et al. 2000). Hierbei spielen Cajal-Retzius-Zellen eine wichtige Rolle. Sie sind die am frühesten differenzierten Neuralzellen, die beim Menschen bereits am 43. Gestationstag erkennbar sind (Marin-Padilla 1983). Sie liegen quer (deswegen auch als Horizontalzellen bezeichnet) in der obersten Schicht des Kortex (meist im obersten Drittel der späteren Molekularschicht) und exprimieren das extrazelluläre

Abb. 2.1. Beurteilung des Entwicklungsalters der Fetalgehirne nach einfacher Schätzungsmethode. *Links:* 21. Fetalwoche, *Mitte:* 24. Fetalwoche, *rechts:* 27. Fetalwoche. Der Unterschied der gezeichneten entspricht nicht der tatsächlichen Gehirngröße (näheres s. Text)

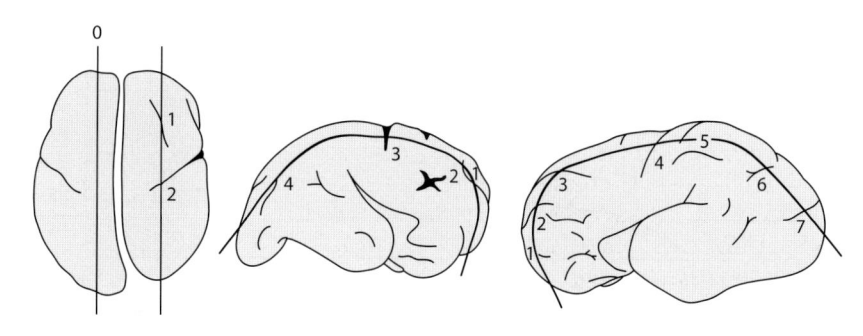

Protein Reelin, das die Weiterwanderung der Neuroblasten hemmt. Mit dem Volumenwachstum wird die Reelinwirkung eingeschränkt. Deswegen können die nachfolgend migrierenden Neuroblasten die bereits in ihrer Wanderung blockierten Neuroblasten überholen, bis auch sie schließlich mit Reelin in Kontakt kommen. Dadurch differenzieren sich zunächst die Neurone der inneren Pyramidalschicht, während diejenigen Neuroblasten, die später am Zielort Kortex angekommen sind, dessen obere Zellschichten bilden. So wird eine Schichtenstruktur der Hirnrinde aufgebaut. Bei einem Embryo von etwa 80 mm Länge zeigt die kortikale Struktur eine Differenzierungstendenz, bei 90 mm Länge ist eine dreischichtige Struktur erkennbar. Um den 6. Fetalmonat bildet sich hieraus die endgültige 4.–6. Rindenschicht. In der Fetalzeit nimmt die Zahl der Cajal-Retzius-Zellen durch den programmierten Zelltod (Apoptose) ab (Abb. 2.2).

Neben der Zellmigration von der Matrixzone aus beteiligt sich an der Rindenbildung eine *subpiale Matrixzellschicht*. Als oberflächliche, akzessorische Zellschicht sind deren Matrixzellen der Membrana limitans gliae superficialis unterlagert (s. Abb. 2.8 a). Diese erscheint um die 12.–13. Gestationswoche in den basalen Rindenzonen des Allokortex (anders aufgebaute Rinde im Gegensatz zum Isokortex) mit der typischen Sechsschichtung. Im Isokortex bildet sich die superfizielle Matrixzellschicht um die 13.–14. Woche, die während der 16.–18. Woche die gesamte Konvexität zu bedeckt. Die Rückbildung dieser Schicht durch Abwanderung der Zellen in den Kortex beginnt in der Inselregion um die 27. Woche und wird abgeschlossen in Stirn- und Okzipitalrinde um die 39. Woche. Matrixzellreste sind dann nur noch im Windungstal der frontotemporalen Grenze in der Nähe vom Hippokampus vorhanden.

An der Zielfindung der ausgewanderten Neurone, später auch ihrer Fortsätze, an der Kontaktaufnahme mit funktionell gekoppelten anderen Neuronen und mit Gliazellen sowie am physiologischen programmierten Zelltod, dem bis zu 25% der unreifen Neurone während der Entwicklungsperiode des Gehirns anheim fallen, ist ein höchst differenzierter Komplex von chemotropen und trophischen Faktoren wie dem vasointestinalen Peptid (VIP) und verschiedensten Zelladhäsionsmolekülen (CAM) der neuronalen und glialen Elemente sowie der extrazellulären „Matrix" (ECM) beteiligt (Reichardt u. Tomaselli 1991; Redecker et al. 2000). Die Kapazität an „nerve growth factors" (NGF) ist begrenzt und genügt nicht, alle angelegten unreifen Nervenzellen an einen Zielort und in Kontakt mit Afferenzen zu bringen. Ein erheblicher Teil der migrierenden Matrixzellen erreicht sein Zielgebiet in der Rinde nicht oder gewinnt keine synaptischen Kontakte. Die Zellen sterben physiologischerweise ab. Einen solchen „programmierten Zelltod" (s. Kap. 7) findet man auch in bestimmten zentralen Kerngebieten, wodurch z. B. die Geschlechtsdifferenzierung eines Kerngebietes entsteht. Dieser *Sexualdimorphismus* wird bei Tieren in verschiedenen Gehirn- und Rückenmarkarealen festgestellt. Bei Menschen ist ein Sexualdimorphismus in den Hypothalamuskernen bekannt (Swaab u. Hofman 1995).

Im Kleinhirn entsteht eine superfizielle Matrixzellschicht in der Fetalwoche 8; bis zur 14. Woche verbreitet sie sich über die gesamte Kleinhirnoberfläche und erreicht ihre maximale Dicke in der 24. Woche. Die Matrixzellen wandern in die Kleinhirnrinde hinein und differenzieren sich zu den inneren Körnerzellen, aber auch zu Gliazellen. Für die Migration dieser Zellen durch die Molekularschicht in ihre endgültige Position sind Glykopro-

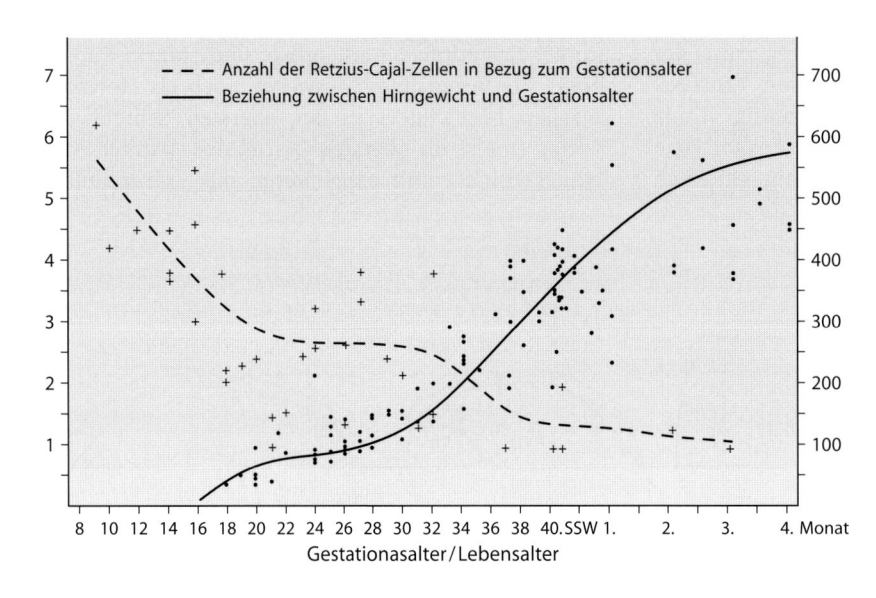

Abb. 2.2. Während der Entwicklung der Feten nimmt die Zahl der Cajal-Retzius-Zellen mit dem Alter ab, im umgekehrten Verhältnis zur Gewichtszunahme des Gehirns. Auf der Graphik ist ein Plateau zu sehen, das der Phase der intensiven Differenzierung der Kortikalschichten entspricht (aus Hori 1999)

teine der extrazellulären Matrix (ECM) wie Tenascin und Thrombospondin, ferner Zelladhäsionsmoleküle (CAM) erforderlich. Tenascin ist mit der Oberfläche der Bergmann-Glia innerhalb der Molekularschicht verbunden. An deren Ausläufern entlang bewegen sich die unreifen Körnerzellen. Thrombospondin ist an den Rändern der wandernden Körnerzellen konzentriert, wahrscheinlich mit der Aufgabe der Proteaseinaktivierung. Auch an der späteren Synapsenbildung beteiligt sich die extrazelluläre Matrix (ECM). Laminin und Fibronectin haben darüber hinaus eine wesentliche Bedeutung für die Differenzierung und das Überleben der Neurone.

Die transitorischen superfizialen Körnerzellen des Kleinhirns persistieren postnatal nicht länger als ein Jahr. Solche residualen Körnerzellen werden aber als Ausgangsort von Medulloblastomen im Erwachsenenalter diskutiert, die bevorzugt in den Kleinhirnhemisphären entstehen und nicht im Kleinhirnwurmbereich wie das Medulloblastom der Kleinkinder. Hinsichtlich der molekularen Grundlagen dieser Annahmen wird auf die Monographie von Kleihues und Cavenee (2000) verwiesen.

Bedeutungsvoll für die Interpretation möglicher perinataler Schädigungen im Ammonshornbereich ist die Kenntnis, dass das Ammonshornzellband zu unterschiedlichen Zeitpunkten ausreift: Der sog. resistente Bandteil (CA_2, CA_3) und das Endblatt (CA4) sind früher reif als der Sommer-Sektor (CA_1). Dieser kann daher schmale kleine Neuroblasten zu einem Zeitpunkt enthalten, zu dem die übrigen Nervenzellen des Ammonshornbandes bereits ausgereift sind. Diese Befunde dürfen nicht mit ischämischen Nervenzellschädigungen verwechselt werden (Friede 1989).

Der Gyrus dentatus der Hippokampusformation mit den axonalen Verbindungen seiner Körnerzellen zum CA_3-Areal des Ammonshornbandes erwies sich auch insofern als eine für die Hirnforschung besonders interessante Region, als hier entgegen einem alten Dogma der postnatalen Teilungsunfähigkeit von Nervenzellen selbst beim erwachsenen Menschen noch Stammzellen nachweisbar waren, die auf eine wenn auch *beschränkte Regenerationsfähigkeit neuralen Gewebes* hinweisen (Kempermann et al. 1997; Erikson 1998; Van Praag et al. 1999).

2.1.3 Apoptose und programmierter Zelltod

Der programmierte Zelltod bei der Entwicklung eines Individuums wird im Unterschied zur Nekrose als Apoptose bezeichnet. Die Bezeichnung „Apoptose" schließt zwar den programmierten Zelltod ein, ist aber kein Synonym (Kammerer 2000). Apoptose wird nicht von einer entzündlichen Reaktion begleitet (Majno u. Joris 1995).

Der Zelltod moduliert im Kortex die Schichtdicke und Nervenzelldichte. Er läuft in den verschiedenen Regionen ziemlich synchron, jedoch im Ausmaß unterschiedlich ab und steht unter dem Einfluss von Afferenzen insbesondere des Thalamus. Eine Reduktion von Afferenzen kurz vor und während der kritischen Phase des Zelltodes verstärkt die Zahl absterbender Neurone. In den medialen Rindenabschnitten sind gewöhnlich mehr Zellen betroffen als lateral (Belloni et al. 1996).

Morphologisch unterscheidet man folgende Formen (Clarke 1990):
- Apoptose im engeren Sinne (DNS-Fragmentation, Kondensation und Fragmentation von Kern und Zytoplasma, meist unter Heterophagozytose und ohne Mitwirkung der zelleigenen Lysosomen. Die Apoptose betrifft vor allem einzeln liegende, verstreute Zellen);
- autophagische Degeneration unter Mitwirkung der zelleigenen Lysosomen, seltener und vor allem bestimmte homogene Zellgruppen betreffend;
- nichtlysosomale Degeneration, unterteilbar in
  - eine Desintegration mit Aufbrechen der Zellmembran, Dilatation der Organellen und Vakuolisierung des Kerns,
  - einen zytoplasmatischen Typ mit Abrundung der Zelle, Dilatation von endoplasmatischem Retikulum, Golgi-Apparat, Kernmembran und Mitochondrien sowie späterer Chromatingranulierung.

2.1.4 Myelinisation

Während die Entwicklung der Großhirnrinde gegen Ende des 2. Lebensjahres abgeschlossen ist, zieht sich die Markscheidenbildung bis nach dem Ende der 1. Lebensdekade hin. Innerhalb des Rückenmarks erfolgt die Markscheidenbildung um die 14. Fetalwoche in kaudokranialer Richtung. Die motorischen Vorderwurzeln werden früher myelinisiert als die sensorischen Hinterwurzeln, die Pyramidenbahn (Abb. 2.3) myelinisiert später als die Hinterstränge. Zwischen 22. und 24. Woche werden der Goll-Strang sowie einige Oliven- und Kleinhirnverbindungen, ferner die Ansa lenticularis myelinisiert. Kurz vor der Geburt schließt sich die Markscheidenentwicklung der kortiko- und rubrospinalen Bahnen, der Fibrae arcuatae externae, der Brückenfasern, der kortikozerebellären Fasern, der

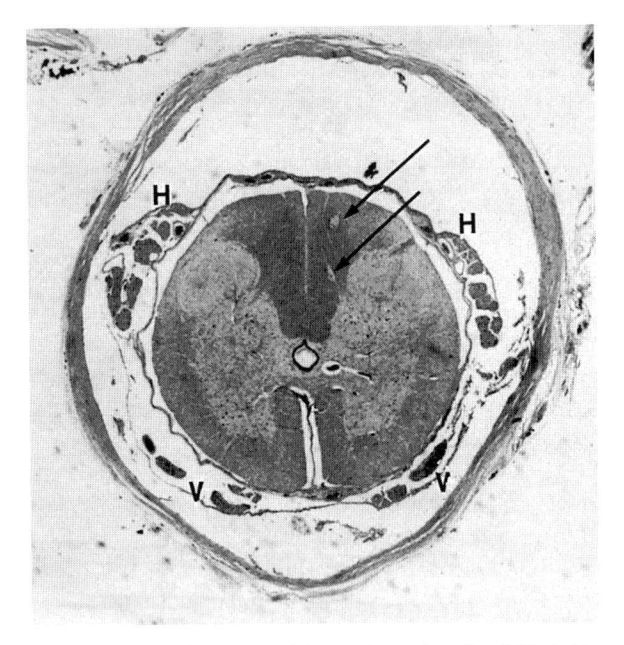

Abb. 2.3. Die Myelinisierung wird von der strukturellen Fehlentwicklung weniger beeinflusst. Im Rückenmark eines 28 Wochen alten holoprosenzephalen Feten mit Zyklopie und Proboskis stellen die Hinterstränge (insbes. Gollsche Stränge) und Vorderwurzeln bereits eine altersentsprechend fortgeschrittene Myelinisierung dar, während die weiteren Bahnen einschließlich der Pyramidenbahn und Hinterwurzeln weniger myelinisert sind. Im Hinterstrang sind neuronale Heterotopien (Pfeile) erkennbar, die möglicherweise von der Clarkeschen Säule stammen (s. S. 52). (*V* Vorderwurzeln; *H* Hinterwurzeln)

vorderen Kommissur und des N. opticus an. Der Markscheidenbildung geht eine starke Verdichtung des Gliazellbestandes voraus (sog. Myelinisationsgliose; Friede 1989).

2.1.5 Zirkumventrikuläre Organe

Außer dem programmierten Zelltod während der Ontogenese gibt es in der Phylogenese des ZNS auch Rückbildungen von Organteilen, die beim Menschen nur noch rudimentär nachweisbar sind. Hierzu gehören die zirkumventrikulären Organe (CVO). Bei den CVO handelt es sich um

- das *subfornikale Organ*, das in den dorsorostralen Anteilen des 3. Ventrikels zwischen den Foramina Monroi liegt;
- das *Organum vasculosum* der Lamina terminalis zwischen vorderer Kommissur und Chiasma opticum;
- die *Eminentia mediana* am Boden des 3. Ventrikels am Recessus infundibularis;
- das *subkommissurale Organ* am Eingang vom 3. Ventrikel in den Aquädukt an der vorderen Unterfläche der hinteren Kommissur nahe der Glandula pinealis;
- die *Area postrema* an der Dorsalseite des Übergangs des 4. Ventrikels in den Zentralkanal.

Gemeinsam sind den CVO fenestrierte Endothelien und damit engere Beziehungen zwischen dem Blut und den Parenchymzellen, spezielle Oberflächengestaltungen der ventrikelwärtigen Zellen, eine sehr starke Durchblutung bei starker Vaskularisation, z. T. mit Gefäßschlingenbildungen, und ein portales System (Eminentia mediana; Rodriguez 1971)

Das *subfornikale Organ* ist ein Rezeptor für Angiotensin II, Endothelin und verschiedene ebenfalls mit der Flüssigkeitsregulation und der Durstempfindung zusammenhängende Peptide (Lurie et al. 1980; Dellmann 1985). Wie bei den anderen CVO besteht unmittelbarer Kontakt zum Liquor. Das Organ enthält verschiedene Neuronentypen und ependymal gelegene Axone, die synaptische Kontakte mit Ependymzellen aufweisen. Es finden sich vorwiegend cholinerge, aber auch peptiderge und katecholaminhaltige Fasern (Dellmann 1985). Die Ependymzellen enthalten ausgeprägte Mikrovilli. Tanyzyten zeigen perivaskuläre Endfüße. Bei Menschen jedoch fehlt eine endotheliale Fenestration; stattdessen sind ependymale Kanäle nachweisbar (Mark u. Farmer 1984).

Das *Organum vasculosum* empfängt neurosekretorische Axone, die luteinisierendes Hormon-releasing-Hormon oder Somatostatin enthalten. Vasopressin und Oxytocin produzierende Neurone liegen in unmittelbarer Nachbarschaft. Offenbar werden im Organum vasculosum hypothalamische Peptidhormone in das Blutgefäßsystem abgegeben.

Ähnliche enge Beziehungen zu neurosekretorischen Neuronen bestehen auch in der *Eminentia mediana* im Recessus infundibularis. Das Organ enthält kurze und lange kapilläre Schleifen, die zum Plexus des hypothalamohypophysären Systems gehören (Rodriguez 1971). Es bestehen enge Beziehungen zwischen den Gefäßen und den Ependymzellen. Deren Lage zwischen Liquor und portalen Kapillaren spricht im Zusammenhang mit einem hohen Gehalt an Filamenten, Tubuli, vesikulären Formationen, Mikrovilli und einigen Zilien für Transportfunktionen zwischen Liquor und Blut. Es besteht eine Durchgängigkeit für Peroxidase vom Liquor her (Rodriguez 1971). Die Eminentia mediana ist eingeschaltet in das Hormon-releasing- bzw. -inhibiting-System.

Das *subkommissurale Organ* enthält sekretorisch modifizierte Ependymzellen, die ein tröpfchenförmiges Sekret in die Ventrikelflüssigkeit abgeben. Diese Sekrete ordnen sich strangförmig an und durchziehen kaudalwärts das Ventrikellumen als Reissner-Faden, nachweisbar allerdings nur bei niedrigen Tieren. Die speziell differenzierten Ependymzellen sind auffallend lang, mit einem Kern, der an der der Ventrikeloberfläche abgewandten Basis liegt. Auch hier finden sich elektronenmikroskopisch die Zeichen sekretorischer Tätigkeit einschließlich pinozytotischer Vesikel. Die Zellen des subkommissuralen Organs zeigen während der Fetalzeit Zeichen einer hohen Stoffwechselaktivität mit Austausch von Neurohormonen in das Blut sowie absorptiver und sekretorischer Funktionen zwischen Liquor und den Epithelzellen. Die Zellen enthalten große Mengen von Glykoproteinen und Glykogen, außerdem Zystin, Tyrosin, Tryptophan, Arginin. Die alkalische Phosphatase ist an den Rändern der Organe sehr aktiv (Mollgard 1972). Enge Beziehungen bestehen lokalisatorisch, wahrscheinlich aber auch funktionell mit der Glandula pinealis (Mollgard et al. 1973).

Beim Erwachsenen reduzieren sich diese Organe weitgehend auf stark gefältelte Ependymregionen am Ort der frühen CVO. Manchmal finden sich noch kleinere Inseln höherer Ependymzellen als Überbleibsel der früheren spezifizierten Epithelien. Sie sind sehr chromatinreich. Inwieweit hier noch regulatorische Restfunktionen erhalten sind und warum sich die CVO ab dem 9. Fetalmonat innerhalb weniger Monate zurückbilden, ist unbekannt. Bedeutungsvoll ist lediglich, dass sie sich nach wie vor durch das Vorhandensein einer tanyzytären Blut-Liquor-Schranke anstelle der sonst im ZNS üblichen Blut-Hirn-Schranke auszeichnen (s. auch Kap. 1).

2.1.6 Persistente primitive Arterien (residuale embryonale Arterien)

Während der Embryonalzeit bestehen vor der Formation des Circulus Willisii primitive, sich später rückbildende Arterien, die als Anastomosen der extrakranialen A. carotis und der intrakranialen Arterie zu verstehen sind (Abb. 2.4). Sie können nicht alle in einem Stadium simultan beobachtet werden: Beispielsweise erscheint die primitive Trigeminalarterie etwa am 10./11. Gestationstag, die primitive otische Arterie am 11. Tag und die primitive Hypoglossalarterie am 28. Tag. Diese „kortikobasilaren Anastomosen" zeigen eine Regression bereits ab etwa dem 33. Tag.

Unter pathologischen Bedingungen können diese primitiven Arterien persistieren. Zu solchen persistierenden primitiven Arterien gehören die olfaktorische, trigeminale, otische, pharyngeale, hypoglossale und proatlantische Arterie.

Die Häufigkeit und geographische Verteilung der persistenten primitiven Arterien sind unbekannt. Nach eigener Statistik beträgt z.B. die Häufigkeit der persistenten primitiven Trigeminalarterie (ppT) 0,03% in der Serienobduktion. Drei eigene ppT-Fälle im Erwachsenenalter wurden jeweils als symptomatisch, als Zufallsbefund und als Symptom einer Trisomie 21 interpretiert. An der Anastomosenstelle

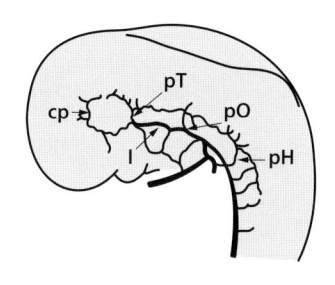

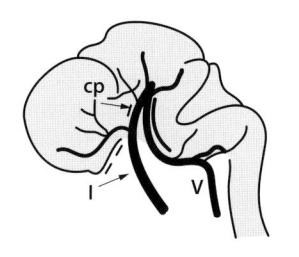

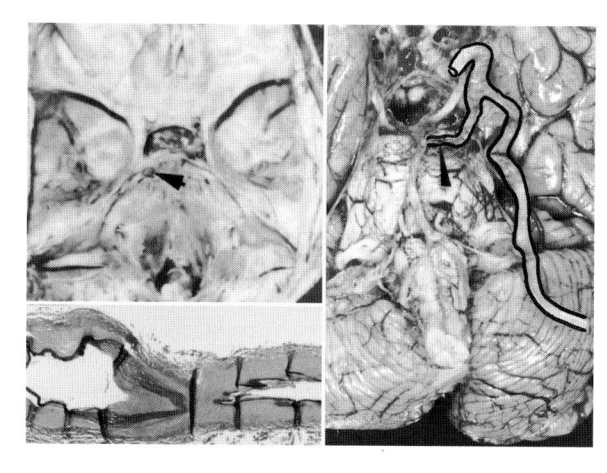

Abb. 2.4. Primitive Arterien in der Embryonalzeit. Im Schema (*links*) sind nur die primitive Trigeminalarterie (*pT*), die primitive otische Arterie (*pO*) und die primitive Hypoglossusarterie (*pH*) dargestellt (*cp* A. cerebri posterior, *I* A. carotis interna, *V* A. vertebralis). Die primitiven Arterien erscheinen nur transitorisch und je nach Entwicklungsstadium zu verschiedenen Zeiten. Im Embryo von etwa 19 mm sind die kortikobasilären Anastomosen nicht mehr vorhanden. *Mitte:* An der Schädelbasis ist eine von der A. basilaris abgetrennte primitive Trigeminalarterie zu sehen (*Pfeilkopf*), die an der Hirnbasis mit der A. carotis interna anastomosiert. *Rechts:* Die proximale A. carotis interna wurde an der Schädelbasis präpariert und der Basalfläche des Gehirns aufgelegt, um die Anastomose der primitiven Trigeminalarterie mit der A. basilaris zu demonstrieren. *Mitte unten:* Mikroskopisches Bild der Anastomose der persistenten primitiven Trigeminalarterie (*links*) und der A. basilaris (*rechts*). An der primitiven Arterie besteht eine Intimaproliferation. An dieser Stelle kann sich später ein Aneurysma entwickeln (aus Hori 1999)

der persistenten primitiven Arterie können Aneurysmen auftreten (Abb. 2.4)

2.1.7 Entwicklung des peripheren und autonomen Nervensystems

Für das periphere und autonome Nervensystem sind die verschiedenen Schritte der Neurulation ähnlich bedeutungsvoll wie für das ZNS: Die mit Bildung der Neuralplatte beginnende Neurulation führt beim 2,5 Wochen alten menschlichen Embryo an den lateralen Rändern der Neuralplatte zu einer kammartigen Verdickung, die die Neuralgrube und das spätere Neuralrohr seitlich begleitet. Um den 24.–28. Tag, gemeinsam mit der Bildung des Neuralrohrs, spezialisiert sich diese laterale Neuralleiste und bildet in den folgenden Wochen die paravertebralen und viszeralen autonomen Ganglien, das chromaffine System sowie die Schwann-Zellen der peripheren Nerven, die Leptomeningen und die Hautmelanoblasten.

2.2 Miss- und Fehlbildungen

2.2.1 Definitionen

Büchner (1966) unterscheidet
- Missbildungen („Veränderungen im Aufbau und im Stoffwechsel des ganzen Organismus oder einzelner Organe, welche irreversibel in der Bildungsepoche des Organismus, also während der Entwicklungsperiode entstehen") und
- Fehlbildungen, die nach der Entwicklung auftreten und als Reifungshemmungen und -störungen von den Missbildungen abzugrenzen seien.

Im gleichen Sinne sprechen wir von Missbildungen bei embryonal entstandenen Störungen der Organanlage und -entwicklung, von Fehlbildungen bei fetal entstandenen Reifungshemmungen und Differenzierungsstörungen (Peiffer 1980). Diese Unterscheidung ist für das ZNS im Vergleich zu den übrigen Körperorganen deswegen bedeutungsvoll, weil die zentralnervöse Differenzierung mit Abschluss der Fetalperiode noch nicht zu einem Ende gekommen ist, sich vielmehr z.B. bei der Myelinisation bis in die Postnatalphase erstreckt und auch dann noch störbar ist.

Die Kenntnis der normalen Entwicklung erlaubt es, aus dem morphologischen Bild, das der Neuropathologie an einem pränatal gestorbenen Embryo oder Fetus bzw. postnatal vorfindet, auf den ungefähren Zeitpunkt rückzuschließen, zu dem das ZNS durch eine Schädigung getroffen wurde (Tabelle 2.2). Hierbei ist ein klassisches Prinzip wichtig:

- Die Gehirnfehlbildung wird nicht durch die Art der Noxen bestimmt, sondern durch die Zeitpunkte der Auswirkung der Noxen. Dadurch entsteht die Möglichkeit, von der Morphologie her die teratogenetische Terminationsperiode bzw. teratogenetische Terminationspunkte zu bestimmen.

Die *Determinationsperiode* (Syn.: teratogenetische Terminationsperiode) bestimmt den Zeitraum in

Tabelle 2.2. Schematische Darstellung der Determinationsperiode häufiger Missbildungen im Vergleich zu normalen Entwicklungsstufen (in Anlehnung an Angaben u. a. von Hamilton u. Mossmann 1978)

Normale Entwicklung	Zeitraum (Tage bzw. Monate)	Missbildungen
Primitive Neuralgrube	13–15	
Notochordalprozessus	16–17	
Neuralplatte	17–21	Araphie, Amyelie
Adenohypophyse (Primordium)	22–23	
Neuralrohr (Beginn im Rhombenzephalon)	22–26	Akranie, Anenzephalie
Schluss des Neuralporus anterior/posterior	26/27–28	Enzephalozelen, Kranioschisis, Myelozelen, Rachyschisis
Beginn der 5-Bläschen-Bildung	31–32	Holoprosenzephalie
Hirnnerven III–XII vorhanden	33	Agenesie der Hirnnerven
Kleinhirn erscheint Kleinhirnentwicklung	37 bis 5 Mon.	Kleinhirnhypo- bzw. -aplasie Kleinhirndysplasien (Wurm: 43. Tg. bis 3 Mon.)
Beginn der Rindenbildung	35–36	
Innenohren erscheinen	40	
Zerebrale Kommissuren erscheinen	47	Balkenmangel (Ende 3.–5. Mon.)
Vorwölbung der Basalganglien	45	
Beginn der 3-Schichten-Bildung der Großhirnrinde	47	Agyrie, Pachygyrie, laminäre Heterotopien
1. Migrationswelle	43. Tg. bis Ende 3. Mon.	Noduläre Heterotopien
2. Migrationswelle	bis Ende 4. Mon.	Mikropolygyrie (auch noch später)
Akzessorische Körnerzellschicht der Großhirnrinde	Ende 3. Mon. bis Ende 8. Mon.	
Abschluss der Kommissurenbildung	6. Mon.	
6-Schichten-Rinde	Ende 7. Mon.	Rindendifferenzierungsstörungen

der Entwicklung, in dem eine teratogene Noxe eine spezifische Missbildung erzeugen kann.

Unter dem *Determinationspunkt* (Syn.: teratogenetischer Terminationspunkt) ist der Zeitpunkt zu verstehen, nach dessen Ablauf eine bestimmte Missbildung durch eine teratogene Noxe nicht mehr erzeugt werden kann.

Die Feststellung einer Determinationsperiode hat beim ZNS insofern einen besonderen Aspekt, als unterschiedliche Regionen des gleichen ZNS ganz verschiedene Entwicklungsstadien erreicht haben können. Die gleiche Noxe kann so zum gleichen Zeitpunkt in einem bereits weitgehend entwickelten Gebiet – z. B. des Paläokortex – zu Differenzierungsstörungen oder auch zur Schädigung bereits voll ausdifferenzierten Gewebes mit dem Ergebnis einer Narbe führen, in der Nachbarschaft aber in einem noch in der Entwicklungsphase befindlichen Gebiet zu einer Missbildung. Daher trifft man am gleichen Gehirn z. B. Mikrogyrien und Ulegyrien (s. Kap. 4).

> Entwicklungsstörungen, die bereits auf einer Anomalie der Gameten beruhen, bezeichnet man als *Gametopathien*. Störungen, die während der intrauterinen Fruchtentwicklung einsetzen, werden als *Kyematopathien* bezeichnet. Sie werden gegliedert in
> - Störungen der Organanlage (Blastogenese: 1.–18. Gestationstag);
> - Störungen der Embryo- oder Organogenese (Morphogenese, Formbildung des Organs bis zur 12. Woche);
> - Störungen der Feto- oder Histogenese (Morphokinese, bis über die Geburt hinausreichend) (Jellinger 1976).

Die Abgrenzung zwischen Embryonal- und Fetalperiode ist nicht scharf. So werden auch die Grenzen der Embryonalperiode unterschiedlich angegeben (Beginn: 2. bzw. 3. Woche, Ende: 8. bzw. 10. Woche; Goertler 1964; Myrianthopoulos 1977). Die Embryonalperiode wurde in 23 Stufen bzw. – bewusst unschärfer – in „Entwicklungshorizonte für die verschiedenen Schritte der Organentwicklungen" aufgeteilt (Lemire et al. 1975).

Definitorisch zu unterscheiden sind ferner folgende Begriffe:
- *Agenesie*: Ausbleiben einer Organanlage.
- *Dysgenesie*: Fehlerhafte Anlage eines Organs. Im klinischen Sprachgebrauch wird allerdings oft – nicht korrekt – von dysgenetischen Störungen auch dann gesprochen, wenn nicht Anlage-, sondern Entwicklungsstörungen (Dysplasien) nachweisbar sind.
- *Aplasie*: Ausbleiben der normalen Weiterentwicklung eines angelegten Organs.
- *Hypoplasie*: Unterentwicklung, Entwicklungshemmung.
- *Heterotopie* („am anderen Ort"): Sammelbegriff für die Verlagerung bzw. Versprengung eines Gewebsteils oder eines Organs an eine anatomisch nicht regelrechte Stelle. Willis (1962) erörterte 3 Möglichkeiten der Entstehung:
  - durch pathologische Persistenz mit Entwicklung rudimentärer Strukturen,
  - durch Dislokation eines definitiven rudimentären Organs bei der Mobilisierung anderer sich entwickelnder Gewebe,
  - durch Heteroplasien, also eine abnorme Differenzierung von Gewebe in einer Fehlbildung.
  Spricht man von Heterotopie, so wird damit normalerweise eine neuronale Struktur gemeint, doch kann eine Heterotopie auch gliales und anderes Gewebe enthalten, weswegen bei der Beschreibung genaue Angaben über die Art des heterotopen Gewebes erforderlich sind.
- *Ektopie*: Vorwiegend im neurochirurgischen Sprachgebrauch verwendeter Begriff für die Verlagerung von Gewebe inkl. Tumoren, bevorzugt angewandt bei Verlagerung von Gewebe aus dem ZNS in dessen Hüllen oder in den entfernten Ort (Sarnat 1995).
- *Migrationsstörung* (Migrationshemmung): Eher die formale Genese einer Heterotopie bzw. Dysplasie bezeichnender Begriff für an atypischer Stelle auftretende Zellen, sofern es sich dabei um Folgen einer Unterbrechung physiologischer Wanderungsbewegungen noch unausgereifter Nerven- und Gliazellen zum Zielort handelt. Im Begriff Migrationsstörung eingeschlossen sind auch kortikale Dysgenesien (z. B. Pachygyrie, pachygyre Mikropolygyrie).
- *Atresie*: Fehlen einer physiologischerweise vorhandenen Lichtung.
- *Dysraphie*: Missbildung, die auf einer Hemmung bzw. Störung physiologischer Schließungsmechanismen (Fusionsstörung) des Neuralrohrs beruht.

2.2.2 Epidemiologie

Missbildungen des ZNS umfassen etwa ein Drittel aller kurz nach der Geburt erkennbaren gröberen Missbildungen, also ohne Berücksichtigung der meist nur mikroskopisch erkennbaren Fehlbildungen (Kurtzke et al. 1973). Sie sind häufig kombiniert mit Missbildungen anderer Körperorgane (schwankende Angaben zwischen 25 und 89%; Myrianthopoulos 1977).

Tabelle 2.3. Häufigkeitsrate einiger Missbildungen und zerebraler Defekte (bezogen auf je 10 000 Geburten), gestützt auf ein Perinatalprojekt von 54 454 Geburten (nach Myrianthopoulos 1977)

Missbildung	Anzahl/ 10 000 Geburten
Anenzephalus	6,43
Mikrozephaliesyndrom	15,98
Hydranenzephalie	0,55
Hydrozephalus internus	14,51
Makrozephaliesyndrom	8,45
Porenzephalie	1,10
Kraniosynostose	5,14
Cranium bifidum	0,18
Schädeldefekt	0,18
Enzephalozele	2,02
Balkenmangel	0,18
Olfaktoriusdefekt	0,37
„Arhinenzephalie"	0,18
Rachischisis	0,18
Meningozele, Meningomyelozele	7,35
Down-Syndrom	10,65

Bei einem Vergleich zwischen verschiedenen Ländern ergab sich die höchste Missbildungsquote in Irland, Schottland und Kanada, die niedrigste in Frankreich, Mexiko und Japan. Bezogen auf 100 000 lebende Landesbewohner wurden in Irland 6,8, in Schottland 5,8 Todesfälle beobachtet, deren Ursache kongenitale Missbildungen der ZNS waren (Kurtzke et al. 1973). Bei einer auf Nordirland, England und Wales bezogenen Untersuchung trafen auf 1000 lebend und tot Geborene 3,1 mit Anenzephalus, 3,3 mit Spina bifida und 2,1 mit Hydrozephalus (Elwood 1976). – Bei 14 000 Autopsien von Kindern mit angeborenen oder frühzeitig erworbenen Zerebralschäden waren 27,1% Missbildungen des ZNS. Unter diesen war die tuberöse Sklerose mit 9% die häufigste Missbildung (Finke u. Koch 1968).

In einer WHO-Statistik wird die Häufigkeit der ZNS-Missbildungen bei 416 695 Einzelgeburten mit 2,6 angegeben (Stevenson et al. 1966), in einer Statistik aus New York (2 004 744 Neugeborene) mit 2,85 (vgl. Tabelle 2.3).

2.2.3 Ätiologie

Für die verschiedenen Formen von Miss- und Fehlbildungen des ZNS ist der Zeitpunkt, an dem eine Noxe das sich entwickelnde Organ trifft, von wesentlicher Bedeutung.

■ Wichtiger als die Art der Noxe ist die Determinationsperiode, denn sie entscheidet bei adäquatem Schädigungsgrad über das morphologische Missbildungsmuster.

Selbstverständlich wird man bemüht sein, nach Analyse des wahrscheinlichen Schädigungstermins die in Frage kommende Noxe zu bestimmen. Vor voreiligen Schlüssen ist allerdings insofern zu warnen, als in vergleichbaren Fällen eine scheinbar gleiche Konstellation der Schädigung vorhanden ist, trotzdem aber nur eine beschränkte Zahl der Exponierten eine Missbildung erleidet und selbst die Unterscheidung zwischen genetischen und exogenen Faktoren keineswegs leicht ist. Selbst bei autosomal-dominant vererbten Krankheiten wie der Aniridie erkrankten 10% der Genträger nicht.

Zur Manifestation der Missbildung bedarf es außer der genetischen Schädigung offensichtlich mehr oder weniger starker exogener Reize. In der Mehrzahl der Fälle wird mit einer multifaktoriellen Verursachung zu rechnen sein, was die Bedeutung der Spezifität einer bestimmten Noxe verringert.

Die Verteilung der wesentlichen ätiologischen Faktoren auf 25% Genmutationen und Chromosomenanomalien, 5–10% exogene Schädigungen, 65–70% ungeklärte Fälle (Wilson 1973) zeigt einerseits die Großzahl ätiologisch ungeklärter Missbildungen, andererseits aber auch die Fragwürdigkeit einer scharfen Trennung exogener Noxen von Genmutationen und Chromosomenanomalien, treten letztere doch z. B. nach Virusinfektionen oder Strahleneinwirkungen auf.

2.2.4 Teratogene Noxen

Sichere teratogene Noxen – wenn auch mit unterschiedlicher Penetranz – sind
■ *physikalische Noxen:* Röntgenstrahlen (Mikrenzephalien, s. 2.3.6), Hyperthermie der Mutter;
■ *metabolische Störungen:* mütterlicher Diabetes mellitus als Ursache einer Holoprosenzephalie (Barr et al. 1983) oder einer kaudalen Anlagen- oder Entwicklungsstörung (Passarge u. Lenz 1966), Hypothyreose (Bass u. Young 1973), Mangelernährung (Duckett u. Winick 1981);
■ *Infektionen:* Rubeolen, Zytomegalie, Toxoplasmose;
■ *chemische Noxen:* Methylquecksilber (Choi et al. 1978), Diphenylhydantoin, Zytostatika, Alkohol (fetales Alkoholsyndrom, s. Kap. 18), Thalidomid.

Zytostatika, die auf der Basis des Folsäureantagonismus wirken, schädigen möglicherweise ebenso wie Diphenylhydantoin, das gleichfalls zum Absinken des Folsäurespiegels führt (De Vore u. Woodbury 1977). Gerade das Beispiel dieses Antikonvulsivums zeigt die Schwierigkeit, exogene und endogene Faktoren zu trennen, besteht doch auch bei nicht antikonvulsiv behandelten epileptischen Müttern ein gegenüber der Norm erhöhtes Missbildungsrisiko.

2.3 Spezielle Anomalien

Die eingangs geschilderte normale Entwicklung des ZNS über Neurulation, Kanalisation, Bläschenbildung und Wanderung der Matrixzellen zur endgültigen Bildung von Rinde, zentralen Kerngebieten und markhaltigen Bahnen ist in jeder Phase durch mannigfaltige Noxen störbar. Die Darstellung der daraus resultierenden Miss- und Fehlbildungen ist gliederbar in
- dysraphische Störungen,
- Störungen der zerebralen Seitendifferenzierung und der Kommissuren,
- Migrationsstörungen (die Grenzen zwischen diesen Kategorien sind nicht immer scharf).

Doppelbildungen (Abb. 2.5, 2.6) sind als eine besondere Gruppe einzustufen, mit einem Spektrum, das von Anomalien bei einem singulären Individuum bis zur unvollständigen Zwillingsformation reicht (s. 2.3.8).

2.3.1 Dysraphische Störungen mit Schwerpunkt im Gehirn (Neuralrohrdefekte)

Die dysraphischen Störungen entstehen durch eine mangelhafte Neuralrohrformation. Der Zeitpunkt der insuffizienten Schließung bestimmt die Höhe der Dysraphie. In zahlreichen Tierexperimenten konnte allerdings eine sekundäre Öffnung des bereits regelrecht gebildeten Neuralrohrs nachgewiesen werden. Ob jedoch diese Tiermodelle ein Äquivalent der menschlichen dysraphischen Krankheiten darstellen, ist nicht unumstritten (Campbell et al. 1986).

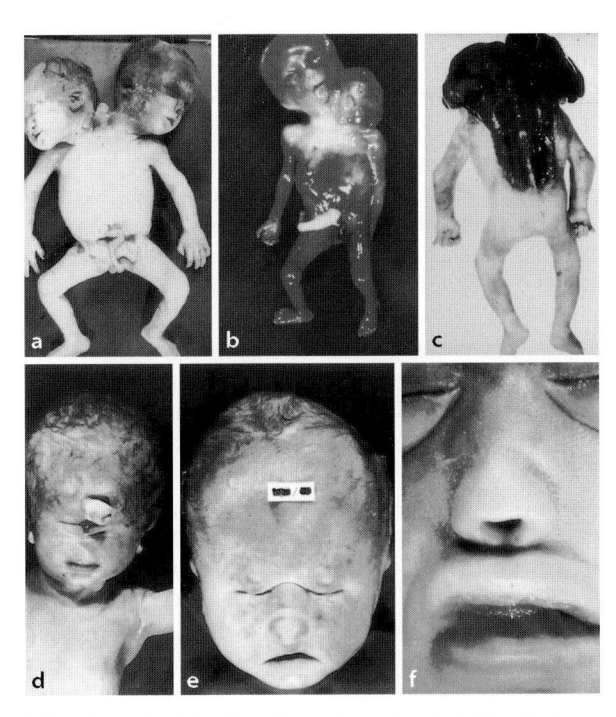

Abb. 2.5 a–c. Duplicitas bibrachius. **a** Der rechte der beiden Köpfe besitzt eine Lippenspalte; **b** einer der beiden Köpfe zeigt eine Anenzephalie; **c** beide Köpfe sind anenzephal und gehen in eine Rachischisis über. **d–f** Faziale Anomalien bei Holoprosenzephalie. **d** Zyklop mit Formation einer Proboskis; **e** Hypotelorismus, Mikroophthalmie, abnorme Augenspalte und Nasenformanomalie; **f** einfache Nasenöffnung sowie Hypotelorismus

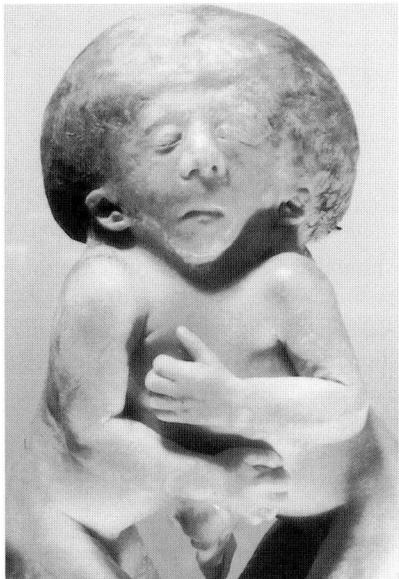

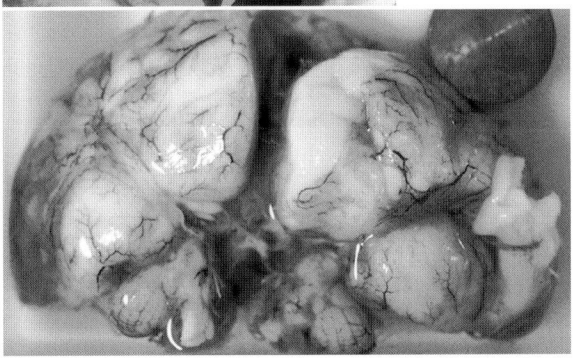

Abb. 2.6. Zephalothorakopagus. Am Gehirn sind Frontal- und Temporallappen vorhanden; Parietookzipitallappen, Hirnstamm und Kleinhirn sind verdoppelt

Tabelle 2.4. Relative Häufigkeit der dysraphischen Störungen (Enzephalozele, kraniale Meningozele und Spina bifida cystica) nach der Lokalisation

Lokalisation	Fischer u. Keth (1952) n	Ingraham u. Swan (1943) n	Zusammen n	(%)
Nasal	8	5	13	(1,2)
Nasopharyngeal	0	1	1	(0,1)
Frontal	8	6	14	(1,3)
Temporal	1	0	1	(0,1)
Parietal	6	9	15	(1,4)
Okzipital	34	63	97	(9,0)
Okzipitozervikal	11	0	11	(1,0)
Zervikal	34	23	57	(5,3)
Zervikothorakal	4	0	4	(0,4)
Thorakal	29	39	68	(6,3)
Thorakolumbal	14	43	57	(5,3)
Lumbal	233	205	438	(40,5)
Lumbosakral	94	87	181	(16,7)
Sakral	56	46	102	(9,4)
Becken	4	1	5	(0,5)
Thorakolumbosakral	0	10	10	(0,9)
Nicht definiert	0	8	8	(0,7)
Gesamt	536[a]	546	1082	–

[a] Doppelkalkulierung in 6 Fällen.

Das Spektrum der durch Störungen des Neuralrohrschlusses hervorgerufenen Missbildungen – der Kerngruppe zentralnervöser Missbildungen – ist sehr breit und reicht von den nur röntgenologisch nachweisbaren Anomalien des Wirbelbogenschlusses und der Spina bifida occulta über die Enzephalozelen bis zum Anenzephalus und der Akranie, dem Fehlen der Schädel- und Hirnentwicklung. Je nach der Lokalisation ist die Häufigkeit der verschiedenen dysraphischen Störungen unterschiedlich (Tabelle 2.4).

■ **Epidemiologie.** Die Häufigkeit der schweren, schon nach der Geburt makroskopisch erkennbaren Dysraphien beträgt in Irland und Wales 7–8, in den USA 1–2 auf 1000 Geburten. Das Wiederholungsrisiko in der gleichen Geschwisterreihe liegt in Irland bei 5%, in den USA zwischen 1,7 und 4,6% (Cowchock et al. 1980).

Auf dem europäischen Kontinent sind diese Anomalien seltener (Dolk et al. 1991). In Deutschland treten sie insgesamt bei 1,0–1,5‰ Neugeborene auf (Koch u. Fuhrmann 1984), werden jedoch bei 10,2‰ der Spontanaborte festgestellt (Byrne u. Warburton 1986). Insgesamt werden Neuralrohrdefekte seit dem 2. Weltkrieg in allen Regionen der Welt immer seltener beobachtet (Yen et al. 1992).

Neuralrohrdefekte sind bei Mädchen häufiger. Die kaudale Spina bifida ist aber häufiger bei Jungen (Seller 1986). Bei Geschwistern von Kindern mit anderen Missbildungen kommen öfter Neuralrohrdefekte vor (Fraser et al. 1982). Eine Zusammenstellung verschiedener Erhebungen ergab eine Wiederholungsrate von 3% bei Anenzephalus- und Spina-bifida-Kranken in einer Geschwisterreihe. In 12,2% dieser Wiederholungsfälle wich das Erscheinungsbild von dem beim vorangegangenen kranken Kind ab (Cowchock et al. 1980).

Ätiologisch ist bei den Dysraphien in vielen Fällen ein multifaktorielles Geschehen wahrscheinlich, wie z. B. genetische Prädisposition, mütterliche Krankheit und/oder fetale medikamentöse Exposition.

■ **Pränatale Diagnostik.** Die schweren dysraphischen Störungen sind sonographisch vielfach bereits pränatal zu diagnostizieren. Anhaltspunkte für ihr Vorliegen geben auch Untersuchungen der Amnionflüssigkeit und der in ihr schwimmenden Zellen. Erhöhungen des Spiegels des α-Fetoproteins sind ein empfindlicher Indikator für das Vorliegen dieser Dysraphien. Auch die Erhöhung des Azetylcholinesterasespiegels in der Amnionflüssigkeit gibt Hinweis auf Störungen der Entwicklung des Neuralrohrs (Smith et al. 1979).

■ **Anenzephalie und Exenzephalie**

Die Anenzephalie ist pathogenetisch als Neuralrohrdefekt aufzufassen, dem eine Schließungsstörung im Bereich des Kraniums zugrunde liegt. Bei der Anenzephalie bzw. – falls größere Teile des ZNS noch erhalten sind – Merozephalie fällt der Schädel von den Stirnwülsten meist relativ flach zum Foramen magnum hin ab. Hier findet sich anstelle des Scheitels eine sehr gefäßreiche, weiche, vielhöckerige Membran (Area cerebrovasculosa). Die Augenbildung ist in der Regel erfolgt. Ist die Augenentwicklung jedoch gestört, so muss der Determinationspunkt auf den 18. Tag festgelegt werden (Friede 1989). Das Kleinhirn ist nicht richtig entwickelt oder zerstört, dagegen sind Brücke und Medulla oblongata erhalten. Manchmal ist der Hypophysenvorderlappen erhalten, nicht aber Zwischen- und Hinterlappen (Myrianthopoulos 1977).

Die Hypophyse fehlt in etwa 50% der Fälle, wobei die Pharyngealhypophyse vorhanden bleibt. Es handelt sich hier um keine Hypophysenagenesie, sondern um eine Destruktion. Im noch teilweise erhaltenen Hypophysengewebe erkennt man eine pathologische Vaskularisation, vergleichbar mit der Area cerebrovasculosa. Infolge entsprechender hormoneller Störungen sind die Nebennieren und Gonaden hypoplastisch. In extremen Fällen sieht man eine komplette Kraniorachischisis (Abb. 2.7a,b).

Abb. 2.7 a, b. Kraniorachischisis. **a** Exenzephalie und Myeloschisis bei einem Fetus der 18. Fetalwoche. Das Rückenmark zeigt mit Ausnahme seines kaudalen Endes eine Neuralplattenstruktur. **b** Anenzephalie und Myeloschisis bei einem Fetus der 32. Fetalwoche. **c** Aufsteigender Verlauf der Spinalnervenwurzeln bei Chiari-Anomalie vom Typ 2 (aus Hori 1998). **d** „Reversed cerebellum" mit laterofrontalem Wachstum der Kleinhirnhemisphären. **e** Lückenschädel bei Chiari-Anomalie vom Typ 2

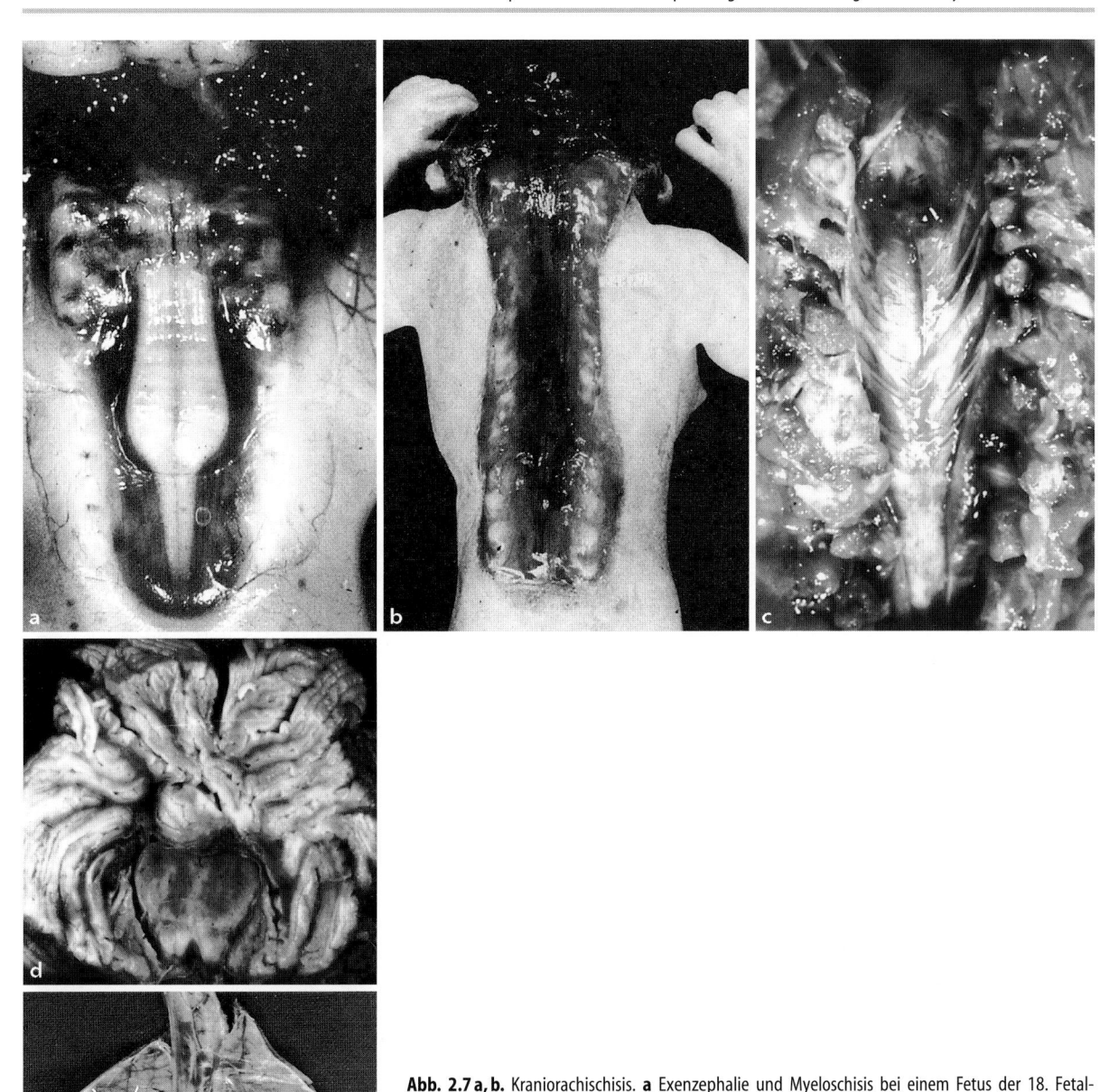

Hierbei sind Brücke und Medulla oblongata ebenfalls nicht entwickelt.

Bei der Kranioschisis kann bei jüngeren Feten (bis etwa 19. Fetalwoche) eine *Exenzephalie* beobachtet werden, die von manchen Morphologen als Vorstadium einer Anenzephalie angesehen wird (Padmanabhan 1991). Bei der Exenzephalie liegt das von Leptomeningen überdeckte Großhirn frei (Abb. 2.7 a) und weist histologisch unterschiedliche Dysgenesien auf. Das exenzephale Gewebe kann intrauterin zugrunde gehen (Friede 1989); an seiner Stelle entwickelt sich die Area cerebrovasculosa (s. unten). Hinsichtlich der formalen Genese wird diskutiert, dass ursprünglich die Neurulation zu einem Schluss des kraniellen Endes des Neuralrohrs geführt hat, dann aber Störungen in der Weiterentwicklung im Sinne einer Neuroschisis einsetzten (Lemire et al. 1975).

■ **Ätiologie und Pathogenese.** Als pathogenetisch wirksamer Faktor wurde bei 59% der Mütter anenzephaler Kinder ein Folatmangel festgestellt gegenüber 15% bei einer Kontrollgruppe (Hibbard u. Smithells 1965). Die Rate an Fehl- und Frühgebur-

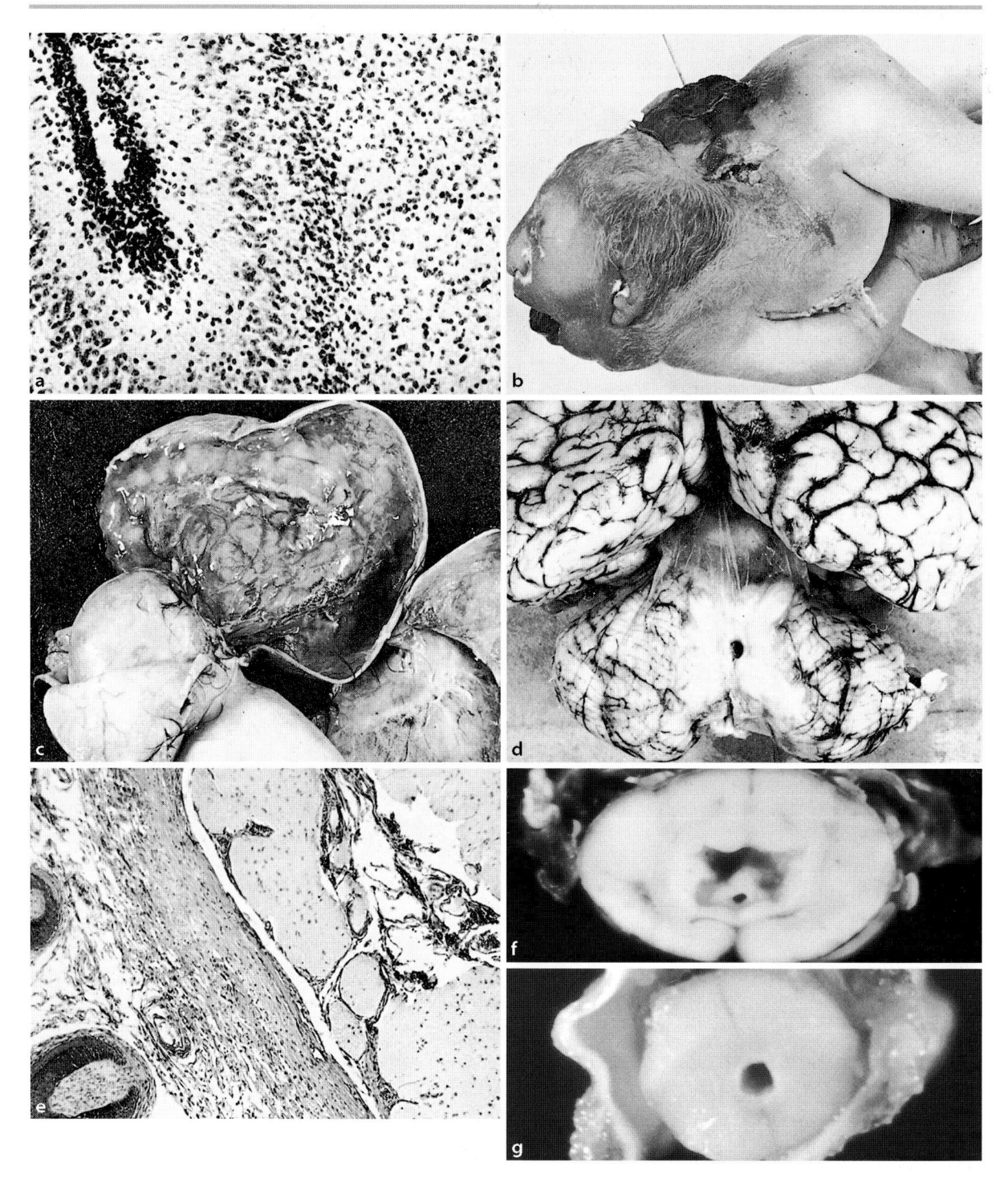

Abb. 2.8. a Subpiale Matrixzellschicht der Großhirnrinde und unausgereifte Rindenstruktur bei Fetus der 27. Fetalwoche. **b** Inienzephalie mit dorsaler Zelenbildung. **c** Ausgeprägte okzipitale Enzephalozele. **d** Dandy-Walker-Syndrom mit Kleinhirnwurmaplasie und Arachnoidalzyste anstelle des Wurms mit Einblick in den Boden des 4. Ventrikels. **e** Meningomyelozele mit Verlagerung zentralnervösen Gewebes in den Zelensack dicht unterhalb der Epidermis mit ihren Hautanhangsgebilden (Aufnahmen: Prof. J. Peiffer). **f** Syringomyelie im Halsmark (13-jähriges Mädchen mit tuberöser Sklerose). **g** Hydromyelie im Lumbalmark (35-jährige Patientin)

ten ist bei den Müttern der Kinder mit Anenzephalien deutlich erhöht. Frühe Erstgeburten und Schwangerschaften in hohem mütterlichen Alter gelten als gefährdend. Prophylaktisch wird bei Risikomüttern bereits vor der Empfängnis eine Folsäuregabe empfohlen.

■ **Morphologie.** Makroskopisch ist die aus Knochendefekt, fehlgebildetem Nervengewebe und Hautdefekt zusammengesetzte Störung unverkennbar. Das sehr gefäßreiche und entsprechend dunkelrot verfärbte schwammige Gewebe setzt sich vielfach aus mehreren Knollen zusammen, die es in der Regel aber nicht erlauben, diese miteinander zusammenhängenden Blasen mit der normalen Bildung der Hirnblasen in Verbindung zu bringen.

Mikroskopisch stellt sich eine *Area cerebrovasculosa* dar, die aus einem Gemisch atypischer, angiomähnlich gestalteter Blutgefäße und irregulärer Streifen zentralnervösen Gewebes zusammengesetzt ist, das im Wesentlichen aus Gliazellen mit uncharakteristisch verteilten, gewöhnlich nicht voll ausdifferenzierten Nervenzellen besteht. Es finden sich weite Blutäume, verlagerte Epidermisschläuche, Ependymzellnester und mit Ependym ausgekleidete tubuläre Strukturen. Nur selten sieht man Ansätze zu einer Rindenbildung.

■ **Inienzephalie**

Als Inienzephalus (von Inium, Hinterhauptpol) wird eine Sonderform bezeichnet, bei der eine starke Retroflexion des Kopfes bei gegenüber dem Anenzephalus relativ besserer Erhaltung des Schädeldaches vorliegt (Abb. 2.8b). Bei direktem Kontakt der Hinterhauptknochen und der oberen thorakalen Wirbelsäule zeigt die Wirbelsäule auf Höhe von C7 eine dorsale Knickung von etwa 90°. Die hiermit verbundene Schädigung der Hinterhauptknochen ist gewöhnlich von einer zervikalen Rachischisis und einer zervikothorakalen Myelomeningozele begleitet. Das Foramen magnum sowie die obersten Halswirbel sind missgebildet.

Die Determinationsperiode des Iniencephalus occlusus liegt einige Tage nach derjenigen des Anenzephalus. Fließende Übergänge bestehen zwischen dem Iniencephalus apertus, der Exenzephalie und den okzipitalen Enzephalozelen. Kinder mit dieser Missbildung werden meist tot geboren oder sterben peri- oder neonatal.

■ **Morphologie.** Obwohl mehr als 200 Fälle in der Literatur bekannt sind, wurden neuropathologische Befunde erst spät ausführlich beschrieben (Aleksic et al. 1983): Mikrenzephalie, Mikropolygyrie, heterotopes gliales Gewebe in den Leptomeningen, Atresie des Ventrikelsystems (Seiten- und 3. Ventrikel; s. 2.2.3), Agenesie des Kleinhirnwurms, große zerebelläre Zyste sowie Meningomyelozele im Thorakalbereich.

Die zerebellären Anomalien stehen in einem bestimmten Zusammenhang mit der tektozerebellären Dysraphie, somit mit dem Dandy-Walker-Syndrom und den Chiari-Anomalien (Typ 2 und 3). Zum anderen gibt es möglicherweise Übergänge zum Klippel-Feil-Syndrom.

■ **Enzephalozelen**

Die Enzephalozelen liegen in 70% der Fälle in der gespaltenen Squama occipitalis (Cranium bifidum) bei erhaltener hinterer Schädelgrube oder weiter kaudalwärts in Höhe von Foramen magnum und Atlas (Abb. 2.8c). Selten sind demgegenüber frontale Enzephalozelen (20% nasofrontal, 10% intranasal; Müller et al. 1969) (s. auch Tabelle 2.3). Entsprechend dem dysraphischen Charakter ist die Mittellinie bevorzugt. Frontal kann es zu einer pilzförmigen Verlagerung zentralnervösen Gewebes in Richtung Orbita, Siebbein bzw. Nase kommen (sog. nasales Gliom). Gewöhnlich sind mit den Enzephalozelen Fehlbildungen auch der übrigen Schädelknochen einschließlich des Gesichtsschädels verbunden.

Selten sind die parietalen (hoch sagittalen) Zelen, die sich äußerlich vielfach nur als eine pflaumengroße pralle Vorwölbung der Haut äußern, gelegentlich aber auch gestielt als Enzephalozystozelen vorkommen (Müller et al. 1969). Im intrakraniellen Anteil des Gehirns sind in solchen Fällen gelegentlich auffallend tiefe Sulci zwischen dem Scheitellappen und dem Okzipitallappen sichtbar (Lemberger et al. 1989). Falx und Tentorium können hypoplastisch sein oder fehlen (Müller et al. 1969; Friede 1989).

Bei diesen Schizokranien bestehen starke Variationen von einem breiten Übergang des Zelengewebes zum intrakraniellen Hirngewebe bis zu einem pilzförmigen Wachstum nach außen, das nur einen schmalen gliösen Stiel zum intrakraniellen Gewebe hin aufweist. Innerhalb der Zele liegt leptomeningeales Gewebe, vielfach eng verzahnt mit Epidermis und Fettgewebe. Das zentralwärts anschließende, aber wiederum durch zahlreiche schmale Gewebszungen mit dem bindegewebigen Mantel verzahnte zentralnervöse Gewebe kann mit Ependym ausgekleidete Ventrikelausziehungen umgeben, wozu auch verlagertes Plexus-chorioideus-Gewebe gehören kann. Das Gewebe ist meist stark vaskularisiert.

Joubert-Syndrom

Klinik. Dieses Krankheitsbild kommt familiär (Joubert et al. 1969) oder sporadisch vor. Jungen sind doppelt so häufig betroffen. Die Kinder fallen durch eine episodische Hyperpnoe und Apnoe, abnorme Augenbewegungen, Ataxie sowie eine psychomotorische Retardierung auf. Zusätzlich können hemifaziale Spasmen beobachtet werden. In 50% der Fälle findet sich eine posteriore Meningozele oder Enzephalozele. Als Komplikationen können Syndaktylie, Kampylodaktylie, Dysplasie der Retina (Kolobom, Leber-Amaurose) und Nierenzysten auftreten.

Morphologie. Es finden sich außer den Zelen eine fast komplete Agenesie des Kleinhirnwurms, eine Kommunikation des 4. Ventrikels mit der Cisterna magna, Dysplasien der Kleinhirnkerne verschiedener Intensität einschließlich Heterotopie der dysplastischen Rinde sowie der Kleinhirnkerne. Zusätzlich sieht man strukturelle Anomalien des Olivenkerns (nicht gefaltete, wurmartige Struktur) und Verlaufsanomalien der Pyramidenbahn sowie der Trigeminusbahn. Des Weiteren können verschiedene zerebrale Anomalien beobachtet werden (Ten Donkelaar et al. 2000).

Dandy-Walker-Syndrom

Das Syndrom besteht aus einer Hypo- oder Aplasie des Kleinhirnwurms und einer mit dem 4. Ventrikel korrespondierenden umfangreichen Zyste zwischen den beiden teilweise rudimentären Kleinhirnhemisphären bis zum First des Tentoriumdaches (Abb. 2.8 d). Die hintere Schädelgrube ist vergrößert, Sinus transversus und Confluens sinuum sind nach oben (rostral) verlagert. Ein Hydrocephalus internus ist bei etwa 80% der Patienten vorhanden, jedoch seltener hochgradig. Er ist nicht immer mit der Atresie der Apertura mediana ventriculi quarti (Magendi) oder Apertura lateralis ventriculi quarti (Luschkae) verbunden.

Klinik. Die genaue Häufigkeit ist nicht bekannt. Die betroffenen Patienten zeigen eine retardierte motorische Entwicklung, Reizbarkeit, Erbrechen und Kopfschmerzen (Hirsch et al. 1984). Die Hydrozephalie manifestiert sich meist zwischen dem 3. Monat und dem 2. Lebensjahr, seltener erst im Kindes- oder sogar erst im Erwachsenenalter. Gelegentlich sind Makrokranie, Hypotonie und Augenbulbusdisposition nach unten zu beobachten. Seltener kommt ein faziales Angiom vor. Insgesamt wird dieses Krankheitsbild etwas häufiger bei Mädchen als bei Jungen beobachtet, wenn auch die Geschlechtsunterschiede statistisch nicht signifikant sind.

Prognostisch ist dieses Syndrom nach adäquater Behandlung (Shuntoperation zur Behebung der Hydrozephalie) relativ günstig; so wird über einen Intelligenzquotient von 80 bei mehr als 60% der Patienten berichtet (Hirsch et al. 1984).

Morphologie. Makroskopisch zeigt sich nach Entnahme des Gehirns, bei der meist die dorsal des 4. Ventrikels gelegene Zystenwand einreißt, ein breit lateralwärts ausgewalzter Boden des 4. Ventrikels, der seitwärts in die Zystenwand übergeht, die zunächst noch mit einer dünnen Kleinhirnrindenschicht bedeckt ist (Abb. 2.8 d).

Auch diese Missbildung ist vielfach kombiniert mit Balkenmangel, Lipomen und Aquäduktstenose (Friede 1989). Die jeweilige Kombination der Missbildungen bestimmt das klinische Bild, das sich hierbei später manifestiert als bei der Chiari-Anomalie vom Typ 2. Während die letztgenannte eher mit einer Hypoplasie der hinteren Schädelgrube einhergeht, ist diese beim Dandy-Walker-Syndrom in Verbindung mit dem vorspringenden Okziput erweitert.

Mikroskopisch zeigen Frontalschnitte durch das verbliebene Kleinhirn die einigermaßen normale Rindenbildung in den restlichen Hemisphärenanteilen, aber auch den Übergang in die dorsale Zyste an Stelle des Wurms.

Tektozerebelläre Dysraphie mit okzipitaler Enzephalozele

Klinik. Bisher wurden nur 6 Fälle in der Literatur beschrieben, wobei kein Häufigkeitsunterschied zwischen beiden Geschlechtern zu sehen ist. Nach eigener Erfahrung kommt diese Anomalie nicht so selten vor. Bei der Mehrzahl der Patienten handelt es sich um das erste Kind der Familie; die Geschwister können gesund, aber auch dysraphisch gestört sein. Soweit ein neurochirurgischer Eingriff (Meningozelenoperation, Dauerentlastung des Hirndrucks) frühzeitig und komplikationslos durchgeführt werden kann, ist eine günstige psychomotorische Entwicklung zu erwarten.

Morphologie. Dieser Anomaliekomplex nimmt eine Mittelstellung zwischen Dandy-Walker- und Chiari-Anomalie vom Typ 2 ein. Man findet einen kongenitalen Hydrozephalus (es gibt einen Ausnahmefall) mit Enzephalozele im Hinterkopfbereich. Die wesentlichen Missbildungen finden sich im infratentoriellen Bereich: Agenesie des Kleinhirnwurms, dreieckige Deformierung der horizontalen Ebene des Mittelhirns, dorsale Deformation der Medulla oblongata (wie bei Chiari-Anomalie

Typ 2), gelegentlich eine Zyste im Kleinhirnbasisbereich (wie bei Dandy-Walker-Syndrom). Selten wird eine Dysgenesie der Großhirnrinde mit periventrikulären (nodulären) Heterotopien beobachtet. Häufiger findet man im Rückenmark eine Hyperplasie der grauen Substanz mit einer Deviation des Verlaufes der Hinterstränge.

■ Chiari-Anomalien

Chiari beschrieb 3 Typen von zerebellären Herniationsmustern (Tabelle 2.5). Die Bezeichnung „Arnold-Chiari"-Anomalie (Chiari-Anomalie Typ 2) stammt von den Schülern Arnolds, die irrigerweise annahmen, dass dieser Missbildungskomplex von Chiari zum ersten Mal beschrieben worden sei und die Kleinhirnanomalie von Arnold. Die Anomalie wurde aber ursprünglich 1883 von Cleland beschrieben und von Chiari (1891) zitiert. Statt „Arnold-Chiari-Anomalie" wurde von Friede (1989) die Bezeichnung „Cleland-Chiari-Anomalie" vorgeschlagen, jedoch hat sich diese Bezeichnung in der Literatur nicht durchsetzt. Chiari selbst ergänzte später den heutigen Typ 4, wobei es sich um eine hochgradige Kleinhirnhypoplasie handelt (Chiari 1895).

Entwicklungsgeschichtlich ist den Chiari-Anomalien eine bei den verschiedenen Typen unterschiedlich ausgeprägte Hypoplasie der hinteren Schädelgrube gemeinsam, mit dadurch bedingten Verlagerungen von Kleinhirnanteilen in Richtung des Foramen magnum und atypischer Anordnung von Palaeo- und Neozerebellum.

■ **Klinik.** Die klinische Symptomatik der Chiari-Anomalien ist unspezifisch und teilweise auf einen Begleithydrozephalus zurückzuführen. Röntgenologisch lässt sich bei der Chiari-Anomalie vom Typ 2 in 43% der Fälle ein okzipitaler Lückenschädel (Craniolacunia) erkennen, bei dem zahlreiche runde, nur aus dem äußeren und inneren Periost bestehende „Lücken der Kalotten-Ossifikation" (Friede 1989) beobachtet werden (Abb. 2.7 c, e). Die Lücken verschwinden während der fortschreitenden Ossifikation spontan (Rio et al. 1981). Als Begleitanomalien werden Spina bifida und dadurch entstehende Miktionsstörungen und/oder Unterschenkeldeformationen beobachtet.

■ **Morphologie.** Bei der Chiari-Anomalie des Typs 1 nimmt das Palaeozerebellum den beschränkten Raum der hypoplastischen hinteren Schädelgrube ein, verbunden mit einer chronischen Herniation der neozerebellären Anteile, insbesondere der Tonsillen, in das Foramen magnum (Stovner et al. 1993; Atkinson et al. 1998). Der Typ 1 ist oft kombiniert mit einer meist später entstehenden *Syringomyelie* des Halsmarkbereichs (s. unter 2.3.3).

Sehr viel ausgeprägter sind die Verlagerungsvorgänge beim *Typ 2*, bei dem eine starke Hypoplasie der hinteren Schädelgrube bereits das zuerst wachsende Palaeozerebellum (Kleinhirnwurm) in das Foramen magnum drängt. Bei sehr starker Hypoplasie wachsen die Kleinhirnhemisphären wegen der Raumnot auch nach lateroventral um den Hirnstamm; dieser Zustand wird als „reversed cerebellum" bezeichnet („umgekehrtes Kleinhirn", weil das Kleinhirn sich auch „ventral" vom Hirnstamm befindet; Abb. 2.7 d). Mit den kaudalen Wurmanteilen sind gewöhnlich auch längsgezogene Teile des 4. Ventrikels mit Plexus chorioideus in den rostralen Bereich des Spinalkanals verlagert. An der dorsalen Medulla oblongata ist oft eine krüppelartige Deformation zu sehen.

Erklärungsversuche zum pathologischen Verlauf der Zervikalwurzeln (Abb. 2.7 c), wonach das Rückenmark durch eine Spina bifida lumbalis nach kaudal gezogen wird, sind unbefriedigend. Dieses Phänomen wird einfacher durch eine Hypoplasie (Verkürzung) der Halswirbelsäule, kombiniert mit der Hypoplasie der hinteren Schädelgrube, erklärt. Hierbei zeigt das Rückenmark (Halsmark) wegen des zurückgebliebenen Längswachstums der Halswirbelsäule einen „Deszensus", nämlich das genau umgekehrte Phänomen des physiologischen Aszensus des kaudalen Rückenmarks (Hori 1998).

Im eigenen Untersuchungsgut war die Chiari-Anomalie vom Typ 2 in 7 der 13 Fälle von einer lumbalen Spina bifida begleitet. Dem entspricht die Beobachtung, dass bei Feten mit Spina bifida in etwa 57,1% der Fälle (12/21) eine Chiari-Anomalie dieses Typs vorliegt (Bell et al. 1980).

Die seltene Chiari-Anomalie vom *Typ 3* besteht aus einer zervikalen oder zervikookzipitalen Schisis mit zerebellärer Enzephalozele (Peach 1965; Mollgard et al. 1973; Byrne u. Warburton 1986).

Die Chiari-Anomalie-Typen 1–3 sind keineswegs Fehlbildungen des ZNS allein, sondern sie sind auch mit Anomalien der Schädelbasis und der

Tabelle 2.5. Drei Typen von Chiari-Anomalien

■ **Typ 1**	Hypoplasie der hinteren Schädelgrube; chronische Herniation der Kleinhirntonsillen; öfter Syringomyelie im Halsmarkbereich
■ **Typ 2**	Hypoplasie der hinteren Schädelgrube; chronische Herniation des Kleinhirnwurms; gelegentlich Reversed cerebellum; Knick in der dorsalen Medulla; aufsteigender Verlauf der Zervikalnervenwurzel; öfter lumbale Dysraphie
■ **Typ 3**	Spina bifida im Halswirbelbereich (Kleinhirnherniation)

Halswirbelsäule assoziiert. Pathogenetisch werden die Anomalien, insbesondere beim Typ 2, als Folge eines kraniozervikalen Entwicklungskonflikts der neuralen und mesodermalen Gewebe interpretiert (Roth 1986).

■ Rhombenzephalozele

Im Wesentlichen ist bei Rhombenzephalozele (4. Ventrikulozele) eine meist große okzipitale subtorkuläre Enzephalozele mit Deformierungen des Rautenhirns verbunden. Zum Zeleninhalt können Teile des Kleinhirns und/oder des verformten Hirnstammes gehören. Am entnommenen Gehirn zeigt sich das Kleinhirn entweder hypo- oder aplastisch. Typischerweise ist der Hirnstamm in ventrodorsaler Richtung mehrfach verformt. Bei der Betrachtung von basal erscheint er von den beiden Okzipitallappen nahezu überdeckt. Dies ist bedingt durch die ventrodorsale Verformung und Herniation des Hirnstammes in den Zelensack (Chapman et al. 1989). Es besteht ein fließender Übergang zur Chiari-Anomalie vom Typ 3, bei der eine Enzephalozele kaudal bis zum zervikalen Bereich verschoben ist.

■ Meckel-Syndrom (Meckel-Gruber-Syndrom)

Ein von Meckel (1822) beschriebenes, autosomal-rezessiv vererbtes Syndrom wurde von Gruber (1934), unabhängig von Meckel, Dysencephalia splanchnocystica genannt. Typische Anomalien hierbei sind eine okzipitale Enzephalozele, Mikrozephalie, Palatoschisis, polyzystische Nieren und Polydaktylie. Weiterhin können Mikrophthalmie, kardiale und urogenitale Anomalien vorkommen. Abweichend von der Palatoschisis kann eine andere faziale Schisis oder ein hoher harter Gaumen beobachtet werden.

Phänotypisch ist das Meckel-Syndrom sehr mannigfaltig. Dem entsprechen die molekulargenetischen Befunde: Bekannt ist die Genlokalisation entweder auf Chromosom 11q13 (Roume et al. 1998) oder auf 19q21–q24 (Paavola et al. 1995).

■ Morphologie.
Im ZNS werden Mikrenzephalie, Holoprosenzephalie unterschiedlichen Grades, Balkenmangel, zerebelläre Anomalien, Dandy-Walker-Syndrom, tektozerebelläre Dysraphie (eigene Fälle) und retinale Dysplasie beobachtet; seltene Komplikation ist eine Mikropolygyrie. Auch das Fehlen der Neurohypophyse und eine ektopische Adenohypophyse in Zusammenhang mit der Schädelbasisanomalie wurden beschrieben (Kjaer 1999).

■ Smith-Lemli-Opitz-Syndrom

Das autosomal-rezessive Smith-Lemli-Opitz-Syndrom (Smith et al. 1964) besteht morphologisch aus multiplen Anomalien (faziale Dysmorphien, Mikrozephalie, urogenitale Anomalien, rudimentäre Polydaktylie, kutane Syndaktylie) und anderen Hautanomalien. Ein Defekt der 7-Dehydrocholesterol-Reduktase-Aktivität ist hier eine wesentliche Ursache (Kelly et al. 1996). Dieses Ferment ist auch an der Entstehung der Holoprosenzephalie beteiligt; gelegentlich sieht man beim Smith-Lemli-Opitz-Syndrom *zusätzlich* eine Holoprosenzephalie (zum molekulargenetischen Hintergrund s. 2.3.4).

■ Klippel-Feil-Syndrom

Hierbei besteht ein ausgeprägter Kurzhals, der mit Entwicklungsstörungen der Schädelknochen, der Wirbelsäule und mit zentralnervösen dysraphischen Störungen verbunden sein kann.

2.3.2 Dysraphische Störungen im Rückenmark

Sie entstehen durch Störungen des Schlusses des kaudalen Neuralrohres während der Neurulation und der anschließenden Kanalisation. Sie äußern sich am häufigsten als Spina bifida.

> Unter einer *Rachischisis* wird ein offener Rückenmarkkanal bei fehlendem Verschluss des Medullarrohres verstanden, wobei die weichen Häute lateral als Zona epithelioserosa in die Epidermis übergehen. Bei den Meningomyelozelen ist das Neuralrohr zwar geschlossen, aber in atypischer Weise, so dass sich ein Bruchsack in die oft buckelförmig vorgewölbte Haut erstreckt.
> ■ Enthält er nur Leptomeningen, so wird von einer *Meningozele* gesprochen.
> ■ Ist ein liquorgefüllter Hohlraum damit verbunden, so liegt eine *Meningozystozele* vor.
> ■ Ist außer den Leptomeningen auch Rückenmark in die Zele verlagert, so bezeichnet man dies als *Meningomyelozele*.
> ■ Enthält diese einen liquorgefüllten, erweiterten Zentralkanal, so besteht eine *Meningomyelozystozele*.

Bei 100 Meningomyelozelen fand sich in 29% der Fälle eine Hydromyelie, in 14% eine Syringomyelie (s. unter 2.3.3), in 36% im Bereich der Zele eine vollständige oder partiale Spaltung des Rückenmarks

(Diastematomyelie) und in 35% eine offene Neuralplatte. Verdoppelte oder mehrfache Zentralkanäle lagen in 42% der Fälle vor (Emery u. Lendon 1973).

■ Spina bifida cystica

Die Spina bifida cystica schließt Meningozele und Meningomyelozele ein und betrifft in etwa 80–90% der Fälle den lumbosakralen Bereich in der Mittellinie. Sie kann von der Haut bedeckt sein und wird in diesem Fall als Kanalisationsstörung interpretiert. Sie kann andererseits von einer bindegewebigen Membran bedeckt sein und wird dann als Neurulationsstörung aufgefasst.

■ Epidemiologie. Die Häufigkeit der Spina bifida wird sehr unterschiedlich angegeben, was mit den unterschiedlichen Kriterien der Definition zusammenhängt. Röntgenuntersuchungen bei 1172 fortlaufenden Autopsien ergaben 5% mit Spina bifida occulta (Fox et al. 1999). Die Spina bifida cystica wurde in einer durchschnittlichen Häufigkeit von 1–2,5 auf 1000 Lebendgeburten festgestellt, wobei ethnische und geographische Variationen insofern bestehen, als Weiße 21,5-mal häufiger erkranken und die Schädigung in England mit 4,0 auf 1000 Geburten wesentlich häufiger ist als in Japan (0,2). Frauen sind etwas häufiger betroffen als Männer (Übersicht in Friede 1989).

■ Klinik. Das klinische Bild ist abhängig von dem Ausmaß der dysraphischen Störung. Atypische Behaarungen über dem bevorzugten Sitz lumbosakral und Fußdeformierungen sind häufig mit einer Spina bifida gekoppelt. Je nach der Beteiligung des Rückenmarks und der Nervenwurzeln finden sich auch schlaffe Lähmungen und Sensibilitätsstörungen. Typische Spaltbildungen in den Wirbelbögen oder das Fehlen von Wirbelbögen charakterisieren den röntgenologischen Befund. Fibrolipomatöses Gewebe ist mit diesen Missbildungen häufig verbunden.

■ Morphologie. Die Abgrenzung zwischen einer Meningo- und einer Meningomyelozele ist anhand des Operationsmaterials bei den jetzt üblichen sehr frühen Operationen auch aus methodischen Gründen sehr schwer. Vielfach zeigen erst Stufenschnitte durch das entnommene Gewebe, dass doch zentralnervöses Gewebe in Form kleiner Inseln vorhanden ist. Da nur selten eine anatomisch klar in ihre verschiedenen Bestandteile und Hüllen analysierbare Zyste vorliegt, wird die aus didaktischen Gründen üblicherweise gegebene schematische Darstellung mit der Unterscheidung der Meningo- und Meningomyelozystozelen den tatsächlichen Verhältnissen nur selten gerecht.

Makroskopisch sieht man häufig unter der ebenfalls vielfach fehlgebildeten Epidermis ein fettgewebearmes, wenig Hautanhangsgebilde enthaltendes fibröses Gewebe, in das Zungen zentralnervösen Gewebes verlagert sind. Diese Zungen enthalten Astrozyten, seltener Oligodendrogliazellen und ebenfalls nur selten ausdifferenzierte Nervenzellen. Gelegentlich sieht man Ependymzellnester, selten Ependymschläuche. Bei der van Gieson-Färbung ist das zentralnervöse Gewebe vielfach durch seine homogen gelbliche Farbe erkennbar (Abb. 2.8e).

Am Autopsiematerial ist es eher möglich, auch die Beziehungen zum Rückenmark und seinen Hüllen darzustellen. In den schwer missgebildeten Fällen findet sich nur eine Area medullovasculosa. Hierbei handelt es sich in der Regel um offene Dysraphien (Rachischisis).

■ Spina bifida occulta, Dermalsinus, Dermoidzyste

Die *Spina bifida occulta* zeigt von außen keine Vorwölbung und ist von Haut bedeckt, die gelegentlich eine Hypertrichose, Hyper- oder Hypopigmentierung, einen Naevus vasculosus oder ein Lipom aufweist. Klinisch kann sie stumm bleiben. Radiologisch ist eine offene dorsale Wirbelsäule festzustellen. Es kann eine weitere Kombination mit „tethered cord" (s. unten) oder Diastematomyelie vorliegen (James u. Lassmann 1972).

Die geringste Ausprägung einer Dysraphie ist der *Dermalsinus*. Hierunter werden feine Fisteln verstanden, die von der Haut der Sakralregion und von der Tiefe der Glutäalfalte aus – öfters mit einer Hypertrichosis oder einem Naevus vasculosus, Hyper- oder Depigmentierungen verbunden – in die Tiefe ziehen. Meist bleiben sie mit ihrem Ende extraspinal, doch gibt es auch Verbindungen mit dem intraspinalen Liquorraum, wodurch meningitische Komplikationen auftreten können.

Der Dermalsinus ist häufig gekoppelt mit *Dermoidzysten* und Lipomen (s. Kap. 16), die subkutan oder intraspinal liegen. Die Richtung der Hautfisteln ist – analog zu den Kaudafasern und Nervenwurzeln – kranialwärts über einen Verlauf von 1–3 Segmenten (Hirt et al. 1972). Der Kanal wird von verhornendem Plattenepithel ausgekleidet.

■ Diastematomyelie und Diplomyelie

Die Definition der Diastematomyelie und der Diplomyelie ist umstritten. Diastematomyelie (wörtlich: „Rückenmark mit Zwischenraum") ist eine laterale Bifurkation meist des lumbosakralen Rückenmarks. Eine Teilbifurkation kann im zervikothorakalen Bereich vorkommen. Die aufgezweigten Teile können sowohl eine vollständige Rückenmarkstruktur als auch eine Hemimyelie sowie verschiedene Übergangsformen aufweisen. Wir schlugen vor, die Diastematomyelie als laterale Aufzweigung und die Diplomyelie als ventrodorsale Teilverdoppelung des Rückenmarks (bzw. eines zusätzlichen kleinen Rückenmarkgewebsstückes) zu definieren, ohne Berücksichtigung der histologischen Struktur der einzelnen Anteile (Hori et al. 1982). Das zusätzliche Gewebe zeigt histologisch meist dysplastische Strukturen.

Während die Diplomyelie nur selten beobachtet wird, kommt die Diastematomyelie in Kombination mit den verschiedenen Spina-bifida-Formen nicht so selten vor. In der Regel sieht man im Bereich der Aufzweigungsstelle der Diastematomyelie einen Knochensporn oder derbes Bindegewebe. Manchmal findet sich zusätzlich noch eine enterogene Zyste.

Tethered cord

Das Filum terminale wird in der Kanalisationsphase angelegt und entwickelt sich anschließend in der retrogressiven Differenzierungsphase weiter. Tethered cord (tight filum terminale)" ist ein verdicktes und verkürztes Filum terminale, durch das der Konus in abnorm tiefer kaudaler Position fixiert und angespannt wird. Dadurch können verschiedene klinische Symptome verursacht werden. Histologisch kann hierbei entweder eine kollagenfaserige Verdickung des umgebenden Bindegewebes, ein adipöses Gewebe zwischen dem eigentlichen Filum terminale und dessen bindegewebiger Kapsel oder aber ein Gemisch des Binde- und Fettgewebes um das Filum terminale festgestellt werden (Hori 1998). Therapeutisch wird das Filum terminale abgeschnitten, wodurch eine Entspannung hervorgerufen wird.

Ventrale Dysraphien

Die zu 85% bei weiblichen Patienten vorkommende seltene anteriore sakrale Meningozele wird größtenteils erst im frühen Erwachsenenalter klinisch manifest, meist mit einer Meningitis. Sie wird häufig von urogenitalen Fehlbildungen begleitet und kommt in vereinzelten Fällen in Kombination mit einem Lipom, Teratom oder einer Dermoidzyste vor. Im Zelensack finden sich Leptomeningen, Dura und periphere Nerven.

Neurenterische Zyste

Die Pathogenese der neurenterischen oder enterogenen Zysten oder auch die Persistenz des frühembryonal vorübergehend vorhandenen Canalis neurentericus ist bis heute umstritten. Sicher ist, dass eine *notochordale Spaltung* in der früheren Embryonalzeit eine entscheidende Rolle spielt (notochordal split syndrome); die Determinationsperiode liegt zwischen dem Zeitpunkt der notochordalen Entstehung und der Neurulation (16.–28. Tag). Die Wand der Kanalreste bzw. der Zysten wird durch Schleimhautepithel des Magen-Darm-Trakts gebildet, selten auch durch Epithel der Bronchialschleimhaut. Die Zysten enthalten eine klare oder milchige viskose Flüssigkeit.

2.3.3 Anomalien des Ventrikelsystems und des Zentralkanals

Anomalien des Ventrikelsystems sowie seine Normvarianten können aus pathogenetischer Sicht wie folgt zusammengefasst werden:
- *Assoziation mit Gehirnfehlbildungen:* Hydrozephalus, komplette Atresie des Seitenventrikels bei Inienzephalie, Divertikel durch Makrogyrie bei thanatophorer Dysplasie;
- *Anomalie der Furchenformation und Makrogyrie:* Teilatresie des Seitenventrikels durch abnorm tiefe Furchenformation;
- *Fusion der ependymalen Oberfläche:* abgetrennte Hinterhornspitze (Normvariante), Atresie des Aquädukts;
- *Dysraphien:* Myelozystozele, Rhombenzephalozele (Zele des 4. Ventrikels);
- *Hydrops:* Hydromyelie, Hydrosyringomyelie, terminale Syringomyelie;
- *Fetalstrukturen:* Cavum septi pellucidi, Cavum Vergae.

Kongenitaler Hydrozephalus

Der kongenitale Hydrozephalus kann entweder mit Fehlbildungen des Gehirns assoziiert oder aber exogen verursacht sein. Beispielsweise kann die *Aquäduktstenose* einerseits erblich sein (Adams-Bicker-Syndrom: X-chromosomaler, hereditärer Hydrozephalus durch Aquäduktstenose, manchmal verbunden mit Daumendeformation), andererseits aber auch durch intrauterine Infektion verursacht werden (s. auch Kap. 3). Gleiches gilt für den unilateralen Hydrozephalus aufgrund der Stenose des Foramen intraventriculare (Monroi). Neuropathologisch gibt es keine Standardwerte für die fetale Ventrikelgröße bzw. für die Diagnose des fetalen Hydrozephalus.

Ontogenetisch ist der *Plexus chorioideus* bereits im 3. Gestationsmonat gebildet (unter 130 mm Embryonallänge); jedoch werden Pacchioni-Granulationen nicht in der Fetalzeit gebildet.

■ Hydroletales Syndrom

Die vorwiegend in Finnland beobachtete autosomal-rezessive letale Erkrankung ist verbunden mit einem Hydramnion und zeigt – neben Hydrozephalus, Mikrognathie, Polydaktylie – angeborene Herzfehler und urogenitale Anomalien. Das verantwortliche Gen ist auf Chromosom 11q23–25 lokalisiert (Visapaa et al. 1999).

Neuropathologisch sind außer Hydrozephalus ein schlüssellochförmiges Foramen magnum, Aplasie des Olfaktorius, Hypoplasie des Optikusnervs und Kolobom sowie Mittelliniendysgenesie mit Unithalamus zu beobachten. Differentialdiagnostisch muss ein Meckel-Syndrom ausgeschlossen werden.

■ Seitenventrikel

Der Seitenventrikel kann vollständig fehlen. Aleksic et al. (1983) haben bei 4 von 5 autoptisch untersuchten Inienzephaliefällen ein Fehlen des Seitenventrikels beobachtet und als „Atresie" bezeichnet (s. 2.3.1, „Inienzephalie"). Hierbei wurde auch eine Verschmelzung der Sylvius-Furchen sowie der Hemisphären beobachtet. An der Stelle des 3. Ventrikels war nur ein rundlicher verschlossener Raum vorhanden.

Ein *partielles Fehlen* des Seitenventrikels haben wir im Zusammenhang mit der abnorm tiefen Furchenformation des Telenzephalons beobachtet

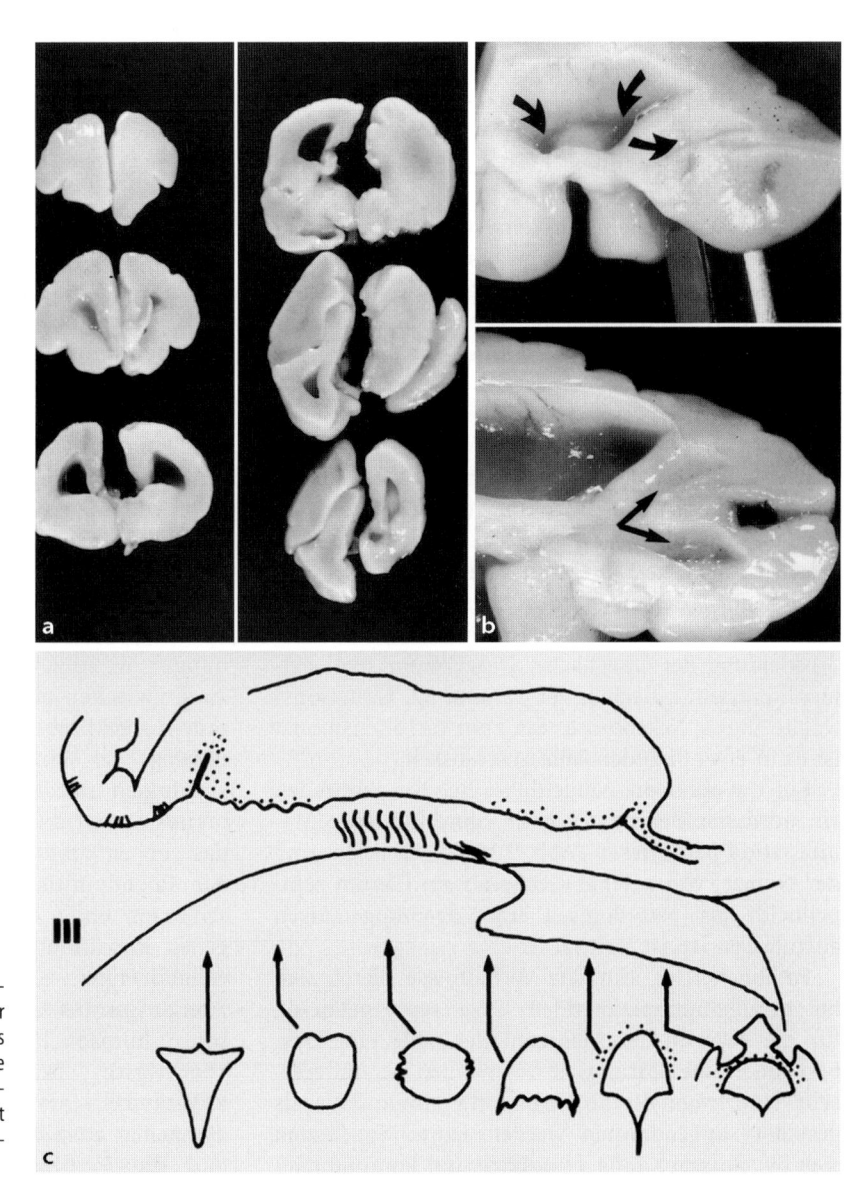

Abb. 2.9. a Beidseitige Anomalie der Seitenventrikel mit abnorm tiefer Furche in der Nähe der Ventrikelatresie. **b** Divertikel des Seitenventrikels in Richtung der durch die abnorm tiefen Furchen getrennten „Makrogyrien" bei thanatophrer Dysplasie (Hori et al. 1983). **c** Anatomische Varianten des Aquädukts (schematische Längsschnitte)

(Abb. 2.9 a). Möglicherweise ist das Ventrikelsystem durch zu tiefe Furchenbildung kollabiert und verschlossen worden.

Abnorm tiefe Furchen in Verbindung mit multiplen Divertikeln des Seitenventrikels (Abb. 2.9b) können plumpe, grobe Windungen (Makrogyrie) verursachen, wie sie bei thanatophorer Dysplasie vorkommen (Hori et al. 1983).

Eine *Abtrennung der Spitze des Hinterhorns* des Seitenventrikels findet sich bei etwa 29% der Europäer (Hori et al. 1984). Diese Abtrennung entsteht während der postnatalen Großhirnentwicklungszeit (3–6 Monate) durch die Verklebung der ependymalen Oberflächen an der schmalsten Stelle des Hinterhorns (Westergaard 1970) und wird als ein isolierter, von Ependymzellen ummauerter Raum unilateral oder bilateral sowohl neuroradiologisch als auch autoptisch beobachtet. Klinisch ist das Vorhandensein dieses kleinen Raumes ohne Bedeutung. Die physiologische ependymale „Verklebung" kann in der embryonalen, fetalen oder neonatalen Zeit stattfinden. In der Fetalzeit wird dieses Geschehen in der weißen Substanz des Gyrus fusiformis beobachtet, wenn sich das Ammonshorn bei der Entwicklung einrollt.

Im Erwachsenenalter ist eine sekundäre Verklebung der Ventrikeloberfläche als pathologisch zu bewerten. Der Zustand wird als „Koarktation" (oder „Mikroventrikuli") bezeichnet. Die Ursache hierfür kann z. B. eine Ventrikulitis sein.

■ Cavum septi pellucidi

Das Cavum septi pellucidi gehört wie das Cavum Vergae anatomisch nicht zum Ventrikelsystem. Es handelt sich um einen Spaltraum, der zwischen den Septumblättern liegt und sich zwischen den absteigenden Schenkeln der Fornices kaudalwärts erstreckt. Die Wände besitzen keine ependymale Auskleidung der Oberfläche. Das Cavum septi pellucidi entsteht zwischen der 12. und 22. Gestationswoche durch Nekrobiose. Bis zum 6. Lebensmonat ist es in etwa 85% der Fälle geschlossen.

Ein Cavum septi pellucidi ist bei Neugeborenen ein normaler Befund. Es kann ohne klinische Manifestation persistieren (Abb. 2.10 a). Die Festlegung der Grenze, von welcher Größe ab ein Cavum septi pellucidi als pathologisch und dysontogenetisch aufzufassen ist, ist strittig.

Pathogenetisch ähnliche Verhältnisse bieten sich bei den kommunizierenden Cava septi pellucidi, für die zwar in der Mehrzahl der Fälle eine dysontogenetische Störung zu unterstellen ist, andererseits eine traumatische Genese für einige Fälle als gesichert angenommen werden kann. So fanden sich bei Boxern häufig erweiterte und kommunizierende Cava septi, wobei der pathogenetische Mechanismus noch nicht hinreichend geklärt ist.

■ Cavum Vergae

Hierunter wird ein Spaltraum verstanden, der im kaudalen Abschnitt des Septum pellucidum zwischen Psalterium und Splenium erscheint. Beide Cava können miteinander in Verbindung stehen. Das Cavum Vergae beginnt sich etwa in der 26. Woche zu schließen. Das Vorkommen eines Cavum septi pellucidi oder eines Cavum Vergae kann per se nicht als Zeichen einer Dysplasie gedeutet werden.

Andererseits kann eine deutliche Verbreitung des Kavums als Hinweis auf Anomalien in der Ausbildung der hippokampalen Kommissuren (Psalterium) oder des Balkens verstanden werden. Bei solchen verbreiterten Cava besteht ein häufigeres Vorkommen von Epilepsien (Finke u. Koch 1968). Die röntgenologisch nachweisbaren Normgrenzwerte der Kavumdicke wurden mit 2 mm angegeben (Schunk 1963).

■ Aquäduktstenosen, Divertikel, Verdoppelung des Aquädukts

■ **Ätiopathogenese.** Stenosen können auftreten, wenn der Aquädukt durch Druck von außen bei Tumoren oder Massenverschiebungen anderer Genese eingeengt wird, wenn es z. B. nach Entzündungen zu Proliferation der Ependymzellen und der subependymalen Glia gekommen ist oder wenn eine dysraphische Störung zu Verschlüssen oder Fehlbildungen der Aquädukts geführt hat. Sieht man im Rahmen dieses Kapitels von den Aquäduktstenosen durch Tumoren und Massenverschiebungen ab, so zeigt sich dennoch, dass die Abgrenzung zwischen entzündlich bedingten und angeborenen, auf Missbildungen beruhenden Stenosen keineswegs so einfach ist. Experimentelle Untersuchungen mit Mumpsvirusinfektionen haben ein breites Spektrum morphologischer Folgen ergeben, das von entzündlichen Infiltraten und dem Bild einer Ependymitis granularis bis zu Aquäduktverschlüssen ohne Zeichen florider oder vorangegangener Entzündung führt, von Aufspaltungen und gabelförmigen, z. T. blind endenden Aquäduktverzweigungen bis zu gliotischen Vernarbungen (Johnson u. Johnson 1968). Gerade diese zarten häutigen Verschlüsse – bevorzugt nahe dem Übergang zum 4. Ventrikel –, das Vorkommen mehrerer mit Ependymzellen ausgekleideter Schläuche nebeneinander und die Verbindung mit Gliafaserverdichtungen

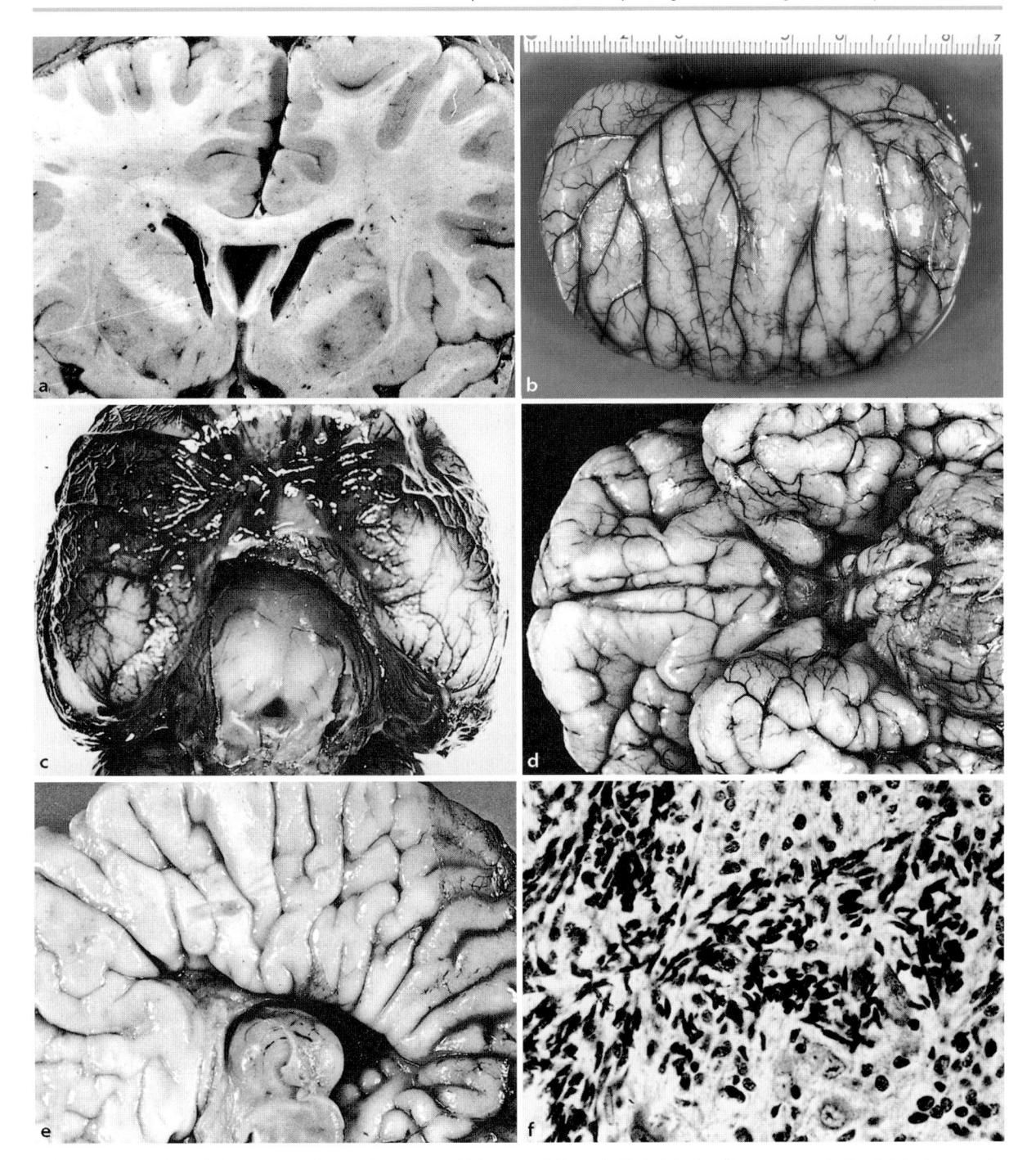

Abb. 2.10. a Megalenzephalie (1910 g schweres Gehirn eines 3-jährigen Kindes) mit Cavum septi pellucidi. Familiäre mentale Retardierung mit Krampfanfällen. **b** Dorsaler Aspekt der Holoprosenzephalie mit univentrikulärem Gehirn und Verschmelzung der beiden Frontallappen in der Fetalzeit. Die A. cerebri media verläuft einfach; die A. cerebri anterior geht offenbar von der A. cerebri media ab. **c** Univentrikuläres Gehirn mit Einblick in den Übergang vom 4. Ventrikel in den gemeinsamen Ventrikelraum. **d** Agenesie der Bulbi und Tracti olfactorii. **e** Medialer Aspekt eines Frühgeborenengehirns mit Balkenmangel und radiär gestellten Windungsendungen, begleitet von Agenesie des Olfaktorius. **f** Matrixzellheterotopie im Nucleus dentatus bei einer Zwillingsfrühgeburt in der 27. Fetalwoche (Aufnahmen: Prof. J. Peiffer)

waren aber die Kriterien für die Annahme einer dysraphischen Genese (Colmant 1955).

Ein die Aquäduktstenose begleitender Hydrocephalus internus wird gewöhnlich als Folge der Stenose (Hydrocephalus occlusus) aufgefasst (s. hierzu auch Kap. 3). Die Erfahrung, dass mit dysraphischen Störungen ein Hydrozephalus häufig auch dann verbunden ist, wenn eine Aquäduktstenose nicht nachweisbar ist, hat zu der Hypothese geführt, dass das gemeinsame Vorkommen von Hydrozephalus und Aquäduktstenose eher in einem umgekehrten Kausalzusammenhang gesehen werden könnte, wonach der Hydrozephalus sekundär zu einer druckbedingten Einengung des Aquädukts führen würde (McMillan u. Williams 1977).

Wegen der anatomischen Formvariationen oder Falten der ependymalen Wand des Aquädukts können hier zufällig kleine Divertikel oder eine Verdoppelung beobachtet werden (Abb. 2.9c). Dabei spielt auch eine embryonale Residualstruktur eine Rolle, wie z. B. ein Recessus mesocoelicus oder Recessus mesencephalicus posterior. Ein Recessus ventralis kann ein ventrales Divertikel oder eine scheinbare Verdoppelung des Aquädukts verursachen. Bei Dysraphien kann die Mittellinie des ventralen Aquädukts oder des 4. Ventrikels eine tiefe Einkeilung darstellen. Kleine Divertikel im Aquädukt als alleiniger Befund sind klinisch ohne Bedeutung.

Differentialdiagnose. Die Abgrenzung dysgenetischer von entzündlich verursachten Aquäduktstenosen kann sehr schwer sein. Die Häufigkeit der Kombination derartiger Gliosen und aberrierender Ependymschläuche mit anderen dysraphischen Störungen spricht allerdings doch zugunsten der Dysgenesie. Ausgeprägte subependymale Wucherungen unter dem Bild einer Ependymitis granularis lassen andererseits eher eine entzündliche Genese vermuten. Pränatal erfolgende Infektionen wie z. B. Rubeolen der Mutter sind eine mögliche exogene Ursache derartiger Dysgenesien.

4. Ventrikel

Der Zystenboden wird durch den Boden des 4. Ventrikels gebildet, während die dorsale Zystenwand in die Arachnoidea übergeht, wobei der Kleinhirnwurm entweder eine vollständige oder inkomplette Agenesie aufweist (Dandy-Walker-Zyste). Hierbei ist eine Atresie der Apertura mediana ventriculi quarti (Magendii) oder Apertura lateralis ventriculi quarti (Luschkae) nicht obligatorisch. Der 4. Ventrikel kann durch eine Dysraphie des Nackenteils eine Hernie bilden (s. Rhombenzephalozele und Chiari-Anomalie Typ 3 in Abschn. 2.3.1). Bei schweren Gehirnmissbildungen, wie z. B. beim Pätau-Syndrom (Trisomie 13) oder beim Edward-Syndrom (Trisomie 18) kann ein ventrolaterales Divertikel des 4. Ventrikels beobachtet werden.

Syringomyelie und Hydromyelie

Die Syringomyelie ist eine Höhlenbildung (gr. Syrinx = Flöte) im Rückenmark, die vorwiegend auf der zervikothorakalen Höhe zu sehen ist und die sich in kraniokaudaler Richtung ausdehnt. Sie unterscheidet sich von der Hydromyelie dadurch, dass sie unabhängig vom Zentralkanal entsteht, mit diesem jedoch kommunizieren kann (Abb. 2.8f).

Die Hydromyelie ist dagegen eine durch verschiedene Ursachen induzierte Erweiterung des Zentralkanals (Abb. 2.8g), die meist im Lumbalbereich zu beobachten ist und die gelegentlich zur Kompressionsnekrose des umgebenden Gewebes und dadurch zu einer ähnlichen Symptomatik wie bei Syringomyelie führen kann.

Syrinxbildungen können auch in der Medulla oblongata, in Pons, Mittelhirn und sogar in den Basalganglien (Okada et al. 1989) beobachtet werden, haben jedoch häufig Anschluss an die Syringomyelie. Je nach Lokalisation werden sie als Syringobulbie bzw. Syringomesenzephalie bezeichnet.

Epidemiologie. Es handelt sich um ein klinisches und morphologisches Syndrom, dem wahrscheinlich keine einheitliche Pathogenese zugrunde liegt. Die Häufigkeit wird unter 100 000 Einwohnern mit 8,4 angegeben, in großen neurologischen Untersuchungsreihen zwischen 0,39 und 1,6% (Übersichten in Koch 1966; Schließ 1979). Es gibt regionale Häufigkeitsunterschiede, so z. B. in Deutschland ein gehäuftes Auftreten entlang des Maintals in Unterfranken, aber auch im Rheintal, gegenüber einem seltenen Auftreten in Südwürttemberg-Hohenzollern. Betroffen waren in den Regionen mit erhöhter Frequenz vor allem körperlich schwer arbeitende Menschen (Hertel et al. 1973).

Klinik. Die Krankheit manifestiert sich zu 60–67% vor dem 40. Lebensjahr (Hertel et al. 1973; Schließ 1979), doch kommen sowohl Erkrankungen im Kleinkindesalter wie in hohem Lebensalter vor. Es lassen sich 3 Verlaufstypen erkennen:
- In 65% der Fälle schreiten die Symptome nur sehr langsam fort, gelegentlich über Jahre stationär bleibend;
- In 29% der Fälle liegt ein schubartiger Krankheitsverlauf mit z. T. jahrelangem Stillstand vor;
- In 6% der Fälle verläuft die Krankheit *relativ rasch* über wenige Monate und Jahre.

Symptomatologisch stehen dissoziierte Sensibilitätsstörungen im Vordergrund, die nach längerem Krankheitsverlauf bei 63,8% der Kranken erkennbar sind. Das Spektrum der Sensibilitätsstörungen reicht im Übrigen von leichten Hyp- und Parästhesien bis zu globalen Sensibilitätsstörungen für alle Qualitäten. Weiterhin gehören Schmerzen und vegetative sowie trophische Störungen einschließlich neurogener Arthropathien zum typischen Syndrom. Kyphoskoliosen sind nicht selten und können den klinischen Symptomen Jahre vorausgehen (Hertel et al. 1973). Die Krankheit tritt gewöhnlich sporadisch auf, doch sind seltene familiäre Formen beschrieben (Koch 1966).

Pathogenese. Die Möglichkeit, intravital die Ausdehnung der Höhlen computertomographisch zu verfolgen, hat neue Erkenntnisse auch für die Pathogenese erbracht. Es ergaben sich hieraus Argumente, eine kommunizierende von einer nichtkommunizierenden Form der Syringomyelie zu unterscheiden. Die Beobachtung, dass der Syringomyelie eine Schwellung des betroffenen Rückenmarks vorausgegangen ist, verstärkt die Hypothese, dass eine Zirkulationsstörung für die Formation der Syrinx eine Rolle spielt (Levy et al. 2000). In Zusammenhang mit dieser Unterscheidung steht die pathogenetische Gliederung in

- Missbildungen vom Typ der Dysraphie,
- sekundär entstandene Höhlenbildung nach Traumen in Verbindung mit Tumoren oder anderen Prozessen, die zu einem Hydrocephalus internus führen.

Die Vorstellungen gehen dahin, dass es bei Traumen zu intramedullären Schranken- und Kreislaufstörungen, selten auch zu Blutungen kommt, in deren Verlauf sich eine progrediente zystische Myelopathie mit Konfluieren des kleinzystisch umgewandelten Gewebes zu größeren intramedullären Zysten einstellen kann.

Die Mehrzahl der Autoren bringt die Entstehung mit Störungen der Liquordynamik in Verbindung: Bei Verschlüssen der Foramina (Aperturae) Magendii und Luschkae komme es zu einem pathologischen Liquorabfluss aus dem 4. Ventrikel in den Zentralkanal oder auch rostral unter den Boden des 4. Ventrikels als Hydrobulbie (Eggers u. Hamer 1979). Arachnitische Verklebungen, Tumoren und andere die normalen Abflussverhältnisse des Liquors in der hinteren Schädelgrube und im Spinalkanal beeinflussende Krankheiten begünstigen das Eindringen von Liquor nicht nur in den Zentralkanal, sondern auch extrakanalikulär in das intramedulläre Gewebe. Die Bezeichnung „kommunizierend" bezieht sich auf den Zusammenhang der intramedullären Höhlen mit dem 4. Ventrikel.

Fehlbildungen der basalen Schädelknochen vor allem in der Atlantookzipitalregion, Tumoren und verschiedene Ursachen eines Hydrocephalus internus legen es aber nahe, für einen großen Teil der Syringomyelien letztlich doch einen Missbildungskomplex im Sinne eines Dysraphiesyndroms anzunehmen, wobei die Störung der Liquordynamik ein pathogenetisch wesentliches Moment darstellt, das auch erklärt, warum die Krankheit sich erst um das 3. oder 4. Lebensjahrzehnt klinisch zu manifestieren pflegt.

Besonders die kommunizierenden Syringomyelien sind eher durch eine dysraphische Ätiologie erklärbar, wobei plötzliche Druckerhöhungen im Spinalraum durch Husten, Nießen oder schwere körperliche Arbeit im Sinne eines Ventilmechanismus Liquor in den dysraphischen Bereich pressen können (Voigt 1969; Eggers u. Hamer 1973; Schließ 1979).

Bei der Chiari-Anomalie des Typs 1 (s. unter 2.3.1) ist die Syringomyelie häufig im Bereich des Halsmarks anzutreffen. Bei Tumoren, die in der Nähe des Aquädukts wachsen, kann es sekundär ebenfalls zur Entwicklung einer kommunizierenden Syringomyelie kommen (Williams u. Timpley 1977). Bei Traumen und Arachnitiden ist dagegen eher mit einer fehlenden Kommunikation mit dem 4. Ventrikel zu rechnen. Hierbei spielen wahrscheinlich auch dysraphische Schädigungen keine Rolle. Physiologisch ist dagegen eine Erweiterung des Zentralkanals, die sich am kaudalen Sakralmark bzw. an der Übergangsstelle des Sakral- und Kokzygealmarks befindet (Ventriculus terminalis), gelegentlich von Ependymschläuchen umgeben. Bei ungewöhnlich starker Ausweitung wird die Symptomatik durch Drainage mit Erfolg behandelt (Matsubayashi et al. 1998). Entsteht auf dieser Höhe eine „terminale" Syringomyelie, so wird sie oft von einem Tethered cord begleitet (Erkan et al. 1999).

Morphologie. Makroskopisch sind bei Betrachtung des Rückenmarks und der Medulla oblongata vielfach lokale Auftreibungen, selten auch arachnitische Verklebungen erkennbar mit einem Schwerpunkt in der zervikalen Übergangsregion.

Auf Querschnitten sieht man – rostral in der Medulla oblongata als Syringobulbie beginnend – Höhlenbildungen, die mit oder ohne Zusammenhang mit dem Zentralkanal neben diesem liegen (Abb. 2.8f). Der Zentralkanal selbst ist vielfach stark erweitert (Hydromyelie). In unmittelbarem Übergang zu der gliotischen Wand der Höhlen – aber auch ohne lokale Beziehungen zu den Höhlen – kommen stiftförmige Gewebsverhärtungen vor (Stiftgliose). Diese sich tumorähnlich häufig über mehrere Segmente des Rückenmarks erstreckenden Gliaverdichtungen sind faserreich und gewöhnlich zellarm. Immerhin kann es in Einzelfällen zunächst zu Schwierigkeiten in der Abgrenzung gegenüber piloiden Astrozytomen und anderen Gliomen kommen. Die Wandschichten sind sehr faserreich, wobei auch Rosenthal-Fasern vorkommen. Dies gilt vor allem für diejenigen Fälle, bei denen sich innerhalb dieser gliotischen Wand Hämosiderinablagerungen finden. Die Bevorzugung der mittellinienahen Regionen durch die Höhlenbildung und die Stiftgliosen erklärt das klinische Bild mit der dissoziierten Empfindungsstörung und den vegetativen Symptomen.

Mikroskopisch bedarf es zur Klärung der topographischen Verhältnisse zahlreicher, möglichst in regelmäßigen Stufen ausgeführter Schnitte durch das Rückenmark, um die Beziehungen zwischen den verschiedenen Herden beurteilen zu können.

2.3.4 Störungen der enzephalen Seitendifferenzierung und der Kommissuren

Im Gegensatz zu den im Grundsatz auf Störungen des Neuralrohrschlusses zurückzuführenden dysraphischen Störungen beruhen die im Folgenden zu behandelnden Missbildungen auf Störungen in der Entwicklung der rostralen Endhirnentwicklung, vor allem im Übergang vom 3- zum 5-Bläschen-Stadium, und in der Entwicklung der Kommissurensysteme mit Fehlen der präfrontalen granulären kortikalen Areale (Yakovlev 1959).

Diesen Störungen liegt also eine „Fusion" (bzw. eine Störung der Trennung) der Gehirnstrukturen im Bereich der Mittellinie zugrunde. Auch hier sind die schwersten Missbildungen nicht auf das ZNS beschränkt, sondern beziehen den Gesichtsschädel, insbesondere die Augen- und Nasenregion ein. Das Spektrum reicht von diesen schweren Formen nach Art einer Zyklopie bis zum isolierten Fehlen der Bulbi und Tracti olfactorii oder partiellen Balkendefekten.

■ Holoprosenzephalien

Die Holoprosenzephalie ist durch mangelhafte oder unvollständige Hemisphärenformation des Telenzephalons und gestörte Ausbildung der Kommissuren gekennzeichnet. Die Missbildungskomplexe dieser Gruppe zeigen ein breites Spektrum und sind von verschiedenen äußeren und inneren Missbildungen begleitet. Die betroffenen Kinder weisen meist eine kraniofaziale Dysmorphie auf (Abb. 2.5d–f). Typisch sind Zyklopie, Synophthalmie oder Hypotelorismus (Verringerung des Augenabstandes), beschrieben je nach Intensität der jeweiligen Anomalien. Bei der Zyklopie oder Synophthalmie wird der Deszensus der Nasenanlage gestört, so dass die Nase fehlt; stattdessen findet sich auf der Stirn in der Mittellinie eine Proboskis. Extrem selten wird die Proboskis verdoppelt. Wird die Nase angelegt, kommt es evtl. zur Ausbildung nur einer Nasenöffnung (Fehlen des Nasalseptums).

Umgekehrt gibt es selten auch eine Holoprosenzephalie ohne kraniofaziale Anomalien, wodurch der frühere berühmte Ausdruck „The face predicts the brain" (DeMyer) an Gültigkeit verliert. Eine Cheilopalatognathoschisis kann unterschiedlich häufig als Begleitanomalie beobachtet werden. Weiter können Anomalien im Gastrointestinaltrakt, in der Anlage der Skelettmuskulatur und des Knochensystems, im Urogenitaltrakt und im kardiovaskulären System auftreten.

Der Begriff *Arhinenzephalie* in seiner eigentlichen Bedeutung besagt, dass das Rhinenzephalonsystem nicht gebildet wird. Dieser Ausdruck wurde früher auch als Synonym für Holoprosenzephalie benutzt. Bei der Holoprosenzephalie bleibt jedoch normalerweise das Rhinenzephalon erhalten, obwohl es hypo- bzw. dysplastisch ist. Nicht ganz selten ist eine Holoprosenzephalie mit vorhandenen Bulbi und Nn. olfactorii.

■ **Epidemiologie.** Bei Trisomie 13 ist ein Auftreten dieser Anomalie typisch. Im Übrigen treten Holoprosenzephalien meist sporadisch auf, jedoch besteht ein familiäres Wiederholungsrisiko, wobei eine autosomal-rezessive sowie eine dominante Übertragung diskutiert werden (Benke u. Cohen 1983; Zwetsloot et al. 1989). Es besteht keine Geschlechtspräferenz.

Angaben über die Häufigkeit entspringen unterschiedlichen Bezugsgrößen: Auf 13 000 Geburten wurde eine Holoprosenzephalie beobachtet. Andere Berechnungen nennen 0,04–0,07% unter allen Geburten, andererseits 4–10% unter den Fällen mit kongenitalem Hydrozephalus. Saunders et al. (1984) geben an, dass die Häufigkeit der Holoprosenzephalie ohne Chromosomenanomalie in einem bestimmten Bezirk in 3 Jahren 1:5200 Geburten war, in den vorangegangenen 3 Jahren jedoch 1:14 520 Geburten.

Klinisch wird die Holoprosenzephalie häufig nicht als solche erkannt (in einer eigenen Serie lautete die präautoptische Ultraschalldiagnose in etwa 50% der Fälle Hydrozephalie).

■ **Molekulargenetischer Hintergrund.** Bei der Seitendifferenzierung des Neuralrohrs spielt das Gen Shh (sonic hedgehog) eine wesentliche Rolle. Dieses Gen wird bei der normalen Entwicklung im ventralen Neuralrohr exprimiert und ist beim Vorhandensein von Cholesterol an der Induktion des zephalischen Ekto- und Mesoderms beteiligt. Ein weiteres Gen, nämlich das SIX3, wird ebenfalls bei normaler Differenzierung des Individuums im Augenbulbus und auf der Mittellinie des Telenzephalons exprimiert, wie auch das ZIC2 im dorsalen Neuralrohr.

Bei *familiärer Holoprosenzephalie* sind bisher folgende chromosomale Genlokalisationen kartiert worden: Chromosom 21q22.3 (HPE1), 2p21 (HPE2), 7q36 (HPE3), 18pter-q11 (HPE4), 13q32

(HPE5). Bei HPE3 wurde das Gen Shh (Belloni et al. 1996), bei HPE2 das Gen SIX3 (Wallis et al. 1999), bei HPE5 das Gen ZIC2 identifiziert (Brown et al. 1998). Häufig findet sich eine Kombination mit Chromosomenanomalie D (Trisomie 13) oder einem Ringchromosom der Gruppe D, mit einem kurzen Arm des Chromosoms 18 oder mit chromosomalem Mosaizismus (Friede 1989).

Die Holoprosenzephalie kann auch exogen verursacht sein.

■ **Klinik.** Das klinische Symptombild schwankt je nach Ausprägung der Zerebralschädigung zwischen schwerer Idiotie, Blindheit, Anosmie und geringgradigen Verhaltensstörungen sowie Riechstörungen.

■ **Morphologie.** Makroskopisch weist die „klassische" Form der Holoprosenzephalie ein Fehlen des Interhemisphärenspaltes bei einem extrem verkürzten und sehr breiten Gehirn mit scheinbar verschmolzenen Stirnlappen und einem Fehlen der Bulbi und Tracti olfactorii auf (Abb. 2.10 b, c). Das Gehirn enthält nur eine gemeinsame Ventrikelhöhle. Okzipitalwärts weichen die hier nicht verschmolzenen Hemisphären flügelartig lateralwärts ab. Kaudalwärts findet sich ein U-förmiger Hemisphärenabschluss, an dessen Randwulst eine zarte Deckschicht nach Art der Zisternenwände angeheftet ist, welche als ursprüngliche Bedeckung des 3. Ventrikels kaudalwärts zu Tentorium bzw. Kleinhirn zieht, die gewöhnlich hypoplastisch sind. Das am Boden des abnormen einzigen Ventrikels liegende Dienzephalon wölbt sich gegen den Ventrikelraum vor und ist makroskopisch meist einigermaßen regelhaft angelegt. In den rostralen Polbereich verlaufen grobe Windungen quer von der einen zur anderen Seite. Die A. cerebri anterior ist nur einfach angelegt. Manchmal besteht eine atypische Lagerung der Hippokampusformation, die sich – lateral der Ventrikelwand folgend – nach rostrodorsal zieht.

Je nach Grad der Hemisphärenausbildung unterscheidet man eine lobäre, semilobäre und alobäre Holoprosenzephalie. Die Gyrierung des Großhirns ist stark gestört. Aplasie der Falx, Hypo- oder Aplasie des Tentoriums, kurzer Längsdurchmesser der vorderen Schädelgrube, Fehlen der Perforation des Siebbeins sind fast regelmäßig anzutreffen. Im Kleinhirn und Hirnstamm findet man vor allem eine zerebelläre Hypoplasie, daneben Heterotopie, dentatooliväre Dysplasien sowie eine Anomalie der langen Faserbündel (z. B. Fehlen der Pyramidenbahn) (Kobori et al. 1987). Zyklopie, Fusion beider Bulbi, Mikrophthalmie oder sonstige Augenanomalien sind häufig mit Kolobom und/oder retinaler Dysgenesie (desorganisierte Retinoblastenansammlungen, oft mit Rosettenbildung) vergesellschaftet.

Die Aplasie der Olfaktorii ist zwar typisch für Holoprosenzephalie, jedoch kann dieser Befund nicht selten zufällig bei der Autopsie beobachtet werden (Abb. 2.10 d), ohne dass klinisch irgendwelche Verdachtsmomente für das Vorliegen einer zentralnervösen Krankheit bestanden hatten. Manchmal sind damit kraniofaziale Dysplasien geringen Grades verbunden.

Mikroskopisch erweist sich die Großhirnrinde in den rostralen Gebieten als vorwiegend allokortikal aufgebaut mit einer Architektur, die der Area entorhinalis und parapyriformis ähnelt (Yakovlev 1959; Friede 1989). Nach eigener Erfahrung hört die subependymale Matrixzellproduktion bei Holoprosenzephalie früh in der Fetalzeit auf. In schweren Fällen findet sich eine Fusion nicht nur am Prosenzephalon, sondern auch am Mesenzephalon (Vierhügelplatte). Dadurch bestehen Übergänge zur folgenden Form der Rhombenzephalosynapsis.

■ Rhombenzephalosynapsis

Diese Anomalie ist durch eine Fusion der Kleinhirnhemisphären mit Agenesie des Kleinhirnwurms sowie der Fusion der Colliculi inferiores gekennzeichnet. Ein einziger Nucleus dentatus mit seiner typischen gefälteten Struktur überbrückt die Mittellinie. Weitere Kleinhirnkerne sind anatomisch nicht identifizierbar, stattdessen finden sich mehrere, meist kugelige heterotope Nervenzellgruppen im Mark. Es gibt bei der Rhombenzephalosynapsis – wie bei Holoprosenzephalie – ein breites Spektrum der Intensität der Fehlbildung: So kann die Verschmelzung unvollständig bleiben, oder die Nuclei dentati sind nicht verschmolzen, sondern liegen am Dach des 4. Ventrikels in 2 Zellgruppen nahe nebeneinander.

Der molekulargenetische Hintergrund der Rhombenzephalosynapsis ist noch nicht bekannt.

■ Balkenmangel

Bei dieser Missbildung des Kommissurensystems kann es sich um eine totale Agenesie des Balkens oder um partielle Defekte handeln. Bei der unvollständigen Formation des Balkens ist meist der hintere Anteil betroffen.

■ **Formale Genese.** Balken, Septum, vordere Kommissuren und Commissura hippocampalis entstehen aus einer gemeinsamen Anlage, der Kommissurenplatte. Sie entwickeln sich innerhalb der ersten 14 Embryonaltage. Während die hintere Kommissur in der 5. Woche, die vordere und hippokampale Kommissur in der 7. Woche erscheinen, wird der Balken erst um die 11.–12. Woche gebildet und hat nicht vor der 20. Fetalwoche die volle Dichte der – allerdings noch nicht myelinisierten – Axonen gewonnen. Der Balken entwickelt sich zunächst dorsal, dann rostral und zuletzt in seinem kaudalen Ende mit dem Splenium.

■ **Epidemiologie und Klinik.** Die Häufigkeit des Balkenmangels wurde in Pneumoenzephalographieserien mit 0,7% angegeben (Dobyns 1989).

Klinisch kann der Balkenmangel symptomlos sein. Immerhin finden sich aber bei etwa 80% der betroffenen Kinder Entwicklungsstörungen. In 70% der Fälle besteht ein Hypertelorismus mit verbreitertem Augenabstand und abgeflachter Stirn. Krampfanfälle sind nicht selten. Hierbei ist aber zu berücksichtigen, dass der Balkenmangel häufig mit anderen zentralnervösen Missbildungen gekoppelt ist, insbesondere mit dem *Aicardi-Syndrom* (mit okulären Anomalien und infantilen Spasmen; bei Jungen X-rezessiv, bei Mädchen X-dominant, jedoch letal in der Frühembryonalzeit), aber auch mit Stoffwechseldefekten wie der Hyperglyzinämie (Dobyns 1989).

■ **Morphologie.** Bei vollständigem Balkenmangel, der häufigsten Form, ist nur die vordere Kommissur erhalten. Die Hemisphären sind jedoch mit Ausnahme der Lamina terminalis getrennt. Bei der makroskopischen Betrachtung sieht man an der Medianseite der Hemisphären radiär gestellte, vielfach etwas plumpe Windungen ohne die Abgrenzung eines Gyrus cinguli (Abb. 2.10e). Auf den Frontalschnitten ist darüber hinaus ein Längsbündel (Probst-Bündel) zu erkennen, das in rostrokaudaler Richtung am Dach der Seitenventrikel verläuft. Beim partiellen Balkenmangel ist ein Probst-Bündel nicht immer erkennbar. Sowohl das Splenium als auch das Rostrum können von Partialdefekten betroffen sein.

In Kombination mit dem Balkenmangel finden sich Aquäduktstenosen, zystische Verbreiterungen des Septum pellucidum, Kleinhirnwurmagenesien, Mikropolygyrien, aber auch Aneurysmen der A. cerebri anterior, arteriovenöse Missbildungen, Meningeome und – an Stelle des Balkens – Lipome. Der 3. Ventrikel ist höher als normal. Sein Dach wird durch eine bindegewebige Membran gebildet, die rostralwärts mit den Fornices in Verbindung steht. Die Commissura hippocampalis (Psalterium) kann fehlen.

Nicht zu dieser Gruppe zu zählen sind Balkendefekte, die im Zusammenhang mit enzephaloklastischen Porenzephalien auftreten und nicht als dysgenetisch zu verstehen sind.

■ Defekte des Septum pellucidum

Das Fehlen des Septum pellucidum kann Ausdruck einer Agenesie sein, kann aber auch durch einen fetalen oder perinatalen Hydrozephalus und die darauf folgende Druckatrophie verursacht werden. Die Agenesie ist häufig mit Epilepsie gekoppelt (Voigt 1969).

Septooptische Dysplasie (de Morsier-Syndrom)

Bei der septooptischen Dysplasie ist der Septumdefekt mit einer hypothalamohypophysären Hypo- bzw. Dysplasie und einer optischen Hypoplasie verbunden (de Morsier 1956). Es gibt hierbei auch Fälle ohne Beteiligung des Septum pellucidums und der Olfaktorii. Die Hauptmanifestation des Syndroms liegt im Hypothalamus, wo eine Hypoplasie der hypothalamischen Kerne sowie eine Fusion der vorderen Wand des 3. Ventrikels beobachtet werden kann. Der Hypophysenhinterlappen kann entweder fehlen oder eine Hypoplasie aufweisen. Eine zusätzliche Anomalie ist die Heterotopie oder Dysgenesie im Kleinhirn. Bei diesem Syndrom ist eine Hypophysenhormonfunktionsstörung als Komplikation bekannt, wobei die Mutation eines der Gene HESX1, PITX1, oder PITX2 für den Phänotyp dieser Krankheit verantwortlich sein kann (Peiffer 1980).

■ „Verschmelzung" der Thalami

Thalamusverschmelzungen mit vollständigen oder weitgehenden Atresien des 3. Ventrikels sind Fehlbildungen, die ebenfalls über die Variationsbreiten in der Größe der Massa intermedia hinausgehen. Mikroskopisch sind anatomisch nicht zuzuordnende Neuronengruppen in der Mittellinie nachweisbar. Sie kommen außer bei Holoprosenzephalie z.B. bei alkoholbedingten Fetopathien vor (Parks 1999), evtl. als ein einziger Befund im sonst normalen Gehirn.

■ Agenesie der Hirnnervenkerne (Möbius-Syndrom)

Das Syndrom besteht klinisch aus einem kongenitalen Ausfall der Hirnnervenfunktionen. Seine Grundlage ist eine manchmal einseitige Agenesie bzw. fokale Destruktion der Hirnnervenkerne. In den betroffenen Kerngebieten ist die Anzahl der Nervenzellen stark reduziert. Gelegentlich finden sich nur noch Verkalkungen (s. auch Kap. 4).

2.3.5 Störungen der Nervenzellmigration und Gyrierung

Neben den dysraphischen Missbildungen und Störungen der telenzephalen Hirnbläschenbildung einschließlich der Missbildungen der Kommissurensysteme stellen die Fehlbildungen der Rinde von Groß- und Kleinhirn als Differenzierungsstörungen die dritte große Gruppe der ZNS-Malformationen dar. Am Großhirn gehören hierzu die Agyrien (Syn.: Lissenzephalien), Pachygyrien und Mikropolygyrien, ferner wie am Kleinhirn Heterotopien.

■ Agyrie/Lissenzephalie, Pachygyrie, Doppelkortexsyndrom

Die glatte, ungyrierte Oberfläche des Gehirns, die bis zur 11. Fetalwoche, dem Beginn der Furchenbildung in der Sylvius-Fissur, die Regel ist, wird normalerweise in den darauf folgenden Fetalwochen durch die Bildung der Gyri ersetzt. Die Windungs-

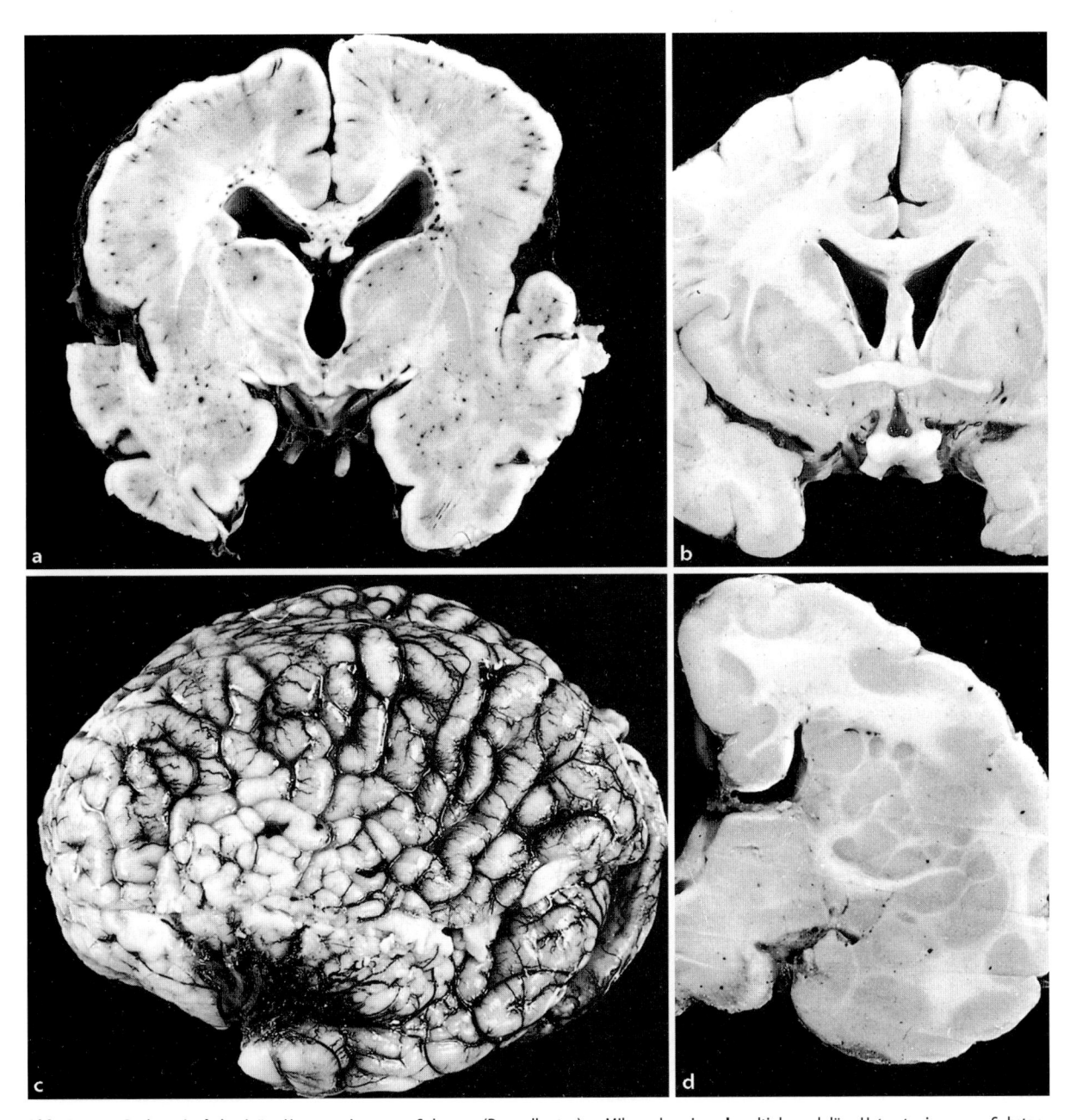

Abb. 2.11. a Pachygyrie, **b** laminäre Heterotopie grauer Substanz (Doppelkortex), **c** Mikropolygyrien, **d** multiple noduläre Heterotopie grauer Substanz im Marklager (Aufnahmen: J. Peiffer)

bildung ist um die 32. Fetalwoche abgeschlossen. Unter pathologischen Bedingungen bleibt diese Gyrierung völlig aus (Lissenzephalie/Agyrie), oder es werden nur breite, flache Windungen gebildet (Pachygyrie), wobei es Übergänge gibt. Die Determinationsperiode für Agyrie und Pachygyrie liegt zwischen der 11. und 13. Fetalwoche. Bei den Pachygyrien ist die Untergliederung der Rinde weiter fortgeschritten in Richtung der oben erwähnten Sechsschichtung. Die Pachygyrie zeigt jedoch eine ähnliche Histologie wie die Agyrie.

■ **Morphologie.** Bei Agyrie/Lissenzephalie ist die Hirnoberfläche weitgehend glatt. Man unterscheidet 2 Typen (Dambska et al. 1983): Beim *Typ I* liegt unter einer glatten Großhirnoberfläche eine dicke, wenig differenzierte Rindenschicht. Das Marklager ist verschmälert.

Der Kortex zeigt histologisch 4 Schichten:
■ eine marginale (Molekular-)Schicht,
■ eine oberflächliche neuronale Zellschicht,
■ eine zellarme Schicht mit tangential verlaufenden myelinisierten Fasern,
■ eine tiefere neuronale Zellschicht.

Typisch hierfür ist das *Miller-Dieker-Syndrom* (Dieker et al. 1969), bei dem eine Mikrodeletion auf Chromosom 17p13.3 identifiziert worden ist. Die migrationsgehemmten Neuronen können eine weitere Schicht bilden, die unterhalb des Kortex im Marklager liegt (Doppelkortex bzw. Bandheterotopie, s. unten) (Abb. 2.11 b).

Bei der *Pachygyrie* ist die Auffaltung der Hirnoberfläche in die üblichen Windungen und Furchen reduziert, die Windungen sind breiter als normal (Abb. 2.11 a). Im Grenzbereich der Pachygyrie zum normalen Kortex zeigt die oberflächliche neurale Schicht einen Übergang zum regelrecht aufgebauten Kortex, während die tiefere neuronale Schicht keine Kontinuität aufweist. Dieser Befund unterscheidet die vierschichtige Rindenstruktur der Pachygyrie von der der Mikropolygyrie. Das Claustrum fehlt. Zusätzliche Anomalien sind im Kleinhirn-Medulla-Bereich zu sehen, wo es zur Olivenkernheterotopie und zu Migrationshemmungen bei der Bildung der Kleinhirnrinde kommen kann (Jellinger u. Rett 1976).

■ **Molekulargenetik.** Das für die X-gebundene Form der Lissenzephalie verantwortliche Gen DCX (auch als XLIS oder Doublecortin bezeichnet) ist auf dem Chromosom Xq22.3–q23 lokalisiert. Bei Jungen (heterozygoter XY-Gonosomensatz) weisen alle Neuroblasten im Großhirn eine gestörte Migration auf, wodurch es zu dieser schweren Migrationsstörung kommt. Hingegen wird bei Mädchen (heterozygoter XX-Gonosomensatz) der Phänotyp nur durch ein einzelnes mutiertes Gen beeinflusst, weswegen nur ein Teil der Neuroblasten in der Migration gehemmt ist. Hierdurch kann es zur Bildung eines *Doppelkortex* (laminäre Heterotopie, Bandheterotopie) kommen.

Bei der isolierten Form der Lissenzephalie einschließlich des Miller-Dieker-Syndroms, das zusätzliche extrazerebrale Missbildungen aufweist, ist das Gen (LIS1) auf dem Chromosom 17p13.3 lokalisiert. Das hier durch Hemideletion gestörte LIS1-Gen, das eine Untereinheit der Acetylhydroxylase kodiert, die den Abbau des Plättchen aktivierenden Faktors (PAF) beeinflusst, wird von Cajal-Retzius-Zellen exprimiert (Redecker et al. 2000). Nach Dobyns et al. (1999) ist die pachy- oder agyrale Anomalie bei der LIS1-Mutation stärker im posterioren Okzipitalbereich und bei der XLIS-Mutation stärker im anterioren Okzipitalbereich ausgeprägt. Eine begleitende Kleinhirnwurmhypoplasie ist bei der XLIS-Mutation häufiger als bei der LIS1-Mutation.

Die *Typ-II-Lissenzephalie* ist eine sog. pachygyre Mikropolygyrie, bei der die Hirnoberfläche ebenfalls windungslos oder -arm jedoch nicht glatt ist. Histologisch sind zahlreiche, oft konfluierende Mikrogyrien zu beobachten. Im Kleinhirn bestehen blumenkohlartige kortikale Anomalien. Dieser Typ II ist meist mit okulozerebromuskulären Anomalien einschließlich Walker-Warburg-Syndrom (Santavouri et al. 1989) oder der kongenitalen Muskeldystrophie vom Typ Fukuyama verbunden (Fukuyama et al. 1981; Saito et al. 1999).

■ Mikropolygyrie

Im Gegensatz zur Pachygyrie oder Agyrie sind bei der Mikropolygyrie (Syn.: Mikrogyrie, Polymikrogyrie) die Windungen angelegt, aber häufig atypisch untergliedert (Abb. 2.11 c) und auch zytoarchitektonisch nicht normal sechsschichtig aufgebaut. Die Mikropolygyrie kann diffus oder fokal beobachtet werden. Häufig kommt sie in der Umgebung enzephaloklastischer Läsionen (Porenzephalie) vor. Außerdem ist eine regionäre Mikropolygyrie in bestimmten arteriellen Versorgungsgebieten (bevorzugt im Bereich der A. cerebri media) bekannt. Ätiologisch ist die exogene Entstehung der Mikropolygyrien besonders eindrücklich erkennbar bei den fetalen Schädigungen durch Zytomegalie-, Toxoplasmose- oder Rubeoleninfektionen.

Die Determinationsperiode liegt frühestens in der 20./21. Gestationswoche, da die regulären Windungen bereits richtig gebildet sind. Immerhin zeigt die Kombination mit Pachygyrien, dass die Determinationsperiode ziemlich breit ist. Ein weiteres Argument hierfür ist, dass der Grad der noch im Marklager anzutreffenden migrierenden Nervenzellen variiert. Bei einer sich spät manifestierenden Schädigung sind Nervenzellen in Marklager und Markzungen nur noch vereinzelt erkennbar.

■ **Morphologie.** Mikroskopisch zeigt die typische Mikropolygyrie eine vierschichtige Rindenstruktur:
- Molekularschicht,
- obere Nervenzellschicht,
- Nervenfaserschicht,
- innere Nervenzellschicht.

Die 3. Schicht ist offenbar durch Zellnekrose und spätere Myelinisierung entstanden; in den beiden Nervenzellschichten sind gelegentlich noch sowohl Körner- als auch Pyramidenzellen als Reste der „normalen" 6-Schichten-Struktur des Kortex erkennbar. Eine normal ausgebildete 2. Schicht spricht für eine abgeschlossene Nervenzellmigration.

■ **Differentialdiagnose gegenüber Ulegyrien.** Der Narbencharakter mit der dichten Fasergliose, die der Ulegyrie eigen ist, fehlt den Lissenzephalien und der Mikropolygyrie gewöhnlich. In den mikropolygyrierten Bereichen findet sich vielmehr eine abnorme Verdichtung markscheidenhaltiger, tangential verlaufender Fasern in den oberflächlichen subpialen Bezirken der Molekularschicht. So wie zytoarchitektonisch die Grenze zwischen pachygyren und mikrogyren Bezirken und deren Determinationsperiode unscharf ist, kann mikroskopisch die Unterscheidung zwischen den narbenbedingten Ulegyrien und den als Missbildung aufzufassenden Mikrogyrien im Einzelfall schwierig sein. Die Erkenntnis, dass auch diese Entwicklungsstörungen nicht selten die Folge exogener Schädigungen sind und am Beginn ihrer formalen Genese Zellnekrosen stehen, gibt der Unterscheidbarkeit eine gewisse Unschärfe, doch sollte man die beiden Formen im Grundsatz voneinander abtrennen.

■ Zerebrale Heterotopien

Zerebrale Heterotopien entstehen durch eine Migrationsstörung der Neuroblasten auf dem Wege von der periventrikulären Matrixzone zur Rinde, wobei die Neuroblasten an heterotoper Stelle weiter differenzieren. Es werden laminäre und noduläre Heterotopien unterschieden.

Die *laminäre Form* (Bandheterotopie) (Abb. 2.11b) findet sich vorwiegend in Verbindung mit Pachygyrien (Doppelkortexsyndrom, s. oben), aber auch bei einer makroskopisch scheinbar normalen Rindenstruktur. Es ist möglich, dass die laminäre Heterotopie viel heterogener ist, als man bisher annimmt. Man hat auf den Frontalschnitten den Eindruck einer zweiten, sich subkortikal im Marklager bogenförmig um die Ventrikel lagernden Rindenschicht. In der Tat weisen diese laminären Heterotopien auch mikroskopisch einen rindenähnlichen Aufbau auf, wobei breite Übergänge zwischen atypisch ungeordnet durcheinander liegenden Zellen verschiedener Typen einerseits, einer ausgebildeten Sechsschichtung andererseits erkennbar sind.

Noduläre Heterotopien (Abb. 2.11d) sind dagegen meist kleiner und finden sich oft periventrikulär. Funktionsstörungen der radialen Glia können die Ursache der Migrationshemmung der Neuroblasten sein. Die Heterotopie kann solitär oder multipel vorhanden und mit einer Mikropolygyrie assoziiert sein.

Bilaterale periventrikuläre noduläre Heterotopien (BPNH) werden bei Patientinnen mit Epilepsie und normaler Intelligenz ohne weitere Fehlbildungen beobachtet (Genlokalisation Xq28); sie werden aber auch bei männlichen Patienten mit Epilepsie und mentaler Retardierung registriert (Genlokalisation möglicherweise auch auf Chromosom X) (Guerrini u. Dobyns 1998). Bei einer Patientin mit BPNH, Herzfehler und Koagulopathie durch eine X-dominante Heredität konnte ein verantwortliches Gen als Filamin 1 (FLN1) identifiziert werden (Fox et al. 1999). Filamin ist ein Aktin verbindendes Protein 280 (ABP280), das für die Zellmigration erforderlich ist (Li et al. 1998). Unabhängig von der FLN1-Mutation ist eine Disorganisation von Radialglia für die Entstehung der periventrikulären nodulären Heterotopien verantwortlich (Santi u. Golden 2001).

Die später geistig retardierten Patienten, deren Mutter während der 8./9. Schwangerschaftswoche die Atombombenexplosion in Hiroshima erlebten, zeigten in der Kernspintomographie (MRI) bilaterale periventrikuläre Heterotopien. Diejenigen, die während der 12./13. Fetalwoche intrauterin den Atombomben ausgesetzt worden waren, zeigten im MRI jedoch keine eindeutigen Heterotopien, sondern vielmehr Pachygyrien (Shull et al. 1992).

Heterotopien des Kleinhirns bei Feten sowie Neugeborenen bestehen aus Matrix- bzw. Körnerzellen sowie Purkinje-Zellen, die keine regelrechte zerebellokortikale Struktur bilden. Sie finden sich meist im Stiel (Mark) des Flokkulus und im ventralen Nodulusbereich (Paleozerebellum). Sie werden nahezu konstant bei Trisomie 21, aber auch bei Trisomien 13 und 18 beobachtet. Man findet sie aber auch als einzigen Befund im sonst normalen Fetusgehirn im Sinne einer meist klinisch bedeutungslosen Mikrodysgenesie.

■ Mikrodysgenesien

Mikrodysgenesien (kortikale Dysgenesien) gewannen in den letzten Jahren eine erhebliche Bedeutung in der Frage der Verursachung pharmakotherapieresistenter Epilepsien (s. Kap. 7). Das Problem ist ihre Abgrenzung von Normvarianten, weswegen Alter, Geschlecht und Vorkrankheiten berücksichtigende Kontrolluntersuchungen über die Häufigkeit der Mikrodysgenesien dringend sind, aber derzeit noch nicht ausreichend vorliegen.

Nach eigener Beobachtung ist eine solitäre, kleine Heterotopie (<8 mm Durchmesser) im Großhirnmark als einzige Entwicklungsanomalie bei 0,7% der Routineautopsien zu finden; bei einer retrospektiven Untersuchung hatten die Patienten weder eine Epilepsie noch eine geistige Retardierung. Einzelne, locker verstreute Nervenzellen in Marklager und Markzungen von Kleinkindern sind ein sehr häufiger Befund.

▪ Nur eine längere Persistenz über das erste Lebensjahr hinaus und eine Verdichtung im tiefen Marklager wird als pathologische Zellheterotopie bzw. Migrationshemmung aufgefasst.

Als *Hirnwarze* werden bei sonst normal entwickelter Hirnoberfläche erkennbare kleine, breitbasig und abgeplattet den Gyruskuppen aufgelagerte Rindenprominenzen bezeichnet, die immerhin in 26% aller Fälle einer laufenden Obduktionsserie beobachtet werden konnten (Schulze u. Braak 1978). Die Zahl der Warzen pro Gehirn schwankt zwischen 1 und 30, wobei bevorzugt der Gyrus frontalis inferior (31%), der Gyrus frontalis medius (25%) und die übrigen Frontal- und Orbitawindungen beteiligt sind. Innerhalb der Hirnwarze ist die Architektur der Rindenschichtung verändert. Es findet sich vor allem eine verbreiterte Molekularschicht mit atypisch gelagerten und atypisch großen Nervenzellen. Kleinere Ektopien kortikalen Gewebes lassen sich auch innerhalb der Leptomeningen und Dura, sogar intraossär im Warzenfortsatz finden, außerdem als heterotopes Hirngewebe im Nasenbereich.

Auch in den Leptomeningen können neurogliale Heterotopien vorkommen (Cooper u. Kernohan 1951), sehr oft im Bereich der Hypothalamusoberfläche. Häufiger sind solche Mikroheterotopien in Verbindung mit anderen Dysgenesien sowie bei den Trisomien 13 und 18 zu beobachten. Die einzelnen Nervenzellen, die in den Leptomeningen verstreut vorhanden sind, sind orthotope adrenerge Zellen, in denen immunhistochemisch die Tyrosinhydroxylase nachgewiesen wird (Iglesias et al. 1981). Diese Zellen dürfen nicht als heterotop interpretiert werden.

Die Matrixzellheterotopie des Kleinhirns, früher als *Spindelzell- und Körnerzellheterotopie* bezeichnet, kann als einzig nachweisbare Anomalie bei Feten und Neugeborenen beobachtet werden. Relativ häufig ist sie innerhalb des Nucleus dentatus. Ihre Zellen sind meist spindelzellig oder rundlich und vielfach perivaskulär gelagert (Abb. 2.10f). Die Matrixzellansammlungen im Zahnkern bilden sich gegen Ende der Fetalzeit zurück. Bei Frühgeborenen finden sie sich noch in 72% der Fälle; bis zum 4. Postnatalmonat werden sie immer seltener. Ihre Persistenz und ungewöhnliche postnatale Dichte ist ebenso als Dysgenesie zu deuten wie eine „pachygyre" oder „mikrogyre" Formung des Zahnkern- und Olivenbandes. Ihr gemeinsames Vorkommen spricht für gestörte Koordination zwischen der Entwicklung der beiden Zellareale. Dysgenesien zerebellarer Matrixzellen finden sich zu 61% in Verbindung mit anderen Missbildungen, vor allem bei Trisomien.

Heterotope Nervenzellinseln im Kleinhirnmark, die von Kleinhirnkernen abstammen sollen, werden nach eigener Untersuchung bei Feten in einer Häufigkeit von 27,7%, bei Kindern bis zum 1. Lebensjahr zu 20,0% und bei Erwachsenen zu 13,3% ohne sonstige Anomalien beobachtet.

Die Purkinje-Zellen wandern in die Richtung ihrer endgültigen Platzierung in der Zeit zwischen der 6. und 13. Fetalwoche mit Höhepunkt in der 9. und 10. Woche, ausgehend von einer Matrixzone am Dach des 4. Ventrikels. Größere Inseln dicht liegender Purkinje-Zellen sieht man gelegentlich in den Markzungen der Kleinhirnläppchen.

In der weißen Substanz des Rückenmarks finden sich bei etwa 2% der eigenen Routineobduktion vereinzelt heterotope Nervenzellen. Sie ähneln denen der Clarke-Säule. In gleicher Häufigkeit werden sie in den Spinalnervenwurzeln angetroffen (Hori 1988). Die erste Beschreibung solcher heterotoper Nervenzellen in den Vorderwurzeln des Petromyzon (Neunauge) erfolgte durch Sigmund Freud (1879). Der mangelnde Erfolg einer posterioren Rhizotomie bei der Schmerztherapie wird erklärt durch das Vorhandensein solcher sensorischen Ganglienzellen in den Vorderwurzeln und ihren „transanteroradikulären sensorischen Bahnen" (Coggeshall et al. 1975).

▪ Arachnoidalzyste

Die Pathogenese der Arachnoidalzyste ist vielfältig. Erworbene Arachnoidalzysten sind häufig. Kongenitale Zysten bestehen aus Arachnoidalzellen mit intensiver Proliferation der Kollagenfasern. Sie entstehen durch die Absplitterung der Arachnoidalmembran von der Dura. Häufig finden sie sich in den Sylvius-Furchen (49%), im zerebellopontinen Winkel (11%), im Bereich der Vierhügelplatte (10%), im Kleinhirnwurmbereich (9%) und etwas seltener im interhemisphärischen oder intrapedunkulären Bereich (Rengachary u. Watanabe 1982).

Gelegentlich können Fragmente von Plexusgewebe innerhalb der Arachnoidalzyste gefunden werden, nicht nur im Bereich des Kleinhirnbrückenwinkels, in dessen Nähe der Plexus chorioideus regulär vorhanden ist, sondern auch in anderen Lokalisationen, wie z. B. am Temporalpol (Nakagawa et al. 1988). Histologisch/pathogenetisch sollten plexusaberrationsbedingte, (glio)-ependymale, neuroepitheliale (neurenterische), sowie Dandy-Walker-Zysten (siehe Dandy-Walker Anomalie) von den sonstigen Zysten unterschieden werden.

Druckbedingte Verformungen des Temporalpols durch die Arachnoidalzysten sollten nicht irrtümlich als primäre Temporallappenagenesie interpretiert werden.

■ Ektopische Gehirnmasse (paraneuraxiale neurale Ektopie)

Extrem selten findet sich, bevorzugt in parapharyngealer und retroperitonealer Lokalisation (Tabelle 2.6), ein gut differenziertes, zentralnervöses Gewebe, gelegentlich auch von Plexus- und Meningealgewebe begleitet und meist von der Dura umhüllt. Die Ektopie liegt nicht auf der Mittellinie und hat keinen Zusammenhang mit dem ursprünglichen ZNS-Gewebe. Aus diesem Grund unterscheidet sie sich von einer Enzephalozele, einschließlich dem sog. nasalen Gliom. Ferner unterscheidet sie sich aufgrund ihrer differenzierten Struktur von einer Neoplasie (z. B. Teratom) und vom Fetus in fetu (Hori et al. 1998).

2.3.6 Mit Schädelanomalien verbundene Störungen der Hirnentwicklung

Das knöcherne Kranium besteht histogenetisch aus Fibrokranium (Schädelkalotte) und Chondrokranium (Basikranium). Die Schädelanomalien können mit zentralnervöser Fehlbildung, aber auch mit Stoffwechselerkrankungen verbunden sein. Inwieweit an den Schädelanomalien genetische oder exogene Faktoren beteiligt sind, ist noch nicht geklärt.

■ Megalenzephalie und Makrozephalie

Bei der Megalenzephalie ist das Gehirn überdurchschnittlich groß und schwer (rund 1600 g oder mehr), wobei die Grenze zwischen normalem und pathologischem Gehirngewicht – abhängig von unterschiedlich definierten Kriterien – nicht eindeutig festgelegt ist (Friede 1989). Schwere Gehirne können sowohl bei talentierten als auch bei geistig retardierten Menschen beobachtet werden. Die Megalenzephalie ist immer mit einer Makrozephalie – Vergrößerung des Schädels – vergesellschaftet.

Im weiteren Sinne wird der Terminus Megalenzephalie auch beschreibend bei andersartigen Erkrankungen gebraucht, so bei Gangliosidosen, bei M. Alexander, Gliomatosis cerebri, Lhermitte-Duclos-Krankheit oder bei der tuberösen Sklerose. Im engen Sinne sollte er jedoch nur bei einer primären Hyperplasie des Gehirns angewendet werden. In diesen Fällen sind alle Areale des Gehirns gleichmäßig hyperplastisch. Das Kortexband ist breit und das Volumen des Großhirnmarks vermehrt, während das Ventrikelsystem normal groß ist. Es können Mikroanomalien wie z. B. neuronale Heterotopien vorkommen.

Dagegen sind Gehirnmissbildungen bei den *Hemimegalenzephalien* die Regel.

■ Mikrenzephalie und Mikrozephalie

Unter *Mikrozephalie* versteht man einen abnorm kleinen Kopf. Als Ursache kommen Miss- oder Fehlbildungen, enzephaloklastische Prozesse („fetal brain disruption sequence," Hydranenzephalie/Porenzephalie, multizystische Enzephalopathie) oder angeborene Stoffwechselerkrankungen in Frage. Eine Mikrenzephalie kann bereits pränatal entstehen (Ultraschalluntersuchungen!) oder sich erst postnatal als Folge zerebraler Schäden entwickeln.

Tabelle 2.6. Extraneurale Ektopie (nach Hori et al. 1998)

Beschreibung/Lokalisation	Literatur
Paraneuraxiale neurale Ektopie	
Parakraniale/parapharyngeale Gehirnmasse	Farhat u. Hudson 1969; Wakai et al. 1983; Moritz et al. 1995
Paraspinale/retroperitoneale Gehirnmasse (abdominales Gehirn)	Hori et al. 1998
Paraneuraxiale Fragmente der neuroglialen Gewebe	
Kopfhaut	Lee u. McLaurin 1955; Jackson u. Moore 1969; Zook et al. 1984
Schädelkalotte	Flynn u. Yousem 1991
Dura	Ho 1987
Extraneuraxiale neurogliale/mesenchymale Gewebe mit oder ohne weitere pathologische Differenzierung	
Gehirnfragmente submandibulär oder in der Lunge bei Anenzephalie	Okeda 1978
Meningealgewebe in der Kopfhaut	Eigener Fall
Kutanes Meningeom	Daugaard 1983
Pulmonales Meningeom	Flynn u. Yousem 1991; Kaleem et al. 1997
Subkutanes kokzygeales Ependymom	Bale 1980; Lemberger et al. 1989
Subkutane neuroepitheliale Zyste	Harrist et al. 1982

Bei der *Mikrenzephalie* handelt es sich um eine primäre Hypoplasie des Gehirns mit entsprechenden Fehlbildungen, vorwiegend im Telenzephalon (eine Mikrozephalie ist dabei obligat).

In diese Gruppe gehört die *Micrencephalia vera* (klassische Definition nach Giacomini 1885), die sporadisch oder autosomal-rezessiv auftritt. Die Patienten zeigen einen auffällig kleinen Kopf mit einer hirnwindungsartig geformten Kopfschwarte (Cutis verticis gyrata). Die Patienten sind meist schwer bis mittelgradig psychomotorisch retardiert. Das Großhirn ist klein und die Anzahl der Windungen reduziert, das Windungsrelief einfach strukturiert. Die Basalganglien sind meist von normaler Größe. Der Kortex zeigt eine kolumnale Zellanordnung; gelegentlich sind noduläre Heterotopien zu finden. Die infratentoriellen Strukturen sind meist normal ausgebildet, so dass das Kleinhirn bei der makroskopischen Betrachtung auffällig groß wirkt und sein Gewichtsanteil entsprechend hoch ist. Hingegen sind bei der autosomal-dominant auftretenden Mikrozephalie Intelligenzstörungen und Gehirnanomalien geringer ausgeprägt (McKusick 1998).

> Röntgenstrahlen können bis zum 5. Gestationsmonat eine Mikrenzephalie verursachen. Die Schwangeren, die die Atombombenexplosion in Japan überlebt haben, zeigten eine erhöhte Geburtsrate mikrenzephalischer Babys. Mehr als 40 Mikrozephaliefälle sind bekannt (Exposition vor 26. Gestationswoche, meist zwischen 8. und 15. Woche). Durch die später entwickelte, genauere Messung von fetal absorbierten radioaktiven Dosen wurde ein gehäuftes Vorkommen der geistigen Retardierung und der Mikrozephalie nach der Atombombenexposition bestätigt (Otake et al. 1989).
>
> Molekulargenetisch ist eine Mutation der FGFR3 (Fibroblast growth factor 3) kodierenden Gene für diese Erkrankung verantwortlich. Möglicherweise spielt eine Anomalie des Chromosoms 1 eine Rolle, auf dem eine Lokalisation eines der Mikrozephaliegene vermutet wird (Plummer 1984).
>
> Im Experiment führten auch zahlreiche andere teratogene Faktoren zur Mikrenzephalie, neben Röntgenstrahlen z.B. chemische, DNS-schädigende Mittel wie z.B. Ethylnitrosourea (Pfaffenroth et al. 1974) und sogar die Langzeitanwendung von Kortikosteronen (Howard 1968; Sobel 1978).

Eine Sonderform der Mikrozephalie ist das *Seckel-Syndrom*. Es tritt sporadisch auf und ist gekennzeichnet durch zusätzliche, charakteristische kraniofaziale Anomalien (fliehende Stirn mit Übergang zur Nasenwurzel ohne frontonasalen Winkel, Exophthalmos, Anti-Down-Augenschlitze, Mikrognathie, tiefsitzende dysplastische Ohrmuscheln), intrauterine Entwicklungsretardierung (Hypotrophie/Hyposomie), postnatale mentale Retardierung, evtl. Skelettanomalien sowie unterschiedliche hormonale Störungen. Ursache ist eine reduzierte Neuroblastenproduktion im Telenzephalon und eine primäre Differenzierungsretardierung Hormon produzierender Adenohypophysenzellen (Hori et al. 1987).

■ Akranie

Als Akranie wird das Fehlen der bindegewebig vorgebildeten Schädelknochen bei Erhaltung, wenn auch anomaler Bildung des Gesichtsschädels bezeichnet. Das ZNS ist beschränkt auf Ansammlungen ungeordneter, von Bindegewebe und Gefäßen durchzogener Nervenzellhaufen, die nur selten topographische Rückschlüsse auf bestimmte Kerngebiete erlauben.

■ Atelenzephalie und Aprosenzephalie (atelenzephalische Mikrozephalie)

Während die Kalotte ausgebildet ist, zeigt das hochgradig mikrenzephale Gehirn anstelle der Großhirnhemisphären eine solide lobulierte Masse gliomesenchymalen Gewebes mit gelegentlicher Verkalkung. Vom Mittelhirn ab kaudalwärts, einschließlich des Kleinhirns, sind die zentralnervösen Strukturen (abgesehen vom Fehlen der Pyramidenbahn) fast normal.

Falls nicht nur das Telenzephalon, sondern auch das Dienzephalon fehlt, wird dies als *Aprosenzephalie* bezeichnet. Eine Aprosenzephalie mit kraniofazialer Anomalie wie bei Holoprosenzephalie (s. oben) wird als XK-Aprosenzephalie bezeichnet (Lurie et al. 1980). Die Kinder mit dieser Fehlbildung können etwa ein Lebensjahr überleben. Vereinzelt wurde eine Chromosomenanomalie (13q) beschrieben (Towfighi et al. 1987).

■ Platybasie und basiläre Impression

Zu den Fehlbildungen im kraniospinalen Übergangsbereich gehören die röntgenologisch nachweisbare Platybasie und die basiläre Impression, die gelegentlich mit einer okzipitoatlantischen Fusion verbunden ist. Primäre zentralnervöse Störungen sind hiermit nicht verknüpft, doch kann es zu druckbedingten Sekundärschäden kommen.

Osteogenesis imperfecta

Die Osteogenesis imperfecta des Typs 2 ist eine letale Erkrankung, die durch eine Mutation der Typ-1-Kollagen-Gene entsteht. Sie kann von Migrationsstörungen, Gliosen der weißen Substanz und kortikalen Differenzierungsstörungen begleitet sein (Emery et al. 1999).

Bei der Osteogenesis imperfecta vom Typ 1 sind keine ZNS-Anomalien bekannt.

Thanatophore Dysplasie

Diese Anomalie kann von einem trilobulär deformierten Kopf (einst als Kleeblattschädel beschrieben) begleitet sein. Die Form des Gehirns wird durch die primäre Dysplasie bedingt und ist keine sekundäre Deformierung durch die Schädelanomalie. Die Windungen des Temporallappens sind grob und werden durch abnorm tiefe Furchen geteilt, in denen auch Divertikel des Seitenventrikels beobachtet werden können. Periventrikulär sind Heterotopien verschiedener Häufigkeit und Ausdehnung zu beobachten. Die Hippokampusformation ist hochgradig dysplastisch. Die infratentoriellen Strukturen sind in der Regel makroskopisch und mikroskopisch regelrecht strukturiert. Molekulargenetisch ist eine Mutation der FGFR3 (Fibroblast growth factor 3) kodierenden Gene für diese Erkankung verantwortlich.

Kraniale Synostosen, Crouzon- und Apert-Syndrom

Eine frühzeitige Kraniosynostose wird durch die Dislokation des Ossifikationszentrums auf die Nahtlinie verursacht. Die Sagittalnahtsynostose wird meistens von keinen Anomalien des Gehirns begleitet, jedoch ist das Volumenwachstum des Gehirns gestört. Deswegen kann ein frühzeitiger neurochirurgischer Eingriff indiziert sein.

Als *Plagiozephalie* wird eine asymmetrische Manifestation der kraniofazialen Dysostose mit Synostose der Lambdanaht bezeichnet, als *Trigonozephalie* die spitzwinklig zulaufende Form beider Stirnbeine. Falx und Sella turcica fehlen hier gewöhnlich (Lemire et al. 1975; Friede 1989).

Die Kraniosynostose wird gelegentlich von einer Hypoplasie des Gesichtsschädels begleitet (*Crouzon-Syndrom*).

Das sporadisch mit einer Häufigkeit von 1:50 000 Geburten auftretende *Apert-Syndrom* (Akrozephalosyndaktylie) ist neben der kraniofazialen Synostose gekennzeichnet durch Proptose und mittelfaziale Hypoplasie, mit einer kutanoossären Syndaktylie an Händen und Füßen. Das Syndrom kann von einer okzipitalen Enzephalozele und einem Balkenmangel begleitet werden (Gershoni-Baruch et al. 1991). Klinisch sind die Patienten meist geistig retardiert. Molekulargenetisch wurde eine Mutation im Bereich des FGFR-2-Gens Exon IIIa nachgewiesen (Lajeunie et al. 1999).

2.3.7 Anomalien der Hypophyse

Der von den Epithelien des Pharyngealdachs stammende Vorderlappen der Hypophyse (Rathke-Tasche) und der aus der ventralen hypothalamischen Vorstülpung entstandene Hinterlappen haben vom Anfang der Organogenese an Kontakt (4.–5. Gestationswoche). In der mittleren und späteren Fetalzeit sind im Hinterlappen (im posterioren peripheren Bereich) gelegentlich aberrante neuroepitheliale Rosetten vorhanden, nie jedoch postnatal. Aberrante Speicheldrüsenzellen können dagegen im Erwachsenenalter als Zufallsbefund im Hinterlappen in der Nähe der Grenze zur Pars intermedia gefunden werden (Schoshet et al. 1974). Ektopische Speicheldrüsenadenome im Sellabereich (Hampton et al. 1997) entstammen möglicherweise solchen aberranten Speicheldrüsenfragmenten.

Etwa in der 8. Gestationswoche entsteht im Kraniopharyngealkanal die *Pharyngealhypophyse* (Hori et al. 1999) durch Separation von der eigentlichen Adenohypophyse. Nach der Schließung des Kraniopharyngealkanals bleibt die Pharyngealhypophyse im Pharyngealdach. Die Pars distalis migriert in die spätere Sella turcica. Die Pharyngealhypophyse existiert physiologisch bei allen Individuen lebenslang, produziert alle Vorderlappenhormone (Beginn der Hormonproduktion: 16.–18. Gestationswoche, etwa 4–6 Wochen später als Pars distalis). Sie kann auf innensekretorische Veränderungen wie bei Schwangerschaft reagieren, ist wegen der kleinen Volumina (1:1000 der Pars distalis) und des Fehlens der Verbindung mit dem Hypothalamus aber nicht fähig, eventuelle Ausfälle der Funktion der Pars distalis zu kompensieren.

Als physiologisches Geschehen gilt eine „basophile Invasion" der ACTH sezernierenden Zellen der Pars intermedia im Hinterlappen (Hori et al. 1999), beginnend bereits in der Fetalzeit.

Das Fehlen der Hypophyse ist nicht immer gleichbedeutend mit einer Agenesie. Eine solche besteht bei gleichzeitigem Fehlen der Pharyngealhypophyse wie bei Holoprosenzephalie. Bei Anenzephalie fehlt die Hypophyse in 50% der Fälle, jedoch ist hier die Pharyngealhypophyse vorhanden. Man nimmt deswegen an, dass die Hypophyse bei Anenzephalie wegen der dysraphischen Störung zerstört und analog der telenzephalen Dysraphie durch eine Area „hypophyseovasculosa" ersetzt ist. Unabhängig von der Ursache folgt dem Fehlen der Adenohypophyse eine schwere innersekretorische Störung.

Beim *Meckel-Syndrom* kann die Neurohypophyse fehlen (Kjaer 1999). Das *Pallister-Hall-Syndrom* besteht aus einer Agenesie der Hypophyse und einem großen hypothalamischen ganglionären Hamartom. Zusätzlich bestehen Hypopituitarismus, Atresie des Anus und eine postaxiale Polydaktylie.

Beim *Kallmann-Syndrom* liegt ein hereditärer Hypogonadismus mit Anosmie vor. Morphologisch besteht das Syndrom aus Fehlen der hypothalamischen Neuronen, die GnRH produzieren, und einer Aplasie des Olfaktorius. Beim X-verbundenen Kallmann-Syndrom ist das Gen KAL1 auf Chromosom Xp22.3 lokalisiert (Fanco et al. 1991).

2.3.8 Verdoppelungen des Gehirns, des Rückenmarks und der auf der Mittellinie befindlichen Gewebe

Unvollständige Verdoppelungen eines Individuums (sog. siamesische Zwillinge) durch inkomplete Teilung der befruchteten Eizelle gehören zu den schwersten Missbildungsformen.

> Darüber hinaus gibt es innerhalb eines Individuums Verdoppelungen einzelner oder mehrerer Organe. Bei der kompletten Verdoppelung des Kopfes kann jeweils ein komplettes Gehirn beobachtet werden (Dicephalus bibrachius, s. Abb. 2.5), wobei nur eines oder beide verschiedene Missbildungen aufweisen können. Bei Dicephalus bibrachius kann auch das Rückenmark verdoppelt sein, das eine symmetrische mediale Hemihypoplasie aufweist.

Die Neurone bzw. Neuriten dieser medialen Seiten haben keine oder sehr wenige Innervationsziele. Daher erhalten die sich entwickelnden Neurone, die kein synaptisches Ziel finden, keine NGFs (nerve growth factors) und sterben ab. Dies wird vom Autor als „No-target-no-development-Prinzip" bezeichnet.

Beim *Zephalopagus* sind 2 Gehirne teilweise „verschmolzen" bzw. unvollständig getrennt (Abb. 2.6).

Auch ohne Doppelbildung des Körpers ist eine Verdoppelung von Teilen des ZNS unterschiedlicher Ausprägung möglich, insbesondere beim „median cleft face syndrome" mit hypothalamohypophysärer, hypophysärer, hypophysär-spinaler und/oder Kleinhirn-Rückenmark-Verdoppelung (s. 2.3.2, „Diastematomyelie und Diplomyelie"). Falls ursprünglich eine Verdoppelung des Notochords vorhanden war, zeigen die Organe, die dadurch induziert wurden, eine Verdoppelung.

Die seltene Verdoppelung eines Organ- oder Gewebsteils, das sich normalerweise auf der Mittellinie befindet, wird als unvollständige Verdoppelung des Körpers interpretiert, wie z. B. die Doppelhypophyse: Die beiden Hypophysen besitzen einen je eigenen Hypophysenstiel und befinden sich parallel in einer je eigenen Sella turcica. Die Verteilung und die Population der Hormon produzierenden Zellen sind nach eigenen Untersuchungen in beiden Hypophysen normal. Das Bild entsteht im Rahmen einer Teilverdoppelung des Individuums, verursacht durch Verdoppelung des Notochords. Deswegen findet man zusätzlich noch eine Verdoppelung verschiedener Organe und Gewebe (z. B. Fissura anterior spinalis, Nucleus pulposus), die vom Notochord induziert werden.

2.3.9 Ätiologisch charakterisierbare Syndrome (Chromosomenanomalien, fetales Alkoholsyndrom)

Charakteristisch für Gehirnmissbildungen bei Chromosomenanomalien ist, dass die Determinationsperiode nicht bestimmt werden kann, da die Anomalien durch fehlerhafte Gen-Programmierung heterochron entstehen.

Alle Chromosomenanomalien weisen in einem hohen Prozentsatz Matrixzellheterotopien im Zahnkern des Kleinhirns auch noch nach dem 4. Lebensmonat auf.

Auch andere als die im Folgenden aufgeführten Chromosomenanomalien können mit Missbildungen des ZNS verbunden sein, wie die Trisomie 9 (Mikrenzephalie, kraniofaziale Anomalien, Dandy-Walker-Anomalie), das 13q-Syndrom (Atelenzephalie; Towfighi et al. 1987) oder die Sexchromosomenanomalie (Adams-Bicker-Syndrom, Fragiles-X-Syndrom).

Trisomie 21 (Down-Syndrom)

Klinik. Die Häufigkeit dieses Syndroms wird mit 1,4 pro 1000 Geburten angegeben; sie zeigt eine abnehmende Tendenz. Die Makroglossie, die bei den betroffenen Kindern zu den angeborenen Anomalien zählte, wird heute als ein Teilaspekt einer generalisierten Muskeltonusschwäche angesehen. Sie kann durch eine frühzeitige adäquate Therapie prophylaktisch behandelt werden.

Bekannt ist beim Down-Syndrom ferner eine frühzeitige degenerative Veränderung des Gehirns im Sinne eines M. Alzheimer. Weiterhin finden sich gehäuft Herzfehler, Leukämien, M. Hirschsprung sowie die Moyamoya-Krankheit (Fukuyama et al. 1992).

■ **Morphologie.** Bei Trisomie 21 fehlen spezifische und charakteristische Gehirnbefunde. In seltenen Fällen sind unspezifische Veränderungen wie eine Verminderung des Gehirngewichtes, eine verkürzte Hirnlänge (kugelige Form des Gehirns) und ein dorsobasal ausgerichteter Gyrus temporalis superior erkennbar. Im relativ kleinen Kleinhirn können histologisch häufig dysgenetische Kleinhirnrindenstrukturen in Nodulus und Flokkulus nachgewiesen werden (zerebelläre Heterotopien). Vielfach sind in den Basalganglien und gelegentlich auch im Großhirnmark Mineralisationen zu beobachten.

Mit der Golgi-Methode ließ sich eine frühzeitige Atrophie der Dendriten sowie Verminderung der Zahl der Spines entlang der apikalen sowie basalen Dendriten nachweisen (Suetsugu u. Mehraein 1980; Becker et al. 1986). Elektronenmikroskopisch fand sich allerdings keine signifikante Reduktion der synaptischen Population im Neokortex (Cragg 1975).

■ Trisomie 13 (Pätau-Syndrom)

■ **Klinik.** Diese Chromosomenanomalie ist bei etwa 1:4600 Geburten zu sehen, bei Mädchen häufiger als bei Jungen. Sie ist gekennzeichnet durch Gehirnmissbildungen des Holoprosenzephaliespektrums (s. 2.3.4). Zusätzlich zur kraniofazialen Anomalie können Missbildungen vorwiegend an den Akren beobachtet werden. Oft sind gleichzeitig schwere innere Missbildungen vorhanden, insbesondere an den Augen, am Herzen und an den omphalointestinalen sowie urogenitalen Organen.

Das vor der Zeit der Chromosomenanalyse bekannte Ulrich-Feichtiger-Syndrom (Dyskraniopygophalangie) ist sowohl klinisch als auch morphologisch höchstwahrscheinlich mit dem Trisomie-13-Syndrom identisch.

■ **Morphologie.** Im Vordergrund steht die Holoprosenzephalie. Daneben finden sich im hypoplastischen Kleinhirn Heterotopien in verschiedenen Kombinationen und in schwerster Ausprägung (Vorman 1966; Terplan et al. 1966).

■ Trisomie 18 (Edwards-Syndrom)

■ **Klinik.** Die Häufigkeit wird mit 1:3500–7000 Geburten angegeben. Wie die Trisomie 21 wird das Syndrom bei Kindern älterer Mütter häufiger beobachtet. Die Kinder mit dieser Anomalie haben meist schwere innere Missbildungen, werden tot geboren oder sterben früh.

■ **Morphologie.** Auch diese Anomalie ist mit telenzephalen Entwicklungsstörungen verbunden, die aber nicht den Schweregrad der Holoprosenzephalie erreichen. Man sieht eher als Mikrodysgenesien anzusprechende Anomalien in der Entwicklung der Hippokampusregion, des Corpus geniculatum laterale, des Gyrus cuneus und der unteren Olive (Michaelson u. Gilles 1972).

■ Fetales Alkoholsyndrom

■ **Klinik.** Durch schweren Alkoholabusus der Mutter im ersten Trimenon der Schwangerschaft kommt es zu einer Schädigung des Fetus. Die betroffenen Kinder zeigen eine Hyposomie, die bereits in utero erkannt werden kann, eine Mikrozephalie und leichte, jedoch typische kraniofaziale Dysmorphien: kurze Augenspalte, breite Nasenwurzel, flaches und langes Philtrum und dünne Oberlippe, gelegentlich auch Blepharophimose mit nach außen schräg abfallenden Lidachsen.

Nach einer Follow-up-Studie (Streissguth et al. 1991) bilden sich diese kraniofazialen Dysmorphien bis zum Adoleszentenalter teilweise zurück. Die Körpergröße kann sich in dieser Zeit dem Durchschnittswert nähern, während der IQ durchschnittlich deutlich erniedrigt bleibt (die Variation ist hierbei sehr groß; die Kinder können bei rechtzeitiger Diagnose und geeigneten Erziehungsmaßnahmen ihre Lernfähigkeit steigern).

■ **Morphologie.** Im Gegensatz zu den relativ einheitlichen klinischen Merkmalen zeigen die neuropathologischen Befunde ein breites Spektrum von Hydrozephalie, Heterotopien im Parenchym und in den Leptomeningen, Dandy-Walker-Syndrom, Agenesie des Balkens, Dysraphien und Porenzephalie (Peiffer et al. 1979), je nach dem Einwirkungszeitpunkt von Äthanol bzw. seinem Metaboliten Azetaldehyd.

Literatur

Aleksic S, Budzilovich G, Greco MA et al. (1983) Iniencephaly: a neuropathologic study. Clin Neuropathol 2: 55–61

Atkinson JLD, Kokmen E, Miller GM (1998) Evidence of posterior fossa hypoplasia in the familial variant of adult Chiari I malformation: case report. Neurosurgery 42: 401–403

Bale PM (1980) Ependymal rests and subcutaneous sacrococcygeal ependymoma. Pathology 12: 237–243

Barr M Jr, Hanson JW, Currey K et al. (1983) Holoprosencephaly in infants of diabetic mothers. J Pediatr 102: 565–568

Bass NH, Young E (1973) Effects of hypothyroidism on the differentiation of neurons and glia in developing rat cerebrum. J Neurol Sci 18: 155–173

Becker LE, Armstrong DL, Chan F (1986) Dendritic atrophy in children with Down's syndrome. Ann Neurol 20: 520–526

Bell JE, Gordon A, Maloney AFJ (1980) The association of hydrocephalus and Arnold-Chiari malformation with Spina bifida in the fetus. Neuropathol Appl Neurobiol 6: 29–39

Belloni E, Muenke M, Roessler E et al. (1996) Identification of sonic Hedgehog as a candidate gene for holoprosencephaly. Nat Genet 14: 353–356

Benke PJ, Cohen MM Jr (1983) Recurrence of holoprosencephaly in families with a positive history. Clin Genet 24: 324–328

Brown SA, Warburton D, Brown LY et al. (1998) Holoprosencephaly due to mutations in ZIC2, a homologue of Drosophila odd-paired. Nat Genet 20: 180–183

Büchner F (1966) Die allgemeine Pathologie der Entwicklung. Mißbildungen und Mißbildungskrankheiten. In: Büchner F, Allgemeine Pathologie, 5. Aufl. Urban & Schwarzenberg, München, S 365

Byrne J, Warburton D (1986) Neural tube defects in spontaneous abortions. Am J Med Genet 25: 327–333

Campbell LR, Dayton DH, Sohal GS (1986) Neural tube defects: a review of human and animal studies on the etiology of neural tube defects. Teratology 34: 171–187

Chapman PH, Swearingen B, Caviness VS (1989) Subtorcular occipital encephalocele. Anatomical considerations relevant to operative management. J Neurosurg 71: 375–381

Chiari H (1891) Ueber Veränderungen des Kleinhirns infolge von Hydrocephalie des Grosshirns. Dtsch Med Wochenschr 17: 1172–1175

Chiari H (1895) Ueber Veränderungen des Kleinhirns, des Pons und der Medulla oblongata infolge von kongenitaler Hydrocephalie des Grosshirns. Denkschr Akad Wiss Wien 63: 71–116

Choi BH, Lapham LW, Amin-Zaki L et al. (1978) Abnormal neuronal migration, deranged cerebral cortical organization, and diffuse white matter astrocytosis of human fetal brain: A major effect of methylmercury poisoning in utero. J Neuropathol Exp Neurol 37: 719–733

Chuong CM (1990) Adhesion molecules (N-CAM and tenascin) in embryonic development and tissue regeneration. J Craniofac Genet 10: 147–161

Clarke PGH (1990) Developmental cell death: morphological diversity and multiple mechanism. Anat Embryol 181: 195–213

Coggeshall RE, Appelbaum ML, Franzen M et al. (1975) Unmyelinated axons in human ventral roots: a possible explanation for the failure of dorsal Rhizotomy to relieve pain. Brain 98: 157–166

Colmant HJ (1955) Der Aquäduktverschluß. Dysgenetische Gliosen und verwandte Prozesse. Arch Psychiat Z Neurol 194: 17–35

Cooper IS, Kernohan JW (1951) Heterotopic glial nests in the subarachnoid space: histopathologic characteristics, mode of origin and relation to meningeal gliomas. J Neuropathol Exp Neurol 10: 16–29

Cowchock S, Ainbender E, Prescott G et al. (1980) The recurrence risk for neural tube defects in the United States: a collaborative study. Am J Med Genet 5: 309–314

Cragg BG (1975) The density of synapses and neurons in normal, mentally defective and ageing human brains. Brain 98: 81–90

Dambska M, Wisniewski K, Sher JH (1983) Lissencephaly: two distinct clinico-pathological types. Brain Dev 5: 302–310

Daugaard S (1983) Ectopic meningioma of a finger. Case report. J Neurosurg 58: 778–780

Dellmann HD (1985) Fine structural organization of the subfornical organ. A concise review. Brain Res Bull 15: 71–78

Detrick RJ, Dickey D, Kintner CR (1990) The effect of N-cadherin misexpression on morphogenesis in Xenopus embryo. Neuron 4: 493–506

DeVore GR, Woodbury DM (1977) Phenytoin: an evaluation of several potential teratogenic mechanisms. Epilepsia 18: 387–396

Dieker H, Edwards RH, ZuRhein G et al. (1969) The lissencephaly syndrome. Birth Defects 5: 53–64

Dobyns WB (1989) Agenesis of the corpus callosum and gyral malformations are frequent manifestations of nonketotic hyperglycinemia. Neurology 39: 817–820

Dobyns WB, Truwit CL, Ross ME et al. (1999) Differences in the gyral pattern distinguish chromosome 17-linked and X-linked lissencephaly. Neurology 53: 270–277

Dolk H, Dewals P, Gillerot Y et al. (1991) Heterogeneity of neural tube defects in Europe. The significance of site of defect and presence of other major anomalies in relation to geographic differences in prevalence. Teratology 44: 547–559

Duckett S, Winick M (1981) Malnutrition and brain dysfunction. In: Black P (ed) Brain dysfunction in children. Etiology, diagnosis and management. Raven, New York, pp 109–130

Eggers C, Hamer J (1979) Hydrosyringomyelia in childhood: clinical aspects, pathogenesis and therapy. Neuropädiatrie 10: 87–90

Elwood JH (1976) Major central nervous system malformations notified in Northern Ireland, 1969 to 1973. Dev Med Child Neurol 18: 512–520

Emery JL, Lendon RG (1973) The local cord lesion in neurospinal dysraphism (meningomyelocele). J Pathol 110: 83–96

Emery SC, Karpinski NC, Hansen L et al. (1999) Abnormalities in central nervous system development in osteogenesis imperfecta type II. Pediatr Dev Pathol 2: 124–130

Erikson PS (1998) Neurogenesis in the adult human hippocampus. Nat Med 11: 1313–1317

Erkan K, Unal F, Kiris T (1999) Terminal syringomyelia in association with the tethered cord syndrome. Neurosurgery 45: 1351–1359

Fanco B, Guioli S, Pragliola A et al. (1991) A gene deleted in Kallmann's syndrome shares homology with neural cell adhesion and axonal path-finding molecules. Nature 353: 529–536

Farhat SM, Hudson JS (1969) Extracerebral brain heterotopia. Case report. J Neurosurg 30: 190–194

Ferrer I, Soriano E, Del Rio JA et al. (1992) Cell death and removal in the cerebral cortex during development. Prog Neurobiol 39: 1–43

Finke J, Koch G (1968) Das Cavum septi pellucidi: Vorkommen und Aussagewert. Bericht über 128 Fälle. Dtsch Z Nervenheilkd 193: 154–157

Fischer RG, A, Keth HM (1952) Spina bifida and cranium bifidum: study of 530 cases. Proc Mayo Clin 27: 33–38

Flynn SD, Yousem SA (1991) Pulmonary meningiomas. A report of two cases. Hum Pathol 22: 469–474

Fox JW, Lamperti ED, Eksioglu YZ et al. (1999) Mutations in filamin 1 prevent migration of cerebral cortical neurons in human periventricular heterotopia. Neuron 21: 1315–1325

Fraser FC, Czeizel A, Hanson C (1982) Increased frequency of neural tube defects in sibs of children with other malformations. Lancet 2: 144–145

Freud S (1879) Über Spinalganglien und Rückenmark des Petromyzon. Sitzungsber Kaiserl Akad Wiss Wien 78: 81–167

Friede RL (1989) Developmental neuropathology, 2nd edn. Springer, Berlin Heidelberg New York Tokyo

Fukuyama Y, Osawa M, Suzuki H (1981) Congenital progressive muscular dystrophy of the Fukuyama type – clinical, genetic and pathological considerations. Brain Dev 3: 1–29

Fukuyama Y, Osawa M, Kanai N (1992) Moyamoya disease (syndrome) and the Down syndrome. Brain Dev 14: 254–256

Gershoni-Baruch R, Nachlieli T, Guilburd JN (1991) Apert's syndrome with occipital encephalocele and absence of corpus callosum. Child Nerv Syst 7: 231–232

Giacomini C (1885) Contributo allo studio della microcefalia. Arch Psichiatr (Torino) 6: 63–81

Goerttler K (1964) Kyematopathien (Embryo- und Fetopathien). In: Becker PE (Hrsg) Humangenetik, Bd II. Thieme, Stuttgart, S 1–54

Goldring S, Hodges FH, Luse SA (1964) Ectopic neural tissue of occipital bone. J Neurosurg 21: 479–484

Gruber GB (1934) Beiträge zur Frage „gekoppelter" Mißbildungen (Akrocephalo-Syndaktylie und Dysencephalia splanchnocystica). Beitr Pathol Anat 93: 459–476

Guerrini R, Dobyns WB (1998) Bilateral periventricular nodular heterotopia with mental retardation and frontonasal malformation. Neurology 51: 499–503

Hamilton WT, Mossmann HW (1978) Human embryology. Prenatal development of form and function, 4th edn. Macmillan, London

Hampton TA, Scheithauer BW, Roijiani AM et al. (1997) Salivary gland-like tumors of the sellar region. Am J Surg Pathol 21: 424–434

Harrist TJ, Gang DL, Kleinman GM et al. (1982) Unusual sacrococcygeal embryologic malformations with cutaneous manifestations. Arch Dermatol 118: 643–648

Hertel G, Kramer S, Placzek E (1973) Die Syringomyelie. Nervenarzt 44: 1–13

Hibbard ED, Smithells RW (1965) Folic acid metabolism and human embryology. Lancet 1: 1254

Hirsch JF, Pierre-Kahn A, Renier D et al. (1984) The Dandy-Walker malformation. A review of 40 cases. J Neurosurg 61: 515–522

Hirt HR, Zdrojewski B, Weber G (1972) The manifestations and complications of intraspinal congenital dermal sinuses and dermoid cysts. Neuropädiatrie 3: 231–247

Ho KL (1987) Heterotopic neuroglial tissue in the cerebral dura mater. Clin Neuropathol 6: 246–249

Hori A, Fischer G, Dietrich-Schott B et al. (1982) Dimyelia, diplomyelia, and diastematomyelia. Clin Neuropathol 1: 23–30

Hori A, Fischer G, Friede RL (1983) Ventricular diverticles with localized dysgenesis of the temporal lobe in cloverleaf skull anomaly. Acta Neuropathol 60: 132–136

Hori A, Bardosi A, Tsuboi K et al. (1984) Accessory cerebral ventricle of the occipital lobe. Morphogenesis and clinical and pathological appearance. J Neurosurg 61: 767–771

Hori A, Tamagawa K, Eber SW et al. (1987) Neuropathology of Seckel syndrome in fetal stage with evidence of intrauterine developmental retardation. Acta Neuropathol 74: 397–401

Hori A (1988) Heterotopic neurons in human spinal nerve roots: what is their clinical significance? J Neurol 235: 348–353

Hori A, Brandis A, Walter GF et al. (1998) Retroperitoneal ectopic neural mass: "abdominal brain". Presentation of two cases and proposal of classification of paraneuraxial neural ectopia. Acta Neuropathol 96: 301–306

Hori A (1998) Developmental anomalies of the spinal cord. Neuropathology 18: 433–443

Hori A (1999) Morphology of brain malformations: beyond the classification, towards the integration. No Shinkei Geka 27: 969–985

Hori A, Schmidt D, Kuebber S (1999) Immunohistochemical survey of migration of human anterior pituitary cells in developmental, pathological, and clinical aspects: a review. Microsc Res Tech 46: 59–68

Howard E (1968) Reductions in size and total DNA of cerebrum and cerebellum in adult mice after corticosterone treatment in infancy. Exp Neurol 22: 191–208

Iglesias JR, Marin J, Salaices M et al. (1981) Existence and localization of adrenergic neurons in human and cat meninges. Acta Neuropathol Suppl 7: 61–63

Ingraham FD, Swan H (1943) Spina bifida and cranium bifidum (encephalocele); a survey of 546 cases. N Engl J Med 228: 559–563

Jackson FE, Moore BS (1969) Ectopic glial tissue in the occipital scalp. Arch Dis Childh 44: 428–430

James CCH, Lassmann LP (1972) Spinal dysraphism: spina bifida occulta. Butterworth, London

Jellinger K (1976) Spezielle Pathologie des zentralen und peripheren Nervensystems sowie der neuromuskulären Peripherie. In: Holzner JH (ed) Spezielle Pathologie III. Urban & Schwarzenberg, München, S 141

Jellinger K, Rett A (1976) Agyria-pachygyria (lissencephaly syndrome). Neuropädiatrie 7: 66–91

Johnson RT, Johnson KP (1968) Hydrocephalus following viral infection: the pathology of aqueductal stenosis developing after experimental mumps virus infection. J Neuropathol Exp Neurol 27: 591–606

Joubert M, Eisenring JJ, Robb JP et al. (1969) Familial agenesis of the cerebellar vermis. A syndrome of episodic hyperpnea, abnormal eye movements, ataxia, and retardation. Neurology 19: 813–825

Kaleem Z, Fitzpatrick MM, Ritter JH (1997) Primary pulmonary meningioma: Report of a case and review of the literature. Arch Pathol Lab Med 121: 631–636

Kammerer POH (2000) Apoptose. Dtsch Ärztebl 97: B1481–1488

Kaufmann MH (1983) Occlusion of the neural lumen in early mouse embryos analyzed by light and electron microscopy. J Embryol Exp Morphol 78: 211–228

Kelley RL, Roessler E, Hennekam RC et al. (1996) Holoprosencephaly in RSH/Smith-Lemli-Opitz syndrome: does abnormal cholesterol metabolism affect the function of sonic hedgehoc? Am J Med Genet 66: 478–484

Kempermann G, Kuhn HG, Gage FH (1997) Hippocampal neurons in adult mice living in an enriched environment. Nature 386: 493–495

Kjaer KW (1999) Malformations of cranial base structures and pituitary gland in prenatal Meckel syndrome. Acta Pathol Microbiol Immunol Scand A 107: 937–944

Kleihues P, Cavenee WK (2000) Pathology and genetics. Tumours of the nervous system. International Agency for Research on Cancer, Lyon, pp 135–136

Kobori JA, Herrick MK, Urich H (1987) Arhinencephaly. The spectrum of associated malformations. Brain 110: 237–260

Koch G (1966) Syringomyelie. In: Becker PE (Hrsg) Humangenetik, Bd V/1. Thieme, Stuttgart, S 112–129

Koch M, Fuhrmann W (1984) Epidemiology of neural tube defects in Germany. Hum Genet 68: 97–103

Kurtzke JF, Goldberg ID, Kurland LT (1973) The distribution of deaths from congenital malformations of the nervous system. Neurology 23: 483–496

Lajeunie E, Cameron R, El Ghouzzi V et al. (1999) Clinical variability in patients with Apert's syndrome. J Neurosurg 90: 443-447

Lee CM, McLaurin RL (1955) Heterotopic brain tissue as an isolated embryonic rest. J Neurosurg 12: 190-195

Lemberger A, Stein M, Doron J et al. (1989) Sacrococcygeal extradural ependymoma. Cancer 64: 1156-1159

Lemire RJ, Loeser JD, Leech RW et al. (1975) Normal and abnormal development of the human nervous system. Harper & Row, Hagerstown/MD

Levy EI, Heiss JD, Kent MS et al. (2000) Spinal cord swelling preceding syrinx development. Case report. J Neurosurg 92: 93-97

Li MG, Serr M, Edwards K et al. (1998) Filamin is required for ring canal assembly and actin organization during Drosophila oogenesis. J Cell Biol 146: 1061-1074

Lurie IW, Nedzved MK, Lazjuk GI et al. (1980) The XK-aprosencephaly syndrome. Am J Med Genet 7: 231-234

Majno G, Joris I (1995) Apoptosis, oncosis, and necrosis. An overview of cell death. Am J Pathol 146: 3-15

Marin-Padilla M (1983) Structural organization of the human cerebral cortex prior to the appearance of the cortical plate. Anat Embryol 168: 21-40

Mark MH, Farmer PM (1984) The human subfornical organ: an anatomic and ultrastructural study. Ann Clin Lab Sci 14: 427-442

Marubayashi T, Matsukado Y (1978) Intracranial extracerebral brain heterotopia. Case report. J Neurosurg 48: 470-474

Matsubayashi R, Uchino A, Kato A et al. (1998) Cystic dilatation of ventriculus terminalis in adults. MRI Neuroradiol 40: 45-47

McKusick VA (1998) Mendelian inheritance in man. A catalog of human genes and genetic disorders, vol 1-3. John Hopkins University Press, Baltimore

McMillan JJ, Williams B (1977) Aqueduct stenosis - case review and discussion. J Neurol Neurosurg Psychiatry 40: 521-532

Meckel JF (1822) Beschreibung zweier, durch sehr ähnliche Bildungsabweichungen entstellter Geschwister. Dtsch Arch Physiol 7: 99-172

Michaelson PS, Gilles FH (1972) Central nervous system abnormalities in trisomy E (17-18) syndrome. J Neurol Sci 15: 193-208

Mizuguchi M, Qin J, Yamada M, Ikeda K et al. (1999) High expression of doublecortin and KIAA0369m protein in fetal brain suggests their specific role in neuronal migration. Am J Pathol 155: 1713-1321

Mollgard K (1972) Histochemical investigation on the human foetal subcommissural organ. I. Carbohydrates and mucosubstances, proteins and nucleoproteins, esterase, acid and alkaline phosphatase. Histochemie 32: 31-48

Mollgard K, Moller M, Kimble J (1973) Histochemical investigations on the human fetal subcommissural organ. II. The „large granules". Histochemie 37: 61-74

Moritz JD, Emons D, Wiestler OD et al. (1995) Extracerebral intracranial glioneural hamartoma with extension into the parapharyngeal space. Am J Neuroradiol 16: 1279-1281

Morsier G de (1956) Etudes sur les dysraphiques crânio-encéphaliques; agénésie du septum lucidum avec malformation de tractus optique. La dysplasie septo-optique. Schweiz Arch Neurol Psychiat 77: 267-292

Müller K, Unger RR, Eckert H et al. (1969) Über parietale Encephalocelen. Z Kinderheilk 105: 187-209

Myrianthopoulos NC (1977) Concepts, definitions and classifications of congenital and developmental malformations of the central nervous system and related structures. North-Holland Publ, Amsterdam (Handbook of clinical neurology, vol XXX/1, pp 1-13)

Nakagawa Y, Nishida K, Matsumoto K et al. (1988) Etiology of arachnoid cysts. Review of surgical and postmortem findings. Neurol Med Chir Tokyo 28: 1096-1102

Noden DM (1991) Cell movements and control of patterned tissue assembly during craniofacial development. J Craniofac Genet Dev Biol 11: 192-213

Norman RM (1966) Neuropathological findings in trisomy 13-15 and 17-18 with special reference to the cerebellum. Dev Med Child Neurol 8: 170-177

Okada S, Nakagawa Y, Hirakawa K (1989) Syringomyelia extending to the basal ganglia. Case report. J Neurosurg 71: 616-617

Okeda R (1978) Heterotopic brain tissue in the submandibular region and lung. Report of two cases and comments about pathogenesis. Acta Neuropathol 43: 217-220

O'Rourke NA, Dailey ME, Smith SJ et al. (1992) Diverse migratory pathways in the developing cerebral cortex. Science 258: 299-302

Otake M, Yoshimaru H, Schull WJ (1989) Prenatal exposure to atomic radiation and brain damage. Cong Anom 29: 309-320

Paavola P, Salonen R, Weisenbach J et al. (1995) The locus for Meckel syndrome with multiple congenital anomalies maps to chromosome 19q21-q24. Nat Genet 11:213-215

Padmanabhan R (1991) Is exencephaly the forerunner of anencephaly? An experimental study on the effect of prolonged gestation on the exencephaly induced after neural tube closure in the rat. Acta Anat 141: 182-192

Parks JS (1999) Transcription factors regulating pituitary development. Growth Horm IGF Res Suppl B: 2-8

Passarge E, Lenz W (1966) Syndrom of caudal regression in infants of diabetic mothers: observations of further cases. Pediatrics 37: 672-675

Patten BM (1953) Embryological stages in the establishing of myeloschisis with spina bifida. Am J Anat 93: 365-395

Peach B (1965) Arnold-Chiari malformation. Morphogenesis. Arch Neurol 12: 527-535

Peiffer J (1980) Fehlbildungen (Mißbildungen) und Entwicklungsstörungen. In: Rotter W (Hrsg) Lehrbuch der Pathologie, Bd IV. Schattauer, Stuttgart

Peiffer J, Majewski F, Fischbach H et al. (1979) Alcohol embryo- and fetopathy. Neuropathology of 3 children and 3 fetuses. J Neurol Sci 41: 125-137

Perez-Castillo A, Martin-Lucas MA, Abrisqueta JA (1984) Is a gene for microcephaly located on chromosome 1? Hum Genet 67: 230-232

Pfaffenroth MJ, Das GD, McAllister JP (1974) Teratogenic effects of ethylnitrosourea on brain development in rats. Teratology 9: 305-316

Rakic P (1981) Neuronal-glial interaction during brain development. TINS 4: 184-187

Redecker C, Hagemann G, Gressens P et al. (2000) Kortikale Dysgenesien. Aktuelle Aspekte zur Pathogenese und Pathophysiologie. Nervenarzt 71: 238-248

Reichardt LF, Tomaselli KJ (1991) Regulation of neural development by the extracellular matrix. In: McDonald JA, Mecham RP (eds) Receptors for extracellular matrix. Academic Press, London, pp 157-193

Rengachary SS, Watanabe I (1982) Ultrastructure and pathogenesis of intracranial arachnoid cysts. J Neuropathol Exp Neurol 40: 61-83

Rio CE, Pinckney LE, Kennedy LA (1981) Craniolacunia without associated anomalies. Neuroradiology 22: 155-157

Rodriguez EM (1971) Comparative and functional morphology of the median eminence. In: Brain-endocrine interaction. Median eminence: structure and function. Karger, Basel, pp 319-334

Roelink H, Porter JA, Chaing C et al. (1995) Floor plate and motor neuron induction by different concentrations of the amino-terminal cleavage product of sonic hedgehog autoproteolysis. Cell 81: 445–455

Roessmann U, Hori A (1985) Agyria (lissencephaly) with anomalous pyramidal crossing. Case report and review of literature. J Neurol Sci 69: 357–364

Roth M (1986) Cranio-cervical growth collision: another explanation of the Arnold-Chiari malformation and of basilar impression. Neuroradiology 28: 187–194

Roume J, Genin E, Cormier-Daire V et al. (1998) A gene for Meckel syndrome maps to chromosome 11q13. Am J Hum Genet 63: 1095–1101

Saito Y, Murayama S, Kawai M et al. (1999) Breached cerebral glia limitans-basal lamina complex in Fukuyama type congenital muscular dystrophy. Acta Neuropathol 98: 330–336

Santavouri P, Somer H, Sainio K et al. (1989) Muscle-exebrain disease (MEB). Brain Dev 11: 147–153

Santi MR, Golden J (2001) Periventricular heterotopia may result from radial glia fiber disruption. J Neuropathol Exp Neurol 60: 856–862

Sarnat HB (1991) Cerebral dysplasias as expressions of altered maturational processes. Can J Neurol Sci 18: 196–204

Sarnat HB (1995) Ectopic or heterotopic? An appeal for semantic precision in describing developmental disorders of the nervous system. Pediatr Neurol 13: 178–179

Saunders ES, Shortland D, Dunn PM (1984) What is the incidence of holoprosencephaly? J Med Genet 21: 21–26

Schließ G (1979) Probleme der Syringomyelie. Fortschr Neurol Psychiat 47: 557–608

Schoshet SS Jr, McCormick WF, Halmi NS (1974) Salivary gland rests in the human pituitary. Light and electron microscopic study. Arch Pathol 98: 193–200

Schulze KD, Braak H (1978) Hirnwarzen. Z Mikroskop Anat Forsch (Leipzig) 92: 609–623

Schunk H (1963) Congenital dilatation of the septum pellucidum. Radiology 81: 610–618

Seller MJ (1986) Neural tube defects and sex ratios. Lancet 2: 227

Shull WJ, Nishitani H, Hasuo K et al. (1992) Brain abnormalities among the mentally retarded prenatally exposed to atomic bomb survivors. Technical Report Series of the Radiation Effects Research Foundation. RERF-TR13-91: 1–16 (anonsten nicht veröffentlichtes internes Dokument, RERF/Hiroshima-Nagasaki)

Smith DW, Lemli L, Opitz JM (1964) A newly recognized syndrome of multiple congenital anomalies. J Pediatr 64: 210–217

Smith AD, Wald NJ, Cuckle HS et al. (1979) Amniotic fluid acetylcholinesterase as a possible diagnostic test for neural tube defects in early pregnancy. Lancet 1: 685–688

Sobel EH (1978) Effects of neonatal stunting on the development of rats: early and late effects of neonatal cortisone on physical growth and skeletal maturation. Pediatr Res 12: 945–947

Stevenson AC, Johnston HA, Stewart MIP et al. (1966) Congenital malformations. A report of a study of series of consecutive births in 24 centres. Bull World Health Org 34 [Suppl]: 1–127

Stovner LJ, Bergan U, Nilsen G et al. (1993) Posterior cranial fossa dimension in the Chiari I malformation: relation to pathogenesis and clinical presentation. Neuroradiology 35: 113–118

Streissguth AD, Aase JM, Clarren SK et al. (1991) Fetal alcohol syndrome in adolescents and adults. J Am Med Assoc 265: 1961–1967

Suetsugu M, Mehraein P (1980) Spine distribution along the apical dendrites of the pyramidal neurons in Down's syndrome. Acta Neuropathol 50: 207–210

Swaab DF, Hofman MA (1995) Sexual differentiation of the human hypothalamus in relation to gender and sexual orientation. Trends Neurosci 18: 264–270

Ten Donkelaar HJ, Hoevenaars F, Wesseling P (2000) A case of Joubert's syndrome with extensive cerebral malformations. Clin Neuropathol 19: 85–93

Terplan KL, Sandberg AA, Aceto T Jr (1966) Structural anomalies in the cerebellum in association with trisomy. J Am Med Assoc 197: 557–568

Towfighi J, Ladda RL, Sharkey FE (1987) Purkinje cell inclusions and "atelencephaly" in 13q-chromosomal syndrome. Arch Pathol Lab Med 111: 146–150

Van Praag H, Kempermann G, Gage FH (1999) Running increases cell proliferation and neurogenesis in the adult mouse dentate gyrus. Nat Neurosci 2: 266–270

Visapaa I, Salonen R, Varilo T et al. (1999) Assignment of the locus for hydrolethalus syndrome to a highly restricted region on 11q23-25. Am J Hum Genet 65: 1086–1095

Voigt K (1969) Kongenitale Agenesie des Septum pellucidum. Arch Psychiatr Nervenkr 212: 446–456

Wakai S, Nakamura K, Arai T et al. (1983) Extracerebral neural tissue mass in the middle cranial fossa extending into the oropharynx in a neonate. Case report. J Neurosurg 59: 692–696

Wallis DE, Roessler E, Hehr U et al. (1999) Mutations in the homeodomain of the human SIX3 gene cause holoprosencephaly. Nat Genet 22: 196–198

Westergaard E (1970) The lateral cerebral ventricles and the ventricular walls. An anatomical, histological and electron-microscopic investigation on mice, rats, hamsters, guinea-pigs and rabbits. Andersboytrykkeriet, Odense

Williams B, Timpley WR (1977) Three cases of communicating syringomyelia secondary to midbrain gliomas. J Neurol Neurosurg Psychiatry 40: 80–88

Willis RA (1962) The borderland of embryology and pathology. Butterworth, London

Wilson JG (1973) Teratologic causation in man and its evaluation in non-human primates. In: Motulsky AG, Lenz W (eds) Birth Defects Proceedings of the 4th International Conference, Vienna 1973. Exerpta Medica, Amsterdam, pp 191–203

Yakovlev PI (1959) Pathoarchitectonic studies of cerebral malformations. J Neuropathol Exp Neurol 18: 22–55

Yen IH, Khoury MJ, Erickson JD, James LM, Waters GD, Berry RJ (1992) The changing epidemiology of neural tube defects. United States, 1968–1989. Am J Dis Child 146: 857–861

Zook EG, Nickey WM, Pribaz JJ (1984) Heterotopic brain tissue in the scalp. Plast Reconstr Surg 73: 660–663

Zwetsloot CP, Brouwer OF, Maaswinkel-Mooy PD (1989) Holoprosencephaly: variation of expression in face and brain in three sibs. J Med Genet 26: 274–276

Kapitel 3 Hydrozephalus und Liquorzirkulationsstörungen*

C. H. Rickert

INHALT

3.1 Definition ... 63
3.2 Anatomie und Physiologie ... 63
3.2.1 Plexus choroideus ... 63
3.2.2 Liquor cerebrospinalis ... 64
3.3 Klassifikation und Ätiologie ... 65
3.3.1 Nichtkommunizierender Hydrozephalus ... 65
3.3.2 Kommunizierender Hydrozephalus ... 66
3.3.3 Hydrozephalus durch Liquorüberproduktion ... 67
3.3.4 Kongenitaler Hydrozephalus ... 67
3.4 Klinik bei Kindern und Erwachsenen ... 68
3.5 Pathophysiologie und Pathologie ... 69
3.5.1 Makropathologie ... 69
3.5.2 Histopathologie ... 69
3.5.3 Experimentelle Ansätze und Tiermodelle ... 70
3.6 Therapie, Komplikationen und Prognose ... 70
Literatur ... 71

3.1 Definition

Hydrozephalus ist definiert als eine Erweiterung der inneren Liquorräume (Ventrikel) und/oder der äußeren Liquorräume (Subarachnoidalraum) mit oder ohne erhöhten intraventrikulären Druck. Dieser Volumenzunahme liegt eine Liquorzirkulationsstörung zugrunde, die zumeist durch eine Abfluss- bzw. Resorptionsbehinderung und nur selten durch eine Überproduktion des Liquors verursacht ist.

Davon müssen Erweiterungen der Liquorräume abgegrenzt werden, die durch eine Atrophie des Hirnparenchyms (Hydrocephalus e vacuo) oder eine zumeist kongenitale Fehlbildung des Ventrikelsystems (Ventrikulomegalie) bedingt sind.

3.2 Anatomie und Physiologie

3.2.1 Plexus choroideus

Der Plexus choroideus ist am Boden der Seitenventrikel und nach Durchtritt durch die Foramina interventricularia Monroi im Dach des 3. Ventrikels sowie im kaudalen Abschnitt des Velum medullare des 4. Ventrikels lokalisiert, von wo er durch die Aperturae laterales Luschkae als „Bochdalek-Blumenkörbchen" in die Kleinhirnbrückenwinkel austritt. Er ist in allen Ventrikeln gleichartig aufgebaut, über zwei Tänien mit dem Hirnparenchym verbunden und wölbt sich in Form von Plexuszotten in die Liquorräume vor. Der Plexus choroideus besteht aus einem einschichtigen Epithel (Lamina choroidea epithelialis) und einer gefäßführenden Bindegewebsschicht (Tela choroidea), die in ihrem distalen Anteil hauptsächlich Kapillaren, an der Basis Arteriolen und weite Venen enthält.

Das Stroma des Plexus entstammt entwicklungsgeschichtlich – wie die Meningen – vom Mesenchym ab, so dass meningeale Reste im Plexus Ursprung für ventrikuläre Meningeome sein können (Criscuolo u. Symon 1986). Die Plexusepithelzellen sind annähernd kubisch und enthalten einen gut ausgebildeten Golgi-Apparat, zahlreiche Lysosomen sowie Lipofuszingranula und Lipidtropfen. Sie sind polar differenziert und zeigen Merkmale transportierender Epithelien in Form von Kinozilienbüscheln und zahlreichen Mikrovilli an der ventrikulären Oberfläche sowie ausgedehnten Membraneinfaltungen an der basalen Oberfläche („basales Labyrinth"). Die Epithelzellen des Plexus enthalten darüber hinaus Enzyme des aktiven, Energie fordernden Transportes (v. a. Na^+-K^+-ATPase) und sind apikal durch Tight junctions miteinander verbunden, wodurch der interzelluläre Spalt für den Transport von Makromolekülen verschlossen ist (Töndury et al. 1987; McComb u. Davis 1991; Choux et al. 1999).

Die Blutversorgung des Plexus choroideus erfolgt in den Seitenventrikeln durch die A. choroidea an-

---

* Unserer Tochter India Sophia Noëlle gewidmet

terior (aus der A. carotis interna) und A. choroidea posterior lateralis (aus der A. cerebri posterior), im 3. Ventrikel durch die A. choroidea posterior medialis (aus der A. cerebri posterior) und im 4. Ventrikel zumeist durch die A. cerebelli inferior posterior (aus der A. vertebralis), gelegentlich auch aus der A. cerebelli inferior anterior oder A. labyrinthi (jeweils aus der A. basilaris); der venöse Abfluss erfolgt in erster Linie über die V. choroidea und V. cerebri interna (Töndury et al. 1987).

3.2.2 Liquor cerebrospinalis

Der Liquor cerebrospinalis erfüllt mehrere Funktionen, die in mechanischem Schutz des Zentralnervensystems gegenüber traumatischen Druckeinflüssen, der Aufrechterhaltung der Homöostase sowie der Ausscheidung und dem Transport von Stoffwechselprodukten innerhalb des Zentralnervensystems bestehen. Die Bildung des Liquors stellt dabei im Wesentlichen eine Ultrafiltration des Blutes dar; diese erfolgt mittels Durchtritt proteinhaltiger Flüssigkeit durch das gefensterte Plexuskapillarendothel in das Plexusstroma mit anschließendem aktiven und selektiven Transport per Pinozytose sowie aus der Sekretion von Stoffen durch das Plexusepithel, so dass der Liquor im Vergleich zum Plasma eine höhere Na^+- und Mg^{2+}- sowie eine niedrigere Ca^{2+}-Konzentration aufweist. Dabei zeigt das Plexusepithel eine hohe Aktivität an Hydrolasen (saure Phosphatase, β-Glucuronidase, Arylsulfatase) und Lyasen (Carboanhydrase), die im Zusammenhang mit dem Elektrolyttransport stehen (Milhorat 1996).

Die Gesamtmenge des Liquor cerebrospinalis beträgt beim Erwachsenen etwa 140 ml (110–160 ml), wovon 20 ml auf die Seitenventrikel (deren Plexus die Hauptmenge des Liquors bilden), 5 ml auf den 3. und 4. Ventrikel sowie den Aquädukt und der Rest auf den Subarachnoidalraum und den Spinalkanal entfallen (Miller u. Ironside 1997); dabei nimmt der Liquorraum 11,4%, das Hirnparenchym 88,6% des intrakraniellen Raumes ein (Choux et al. 1999). Die entsprechenden Liquorvolumina beim Kleinkind betragen 80–120 ml und beim Säugling 40–60 ml.

Die Syntheserate des Liquors ist im Wesentlichen konstant und beträgt 0,3–0,4 ml/min, entsprechend 20 ml/h oder etwa 500 ml/Tag, so dass der Liquor innerhalb von 24 h 3- bis 5-mal ausgetauscht wird. Während die Liquorproduktion unter physiologischen Bedingungen weitgehend unabhängig vom intrakraniellen Druck ist, nimmt sie bei deutlichen Druckerhöhungen ab (McComb u. Davis 1991; Choux et al. 1999). Etwa 50–80% des Liquors werden im Plexus choroideus, ein geringerer Anteil auch in den Arachnoidal- und Ependymzellen gebildet. Das Hirnparenchym soll mit 10–20% nach dem Plexus der wichtigste Liquorsyntheseort sein, wobei die Produktion möglicherweise von den mitochondrienreichen Kapillarendothelien ausgeht.

Der normale Hirndruck ist sehr lagerungs- und belastungsabhängig und beträgt in Ruhe 5–15 mmHg, kann jedoch beim Husten und Pressen auf bis zu 120 mmHg ansteigen; der Hirndruck eines Fetus liegt aufgrund des zusätzlichen hydrostatischen und muskulären intrauterinen Drucks bei 55–65 mmHg (Choux et al. 1999).

Normale Ventrikelmaße (nach Töndury et al. 1987)

Breite des Septum pellucidum	0,2 cm
Abstand zwischen den Temporalhörnern	8,0 cm
Länge, Höhe und Breite des 3. Ventrikels	4,4 × 1,5 × 0,5 cm
Höhe und Breite des 4. Ventrikels	1,6 × 1,7 cm
Abstand Foramen Monroi–Aquädukt	3,0 cm
Durchmesser des Foramen Monroi	< 1 cm
Durchmesser/Länge des Aquädukts	0,2 cm/1,5 cm
Sagittaldurchmesser der Cisterna pontis	0,4 cm

Die Liquorbewegung von den Plexus zu den Hauptresorptionsstellen erfolgt durch die sekretionsbedingte Strömung vom Bildungsort weg, die hydrostatische Druckdifferenz, die im Plexus choroideus erzeugte arterielle Pulsationswelle sowie in geringem Umfang durch die Kinozilien der Ependymozyten. Die Liquorzusammensetzung variiert je nach Lokalisation: So beträgt die Proteinkonzentration in den Ventrikeln 10 mg/dl, in der Cisterna magna 15–20 mg/dl und lumbal 30–45 mg/dl (McComb u. Davis 1991). Der Liquor fließt von den Seitenventrikeln durch die Foramina interventricularia (Monroi) in den 3. Ventrikel und durch den Aquädukt in den 4. Ventrikel, von wo er durch die Aperturae mediana (Magendii) und laterales (Luschkae) in die Cisternae cerebellomedullaris und pontis laterales gelangt.

Der frisch produzierte Liquor erreicht beim Menschen in der ersten Stunde die gesamten Seiten- und den 3. Ventrikel, nach 2–4 h den 4. Ventrikel und die Cisterna cerebellomedullaris (McComb u. Davis 1991). Von dort breitet er sich im Subarachnoidalraum aus, wobei die Ventrikel bereits in der 8. Schwangerschaftswoche mit diesem kommunizieren (Choux et al. 1999). Ein weiterer, im Tierversuch nachgewiesener Weg besteht in der transparenchymatösen Liquorströmung über die Interzellularräume des Gehirns (McComb u. Davis 1991).

Die Liquorresorption erfolgt überwiegend über die Pacchioni-Granulationen und die makroskopisch nicht sichtbaren Villi, die zumeist in den Sinus sagittalis superior, jedoch auch in andere venöse Blutleiter hineinragen (McComb u. Davis 1991). Die arachnoidalen Villi treten bereits in der 12. Schwangerschaftswoche auf, während die Granulationen, die weitgehend hypertrophen Villi entsprechen und anatomisch wie funktionell mit diesen identisch sind, erst um den 18. Lebensmonat angetroffen werden; seltene Fälle von kongenitaler Aplasie der Granulationen sind bekannt (Friede 1989).

Die Liquorresorption selbst besteht aus einem dynamischen transendothelialen Vakuolisierungsprozess mit temporärer Öffnung von Kanälen im Villusendothel, so dass der Liquor vom Subarachnoidalraum in das Blut gelangen kann. Dabei gilt die hydrostatische Druckdifferenz zwischen Subarachnoidalraum und intravenösem Raum, die etwa 5 mmHg beträgt, als wichtigster Faktor für die Drainage (Choux et al. 1999). Darüber hinaus werden jedoch auch weitere Resorptionsstellen des Liquors angenommen, so z. B. transependymal und transkapillär durch den Interzellularraum (Portnoy et al. 1994) – wobei das Hirnparenchym selbst keinen Liquor resorbiert, sondern als Transportweg zu den Blutgefäßen hin wirkt (McComb u. Davis 1991) –, über die Cauda equina, den Zentralkanal des Rückenmarks sowie das Endoneurium der Hirn- und Rückenmarknerven. Über letztere findet der Liquor Anschluss an das Lymphgefäßsystem und kann in Nasennebenhöhlen, nasaler Submukosa und Halslymphknoten nachgewiesen werden (Weller et al. 1992). Dieser Weg wird auch als ursächlich für die bei Kindern mit Shuntverschlüssen häufiger anzutreffenden intranasalen und periorbitalen Schwellungen angesehen (McComb u. Davis 1991).

Zusätzlich wurde in Tierversuchen eine substanzielle Liquorresorption durch die spinalen Meningen und durch die Lamina cribriformis demonstriert (Choux et al. 1999). Inwieweit und in welchem Ausmaß der Plexus choroideus selbst an der Resorption beteiligt ist, ist nicht eindeutig geklärt.

3.3 Klassifikation und Ätiologie

Hydrozephalus bezeichnet die Nettozunahme von Liquor, die bei einem Ungleichgewicht von Produktion und Resorption zustande kommt. Einem Hydrozephalus können dabei eine Vielzahl von möglichen Ursachen zugrunde liegen, und er kann entsprechend spezifischen Faktoren sehr variabel klassifiziert werden (Mori 1995):
- Zeitpunkt des Auftretens (fetal vs. infantil vs. adult, kongenital vs. erworben),
- Ursache (primär idiopathisch vs. sekundär, neoplastisch vs. nichtneoplastisch),
- Lokalisation (intra- vs. extraventrikulär),
- Pathomechanismus (obstruktiv vs. hypersekretorisch, kommunizierend vs. nichtkommunizierend),
- Einsetzen (akut vs. chronisch),
- Verlauf (progressiv vs. arretiert),
- vorherrschender Druck (Tensionshydrozephalus vs. Normaldruckhydrozephalus).

In fast allen Fällen liegt beim Hydrozephalus eine Erhöhung des Resorptionswiderstandes mit einer entweder akuten oder chronischen Hirndruckerhöhung vor. Mit der seltenen Ausnahme der Liquorüberproduktion bei Plexustumoren ist der Hydrozephalus – wie von Dandy u. Blackfan (1914) propagiert – meist obstruktiv, sei es durch eine Verlegung mit Erweiterung der inneren (sog. Hydrocephalus occlusus oder internus bzw. nichtkommunizierender Hydrozephalus) oder der äußeren Liquorräume (sog. Hydrocephalus aresorptivus oder externus bzw. kommunizierender Hydrozephalus); dabei weist „nichtkommunizierend" auf einen gestörten Liquorfluss innerhalb der Ventrikel oder zwischen Ventrikeln und äußeren Liquorräumen, „kommunizierend" auf eine Abflussstörung distal der Ventrikel innerhalb der basalen Zisternen bzw. des Subarachnoidalraumes hin (McComb u. Davis 1991). Zu letzterem gehört auch der durch nur gelegentliche, vor allem nächtliche Druckspitzen charakterisierte Normaldruckhydrozephalus (Corkill u. Cadoux-Hudsen 1999). Da Pathogenese und Unterscheidung von kongenitalem Hydrozephalus bzw. kongenitaler Ventrikulomegalie meist unklar und schwierig sind, werden sie im Folgenden gemeinsam besprochen.

Von den oben genannten Formen muss der *Hydrocephalus e vacuo* mit Schwund des Hirngewebes bei Atrophie oder degenerativen Stoffwechselstörungen mit sekundärer Entmarkung durch Speichersubstanzen abgegrenzt werden, bei dem primär keine Abflussbehinderung des unter normalem Druck stehenden Liquors vorliegt; er ist jedoch nicht mit einem Normaldruckhydrozephalus gleichzusetzen.

3.3.1 Nichtkommunizierender Hydrozephalus

- Tumoren und nichtneoplastische Raumforderungen (z. B. Gliome, Kraniopharyngiome, Pinealistumoren, Kolloidzysten des 3. Ventrikels, Medulloblastome und Ependymome, Aneurysmen, Angiome, Zysten)

- Leptomeningeale Entzündungen (bakterielle und tuberkulöse Meningitis, Sarkoidose, Abszesse, Parasitosen)
- Blutungen (traumatisch, hyperton, kongophil, V.-Galeni-Aneurysma, Keimlagerblutung)
- Kongenitale Malformationen (Arachnoidalzysten, Dandy-Walker-Malformation mit Foramenatresien, kongenitale Aquäduktstenose/-atresie, Arachnoidalzysten, vaskuläre Malformationen, Achondroplasie, Kraniosynostosen, fetale Tumoren)
- Ödem (postoperativ/traumatisch).

Zwei Drittel aller Fälle von nichtkommunizierendem Hydrozephalus beruhen auf primären oder sekundären Aquäduktstenosen mit symmetrischer Erweiterung der Seitenventrikel (Abb. 3.1–3.3). Im Kindesalter ist die Ätiologie des nichtkommunizierenden Hydrozephalus häufig multifaktoriell und vom Schädigungszeitraum abhängig, wobei sich bei Frühgeborenen die Ursache in 40% der Fälle pränatal, in 60% perinatal und in weniger als 1% postnatal findet,

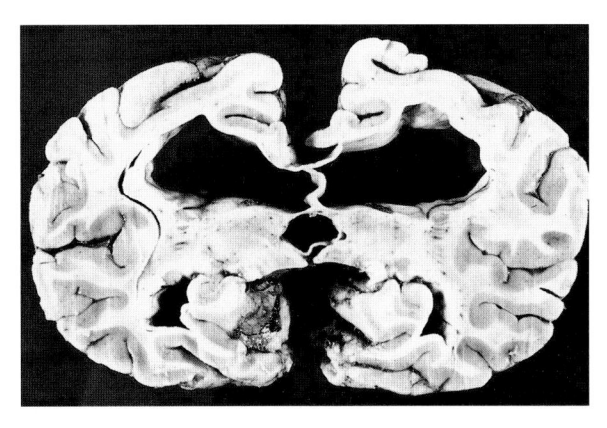

Abb. 3.1. Postmeningitischer Hydrozephalus mit hochgradiger Verschmälerung des Balkens und des Bodens des 3. Ventrikels

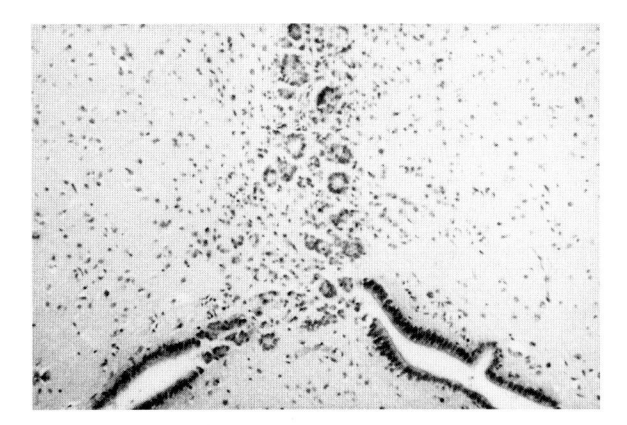

Abb. 3.2. Kongenitale Aquäduktstenose mit multiplen kleinen Ependymschläuchen („aqueductal forking") (mit freundlicher Genehmigung von Prof. Dr. J. Peiffer, Tübingen)

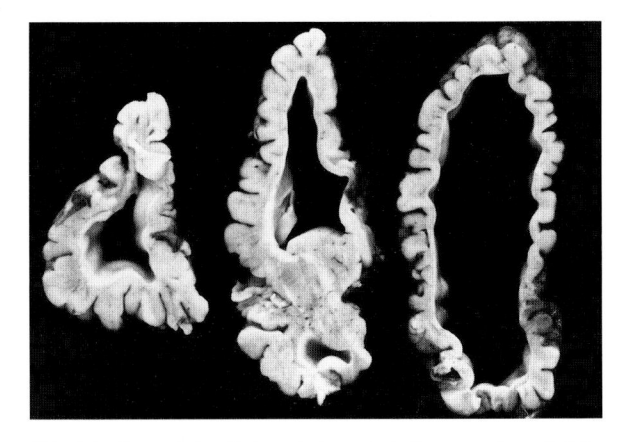

Abb. 3.3. Kongenitaler Hydrozephalus mit Balkenagenesie und Polymikrogyrie bei Aquäduktstenose

während dies bei termingerecht Geborenen in 70% der Fälle pränatal, in 25% perinatal und in weniger als 5% postnatal der Fall ist (Hagberg et al. 1988); dabei weisen etwa 60% der Kinder mit einer Myelomeningozele eine Aquäduktstenose auf (Schurr u. Polkey 1993; Norman et al. 1995). Der engste Abschnitt des Aquädukts beim Erwachsenen misst 0,8 cm^2 (0,4–1,5 cm^2) und bei Kindern 0,5 cm^2, wobei ein Lumen von unter 0,15 cm^2 als pathologisch gilt (Abb. 3.2); jedoch ist selbst eine Querschnittsfläche von 0,1 cm^2 mit unauffälligen Ventrikeln vereinbar (Friede 1989; Shaw u. Alvord 1995).

Während die kongenitale Aquäduktstenose bzw. -atresie durch blande Einengung des Lumens bzw. multiple kleine Ependymschläuche („aqueductal forking") charakterisiert ist (Abb. 3.2), findet sich bei erworbener Aquäduktstenose eine periluminale reaktive Gliose. Das ursprünglich von Dandy propagierte Konzept, dass wegen des von Beginn an existierenden Lumens des Neuralrohres alle Strikturen des Aquädukts sekundär, d.h. erworben sein müssen, wird durch die Tatsache relativiert, dass unmittelbar nach Verschluss des Neuralrohres eine Okklusion mit anschließender Wiedereröffnung des Spinalkanals erfolgt (Friede 1989).

3.3.2 Kommunizierender Hydrozephalus

- Leptomeningeale Entzündungen (bakterielle und tuberkulöse Meningitis)
- Blutungen (traumatisch, Subarachnoidalblutung)
- Meningeale Karzinomatose
- Kongenitale Malformationen (Arnold-Chiari-Malformation, Enzephalozele, Lissenzephalie, Agenesie/Aplasie der Pacchioni-Granulationen, Einengung des Subarachnoidalraumes

durch gliale Heterotopien und mesodermale Proliferation bei Walker-Warburg- und Fukuyama-Syndrom, leptomeningeale Lipomatose, Hypervitaminose A, Fragiles-X-Syndrom)
- Idiopathische Ursachen (Abb. 3.4).

Der kommunizierende Hydrozephalus ist zu 50% Folge einer Meningitis oder einer Subarachnoidalblutung, wobei auf letztere in 15% der Fälle ein Normaldruckhydrozephalus folgt (Graff-Radford et al. 1989); bei diesem kann durch Einengung des Subarachnoidalraumes zusätzlich eine Liquorzirkulationsstörung bestehen. Der meistens kommunizierende Normaldruckhydrozephalus tritt fast ausschließlich als Erwachsenenhydrozephalus zur Hälfte sekundär nach Subarachnoidalblutung, Schädel-Hirn-Traumen, Meningitis oder neurochirurgischen Eingriffen, zur anderen Hälfte idiopathisch auf; er stellt die Phase des Hydrozephalus beim Übergang von der akuten oder konstanten Hirndruckerhöhung zum chronischen bzw. arretierten, wenn auch minimal progredienten Zustand dar (Choux et al. 1999; Corkill u. Cadoux-Hudsen 1999). Fälle von nichtkommunizierendem Normaldruckhydrozephalus bei Patienten mit Aquäduktstenose sind beschrieben worden (Vanneste 1994).

Die Ursache des Normaldruckhydrozephalus ist nicht geklärt, es wird jedoch eine ischämische Komponente mit periventrikulärer Entmarkung bei intermittierend erhöhten intrazerebralen Drücken und veränderten parenchymatösen Gefäßen angenommen (Corkill u. Cadoux-Hudsen 1999); bei 0,4% der Patienten wird der Normaldruckhydrozephalus als Ursache einer Demenz angesehen (Vanneste 1994). Die Rolle venöser Abflussstörungen an der Entstehung eines Hydrozephalus ist als gering einzuschätzen (McComb u. Davis 1991).

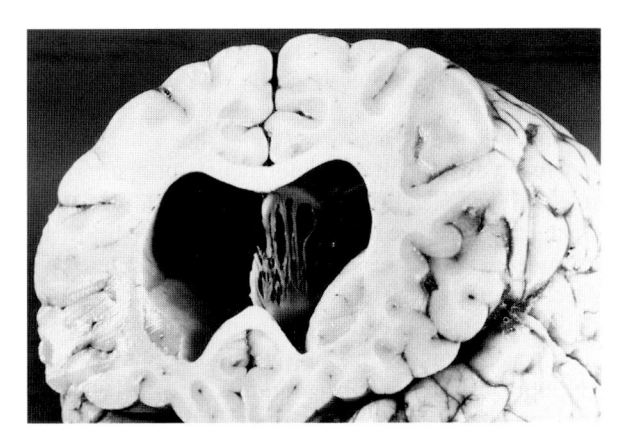

Abb. 3.4. Idiopathischer Hydrozephalus mit Zerfaserung und partieller Destruktion des Septum pellucidum

3.3.3 Hydrozephalus durch Liquorüberproduktion

Diese auch als *Hydrocephalus hypersecretorius* bezeichnete Erweiterung der Liquorräume tritt in seltenen Fällen bei Vorliegen einer villösen Hypertrophie des Plexus choroideus (Britz et al. 1996) oder eines Plexuspapilloms auf, wobei die Liquorproduktion auf das Fünffache gesteigert sein kann (Milhorat et al. 1976); selbst nach Entfernung des Plexus choroideus werden jedoch noch 30–60% des Liquors in nichtchoroidalen Strukturen gebildet (McComb u. Davis 1991). Zusätzlich entwickeln zwei Drittel der Patienten trotz Resektion eines Plexuspapilloms einen shuntpflichtigen Hydrozephalus (Choux et al. 1999).

3.3.4 Kongenitaler Hydrozephalus

Die Inzidenz des kongenitalen Hydrozephalus beträgt 3–5 Fälle pro 1000 Lebendgeburten, wobei der Anteil an Patienten mit Hydrozephalus bei Myelomeningozele bei etwa 1,3–2,9 Patienten pro 1000 Lebendgeburten liegt (Milhoat 1996; Choux et al. 1999). Dabei ist der kongenitale, zumeist nichtkommunizierende Hydrozephalus häufig mit anderen Malformationen assoziiert, wobei am häufigsten Myelomeningozelen, Enzephalozelen, Arnold-Chiari- oder Dandy-Walker-Malformationen, Wurmagenesien (Rhombenzephaloschisis, mit oder ohne Joubert-Syndrom), Lissenzephalien und/oder zerebrookulomuskuläre Syndrome (assoziiert mit Miller-Dieker-, Walker-Warburg- und Fukuyama-Syndrom), Holoprosenzephalien, Hydranenzephalien, Schizenzephalien und Agenesien des Foramen Monroi angetroffen werden.

Die Ätiologie des kongenitalen Hydrozephalus ist zumeist nicht bekannt, in einigen Fällen können jedoch maternale Infektionen (zumeist Zytomegalie, Toxoplasmose, Röteln, Windpocken, Mumps), teratogene Faktoren (ionisierende Strahlen, LSD) und genetische Ursachen nachgewiesen werden; letztere zeigen mit 66% eine männliche Bevorzugung und sind zumeist mit mentalen Retardierungen assoziiert (Warkany et al. 1981; Schurr u. Polkey 1993; Norman et al. 1995). Zu diesen gehören der „X-linked hydrocephalus", der bei einem von 30.000 männlichen Neugeborenen angetroffen wird und bei dem Mutationen des neuronalen Zelladhäsionsmoleküls L1CAM-Gen auf Xq28 vorliegen (Rosenthal et al. 1992; Jouet et al. 1993), und das Syndrom des fragilen X-Chromosoms, dessen Defekt auf Xq27.3 lokalisiert ist und das mit Makrozephalie einhergeht (Wisniewski et al. 1991; Sabaratnam 2000). In vereinzelten Fällen ist ein Hydrozephalus auch mit einem Basalzellnävussyndrom oder einer Achondroplasie assoziiert (Warkany et al. 1981).

Die Liquorproduktion beim kongenitalen Hydrozephalus ist entweder vollständig oder fast normal. Das spontane Folgerisiko für eine Malformation des Zentralnervensystems nach kongenitalem Hydrozephalus beträgt 4%, für das Auftreten eines weiteren Hydrozephalus 2% (Warkany et al. 1981).

Häufigste Ursachen des kindlichen Hydrozephalus (nach Choux et al. 1999)

- Myelomeningozele 17–54%
- Tumoren 20%
- Idiopathisch 10–15%
- Posthämorrhagisch 10–15%
- Aquäduktstenose 10%
- Postinfektiös 9%
- Hydranenzephalie und Arnold-Chiari-Typ II 7%
- X-chromosomal 2%

3.4 Klinik bei Kindern und Erwachsenen

Die klinische Präsentation des Hydrozephalus war bereits im 18. Jahrhundert v. Chr. dem Autor des Edwin-Smith-Papyrus bekannt; spätere Beschreibungen von pathologischen Liquoransammlungen stammen von Hippokrates und Galen sowie dem Anatomen Vesalius, der im 16. Jahrhundert erstmalig die Ventrikulomegalie dokumentierte (Choux et al. 1999).

Die klinischen Symptome des Hydrozephalus sind wegen der bei Kleinkindern noch nicht verschlossenen Schädelnähte altersabhängig; dabei kann der kindliche Hydrozephalus wegen der ebenfalls noch nicht abgeschlossenen Myelinisierung erhebliche Proportionen erreichen, bis er klinisch apparent wird. Der normale Kopfumfang bei termingerechter Geburt beträgt 33–36 cm und nimmt anfänglich pro Woche um etwa 1 cm zu. Bei Säuglingen kommt es typischerweise zu einer raschen Zunahme des Schädelwachstums mit Makrokranie bzw. Makrozephalie sowie zu vorgewölbten Fontanellen, Trinkschwäche, Distension der Skalpvenen, dem Phänomen der untergehenden Sonne und Papillenödem sowie u. U. auch zu Apnoe und Bradykardie (Choux et al. 1999). Die bei unter 9 Monate alten Kindern durchführbare Diaphanoskopie oder Transillumination des Kopfes ist dabei positiv, wenn die Dicke des Hirnparenchymsaums weniger als 1 cm beträgt (Milhorat 1996).

Bei älteren Kindern imponieren Kopfschmerzen, Erbrechen, Vigilanzminderung, Ophthalmoplegie, Schulleistungsschwäche und Verhaltensauffälligkeiten (Choux et al. 1999), wobei jedoch ca. ein Drittel der Kinder keine klinischen Symptome zeigt (Norman et al. 1995). Bei Erwachsenen stehen im Wesentlichen Kopfschmerzen und Merkfähigkeitsstörungen im Vordergrund, während der überwiegend ältere Patienten betreffende Normaldruckhydrozephalus sich in psychischen Alterationen (Mutismus), Gangstörungen und einer Sphinkterinkontinenz äußert (Hakim u. Adams 1965; Hakim et al. 1976; Cokill u. Cadoux-Hudsen 1999).

Forensische Bemerkungen. Ein akuter Hydrozephalus gehört zu den gelegentlichen Ursachen eines plötzlichen und unklaren Todesfalles in der Rechtsmedizin. Dabei entwickelt sich der nichtkommunizierende Hydrozephalus zumeist recht akut und ist deshalb potentiell lebensgefährlich (Leestma 1988). Bei jedem progressiven Hydrozephalus gibt es einen Endpunkt, an dem die Grenzen der Kompensation erreicht sind und jede weitere Druck- und/oder Volumenzunahme katastrophale Folgen haben kann. Das letztendlich destabilisierende Ereignis kann eine zusätzliche Obstruktion, eine akut gesteigerte Liquorproduktion bei erhöhtem Venendruck, ein Hirnödem oder ein Bagatelltrauma sein, welches zu respiratorischem und kardialem Versagen führen kann. Diese Vorgänge können sich in einem Zeitraum von 20 min bis zu mehreren Stunden ereignen (Leestma 1988).

Der akute Hydrozephalus kann gelegentlich bei (Klein-)Kindern auch durch plötzliche Druckerhöhungen aufgrund von Arachnoidalzysten (Norman et al. 1995), bei jungen Erwachsenen durch akute Verlegung der Foramina Monroi durch Kolloidzysten des 3. Ventrikels verursacht werden (Buttner et al. 1997); bei letzteren gehören plötzliche Kopfschmerzen und Somnolenz zu den charakteristischen Symptomen.

Darüber hinaus kann es jedoch auch bei *chronischem* Hydrozephalus zu plötzlichen und unerwarteten Todesfällen kommen, die zumeist junge Erwachsene betreffen und ohne Prodrome wie Kopfschmerzen oder zerebrale Anfälle eintreten. Als Mechanismus wird ein neurogener Herztod durch druckinduzierte Dekompensation neuronaler Bahnen angenommen, die Insel, limbischen Kortex, Hypothalamus und Hirnstammkerne involvieren und zu Störungen der kardiopulmonalen Zentren in der Formatio reticularis führen (Rickert et al. 2001).

Von forensischer Bedeutung kann auch der häufig viele Jahre nach anscheinend ausgeheilten Schädel-Hirn-Traumen auftretende Normaldruckhydrozephalus sein, der durch eine schleichend fortschreitende Klinik charakterisiert ist (Leestma 1988; Corkill u. Cadoux-Hudsen 1999).

Epilepsien werden bei Patienten mit Hydrozephalus häufiger angetroffen: zum Zeitpunkt der Shuntanlage leiden zwischen 12–30% der Hydrozephaluspatienten an zerebralen Anfällen mit einer konstanten jährlichen Zunahme von 2% (Venes u. Dauser 1987; Piatt u. Carlson 1996; Hoppe-Hirsch et al. 1998); jedoch entwickeln auch nach Anlage eines Shunts noch 7,5–17% der Patienten eine Epilepsie (Venes u. Dauser 1987; Keene u. Ventureyra 1999). Epilepsien werden auch bei 18% der an einer Arachnoidalzyste leidenden Kinder mit Hydrozephalus beobachtet (Choux et al. 1999).

3.5 Pathophysiologie und Pathologie

Nach der sog. Monro-Kelly-Doktrin enthält der geschlossene Schädel drei Anteile, die in Hirnparenchym, intravasaler/interstitieller Flüssigkeit und Liquor bestehen. Eine Zunahme einer dieser Komponenten (z. B. des Liquors) führt dabei zu einer Abnahme der beiden anderen Kompartimente (Choux et al. 1999). Bei den obstruktiven Hydrozephalusformen hängt die schädigende Wirkung auf das Hirngewebe nicht nur vom absoluten Liquordruck ab, sondern auch von der ventrikulären Oberfläche, auf die der Druck wirkt, so dass geringgradige Liquordruckerhöhungen bei erweiterten Ventrikeln klinisch bedeutsamer und deletärer sind als hohe Drücke bei schmalen Ventrikeln (Hakim et al. 1976). Mit Zunahme des Liquors erhöht sich der intraventrikuläre Druck und führt zur Erweiterung des Ventrikelsystems; dies resultiert in einem kompensatorischen Anstieg der Liquorresorption mit erhöhter parenchymatöser Flüssigkeitseinlagerung und einem um bis zu 18% erniedrigten spezifischen Hirngewicht, bis ein neues Äquilibrium erreicht wird (Azzi et al. 1999).

3.5.1 Makropathologie

Zu den makroskopischen Veränderungen bei Hydrozephalus gehören die Abflachung der Gyri und das Verstreichen der Sulci, die Erweiterung der inneren Liquorräume mit Abrundung der Ventrikelwinkel, die Kompression des periventrikulären Marklagers sowie bei chronischen Zuständen eine Atrophie des Hirngewebes mit Ausdünnung von Corpus callosum (Abb. 3.1), Septum pellucidum (Abb. 3.4) und des Bodens des 3. Ventrikels, der sich durch Dehnung und Druck als dünne Lamelle in die Cisterna interpeduncularis vorwölben kann (Abb. 3.1). Wegen des geringeren Umgebungswiderstandes der weißen Substanz des Marklagers gegenüber den zellreichen Stammganglien und Thalami sind die Vorder- und Hinterhörner zumeist besonders erweitert, während die zentralen Abschnitte der Seiten- sowie der 3. und 4. Ventrikel eher geringer und später betroffen sind. Diese Veränderungen sind zudem altersabhängig, wobei im Säuglingsalter das im unreifen Gehirn relativ größere Hinterhorn stärker betroffen ist, während in höherem Alter Erweiterungen des Vorderhorns dominieren.

Bei Kindern werden darüber hinaus gelegentlich Druckschädigungen des Splenium corporis callosi durch die Falx cerebri beobachtet, die u. a. durch Kompression der suprakallosalen Anteile der Hippokampusformation zu Gleichgewichts- und Gehstörungen, Inkontinenz und Defiziten des Gedächtnisses führen können (Hakim et al. 1976). Bei Vorliegen eines nichtkommunizierenden Hydrozephalus lassen sich auch eventuelle Aquäduktatresien oder -stenosen erkennen.

3.5.2 Histopathologie

Das *Ependym* proliferiert prä- und unmittelbar postnatal, weist danach jedoch nur eine geringe mitotische Aktivität auf, so dass die Reaktionen gegenüber Schädigungen limitiert sind; eine gewisse Regenerationsfähigkeit des Ependyms wird jedoch angenommen. Beim Hydrozephalus sind histologisch ein abgeflachtes Ventrikelependym mit Zilien- und Mikrovilliverlust sowie Epitheldefekte und -verluste, vor allem im Dach der Seitenventrikel, zu erkennen (Del Bigio 1993; Choux et al. 1999). Diese Schäden treten bereits 12–24 h nach Liquorobstruktion auf und sind durch zur Ependymoberfläche emigrierende Makrophagen charakterisiert (Azzi et al. 1999). Bei chronischem Hydrozephalus kommt es im Anschluss praktisch immer zu einer periventrikulär-subependymalen reaktiven Gliose.

Der *Plexus choroideus* zeigt ein atrophiertes Epithel und fibrosiertes Stroma, eine eigentliche Plexusatrophie liegt jedoch nicht vor (Friede 1989). Zusätzlich werden elektronenmikroskopisch Vakuolisierungen, intrazelluläre Einschlüsse, Verluste von Mitochondrien und Erweiterungen der Interzellulärräume beobachtet (Del Bigio 1993; Choux et al. 1999).

Die *weiße Substanz* des Marklagers weist ein durch Migration des Liquors bedingtes periventrikuläres Ödem auf, das im CT als Hypodensität imponiert, wobei die Extrazellulärräume im unmittelbar periventrikulären Marklager erweitert sind (McComb u. Davis 1991). Zusätzlich kommt es zu einer progressiven, am ehesten durch Dehnung und Druck hervorgerufenen axonalen Schädigung mit Axonuntergängen und sekundärer Myelindegeneration (u. a. im Tractus corticospinalis), wobei MBP (myelin basic protein) im Liquor von Hydrozephaluspatienten nachgewiesen werden kann (Sutton et al. 1983). Ebenso wird eine reaktive Astro- und Mikrogliose sowie Phagozytose durch monozytäre Zellen beobachtet; in seltenen Fällen kann die Marklagerschädigung auch die Form eines Infarkts mit zystischer Degeneration annehmen (Del Bigio 1993; Choux et al. 1999). Im Tiermodell des kongenitalen Hydrozephalus ist die Bemarkung des Gyrus frontalis superior bei Ventrikulomegalie verzögert, kann sich jedoch nach Anlage eines Shunts erholen. Im Corpus callosum sind die Blutgefäße reduziert und weisen gelegentlich ein endotheliales Ödem auf.

Die hydrozephalusbedingten Veränderungen der *grauen Substanz* bestehen in schweren chronischen Fällen aus einem Verstreichen der kortikalen Schichten, wobei die Nervenzelldichte durch Kompression erhöht erscheint und die Pyramidenzellen verkleinert, rundlich und desorientiert sind (Del Bigio 1993; Choux et al. 1999). Sie weisen Chromatolysen, Kernpyknosen und Vakuolisierungen auf, die bis zum Zelluntergang führen können. Es kommt darüber hinaus zu einer Abnahme der Länge und Anzahl von Dendriten und ihrer Verzweigungen sowie zu einem Verlust von dendritischen Spines, wobei die Veränderungen als sekundär auf die Schädigung von weißer Substanz und kortikalen Afferenzen anzusehen sind. Zusätzlich besteht ein Verlust von Synapsen mit Abnahme der neuronalen Verbindungen sowie ein eingeschränkter Zellmetabolismus. Verglichen mit dem Neokortex sind die Veränderungen im Hippokampus gering, und der Nucleus caudatus ist unauffällig.

3.5.3 Experimentelle Ansätze und Tiermodelle

Das älteste Tiermodell des experimentell induzierten Hydrozephalus stammt von Dandy und Blackfan (1914), die bei einem Hund eine Erweiterung der Seiten- und des 3. Ventrikels durch Verstopfen des Aquädukts mit Baumwolle erreichten. Seitdem sind zahlreiche Modelle des kongenitalen und erworbenen Hydrozephalus beschrieben worden, die durch biologische, chemische und physikalische Agenzien oder durch Züchtung entsprechender Tierstämme erzeugt werden können. Am häufigsten findet die intrathekale Injektion von Kaolin (Aluminiumsilikat) Anwendung, die eine lokale entzündliche Reaktion provoziert.

Im Tiermodell sind folgende Liquorzirkulationsstörungen induzierbar (Hochwald 1985; Bruni et al. 1988; Friede 1989; Oi et al. 1996; Choux et al. 1999):

- kommunizierender Hydrozephalus (hy-3- und ch-Mäuse, LEW-Ratten, Methylnitroseharnstoff [MNU], Reoviren, Hypervitaminose A),
- Aquäduktstenose (Kaolin, LEW/jms-Ratten, Äthylnitroseharnstoff [ENU], Myxoviren, Vitamin-B_{12}- und Folsäuremangel, Trypanblau, Zyanoakrylkleber),
- fibröse Einengung des Subarachnoidalraumes (Kaolin, Silikonöl, Bakterien, Toxine, Tinte, Paraffin, Gelatine),
- Dandy-Walker-Malformation (hy-1-Maus, Riboflavinmangel, Äthylenthioharnstoff [ETN], 6-Aminonikotinamid [ANA]),
- Arnold-Chiari-Malformation (Trypanblau),
- hydromyelischer Hydrozephalus (hy-3-Maus, HVJ-Virus, 6-Aminonikotinamid [ANA]),
- mikrozephaler Hydrozephalus (Strahlen, Ischämie/Anoxie).

Dabei muss berücksichtigt werden, dass Ergebnisse in Tiermodellen mit viren- oder teratogen induziertem Hydrozephalus mit Vorsicht interpretiert werden müssen, da die hervorgerufenen Hirnveränderungen auch Ausdruck des schädigenden Agens und nicht allein Folge des Hydrozephalus sein können (Oi et al. 1996; Choux et al. 1999).

3.6 Therapie, Komplikationen und Prognose

Neben der operativen Ausräumung eines eventuellen mechanischen Hindernisses ist in der Vergangenheit eine medikamentöse Therapie des Hydrozephalus erwogen worden, im Bestreben, die Anlage eines Shunts zu verhindern bzw. zu verzögern. So reduzieren das Antidiuretikum Furosemid und der Carboanhydrase-Inhibitor Azetazolamid die Liquorsynthese kurzfristig um je 50% und in Kombination um 75%, jedoch nicht effizient genug zur Behandlung des chronischen Hydrozephalus (McComb u. Davis 1991; Choux et al. 1999).

■ Die Therapie der Wahl ist deshalb – auch beim Normaldruckhydrozephalus und im Gegensatz zum atrophiebedingten Hydrozephalus – die Ableitung des Liquors, die erstmalig 1898 durchgeführt wurde (Choux et al. 1999).

Die Ventrikulozisternostomie wurde von Torkildsen 1939 und die ersten aus Silikon bestehenden und mit Ventil versehenen Shunts Mitte der 50er Jahre von Pudenz und Holter entwickelt, wobei letzterer kein Arzt, sondern Mechaniker und Vater eines mit Myelomeningozele und Hydrozephalus geborenen Kindes war (Choux et al. 1999). Nach initialer Bevorzugung ventrikuloatrialer Ableitungen werden heute überwiegend ventrikuloperitoneale Shunts angelegt, die eine Funktionsdauer von etwa 5–6 Jahren haben (Kang u. Lee 1999), von denen jedoch nach 2 bzw. 10 Jahren nur noch 50% bzw. 15% funktionieren (Cinalli 1999). Die jährliche Shuntrevisionsrate beträgt dabei etwa 25% und die durchschnittliche Anzahl der Shuntoperationen bei 2,7 Eingriffen pro Patient (Richards et al. 2000).

Eine ohne Shunt auskommende Technik ist die endoskopische Ventrikulostomie vom 3. Ventrikel in die basalen Zisternen, deren Erfolgsquote bei Aquäduktstenosen 80% beträgt, jedoch sehr vom Alter des Patienten und der zugrunde liegenden Pathologie abhängt (Cinalli 1999).

Im erfolgreich geshunteten Hydrozephalus nimmt die Liquorkonzentration an MBP (myelin basic protein) und das periventrikuläre Ödem ab, die neuronale Zytoarchitektur und Dentritenmorphologie erholen sich im Gegensatz zu den Synapsen teilweise, und Myelinisierung, Vaskularisation und Zellularität entsprechen weitgehend gesunden Kontrollen; bei progressivem Hydrozephalus kommt es jedoch zu einer fortschreitenden Entmarkung (Choux et al. 1999).

In der Ära vor Entwicklung von Kunststoffshunts betrug die hydrozephalusassoziierte Mortalität bei Kindern etwa 80% (Kang u. Lee 1999); dieser Wert gilt heute noch für hydrozephale Feten, bei denen häufig ein Hirntumor vorliegt und von denen 77% tot geboren werden oder neonatal sterben (Warkany et al. 1981; Rickert 1999).

Bei zu vernachlässigender perioperativer Mortalität betragen die 5- und 10-Jahres-Überlebensraten nach Shuntanlage bei nichtneoplastischem Hydrozephalus heute zwischen 80 und 95% (Hoppe-Hirsch et al. 1998; Kang u. Lee 1999). Bei 30–50% der pädiatrischen Patienten ist der Intelligenzquotient normal, hängt jedoch von der Dicke des kortikalen Mantels ab: Bei weniger als 2 cm liegt der IQ unter 80, ab 2,8 cm ist er normal (Choux et al. 1999). 40% der in den ersten zwei Lebensjahren geshunteten Kinder weisen einen IQ von unter 70 auf, und nur 60% können am normalen Schulunterricht teilnehmen (Hoppe-Hirsch et al. 1998). Shuntkomplikationen treten im ersten Jahr bei etwa 30–60% der Patienten ein (Choux et al. 1999; Kang u. Lee 1999; Gilkes et al. 2000).

Shuntkomplikationen

- Diskonnektionen oder Brüche des Shunts (bis zu 90% der Fälle)
- Proximale oder distale Shuntverschlüsse (49–56%)
- Lageveränderungen (15%)
- Infektionen (5%; v. a. Staphylokokken, Pseudomonaden, Escherichia, Hämophilus und Streptokokken)
- Zerebrale Anfälle
- Shuntbedingte Metastasen

Shuntbedingte Metastasen sind jedoch in Anbetracht der Vielzahl der eingebrachten Ableitungen und der für einige zerebrale Tumoren typischen Liquoraussaat außerordentlich selten (Rickert 1998). Die Mortalität des Shuntversagens liegt bei 1%, die der Shuntinfektion bei 35% (Kang u. Lee 1999). Residuale neurologische oder psychomotorische Defizite existieren bei etwa 10–74% der mit Liquorableitung versorgten Kinder (Choux et al. 1999). Sie bestehen bei unter 2-Jährigen zu 60% aus motorischen und zu 25% aus visuellen oder akustischen Defiziten sowie zu 30% aus zerebralen Anfällen (Hoppe-Hirsch et al. 1998).

Literatur

Azzi GM, Canady AI, Ham S, Mitchell JA (1999) Kaolin-induced hydrocephalus in the hamster: temporal sequence of changes in intracranial pressure, ventriculomegaly and whole-brain specific gravity. Acta Neuropathol 98: 245–250

Britz GW, Kim DK, Loeser JD (1996) Hydrocephalus secondary to diffuse villous hyperplasia of the choroid plexus. Case report and review of the literature. J Neurosurg 85: 689–691

Bruni JE, Del Bigio MR, Cardoso ER, Persaud TVN (1988) Hereditary hydrocephalus in laboratory animals and humans. Exp Pathol 35: 239–246

Buttner A, Winkler PA, Eisenmenger W, Weis S (1997) Colloid cysts of the third ventricle with fatal outcome: a report of two cases and review of the literature. Int J Legal Med 110: 260–266

Choux M, Di Rocco C, Hockley AD, Walker ML (1999) Pediatric neurosurgery. Churchill Livingstone, London

Cinalli G (1999) Alternatives to shunting. Child's Nerv Syst 15: 718–731

Corkill RG, Cadoux-Hudsen TAD (1999) Normal pressure hydrocephalus: developments in determining surgical prognosis. Curr Opin Neurol 12: 671–677

Criscuolo GR, Symon L (1986) Intraventricular meningioma. A review of 10 cases of the National Hospital, Queen Square (1974–1985) with reference to the literature. Acta Neurochir 83: 83–91

Dandy WE, Blackfan KD (1914) Internal hydrocephalus. An experimental, clinical and pathological study. Am J Dis Child 8: 406–482

Del Bigio MR (1993) Neuropathological changes caused by hydrocephalus. Acta Neuropathol 85: 573–585

Friede RL (1989) Developmental neuropathology, 2nd edn. Springer, Berlin Heidelberg New York Tokyo, pp 220–246

Gilkes CE, Steers AJW, Minns RA (2000) CSF shunt malfunction: a study of the spectrum of mechanisms and clinical presentation. Child's Nerv Syst 16: 122

Graff-Radford NR, Torner J, Adams HP, Kassell NF (1989) Factors associated with hydrocephalus after subarachnoid hemorrhage. Arch Neurol 46: 744–752

Hagberg G, Fernell E, von Wendt L (1988) Epidemiology of infantile hydrocephalus in Sweden. Reduced optimality in prepartum, partum and postpartum conditions. A case-control study. Neuropediatrics 19: 16–23

Hakim S, Adams RD (1965) The special clinical problem of symptomatic hydrocephalus with normal cerebrospinal fluid pressure. Observations on cerebrospinal fluid hydrodynamics. J Neurol Sci 2: 307–327

Hakim S, Venegas JG, Burton JD (1976) The physics of the cranial cavity, hydrocephalus and normal pressure hydrocephalus: mechanical interpretation and mathematical model. Surg Neurol 5: 187–210

Hochwald GM (1985) Animal models of hydrocephalus: recent developments. Proc Soc Exp Biol Med 178: 1–11

Hoppe-Hirsch E, Laroussinie F, Brunet L et al. (1998) Late outcome of the surgical treatment of hydrocephalus. Child's Nerv Syst 14: 97–99

Jouet M, Rosenthal A, MacFarlane JA, Kenwrick S, Donnai D (1993) A missense mutation confirms the L1 defect in X-linked hydrocephalus. Nat Genet 4: 331

Kang JK, Lee IW (1999) Long-term follow-up of shunting therapy. Child's Nerv Syst 15: 711–717

Keene DL, Ventureyra ECG (1999) Hydrocephalus and epileptic seizures. Child's Nerv Syst 15: 158–162

Leestma JE (1988) Forensic neuropathology. Raven, New York

McComb JG, Davis RL (1991) Choroid plexus, cerebrospinal fluid, hydrocephalus, cerebral edema, and herniation phenomena. In: Davis RL, Robertson DM (eds) Textbook of neuropathology, 2nd edn. Williams & Wilkins, Baltimore, pp 175–187

Milhorat TH (1996) Hydrocephalus: pathophysiology and clinical features. In: Wilkins RH, Rengachary SS (eds) Neurosurgery, 2nd edn. McGraw-Hill, New York, pp 3625–3631

Milhorat TH, Hammock MK, Davis DA, Fenstermacher JD (1976) Choroid plexus papilloma. I. Proof of cerebrospinal fluid overproduction. Child's Brain 2: 273–289

Miller JD, Ironside JW (1997) Raised intracranial pressure, oedema and hydrocephalus. In: Graham DI, Lantos PL (eds) Greenfield's neuropathology, 6th edn. Arnold, London, pp 181–195

Mori K (1995) Current concept of hydrocephalus: evolution of new classifications. Child's Nerv Syst 11: 523–532

Norman MG, McGillivray BC, Kalousek DK, Hill A, Poskitt KJ (1995) Congenital malformations of the brain. Oxford University Press, pp 333–339

Oi S, Yamada H, Sato O, Matsumoto S (1996) Experimental models of congenital hydrocephalus and comparable clinical problems in the fetal and neonatal periods. Child's Nerv Syst 12: 292–302

Piatt JH, Carlson CV (1996) Hydrocephalus and epilepsy: an actuarial analysis. Neurosurgery 39: 722–728

Portnoy HD, Branch C, Castro ME (1994) The relationship of intracranial venous pressure to hydrocephalus. Child's Nerv Syst 10: 29–35

Richards HK, Kane CO, Seeley H, Madakbas M, Whitfield P, Pickard JD (2000) The U.K. Shunt Registry. Child's Nerv Syst 16: 123

Rickert CH (1998) Abdominal metastases of pediatric brain tumors via ventriculo-peritoneal shunts. Child's Nerv Syst 14: 10–14

Rickert CH (1999) Neuropathology and prognosis of foetal brain tumours. Acta Neuropathol 98: 567–576

Rickert CH, Grabellus F, Varchmin-Schultheiß K, Stöß H, Paulus W (2001) Sudden unexpected death in young adults with chronic hydrocephalus. Int J Legal Med 114: 331–337

Rosenthal A, Jouet M, Kenwrick S (1992) Aberrant splicing of neural cell adhesion molecule L1 mRNA in a family with X-linked hydrocephalus. Nat Genet 2: 107–112

Sabaratnam M (2000) Pathological and neuropathological findings in two males with fragile-X chromosome. J Intellect Disabil Res 44: 81–85

Schurr PH, Polkey CE (1993) Hydrocephalus. Oxford University Press

Shaw CM, Alvord EC (1995) Hydrocephalus. In: Duckett S (ed) Pediatric neuropathology. Williams 20. Aufl. Thieme, Stuttgart, pp 186–191

Vanneste JA (1994) Three decades of normal pressure hydrocephalus: are we wiser now? J Neurol Neurosurg Psychiatry 57: 1021–1025

Venes JL, Dauser RC (1987) Epilepsy following ventricular shunt placement. J Neurosurg 66: 154–155

Warkany J, Lemire RJ, Cohen MM (1981) Mental retardation and congenital malformations of the central nervous system. Year Book Medical Publ, Chicago, pp 48–82

Weller RO, Kida S, Zhang ET (1992) Pathways of fluid drainage from the brain – morphological aspects and immunological significance in rat and man. Brain Pathol 2: 277–284

Wisniewski KE, Segan SM, Miezejeski CM, Sersen EA, Rudelli RD (1991) The Fra(X) syndrome: neurological, electrophysiological, and neuropathological abnormalities. Am J Med Genet 38: 476–480

KAPITEL 4 Prä- und Perinatalschäden

J. PEIFFER

INHALT

4.1	**Grundlagen**	73
4.1.1	Definitionen	73
4.1.2	Pathophysiologie	74
4.1.3	Klinik	75
4.1.4	Ätiologie	76
4.1.5	Allgemeine Pathologie	76
4.2	**Pränatale Hirnschäden**	77
4.2.1	Porenzephalie (Schizenzephalie)	77
4.2.2	Hydranenzephalie	79
4.2.3	Status marmoratus	79
4.3	**Perinatale Hirnschäden**	79
4.3.1	Befunde am unreifen Gehirn	79
4.3.2	Überwiegend bei Reifgeborenen vorkommende Hirnschäden	82
4.3.3	Nicht sicher nur der Perinatalzeit zuzuordnende Hirnschäden	84
4.4	**Neo- oder postnatale Hirnschäden**	86
4.4.1	Pontosubikuläre Nervenzellnekrose	86
4.4.2	Möbius-Syndrom	87
4.4.3	Williams-Syndrom	87
4.4.4	Kernikterus	87
4.4.5	Zerebralschäden bei angeborenen Herzfehlern	88
4.4.6	HELLP-Syndrom	88
4.4.7	Plötzlicher Kindestod	88
	Literatur	88

4.1 Grundlagen

4.1.1 Definitionen

Der Begriff „Perinatalschaden" wird vielfach voreilig und vereinfachend, außerdem definitorisch unterschiedlich verwendet. Der am engsten gefassten, letztlich klarsten Zeitbestimmung, nämlich des Zeitraums zwischen Beginn der Eröffnungswehen und der Entbindung des Neugeborenen (Schulte 1997) bzw. dem Ende der ersten Lebenswoche (Krägeloh-Mann et al. 1995a), steht der am weitesten gefasste Zeitraum zwischen der 28. SSW und dem 28. Lebenstag gegenüber (Stanley 1994). Die WHO hatte die Perinatalzeit als den Zeitraum zwischen 28. SSW und 7. Lebenstag bestimmt, doch hat sich diese Definition in der Literatur nicht durchgesetzt.

Bei der zeitlichen Zuordnung eines wahrscheinlich schädigenden Faktors sollten folgende Zeiträume unterschieden werden:

- präkonzeptionell (z. B. chromosomal-genetisch);
- pränatal:
  - embryonal (56 Tage nach der letzten Menstruation),
  - ab 9. Schwangerschaftswoche (57. Tag p. m.);
- intrapartal (zwischen Beginn der Eröffnungswehen und Abnabelung);
- neonatal (bis zum 28. Lebenstag);
- postnatal (ab 5. Lebenswoche).

Reifestadien. Sie sind von erheblicher Bedeutung für die klinischen Folgeerscheinungen und für die neuropathologisch nachweisbaren Schädigungsmuster.

> Als *sehr unreif* bezeichnet man Kinder mit einer Geburt vor der 32. SSW, als *mäßig unreif* solche, die zwischen 32. und 36. SSW geboren wurden, im Gegensatz zu Reifgeborenen und den Übertragenen, jeweils mit unterschiedlichen Schädigungsmustern.
>
> Dem „sehr unreif" entspricht meist auch ein niedriges Geburtsgewicht: Als sehr niedrig gilt ein Gewicht unter 1500 g, als mäßig erniedrigt ein solches zwischen 1500 und 2499 g (Krägeloh-Mann et al. 1995a).

Geburtstrauma. Hier ist zu unterscheiden zwischen einem Trauma im engeren Sinne (durch mechanische Einwirkung) und den Folgeerscheinungen pathologischer Einflüsse im weiteren Sinne.

Asphyxie. Ursprünglich als Atemnot, Pulsschwäche verstanden, wird Asphyxie als Oberbegriff verwandt für Sauerstoffuntersättigung des Blutes (Hypoxämie) oder einen verminderten Sauerstoffpartialdruck im Gewebe (Hypoxie) in Verbindung mit einer Übersäuerung (Azidose) durch Laktat- und CO_2-Anstieg, beim Neugeborenen üblicherweise gemessen am Nabelschnurarterienblut innerhalb der ersten Lebensstunde.

Für die Diagnose einer metabolischen Azidose gelten folgende an der Nabelschnurarterie Reifgeborener gewonnenen Grenzwerte (Low et al. 1994; Low 1997):

- Basenpuffer 25,9 mmol/l (Kontrollen 41,3), äquivalent zu einem Basendefizit zwischen 12 und 16 mmol/l;
- ein pH von unter 6,97 (Kontrollen 7,25);
- ein pCO_2 von 78,0 (Kontrollen 54,1);
- ein pO_2 von 11,2 (Kontrollen 15,1).

Ischämie. Unter Ischämie ist eine lokale oder generelle Blutmangelversorgung des Gewebes durch Absinken der Hirndurchblutung unter den Schwellenwert zu verstehen, der für die Aufrechterhaltung der normalen Hirnfunktion notwendig ist.

Zerebrale Kinderlähmung. Unter zerebraler Kinderlähmung oder „cerebral palsy" (CP) versteht man ein Krankheitsbild, bei dem eine spastische Lähmung beider Beine im Vordergrund steht, manchmal auch eine zusätzliche Armlähmung, eine Tetraplegie oder eine dyskinetisch-spastische Bewegungsstörung (Krägeloh-Mann et al. 1993), jeweils nicht selten (bei den diplegischen Formen in 36% der Fälle) verbunden mit Krampfanfällen, kognitiven Defiziten und Verhaltensstörungen.

4.1.2 Pathophysiologie

Blutdruck, Gefäßwiderstand und Blutviskosität bestimmen den Grad der Hirndurchblutung und sichern neben einer ausreichenden Sauerstoffbeladung der Erythrozyten die Energieversorgung der Zellen. Hypoxie setzt eine Kaskade von biochemischen Änderungen in Gang mit dem Ziel, den unterbrochenen oxidativen Stoffwechsel mittels Glykolyse durch einen anaeroben zu ersetzen, was aber nur in Grenzen zum Erfolg führt. Kritisch ist ein Sauerstoffpartialdruck von unter 0,1 mmHg in den Mitochondrien. Mit dem ungesättigten mitochondrialen Zytochromsystem kommt es zunächst zu einer Anreicherung von Nikotinamid-Adenin-Dinukleotid (NADH) und Flavin-Adenin-Dinukleotid (FADH) sowie von Laktat. Die vermehrte anaerobe Glykolyse ist energiefordernd und führt zu einem Aufbrauch der energiereichen Phosphate, insbesondere des ATP, zugunsten von ADP und AMP, die wiederum die Glykolyse stimulieren, was aber nicht ausreicht, um die mitochondriale Oxidation zu gewährleisten.

Vor allem im noch unreifen Gehirn wird die Hypoxie zunächst durch eine vermehrte Hirndurchblutung zu kompensieren versucht. Erst eine zusätzliche Blutdrucksenkung mit Ischämie und begleitender ATP-Alteration führt zur Gewebsschädigung (Vannucci 1992). Dies hat Konsequenzen für die Membraneigenschaften und hier speziell für die Funktionsfähigkeit der Ionenpumpen mit der Folge einer intrazellulären Anreicherung von Natrium-, Kalzium- und Chlorionen sowie von Wasser (zytotoxisches Ödem). Bei dem raschen Abfall energiereicher Phosphate ist auch mit einem intrazellulären Ödem in den Gliazellen, insbesonders den Astrozyten zu rechnen (Straßburg u. Sutor 1990).

Verstärkt werden die zytotoxischen Faktoren durch die Aktivierung von Glutamatrezeptoren, speziell der Klasse I, sei es durch einen verminderten Reuptake exzitatorischer Aminosäuren (EAA), sei es durch eine Anreicherung der EAA in der extrazellulären Flüssigkeit (Andersen et al. 1998). Die Rezeptoren für die neben freien Radikalen wie NO für die Nervenzellschädigung verantwortlich gemachten EAA, insbesondere für die NMDA-Untergruppe des Glutamats, sind in den verschiedenen Rindenregionen unterschiedlich dicht verteilt, wobei diese Rezeptorendichte im Laufe der Hirnreifung in der Okzipitalrinde ansteigt, nicht jedoch im motorischen und temporalen Kortex. Zwischen der Asphyxieempfindlichkeit und der Rezeptordichte bestehen Beziehungen.

Pränatale lokale Reifungsverzögerungen, insbesondere in der Temporalrinde, sind möglicherweise verantwortlich für eine erhöhte lokale Vulnerabilität gegenüber Hypoxie. Eine Mitwirkung pränataler, die Rezeptorenreifung beeinflussender Faktoren an den Folgen hypoxisch-ischämischer bzw. asphyktischer perinataler Bedingungen ist anzunehmen. Anhaltspunkte gibt es auch für eine Funktionsänderung an den Glutamat-NMDA-Rezeptor-Komplexen mit Bedeutung für das Auftreten früher Krampfanfälle (Andersen et al. 1998) (s. Kap. 7). Zu rechnen ist unter Hypoxiebedingungen zudem mit einem erhöhten Phospholipidstoffwechsel in den Zellmembranen mit Anreicherung freier Fettsäuren und einer Peroxidation O_2-freier Radikale (Vannucci 1992). Mit der intrazellulären Kalziumanreicherung steht auch eine erhöhte NO-Bildung mit toxischer Wirkung in Verbindung. Eher noch im experimentellen Stadium sind Untersuchungen über die toxische Bedeutung von Hitzeschockproteinen (Dwyer u. Nishimura 1992). Die Kombination solcher Faktoren kann den neuronalen Zelltod, teils als Nekrose, teils durch Apoptose, auslösen (Vannucci u. Perlman 1997).

Bei *Unreifgeborenen* besteht zudem eine noch nicht funktionsfähige Autoregulation der Hirndurchblutung (Greisen 1992). Zwar sind unreife Versuchstiere gegenüber Hypoxie weniger empfindlich als ausgereifte Tiere, doch sind bei Unterschreiten der Toleranzgrenzen die Folgen der Hypoxie am Hirngewebe bei den unreifen Tieren wesentlich schwerer.

▪ Die Laktaterhöhung durch die Glykolyse führt mit der Gewebsazidose auch zu Veränderungen an den Hirngefäßen: Durch Erschlaffung der arteriellen Muskelfasern kommt es zur Vasodilatation, durch Endothelzellschwellung zur Einengung im Endstrombereich. Systemische Veränderungen wie eine Thrombozytopenie (Säuglingssepsis!) oder gar eine Verbrauchskoagulopathie begünstigen verständlicherweise die deletären Folgen.

Von einer *Hypoglykämie* ist zu sprechen bei Serumzuckerwerten unter 2,2–2,5 mmol/l (40–45 mg/dl) bei Reifgeborenen, während bei Unreifgeborenen Gesamtblutzuckerwerte unter 1,1 mmol/l (20 mg/dl) als hypoglykämisch bezeichnet wurden (Schwartz 1997). Auffallend häufig fand sich bei multizystischer Enzephalopathie eine Hypoglykämie in der Vorgeschichte, darüber hinaus bestanden auch vorzeitige Plazentalösungen (s. unten) und perinatale Infektionen (Frigieri et al. 1996).

Im Rattenexperiment erwies sich eine *Hypothermie* als protektives Moment gegen hypoxisch-ischämische Randbedingungen (Nedelcu et al. 2000).

4.1.3 Klinik

Bis zum Geburtsbeginn gibt das Kardiotokogramm (CTG) Aufschluss über die fetale Herzsituation. Ein pathologischer Befund im CTG kann aber nicht als unbedingter Beweis für das Vorliegen einer zerebralen Mangelsituation als maßgeblicher Ursache einer Perinatalschädigung herangezogen werden, denn bei 30–50% pathologischer Geburten waren die CTGs unauffällig, andererseits kam es bei 15–35% zu Dezelerationen trotz letztlich normalem Geburtsablauf.

Nichtsdestoweniger sind gerade bei Risikogeburten fortlaufende und auch dokumentierte CTG-Aufzeichnungen, ebenso wie in früheren Schwangerschaftsstadien wiederholte Sonogramme, nicht nur diagnostisch bedeutungsvoll, sondern auch für den Fall späterer forensischer Auseinandersetzungen zur Abwehr unberechtigter Vorwürfe gegenüber den Geburtshelfern wichtig. Während der Geburt und unmittelbar nach der Geburt gelten als Kriterien des Allgemeinzustandes der pH-Wert des Nabelschnurarterienblutes und die subjektiver Deutung unterworfenen *Apgar-Werte*. Alle drei Kriterien korrelieren – wie auch der Nachweis von Mekonium in der Amnionflüssigkeit – allerdings nicht eindeutig mit einer später nachweisbaren Zerebralschädigung.

In Abhängigkeit vom Grad und der lokalen Ausdehnung der ZNS-Schädigung reicht das Spektrum von leichten Entwicklungs- und Verhaltens- oder Teilleistungsstörungen bis zu schweren Defektsyndromen mit Demenz, Lähmungen, Hyperkinesen und unterschiedlichen Anfallsformen. In einer umfangreichen deutsch-skandinavischen Untersuchung (Krägeloh-Mann et al. 1994a), die sich überwiegend auf die klinische Symptomatologie, aber z. T. auch auf neuropathologische Beobachtungen stützte, wurde untersucht, wie sich die typischen Schädigungsformen verteilen (Tabelle 4.1).

Die Tabelle zeigt die Bedeutung des Reifegrades, denn es scheinen ganz verschiedene Populationen zu bestehen: Unter den sehr unreif Geborenen überwiegen Schädigungen in der Peri- bzw. Neonatalperiode mit 61%, wobei klinisch die Lähmungen an 3 oder allen 4 Extremitäten mit 86 bzw. 76% besonders häufig sind. Unter den Reifgeborenen dominieren die dyskinetisch-spastischen Symptome. Hier lag häufig eine schwere Geburtsasphyxie vor.

Tabelle 4.1. Verteilung der typischen Schädigungsformen nach Reifegrad und Schädigungszeitraum; Angaben in Prozent (*Prä* pränatal, *P/N* peri-/neonatal, *?* Schädigungszeitraum ist nicht eindeutig zuzuordnen) (nach Krägeloh-Mann et al. 1995a)

Klinisches Syndrom	Sehr unreif			Mäßig unreif			Reif			Zusammen		
	Prä	P/N	?	Prä	P/N	?	Prä	P/N	?	Prä	P/N	?
▪ Spast. Beinparesen (n=300)	1	57	42	7	32	61	23	22	55	10	37	53
▪ 3-Glied-Lähmungen (n=55)	0	86	14	22	22	56	22	43	35	16	47	36
▪ Tetraparesen (n=86)	0	76	24	36	46	18	36	36	28	29	45	26
▪ Dyskinet.-spast. Syndr. (n=46)	14	29	57	38	25	38	10	61	29	15	50	35
Gesamt (n=487)	1	61	38	13	32	55	25	34	41	15	41	44

Bei den Reifgeborenen ist der Anteil pränataler Schäden besonders hoch. Je niedriger das Geburtsgewicht ist, umso größer ist das Risiko einer CP (Krägeloh-Mann et al. 1994b).

Bei Stammganglienschädigungen wie dem Status marmoratus (s. 4.2.3) können choreoathetotische Symptome das Bild bestimmen. Stehen psychointellektuelle und kognitive Entwicklungsstörungen im Vordergrund, so ist die perinatale Genese wenig wahrscheinlich.

Die mangelhafte Sauerstoffsättigung äußert sich zunächst – unspezifisch – in Bradykardie und Blutdruckabfall oder in Störungen der Erregbarkeit, vom Koma bis zu Krampfanfällen. Anfälle in der neonatalen Phase sind ätiologisch allerdings heterogen. Ihre Häufigkeit schwankt zwischen 1,5 und 14 auf 1000 Lebendgeborene. Das Einsetzen solcher früher Krampfanfälle bedeutet aber nicht, dass grundsätzlich eine schwere Hirnschädigung mit entsprechend schlechter Prognose zu unterstellen ist, vielmehr hatten sich 52% solcher Kinder nach einer fünfjährigen Kontrollphase normal entwickelt (Temple et al. 1995). Außerdem können Neugeborenenkrämpfe Symptom der genetisch verankerten benignen familiären Epilepsieform mit guter Prognose sein (s. Kap. 7).

Eine umfangreiche Studie in den USA (Naeye et al. 1989) zeigte, dass die Bedeutung der Perinatalschädigung als Ursache von Kinderlähmungen lange Zeit unter Vernachlässigung von Schäden in der Pränatalperiode überschätzt wurde. Nur 14% der Tetraparesen bei Kindern waren demnach durch Geburtsasphyxien verursacht. Außer den Geburtsasphyxien (Gröntoft 1953a,b) gehören zu den wesentlichen pathogenen Faktoren Gefäßverschlüsse, mechanische Verletzungen, Infektionen sowie angeborene Stoffwechselkrankheiten.

4.1.4 Ätiologie

Zu den Ursachen einer CP sind zerebrale Dysgenesien zu zählen (bei Schädigung im 1. oder 2. Trimenon von Anenzephalien über Polymikrogyrien und Heterotopien bis zu leichteren Migrationsstörungen, im 3. Trimenon mit Störungen der Dendriten- und Synapsenentwicklung sowie der beginnenden Myelinisation), weiterhin Keimlager- und intraventrikuläre Blutungen, Kleinhirnblutungen, Hypoglykämien, Thromboembolien und Vaskulitiden und vor allem in der Peri-/Neonatalperiode bei Unreifgeborenen die periventrikuläre Leukomalazie (PVL), schließlich – heutzutage fast nur noch bei sehr unreifen Neugeborenen – der Kernikterus.

Die Schwierigkeiten, eine ätiologische Klärung herbeizuführen, zeigt der Anteil von 44% unklassifizierbarer Fälle im Gesamtkollektiv der großen deutsch-skandinavischen Studie (Krägeloh-Mann et al. 1995a).

Die *Häufigkeit* der CP beträgt nach einer australisch-neuseeländischen Untersuchung 2–2,5 auf 1000 Lebendgeburten (MacLennan 1995).

Zu den *pränatalen Risikofaktoren* gehört außer dem mütterlichen Diabetes mellitus der Nikotin-, Alkohol- und Drogenmissbrauch der Schwangeren. Alkoholmissbrauch führt zu Störungen der fetalen Zellmigration und -reifung, zu verzögerter Markreifung infolge einer Schädigung der Oligodendrogliafunktion (verminderter Gehalt an basischem Myelinprotein) (s. Kap. 2 und Kap. 18).

Als Ursache von Totgeburten und Spontaborten spielen *Infektionen*, insbesondere Chorionamniotiden, eine bedeutende Rolle (Redecker et al. 2000). Im 2. Trimenon sind sie in 45,5% der Fälle die Ursache des fetalen Todes, während infektiös bedingten perinatalen Todesfällen eher eine *Sepsis* zugrunde liegt. Bei purulenter Amnionflüssigkeit ist das Risiko von Markschäden erhöht. Häufig fehlen klinische Zeichen einer mütterlichen Infektion. Eine positive Korrelation besteht allerdings zwischen dieser und Vaginalblutungen während der Schwangerschaft.

Besonders gefürchtet als Erreger einer Sepsis oder von Meningoenzephalitiden sind die *B-Streptokokken* (Roge u. Henriques 1992), Listerien und Mykoplasmen, überhaupt eitrige Meningitiden mit ihren sekundären, thrombosebedingten Kreislaufschäden und den Folgen der enzephalitischen Begleitreaktion. Hinsichtlich der Prä- oder Perinatalschäden, die durch entzündliche Erkrankungen entstehen (Toxoplasmose, Zytomegalie u. Ä.), wird im Übrigen auf Kap. 9 verwiesen, hinsichtlich der Embolien auf Kap. 6. Bei Verdacht auf Amnionitis sollte eine pathologisch-anatomische Untersuchung der Plazenta selbstverständlich sein (Redecker et al. 2000) (s. unten).

4.1.5 Allgemeine Pathologie

Für die Klärung der Ursachen einer vermutlich pränatalen Hirnschädigung ist außer dem Gesundheitszustand der Mutter nicht nur der am Zentralnervensystem des Neugeborenen erhobene Befund von Bedeutung, sondern der *Befund an der Plazenta*. Er wird vom Allgemeinpathologen erhoben, doch sollte nicht nur der betroffene Geburtshelfer, sondern auch der Neuropathologe besonderen Wert auf diese ergänzende Untersuchung legen, denn die verschiedenen Ursachen einer Plazentainsuffizienz sind von Bedeutung für die Entwicklung des ZNS.

Bei einem hohen Prozentsatz von Spontanaborten bestehen die Zeichen einer Chorioamnionitis (Gaillard u. Lallemand 1997), die auch als häufigste Ursache eines vorzeitigen Geburtsbeginns bei kindlicher Unreife angesehen wird (Altshuler 1993). Entzündliche Veränderungen können sekundär nicht nur zu Nabelschnurvasokontraktionen und zu fetalen Infektionen führen, sondern auch die Ursache von Hypoperfusion sein.

Die Frage nach möglicher Plazentapathologie sollte beantwortbar sein, um die Genese des neuropathologischen Befundes richtig verstehen zu können (Emmrich 1991, 1992; Kaplan et al. 1991). Dies gilt besonders für die positive Korrelation von Plazentaanomalien und bereits innerhalb der ersten Lebensstunde nachweisbaren Keimlager- sowie intraventrikulären Blutungen, Markgliosen, Zysten und neuronalen Nekrosen bei Unreifgeborenen (Grafe 1994; Hansen 1998). Ein mütterlicher Diabetes mellitus stellt ein Risikomoment für Plazentastörungen dar (Emmrich 1991, 1992).

Zu den plazentaren Anomalien gehört im weiteren Sinne auch die Länge der *Nabelschnur*, die als verkürzt zu bezeichnen ist, wenn sie nach der 28. SSW kürzer als 40 cm ist. Zu lange Nabelschnüre bergen andererseits die Gefahr der Umschlingung (Grafe 1994).

4.2 Pränatale Hirnschäden

Voraussetzung für die Zuordnung pathogenetischer Faktoren zum morphologischen Bild ist die Kenntnis der intrauterinen und neonatalen Entwicklungsstadien von Meningen, Gefäßen, grauer und weißer Substanz, speziell hinsichtlich der Reifung der Gefäße sowie der Auswanderung und Reifung von Neuronen und Gliazellen in ihrer lokalen Beziehung zu den periventrikulären Keimlagern und zu den subpialen Rindenabschnitten. Je nach Entwicklungsstadium führt dieselbe Noxe – häufig eine hypoxisch-ischämische, seltener eine infektiös bedingte Schädigung – zu unterschiedlichen Mustern. Diese geben wiederum gewisse Hinweise auf den Zeitpunkt und die Pathogenese einer Schädigung (s. Kap. 2).

■ Generell sind folgende Schädigungen zu erwarten:
  ■ bei Unreifgeborenen periventrikuläre Nekrosen, Blutungen, Myelomalazien und Ödemschäden;
  ■ bei Reifgeborenen eher kortikale Schädigungen, Falx- und Tentoriumrisse mit entsprechenden subduralen Blutungen.

Steht der Neuropathologe vor der Frage, aus dem morphologischen Befund auf den Zeitraum rückzuschließen, in dem eine Noxe das ZNS traf, so können Antworten nur mit unterschiedlichen Wahrscheinlichkeitsgraden gegeben werden, ausgenommen bei Missbildungen mit bekannter Determinationsperiode oder bei nicht als Missbildung aufzufassenden schweren Hirnschädigungen wie der meist um das 2. und 3. Trimenon entstandenen Hydranenzephalie.

Missbildungen werden in Kap. 2 behandelt. Sie sind mit ihrer Determinationsperiode meist relativ sicher einem bestimmten Embryonal- bzw. Fetalstadium zuzuordnen. Sie sind keineswegs alle nur genetisch erklärbar. Vor allem Mikrodysgenesien, die sich im 2. oder 3. Trimenon bilden, können die Folge von periventrikulären Gewebsschäden sein. Als typisch für eine pränatal erfolgte Schädigung gelten die im Folgenden aufgeführten Muster.

4.2.1 Porenzephalie (Schizenzephalie)

■ Als Porenzephalie (oder Schizenzephalie, Yakovlev u. Wadsworth 1946) werden durch lokale Kreislaufstörungen verursachte zystische Rindendefekte bezeichnet, bei denen eine Verbindung zwischen Seitenventrikel und Subarachnoidalraum besteht (Abb. 4.1a).

Sie bevorzugen die Zentralregion bzw. das Mediaversorgungsgebiet. Wie bei der Hydranenzephalie ist der Schädigungszeitraum das Fetalleben bis zum Abschluss der Rindendifferenzierung. Es finden sich Kombinationen mit Mikrogyrien (Typ 1) oder einer zum Defekt zu radiären Ausrichtung der benachbarten Windungen (Typ 2). Porenzephalien tendieren zu symmetrischer Ausbildung, wobei die Porusbildung sich auf eine Seite beschränken kann, während die Gegenseite nur Windungsanomalien zeigt. Es kann auch ein Übergreifen der inneren glioependymalen Auskleidung der Porenzephalie auf die Außenseite der Rinde vorkommen, so dass hier zuckergussähnliche Randsäume zu beobachten sind. Molekulargenetische Untersuchungen konnten nachweisen, dass in etwa 70% der Fälle Keimbahnmutationen im EMX_2-Homeobox-Gen bestanden (Brunelli et al. 1996; Redecker et al. 2000).

Bei kongenitaler Porenzephalie besteht zu 95% gleichzeitig eine Amygdalum-Hippokampus-Atrophie (Ingraham u. Matson 1944). Von der eigentlichen Porenzephalie abzugrenzen sind die peri- und postnatal entstandenen zystischen Nekrosen ohne Kommunikation zwischen innerem und äußerem Liquorraum.

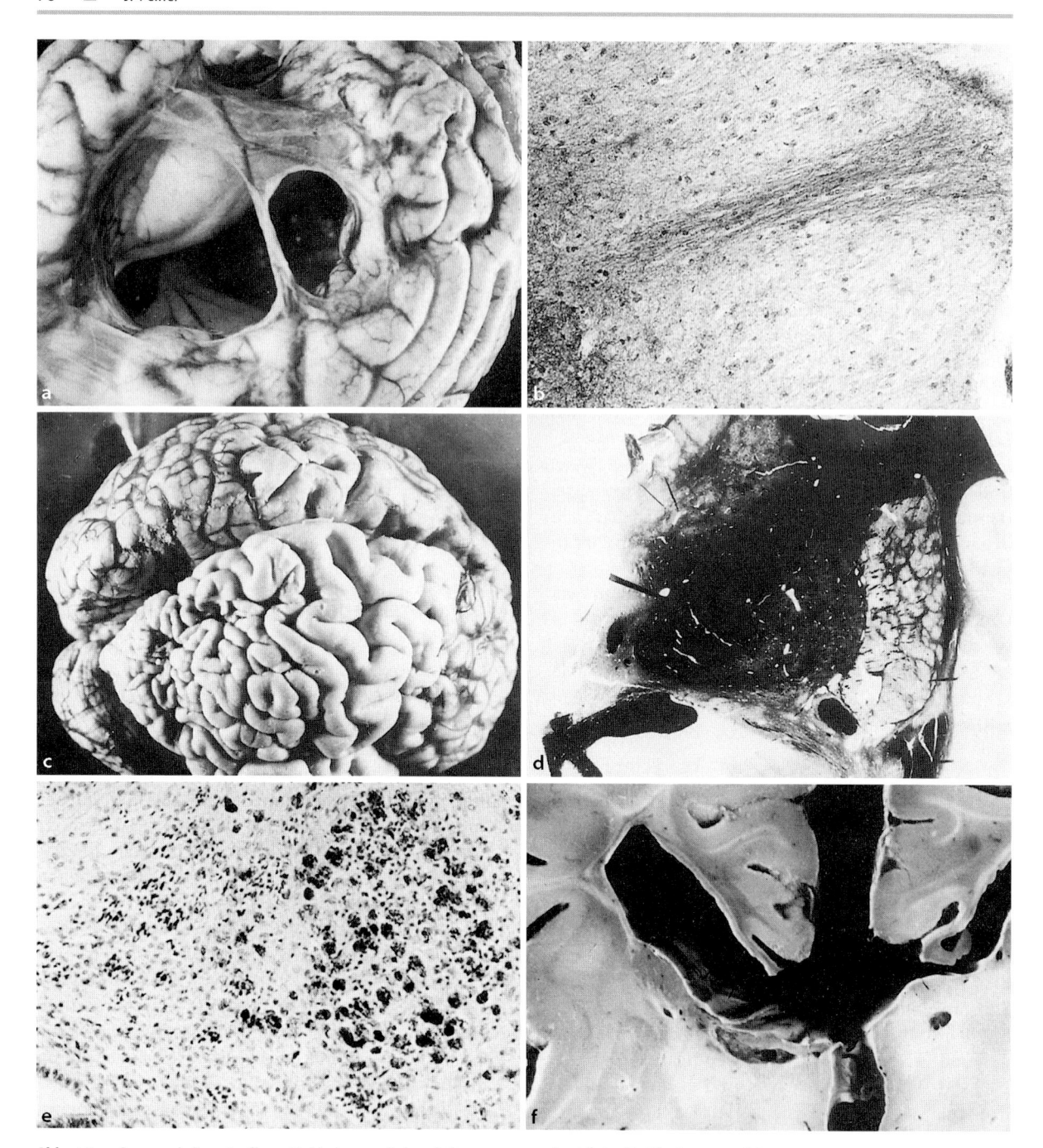

Abb. 4.1. a Porenzephalie mit offener Verbindung zwischen Seitenventrikel und Subarachnoidalraum im Versorgungsgebiet der A. cerebelli media. **b** Abnormer Gliafaserstreifen am Ort einer elektiven Parenchymnekrose bei Perinatalschädigung mit disseminierten Ulegyrien (Holzer-Gliafaserfärbung). **c** Narbenwindungen mit benachbarten Mikrogyrien bei pränataler lokaler Kreislaufstörung. **d** Status marmoratus im Striatum (Markscheidenfärbung). **e** Siderophagenansammlungen als Residuum subependymaler Blutungen. **f** Zum Teil zystisch umgewandelte Nekrosenarben nach periventrikulären Infarkten und subependymalen Blutungen bei Geburtsasphyxie eines mehrere Jahre überlebenden Frühgeborenen

4.2.2 Hydranenzephalie

Die Hydranenzephalie (Blasenhirn) ist die extremste Form einer fetal entstandenen Zirkulationsstörung mit Nekrose beider Großhirnhemisphären, die lediglich Teile der Stammganglien auszusparen pflegt.

Nur unter Wasser lassen sich meist die dünnen meningokortikalen Membranen entfalten. Wegen der Störung der Kortex-Thalamus-Verbindungen sind die Thalami an Nervenzellen verarmt. Das Neostriatum kann einbezogen sein. Innerhalb der restlichen Rinde, in der die Nervenzellen weitgehend zugrunde gegangen sind, sind *vermehrte Astrozyten*, meist aber keine ausgeprägten Fasergliosen vorhanden. Manchmal sind *Mikropolygyrien* oder atpisch gelagerte Nervenzellen in den erhaltenen Rindenresten nachweisbar.

Die Ätiologie der Hydranenzephalie ist im Grunde nicht ganz geklärt. In Einzelfällen konnte ein doppelseitiger Karotisverschluss bei erhaltener Basilarisversorgung festgestellt werden.

4.2.3 Status marmoratus

Da die normale Myelinisierung im Striatum zwischen dem 6. und 9. Lebensmonat erfolgt, spricht der Nachweis eines Status marmoratus hier für eine keinesfalls spätere Schädigung. Der Name weist auf die morphologisch eigenartig marmoriert wirkenden Narbenbildungen vor allem des Putamens, geringer auch des Kaudatums, des Thalamus oder Pallidums hin, die durch eine intensive Fasergliose und vor allem durch eine Hypermyelinisierung bedingt sind (Abb. 4.1d).

Morphologisch ist es in den geschädigten Bereichen zu einer erheblichen Lichtung des Nervenzellbestandes gekommen. Nicht selten finden sich kalkinkrustierte Nervenzell-„Leichen" oder frei im Gewebe liegende oder auch an den Gefäßwänden lokalisierte Kalkkonkremente (ähnlich Abb. 4.4d).

4.3 Perinatale Hirnschäden

4.3.1 Befunde am unreifen Gehirn

Vor allem unreife und frühgeborene Kinder mit Asphyxie (46% der Kinder mit Geburtsgewicht unter 1500 g) sind durch subependymale und intraventrikuläre Blutungen gefährdet. Folgen einer Keimlagerschädigung sind Störungen der Entwicklung und Wanderung der Neuro- und Glioblasten zur Rinde sowie der Myelinisierung der zentralen Marklager.

Die Häufigkeit periventrikulärer und intraventrikulärer Blutungen ist bedingt durch die Unreife des Gefäßsystems um die Ventrikel (Sherwood et al. 1978): Das subependymale Kapillarnetz entwickelt sich zwischen 13. und 35. Schwangerschaftswoche. Die Venenwände bestehen zunächst nur aus einer einfachen, hypoxieempfindlichen Endothelzelllage mit unvollständig ausgebildeter Lamina basalis. Erst später bilden sich Adventitiazellen. Der Widerstand durch das umgebende Gewebe ist noch gering, die subependymale Gliaschicht noch unvollständig.

Eine blutungsfördernde Besonderheit liegt ferner in der Knickung der periventrikulären und chorioidalen Venen in Höhe der Foramina Monroi am Übergang zum Dach des 3. Ventrikels und dem Abfluss in die V. Galeni (Rorke 1992). Thrombosen der subependymalen Venen im Blutungsbereich sind vermutlich Sekundärerscheinungen.

Das arterielle Netz weist im Bereich der 3 großen Hirnarterien kürzere, Rinde und subkortikales Mark versorgende und lange, in das tiefe Mark dringende Äste auf. Grenzzonen zwischen den Gefäßterritorien bestehen um die 24.–28. SSW im periventrikulären Marklager, weil in diesem Zeitraum die penetrierenden, meist noch spiralig verlaufenden Endarterienäste nur wenige Verzweigungen und kaum Anastomosen aufweisen. Erst ab der 32. SSW reift dieses Arteriensystem aus.

Intraventrikuläre Blutungen treten in einer Häufigkeit von 1,1:1000 Lebensgeburten auf. Nicht selten besteht das Syndrom der hyalinen Membranen in der Lunge, ohne dass aber klare Parallelen zwischen beiden Krankheitszeichen nachweisbar sind (Spears et al. 1969). Vitamin-K-Mangel und ähnliche Ursachen erhöhter Blutungsbereitschaft sind weitere mögliche pathogene Faktoren.

Keimlager- und periventrikuläre Blutungen

Die genannten Faktoren tragen dazu bei, dass es insbesondere bei untergewichtigen Feten (<1500 g) bei plötzlichen Blutdruckanstiegen zu periventrikulären Blutungen und damit zu Zerstörungen der Matrixzellen in den Keimlagern kommt. Kleinere Blutungen oder Erythrodiapedesen finden sich bei anoxischen Frühgeborenen nicht selten auch im *Stroma des Plexus chorioideus* (zu unterscheiden von Blutauflagerungen bei Ventrikelblutungen), ferner unter der Pia sowie innerhalb der Kleinhirnrin-

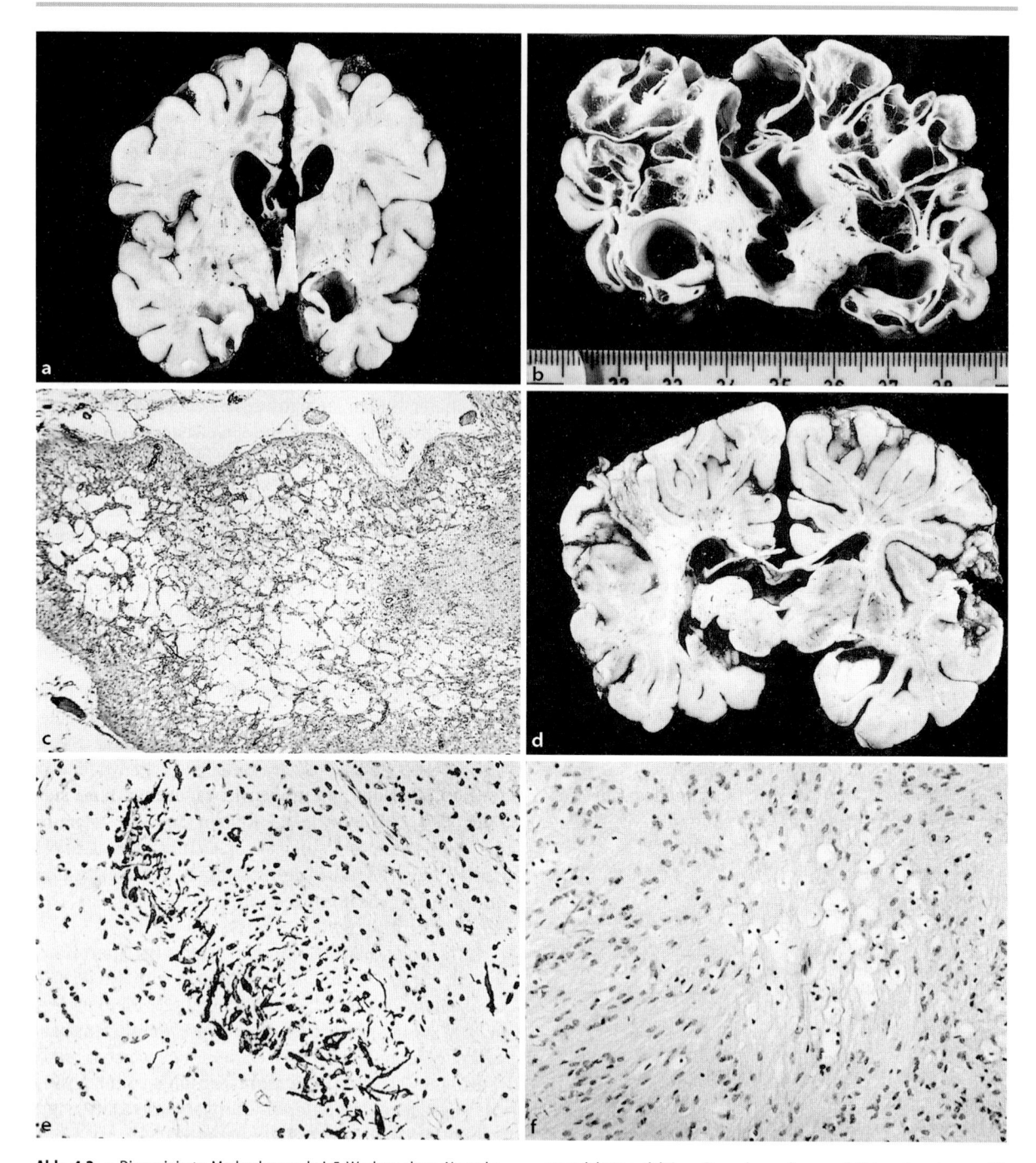

Abb. 4.2. a Disseminierte Marknekrosen bei 5 Wochen altem Neugeborenen (Plazentainfarkte, peri- und postnatale Asphyxie, Vakuumextraktion, Neugeborenenkrämpfe, Ateminsuffizienz). **b** Multizystische Enzephalopathie bei 6 Wochen altem Kind, das nach normaler Geburt am 3. Lebenstag mit Atemstillstand aufgefunden worden war. Nach Reanimation Krampfserien. **c** Grobspongiöse bis kleinzystische Rindenveränderung bei ausgedehnten elektiven Parenchymnekrosen. **d** Nebeneinander von Ulegyrien und postnatalen Infarkten bei 11 Monate altem Kind mit kompletter D-Transposition der großen Gefäße. Operation 2 Tage vor dem Tode. **e** Kalkinkrustierte Zellfortsätze bei periventrikulären Infarkten. **f** Entmarkungsherd mit Gliaschwund und Auftreten von Lipophagen bei periventrikulärer Leukomalazie

de, deren Leptomeninx später ausreift. Gegen eine mechanische Verursachung dieser Blutungen spricht ihr Nachweis bereits bei abortierten Feten oder bei durch Kaiserschnitt entbundenen Kindern (Fedrick u. Butler 1970).

Hirnblutungen können durchaus bereits intrauterin pränatal auftreten und sind sonographisch erfassbar. Sie können durch Einblutungen auch in die äußeren Liquorräume zu einem *posthämorrhagischen Hydrozephalus* führen, der gegenüber einer Fehlbildung abgegrenzt werden muss (Leidig et al. 1988).

Bereits in den ersten Lebenstagen lassen sich Reaktionen der Astrozyten auf die Erythrodiapedesen nachweisen, ebenso die Bildung von Makrophagen, diese öfters in Form kleiner Nester blasiger, abgerundeter Zellen. Die unreifen Astrozyten besitzen auffallend chromatinarme, blasse, große Kerne, bilden dagegen nur ganz kurze, oder nicht erkennbare Fortsätze.

Als *Spätfolgen* trifft man auf lokale Narbenbildungen, manchmal mit Übergang auf die periventrikulären Markanteile (Abb. 4.1f), da die Keimlagerblutungen in etwa einem Drittel der Fälle mit periventrikulären Infarkten verbunden sind (Abb. 4.3a).

Als Blutungsresiduen finden sich bei Todesfällen in den ersten Lebensjahren Siderophagen (Abb. 4.1e) und hin und wieder eine bereits makroskopisch nachweisbare rostbraune Verfärbung des Gewebes. Auch kleinere Zysten um den Ventrikelwinkel sind häufig Residuum früherer Blutungen. Durch arterielle Verschlüsse verursachte Infarkte (meist durch Embolien) neigen in diesem frühen Alter zur raschen Abräumung des nekrotischen Gewebes und zur Bildung von Zysten (Spatz 1921) (Abb. 4.2c).

Konsequenzen für die Entwicklung der grauen Substanz

Durch die Zerstörung von Teilen des Keimlagers ist die normale Ausreifung der Neuro- und Glioblasten, damit auch die Bildung von Mark und Rindenschichtung gestört. Besonders vulnerabel sind die Prooligodendroblasten und die noch nicht ausgereiften Oligodendrogliazellen. Bei den periventrikulären Markschädigungen bis zu ihrem Extremfall der multizystischen Enzephalopathie führt die Unterbrechung bzw. Ausdünnung der langen Bahnen zwischen Keimlager und Rinde bzw. später zwischen den Stammganglien und der Rinde sowie umgekehrt verständlicherweise sekundär auch zu erheblichen Reaktionen innerhalb der Rindennervenzellen.

In örtlicher Beziehung zu Markläsionen zeigen Rindenneurone bei einigen chronisch verlaufenden Fällen einen im Vergleich zu Kontrollfällen verminderten Gehalt an α-Synuclein als Hinweis auf eine reduzierte Synapsenbildung bei gleichzeitig vermehrter Immunreaktivität von Nestin als Zeichen einer Aktivität noch multipotenter Zellen und damit einer gewissen Ausgleichsbefähigung (Okoshi et al. 2000).

Marín-Padilla (1997) wies – u.a. mit Golgi-Imprägnationen, aber auch mit neuronalen Markern – nach, dass sich innerhalb der von den Meningen her noch vaskulär versorgten Rinde bei Schädigung der subkortikal gelegenen Achsenzylinder neuronale Dysplasien bilden. Er fand außer der Ausdünnung der Projektions- und Assoziationsfasern Differenzierungsstörungen in der Rinde. Axotomierte intrakortikale Neurone wandelten sich morphologisch zum Typ der Interneurone mit atypisch großem Kern und ungewöhnlich langen Dendriten um. Manche der tiefer gelegenen erscheinen hypertroph, andere atrophisch; daneben erscheinen große sternförmige Korbzellen mit horizontalen Axonkollateralen. Die hypertrophen sternförmigen Neurone der 2. und 3. Schicht besitzen vielfach irregulär lange, verdrehte Dendriten, dicht mit Spines besetzt.

Neurone ordnen sich, nicht selten säulenförmig, in lokalen Gruppen an. Darüber hinaus besteht eine subpiale Gliose. Der Befund entspricht vielfach dem, der bei therapieresistenter Epilepsie in operativ entnommenem Hirngewebe erhoben werden kann (s. Kap. 7). Noch bei jungen Erwachsenen fand sich nach frühkindlicher Hirnschädigung eine verminderte Spinedichte in der frontalen Brodmann-Area 10 (Dietzmann u. von Bossany 1994).

■ Markveränderungen

Neben den periventrikulären Blutungen ist bei unreif Geborenen am häufigsten die *periventrikuläre Leukomalazie (PVL)* zu beobachten. In größeren Autopsieserien von Kindern entfallen auf die PVL 18%, darunter 64% Frühgeborene (Banker u. Larroche 1962). Bei allen Fällen war eine starke Hypoxie vorhanden, die durch Reanimationsmaßnahmen behandelt wurde.

Ätiologisch spielen Hypotensionen und Infektionen eine erhebliche Rolle. Zur Erklärung der Lokalisation dieser periventrikulären Infarkte wurden auch Durchblutungsstörungen in Grenzgebieten von Arterien postuliert, die von der Oberfläche aus mit ihren langen Endästen bis in das tiefe Marklager reichen (Feigin u. Budzilovich 1878; Rorke 1992).

Risikofaktoren für eine PVL sind eine Präeklampsie, Vaginalblutungen (Placenta praevia? Plazentaablösung?), ein Membraneinriss mehr als 12 h vor der Entbindung, intrauterine Infektionen (Chorioamnionitis, Bakteriennachweis in der Kultur, Entzündungszeichen im Blut wie Leukozytose und erhöhtes C-reaktives Protein), Tokolyse 24 und mehr Stunden vor einer vorzeitigen Entbindung, deutliche intrauterine Wachstumsretardierung, plötzliches, unerwartetes Einsetzen der Geburt, schließlich eine monochoriale Zwillingsgeburt (Zupan et al. 1996) mit Transfusionssyndrom, bei dem das eine Zwillingskind chronisch minderversorgt ist, was sich schon makroskopisch in verminderter Körpergröße und Mikrozephalie äußert (Rorke 1992).

Makroskopisch sieht man auf den Frontalschnitten bereits im ventrikelnahen Marklager um die Ventrikelwinkel weißlich-blasse oder gelbliche, manchmal recht scharf umschriebene Herde, die sehr stark erweicht, manchmal aber auch – bei den gelben Herden – in ihrer Konsistenz erhöht sind.

Mikroskopisch ist das Bild der PVL je nach der Zeitdauer, die ein Kind diese Schädigung überstehen konnte, verschieden:

- An den *frischen Herden* sieht man vielfach bereits im HE-Bild, deutlicher bei der PAS-Reaktion, eine Mantelzone des Infarkts, die kräftiger gefärbt ist, während im Zentrum eine Gewebsdestruktion mit oder ohne spongiöse Auflockerung vorhanden ist. In diesen zentralen Anteilen finden sich vielfach noch frische Erythrozyten.
- Bei etwas *älteren Herden* sind deutliche Astrozytenvermehrungen sichtbar, außerdem erscheinen bereits Lipophagen (Abb. 4.2f), die bei Schäden, die 2–3 Wochen überdauern, zahlreicher werden. Verkalkungen und durch Eisenfärbungen deutlich zu machende Mineralisationen von Axonbruchstücken werden in diesen Infarkten nicht selten beobachtet (Abb. 4.2e).
- Als *Spätfolgen* finden sich um die Ventrikelwinkel kleine Zysten mit fasergliotischer Umgebung (Abb. 4.1f, 4.2f).

Spastische Para- oder Tetraparesen durch Unterbrechung der langen Bahnen können noch in der ersten postnatalen Woche manifest werden.

Als *telenzephale Leukoenzephalopathie* bezeichnet man eine diffuse, nicht auf die Umgebung der Ventrikelwände beschränkte, allerdings das Frontalmark bevorzugende Astrogliose, die mit einer Markhypoplasie verbunden sein kann, bedingt wahrscheinlich durch eine Unterdrückung der oligodendrozytären Zelllinie während der Markentwicklung.

Einen intensiveren Schädigungsgrad stellt die von Foix und Marie (1972) beschriebene *Schrumpfung des Marklagers* und des Balkens in Verbindung mit einer intensiven Markgliose und einer Entmarkung dar, die in Form eines schmalen Streifens vom Ventrikelwinkel bis in die Markzungen verläuft, ohne aber die Fibrae arcuatae einzubeziehen.

4.3.2 Überwiegend bei Reifgeborenen vorkommende Hirnschäden

Bei Reifgeborenen ist mit einer Häufigkeit von 2–4 asphyktischen Kindern auf 1000 Lebendgeborene zu rechnen. Von diesen asphyktischen behalten 20–30% dauerhafte Hirnschäden (Andersen et al. 1998).

Das Gehirn kann aber bei reif geborenen und übertragenen Säuglingen während des Durchtritts durch den Geburtskanal vor allem bei atypischen Kindslagen auch erheblichen mechanischen Belastungen ausgesetzt sein. Dies gilt vor allem für die seitliche Kompression des noch sehr weichen Schädels. Sie kann zu einer Steilstellung des Tentoriums und zu Zerrungen innerhalb des Tentoriums, der Falx und der dorsal in Richtung des Sinus longitudinalis superior verlaufenden Venen führen. Auch starke Hyperextension (z. B. bei Intubation) oder starke Kopfdrehungen können die Versorgung über die Vertebralarterien beeinträchtigen.

■ Falx- und Tentoriumrisse und -blutungen

Tentoriumrisse – bevorzugt am freien Rand – sowie Tentoriumblutungen können Folgen derartiger mechanischer Belastungen sein. Auch *Massenverschiebungen* mit Zerrungen des Tentoriums und des Venensystems werden für Abflussstörungen in Richtung V. Galeni mit entsprechenden Thrombosierungen und Infarzierungen verantwortlich gemacht.

■ Durahämatome

> Während die feinen intraduralen Blutungen vorwiegend Unreifgeborene betreffen, sind die ausgeprägten Subduralhämatome ähnlich wie auch die Tentoriumsrisse eher bei schwergewichtigen Reifgeborenen oder im Anschluss an früh postnatal erfolgende Traumata zu beobachten. In etwa 80% der Fälle treten sie doppelseitig auf (Jellinger u. Schwingshackl 1973).

■ **Pathogenese.** Es gibt alle Übergänge von feinen, eher asphyktisch bedingten intraduralen Mikrohämorrhagien, die nicht zur Hämatombildung führen und die vielfach multipel auftreten, bis zum ausgeprägten, eher traumatisch bedingten, raumverdrängenden Hämatom.

■ **Morphologie.** Diese als subdural bezeichneten Hämatome der Perinatalzeit liegen nach unserer Auffassung primär *intradural*, d. h. innerhalb der inneren Duralamelle. Es kann aber außerordentlich schwierig sein, die hirnwärtige Hämatomwand genau mikroskopisch zu bestimmen, zumal bei den chronifizierten subduralen Hämatomen vielfach neben Spaltbildungen der ursprünglichen inneren Duralamelle ein weitläufiges Maschenwerk von Neomembranen vorhanden ist und man auch innerhalb der dadurch gebildeten Hohlräume Arachnoidalzellnester und sekundäre Auskleidungen der Hohlräume mit den dann meist abgeflachten Arachnothelien beobachten kann.

Sehr häufig finden sich *Blutungen ganz unterschiedlichen Alters* innerhalb der Duramembranen. Dies spricht dafür, dass nicht nur ein einmaliges mechanisches Ereignis Ursache dieser Hämatome ist, vielmehr zusätzliche Faktoren, die die Blutgerinnung beeinflussen, auch für spätere Nachblutungen bedeutungsvoll sind. Zu denken ist in solchen Fällen freilich auch an *Kindsmisshandlungen* als Ursache wiederholter, nach den zelligen Reaktionen zeitlich unterscheidbarer Blutungen. Das Auftreten von Siderophagen, die mehr oder weniger ausgeprägte Sprossung von Kapillaren, die Bildung sinusoidaler Gefäßräume sowie die Bindegewebsproliferation und eventuelle entzündliche Begleitreaktionen sind Kriterien, nach denen das Alter der Hämatome annähernd bestimmt werden kann.

Ein *Übergang in subdurale Hygrome* (Syn.: Hydrome) ist nach Resorption des Hämatomblutes bei Kleinkindern häufig. Auffallend ist aber, dass man auch bei sehr jungen Säuglingen bereits Hygrome nachweisen kann, ohne dass es mikroskopisch gelingt, Zeichen einer vorangegangenen Blutung in Form von Siderophagen nachzuweisen.

■ **Folgen.** Subduralhämatome und Einblutungen in die Liquorräume können Ursache eines Hydrozephalus sein (s. Kap. 3). Auf der anderen Seite kann ein Subduralhämatom nach einer Druckentlastung durch Shuntoperation als gefürchtete Komplikation auftreten.

■ **Spinale Hämatome**

Im Spinalkanal kann es zu entsprechenden Blutungen kommen. Gefährdet sind hier vor allem Zangengeburten (Towbin 1981). Bei diesen ausgeprägt mechanischen Schädigungen durch Zugkräfte, starke Beugung oder Verdrehung der Vertebralachse kommen – selten – auch Frakturen von Wirbelkörpern vor.

Sehr viel häufiger sind außer den genannten Durablutungen *Blutungen in die Arachnoidea*, *Risse in den Nervenwurzeln* oder auch *intraspinale Blutungen*. Die Häufigkeit der Todesfälle im Säuglingsalter, die auf derartige spinale Traumata zurückgeführt werden, wird mit etwa 10% angenommen (Jellinger u. Schwingshackl 1973).

■ **Lokale Infarkte und Infarzierungen durch Gefäßverschlüsse**

Arterienverschlüsse kommen in der Perinatalperiode embolisch bedingt vor, wobei die Quellen des Embolus der Ductus arteriosus oder die Umbilikalgefäße sein können. Gefährdet für paradoxe Embolien sind Kinder mit angeborenen Herzfehlern und weit offenem Foramen ovale (Friede 1989).

Ferner können Kreislaufstörungen verursacht sein durch Störungen der Blutgerinnung z. B. bei pulmonalen Prozessen, insbesondere beim Syndrom der hyalinen Membranen, schließlich auch durch allgemeine Blutdrucksenkung. Als Ursache von Infarkten kommen neben Verschlüssen großer Arterien auch Infektionen in Verbindung mit Krampfserien in Frage. Diese ausgedehnten Nar-

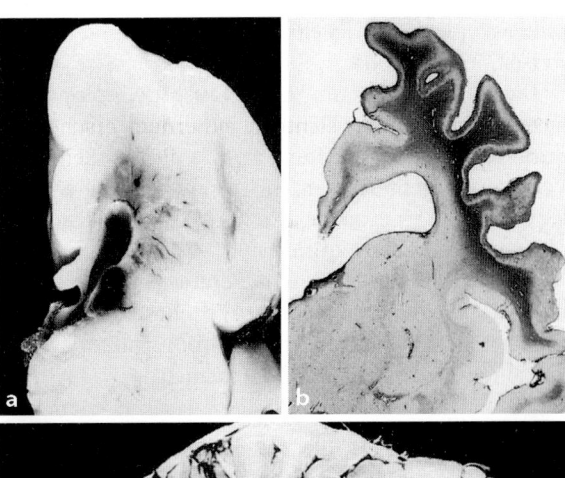

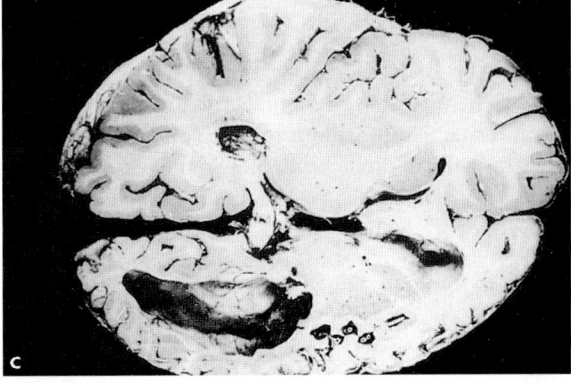

Abb. 4.3. a Kombinaton periventrikulärer Infarkte und subependymaler Blutungen bei 3 Wochen alt gewordenem Frühgeborenem der 26./27. SSW mit Geburtsasphyxie und Hyaline-Membranen-Syndrom. **b** Zustand nach Thrombose des dorsalen Längssinus mit typischer Verschonung des G. cinguli (Holzer-Gliafaserfärbung). **c** Hemiatrophie

benbildungen gehen weit über das Muster reiner Krampfschädigungen hinaus (s. Kap. 7).

■ **Morphologie.** Je nach dem Überwiegen einzelner pathogenetischer Faktoren liegen entweder isolierte anämische Infarkte vor – besonders häufig im Versorgungsgebiet der A. cerebri media – oder großräumige, häufig symmetrisch auftretende Schädigungen, unter denen auch in charakteristischer Weise die Grenzgebiete zwischen den Territorien der 3 großen Hirnarterien bevorzugt sind (analog zu Abb. 4.4 c). Bei diesem Verteilungstyp sichelförmig der Mantelkante parallel folgender Nekrosen bzw. Narben ist ein Absinken des Systemblutdrucks als wesentlicher pathogenetischer Faktor anzunehmen.

■ **Folgen.** Die *Folge* des Verschlusses großer Hirnarterien oder auch kleinerer Arterienäste ist im Säuglingsalter meist eine ausgedehnte Zyste. Die Nekrosen können ganze Lappen (lobäre Sklerosen) oder eine Hemisphäre (Abb. 4.3 c) umfassen (Vosskämper u. Schachenmayr 1990). Im Extremfall besteht das Bild der globalen Hemisphärennekrose, wobei hier im Unterschied zur Hydranenzephalie die ursprünglichen Windungsverläufe noch erkennbar sind und die Stammganglien manchmal nur mikroskopisch nachweisbare Veränderungen aufweisen.

Das *Kleinhirn* kann öfters ausgedehntere Narbenbildungen in der Rinde zeigen. Auch hier kommen Grenzgebietsschäden vor, so zwischen den Versorgungsgebieten der Aa. cerebelli inferior und superior. Ist eine ganze Kleinhirnhemisphäre atrophisch, so müssen unmittelbar vaskulär bedingte Narben von sekundären Degenerationen unterschieden werden, wie sie nach ausgedehnten Kreislaufschäden in der kontralateralen Großhirnhemisphäre vor allem im Kindesalter vorkommen.

■ **Periventrikuläre und Markschädigungen**

Findet sich bei Reifgeborenen das Muster der PVL, so spricht dies hier für eine pränatal während der intrauterinen Entwicklungsphase entstandene Schädigung, sofern nicht eindeutige Hinweise auf eine peri- oder postnatale Schädigung bestehen. So fand sich eine PVL unter 1000 Lebendgeborenen bei nur 0,2 Reifgeborenen, bei 8 mäßig unreif und bei 40 sehr unreif Geborenen, bei letzteren in 87% der Fälle mit einem positiven MRT-Befund (Krägeloh-Mann et al. 1995b). Klinisch sprechen außer dem MRT- bzw. dem Sonographiebefund positive Rolandi-sharp-waves für das Vorliegen einer PVL (Zupan et al. 1996).

Bei der *fettigen Metamorphose der Glia* (Virchow) handelt es sich wahrscheinlich um eine geringgradige Schädigung aus unterschiedlicher Ätiologie an metabolisch besonders aktiven, noch unreifen Gliazellen während der für die Myelinisationsglia besonders vulnerablen Wachstumsphase des telenzephalen Marks. Der Befund ist häufig bei Unreifgeborenen, die innerhalb der ersten Lebenstage sterben. Elektronenmikroskopisch konnte nachgewiesen werden, dass die feintropfige Fetteinlagerung in die Gliazellen auch in Astrozyten erfolgt, jedenfalls keinesfalls ausschließlich in den markbildenden Oligodendrogliazellen (Schneider et al. 1976).

Als physiologisch sind dagegen Lipideinlagerungen in Peri- und Endothelzellen der Markvenen anzusehen, beginnend um die 4. postnatale Woche mit einem Höhepunkt um den 3.–6. postnatalen Monat und einem langsamen Verschwinden um das 3. Lebensjahr. Es handelt sich hierbei offenbar um Lipide, die zur Markscheidenbildung im Überschuss gebildet worden waren und die mit dem Abschluss der Myelinisierung wieder in das Blut abgegeben werden (Jellinger et al. 1971), möglicherweise auch um Residuen des programmierten Nervenzelltodes.

4.3.3 Nicht sicher nur der Perinatalzeit zuzuordnende Hirnschäden

■ **Ule- und Mikrogyrien**

Als Ulegyrien werden lokale Rindenschrumpfungen (Abb. 4.1 c) mit Schwerpunkt in den Windungstälern und in den arteriellen Grenzgebieten (Abb. 4.4 c) bezeichnet, bei denen der Nervenzellbestand deutlich gelichtet ist und eine sehr dichte Fasergliose (Abb. 4.1 b) nachweisbar ist. Häufig finden sie sich multilokulär, wobei es Übergänge bis zum Grad lobärer Sklerosen (s. unten) gibt. Es handelt sich um Narbenzustände nach prä- oder perinatal erfolgten Rindenschädigungen, häufiger bei Reifgeborenen.

Den Ulegyrien liegen *ischämische Veränderungen* bzw. ein Abfall des Blutdrucks nach Hypoxie zugrunde, die im Frühstadium das Bild einer ausgedehnten Erbleichung (elektive Parenchymnekrose) oder Erweichung (Kolliquationsnekrose) bieten. „Mumifizierte" oder „inkrustierte" Nervenzellen bzw. Zellteile geben Kalk- und oft positive Eisenreaktionen (Abb. 4.4 d). Tritt die Noxe bereits pränatal ein, so können an ausdifferenzierten Rindenregionen Ulegyrien auftreten, gleichzeitig in den noch nicht ausdifferenzierten Regionen Mikrogyrien (Abb. 4.1 c). Während früher Mikrogyrien als reine Fehlbildungen von den narbenbedingten Ule-

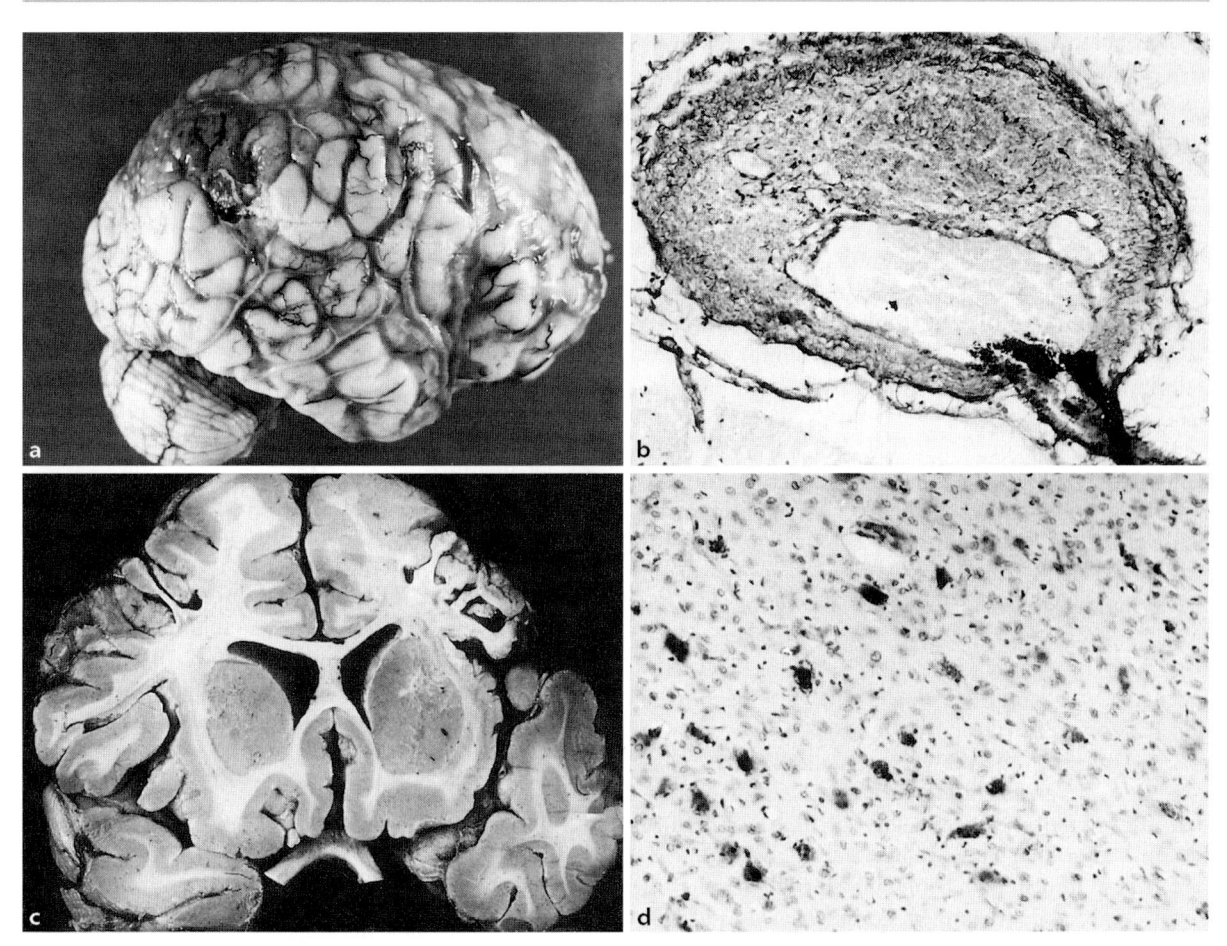

Abb. 4.4. a Ältere organisierte Thrombosierungen zahlreicher leptomeningealer Gefäße (weißliche Stränge) und frische hämorrhagische Infarzierungen parietal bei 2 Jahre altem Kind (ätiologisch ungeklärte Geschwistererkrankung), beginnend im 7. Lebensmonat mit BNS-Krämpfen. **b** Rekanalisierte Thrombosen. **c** Ulegyr umgewandelte Rindennekrosen im Grenzgebiet zwischen Aa. cerebrales anteriores und mediae. **d** Kalkinkrustierte Nervenzellen in Glianarbe des Thalamus bei Zustand nach Kernikterus

gyrien streng unterschieden wurden, geht man inzwischen davon aus, dass neben molekulargenetischen Anomalien (Redecker et al. 2000) auch exogene Schäden wie Zirkulationsstörungen und Infektionen (z. B. Zytomegalie) nach Abschluss der Migration Ursache von Mikrogyrien sein können (McBride u. Kemper 1982) (s. Kap. 2). Bei mehrzeitig erfolgenden Schäden wie Embolien können Ulegyrien neben frischeren Infarkten beobachtet werden (Abb. 4.2 d).

■ Status dysmyelinisatus

Pathologische Verdichtungen von Markscheiden innerhalb der Rinde – öfter am Rande der Ulegyrien – oder in den Stammganglien werden als Status dysmyelinisatus („plaques fibromyeliniques") bezeichnet. Tritt dieses Phänomen in den Stammganglien auf, so ist an das Residuum eines Kernikterus (s. 4.4.4) zu denken.

■ Multizystische Enzephalopathien

In der angloamerikanischen Literatur übliche Synonyme für diese Schädigungsform sind: „infantile encephalomalacia with multiple cavity formation", „cystencephaly", „encephaloclastic polioencephaly", „multilocular cystic encephalopathy of infants", „multicystic leukoencephalopathy".

■ Ätiologie und Pathogenese.

Eine bevorzugt Unreifgeborene treffende schwere Hypoxie und/oder zentralnervöse Infektion kurz vor der Geburt oder während der Perinatalzeit bzw. früh neonatal in Kombination mit Krampfstaten wird als wesentliche Ursache angesehen (Aicardi et al. 1972; Friede 1989). Vorübergehende Abklemmung beider Karotiden oder Abflussstörungen in der V. Galeni wurden ebenfalls angeschuldigt, ferner Thrombosen der Brückenvenen. Bei Hyperammoniämien wurden ähnliche Bilder beschrieben. Auch pränatale Hypoxien können aber zu diesem Schädigungsbild führen, so z. B. beim Transfusionssyndrom von Zwillingen.

■ **Morphologie.** Makroskopisch erscheint das Gehirn vielfach auffallend weich. Computertomographisch sind die zahlreichen, meist frontozentralen und temporalen intrazerebralen Zysten leicht feststellbar. Im Frühstadium können disseminierte grau-rosa gefärbte Markherde vorliegen (Abb. 4.2a). Später finden sich auf Frontalschnitten zahllose, meist nur durch schmale Gewebsbrücken voneinander getrennte, unterschiedlich große Zysten in Rinde und subkortikalen Markanteilen (Abb. 4.2b). Zystische Nekrosen in Putamen und Pallidum sind mit den Rindenmarkschäden gelegentlich verbunden.

Mikroskopisch bestehen neben den zystischen Rindennekrosen ausgedehnte Nervenzelllichtungen, wobei die Molekularschicht gewöhnlich erhalten bleibt. Der Parenchymdefekt ist durch eine intensive Fasergliose gedeckt, die sich um die Zysten verstärkt. Markscheiden sind vielfach nur noch im Bereich der inneren Kapsel und in den tiefen Markregionen sowie im Hirnstamm nachweisbar. Am Rande der Zysten liegen sudanophile Lipophagen, vorwiegend bei den Fällen mit kürzerer Überlebenszeit.

Die *Trabekeln*, die die verschiedenen Zysten voneinander abgrenzen oder diese durchziehen, bestehen aus gliafaserreichem Gewebe, in das hin und wieder Siderophagen eingelagert sind. Es kann neben dieser gliotischen Septenbildung auch zu bindegewebigen Vernarbungen kommen. Das gilt vor allem für Fälle mit Residuen früherer Massenblutungen. Diese Blutungen müssen nicht als verantwortlich für die Entstehung der zystischen Enzephalopathie angesehen werden, sondern können auch sekundär durch Traumatisierung des bereits zystisch vorgeschädigten Gehirns auftreten.

■ **Venöse bzw. Sinusthrombosen**

Unter den perinatal auftretenden Zirkulationsstörungen sind venöse Thrombosen wahrscheinlich bedeutungsvoller und häufiger als die arteriellen Schädigungen (Abb. 4.4a). Die pathogenetischen Faktoren (z.B. Dehydratation, Hypernatriämie, angeborene Herzfehler, Thrombophlebitiden, Infektionen) sind allerdings noch vielfältiger und schwieriger zu analysieren als bei den arteriellen Infarkten. Venenthrombosen können bereits gegen Ende der Schwangerschaft beim Fetus vorkommen und hier bei Sinusthrombosen zu tief in das Marklager reichenden Schädigungen führen. Hierbei können sich ähnlich wie bei den Arterien Grenzgebiete zwischen den Abflussgebieten der äußeren und inneren Hirnvenen abzeichnen.

Verschlüsse des Sinus longitudinalis superior

Je nach ihrem primären Sitz haben Sinusthrombosen unterschiedliche Konsequenzen: Im frontalen Drittel können sie ohne wesentliche Folgen ablaufen, weil noch ausreichende Abflussmöglichkeiten anderer Art vorhanden sind. Dagegen sind Thrombosierungen im mittleren Drittel von schwerwiegenden Infarzierungen begleitet (Abb. 4.4a). Der Grund liegt darin, dass hier die Venen von der Hirnoberfläche her nicht in einem rechten, sondern in einem spitzen Winkel entgegen der Sinusblutrichtung einstrahlen (Friede 1989). Kongenitale Herzfehler begünstigen die Thromboseneigung.

Spätfolgen von Längssinusthrombosen lassen sich an dem charakteristischen Verteilungstyp der Narben entlang der Mantelkante und bei weitgehender Verschonung der Gyri cinguli erkennen (Abb. 4.3b). Meist ist außer den Markzungen der mantelkantennahen Windungen auch das Centrum semiovale schwer geschädigt und der Balken erheblich verschmälert.

Topographisch bilden die tiefen Thrombosen mit hämorrhagischer Infarzierung der Gyri cinguli oder der Stammganglien ein völlig anderes Muster als die Thrombosen der Sinus und der äußeren Hirnvenen.

Der Nachweis vorangegangener Thrombosen kann deshalb schwierig sein, weil innerhalb weniger Wochen eine Rekanalisierung einsetzt (Abb. 4.4b).

4.4 Neo- oder postnatale Hirnschäden

Bei einigen Mustern ist die Zuordnung zu peri- oder postnatalen Schädigungen neuropathologisch schwierig, sofern die Anamnese nicht entsprechende Hinweise gibt. Dies zeigte sich bereits bei der Behandlung der multizystischen Enzephalopathie, gilt aber auch für die beiden folgenden Diagnosen.

4.4.1 Pontosubikuläre Nervenzellnekrose

Diese das Tegmentum, das Subiculum, manchmal aber auch die übrige Temporallappenrinde treffende, zwischen der 22. Schwangerschaftswoche und dem 2. Lebensmonat erfolgende Schädigung ist pathogenetisch noch unzureichend geklärt. Knaben sind 3-mal häufiger betroffen als Mädchen. Sowohl pulmonale Komplikationen als auch Hypoxie wie Hyperoxydation wurden verantwortlich gemacht

(Friede 1989; Isumi et al. 2000), außerdem auch eine Einschränkung der vertebralen Blutzuflüsse durch Lockerungen des Bandapparats in den atlantookzipitalen Gelenken mit Atlasinversion in das Foramen magnum bei starker, auch iatrogener Hyperextension (Rorke 1992). Kombinationen mit periventrikulärer Leukoenzephalopathie und Blutungen kommen vor. Eigenartig ist die Aussparung der als sauerstoffmangelempfindlich bekannten Areale wie der CA1-Region des Ammonshorns (Friede 1989). Karyorrhexis und eine Imprägnation der abgestorbenen, geschrumpften Nervenzellen durch Kalksalze sind typisch und mikroskopisch leicht zu diagnostizieren. Die progressiv veränderten Astrozyten zeigen in den betroffenen Regionen eine ungewöhnliche Immunreaktivität gegenüber dem Growth-inhibitory-Faktor (GIF) (Isumi et al. 2000). Der neuronale Zelluntergang entspricht dem Muster der Fas-induzierten Apoptose (Brück et al. 1996; Van Landeghem et al. 1999).

4.4.2 Möbius-Syndrom

Beim Möbius-Syndrom, einem mit Blickparesen und Innervationsstörungen der Gesichtsmuskulatur, öfter mit Gaumenspalte und Zungenanomalie, seltener mit Klumpfuß und anderen Extremitätenanomalien einhergehenden Krankheitsbild, besteht häufig ein Autismus (Miller u. Stromland 1999). Die Patienten meiden soziale Kontakte.

Neuropathologisch finden sich Nervenzellausfälle in Brücken- und Medullahaube mit Schwerpunkt im Kerngebiet des 6. und 7. Hirnnervs. Hier bestehen auch öfters Kalkinkrustationen abgestorbener Nervenzellen als Hinweis auf eine mögliche peri- oder postnatale Schädigung. Die Ursache ist jedoch ungeklärt, auch wenn für einzelne Fälle Gendefekte (Hox A1) beschrieben wurden.

Angeschuldigt wurden im Übrigen mütterliche Abwehrreaktionen bei Drogenmissbrauch, Suizidversuche der Mutter, Embolien aus Umbilikalvenen sowie Hyperextensionen des Kopfes (Rorke 1992). – Wahrscheinlich handelt es sich nicht um eine nosologische Einheit.

4.4.3 Williams-Syndrom

Klinisch bildet das Williams-Syndrom hinsichtlich der kognitiven Fähigkeiten und des eher hypersozialen Verhaltens mit einer Schwäche, Gesichter wiederzuerkennen und ihren Ausdruck zu bewerten, ein Gegenstück zum Möbius-Syndrom. Gendefekte wurden auch hier festgestellt (7q11.23, mit Anomalien z. B. für Elastin, Lim-1-Kinase oder Syntaxin 1A), doch ist die Ätiologie letztlich ungeklärt.

Neuropathologisch lassen gelegentliche vaskulär bedingte Nekrosen im Mantelkantenbereich an peri- oder postnatale Schädigungen denken, doch finden sich nicht selten Herzklappenfehler, aus denen sie sich erklären. Daneben bestehen Entwicklungsstörungen: kleiner Okzipitalpol, kurzer, vor der Mantelkante endender Sulcus centralis, kortikale Mikrodysgenesien, Verschmälerung der medullären Taille, Dysplasie der Mandelkerne (Galaburda u. Bellugi 2000).

4.4.4 Kernikterus

Klinik. Bei diesem typischsten Beispiel einer neonatalen Hirnschädigung mit Serumbilirubinspiegeln Neugeborener über 30 mg%, seltener auch schon bei Spiegeln um 20 mg% kommt es gewöhnlich zwischen dem 2. und 5. Lebenstag zu zunehmender Apathie und Muskelhypotonie, bei schweren Fällen auch zu Opisthotonus und Koma.

> Ursache des Kernikterus ist in 80% der Fälle eine Rh-Unverträglichkeit und in 29% eine Unverträglichkeitsreaktion des ABO-Systems (Friede 1989). Ehen, in denen die Mutter Rh-negativ, der Vater Rh-positiv ist, führen in 5% der Fälle zum Bild der fetalen Erythroblastose der Kinder. Der entscheidende Defekt bei der neonatalen Hyperbilirubinämie ist dabei die unzureichende Bindung des Bilirubins an Glukuronsäure mit entsprechend unzureichender Bilirubinaufnahme in der Leber.

Dieser Mechanismus tritt nicht nur bei der Rh- und ABO-Unverträglichkeit auf. Vielmehr kann es zu einer infantilen Hyperbilirubinämie auch bei anders begründeten Schädigungen des Leberparenchyms, so bei Enzymdefekten der Glukose-6-Phosphatdehydrogenase oder der hepatischen Glukuronyltransferase (Crigler-Najjar-Syndrom) kommen (Friede 1989). Bei der noch unausgereiften Blut-Hirn-Schranke tritt das lipidlösliche unkonjugierte Bilirubin vor allem bei Albuminmangel in das zentralnervöse Gewebe ein. pH-Erniedrigungen und Störungen des Albumin-Bilirubin-Gleichgewichts, ferner Pharmaka wie Salicylate und Sulfonamide können die Proteinbindung des Bilirubins stören und damit den Kernikterus fördern.

Ein hoher Prozentsatz (84%) der Kernikterusfälle zeigte *Aspirationen von Amnionflüssigkeit* in die Lungen, was dafür spricht, dass eine Hypoxie wahrscheinlich pathogenetisch ein wesentlicher Faktor ist, der auch die Ortswahl des Kernikterus bestimmt. Möglicherweise spielt die Hypoxie auch eine Rolle bei der Entstehung der *Schrankenstörung*, die es überhaupt erst erlaubt, dass albumingebundenes Bilirubin in das Hirngewebe übertritt. Inwieweit erhöhte Bilirubinwerte ihrerseits in der Lage sind, eine Schrankenstörung auf zytotoxischem Wege herbeizuführen, ist umstritten.

■ **Morphologie.** Bereits makroskopisch ist der Kernikterus manchmal durch eine deutliche gelb-grünliche Verfärbung des inneren Pallidumgliedes und des Nucleus subthalamicus (Corpus Luysi) erkennbar. In selteneren Fällen besteht eine diffuse gelblich-grüne Verfärbung des Marklagers. Dies gilt vor allem für Fälle, bei denen ein stärkeres Hirnödem vorliegt.

Die mikroskopische Untersuchung zeigt im akuten Stadium das Vorliegen frischer Nervenzellnekrosen mit Bevorzugung von Nucleus subthalamicus und innerem Pallidumglied, jedoch in geringerem Maße auch übergreifend auf das Ammonshorn, die Okulomotorius-, Vestibularis- und Hypoglossuskerne, untere Oliven, Zahnkerne und Flokkulus. In späteren Stadien besteht in den durch elektive Parenchymnekrosen geschädigten grauen Zonen eine erhebliche Fasergliose, die gelegentlich mit einer überschießenden Myelinisierung auch das Bild des Status dysmyelinisatus hervorrufen kann.

4.4.5 Zerebralschäden bei angeborenen Herzfehlern

Eine besondere Reaktionsform des Säuglingsgehirns bei angeborenen Herzfehlern, aber auch bei bronchopulmonaler Dysplasie ist die ausgeprägte Füllung und Hyperplasie der leptomeningealen und weitgehend auch der intrazerebralen Gefäße. Die leptomeningealen Venen sind vor allem über der Fossa Sylvii vielfach varikös erweitert und angiomähnlich verdichtet. In Verbindung mit der erhöhten Embolisierungstendenz kommen Hirnabszesse vor.

4.4.6 HELLP-Syndrom

Das HELLP-Syndrom (*h*aemolysis, *e*levated *l*iver enzymes, *l*ow *p*latelet counts) gilt als besonders schwere Form einer Präeklampsie mit Erhöhungen derrTransaminasen um das 2- bis 3fache, einer Thrombozytopenie von unter 100 000/µl und Zeichen der Hämolyse bei der Mutter. Das Neugeborene ist durch Blutungen entsprechend gefährdet (Rath 1998).

4.4.7 Plötzlicher Kindestod

Der ohne Vorboten erfolgende Tod des Säuglings gehört nicht eigentlich zum Thema der Perinatalschäden. Die Frage nach der Todesursache wird aber gerade bei einem solchen unerwarteten Todesfall dem Pathologen und Neuropathologen mit besonderer Dringlichkeit gestellt. Verantwortlich gemacht wurden – hypothetisch – Durchblutungsstörungen durch Obstruktion der Vertebralarterien in Bauch- bzw. stark verdrehter Seitlage. Zumal manchmal schon vorher Störungen der Atemregulation zu beobachten waren (erhöhte Gefahr bei Müttern, die drogenabhängig sind!), richtete sich die Aufmerksamkeit der Neuropathologen vor allem auf die Regulationszentren der Atmung und der Herzaktionen im Hirnstamm. Beobachtet wurden hier eine verzögerte Myelinisation, eine vermehrte Bildung von Spines an den Dendriten der Nervenzellen in den pontomedullären Kerngebieten (allerdings abhängig von der Agoniedauer), eine Verminderung der Aktivität Katecholamin synthetisierender Enzyme, eine erhöhte Erregbarkeit des endogenen Opioidsystems und eine Gliose im Hirnstamm.

Alle diese Befunde entbehren aussagekräftiger Kontrollen, was methodisch verständlich ist, weswegen die ganze Frage letztlich nicht mit ausreichender Wahrscheinlichkeit beantwortet ist. Der einzige abgesicherte Befund ist der Nachweis einer erhöhten Reaktivität von Alz-50-Antikörpern in den medullären Kerngebieten und in der Hippokampusformation (Oehmichen et al. 1998).

Literatur

Aicardi J, Goutiéres F, De Verbois A (1972) Multicystic encephalomalacia of infants and its relation to abnormal gestation and hydranencephaly. J Neurol Sci 15: 357–373

Altshuler G (1993) Some placental considerations related to neurodevelopmental and other disorders. J Child Neurol 8: 78–94

Andersen DL, Tannenberg AEG, Burke CJ, Dodd PR (1998) Regional development of glutamate-N-methyl-D-aspartate receptor sites in asphyxiated newborn infants. J Child Neurol 13: 149–157

Banker BQ, Larroche J (1962) Periventricular leukomalacia in infancy. Arch Neurol 7: 386–410

Barks JDE, Silverstein FS (1992) Excitatory amino acids contribute to the pathogenesis of perinatal hypoxic-ischemic brain injury. Brain Pathol 2: 235–243

Brück Y, Brück W, Kretzschmar A, Lassmann H (1996) Evidence for neuronal apoptosis in pontosubicular neuron necrosis. Neuropathol Appl Neurobiol 22: 23–29

Brunelli S, Faillela A, Capra V et al. (1996) Germline mutations in the homeobox gene EMX2 in patients with severe schizencephaly. Nat Genet 12: 94–96

Dietzmann K, von Bossany P (1994) Dendritic spines and immunoreactivity of synaptophysin in the frontal cortex of humans with infantile brain damage. A correlative study. Clin Neuropathol 13: 127–133

Dwyer BE, Nishimura RN (1992) Heat shock proteins in hypoxic-ischemic brain injury. A perspective. Brain Pathol 2: 245–251

Emmrich P (1991) Pathologie der Plazenta. VI. Zirkulationsstörungen der Plazenta. Mütterlicher Kreislauf (intervillöser Raum). Zentralbl Pathol 137: 316–324

Emmrich P (1992) Pathologie der Plazenta. IX. Intrauteriner Fruchttod. Regression. Ödem und Fibrosierung des Zottenstromas. Zentralbl Pathol 138: 1–8

Fedrick J, Butler NR (1970) Certain causes of neonatal death. II. Intraventricular hemorrhage. Biol Neonat 15: 257–290

Feigin I, Budzilovich GN (1878) Laminar scars in cerebral white matter: a perinatal injury due to edema. J Neuropath Exp Neurol 38: 314–325

Foix C, Marie J (1972) La sclérose cérébrale centro-lobaire. Encéphale 22: 81–126

Friede RL (1989) Developmental neuropathology, 2nd edn. Springer, Berlin Heidelberg New York Tokyo

Frigieri G, Guidi B, Zaccarelli SC et al. (1996) Multicystic encephalomalacia in term infants. Child's Nerv Syst 12: 759–764

Gaillard D, Lallemand A (1997) Les infections foeto-placentaires. Ann Pathol 17: 257–265

Galaburda AM, Bellugi U (2000) Multi-level analysis of cortical neuroanatomy in Williams syndrome. J Cognit Neurosci 12 (Suppl): 74–88

Grafe MR (1994) The correlation of prenatal brain damage with placental pathology. J Neuropath Exp Neurol 53: 407–415

Greisen G (1992) Effect of cerebral blood flow and cerebrovascular autoregulation on the distribution, type and extent of cerebral injury. Brain Pathol 2: 223–228

Gröntoft O (1953a) Intracerebral and meningeal hemorrhages in perinatally decreased infants. I. Intracerebral hemorrhages. A pathologico-anatomical and obstetric study. Acta Obstet Gynec Scand 32: 308–333

Gröntoft O (1953b) Intracerebral and meningeal hemorrhages in perinatally decreased infants. II. Meningeal hemorrhages. A pathologico-anatomical and obstetric study. Acta Obstet Gynec Scand 32: 458–498

Hansen A (1998) The correlation between placental pathology and intraventricular hemorrhage in the preterm infant. Pediatric Research 43: 15–19

Ho SS, Kuzniecky RI, Gilliam F et al. (1998) Congenital porencephaly: relationship to hippocampal sclerosis. AJNR 19: 135–141

Ingraham FD, Matson DD (1944) Subdural hematoma in infancy. J Pediatr 24: 1–37

Isumi H, Uchida Y, Hayashi T, Furukawa S, Takashima S (2000) Neuron death and glial response in pontosubicular necrosis. The role of the growth inhibitory factor. Clin Neuropathol 19: 77–84

Jellinger K, Schwingshackl A (1973) Birth injury of the spinal cord. Neuropaediatrie 4: 111–123

Jellinger K, Seitelberger F, Kozik M (1971) Periventricular accumulation of lipids in the infantile human brain. Acta Neuropathol 19: 331–342

Kaplan C, Lowell DM, Salafia C (1991) College of American Pathologists Conference XIX on the examination of the placenta: Report of the working group on the definition of structural changes associated with abnormal function in the maternal/fetal/placental unit in the second and third trimester. Am Pathol Lab Med 115: 709–719

Krägeloh-Mann I, Hagberg G, Meisner C et al. (1993) Bilateral spastic cerebral palsy – a comparative study between south-west Germany and western Sweden. I. Clinical patterns and disabilities. Dev Med Child Neurol 35: 1037–1047

Krägeloh-Mann I, Petersen D, Michaelis R (1994a) Magnetic resonance imaging in the timing of pathological events – a study in bilateral spastic cerebral palsy children. In: Lou HC, Greisen G, Larsen JF (eds) Brain lesions in the newborn. Alfred Benzon Symposium 37, Mungsgaard, Copenhagen, pp 178–188

Krägeloh-Mann I, Hagberg G, Meisner C et al. (1994b) Bilateral spastic cerebral palsy – a comparative study between south-west Germany and western Sweden. II. Epidemiology. Dev Med Child Neurol 36: 473–483

Krägeloh-Mann I, Hagberg G, Meisner C, Haas G et al. (1995a) Bilateral spastic cerebral palsy – a collaborative study between south-west Germany and western Sweden. III. Aetiology. Dev Med Child Neurol 37: 191–203

Krägeloh-Mann I, Petersen D, Hagberg G et al. (1995b) Bilateral spastic cerebral palsy – MRI pathology and origin. Analysis from a representative series of 56 cases. Dev Med Child Neurol 37: 379–397

Leidig E, Dannecker G, Pfeiffer KH et al. (1988) Intrauterine development of posthemorrhagic hydrocephalus. Pediatrics 147: 26–29

Low JA (1997) Intrapartum fetal asphyxia: definition, diagnosis, and classification. Am J Obstet Gynecol 176: 957–969

Low JA, Panagiotopoulos C, Derrick EJ (1994) Newborn complications after intrapartum asphyxia with metabolic acidosis in the term fetus. Am J Obstet Gynecol 170: 1081–1087

MacLennan AH (1995) The origins of cerebral palsy – a consensus statement. The Australian and New Zealand Perinatal Societies. Med J Aust 162: 85–90

Marín-Padilla M (1997) Developmental neuropathology and impact of perinatal brain damage. II: White matter lesions of the neocortex. J Neuropathol Exp Neurol 56: 219–235

McBride MC, Kemper TL (1982) Pathogenesis of four-layered microgyric cortex in man. Acta Neuropathol 57: 93–98

Miller MT, Stromland K (1999) The Mobius sequence: a relook. J AAPOS 3: 199–208

Naeye RL, Peters EC, Bartholomew M, Landis R (1989) Origins of cerebral palsy. Am J Dis Child 143: 1154–1161

Nedelcu J, Klein MA, Aguzzi A, Martin E (2000) Resuscitative hypothermia protects the neonatal rat brain from hypoxic-ischemic injury. Brain Pathol 10: 61–71

Oehmichen M, Theuerkauf I, Bajanowski T (1998) Enhanced reactivitiy of Alz-50 antibody in brains of sudden infant death syndrome victims versus brains with lethal hypoxic-ischemic injury. Diagnostic significance after application of the ImmunoMax technique on routine paraffin material. Acta neuropathol 95: 280–286

Okoshi Y, Hirayama A, Hachiya Y et al. (2000) Characteristic expression of alpha-synuclein and nestin in the brains with periventricular leukomalacia. Brain Pathol 10: 791 (Abstr)

Rath W (1998) Das HELLP-Syndrom – eine interdisziplinäre Herausforderung. Dtsch Ärztebl 95: B-2321–2325

Redecker C, Hagemann G, Gressens P, Evrard P, Witte OW (2000) Kortikale Dysgenesien. Aktuelle Aspekte zur Pathogenese und Pathophysiologie. Nervenarzt 71: 238–248

Roge RH, Henriques U (1992) Fetal and perinatal infections. Pathol Res Pract 188: 135–140

Rorke LB (1992) Anatomical features of the developing brain implicated in pathogenesis of hypoxic-ischemic injury. Brain Pathol 2: 211–221

Schneider H, Sperner J, Dröszus JU, Schachinger H (1976) Ultrastructure of the neuroglial fatty metamorphosis (Virchow) in the perinatal period. Virchows Arch (A) 372: 183–194

Schulte FJ (1997) Die perinatalen Hirnschäden auch unter forensischen Aspekten. Gynäkol Geburtshilfl Rundsch 37: 162–173

Schwartz RP (1997) Neonatal hypoglycemia: How low is too low? J Pediatr 131: 171–173

Sherwood A, Hopp A, Smith JF (1978) Cellular reactions to subependymal plate hemorrhage in the human neonate. Neuropathol Appl Neurobiol 4: 245–261

Spatz H (1921) Über die Vorgänge nach experimenteller Rückenmarksdurchtrennung mit besonderer Berücksichtigung der Unterschiede der Reaktionsweise des reifen und des unreifen Gewebes nebst Beziehungen zur menschlichen Pathologie (Porencephalie und Syringomyelie). Nissl-Alzheimer Histol Histopathol Arb EB: 49–367

Spears RL, Hodgman JE, Cleland RD et al. (1969) Relationship between hyaline membrane disease and intraventricular hemorrhage as cause of death in low birthweight infants. Am J Obstet Gynecol 105: 1028–1031

Stanley FJ (1994) The aetiology of cerebral palsy. Early Hum Dev 36: 81–88

Straßburg HM, Sutor AH (1990) Blutungen, Infarkte, und Thrombosen in der Perinatalperiode. Haemostaseologie 10: 9–20

Temple ChrM, Dennis J, Carney R, Sharich J (1995) Neonatal seizures long-term outcome and cognitive development among normal survivors. Dev Med Child Neurol 37: 109–118

Towbin A (1981) Neuropathological aspects. II. Perinatal brain damage and its sequeles. In: Black P (ed) Brain dysfunction in children. Etiology, diagnosis and management. Raven, New York, pp 47–77

Van Landeghem F, Moysich A, Felderhoff-Mueser U, Bührer C, Bechmann I, Brück W (1999) Fas expression in pontosubicular neuron necrosis. Acta Neuropathol 98: 536

Vannucci RC (1992) Cerebral carbohydrate and energy metabolism in perinatal hypoxic-ischemic brain damage. Brain Pathol 2: 229–234

Vannucci RC, Perlman JM (1997) Interventions for perinatal hypoxic-ischemic encephalopathy. Pediatrics 100: 1004–1014

Vosskämper M, Schachenmayr W (1990) Cerebral hemiatrophy: a clinicopathological report of two cases with a contribution to pathogenesis and differential diagnosis. Clin Neuropathol 9: 244–250

Yakovlev PI, Wadsworth RD (1946) Schizencephalies. A study of the congenital clefts in the cerebral mantle. II. Clefts with hydrocephalus and lips separated. J Neuropathol Exp Neurol 5: 169–206

Zupan V, Gonzalez P, Lacaze-Masmonteil T et al. (1996) Periventricular leukomalacia: risk factors revisited. Dev Med Child Neurol 38: 1061–1067

Kapitel 5 Physiologisches und pathologisches Altern des Gehirns*
Senile und präsenile Demenzen
C. Bancher

INHALT

5.1	**Physiologisches Altern**	91
5.1.1	Allgemeine Veränderungen	91
5.1.2	Spezifische morphologische Elemente der Hirnalterung	92
5.2	**Pathologisches Altern (Altersdemenzen)**	99
5.2.1	Demenz vom Alzheimer-Typ	99
5.2.2	Demenz vom Neurofibrillentyp	104
5.2.3	Dementia pugilistica	104
5.2.4	Demenz mit Lewy-Körpern	104
5.2.5	Demenz bei M. Parkinson	105
5.2.6	Demenz mit Silberkörnern	106
5.2.7	Lobäratrophien	106
5.2.8	Progressive subkortikale Gliose	108
5.2.9	Parkinson-Demenz-Komplex von Guam	108
5.2.10	Chorea Huntington, kortikobasale Degeneration, progressive supranukleäre Paralyse	108
5.2.11	Vaskuläre Demenz	108
	Literatur	110

5.1 Physiologisches Altern

Der Alternsprozess des Gehirns als ein Teilgeschehen im Altern des Gesamtorganismus umfasst eine Reihe von Gewebsveränderungen, die als Strukturwandel in Abhängigkeit von der Zeit aufzufassen sind. Man unterscheidet orthologische Altersveränderungen des Gehirns ohne klinischen Stellenwert und pathologische Alterungsvorgänge als Korrelate zerebralen Leistungsabbaus sowie altersbedingter Hirnfunktionsstörungen.

Die Grenzen zwischen physiologischem und pathologischem Altern sind morphologisch nicht exakt zu ziehen. Beide Formen morphologischer Altersveränderungen des Gehirns sind *qualitativ* gleichartig, da fast alle Elemente, die das gewebliche Bild der pathologischen Alterung unter dem klinischen Bild der Altersdemenz bestimmen, auch bei psychisch gesunden Greisen angetroffen werden können. Bestimmend sind Quantität und Topik, in welcher diese Veränderungen auftreten.

Die Abgrenzung des physiologischen Alterungsprozesses des Gehirns von einer Reihe neuropathologisch definierter Krankheitsbilder stellt ein Schwellenphänomen dar. Die Definition des Alterungsprozesses erübrigt sich: Es treten im Alter Veränderungen in sehr variablem Ausmaß auf, und viele mit dem Alter assoziierte Veränderungen werden – bei Überschreitung quantitativer Schwellenwerte – als Zeichen neurologischer Erkrankungen gewertet.

5.1.1 Allgemeine Veränderungen

Makroskopisch kommt es jenseits des 65. Lebensjahres zu einem Volumenverlust und fakultativ zum Auftreten eines gewissen Ausmaßes diffuser Atrophie, die keine deutliche fokale Akzentuierung zeigt, meist aber über den vorderen Hemisphärenabschnitten betont ist. Parallel kommt es bis zum 60. Lebensjahr zu einer geringen Reduktion des Hirngewichtes (im Mittel ca. 30 g), jenseits des 70. Lebensjahres zu einer rascheren Gewichtsabnahme, die auch bei Gesunden bis zu 200 g betragen kann.

Histologisches Korrelat dieses Substratverlustes ist ein leichter bis mäßiger Verlust von großen Neuronen überwiegend in der Hirnrinde sowie ein Größenverlust der Nervenzellen selbst. Des Weiteren kommt es zu einem Rearrangement von Synapsen sowie architektonischen Änderungen von Dendritenbäumen (Masliah et al. 1993). Biochemisch finden sich Veränderungen in einer Reihe von Transmittersystemen, wobei sowohl Abnahme (Serotonin, Glutamat, D_1- und D_2-Rezeptoren, nikotinische Acetylcholinrezeptoren) als auch Zunahme (MAO-B, Dopamin) beschrieben wurden.

---
* Gewidmet meinem Lehrer, Herrn Univ.-Prof. Dr. Kurt Jellinger, zu seinem 70. Geburtstag

> Die morphologische Grundlage der Änderung kognitiver und motorischer Funktion im Alter liegt wahrscheinlich weniger in einem Untergang von Neuronen in der Großhirnrinde als viel mehr in einem dort stattfindenden Umbau des Dendritensystems und der synaptischen Kontakte. Ein wesentliches Korrelat verminderter Regenerationsfähigkeit und Grundlage erschwerter neurorehabilitativer Maßnahmen im höheren Alter ist eine verminderte synaptische Plastizität und eine verminderte Synaptoneogenese.

5.1.2 Spezifische morphologische Elemente der Hirnalterung

Viel besser als die oben angeführten Veränderungen lassen sich mikroskopisch morphologische Elemente nachweisen, die mit dem Alterungsprozess in zunehmendem Maß auftreten und als Marker dieses Prozesses angesehen werden können. Mehrere dieser Elemente können auch Ausdruck von Krankheitsprozessen sein, wenn sie in Bezug auf Quantität und Lokalisation von den altersbedingten Veränderungen abweichen.

■ Parenchymale Veränderungen ohne Krankheitswert

Nervenzellveränderungen

Bei Greisen weisen die Neurone fakultativ Atrophie und Schrumpfung auf. Dadurch kommt es zu einer scheinbaren Zahlenabnahme pyramidaler Neurone der Rinde zu Gunsten der Population kleiner Nervenzellen. Die Nervenzellveränderungen sind z. T. durch eine Reduktion des neuronalen RNS-Gehalts bedingt, der eine Änderung der Färbeeigenschaft des Zytoplasmas bewirkt. Der Gesamtverlust an Nervenzellen ist im gesunden Altern gering und von Region zu Region verschieden. Während die Hirnrinde von diesen Veränderungen oft betroffen ist, weisen zahlreiche subkortikale Kerne keinerlei Zellverluste auf.

Lipofuszin

Dieses Lipopigment gilt als das Endprodukt des lysosomalen Stoffwechsels und besteht aus nicht degradierbaren Proteinen und Lipiden („Abfalleimer der Zelle"). Es findet sich in erster Linie in Neuronen, wird aber auch in Astro- und Oligodendroglia angetroffen (Abb. 5.1 a, b). Der Lipofuszingehalt der Nervenzellen nimmt mit zunehmendem Alter ohne Beeinträchtigung der Funktion zu. Es handelt sich hier um einen charakteristischen Marker des Alterungsprozesses des Gehirns (Mann u. Yates 1957).

Der Lipofuszingehalt variiert stark zwischen verschiedenen Strukturen des ZNS. Sehr stark lipofuszinbeladene Neurone finden sich im unteren Olivenkern, im Zahnkern des Kleinhirns und in der Hippokampusformation. Innerhalb der Großhirnrinde variiert der Lipofuszingehalt zwischen unterschiedlichen Rindenfeldern sehr stark, so dass von einer Pigmentarchitektonik gesprochen werden kann (Braak 1972).

Eine exzessive Produktion von Lipopigment bei Kindern und Jugendlichen hat Krankheitswert und findet sich im Rahmen der neuronalen Zeroidlipofuszinosen (s. Kap. 21).

Hirano-Körper

Hierunter versteht man stäbchenförmige, lichtmikroskopisch homogen eosinophile intrazytoplasmatische Einschlüsse, die bevorzugt im Sektor CA_1 des Hippokampus anzutreffen sind. Sie sind eine Erscheinung des physiologischen Alterungsprozesses und haben keinen Krankheitswert.

Marinesco-Körper

Es handelt sich dabei um rundliche, kleine, eosinophile, intranukleär gelegene Einschlüsse, die in erster Linie in den pigmentierten Hirnstammkernen (Substantia nigra, Locus coeruleus) gefunden werden. Sie sind in der immunhistochemischen Färbung für Ubiquitin positiv (Abb. 5.1c). Auch sie sind eine Erscheinung des physiologischen Alterungsprozesses und haben keinen Krankheitswert.

Axonauftreibungen, Axonschollen, Axonspheroide

Diese großen, mit HE- sowie Silberfärbungen gut sichtbaren homogenen kugeligen Strukturen innerhalb weißer Substanz werden in erster Linie in den Hintersträngen (Tractus gracilis, Tractus cuneatus), aber auch in anderen Lokalisationen als eine Erscheinung des physiologischen Gehirnalterns angetroffen.

■ Parenchymale Veränderungen mit fakultativem Krankheitswert

Lewy-Körper

Lewy-Körper wurden als die diagnostische Markerläsion bei M. Parkinson von Friedrich Heinrich Lewy erstmals 1912 beschrieben. Es handelt sich da-

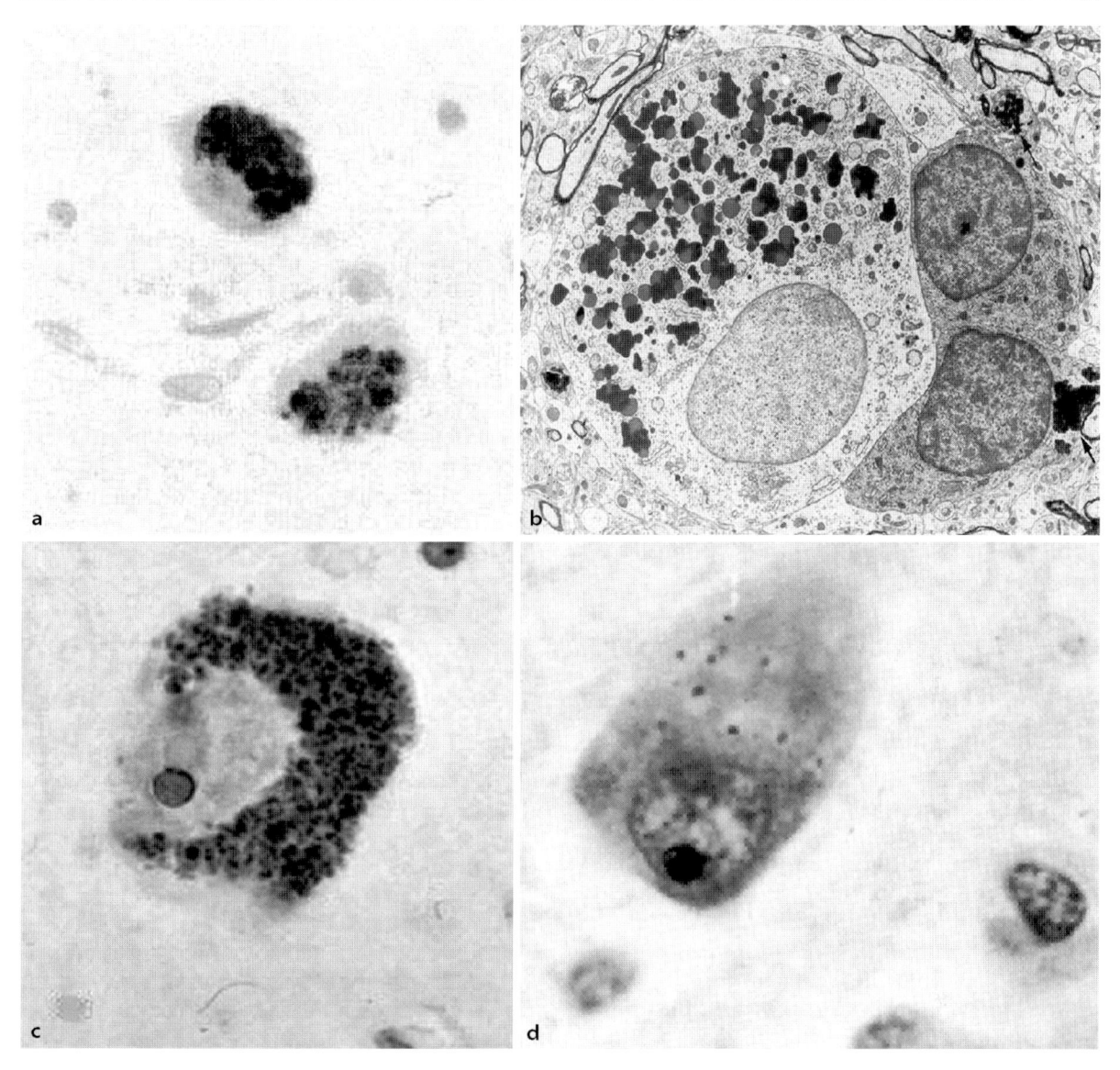

Abb. 5.1. a Lipofuszin in Neuronen des N. olivaris inferior, 78-jähriger Mann ohne neurologische Erkrankung. Immunhistochemische Färbung (Aβ, 4G8) (Vergr. 400:1). **b** Lipofuszingranula in kortikalem Neuron (Elektronenmikroskopie, Vergr. 2800:1). **c** Marinesco-Körper im Kern eines Neurons der Substantia nigra, 70-jähriger Patient mit M. Parkinson. Die anliegende homogen helle Struktur gleicher Größe ist der Nukleolus. Immunhistochemische Färbung (Ubiquitin, 3–39) (Vergr. 1000:1). **d** Granulovakuoläre Degeneration in einem Neuron des Sektors CA$_1$ des Hippokampus, 81-jähriger Patient mit seniler Demenz vom Alzheimer-Typ (Silberfärbung nach Bodian, Vergr. 1000:1)

bei um runde, homogen eosinophile intrazytoplasmatische Einschlüsse, die in erster Linie in pigmentierten Hirnstammkernen (Substantia nigra, Locus coeruleus, Nucleus dorsalis N. vagi), aber auch in der Hirnrinde (kortikale Lewy-Körper) angetroffen werden. In den pigmentierten Kernen haben diese Einschlusskörper ein strukturiertes Aussehen mit konzentrischer Anfärbung (Abb. 5.2 e). Die kortikalen Lewy-Körper sind etwas kleiner, weniger scharf demarkiert und besitzen nicht die charakteristische Schichtung (Abb. 5.2 c). Im Hirnstamm, nicht aber in der Rinde sind die Lewy-Körper mit Routinefärbungen gut sichtbar (Abb. 5.2 d).

Immunhistochemisch lassen sie sich mit Antikörpern gegen Ubiquitin, aB-Cristallin, a-Synuclein und phosphorylierte Neurofilamentproteine darstellen, nicht aber mit Antikörpern gegen τ (Bancher et al. 1989; Trojanowski u. Lee 1998) (Abb. 5.2 c, e). Insbesondere für die Darstellung kortikaler Lewy-Körper, die in Routinefärbungen schwer zu sehen sind, hat die Immunhistochemie entscheidende Fortschritte gebracht. Erst durch sie konnte die Häufigkeit der Demenz mit Lewy-Körpern voll erkannt werden.

Der Terminus „pale body" beschreibt blass-eosinophile runde Einschlusskörper, die in der Gegenwart von Lewy-Körpern in den Hirnstammkernen auftreten, ohne deren typisches Aussehen zu besitzen (Abb. 5.2e). Sie werden als Vorläufer der Lewy-Körper angesehen (Dale et al. 1992).

Ultrastrukturell bestehen die Lewy-Körper aus einem elektronendichten, granulär strukturierten Kern und einer lockeren Peripherie. Diese besteht aus ca. 10 nm filamentösen Strukturen, die Neurofilament ähneln.

Wie bereits vorweggenommen sind Lewy-Körper in pigmentierten Hirnstammkernen in Kombination mit anderen pathologischen Merkmalen für die Parkinson-Krankheit diagnostisch. Treten sie in der Hirnrinde in Begleitung anderer Merkmale auf, dann sprechen sie für die Demenz mit Lewy-Körpern. Allerdings können Lewy-Körper in geringen Zahlen in Hirnstammkernen auch ohne sonstige Pathologie angetroffen werden. In diesem Falle werden sie als eine Manifestation des normalen Alterungsprozesses angesehen.

Neurofibrillendegeneration („Tangles")

Als Neurofibrillendegeneration oder neurofibrilläre Tangles (Syn.: Neurofibrillenpathologie, Zytoskelettpathologie) bezeichnet man fibrilläre Einschlüsse innerhalb neuronaler Zellkörper, die im Allgemeinen in Form von Bündeln einen großen Teil des Zytoplasmas ausfüllen. In pyramidalen Neuronen haben sie meist zopfartige Form, in runden oder ovalen Zellen meist knäuelartige Form (Abb. 5.2a). In den histologischen Routinefärbungen sind sie oft nur sehr schlecht oder gar nicht sichtbar. Zur Darstellung der Tangles finden heute 2 Methoden breite Anwendung:

- Versilberungstechniken, z.B. Bodian, Bielschowsky (für Routine empfohlen; Yamamoto u. Hirano 1986) oder Gallyas für optimale Sensitivität und Spezifität (Gallyas 1971);
- Fluoreszenzmikroskopie mit Thioflavin S (Vorteil: technisch einfach).

Ultrastrukturell bestehen die Tangles aus den „paired helical filaments" (PHF). Diese wiederum bestehen aus paarigen, helixartig miteinander umschlungenen Protofilamenten, die, vergleichbar einem DNS-Molekül, ein Filament mit einem Durchmesser von 80 nm bilden (Kidd 1964; Wisniewski et al. 1976) (Abb. 5.3c).

Immunhistochemische Untersuchungen haben gezeigt, dass der wesentliche molekulare Bestandteil der PHF aus einer abnorm überphosphorylierten Form des mikrotubulusassoziierten Proteins τ besteht (Grundke-Iqbal et al. 1986). Des Weiteren enthalten die Tangles Ubiquitin und phosphorylierte Epitope von hochmolekularen Neurofilamentproteinen. Die immunhistochemisch nachweisbare Akkumulation von abnorm phosphoryliertem τ innerhalb des Nervenzellkörpers ist durch eine Imbalance im Kinase-Phosphorylase-Gleichgewicht bedingt und ist der erste fassbare Schritt in der Ausbildung der Neurofibrillendegeneration (sog. Stage-0-Tangles bzw. „pretangles") (Bancher et al. 1991). Die Immunhistochemie für phosphoryliertes τ ist eine hochempfindliche Färbemethode für die Tangles (Abb. 5.2b) und zeigt, dass PHF in winzigen Bündeln zusätzlich in sehr großer Zahl innerhalb von Dendritenbäumen vorkommen: sog. Neuropilfäden (Braak et al. 1986) (Abb. 5.2f).

In *pathogenetischer Hinsicht* ist die Neurofibrillendegeneration ein deletäres Ereignis für das affizierte Neuron: Durch das pathologische τ-Protein kommt es zu einer Störung des Mikrotubulussystems und zu einem Zusammenbruch des Zytoskeletts (Iqbal et al. 1986).

Verschiedene Nervenzellpopulationen zeigen unterschiedliche Vulnerabilität, und die Neurofibrillendegeneration erfasst verschiedene Hirnareale in vorhersehbarer, hierarchischer Ordnung: Am frühesten und am häufigsten werden Tangles in der transentorhinalen Region, in der 2. Rindenschicht der entorhinalen Region und im Sektor CA_1 des Hippocampus angetroffen. In dieser Lokalisation mit leichtem bis mäßigem Schweregrad ist sie im Allgemeinen eine Manifestation des normalen Alterungsprozesses (Braak u. Braak 1991). In größeren Mengen oder bei jüngeren Patienten haben die Tangles Krankheitswert und können bei einer Vielzahl von Erkrankungen gefunden werden (Wisniewski et al. 1979). Tangles in isokortikalen Arealen zusammen mit senilen Plaques sprechen für das Vorliegen der Alzheimer-Krankheit. Tangles überwiegend in subkortikalen Kerngebieten sprechen für eine progressive supranukleäre Paralyse (Steele-Richardson-Olszewski-Syndrom).

Erkrankungen mit Bildung von Tangles in Neuronen

- Alzheimer-Krankheit
- Down-Syndrom
- Demenz vom Neurofibrillentyp
- Dementia pugilistica
- Progressive supranukleäre Paralyse
- Subakute sklerosierende Panenzephalitis
- Tuberöse Sklerose
- M. Niemann-Pick
- Bleienzephalopathie

Senile Plaques

Senile Plaques sind komplexe Strukturen im Neuropil der Großhirnrinde. Sie bestehen in erster Linie aus

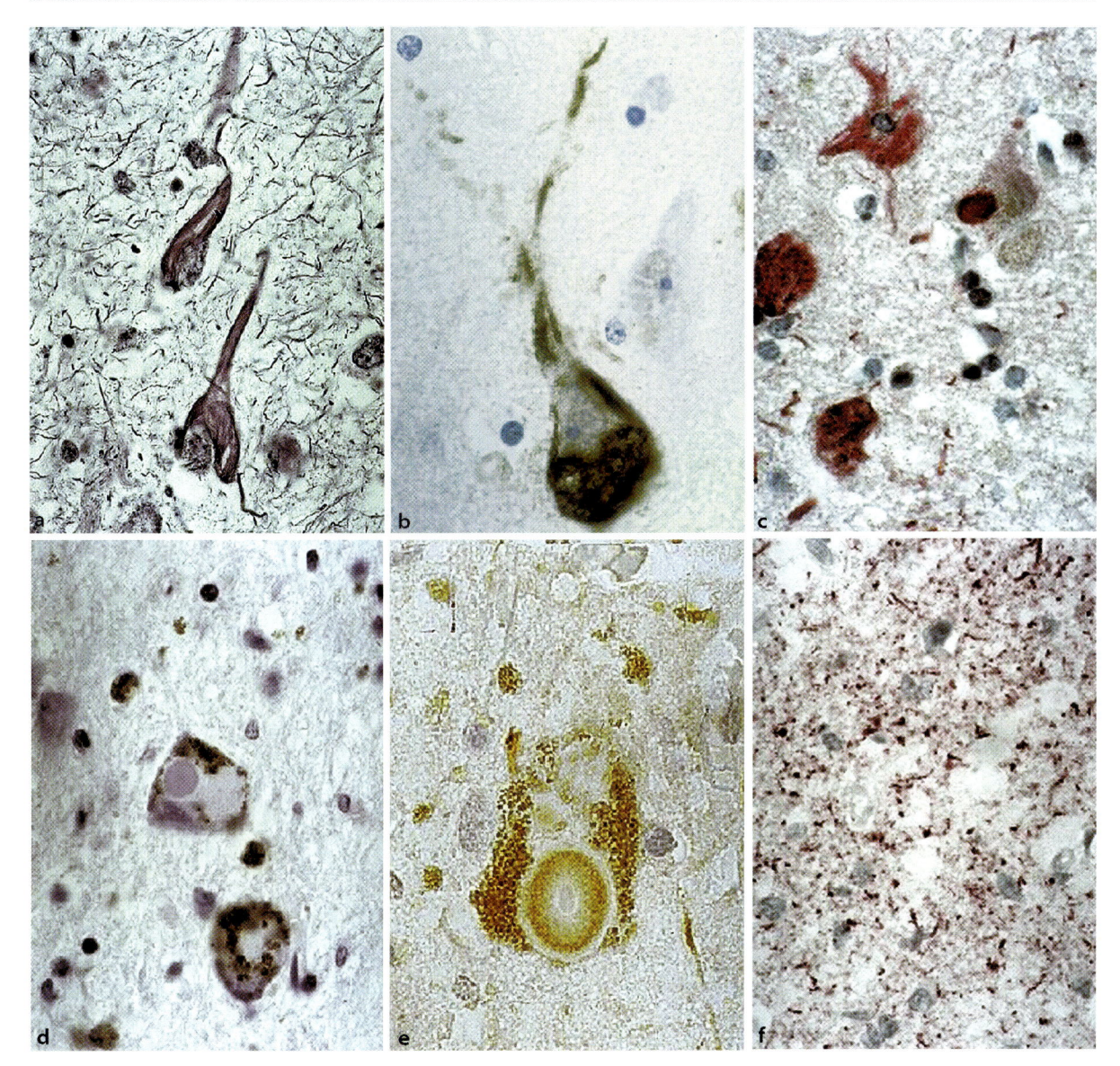

Abb. 5.2. a Neurofibrilläre Tangles in Neuronen des Sektors CA$_1$ des Hippokampus, 82-jähriger Patient mit seniler Demenz vom Alzheimer-Typ (Silberfärbung nach Bodian, Vergr. 1000:1). **b** Neurofibrillärer Tangle in Neuronen des Sektors CA$_2$ des Hippokampus, 64-jähriger Patient mit M. Alzheimer. Immunhistochemische Färbung (PHF-tau, AT8) (Vergr. 1000:1). **c** Neuronen mit neurofibrillären Tangles (*links*) und Neuron mit kortikalem Lewy-Körper (*rechts*). Entorhinaler Kortex, Schicht II; 64-jähriger Patient mit Lewy-Körper-Variante der Alzheimer-Krankheit. Immunhistochemische Färbung (Ubiquitin, 3–39) (Vergr. 400:1). **d** Lewy-Körper und „pale body" in pigmentiertem Neuron der Substantia nigra (*Bildmitte*). Die Zelle darunter enthält nur ein Pale body. 78-jähriger Patient mit M. Parkinson (HE, Vergr. 400:1). **e** Lewy-Körper in pigmentiertem Neuron der Substantia nigra, 78-jähriger Patient mit M. Parkinson. Immunhistochemische Färbung (Neurofilament, SMI-31) (Vergr. 1000:1). **f** Neuropilfäden; entorhinaler Kortex, Schicht II. 64-jähriger Patient mit Lewy-Körper-Variante der Alzheimer-Krankheit. Immunhistochemische Färbung (Ubiquitin, 3–39) (Vergr. 400:1)

extrazellulären Ablagerungen des Amyloids Aβ42, die verschiedene morphologische Gestalt annehmen können, sowie einem umgebenden Kranz aus dystrophen Nervenzellfortsätzen, Astroglia und Mikroglia.

■ **Morphologie.** Die Plaques können nach ihrem Erscheinungsbild in mehrere Untergruppen eingeteilt werden. Diese stellen wahrscheinlich auch ein pathogenetisches Kontinuum dar.

Klassische Plaques (auch sog. Kokardenplaques) haben eine schießscheibenartige Struktur mit einem dichten, zentral gelegenen Amyloidkern, der von einem helleren Hof und einem zweiten Kranz dichter, oft granulär erscheinender Amyloidablagerungen umgeben ist. Der Durchmesser beträgt ca. 200 µm. Im äußeren Anteil der Plaques finden sich meist dystrophe Neuriten (Abb. 5.4 a, b).

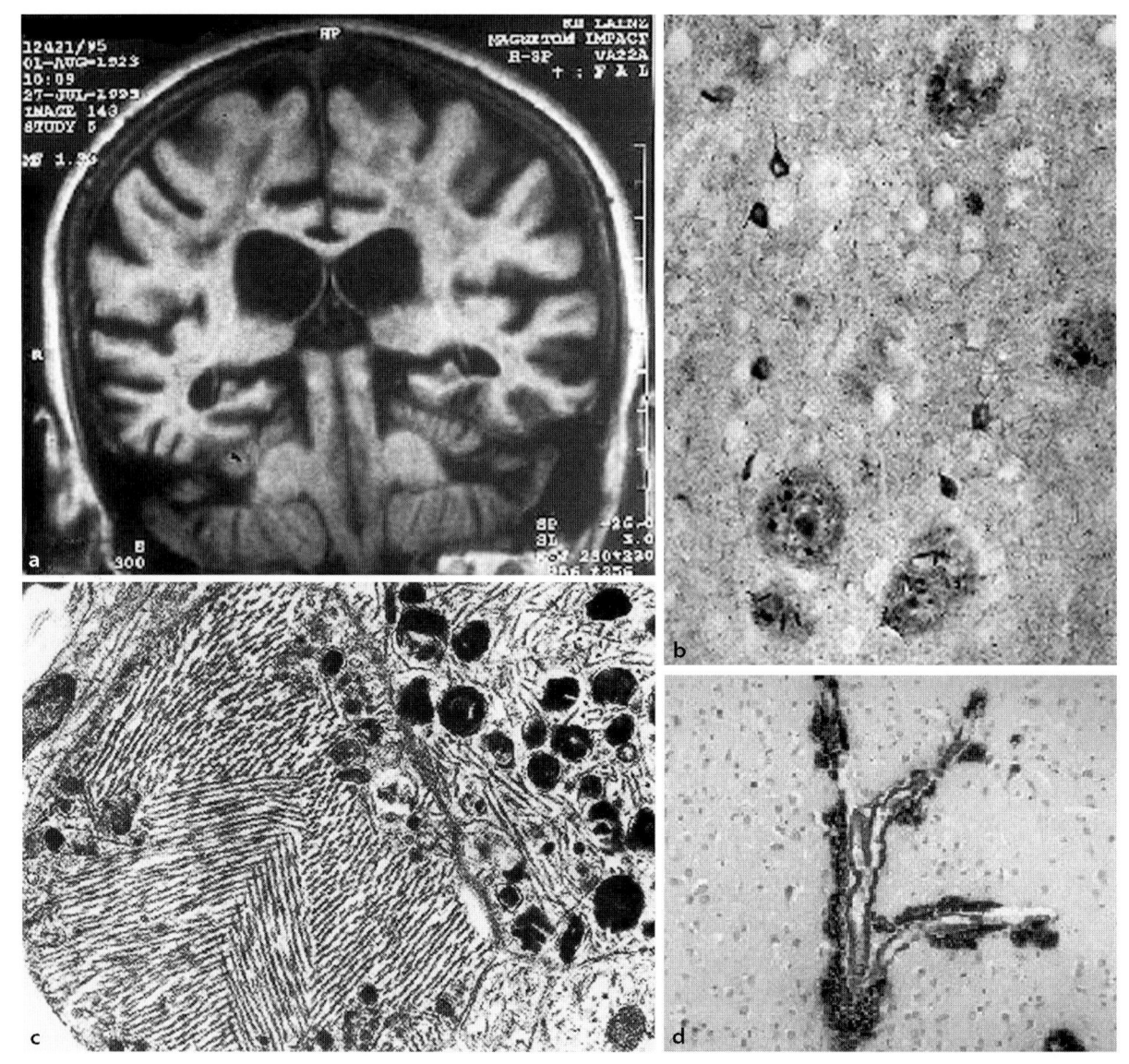

Abb. 5.3. a Hochgradige, temporal betonte Hirnatrophie. Besonders auffällige Atrophie der Hippokampi. Erweiterung der Seitenventrikel und des 3. Ventrikels (Hydrocephalus e vacuo). Hypodensitäten im Marklager entsprechen Waller-Degeneration. 72-jährige Patientin mit fortgeschrittener Demenz vom Alzheimer-Typ (MRT, T1w-Sequenz). **b** Neuritische Plaques (mäßig häufig klassische und primitive Plaques) und zahlreiche neurofibrilläre Tangles im temporalen Isokortex. Kriterien nach Khachaturian positiv; Kriterien nach Tierney positiv (A2); Kriterien nach CERAD: sichere AK, Plaque-Score C; Kriterien nach NIA und Reagan-Institut: hohe Wahrscheinlichkeit für AK. Braak-und-Braak-Stadium V, 69-jährige Patientin mit M. Alzheimer (Silberfärbung nach Bodian, Vergr. 100:1) **c** Paired-helical-Filamente in kortikalem Neuron, *rechts:* Lipofuszingranula (Elektronenmikroskopie, Vergr. 12 000:1). **d** Amyloidangiopathie, Längsschnitt. Amyloidablagerungen innerhalb der Gefäßwand und im umgebenden Gewebe (sog. dyshorische Angiopathie); 51-jähriger Patient mit M. Alzheimer. Immunhistochemische Färbung (Aβ, 4G8) (Vergr. 40:1)

Primitive Plaques haben eine runde Form und bestehen aus granulär imponierenden dichten Amyloidablagerungen. Der Durchmesser beträgt gleichfalls ca. 200 μm. Im äußeren Anteil dieser Plaques finden sich häufig, aber durchaus nicht regelmäßig dystrophe Neuriten. Eine Anzahl primitiver Plaques im histologischen Schnitt entspricht parazentralen Anschnitten von klassischen Plaques, deren zentraler Kern nicht in der Schnittebene liegt (Abb. 5.4 c).

Diffuse Plaques sind flaue, wolkig erscheinende Amyloid- bzw. Präamyloidablagerungen sehr unterschiedlicher Form und Größe. Sie liegen oft in kleinen Gruppen. Das Neuropil und die innerhalb dieser Plaques liegenden Zellen zeigen keine morphologische Alteration. Elektronenoptische Befunde zeigen, dass Aβ42 in diesen Plaques nicht fibrillär, also noch nicht auspolymerisiert ist (sog. Präamyloid). Man nimmt aus diesem Grunde an, dass die diffusen Plaques das früheste Stadium der Plaqueentwicklung darstellen (Abb. 5.4 d).

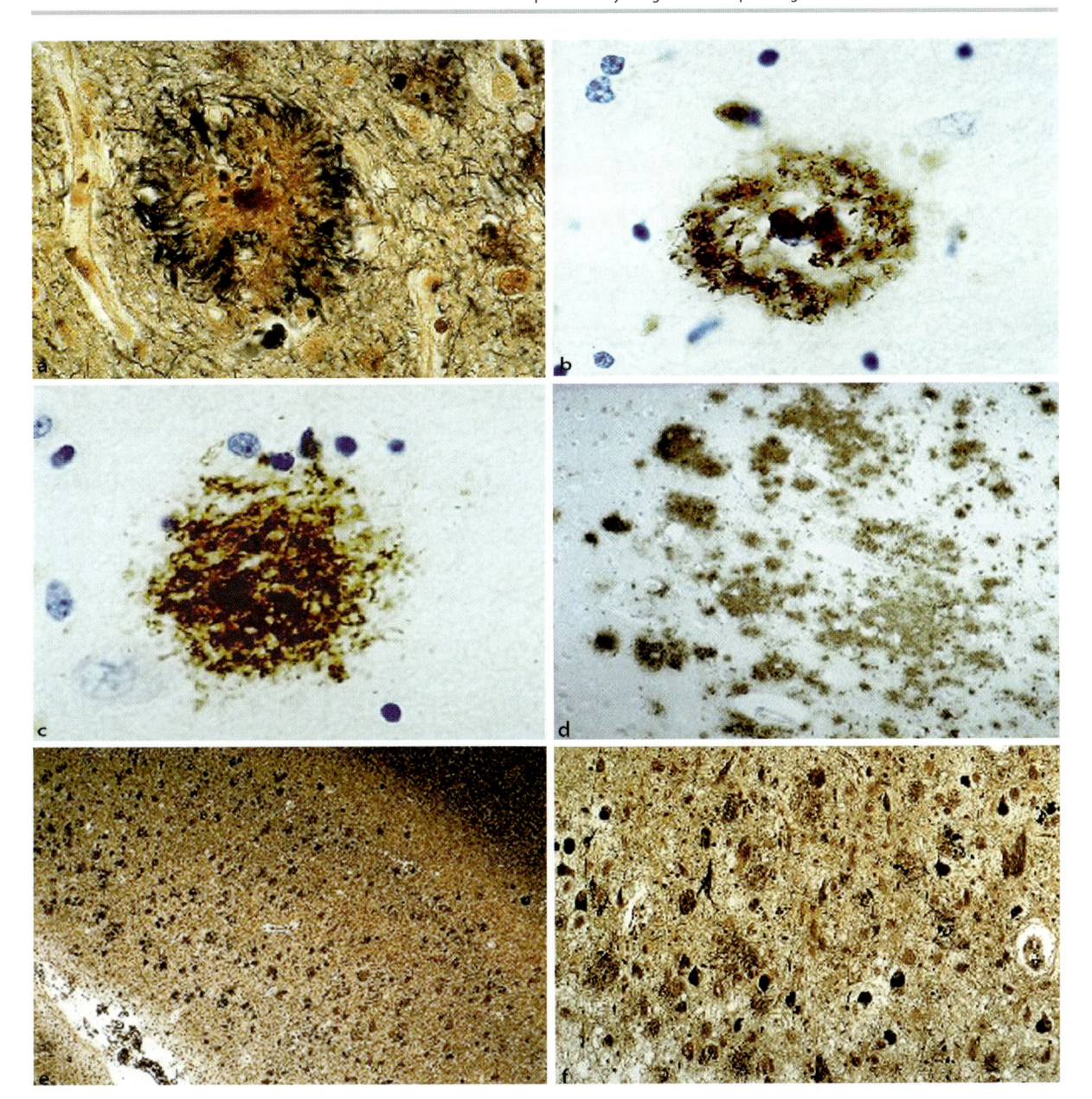

Abb. 5.4. a Neuritische Plaque (klassische Plaque). Die zentrale Amyloidablagerung färbt sich braun an, die umgebenden dystrophen Neuriten sind schwarz. Temporaler Isokortex; 75-jähriger Patient mit seniler Demenz vom Alzheimer-Typ (Silberfärbung nach Bielschowsky, Vergr. 1000:1). **b** Klassische Plaque. Frontaler Isokortex; 65-jähriger Patient mit M. Alzheimer. Immunhistochemische Färbung (Aβ, 4G8) (Vergr. 1000:1). **c** Primitive Plaque. Frontaler Isokortex; 65-jähriger Patient mit M. Alzheimer. Immunhistochemische Färbung (Aβ, 4G8) (Vergr. 1000:1). **d** Diffuse Plaques und primitive Plaques. Entorhinaler Kortex; 65-jähriger Patient mit M. Alzheimer. Immunhistochemische Färbung (Aβ, 4G8)(Vergr. 100:1). **e** Neuritische Plaques im temporalen Isokortex (massenhaft klassische und primitive Plaques). Kriterien nach Khachaturian positiv; Kriterien nach Tierney positiv (A1); Kriterien nach CERAD: sichere AK, Plaque-Score C; Kriterien nach NIA und Reagan-Institut: hohe Wahrscheinlichkeit für AK. Braak-und-Braak-Stadium IV; 75-jähriger Patient mit seniler Demenz vom Alzheimer-Typ (Silberfärbung nach Bielschowsky, Vergr. 40:1). **f** Neuritische Plaques (*braun*), Neurone mit neurofibrillären Tangles (*schwarz*), extrazelluläre Tangles (sog. ghost tangles) und ausgeprägter Nervenzellverlust mit Schichtverwerfung im Subiculum. 65-jähriger Patient mit M. Alzheimer. Immunhistochemische Färbung (Aβ, 4G8) (Vergr. 200:1)

Burned-out-Plaques bestehen lediglich aus einem „nackten", dichten Amyloidkern ohne umgebende Strukturen. Sie sollen das letzte Stadium der Plaqueentwicklung darstellen.

■ Wenn die Amyloidablagerungen von dystrophen aufgetriebenen Nervenzellfortsätzen umgeben sind, spricht man von *neuritischen Plaques*. Diese Differenzierung ist wichtig, da gemäß international gebräuchlichen Kriterien nur diese Plaques für die Diagnose der Alzheimer-Krankheit Berücksichtigung finden.

Wie bereits angeführt, sind klassische Plaques meist und primitive Plaques oft neuritisch, während diffuse Plaques und burned-out-Plaques keine dystrophen Neuriten enthalten. Die dystrophen Neuriten lassen sich mit Silberfärbungen – Bielschowsky (Abb. 5.4a), insbesondere Gallyas – gut darstellen. Immunhistochemisch reagieren sie mit Antikörpern gegen τ, Neurofilament, Ubiquitin und synaptische Proteine (Lassmann et al. 1992).

■ **Biochemie und Molekulargenetik.** Biochemisch bestehen die Amyloidablagerungen in den Plaques aus den Proteinen Aβ42 und Aβ40 (Glenner u. Wong 1984). Da der Amyloidbildung wahrscheinlich eine zentrale Rolle in der Pathogenese der häufigsten Altersdemenz, der Alzheimer-Krankheit, zukommt (sog. Amyloidkaskaden-Hypothese; Selkoe 1994), ist der biochemische Entstehungsmechanismus der Amyloidablagerungen Gegenstand intensivster Forschung.

Kurz auf den Punkt gebracht, ist der Wissensstand zum Zeitpunkt der Verfassung des Manuskript folgender: Aβ42 und Aβ40 sind kleine Fragmente eines großen Transmembranproteins bislang ungeklärter Funktion, des β-Amyloid-Precursor-Proteins (βAPP). Das βAPP unterliegt unter physiologischen Bedingungen zwei Stoffwechselvorgängen, die einander die Waage halten: Beim ersten handelt es sich um ein Enzym namens α-Sekretase, das βAPP in der Mitte der Aβ42-Sequenz spaltet und zur Sekretion des aminoterminalen Anteils von βAPP in den Extrazellulärraum führt. Auf diesem Weg kann Aβ42 nicht entstehen.

Auf dem zweiten Stoffwechselweg wird APP durch zwei Enzyme namens β-Sekretase und γ-Sekretase gespalten, deren Schnittstellen jeweils zu beiden Enden der Aβ42-Sequenz liegen. Auf diesem Stoffwechselweg entstehen Aβ40 und Aβ42 in geringen Mengen. Kommt es zu einem vermehrten Beschreiten des zweiten Stoffwechselweges, entstehen größere Mengen von neurotoxischem Aβ42, welches polymerisiert und sich im Neuropil als Präamyloid in diffusen Plaques ablagert. In der weiteren Folge lagert sich weiteres Aβ42 sowie Aβ40 an, und es kommt zur Entstehung primitiver und klassischer Plaques.

Warum der zweite Stoffwechselweg bei der Alzheimer-Krankheit vermehrt beschritten wird bleibt unklar. Neueste Befunde weisen darauf hin, dass die γ-Sekretase wahrscheinlich Präsenilin I entspricht, einem auf Chromosom 14 kodierten Protein, das bei autosomal-dominant erblichen Formen von M. Alzheimer mit früher Beginnform Mutationen aufweist (Haass u. De Strooper 1999; Haass 2000).

■ **Vorkommen.** Senile Plaques treten in erster Linie in der Großhirnrinde, in der Hippokampusformation und in der entorhinalen Rinde auf, können aber bei ausgeprägtem Befall auch in den Stammganglien, der Kleinhirnrinde und anderen subkortikalen Strukturen gefunden werden. Eine bestimmte Anzahl von Plaques, insbesondere solche ohne neuritische Komponente, gehört zum Alterungsprozess (sog. pathologisches Altern, vielleicht präklinische Alzheimer-Krankheit). Werden bestimmte nummerische Schwellenwerte überschritten und treten neuritische Plaques in großen Zahlen auf, dann spricht dieser Befund für das Vorliegen der Alzheimer-Krankheit.

Granulovakuoläre Degeneration

Unter diesem Begriff verstehen wir runde, optisch leere, oft multiple Einschlüsse in großen pyramidalen Neuronen des Hippokampus. Die Vakuolen haben etwa Erythrozytengröße und enthalten zentral ein stark argyrophiles Granulum. Immunhistochemisch lässt sich die granulovakuoläre Degeneration mit Antikörpern gegen τ darstellen. Wir finden sie inkonstant bei der Alzheimer-Krankheit (Abb. 5.1d).

Amyloidangiopathie

Unter Amyloidangiopathie (Syn.: kongophile Angiopathie) versteht man Einlagerung von Amyloid Aβ40 in die Tunica media von mittelgroßen und kleinen Arterien in den Meningen und in der Hirnrinde. In der HE-Färbung erscheint die Gefäßwand verdickt und homogenisiert, oft finden sich charakteristischer Weise doppelläufige Gefäßlumina. In der Färbung für Kongorot erscheinen die Gefäßwände blass-hellrot, unter polarisiertem Licht grün leuchtend. Auch in der Fluoreszenzmikroskopie mit Thioflavin S und mit immunhistochemischer Färbung für Aβ42 lässt sich die Amyloidangiopathie gut darstellen (Esiri u. Wilcock 1986) (Abb. 5.3d).

Gefäße mit Amyloidangiopathie finden sich in erster Linie bei der Alzheimer-Krankheit. Am häufigsten kommen sie in der Hirnrinde und den Leptomeningen des Okzipitallappens vor. Die Amyloidangiopathie kann die Ursache atypischer Hirnblutungen sein, die bei ca. 10% aller Patienten mit Demenz vom Alzheimer-Typ vorkommen.

Vaskuläre Veränderungen

Arteriosklerose und Atherosklerose

Sowohl stenosierende als auch nichtstenosierende arteriosklerotische Plaques an den Hirnbasisgefäßen sind bei ca. 75% aller über 75-Jährigen in nennenswerter Anzahl und Ausprägung nachweisbar. Prädilektionsstellen sind die großen Arterien des Circulus arteriosus, insbesondere deren Teilungsstellen.

Ob die Arteriosklerose klinisch manifest ist bzw. zu Parenchymläsionen durch resultierende Ischämie führt, hängt von mehreren Variablen ab (Stenosegrad, Beschaffenheit der Plaques, sog. soft plaques, Ausprägung der Kollateralkreisläufe etc.).

> Die Arteriosklerose stellt somit als ein Ausdruck des Alterungsprozesses bei der Mehrzahl der Greise die häufigste morphologische Ursache ischämischer Hirnerkrankungen dar, ohne *per se* Krankheitswert oder klinische Relevanz zu besitzen.

Status lacunaris der Stammganglien

Lakunäre Infarkte in den Stammganglien auf Basis von Ostienstenosen striolentikulärer Äste finden sich in einer beträchtlichen Zahl aller Altershirne. Sie sind bei leichter bis mäßiger Ausprägung meist klinisch nicht symptomatisch. Bei schwerer Ausprägung können sie Ursache von Halbseitenzeichen oder extrapyramidalen Syndromen werden.

5.2 Pathologisches Altern (Altersdemenzen)

Die Demenzerkrankungen gewinnen mit der kontinuierlich zunehmenden Lebenserwartung und der steilen Zunahme der Bevölkerungsgruppe der über 65-Jährigen rasch an klinischer, sozialer und auch sozioökonomischer Bedeutung. Für die Erforschung ihrer Ursachen und Entstehungsmechanismen werden derzeit beträchtliche Mittel aufgebracht, was einen sehr raschen Fortschritt des Wissensstandes bewirkt.

> Die weitaus häufigste Ursache von demenziellen Zustandsbildern im höheren Lebensalter findet sich in einer Gruppe von neurodegenerativen Erkrankungen mit meist über viele Jahre langsam schleichendem Verlauf. Ihre Ursache ist in manchen Fällen genetisch, bleibt aber bei der Mehrzahl der Erkrankten noch unbekannt. Alle diese Erkrankungen führen zum Tod, wobei die häufigste Form, die Alzheimer-Krankheit, die vierthäufigste Todesursache überhaupt darstellt.

5.2.1 Demenz vom Alzheimer-Typ

Die Alzheimer-Krankheit (AK) ist bei weitem die häufigste Ursache von Demenz im höheren Lebensalter. Ihre Prävalenz steigt exponentiell mit dem Lebensalter an. Während sie vor dem 65. Lebensjahr relativ selten vorkommt (präsenile Demenz, M. Alzheimer), betrifft sie gut 20% aller Menschen über dem 80. Lebensjahr (senile Demenz, Demenz vom Alzheimer-Typ). Jenseits des 90. Lebensjahres soll bereits jeder zweite Greis betroffen sein. In den USA leiden im Jahr 2000 ca. 4 Mio. Menschen unter dieser Erkrankung. Im deutschen Sprachraum ist der prozentuelle Anteil der gleiche.

Klinisch beginnt die Erkrankung meist mit einer Einschränkung des Kurzzeitgedächtnisses. In der weiteren Folge tritt eine schleichend progrediente Hirnleistungsstörung mit multiplen kognitiven Störungen auf: Agnosie, Apraxie, Aphasie. Die Erkrankung verläuft im Allgemeinen über einen Zeitraum von 5–10 Jahren, führt zur Pflegebedürftigkeit des Betroffenen, der nicht mehr imstande ist, seine Lebensbedürfnisse selbst zu erfüllen, und letztlich zum Tod des Patienten durch internistische Komplikationen des Marasmus und der Immobilität.

Neuropathologie der AK

Die klinische Diagnose der AK ist derzeit unter Zuhilfenahme gängiger klinischer Hilfsbefunde (Neuropsychologie, Labor, Bildgebung, Nuklearmedizin) mit einer Trefferquote von ca. 90% möglich (Jellinger et al. 1992; Klatka et al. 1996). Eine morphologische Untersuchung zu Lebzeiten des Patienten wird nur in Ausnahmefällen durchgeführt, da sich aus ethischen Gründen eine Hirnbiopsie verbietet. Die autoptische Untersuchung des Gehirns bleibt somit der Goldstandard für die Diagnose der Erkrankung.

Die *makroskopische Untersuchung* des Gehirns ist wenig informativ und vom Stadium der Erkrankung zum Zeitpunkt des Todes abhängig. In typischen, fortgeschrittenen Fällen finden wir eine diffuse, temporal betonte Hirnatrophie, wobei das Maximum der Atrophie im mediobasalen Temporallappen bzw. Hippokampus liegt (Abb. 5.3a).

Histologisch findet sich in den Gehirnen von Patienten mit AK eine Reihe morphologischer Veränderungen:
- senile Plaques (klassische, primitive, „burnedout", diffuse; neuritische, nichtneuritische),
- neurofibrilläre Tangles,
- Neuropilfäden,
- Neuronenverlust,
- Astrogliose,
- granulovakuoläre Degeneration,
- Amyloidangiopathie,
- Synapsenverlust.

Von diagnostischer Relevanz sind allerdings nur *senile Plaques* und *neurofibrilläre Tangles*. Wie oben angeführt, finden sich beide Veränderungen bis zu einem gewissen Grad auch in den Gehirnen nicht dementer Senioren, so dass altersadaptierte quantitative Schwellenwerte zur Diagnosestellung herangezogen werden.

Derzeit sind 4 publizierte Sets von Diagnosekriterien in Gebrauch, von denen das CERAD-Protokoll international die weiteste Verbreitung gefunden hat.

NIA-Kriterien

Sie wurden 1985 im Rahmen eines Workshops am NIA (National Institute of Aging, National Institutes of Health, Bethesda), von maßgeblichen Neuropathologen erarbeitet (Khachaturian 1985).

Untersuchungsmaterial/Technik

Mindestens 3 neokortikale Areale (frontal, temporal, parietal), Amygdala, Hippokampus, Stammganglien, Substantia nigra, Kleinhirnrinde, Rückenmark.
Histologische Technik: Bielschowsky, Thioflavin S, Kongorot.

Diagnostische Kriterien

Sichtfeld mit einer Fläche von 1 mm² (Vergr. 200:1):
- <50 Jahre >2–5 senile oder neuritische Plaques und Tangles im Neokortex
- 50–65 Jahre >8 senile Plaques und fakultativ Tangles im Neokortex
- 66–75 Jahre >10 senile Plaques und fakultativ Tangles im Neokortex
- >75 Jahre >15 senile Plaques, Tangles im Neokortex nicht erforderlich

Kommentar

Ausschluss anderer Ursachen der Demenz; Diagnosestellung nach Kriterien. Bei klinisch bekannter Demenz vom Alzheimer-Typ können die Schwellenwerte um 50% nach unten korrigiert werden.

Kriterien nach Tierney et al. (1988)

Sie wurden initial nicht als diagnostische Kriterien erarbeitet, sondern für eine klinikopathologische Korrelationsstudie zur Validation klinischer Diagnosekriterien von den Autoren entwickelt (selten verwendet).

Untersuchungsmaterial/Technik

Nicht explizit empfohlen. In der Studie: 14 isokortikale und 3 allokortikale Areale von jeder Hemisphäre. Zusätzliche Blöcke von Basalganglien, Nucleus basalis Meynert, Thalamus, Amygdala, Mittelhirn, Brücke und Medulla oblongata, jeweils auf 2 Schnitthöhen, Kleinhirn.
Histologische Technik: Bielschowsky, Luxol Fast Blue/HE, Kongorot/Gallocyanin

Diagnostische Kriterien

A1: Ein oder mehrere Tangles und ein oder mehrere neuritische Plaques pro Sichtfeld (250:1) im Hippokampus, unabhängig vom neokortikalen Befund.

A2: Ein oder mehrere Tangles und ein oder mehrere neuritische Plaques pro Sichtfeld (250:1) in Hippokampus und Neokortex.

A3: Ein oder mehrere Tangles und ein oder mehrere neuritische Plaques pro Sichtfeld (250:1) im Neokortex, unabhängig vom Befund im Hippokampus.

Kommentar

Nur Plaques mit deutlich erkenntlichem Kern (klassische Plaques). Ausschluss vaskulärer Läsionen mit Gesamtvolumen >50 ml in Neokortex, Marklager und Hippokampus.

CERAD-Kriterien

Entwickelt von der CERAD-Gruppe (Consortium to Establish a Registry for Alzheimer's disease; Mirra et al. 1993).

Untersuchungsmaterial/Technik

Gyri temporales superior et medius, Gyrus frontalis medius, Lobulus parietalis inferior, Gyrus cinguli (vorderer Anteil), Mesenzephalon.
Histologische Technik: Bielschowsky, Thioflavin S.

Diagnostische Kriterien

Semiquantitative Beurteilung der Dichte neuritischer Plaques (Vergr. 100:1) zwecks Bestimmung eines altersadaptierten Plaque-Scores:

	Keine	Vereinzelt	Mäßig häufig	Zahlreich
< 50 Jahre	0	C	C	C
50–75 Jahre	0	B	C	C
> 75 Jahre	0	A	B	C

Integration des altersadaptierten Plaque-Scores mit anderen neuropathologischen Läsionen, die Demenz verursachen können, und klinischen Daten:

Sichere AK	Plaque-Score C und klinische Angabe von Demenz
Wahrscheinliche AK	Plaque-Score B und klinische Angabe von Demenz
Mögliche AK	Plaque-Score A und klinische Angabe von Demenz *oder* Plaque-Score B oder C ohne klinische Angabe von Demenz
Normal	Plaque-Score A und Fehlen von Demenz.

Kommentar

- Diagnose ohne Berücksichtigung der Neurofibrillendegeneration.
- Nur neuritische Plaques haben diagnostische Relevanz.
- Sichere Diagnose nur bei klinisch bekannter Demenz.

NIA- und Reagan-Institute-Kriterien

Diese Kriterien basieren auf der Stadieneinteilung nach Braak u. Braak (1991) und dem CERAD-Protokoll (Hyman u. Trojanowski 1997).

Untersuchungsmaterial/Technik

Gyrus temporalis superior, Lobulus parietalis inferior, Gyrus frontalis medius; Hippokampus (Schnitthöhe Corpus geniculatum laterale), Hippokampus und entorhinaler Kortex (Schnitthöhe Unkus); Substantia nigra; Locus coeruleus.
Histologische Technik: Bielschowsky, Gallyas, Thioflavin S.

Diagnostische Kriterien

Semiquantitative Evaluation von neuritischen Plaques und Tangles (wie CERAD) in Isokortex und Hippokampus. Ermittlung des Braak-Stadiums.
- Hohe Wahrscheinlichkeit für Demenz vom Alzheimer-Typ, wenn sowohl neuritische Plaques als auch Tangles in großen Anzahlen im Isokortex auftreten (CERAD „zahlreich" und Braak-Stadien V/VI)
- Mittlere Wahrscheinlichkeit für Demenz vom Alzheimer-Typ, wenn neuritische Plaques mäßig häufig vorkommen und Tangles auf limbische Regionen beschränkt bleiben (Braak-Stadien III/IV)
- Niedrige Wahrscheinlichkeit für Demenz vom Alzheimer-Typ, wenn neuritische Plaques und Tangles nur in geringer Anzahl bzw. Verteilung vorliegen (CERAD „vereinzelt" und Braak-Stadien I/II).

Kommentar

- Jede Alzheimer-Läsion ist pathologisch.
- Einschätzung der Bedeutung von Zusatzpathologien.

Allen angeführten Kriterien ist gemeinsam, dass die wichtigste diagnostische Läsion die neuritische Plaque ist und der Neurofibrillenpathologie unterstützende Wertigkeit zukommt.

Zusammenfassend lässt sich festhalten, dass die Diagnose der AK dann mit hinlänglicher Sicherheit zu stellen ist, wenn mehr als altersentsprechende Zahlen neuritischer Plaques in der Gegenwart von neurofibrillären Tangles vorhanden sind (Abb. 5.3b, 5.4e, f).

Der neuropathologische Befund sollte jedenfalls quantitative oder semiquantitative Angaben über die Anzahl von Plaques und Tangles enthalten. Wir gehen in der Routine so vor, dass wir das Gesamtbild der Veränderungen nach allen gängigen Kriterien beurteilen, das Ergebnis in der Zusammenfassung des Befundes festhalten und die Enddiagnose auf Basis der Integration der verschiedenen Kriterien stellen (Jellinger 1998) (Abb. 5.3b, 5.4e, f).

Stadieneinteilung nach Braak und Braak

Braak und Braak haben 1991 an einer großen Serie von Gehirnen gezeigt, dass die Neurofibrillenpathologie eine konstante hierarchische Ausbreitung über verschiedene Hirnareale nimmt (Braak u. Braak 1991). Nach der Anzahl der befallenen Areale gibt eine Stadieneinteilung (Abb. 5.5) den Fortschreitungsgrad der Veränderungen an, wobei diese mit dem Schweregrad der Demenz gute Korrelation zeigt (Bancher et al. 1993). Die ersten Neuronen mit Tangles finden sich in einem kleinen Rindenareal am Übergang zwischen entorhinalem Kortex und temporalem Isokortex, der sog. transentorhinalen Rinde (Stadium I). Die ersten Tangles sollen hier bereits ca. 20 Jahre vor Beginn klinischer Symptome auftreten. Die Veränderungen breiten sich von dort auf die 2. Rindenschicht der Entorhinalrinde aus (Stadium II).

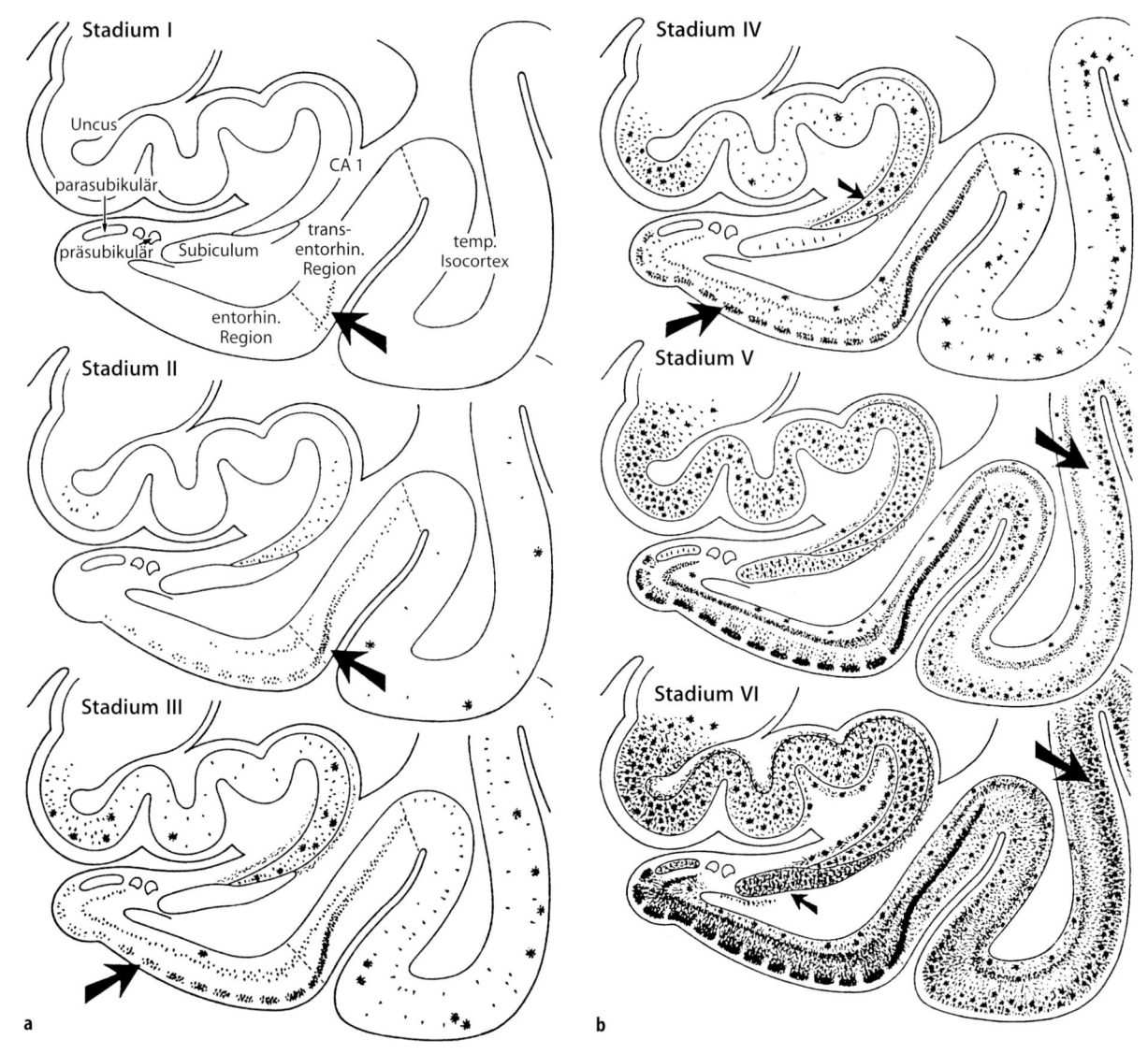

Abb. 5.5 a–c. Stadieneinteilung neuritischer Alzheimer-Pathologie nach Braak und Braak (1991)

Im weiteren Verlauf ist der Sektor CA$_1$ des Hippokampus betroffen (Stadium III), und – mit zunehmendem Schweregrad – auch einzelne isokortikale Rindenbezirke, insbesondere im unteren Temporallappen (Stadium IV). Danach werden weite Gebiete des Assoziationskortex in allen Lappen betroffen, wobei die primären Rindenfelder ausgespart bleiben (Stadium V), und schließlich die gesamte Großhirnrinde sowie zahlreiche subkortikale Strukturen (L. coeruleus, mediane Raphekerne) und sehr spät die Molekularschicht des Gyrus dentatus (Stadium VI) (Abb. 5.5) (Braak et al. 1994.)

Dabei ist wichtig festzuhalten, dass die Stadien I–II meist klinisch asymptomatisch bleiben (präklinisches Stadium). In den Stadien III–IV kann klinisch Demenz bestehen, dies ist aber nicht zwingend. Patienten mit Braak-Stadien V–VI sind immer dement (Bancher et al. 1993).

Unabhängig von den Braak-Stadien ist der Nucleus basalis Meynert eine Prädilektionsstelle für Tangles. Dieser Kern weist auch einen ausgeprägten Zellverlust auf, der semiquantitativ gut abschätzbar ist und die Ursache des ausgeprägten cholinergen Defizits bei der AK darstellt.

■ Die Stadieneinteilung nach Braak und Braak *per se* ist somit nicht als diagnostisches Kriterium, wohl aber als Maß des Schweregrades der Pathologie hilfreich und sollte im neuropathologischen Befund Erwähnung finden.

Klinikopathologische Korrelationsstudien zeigen, dass die Amyloidablagerungen keine konstante Kor-

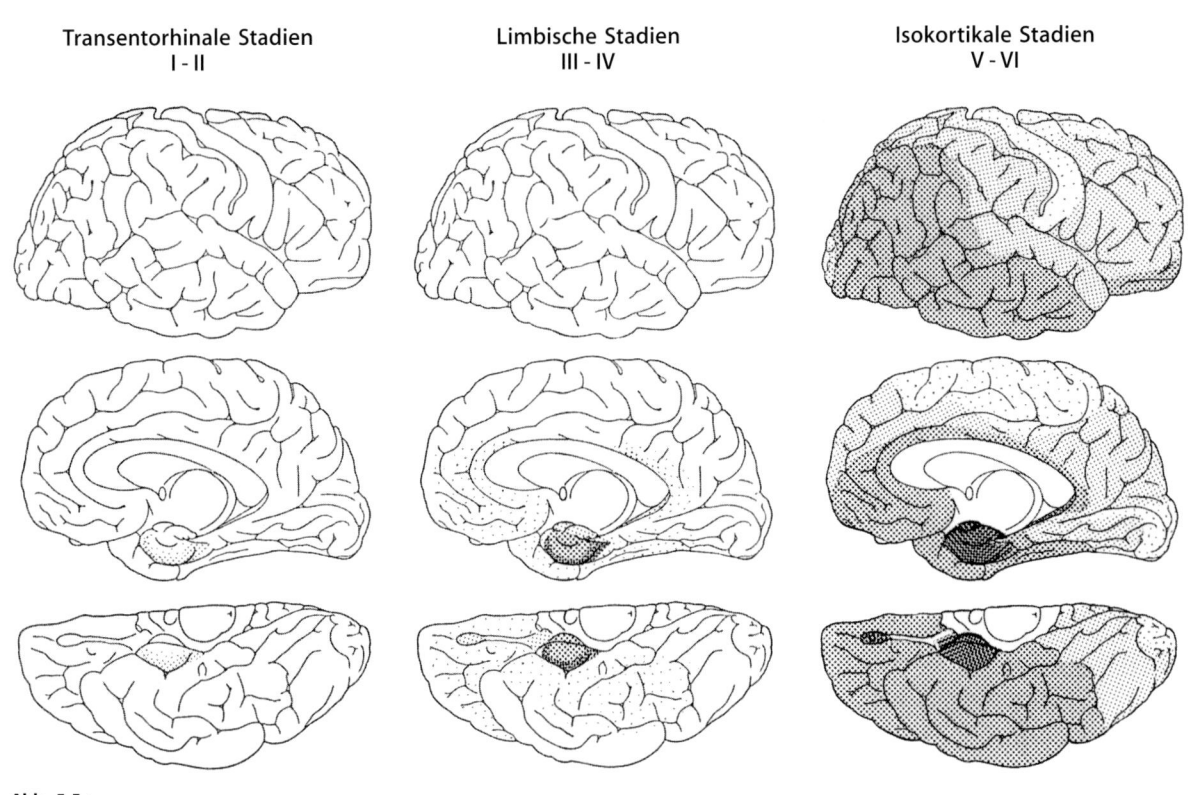

| Transentorhinale Stadien | Limbische Stadien | Isokortikale Stadien |
| I - II | III - IV | V - VI |

Abb. 5.5 c.

relation zum klinischen Schweregrad der Erkrankung aufweisen und zahlenmäßig mit dem Fortschreiten der Demenz nicht zunehmen (Bennet et al. 1993). Neurofibrillendegeneration und neuritische Plaques sowie das Braak-Stadium hingegen sind ein gutes Korrelat des Fortschreitungsgrades der Demenz (Arriagada et al. 1992; Bancher et al. 1993).

Die morphologische Veränderung, die am besten mit dem Demenzgrad korreliert, ist allerdings der Verlust von Synapsen, der sich in der Immunfärbung für Synaptophysin darstellen lässt. Dieser Synapsenverlust, mehr als der Verlust kortikaler Neurone, ist auch die Ursache der kortikalen Dysfunktion und somit der klinischen Symptome.

Ob Amyloidablagerungen oder τ-Pathologie die Ursache des neurodegenerativen Geschehens sind, ist bislang noch unklar. Viele Befunde sprechen allerdings dafür, dass der gestörte Metabolismus des βAPP die Ursache des degenerativen Prozesses ist. Sowohl Plaques als auch Tangles wären somit Marker der Erkrankung, nicht aber ihre Ursache.

Andere histopathologische Merkmale der AK sind der Verlust überwiegend großer kortikaler Neurone, Astrogliavermehrung, granulovakuoläre Degeneration in pyramidalen Nervenzellen des Hippokampus, Amyloidangiopathie, Zellverlust und Neurofibrillenpathologie im Nucleus basalis Meynert sowie Verlust von Synapsen in der Hirnrinde.

Genetik der AK

Der weit überwiegende Anteil aller Patienten mit AK leidet an der sporadischen Form der Erkrankung, im Allgemeinen mit Beginn nach dem 65. Lebensjahr (senile Demenz vom Alzheimer-Typ). Nur ein kleiner Teil aller Fälle (< 10%) ist durch familiäre Formen bedingt, bei denen z. T. in sehr frühem Lebensalter autosomal-dominant erbliche Genmutationen Ursache der Erkrankung sind (Tabelle 5.1).

Autosomal-dominant erbliche Genmutationen

Punktmutationen in den Genen für Präsenilin I (Chromosom 14) und II (Chromosom 1) sowie für das Amyloidvorläuferprotein (βAPP) (Chromosom 21) bedingen selten dominant erbliche Formen der AK und können mit Beginnformen vor dem 30. Lebensjahr einhergehen (Lautenschlager et al. 1999; St. George-Hyslop 2000). Alle Punktmutationen können mittels molekularbiologischer Verfahren bestimmt werden, und ihr Vorliegen ist ein sicherer Beweis für die Diagnose der Erkrankung. In den betroffenen Familien kann eine Analyse für die genetische Beratung, ähnlich wie bei der Chorea Huntington, von Wert sein. Die präklinische Testung bringt jedoch ethische Probleme mit sich.

Tabelle 5.1. Genetische Ursachen der Alzheimer-Krankheit

Autosomal-dominant erbliche Punktmutationen	
■ Chromosom 21 (APP)	4 Punktmutationen Sehr selten Beginn ca. 50. Lebensjahr
■ Chromosom 14 (Präsenilin I)	>50 Punktmutationen Häufigste Ursache für sehr frühen Beginn (<30–50 Jahre)
■ Chromosom 1 (Präsenilin II)	2 Punktmutationen Sehr selten Variabler Beginn (45–88 Jahre)
Genetische Risikofaktoren	
■ Chromosom 19 (Apo-E)	Genetischer Polymorphismus Allel ε_4 bei M. Alzheimer mit spätem Beginn (>60 Jahre) gehäuft Als diagnostischer Test hilfreich Keine präsymptomatische Testung
■ Chromosom 12 (?)	Genetischer Polymorphismus Noch keine sicheren Daten

Apolipoprotein E

Apolipoprotein E (Apo-E) wurde immunhistochemisch in Plaques nachgewiesen. Das Apo-E-Gen liegt beim Menschen in 3 allelischen Formen vor: ε_2, ε_3, und ε_4. Während ε_4 bei Gesunden relativ selten vorkommt (12%), tritt es bei Alzheimer-Patienten mit später Beginnform (sporadisch und familiär) und solchen mit Demenz mit Lewy-Körpern statistisch signifikant häufiger auf (38%) (Saunders et al. 1993). Genetische Untersuchungen an großen Fallzahlen ergaben folgende Sachverhalte:
- Träger eines ε_4-Allels (Heterozygote) tragen ein ca. 6fach erhöhtes Risiko, an der AK zu erkranken; Träger von 2 ε_4-Allelen (Homozygote) ein 13faches Risiko.
- Bei bestehender Demenz spricht das Vorliegen eines oder zweier ε_4-Allele dafür, dass es sich um eine Demenz vom Alzheimer-Typ handelt. Bei $\varepsilon_{4/4}$-Homozygoten ist die Ursache einer bestehenden Demenz praktisch immer die AK (Nalbantoglu et al. 1994).
- Träger von Apo-Eε_4-Allelen haben ein früheres Erkrankungsalter, mehr Plaques und einen langsameren Krankheitsverlauf als solche ohne dieses Allel (Schmechel et al. 1993; Ohm et al. 1995; Polvikoski et al. 1995).

Der Mechanismus, über den Apo-E$_{\varepsilon 4}$ das Entstehen der Erkrankung fördert, ist noch Gegenstand von Untersuchungen. Jedenfalls scheint Apo-E für synaptische Plastizität und Regeneration wichtig zu sein, wobei das ε_4-Allel mit verminderter Kompensationsfähigkeit einhergeht (Poirier et al. 1993).

5.2.2 Demenz vom Neurofibrillentyp

Es handelt sich dabei um eine relativ seltene neurodegenerative Demenz, die bei Patienten jenseits des 80. Lebensjahres auftritt und klinisch durch das Vorkommen psychiatrischer Symptome (Wahnbildung, Depression) gekennzeichnet ist. Die Erkrankung wird bis heute ausschließlich autoptisch diagnostiziert. Makroskopisch findet sich eine mäßig ausgeprägte diffuse Hirnatrophie.

Histologisch fehlen senile Plaques oder sind nur in geringen Zahlen nachweisbar. Das diagnostische Merkmal sind zahlreiche Tangles in der Hippokampusformation (insbesondere Sektor CA_1 und Subiculum) sowie fakultativ im Neokortex. Die Abgrenzung vom normalen Alterungsprozess ist fließend. Die Diagnose kann nur bei klinisch bekannter Demenz gestellt werden (Bancher u. Jellinger 1994).

5.2.3 Dementia pugilistica

Hierunter versteht man eine seltene, langsam progrediente Demenz mit Beginn im mittleren bis höheren Lebensalter, die durch wiederholte stumpfe Kopftraumata verursacht wird. Sie findet sich fast ausschließlich bei Boxern.

Makroskopisch findet sich fakultativ eine diffuse Hirnatrophie. Manchmal können alte Kontusionsherde gefunden werden.

Das *histopathologische Merkmal* der Erkrankung ist das Vorkommen von Neurofibrillenpathologie in temporalem Allokortex und im Isokortex. Fakultativ können senile Plaques in unterschiedlichen Anzahlen gefunden werden. Die Abgrenzung zur Alzheimer-Krankheit ist fließend (Roberts et al. 1990). Obwohl traumatische Hirnschäden insbesondere bei Trägern von Apo-Eε_4-Aβ-Ablagerungen und die Bildung von Tangles induzieren, ist die Rolle von Schädel-Hirn-Traumen als Risikofaktor der AK noch nicht geklärt.

5.2.4 Demenz mit Lewy-Körpern

Die Demenz mit Lewy-Körpern (DLK) ist eine sporadisch auftretende, neurodegenerative Erkrankung, die gleich der Alzheimer-Krankheit überwiegend Patienten im höheren Lebensalter betrifft. Laut epidemiologischen Untersuchungen ist sie mit einem Anteil von ca. 20% die zweithäufigste Ursache geistigen Abbaus im höheren Lebensalter.

Klinisch ist die Erkrankung durch einen langsam fortschreitenden demenziellen Abbau ähnlich der Alzheimer-Krankheit gekennzeichnet, die von einer Reihe von Zusatzsymptomen begleitet ist: Fluktuationen in kognitiver Funktion und Bewusstseinslage, optische Halluzinationen, spontanes Auftreten von extrapyramidaler Symptomatik. Fakultativ weisen die Patienten wiederholte Stürze, Synkopen, vorübergehende Bewusstseinsstörungen, Wahnbildung und eine abnorme Sensitivität gegenüber Neuroleptika auf. Die Erkrankung tritt im Allgemeinen sporadisch auf.

Neuropathologie

Der makroskopische Hirnbefund ist wenig aussagekräftig: In der Regel findet sich eine diffuse Hirnatrophie mäßiger Ausprägung.

Das *histopathologische Merkmal* der DLK ist der kortikale Lewy-Körper. Wie oben erwähnt, ist es zur verlässlichen Darstellung dieser Veränderungen erforderlich, eine immunhistochemische Färbung durchzuführen, da die kortikalen Lewy-Körper in Routinefärbungen leicht übersehen werden. Innerhalb der Hirnrinde weisen die Lewy-Körper Prädilektionsstellen überwiegend in limbischen Kortizes auf: temporobasaler Allo- und Isokortex (Abb. 5.2c), Gyrus cinguli, Insel, Amygdala. In der Rinde treten sie in erster Linie in kleinen bis mittelgroßen Neuronen in den tiefen Rindenschichten auf. Charakteristischerweise führen sie zu einer Verlagerung des Kerns an den Rand der Zelle (Kosaka et al. 1984).

Für die *Diagnose der DLK* müssen Lewy-Körper in den angeführten Rindengebieten in zumindest mäßiger Zahl (> 5 pro untersuchter Windung) vorhanden sein. Praktisch immer finden sie sich in diesen Fällen auch in der Substantia nigra. Je nach befallenen Arealen wird zwischen einer limbischen Form und einer neokortikalen Form der Erkrankung unterschieden (McKeith et al. 1996).

Die „reine" DLK (kortikale Lewy-Körper ohne sonstige Veränderungen) ist sehr selten. In den meisten Fällen sind die Lewy-Körper von einer unterschiedlichen Anzahl seniler Plaques begleitet. Meist handelt es sich dabei um diffuse Plaques bzw. Plaques ohne neuritische Komponenten. In manchen Fällen können auch Lewy-Körper, neuritische Plaques und Tangles gemeinsam in einer Region auftreten. Die Differenzierung zwischen Lewy-Körpern und knäuelartigen Tangles kann morphologisch schwierig sein (Abb. 5.2c). Hier ist die Immunhistochemie für α-Synuclein hilfreich.

Es besteht also eine beträchtliche Überlappung zwischen Alzheimer-Krankheit und DLK, so dass eine lange Diskussion zur Frage der DLK als eigenständige Erkrankung bzw. als Variante des M. Alzheimer geführt wurde (Hansen et al. 1993). Nach neueren Befunden zeigt über die Hälfte aller DLK-Gehirne auch neuritische Alzheimer-Pathologie und entspricht somit den Kriterien der Lewy-Körper-Variante der Alzheimer-Krankheit. Heute meinen wir, dass die DLK aufgrund von Klinik und Pathologie wohl einer Entität entspricht, dass aber Kombinationspathologien vorkommen (Jellinger 1998).

Andere histopathologische Merkmale der DLK sind eine diskrete Spongiose oberer Rindenschichten sowie die sog. Lewy-Neuriten, ubiquitinpositive, dystrophe Neuriten ausschließlich in den Sektoren CA_2 und CA_3 der Hippokampusformation. Der kortikale Neuronenverlust ist im Allgemeinen weniger stark ausgeprägt als bei der Alzheimer-Krankheit. Dafür findet sich ein besonders ausgeprägter Neuronenschwund im Nucleus basalis Meynert, der sich biochemisch in einem hochgradigen cholinergen Defizit wiederspiegelt.

5.2.5 Demenz bei M. Parkinson

Da die Prävalenz beider Erkrankungen mit fortschreitendem Alter zunimmt (klinisch sog. Parkinson-plus-Syndrom), ist auch ein gewisses Ausmaß an Kombinationspathologien zu erwarten. Epidemiologische Untersuchungen haben allerdings gezeigt, dass z.B. die Kombination einer Alzheimer-Krankheit mit M. Parkinson häufiger eintritt als statistisch erwartet. Im Allgemeinen gilt, dass Patienten mit frühem Beginn des M. Parkinson seltener unter Demenz leiden (ca. 10%) als jene Fälle mit später Beginnform (jenseits des 70. Lebensjahres). Hier werden Prävalenzraten von 21–83% (!) angegeben. Parkinson-Patienten mit Demenz haben eine geringere Lebenserwartung als jene ohne dieses Symptom.

Als morphologische Substrate der Demenz bei Parkinson-Patienten lassen sich 3 verschiedene Pathologien differenzieren:
- Demenz mit Lewy-Körpern (s. 5.2.4);
- Kombination von M. Parkinson und Alzheimer-Krankheit (sie findet sich bei autoptischer Untersuchung bei ca. 35% aller Parkinson-Patienten; die Abgrenzung zur Demenz mit Lewy-Körpern ist fließend);
- Neuronenverlust in subkortikalen Kernen (sog. subkortikale Demenz).

Als eine Ursache von Demenz bei M. Parkinson ist der Zellverlust im Nucleus basalis Meynert zu nennen. Dieser führt zu einem cholinergen Defizit der morphologisch intakten Großhirnrinde. Neuronenverluste in den medianen Raphekernen werden mit Depression in Verbindung gebracht, solche in der Substantia nigra, Pars reticulata, mit Frontallappensyndromen ohne volle Ausprägung eines demenziellen Syndroms (Jellinger 1997).

5.2.6 Demenz mit Silberkörnern

Es handelt sich dabei um eine neurodegenerative Demenz des hohen Lebensalters bislang unbekannter Häufigkeit (Syn.: Silberkornkrankheit, „argyrophilic grain disease"), die klinisch ähnlich der Alzheimer-Krankheit verläuft. Die Diagnose wird bis heute ausschließlich autoptisch gestellt. *Makroskopisch* findet sich eine mäßige diffuse Hirnatrophie.

Histologisch fehlen die Markerläsionen für Alzheimer-Krankheit, Demenz mit Lewy-Körpern und M. Pick. Plaques ohne neuritische Komponenten können in unterschiedlichem Ausmaß vorkommen. Die diagnostische Läsion besteht in zahlreichen argyrophilen Körnern (etwa von Erythrozytengröße) im Neuropil, die sich in der Färbung nach Gallyas und bei immunhistochemischer Färbung für τ in der Hippokampusformation und im Subiculum nachweisen lassen (Braak u. Braak 1998; Tolnay et al. 1999). Die Abgrenzung von Artefakten kann Probleme bereiten, die Diagnose ist schwierig.

5.2.7 Lobäratrophien

Die Lobäratrophien bilden eine Gruppe degenerativer Demenzen, die sich klinisch von der Alzheimer-Krankheit abgrenzen lassen. Leitsymptom dieser Erkrankungsgruppe sind Persönlichkeitsänderungen, Verhaltensauffälligkeiten, Sprachstörungen, Störungen des Antriebs und früh auftretende frontale Schablonen. Über die Häufigkeit gibt es stark variierende Daten: sie beträgt zwischen 2% und 20% aller Demenzen im höheren Lebensalter und scheint geographischen Unterschieden zu unterliegen. Der Krankheitsbeginn liegt früher als bei der Alzheimer-Krankheit (40.–70. Lebensjahr), die Krankheitsdauer bei 3–10 Jahren.

Bei etwa der Hälfte aller Fälle findet sich eine positive Familienanamnese. Bei einer Sonderform (FTD-17) konnten autosomal-dominant erbliche Mutationen im τ-Gen auf Chromosom 17 als Ursache der Erkrankung nachgewiesen werden.

Unter dem Terminus Lobäratrophien werden folgende Erkrankungen zusammengefasst:

■ Morbus Pick

Makroskopisch zeigt das Gehirn in typischen Fällen ein charakteristisches Bild. Es findet sich eine hochgradige, fokal betonte Atrophie, die Frontal- und Temporallappen mit Betonung über dem Temporalpol betrifft. Typischerweise bleibt der hintere Anteil der oberen Temporalwindung verschont. Die Seitenventrikel sind kompensatorisch deutlich erweitert (Abb. 5.6a). Auch die Kaudatumköpfe können beträchtliche Atrophie aufweisen. Die hinteren Hemisphärenabschnitte sind nur gering oder gar nicht betroffen. Das Ausmaß der Atrophie kann so hochgradig sein, dass die Windungen zugespitzt erscheinen (sog. knife-blade-atrophy). In ca. 2 Drittel aller Fälle ist das Atrophiemuster asymmetrisch, wobei meist die linke Hemisphäre schwerer betroffen ist. Das Hirngewicht liegt häufig unter 1000 g.

Histologisch ist die Erkrankung durch Neuronenverlust und Gliose sowie Pick-Kugeln und Pick-Zellen gekennzeichnet.

■ Neuronenverlust und Gliose. Diese sind in den makroskopisch am stärksten betroffenen Regionen am intensivsten. Am schwersten betroffen sind die mittleren Rindenschichten. Es kann in schweren Fällen zu einem kompletten Verlust kortikaler Neurone kommen. Das Rindenband ist verschmälert, es findet sich eine deutliche reaktive Astro- und Mikrogliavermehrung. Das Neuropil ist durch den Verlust der Dendritenbäume spongiös aufgelockert. In den makroskopisch weniger betroffenen Arealen kann Astrogliose bestehen. Die weiße Substanz ist in der Markscheidenfärbung abgeblasst, es bestehen beträchtlicher Faserverlust und Zeichen der Waller-Degeneration. Auch subkortikale Kerne weisen Nervenzellverlust und Gliose auf: Am stärksten betroffen sind die Amygdala und der Kaudatumkopf, weniger Putamen, Globus pallidus, Thalamus, Substantia nigra und die Brücke.

■ Pick-Kugeln und Pick-Zellen. Pick-Kugeln finden sich in ca. 20% aller Fälle mit typischem makroskopischem Befund und sind für die Erkrankung pathognomonisch. Es handelt sich um rundliche bis ovale, stark argyrophile intraneuronale Einschlüsse, ca. 10–15 µm im Durchmesser, die sich in erster Linie in pyramidalen Neuronen des Sektors CA_1 (Abb. 5.6b) und in der Fascia dentata der Hippokampusformation nachweisen lassen, wo sie in großen Zahlen auftreten können. Immunhistochemisch lassen sie sich mit Antikörpern gegen τ, phosphoryliertes Neurofilament und Ubiquitin gut darstellen (Abb. 5.6b). Ultrastrukturell bestehen die Pick-Kugeln aus geraden Filamenten mit einer

Stärke von ca. 15 nm, PHF-ähnlichen Filamenten und granulärem Material.

Pick-Zellen treten in etwa der Hälfte aller Fälle auf. Es handelt sich dabei um geschwollene kortikale Neuronen mit an den Rand verdrängtem Kern und Zytoplasma ohne Nissl-Substanz. Das Zytoplasma färbt in den Routinefärbungen blass an, ist schwach argyrophil und enthält ultrastrukturell Neurofilament. Die Pick-Zellen lassen sich mit Antikörpern gegen Neurofilament, τ, Ubiquitin und αB-Cristallin darstellen. Sie finden sich in erster Linie in der Hirnrinde, wo sie in mäßigen Zahlen vorkommen.

Die *pathogenetische Bedeutung* von Pick-Kugeln und Pick-Zellen ist unklar. Ihre relative Seltenheit steht in Kontrast zur Massivität des Neuronenverlusts, so dass es sich bei beiden Veränderungen wahrscheinlich nicht um die Ursache der Degeneration handelt.

> Zusammenfassend lässt sich festhalten, dass die neuropathologische Diagnose des M. Pick den charakteristischen makroskopischen Befund oder das Vorliegen von Pick-Kugeln und/oder Pick-Zellen erfordert. Fälle mit typischer Klinik und Fehlen dieser Veränderungen werden, wenn auch sonst kein morphologisches Substrat fassbar ist, als frontotemporale Degeneration bezeichnet. Die Abgrenzung ist naturgemäß fließend (Brun et al. 1994).

Frontotemporale Degeneration

Diese etwas unscharf definierte Entität (dementia without distinctive pathology, non-specific frontal lobe dementia, Pick's disease without Pick's bodies) ist häufiger als die Pick-Krankheit. Auch hier findet sich in ca. 50% aller Fälle eine positive Familienanamnese.

Makroskopisch zeigt das Gehirn eine frontotemporale Atrophie, die weniger ausgeprägt ist als bei M. Pick. Auch hier ist das Atrophiemuster oft asymmetrisch und kann sowohl temporal als auch frontal akzentuiert sein. Dieser Befund ist oft bereits durch CT- und MRT-Untersuchungen zu Lebzeiten des Patienten bekannt und ist einer der Pfeiler der klinischen Diagnostik.

Histologisch fehlen Marker anderer neurodegenerativer Erkrankungen. Als charakteristisches Merkmal gilt ein Neuronenverlust und eine Spongiose der oberen Rindenschichten, mit Betonung in der Lamina II im frontalen und temporalen Isokortex (Abb. 5.6c). Die betroffenen Regionen weisen reaktiv Astrogliavermehrung auf, die auch im subkortikalen Marklager besteht. Die Hippokampusformation ist relativ verschont. Neuronenverlust und Glio-

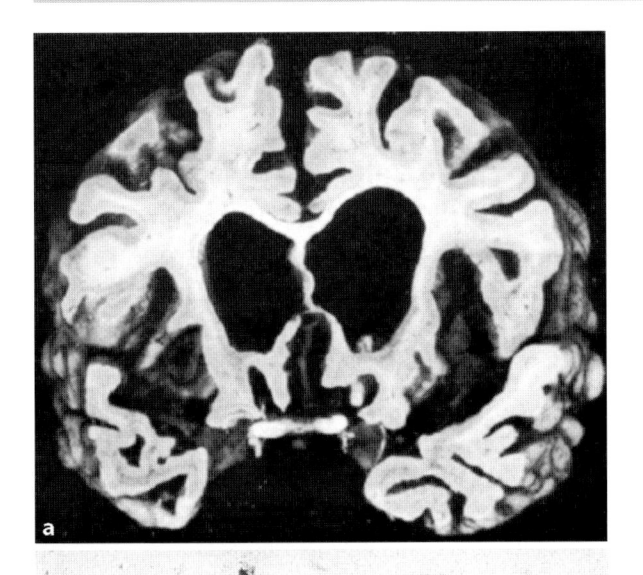

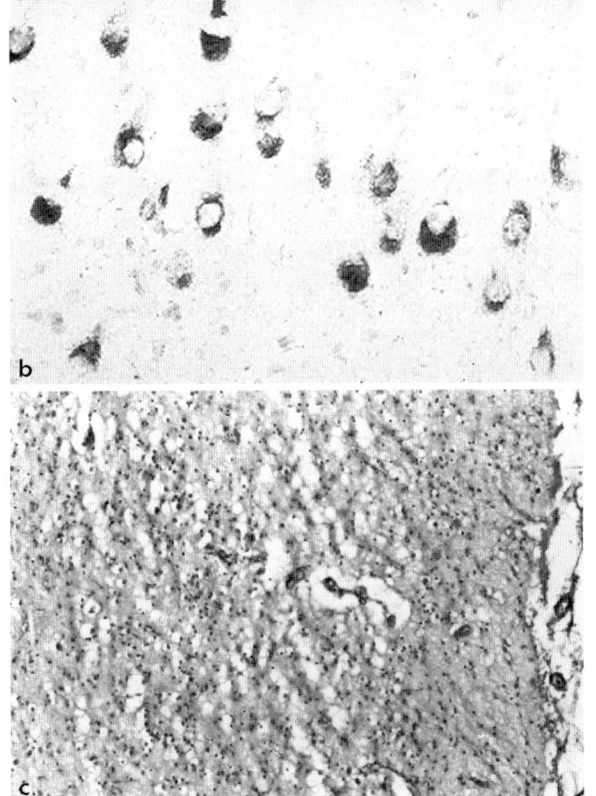

Abb. 5.6. a Hochgradige, frontotemporal betonte Hirnatrophie, massive Erweiterung der Seitenventrikel; 56-jährige Frau mit M. Pick. **b** Pick-Kugeln in pyramidalen Neuronen, Sektor CA$_1$ des Hippokampus; 70-jährige Frau mit M. Pick. Immunhistochemische Färbung (PHF-tau, AT8) (Vergr. 100:1). **c** Frontotemporale Degeneration: subtotaler Neuronenverlust, Spongiose und Astrogliose. Lamina I–III, frontaler Isokortex (HE, Vergr. 100:1)

se werden inkonstant auch in anderen Regionen angetroffen: Substantia nigra, Corpus striatum, medialer Thalamus (Brun u. Passant 1996; Mann 1998).

In manchen Fällen finden sich sowohl M. Pick als auch frontotemporale Degeneration in Kombination mit spinalen Motoneuronenausfällen und ubiquitinpositiven Einschlüssen in Vorderhornneuronen, Kortex und Körnerzellschicht des Gyrus dentatus (Lobäratrophie plus amyotrophe Lateralsklerose) (Nakano 2000).

Eine seltene Sonderform der Erkrankung ist autosomal-dominant erblich und geht mit einer Mutation des τ-Gens auf Chromosom 17 einher (sog. FTD-17). Bei dieser Erkrankung finden sich neurofibrilläre Tangles in der Hippokampusformation. Senile Plaques fehlen (Sima et al. 1996; Goedert u. Spillantini 2000).

■ **Primäre progressive Aphasie**

Hierbei handelt es sich um eine sehr seltene familiäre Erkrankung, die mit langsam progredienter Sprachstörung bis zum Mutismus einhergeht. *Makroskopisch* findet sich eine deutliche, links temporal betonte Atrophie. *Histopathologisch* gleicht die Erkrankung der frontotemporalen Degeneration.

5.2.8 Progressive subkortikale Gliose

Sie ist ebenfalls eine sehr seltene Erkrankung, die klinisch unter dem Bild einer progredienten Demenz abläuft. *Histopathologisch* findet sich eine ausgeprägte Gliose des Marklagers der Großhirnhemisphären ohne deutlichen Myelinverlust bei relativer Verschonung der Hirnrinde. Bei familiären Formen wurden Mutationen im τ-Gen auf Chromosom 17 beschrieben.

5.2.9 Parkinson-Demenz-Komplex von Guam

Diese Erkrankung tritt ausschließlich auf der Insel Guam, in Japan und in Neu Guinea auf. Klinisch kommt es vorherrschend entweder zu einer Vorderhornerkrankung und/oder Parkinsonismus und Demenz.

Histopathologisch finden sich in den Gehirnen dieser Patienten große Zahlen neurofibrillärer Tangles in Großhirnrinde und in subkortikalen Kernen, einschließlich der Substantia nigra (Hirano et al. 1996). Als Ursache der Erkrankung werden Umweltfaktoren diskutiert.

5.2.10 Chorea Huntington, kortikobasale Degeneration, progressive supranukleäre Paralyse

Dies sind primär unter dem Bild von extrapyramidalen Syndromen ablaufende neurodegenerative Erkrankungen, bei welchen im Spätstadium ein demenzielles Syndrom häufig eintritt. Bei der kortikobasalen Degeneration und der progressiven supranukleären Paralyse besteht eine ausgeprägte, spezifische kortikale Pathologie, die das Korrelat des geistigen Abbauprozesses darstellt (s. auch Kap. 13).

5.2.11 Vaskuläre Demenz

Bis zum Ende der 70er Jahre wurde eine chronische Minderperfusion des Gehirns auf Basis arteriosklerotisch verengter Gefäße als die häufigste Ursache von Demenz im höheren Lebensalter angesehen. Heute wissen wir, dass die Arteriosklerose der großen basalen Gefäße *per se* kein Korrelat kognitiver Störungen ist und dass die vaskuläre Demenz (VD) eine weit weniger häufige Ursache von Demenz darstellt als die neurodegenerativen Erkrankungen. Laut neueren Statistiken ist sie in reiner Form für ca. 10% aller Fälle verantwortlich. Trotzdem hat dieses Syndrom klinische und sozialmedizinische Bedeutung, da es behandelbar ist und Dekompensationen bei Patienten mit VD eine häufige Ursache von Krankenhausaufnahmen sind.

Klinisch unterscheidet sich die VD von den degenerativen Demenzen in erster Linie durch ihren Verlauf: plötzlicher Beginn, meist im Gefolge eines Schlaganfalls, episodische Verschlechterungen und Fluktuationen mit Neigung zur Dekompensation. Die klinische Diagnose beruht weitgehend auf bildgebenden Verfahren (CCT, MRT) sowie auf Messungen von Durchblutung und Metabolismus mittels nuklearmedizinischer Methoden (SPECT, evtl. PET) und wird meist bereits zu Lebzeiten des Patienten gestellt. Publizierte Diagnosekriterien beruhen auf dem klinischen Erscheinungsbild und diesen Befunden (Chui et al. 1992; Roman et al. 1993).

Ursachen vaskulärer Demenzen sind in erster Linie zerebrale Gefäßprozesse, allen voran die Arteriosklerose großer präzerebraler Arterien und die Mikroangiopathie (in erster Linie durch arterielle Hypertonie und Diabetes mellitus) intraparenchymaler Gefäße. Häufige Ursachen sind auch Erkrankungen des Herzens, welche die Basis für kardiogene Emboliequellen darstellen (Rhythmusstörungen, insbesondere Vorhofflimmern, Erkrankungen der Herzklappen, Myokardinfarkte u. a.).

Seltenere Ursachen umfassen Erkrankungen mit einer Neigung zu Thrombosen und Embolien, wie zerebrale Vaskulitiden, Koagulopathien, Bluterkrankungen und erbliche Gefäßerkrankungen (s. Kap. 6). Diese umfassen die sehr seltenen vaskulären Amyloidosen und die Entität CADISIL (zerebrale autosomaldominante Arteriopathie mit subkortikalen Infarkten und Leukenzephalopathie). Es handelt sich dabei um ein kürzlich beschriebenes Syndrom, das im mittleren Lebensalter auf Basis rezidivierender ischämischer Insulte zu einer VD führt. Der Gendefekt liegt auf Chromosom 19p12. Die Arteriopathie ist nicht auf das ZNS beschränkt und kann mittels einer Biopsie des N. suralis diagnostiziert werden (Schröder et al. 1995).

■ Neuropathologie

Unter dem VD-Syndrom subsummieren wir eine Gruppe von ischämischen Erkrankungen des Gehirns, die über unterschiedliche Pathomechanismen zu kognitiven Störungen führen.

Multiinfarktdemenz

Als Prototyp der VD ist diese Erkrankung durch mindestens 2, meist multiple umschriebene zerebrale Infarkte verursacht, die überwiegend die graue Substanz betreffen, meist in den Stromgebieten der A. cerebri media und A. cerebri posterior. Klinikopathologische Untersuchungen haben gezeigt, dass multiple zerebrale Ischämien dann am ehesten Demenz verursachen, wenn sie beide Hemisphären oder überwiegend die dominante Hemisphäre betreffen und ein ausreichendes Volumen Gewebe zerstören, das mit 50–100 ml angegeben wird.

Die Entscheidung, ob das Ausmaß vaskulärer Läsionen ausreichend ist, um ein klinisch bekanntes Demenzsyndrom zu erklären, ist in jedem Fall individuell zu stellen und hängt in hohem Maße von der Lokalisation der Infarkte ab.

Demenz durch strategische Infarkte

Sind bestimmte, für kognitive Funktionen relevante Areale betroffen, so genügen oft sehr kleine Infarktvolumina für das Entstehen kognitiver Defizite. Der Übergang zwischen fokalen, neurospsychologischen Ausfällen (z. B. Amnesie, Apraxie, Aphasie) und dem vollen Demenzsyndrom ist hier fließend.

Hirnareale, deren selektive Schädigung Demenz verursachen kann, sind:
- mediobasaler Temporallappen (Hippokampusformation),
- Thalamus beidseits,
- Gyrus angularis.

Subkortikale vaskuläre Leukenzephalopathie (M. Binswanger)

Klinisch durch eine progrediente Demenz in Verbindung mit neurologischen Herdzeichen und extrapyramidaler Symptomatik charakterisiert, ist die voll ausgeprägte Form dieser Erkrankung selten. Sie tritt fast immer bei Hypertonikern im mittleren bis höheren Lebensalter auf.

Makroskopisch findet sich eine symmetrische Verfärbung des Marklagers der Großhirnhemisphären (Korrelat der „white matter lesions" oder Leukoaraiose in bildgebenden Verfahren) mit eingestreuten, meist kleinen Infarktarealen sowie Lakunen in den Stammganglien und der Brücke sowie eine deutliche Erweiterung der Seitenventrikel und des 3. Ventrikels (Goto et al. 1981; Janota et al. 1989).

Histologisch zeigt sich in der Markscheidenfärbung ein deutlicher Verlust myelinisierter Axone mit relativer Verschonung des subkortikalen Marks. Außerhalb umschriebener Infarktareale finden sich meist nur geringe Abräumvorgänge, aber Astrogliavermehrung. Das Marklager des Kleinhirns bleibt verschont.

Die Arteriolen im Marklager des Großhirns weisen verdickte, hyalinisierte Gefäßwände (Hochdruckangiopathie) und erweiterte Virchow-Robin-Räume auf (Status cribrosus), die für Leukenzephalopathie und Lakunen verantwortlich sind (Jellinger u. Neumayer 1964).

Wesentlich häufiger als die reine Form der Erkrankung finden sich durch CT und MRT meist schon zu Lebzeiten des Patienten bekannte white matter lesions in Verbindung mit unterschiedlichen Mustern kortikaler und subkortikaler Infarkte (Goto et al. 1981), die in geringerem Ausprägungsgrad auch bei kognitiv Gesunden und bei der Demenz vom Alzheimer-Typ zu finden sind. Diese Veränderungen der weißen Substanz stellen die Basis der sog. subkortikalen Demenz dar. Der Pathomechanismus besteht hier in einer Unterbrechung kortikokortikaler und kortikosubkortikaler Bahnsysteme.

Literatur

Arriagada PV, Growdon JH, Hedley-Whyte T, Hyman BT (1992) Neurofibrillary tangles but not senile plaques parallel duration and severity of Alzheimer's disease. Neurology 42: 631–639

Bancher C, Jellinger KA (1994) Neurofibrillary tangle predominant form of senile dementia of Alzheimer type: a rare subtype in very old subjects. Acta Neuropathol 88: 565–570

Bancher C, Lassmann H, Budka H, Jellinger K, Grundke-Iqbal I, Iqbal K, Wiche G, Seitelberger F, Wisniewski HM (1989) An antigenic profile of Lewy bodies: immunocytochemical indication for protein phosphorylation and ubiquitination. J Neuropathol Exp Neurol 48: 81–93

Bancher C, Grundke-Iqbal I, Iqbal K, Fried VA, Smith HT, Wisniewski HM (1991) Abnormal phosphorylation of tau precedes ubiquitination in neurofibrillary pathology of Alzheimer disease. Brain Res 539: 11–18

Bancher C, Braak H, Fischer P, Jellinger K (1993) Neuropathological staging of Alzheimer lesions and intellectual status in Alzheimer's and Parkinson's disease. Neurosci Lett 162: 179–182

Bancher C, Jellinger K, Lassmann H, Fischer P, Leblhuber F (1996) Correlations between mental state and quantitative neuropathology in the Vienna Prospective Longitudinal Study on Dementia. Eur Arch Psychiatry Clin Neurosci 246: 137–146

Bennett DA, Cochran EJH, Saper CB et al. (1993) Pathological changes in frontal cortex from biopsy to autopsy in Alzheimer's disease. Neurobiol Aging 14: 589–596

Bierer LM, Hof PR, Purohit DP, Carlin L, Schmeidler J, Davis KL, Perl DP (1995) Neocortical neurofibrillary tangles correlate with dementia severity in Alzheimer's disease. Arch Neurol 52: 81–88

Blessed G, Tomlinson BE, Roth M (1968) The association between quantitative measures of dementia and of senile change in the cerebral gray matter of elderly subjects. Brit J Psych 114: 797–811

Braak H (1972) Zur Pigmentarchitektonik der Hirnrinde des Menschen. Verh Anat Ges 67: 577–582

Braak H, Braak E (1991) Neuropathological staging of Alzheimer-related changes. Acta Neuropathol 82: 239–259

Braak H, Braak E (1998) Argyrophilic grain disease: frequency of occurrence in different age categories and neuropathologic diagnostic criteria. J Neural Transm 105: 801–819

Braak H, Braak E, Grundke-Iqbal I et al. (1986) Occurrence of neuropil threads in the senile human brain and in Alzheimer's disease: a third location of paired helical filaments outside of neurofibrillary tangles and neuritic plaques. Neurosci Lett 65: 351–355

Braak H, Braak E, Mandelkow EM (1994) A sequence of cytoskeleton changes related to the formation of neurofibrillary tangles and neuropil threads. Acta Neuropathol 87: 554–567

Brun A, Passant U (1996) Frontal lobe degeneration of non-Alzheimer-type. Structural characteristics, diagnostic criteria and relation to other frontotemporal dementias. Acta Neurol Scand Suppl 168: 28–30

Brun A, Englund B, Gustafson L, Passant L, Mann D, Neary D, Snowden J (1994) Clinical and neuropathological criteria for frontotemporal dementia. The Lund and Manchester Groups. J Neurol Neurosurg Psychiatry 57: 416–418

Chui HC, Victoroff JI, Margolin D et al. (1992) Criteria for the diagnosis of ischemic vascular dementia proposed by the State of California Alzheimer's Disease Diagnostic and Treatment Centers. Neurology 42: 473–480

Crystal H, Dickson D, Fuld P, Masur D, Scott R, Mehler M, Masdeu J, Kawas C, Aronson M, Wolfson L (1988) Clinico-pathological studies in dementia: nondemented subjects with pathologically confirmed Alzheimer's disease. Neurology 38: 1682–1687

Dale GE, Probst A, Luthert P et al. (1992) Relationships between pale bodies and Lewy bodies in Parkinson's disease. Acta Neuropathol 83: 525–529

DeKosky ST, Scheff SW (1990) Synapse loss in frontal cortex biopsies in Alzheimer's disease: correlation with cognitive severity. Ann Neurol 27: 457–464

Dickson DW (1998) Pick's disease: a modern approach. Brain Pathol 8: 339–354

Dickson DW, Crystal HA, Bevona C, Honer W, Vincent I, Davies P (1995) Correlations of synaptic and pathological markers with cognition of the elderly. Neurobiol Aging 16: 285–304

Dickson DW, Crystal HA, Mattiace LA, Masur DM et al. (1991) Identification of normal and pathological aging in prospectively studied nondemented elderly humans. Neurobiol Aging 13: 179–189

Esiri MM, Wilcock GK (1986) Cerebral amyloid angiopathy in dementia and old age. J Neurol Neurosurg Psychiat 49: 1221–1226

Esiri MM, Hyman BT, Beyreuther K, Masters CL (1997) Ageing and dementia. In: Graham DI, Lantos PL (eds) Greenfield's neuropathology, 6th edn. Arnold, London, pp 153–233

Fischer P, Lassmann H, Jellinger K, Simanyi M, Bancher C, Travniczek-Marterer A, Gatterer G, Danielczyk W (1991) Die Demenz vom Alzheimer Typ. Eine klinische Längsschnittstudie mit quantitativer Neuropathologie. Wien Med Wochenschr 141: 455–462

Gallyas F (1971) Silver staining of Alzheimer's neurofibrillary changes by means of physical development. Acta Morph Acad Sci Hung 19: 1–8

Glenner GG, Wong CW (1984) Alzheimer's disease: initial report of the purification and characterization of a novel cerebrovascular amyloid protein. Biochem Biophys Res Commun 120: 885–890

Goedert M, Spillantini MG (2000) Tau mutations in frontotemporal dementia FTDP-17 and their relevance for Alzheimer's disease. Biochim Biophys Acta 1502: 110–121

Goto K, Ishii N, Fukasawa H (1981) Diffuse white matter changes in the geriatric population: a clinical, neuropathological and CT study. Radiology 141: 678–695

Grundke-Iqbal I, Iqbal K, Tung YC, Quinlan M, Wisniewski HM, Binder LI (1986) Abnormal phosphorylation of microtubule-associated protein tau in Alzheimer cytoskeletal pathology. Proc Natl Acad Sci USA 83: 4913–4917

Haass C (2000) Presenilin proteins and their function during embryonic development and Alzheimer's disease. Ernst Schering Res Found Workshop 29: 57–64

Haass C, De Strooper B (1999) The presenilins in Alzheimer's diseease – proteolysis holds the key. Science 286: 916–919

Hansen LA, Masliah E, Galasko D, Terry RD (1993) Plaque-only Alzheimer disease is usually the Lewy body variant and vice versa. J Neuropathol Exp Neurol 52: 648–654

Hirano A, Malamud N, Elizan TS, Kurlan LT (1966) Amyotrophic lateral sclerosis and Parkinsonism-dementia complex on Guam. Arch Neurol 15: 35–51

Hyman BT, Trojanowski JQ (1997) Consensus recommendations for the postmortem diagnosis of Alzheimer disease from the National Institute of Aging and the Reagan Institute Working Group on diagnostic criteria for the neuro-

pathological assessment of Alzheimer disease. J Neuropathol Exp Neurol 56: 1095–1097
Ikeda K, Akiyama H, Arai T, Mori H, Sahara N, Sakata M, Mizutani T (1996) Senile dementia with abundant neurofibrillary tangles without accompanying senile plaques. A new disease entity separable from SDAT? Neurobiol Aging (Suppl 17): S150–S151
Iqbal K, Grundke-Iqbal I, Zaidi T, Merz PA, Wen GY, Shaikh SS, Wisniewski HM, Alafuzoff I, Winblad B (1986) Defective brain microtubule assembly in Alzheimer's disease. Lancet II (8504): 421–426
Janota I, Mirsen TR, Hachinski VC et al. (1989) Neuropathologic correlates of leuko-araiosis. Arch Neurol 46: 1124–1128
Jellinger KA (1997) Morphological substrates of dementia in parkinsonism. A critical update. J Neural Transm Suppl 51: 57–82
Jellinger KA (1998) The neuropathological diagnosis of Alzheimer disease. J Neural Transm Suppl 53: 97–118
Jellinger KA, Bancher C (1994) Classification of dementias based on functional morphology. In: Jellinger KA, Ladurner G, Windisch M (eds) New trends in the diagnosis and therapy of Alzheimer's disease. Springer, Berlin Heidelberg New York Tokyo, pp 9–39
Jellinger K, Neumayer E (1964) Progressive subcorticale Encephalopathie Binswanger. Eine klinisch-neuropathologische Studie. Arch Psychiat Z Ges Neurol 205: 523–554
Jellinger K, Bancher C, Fischer P, Lassmann H (1992) Quantitative histopathologic validation of senile dementia of the Alzheimer type. Eur J Gerontol 3: 146–156
Katzman R, Terry R, DeTeresa R et al. (1988) Clinical, pathological, and neurochemical changes in dementia: a subgroup with preserved mental status and numerous neocortical plaques. Ann Neurol 23: 138–144
Kertesz A, Munoz D (1998) Pick's disease, frontotemporal dementia. And Pick complex: emrging concepts. Arch Neurol 55: 302–304
Khachaturian ZS (1985) Diagnosis of Alzheimer's disease. Arch Neurol 42: 1097–1105
Kidd M (1964) Alzheimer's disease: an electron microscopic study. Brain 87: 307–320
Klatka LA, Schiffer RB, Powers JM, Kazee AM (1996) Incorrect diagnosis of Alzheimer's disease. A clinicopathological study. Arch Neurol 53: 35–42
Kosaka K, Yoshimura M, Ikeda K, Budka H (1984) Diffuse type of Lewy body disease: progressive dementia with abundant cortical Lewy bodies and senile changes of varying degree – a new disease? Clin Neuropathol 3: 185–192
Langui D, Probst AS, Ulrich J (1995) Alzheimer's changes in non-demented and demented patients: a statistical approach to their relationships. Acta Neuropathol 89: 57–62
Lassmann H, Weiler R, Fischer P, Bancher C, Jellinger K (1992) Synaptic pathology in Alzheimer's disease: immunological data for markers of synaptic and large dense core vesicles. Neuroscience 46: 1–8
Lautenschläger N, Kurz A, Müller U (1999) Erbliche Ursachen und Risikofaktoren der Alzheimer-Krankheit. Nervenarzt 70: 195–205
Mann DMA (1998) Dementia of frontal type and dementias with subcortical gliosis. Brain Pathol 8: 325–338
Mann DMA, Yates PO (1974) Lipoprotein pigments. Their relationship to aging in the human nervous system. Brain 97: 481–498
Masliah E (1995) Mechanisms of synaptic dysfunction in Alzheimer's disease. Histol Histopathol 10: 505–519
Masliah E, Mallory M, Hansen L et al. (1993) Quantitative synaptic alterations in the human neocortex during normal aging. Neurology 43: 192–197
McKeith IG, Galasko D, Kosaka K, Perry EK et al. (1996) Consensus guidelines for the clinical and pathologic diagnosis of dementia with Lewy bodies (DLB): Report of the Consortium on DLB International Workshop. Neurology 47: 1113–1124
Mirra SS, Hart MN, Terry RD (1993) Making the diagnosis of Alzheimer's disease. A primer for practicing pathologists. Arch Pathol Lab Med 117: 132–144
Morris JC, McKeel DW Jr, Storandt M, Rubin EM, Price JL, Grant EA, Ball MJ, Berg L (1991) Very mild Alzheimer's disease: informant-based clinical, psychometric, and pathological distinction from normal aging. Neurology 41: 469–478
Nakano I (2000) Frontotemporal dementia with motor neuron disease (amyotrophic lateral sclerosis with dementia). Neuropathology 20: 68–75
Nalbantoglu J, Gilfix BM, Bertrand P, Robitaille Y, Gauthier S, Rosenblatt DS, Poirier J (1994) Predictive value of apolipoprotein E genotyping in Alzheimer's disease: results of an autopsy series and an analysis of several combined studies. Ann Neurol 36: 889–895
Ohm TG, Kirca M, Bohl J, Scharnagl H, Gross W, Marz W (1995) Apolipoprotein E polymorphism influences not only cerebral senile plaque load but also Alzheimer type neurofibrillary tangle formation. Neuroscience 66: 583–587
Poirier J, Davignon J, Bouthillier D, Kogan S, Bertrand P, Gauthier S (1993) Apolipoprotein E polymorphism and Alzheimer's disease. Lancet 342: 697–699
Polvikoski T, Sulkava R, Haltia M, Kainulainen K, Vuorio A, Verkkoniemi, Niinistö L, Halonen P, Kontula K (1995) Apolipoprotein E, dementia, and cortical deposition of β-amyloid protein. N Engl J Med 333: 1242–1247
Roberts GW, Allsop D, Bruton C (1990) The occult aftermath of boxing. J Neurol Neurosurg Psych 53: 373–378
Roman GC, Tatemichi TK, Erkinjutti T et al. (1993) Vascular dementia: diagnostic criteria for research studies. Report of the NINDS-AIREN International Workshop. Neurology 43: 250–260
Saunders AM, Strittmatter WJ, Schmechel D et al. (1993) Association of apolipoprotein E allele ε_4 with late-onset familial and sporadic Alzheimer's disease. Neurology 43: 1467–1472
Schmechel DE, Saunders AM, Strittmatter WJ et al. (1993) Increased amyloid β-peptide deposition in cerebral cortex as a consequence of apolipoprotein E genotype in late-onset Alzheimer disease. Proc Natl Acad Sci USA 90: 9649–9653
Schröder JM, Sellhaus G, Jorg J (1995) Identification of the characteristic vascular changes in a sural nerve biopsy of a case with cerebral autosomal dominant arteriopathy with subcortical infarcts and leukoencephalopathy (CADASIL). Acta Neuropathol 89: 116–121
Selkoe DJ (1994) Alzheimer's disease: a central role for amyloid. J Neuropathol Exp Neurol 53: 438–447
Sima AAF, Defendini R, Keohane C et al. (1996) The neuropathology of chromosome 17-linked dementia. Neurology 39: 734–743
St. George-Hyslop PH (2000) Molecular genetics of Alzheimer's disease. Biol Psychiatry 47: 183–199
Strittmatter WJ, Roses AD (1996) Apolipoprotein E and Alzheimer's disease. Ann Rev Neurosci 19: 53–77
Terry RD, Masliah E, Salmon D et al. (1991) Physical basis of cognitive alterations in Alzheimer's disease: synapse loss

is the major correlate of cognitive impairment. Ann Neurol 30: 572–580

Tierney MC, Fisher RH, Lewis AJ, Zorzitto ML, Snow WG, Reid DW, Nieuwstraten P (1988) The NINCDS-ADRDA Work Group criteria for the clinical diagnosis of possible Alzheimer's disease: s clinicopathologic study of 57 cases. Neurology 38: 359–364

Tolnay M, Monsch AU, Staehelin HB, Probst A (1999) Die Silberkornkrankheit – Abgrenzung zur Alzheimer'schen Erkrankung. Pathologe 20: 159–168

Trojanowski JQ, Lee VM (1998) Aggregation of neurofilament and alpha-synuclein in Lewy bodies: implications for the pathogenesis of Parkinson disease and Lewy body dementia. Arch Neurol 55: 151–152

Wilcock GK, Esiri MM (1982) Plaques, tangles and dementia. A quantitative study. J Neurol Sci 56: 343–356

Wisniewski HM, Narang HK, Corsellis JAN, Terry RD (1976) Ultrastructural studies of the neuropil and neurofibrillary tangles in Alzheimer's disease and post-traumatic dementia. J Neuropathol Exp Neurol 35: 367

Wisniewski K, Jervis GA, Moretz RC, Wisniewski HM (1979) Alzheimer neurofibrillary tangles in diseases other than senile and presenile dementia. Ann Neurol 5: 288–294

Yamamoto T, Hirano A (1986) A comparative study of modified Bielschowsky, Bodian and thioflavin S stain on Alzheimer's neurofibrillary tangles. Neuropathol Exp Neurobiol 12: 3–9

Kapitel 6 Kreislaufstörungen des ZNS

W. Roggendorf

INHALT

- 6.1 **Grundlagen** 113
  - 6.1.1 Die Gefäße des ZNS und ihre Versorgungs- und Drainagebereiche 113
  - 6.1.2 Physiologie und Pathophysiologie der Hirndurchblutung und des Hirnstoffwechsels ... 119
- 6.2 **Hypoxie, Ischämie, Hirninfarkt** 120
  - 6.2.1 Definitionen 120
  - 6.2.2 Epidemiologie 121
  - 6.2.3 Ätiologie und Pathogenese 123
  - 6.2.4 Globale Ischämien 124
  - 6.2.5 Intravitaler Hirntod 127
  - 6.2.6 Regionale Ischämien (anämische Hirninfarkte) 128
  - 6.2.7 Hämorrhagische Infarkte 134
- 6.3 **Spontane intrakranielle Blutungen** 134
  - 6.3.1 Hypertensive Enzephalopathie 134
  - 6.3.2 Massenblutungen bei anderen Krankheiten 137
  - 6.3.3 Aneurysmen 137
  - 6.3.4 Gefäßspasmen 141
- 6.4 **Hirngefäßerkrankungen** 142
  - 6.4.1 Arteriosklerose 142
  - 6.4.2 Binswanger-Krankheit 143
  - 6.4.3 Multiinfarktenzephalopathie 144
  - 6.4.4 CADASIL 145
  - 6.4.5 Zerebrale Amyloidangiopathie 147
  - 6.4.6 Vaskulitiden und andere Angiopathien 147
  - 6.4.7 Kalzifikationen 153
- 6.5 **Diabetes mellitus** 154
  - 6.5.1 Hypoglykämie 154
  - 6.5.2 Coma diabeticum 154
- 6.6 **Thrombotische Gefäßverschlüsse** 155
  - 6.6.1 Arterielle Thrombosen 155
  - 6.6.2 Thrombosen der Hirnvenen und Sinus 156
- 6.7 **Blut-Hirn-Schranke und Hirnödem** 156
  - 6.7.1 Pathogenetische Aspekte (Ödemausbreitung, Ödemformen) 157
  - 6.7.2 Morphologie 158
  - 6.7.3 Ödemdrainage 159
- 6.8 **Kreislaufstörungen des Rückenmarks** 159
  - 6.8.1 Ischämische Rückenmarkinfarkte .. 160
  - 6.8.2 Vaskuläre Fehlbildungen und Myelopathien 160
  - **Literatur** 161

6.1 Grundlagen

6.1.1 Die Gefäße des ZNS und ihre Versorgungs- und Drainagebereiche

■ **Arterielle Versorgung**

Normale Anatomie

Die Kenntnis der normalen Anatomie der zentralnervösen Gefäße und ihrer Versorgung ist die Voraussetzung für die Deutung eines Nekrose- oder Blutungsbezirks. Bestimmte topographische Verteilungen erlauben vielfach auf den ersten Blick eine Aussage darüber, ob eine venöse Abflussstörung oder der Verschluss eines bestimmten Arterienastes vorlag, ob das Grenzgebiet von Arterien betroffen ist oder ob angesichts einer unsystematischen Verteilung eher an embolische Vorgänge zu denken ist. Beispiele für charakteristische Verteilungsmuster werden auf den anschließenden Schemata und Abbildungen geboten (Übersicht der normalen Anatomie bei Cervós-Navarro 1980 und Lang 1979.)

Anastomosen, Kollateralen und Endarterien

Die Frage, ob eine arterielle Stenose oder eine venöse Abflussbehinderung zu anämischen Infarkten oder hämorrhagischen Infarzierungen führt, kann nicht beantwortet werden ohne Kenntnis der Ausgleichsmechanismen, also eventueller Anastomosen oder Kollateralen.

■ Von *Anastomosen* ist zu sprechen, wenn 2 Versorgungssysteme durch ein Netzwerk miteinander verbunden sind, in dem weder die Strömungsrichtung noch das Kaliber eindeutig festgelegt sind. *Kollateralen* sind demgegenüber parallelisierte Ausweichswege („Einbahnstraßen"), die die Versorgung eines Areals auch dann sichern, wenn eine der zuführenden Arterien einen Verschluss erfährt.

Ein Beispiel für solche Kollateralwege sind die beiden Vertebralarterien. Wird durch starke Kopfdrehungen oder -neigungen eine der beiden Arterien mechanisch eingeengt, so ist die Versorgung durch die andere gewöhnlich sichergestellt – vorausgesetzt, dass diese Parallelarterie ausreichend weit ist. Analoges gilt für die beiden Karotiden. Beispiele für Anastomosen finden sich vor allem im Bereich der Hirnstammgefäße. Hier gibt es beispielsweise bei einem Verschluss der A. basilaris Umgehungskreisläufe von allerdings begrenzter Kompensationsfähigkeit mit Strömungsumkehr von der A. cerebri posterior über A. cerebelli superior zur A. cerebelli inferior und zum Vertebralsystem.

Das Problem der *Endarterien* ist gekoppelt mit der Frage der Anastomosen. Es bestehen zwar im Bereich der Rindenarteriolen Anastomosen, doch reichen diese bei einer allgemeinen Kreislaufinsuffizienz nicht aus, um die Versorgung in den Grenzgebieten zwischen den 3 Arterien zu sichern.

Eine genaue Übersicht zur Versorgung des Kortex und seiner Anastomosen geben Duvernoy et al. (1981).

Varianten

So eindeutig festgelegt die Grenzen der 3 großen Hirnarterien sind (Abb. 6.1), so variabel sind die Äste z. B. innerhalb der A. cerebri posterior, vor allem aber die Gestalt des Circulus Willisii, der zu 25–79% nicht „lehrbuchmäßig" angelegt ist und zu 3–4% überhaupt keinen Ring mehr darstellt.

Vor allem die Aa. communicantes posteriores weisen starke Variationen und auch sehr unterschiedliche Dicken auf (25% hypoplastisch) (Lang 1979).

Die A. communicans anterior ist ebenfalls häufig atypisch angelegt, darunter bei 32% der Erwachsenen verdoppelt oder zumindest auf einen kurzen Abschnitt ihres Verlaufes aufgespalten (Cervós-Navarro 1980).

Persistenz embryonaler Gefäße

Solche Anomalien können auch mit einer Persistenz embryonaler Gefäße verbunden sein, die eine Verbindung zwischen den Karotiden und dem Basilariszufluss schaffen (s. auch Kap. 2). Derartige karotikobasilären Anastomosen sind regelmäßig im frühen Embryonalstadium (etwa zwischen 5- und 15-mm-Längenstadium) vorhanden. Sie werden nach den Hirnnerven bezeichnet, denen sie folgen: A. trigemina primitiva, A. otica primitiva und A. hypoglossica primitiva. Die Häufigkeitsangaben über das postnatale Vorkommen der A. trigemina primitiva schwanken zwischen 0,1 und 5% (Lahl 1966).

| ■ A. cerebri anterior | □ A. cerebri posterior | ■ A. choroidea posterior |
| □ A. cerebri media | ■ A. choroidea anterior | ■ A. thalamoperforata |

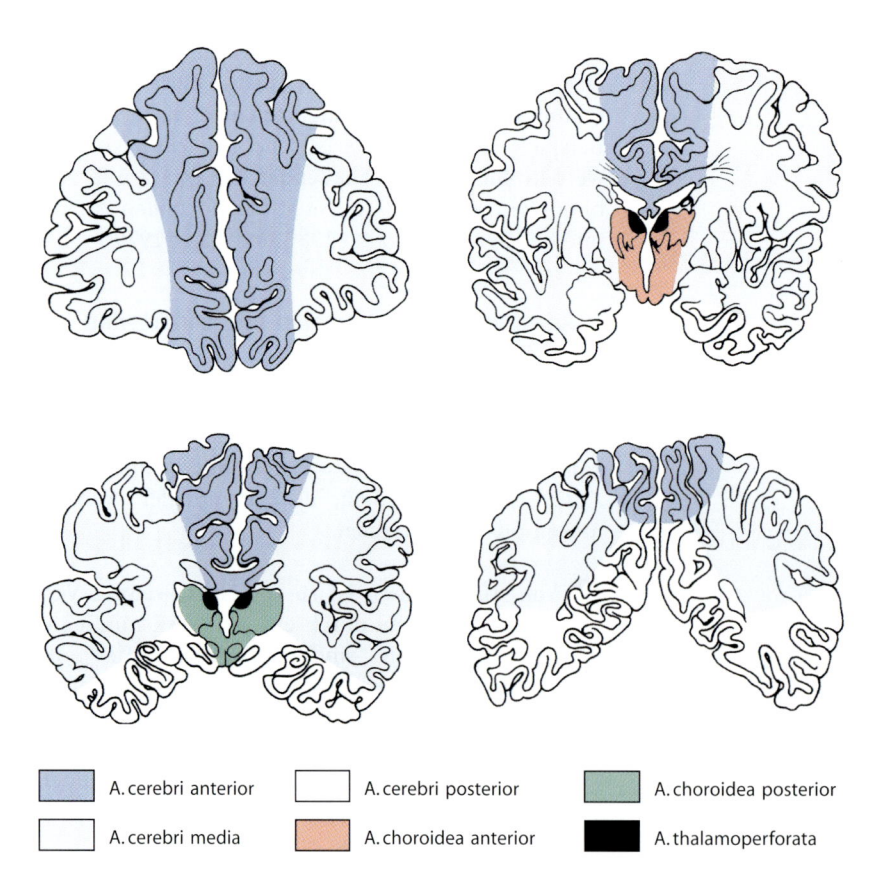

Abb. 6.1. Arterielle Versorgungsgebiete des Gehirns auf Koronarschnitten

Die Korrelation zu Aneurysmen im Basilarisgebiet ist hoch – ebenso wie diese persistierenden Arterien vielfach mit anderen Anomalien der Basisarterien gekoppelt sind (Lahl 1966).

Vertebralis-Basilaris-System

Wegen der Versorgung der vitalen tegmentalen Zentren ist dieser hintere arterielle Versorgungsbereich von besonderer Bedeutung. Die Neigung der Vertebralarterien zu sehr unterschiedlicher Ausbildung und die Neigung der A. basilaris zu atherosklerotischen Wandveränderungen verleiht diesem arteriellen Zuflussbereich ein besonderes klinisches Gewicht. Die Vertebralarterien selbst erkranken erst später.

Die arteriellen Versorgungsgebiete von Medulla oblongata, Brücke und Zwischenhirn gehen aus Abb. 6.2 und 6.3, die Infarktbereiche bei arteriellem Verschluss aus Tabelle 6.1 hervor.

Klinisch sind von besonderer Bedeutung die durch das *dorsolaterale (Wallenberg-)Syndrom* (Abb. 6.28c) hervorgerufenen Ausfallerscheinungen, bedingt durch Verschlüsse von Ästen der A. cerebelli inferior posterior. Häufiger als das Wallenberg-Syndrom sind Infarkte am Brückenfuß, die je nach Verteilung unterteilt werden in

- *paramediane Infarkte* (durch A. pontis paramedialis bei Verschluss der A. basilaris, selten der A. cerebellaris superior);
- *laterobasale Infarkte* (durch Verschluss der kurzen Zirkumferenzäste aus der A. basilaris oder der A. cerebelli inferior anterior). Hierbei werden entweder eher die Pyramidenbahnen oder – beim laterodorsalen Infarkt – die tegmentalen Areale mit dem Pedunculus cerebellaris medius geschädigt.

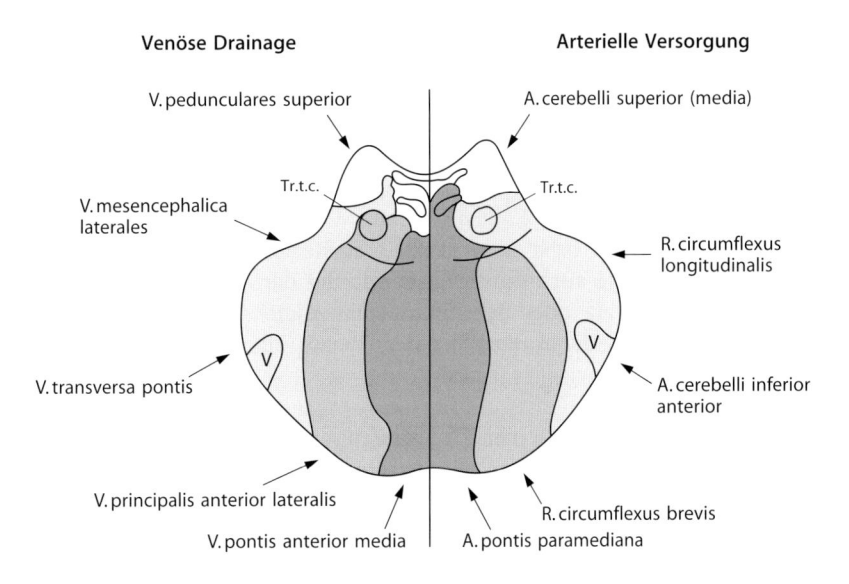

Abb. 6.2. Arterielle Versorgungs- und venöse Drainagegebiete in der Brücke

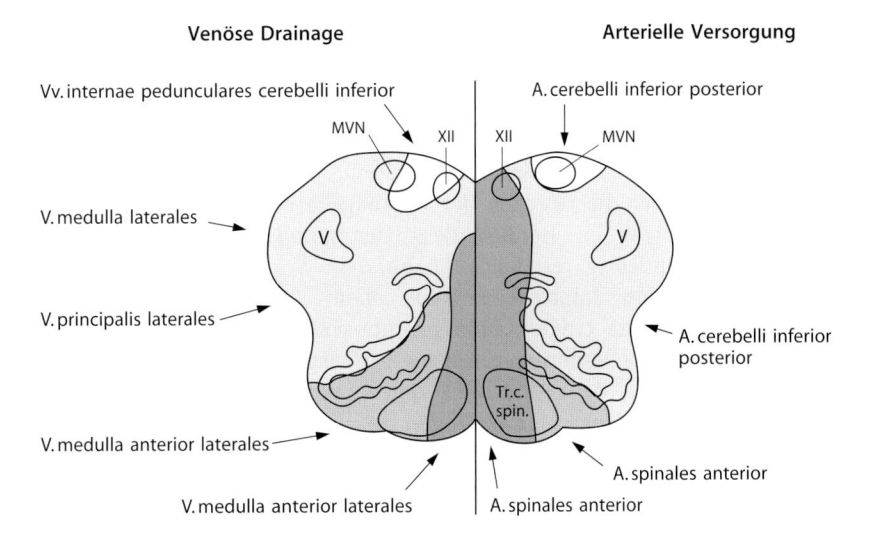

Abb. 6.3. Arterielle Versorgungs- und venöse Drainagegebiete in Höhe der Medulla oblongata. Keine Identität in den Raphekerngebieten

Tabelle 6.1. Typische Infarktzonen bei Verschlusskrankheiten im Vertebralis-Basilaris-Bereich

Lokalisation	Infarktzone	Ursprungsarterie	Verantwortlicher Ast
■ Medulla oblongata	Dorsolateraler Bezirk (Wallenberg-Syndrom)	A. vertebralis	A. cerebelli inferior posterior
■ Brücke	Paramedianer Bezirk (anteromedial)	A. basilaris	A. pontis paramediana
	Laterobasaler Bezirk (anterolateral)	A. basilaris	A. circumflexa brevis
	Laterodorsaler Bezirk (lateral)	A. cerebelli inferior anterior	A. circumflexa longa R. lateralis
		A. basilaris	A. cerebelli superior
■ Mesenzephalon	Pedunculi cerebri	A. basilaris	R. paramedianus
	Basales Mesenzephalon	A. cerebri posterior	R. perforatus
		A. cerebelli superior	
■ Kleinhirndorsum	Lobulus quadrangularis	A. basilaris	A. cerebelli superior
■ Kleinhirnventralfläche	Lobulus semilunaris	A. basilaris	A. cerebelli inferior posterior
■ Thalamus	Oroventrale und mediobasale Anteile	A. cerebri posterior	A. thalamogeniculata
		A. communicans posterior	A. thalamoperforata
		A. basilaris	

- Kleinere mesenzephale Äste der rostralen Basilarisabschnitte führen zum *mesenzephalen Infarkt*, der die Pedunculi bis an die Substantia nigra heran zerstört. Selten ist die Substantia nigra mit einbezogen.
- Am Übergang von der A. basilaris zur A. communicans posterior bzw. zur A. cerebri posterior führen Verschlüsse auch durch Einbeziehung der A. thalamoperforata oder der A. thalamogeniculata einschließlich der A. chorioidea posterior zu *Thalamusnekrosen*.

Das Kleinhirn weist an seiner Dorsalfläche meist kleinere Infarkte bei Stenosen der A. cerebelli superior auf, während die Unterflächen der Kleinhirnhemisphären durch Verschlüsse der A. cerebelli inferior posterior betroffen werden.

■ Venöse Drainage

Mantelvenen

Das venöse Drainagesystem des Gehirns ist variabler als das arterielle Zuflusssystem, doch sind auch hier die Grenzen der Drainagebereiche vor allem im Bereich des Hirnmantels ziemlich eindeutig festzulegen (Abb. 6.4). Von diagnostischem Interesse ist vor allem das Areal des Gyrus cinguli: Bei Thrombosen des Sinus sagittalis superior bleibt es ausgespart, während es bei dem Verschluss der A. cerebri anterior in die Nekrose einbezogen ist. Bei isoliertem Cingulumbefall stellt sich die Frage der Thrombose des Sinus sagittalis inferior bzw. einer Herpes-simplex-Virus-Enzephalitis.

Tiefe Venen

Die Bedeutung der tiefen Hirnvenen erweist sich bei Perinatalschäden (s. Kap. 4), aber auch bei Thrombosierungen der inneren Hirnvenen oder der V. magna Galeni (Stochdorph 1966). Zur V. magna Galeni bzw. zu deren Übergang in den Sinus rectus zieht auch die große V. basilaris (Rosenthal). Ihre Äste haben Verbindungen in Richtung Sinus petrosus, Sinus cavernosus und Sinus sphenoparietalis (Abb. 6.4).

Venöse Drainage des Hirnstamms

Auch sie erfolgt im Wesentlichen zur V. basilaris und zum Sinus rectus hin, also zur mittleren Schädelgrube, was von Bedeutung bei einer starken supratentoriellen Hirndrucksteigerung ist, bei der der venöse Abfluss bei noch erhaltenem arteriellen Zufluss über das Vertebralissystem behindert sein kann, ferner bei entsprechenden Durchblutungsstörungen in Brücke und Medulla oblongata. Arterieller und venöser Bereich decken sich auf den Schnitten durch Brücke und Medulla oblongata in den lateralen Arealen einigermaßen, median und paramedian dagegen nicht voll, vor allem in Hinblick auf die Umgebung des Aquädukts (Abb. 6.3).

■ Arteriovenöse Fisteln

Als seltene Fehlbildung ist ein arterieller Zufluss aus extrakranialen Arterien in den Sinus sagittalis superior aufzufassen. Hierdurch wird der Sinus arterialisiert, und es kommt zu einer Strömungsumkehr in den dorsalen Brückenvenen, die zu

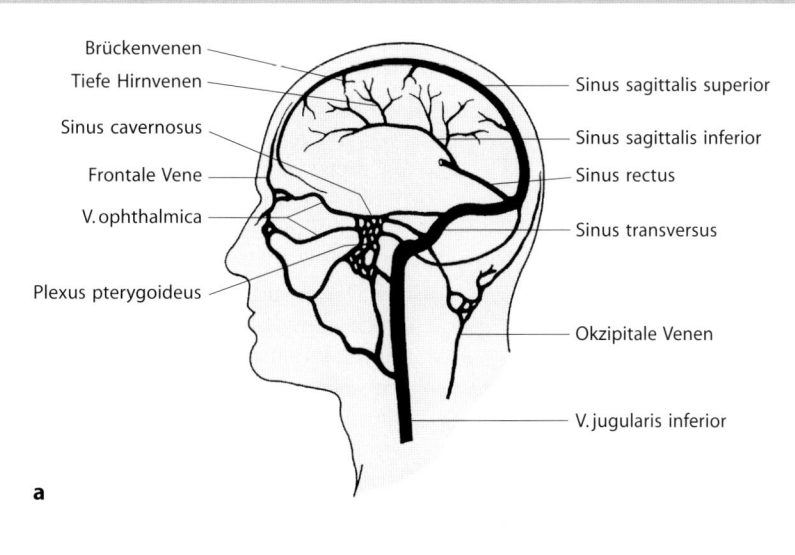

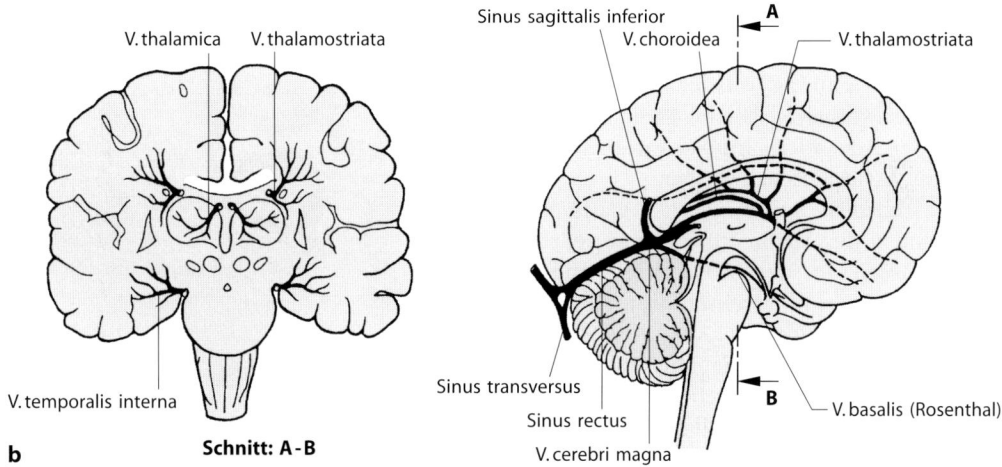

Abb. 6.4a, b. Schema der venösen Abflüsse aus dem Gehirn zu den verschiedenen Sinus sowie entsprechende Anastomosen

schweren Kreislaufstörungen und der Entwicklung einer Demenz führen kann (Dichgans et al. 1972; Friede u. Schubinger 1981; Thron et al. 1987).

Spinale Blutversorgung

Arterielle Blutversorgung

Am Rückenmark erfolgt die arterielle Zufuhr aus 2 unterschiedlichen Ursprüngen:
- kranialwärts aus der A. subclavia über Äste des Truncus costocervicalis, gering aus den Aa. vertebrales;
- kaudalwärts von der Aorta durch die A. radicularis magna Adamkiewicz.

Diese Hauptzuflussarterie tritt in 75% der Fälle thorakal, in 25% lumbal, in 10% kaudal von L1 in den Spinalkanal ein (Jellinger 1980). Kommt es z.B. durch starke Stenosen oder Verschlüsse der Bauchaorta zu Stenosen auch der A. radicularis magna, so sind ischämische Läsionen bevorzugt im unteren Thorakalbereich die Folge.

Innerhalb des Rückenmarks bestehen Längsanastomosen über die A. spinalis anterior und die Aa. spinales posteriores, wobei die beiden großen Gefäßterritorien miteinander verbunden sind. Im jeweiligen Segment übernehmen die A. spinalis anterior und die Aa. spinales posteriores, die durch Rami laterales miteinander verbunden sind, die segmentale Versorgung. Trotz dieser ausgeprägten Anastomosenbildung stellen zumindest die Binnengefäße funktionelle Endarterien dar (Jellinger 1980; Übersicht in Ule u. Kolkmann 1972).

Venöse Drainage im Spinalbereich

Die venösen Anastomosen sind wesentlich ausgeprägter und auch funktionell wirksamer. Die inneren venösen Abflüsse des Rückenmarks sind radial symmetrisch angeordnet, meist horizontal, und münden in longitudinale Anastomosen. Die vorderen und hinteren medianen Venen sind am konstantesten und haben den größten Durchmesser (Thron 1988).

■ Aufbau der ZNS-Gefäße und Unterscheidungskriterien

Zum Verständnis der Zirkulationsstörungen des ZNS sind nicht nur Kenntnisse der Versorgungssysteme und Drainagen notwendig, sondern auch die wesentlichen Merkmale der Arteriolen, Venolen und Kapillaren und ihre Abgrenzung von den großen Gefäßen. Da es lichtmikroskopisch nicht immer einfach ist, kleine intrazerebrale Arterien von Arteriolen und Venolen abzugrenzen, werden die wesentlichen Unterscheidungsmerkmale kurz zusammengefasst:

Arterien sind charakterisiert durch eine durchgehende Lamina elastica interna, eine mehrlagige Muskelzellschicht (Media) und Kollagen in der Adventitia. Im Neokortex sind praktisch keine Arterien nachweisbar.

Arteriolen weisen ca. 1–3 glatte Muskelzelllagen in der Media auf und nur spärlich Kollagenfasern in der Adventitia (Abb. 6.5). Bei Menschen sind vereinzelt intimanahe Muskelzellen nachweisbar.

Kapillaren fehlt die Muskelzelllage, sie weisen unter pathologischen Bedingungen gelegentlich segmental Kollagen in der Adventitia auf (Abb. 6.6b).

Venolen sind lichtoptisch von den Kapillaren nicht durch den Wandaufbau, sondern durch die Größe abgrenzbar (Abb. 6.6a).

Venen weisen eine sehr schmale Media, meist nur eine Lage glatter Muskelzellen auf. Eine Lamina elastica interna fehlt. Im Neokortex sind Venen praktisch nicht nachweisbar.

Der Darstellung der Media und der Lamina elastica durch eine Elastica-van-Gieson-Färbung und immunhistologische Reaktionen mit Antikörpern gegen glatte Muskelzellen (Desmin und α-Aktin) kommt für die Unterscheidung der Gefäßtypen eine wesentliche Bedeutung zu. Zur feineren Untergliederung der Mikrozirkulationsgefäße unter Ein-

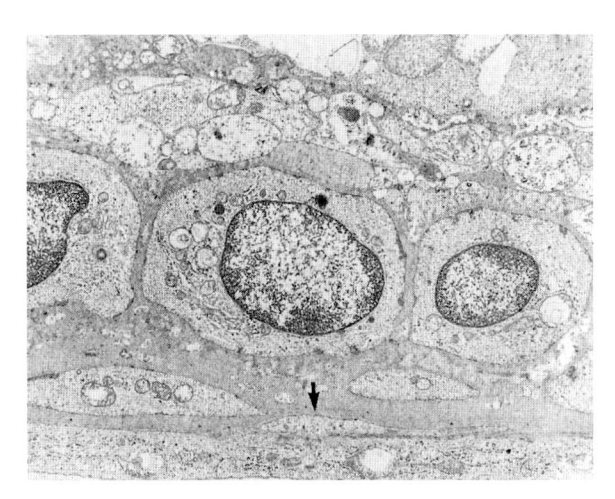

Abb. 6.5. Kortikale Arteriole mit geschlossenem, porenfreiem Endothel (*unten*), einer einreihigen glatten Muskelzelllage und vereinzelten intimalen glatten Muskelzellfortsätzen (*Pfeil*). Die im Querschnitt kubischen glatten Muskelzellen zeigen dem Kern kappenförmig aufsitzende Organellen, ein dichtes Filamentgerüst im Zytoplasma und eine geringe Pinozytose. Zum Teil artifizielle Vakuolisierung der perivaskulären Zellen (postmortales Intervall des autoptisch gewonnenen Materials 4 h) (Vergr. 6000:1)

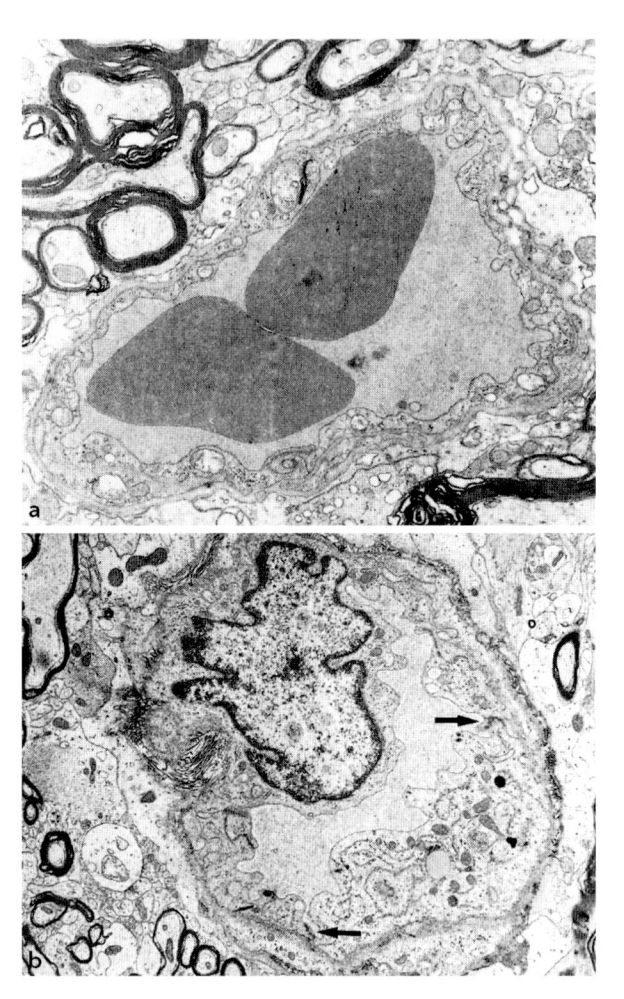

Abb. 6.6. a Venole des subkortikalen Marklagers mit porenfreiem Endothel, subendothelialer Basalmembran und angrenzendem Hirnparenchym, das eine geringe Schwellung der Astrozytenfortsätze aufweist. Nur vereinzelt sind periendotheliale Zellfortsätze angeschnitten (Vergr. 10 500:1). **b** Kapillare aus dem subkortikalen Marklager eines 23-jährigen Mannes mit geringer, segmental betonter Fibrose und intakten Tight junctions (*Pfeile*). Geschlossenes, porenfreies Endothel. Basal eine periendotheliale Zelle, die durch eine Basalmembran vom Endothel und von der umgebenden Glia abgegrenzt wird. Glatte Muskelzellen werden vermisst (Vergr. 15 500:1)

Tabelle 6.2. Unterscheidungskriterien für die Hirngefäße

	Endothel/ Basalmembran	Lamina elastica	Muskelzellen[a]	Kollagen der Adventitia[b]	Gefäßdurchmesser [μm]
■ Arterie	+	+	+	+	>45
■ Arteriole	+	–	+	±	10–45
■ Kapillare	+	–	–	–	7–10
■ Venole	+	–	–	±	10–50
■ Vene	+	–	±	+	>50

[a] Immunhistologischer Nachweis von α-Aktin und/oder Desmin.
[b] Immunhistologischer Nachweis von Kollagen III und IV.

schluss der Metarteriolen und Sammelvenolen ist eine ultrastrukturelle Untersuchung oder eine Darstellung der extrazellulären Matrix (Kollagentypen) notwendig (Roggendorf u. Cervós-Navarro 1977; Roggendorf et al. 1978, 1987; Roggendorf u. Künzig 1992) (Tabelle 6.2).

■ Innervation

Eine Innervation der Hirngefäße ist für Arterien, Arteriolen und Venen intrazerebral und meningeal durch ultrastrukturelle und fluoreszenzmikroskopische Untersuchungen nachgewiesen, sie wird dagegen bei Kapillaren und Venolen in der Regel vermisst (Cervós-Navarro 1980; Roggendorf u. Cervós-Navarro 1977; Roggendorf et al. 1978).

6.1.2 Physiologie und Pathophysiologie der Hirndurchblutung und des Hirnstoffwechsels

100 g Hirngewebe werden im Durchschnitt unter normalen Bedingungen pro Minute von 50–55 ml Blut durchströmt. Bei einem mittleren Hirngewicht von 1400–1500 g ergibt dies eine Durchblutung des ganzen Gehirns von etwa 750 ml in der Minute. Dies entspricht etwa 15% des Herzminutenvolumens für ein Organ, das 1–2% des Körpergewichtes ausmacht. Innerhalb der grauen Substanz ist hierbei von einem Mittelwert von 86,6±17,1 ml/100 g/min der Durchblutung auszugehen, für die weiße Substanz von einem Mittelwert von 21,7±3,7 ml/100 g/min (Kuschinsky 1987). Das Blutvolumen des Gehirns beträgt etwa 130 ml, die mittlere Kreislaufzeit 8,0 s. Bei normaler Durchblutung wird das Blut im Gehirn also 8-mal in der Minute ausgetauscht.

Der O_2-Verbrauch von 100 g Hirngewicht beträgt in der Minute 3,7 ml, der Glukoseverbrauch 5,5 mg. Pro Minute verbraucht das Gehirn also gut 50 ml Sauerstoff und 80 mg Glukose. Der Glukosebedarf des Gehirns liegt pro Tag zwischen 100 und 150 g. Der Energiebedarf des Gehirns wird mit etwa 17 cal/100 g/min berechnet. *Das Gehirn benötigt damit etwa 20% des Ruheenergiebedarfs des Gesamtorganismus.* Dieser wird normalerweise durch den aeroben Abbau der Glukose gedeckt (92% des Glukoseabbaus aerob, 8% anaerob) (Kuschinsky 1987). Bei Hypoglykämie (Absinken des Blutzuckers unter 50 mg%) nimmt der Sauerstoffverbrauch nicht in gleichem Maße wie der Glukoseverbrauch ab. Es werden daher andere Substrate hilfsweise für den Energieumsatz eingesetzt, so z.B. verstärkt Plasmaaminosäuren.

Der Sauerstoff wird in den Mitochondrien umgesetzt, die mit einer entsprechenden hohen Aktivität oxidativer Enzyme versehen sind. Schätzungen bezüglich der Sauerstoffaufnahme der Hirnrinde durch die Neurone ergaben (bei einem Verhältnis von Neuronen zu Gliazellen von 1:1) eine Zahl von 77%.

Angesichts der im Verhältnis zum übrigen Organismus hohen Werte des Sauerstoff- und Glukosebedarfs ist die für den Austausch dieser Stoffe zur Verfügung stehende relative Kapillarstrecke bemerkenswert knapp. Auf 1 mm^3 Rindengrau wird sie mit 1200–1400 mm, auf die weiße Substanz mit 300–400 mm berechnet, während für den quer gestreiften Muskel 6000–8000, für den Herzmuskel 11 000 mm berechnet wurden.

■ Autoregulation

Pathologische Einflüsse auf die Hirndurchblutung können innerhalb bestimmter Grenzen durch die Autoregulation ausgeglichen werden. Man versteht darunter die Fähigkeit eines Organs, oberhalb und unterhalb eines Grenzwertes des mittleren arteriel-

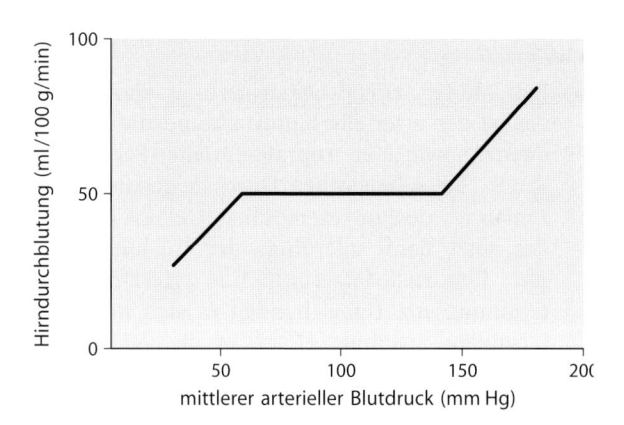

Abb. 6.7. Schematische Darstellung der Autoregulationskurve (nach Kuschinsky 1987)

len Blutdrucks die Durchblutung unabhängig von Schwankungen des Perfusionsdrucks konstant zu halten. Diese Fähigkeit beruht auf Widerstandsänderungen der Gefäße und ist unter physiologischen Bedingungen an zahlreichen Organen, wie z. B. Herz, Niere, Leber und Gehirn, zu finden. Die Autoregulationskurve für das Gehirn ist schematisch in Abb. 6.7 dargestellt.

Der Mechanismus der Autoregulation am ZNS ist bisher ungeklärt, es scheint sich um ein Zusammenwirken von metabolischen und myogenen Komponenten zu handeln (Kuschinsky 1987). Bei Hypertonikern tritt charakteristischerweise eine dauerhafte Rechtsverschiebung auf.

Gehirndurchblutung und Gewebs-pH

Die Autoregulation reagiert besonders empfindlich gegenüber Normabweichungen des Gewebs-pH. Innerhalb der regulatorischen Bereiche erfolgt auf steigenden pCO_2 bzw. sinkenden extrazellulären Gewebs-pH eine Vasodilatation mit Erniedrigung des Gefäßwiderstandes. Pulmonale Insuffizienzen mit erhöhtem pCO_2 führen dementsprechend zu einer Beschleunigung der zerebralen Zirkulationszeit.

Unter pathologischer Gewebsazidose geht die Vasodilatation in eine Vasoparalyse über. In frischen Ischämiezonen kommt es daher initial zu einer Hyperämie mit lokal beschleunigter Durchströmung (Luxusperfusion) bei gleichzeitig herabgesetzter Sauerstoffausschöpfung.

Das ebenfalls ungünstig wirkende Gegenstück hierzu ist eine Vasokonstriktion im nicht geschädigten Hirngewebe, die unter bestimmten Bedingungen zu extremer Konstriktion, dem Vasospasmus, führen kann.

Beziehungen zwischen Hirndurchblutung und Hirndruck

Zwischen Hirndruck und Hirndurchblutung bestehen ebenfalls regulatorische Beziehungen:

- Bei akuter Hirndrucksteigerung sinken zunächst der arterielle Blutdruck und die Pulsfrequenz sowie der supratentorielle Perfusionsdruck. Bei sehr starken Drucksteigerungen mit Zunahme des intrazerebralen Gefäßwiderstandes setzt dann allerdings der Cushing-Reflex mit Blutdrucksteigerung und Herzfrequenzerhöhung ein. Dabei handelt es sich meist um terminale Zustände (Fitch et al. 1977). Dem Cushing-Reflex gehen klinisch als Zeichen einer pathologischen Hirndrucksteigerung eine Arrhythmie, eine Bradykardie sowie eine Pupillenerweiterung voraus (Fitch et al. 1977).

6.2 Hypoxie, Ischämie, Hirninfarkt

Wesentliche Zirkulationsstörungen des Gehirns werden verursacht durch
- Unterbrechung der gleichmäßigen Durchblutung des Gehirns, entweder durch systemische Faktoren wie beispielsweise kardial bedingte Kreislaufstillstände oder durch lokale Faktoren, z. B. Thrombose;
- Erniedrigung des O_2-Partialdrucks im Blut;
- intrakranielle Blutungen (s. 6.3);
- Steigerung des intrakraniellen Drucks.

Diesen relativ uniformen Störungsmustern können unterschiedliche Krankheiten zugrunde liegen, wie z. B. eine Angiopathie, eine Koagulopathie oder andere.

6.2.1 Definitionen

Hypoxie

Unter Hypoxie versteht man im Allgemeinen eine Verminderung des Sauerstoffpartialdrucks, unabhängig davon, wo dieser eintritt (z. B. Blut, Gewebe). Wegen der vielfältigen Ursachen der Hypoxie können verschiedene Hypoxieformen unterschieden werden:
- hypoxische Hypoxie (dieser Begriff hat sich insbesondere im angloamerikanischen Sprachraum durchgesetzt und ist ein Synonym für hypoxämische Hypoxie),
- anämische Hypoxie,
- ischämische Hypoxie.

Hypoxische Hypoxie ist eine Verminderung des Sauerstoffpartialdrucks im Blut, gelegentlich und genauer auch als hypoxämische Hypoxie bezeichnet. Ursachen hierfür können eine obstruktive Lungenerkrankung sein, eine Obstruktion der oberen Atemwege oder ein niedriger O_2-Gehalt der eingeatmeten Luft (z. B. beim Bergsteigen).

Das Gehirn kompensiert eine hypoxische Hypoxie auf 3 Wegen:
- die O_2-Ausschöpfung des Blutes wird gesteigert,
- die zerebrale Durchblutung steigt an und
- es kommt zu Hyperventilation via Hyperkapnie.

Somit lässt sich die hypoxische Hypoxie von der globalen Ischämie (s. unten) unterscheiden. Bei der globalen Ischämie sinkt im Gegensatz zur hypoxischen Hypoxie die Hirndurchblutung. Es kommt weiter zu einem drastischen Anstieg des Laktat- und Proteinmetabolismus. Morphologisch lassen sich Gewebsschäden mit Nervenzelluntergängen nachweisen. Solche Gewebsschäden sind bei der hypoxischen Hypoxie praktisch nicht nachweisbar. Zahlreiche Untersuchungen, insbesondere über den Einfluss großer Höhen (z. B. beim Bergsteigen) sind Grundlage dieser Daten (Übersicht bei Auer u. Beneviste 1996).

Unter *anämischer Hypoxie* versteht man eine Hypoxie aufgrund eines erniedrigten Hämoglobins, z. B. bei Leukämien oder bei Blutverlust.

Gelegentlich wird auch von einer *ischämischen Hypoxie* gesprochen. Sie besteht in einer Einschränkung der Organdurchblutung und ist ein Synonym für Ischämie.

Ischämieformen und neuropathologischer Befund

Unter Ischämie versteht man eine befristete oder andauernde Reduktion der zerebralen Durchblutung, die zum Funktionsausfall des Gehirns führt. Neben dieser allgemeinen Definition der Ischämie werden im Einzelnen komplette irreversible Ischämie, globale und regionale Ischämien (Hirninfarkte) unterschieden (Tabelle 6.3).

Zellveränderungen bei der kompletten irreversiblen Ischämie werden in ihrer Beurteilung erschwert durch agonale und postmortale Veränderungen sowie Autolyse. Diese Artefakte werden wesentlich durch die äußeren Umstände beim Eintritt des Todes beeinflusst, da gewöhnlich Gehirne von Patienten zur Untersuchung kommen, die im Krankenhaus gestorben sind und bei denen die zerebrale Zirkulation eine erhebliche Fluktuation aufweist. Für postmortale Veränderungen sind der Zeitraum zwischen Tod und Fixation (postmortales Intervall) des Gehirns sowie Temperaturschwankungen wesentlich. Bis zu 2 h nach dem Tod sind bei Raumtemperatur keine wesentlichen strukturellen und biochemischen Störungen zu erwarten.

6.2.2 Epidemiologie

Da Hypoxieschäden, Infarkte und Massenblutungen in den epidemiologischen Daten nicht immer getrennt aufgeführt werden, sind sie auch an dieser Stelle zusammengefasst dargestellt. Die hohe Bedeutung zerebralvaskulärer Schäden zeigen große Statistiken einzelner Länder oder Zusammenfassungen von Europa. Hieraus ergibt sich für Europa eine Mortalität an Hirndurchblutungsstörungen von 90–200 Fällen auf 100 000 Einwohner. Insgesamt treten 110–290 Erkrankungen pro 100 000 Einwohner auf (Marquardsen 1986).

Eine größere Obduktionsstatistik aus Oslo nennt 32% Todesfälle an ischämisch-zerebrovaskulären Krankheiten. 10% davon entfielen auf thrombembolische Verschlüsse mit und ohne Infarkt, 16% auf Infarkte, 15% auf lakunäre Infarkte, 7% auf klinische Schlaganfallsyndrome ohne gesicherten Gefäßverschluss und ohne Infarkt. Darüber hinaus fanden sich etwa 7% spontane Hirnblutungen (Jörgensen u. Torvik 1969).

Die Framingham-Studie hat an einer Gesamtpopulation von 5184 Einwohnern in einem Zeitraum von über 26 Jahren festgestellt, dass 198 Männer und 196 Frauen in diesem Zeitraum an einem Insult erkrankt waren, davon starben 223, darunter 84 mit einem zweiten und 27 mit einem dritten Insult (Sacco et al. 1982). Die Mortalität nach Krankheitsgruppen ist wie folgt: 15% bei Hirninfarkt (n=22), 16% bei Embolien (n=63), 46% bei Subarachnoidalblutungen (n=39), 82% bei spontanen intrazerebralen Hämatomen (n=7). Ähnliche Daten wie die Framingham-Studie zeigt auch die Oxford-Studie (Bamford et al. 1990).

Während aus den amerikanischen Daten eine (über längere Zeit gesehen) Abnahme der Insultinzidenz nachweisbar ist (Garraway et al. 1983; Broderick et al. 1989), weisen dänische Daten darauf hin (Jorgensen et al. 1992), dass die Insultinzidenz im Zeitraum von 1972 bis 1990 angestiegen war. Unter 927 Fällen von Insult starben in der untersuchten Zeitspanne von 1989–1990 18% mehr Patienten als vergleichsweise 1972–1974. Diese Daten und andere weisen darauf hin, dass eine erhebliche geographische Variation vorliegt. Neben den unten aufgeführten Risikofaktoren spielen wohl auch Umwelteinflüsse eine Rolle (Wolf et al. 1998).

Tabelle 6.3. Ischämieformen und neuropathologischer Befund

Form	Befund
Komplette irreversible Ischämie	Eintritt des Todes: Ischämische Zellveränderungen sind denen der Autolyse um einige Stunden voraus
Globale Ischämie mit unterschiedlich ausgeprägter Reperfusion oder inkompletter Ischämie	Elektive Parenchymnekrose, hypoxische Hirnschäden
Regionale intraarterielle Ischämie (thrombotisch oder embolisch)	Anämischer oder hämorrhagischer Hirninfarkt
Regionale venöse Ischämie	Hämorrhagischer Hirninfarkt
Regionale arterioläre Ischämie	Lakunärer Hirninfarkt oder andere Mikroinfarkte

Unter den Risikofaktoren ist nach übereinstimmender Meinung die Hypertonie von größtem Gewicht (Marquardsen 1978). Bei atherosklerotisch bedingten thrombotischen Hirninfarkten fand sich eine Hypertonie in der Framingham-Studie 7-mal häufiger als bei normotensiven Patienten (Kannel et al. 1976), wobei der systolische Blutdruck das entscheidende Kriterium war. Eine entsprechende finnische Vergleichsuntersuchung fand eine Hypertonie in der Vorgeschichte ischämischer zerebraler Infarkte bei Männern 2,5-mal, bei Frauen 1,5-mal häufiger als in der übrigen finnischen Bevölkerung.

Des Weiteren zu nennen sind Zigarettenrauchen (1,5-mal häufiger bei Männern, 3-mal häufiger bei Frauen), Gebrauch oraler Kontrazeptiva (zum Zeitpunkt des Insults 2,5-mal häufiger als bei den übrigen Frauen im gebärfähigen Alter), deutliches Übergewicht (2-mal häufiger als Untergewicht). Die hohe Bedeutung der Hypertonie ist bei der Gruppe mit zerebralen Blutungen verständlicherweise besonders eindrucksvoll, liegt diesen doch außer Aneurysmen und Angiomen vorwiegend eine hypertensive Angiopathie zugrunde.

Thrombosen und Embolien stellen die Hauptursachen zerebraler Infarkte dar. Blutviskosität, Sauerstoffsättigung des Blutes und ähnliche systematische Faktoren beeinflussen selbstverständlich ebenfalls die Manifestation vor allem thrombotischer Vorgänge. Stark herabgesetzter Blutdruck kann der Auslöser für eine Mangelversorgung in den Grenzgebieten der großen Hirnarterien sein.

Herdverteilung

Unter 400 Infarkten mit einem Nekrosedurchmesser von mehr als 0,5 cm fand sich die in Tabelle 6.4 wiedergegebene Verteilung der Herde (Jörgensen u. Torvik 1969). Aus der Tabelle geht zunächst hervor, dass in einem nicht unbeträchtlichen Teil die Entscheidung, ob der Infarkt auf eine Embolie oder auf eine Thrombose zurückzuführen ist, nicht sicher getroffen werden kann. Es überwiegen im Übrigen die sowohl Rinde als auch Mark betreffenden, vielfach multiplen Infarkte. Knapp 10% entfallen auf Grenzgebietsschäden, was für die Bedeutung systemischer Kreislaufinsuffizienzen spricht.

Auf die einzelnen Gefäßterritorien verteilen sich die Infarkte laut Tabelle 6.5. Demnach liegt der Anteil sicher embolisch bedingter Infarkte bei etwa einem Drittel. Anämische Infarkte machen insgesamt etwa 58%, hämorrhagische Infarkte 42% aus, wobei hämorrhagische Infarzierungen besonders häufig sind bei embolisch bedingten Infarkten. Grenzgebietsschäden entsprachen stets dem Bild des anämischen Infarkts.

Der Anteil der gesicherten Herzfehler lag in der Emboliegruppe bei 33,3%, in der Thrombosegruppe nur bei 13,5%. Frische Myokardinfarkte bestanden im gesamten Kollektiv zu 12,6%.

Der relativ hohe Anteil von Infarkten im Bereich des Kleinhirns und des Hirnstammes weist, abgesehen von den hierfür verantwortlichen Embolien und lokalen Thromben, auch auf mechanische Alterationen der zuführenden Arterien hin. Besonders gefährdet gegenüber Zerrungen und lokalen Wandschädigungen sind hierbei die Vertebralarterien während ihres Durchtritts in Höhe des atlantookzipitalen Übergangsbereiches. Ausgeprägte Rotationen und Extensionen können hier zu Schädigungen führen, die sich z. B. in medullären Infarkten durch Vertebralis-/Basilaristhrombosen im Anschluss an chiropraktische Maßnahmen äußern können.

Tabelle 6.4. Herdverteilung bei 400 Infarkten

Lokalisation	Nicht embolisch	Embolisch	Fraglich
Supratentoriell			
Kortex und Marklager	108	71	31
Grenzgebiet	23	8	6
Marklager allein	28	0	8
Stammganglien	50	16	5
Infratentoriell			
Kleinhirn	15	8	3
Hirnstamm	20	0	0

Tabelle 6.5. Verteilung der Infarkte auf die Gefäßterritorien

Lokalisation	Nicht embolisch (n = 244)	Embolisch (n = 103)
Karotis-Versorgungsgebiet		
A. chorioidalis anterior	8	0
A. cerebri anterior	23	2
A. cerebri media	99	64
A. cerebri anterior *und* media	12	10
Anterior-Media-Grenzgebiet	19	7
Vertebralis-Basilaris-Versorgungsgebiet		
Kleinhirn	10	5
Hirnstammäste	20	0
A. cerebri posterior	44	11
Übergreifende Infarkte	5	3
Grenzgebiet	4	1

6.2.3 Ätiologie und Pathogenese

Wesentliche Störungen bei Hypoxie, Ischämie und Hirninfarkt sind definitionsgemäß die Reduktion des Blutflusses und damit eine Mangelversorgung mit Sauerstoff und Stoffwechselprodukten sowie Kalzium, Kalium, Proteinen und anderen. So sind zwar die Ursachen vielfältig, aber die morphologische Manifestation ist in der Regel relativ uniform. Da nun darüber hinaus globale oder regionale, reversible oder irreversible Störungen vorliegen können, ist die Pathogenese oft unentwirrbar.

Allerdings haben zahlreiche neue Untersuchungen, insbesondere tierexperimentelle Studien, dazu geführt, das Zusammenspiel unterschiedlicher pathogenetischer Faktoren genauer zu beschreiben. Wesentliche Bedeutung kommt hierbei dem Verständnis der selektiven Vulnerabilität der Nervenzellen und den unterschiedlichen Formen der Nervenzellenuntergänge zu. Darüber hinaus hat die Charakterisierung der Ischämiezonen mit der Unterteilung in Kernzone und Periinfarktgebiet zu einer erheblichen Verbesserung therapeutischer Maßnahmen geführt.

■ Selektive Vulnerabilität, Apoptose, Penumbra

Unter selektiver Vulnerabilität versteht man das Phänomen, dass bei globaler hypoxischer Schädigung des Gehirns bestimmte Regionen oder bestimmte Nervenzellpopulationen besonders vulnerabel sind. Aus der Humanpathologie ist die Vulnerabilitätsstaffelung innerhalb der Kleinhirnrinde, bei der die Purkinje-Zellen zuerst absterben, und am Ammonshorn die größere Empfindlichkeit des Sommer-Sektors gegenüber dem Gyrus dentatus bekannt (s. Kap. 7). Wesentliche Konzepte zum Verständnis der selektiven Vulnerabilität sind kalziumabhängige Mechanismen (Siesjö 1988; Lee et al. 1999), Änderungen der hämodynamischen Situation (Powers 1991) und eine Störung der Proteinsynthese (Kiessling u. Gass 1994; Sommer u. Kiessling 1995) (Abb. 6.8). Darüber hinaus sind auch unspezifische Proteine nachgewiesen worden, die das Konzept der selektiven Vulnerabilität unterstützen, wie z. B. Hitzeschockproteine (Chopp et al. 1991).

Der Begriff *Pathoklise* (Vogt u. Vogt 1922) umfasst die zelleigenen Stoffwechseleigenschaften, die eine gegenüber anderen Zellregionen unterschiedliche Reaktionsweise auf bestimmte Noxen begründen. In seiner Unbestimmtheit ist dieser Begriff allerdings wenig fruchtbar.

Der Begriff *Apoptose* muss von der selektiven Vulnerabilität abgegrenzt werden. Unter Apoptose

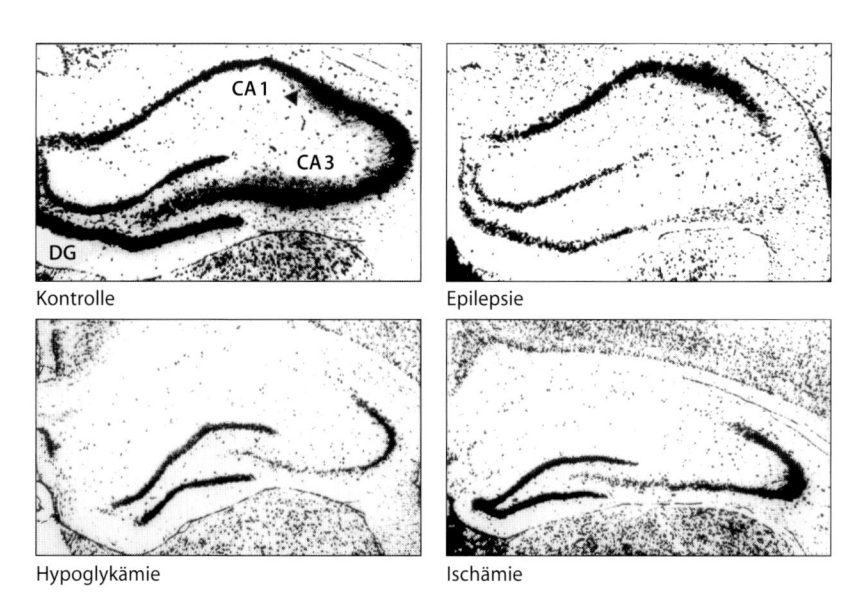

Abb. 6.8. Synopsis der selektiven Vulnerabilität im Hippokampus bei experimentell induzierter Epilepsie (Ratte), Hypoglykämie (Ratte) und Ischämie (mongolische Gerbil). Die Analyse der regionalen Proteinsynthese erlaubt in einem frühen Stadium der Wiedererholung (1–3 h) eine Identifikation von Ganglienzellen, bei denen ein hohes Risiko für eine irreversible Zellschädigung besteht. Bei Kontrolltieren ist durch die konstitutiv hohe Proteinsyntheserate in Ganglienzellen im Vergleich zur Neuroglia eine homogene intensive Markierung aller Ganglienzellen des Pyramidenzellbandes (CA) und der Körnerzellen des Gyrus dentatus (DG) zu erkennen. Die Grenze zwischen den Subsektoren CA1 und CA3 ist durch eine Pfeilspitze markiert. – *Status epilepticus* führt zur bevorzugten Hemmung der Proteinsynthese im CA3-Sektor des Pyramidenzellbandes. Bei *Hypoglykämie* sind Ganglienzellen im CA1-Sektor und in der Hilusregion des Gyrus dentatus betroffen. *Ischämie* führt zur Zellschädigung bei Pyramidenzellen der CA1-Region, die übrigen Sektoren des Pyramidenzellbandes und der Gyrus dentatus sind relativ resistent (Aufnahmen von Frau Prof. M. Kiessling, Inst. für Neuropathologie, Univ. Heidelberg)

versteht man einen programmierten Zelltod bzw. einen verzögerten Zelltod durch allmähliches Erlöschen der Zellfunktionen. Dieser Begriff ist von dem der Nekrose durch Struktur, Mechanismen und Zeitablauf grundsätzlich verschieden (vgl. Kap. 1).

Penumbra: Die zentrale Region eines ischämischen Hirninfarkts, in der Nervenzellen und Glia zugrunde gehen, ist umgeben von einer Zone, in der die Hirndurchblutung z. T. erhalten ist. Diese Randzone des Infarkts wird Penumbra genannt. Bei der fokalen Ischämie ist die Ausdehnung der Kernzone und der Penumbra bemerkenswert variabel in Abhängigkeit von Zeitdauer und Ausmaß der Mangeldurchblutung. Das heißt, im Gegensatz zur Kernzone, die der Nekrose unwiederbringlich anheim fällt, ist die Penumbra lediglich funktionell gestört, die neuronale Funktion ist also reversibel. Wenn die Durchblutung wiederhergestellt wird oder neuroprotektive Maßnahmen erfolgen (wie beispielsweise gezielte Temperaturerniedrigung; Ginsberg et al. 1992), kann die ischämische Penumbra „gerettet" werden. Sie ist daher das Hauptziel therapeutischer Maßnahmen (Hossmann 1994; Dirnagl et al. 1999).

Die pathologischen Prozesse in der Penumbra sind nicht nur Folge der Hämodynamik, sondern auch wesentliche Folge einer Schädigung auf molekularer Ebene.

Exzitotoxizität und Genexpression nach Ischämie

Die Beobachtung der toxischen Wirkung von Glutamat auf die Nervenzelle durch Olney (1971) führte zu dem Konzept der Exzitotoxizität. Es besagt, dass nicht nur O_2-Reduktion oder Glukoseverminderung den Nervenzelltod verursachen, sondern auch eine Überstimulierung durch Glutamat, ein ubiquitär im Gehirn vorkommender Neurotransmitter. Hierbei kommt es zu einer frühen Läsion in den Dendriten, darüber hinaus durch Stimulation unterschiedlicher Glutamatrezeptoren zur Störung intrazellulärer Mechanismen wie Proteinexpression und Aktivierung molekularer Mechanismen, die dann zum verzögerten Nervenzelltod führen (Hossmann 1994).

> Ischämie wie auch andere Stressfaktoren aktivieren ein komplexes genetisches Programm. Hierzu gehören Gene, die für die Hitzeschockproteine kodieren und Gene, die in der frühen Phase der Ischämie involviert sind; sie werden unter dem Begriff *IEG* (immediate early genes) zusammengefasst. Zu ihnen gehören C-Fos, C-Jun und Krox (Nowak u. Kiessling 1999).

Regulation der Stressantwort

Die Regulation der Stressantwort spielt sich vorwiegend auf der Transkriptionsebene durch Heat-shock-Transkriptionsfaktoren (HSF) ab. Dadurch kommt es zu einer Aktivierung des Heat-shock-Gens. Nach Ischämie verändert sich die Genexpression, und es kommt zur Induktion von Heat-shock-Proteinen in Abhängigkeit von der Ursache: bei globaler Ischämie zu einer globalen Aktivierung, bei einer regionalen Ischämie zur Expression von Heat-shock-Proteinen in der Pänumbra (Yao et al. 1990; Nowak u. Jacewicz 1994).

Induktion, Regulation und Funktion von IEG

Es gibt spezielle Gene, die unmittelbar nach physiologischen oder pathologischen Stimulationen aktiv werden und für Transkriptionsfaktoren kodieren. Diese ändern Zellfunktionen, z. B. die Sekretion von Zytokinen, und sind charakteristischerweise nur vorübergehend aktiv. Für die Ischämie sind 2 Gruppen von Bedeutung, die C-Fos/C-Jun/c-myc-Familie sowie die „Zinkfingerproteine". Diese Proteine sind für die Kontrolle des Zellzyklus, des Wachstums und der Differenzierung von Bedeutung, d. h., sie sind z. B. involviert in Apoptose- und Überlebensprogramme. Studien mit der IEG-Induktion (C-Fos und C-Jun) nach globaler Ischämie bestätigen unter anderem eine erhebliche Vulnerabilitätsstaffelung zwischen den Neuronen unterschiedlicher Regionen des Hippocampus (Kiessling u. Gass 1994).

Bei der fokalen Ischämie führen verschiedene pathogenetische Mechanismen zur IEG-Induktion. Daraus resultieren Unterschiede der Gen-Expression in der Kernzone des Infarkts, in der Pänumbra und in läsionsfernen Regionen der ipsilateralen Hemisphäre.

> Die Vielfalt der Gene, die bei der Zirkulationsstörung des ZNS aktiv werden, weist auf zahlreiche Mechanismen hin, die involviert sind, um eine adäquate Zellreaktion hervorzurufen, sei es zur Erhaltung der Neuronen oder sei es zum programmierten Zelltod.

6.2.4 Globale Ischämien (hypoxische Hirnschäden)

Vorübergehende Herz- oder Atemstillstände und schwere Schockzustände mit Absinken des arteriellen Drucks auf unter 70 mmHg führen zu irreversiblen Hirnschädigungen, sofern die Wiederbelebungszeit überschritten ist. Der Zeitraum einer tolerablen Unterbrechung der Hirndurchblutung wird in der Regel mit 5 min angegeben. Bei guter Herzleistung und ausreichender Durchblutung im unmittelbaren Anschluss an das Ende der Ischämie können die Zeiten auf ca. 15 min verlängert sein, bevor schwere Schädigungen einsetzen (Miller u. Myers 1972).

Auch unterhalb dieser kritischen Grenze kann eine Herabsetzung des Systemblutdrucks zu regionalen Ischämien führen, falls bereits lokale Vorschädigungen nachweisbar sind.

Globale Ischämien, die die Wiederbelebungszeit überschreiten, waren früher mit einem Überleben selten vereinbar. Durch moderne Methoden der Intensivbehandlung können Patienten solche Zustände länger überleben, wenn auch mit schweren Hirnschädigungen, die sich klinisch als sog. apallisches Syndrom äußern.

Morphologie. Nicht jeder hypoxische Hirnschaden führt zum intravitalen Hirntod (s. 6.2.5). Die morphologischen Folgen am Hirngewebe können sich vielmehr auf ausgedehnte kortikale Nekrosen, auf symmetrische Nekrosen der Stammganglien oder des Mes- oder Metenzephalons beschränken. Der Ablauf der Nekrosen ist bei regionalen und globalen Ischämien ähnlich: entweder in Form der *elektiven Parenchymnekrose*, bei der die Schädigung sich auf Nervenzellen konzentriert, die übrigen Gewebselemente weitgehend verschont, oder in Form der mehr oder weniger vollständigen Gewebsnekrose, meist als *Kolliquationsnekrose*.

Makroskopisch finden sich bei schwerem Zerebralschaden vielfach ausgedehnte Schrumpfungen und Erweichungen des Hirnmantels (Abb. 6.9), wobei auf den Frontalschnitten eine Lamellierung der verschmälerten Rinde erkennbar ist (lamelläre Nekrose). Gewöhnlich weisen auch die Stammganglien Nekrosen auf. Das Marklager kann sich bereits

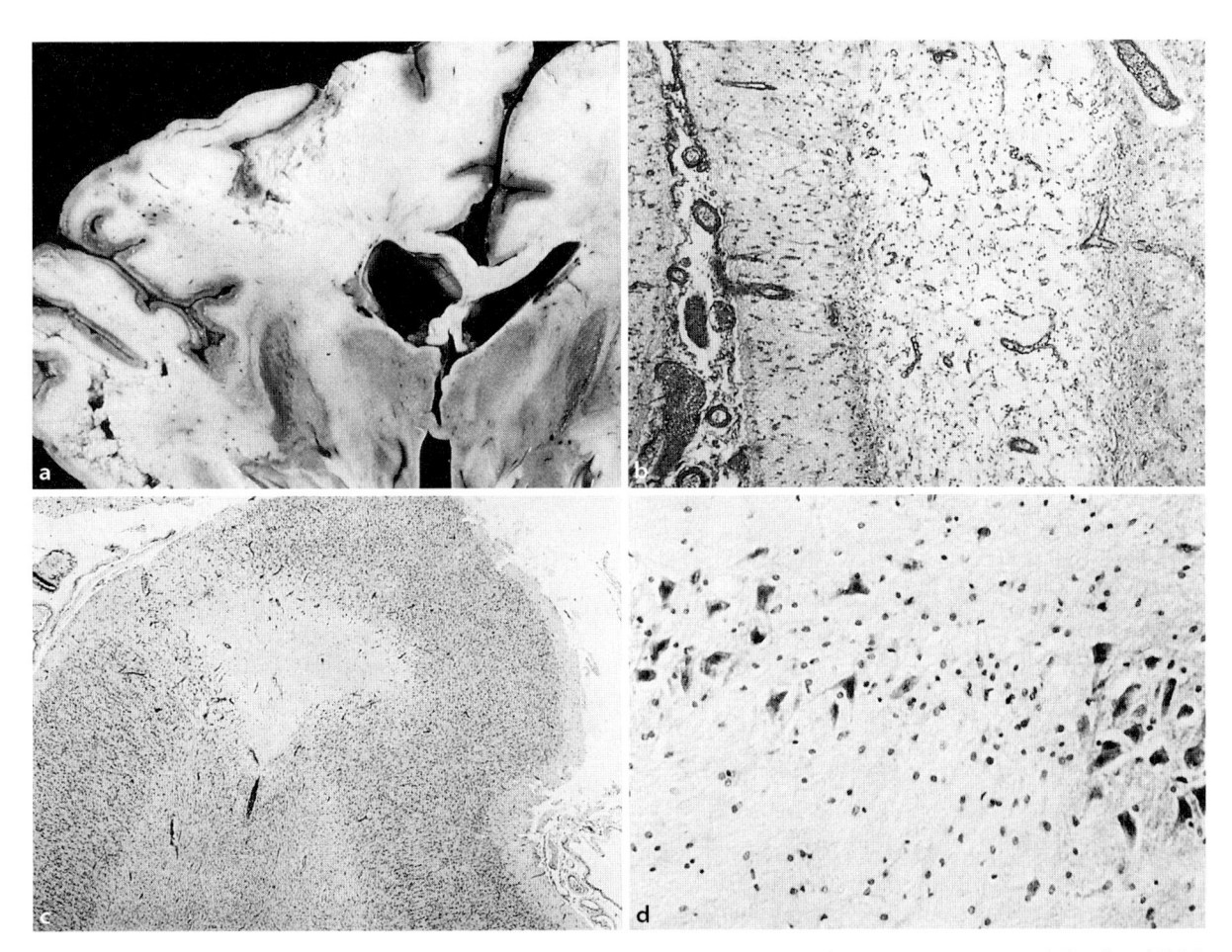

Abb. 6.9. a Schwere hypoxische Schädigung der Hirnrinde mit laminärer Nekrose sowie Marklagernekrose (Unfallschock, 8 Wochen vor dem Tod). **b** Laminäre Nekrose der Hirnrinde mit Gliareaktion in der Randzone (zugrunde gegangene 3.–5. Nervenzellschicht der Rinde). **c** Gefäßabhängige lokale Erbleichung der Hirnrinde aufgrund der fehlenden Färbbarkeit der zugrunde gegangenen Nerven- und Gliazellen. **d** Elektive Parenchymnekrose im CA_1-Bereich des Ammonshorns mit reaktiver Gliose. Die Nervenzellen sind sektorförmig ausgefallen (Zustand nach frühkindlicher hypoxischer Schädigung)

makroskopisch durch seinen prall-elastischen Gewebswiderstand als geschädigt erweisen. Nach Narkosezwischenfällen oder Barbituratvergiftungen können sich die makroskopisch wahrnehmbaren Schädigungen auf symmetrische Stammganglienekrosen beschränken (Peiffer 1963). Darüber hinaus sind bei der noch nicht zum Hirntod führenden globalen Ischämie meist schwere Kolliquationsnekrosen vor allem in den Konvexitätsabschnitten vorhanden (Abb. 6.39b).

Mikroskopisch steht die elektive Parenchymnekrose, die isolierte Schädigung der Nervenzellen, im Vordergrund, sie tritt selten global in allen Hirnregionen gleichmäßig stark auf (Abb. 6.9). Hypoxische Hypoxien sind eher ihre Ursache als lokale Gefäßverschlüsse. Die histologische Bezeichnung für die hierfür typische Schädigungsform ist die ischämische Nervenzellschädigung (Spielmeyer). Der Name ist nur zum Teil zutreffend, verallgemeinert er doch einen pathogenetischen Teilaspekt. Bei Hypoglykämien, toxischen Zuständen oder in der Umgebung von Kontusionsherden kann man die ischämische Nervenzellnekrose in gleicher Weise antreffen wie bei Hypoxie.

Der vor allem an den großen motorischen Nervenzellen deutliche Komplex des rauen endoplasmatischen Retikulums (lichtmikroskopisch Nissl-Schollen) lockert sich hierbei zunächst auf, nicht selten verbunden mit einer leichten Zellblähung und Randschollenkranzbildung, sie gelten innerhalb des Zeitraums weniger Stunden als reversibel. Das ultrastrukturelle Substrat dieser Tigrolyse ist eine Auflösung des rauen endoplasmatischen Retikulums.

Dem Zerfall der Nissl-Schollen parallel geht eine Homogenisierung des Karyoplasmas mit noch deutlichem Nukleolus. Die frühesten Veränderungen bereits nach wenigen Minuten kompletter Ischämie, die ultrastrukturell nachweisbar sind, bestehen in verklumptem Nervenzellchromatin (Jenkins et al. 1979). Im Rahmen dieser ischämischen Zellveränderungen schließt sich eine Schrumpfung des Zytoplasmas und des Kerns an, die zu charakteristischen Dreiecksformen führen. In der HE-Färbung kommt es zu einer ausgeprägten Eosinophilie (Abb. 6.10), während im Kresylviolettbild der Zellleib abblasst. Diese eosinophilen Zytoplasmaveränderungen treten frühestens nach 7 h auf, gewöhnlich nach 12–18 h (Jenkins et al. 1979). Sie werden als Koagulationsnekrose der einzelnen Nervenzelle gedeutet. Allerdings wird von den zahlreichen neueren experimentellen Untersuchungen zum zeit-

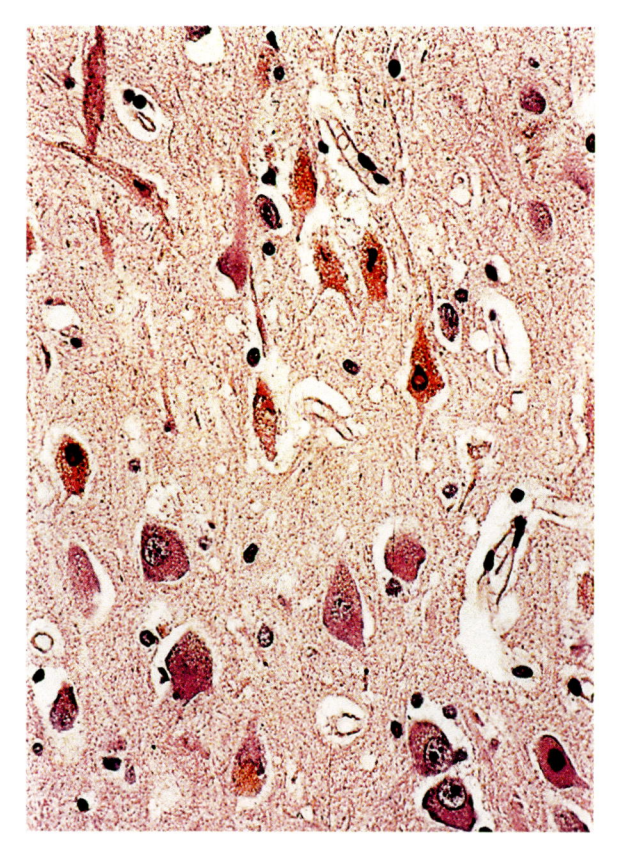

Abb. 6.10. Frische ischämische Nervenzellschädigung mit ausgeprägter Eosinophilie bei länger andauerndem Kreislaufstillstand (HE-Färbung)

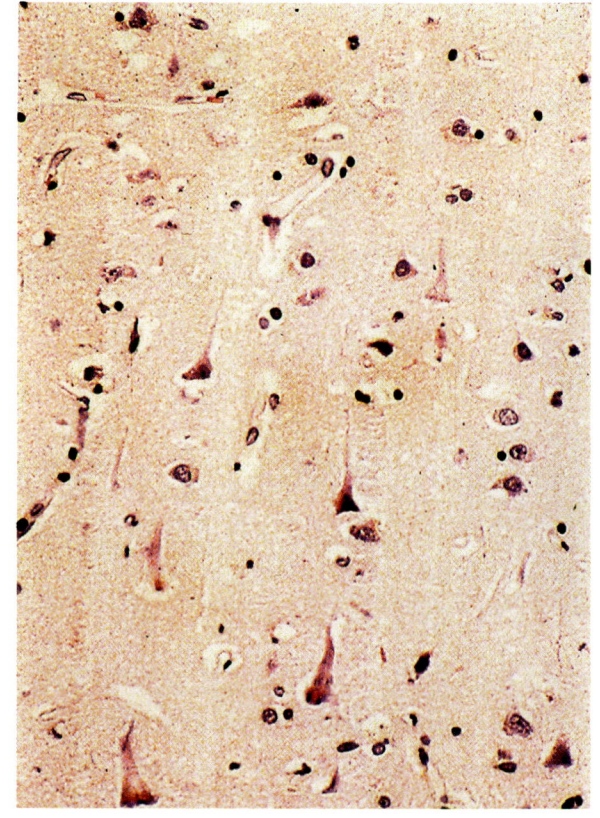

Abb. 6.11. Atrophische Nervenzellen mit Betonung der Nervenzellfortsätze (HE-Färbung)

lichen Ablauf der Ischämie einzelner Zellen eine erhebliche Abhängigkeit von der lokalen Rezirkulation gezeigt. Es wird daher postuliert, dass der irreversible Zelluntergang in 2 Formen abläuft:
- in der oben beschriebenen raschen eosinophilen Koagulationsnekrose,
- in Form einer neuronalen Degeneration, dem *verzögerten Nervenzelltod*.

> Man versteht unter verzögertem Nervenzelltod eine langsame neuronale Degeneration, die Tage nach einer kompletten, kurz dauernden Ischämie auftreten kann (Abb. 6.11). Die Ursache des verzögerten Nervenzelltodes ist nicht grundsätzlich geklärt.

Faktoren, die eine Rolle spielen, sind die Störung der neuronalen Proteinsynthese und die Exzitotoxizität. Die Bedeutung des verzögerten Nervenzelltodes liegt darin, dass Neuronen nicht einfach unwiederbringlich zerstört werden, sondern oft ein noch normales Erscheinungsbild zeigen (sowohl histologisch als auch physiologisch), wie zahlreiche Untersuchungen gezeigt haben (Horn u. Schlote 1992; Garcia et al. 1995; Postler et al. 1997). Sie sind daher zu einem bestimmten Zeitabschnitt (therapeutisches Fenster) für Interventionen zugänglich.

> *Anmerkung zur Präparation:* Vor allem bei der Beurteilung geringgradiger Nervenzellschädigungen ist zu beachten, dass die Art der Gewebsentnahme und Fixierung nicht ohne Einfluss auf das histologische Bild ist. Bei Biopsiepräparaten aus dem Hirngewebe ist regelmäßig in den Randzonen mit starken artefiziellen Nervenzellschrumpfungen zu rechnen. Auch unter experimentellen Bedingungen mit Perfusionsfixierungen ist bei selbst geringem Druck auf das Gewebe im unfixierten Zustand mit „dark neurons" zu rechnen.

Das umgebende Neuropil also reagiert auf Nervenzelluntergänge mit einer Veränderung der Mikrogliazellen nach relativ kurzer Zeit (wenigen Stunden) und im längeren Zeitverlauf mit reaktiver Gliose, insbesondere der Astrozyten (s. auch unter „Gliale Reaktionen" in Abschn. 6.2.6).

6.2.5 Intravitaler Hirntod

■ **Pathogenese.** Schwere globale Ischämien, bei denen die Überlebenszeit des Hirngewebes überschritten wurde, führen durch den Zusammenbruch der energieabhängigen Schrankenfunktionen und Membranstrukturen zu einem malignen Hirnödem. Hierbei kommt es zunächst zu Störungen des venösen Abflusses aus der Schädelkapsel, schließlich zur Unterbrechung der arteriellen Zufuhr, sobald der Hirndruck den arteriellen Druck überschreitet.

> Die Manifestationszeit, die zwischen dem Beginn der globalen Ischämie und dem Beginn der klinischen Zeichen des intravitalen Hirntodes liegt, beträgt durchschnittlich 24 h, allerdings bei einer Variationsbreite von 1–11 Tagen (Schröder u. Richard 1980). Die Unterbrechung der arteriellen Zuflüsse ist angiographisch oder dopplersonographisch nachweisbar und gehört neben Apnoe, der fehlenden Reaktion auf Schmerzreize, der fehlenden Lichtreaktion der weitgestellten Pupillen und dem Verlust anderer Hirnstammreflexe sowie dem Nulllinien-EEG zu den klinischen Kriterien des Hirntodes (Wissenschaftlicher Beirat 1982–1998).

■ **Morphologie.** Der Morphologe steht bei der Analyse eines Falles vielfach vor der Schwierigkeit, Schädigungen unterschiedlichen Alters vor sich zu haben. Dies gilt vor allem für posttraumatische Fälle intravitalen Hirntodes (s. auch Kap. 14). Hier sind zu unterscheiden die Primärschäden, die während des Hirndruckanstiegs entstehenden traumatischen Sekundärschäden und die durch die komplette Ischämie bedingten Spätschäden. Bei Fällen mit längerer Erhaltung des Lebens durch entsprechende Reanimationsmaßnahmen ist es gewöhnlich unschwer möglich, diese Differenzierungen aufgrund der unterschiedlichen intravitalen Gewebsreaktionen oder der typischen morphologischen Muster vorzunehmen.

Makroskopisch imponiert bei intravitalem Hirntod meist eine dunkelrot-violette oder auch – in fixiertem Zustand – schmutzig-braune Farbe der Hirnoberfläche. Es bestehen mehr oder weniger stark ausgeprägte fleckförmige Subarachnoidalblutungen. Sie umgeben vielfach die leptomeningealen Gefäße, die über den verstrichenen Sulci verlaufen. Die Tonsillendruckzeichen sind extrem ausgebildet. Meist ist es bereits zur Nekrose der Tonsillen, wenn nicht zu einer zerfließlichen Nekrose auch der Kleinhirnhemisphären gekommen. Freischwimmende Purkinje-Zellen und andere Fragmente des Kleinhirngewebes im Liquorzellsediment weisen bereits intravital auf derartige Nekrosen hin. Auf den Frontalschnitten ist das Großhirn gewöhnlich dunkelzyanotisch verfärbt und sehr brüchig. Einblutungen in die den Tentoriumzügeln benachbarten Rindenabschnitte des Gyrus parahippocampalis, in Hirnschenkel und Brücke sind häufig. Das Gewicht dieser Gehirne ist meist extrem hoch (1600–1800 g). Die leptomeningealen und inneren Venen sind gewöhnlich prall gefüllt und frisch thrombosiert.

Das *mikroskopische Bild* hängt nicht zuletzt mit der agonalen Situation zusammen, d. h. mit der Frage, ob es nach Einsetzen der totalen Ischämie noch einmal zu einer wenn auch frustranen Rezirkulation kam oder nicht. Hat eine solche Rezirkulation stattgefunden, so finden sich nicht nur prall gefüllte Gefäße, die zwischen den Blutzellaggregationen auch bereits Fibrinausfällungen aufweisen können, sondern Emigrationen von vorwiegend neutrophilen Granulozyten in das perivaskuläre Gewebe. Anzeichen einer intravitalen zelligen Reaktion, insbesondere einer Makrophagenbildung, gehören dagegen bei der reinen globalen Ischämie, der keine primäre, z. B. traumatisch bedingte, Hirnschädigung vorangegangen war, nicht zum typischen Bild. Man findet vielmehr eine weitgehende Erbleichung der Nerven- und Glia- sowie der Gefäßwandzellen. Die verbliebenen Kerne sind schmal und homogen. Am ehesten identifizierbar sind die Purkinje-Zellreste, während die Körnerzellkerne der Kleinhirnrinde geschwollen und chromatolytisch oder in zahlreiche Kerntrümmer zersprengt erscheinen.

Der Pathogenese des intravitalen Hirntodes entsprechend finden sich deutliche Demarkationszonen an den Grenzen des intrakraniellen Raumes: Am Canalis opticus im Verlauf des Tractus opticus und in Höhe des Segments C1 bis C3 des Rückenmarks zeigt sich histologisch die Abgrenzung in Form einer ödematösen Gewebsauflockerung und einer randständigen Makrophagenbildung (Schröder 1978).

Gewöhnlich besteht auch eine Nekrose des Hypophysenvorderlappens. Die Bedeutung der Einkapselung des Gehirns bei steigendem Hirndruck für die Entstehung des intravitalen Hirngewebstodes erweist sich im Übrigen auch bei Trepanationsöffnungen. Das im Öffnungsbereich gelegene Hirngewebe kann hierbei von der Gewebsnekrose ausgenommen sein, weil es offenbar eine noch ausreichende Blutversorgung vom Narbenrand her erfährt. 36% der Fälle des intravitalen Hirntodes zeigen sekundäre Brückenblutungen (Schröder u. Richard 1980).

6.2.6 Regionale Ischämien (anämische Hirninfarkte)

Der überwiegende Teil anämischer Hirninfarkte ist verursacht durch Verschlüsse und Stenosen der Gefäße zuführender Arterien, hierzu gehören die stenosierende Arteriosklerose, Thromben und Embolien sowie raumfordernde Prozesse (Tumoren), Hirndruck und Spasmen.

> Klinischen und pathologisch-anatomischen Beschreibungen regionaler Durchblutungsstörungen sind verschiedene Begriffe zugeordnet: Einerseits spricht man lediglich von *Infarktsyndromen*, da die Lokalisation austauschbar ist, andererseits kennt der klinische Sprachgebrauch den Begriff *Insult* (Stroke), der sowohl Hirninfarkt als auch intrazerebrale Blutungen einschließt, aber auch reversible neurologische Defizite (transiente ischämische Attacken) und prolongierte reversible neurologische Defizite.

> Unter *anämischem Hirninfarkt* (ischämische Enzephalomalazie) versteht man den Verschluss eines zuführenden arteriellen Gefäßes, dem eine Mangeldurchblutung des abhängigen Gefäßabschnittes folgt (Abb. 6.12).

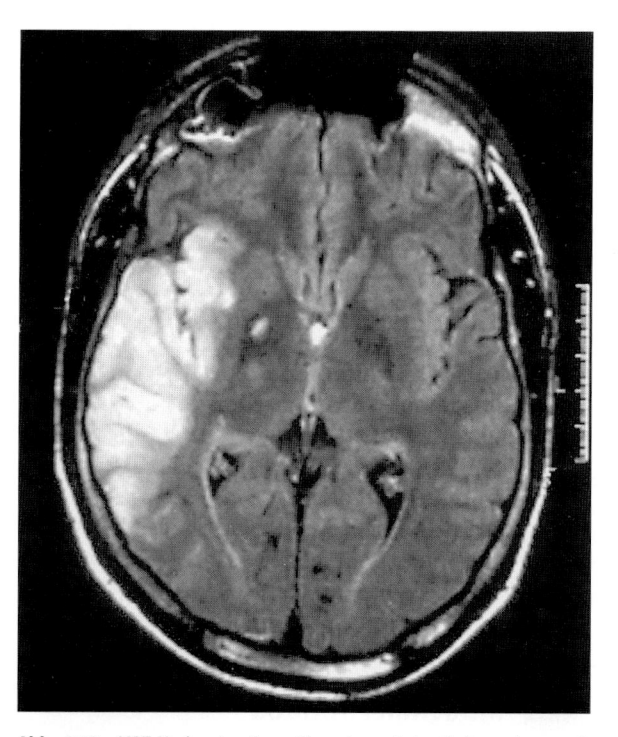

Abb. 6.12. MRT-Nachweis eines überwiegend kortikalen, aber auch striolentikulären frischen Infarkts. Axiale FLAIR-Sequenz mit kortikaler Hyperintensität im temporalen Mediastromgebiet und einem großen Teil der Inselrinde rechts; zusätzlich kleine lakunäre Hyperintensitäten striolentikulär (Aufnahme von Dr. T. Wilhelm, Neuroradiologie, TU München)

Der Begriff *Erweichung* wird gelegentlich synonym mit ischämischer Enzephalomalazie verwandt, sollte aber auf ein bestimmtes Stadium der Kolliquationsnekrose beschränkt sein.

Die häufigste Folge eines anämischen Hirninfarkts ist die *Kolliquationsnekrose*. Sonderformen wie Koagulationsnekrose, lakunärer Kleinstinfarkt und inkomplette Nekrosen sowie Erbleichung und hämorrhagischer Infarkt werden weiter unten abgehandelt.

Kolliquationsnekrose

Kolliquationsnekrosen können im Umfang zwischen Lakunen, die die unmittelbare Umgebung einer Arteriole betreffen, und Nekrosen im Versorgungsbereich einer der großen Hirnarterien oder der Gesamtnekrose im Sinne des intravitalen Hirntodes schwanken. Kolliquationsnekrosen sind nicht nur Folge von Ischämien und Anoxie, sondern z. B. auch ein Begleitsymptom der nekrotisierenden Enzephalitis (s. Kap. 9).

Stadium I (frische Nekrose)

Makroskopisch ist die frische Läsion nach 12 h abgrenzbar mit fester, erhabener Schnittfläche (Abb. 6.13a). Histologisch gleicht das Bild zunächst weitgehend dem der elektiven Parenchymnekrose (Abb. 6.13b). Die Störung der Blut-Hirn-Schranke und die entsprechende Schwellungsreaktion der Endothelzellen, der Perizyten und der Astrozytenfortsätze ist allerdings ausgeprägter. Ab 30 h können die ersten Makrophagen an der Herdgrenze auftreten.

Die Periinfarktzone (Penumbra) bietet histologisch ein uneinheitliches Bild (s. unter 6.2.3).

Stadium II (Erweichung)

In diesem Stadium beginnt die Auflösung der Gewebsstruktur, die *Kolliquation*. Makroskopisch sind innerhalb der ersten 2–3 Tage die Infarktbereiche geschwollen, vielfach auf der frischen, unfixierten Schnittfläche stärker rosa-fleckig gezeichnet und weicher als das angrenzende Gewebe. Mit zunehmendem Alter wird das Gewebe noch weicher, geht in eine weißlich-gelbliche Farbe über, um innerhalb einiger Wochen zu zerfallen und sich kleinzystisch umzuwandeln (Abb. 6.13c). Nur wenn ein anämischer Infarkt das Hirngewebe eines Kleinkindes trifft, kann es zu einer rascheren und auch weit ausgedehnteren zystischen Einschmelzung des Nekrosenbereiches kommen. Solche Einschmelzungen sahen wir bereits nach 3 Wochen. Eine Demarkation des Infarktbezirkes ist schon wenige Tage nach der Schädigung angedeutet.

Mikroskopisch sieht man nach 48 h eine bereits deutliche Vermehrung von Makrophagen (Abb. 6.13d). Sie bilden sich aus Mikroglia, perivaskulären Zellen und aus hämatogenen Monozyten, die in den Infarktbereich einwandern und nach 3–4 Tagen wieder in Richtung der Venolen und Venen abzuwandern beginnen.

Soweit markhaltige Bereiche betroffen wurden, sind die Markscheiden zunächst abgeblasst, um schließlich zu zerfallen und als Myelinbruchstücke in die mononukleären Makrophagen aufgenommen zu werden. Bei Sudanfettfärbungen erkennt man entsprechende „Fettkörnchenzellen" (Abb. 6.13d). Die Randzone des anämischen Infarktes weist gewöhnlich einen deutlichen Ödemmantel mit grobspongiöser Gewebsauflockerung auf. Man sieht bereits gegen Ende des ersten Tages nach der Schädigung Axonschwellungen. Benachbart im scheinbar Gesunden liegende Nervenzellen können das Bild der ischämischen Nervenzellschädigung oder auch Bilder der primären Reizung aufweisen, durchqueren doch ihre Fortsätze vielfach den Nekrosebereich, wo sie ebenfalls durch Unterbrechung der regionalen Axonblutversorgung der Nekrose verfallen.

Stadium III (Resorption und Organisation)

Dieses Stadium erreicht in der 2. und 3. Woche den Höhepunkt. Die Übergänge zum Stadium II sind fließend.

Während der Auflösung des Gewebes und seiner Resorption in unzähligen Phagozyten sprossen die Kapillaren vor allem von den Randzonen in den Nekrosebereich hinein. Die Kapillarsprossen sind in der Regel sehr zellreich. Selten können sie vielkernige, riesenzellähnliche Sprossen bilden. Am Herdrand kann es zu Lymphozyteninfiltraten kommen. In der Wand neugebildeter Kapillaren, aber auch in erhaltenen Arteriolen und Venolen bilden sich Retikulinfasern.

Die in der Mantelzone des Infarkts in Verbindung mit dem Umgebungsödem proliferierenden zytoplasmareichen Astrozyten (Abb. 6.14) bilden Gliafasern. Diese erzeugen gemeinsam mit den Kollagenfasern, die von den Gefäßen oder auch – bei rindennahem Sitz des Infarkts – von den Meningen aus in das Narbengewebe vordringen, eine gemischt gliös-mesenchymale Narbe. Meistens wird der nekrotische Defekt aber nicht voll von diesen Glia- und Kollagenfasern gedeckt, vielmehr führt die Kolliquationsnekrose zum zystenähnlichen Defekt (Abb. 6.13e).

An den Rändern liegen vielfach noch Wochen nach dem Infarkt Makrophagen. Liegt die Erweichung oberflächennah, so pflegt die Molekularschicht erhalten zu bleiben, weil ihre Gefäßversor-

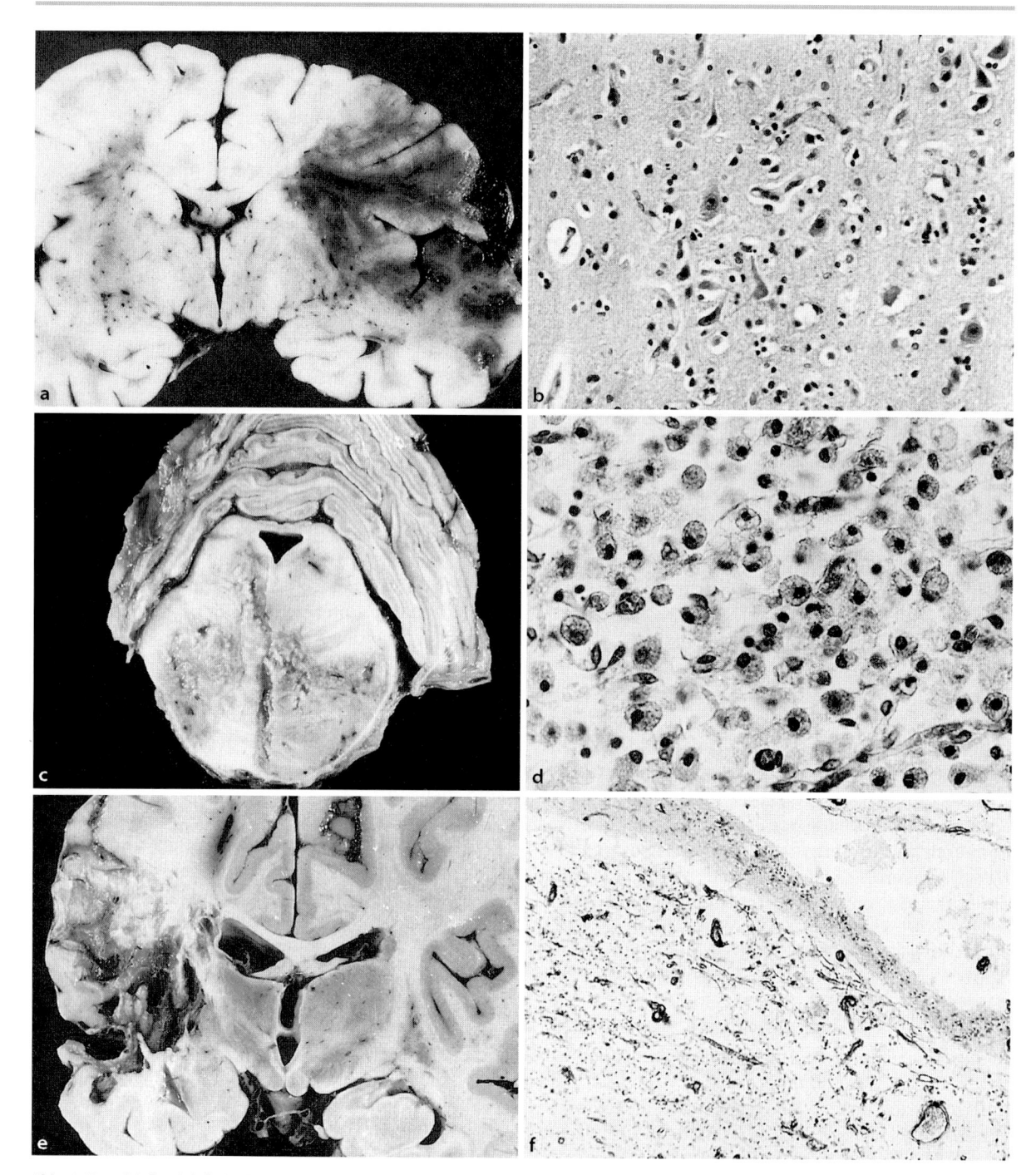

Abb. 6.13. a Frischer Infarkt im Versorgungsgebiet der A. cerebri media rechts mit geringer hämorrhagischer Komponente. **b** Frische ischämische Nervenzellveränderungen des Kortex mit Hyperchromasie des Zellkerns, Eosinophilie des Zytoplasmas und perizellulären Schrumpfräumen. Vereinzelte Neuronen sind intakt; reaktive Zellvermehrung überwiegend der Mikroglia. **c** Erweichung in der Brücke nach Thrombose der A. basilaris 10 Tage zuvor. **d** Zahlreiche Fettkörnchenzellen (Hirnmakrophagen, Gitterzellen, Lipophagen) aus einem Infarkt des Stadiums II. **e** Alte, weitgehend zystisch umgewandelte Nekrose im Versorgungsgebiet der A. cerebri media links (Infarkt im Stadium III). **f** Randzone eines weitgehend abgeräumten anämischen Infarkts mit persistierenden Fettkörnchenzellen und erhaltener Molekularschicht

gung offenbar von der Pia her noch ausreichend gesichert ist (Abb. 6.13f). Immerhin sind diese schmalen Streifen der Molekularschicht meist von pathologischen Gliazellformen durchsetzt oder enthalten Lipo- bzw. (nach Blutungen) Siderophagen.

Der enthaltene Streifen der Molekularschicht lässt es gewöhnlich zu, ischämisch bedingte Nekrosen von traumatisch bedingten zu unterscheiden, bei denen die Molekularschicht zerstört oder in die Narbe einbezogen ist.

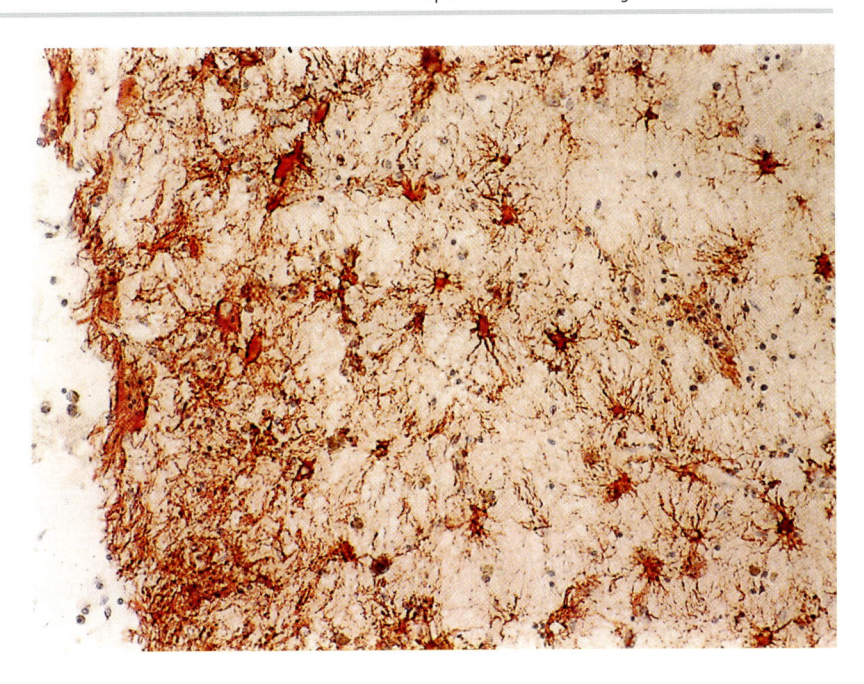

Abb. 6.14. Reaktive Gliose im Randbereich eines alten Infarkts mit ausgeprägter Darstellung der Astrozytenfortsätze. Darstellung des glialen sauren Faserproteins (GFAP, ABC-Methode)

Auch lokalisatorisch unterscheiden sich die ischämischen Infarkte innerhalb der Rinde von den traumatisch verursachten Narben dadurch, dass sie gewöhnlich nicht – wie die letzteren – auf der Windungskuppe angesiedelt sind, sondern in dem schlechter versorgten Windungstal.

Handelt es sich um zahlreiche Mikronekrosen oder um umschriebene Nekrosen mit Schwerpunkt in den Grenzzonen zwischen den Versorgungsgebieten der 3 großen Hirnarterien, so wird auch von einer Granularatrophie bzw. von einem Grenzzoneninfarkt gesprochen (s. Sneddon-Syndrom unter 6.4.6).

An der Phagozytose nekrotischen Gewebes beteiligen sich zwar vorwiegend die mononukleären Makrophagen (Oehmichen 1978), doch nehmen die Astrozyten, in den Grenzzonen selten sogar Nervenzellen an der Phagozytose teil. Vorwiegend in den Randgebieten trifft man auf Nervenzellinkrustationen durch Eisen- und Kalksalze. Der Eisengehalt dieser nekrotischen Zellen ist unabhängig davon, ob ein anämischer oder ein hämorrhagischer Infarkt bestand. Frühestens treten sie 7–8 Tage nach dem Infarkt auf. Sie können über Jahrzehnte liegen bleiben.

Im Kleinkindesalter imprägnieren sich die irreversibel ischämisch geschädigten Nervenzellen besonders häufig mit Eisen- und Kalksalzen.

Koagulationsnekrose

> Es handelt sich hierbei um eine besondere Form der regional begrenzten Gewebsnekrose, bei der der nekrotische Bereich nicht der langsamen Kolliquation verfällt, sondern weitgehend unabgebaut liegen bleibt.

Experimentell lassen sich derartige Nekrosen durch Hitze- und Strahleneinwirkung reproduzieren. In der Humanpathologie treten sie im Zusammenhang mit Vaskulopathien nur selten auf, wurden früher aber öfters im Rahmen von Strahlenspätschädigungen beobachtet. Sie kommen ferner in Verbindung mit Angiomen, insbesondere bei der angiodysgenetischen nekrotisierenden Myelopathie (Foix-Alajouanine) vor (Jellinger u. Minauf 1968).

Die formale Genese der Koagulationsnekrose wurde in Verbindung zu einer plasmatischen Gewebsinfiltration gebracht (Zeman 1955).

■ **Morphologie.** Makroskopisch hebt sich die Koagulationsnekrose auf den Frontalabschnitten durch ihre scharfe Abgrenzung und ihre meist erhöhte Konsistenz vom übrigen Hirngewebe ab. Mikroskopisch finden sich in der Demarkierungszone teils kleinzystische Gewebsauflockerungen, teils gemischt gliös-mesenchymale Narben, zwischen denen Lipo- und Siderophagen angetroffen werden können. Selten sieht man hier Fremdkörperriesenzellen, wird doch offenbar die Koagulationsnekrose als Fremdkörper behandelt, der auch zu Immunreaktionen mit Ansammlung von Lymphoidzellen und Plasmazellen führt.

Im Inneren der Koagulationsnekrose sind die Gefäße manchmal noch deutlich erkennbar, wenn auch meist mit einer entweder fibrosierten oder fibrinoid-nekrotischen Wand. Von den Gefäßwänden können Kollagenfasern in den nekrotischen Bereich hineinsprossen. Lipophagen finden sich aber allenfalls in geringer Menge. Stattdessen kann der nekrotische Bereich von feinkörnigen Kalkkonkrementen übersät sein.

Kolloide Degeneration

Eine Sonderform der Koagulationsnekrose stellt die kolloide Degeneration dar, die ursprünglich im Rahmen der Lues cerebrospinalis und der progressiven Paralyse beschrieben worden ist, aber auch unabhängig davon – wenn auch sehr selten – vorkommen kann. Wie bei der Koagulationsnekrose liegt eine vollständige Gewebsnekrose vor. Der Begriff bezieht sich also nicht auf die auch als Koagulationsnekrose gewertete ischämische Nervenzellschädigung allein. Die kolloid-degenerativ veränderten Gewebspartien wirken speckig-homogen, sind aber in den Randpartien vielfach sekundär verkalkt oder weisen sogar eine knöcherne Metaplasie auf (Peiffer 1959).

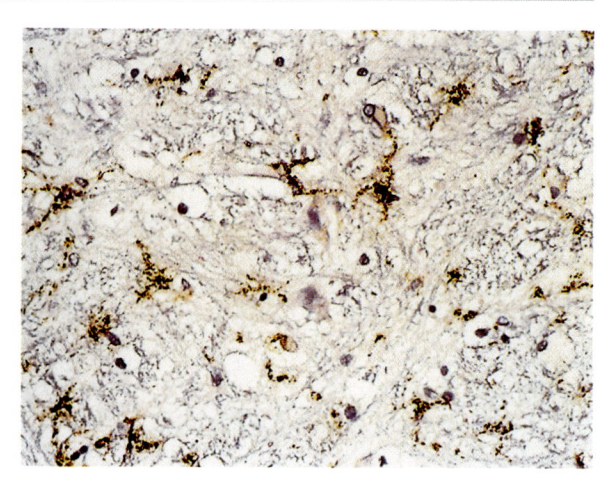

Abb. 6.15. Reaktive Mikrogliaproliferation mit zahlreichen aktivierten Mikrogliazellen im Bereich eines frischen Infarkts. Mikrogliadarstellung mit Antikörper Ki-M1P (CD68)

Gliale Reaktionen

Die gliale Reaktion verläuft in Abhängigkeit vom Nekrosetyp unterschiedlich und ist insbesondere bezüglich der Mikrogliapopulation noch nicht ausreichend untersucht. Bei kompletten Nekrosen wie dem ischämischen Infarkt gehen alle Gliapopulationen, Oligodendroglia, Astroglia und Mikroglia, zugrunde. Bei inkompletten wie der oben besprochenen elektiven Parenchymnekrose oder in der Pänumbra der anämischen Infarkte sind die glialen Zellen nur reversibel geschädigt.

Mikroglia

Eine ausführliche Darstellung der Mikroglia, ihrer Funktion und Plastizität findet sich in Kapitel 1. Die Zellpopulation der Mikroglia besteht im Wesentlichen aus folgenden unterschiedlichen Subtypen:

- Ramifizierte oder ruhende Mikroglia: Sie weist zahlreiche fein verzweigte Zellfortsätze auf und ist im erwachsenen Gehirn diffus im Kortex und Marklager verteilt.
- Aktivierte (oder amöboide) Mikroglia: Sie besitzt wenige verkürzte Zellfortsätze bei vergrößertem Zellkörper. Eine begrenzte Zahl von Immunmolekülen wird exprimiert, z.B. MHC II (Garraway et al. 1983).
- Phagozytierende Mikroglia (Hirnmakrophagen): Sie weist funktionell und morphologisch große Ähnlichkeit mit gewöhnlichen Makrophagen auf und stammt zum überwiegenden Teil von eingewanderten Monozyten ab (Oehmichen 1978; Hickey u. Kimura 1988).
- Perivaskuläre Mikroglia: Ihre Stellung im Mikroglia-Makrophagen-System ist am wenigsten geklärt.

Immunhistologisch wird die Mikroglia durch Marker gegen CD68 und MHC II (z.B. Ki-M1P, KP1) dargestellt (Paulus et al. 1992; Kreutzberg et al. 1996).

Bei der globalen Ischämie des Gehirns wird die ruhende Mikroglia aktiviert, immunhistologisch können CR3-Komplementrezeptor- und MHC-II-Expressionen innerhalb von Stunden nachgewiesen werden. Nach 2–4 Tagen werden, wenn neuronale Schäden auftreten, Hirnmakrophagen nachgewiesen, die zahlreiche Immunmoleküle exprimieren (Abb. 6.16b). Bei der fokalen Ischämie, dem anämischen Hirninfarkt, sind die Befunde und Zeitabläufe grundsätzlich gleichartig, spielen sich aber überwiegend in der Penumbra, also der Periinfarktzone ab (Abb. 6.15). Darüber hinaus kommt es hierbei zu einer Aktivierung der perivaskulären Mikroglia, die sich in Hirnmakrophagen umwandelt. Ganz allgemein wird bei hypoxischen Bedingungen, ob fokal oder generalisiert, die Mikroglia aktiviert – auch in Regionen fern von der Gewebsschädigung. Die funktionelle Bedeutung der Aktivierung ist bislang noch wenig untersucht.

Die Abläufe der Mikrogliatransformation sind sehr komplex, und ihre Details sind Gegenstand zahlreicher Untersuchungen. Unterschiedliche Metaboliten und Mediatoren spielen bei der entzündlichen Reaktion auf Kreislaufstörungen eine Rolle. Hierzu gehören z.B. Prostaglandine, NO, Zytokine und Zyklooxygenasen (COX), auf die hier nicht näher eingegangen werden kann (Postler et al. 1997; Dirnagl et al. 1999; Schwab et al. 2000; Zoppo et al. 2000). Die gliale Antwort auf unterschiedlich ausgeprägte ischämische Veränderungen am Gehirn sind in der folgenden Übersicht zusammengefasst (mod. nach Kato u. Walz 2000):

- *Sublethale Schädigung:*
  - frühe transiente Mikrogliaaktivierung (aktivierte Mikroglia),
  - späte transiente Aktivierung der Astrozyten.
- *Elektive Parenchymnekrose:*
  - frühe transiente Mikrogliaaktivierung (aktivierte Mikroglia),
  - durch den Zelltod induzierte, verzögerte Mikrogliaaktivierung (Hirnmakrophagen),
  - reaktive Astrozytose.
- *Anämischer Hirninfarkt:*
  - Nekrose neuronaler und glialer Zellen,
  - Infiltration von Granulozyten und Monozyten,
  - Transformation der perivaskulären Zellen in Hirnmakrophagen,
  - aktivierte Mikroglia in der Pänumbra.

Makroglia

Bereits in den Frühstadien der Ischämie finden sich Astrozyten- und später auch Oligodendrogliazellschwellungen, jedoch keine Zelluntergänge. Die Schwellungen hängen zusammen mit der Schädigung der Nervenzellmembran durch Elektrolyt- und Flüssigkeitsverschiebungen. Hier zeigt sich, dass experimentell bereits nach 15-minütiger Ischämiedauer Astrozytenveränderungen nachweisbar sind. Demgegenüber reagieren die Oligodendroglia und die Kapillaren erst nach 60 min (Garcia et al. 1977).

Die proliferierenden Astrozyten bilden filamentreiche Fasern, die in späteren Stadien zu einer gliösen Deckung der weitgehend von Nervenzellen entblößten „erbleichten" Areale führen oder im Randbereich einer Nekrose nachweisbar sind (Abb. 6.14, 6.16a). Treten diese elektiven Parenchymnekrosen im frühen Kindesalter auf, so kann es hier zu gliotisch vernarbten Rindenpartien und zu einer Fehlmyelinisierung kommen (vgl. Kap. 4). Eine detaillierte Übersicht zur Rolle der Astrozyten beim anämischen Hirninfarkt gibt Norenberg (1998).

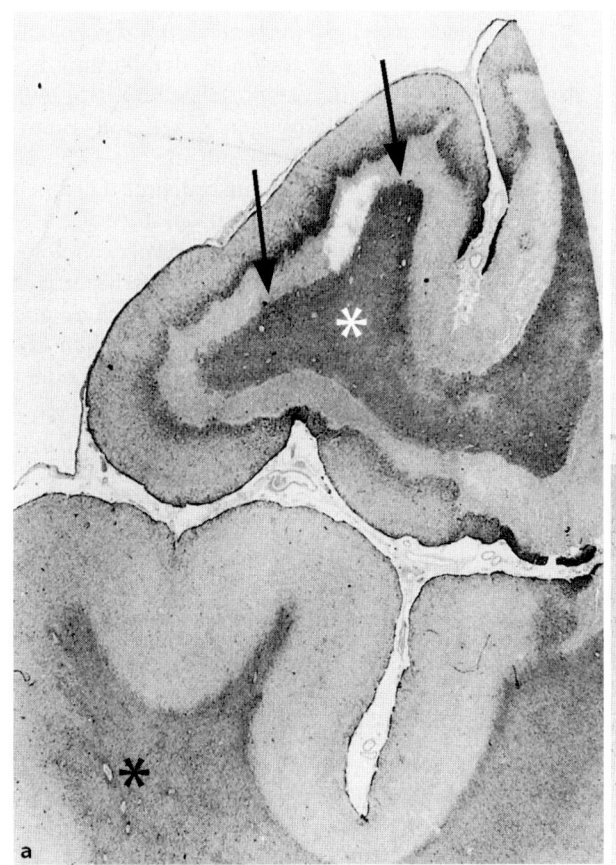

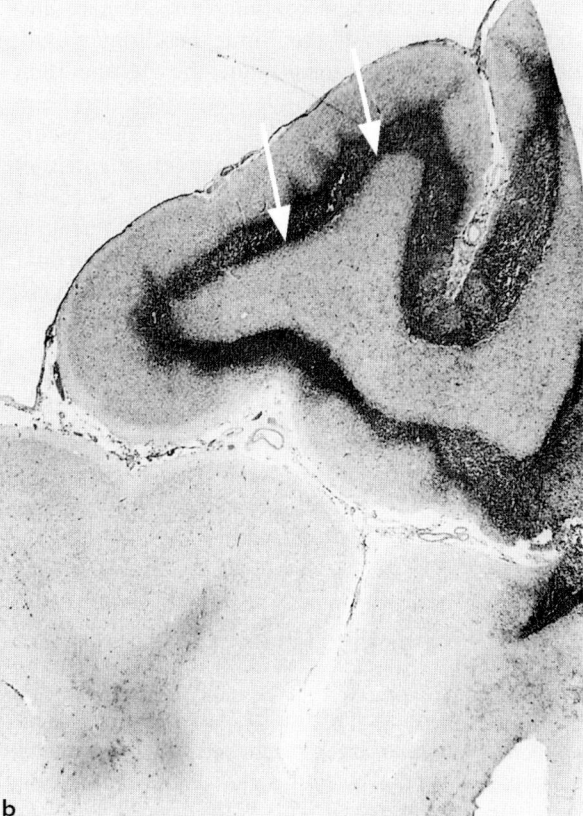

Abb. 6.16. a Gliale Reaktion im Bereich einer laminären Nekrose (*Pfeile*). Die astrozytäre Komponente ist stark proliferiert und mit einem Antikörper gegen GFAP dargestellt (*Sterne*). **b** Unmittelbar benachbarter Schnitt. Fettkörnchenzellen (Makrophagen) und reaktive Mikroglia im Bereich der laminären Nekrose (*Pfeile*) und des angrenzenden Gebiets (Darstellung mit Antikörper Ki-M1P)

Lakunärer Infarkt

Er entsteht durch umschriebene kleine vollständige Nekrosen, denen die gleichen Gewebsveränderungen wie bei der Kolliquationsnekrose zugrunde liegen. Sie treten insbesondere bei Hypertonikern auf (s. auch 6.3.1).

Inkomplette Nekrose (elektive Parenchymnekrose)

Wirkt sich eine regionale Ischämie in Form der elektiven Parenchymnekrose aus, so kann es zu Erbleichungen (Abb. 6.9c) kommen. Dieser Begriff ist auf die mangelnde Färbbarkeit ischämisch geschädigter Nervenzellen zurückzuführen. Solche Erbleichungen können bestimmten Rindenschichten folgen (laminär) oder ohne Rücksicht auf zytoarchitektonische Grenzen auftreten (pseudolaminär).

6.2.7 Hämorrhagische Infarkte

Hämorrhagische Infarkte im arteriellen Versorgungsgebiet unterscheiden sich vom anämischen Infarkt durch zahlreiche konfluierende kleinere Blutungen, die meist auf die Rinde beschränkt sind. Erklärungen für die lokalisatorische Besonderheit gibt es nicht. Die Histologie entspricht der beim anämischen Hirninfarkt, lediglich die Komponente der Blutung verursacht eine ausgeprägte Pigmentierung der Phagozyten. Ursächlich werden einerseits eine Erhöhung des venösen Drucks (z.B. intrakranieller Drucksteigerung) genannt, der eine primär anämische von Läsion rückwärts blutig imbibiert. Andererseits kann es bei einer Rezirkulation in teils nekrotisches Gewebe zu Blutaustritten durch defekte Gefäßwände kommen (Abb. 6.28 d).

Hämorrhagische Infarkte durch Verschlüsse im venösen Drainagegebiet führen über eine Stauung zur Erythrodiapedese und zum Gewebsuntergang (vgl. 6.6.2).

6.3 Spontane intrakranielle Blutungen

Blutungen in die Schädelhöhle haben äußere Ursachen wie Traumata oder geschehen aus inneren Ursachen, also spontan. Blutungen in die Dura, subdural und intrazerebral, die Folgen eines Traumas sind, werden an anderer Stelle besprochen (s. Kap. 14). Spontane intrazerebrale Blutungen können einerseits subarachnoidal auftreten, meistens als Folge eines sakkulären Aneurysmas oder entsprechend einer kompakten Blutung in die weiße Masse (Massenblutung) sowohl supra- als auch infratentoriell.

Häufigkeit und Klinik.
Häufigste Ursache einer intrazerebralen Massenblutung (ICB) sind:

- Hypertonus   50%
- Zerebrale Amyloidangiopathie   12%
- Antikoagulanzien   10%
- Tumoren   8%
- Drogen   6%
- Angiome und Aneurysmen   5%

Andere Ursachen sind selten (Feldman 1994).

Die konsequente Anwendung der antihypertensiven Therapie hat zwar die Häufigkeit der intrazerebralen Massenblutung beim Hypertonus deutlich gesenkt (Nicholls u. Johansen 1983), demgegenüber ist die Inzidenz der Aneurysmablutung nicht geändert. – Die modernen bildgebenden Verfahren haben die klinische Abgrenzung einzelner Krankheitsbilder erleichtert, insbesondere die Unterscheidung zwischen ischämischem Hirninfarkt und ICB.

Die klinischen Symptome sind durch die Lokalisation oder durch die Ausdehnung der Blutung bestimmt und setzen in der Regel schlagartig ein. Schwere ausgedehnte Blutungen gehen mit Hemiplegie, schwerer Bewusstseinsstörung und Blickabweichung einher. Weniger ausgedehnte Läsionen z.B. im Putamen sind durch sensomotorische Hemiparesen, Gesichtsausfälle und neuropsychologische Störungen gekennzeichnet. Kleinere Blutungen können sog. lakunäre Syndrome verursachen und sind von umschriebenen ischämischen Insulten klinisch oft nicht zu differenzieren (Boiten u. Lodder 1991).

- Für die Prognose ist bedeutungsvoll, ob ein Ventrikeleinbruch (meistens in die vorderen Seitenventrikel) und eine Tamponade des 4. Ventrikels erfolgt. Diese Komplikationen sind prognostisch ebenso ungünstig wie primäre Brückenblutungen.

6.3.1 Hypertensive Enzephalopathie

Unter der hypertonischen Enzephalopathie (Syn.: hypertensive Angiopathie) werden sowohl die der Hypertonie eigenen Hirngefäßveränderungen als auch ihre Folgen für das Hirngewebe zusammengefasst. Trotz der vorhandenen Beziehung zur Arteriosklerose lässt sich die hypertensive Hirnerkrankung als eigenständiges Krankheitsbild aus mehreren Gründen abgrenzen (Cervós-Navarro 1980):

- Der Hochdruck ist der pathogenetische Hauptfaktor bei der hypertensiven Enzephalopathie, aber nur einer der Risikofaktoren bei der Arteriosklerose.
- Die Gefäßveränderungen der hypertensiven Enzephalopathie sind morphologisch deutlich von der Arteriosklerose abzugrenzen und betreffen im Übrigen überwiegend die Arteriolen.
- Die Folgen der Läsion am Hirngewebe sind bei der Arteriosklerose und bei der hypertensiven Enzephalopathie unterschiedlich.

Ätiologie und Pathogenese. Die zahlreichen lichtoptischen und ultrastrukturellen sowie vereinzelten immunhistologischen Untersuchungen an humanem und tierexperimentellen Gewebe ergeben kein klares Bild der vielschichtigen Veränderungen bei der hypertensiven Enzephalopathie und erhellen ebenso wenig die Ursachen der katastrophalen Folge in Form der Massenblutung.

Es kommt zu komplexen Schädigungen sowohl zellulärer Elemente als auch von Bestandteilen der extrazellulären Matrix. Hierbei kommt sowohl der Veränderung des Zytoskeletts in Endothel- und Muskelzellen besondere Bedeutung zu (Roggendorf et al. 1988; Alvarez et al. 1991) als auch den Kollagentypen der extrazellulären Matrix. Diese Veränderungen der Gefäßwand zeigen starke Parallelen zu Altersveränderungen der Mikrozirkulationsgefäße, so dass man von einer frühzeitigen Alterung der Hirngefäße beim Hypertonus sprechen kann. Warum es bestimmte Prädilektionsstellen für die Massenblutung gibt, ist weiterhin unklar. Untersuchungen ergeben ein unterschiedliches Intermediärfilamentmuster in den verschiedenen Hirngefäßarealen (Roggendorf u. Künzig 1992). So ist offenbar Vimentin in den größeren Hirnstammarterien nur vermindert nachweisbar.

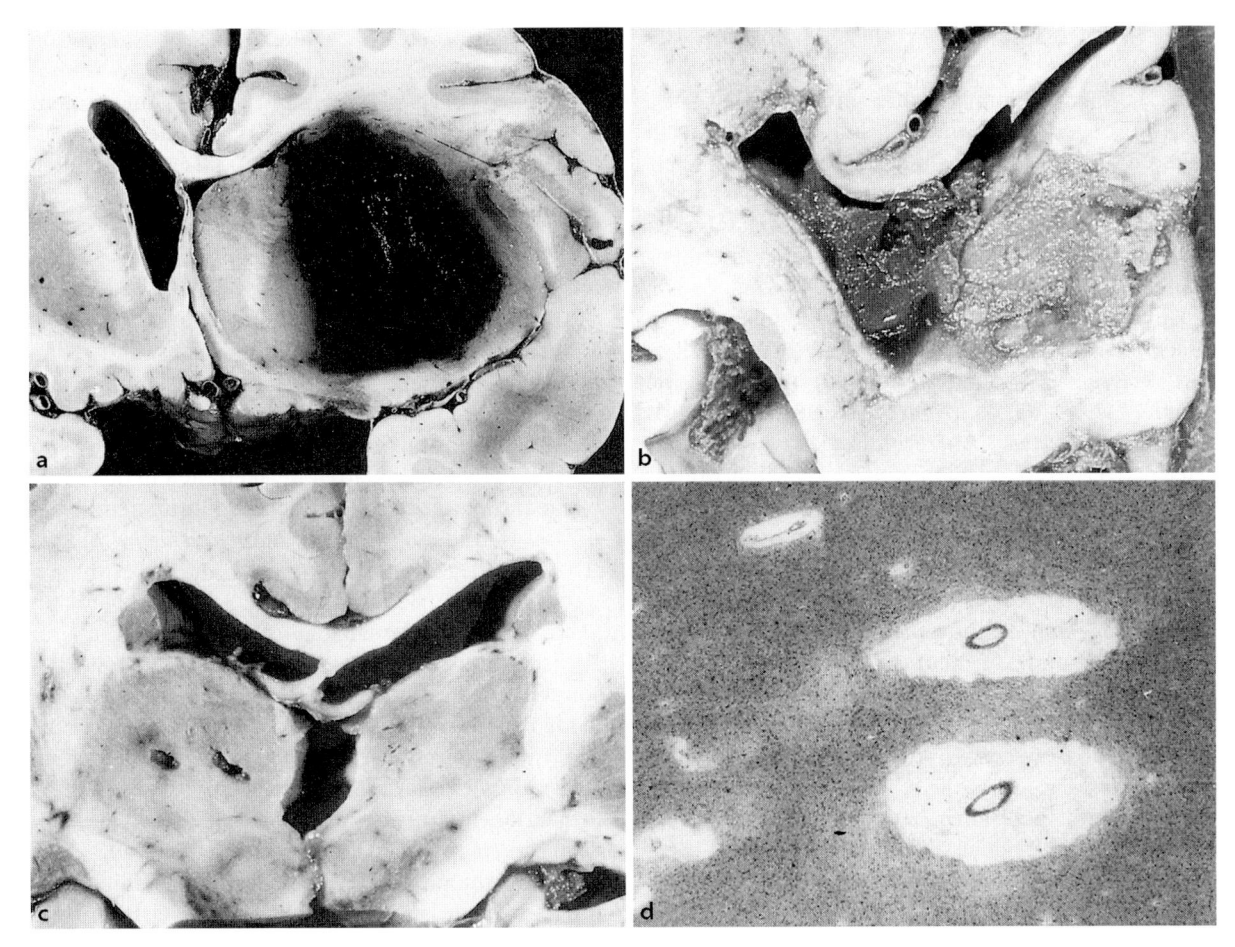

Abb. 6.17. a Frische hypertensive Massenblutung im Versorgungsgebiet der A. lenticulostriata; Raumforderungszeichen: Verschiebung des Gyrus cinguli und des rechten Seitenventrikels. **b** Alte, weitgehend abgeräumte Massenblutung im Versorgungsgebiet der A. cerebri media rechts. **c** Status lacunaris im Bereich des Thalamus links, entsprechend weitgehend abgeräumten Kleinstinfarkten im Endstromgebiet von Arteriolen. **d** Status cribrosus im Marklager mit Untergängen von weitgehend zellfreiem perivaskulärem Gewebe, mit zentraler Arteriole

Die ausgedehnten tierexperimentellen Untersuchungen zeigen, dass zunächst eine Schädigung der Endothelzelle auftritt. Durch Plasmainsudation in den subendothelialen Raum kommt es zur Einlagerung unterschiedlicher Substanzen zwischen Endothel und Media (Wiener et al. 1965). Bei Anhalten oder Fortschreiten dieses Prozesses wird die Gefäßwand weitgehend umgebaut im Sinne der lichtoptisch und elektronenmikroskopisch beschriebenen (siehe unten) degenerativen Veränderungen (Wiener u. Giacomelli 1973; Nyland u. Skre 1977).

Entscheidend ist hierbei die Chronizität des Prozesses. Der Hochdruck schädigt das zentrale Nervensystem bei chronischem Bestehen durch die Entwicklung spezifisch hypertensiver Gefäßwandveränderungen einerseits und durch die Verstärkung anderer Arteriopathien wie der Arteriosklerose andererseits. Akute hypertensive Krisen führen darüber hinaus zur Dekompensation des vaskulären Systems.

■ **Morphologie.** Makroskopisch ist die Massenblutung (Abb. 6.17a) in das parietale Marklager, meist ausgehend von der A. lenticulostriata (die Arterie des Gehirnschlags bei den alten Anatomen), der eindrucksvollste Befund; weitere Vorzugslokalisationen der Massenblutungen sind mit jeweils ca. 10% das Marklager des Kleinhirns und die Brücke. In anderen Lokalisationen sind Massenblutungen als Folge des Hypertonus eher untypisch. Insbesondere okzipitale Blutungen müssen differentialdiagnostisch von der Amyloidangiopathie bei älteren Patienten abgegrenzt werden.

Anhand der unterschiedlichen Pigmentierung lassen sich frische und ältere Blutungen unterscheiden. Frische Blutungen weisen überwiegend eine dunkle, fast schwärzliche Farbe auf und sind im fixierten Zustand fest. Ältere Blutungen, die sich bereits in Organisation befinden, weisen eine bräunlich-rote Färbung auf und sind in ihrer Konsistenz weicher (Abb. 6.17b). Weitere meist typische, aber nicht pathognomonische Kennzeichen für die Hirnbeteiligung bei der hypertonischen Hirngefäßerkrankung sind Lakunen (Abb. 6.17c), Kriblüren (Abb. 6.17d) und Kugelblutungen.

Lakunen sind umschriebene Gewebsnekrosen vor allem in den Stammganglien von 5 bis etwa 20 mm Durchmesser. In der Regel liegen diesen Kleinstinfarkten Verschlüsse in den zuführenden Arterien und Arteriolen zugrunde (Fisher 1969, 1982; Boiten u. Lodder 1991). Bei gehäuftem Auftreten spricht man von „Status lacunaris".

Kriblüren sind perivaskuläre Gewebsuntergänge, die in der Regel ein zentrales Gefäß erkennen lassen. Der Tastbefund lässt sich mit einem Stoppelbart vergleichen. Hauptsächlich werden hierfür entweder der stark erhöhte Gefäßinnendruck („Zerhämmerungsdruck"; Zülch 1961) oder eine Mangelversorgung in der Gefäßumgebung, die sich auch enzymhistochemisch nachweisen lässt, verantwortlich gemacht (Friede 1962).

Kugelblutungen sind kleine, bis 10 mm große Blutungen, meist an der Mark-Rinden-Grenze. Die größeren, basalen Gefäße weisen gelegentlich eine ausgeprägte skalariforme Arteriosklerose auf (Cervós-Navarro 1980). Nicht selten fehlen aber die makroskopisch beschriebenen Zeichen des Hypertonus, was darauf hinweist, dass die Mikrozirkulationsgefäße, also die Arteriolen, besonders geschädigt sind. Auf die Divergenz zwischen klinisch manifestem Hypertonus und fehlender Morphologie oder lediglich diskreten histologischen Anzeichen weisen Untersucher immer wieder hin (Rothemund u. Frische 1973).

■ **Mikroskopie.** Am konstantesten unter den lichtoptisch fassbaren morphologischen Veränderungen tritt die Hyalinose auf, die meist mit einer Verdickung der gesamten Gefäßwand einhergeht. Der Begriff *Hyalinose* beruht auf der Färbbarkeit und der lichtoptischen Erscheinung, wobei besonders in der Elastica-van-Gieson-Färbung die Wand homogen milchglasartig dargestellt wird. Auf Stufenschnitten zeigt sich, dass diese Veränderungen oft auf Gefäßsegmente beschränkt sind. Der gelegentlich synonym verwandte Begriff *fibrinoide Nekrose* entspricht einer Fibrindurchtränkung der Gefäßwand und tritt überwiegend nur bei der malignen Hypertonie auf (Feigin u. Prose 1959; Wiener et al. 1965).

Die zweite für den Hypertonus wesentliche Veränderung ist die Hyperplasie der Gefäßwand (Syn.: Mediahyperplasie, Arteriolosklerose). Sie entspricht Veränderungen etwa an der Niere und an anderen Organen und geht mit einer Verdickung der Gefäßwand unter Zunahme der glatten Muskelzellen in der Tunica media und auch im Bereich der Intima einher.

Die Häufigkeit von *Mikroaneurysmen* ist umstritten. Gelegentlich trifft man Wandaussackungen und verdünnte Gefäßwände im Schnittpräparat an (Abb. 6.18). Systematische Untersuchungen an Dickschnitten (Cole u. Yates 1967) weisen sie besonders gehäuft an der Mark-Rinden-Grenze sowie in den Stammganglien nach. Neuere Untersuchungen mit anderen Techniken zeigen (Challa et al. 1992), dass es sich hierbei wohl um Torsionen, also Projektionen im angiographischen Bild handelt, während echte Mikroaneurysmen selten sind.

Die histologische Untersuchung der Massenblutung sowie auch der Kugelblutungen weist ein feingewebliches Bild auf, das den allgemeinen pathohistologischen Beschreibungen der Blutungen und ihrer Organisation folgt. Nach 3–4 Tagen treten die ersten Siderophagen auf (Abb. 6.18). Nach etwa

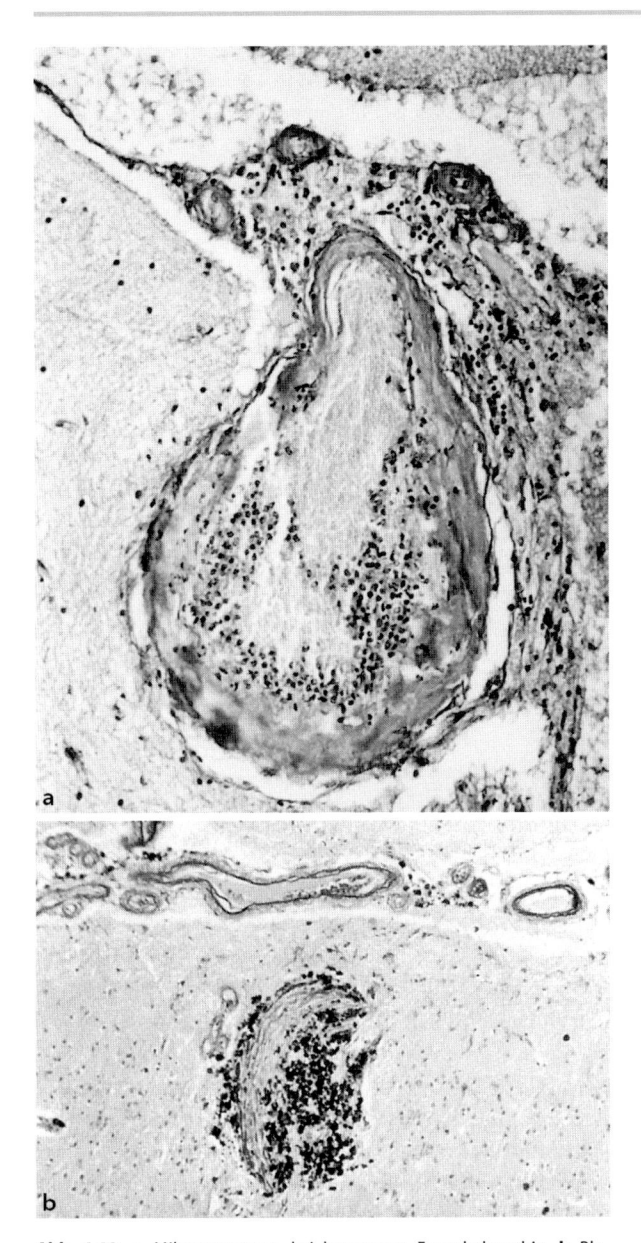

Abb. 6.18. a Mikroaneurysma bei hypertoner Enzephalopathie. **b** Blutungsresiduen einer kleinen Kugelblutung im Kortex beim chronischen Hypertonus. Die meningealen Gefäße sind intakt

11 Tagen kann Hämatoidin nachgewiesen werden. Darüber hinaus kommt es zu diesem Zeitpunkt zur Glia- und Kapillarreaktion in der Blutungsumgebung. Residuen alter Blutungen weisen eine stärkere Fasergliose in der Umgebung auf. Hier sind häufig Rosenthal-Fasern und Axonkugeln noch Monate nach der Läsion nachweisbar.

Elektronenmikroskopisch zeigen ultrastrukturelle Untersuchungen der beim chronischen Hypertonus veränderten Hirngefäße hauptsächlich geschädigte Arteriolen, während Kapillaren und Venolen weniger betroffen sind. Der Hyalinose liegt meist eine ausgeprägte Vermehrung der extrazellulären Matrix (Basalmembrankollagen und andere Kollagentypen und Proteoglykane) zugrunde. Nur mehr wenige glatte Muskelzellen sind am Wandaufbau des Gefäßes beteiligt (Abb. 6.19).

Auch die Muskelzellen selbst sind erheblich alteriert im Sinne von degenerativen Veränderungen wie Filamentverlust, zytoplasmatischer Auflockerung und nur noch rudimentär vorhandenen Zellverbindungen zu den benachbarten Muskelzellen einerseits und zu den Endothelzellen andererseits. Dieser Verlust der myomyalen und myoendothelialen Kontaktzonen führt möglicherweise zu einer geringeren Reagibilität der Gefäßwand, wobei unklar ist, ob hierbei die nervöse Regulation eine Rolle spielt. Insbesondere tierexperimentelle Studien zeigen, dass auch Plasmaausfällungen insbesondere von Fibrin regelmäßig nachweisbar sind (Stochdorph 1966; Hazama et al. 1976; Roggendorf et al. 1987).

6.3.2 Massenblutungen bei anderen Krankheiten

Nicht selten führen Leukosen und andere Bluterkrankungen zu Massenblutungen, die neben einer großen frischen Blutung, die für das klinische Bild verantwortlich ist, kleinere multilokuläre, teils konfluierende Blutungen erkennen lassen (Almaani u. Awidi 1982). Bei Tumoren des Gehirns können gelegentlich Massenblutungen unter dem klinischen Bild eines Schlaganfalls auftreten. Hier sind es vor allem Glioblastome, Oligodendrogliome und Mischgliome, bei denen Massenblutungen nachweisbar sind (Kondziolka et al. 1987). Von Metastasen im Gehirn bluten solche von malignen Melanomen, Chorionkarzinomen, Nierenkarzinomen und Lungenkarzinomen besonders häufig (Mandybur 1977).

Selten sind Massenblutungen bei Sepsis – hier liegen überwiegend kleinere, z.T. konfluierende Blutungen vor –, bei Aids (Mizusawa et al. 1988) und bei markumarisierten Patienten (Forfar 1979; Wintzen et al. 1984). Bei atypischen Massenblutungen, die z.B. okzipital oder frontal lokalisiert sind, muss auch an die zerebrale Amyloidangiopathie gedacht werden (Schmitt u. Barz 1978).

6.3.3 Aneurysmen

Die Aneurysmen der großen Hirnarterien können nach morphologischen und ätiologischen Gesichtspunkten untergliedert werden in
- sakkuläre Aneurysmen,
- arteriosklerotische Aneurysmen,
- entzündliche Aneurysmen,
- dissezierende Aneurysmen.

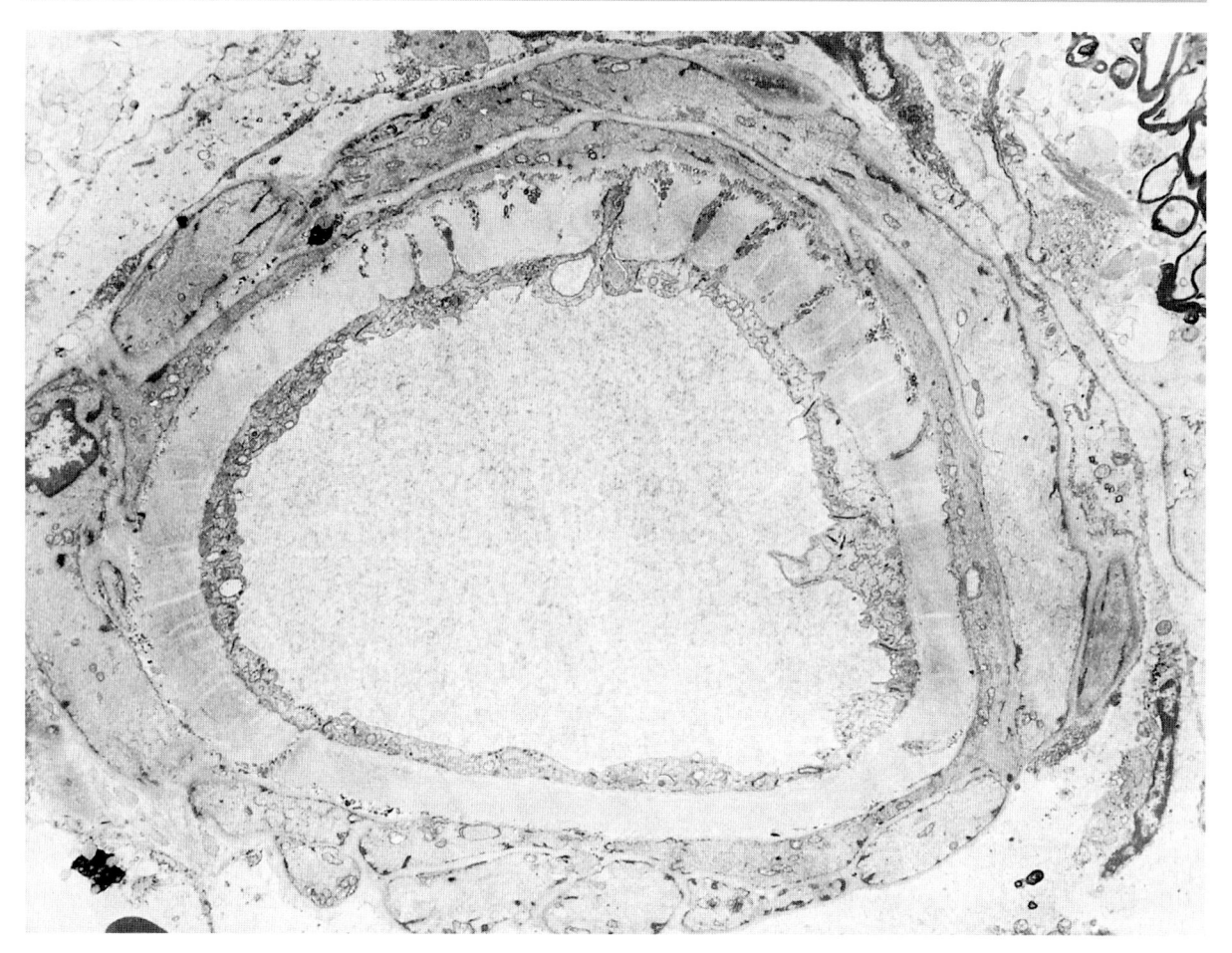

Abb. 6.19. Marklagerarteriole mit ausgeprägter Hyalinose. Verbreiterter subendothelialer Raum mit Basalmembranmaterial und Resten von Muskelendothelverbindungen. Schmale atrophische Muskelzellen an der luminalen Seite der Tunica media, Fibrose der Adventitia (Vergr. 3 400:1)

Sakkuläre Aneurysmen

Epidemiologie. Angaben zur Häufigkeit der sakkulären Aneurysmen (Syn.: beerenförmige Aneurysmen, kongenitale Aneurysmen) schwanken zwischen 1% und 9%, je nachdem, welche Kriterien bei der Untersuchung angewandt worden sind. Aufgrund größerer Untersuchungen ist von einer Häufigkeit von 1–2% auszugehen (McCormick u. Nofzinger 1965). Dabei liegen ca. 95% im Bereich der A. cerebri anterior und der A. cerebri media, während 5% im posterioren Abschnitt (A. basilaris und A. posterior) nachweisbar sind. Es wird geschätzt, dass ca. 5% der Bevölkerung Aneurysmen von mehr als 3 mm Größe aufweisen.

In dem Untersuchungsgut von McCormick und Nofzinger (1965) lagen in ca. 16% der untersuchten Fälle rupturierte Aneurysmen vor. Untersuchungen von größeren Kollektiven mit rupturierten und unrupturierten Aneurysmen haben gezeigt, das unrupturierte sakkuläre Aneurysmen mit einem Durchmesser von weniger als 10 mm eine geringe Wahrscheinlichkeit aufweisen zu rupturieren. Darüber hinaus konnte gezeigt werden, dass intrakranielle sakkuläre Aneurysmen mit zunehmendem Alter an Durchmesser gleichfalls zunehmen (Wiebers et al. 1987).

Nicht selten finden sich bei einem Patienten mehrere Aneurysmen; präzise Angaben hierzu fehlen. Insgesamt sind Frauen häufiger betroffen als Männer, wobei der Altersgipfel von rupturierten Aneurysmen in der 5. und 6. Lebensdekade liegt.

Klinik. Hinsichtlich der charakteristischen Symptome eines Aneurysmas muss zwischen Symptomen bei rupturierten und nichtrupturierten Aneurysmen unterschieden werden. Letztere zeigen insbesondere im frontalen Bereich Gesichtsfeldeinengungen und gelegentlich Okulomotoriusparesen. Aneurysmen im Bereich der A. basilaris können gelegentlich klinische Bilder zeigen, wie sie auch bei Kleinhirntumoren beschrieben werden (Okulusmotoriusparesen, Trigeminusneuralgien und Paraparesen).

Wichtigstes Symptom der rupturierten Aneurysmen ist der aus voller Gesundheit heraus einschießende vernichtende Kopfschmerz. Dazu treten Meningismus und je nach

Schweregrad Somnolenz und neurologische Herdsymptome, bis hin zur Hemiparese. Hier sind eine kraniale Computer- bzw. Magnetresonanztomographie und unter bestimmten Voraussetzungen eine Liquorpunktion unerlässlich. Die Patienten sind durch die Gefahr einer Nachblutung, Vasospasmen und Hirndruck vital bedroht.

Charakteristisch sind gelegentlich auch auslösende Faktoren wie schwere körperliche Anstrengung; allerdings treten Aneurysmablutungen auch in völliger Ruhe auf, z. B. während des Schlafs in den frühen Morgenstunden.

■ **Ätiologie und Pathogenese.** Hirnarterien und Hirngefäße weisen im Vergleich zu den Arterien in anderen Körperorganen Besonderheiten auf wie beispielsweise eine fehlende Lamina elastica externa und eine geringer ausgeprägte Mediazelllage; somit liegt physiologischerweise eine „schwache" Gefäßwand vor. Diese Strukturbesonderheiten legten es nahe, dass zunächst Mediadefekte, wie sie bei Neugeborenen nachweisbar sind, für die Entstehung verantwortlich gemacht wurden (Forbus 1930). Diese Mediadefekttheorie oder Anlagestörung der Hirngefäße ist immer wieder in Zweifel gezogen worden.

Der eigentliche zugrunde liegende Mechanismus der Aneurysmaentwicklung ist unklar. Am ehesten kommen degenerative Veränderungen in der Gefäßwand in Frage, und möglicherweise gehen beide, degenerative Veränderung und angelegter Defekt, Hand in Hand. Eine Übersicht geben Sekhar und Heros (1981).

Untersuchungen konnten zeigen, dass experimentell erzeugter Hochdruck an den basalen Gefäßen der Ratte zur Degeneration der Lamina elastica und der Muskelzellen der Media führt (Hazama et al. 1986). Biochemische Untersuchungen, die eine Defizienz von Kollagentypen nachweisen, konnten mit immunhistologischen Methoden nicht bestätigt werden (Roggendorf, unveröffentlicht). Möglicherweise sind andere Komponenten der extrazellulären Matrix für die Degeneration verantwortlich.

■ **Morphologie.** Der Aneurysmasack sitzt dem Gefäß breitbasig oder gestielt auf.

> Makroskopisch sind rupturierte Aneurysmen insbesondere bei ausgedehnter subarachnoidaler Blutung nicht immer einfach nachzuweisen. Im fixierten Zustand wird sehr leicht die Aneurysmawand bei der Präparation zerstört, so dass es empfehlenswert ist, bei Verdacht auf aneurysmatische Blutung das Gehirn und die basalen Gefäße im unfixierten Zustand durch großzügiges Abschwemmen der Blutbestandteile darzustellen.

Nicht selten ist hierbei der Tastbefund entscheidend, da Aneurysmen oft fibrosiert oder thrombosiert sind (Abb. 6.20). Die Darstellung der eigentlichen Rupturstelle, meist im Fundus, ist mitunter schwierig, da sie meist dem Hirn zugewandt lokali-

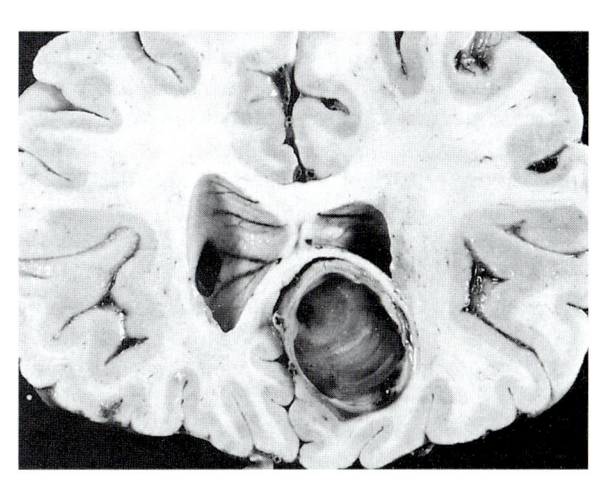

Abb. 6.20. Großes, achatförmig thrombosiertes Aneurysma der A. cerebri media (Aufnahme von J. Peiffer)

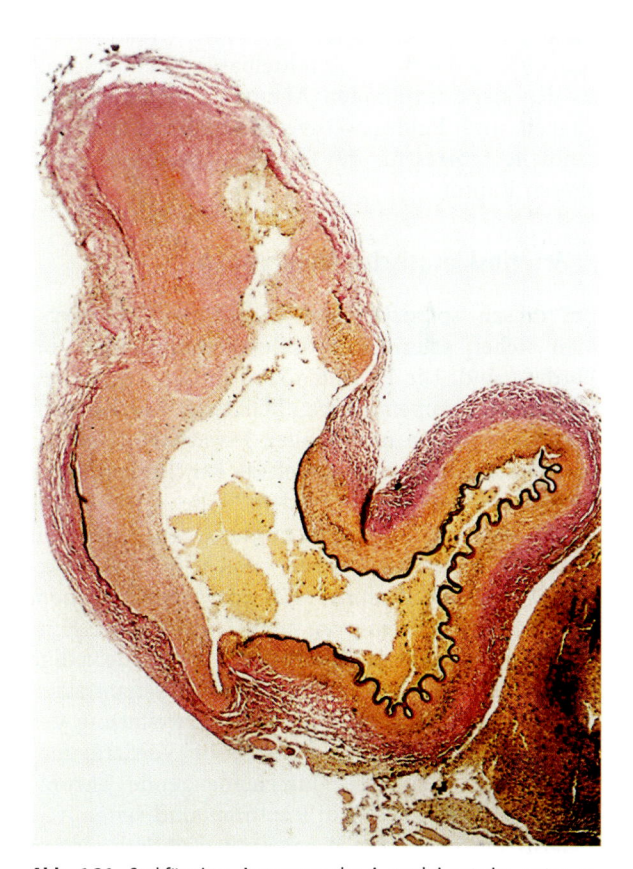

Abb. 6.21. Sackförmiges Aneurysma der A. cerebri anterior, unten regelhafter Aufbau der Arterie mit Lamina elastica interna, Tunica media und Adventitia sowie angrenzendes Hirngewebe. Am Übergang vom Gefäß zum Aneurysma wird die Lamina elastica interna fragmentiert, an der Spitze des Aneurysmas ist kein elastisches Material mehr nachweisbar. Stärkere Fibrose der Aneurysmawand (EvG, Paraffinschnitt)

siert ist. Neben der Subarachnoidalblutung führt die Ruptur oft zu einer intrazerebralen Massenblutung, die Anschluss an das Ventrikelsystem gewinnt und dieses tamponiert.

Neben der Blutung sind auch Komplikationen wie anämische Infarkte im Versorgungsgebiet der entsprechenden Arterien nachweisbar, für die eine spastische Konstriktion des Gefäßes als ursächlich angesehen wird (s. 6.3.4). Weiterhin kommt es zu den allgemeinen Raumforderungszeichen durch die Blutung, wie z. B. die Verschiebung der Mittellinie und Unkusherniation. Diese intrakranielle Druckerhöhung kann bis zum Bild des Hirntods führen.

Histologisch zeigt die Wand des Aneurysmas eine extreme Veränderung in Form nahezu vollständig fehlender Tunica media und fehlender Lamina elastica interna. Die Aneurysmawand ist nahezu komplett aus kollagenen Faserelementen aufgebaut, in die einzelne Muskelzellen und Fragmente elastischen Materials eingestreut sind (Abb. 6.21). In der Umgebung des Aneurysmas sind nicht selten arteriosklerotische Wandveränderungen nachweisbar, allerdings selten in unmittelbarem Bezug zur aneurysmatischen Aussackung. Das frisch rupturierte Aneurysma ist charakterisiert durch Blutauflagerungen und Fibrin in unmittelbarer Nachbarschaft zu der stark verdünnten Aneurysmawand. Siderophagen und Bindegewebsveränderungen sind wesentliche Indizes für die zeitliche Zuordnung einer älteren Ruptur.

■ Arteriosklerotische Aneurysmen

Bei diesen spindelzelligen (fusiformen) Aneurysmen stehen arteriosklerotische Veränderungen im Vordergrund. Die Patienten sind in der Regel älter, allerdings kommen gelegentlich auch bei Kindern und Jugendlichen oder jungen Erwachsenen solche Aneurysmen vor, so dass Defekte der Tunica media möglicherweise eine besondere Rolle spielen. Klinisch können bei nicht rupturierten, basilären spindelzelligen Aneurysmen wegen der Nachbarschaft zum Kleinhirn Raumforderungszeichen, Störungen der Hirnnerven oder Zeichen einer Hinterstrangdegeneration auftreten. Spindelzellige Aneurysmen machen ca. 7% der Aneurysmen aus.

Makroskopisch steht eine starke Erweiterung der Gefäße besonders der A. basilaris im Vordergrund. Gewöhnlich sind starke lumeneinengende Thrombosierungen nachweisbar. Rupturen sind selten.

Histologisch werden degenerative Veränderungen der Gefäßwand und arteriosklerotische Veränderungen mit Fibrose, Atheromatose und Kalzinose nachgewiesen. Die Leptomeningen sind gleichfalls fibrosiert und weisen häufig Residuen von Mikroblutungen auf.

■ Entzündliche Aneurysmen

Entzündliche Aneurysmen (Syn.: mykotische Aneurysmen) sind selten, verlässliche Angaben zur Häufigkeit fehlen deswegen. Klinisch stehen internistische Grunderkrankungen wie beispielsweise bakteriell infizierte Emboli oder lokale Infektionen im Vordergrund. Morphologisch liegen meist kleine Aussackungen vor, die breitbasig dem Gefäß aufsitzen.

Histologisch finden sich schwere entzündliche Veränderungen der Gefäßwand, wie sie vergleichbar bei anderen Arteritiden gesehen werden. Die Entzündung überwiegt in der Adventitia und in den Vasa vasorum und greift erst später auf die intimalen Schichten über. Man erkennt nekrotische glatte Muskelfasern, Makrophagen und rupturierte elastische Fasern, nicht selten spiralig aufgerollt (Bohmfalk et al. 1978).

■ Disseziierende Aneurysmen

Disseziierende Aneurysmen (Syn.: traumatische Aneurysmen, intramurale Hämatome) betreffen am häufigsten die A. vertebralis und die A. carotis interna und kommen sowohl intrakraniell als auch extrakraniell vor. Auf Klinik und Pathologie gehen Caplan (1986) und O'Connell et al. (1985) ausführlich ein. Bei intrakraniellen Aneurysmen sind häufig jüngere Patienten betroffen, mit einem durchschnittlichen Alter von 35 Jahren und ohne vaskuläre Grunderkrankungen. Bei älteren Patienten liegt die Dissektion häufiger extrakraniell. Hier werden degenerative Veränderungen als prädisponierend angesehen (Bradac et al. 1981).

Klinisch sind extrakranielle Aneurysmen der Vertebralarterien gekennzeichnet durch meist okzipitale oder im Nacken gelegene Schmerzen. Neurologische Symptome der Medulla oder des Kleinhirns treten schleichend oder akut auf. Ursächlich werden chiropraktische Manipulationen und andere heftige Drehbewegungen am Kopf (z. B. beim Autofahren) angesehen.

Intrakranielle Dissektionen verursachen meistens ischämische Insulte, subarachnoidale Blutungen mit entsprechender Klinik und gehen mit einer hohen Morbidität und Mortalität einher. Sie können die Folge von stumpfen Halstraumen (z. B. Boxer), gedeckten Hirnverletzungen und Schädelbasisfrakturen sein.

Morphologisch liegen hier intimale Dissektionen (Abb. 6.22) oder Mediarisse vor, die zu ausgedehnten Blutungen in der Gefäßwand und in die Umgebung führen.

Nicht durch Trauma bedingte disseziierende Aneurysmen kommen im Zusammenhang mit der zerebralen Amyloidangiopathie vor (s. 6.4.5).

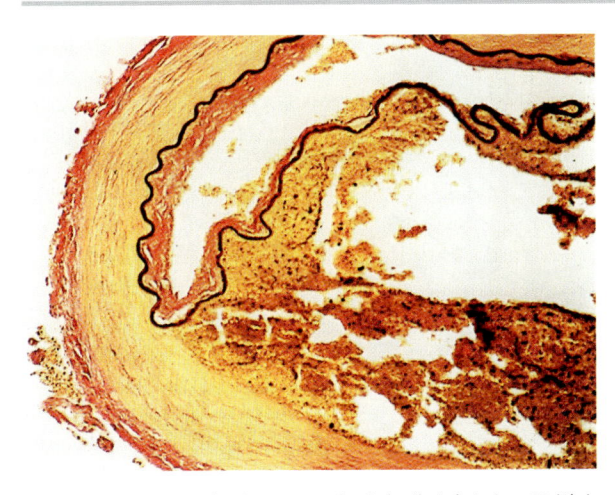

Abb. 6.22. Disseziierendes Aneurysma der A. basilaris bei einer 32-jährigen Frau mit einer Dissektion beider Aa. vertebrales, die sich bis in die A. basilaris fortsetzte. Hochgradige Einengung des Lumens und ausgedehnte Einblutung zwischen Lamina elastica interna und Tunica media

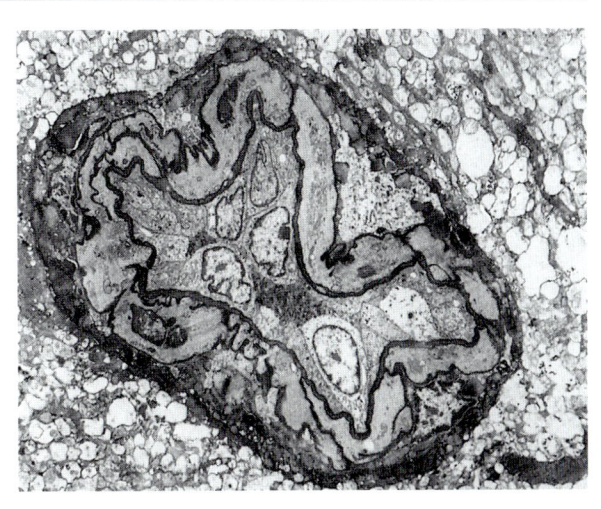

Abb. 6.23. Spastische Kontraktion einer Arteriole des Kortex. Extreme Faltung der Tunica media, Tuschepartikel im Restlumen des Gefäßes (experimentelle Bedingungen wie in Abb. 6.24, Vergr. 2640:1)

6.3.4 Gefäßspasmen

Der zerebrale Gefäßspasmus (Syn.: zerebraler Vasospasmus) ist in seiner Tragweite und Häufigkeit erst in den letzten Jahren durch verbesserte bildgebende Verfahren erkannt worden. Betroffen sind hauptsächlich Patienten mit Subarachnoidalblutungen, bei denen in 30% der Fälle mit einem Gefäßspasmus zu rechnen ist. Er tritt 3–4 Tage nach dem Blutungsereignis auf und erreicht ein Maximum nach 10 Tagen. In der Folge dieser Gefäßspasmen können umschriebene Hirninfarkte auftreten.

Makroskopisch sind sichere Gefäßspasmen nur durch moderne angiographische Verfahren zu fassen. Histologische Untersuchungen zeigen, dass es zu einer stark gewellten Lamina elastica interna kommt, darüber hinaus sind Nekrosen der Tunica media nachweisbar (Peerless et al. 1979). In späterem Stadium kommt es zur Atrophie und Fibrose der Muskelzellschicht und zu entzündlichen Veränderungen in der Umgebung sowie in der Intima (Hughes u. Schianchi 1978).

Ultrastrukturell konnte gezeigt werden, dass es akut zur ausgeprägten Protrusion der Endothelzellen kommt (Abb. 6.23), wobei das Lumen nahezu vollständig verschlossen wird und eine starke Verformung der Muskelzellen der Media nachweisbar ist (Roggendorf u. Cervós-Navarro 1982; Macdonald et al. 1991). Nach längerer Dauer sind granuläre Körper in den Muskelzellen und extrazellulär nachweisbar (Tani et al. 1978).

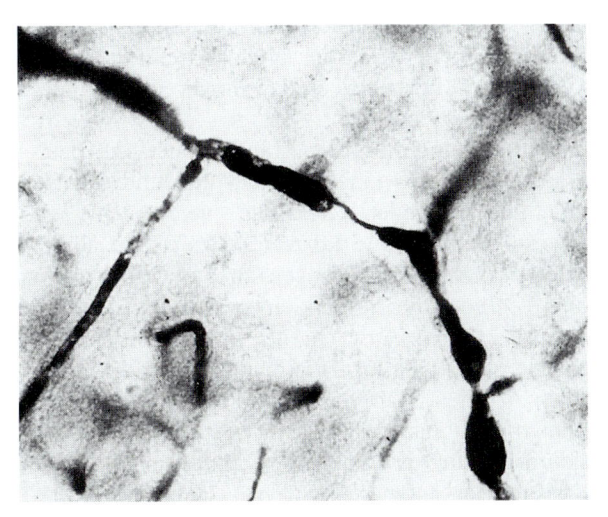

Abb. 6.24. Segmentaler Gefäßspasmus einer intrakortikalen Arteriole, im weiteren Gefäßverlauf perlschnurartige Gefäßverengungen (Zustand nach respiratorischer Alkalose im Tierexperiment; Perfusionsfixation mit einem Tusche-Formalin-Gemisch)

■ **Pathogenese.** Einerseits werden vasoaktive Stoffwechselprodukte, wie z.B. Prostaglandine, Serotonin, die durch subarachnoidale Blutungen freigesetzt werden, für die extreme Gefäßkontraktion verantwortlich gemacht (Cherazi et al. 1989). Andererseits sollen auch Peptide wie Endothelin eine Rolle spielen (Mima et al. 1989). Auffällig ist nach experimentellen Untersuchungen, dass häufig segmentale Spasmen (Abb. 6.24) auftreten, die auch durch mechanische und elektrische Reize ausgelöst werden können und zu einer kompletten lokalen Zirkulationsstörung führen (Matakas et al. 1977).

Letztendlich sind die genauen Ursachen und Mechanismen des Vasospasmus sowohl unter experimentellen Bedingungen als auch bei verschiedenen Grundkrankheiten (subarachnoidale Blutung, Schädeltraumen, maligne Hypertonie) ungeklärt.

6.4 Hirngefäßerkrankungen

6.4.1 Arteriosklerose

Schädigungen des Hirngewebes treten sowohl durch arteriosklerotische Veränderungen der extrazerebralen Basisgefäße und der intrazerebralen Gefäße als auch durch Veränderungen an großen zuführenden Arterien auf.

Zwischen dem Ausmaß und dem zeitlichen Einsetzen der Arteriosklerose an den großen Körperarterien und an den zerebralen Arterien bestehen keine sicheren Parallelen. Eine zerebrale Arteriosklerose wird in größeren Obduktionsserien nur in 1–5% der Fälle beobachtet (Jellinger u. Neumayer 1964).

Schwere atheromatöse Veränderungen der Basisarterien müssen wiederum nicht notwendigerweise mit intrazerebralen Nekrosen verbunden sein. Ebenso besteht keine Korrelation zwischen atherosklerotischen Veränderungen an den Basisarterien und Veränderungen der kleinen Arterien der Konvexität. 21% der Erwachsenen mit schwerer Arteriosklerose der Basisgefäße hatten intakte intrazerebrale Arterien, während andererseits 55% von Patienten mit ausgeprägten intrazerebralen Atherosklerosen nur geringfügige Veränderungen an den Basisarterien aufwiesen (Baker u. Jannone 1959).

In der zeitlichen Staffelung erkrankten zuerst die Vertebralarterien, dann die Karotiden in ihrem intrakraniellen Anteil, dann die großen Basisarterien in der Reihenfolge A. basilaris, A. cerebri media, A. cerebri posterior und A. cerebri anterior. Es folgen die kleineren basalen Äste und die größeren basalen Zweige sowie schließlich Anteile der Konvexitätsarterien (Abb. 6.25) (Toole et al. 1978).

In Japan ergab sich eine abweichende Vulnerabilität mit bevorzugter Schädigung der proximalen Anteile der A. cerebri posterior bei nur geringer Beteiligung der A. carotis (Nakumura et al. 1971).

Erste atheromatöse Wandveränderungen können bereits im Säuglings- und Kindesalter beobachtet werden. Ab dem 40. Lebensjahr nimmt die Häufigkeit der Atherosklerose rasch zu und ist bei über 75-Jährigen in 95% der Fälle deutlich. Hinsichtlich des Geschlechtsverhältnisses sind zunächst die Männer bevorzugt betroffen, nach der Menopause die Frauen (Ule u. Kolkmann 1972).

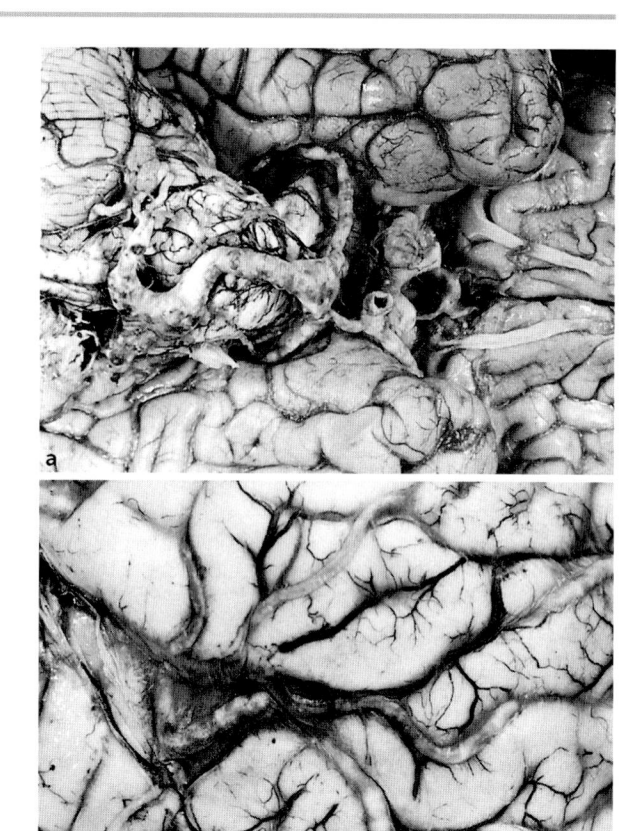

Abb. 6.25 a, b. Arteriosklerose. **a** Massive Arteriosklerose der extrazerebralen Basisgefäße mit Schlängelung der ampullenartig erweiterten Arterien; **b** ausgeprägte Arteriosklerose der pialen Arterien (Aufnahmen von J. Peiffer)

■ **Pathogenese.** Die intrakraniellen Arterien unterscheiden sich von den übrigen Körperarterien durch das Fehlen der Lamina elastica externa und durch eine schmale Tunica media. Dadurch ergibt sich eine besondere Ausgangssituation für arteriosklerotische Schädigungsprozesse im Gehirn. Grundsätzlich gelten aber die gleichen pathologischen und pathogenetischen Bedingungen wie bei den anderen Körperarterien (Munro u. Cotran 1988).

Das Wesentliche an der Genese der Arteriosklerose ist ihre multifaktorielle Natur. Einzelne Krankheiten sind selten direkt mit der Entstehung der Arteriosklerose in Verbindung zu bringen, weder im humanen System noch in tierexperimentellen Studien. Zu den wesentlichen Faktoren gehören:

■ Gefäßarchitektur (diese ist nicht ohne Einfluss auf die Entwicklung der atheromatösen Veränderungen, sind doch bevorzugt an den Verzweigungsstellen oder an ausgeprägten Knickbildungen Läsionen anzutreffen);

- metabolische Störungen (hierzu gehören u. a. Diabetes mellitus und Hyperlipidämien);
- Schädigungen durch Zigarettenrauchen.

Über den Stellenwert der einzelnen Faktoren herrscht Unklarheit. Möglicherweise spielt auch die virale Genese wieder eine stärkere Rolle, da neuere Untersuchungen auf die Beteiligung der Herpesviren hinweisen (Übersicht bei Hajjar 1991).

Unbestritten von Bedeutung für die Morphologie ist die plasmatische Durchtränkung der Intima und die Aktivierung der glatten Muskelzellen der Media, die in die Intima einwachsen und eine Umwandlung von kontraktilen in metabolisch aktive Myozyten erfahren. Diesen primären Störungen folgen nekrobiotische Vorgänge, die schließlich zur Bildung von Cholesterinestern, Schaumzellen und Kalkablagerungen führen. Neben den Gewebsschädigungen, die durch arteriosklerotische Veränderungen der unmittelbaren Wandabschnitte verursacht sind, muss zur Erklärung der Gewebsnekrose im Gehirn auch embolisch verschlepptes Material herangezogen werden, das sich aus atheromatösen Beeten in großen proximalen Arterienabschnitten gelöst hat.

20–40% der einseitigen extrakraniellen Karotisverschlüsse bleiben klinisch folgenlos, ebenso 75% der einseitigen Vertebralisverschlüsse. Ursache ist hierfür möglicherweise die Fähigkeit zur Kollateralversorgung.

Darüber hinaus können arteriosklerotisch bedingte Stenosen oder gar Verschlüsse in proximalen Arterienabschnitten insbesondere der A. carotis interna oder an der A. vertebralis die Wirkung anderer Wandprozesse verschärfen, weil bei Blutdruckabfall oder Viskositätsänderungen dann die Versorgung des Gewebes nicht mehr gewährleistet ist.

Morphologie. Makroskopisch sind die atheromatösen Veränderungen besonders deutlich an den basalen Arterien erkennbar. Die Zerstörung der Lamina elastica interna und die Schädigung der Tunica media führt zu einer Ausdehnung und Verlängerung des arteriellen Gefäßschlauches sowie zu einem Elastizitätsverlust (Abb. 6.25), der sich besonders gut an der A. basilaris und den Vertebralarterien beobachten lässt. Die Einlagerung von atheromatösem Material und die lokale Wandsklerose führen zur Knickbildung und bogenförmigen Verdrehungen.

Mikroskopisch entsprechen die Veränderungen an den Hirnarterien durchaus denen an Gefäßen der anderen Körperorgane. Intimaödeme besonders an den Verzweigungsstellen weisen auf frische Initialstadien hin. Kommt es zu stärkeren Verquellungen der Intimaabschnitte und zu einer Aufsplitterung der Lamina elastica interna und einem Übergreifen auf die Media, so kann in diesem Stadium eine sehr intensive Proliferation glatter Muskelzellen mit Einwanderung in die Intima beobachtet werden. Hier kommt es besonders ausgeprägt an der Intima-Media-Grenze zur Verfettung der aktivierten Myozyten.

Mit der Schaumzellbildung und der Ausfällung von Cholesterinkristallen geht in der Regel eine Stenosierung des Gefäßes einher. Hier kann es bei Endothelzerstörungen zu thrombotischen Auflagerungen kommen. Elektronenmikroskopisch stellen sich diese Veränderungen ähnlich wie in anderen Körperarterien dar (Hoff 1973).

Altersveränderungen an Hirngefäßen (Seneszentenarteriosklerose)

Altersveränderungen der Gefäße sind nicht immer scharf von den arteriosklerotischen Veränderungen an sich abzugrenzen. Neben einer ausgeprägten Aufsplitterung der Lamina elastica interna kommt es zu stärkerer Fibrose der gesamten arteriellen Gefäßwand. Darüber hinaus werden mit unterschiedlichen Techniken (Elektronenmikroskopie, Rasterelektronenmikroskopie, Mikroangiographie) neben Fibrosen der Kapillaren und Venen zahlreiche Knäuelbildungen der kleinen intrazerebralen Gefäße gesehen (Hassler 1965; Ravens 1978) sowie Torsionen der Arteriolen beobachtet (Akima 1986).

6.4.2 Binswanger-Krankheit

Bei der Binswanger-Krankheit (Syn.: Enzephalopathia chronica progressiva subcorticalis) handelt es sich um eine besondere Schädigungsform des Gehirns in der Kombination von Atherosklerose und allerdings nicht obligater Hypertonie mit multiplen Mikronekrosen im Marklager unter weitgehender Verschonung der Rinde.

Makroskopisch sind Konfiguration und Hirngewicht normal, allerdings weisen die basalen Gefäße in 60% der Fälle eine mäßige bis starke Arteriosklerose auf. Seitenventrikel und auch der 3. Ventrikel sind mäßig bis stark erweitert; im Marklager findet sich manchmal eine graue Verfärbung bei erhöhter Festigkeit (Abb. 6.26). In 87% der untersuchten Fälle sind Lakunen nachweisbar (Fisher 1989). Insbesondere im periventrikulären Marklager finden sich nekrotische Veränderungen.

Histologisch zeigt sich auf Markscheidenschnitten, aber auch im Gieson-Präparat eine diffuse Ent-

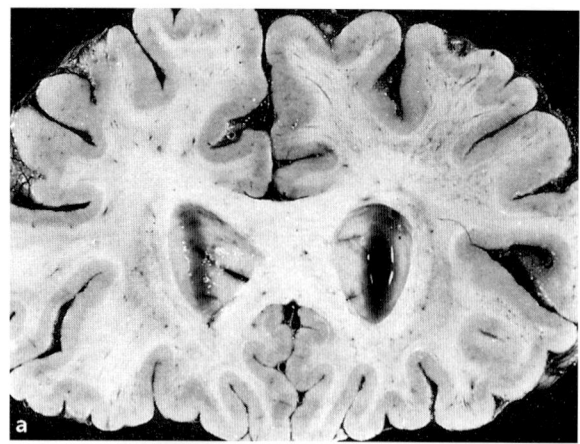

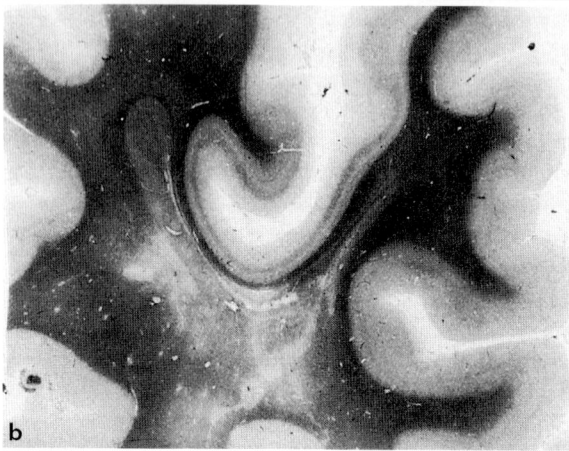

Abb. 6.26 a, b. Encephalopathia subcorticalis chronica (M. Binswanger). **a** Diffuse kleinherdige, z. T. konfluierende Nekrosen des subkortikalen frontalen Marklagers. **b** Markscheidenfärbung desselben Falles mit ausgeprägter subkortikaler Entmarkung bei Aussparung der U-Fasern im Bereich des okzipitalen Lappens

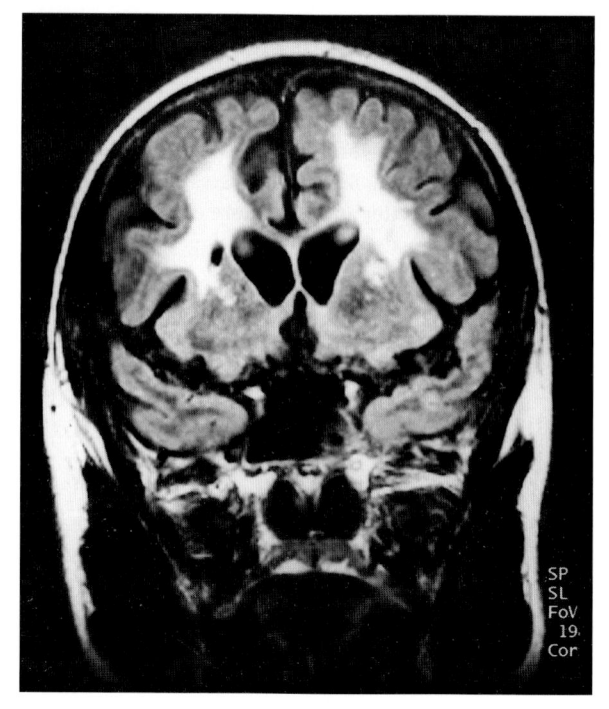

Abb. 6.27. Koronares MRT in FLAIR-Sequenz. Flächenförmige, ausschließlich das Marklager betreffende deutliche Signalerhöhung beidseits. Lakunärer Infarkt in den Stammganglien, Verdacht auf Leukoaraiosis (Aufnahme von Prof. Solymosi, Abt. Neuroradiologie, Univ. Würzburg)

markung dieser Gebiete (Abb. 6.26). Die mit Nekrosen verbundenen Gefäße weisen Hyalinose und Wandfibrosierungen auf. Die Nekrosen können unterschiedliches Alter haben und zeigen entsprechende Übergänge.

Charakteristischerweise werden die U-Fasern von der Entmarkung verschont. In fast allen Fällen lässt sich ein Status cribrosus nachweisen.

■ **Pathogenese.** Die Erklärungen von Binswanger und Alzheimer, dass arteriosklerotische Veränderungen in den langen penetrierenden Arteriolen des Marklagers wesentlich für die Entstehung der Marklagerschäden sind, findet vielfach Unterstützung (Jellinger u. Neumayer 1964; Peiffer 1989; Fisher 1989; Tanoi et al. 2000). Durch eine ausgeprägte Hyalinose der Arteriolenwand kommt es zur Mangelversorgung auch der unmittelbaren Gefäßumgebung. Möglicherweise liegt eine direkte Schädigung auch der abgehenden Kapillaren vor (Iglesias-Rozas et al. 1974).

Zahlreiche CT- und MRT-Untersuchungen zeigen eine Rarefikation des Marklagers (Abb. 6.27); dieser Befund ist rein deskriptiv auch als Leukoaraiosis bezeichnet worden (Hachinski 1987; Wiszniewska et al. 2000). Alternative Konzepte rücken daher direkte ischämische Folgeerscheinungen, Ödemfolgen und Thromben sowie die genetische Disposition in den Vordergrund (Yao et al. 1990; Kuwabara et al. 1992; Ma et al. 1992).

6.4.3 Multiinfarktenzephalopathie

Die multiplen Nekrosen sind bei der Multiinfarktenzephalopathie (Syn.: vaskuläre Demenz) nicht auf das Marklager beschränkt. Die Stammganglien sind ebenso wie die Rindenabschnitte gewöhnlich mitbetroffen, außerdem sind im Gegensatz zur Binswanger-Enzephalopathie die Nekrosen größer und die U-Fasern nicht ausgespart (Abb. 6.28a,b).

Gegen eine Zusammenfassung der Binswanger-Krankheit und der Multiinfarktenzephalopathie sprechen folgende Argumente: Klinisch ist das Demenzbild zwar das gemeinsame Endstadium, doch sind bei der Binswanger-Krankheit über Jahre langsam fortschreitende Wesensveränderungen, Merkfä-

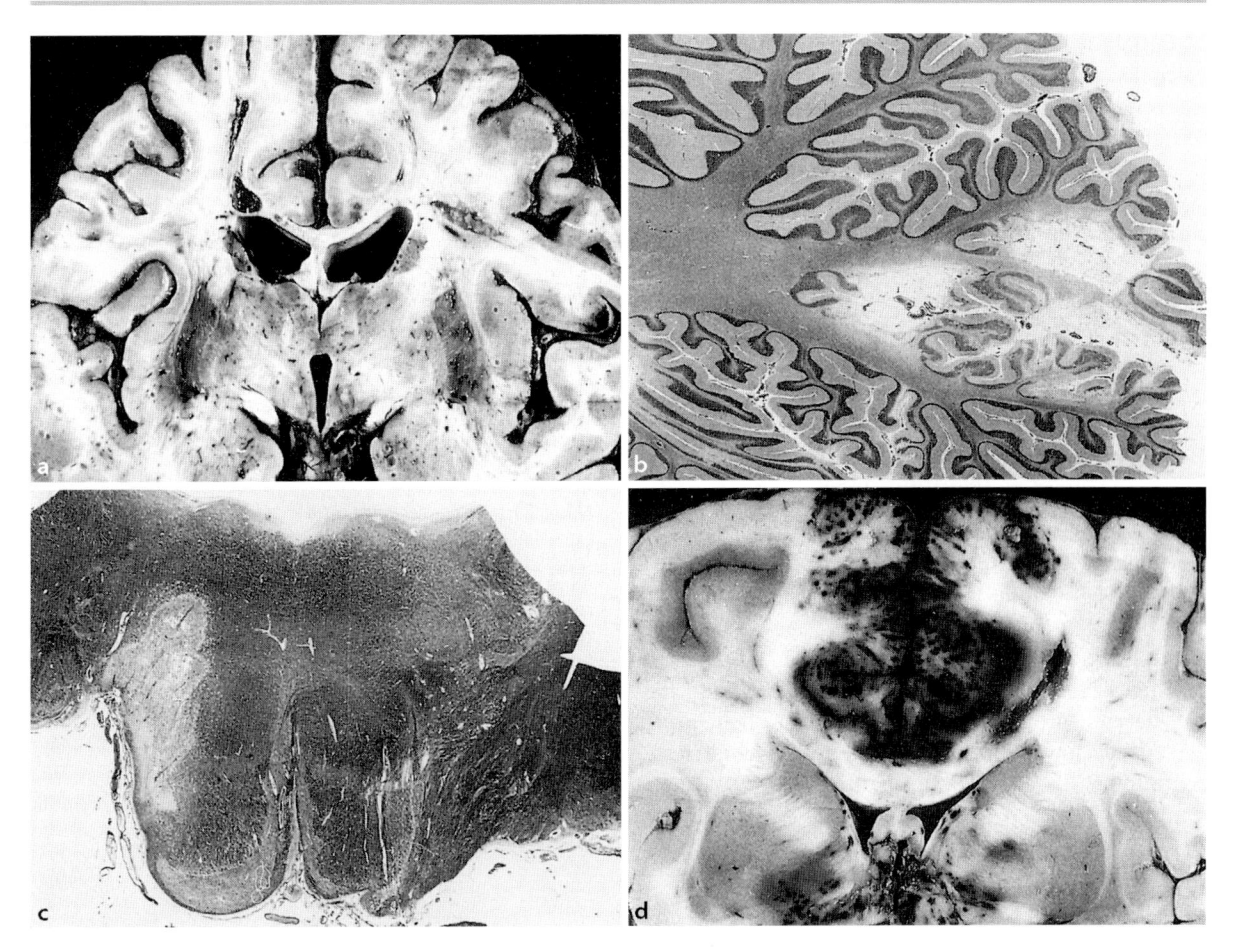

Abb. 6.28. a Multiinfarktenzephalopathie mit zahlreichen Nekrosen im Stadium III (Abräumung) in Marklager und Stammganglien. **b** Multiple umschriebene Kleinhirnrindennekrosen bei Multiinfarktenzephalopathie. **c** Nekrose im dorsolateralen Bereich der Medulla oblongata bei Thrombose des Ramus circumflexus der A. basilaris; klinisch Wallenberg-Syndrom. **d** Hämorrhagischer Infarkt im Versorgungsgebiet der Aa. cerebrales anteriores; auch die Umgebung der Seitenventrikel ist von der Nekrose betroffen. (Aufnahmen von J. Peiffer)

higkeitsstörungen, Desorientiertheit und Dysarthrien zu beobachten, während Paresen und ähnliche Herdausfälle fehlen oder nur gering ausgeprägt sind. Bei der Multiinfarktenzephalopathie enthält die Vorgeschichte häufiger Herzrhythmusstörungen, außerdem Zeichen wiederholter Schlaganfälle. Pathogenetisch ist bei der Multiinfarktenzephalopathie von embolischen Streuungen bei thrombotischen Gefäßwandaufbrüchen oder Herzklappenveränderungen auszugehen.

Darüber hinaus sind auch Summationseffekte unterschiedlicher Gewebsschäden, darunter Blutungen bei der hypertensiven Angiopathie und unterschiedlich alte, verschieden große anämische Infarkte anzunehmen. Gelegentliche familiäre Beobachtungen sprechen für die Mitwirkung genetischer Faktoren (Jörgensen u. Torvik 1969; Sourander u. Walinder 1977).

Schwierigkeiten ergeben sich bei der Abgrenzung der Multiinfarktenzephalopathie von der Alzheimer-Krankheit. In 25% der Fälle, die klinisch als vaskulär bedingte Demenzen gedeutet worden waren, war pathologisch-anatomisch kein Infarkt, wohl aber eine Alzheimer-Krankheit nachgewiesen worden (Torack 1978).

6.4.4 CADASIL

Hierbei handelt es sich um eine autosomal-dominante Arteriopathie, die zu rezidivierenden Hirninfarkten führt und mit einer progredienten Demenz einhergeht (Syn.: familiäre zerebrale Arteriosklerose, hereditäre Multiinfarktdemenz, familiäres Binswanger-Syndrom). Nach der Erstbeschreibung von Sourander und Walinder (1977) fanden Tournier-Lasserve et al. (1993) den Gendefekt auf Chromosom 19 und prägten das Akronym CADASIL (*c*erebrale *a*utosomal-*d*ominante *A*rteriopathie mit *s*ubkortikalen *I*nfarkten und *L*eukenzephalopathie).

■ **Genetik.** Das defekte Gen (19p13) kodiert für Notch 3 ein transmembranöses Rezeptorprotein, das eine Rolle während der Entwicklung bei der Differenzierung primitiver Zellen spielt. Seine Bedeutung beim Erwachsenen dagegen ist unklar. Neueste Untersuchungen weisen auch auf eine De-novo-Mutation hin (Joutel et al. 2000).

■ **Epidemiologie.** CADASIL tritt in verschiedenen ethnischen Gruppen auf, die größte Anzahl der Fälle wurde bisher bei den Europäern beschrieben mit 7 französischen Familien (45 Patienten), 28 deutschen Familien (102 Patienten) und 10 finnischen Familien (80 Patienten) (Chabriat et al. 1995; Dichgans et al. 1998; Kalimo et al. 1999).

■ **Klinik.** Die Kardinalsymptome von CADASIL sind rezidivierende ischämische Infarkte, kognitive Defizite, Demenz und Migräne mit Aura. Die Präsentation der Symptome und der Krankheitsbeginn können erheblich variieren. Die ersten Infarkte treten bereits mit 30 Jahren auf, der Häufigkeitsgipfel liegt zwischen 40 und 50 Jahren. Psychiatrische Symptome sind die zweithäufigste Symptomengruppe.

In der deutschen Studie zeigten 41% der Patienten kognitive Defizite, 28% eine Demenz, 38% der Patienten hatten eine Migräne mit Aura. Selten treten epileptische Anfälle auf, Hypertonus ist meist nicht nachweisbar. Die Laborparameter sind unauffällig. MRT-Untersuchungen zeigen in 96% der Fälle eine charakteristische Hyperintensität periventrikulär und in der weißen Substanz. Untersuchungen des zerebralen Blutflusses mit SPECT und PET weisen auf einen reduzierten zerebralen Blutfluss hin, der morphologisch nachweisbaren Gehirnzerstörungen vorausgeht (Dichgans et al. 1998).

■ **Pathologie.** Makroskopisch zeigt das Gehirn bei der Sektion häufig lakunäre Infarkte im Marklager und im Hirnstamm, wobei der Kortex in der Regel gut erhalten ist. Blutungen sind untypisch. Histologisch weisen die Arterien der Leptomeningen und des Marklagers eine verdickte Tunica media auf mit basophilem granulärem Material, das PAS-positiv ist (Abb. 6.29).

Ultrastrukturell lassen sich Ablagerungen von granulärem osmiophilem Material (0,2–0,8 µm durchmessend) zwischen den degenerierten glatten Muskelzellen und in der Adventitia nachweisen (Abb. 6.30). Filamentäres Material (insbesondere Amyloidfibrillen) wird vermisst.

CADASIL ist zwar auf das ZNS beschränkt, dennoch sind die charakteristischen Ablagerungen in fast allen Organen nachweisbar. Somit eignet sich

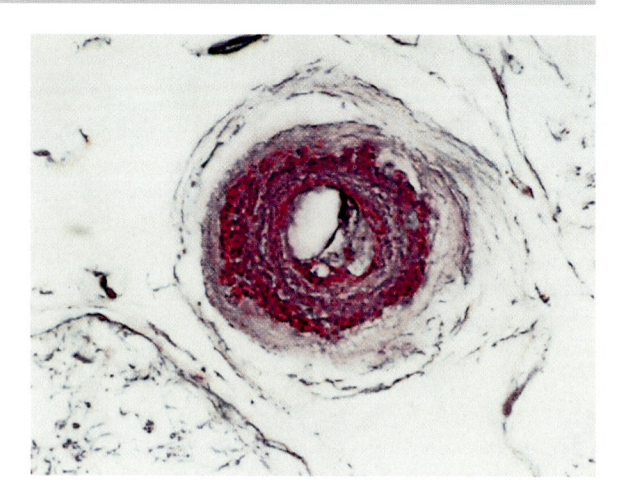

Abb. 6.29. Meningeale kleine Arterie bei einer 47-jährigen Patientin mit CADASIL. Es kommt zu einer ausgeprägten Verdickung der Gefäßwand sowie Ablagerung reichlich PAS-positiven granulären Materials in der Media und betont in der Adventitia (PAS-Reaktion, Vergr. 100:1). (Aufnahme von Frau PD A. Bornemann, Inst. für Hirnforschung, Univ. Tübingen)

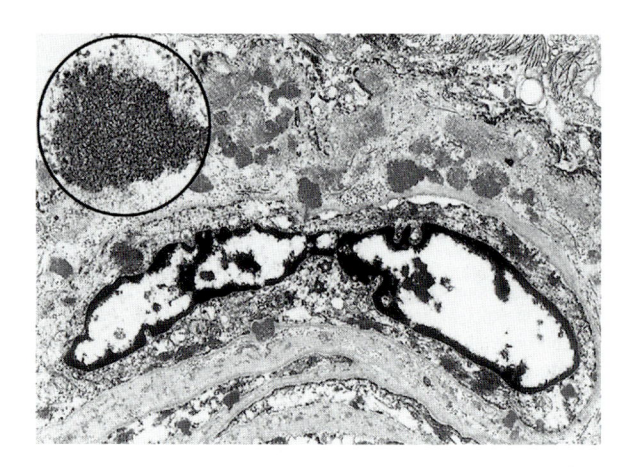

Abb. 6.30. Elektronenmikroskopisches Bild der Wand einer kleinen intrazerebralen Arteriole mit zahlreichen granulären Ablagerungen, überwiegend in der Adventitia in unmittelbarem Kontakt zu glatten Muskelzellen. Das Inset zeigt eine stärkere Vergrößerung der granulären Ablagerungen. Gleicher Fall wie in Abb. 6.29 (Aufnahme von Frau PD A. Bornemann)

die Muskel- und Nervenbiopsie insbesondere auch die Hautbiopsie zu einer spezifischen Diagnose (Schröder et al. 1995).

■ **Pathogenese.** Die genauen pathogenetischen Mechanismen sind noch unklar. Aufgrund der Schädigung der glatten Muskelzellen sowie der benachbarten osmiophilen Granula wird vermutet, dass der Gefäßumbau ursächlich für die lakunären Infarkte ist. Da überwiegend großkalibrige Arteriolen und kleine Arterien betroffen sind, liegt das Schädigungsmuster, insbesondere wird das Marklager betroffen, in der besonderen Angioarchitektur begründet.

6.4.5 Zerebrale Amyloidangiopathie

Diese Gefäßwanderkrankung (Syn.: kongophile Angiopathie, drusige Gefäßwandentartung, dysorische Angiopathie) ist häufig mit dem Vorkommen seniler Plaques verbunden. Sie tritt in Assoziation mit M. Alzheimer auf (Kondziolka et al. 1987) und wird häufig bei Hypertonikern gefunden. Gelegentlich wird auch über hereditäre Formen berichtet (Wattendorff et al. 1982; Roos et al. 1991) (s. auch Kap. 5).

Bei der zerebralen Amyloidangiopathie tritt eine vermehrte Gefäßwandfragilität auf, die Ursache von intrazerebralen Blutungen sein kann. Es handelt sich hierbei einerseits um kleine Kugelblutungen, andererseits um Massenblutungen in atypischer Lage, z. B. frontal und okzipital nachweisbar (Abb. 6.31). Gelegentlich werden auch kleinere Blutungen durch CT und MRT nachgewiesen und sind Anlass für eine neurochirurgische Intervention. Hierbei deckt die Kongorotfärbung in der Biopsie nicht selten eine zerebrale Amyloidangiopathie statt der erwarteten Gefäßmalformation auf. In den Wänden kleiner Gefäße, Arterien und Arteriolen, selten an den Venen wird unter Bevorzugung der Media eine Amyloidablagerung nachgewiesen. Nachweisreaktionen sind, neben der Kongorotreaktion mit deutlicher grüner Doppelbrechung (Abb. 6.32a, b), der Fluoreszenznachweis unter Anwendung von Thioflavin S (Schröder 1978) oder entsprechende Antikörper gegen Amyloid (Linke et al. 1986). Bevorzugt betroffen sind die oberflächlichen Rindengefäße und die leptomeningealen Gefäße vor allem okzipital.

Neben der Amyloidablagerung bilden befallene Gefäße intramurale Spaltbildungen, scheinbare Verdoppelungen der Gefäßwand, miliare Aneurysmen,

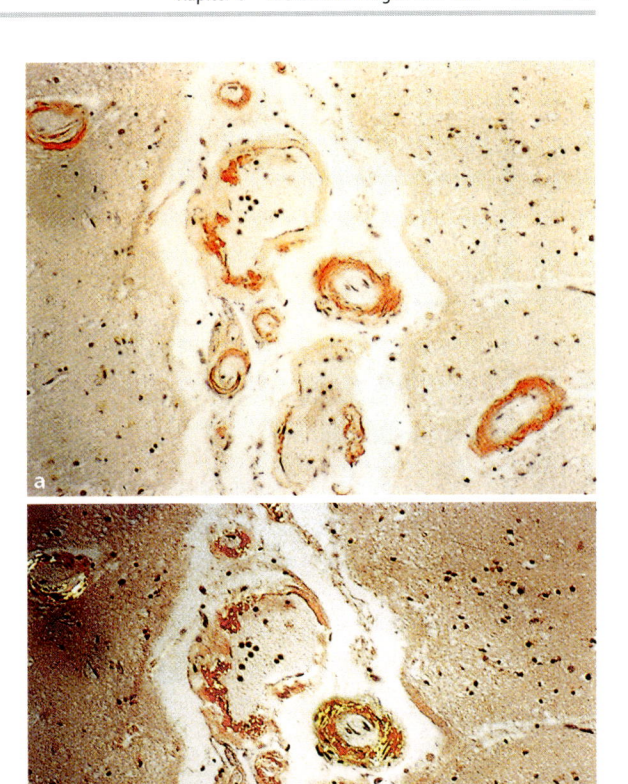

Abb. 6.32 a, b. Hyalinose. **a** Ausgeprägte Hyalinose der Gefäßwand in Arteriolen mit Ablagerung von Amyloid (Kongorotdarstellung). **b** Gleiches Präparat mit Polarisationsoptik. Es kommt zu einer gelblich-grünlichen Doppelbrechung im Bereich des kongophilen Materials

Gefäßknäuel und gelegentliche fibrinoide Nekrosen. Vielfach sieht man Neuritenauftreibungen im Sinne einer Plaquebildung um kongophil veränderte Gefäße. Elektronenoptisch ließ sich die Einlagerung von Amyloidfilamenten und deren Übertritt in das angrenzende Gewebe beweisen.

Die Bezeichnung „drusige Gefäßentartung" ist zutreffend für die Fälle, in denen ein Übergang des Amyloids in das angrenzende Gewebe erkennbar ist. Das ist nur bei einem Drittel der Fälle mit zerebraler Amyloidangiopathie nachweisbar.

6.4.6 Vaskulitiden und andere Angiopathien

Entzündliche Gefäßerkrankungen des Zentralnervensystems sind eine Herausforderung für Kliniker und Neuropathologen, da sowohl sehr unterschiedliche Symptome präsentiert werden als auch die Morphologie oft unspezifisch und schwierig zu in-

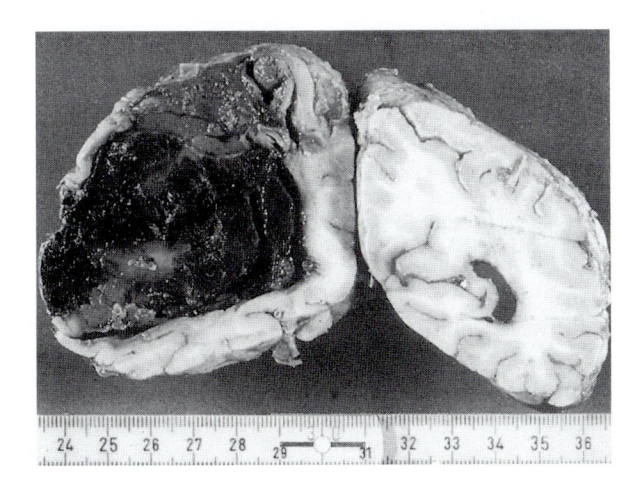

Abb. 6.31. Spontane mehrzeitige atypische Massenblutung parietookzipital links bei einer 83-jährigen Frau mit zerebraler Amyloidangiopathie (Aufnahme von J. Peiffer)

terpretieren ist. Darüber hinaus werden Pathogenese und Ätiologie kontrovers diskutiert. Neben zahlreichen systemischen Vaskulitiden, bei denen das ZNS mitbeteiligt ist, wie z. B. bei der Panarteriitis nodosa oder bei dem systemischen Lupus erythematodes, gibt es wenige primäre kranielle oder zerebrale Manifestationen der Angiitis: die Riesenzellarteriitis, die Takayasu-Arteriitis und die primäre Angiitis des Zentralnervensystems.

Vaskulitiden des ZNS

- **Primäre kraniale Vaskulitiden**
  - Takayasu-Arteriitis
  - Riesenzellarteriitis
  - Primäre ZNS-Angiitis
- **Zerebrale Manifestationen von Systemerkrankungen**
  - Systemischer Lupus erythematodes
  - Panarteriitis nodosa
  - Wegener-Granulomatose
  - Churg-Strauss-Syndrom
  - Sjögren-Syndrom
  - Behçet-Syndrom
  - Sneddon-Syndrom
- **Infektiöse Erkrankungen**
  - Borreliose
  - Tuberkulose
- **Viral bedingte Vaskulitiden und andere**

■ Primäre Angiitis des ZNS

Synonyme für diese Erkrankung sind intrakranielle Vaskulitis und granulomatöse Angiitis des ZNS. Das klinische Bild der meist erwachsenen Patienten ist uneinheitlich: Kopfschmerzen, multifokale neurologische Defizite, unspezifische MRT-Befunde; in der Angiographie sieht man segmentale Einschnürungen der zerebralen Arterien (Abb. 6.33a,b).

Da bei generell schlechter Prognose eine aggressive Suppressionstherapie nicht selten erfolgreich ist, werden zunehmend offene Biopsien durch den Neurochirurgen durchgeführt (Stübgen u. Lotz 1991; Chu et al. 1998; Alrawi et al. 1999). Dabei sollte neben leptomeningealem Gewebe auch ein Gewebsblock des angrenzenden Kortex vorliegen.

Die Histologie zeigt ein dichtes, entzündliches, überwiegend lymphozytäres Infiltrat, Histiozyten und Plasmazellen sind spärlich. Hierbei wird oft die gesamte Gefäßwand durchsetzt. Riesenzellen sind in einem Teil der Fälle nachweisbar (Abb. 6.34).

Der neuropathologische Befund ist unspezifisch, und differentialdiagnostisch müssen systemische granulomatöse Entzündungen, z. B. eine Sarkoidose,

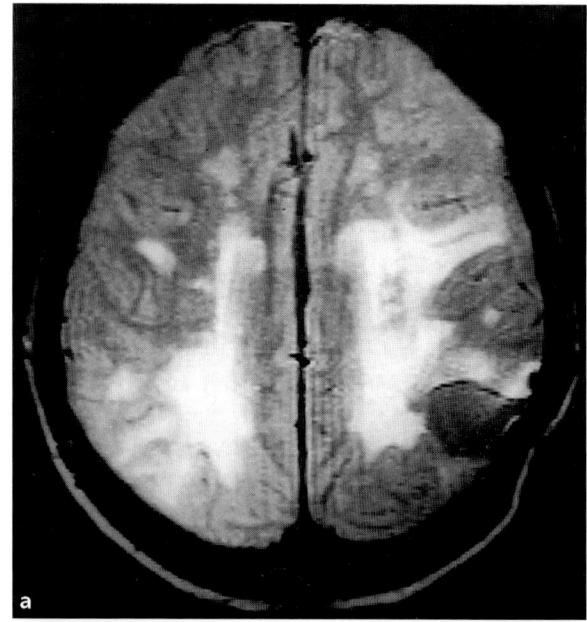

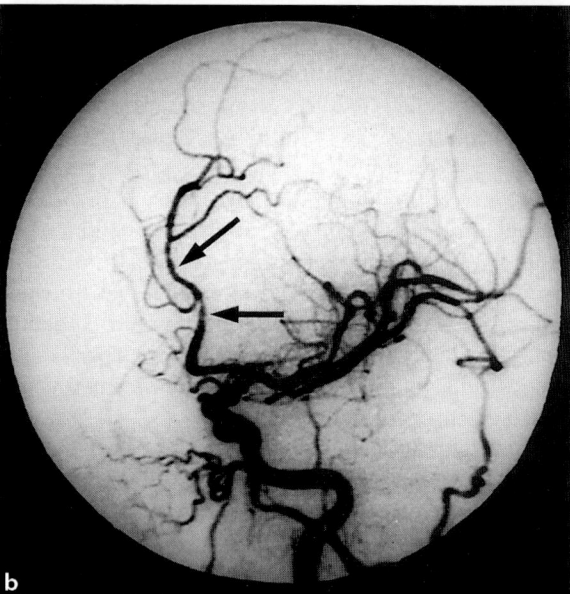

Abb. 6.33 a, b. 23-jähriger Mann mit Sprachstörung, Pleozytose im Liquor, Verdacht auf Vaskulitis. **a** Axiales MRT in Protonenwichtung; das Marklager und den Kortex betreffende Signalsteigerung beidseits. Die runde Signalminderung entspricht der Biopsiestelle. **b** DSA der linken A. carotis communis in Schrägposition. Multiple umschriebene Kaliberschwankungen an den zerebralen Gefäßen, besonders ausgeprägt an der A. cerebri anterior (*Pfeile*) (Aufnahmen von Prof. Solymosi, Abt. Neuroradiologie, Univ. Würzburg)

eine Riesenzellarteriitis, und bei fehlenden Riesenzellen auch lymphatische Grunderkrankungen (angiotropes Lymphom) abgegrenzt werden.

■ Panarteriitis nodosa

■ **Epidemiologie.** Das Zentralnervensystem ist bei dieser Krankheit (Syn.: Periarteriitis nodosa) relativ

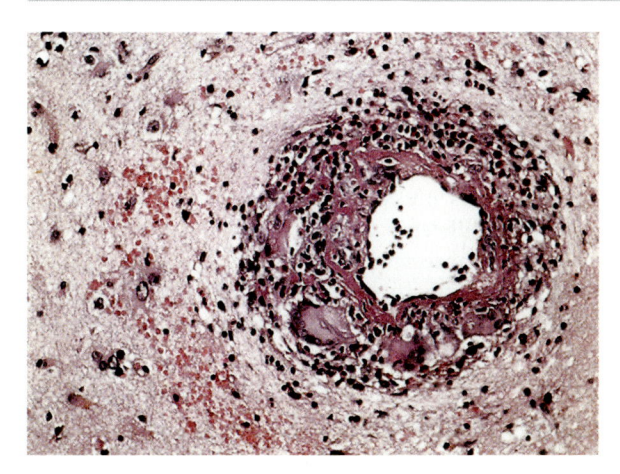

Abb. 6.34. Bioptischer Nachweis einer granulomatösen Angiitis subkortikal mit Riesenzellen, epitheloiden Zellen und Lymphozyten in der Gefäßumgebung; mäßige Gliose im angrenzenden Parenchym (HE-Färbung; gleicher Fall wie in Abb. 6.33)

selten beteiligt. Angesichts von Literaturangaben über die Häufigkeit, die zwischen 8% und 80% einer zerebralen Beteiligung schwanken (Cervós-Navarro 1980), neigen wir jedenfalls der niedrigeren Zahl zu.

■ **Morphologie.** Vielfach beschränkt sich das Bild auf unspezifische entzündliche Infiltrate. Knötchenförmige Auftreibungen („nodosa") sind ausgesprochen selten (Wechsler 1959). Es kann dann zu perlschnurartigen Auftreibungen und Verhärtungen der Gefäßwand kommen, die durch ihre helle Farbe zusätzlich auffallen. Liquorpleozytosen und Subarachnoidblutungen kommen gelegentlich in Abhängigkeit vom Sitz des Prozesses vor. Es sind dann die Arterienwände meist durchgehend durch alle Schichten entzündlich infiltriert, wobei lediglich die Media relativ geringer betroffen ist.

Fibrinoide Nekrosen von Wandsegmenten sind ebenfalls eher selten. Sie finden sich vor allem bei den knotigen Formen. In der Adventitia kann es zu Granulombildungen mit Übergreifen auf das angrenzende Hirngewebe kommen. In der Intima herrschen Gewebsschwellung und lymphozytäre, in perakuten Fällen auch granulozytäre Infiltrate vor, während in der Adventitia eher lymphoplasmazelluläre Infiltrate angetroffen werden. Ist es nicht zur Gewebsnekrose gekommen, so sind doch vielfach perivaskuläre ödematöse Gewebsauflockerungen sichtbar (Martin u. Noetzel 1959). Eosinophile Granulozyten können den Infiltraten beigemengt sein.

■ Systemischer Lupus erythematodes (SLE)

■ **Epidemiologie und Pathogenese.** Bei dieser ebenfalls disseminiert auftretenden Systemkrankheit sind Frauen im Verhältnis von 6:1 gegenüber Männern häufiger betroffen; der Krankheitsgipfel liegt im 2. und 3. Lebensjahrzehnt (Dubois 1976). Der zu den Autoimmunkrankheiten zu zählende SLE betrifft das Zentralnervensystem in 20–25% der Fälle, wobei wie bei der Panarteriitis nodosa die zufällige Verteilung der Gefäßwandentzündung die klinische Symptomatologie bestimmt.

■ **Morphologie.** Fibrinoide Gefäßveränderungen und LE-Körper finden sich seltener als in den übrigen Körperorganen. Die Gefäßveränderungen können aus unspezifischen Intima- und Adventitiainfiltraten bestehen, wobei die kleinen Arterien der Leptomeningen und der Hirnrinde bevorzugt befallen sind. In fortgeschrittenen Stadien sieht man Intimaproliferate und Thrombenbildungen, wobei die Infiltrate auch auf die Venen übergreifen (Pilz et al. 1980). Erythrodiapedesen, Blutungen und Nekrosen von uncharakteristischem Verteilungstyp können die Folge der Gefäßveränderungen sein. Dabei kommen selten auch Koagulationsnekrosen oder das Bild der sog. kolloiden Degeneration vor.

Diagnostisch ist der Nachweis von LE-Zellen bedeutungsvoll. Es handelt sich hierbei um basophile, strukturlose Zytoplasmaeinschlüsse, die durch Antigen-Antikörper-Reaktionen mit entsprechender Kernschädigung entstehen, wobei die geschwollenen, homogenisierten Kerne ausgestoßen und in Makrophagen aufgenommen werden können.

■ Wegener-Granulomatose

In seltenen Fällen kann hier ebenfalls das Zentralnervensystem betroffen sein (Cervós-Navarro 1980). Eine spezielle nosologische Differenzierung gelingt dabei meist ebenso wenig wie beim LE. Das Bild ähnelt der Panarteriitis, doch sind perivasale gemischtzellige Granulome und Mikrogliabeteiligung deutlicher.

■ Riesenzellarteriitis

■ **Klinik.** Diese Krankheit (Syn.: Arteriitis temporalis, M. Horton) ist durch die schmerzhafte Schwellung in der Umgebung der A. temporalis superficialis gekennzeichnet, die mit starken Kopfschmerzen und mit Sehstörungen gekoppelt sein kann. Vorwiegend ist das höhere Lebensalter betroffen, wobei regionale Unterschiede nachgewiesen wurden (Franzén et al. 1992; González-Gay et al. 1992). Es besteht keine Bevorzugung des Geschlechts. Die Diagnose ist leicht durch Biopsie der Temporalarterie zu stellen (Erbslöh 1954).

Allerdings ist der Befall der Arterie oft segmental, so dass ein ausreichend großes Stück der Arterie in Stufenschnitten aufgearbeitet werden muss. Selbst dann sind falsche negative Biopsiebefunde nicht ungewöhnlich und müssen bei entsprechender charakteristischer Klinik relativiert werden.

Die Pathogenese und die Beziehung zur Polymyalgia rheumatica ist ungeklärt.

■ **Morphologie.** Mikroskopisch zeigt sich eine Arteriitis mit lymphozytären und granulozytären Zellen unter Bevorzugung des subendothelialen Intimagewebes und der Adventitia. Gelegentlich können auch eosinophile Granulozyten beigefügt sein. Charakteristisch ist das Auftreten von mehrkernigen Zellen vom Typ der Fremdkörperriesenzellen, gewöhnlich um Elastikafragmente (Abb. 6.35a,b). Die Muskelschicht ist gelegentlich fibrinoid degeneriert.

Das morphologische Bild ist abhängig von der Krankheitsphase. Unterschieden werden eine exsudative Initialphase, eine produktive Hauptphase und eine regressive Endphase.

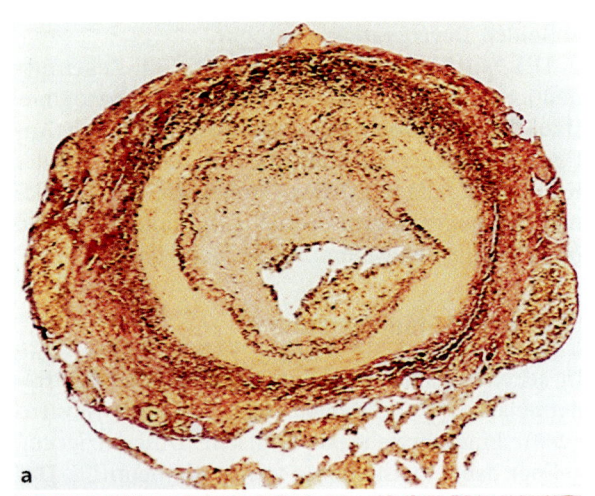

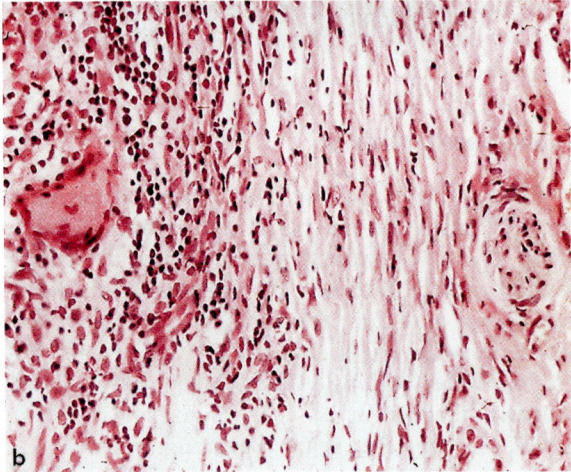

Abb. 6.35. a Temporalarterie mit ausgeprägter Entzündung im Bereich der Lamina elastica interna, übergreifend auf Media und Adventitia. Erhebliche Stenose durch Intimaproliferation (Elastica-van-Gieson-Färbung). **b** Wand einer A. temporalis mit ausgeprägter Entzündung am Übergang von Media zur Intima, hier mit Riesenzellen, zahlreichen Lymphozyten, die z.T. die Media locker infiltrieren (HE-Färbung)

Die Riesenzellarteriitis beschränkt sich keineswegs auf die A. temporalis superficialis, sondern kann auch auf intrazerebrale Gefäße übergreifen; gefährdet ist insbesondere die A. ophthalmica (Warzok et al. 1984). Die Feststellung einer Arteriitis temporalis muss daher zu therapeutischen Konsequenzen führen.

Die Prognose ist bei Exzision der entzündlichen Gefäßabschnitte in der Temporalarterie und einer Dexamethasonbehandlung günstig (Cervós-Navarro 1980).

■ **Thrombendangitis obliterans**

Diese arterielle Verschlusskrankheit (Syn.: Endangitis obliterans, Winiwarter-Bürger-Krankheit) befällt mit wenigen Ausnahmen Männer, vorwiegend zwischen dem 30. und 40. Lebensjahr. Ein hoher Zigarettenverbrauch ist stark mit der Krankheit korreliert. Betroffen sind besonders die kleinen und mittleren Extremitätenarterien. Eine zerebrale Beteiligung ist umstritten und muss vom Antiphospholipidsyndrom (Sneddon-Syndrom) abgegrenzt werden.

■ **Sneddon-Syndrom**

Das Sneddon-Syndrom (Syn.: Antiphospholipidsyndrom, Livedo reticularis) ist eine ungewöhnliche Manifestation von zerebralen Läsionen in Verbindung mit Hautveränderungen (Livedo reticularis). Es wird vorwiegend bei jüngeren Frauen gefunden und geht mit tiefen Beinvenenthrombosen, Herz- und Nierenveränderungen, aber auch Veränderungen in anderen Organen einher. Die neurologische Symptomatik ist charakterisiert durch anämische Hirninfarkte, Anfälle und eine progrediente Demenz. Wesentliche Bedeutung kommt der computertomographischen Untersuchung zu, die eine kortikale Atrophie und multiple hypodense Areale aufdeckt (Rumpl u. Rumpl 1979; Martinelli et al. 1991).

Pathogenetisch wird eine reaktive endotheliale Hyperplasie der kleinen Gefäße angenommen, die mit Thromben vergesellschaftet ist, also eine nicht entzündliche zerebrale Vaskulopathie. Serologisch findet sich ein hoher Antiphospholipidantikörpertiter (Molaie u. Collins 1987; Westermann et al. 1992; Zelger et al. 1992). Hinsichtlich der Abgrenzung zur Thrombangitis obliterans ergeben sich in der älteren Literatur Schwierigkeiten in Nomenklatur und Klassifikation.

■ **Morphologie.** Makroskopisch zeigt das Gehirn in ausgeprägten Fällen zahlreiche umschriebene, nicht mehr frische multilokuläre Infarkte (Abb. 6.36).

Überwiegend sind die Rinde und das angrenzende Marklager betroffen; die größeren basalen und meningealen Gefäße zeigen makroskopisch wenig Veränderungen. Gering ausgeprägte Fälle weisen nur vereinzelt kleinere zystische Läsionen auf. Histologisch sind überwiegend die kleinen Arterien und Arteriolen durch eine ausgeprägte Endothelhyperplasie charakterisiert. Hier kommt es zu zahlreichen, teilweise obturierenden Endothelpolstern (Abb. 6.37a). Darüber hinaus sind rekanalisierte Gefäße und Gefäßwandnekrosen nachweisbar.

Die Infarkte weisen unterschiedliche Stadien von frisch bis alt auf, begleitet von einer ausgeprägten Gliose und Abräumreaktion (Abb. 6.37a und b).

Auffällig ist eine massive Mikrogliaproliferation auch in nekrosefernen Arealen, die eine chronische Hypoxie vermuten lassen. In weniger ausgeprägten Fällen sind die Mikrogliareaktion, die elektive Parenchymnekrose und diskrete Gefäßwandveränderungen die einzigen Anhaltspunkte für eine zerebrale Beteiligung.

■ Takayasu-Krankheit

Synonyme hierfür sind Pulseless disease, Aortenbogensyndrom, umgekehrte Coarctatio aortae, umgekehrtes Isthmusstenosesyndrom. Die Häufigkeit wird in Japan mit 0,04% der fortlaufenden Autopsien angegeben. Das Verhältnis von Männern zu Frauen beträgt etwa 1:5. Betroffen sind vorwiegend junge Frauen (Nasu 1975).

■ **Klinik.** Es handelt sich hierbei nicht im strengen Sinn um eine Gefäßkrankheit des Zentralnervensystems, sondern um eine Krankheit des Aortenbogens bzw. des Truncus brachiocephalicus mit A. carotis communis und A. subclavia, die sich vorwiegend am Zentralnervensystem auswirkt. Charakteristisch ist das Vorkommen erniedrigter Blutdruckwerte an der oberen Extremitäten bis zum Schwinden der Arterienpulse an Kopf, Hals und Armen sowie Sehstörungen.

■ **Ätiologie und Pathogenese.** Ursache ist ein entzündlicher, stenosierender Prozess an den oben erwähnten Stammarterien, der selten auf das peri-

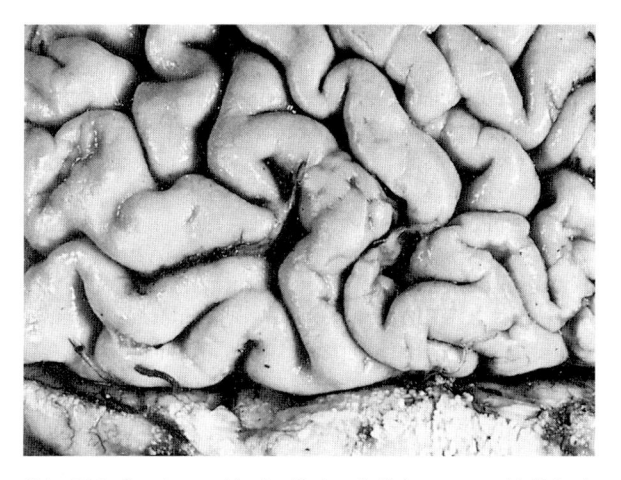

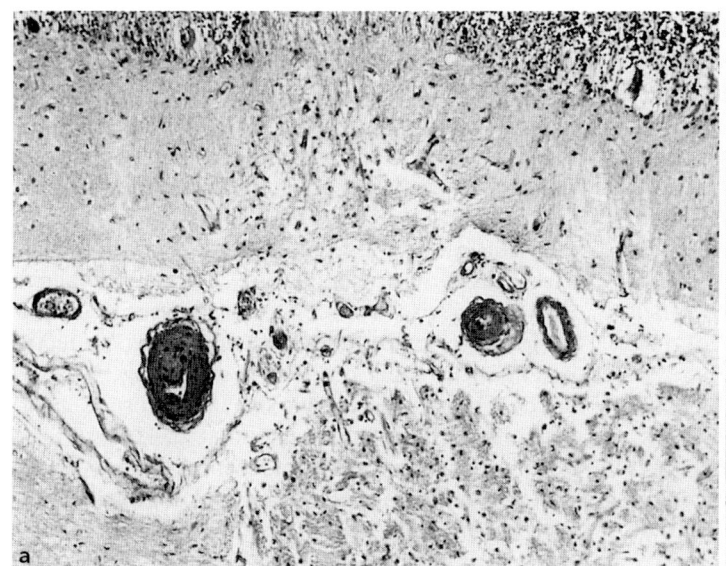

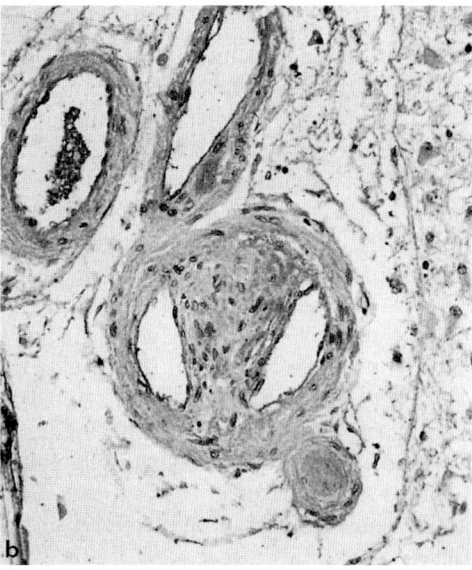

Abb. 6.36. Granularatrophie der Rinde mit kleinen, unterschiedlich alten Infarkten der Rinde; Multiinfarktenzephalopathie bei Verdacht auf zerebrale Vaskulitis (Aufnahme von J. Peiffer)

Abb. 6.37 a, b. Sneddon-Syndrom (Antiphospholipidsyndrom). **a** Intimahyperplasie der meningealen Arterien mit hochgradiger Lumeneinengung sowie nicht mehr frischer Hirninfarkt. **b** Intimapolster in stärkerer Vergrößerung sowie verschlossenes meningeales Gefäß (*rechts unten angrenzend*); astrogliale Reaktion im Randgebiet des Infarkts

phere Gefäßsystem übergreift. Seine Entstehungsursachen sind ungeklärt.

Morphologie. Der stenosierende und obliterierende Gefäßprozess im Truncus brachiocephalicus der A. carotis communis und der A. subclavia greift vielfach auch auf die mesenterialen Nierenarterien über, weswegen die Krankheit zu 40% auch mit einer Hypertonie verbunden ist.

Die entzündlichen Veränderungen spielen sich vorwiegend in der Adventitia ab, die auch eine starke Verbreiterung erfährt. Es bestehen insofern gewisse Ähnlichkeiten mit der luetischen Mesaortitis. 28% entfallen auf ein eher granulomatös entzündliches Muster, 14% auf diffuse entzündliche Proliferate mit Lympho- und Plasmazellen und starker Fibroblastenwucherung, 58% auf eine vorwiegend fibrotische Gefäßwandumbildung (Nasu 1975). Riesenzellen sind innerhalb der entzündlichen Infiltrate vor allem beim granulomatösen Typ häufig. Der Prozess kann an der Aorta zu dissezierenden Aneurysmen führen (Leu 1976).

Die Veränderungen am Zentralnervensystem hängen wesentlich vom Ausmaß der Kollateralversorgung des Gehirns ab. Diese wird überwiegend durch die beiden Aa. vertebrales übernommen. Die Hirnarterien selbst sind nicht an der Arteriitis beteiligt, zeigen aber lokale Verschlüsse, die wahrscheinlich embolisch bedingt sind und zu entsprechenden Gewebsnekrosen führen. Insgesamt sind die zerebralen Schädigungen im Verhältnis zu den schweren Veränderungen an den proximalen Stammgefäßen aber bemerkenswert geringgradig.

Moya-Moya-Krankheit

Während das Zentralnervensystem bei der Takayasu-Krankheit im Wesentlichen nur sekundär geschädigt ist, die Hauptveränderungen aber extrazerebral liegen, ist bei der ebenfalls vorwiegend in Japan vorkommenden Moya-Moya-Krankheit in erster Linie das zentralnervöse Gefäßnetz betroffen, während die Arterien der übrigen Organe, abgesehen von atherosklerotischen Veränderungen, frei sind (Coakham et al. 1979). Die Krankheit erhielt ihren Namen von der an Tabakrauchwolken erinnernden Gefäßzeichnung im Angiogramm.

Anstelle thrombotischer Gefäßabbrüche findet sich – besonders in den Stammganglien – ein ungewöhnlich stark ausgeprägtes Kollateralnetz feiner Gefäße, mitunter auch versorgt aus dem Versorgungsgebiet der A. carotis externa über transdurale Gefäße.

Epidemiologie. Betroffen sind sowohl Kinder mit einem Vorzugsalter von 4–6 Jahren als auch Erwachsene mit einem Gipfel im 4. Lebensjahrzehnt (Coakham et al. 1979). Die ungewöhnlich intensive Kollateralversorgung wurde mit dem Einsetzen der Krankheit im Kindesalter erklärt. Hier kann der Fortgang des Prozesses angiographisch auch besser verfolgt werden als bei den Erwachsenen.

Die Krankheit, deren Ursache ungeklärt ist, ist auch in der weißen und schwarzen Bevölkerung inzwischen wiederholt beobachtet worden.

Klinik. Dem Schwerpunkt der Verschlusskrankheit an den intrakraniellen Abschnitten beider Karotiden, an der A. cerebri media und anterior, selten an der A. basilaris, entspricht das klinische Bild mit flüchtigen, zunächst transitorischen Ischämien, später mit Hemiparesen, aphasischen Störungen und den Zeichen subduraler Hämatome, die die Moya-Moya-Krankheit häufig begleiten. Sie sind wahrscheinlich Folge der extremen Kollateralisierung und der daraus resultierenden Veränderung der regionalen zerebralen Durchblutung (Dietrichs et al. 1992).

Morphologie. Bereits makroskopisch findet sich eine abnorme Füllung der leptomeningealen Gefäße, vor allem im venösen und kapillären Bereich. Vielfach sind auch hierbei Rindennekrosen erkennbar.

Die vom Prozess betroffenen Basisarterien erscheinen segmentweise geschrumpft und weißlich verfärbt. Atherome sind mit diesem Prozess nicht gekoppelt. Diese verschlossenen Gefäße werden begleitet von varikös erweiterten Gefäßen, was besonders innerhalb der Leptomeningen gut zu beobachten ist.

Mikroskopisch fehlen alle Zeichen einer Atherosklerose und einer Arteriitis, sieht man von seltenen symptomatischen Formen ab. Das Gefäßlumen der betroffenen Arterien ist durch ein lockeres zellarmes Bindegewebsmaschenwerk verschlossen. Auffällig ist die starke Verbreiterung der Lamina elastica interna, deren Dicke allerdings lokal sehr wechseln kann. Dies gilt besonders auch für die stark erweiterten Begleitgefäße, die eine auffallend dünne, muskelschwache Wand aufweisen mit breiten Lücken der Lamina elastica interna. Die leptomeningealen, prall gefüllten Venen zeigen häufig frische Thrombosierungen (Ikeda u. Hosoda 1993) und führen zu Blutungen (Kono et al. 1990).

Außerhalb der verschlossenen Arterienbereiche bestehen ausgeprägte Intimaverdickungen und -fibrosierungen sowie Aufsplitterungen der Elastika – insoweit ähnlich der Arteriosklerose, jedoch ohne Atherombildung (Coakham et al. 1979). Die stark vermehrten Kollateralgefäße sind dagegen eher hypoplastisch.

Fibromuskuläre Dysplasie

Diese sich vorwiegend an den Nierenarterien manifestierende Krankheit kann ebenfalls die Hirnarterien betreffen und Ursache von Stenosierungen und Parenchymnekrosen sein (Lüscher et al. 1987). Charakteristisch ist der neuroradiologische Befund mit perlkettenähnlichen lokalen Gefäßwandausweitungen und Stenosierungszonen, die über längere Abschnitte hintereinander geschaltet sind.

Epidemiologie und Klinik. Betroffen sind vorwiegend Frauen im jüngeren und mittleren Lebensalter, doch ist auch bei Kindern mit dem klinischen Bild eines Schlaganfalls an die fibromuskuläre Dysplasie zu denken (Shields et al. 1977). Sowohl transitorische ischämische Attacken als auch durch Gefäßverschlüsse mit anämischen Infarkten zu erklärende Schlaganfälle kommen vor, ferner Subarachnoidalblutungen durch Gefäßwandeinrisse. Diese nichtarteriosklerotische Wanderkrankung ist mit den der extravasalen Blutung vorausgehenden intramuralen Blutungen einer der möglichen pathogenetischen Faktoren von Aneurysmen.

Lokalisation und Morphologie. Neben den mittleren Abschnitten der A. carotis interna sind Hauptstämme der intrazerebralen Arterien von den segmental auftretenden stenotischen Ausweitungen betroffen. Mikroskopisch fehlen entzündliche Veränderungen. Man trifft auf eine Mediahyperplasie, selten auch auf entsprechende Verbreiterungen und Fibrosierungen von Intima und Adventitia unter Frakturierung, Lückenbildung oder Verlust der elastischen Fasern. Vor allem die sich an der Karotis manifestierenden Stenosen sind einer operativen Behandlung zugänglich (Starr et al. 1981). Die Ätiologie ist unbekannt.

6.4.7 Kalzifikationen

Verkalkungen der Pallidumgefäße

Die Arterien des Pallidums weisen bei älteren Menschen des öfteren Kalkeinlagerungen in die Media auf. Das Spektrum reicht vom feinsten, strukturlosen Körnchen an einzelnen Mediaabschnitten über die Einlagerung von Kalkspangen bis zu einer vollständigen Umwandlung der Media, die dann auch nicht selten von einer erheblichen Lumeneinengung durch eine Verbreiterung der Intima begleitet ist. Die Intima bietet dann vielfach ein sehr lockeres kollagenfaseriges, zellarmes Maschenwerk, das in der Regel keine Makrophagen enthält. Trotz dieser erheblichen Lumeneinengung kann die Mediaverkalkung nicht zu den arteriellen Verschlusskrankheiten von klinischer Bedeutung gezählt werden.

Neben diesen Mediaverkalkungen kommen auch Verkalkungen von Arteriolen und Kapillaren vor, wobei man den Eindruck umfangreicher freier Kalkkonkremente gewinnen kann. Ähnliche Kalkablagerungen finden sich auch nicht selten innerhalb der Lamina circumvoluta medullaris des Ammonshorns. Diese Kalkablagerungen entstehen auf einer Matrix von Mukopolysacchariden bzw. Mukoprotein durch Einlagerung von Kalziumphosphat, aber auch Magnesium-, Mangan- und Eisensalzen. Kalzium-Eiweiß-Verbindungen werden als Pseudokalk bezeichnet.

Fahr-Syndrom

Dieses Syndrom (Syn.: cerebral calcinosis, familiäre idiopathische zerebrale Verkalkung, striatodentale Kalzifikation) unterscheidet sich hinsichtlich der formalen Pathogenese nicht von den Kalkeinlagerungen in den Pallidumarterien. Charakteristisch ist die symmetrische Ausprägung der Verkalkungen

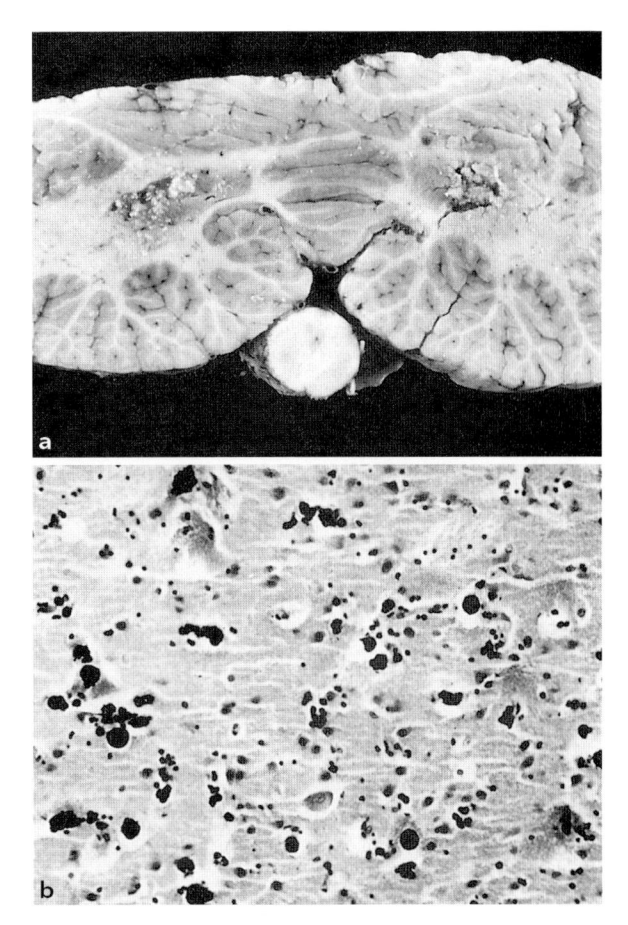

Abb. 6.38. a M. Fahr mit Kalkkonkrementablagerungen in den Zahnkernen der Kleinhirnhemisphären. **b** Ausgedehnte Kalkkonkremente im Neostriatum bei einem Patienten mit M. Down (Aufnahmen von J. Peiffer)

in beiden Pallida und in den Nuclei dentati (Abb. 6.38a). In der Regel sind die Kapillaren und Arteriolen bevorzugt betroffen (Abb. 6.38b).

Es kann zu ausgedehnten Kalkkonkrementen kommen, was die intravitale Diagnostik mit Hilfe der Computertomographie oder bereits der Schädelleeraufnahme erlaubt. Im Computertomogramm fanden sich derartige symmetrische Stammganglienverkalkungen unter 8000 Untersuchungen in 2% der Fälle (Goldschneider et al. 1980).

Es handelt sich beim Fahr-Syndrom nicht um eine Krankheitseinheit. Neben klinisch symptomlos verlaufenden Fällen gibt es vor allem im mittleren und höheren Lebensalter Erkrankungsfälle, die mit Hyperkinesen, Parkinsonismus, zerebellär-ataktischen Störungen oder auch Demenzen einhergehen.

Als Ursache kommen ein Hypoparathyreoidismus, ein Pseudohypoparathyreoidismus und exogene Einflüsse durch Medikamente in Frage. Die Mehrzahl der Fälle tritt sporadisch auf, doch gibt es auch Beobachtungen eines familiären Auftretens mit starker Penetranz (Pantelakis 1954; Boller et al. 1977).

Entsprechend den klinischen Ausfallserscheinungen sind beim Fahr-Syndrom auch die Gewebsschäden ausgeprägter. Die Kalkablagerungen können von lokalen Entmarkungen und Fasergliosen begleitet sein. Selten gibt es Kalkablagerungen innerhalb der Gefäßwand auch bereits bei Kleinkindern und sogar bei Feten.

Elektronenmikroskopisch lassen sich die Mineralisationen in den Initialstadien zunächst innerhalb der Basalmembranen nachweisen (Guseo et al. 1975).

6.5 Diabetes mellitus

6.5.1 Hypoglykämie

Sinkt der Blutzucker unter die physiologische Norm von etwa 50 mg%, so besteht eine Hypoglykämie, die in der Lage ist, das Zentralnervensystem zu schädigen. Übelkeit, Heißhunger, Schweißausbrüche oder Abgeschlagenheit sind klinische Prodrome der zentralnervösen Störungen mit Übergang zu Somnolenz bis zum tiefen Koma, oft verbunden mit motorischen Reizerscheinungen.

Ursächlich kommen mangelnde Nahrungszufuhr, Stoffwechselstörungen wie Galaktosämie, Glykogenspeicherkrankheiten oder leuzininduzierte Hypoglykämien, schwere Leberinsuffizienzen, vor allem aber die Überproduktion von Insulin bzw. iatrogen bedingte Überdosierungen in Frage.

Morphologie. Im Vordergrund stehen neben typischen ischämischen Nervenzellschädigungen Kernpyknosen der Nerven- und Gliazellen, darüber hinaus aber auch ausgedehntere elektive Parenchymnekrosen, die vielfach laminär oder pseudolaminär den Windungstälern folgen. Körnerzellnekrosen sowie Homogenisierung der Purkinje-Zellen sind ebenfalls eine sehr häufige Folge, vor allem nach dem Umschlag eines diabetischen in ein hypoglykämisches Koma.

Bei frühgeborenen Säuglingen, bei denen mit einer Hypoglykämiehäufigkeit von 10 bzw. 15% zu rechnen ist (Chase et al. 1973), kommt es hierunter auch zu Entwicklungsstörungen des Zentralnervensystems (s. Kap. 4).

6.5.2 Coma diabeticum

Pathogenese. Beim diabetischen Koma besteht zwar eine Überschwemmung des Hirngewebes mit Glukose, gleichzeitig jedoch eine starke Zurückdrängung des zerebralen Sauerstoffverbrauchs und des Glukoseverbrauchs, so dass paradoxerweise trotz der Überschwemmung der Gewebsflüssigkeit mit Glukose die zentralnervöse Glukoseaufnahme und -verbrennung reduziert sind. „Das Parenchym erstickt buchstäblich im Zuckerwasser und wird gleichzeitig ausgetrocknet" (Bodechtel u. Erbslöh 1958).

Pathogenetisch bedeutungsvoll sind weiterhin Kaliumverluste und eine Azidose, die zur Zuckerstoffwechselstörung und der histotoxischen Hypoxidose hinzutreten.

Morphologie. Die Folge ist eine Kombination der oben genannten Hirnschädigungen bei Hypoglykämie mit noch ausgeprägteren laminären Parenchymnekrosen und Körnerzellnekrosen der Kleinhirnrinde sowie Parenchymschädigungen disseminierter Art in Großhirnrinde, Striatum und Pallidum (Bodechtel u. Erbslöh 1958). Im Übrigen beherrschen meist die Folgen der mit dem Diabetes mellitus verbundenem Atherosklerosen das morphologische Bild.

6.6 Thrombotische Gefäßverschlüsse

6.6.1 Arterielle Thrombosen

Unter 3600 Obduktionen von Erwachsenen fanden sich 2,5% mit Thrombosen von Hirnarterien. Bevorzugt sind die großen Arterienstämme in der Reihenfolge A. cerebri media, A. basilaris und A. carotis interna, A. vertebralis (Moossy 1959).

Pathogenese. Ursächlich kommen vor allem arterielle Verschlusskrankheiten in Frage, soweit Veränderungen des Endothels und der übrigen Wandschichten die Hauptursache der Thrombenentstehung sind. Die Arteriosklerose spielt hierbei die bedeutendste Rolle. Darüber hinaus sind Wandverhältnisse sowie Störungen der Gerinnungsmechanismen, die die Zirkulationsgeschwindigkeit und den regionalen zerebralen Blutfluss beeinflussen, wesentliche pathogenetische Faktoren.

Morphologie. Makroskopisch zeigen frisch thrombosierte Gefäße im unfixierten Zustand einen rotbraunen, im fixierten eher körnigen, dunkelroten Gefäßinhalt, der in Abhängigkeit vom Alter des Thrombus der Gefäßwand mehr oder weniger intensiv anhaftet. Bei älteren Thrombosen, bei denen bereits Organisationsvorgänge vorliegen, ist der Thrombus grau verfärbt. Bei frischen Thrombosen ist es makroskopisch schwer möglich, sie von terminalen oder von postmortalen Blutgerinnseln zu unterscheiden.

Mikroskopisch ist eine solche Unterscheidung leichter, soweit Endothelzerstörungen und eine beginnende Organisation vorliegen. Bereits nach 2–3 Tagen beginnt die Einwanderung von Fibroblasten und nachfolgende Phagozytose. Ein unterschiedliches Netzwerk kollagener Fasern durchspinnt später das ursprüngliche Lumen, das rekanalisiert werden kann.

6.6.2 Thrombosen der Hirnvenen und Sinus

Der Blutgehalt in den intrakraniellen Sinus und venösen Gefäßen entspricht 70% der gesamten intrakraniellen Blutmenge. Somit haben Abflussstörungen ebenso katastrophale Folgen für die zerebrale Durchblutung wie arterielle Versorgungsstörungen.

Allerdings ist die Lokalisation der Störung wesentlich für den Grad der Schädigung des Gehirns, weil die komplexen venösen Drainagen (Abb. 6.4) unterschiedlich ausgebildete Anastomosen aufweisen. Während einige Abschnitte der Sinus ohne Folgen verschlossen sein können, sind Störungen im Bereich der V. Galeni deletär. Auch werden graduelle Okklusionen der Sinus z. B. durch Tumoren besser toleriert als akute Verschlüsse durch Traumata oder chirurgische Intervention.

Klinik und Epidemiologie. Die venösen Thrombosen unterscheiden sich hinsichtlich der Altersgipfel, der Geschlechtsverteilung und der Pathogenese deutlich von den arteriellen Thrombosen. Die Perinatalzeit bietet einen ersten Gipfel der Häufigkeit, ein zweiter Gipfel liegt im Erwachsenenalter. Der Häufigkeitsgipfel liegt in der 3. Dekade, wobei 60% Frauen und 40% Männer betroffen sind (Einhäupl et al. 1990).

Wichtige klinische Zeichen sind Kopfschmerzen, Vigilanzstörungen, Meningismus und Sehstörungen (Hirnödem). Sie sind unterschiedlich ausgeprägt, je nachdem ob die Störung langsam, progredient oder plötzlich einsetzt. Wesentliche Bedeutung kommt hier in der Befunderhebung der neuroradiologischen Diagnostik zu (Thron et al. 1986).

Prognose. Die Mortalitätsangaben zur Sinusthrombose schwanken je nach Studie sehr stark, ältere Untersuchungen geben bis 100% an, nach neueren Untersuchungen liegt die Mortalität zwischen 5 und 27%. Im Allgemeinen ist die Prognose günstig, 78% der betroffenen Patienten haben keine oder nur geringe neurologische Defizite (Einhäupl et al. 1990).

Pathogenese. Entzündliche Erkrankungen spielen eine wesentlich größere Rolle als bei arteriellen Thrombosen, besonders gefährdet sind Patienten mit eitrigen Meningitiden. In einem größeren Untersuchungsgut fanden sich 21% der Sinusthrombosen auf entzündlicher Grundlage, zu 76% fanden sich hormonelle Einflüsse bei Frauen (Einhäupl et al. 1990). Orale Kontrazeptiva führen zur Veränderung im Gerinnungssystem (Köhler et al. 1977). Rauchen die betroffenen Frauen regelmäßig Zigaretten, so erhöht sich das Thromboserisiko um das 22fache gegenüber Nichtraucherinnen, die keine Kontrazeptiva einnehmen.

Seltene Komplikationen sind venöse Thrombosen gegen Ende der Schwangerschaft und kurz nach der Geburt. Weitere Ursachen für Thrombosen sind Tumorinfiltrationen der Gefäß- und Sinuswände, Bluterkrankungen (Polyzythämie) und Fehlbildungen z. B. im Bereich der V. Galeni (Abb. 6.39). Auf den Zusammenhang zwischen Thrombosen und arteriovenösen Fisteln im Bereich der spinalen Dura wird von verschiedenen Autoren hingewiesen (Dichgans et al. 1972; Thron et al. 1986).

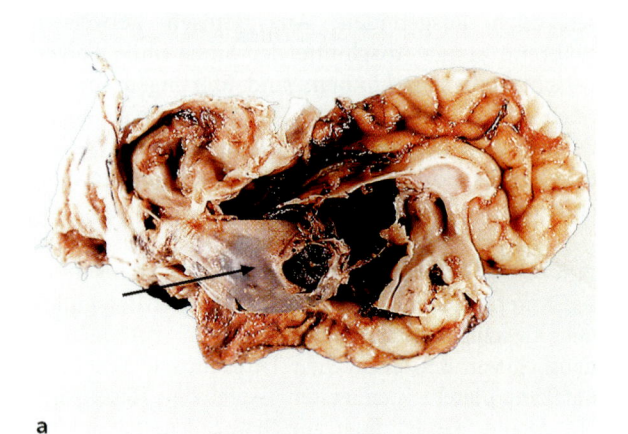

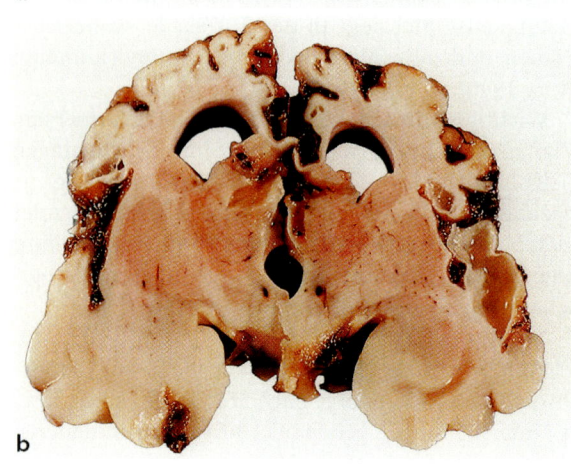

Abb. 6.39. a Venöse Missbildung (sog. Aneurysma) der V. Galeni (s. Pfeil) bei einem 2 Wochen alten Säugling (sagittale Schnittführung). **b** Schwere Hirnschädigung, wohl aufgrund einer intrauterinen Kreislaufstörung (Aufnahmen von J. Peiffer)

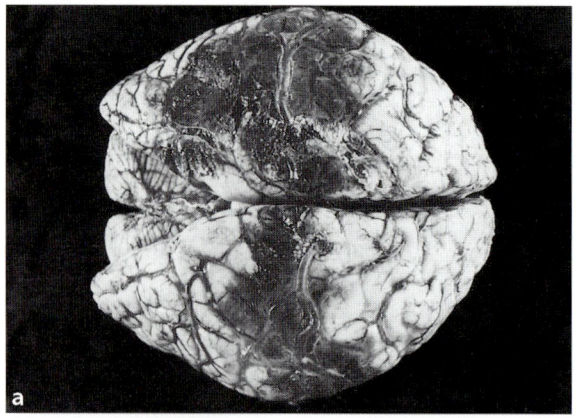

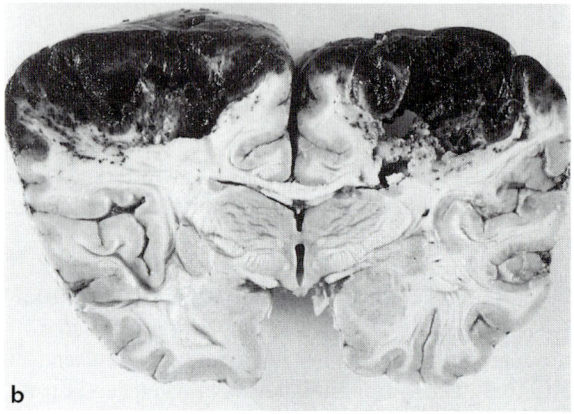

Abb. 6.40. a Hirn mit ausgedehnter Thrombosierung der Brückenvenen und angrenzendem hämorrhagischem Infarkt (Zustand nach Thrombose des Sinus sagittalis superior). **b** Beidseitige hämorrhagische Infarkte; ausgeprägte Hirndruckzeichen mit Einengung des Ventrikelsystems und Abplattung der Windungen sowie weitgehender Verstreichung der Windungstäler. Schrumpfungsartefakte in Thalamus und Marklager (Aufnahmen von J. Peiffer)

■ **Morphologie.** Bei Thrombosen der Brückenvenen, wie sie besonders über den zentroparietalen Abschnitten beobachtet werden können, sind diese Venen prall gefüllt und häufig von einer unterschiedlich breiten Zone hämorrhagisch infarzierten Gewebes umgeben (Abb. 6.40). Auf den Frontalschnitten entscheidet die Lokalisation des hämorrhagischen Infarkts gewöhnlich auf den ersten Blick über venöse oder arterielle Störungen.

Mikroskopisch finden sich im Gefäß ähnliche Bilder wie bei arteriellen Thromben. Das Gewebe zeigt Sero- und Erythrodiapedesen perivenös. Im Versorgungsbereich der betroffenen Venen ist das Parenchym feinspongiös aufgelockert, es finden sich Übergänge von der elektiven Parenchymnekrose bis zur vollständigen Kolliquationsnekrose des Gewebes. Wird eine Venen- oder Sinusthrombose längere Zeit überlebt, finden sich kleinzystisch umgewandelte Mark-Rinden-Areale mit kräftiger Gliafaserproliferation und spärlichen Lipo- und Siderophagen.

6.7 Blut-Hirn-Schranke und Hirnödem

■ Der Stoffaustausch zwischen Blut und Gewebe ist im Bereich des ZNS mit Ausnahme weniger kleiner Areale durch die Blut-Hirn-Schranke (BHS) selektiv geregelt. Morphologisch kann man diese Restriktion aufgrund folgender elektronenmikroskopischer Befunde verstehen: Das Endothel der Mikrozirkulationsgefäße des ZNS weist erstens keine Poren auf, wie sie in den anderen Organen z.B. der Muskulatur üblich sind, besitzt zweitens nur wenig pinozytotische Aktivität und zeigt drittens sog. Tight junctions, also Strukturen, die Endothelfugen abdichten (s. Kapitel 1).

Darüber hinaus sind auch Basalmembran und Gliaendfüße an der abluminalen Seite des Endothels an der BHS beteiligt. Insbesondere die Glia ist hier für Induktion und Erhaltung dieser Barriere mit verantwortlich (Westergaard et al. 1977; Risau u. Wolburg 1990).

Eine BHS besteht nicht innerhalb der Glandula pinealis, der Area postrema, der Eminentia mediana und der übrigen zirkumventrikulären Organe mit Beziehungen zu neuroendokrinen Zellen. Sie fehlt ferner an den Gefäßen des Plexus choroideus. Da in diesen Arealen eigentlich eine Trennung von Blut- und Liquorraum vorliegt, wird präziser von einer Blut-Liquor-Schranke gesprochen. In den von der BHS-Funktion ausgenommenen Hirnarealen finden sich ähnlich wie in den übrigen Organen fenestrierte Endothelien. Es handelt sich um Regionen, in denen der humorale Austausch zwischen Hirngewebe und Blut sowie umgekehrt funktionell bedeutungsvoll ist.

Die wesentlichen Funktionen der BHS sind:
- Schutz des ZNS vor den Blutbestandteilen,
- selektiver Transport von Metaboliten in beiden Richtungen.

6.7.1 Pathogenetische Aspekte (Ödemausbreitung, Ödemformen)

Der Erhalt der Schrankenfunktion ist eine aktive Stoffwechselleistung, Störungen der Blut-Hirn-Schranke sind daher eine Folge zahlreicher unterschiedlicher Grunderkrankungen wie Hirntumor, Intoxikation, Schädel-Hirn-Trauma, intrazerebrale Blutung und Hirninfarkt. Das Hirnödem weist ein hohes Maß regionaler Variabilität auf.

Man kann davon ausgehen, dass bei unterschiedlichen Ödemformen eine Rangfolge in der Ödemneigung der Hirnregionen vorliegt. Der normale Wassergehalt der Hirnrinde liegt bei 80% (bei Neugeborenen etwa 90%), jener der weißen Substanz bei 68%. Die ödematöse Rinde enthält 83% Wasser, die ödematöse weiße Substanz aber 80%. Das Ödem des Marklagers ist eher extrazellulär, das der Rinde eher intrazellulär, wobei die Wasser einlagernden Zellen im wesentlichen Astrozyten sind (Cervós-Navarro u. Ferszt 1980). Der kaudale Hirnstamm gilt dagegen als relativ ödemresistent.

Andererseits lagern umschriebene Regionen des Hirnstamms, z. B. die Gegend des Locus coeruleus, rasch Wasser ein. Die regionale Variabilität des Ödems ist nicht nur von pathophysiologischem Interesse: Die Klinik wird vom Ausmaß des Ödems mitbestimmt, das einen pathologischen Prozess begleitet.

Aufgrund zahlreicher, überwiegend experimenteller Untersuchungen, auf die hier nicht näher eingegangen werden kann (Bullock et al. 1991; Whittle et al. 1991; Ashwal et al. 1992; Kimelberg 1992), lassen sich 2 wesentliche Formen des Ödems unterscheiden:
- Zelluläres Ödem (vorwiegend des Astrozyten): Hierbei kommt es zu unspezifischer Elektrolytverschiebung und allgemeiner Stoffwechselstörung, wobei die Ursache, die der humanen Pathologie zugrunde liegt, sehr heterogen sein kann, wie z. B. Hypoxie, Hyperglykämie, Entzündungen und andere Erkrankungen.
- Ödem als Folge der Störung der Blut-Hirn-Schranke (sog. vasogenes Ödem): Hierbei wirken verschiedene Faktoren als Ödemmediatoren mit, wie z. B. Neurotransmitter, freie Fettsäuren, biogene Amine (Noradrenalin, Histamin) und zahlreiche lysosomale Enzyme (Chan u. Fishman 1984; Chan et al. 1984). Eiweißreiche Flüssigkeit durchdringt das Endothel mittels erhöhter pinozytotischer Aktivität oder durch Vakuolisierung des Endothelzytoplasmas. Hierbei werden die Tight junctions meist nicht betroffen. Die Ödemflüssigkeit sammelt sich dann in dem subendothelialen Raum und in der umgebenden Glia. Mit fortschreitendem Ödem wird der interzelluläre Raum des Marklager durchflutet, wobei Axonen im Wesentlichen intakt bleiben.

Eine Sonderform des Ödems sind *hypoosmolare Ödeme*, die insbesondere eine Rolle beim Hirntrauma spielen. Durch eine exzessive Flüssigkeitsgabe, die wegen Blutverlusten notwendig ist, kommt es zu einer Reduzierung der Serumosmolarität, worauf eine vermehrte Flüssigkeitsansammlung außerhalb der Hirngefäße in der Hirnsubstanz selbst folgt, was mit einem Anstieg des intrakraniellen Drucks verbunden zu einer verminderten Durchblutung führt.

Bei *hydrostatischen Ödemen* kommt es – bei intakten Endothelien – zu einem plötzlichen Anstieg des intravaskulären Drucks oder des transmuralen Drucks, was zu einem Austritt von Flüssigkeit in den extrazellulären Raum des Gehirns führt. Ein besonders gravierendes Beispiel für diese Ödemform können Patienten bieten, bei denen wegen eines Tumors, der zu hohem intrakraniellem Druck geführt hat, eine neurochirurgische Entlastung durch Entfernung der knöchernen Kalotte durchgeführt wurde. Es kann hier zu einer rapiden Herniation des Gehirns, einer gefürchteten Komplikation, kommen.

Das *peritumorale Ödem* ist oft eine Inkonstante. So können z. B. in der Gruppe der Meningeome das eine Mal ausgedehnte peritumorale Ödembezirke auftreten, das andere Mal nicht (Bradac et al. 1986). Hier wird eine Interaktion zwischen Tumorprodukten und umgebendem Gewebe oder eine unterschiedliche Kapillarstruktur diskutiert. Bei höher

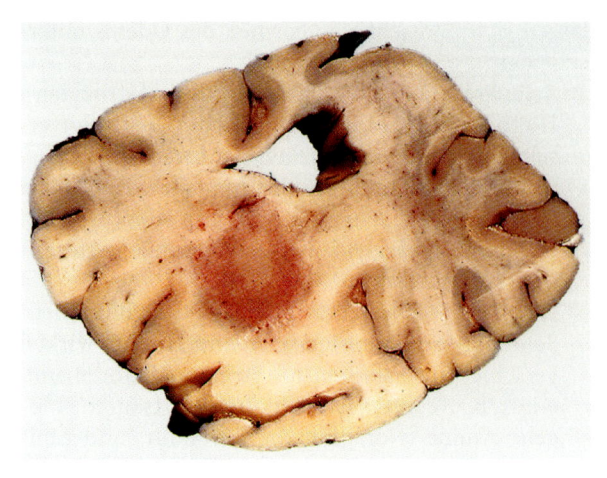

Abb. 6.41. 86-jährige Frau mit chronischer myeloischer Leukämie. Tumormanifestation temporal links mit zentraler Nekrose und ausgeprägtem peritumoralem Ödem

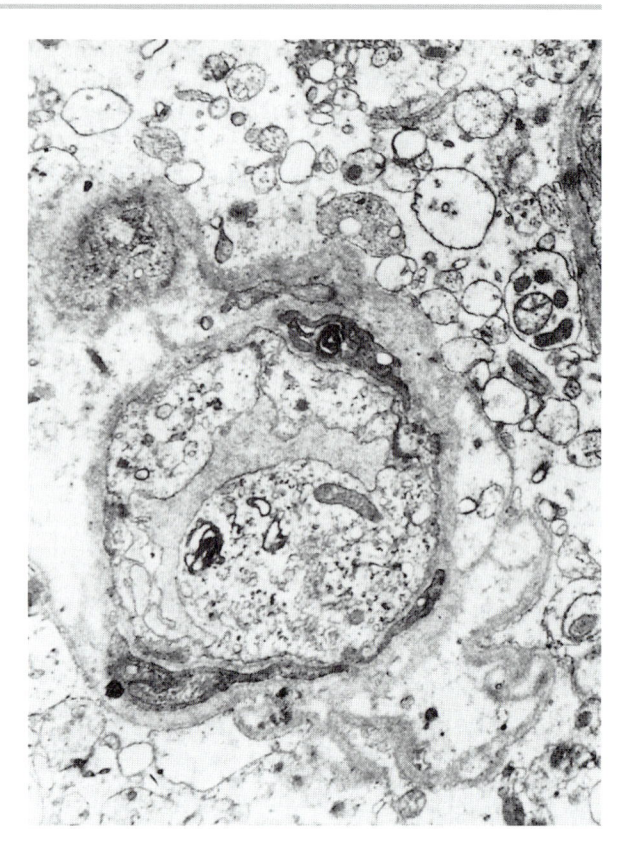

Abb. 6.42. Kapillare aus der peritumoralen Ödemzone mit kräftiger Vakuolisierung des Endothels. Nekrosen der periendothelialen Zellen und Flüssigkeitseinlagerung im perivaskulären Raum sowie in der jenseits der Basalmembran gelegenen Astroglia. Die Endothelzellfugen (Tight junctions) sind intakt (Vergr. 8500:1)

malignen Tumoren kommt es in der Regel zu einer Störung der Blut-Hirn-Schranke und damit zu einem perifokalen Ödem (Abb. 6.41).

Das *hydrozephale Ödem* ist durch einen erhöhten Wasser- und Natriumgehalt der periventrikulären und weißen Substanz gekennzeichnet, bedingt durch einen Einstrom von Liquor durch das Ependym in das Hirngewebe bei Liquorabflussstörungen. Bei derartigen, vorwiegend die weiße Substanz betreffenden Ödemzuständen kommen ebenfalls sowohl extra- wie intrazelluläre Ödemfolgen vor, generell gilt das Mark als ödembereiter als die graue Substanz (vgl. Kap. 3).

Die allgemeine Morphologie intrakranieller Drucksteigerungen und ihre Folgen werden in Kap. 16 besprochen.

6.7.2 Morphologie

Makroskopisch zeigt sich das Hirnödem je nach Ausmaß der Drucksteigerung bereits von außen in einem Tonsillendruckkonus und in Unkusdruckfurchen. Auf dem frischen Schnitt wirken die Schnittflächen sehr flüssigkeitsreich, sind grau getönt, gelegentlich rötlich tingiert. Letzteres wegen einer mangelnden Fixierung (ödemreiche Gehirne stellen für das Fixans eine Diffusionsbarriere dar). Neben flüssigkeitsreichen gibt es auch trockene klebrige Schnittflächen, was ursprünglich zu der Differenzierung zwischen Hirnödem und Hirnschwellung geführt hat. Unterscheidungen, die heute nicht mehr aufrecht zu erhalten sind. In seltenen Fällen kommt es zur Ödemnekrose. Die U-Fasern sind gegenüber den ödematösen Auftreibungen bemerkenswert resistent, was mit dem abweichenden Faserverlauf zusammenhängt.

Mikroskopisch reicht das Spektrum von feinsten perikapillären Aufhellungsräumen über ausgeprägte Serodiapedesen zur Marknekrose mit Bildung von Makrophagen bei fortdauerndem Ödem. Innerhalb der grauen Substanz ist das Ödem fein spongiös. Die Nervenzellen verlieren an Färbbarkeit entsprechend hypoxischen Veränderungen. Bei schweren Ödemen kann es zur Markdestruktion kommen, gleichfalls unter dem Bild hypoxisch ischämischer Veränderungen der Oligodendroglia. Bei Astrozyten beginnt die Schädigung im Bereich der Fortsätze.

Bei Störungen der Blut-Hirn-Schranke sieht man elektronenmikroskopisch im Bereich der Gefäße eine starke Auflockerung des perivaskulären Raumes, eine gesteigerte pinozytotische Aktivität in den Endothelien, wobei die Tight junctions intakt erscheinen (Abb. 6.42). In der Rinde ist eine Schwellung protoplasmatischer Astrozytenfortsätze nachzuweisen, im Marklager ist eine starke Erweiterung des extrazellulären Raumes der meist intakten Myelinlamellen erkennbar.

6.7.3 Ödemdrainage

Die Hauptabflusswege des Liquors gehen über die Pacchioni-Granulationen zu den Sinus und über die Hinterwurzeln in das Lymphsystem. Darüber hinaus bestehen aber noch Beziehungen zwischen Liquor und Lymphsystem über die kranialen Nerven, die Lamina cribriformis und den Bulbus olfactorius, den Tractus opticus, den N. trigeminus und den N. acusticus und von dort über die lymphatischen Gefäße zu den entsprechenden Lymphknoten (Cserr et al. 1992). Durch entsprechende Tracer ließen sich solche Abflüsse experimentell bei verschiedenen Tierspezies nachweisen (Bradbury 1981).

Daneben ist eine Kompartimentierung des subarachnoidalen Raumes nachgewiesen worden, die eine direkte Liquordrainage außerhalb der Pacchioni-Granulationen ermöglicht (Weller et al. 1992). Über die Liquordrainage hinaus spielen diese Wege eine Rolle für den Kontakt antigenen Materials aus dem ZNS mit dem Lymphsystem bei dem sonst durch die Blut-Hirn-Schranke und die Blut-Liquor-Schranke als immunologisch geschützt geltenden ZNS (Cserr et al. 1992; Weller et al. 1992).

6.8 Kreislaufstörungen des Rückenmarks

Pathologische Veränderungen am Rückenmark, die gefäßbedingt sind, stellen zwar nur einen kleinen Teil der großen Gruppe „Kreislaufstörungen" des ZNS dar, folgen aber eigenen, z. T. nicht geklärten Gesetzmäßigkeiten, so dass es notwendig ist, sie von Großhirnläsionen abzugrenzen. Die wichtigsten Erkrankungen sind ischämische Infarkte (Myelomalazie), hypoxische Störungen, Schädigungen durch vaskuläre Fehlbildungen einschließlich Blutungen (Hämatomyelie) und sog. vaskuläre Myelopathien. Aus der Anatomie und der hier nicht näher ausgeführten Hämodynamik ergeben sich für das Verständnis vaskulärer Infarkte wichtige Schlussfolgerungen:

- Der isolierte Gefäßverschluss spielt für die Entstehung der vaskulären Rückenmarkläsion eine eher untergeordnete Rolle. Vor allem die extramedulläre, arterielle Gefäßversorgung zeigt eine erstaunliche Plastizität. Die Toleranz des Rückenmarks bezüglich Funktion und Struktur gegenüber Anoxie und Ischämie ist relativ hoch.
- Die Annahme unzureichend vaskularisierter und deshalb vulnerabler Grenzzonen im Bereich des Rückenmarks ist im Wesentlichen nicht haltbar.
- Entscheidend ist die Störanfälligkeit der terminalen Strombahn, vor allem der dicht kapillarisierten grauen Substanz des Rückenmarks. Einmal in Gang gekommene Perfusionsstörungen der terminalen Strombahn führen zur Nekrose vor allem zentral gelegener Strukturen der grauen Substanz. In der weißen Substanz spielen zusätzlich reaktive Durchblutungserhöhung und eine pathologische Permeabilität der Gefäße eine entscheidende Rolle (Schneider 1980).

Daraus ergibt sich ein besonderes Läsionsmuster bei hypoxischen und ischämischen Infarkten, wobei gerade nicht die Grenzzone, sondern zentrale Areale betroffen sind. Hier sind selten segmentale begrenzte Läsionen zu finden, meist dehnt sich der Prozess spindelförmig über mehrere Segmente aus. Man kann plurisegmentale Schäden der grauen Substanz finden:

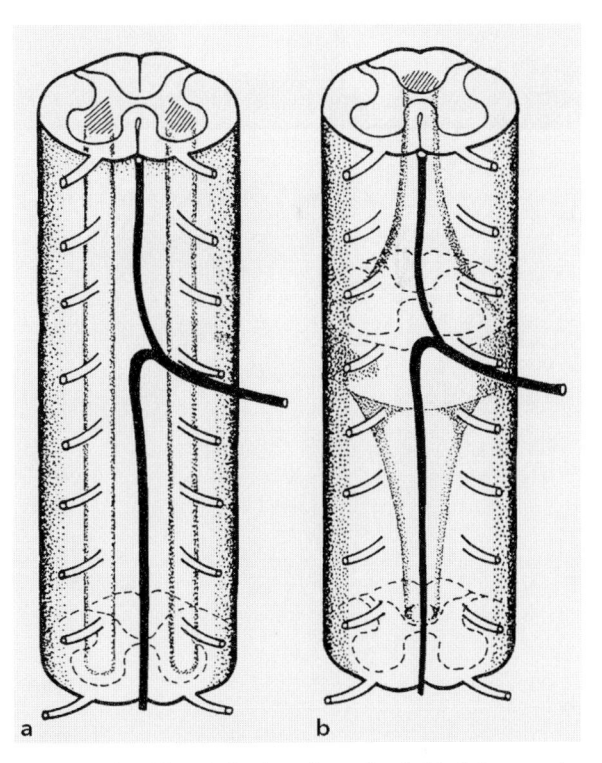

Abb. 6.43 a, b. Schematische Darstellung der Kreislaufstörungen des Rückenmarks (nach Schneider 1980). **a** Bei globalischämischen Läsionen kommt es zur säulenförmigen Schädigung der grauen Substanz, insbesondere der Vorderhörner. **b** Regionale Raumforderungen des Rückenmarks, z. B. durch Tumoren, Traumata oder regionale Ischämie, führen zur schwerpunktmäßigen Schädigung eines oder mehrerer Segmente mit nachfolgender stiftförmiger Nekrose, besonders im ventralen Hinterstrang nach oben und unten (Myelomalazie)

- bikonisch nach oben und unten ausgehend,
- säulenartig im zentralen Vorderhorn.

Die letztere Form wird besonders bei hypoxischen Schädigungen nach Kreislaufstillstand gefunden (Abb. 6.43a). Betrifft die Nekrose den gesamten Querschnitt, so dehnt sie sich stiftförmig im ventralen Hinterstrangfeld über mehrere Segmente nach oben und unten aus (Abb. 6.43b). Auch Blutungen folgen diesem stiftförmigen Ausbreitungsmuster.

6.8.1 Ischämische Rückenmarkinfarkte

Myelomalazien sind selten und unabhängig von Hirninfarkten. Klinisch ist eine akute Paraparese mit dissoziierten Empfindungsstörungen kaudal der Läsion typisch.

■ **Morphologie.** Makroskopisch ist das Rückenmark in dem lädierten Abschnitt konsistenzvermindert, im frischen Zustand geschwollen. Auf dem Querschnitt ist eine verwaschene Schmetterlingsfigur erkennbar (Abb. 6.44a). Diskrete makroskopische Befunde müssen von artefiziellen Läsionen des Rückenmarks abgegrenzt werden (der häufigste Rückenmarkbefund ist der Artefakt). Mikroskopisch zeigt sich die Nekrose – je nachdem, welches Stadium vorliegt – von ähnlicher histologischer Beschaffenheit wie bei der Kolliquationsnekrose im Großhirn (Abb. 6.44b).

■ **Pathogenese.** Selten sind thrombotische Störungen nachzuweisen. Meist liegt die Störung im Bereich der Aorta oder der schmalen zuführenden Arterien, z.B. kann ein dissezierendes Aneurysma zu Ausfällen im Rückenmark führen. Häufigste Ursache sind Traumen und andere Kompressionen wie beispielsweise Tumoren. Durch eine verstärkte Kompression kommt es zu Mikrozirkulationsstörungen, die zu den geschilderten Abläufen bis hin zur Nekrose führen (Jellinger 1980).

6.8.2 Vaskuläre Fehlbildungen und Myelopathien

Vaskuläre Malformationen können einerseits durch Kompression intramedullär, intradural oder extradural zur Rückenmarkschädigung führen. Nicht selten sind es Blutungen aus solchen Malformationen, die klinisch zu einer akuten Parese führen. Das pathologisch-anatomische Bild entspricht dann der kompressionsbedingten Myelomalazie (Hoss-

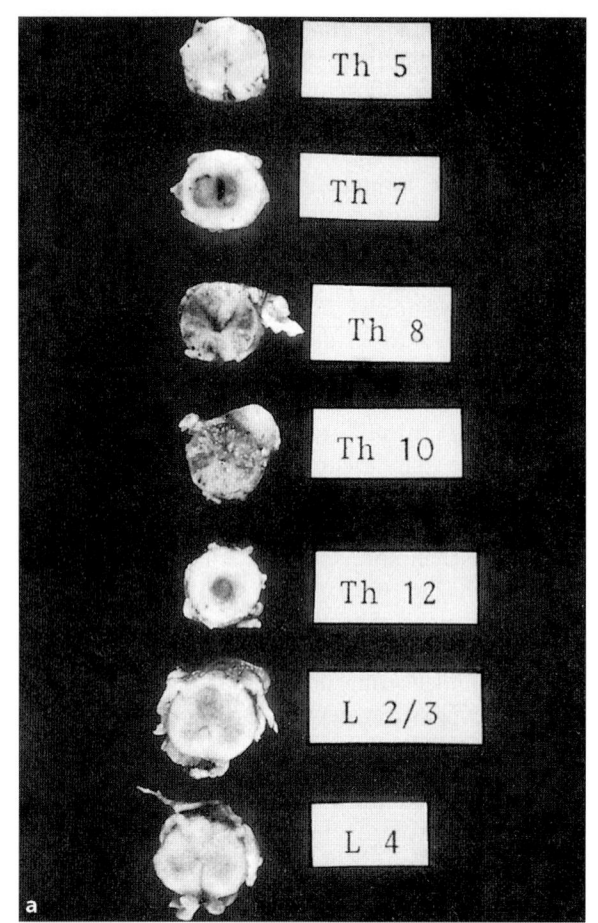

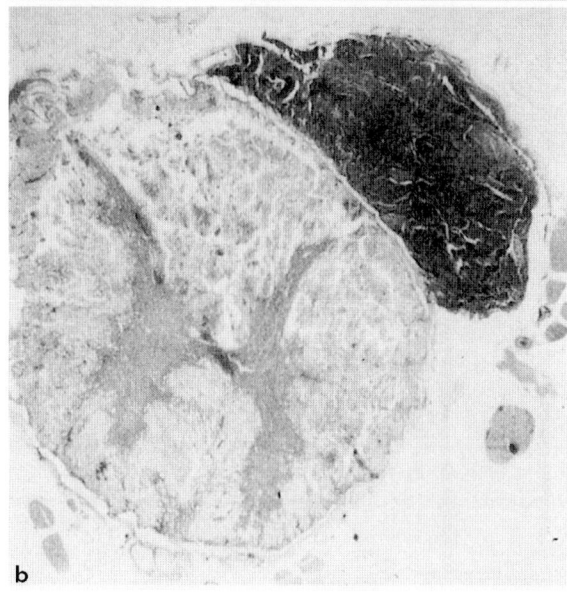

Abb. 6.44. a Komplette Myelomalazie durch die raumfordernde Metastase eines Medulloblastoms intradural bei Th10. Stiftförmige Ausbreitung der Nekrose bis Th7 nach rostral und bis L3 nach kaudal. **b** Die Metastase in den weichen Rückenmarkhäuten (vgl. Th10 in **a**) führte zur Erweichung des gesamten Rückenmarkquerschnitts, wobei die Schmetterlingsfigur noch schattenhaft angedeutet ist

mann u. Kleihues 1973; Marquardsen 1986). Andererseits gibt es arteriovenöse Malformationen, die durch hämodynamische Faktoren zu einer Mikrozirkulationsstörung des Rückenmarks führen.

■ Angiodyskinetische nekrotisierende Myelopathien (Foix-Alajouanine)

Das Foix-Alajouanine-Syndrom ist kein eigenständiges Krankheitsbild, sondern wird als die Folge einer venösen Abflussstörung bei arteriovenösen Fisteln aufgefasst (Jellinger u. Minauf 1968). Klinisch steht eine unspezifische thorakolumbale Querschnittssymptomatik, meist chronisch oder schubweise progredient, im Vordergrund (Koenig et al. 1989). Wesentliche Bedeutung kommt der Angiographie zu.

Makroskopisch findet sich eine knotenförmige Auftreibung der Rückenmarkvenen mit ausgeprägter Schlängelung, nicht selten ist auch nur eine stark wandverdickte Vene nachweisbar. Histologisch zeigt das Rückenmark eine plasmatische Infiltration mit Nekrose und Persistenz der Ganglienzellen. Die gliale und mesenchymale Reaktion ist gering.

▓ Entscheidend für die Zuordnung der Läsion ist die *arteriovenöse Fistel*, die in der Rückenmarkdura lokalisiert ist. Sie besteht aus mehreren zuführenden Arterien und in der Regel einer stark umgebauten (arterialisierten) Vene.

Die Pathogenese ist unklar. In erster Linie wird an eine erworbene Fehlbildung gedacht. Es sind fast ausschließlich Männer mittleren Alters betroffen bei einer Vorzugslokalisation vom unteren thorakalen Mark bis sakral, einer Region, die durch ihre besondere Hämodynamik vermehrt vulnerabel ist (Hassler et al. 1989). Experimentelle Untersuchungen unterstützen die Vorstellung einer komplexen hämodynamischen Schädigung (Bederson et al. 1991).

Seltene Erkrankungen des Rückenmarks sind neben vaskulären Myelopathien intramedulläre Blutungen und Schädigungen des Rückenmarks bei anderen Grunderkrankungen wie Strahlenmyelopathie, postmyelotischer Angiopathie und entzündlichen Erkrankungen spinaler Gefäße (Übersicht bei Schneider 1980).

Literatur

Abraham H, Lazar G (2000) Early microglial reaction following mild forebrain ischemia induced by common carotid artery occlusion in rats. Brain Res 862: 63–73

Akima M, Nonaka H, Kagesawa M, Tanaka K (1986) A study on the microvasculature of the cerebral cortex. Fundamental architecture and its senile change in the frontal cortex. Lab Invest 55: 482–489

Almaani WS, Awidi A (1982) Spontaneous intracranial bleeding in hemorrhagic diathesis. Surg Neurol 17: 137–140

Alrawi A, Trobe JD, Blaivas M, Musch DC (1999) Brain biopsy in primary angiitis of the central nervous system. Neurology 53: 858–860

Alvarez H, Burrows P, Comoy J, De Victor D, Durand PH et al. (1991) Contribution à l'etude et au traitement des malformations artérioveineuses cérébrales de l'enfant. Riv Neurol 4: 399–492

Amano S (1977) Vascular changes in the brain of spontaneously hypertensive rats: hyaline and fibrinoid degeneration. J Pathol 121: 119–128

Ashwal S, Tomasi L, Schneider S, Perkin R, Thompson J (1992) Bacterial meningitis in children: pathophysiology and treatment. Neurology 42: 739–748

Auer RN, Benveniste H (1996) Hypoxia and related conditions. In: Graham DI, Lantos PL (ed) Greenfield's neuropathology. Arnold, London

Baker AB, Jannone A (1959) Cerebrovascular disease. Neurology 9: 312–332; 391–396; 441–446

Bamford J, Sandercock P, Dennis M, Burn J, Warlow C (1990) A prospective study of acute cerebrovascular disease in the community: the Oxfordshire Community Stroke Project 1981–86. J Neurol Neurosurg Psychiatry 53: 16–22

Barnett HJM (1980) Progress towards stroke prevention: Robert Wartenberg lecture. Neurology 30: 1212–1225

Bederson JB, Wiestler OD, Brüstle O, Roth P, Frick R, Yasargil MG (1991) Intracranial venous hypertension and the effects of venous outflow obstruction in a rat model of arteriovenous fistula. Neurosurgery 29: 341–350

Block F, Peters M, Nolden-Koch M (2000) Expression of IL-6 in the ischemic penumbra. Neuroreport 11: 963–967

Bodechtel G, Erbslöh F (1958) Die Veränderungen des Zentralnervensystems beim Diabetes mellitus. In: Scholz W (Hrsg) Nervensystem. Springer, Berlin Göttingen Heidelberg (Handbuch der speziellen pathologischen Anatomie und Histologie, Bd XIII/2b, S 1717–1739)

Bohmfalk GL, Story JL, Wissinger JP, Brown WE (1978) Bacterial intracranial aneurysm. J Neurosurg 48: 369–382

Boiten J, Lodder J (1991) Lacunar infarcts: pathogenesis and validity of the clinical syndromes. Stroke 22: 1374–1378

Boller F, Boller M, Gilbert J (1977) Familial idiopathic cerebral calcifications. J Neurol Neurosurg Psychiatry 40: 280–285

Bradac GB, Kaernbach A, Bolk-Weischedel D, Finck GA (1981) Spontaneous dissecting aneurysm of cervical cerebral arteries. Neuroradiol 21: 149–154

Bradac GB, Ferszt R, Schoerner S (1986) Brain edema around meningeomas; a morphological and NMR study. Neuroradiol 28: 304–311

Bradbury M (1981) Lymphatics and the central nervous system. Trends Neurosci 4: 100–101

Brightman MW (1977) Morphology of blood-brain interfaces. Exp Eye Res 25: 1–25

Brightman MW (1989) The anatomic basis of the blood-brain barrier. In: Neuweit EA (ed) Implications of the blood-brain barrier and its manipulation, vol 1. Plenum, New York, pp 53–83

Broderick JP, Phillips SJ, Whisnant JP, O'Fallon WM, Bergstralh EJ (1989) Incidence rates of stroke in the eighties. Stroke 20: 577–582
Brott T, Thalinger K, Hertzberg V (1986) Hypertension as a risk factor for spontaneous intracerebral hemorrhage. Stroke 17: 1078–1083
Bullock R, Maxwell WL, Graham DI, Teasdale GM, Adams JH (1991) Glial swelling following human cerebral contusion: an ultrastructural study. J Neurol Neurosurg Psychiatry 54: 427–434
Caplan LR (1986) Miscellaneous cerebrovascular conditions. Semin Neurol 6: 267–276
Cervós-Navarro J (1980) Gefäßerkrankungen und Durchblutungsstörungen des Gehirns. In: Doerr W, Seifert G (Hrsg) Spezielle pathologische Anatomie, Bd 13/1. Springer, Berlin Heidelberg New York, S 1–412
Cervós-Navarro J, Ferszt R (1980) Brain edema, pathology, diagnosis and therapy. Raven, New York (Advances in Neurology 28)
Cervós-Navarro J, Ferszt R (1989) Klinische Neuropathologie. Thieme, Stuttgart
Cervós-Navarro J, Matakas F, Roggendorf W, Christman U (1978) The morphology of spastic intracerebral arterioles. Neuropathol Appl Neurobiol 4: 369–379
Chabriat H, Vahedi K, Iba Zizen MT et al. (1995) Clinical spectrum of CADASIL: a study of 7 families. Lancet 346: 934–939
Challa VR, Moody DM, Bell MA (1992) The charcot-bouchard aneurysm controversy. Impact of a new histologic technique. J Neuropathol Exp Neurol 51: 264–271
Chan PH, Fishman RA (1984) The role of arachidonic acid in vasogenic brain edema. Fred Proc 43: 210
Chan PH, Schmidley W, Fishman RA, Longar SM (1984) Brain injury, edema and vascular permeability changes induced by oxygen-derived free radicals. Neurology 34: 315–320
Chase HP, Marlow RA, Dabiere CS, Welch NN (1973) Hypoglycemia and brain development. Pediatrics 52: 513–520
Chehrazi BB, Giri S, Joy RM (1989) Prostaglandins and vasoactive amines in cerebral vasospasm after aneurysmal subarachnoid hemorrhage. Stroke 20: 217–224
Chopp M, Li Y, Dereski MO, Levine SR, Yoshida A, Garcia J (1991) Neuronal injury and expression of 72-kDa heatshock protein after forebrain ischemia in the rat. Acta Neuropathol 83: 66–71
Chu CT, Gray L, Goldstein LB, Hulette CM (1998) Diagnosis of intracranial vasculitis: a multi-disciplinary approach. J Neuropathol Exp Neurol 57: 30–38
Coakham HB, Duchen LW, Scaravilli F (1979) Moya-Moya disease clinical and pathological report of a case with associated myopathy. J Neurol Neurosurg Psychiatry 42: 289–297
Cole FM, Yates PO (1967) The occurrence and significance of intracerebral microaneurysms. J Pathol Bacteriol 93: 393–411
Cserr HF, Harling-Berg CJ, Knopf PM (1992) Drainage of brain extracellular fluid into blood and deep cervical lymph and its immunological significance. Brain Pathol 2: 269–276
DeReuck J, Schaumburg HH (1972) Periventricular atherosclerotic leukoencephalopathy. Neurology 22: 1094–1097
DeReuck J, Van der Eecken HM (1978) Periventricular leukomalacia in adults. Arch Neurol 35: 517–521
Dichgans J, Gottschaldt M, Voigt K (1972) Arteriovenöse Dura-Angiome am Sinus transversus. Klinische Symptome, charakteristische arterielle Versorgung und häufige venöse Abflußstörungen. Zentralbl Neurochir 33/1: 1–18
Dichgans M, Mayer M, Uttner I et al. (1998) The phenotypic spectrum of CADASIL: clinical findings in 102 cases. Ann Neurol 44: 731–739
Dietrichs E, Dahl A, Nyberg-Hansen R et al. (1992) Cerebral blood flow findings in Moyamoya disease in adults. Acta Neurol Scand 85: 318–322
Dirnagl U, Iadecola C, Moskowitz MA (1999) Pathobiology of ischaemic stroke. Trends Neurosci 22: 391–397
Dubois EL (1976) The clinical picture of systemic lupus erythematosus. In: Dubois EL (ed) Lupus erythematosus, 2nd edn. Univ of South Calif Press, Los Angeles, pp 232–437
Duvernoy HM (1978) Human brainstem vessels. Springer, Berlin Heidelberg New York
Duvernoy HM, Delon S, Vannson JL (1981) Cortical blood vessels of the human brain. Brain Res Bull 7: 519–579
Duvernoy HM, Dolon S, Vannson JL (1983) The vascularization of the human cerebellar cortex. Brain Res Bull 11: 419–480
Einhäupl KM, Villringer A, Haberl RLM et al. (1990) Clinical spectrum of sinus venous thrombosis. In: Einhäupl KM et al. (eds) Cerebral sinus thromboses. Plenum, New York, p 149
Erbslöh F (1954) Nosologische und klinische Besonderheiten der sog. Arteriitis temporalis. Verh Dtsch Ges Inn Med 60: 702–706
Feigin I, Prose P (1959) Hypertensive fibrinoid arteritis of the brain and gross cerebral hemorrhage. A form of hyalinosis. Arch Neurol 1: 112–124
Feldman E (1994) Intracerebral hemorrhage. In: Fisher M (ed) Clinical atlas of cerebrovascular disorders. Wolfe, London, pp 11.1–11.17
Finney HL, Roberts TS, Anderson RE (1976) Giant intracranial aneurysm associated with Marfan's syndrome. J Neurosurg 45: 342–347
Fisher CM (1969) The arterial lesion underlying lacunes. Acta Neuropathol (Berl) 12: 1–15
Fisher CM (1971) Cerebral miliary aneurysms in hypertension. Am J Pathol 66: 313–330
Fisher CM (1982) Lacunar strokes and infarcts. A review. Neurology 32: 871–876
Fisher CM (1989) Binswanger's encephalopathy. A review. J Neurol 236: 65–79
Fitch W, McDowall DG, Keaney NP, Pickerodt VWA (1977) Systemic vascular responses to increased intracranial pressure. J Neurol Neurosurg Psychiatry 40: 843–852
Forbus WD (1930) On the origin of miliary aneurysms of the superficial cerebral arteries. Bull Johns Hopk Hosp 47: 239–284
Forfar JC (1979) A 7-year analysis of hemorrhage in patients on long-term anticoagulant treatment. Br Heart J 42: 128–132
Franzén P, Sutinen S, Knorring J (1992) Giant cell arteritis and polymyalgia rheumatica in a region of Finland: an epidemiologic, clinical and pathologic study, 1984–1988. J Rheumatol 19: 273–280
Friede RL (1962) An enzyme histochemical study of cerebral arteriosclerosis. Acta Neuropathol 2: 58–72
Friede RL, Schubinger O (1981) Direct drainage of extracranial arteries into the sagittal sinus associated with dementia. J Neurol 225: 1–8
Ganter S, Northoff H, Männel D, Gebicke-Härter PJ (1992) Growth control of cultured microglia. J Neurosci 33: 218–230
Garcia JH (1992) The evolution of brain infarcts. A review. J Neuropathol Exp Neurol 51: 387–393
Garcia JH, Kalimo H, Kamiyo Y, Trump BF (1977) Cellular events during partial cerebral ischemia. Virchows Arch B 25: 191–206
Garcia JH, Lossinsky AS, Kauffman FC, Conger KA (1978) Neuronal ischemic injury: light microscopy, ultrastructure and biochemistry. Acta Neuropathol 43: 85–95
Garcia JH, Liu KF, Ho KL (1995) Neuronal necrosis after middle cerebral artery occlusion in Wistar rats progresses

at different time intervals in the caudoputamen and the cortex. Stroke 26: 636–642
Garraway WM, Whisnant JP, Drury I (1983) The continuing decline in the incidence of stroke. Mayo Clin Proc 58: 520–523
Ginsberg MD, Bogousslavsky J (eds) (1998) Cerebrovascular disease: pathophysiology, diagnosis and management. Blackwell Science, Oxford
Ginsberg MD, Sternau LL, Globus MYT, Dietrich WD, Busto R (1992) Therapeutic modulation of brain temperature: Relevance to ischemic brain injury. Cerebrovasc Brain Metab Rev 4: 189–225
Goldschneider HG, Lischewski R, Claus D, Streibl W, Weiblinger G (1980) Klinische, endokrinologische und computertomographische Untersuchungen zur symmetrischen Stammganglienverkalkung (M. Fahr). Arch Psychiat Nervenkr 228: 53–65
González-Gay M, Alonso MD, Agüero JJ et al. (1992) Temporal arteritis in an northwestern area of Spain: study of 57 biopsy proven patients. J Rheumatol 19: 277–280
Graeber MB, Streit WJ (1990) Microglia: Immune network in the CNS. Brain Pathol 1: 2–5
Guseo A, Boldizsar F, Gellert M (1975) Elektronenoptische Untersuchungen bei „striato-dentaler Calcification" (Fahr). Acta Neuropathol 31: 305–313
Hachinski VC (1987) Leukoaraiosis. Arch Neurol 44: 21–23
Hajjar DP (1991) Viral pathogenesis of atherosclerosis. Am J Pathol 139: 1195–1211
Hakim AM, Hogan MJ, Carpenter S (1992) Time course of cerebral blood flow and histological outcome after focal cerebral ischemia in rats. Stroke 23: 1138–1144
Hassler O (1965) Vascular changes in senile brains. A microangiographic study. Acta Neuropathol 5: 40–53
Hassler W, Thron A, Grote E (1989) Hemodynamics of spinal duralarteriovenous fistulas. An intraoperative study. J Neurosurg 70: 360–370
Hazama F, Amano S, Haebara H, Yamori Y, Okamoto K (1976) Pathology and pathogenesis of cerebrovascular lesions in SHR. In: Cervòs-Navarro J et al. (eds) The cerebral vessel wall. Raven, New York, pp 245–252
Hazama F, Kataoka H, Yamada E, Kayembe K, Hashimoto N et al. (1986) Early changes of experimentally induced cerebral aneurysms in rats. Am J Pathol 124: 399–404
Heyman A (1973) Oral contraception increased risk of the cerebral ischemia or thrombosis. Collaborative group for the study of stroke in young women. N Engl J Med 288: 871–878
Hickey WF, Kimura H (1988) Perivascular microglial cells of the CNS are bone marrow-derived and present antigen in vivo. Science 239: 290–292
Hoff HF (1973) Human intracranial atherosclerosis. Virchows Arch A 361: 97–108
Horn M, Schlote W (1992) Delayed neuronal death and delayed neuronal recovery in the human brain following global ischemia. Acta Neuropathol 85: 79–87
Horner FA, Meyers GJ, Stumpf DA, Oseroff BJ, Choi BH (1976) Malignant atrophic papulosis (Kohlmeier-Degos disease) in childhood. Neurology 26: 317–321
Hossmann KA (1994) Glutamate-mediated injury in focal cerebral ischemia: the excitotoxin hypothesis revised. Brain Pathol 4: 23–36
Hossmann KA, Kleihues P (1973) Reversibility of ischemic brain damage. Arch Neurol 29: 375–384
Houser OW, Cambell JK, Sundt TS (1979) Arteriovenous malformation affecting the transverse dural venous sinusan acquired lesion. Mayo Clin Proc 54: 651–661
Hughes JT, Schianchi PM (1978) Cerebral artery spasm. J Neurosurg 48: 515–525

Iadecola C (1999) Mechanisms of cerebral ischemic damage. In: Walz W (ed) Cerebral ischemia. Molecular and cellular pathophysiology. Humana, Totowa/NJ, pp 3–32
Iglesias-Rozas JR, Holdorff B, Steiner G (1974) Trastornos vasculares en la encefalopatia subcortical cronica progressiva de Binswanger. Patologia VII: 11–18
Ikeda E, Hosoda Y (1993) Distribution of thrombotic lesions in the cerebral arteries in spontaneous occlusion of the circle of Willis. In: Cerebrovascular Moyamoya disease. Clin Neuropathol 12: 44–48
Jacobs L, Heffner RR, Newman RP (1985) Selective paralysis of downward gaze caused by bilateral lesions of the mesencephalic periaqueductal gray matter. Neurology 35: 516–521
Jellinger K (1977) Pathology of intracerebral hemorrhage. Zentralbl Neurochir 38: 29–42
Jellinger K (1980) Morphologie und Pathogenese spinaler Durchblutungsstörungen. Nervenarzt 51: 65–77
Jellinger K, Minauf M (1968) Angiodysgenetische nekrotisierende Myelopathie. Arch Psychiat Nervenkr 211: 377–404
Jellinger K, Neumayer E (1964) Progressive subkortikale vaskuläre Enzephalopathie Binswanger. Eine klinisch-neuropathologische Studie. Arch Psychiat Nervenkr 205: 523–555
Jenkins LW, Povlishock JT, Becker DP, Miller DJ, Sullivan HG (1979) Complete cerebral ischemia. Acta Neuropathol 48: 113–125
Jones GT, Martin BJ, Stehbens WE (1992) Endothelium and elastic tears in the afferent arteries of experimental arteriovenous fistulae in rabbits. Int J Exp Pathol 73: 405–516
Jorgensen HS, Plesner AM, Hübbe P, Larsen K (1992) Marked increase of stroke incidence in men between 1972 and 1990 in Frederiksberg, Denmark. Stroke 23: 1701–1704
Jörgensen L, Torvik A (1969) Ischaemic cerebrovascular diseases in an autopsy series, part 1 and 2. J Neurol Sci 3: 490–509; 9: 285–320
Joutel A, Dodick DD, Parisi JE, Cecillon M, Tournier-Lasserve E, Bousser MG (2000) De novo mutation in the Notch3 gene causing CADASIL. Ann Neurol 47: 388–391
Kalimo H, Viitanen M, Amberla K et al. (1999) CADASIL: hereditary disease of arteries causing brain infarcts and dementia. Neuropathol Appl Neurobiol 25: 257–265
Kannel WB, Dawber TR, Sorlie P, Wolf PA (1976) Components of blood pressure and risk of atherothrombotic brain infarction: the Framingham study. Stroke 7: 327–331
Kato H, Walz W (2000) The initiation of the microglial response. Brain Pathol 10: 137–143
Kawasaki H, Utsuyama M, Takahanshi H et al. (1989) Establishment of a monoclonal antibody against senile plaques and its application for immunohistological and immunoelectron microscopical studies in the brain of the elderly. Acta Neuropathol 79: 44–47
Kiessling M, Gass P (1994) Stimulus-transcription coupling in focal cerebral ischemia. Brain Pathol 4: 77–83
Kim P, Sundt TM Jr, Vanhoutte PM (1989) Alterations of mechanical properties in canine basilar arteries after subarachnoid hemorrhage. J Neurosurg 71: 430–436
Kimelberg HK (1992) Astrocytic edema in CNS trauma. J Neurotrauma 9 (Suppl 1): 71–81
Köhler GK, Krankenhagen B, Westphal K (1977) Hirninfarkte unter der Einnahme von Ovulationshemmern. Fortsch Neurol Psychiat 45: 293–305
Koenig E, Thron A, Schrader V, Dichgans J (1989) Spinal arteriovenous malformations and fistulae: clinical, neuroradiological and neurophysiological findings. J Neurol 236: 260–266
Kondziolka D, Bernstein M, Resch L et al. (1987) Significance of hemorrhage into brain tumors: clinicopathological study. J Neurosurg 67: 852–857

Kono S, Oka K, Sueishi K (1990) Histopathologic and morphometric studies of leptomeningeal vessels in Moyamoya-disease. Stroke 21: 1044–1050

Kreutzberg GW, Blakemore WF, Graeber MB (1996) Cellular pathology of the central nervous system. In: Graham DI, Lantos PL (eds) Greenfield's neuropathology. Arnold, London

Kuschinsky W (1987) Physiologie der Hirndurchblutung und des Hirnstoffwechsels. In: Hartmann A, Wassmann H (Hrsg) Hirninfarkt – Ätiologie, Diagnose, Prophylaxe und Therapie. Urban & Schwarzenberg, München

Kuwabara Y, Ichiya Y, Otsuka M, Masuda K, Ichimiya A et al. (1992) Cerebrovascular responsiveness to hypercapnia in Alzheimer's dementia of the Binswanger type. Stroke 23: 594–598

Lahl R (1966) Carotido-basiläre Anastomose (A. primitiva trigemina) in Kombination mit Anomalien des Circulus arteriosus cerebri. Psychiat Neurol (Basel) 151: 351–365

Lang J (1979) Gehirn- und Augenschädel. In: Lang J, Wachsmuth W (Hrsg) Praktische Anatomie, Bd I/1/B. Springer, Berlin Heidelberg New York

Lee JM, Zipfel GJ, Choi DW (1999) The changing landscape of ischaemic brain injury mechanisms. Nature 399 (Suppl): A7–A14

Leu HJ (1976) Die unspezifische Aorto-Arteriitis (Takayasu-Erkrankung). Virchows Arch A 370: 239–250

Linke RP, Nathrath WBJ, Eulitz M (1986) Classification of amyloid syndromes from tissue sections using antibodies against various amyloid fibril proteins: report of 142 cases. In: Glenner GG (ed) Amyloidosis. Plenum, New York, pp 599–605

Liu J, Bishop SP, Overbeck HW (1988) Morphometric evidence for non-pressure-related arterial wall thickening in hypertension. Circ Res 62: 1001–1010

Lorenz R, Vogelsang HG (1972) Thrombose der A. basilaris nach chiropraktischen Manipulationen an der Halswirbelsäule. Dtsch Med Wochenschr 97: 36–43

Lüscher TF, Lie JT, Stanson AW et al. (1987) Arterial fibromuscular dysplasia. Subject review. Mayo Clin Proc 62: 931–952

Ma KC, Lundberg PO, Lilja A, Olsson Y (1992) Binswanger's disease in the absence of chronic arterial hypertension. Acta Neuropathol 83: 434–439

Macdonald RL, Weir BKA, Chen MH, Grace MAG (1991) Scanning electron microscopy of normal and vasospastic monkey cerebrovascular smooth muscle cells. Neurosurg 4: 544–549

Mandybur TI (1977) Intracranial hemorrhage caused by metastatic tumors. Neurology 27: 650–655

Mandybur TI (1986) Cerebral amyloid angiopathy: the vascular pathology and complications. J Neuropathol Exp Neurol 45: 79–90

Marquardsen J (1978) The epidemiology of cerebrovascular disease. Acta Neurol Scand Suppl 67: 57–75

Marquardsen J (1986) Epidemiology of strokes in Europe. In: Barnett HJM, Stein BM, Mohr JP, Yatsu FM (eds) Stroke, pathophysiology, diagnosis and management. Churchill Livingstone, Edinburgh, pp 31–43

Martin H, Noetzel H (1959) Die Gehirnbeteiligung bei generalisierter Panarteriitis nodosa. Beitr Path Anat 121: 347–374

Martinelli A, Martinelli P, Ippoliti M, Guiliani S, Coccagna G (1991) Sneddon syndrome presenting with hemicranic attacks: a case report. Acta Neurol Scand 83: 201–203

Matakas F, Cervós-Navarro J, Roggendorf W, Christmann U, Sasaki S (1977) Spastic constriction of cerebral vessels after electric convulsive treatment. Arch Psychiat Nervenkr 224: 1–9

McCormick WF, Nofzinger JD (1965) Saccular intracranial aneurysm. J Neurosurg 22: 155–159

Miller JR, Myers RE (1972) Neuropathology of systemic circulatory arrest in adult monkeys. Neurology 22: 888–904

Mima T, Yanagisawa M, Shigeno T et al. (1989) Endothelium acts in feline and canine cerebral arteries from the adventitial side. Stroke 20: 1553–1556

Mizusawa H, Hirano A, Llena JF, Shintaku M (1988) Cerebrovascular lesions in acquired immune deficiency syndrome (AIDS). Acta Neuropathol 76: 451–457

Mohr JP, Caplan LR, Melski JW et al. (1978) The Harvard cooperative stroke registry. A prospective registry. Neurology 28: 754–762

Molaie M, Collins GH (1987) Systemic noninflammatory vasculopathy with prominent CNS involvement. A case report. Angiology 38: 686–695

Moossy O (1959) Development of cerebral atherosclerosis in various age groups. Neurology 9: 569–574

Morawetz RB, Karp RB (1984) Evolution and resolution of intra cranial bacterial (mycotic) aneurysms. Neurosurgery 15: 43–49

Morikawa E, Ginsberg MD, Dietrich WD et al. (1992) The significance of brain temperature in focal cerebral ischemia: histopathological consequences of middle cerebral artery occulusion in the rat. J Cereb Blood Flow Metab 12: 380–389

Moyer DJ, Welsh FA, Zager EL (1992) Spontaneous cerebral hypothermia diminishes focal infarction in rat brain. Stroke 23: 1811–1816

Müller H, Schramm J, Roggendorf W, Brock M (1982) Vascular malformations as a cause of spontaneous spinal epidural haematoma. Acta Neurochir (Wien) 62: 297–305

Munro JM, Cotran RS (1988) Biology of disease. The pathogenesis of atherosclerosis. Lab Invest 58: 249–261

Nakagawa Y, Cervós-Navarro J, Artigas J (1985) Tracer study on a paracellular route in experimental hydrocephalus. Acta Neuropathol (Berl) 65: 247–254

Nakano I, Hirano A, Tomonaga M (1992) Electronmicroscopic observation of amyloid deposits in the vascular walls of the choroid plexus in systemic amyloidosis. J Neurol Sciences 108: 48–54

Nakumura M, Yamamoto H, Kikuchi Y, Ishihara Y, Sata T (1971) Cerebral atherosclerosis in Japanese. I. Age related to atherosclerosis. Stroke 2: 400–408

Nasu T (1975) Takayasu's truncoarteritis in Japan. Pathol Microbiol 43: 140–146

Nicholls ES, Johansen HL (1983) Implications of changing trends in cerebrovascular and ischemic heart disease. Stroke 14: 153–156

Norenberg MD (1998) Astrocytes in ischemic injury. In: Ginsberg MD, Bogousslavsky J (eds) Cerebrovascular disease: pathophysiology, diagnosis, and management. Blackwell Science, Oxford, pp 113–129

Nowak TS Jr, Jacewicz M (1994) The heat shock/stress response in focal cerebral ischemia. Brain Pathol 4: 67–76

Nowak TS Jr, Kiessling M (1999) Reprogramming of gene expression after ischemia. In: Walz W (ed) Cerebral ischemia. Humana, Totowa/NJ

Nyland H, Skre H (1977) Cerebral calcinosis with late onset encephalopathy unusual type of pseudo-pseudohypoparathyreoidism. Acta Neurol Scand 56: 309–325

O'Connell BK, Towfighi J, Brennan RW et al. (1985) Dissecting aneurysms of head and neck. Neurology 35: 993–997

Oehmichen M (1978) Mononuclear phagocytes in the central-nervous system. Springer, Berlin Heidelberg New York

Okeda R (1973) Morphometrische Vergleichsuntersuchungen an Hirnarterien bei Binswangerscher Encephalopathie und Hochdruckencephalopathie. Acta Neuropathol 26: 23–43

Olney JW (1971) Glutamate-induced neuronal necrosis in the infant mouse hypothalamus. J Neuropathol Exp Neurol 30: 75–90

Pantelakis S (1954) Un type particulier d'angiopathie sénile du système nerveux central: l'angiopathie congophile. Monatsschr Psychiat Neurol 128: 219–256

Paulus W, Roggendorf W, Kirchner T (1992) Ki-M1P as a marker for microglia and brain macrophages in routinely processed human tissues. Acta Neuropathol (Berl) 84: 538–544

Peerless S, Kassell N, Komatsu K, Hunter I (1979) Cerebral vasospasm. Acute proliferative vasculopathy; II. Morphology. In: Wilkins R (ed) Cerebral arterial spasm. Williams & Wilkins, Baltimore

Peiffer J (1959) Zur kolloiden Degeneration der Hirnrinde bei progressiver Paralyse. Arch Psychiat Z Neurol 198: 659–672

Peiffer J (1963) Symmetrische Pallidum- und Nigranekrosen nach unbemerkt gebliebenem Zwischenfall bei Barbituratnarkose. Dtsch Z Nervenheilk 184: 586–606

Peiffer J (1968) Durch Alterung der Hirngefäße bedingte Abbauprozesse. In: Verhandlungen der Deutschen Gesellschaft für Pathologie. Fischer, Stuttgart, S 155–164

Pilz P, Wallnöfer H, Klein J (1980) Thrombophlebitis der inneren Hirnvenen bei generalisiertem Lupus erythematodes. Arch Psychiatr Nervenkr 228: 31–42

Pluta R, Lossinsky AS, Mossakowski MJ, Faso L, Wisniewski HM (1991) Reassessment of a new model of complete cerebral ischemia. Acta Neuropathol 83: 1–11

Postler E, Lehr A, Schluesener H, Meyermann R (1997) Expression of the S-100 proteins MRP-8 and -14 in ischemic brain lesion. Glia 19: 27–34

Powers WJ (1991) Cerebral hemodynamics in ischemic cerebrovascular disease. Ann Neurol 29: 231–240

Ravens JR (1978) Vascular changes in the human senile brain. Adv Neurol 20: 487–501

Ringelstein EB, Zeumer H, Schneider R (1985) Der Beitrag der zerebralen Computertomographie zur Differentialtypologie und Differentialtherapie des ischämischen Grosshirninfarktes. Fortschr Neurol Psychiatr 53: 315–333

Risau W, Wolburg H (1990) Development of the blood-brain barrier. Trends Neurosci 13: 174–178

Roggendorf W (1990) Histomorphology and ultrastructure of the cerebrovenous system. In: Einhäupl K et al. (eds) Cerebral sinus thrombosis. Plenum, New York, pp 3–14

Roggendorf W, Cervós-Navarro J (1977) Ultrastructure of arterioles in the brain. Cell Tissue Res 178: 495–515

Roggendorf W, Cervós-Navarro J (1982) Ultrastructural characteristics of spasm in intracerebral arterioles. J Neurol Neurosurg Psychiatry 45: 120–125

Roggendorf W, Cervós-Navarro J (1984) Normal and pathologic ultrastructure of human cerebral venules. In: Kapp JP, Schmidek HH (eds) Cerebral venous system and its disorders. Grune & Stratton, Orlando, pp 37–60

Roggendorf W, Künzig B (1992) Zur Verteilung der intermediären Filamente in intrakraniellen Gefäßen des Menschen. Acta Histochem Suppl 17: 99–106

Roggendorf W, Cervós-Navarro J, Lazarro-Lacalle (1978) Ultrastructure of venules in the cat brain. Cell Tissue Res 192: 474

Roggendorf W, Schrempf R, Opitz H, Cervós-Navarro J (1987) Characterization of intimal smooth muscle cells in intracerebral arterioles and arteries. In: Cervós-Navarro J, Ferszt R (eds) Stroke and microcirculation. Raven, New York, pp 123–128

Roggendorf W, Opitz H, Schuppan D (1988) Altered expression of collagen type VI in brain vessels of patients with chronic hypertension. Acta Neuropathol 77: 55–60

Roos RAC, Haan J, van Broeckhoven C (1991) Hereditary cerebral hemorrhage with amyloidosis-dutch type: a congophilic angiopathy. An overview. Ann NY Acad Sci 640: 155–160

Rothemund E, Frische M (1973) Klinisch-pathologische Studie zur Entstehung der intracerebralen Gefäßhyalinose bei Hypertonie. Arch Psychiatr Nervenkr 217: 195–206

Rumpl E, Rumpl H (1979) Recurrent transient global amnesia in a case with cerebrovascular lesions and livedo reticularis (Sneddon syndrome). J Neurol 221: 127–131

Sacco RL, Wolf BS, Kannel WB, McNamara PM (1982) Survival and recurrence following stroke. The Framingham study. Stroke 13: 290–295

Sato M, Hashimoto H, Kosaka F (1990) Histological changes of neuronal damage in vegetative dogs induced by 18 minutes of complete global brain ischemia. Acta Neuropathol 80: 527–534

Saygi S, Bolay H, Tekkok IH, Cila A, Zileli T (1990) Fibromuscular dysplasia of the basilar artery. Angiology 41: 658–661

Schmitt H, Barz J (1978) Cerebral massive hemorrhage in congophilic angiopathy and its medicolegal significance. Forensic Sci Int 12: 187–201

Schneider H (1980) Kreislaufstörungen und Gefäßprozesse des Rückenmarks. In: Doerr W, Seifert G, Uehlingen E (Hrsg) Spezielle pathologische Anatomie, Bd 13/1. Springer, Berlin Heidelberg New York, S 511–650

Scholz W, Hsü YK (1938) Late damage from Roentgen irradiation of the human brain. Arch Neurol Psychiat 40: 928

Scholz W, Nieto D (1938) Studien zur Pathologie der Hirngefäße. I. Fibrose und Hyalinose. Z Ges Neurol Psychiatr 162: 675–693

Schröder R (1978) Chronomorphologie of brain death. Adv Neurosurg 5: 346–348

Schröder R, Richard KE (1980) Time-interval between a brain lesion and the onset of brain death. A contribution to the inherent dynamics of malignant brain swelling. Neurosurgery 3: 183–188

Schröder JM, Sellhaus B, Jorg J (1995) Identification of the characteristic vascular changes in a sural biopsy of a case with cerebral autosomal dominant arteriopathy with subcortical infarcts and leukoencephalopathy (CADASIL). Acta Neuropathol (Berl) 89: 116–121

Schwab JM, Nguyen TD, Postler E, Meyermann R, Schluesener HJ (2000) Selective accumulation of cyclooxygenase-1-expressing microglial cells/macrophages in lesions of human focal cerebral ischemia. Acta Neuropathol 99: 609–614

Sekhar LN, Heros RC (1981) Origin, growth, and rupture of saccular aneurysms. A review. Neurosurgery 8: 248–260

Shields WD, Ziter FA, Osborn AG, Allen J (1977) Fibromuscular dysplasia as a cause of stroke in infancy and childhood. Pediatrics 59: 899–901

Siesjö BK (1988) Historical overview: calcium, ischemia, and death of brain cells. Ann NY Acad Sci 522: 638–661

Sommer C, Kiessling M (1995) Selective c-jun expression in CA1 neurons of the gerbil hippocampus during and after acquisition of an ischemia-tolerant state. Brain Pathol 5: 135–144

Sourander P, Walinder J (1977) Hereditary multi-infarct dementia. Acta Neuropathol (Berl) 39: 247–254

Starr DS, Lawrie GM, Morris GC (1981) Fibromuscular disease of carotid arteries. Long term results of graduated internal dilatation. Stroke 12: 196–199

Stochdorph O (1966) Über Verteilungsmuster von venösen Kreislaufstörungen des Gehirns. Arch Psychiat Z Neurol 208: 325–326

Stübgen P, Lotz BP (1991) Isolated angiitis of the central nervous system: involvement of penetrating vessels at the base of the brain. J Neurol 238: 235–238

Tagami M, Nara Y, Kubota A, Sunaga T, Maezawa H et al. (1987) Ultrastructural characteristics of occluded perforating arteries in stroke-prone spontaneously hypertensive rats. Stroke 18: 733–740

Takebayashi S, Kaneko M (1983) Electron microscopic studies of ruptured arteries in hypertensive intracerebral hemorrhage. Stroke 14: 28–36

Tanabe Y, Sakata K, Yamada H, Ito T, Takada M (1978) Cerebral vasospasm and ultrastructural changes in cerebral arterial wall. J Neurosurg 49: 229–238

Tani E, Yamagata S, Ito Y (1978) Intercellular granules and vesicles in prolonged cerebral vasospasm. J Neurosurg 48: 179–189

Tanoi Y, Okeda R, Budka H (2000) Binswanger's encephalopathy: serial sections and morphometry of the cerebral arteries. Acta Neuropathol 100: 347–355

Täuber MG, Kennedy SL, Tureen JH, Lowenstein DH (1992) Experimental pneumococcal menigitis causes central nervous system pathology without inducing the 72-kd heat shock protein. Am J Pathol 141: 53–60

Thilmann R, Xie Y, Kleihues P, Kiessling M (1986) Persistent inhibition of protein synthesis precedes delayed neuronal cell death in postischemic gerbil hippocampus. Acta Neuropathol 71: 88–93

Thron A (1988) Vascular anatomy of the spinal cord. Neuroradiological investigations and clinical syndromes. Springer, Wien New York

Thron A, Wessel K, Linden D, Schroth G, Dichgans J (1986) Superior sagittal sinus thrombosis: neuroradiological evaluation and clinical findings. J Neurol 233: 283–288

Thron A, Koenig E, Peiffer J, Rossberg C (1987) Dural vascular anomalies of the spine-an important cause of progressive radiculomyelopathy. In: Cervós-Navarro J, Ferszt R (eds) Stroke and micro-circulation. Raven, New York, pp 159–165

Toole JF, Yuson CP, Janeway R, Johnston F, Davis C et al. (1978) Transient ischemic attacks: a prospective study of 225 patients. Neurology 28: 746–753

Torack RM (1978) The pathologic physiology of dementia. Springer, Berlin Heidelberg New York

Tournier-Lasserve E, Joutel A, Melki J et al. (1993) Cerebral autosomal dominant arteriopathy with subcortical infarcts and leukoencephalopathy maps to chromosome 19q12. Nat Genet 3: 256–259

Ule G, Kolkmann FW (1972) Pathologische Anatomie. In: Gänsehirt H (Hrsg) Der Hirnkreislauf. Thieme, Stuttgart, S 47–160

Vogt C, Vogt O (1922) Erkrankungen der Großhirnrinde im Licht der Topistik, Pathoklise und Pathoarchitektonik. J Physiol Neurol (Lpz) 28: 1

Warzok R, Oppermann A, Coulon G, Bourrin JC (1984) Riesenzellangiitis des Gehirns. Zentralbl Allg Pathol 129: 251–258

Wattendorff AR, Bots GT, Went LN, Endtz LJ (1982) Familial cerebral amyloid angiopathy presenting as recurrent cerebral hemorrhage. J Neurol Sci 55: 121–135

Wechsler W (1959) Beitrag zur Pathogenese cerebraler und spinaler Gewebsschäden bei Panarteriitis nodosa. Arch Psychiatr Z Neurol 198: 331–364

Weller RO, Kida S, Zhang ET (1992) Pathways of fluid drainage from the brain-morphological aspects and immunological significance in rat and man. Brain Pathol 2: 277–284

Westergaard E, van Deurs B, Brondsted HE (1977) Increased vesicular transfer of horseradish peroxidase across cerebral endothelium, evoked by acute hypertension. Acta Neuropathol 37: 141–152

Westermann EM, Miles JM, Backonja M, Sundstrom WR (1992) Neuropathologic findings in multi-infarct dementia associated with anticardiolipin antibody. Arthritis Rheum 35: 1038–1041

Whittle IR, Piper IR, Miller JD (1991) The contribution of arachidonic acid to the aetiology and pathophysiology of focal brain edema; studies using an infusion edema model. Acta Neurochir 113: 57–68

Wiebers DO, Whisnant JP, Sundt TM, O'Fallon WM (1987) The significance of unruptured intracranial saccular aneurysm. J Neurosurg 66: 23–29

Wiener J, Giacomelli F (1973) The cellular pathology of experimental hypertension. VII. Structure and permeability of the mesenteric vasculature in angiotensin-included hypertension. Am J Pathol 72: 221–240

Wiener J, Spiro D, Lattes RG (1965) The cellular pathology of experimental hypertension. II. Arteriolar hyalinosis and fibrinoid change. Am J Pathol 47: 457–485

Wintzen AR, de Jonge H, Loelinger EA, Bots GT (1984) The risk of intracerebral hemorrhage during oral anticoagulant treatment: a population study. Ann Neurol 16: 553–558

Wissenschaftlicher Beirat der Bundesärztekammer (1982) Kriterien des Hirntodes. Dtsch Ärztebl 79: 45–55. Fortschreibungen: Dtsch Ärztebl 83 (1987): 2940–2946; 88 (1991): 2855–2860; 94 (1997): 1032–1039. Ergänzungen gemäß Transplantationsgesetz: Dtsch Ärztebl 95 (1998): 1509–1516

Wiszniewska M, Devuyst G, Bogousslavsky J (2000) What is the significance of leukoaraiosis in patients with acute ischemic stroke? Arch Neurol 57: 967–973

Wolf PA, Kannel WB, D'Agostino RB (1998) Epidemiology of stroke. In: Ginsberg MD, Bogousslavsky J (eds) Cerebrovascular disease: pathophysiology, diagnosis, and management. Blackwell Science, Oxford

Yamanouchi H, Sugiura S, Tomonaga M (1989) Decrease in nerve fibres in cerebral white matter in progressive subcortical vascular encephalopathy of Binswanger type. J Neurol 236: 382–387

Yao H, Sadoshima S, Kuwabara Y, Ichiya Y, Fujishima M (1990) Cerebral blood flow and oxygen metabolism in patients with vascular dementia of the Binswanger type. Stroke 21: 1694–1699

Yoshida S, Inoh S, Asano T et al. (1983) Brain free fatty acids, and mortality in gerbils subjected to transient bilateral ischemia and effect of barbiturate anesthesia. J Neurochem 40: 1278

Zelger B, Sepp N, Schmid KW (1992) Life history of cutaneous vascular lesions in Sneddon's syndrome. Hum Pathol 23: 668–675

Zeman W (1955) Veränderungen durch ionisierende Strahlen. In: Scholz W (Hrsg) Nervensystem. Springer, Berlin Göttingen Heidelberg (Handbuch der speziellen pathologischen Anatomie und Histologie, Bd 13/1b, S 340)

Zervas NT, Candia M, Candia G, Kido D, Pessin MS et al. (1979) Reduced incidence of cerebral ischemia following rupture of intracranial aneurysms. Surg Neurol 11: 339–344

Zoppo G del, Ginis I, Hallenbeck JM, Iadecola C, Xinkang W, Feuerstein GZ (2000) Inflammation and stroke: putative role for cytokines, adhesion molecules and iNOS in brain response to ischemia. Brain Pathol 10: 95–111

Zülch KJ (1961) Die Pathogenese von Massenblutung und Erweichung unter besonderer Berücksichtigung klinischer Gesichtspunkte. Acta Neurochir (Wien) 7: 51–117

KAPITEL 7 Epilepsien

J. Peiffer

INHALT

7.1	**Grundlagen**	167
7.1.1	Definition	167
7.1.2	Epidemiologie	167
7.1.3	Klassifikation	167
7.2	**Pathogenese der epilepsieassoziierten Hirnschäden**	169
7.2.1	Ikto- und Epileptogenese	169
7.2.2	Metabolismus und Neurophysiologie	169
7.2.3	Zelluläre Marker als Wegweiser zum Verständnis der Pathogenese	171
7.3	**Neuropathologie**	173
7.3.1	Die Hippokampusformation als wesentlicher Untersuchungsort	173
7.3.2	Ursachen symptomatischer Epilepsien	174
7.3.3	Befunde bei Sonderformen der Epilepsien	176
7.3.4	Befunde an Resektionspräparaten	178
7.3.5	Zur Frage der Krampfschäden	178
7.3.6	Schäden durch Antikonvulsiva	179
7.3.7	Todesursachen	180
	Literatur	180

7.1 Grundlagen

7.1.1 Definition

Epilepsie ist ein Oberbegriff für ätiologisch und phänomenologisch unterschiedliche Formen anfallsartig auftretender unwillkürlicher Bewegungsabläufe oder abnormer Sinnesempfindungen mit oder ohne Bewusstseinsstörung, denen eine plötzliche Depolarisation einer Gruppe von Nervenzellen und eine abnorme Synchronisation, Amplitudenverstärkung und Ausbreitung solcher Entladungen zugrunde liegt.

7.1.2 Epidemiologie

Im Laufe ihres Lebens haben 2–5% der Bevölkerung einen epileptischen Anfall durchgemacht. An einer manifesten Epilepsie leiden 0,5–1%. Die unterschiedlichen Angaben beruhen auf verschiedenen Zusammensetzungen der untersuchten Kollektive.

▪ Als Faustregel kann gelten, dass von 20 Menschen einer irgendwann einmal einen Anfall erlitten hat und einer von 200 wegen einer aktiven Epilepsie behandlungsbedürftig ist.

Die Inzidenzraten werden mit 20–70/100 000/Jahr angegeben, wobei die Raten im Kindesalter am höchsten sind, im frühen Erwachsenenalter sinken, um im fortgeschrittenen Alter wieder anzusteigen. 40% der Erwachsenenanfälle äußern sich in komplexen Partialanfällen, 60% in deren Kombination mit sekundär generalisierten großen Anfällen. Etwa 30% betreffen primär generalisierte tonisch-klonische Anfälle, weniger als 5% Absencen oder myoklonische Anfälle. In all diesen Zahlen sind Fieberkrämpfe nicht enthalten. Etwa ein Drittel der prävalenten Fälle hat weniger als einen Anfall pro Jahr, ein Drittel 1–12 Anfälle, ein weiteres Drittel mehr als einen Anfall im Monat (Shorvon 1991).

7.1.3 Klassifikation

Die Zuordnung neuropathologischer Befunde zu bestimmten epileptischen Syndromen erfordert eine von Klinikern wie Morphologen gemeinsam anerkannte, auf wohldefinierten Kriterien beruhende Klassifikation, die auch die Voraussetzung der Vergleichbarkeit von Befunden und daher jeder wissenschaftlichen Untersuchung sein muss.

Die vorliegenden Klassifikationen beruhen auf verschiedenen Prinzipien: Bei der von der Internationalen Liga gegen Epilepsie (ILAE) herausgegebenen internationalen Klassifikation der Anfälle (IKEA) von 1981 steht die Anfallsform („große", „kleine" Anfälle) im Vordergrund, bei der internationalen Klassifikation der Epilepsien und epileptischen Syndrome (IKES) von 1989 das Manifestationsalter, der klinische Verlauf und die Prognose, kurz das gesamte klinische Syndrom (s. Übersicht;

Internationale Klassifikation der Epilepsien und epileptischen Syndrome (IKES)

1. **Lokalisationsbezogene (fokale, lokale, partielle) Epilepsien und Syndrome**

1.1. Idiopathisch (mit altersgebundenem Beginn)
   - Gutartige Epilepsie des Kindesalters mit zentrotemporalen Spikes
   - Epilepsie des Kindesalters mit okzipitalen Paroxysmen
   - Primäre Leseepilepsie

1.2. Symptomatisch
   - Epilepsia partialis continua des Kindesalters
   - Temporallappenepilepsien (familiäre Form: 10q)
   - Frontallappenepilepsien (familiäre nächtliche Frontallappenepilepsie: 20q13.3; α_4-Untereinheit des neuronalen nikotinischen Acetylcholinrezeptors)
   - Parietallappenepilepsien
   - Okzipitallappenepilepsien

1.3. Kryptogen

2. **Generalisierte Epilepsien und Syndrome**

2.1. Idiopathisch
   - Benige familiäre Neugeborenenkrämpfe (20q13.3 mit Aminosäurenaustausch und Deletionen im spannungsabhängigen Kaliumkanal KCNQ2 und bei 8q24 im K-Kanal KCNQ3)
   - Benigne Neugeborenenkrämpfe
   - Benigne myoklonische Epilepsie des Kleinkindesalters
   - Absencenepilepsie des Kindesalters (pyknoleptische Absencen) (1p)
   - Juvenile Absencenepilepsie (nichtpyknoleptische Absencen)
   - Juvenile myoklonische Epilepsie (Impulsiv-Petit-mal-Epilepsie) (15q bzw. 6p21.2–p11)
   - Aufwach-Grand-mal-Epilepsie
   - Andere generalisierte Epilepsien (3p14-p12.1)
   - Epilepsien mit spezifisch ausgelösten Anfällen (2)

2.2. Kryptogen oder symptomatisch
   - West-Syndrom (Epilepsie mit Blitz-, Nick- und Salaam-Krämpfen)
   - Lennox-Gastaut-Syndrom
   - Epilepsie mit myoklonisch-astatischen Anfällen
   - Epilepsie mit myoklonischen Absencen

2.3. Symptomatisch (hier nicht genannt sind die einzelnen Grundkrankheiten wie die der tuberösen Sklerose oder der progressiven Myoklonusepilepsie zugrunde liegenden Gendefekte; Dorn u. Krämer 1998)

3. **Epilepsien und Syndrome, die nicht als fokal oder generalisiert bestimmbar sind**
   - Neugeborenenkrämpfe
   - Schwere myoklonische Epilepsie des Kindesalters
   - Epilepsie mit anhaltenden Spike-wave-Entladungen im synchronisierten Schlaf
   - Aphasie-Epilepsie-Syndrom

4. **Spezielle Syndrome**

4.1. Gelegenheitsanfälle
   - Familiäre Fieberkrämpfe (8q13–21 und 19p)
   - Isolierte Anfälle

---

in Klammern werden die bisher bekannt gewordenen, die Ionenkanäle betreffenden Gendefekte der autosomal-dominant vererbbaren idiopathischen Epilepsien genannt) (Dorn u. Krämer 1998; Steinlein 1999, 2000). Eine Modifikation der ILAE-Klassifikation wurde jüngst vorgeschlagen (Engel 2001, Krämer u. Wolf 2001).

Man erkennt, dass unterschiedliche Prinzipien in diese Gliederung Eingang gefunden haben, nämlich Lebensalter, Anfallsform, EEG-Befund, Verlaufsform, Ätiologie und Herdlokalisation. Die Einteilung ist zwar nicht logisch, genügt aber weitgehend den praktischen Bedürfnissen. Vor allem die Erfolge epilepsiechirurgischer Operationen und die Bedeutung der präoperativen Diagnostik legten eine lokalisatorische Einteilung nach dem Sitz epileptogener Herde (Frontallappen- oder Temporallappenepilepsie) nahe. Ein neuerer Vorschlag bevorzugt in Ergänzung der IKEA ein rein semiologisches Prinzip, das sich auf die Anfallsform mit den Kategorien Wahrnehmung, Bewusstsein, Vegetativum, Motorik bezieht und insofern differenzierter ist als diese (Noachtar et al. 1998).

Die früher übliche Einteilung in generalisierte, vom Anfallsbeginn ab beide Hemisphären einbeziehende Anfälle und fokale, gelegentlich sekundär generalisierte Anfälle ist demgegenüber grob, vernachlässigt die Tatsache, dass auch fokale Epilepsien genetisch bedingt sein können, berücksichtigt nicht die Ätiologie und die Erfahrung, dass es schwierig sein kann, den fokalen Beginn eines sich rasch generalisierenden Anfalls zu erkennen. Die Erfahrung zeigt weiterhin, dass die Anfallsphänomenologie sich im Verlauf einer Epilepsie wandeln kann und selbst bei der infantilen (pyknoleptischen) Absencenepilepsie auch große Anfälle auftreten können (Janz 1997).

> Die Ätiologie spielt für die Phänomenologie der Epilepsie oft eine geringere Rolle als der Zeitpunkt einer Schädigung und das Lebensalter.

Dies findet in grober Annäherung Berücksichtigung bei der IKES-Klassifikation mit ihrer Unterteilung in symptomatische, also als Symptom einer definierbaren Grundkrankheit auftretende Epilepsien, in kryptogene, bei den eine Ursache nicht zu finden, wohl aber zu vermuten ist, und in idiopathische Epilepsien, bei denen die Anfälle aus einer möglichen hereditären Disposition heraus ohne bekannte oder vermutete Ätiologie auftreten. Es ist einsichtig, dass methodische Fortschritte und neue Erkenntnisse über die Pathogenese die Eingliederung bestimmter Epilepsieformen beeinflussen, so dass die Kriterien dieser Klassifikation also wenig scharf sind. Eine Kombination verschiedener Kausalfaktoren (z. B. Mikrodysgenesie, hereditäre Belastung, Alkoholismus, Trauma) ist nicht selten (Peiffer 1993).

Bei der zunehmenden Klärung der genetischen Grundlage als idiopathisch bezeichneter Epilepsien stellt sich die Frage, inwieweit Krankheiten, bei denen eine molekulargenetisch definierbare Anomalie als bestimmende Ursache oder als Baustein der Pathogenese einer Epilepsieform nachgewiesen wurde, nicht besser als symptomatisch zu bezeichnen wäre (wie dies bei Stoffwechselkrankheiten infolge genetisch verankerter Enzymdefekte selbstverständlich ist), ob also nicht auf die Gruppe idiopathischer Epilepsien wie bereits früher auf den Begriff „genuine Epilepsie" überhaupt verzichtet werden sollte unter Beschränkung auf symptomatische und – noch – kryptogene Formen.

7.2 Pathogenese der epilepsieassoziierten Hirnschäden

7.2.1 Ikto- und Epileptogenese

Bei der Frage nach der Pathogenese ist die Iktogenese mit den zur Manifestation eines Anfalls führenden Faktoren von der Epileptogenese zu unterscheiden, den zur Entwicklung einer Epilepsie führenden Bedingungen. Die morphologischen Erkenntnisse über die Iktogenese beschränken sich auf diejenigen Fälle symptomatischer Epilepsie, bei denen in Kombination mit den neurophysiologischen und bildgebenden Verfahren in der unmittelbaren Umgebung eines Krampfherdes Veränderungen der Gewebstextur z. B. durch Dendritenauftreibungen, neuronale Degenerationsvorgängen oder eine meist astrozytäre, seltener mikrogliöse Reaktion nachweisbar sind (Blümcke et al. 1999 a). Hier fanden sich narbige Durchflechtungen des gliösen, subpialen und leptomeningealen Gewebes (s. Abb. 7.2 b).

Auch Regenerationsversuche am Narbenrand haben eine Bedeutung: Durch subpiale Injektion von FeCl-Lösungen experimentell erzeugte Krampfherde zeigen Verarmungen an Dendritenverflechtungen und an Spines (Reid et al. 1979). In neurophysiologisch gesicherten Krampfherden bestand ein Verlust an inhibitorischen Terminals (Ribak et al. 1979). Diese Krampfherde zeigen im anfallsfreien Intervall einen eher herabgesetzten, während des Anfalls einen gesteigerten Stoffwechsel (Dressler et al. 1989; Ryvlin et al. 1992). Die Hochregulierung bestimmter Gene (s. unten) weist im Vergleich mit den Befunden bei chronischer Epilepsie auf anfallsbegünstigende Bedingungen.

Für die *Epileptogenese* liegt eine Reihe von Befunden vor, die an epilepsiechirurgisch entnommenem Hirngewebe (s. unten) erhoben wurden, z. T. auch an Gewebsschnitten, die durch Installation in geeignete Nährmedien mit krampffördernden bzw. -hemmenden Zusätzen neurophysiologische Kontrollen und die Korrelation mit den neuropathologischen Befunden erlaubten (Köhling 1999).

7.2.2 Metabolismus und Neurophysiologie

Ein ausreichendes Sauerstoffangebot ist Voraussetzung für die normalen zellulären Funktionen und die Aufrechterhaltung der Membranstrukturen einschließlich der Funktion der Ionenkanäle, der Oberflächenrezeptoren oder der Proteinsynthesen (Kiessling u. Kleihues 1981). Ein O_2-Mangel wurde daher lange Zeit als entscheidender Faktor bei der vermuteten Entstehung der Nervenzellschäden durch Krampfanfälle angesehen. Bei der Frage nach den krampfspezifischen Hirnschädigungen waren allerdings alle anderen mit Hypoxie oder Hypoglykämie einhergehenden Situationen auszuschließen, was im Einzelfall schwierig sein kann.

Eine Wende in den pathogenetischen Vorstellungen brachten Ergebnisse, wonach auch bei normalen Werten für Sauerstoffpartialdruck, Blutzucker und Temperatur experimentell erzeugte Krampfanfälle zu Nervenzellschäden führen (Auer et al. 1986). Ingvar et al. (1988) sowie Evans et al. (1983) konnten dabei deren Zeitabfolge beobachten: von zunächst noch reversiblen Zellschrumpfungen („dark neurons") über eosinophile, sog. ischämische Nervenzellveränderungen mit Mitochondrienschwellungen und -vakuolisierungen, einer Disaggregation von Polyribosomen und einer Schädigung von Golgi-Zisternen bis zum Zelltod.

▎ Wesentlich waren die Erkenntnisse, dass die Reizübertragung selbst und die damit verbundenen Veränderungen des intrazeluären Ionenmilieus, insbesondere eine Erhöhung des intrazellulären Kalziumspiegels, zellschädigend wirken können (Schmidt-Kastner u. Freund 1991).

Den Aktivitäten der Neurone liegen rasche Änderungen der Membranpotentiale durch Öffnung spannungsabhängiger Kanäle für den Einstrom von Natrium- oder Kalziumionen oder den Ausstrom von Kaliumionen zugrunde. Die Ionenkanäle sind im Wesentlichen an die Synapsen gebunden, wo sie auf die chemischen Reize der Transmittersubstanzen durch Hyperpolarisation (Inhibition) oder Depolarisation (Exzitation) reagieren. Die Aufnahme der erregenden bzw. hemmenden Transmitter erfolgt in spezifischen Rezeptoren, für deren Aufbau inzwischen einige molekularbiologisch definierbare Untereinheiten bekannt wurden, die für die Regulierung der Krampfbereitschaft bedeutungsvoll sind. *Glutamatrezeptoren* (GluR) sprechen auf Glutamat, aber auch auf N-Methyl-D-Aspartat (NMDA), Quisqualat, Kainat und α-Amino-3-Hydroxy-5-Methyl-4-Isoxazol-Propionsäure (AMPA) an und beeinflussen ionotrop vor allem Natrium- und Kalziumeinwärtsströme, wobei beim Menschen nur der NMDA-GluR, nicht der AMPA-GluR für Kalziumionen durchlässig ist (Heinemann et al. 1995).

Die besonders vulnerablen Neurone der CA_1-Region zeichnen sich durch eine hohe Dichte der Glutamat-, Aspartat-, Kainsäure- und Glyzinrezeptoren aus. *Unter abnormer Erregung* verstärkt sich diese Glutamatrezeptorendichte und -nutzung noch mit der Folge eines vermehrten Ca^{++}-Einstroms in die Zelle, einer erhöhten Expression von Calcibindin und einer letztlich für die Zelle tödlichen Kalziumüberladung der Mitochondrien. Auch Zinkionenverschiebungen wirken hierbei mit (Blümcke et al. 1999a). Intraneuronal führt der Kalziumioneneinstrom zur Aktivierung von Proteinasen, Phospholipasen, Endonukleasen und anderen Enzymen, extraneuronal zur K^+-Anreicherung, die wiederum unter Mitwirkung der Gliazellen den Glutaminstoffwechsel beeinflusst.

Die Glutamatrezeptoren unterscheiden sich in ihrer Funktion aber erheblich. So beeinflusst der metabotrope Glutamatrezeptor 4 die intrazelluläre Kalziumhomöostase positiv und wirkt insofern neuroprotektiv, was ihn zu einem interessanten Objekt der Antikonvulsivaforschung macht (Lie et al. 2000). Unter abnormer Erregung erhöht sich die O_2-Vulnerabilität der CA_1-Neuronen, während sie sich nach Unterbrechung der glutamatergen Afferenzen vermindert, was für eine nervöse Beeinflussbarkeit der Schäden spricht.

In der Signalübermittlungskaskade sind erste intrazelluläre Boten (first messengers) an die Rezeptoren der Zelloberfläche gebunden, das Second-messenger-System vermittelt zwischen Zytoplasma und Kern, während als Third messengers die *Immediate early genes* (fos, jun, Krox) dienen, die durch Hemmung, aber auch durch Anregung einer De-novo-Proteinsynthese wirken und rasch auf Stimulation reagieren (Kiessling u. Gass 1993).

An reseziertem Gewebe von Patienten mit einer Temporallappenepilepsie (TLE) fanden sich deutliche Reduzierungen der extrazellulären Kalziumionenkonzentration, außerdem in etwa 60% der Fälle spontane Entladungen, die den steilen Wellen im EEG gleichzusetzen sind, ferner stark verlängerte, NMDA-vermittelte Potentiale als Hinweis auf eine Veränderung der exzitatorischen Übertragung und auf eine Tendenz zur Synchronisierung der elektrischen Aktivitäten wie sie die Grundlage der Epilepsien bildet. Spontane inhibitorische Potentiale wiesen daraufhin, dass auch die GABA-vermittelnden Rezeptoren bei der TLE abnorm reagieren (McDonald et al. 1991; Köhling 1999).

Mit einer abnorm intensiven synchronisierten Entladung im Sinne eines Anfalls ist zu rechnen, wenn das normale relative Gleichgewicht zwischen hemmender GABA- und exzitatorischer Glutamataktivität an den Synapsen oder die intrazelluläre Ionenverteilung gestört bzw. die Zahl exzitatorischer Terminals erhöht ist. An der Erhaltung der Homeostase sind nicht nur Nerven-, sondern auch Gliazellen, insbesondere Astrozyten, beteiligt, die AMPA- und Kainatrezeptoren besitzen können (Heinemann et al. 1995).

Auch die *Oligodendrozytenvorläuferzellen* im Hippokampus können über glutamaterge Synapsen Einfluss gewinnen (Bergles et al. 2000). Die Mikroglia kann durch „Stripping" der Synapsen Ungleichgewichte der Transmitter fördern. In astrozytären Gliosen, wie sie bei TLE und bei der Ammonshornsklerose (AHS) üblich sind, spielt wahrscheinlich deren Einfluss auf den extrazellulären pH (Alkalose prokonvulsiv durch Förderung der NMDA-Rezeptoren-Aktivität und der spannungsabhängigen Ionenkanäle; Azidose antikonvulsiv) eine Rolle, ferner fördern möglicherweise die Gliazellen mit ihren K-Kanälen und ihrer erhöhten Pufferungsfähigkeit für K-Ionen die Ausbreitung epileptischer Aktivität (Heinemann et al. 1995). Diese Pufferungsfähigkeit hängt im Tierversuch vom Alter bzw. dem Reifungsgrad der Hippokampusformation ab.

Die im Verlauf eines Status epilepticus anschwellende Glia kann ein Kofaktor beim Übergang vom durch Pharmaka beeinflussbaren zum nicht mehr auf Antikonvulsiva reagierenden Status sein. Dieser prognostisch ungünstige Übergang hängt mit einer Störung der GABAergen Transmission und der GABA-Release zusammen, an der wiederum die Glia beteiligt sein kann, die GABA aus den präsynaptischen Endigungen aufnimmt (Heinemann et al. 1995). Bedeutungsvoller ist wahrscheinlich eine Heranziehung von GABA zur ATP-Bildung während des enormen metabolischen Bedarfes im Status epilepticus und damit die verminderte Verfügbarkeit dieses wirksamsten krampfhemmenden Transmitters.

Für das Verständnis der pathophysiologischen Grundlagen dieser epilepsieverbundenen Veränderungen waren Versuche an Tierarten verschiedenster Lebensalter von wesentlicher Bedeutung. Die systemische oder lokale Verabreichung von krampffördernden Stoffen wie Bicucculin, Kainate, Pentylene-Tetrazol (PTZ) oder ihre Installation in die Nährflüssigkeit von Gewebsschnitten (Schormair et al. 1993) führten ebenso zu neuen Erkenntnissen wie das tierexperimentelle „Kindling", eine lang dauernde, klinisch latent bleibende Reizung z. B. der entorhinalen Rinde oder des Amygdalums mit der Möglichkeit, die Folgen dieser Dauerreizung neurophysiologisch und -pathologisch zu verfolgen. Die hierbei zu beobachtenden morphologischen Veränderungen erlauben Vergleiche mit der menschlichen TLE und der mit ihr häufig, aber nicht regelmäßig verbundenen AHS. Wie eng diese Beziehungen sind, zeigte sich erst anhand operativ gewonnener frischer Resektionspräparate, während bis dahin für die neuropathologische Diagnostik und Forschung nahezu ausschließlich formalinfixiertes Autopsiematerial verwendet werden konnte. Die Grundlagen der Signalübermittlung und der regulierenden Faktoren für Migration, Axonsprossung, Synapsenbildung und Ionenkanalmolekularbiologie waren nun an frischen Gewebsschnitten (Thompson 1993), Zellkulturen oder Einzelzellen menschlichen Gewebes überprüfbar. Dabei ergab sich wie im Kindling-Modell, dass für die Schädigungen durch synchronisierte Entladungen die Ausschüttung der exzitatorisch wirkenden Aminosäuren Glutamat und Aspartat wichtiger ist als Hypoxie bzw. Ischämie.

▪ Die entscheidenden Vorgänge bei neuronalen Schädigungen durch Krämpfe werden über die exzessiven Aktivierungen der NMDA- und Nicht-NMDA- (AMPA-, Quisqualat-, Kainsäure- und metabotropen) Rezeptoren vermittelt (Olney et al. 1983).

7.2.3 Zelluläre Marker als Wegweiser zum Verständnis der Pathogenese

Das Ziel neuropathologischer Untersuchungen über die Epilepsie-Pathogenese ist die Klärung
- der unmittelbaren Reaktionen von Zellen der Hippokampusregion auf Krämpfe mit Änderungen des Zusammenspiels exzitatorisch und inhibitorisch wirksamer Zellen,
- der Anpassungen des Gewebes auf chronische Epilepsie z. B. durch atypische Sprossung von Axonen,
- der Regenerationsvorgänge mit Veränderungen der Signalübermittlung an Synapsen und Ionenkanälen,
- der Störung normaler Reifungsvorgänge mit Bildung von Entwicklungsanomalien.

Da Noxen bereits das wachsende Gehirn in utero oder perinatal treffen können, ist die Kenntnis der normalen Entwicklungsvorgänge Voraussetzung für die Beurteilung der Normabweichungen. Die Frage von Reifungsstörungen bekommt bei der Klärung der Epilepsiemorphologie zunehmendes Gewicht. Verschiedenste Marker erlauben es, zelluläre Reaktionen zu verfolgen und damit Antworten auf die Fragen nach der Genese der Epilepsien und ihrer Folgen zu gewinnen:

Die für die Wanderungen der Neuroblasten als Leitschiene bedeutungsvollen *gliösen Frühformen* der radialen Glia und der Oligodendrogliavorläuferzellen werden durch S-100-β, Tenascin C und Vimentin erkennbar, wobei die so gekennzeichneten Gliazellen mit dem auch in die extrazelluläre Matrix abgegebenen Protein Tenascin C den wachsenden, Calretinin exprimierenden unreifen Neuriten und Axonsprossen den Weg zu weisen scheinen (Frotscher 1998; Blümcke et al. 1999a). Im Übergang zur Astrozytenausreifung werden diese zunehmend GFAP-positiv unter Verlust der entwicklungstypischen Marker wie S-100-β, wobei auch die anfänglich mitunter vorkommende Kolokalisation mit dem frühen Neuronenmarker Nestin schwindet (Blümcke et al. 1999b u. f, Hinterkeuser et al. 1999). Noch teilungsfähige Nervenzellen sind auch mit BrDU darstellbar, was aber postnatal normalerweise beim Menschen nur in sehr geringem Maße in der inneren Schicht der Körnerzellen des Gyrus dentatus gelingt. Diese abnorme postnatale Proliferation kann unter pathologischen Bedingungen (Mangavi et al. 2000) wie auch im kainatinduzierten Epilepsiemodell oder nach Status epilepticus durch entsprechende neuronale Markerproteine nachgewiesen werden (Parent et al. 1997; Hinterkeuser et al. 1999).

Auf dem Weg ihrer Wanderung von der subependymalen Matrixzellschicht zur Rinde werden die noch unausgereiften Nervenzellen beim Eintritt in die Rindenregion durch das Glykoprotein Reelin beeinflusst, das von den horizontalen Cajal-Retzius-Nervenzellen der – auch im Ammonshorn nachweisbaren – Molekularschicht exprimiert wird. Cajal-Retzius-Zellen exprimieren auch das Protein Calretinin (CR-ir) (Blümcke et al. 1999c), das ebenso wie Calbindin 28k während der Fetalzeit an Intensität zunimmt, um nach der Geburt wieder rückgebildet zu werden. Wie Reelin erlauben auch Doublecortin und LIS1 als Pfadfinder der Neuroblastenwanderung wie das embryonale neurale Adhäsions-Molekül PSA-NCAM Hinweise auf eine Reifungsstörung (Blümcke et al. 1999c, d).

Hat eine prä- oder perinatale Schädigung die weiße Substanz geschädigt, so ist sekundär die Rindenreifung beeinträchtigt. Es bilden sich an Stelle der langen, Afferenzen und Efferenzen vermittelnden Projektionsaxone abnorme lokale Schaltkreise vom Typ der Interneurone mit vielen spinereichen Dendriten (Marín-Padilla 1997).

Ist noch postnatal das neuronspezifische nukleare Protein NeuN oder das als Precursor inhibitorischer Neuropeptide sowie als Kalziumpuffer und protektiv wirkende Chromogranin A erkennbar, so weist auch dies auf eine *Reifungsstörung* wie das von onkofetalen Stammzellen exprimierte CD34, das physiologischerweise im ZNS nur in Endothelien, jedoch bei TLE auch in glioneuronalen Dysplasien sowie in Gangliogliomen vorkommt (Blümcke et al. 1999b). Die Koexpression mit Markern unreifer Glia wie S-100 oder Tenascin C (Hinterkeuser et al. 1999) verweist auf die gliöse Natur vieler dieser Zellen (Blümcke et al. 1999b, e). Bei den AHS-Fällen mit Anfallsmanifestation vor dem 4. Lebensjahr sieht man Cajal-Retzius-ähnliche Zellen mit positiver Reaktion auf CR-ir, einem wie embryonales N-CAM für die Signalübermittlung und für Zelladhäsionen wichtigen Protein (Blümcke et al. 1999a, d), auch in der Molekularschicht über dem Ammonshorn-Zellband (Blümcke et al. 1999c), nicht jedoch bei läsionsbedingter TLE ohne AHS (Blümcke et al. 1999a).

Das noch multipotente Zellen erkennende Nestin findet sich gekoppelt mit β-III-Tubulin bei jungen TLE-Fällen im Gyrus dentatus und dem Hilus erhöht (Blümcke et al. 1999f). Aberrierende Moosfasern in der Molekularschicht des Gyrus dentatus weisen ebenso wie neuronale und gliale Precursorzellen nach frühen limbisch ausgelösten Krampfanfällen und AHS auf Reorganisation mit atypischer Aussprossung von Axonen und pathologisch veränderten Dendriten (Schormair et al. 1993; Blümcke et al. 1999e). Nervenzelluntergänge wie Verlust der Mooszellen (Blümcke et al. 1999e) oder die klassischen Ausfälle im Areal CA_1 können bei Fällen mit reiner Temporallappenläsion ohne AHS fehlen (Blümcke et al. 1999c). Finden sich Lichtungen der Dentatumkörnerzellen oder eine Streuung der Körnerzellen in Richtung des Hilus, vor allem in einer sich dadurch andeutenden zweiten Schicht, so spricht dies für eine frühkindliche Schädigung.

Stabile *Synapsen*, neben Ionenkanälen die Orte der Signalübermittlung, lassen sich durch Synaptophysin darstellen, neugebildete bzw. plastische Synapsen durch 5'Nukleosidase (Lie et al. 1999). Der Nachweis des letztgenannten Markers spricht postnatal für eine Synaptoneogenese. Eine solche kommt bei der TLE in der Molekularschicht über dem Gyrus dentatus und an dem Moosfaserendfeld über CA_1 und CA_3 vor und entspricht anderen Zeichen einer Unreife bzw. einer Reorganisation nach Schädigung. Hierzu gehören als Folge von Untergängen der Pyramidenzellen in der besonders vulnerablen CA_1- und CA_3-Region Neusprossungen afferenter Moosfasern, die – aberrierend – abnorme synaptische Kontakte bilden. Solche Desorganisationen im Moosfaserbereich und an den Interneuronen des Hilus bzw. des weniger vulnerablen CA_4-Areals können die Krampfschwelle senken.

Bei Kainat-induzierten Anfällen fand sich im Tierexperiment eine doppelte bis dreifache Hochregulation des metabotropen Glutamat-Rezeptors 1 (mGluR1) in der Molekularschicht des Gyrus dentatus, bie Patienten mit Läsions-bedingter TLE wie bei TLE mit AHS analog an dem Dendritennetz im Hilus und im Stratum oriens, darüber hinaus im Neuropil des Stratum pyramidale, radiatum und molekulare-lacunosum des CA1-Areals. Auch der mGluR5 war im Neuropil aller hippocampaler Areale vermehrt markiert (Blümcke et al. 2000).

Auch die *Zytoskelettelemente* können Informationen zur Pathogenese geben: Das Kalzium bindende Neurofilamentprotein NFP, das mikrotubuliassoziierte Protein MAP2 und das intermediäre Filament-Protein Nestin finden sich neugebildet bei TLE mit einer frühen Schädigung in den Interneuronen des Hilus sowie in Körnerzellen der Fascia dentata, ferner in den Moosfasern der Molekularschicht, manchmal koexprimiert mit Dynorphin (Hinterkeuser et al. 1999; Blümcke et al. 1999e).

Der Untergang von Nervenzellen folgt meist dem Muster der *Apoptose* (s. Kap. 1). Er ist im Kainateversuch an den Hiluszellen wie in CA_1 und CA_3 experimentell zu erzielen, bei weitgehender Verschonung der Fascia dentata und CA_2. Hierbei konnte nachgewiesen werden, dass in den resistenten Körnerzellen der an der Apoptosekaskade beteiligte endogene Inhibitor der neuronalen NO-Synthase (PIN) sowie der zytoplasmatische Inhibitor des JNK-

Signalübertragungsweges und der die Apoptose vermittelnden Caspase-3, das mit JNK interagierende Protein-1 (JIP-1), deutlich hochreguliert waren, also antiapoptotisch wirkten. Dem entsprach in den vulnerablen Nervenzellen in CA_1, CA_3 und im Hilus eine deutliche Induktion der Interleucin-1beta Converting Enzym (ICE)-gebundenen, die Apoptose fördernden Caspase-3 (Becker et al. 1999).

7.3 Neuropathologie

7.3.1 Die Hippokampusformation als wesentlicher Untersuchungsort

Seit Bouchet und Cazauvielh 1825 erstmals die durch Schrumpfung und Gewebsverhärtung bereits autoptisch erkennbare Ammonshornsklerose (AHS) beschrieben hatten, konzentrierte sich die Epilepsieforschung auf die Hippokampusformation. Ihre Aufgliederung (Abb. 7.1, 7.2a) ging mit der Erfahrung unterschiedlicher Vulnerabilität bestimmter Areale, aber auch deren unterschiedlicher Ausreifung (am spätesten CA_1; Meencke u. Veith 1991) einher, wobei die Differenzierung der Afferenzen und Efferenzen sowie der internen Verbindungen der Zellareale in den letzten Jahren weitgehend geklärt werden konnte, nicht zuletzt dank der Arbeitsgruppe von Frotscher (1998).

Die meisten Afferenzen erreichen in einem Dreischritt von der entorhinalen Rinde und dem Tr. perforans aus die Fascia dentata des Ammonshorns, von dort aus das CA_3-Areal, um dann über die Schaffer-Kollaterale die Nervenzellen des CA_1-Areals zu innervieren. Gyrus dentatus und das CA_2-Areal empfangen aber auch möglicherweise protektiv wirkende Verbindungen aus dem Hypothalamus (Blümcke et al. 1999a). Die Körnerzellen des Gyrus dentatus senden Moosfasern in Richtung CA_1 und CA_3. Diese Moosfasern innervieren aber auch GABAerge, mittels GAD-Antikörper darstellbare Interneurone des CA_3-Areals mit inhibitorischer Wirkung auf die Pyramidenzellen (feed for-

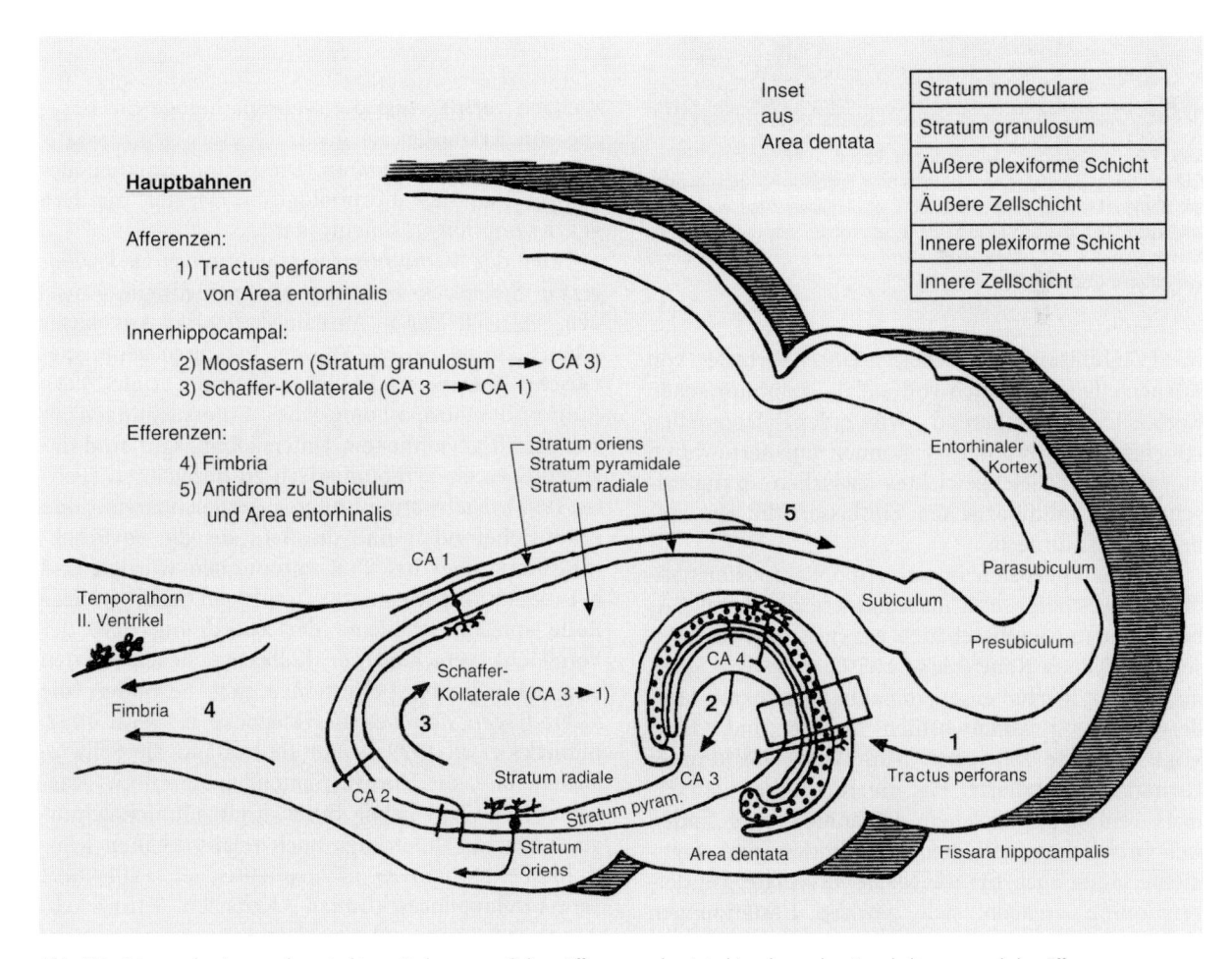

Abb. 7.1. Schema der Ammonshornstruktur mit den wesentlichen Afferenzen, den intrahippokampalen Umschaltungen und den Efferenzen

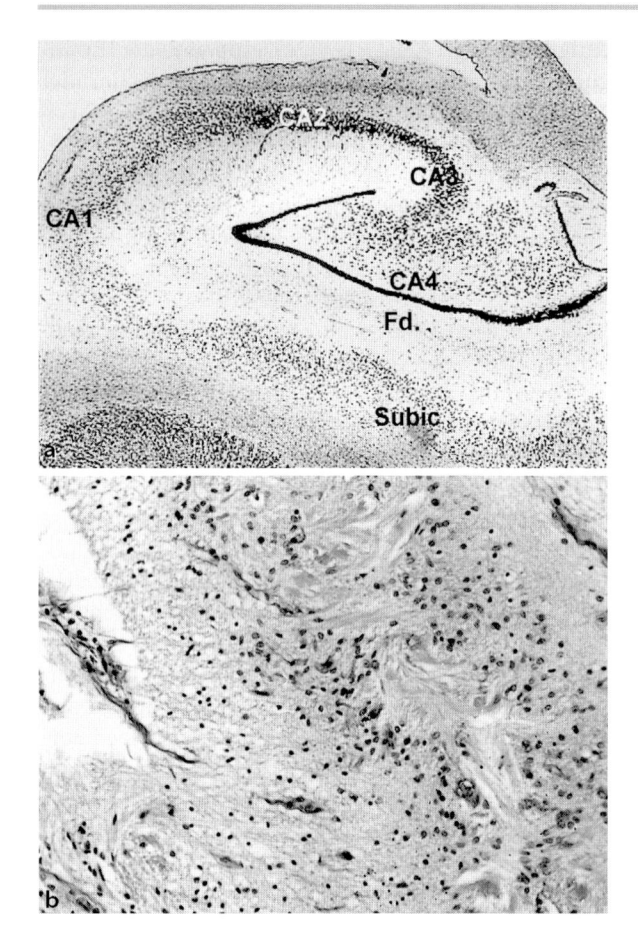

Abb. 7.2. a Typisches Ammonshornzellband (*CA1* Sommer-Sektor; *CA2* resistenter Bandteil; *CA3, CA4* Hilus oder Endblatt; *Fd* Fascia dentata mit Körnerzellschicht; *Subic* Subiculum). **b** Narbenwindung nach frühkindlichem Hirnschaden als Ursache einer symptomatischen Epilepsie. Nervenzellausfall und starke Astrozytenvermehrung mit büschelförmig verdichteten Gliafasern

7.3.2 Ursachen symptomatischer Epilepsien

Für die morphologische Diagnostik ist die Klärung von Art und Ort der verantwortlich zu machenden Grundkrankheit und der Nachweis eventueller Folgeerscheinungen der Epilepsie bedeutungsvoll.

> Für die Interpretation des neuropathologischen Befundes ist die Kenntnis folgender Faktoren wichtig:
> - der Zeitraum des wahrscheinlichen Einsetzens der Grundkrankheit bzw. der Schädigung (z. B. Trauma),
> - das Manifestationsalter der Epilepsie,
> - die Anfallsform,
> - die Anfallsfrequenz,
> - die Krankheitsdauer,
> - das Vorhandensein von extrazerebralen Begleitkrankheiten oder von Ereignissen wie Narkosezwischenfällen, die Auswirkungen auf das ZNS haben konnten,
> - eine familiäre Belastung mit Anfallsleiden.

Vielfach vermag erst der Neuropathologe die Ursache von Krämpfen als Ausdruck einer symptomatischen Epilepsie zu klären. Die Grundkrankheit bestimmt hier das morphologische Muster, zu dem ggf. Krampffolgen hinzutreten.

Über das *Verhältnis symptomatischer zu kryptogenen Epilepsien* bestehen unterschiedliche Angaben, je nach deren Ausgangskollektiv: Aus klinischer Sicht ist bei 60–70% der Patienten keine spezifische Ursache nachweisbar (Battino et al. 1992). Aufgrund neuropathologischer Untersuchungen an autoptisch gewonnenem Untersuchungsgut sind dagegen 85% als symptomatisch zu bezeichnen (Peiffer 1993). Nicht ohne weiteres vergleichbar mit den Autopsiebefunden sind die Befunde, die an Resektionspräparaten bei TLE entnommen wurden und bei denen insbesondere Dysplasien eine größere Rolle spielen. Probleme der Zuordnung bzw. der Vergleiche verschiedener Kollektive liegen in den unterschiedlichen Definitionen, was besonders die *Mikrodysgenesien* betrifft (Meencke u. Veith 1992; Blümcke et al. 1999 d). Für sie bestand die Schwierigkeit, sie von Normvarianten abzugrenzen. Kasper et al. (1999) haben durch Kontrolluntersuchungen an einem allerdings noch relativ kleinen Kontrollkollektiv von 29 nichtepileptischen Fällen mit Temporallappenresektionen Kriterien entwickelt, die es erlauben, solche Abgrenzungen vorzunehmen. Bei einem Vergrößerungsmaßstab von 400:1

ward inhibition; Frotscher 1998). Verluste von Körnerzellen, aber auch von auf die inhibitorischen Korbzellen stimulierend wirkenden Mooszellen (Dormant-cell-Hypothese) können insofern durch Störung des Gleichgewichtes zwischen exzitatorischen und inhibitorischen Einflüssen die Krampfbereitschaft fördern.

Die bei Epilepsien in der Hippokampusformation nachweisbaren und insbesondere das Areal CA_1 betreffenden Gewebsschäden waren Anlass der wissenschaftlichen Kontroverse zwischen Walter Spielmeyer, der hierfür eine gefäßabhängig lokale Minderversorgung verantwortlich machte, und Oskar Vogt, der eine zelleigene „Pathoklise" bestimmter Hirnareale postulierte. Für die Richtigkeit der damals rein hypothetischen Annahme Vogts finden sich inzwischen dank neuer Methoden gute Argumente, doch auch für die lokale vaskuläre Minderversorgung ergaben sich gewisse Bestätigungen (Schmidt-Kastner u. Freund 1991; Peiffer 1993).

definierten sie folgende Normabweichungen innerhalb eines Blickfeldes:
- laminäre kortikale Desorganisation durch Fehlen der typischen Sechsschichtung mit Körnerschicht II und IV,
- säulenförmige Anordnung kortikaler Nervenzellen,
- *Clusterbildung von mehr als 10 nebeneinander liegenden Nervenzellen innerhalb der Rindenschichten II–VI,*
- mehr als 5 Nervenzellen innerhalb der Molekularschicht,
- mehr als 5 persistierende subpiale Körnerzellen,
- heterotope Nervenzellen neurogliösem Gewebe innerhalb der Leptomeningen,
- *vermehrte Clusterbildung von mehr als 10 Oligodendrogliazellen in mindestens 3 Herden entlang von Gefäßen der weißen Substanz,*
- *mehr al 10 heterotope Nervenzellen in der tiefen weißen Substanz,*
- noduläre Heterotopien von Nervenzellen in der weißen Substanz.
- Riesenneuronen und ballonierte Nervenzellen,
- *glioneuronale Hamartien* (Abb. 7.3), definiert als nur mikroskopisch nachweisbare Herde mit Auflösung der normalen örtlichen Textur bei Anreicherung reifer nichtneoplastischer Nerven- und Gliazellen, darunter auch oligodendroglia-ähnliche Zellen mit perinukleärem Hof (Wolf u. Wiestler 1993; Wolf et al. 1993).

Nur die oben kursiv gesetzten Befunde waren in der TLE-Gruppe vermehrt. Darüber hinaus waren subpiale Gliosen, Markgliosen und AHS in der TLE-Gruppe vermehrt anzutreffen. Glioneuronale Hamartien fanden sich in 17% der Fälle, Hamartome, tumorähnlich umfangreicher und daher schon makroskopisch erkennbar, in 2,9% (Wolf u. Wiestler 1993). Mehr als die Hälfte der Hamartiezellen wies aberrierend die embryonale Form von N-CAM auf. Diese Hamartien fanden sich auch gekoppelt mit niedrig malignen Gliomen oder mit Hamartomen und dysembryoplastischen neuroepithelialen Tumoren (Olney et al. 1983).

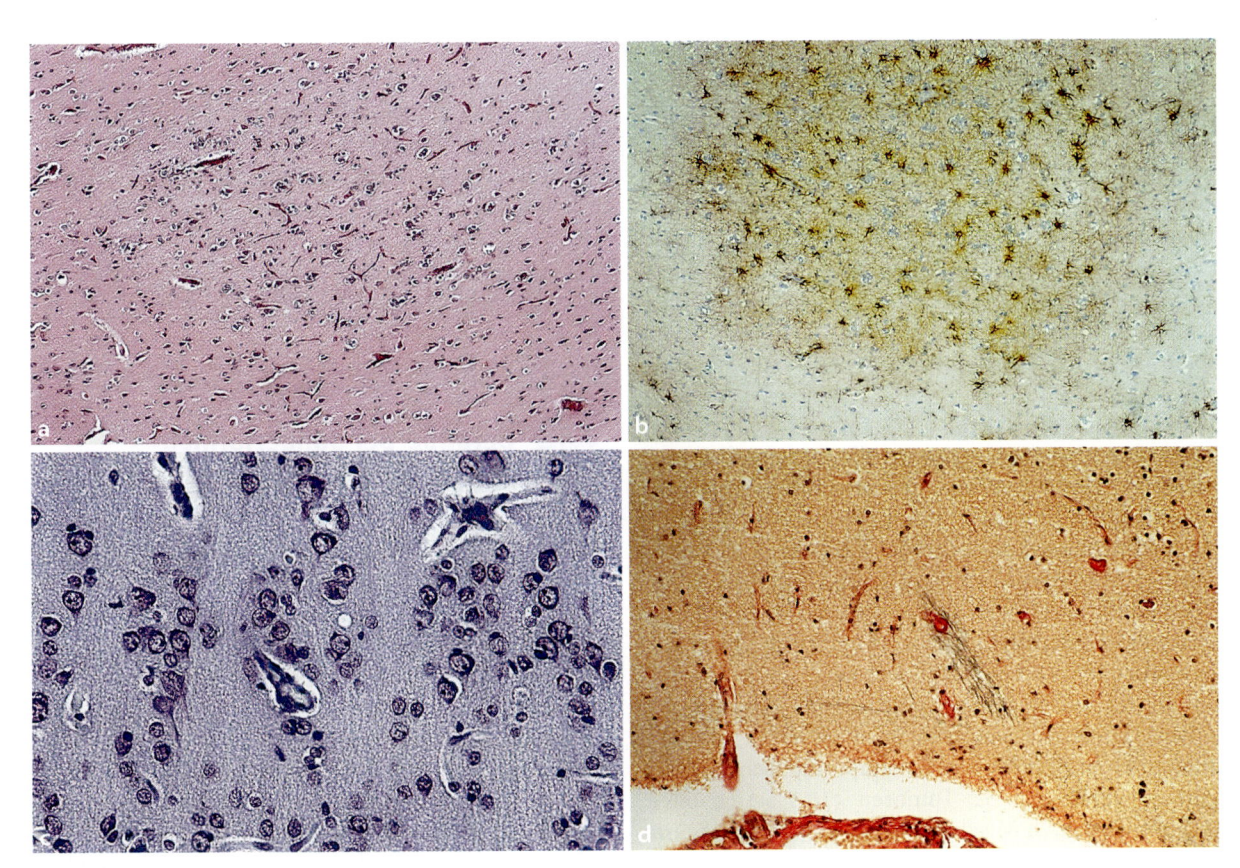

Abb. 7.3. a Intrakortikale glioneuronale Hamartie mit umschriebenem Herd desorganisierter Nerven- und Gliazellen (HE), **b** intrakortikale glioneuronale Hamartie mit starker astrozytärer Komponente (GFAP); **c** Clusterbildung von Nervenzellen in der IV. Rindenschicht (Nissl) (Aufnahmen von W. Paulus). **d** Subpiale Fasergliose und atypische Myelinisierung heterotoper Axonen bei einem 41-Jährigen, dessen erste Anfälle 9 Tage vor dem Tod im Anschluss an ein Schädel-Hirn-Trauma einsetzten, bei dem am Gehirn aber zahlreiche Zeichen alter Reifungsstörungen nachweisbar waren

■ Die vermehrten Nervenzellen im tiefen Mark sprechen für Reifungsstörungen bzw. für Störungen des programmierten, apoptotischen Zelltodes.

Bei der Beurteilung säulenförmiger Anordnung von Nervenzellen oder bei dem Verdacht auf kortikale Desorganisation ist die jeweilige Lokalisation zu beachten, da beide Muster in bestimmten Abschnitten des Schläfenlappens physiologisch sein können (Kasper et al. 1999). Die Tatsache, dass unter 108 Gehirnen nichtepileptischer Patienten 28 (26%) sog. Hirnwarzen als fragliche Mikrodysgenesien gefunden werden konnten (Schulze u. Braak 1978), spricht gegen deren Bedeutung für die Epilepsien.

■ Der Begriff der Mikrodysgenesie sollte nur im Zusammenhang mit der Darlegung derartiger Kriterien verwendet werden. Er ist zu unterscheiden von den bereits makroskopisch erkennbaren Hamartomen und den bei der TLE häufigen Tumoren, die weit überwiegend relativ gutartigen Charakter haben.

Tumoren meist niedrigen Malignitätsgrades fanden sich in den Statistiken über neurochirurgisch entnommenes Resektionsgut in erheblichen Prozentsätzen (Zentner et al. 1996; Krämer 1999; Wieser 2000), in ihren unterschiedlichen Zahlen allerdings abhängig von der Operationstechnik und von der Alterszusammensetzung der Patienten. Im Resektionsmaterial von TLE überwogen Gangliogliome mit etwa 47%, gefolgt von piloiden Astrozytomen (20%), Grad-II-Astrozytomen (10%), Grad-II-Oligodendrogliomen (11%), dysembryoplastischen neuroepithelialen Tumoren (7%) (Wolf u. Wiestler 1993; Wolf et al. 1993).

Neurochirurgische Eingriffe bei Epilepsien beschränken sich aber nicht auf die Temporallappen, sondern zielen mit Erfolg auch auf andere, extratemporale, durch Tumoren, Gefäßprozesse oder Missbildungen erzeugte Krampfherde (Zentner et al. 1996). Die bei den epilepsiechirurgischen Eingriffen erhobenen Befunde können aber zahlenmäßig nicht ohne weiteres mit den Befunden an autoptisch gewonnenem Hirngewebe verglichen werden:
Wir fanden in einem Kollektiv von 174 autoptischen Fällen 14,4% kryptogen ohne eindeutig pathologischen Befund, 85,6% symptomatisch bei folgender Verteilung: 32 Tumoren (18,4%, darunter 9 Astrozytome, 4 Mischgliome, 3 Oligodendrogliome, 2 Ependymome, 2 Meningeome, 3 maligne Gliome, 3 Karzinommetastasen, 3 Gangliogliome, 1 Granularzelltumor; als raumfordernden Prozess ferner 1 Tuberkulom und 2 Hirnabszesse). Betrachtet man die Häufigkeit symptomatischer Epilepsien bei verschiedenen Hirntumoren, so betrifft sie 71% der Oligodendrogliome, 59% der Astrozytome, 37% der Meningeome und 29% der Glioblastome (Kasper et al. 1999).

Missbildungen bestanden – ohne weitere Differenzierung – in 14,9% der Fälle, Gefäß- und Kreislaufkrankheiten in 12,6%, metabolisch-degenerative Krankheiten in 11,5%, Traumata in 11,5%, entzündliche Prozesse in 9,2%, Perinatalschäden in 7,5% (Peiffer 1993) (Abb. 7.1b). Es gibt hierbei verständlicherweise *unterschiedliche Alterspräferenzen*; so ist bei Kleinkindern und Kindern die Anzahl der prä- und perinatal entstandenen Schäden einschließlich entsprechender Missbildungen, aber auch die Gruppe der Infektionen und der Ödemschäden relativ größer, während im mittleren und höheren Lebensalter die Tumoren und die vaskulären Schäden stärker hervortreten.

Eine immer bedeutungsvollere Rolle spielen die Folgen der *Schädel-Hirn-Traumata*. Offene Hirnverletzungen neigen mit 40% in einem weit höheren Prozentsatz als die gedeckten zur Entwicklung einer Epilepsie. Schwierig kann es bei Fehlen einer guten Anamnese sein, zu entscheiden, ob nachweisbare Rindenprellungsherde Ursache einer Epilepsie waren oder Folge von Stürzen im Anfall, vor allem bei Alkoholikern.

Wiederholt beobachteten wir Kombinationen verschiedener Noxen wie z. B. den Nachweis von Mikrodysgenesien und zusätzlichen späteren Gefäßkrankheiten, Traumata oder Tumoren (Peiffer 1992, 1993). *Alkoholabusus* bestand bei immerhin 13,8% unserer Fälle, während ein chronischer Alkoholismus in einer anfallsfreien Kontrollgruppe in nur 8,7% der Fälle vorlag.

7.3.3 Befunde bei Sonderformen der Epilepsien

Die bisherigen Ausführungen hatten sich auf große, generalisierte Anfälle und auf die komplexen Partialanfälle der TLE bezogen. Daneben gibt es aber vor allem im Kindesalter noch eine Reihe anderer Anfallsformen und Epilepsiesyndrome, die von den geschilderten Mustern abweichen. Dies gilt für die *neonatalen Anfälle*, die sich pathophysiologisch dadurch auszeichnen, dass um die Zeit der Geburt die Rezeptorfamilie der exzitatorischen Aminosäuren überexprimiert ist, weswegen die Anfallsbereitschaft dieser gewöhnlich symptomatischen Epilepsien erhöht ist. Dennoch besteht insofern eine gewisse Schutzsituation, als bei den unreifen Nervenzellen der Kalziumioneneinstrom geringer ist (Lombroso 1996). Es besteht aber ein Ungleichgewicht zwischen Energiebedarf während der Anfälle und dem Energieangebot, wodurch Gewebsschäden ausgelöst werden können. Die Spätfolgen der oft nur passageren Anfallsepisode hängen mehr von der Grundkrankheit (z. B. perinatale Asphyxie, intrazerebrale Blutung, Leukoenzephalopathie, Rindendysgenesien) ab als von einer Schädigung durch die Krämpfe, obwohl letztere – wie oben ausgeführt – in der Lage sind, Schäden in der Hippokampusformation zu setzen, die eine spätere Epilepsieauslösung begünstigen.

Die Anfälle sind der Form nach vielfältiger als der klassische tonisch-klonische Anfall, gehen oft mit Reaktionen des autonomen Nervensystems, manchmal auch mit einer längeren Apnoe einher, wobei Hypoglykämien und Hypokalziämien sowie Störungen der Natriumhomeostase auszuschließen sind (Lombroso 1996). Das neuropathologische Muster bei diesen Symptomen einer perinatalen Grundkrankheit hängt von dieser ab (s. Kap. 4), was sie von den zu den idiopathischen Epilepsiesyndromen z. T. genetischer Verankerungen unterscheidet, für die bisher kein überzeugendes morphologisches Substrat gefunden werden konnte.

Wegen der ganz unterschiedlichen prognostischen Bewertung ist die diagnostische Beurteilung der in den ersten Lebenstagen einsetzenden Anfälle von besonderer Bedeutung. Hier sind die durch Prä- oder Perinatalschäden verursachten Krämpfe von denjenigen zu unterscheiden, die als *benigne familiäre Neugeborenenkrämpfe* (BFNC) den idiopathischen Epilepsien zugeordnet werden. Sie treten in 80% am 2. oder 3. Lebenstag auf, selten erst gegen Ende des ersten Trimenons (Steinlein 2000). Die Geburtsanamnese einerseits, die familiäre Belastung andererseits erlauben die Differenzierung. Ein neuropathologischer Befund, der für die BFNC charakteristisch wäre, besteht nicht, doch fanden sich auf dem langen Arm von Chromosom 20 (20q13.3) Hinweise auf den Genort der autosomaldominant vererbten Krankheit. Das verantwortliche Gen KCNQ2 kodiert für einen spannungsabhängigen Kaliumkanal (Steinlein 2000).

Zu den idiopathischen Epilepsien gehört auch die *juvenile Myoklonusepilepsie*, bei der die Arbeitsgruppe von Janz (1997) bei 3 Fällen Mikrodysgenesien innerhalb der Rinde als Zeichen von Reifungsstörungen beschrieb, während die Propulsiv-Petitmal-Epilepsie (West-Syndrom), bei der Zeichen solcher pränataler Entwicklungsstörungen noch deutlicher zu beobachten waren, den symptomatischen Epilepsien zuzuordnen war. Bei all diesen postnatal und in früher Kindheit auftretenden Anfällen ist zu beachten, dass auch ohne das Auftreten früher Anfälle Schäden in der Hippokampusregion zu 42,5% nachweisbar waren, die auf Entwicklungsstörungen, eine Geburtsasphyxie, auf Hypoglykämien und ähnliche schwer wiegende Komplikationen in der Prä- und Perinatalphase zu beziehen sind (Peiffer 1993). Gerade bei Befunden wie der AHS ist zudem daran zu denken, dass zu den ursprünglich kleinen Anfällen im Laufe der Epilepsie nicht selten große generalisierte Anfälle hinzutreten, die eine eventuelle Primärschädigung überlagern können.

Während der Kindheit kommt der *electrical status epilepticus during slow sleep* (ESES; Patry et al. 1971) mit seinen 3 Unterformen vor (De Negri 1997), nämlich dem CSWS-Syndrom (continuos spike waves during sleep), die nach Landau und Kleffner benannte „acqired aphasia with convulsive disorder in children", und die „benigne Epilepsie des Kindesalters mit rolandic spikes". Gemeinsam sind ihnen eine paroxysmale EEG-Aktivität während des Schlafes, im Übrigen aber auch Störungen des Verhaltens und der mentalen Fähigkeiten, wobei beim Landau-Kleffner-Syndrom noch schwere Sprachstörungen hinzutreten. Ein die Ätiologie klärendes morphologisches Bild konnte bisher nicht gewonnen werden, doch ist damit zu rechnen, dass auch solche nicht konvulsiv verlaufende, subklinisch bleibende paroxysmale elektrische Aktivität zu Schädigungen in der Ammonshornformation führen kann, vergleichbar den Kindling-Experimenten.

Das *Alpers-Huttenlocher-Syndrom*, das einen Zytochrom-c-Oxydase-(Komplex-IV-)Mangel aufweist, ätiologisch aber mit der hiermit verbundenen mitochondrialen Störung der Atmungskette noch nicht ganz geklärt ist, gehört zu den metabolisch bedingten symptomatischen Epilepsien. Es kann mit einer Epilepsia partialis continua gekoppelt sein (Wörle et al. 1998) und ist morphologisch gekennzeichnet durch ausgedehnte spongiöse Rindenveränderungen mit Nervenzelluntergängen in Groß- und Kleinhirnrinde und Stammganglien sowie einer starken Astrogliose (progressive Infantile Poliodystrophie), die einseitig betont sein können. Huttenlocher beschrieb darüber hinaus eine Leberdystrophie.

Die *Rasmussen-Enzephalitis* ist eine weitere Sonderform einer Epilepsie im Kindesalters, die mit fokalen, vielfach sekundär generalisierten Anfällen, auch einer Epilepsia partialis continua oder einem Status, mit Hemiparesen und einer demenziellen Entwicklung einhergeht (Wiendl u. Stefan 2000). Sie wird zu den Autoimmunkrankheiten gezählt, begründet durch dem Nachweis von Antikörpern gegen den Glutamatrezeptor 3 bei einem Teil der Patienten und einer wahrscheinlichen Auslösung durch Viren der Herpesgruppe. Die Schädigung der mGluR3 wirkt krampffördernd. Entsprechend der klinischen Symptomatologie sind die neuropathologischen Veränderungen wie beim Alpers-Syndrom öfters einseitig betont. Ausgedehnte Nervenzellausfälle mit entsprechend neuroradiologisch nachweisbarer Hirnatrophie sind begleitet von entzündlichen Infiltraten. Die Veränderungen mit ihrer Astrozytose greifen auch auf Mark und Stammganglien über. Bei der sonst schlechten Prognose kann eine neurochirurgische Herdentfernung bis zum Grad einer Hemisphärektomie erfolgreich sein.

Mit Status epilepticus und choreoathetotischen Bewegungsstörungen ist die von Yamashita und Yamamoto (1999) beschriebene *amygdalosubikuläre Degeneration* verbunden, bei der schon von der Lokalisation der ätiologisch unklaren Krankheit her eine Epilepsieentwicklung verständlich ist. Der Prozess setzt im frühen Erwachsenenalter akut ein, mit grippeähnlichen Symptomen, Verwirrtheitszuständen und generalisierten Krampfanfällen. Im Gegensatz zur Rasmussen-Enzephalitis bestehen keine entzündlichen Infiltrate. Die mit einer lebhaften Proliferation gemästeter Astrozyten einhergehende neuronale Degeneration ist ungeklärt, kann jedenfalls bei gut erhaltener CA_1-Region des Ammonshorns nicht als Folge des Status epilepticus gedeutet werden.

Ausgeprägte Hippokampusschäden fanden sich auch bei der kortikobasalen Degeneration (Kobayashi et al. 1999).

7.3.4 Befunde an Resektionspräparaten

Die zunehmende Bedeutung operativer Behandlung pharmakaresistenter Temporallappenepilepsien erlaubt eine methodisch vielfältige Untersuchung resezierten Gewebes (z. B. Blümcke et al. 1999 a–e, 2000). Die Ergebnisse leiden allerdings unter Einschränkungen: Epilepsiechirurgische Eingriffe beschränken sich auf pharmakaresistente Epilepsiefälle, geben also nicht ohne weiteres Aufschlüsse über andere Epilepsieformen und über Anfälle vom Typ der TLE, die auf Antikonvulsiva reagieren.

Bereits die Frage nach den Gründen der *Pharmakaresistenz*, möglicherweise bedingt durch Veränderungen von Subunits der Ionenkanäle (Blümcke et al. 1999a), ist aber bedeutungsvoll und erfordert vergleichende Untersuchungen, die jedoch hierbei in der Regel auf Autopsiematerial reduziert sein werden, was methodische Probleme birgt. Gesichert ist, dass die Resistenz nicht mit einem verminderten Gehalt an Antikonvulsiva in den neurophysiologisch und -pathologisch untersuchbaren Krampfherden zusammenhängt, da hier keine Unterschiede zu anderen Gewebsteilen gefunden werden konnten (Schnabel et al. 1998). Wie im Tierversuch ließen sich auch beim Menschen abnorme Sprossungen der Moosfaseraxone nachweisen (Steinlein 2000), bei Verlusten an somatostatinhaltigen Interneuronen im Dentatumhilus (Sloviter 1987) sowie an NMDA-Kanal-assoziierten Phencyclidinrezeptoren, GABA-A- und Benzodiazepinrezeptoren (Olsen et al. 1986). Die Zahl der Calbindin- und parvalbuminnegativen Nervenzellen war wie im Verlauf der Kindling-Versuche vermindert (Sloviter et al. 1991).

Angesichts der Fragen nach der Pathogenese der TLE und nach der Bedeutung der AHS als Krampfursache bzw. -folge zeigten Untersuchungen an einer großen Zahl von Resektionspräparaten, dass getrennt werden sollte zwischen reinen Ammonshornsklerosen und Fällen mit läsionsbedingten TLE ohne oder mit AHS (Wolf u. Wiestler 1993, 1996; Wolf et al. 1993; Zentner et al. 1996). So wiesen unter 345 operierten TLE-Fällen 63% eine AHS auf, 33% nur einen Herd im Bereich der Resektion, 9% einen solchen Herd und zusätzlich eine AHS, während in 4% kein pathologischer Befund erhoben werden konnte (Blümcke et al. 1999a).

Nicht allgemein durchgesetzt hat sich der Vorschlag, eine reine, sich auf die Schädigung von CA_1 bis CA_4 beschränkende AHS von der Hippokampussklerose, die auch Fascia dentata und Subiculum einbezieht, und drittens der „mesial temporal sclerosis" zu unterscheiden, die auch die entorhinale Rinde und das Amygdalum betrifft ((Meencke u. Veith 1991). Die meisten Untersucher bevorzugen als Oberbegriff die Bezeichnung AHS, doch sollte diese von der läsionsbedingten TLE unterschieden werden (Blümcke et al. 1999a).

7.3.5 Zur Frage der Krampfschäden

Seit mehr als einem Jahrhundert stellt sich bei der Untersuchung des Ammonshorns die Frage, ob die Ammonshornsklerose eine Ursache (so Sommer 1880) oder eine Folge der Epilepsie (so Pfleger 1880) sei. Inzwischen kann aufgrund der experimentellen Ergebnisse mit den oben genannten neuen Methoden wie auch aufgrund humanpathologischer Untersuchungen als gesichert gelten, dass Krampfanfälle hoher Frequenz, insbesondere Status epileptici, aber auch komplexe Partialanfälle mit Schläfenlappenanfällen bei langer Krankheitsdauer zu lichtmikroskopisch nachweisbaren Gewebsschäden vor allem in der Ammonshornformation und in der Kleinhirnrinde führen können (Peiffer 1993).

Da im Ammonshorn die Nervenzellen auch gegenüber hypoxisch-ischämischen Situationen anderer Ursache empfindlich sind, können allerdings die hier zu beobachtenden Nervenzellausfälle und Gliosen nur dann als Folge des Anfallsgeschehens interpretiert werden, wenn eine andere Genese (z. B. Geburtsasphyxien, kardiopulmonale Leiden, vorübergehende Atemstillstände, kardiogene Synkopen etc.) ausgeschlossen werden konnte.

Bei einer derartigen Reduktion auf „reine" Epilepsien fanden wir elektive Parenchymnekrosen im Ammonshorn in 34,1% der Fälle (Kontrollen 8,2%), in der Großhirnrinde in 18,9% (Kontrollen 10%), in den Stammganglien in 13,6% (Kontrollen 7,2%) und in der Kleinhirnrinde in 22,0% (Kontrollen 4,1%). *Bei etwa 2 Dritteln der Epilepsiefälle waren demnach keine Krampffolgen nachweisbar.* Unter den Fällen mit komplexen Partialanfällen und über 10 Jahre dauernder Anfallskrankheit stieg der Anteil der Ammonshornschäden auf 64,3%, beim Kombination mit Status sogar auf 75%. Dies entspricht den Prozentsätzen in den TLE-Resektionspräparaten. Inwieweit Nervenzellverluste und Gliareaktion in der Pars reticularis der Substantia nigra mit der Epilepsie zusammenhängen, ist noch nicht ausreichend geklärt.

> Ausgeprägte Nervenzellnekrosen mit lebhafter Gliareaktion und Neuronophagien sprechen mehr für hypoxiebedingte Schäden als für Anfallsfolgen, es sei denn, ein schwerer Status ist dem Tod wenige Tage vorausgegangen.

Die Zusammenschau dieser und der experimentellen Untersuchungen ergibt, dass die Frage „Krampffolge oder Krampfursache?" (Siemes 1998) nicht mit einem Entweder-oder beantwortet werden kann, vielmehr mit einem Geflecht von Faktoren zu rechnen ist, deren Gewicht außerdem in verschiedenen Altersgruppen wechselt. So gibt es gute Argumente dafür, anzunehmen, dass früh einsetzende Fieberkrämpfe wie bei deren familiärer, mit einer Chromosomenanomalie auf 19q13.1 einhergehenden Form oder auch ein früher Status epilepticus zu einer Störung der Ausreifung in der ohnehin spät reifenden Hippokampusformation führen können (Wallace et al. 1998). Experimentelle Untersuchungen lassen es darüber hinaus möglich erscheinen, dass nicht nur manifeste Krampfanfälle, sondern auch subklinisch bleibende pathologische Entladungen in der Lage sein können, Schäden hervorzurufen.

> Gehäufte Krampfanfälle können also zu Schädigungen insbesondere in den CA_1- und CA_3- Arealen sowie an Hilus- und Purkinje-Zellen führen. Nicht durch Anfälle, sondern z. B. durch Prä- oder Perinatalschäden verursachte Gewebsveränderungen innerhalb des limbischen Systems in Form von Reifungsstörungen oder lokaler Desorganisationen können andererseits auch die Ursache einer Epilepsie sein. Durch Krampfschäden können bestehende Epilepsien in ihrem Erscheinungsbild modifiziert werden (pathoplastische Wirkung der Krampfschäden; Peiffer 1993).

7.3.6 Schäden durch Antikonvulsiva

Klinische, durch radiologische Befunde gestützte Erfahrungen sowie experimentelle Untersuchungen zeigten, dass bei Antikonvulsiva-Überdosierungen oder nach Suizidversuchen mit Antikonvulsiva Kleinhirnschädigungen vorkommen, besonders durch *Diphenylhydantoinpräparate*. Morphologisch lassen sich in solchen Fällen diffuse Purkinje-Zell-, seltener auch Körnerzelluntergänge nachweisen, elektronenmikroskopisch im Experiment auch durch atypische Dendritensprossungen belegbar (Ney et al. 1994).

Mit *Valproat* behandelte Kleinkinder sind durch Leberfunktionsstörungen gefährdet (geringe therapeutische Breite bei hoher Wirksamkeit). Plötzliche Todesfälle wurden vor allem bei 3- bis 10-jährigen Kindern beobachtet (Scheffner et al. 1988). Unter Vigabatrinbehandlung wurden psychotische Episoden beschrieben (Sander et al. 1991).

Teratogene Wirkungen haben sowohl Hydantoinderivate (z. B. mit Fingerhypoplasien) als auch Valproatpräparate (Gesichtsanomalien) und andere Antikonvulsiva. Eine größere italienische Studie fand Missbildungen von Klinodaktylien und Hüftgelenkdysplasien über dysraphische Störungen bis zum Anenzephalus bei 9,1% der Neugeborenen (bei Kontrollen 2,2%), geringgradige Normabweichungen bei weiteren 13,3% (Battino et al. 1992).

> Bei behandlungsbedürftigen Schwangeren ist daher eine sorgfältige Überwachung der Antikonvulsivaspiegel unverzichtbar.

Iatrogene Schäden können im Übrigen auch bei der prächirurgischen Diagnostik in Verbindung mit der Einbringung subduraler Streifen- und Gitterelektroden innerhalb der Leptomeningen und der oberflächlichen Rindenschichten entstehen (Wolf u. Wiestler 1993). Dass deswegen hierbei eine Risikoabwägung zu erfolgen hat, ist selbstverständlich.

7.3.7 Todesursachen

Die Feststellung der Todesursachen ist bei Epilepsien insofern problematisch, als in der Mehrzahl der Fälle die Grundkrankheit die Lebensdauer bestimmt. Eine erhöhte Mortalität besteht insbesondere bei Kranken mit einem Status epilepticus (Bauer 1999). Sie betrifft bei Kindern 5–6%, bei Erwachsenen 10–30%, abhängig freilich bei den symptomatischen Epilepsien auch von der Grundkrankheit.

Nach einer Statistik in den USA erfolgte der Tod in 20% der Fälle im Status epilepticus, in 17% im Zusammenhang mit anfallsbedingten Verletzungen oder Erstickungen (Schwade u. Otto 1954). Ein wahrscheinlicher Zusammenhang zwischen Anfall und Tod wurde in 31% der Fälle angenommen, einschließlich plötzlicher Herztodesfälle und Blutungen. Eine dänische Untersuchung fand eine im Vergleich mit der Durchschnittsbevölkerung 3fach erhöhte Mortalität (Lund 1968). Die erhöhte Sterblichkeit betraf vor allem die Altersgruppen von 10–49 Jahren.

Beunruhigend hoch ist der Anteil *plötzlicher Todesfälle* mit rund 13% in mehreren Serien (Kaufmann et al. 1966; Ziegler u. Kamecke 1967; Zielinski 1974). Es lag nahe, an ischämische Herzattacken zu denken. Größere Kontrollserien zeigten aber, dass ischämische Herzschädigungen bei Epileptikern nicht gehäuft vorkommen. Die Erklärungsversuche für die Mors subita weichen voneinander ab. Angeschuldigt werden Fettembolien (Kaufmann et al. 1966), eine akute Hirndrucksteigerung, eine Nebenniereninsuffizienz (Ziegler u. Kamecke 1967), paroxysmale autonome Dysfunktionen (Veith 1979) und fatal ausgehende Synkopen. Es spricht einiges dafür, dass die letztgenannte Ursache am ehesten zutrifft.

Eigenartig ist der häufige Eintritt des Todes in den Nachtstunden, offenbar im Schlaf. Im Schlaf-EEG lassen sich in der Tat vorübergehende Phasen erhöhter Krampfbereitschaft nachweisen (Hirsch u. Martin 1971).

Literatur

Altman J, Das GD (1965) Autoradiographic and histological evidence of postnatal hippocampal neurogenesis in rats. J Comp Neurol 124: 319–335

Auer RN, Ingvar M, Nevander G et al. (1986) Early axonal lesion and preserved microvasculature in epilepsy-induced hypermetabolic necrosis of the substantia nigra. Acta Neuropathol 71: 207–215

Battino D, Binelli S, Caccamo ML et al. (1992) Malformations in offspring of 305 epileptic women: a prospective study. Acta Neurol Scand 85: 204–207

Bauer J (1999) Mortalität und Morbidität der Status epileptici. Epilepsieblätter 12: 7–12

Becker AJ, Gillardon F, Blümcke I et al. (1999) Differential regulation of apoptosis-related genes in resistant and vulnerable subfields of the rat epileptic hippocampus. Acta Neuropathol 98: 517 (Abstr)

Bergles DE, Roberts JDB, Somogyi P, Jahr CE (2000) Glutamatergic synapses on oligodendrocyte precursor cells in the hippocampus. Nature 405: 187–191

Blümcke I, Beck H, Lie AA, Wiestler OD (1999a) Molecular neuropathology of human mesial temporal lobe epilepsy. Epilepsy Res 36: 205–223

Blümcke I, Giencke K, Wardelmann E et al. (1999b) The CD34 epitope is expressed in neoplastic and malformative lesions associated with chronic, focal epilepsies. Acta Neuropathol 97: 481–490

Blümcke I, Beck H, Suter B et al. (1999c) An increase of hippocampal calretinin-immunoreactive neurons correlates with early febrile seizuress in temporal lobe epilepsy. Acta Neuropathol 97: 31–39

Blümcke I, Löbach M, Wolf HK, Wiestler OD (1999d) Evidence for developmental precursor lesions in epilepsy-associated glioneuronal tumors. Microscopy Res Techn 46: 53–58

Blümcke I, Zuschratter W, Schewe JC et al. (1999e) Cellular pathology of hilar neurons in ammon's horn sclerosis. J Compar Neurol 414: 437–453

Blümcke I, Schewe J-C, Normann S et al. (1999f) Proliferation of nestin-immunoreactive neuronal precursors in human temporal epilepsy. Acta Neuropathol 98: 518 (Abstr)

Blümcke I, Becker AJ, Klein C et al. (2000) Temporal lobe epilepsy associated up-regulation of metabotropic glutamate receptors: correlated changes in mGlutR1 mRNA and protein expression in experimental animals and human patients. J Neuropath Exp Neurol 59: 1–10

Bouchet, Cazauvielh (1825) De l'épilepsie considérée dans ses rapports avec l'aliénation mentale. Arch Gen Med 9: 510–542

De Negri M (1997) Electrical status epilepricus during sleep (ESES). Different clinical syndromes: towards a unifying view? Brain Dev 19: 447–451

Dorn T, Krämer G (1998) Genetik der Epilepsien. Akt Neurologie 25: 169–178

Dressler D, Voth E, Feldmann M et al. (1989) The development of an epileptogenic focus. J Neurol 236: 300–302

Engel J (2001) Vorschlag für ein diagnostisches Schema für Menschen mit epileptischen Anfällen und Epilepsien. Bericht der Task Force der Internationalen Liga gegen Epilepsie (ILAE) zur Klassifikation und Terminologie. Epilepsia 42: 796–803; deutsche Übersetzung in Akt. Neurol 28: 305–312

Evans M, Griffith T, Meldrum B (1983) Early changes in the rat hippocampus following seizures induced by bicculline or L-allylglycine: A light and electron microscope study. Neuropathol Appl Neurobiol 9: 39–52

Frotscher M (1998) Mossy fiber synapses on glutamate decarboxylase-immunoreactive neurons: evidence for feed-forward inhibition in the CA3 region of the hippocampus. Exp Brain Res 75: 441–445

Grosz-Selbeck G (1988) Valproat – ein risikoreiches Medikament? Epilepsieblätter 1: 7–13

Heinemann U, Eder C, Laß A (1995) Epilepsy. In: Kettenmann H, Ransom BR (eds) Neuroglia. Oxford University Press, pp 936–949

Hinterkeuser S, Gray WP, Hager G, Sundstrom L, Steinhäuser C (1999) Analysis of astrocytic proliferation in the rat dentate gyrus. Acta Neuropathol 98: 529 (Abstr)

Hirsch CS, Martin DL (1971) Unexpected death in young epileptics. Neurology 21: 682–690

Ingvar M, Morgan PF, Auer RN (1988) The nature and timing of excitotoxic neuronal necrosis in the cerebral cortex, hippocampus and thalamus due to flurothyl-induced status epilepticus. Acta Neuropathol 75: 362–369

Janz D (1997) The idiopathic generalized epilepsies of adolescence with childhood and juvenile age of onset. Epilepsia 38: 4–11

Janz D, Akos R (1957) Über die Rolle praenataler Faktoren bei der Ätiologie der Propulsiv-Petit-mal-Epilepsie (West-Syndrom). J Neurol Sci 4: 401–415

Kasper BS, Stefan H, Buchfelder M, Paulus W (1999) Temporal lobe microdysgenesis in epilepsy versus control brains. J Neuropathol Exp Neurol 58: 22–28

Kaufmann HG, Finn R, Bourdillon RE (1966) Fat embolism following an epileptic seizure. BMJ 1: 1081

Kiessling M, Gass P (1993) Immediate early gene expression in experimental epilepsy. Brain Pathol 3: 381–393

Kiessling M, Kleihues P (1981) Regional protein synthesis in the rat brain during bicuccullin-induced epileptic seizures. Acta Neuropathol 55: 157–162

Kobayashi K, Fukutani Y, Miyazu K, Arai N (1999) Corticobasal degeneration with hippocampal involvement. Clin Neuropathol 16: 106–108

Köhling R (1999) Lebendes humanes Hirngewebe: Elektrophysiologische und epileptologische Ergebnisse. Epilepsieblätter 12: 12–20

Krämer G (1999) Tumorbedingte epileptische Anfälle bei Erwachsenen. Epilepsieblätter 12: 2–7

Krämer F, Wolf P (2001) Kommentar zum Vorschlag für ein diagnostisches Schema für Menschen mit epileptischen Anfällen und Epilepsien der Internationalen Liga gegen Epilepsie. Akt Neurol 28: 303–304

Lie AA, Blümcke I, Beck H et al. (1999) 5'nucleotidase indicates putative sites of a synaptic plasticity and reactive synaptogenesis in the human hippocampus. Acta neuropath 98: 537 (Abstr)

Lie AA, Becker A, Behle K et al. (2000) Up-regulation of the metabotropic glutamate receptor mglur4 in hippocampal neurons with reduced seizure vulnerability. Ann Neurol 47: 26–35

Lombroso CT (1996) Neonatal seizures: a clinician's overview. Brain Dev 18: 1–28

Lund M (1968) Die Mortalität von Epileptikern. Der Medizin-Sachverständige 64: 77–97

Magavi S S, Leavitt B R, Macklis J D (2000) Induction of neurogenesis in the neocortex of adult mice. Nature 405: 951–955

Marín-Padilla M (1997) Developmental neuropathology and impact of perinatal brain damage. II: White matter lesions of the cortex. J Neuropathol Exp Neurol 56: 219–235

McDonald JW, Garofalo EA, Hood T et al. (1991) Altered excitatory and inhibitory amino acid receptor binding in hippocampus of patients with temporal epilepsy. Ann Neurol 29: 529–541

Meencke HJ, Gerhard C (1985) Morphological aspects of aetiology and the course of infantile spasms (West-syndrome). Neuropediatrics 16: 59–66

Meencke HJ, Veith G (1991) Hippocampal sclerosis in epilepsy. In: Lüders H (ed) Epilepsy surgery. Raven, New York, pp 705–715

Meencke HJ, Veith G (1992) Migration disturbances in epilepsy. In: Engel J, Wasterlain C, Cavalheiro EA, Heinemann U, Avanzini G (eds) Molecular neurobiology of epilepsy. Epilepsy Res (Suppl 9): 31–40

Ney GC, Lantos G, Barr WB, Schaul N (1994) Cerebellar atrophy in patients with long-term phenytoin exposure and epilepsy. Arch Neurol 51: 767–771

Noachtar S, Rosenow F, Arnold S et al. (1998) Die semiologische Klassifikation epileptischer Anfälle. Nervenarzt 69: 117–126

Olney JW, De Gubareff T, Sloviter RS (1983) „Epileptic" brain damage in rats induced by sustained electrical stimulation of the perforant path. I. Ultrastructural analysis of acute hippocampal pathology. Brain Res Bull 10: 699–712

Olsen RW, Wamsley JK, McCabe RT et al. (1986) Midbrain GABA receptor deficit in genetic animal models of epilepsy. In: Nistico G, Morselli PI, Lloyd KG et al. (eds) Neurotransmitters, seizures, and epilepsy vol III. Raven, New York, pp 279–291

Parent JM, Leibowitz RT, Geschwind DH et al (1997) Dentate granular cell neurogenesis is increased by seizures and contributes to aberrant network reorganisation in the adult rat hippocampus. J Neurosci 17: 3727–3738

Patry G, Lyagoubi S, Tassinari CA (1971) Subclinical electrical status epilepticus induced by sleep in children. A clinical and electroencephalographic study of six cases. Arch Neurol 24: 242–252

Peiffer J (1992) Zur Neuropathologie der Temporallappenepilepsien. In: Kohlmeyer K (Hrsg) Der Temporallappen. Schnetztor, Konstanz, S 74–89

Peiffer J (1993) Neuronale Schäden durch Epilepsien. Klinisch-neuropathologische Korrelationsversuche zur Frage der Krampfschäden beim Menschen. Thieme, Stuttgart

Plate KH, Wieser H-G, Yasargil MG, Wiestler OD (1993) Neuropathological findings in 224 patients with temporal lobe epilepsy. Acta Neuropathol 86: 433–438

Reid SA, Sypert GW, Boggs WM, Willmore LJ (1979) Histopathology of the ferric-induced chronic epileptic focus in cat: A Golgy study. Exp Neurol 66: 205–219

Ribak CE, Harris AB, Vaughn JE, Roberts E (1979) Inhibitory, GABAergic nerve terminals decrease at sites of focal epilepsy. Science 205: 211–214

Ryvlin P, Philippon B, Cinotti L et al. (1992) Functional neuroimaging strategy in temporal lobe epilepsy: A comparative study of ^{18}FDG-PET and ^{99m}Tc-HMPAO-Spect. Ann Neurol 31: 650–656

Sander JWAS, Hart YM, Trimble MR, Shorvon SD (1991) Vigabatrin and psychosis. J Neurol Neurosurg Psychiatry 54: 435–439

Scheffner D, König S, Rauterberg-Ruland I et al. (1988) Fatal Liver Failure in 16 Children with Valproate Therapy. Epilepsia 29: 530–542

Schmidt-Kastner R, Freund TF (1991) Selective vulnerability of the hippocampus in brain ischemia. Neuroscience 40: 599–636

Schnabel R, Rambeck B, May T et al. (1998) Bestehen Beziehungen von Antiepileptika-Konzentrationen in der Groß- und Kleinhirnrinde zu histopathologischen Veränderungen und zur Pharmakoresistenz von Epilepsiepatienten? Epilepsieblätter 11: 45–50

Schormair C, Bingmann D, Wittkowski W, Speckmann E-J (1993) Morphology of CA3 neurons in hippocampal slices with nonepileptic and epileptic activity: a light and electron microscopic study. Brain Res Bull 32: 329–338

Schulze KD, Braak H (1978) Hirnwarzen. Z Mikrosk Anat Forsch (Leipzig) 4: 609–623

Schwade ED, Otto O (1954) Mortality in epilepsy. JAMA 156: 1526

Shorvon SD (1991) Epidemiologie, Klassifikation, Spontanverlauf und Genetik der Epilepsien. In: Rabending G (Hrsg) Epilepsie. Grundlagen und Perspektiven. Schwer, Stuttgart, S 3–5 [Übersetzung aus The Lancet 336 (1990)]

Siemes H (1998) Haben Krampfanfälle eine epileptogene Wirkung? Beeinflussen Antiepileptika den epileptogenen Prozess? Epilepsieblätter 11: 37–44

Sloviter RS (1987) Decreased hippocampal inhibition and a selective loss of interneurons in experimental epilepsy. Science 235: 73–76

Sloviter RS, Sollas AL, Barbaro NM, Laxer KD (1991) Calcium-binding protein (calbindin-D 28K) and parvalbumin immunohistochemistry in the normal and epileptic human hippocampus. J Comp Neurol 308: 381–396

Steinlein O (1999) Die Genetik der idiopathischen Epilepsien. Dtsch Ärztebl 96: B-1047–1051

Steinlein OK (2000) Benigne familiäre Neugeborenenkrämpfe. Molekulare Pathogenese und Diagnostik. Nervenarzt 71: 611–615

Sutula T, Cascino G, Cavazos J, Parada I, Ramirez L (1989) Mossy fiber synaptic reorganization in the epileptic human temporal lobe. Ann Neurol 26: 321–330

Thompson SM (1993) Consequences of epileptic activity in vitro. Brain Pathol 3: 413–419

Veith G (1979) Über die Krampfschädigung des Gehirns. Bethel-Heft 20: 21–42

Wallace RH, Wang DW, Singh R et al. (1998) Febrile seizures and generalized epilepsy associated with a mutation in the Na$^+$-channel beta1 subunit gene SCN1B. Nat Genet 19: 366–370

Wiendl H, Stefan H (2000) Chronische Enzephalitis mit Epilepsien (Rasmussen-Enzephalitis) – Infektion, Autoimmunkrankheit oder Epiphänomen. Akt Neurol 27: 54–58

Wieser HG (2000) Epilepsiechirurgie in der Schweiz – unter besonderer Berücksichtigung der Zürcher selektiven Amygdala-Hippokampektomie. Akt Neurol 27: 77–85

Wolf HK, Wiestler OD (1993) Surgical pathology of chronic epileptic seizure disorders. Brain Pathol 3: 371–280

Wolf HK, Wiestler OD (1996) Die Neuropathologie chronischer pharmakoresistenter Epilepsien. Dtsch Ärztebl 93: C-1803–1807

Wolf HK, Campos MG, Zentner J et al. (1993) Surgical pathology of temporal lobe epilepsy. Experience with 216 Cases. J Neuropathol Exp Neurol 52: 499–506

Wörle H, Köhler B, Schlote W et al. (1998) Progressive cerebral degeneration of childhood with liver disease (Alpers-Huttenlocher disease) with cytochrome oxidase deficiency presenting with epilepsia partialis continua as the first clinical manifestation. Clin Neuropathol 17: 63–68

Yamashita M, Yamamoto T (1999) Amygdalo-subicular degeneration in a young adult with status epilepsticus and choreoathetoid movements of acute onset. Clin Neuropathol 18: 45–50

Zentner J, Hufnagel A, Ostertun B, Wolf HK et al. (1996) Surgical treatment of extratemporal epilepsy: clinical, radiologic, and histopathologic findings in 60 patients. Epilepsia 37: 1072–1080

Ziegler HK, Kamecke A (1967) Über den unerwarteten Tod von Epileptikern. Nervenarzt 38: 343–347

Zielinski JJ (1974) Epilepsy and mortality rate and cause of death. Epilepsia 15: 191–201

KAPITEL 8 Zytologie des Liquor cerebrospinalis

H. WIETHÖLTER

INHALT

8.1	**Grundlagen**	183
8.1.1	Methoden der Anreicherung von Liquorzellen	183
8.1.2	Zelltypen im Liquor cerebrospinalis	184
8.2	**Pathologische Zytologie**	185
8.2.1	Neuroimmunologische entzündliche Prozesse	185
8.2.2	Unspezifische Reizprozesse der Leptomeningen	187
8.2.3	Veränderungen bei Hirntumoren	189
	Literatur	192

8.1 Grundlagen

Die zytologische Untersuchung der Zellen im pathologisch veränderten Liquor cerebrospinalis ist essentieller Bestandteil einer jeden Liquoruntersuchung überhaupt. Durch die zunehmende Aussagekraft bildgebender Verfahren ist die Diagnostik primärer und sekundärer Hirntumoren auch ohne Zytologie zumeist ausreichend effizient.

> Für zytologische Untersuchungen bleiben jedoch Differenzierungen von entzündlichen Erkrankungen, die Bestimmung kleiner oder länger zurückliegender Blutungen, der Nachweis maligner Zellen von Karzinomen, bei Leukämien oder Lymphomen und deren Therapiekontrolle weiterhin wichtige Schwerpunkte.

8.1.1 Methoden der Anreicherung von Liquorzellen

Die zytologische Auswertung, wie sie für die „exfoliative Zytologie" gebräuchlich ist, d. h. Beurteilung möglichst vieler morphologisch optimal erhaltener Zellen, ist im Liquor wegen der insgesamt geringen Zellzahl und der bereits früh einsetzenden morphologischen Veränderungen der Zellen nur schwer möglich. Es stehen 3 Anreicherungsmethoden zur Verfügung (Wurster et al. 1984), mit denen sich in angemessener Zeit Liquorzellen schonend zur Differenzierung vorbereiten lassen.

1. *Filtermethode durch einen Zelluloseazetatfilter (Millipore) oder Polykarbonatfilter (Nucleopore):*
   Der Liquor wird mit leichtem Überdruck durch einen Filter mit definierter Porengröße gepresst, wobei sämtliche Zellen auf dem Filter liegen bleiben. Die Zellausbeute ist hoch (bis zu 90%), und der Liquor kann für weitere chemische Analysen eingesetzt werden. Die Zellen bleiben im Maschenwerk der Filter hängen, behalten eine mehr korpuskuläre Gestalt, sind dicker und kleiner als nach Sedimentation und Zytozentrifugation. Die Beurteilung ist daher außerordentlich schwierig.

2. *Zytozentrifugation:*
   Mit der Zytozentrifuge lassen sich schnell und einfach Zellpräparate herstellen. Zellen werden durch Zentrifugalkräfte auf einen Objektträger gedrückt und der Liquor wird über Filterpapier abgesaugt. Der Liquor steht für weitere Untersuchungen in der Regel nicht zur Verfügung. Die Zentrifugalkräfte schädigen jedoch vor allem die Morphologie von Granulozyten, aber auch von Lymphozyten und Monozyten. Vor der Zytozentrifugation kann eine Voranreicherung von Zellen durch Zentrifugation erfolgen. Der zellfreie Liquorüberstand steht für weitere Analysen zur Verfügung. Zur Resuspension der Zellen wird ein proteinreiches Medium (5% Serumzusatz) verwendet, wodurch die Bindung der Zellen an den Objektträger begünstigt wird und die Zellen länger vital bleiben.

3. *Sedimentationsmethode nach Sayk:*
   Der in den Zylinder eingefüllte Liquor (ca. 2 ml) fließt infolge des hydrostatischen Drucks und der Sogwirkung des Filterpapiers ab; die Abflussdauer wird mit Hilfe des Anpressdrucks auf eine halbe bis eine Stunde einreguliert. Die große Haftfähigkeit der Zellen begünstigt ihre Anreicherung auf dem Objektträger, führt aber zu einer insgesamt geringen Zellausbeute. Die auf diese Weise gewonnenen Präparate können mit der May-Grünwald-Giemsa-Färbung nach Pap-

penheim gefärbt werden und ergeben Blutausstrichen vergleichbare Bilder.

Wird der Objektträger vorher entsprechend präpariert, so lassen sich problemlos immun- und enzymzytochemische Färbungen an Sedimentations- und Zytozentrifugenpräparaten durchführen.

Für Übersichtsfärbungen reicht in der Regel die Pappenheim-Färbung, um alle üblicherweise vorkommenden Zellen zu differenzieren. Zytochemische Spezialfärbungen zum Nachweis von Peroxidase, Esterase, saurer Phosphatase und PAS können angewandt werden (Wurster 1986). Der Nachweis sichelförmiger PAS-positiver Einschlüsse in Liquormakrophagen (s. Abb. 8.3 b) erlaubt bei einem Teil der Patienten mit M. Whipple die Diagnose des ZNS-Befalls (Wiethölter u. Oehmichen 1984). Insbesondere zum Nachweis bzw. zur Charakterisierung maligner Zellen im Liquor lassen sich immunzytologisch z. B. epitheliale Antigene, Zytokeratine oder karzinoembryonales Antigen bei meningealen Karzinosen (Tabelle 8.1) und leukozytäre Differenzierungsantigene bei Leukämien und Lymphomen nachweisen (Wick u. Fateh-Moghadam 1992).

8.1.2 Zelltypen im Liquor cerebrospinalis

Bei der Beurteilung von Liquorzellpräparaten ist mit einigen Ausnahmen die relative und absolute Zusammensetzung aus verschiedenen Zellen entscheidend. Im normalen Liquor finden sich 50–70 % Lymphozyten und 30–50 % Monozyten/Makrophagen. Mit Hilfe von Oberflächenmarkierungen ist es möglich, B-Lymphozyten und verschiedene Subpopulationen von T-Lymphozyten im normalen und pathologisch veränderten Liquor zu unterscheiden (Hohlfeld et al. 1986). Drei Funktionsstadien dieser immunkompetenten Zellen können zytomorphologisch differenziert werden: Außer den normalen kleinen *Lymphozyten* gehören dazu *stimulierte Lymphozyten und Plasmazellen* (Abb. 8.1a), die bei immunreaktiven Prozessen auftreten und für diese pathognomonische Bedeutung besitzen.

Die *Monozyten/Makrophagen* konnten aufgrund ihrer Oberflächenaktivität und ihrer Oberflächenantigene als Zellen des „mononuclear phagocyte system" erkannt werden. Den Begriff der mononukleären Phagozyten prägten Langevoort et al. (1970) als Oberbegriff für alle phagozytoseaktiven mononukleären Zellen, die von Blutmonozyten abstammen. Dies sind Makrophagen, Kupffer-Sternzellen, Histiozyten usw. (Oehmichen 1986).

Die Monozyten im Liquor zeigen ihre Phagozytoseaktivität in Form von 3 zytomorphologisch differenzierbaren Funktionsstadien:
- Monozyten (vergleichbar den Blutmonozyten),
- aktivierte Monozyten (Vakuolen und Zytoplasmaausstülpungen, aber ohne erkennbares phagozytiertes Material),
- Makrophagen mit erkennbarem und identifizierbarem phagozytierten Material (Fett, Erythrozyten, Hämosiderin etc.) (Abb. 8.1 b–d).

Die *polymorphkernigen Granulozyten* treten ausschließlich unter pathologischen Bedingungen im Liquor auf und weisen immer auf eine Störung der Blut-Hirn-Schranke hin.

Erythrozyten finden sich nahezu immer, in der Regel offensichtlich punktionsbedingt. Ihnen kommt erst im Zusammenhang mit Erythrophagen und Siderophagen eine sicher pathologische Bedeutung als Hinweis auf eine Blutung in den Liquorraum zu.

Daneben finden sich entsprechend der folgenden Aufstellung weitere Zelltypen, z. B. des den Liquorraum begrenzenden Gewebes, die jedoch ohne diagnostische Bedeutung sind. Die Tumorzellen schließlich, falls sie als solche sicher identifizierbar sind, müssen immer als pathologisch betrachtet werden.

Zelluläre Elemente des Liquor cerebrospinalis

- **Immunkompetente Zellen**
  Kleine Lymphozyten (T-B-Lymphozyten)
  Große, stimulierte Lymphozyten (inkl. immunglobulinhaltiger B-Lymphozyten)
  Plasmazellen
- **Mononukleäre Phagozyten**
  Monozyten
  Aktivierte Monozyten
  Makrophagen (Lipo-, Erythro-, Sidero-, Leuko-, Bakteriophagen)
  Riesenzellen (fusionierte Makrophagen)
- **Polymorphkernige Granulozyten**
  Neutrophile Granulozyten
  Eosinophile Granulozyten
  Basophile Granulozyten
- **Erythrozyten**
- **Zellen, die den Liquorraum auskleiden**
  Zellen des Plexus choroideus
  Ependymzellen
  Arachnoidale Deckzellen
- **Zusätzlich anzutreffende Zellen**
  Knorpelzellen, Zellen des Knochenmarks
  Nerven- und Gliazellen
- **Tumorzellen**

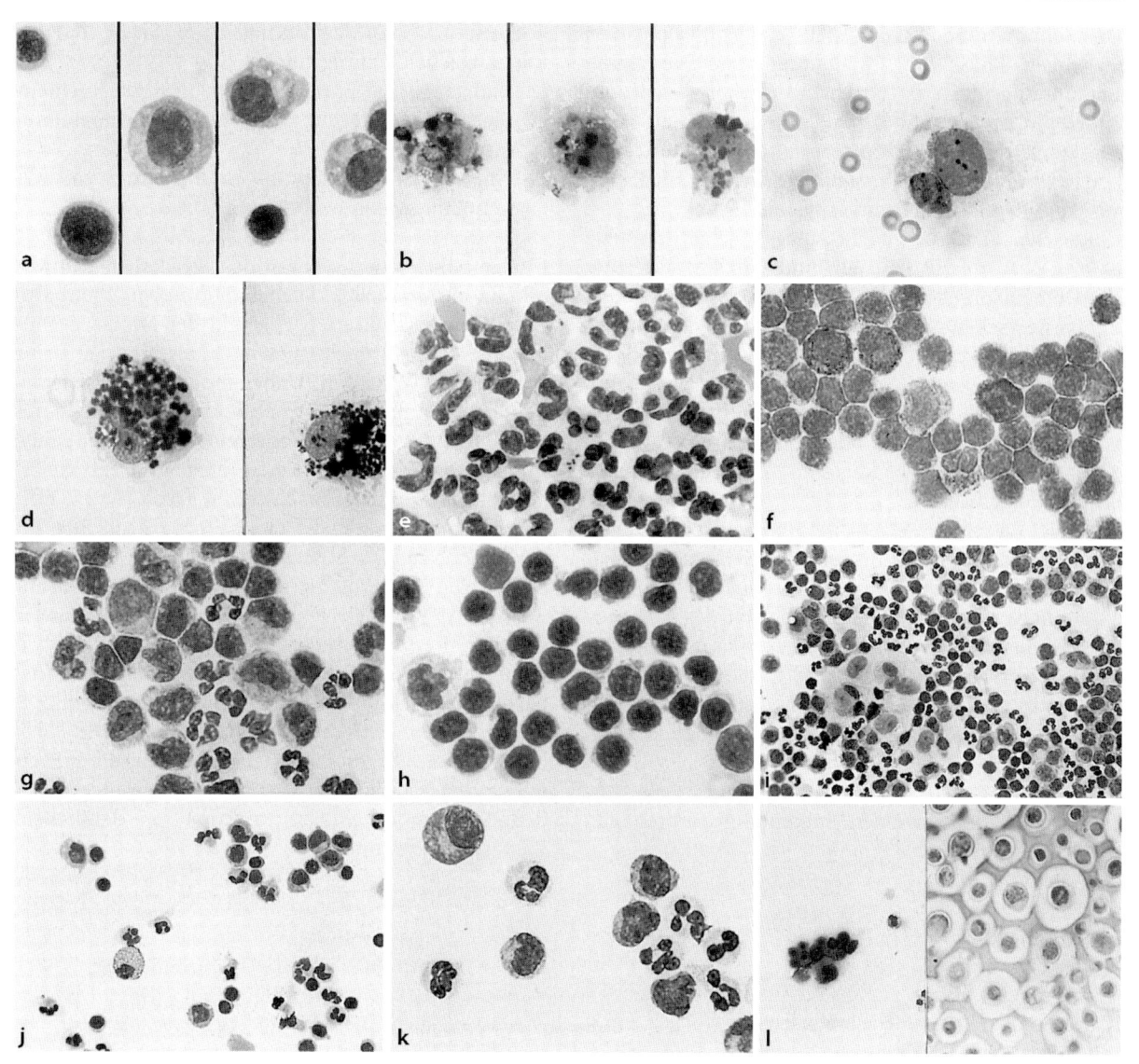

Abb. 8.1. a Verschiedene Stadien der Stimulation von Lymphozyten (kleiner stimulierter Lymphozyt, Plasmazelle). **b** Makrophagen mit Hämatoidin und Hämosiderin (Siderophagen). **c** Makrophage mit Lymphozyteneinschluss (Lymphophage). **d** Siderophagen mit Berliner-Blau-Reaktion (Eisen stellt sich blauschwarz dar). **e** Eitrige Meningokokkenmeningitis mit intrazellulär liegenden semmelförmigen Diplokokken. **f–h** Verschiedene Stadien der Virusmeningitis, beginnend mit monomorphem oder granulozytär untermischtem lymphozytärem Zellbild. **i** Tuberkulöse Meningitis mit gemischtem Zellbild und Epitheloidzellen. **j** Lues cerebrospinalis mit Russell-Körperchen. **k** Gemischtes Zellbild bei Lyme-Borreliose, Stadium II (Meningoradikulitis). **l** Kryptokokken (gefärbt nach Pappenheim und PAS)

8.2 Pathologische Zytologie

Anhand der im Liquorzellpräparat zu beobachtenden Zellverteilung lassen sich bestimmte Liquorzellsyndrome beschreiben und entsprechenden pathologischen Prozessen zuordnen. Dabei sollte man sich an den drei grundlegenden, teilweise sich überschneidenden Reaktionen innerhalb des ZNS orientieren: neuroimmunologische entzündliche Vorgänge, unspezifische Reizprozesse und Veränderungen bei Hirntumoren.

8.2.1 Neuroimmunologische entzündliche Prozesse

Drei sich einander ablösende Phasen charakterisieren den Ablauf unterschiedlicher neuroimmunologischer Erkrankungen:
- akute entzündliche Phase mit granulozytärer Reaktion,
- subakute proliferative Phase mit lymphozytärer Reaktion,
- reparative Phase mit monozytärer Reaktion.

Die Zellzusammensetzung stellt ein Äquivalent der jeweiligen Phase der Entzündung dar. Die akute Entzündungsphase ist durch das Vorherrschen von neutrophilen Granulozyten gekennzeichnet. Als Ausdruck der Schrankenstörung ist ihr Auftreten bei *bakteriellen eitrigen Meningitiden* am stärksten ausgeprägt und dauert am längsten.

Bei der *Virusmeningitis* dagegen setzt die subakute Phase relativ früh ein und hält am längsten an. Dementsprechend ist die lymphozytäre Reaktion vorherrschend. Die subakute Phase geht langsam in die reparative Phase über, in der die Monozyten dominieren.

Bei den *nichteitrigen bakteriellen Entzündungen*, z. B. Tuberkulose, Lues oder Borreliose, sind die 3 Phasen über einen längeren Zeitraum nebeneinander nachweisbar.

> Die Phasenfolge selbst ist für alle Entzündungsformen relativ eintönig, die zeitlichen Verschiebungen können jedoch auf die Art des Erregers hinweisen, so dass nur aus der Synopse des klinischen Verlaufs mit dem zytologischen Befund, manchmal nur durch Verlaufskontrolle, eine eindeutige Zuordnung möglich ist (Abb. 8.2).

Hinsichtlich der einzelnen Entzündungsformen gilt die bekannte Einteilung in

- granulozytäre Entzündungen im Sinne eitriger bakterieller Meningitiden,
- gemischtzellige Entzündungen im Sinne nichteitriger bakterieller, mykotischer und parasitärer Entzündungen,
- lymphozytäre Entzündungen im Sinne von Virusmeningitiden bzw. -enzephalitiden.

Eitrige bakterielle Meningitiden werden in der Klinik häufig erst nach Vorbehandlung gesehen. Damit ist das charakteristische Bild der akuten granulozytären Phase meist nur noch im Übergang zur subakuten zu erfassen. Unbehandelt lassen sich neben den massiven neutrophilen Granulozyten mit auffallend degenerativ abgerundeten Kernen auch in 60–70% der Präparationen intra- und extrazellulär gelegene Erreger nachweisen (Abb. 8.1e). Effizient behandelt geht die akute Phase nach 2–4 Tagen in die subakute Phase über. Bereits nach 48 h lassen sich grampositive Erreger nicht mehr nachweisen; gramnegative bleiben manchmal länger sichtbar.

Neben dieser klassischen Form gibt es die insbesondere bei Kindern auftretende eitrige Meningitis mit monoblastischer Vorphase sowie eine Form bei alten abwehrgeschwächten Patienten, die mit einer „zytobakteriellen Dissoziation" beginnt; das bedeutet fehlende zelluläre Reaktion bei deutlichem Bakterienwachstum.

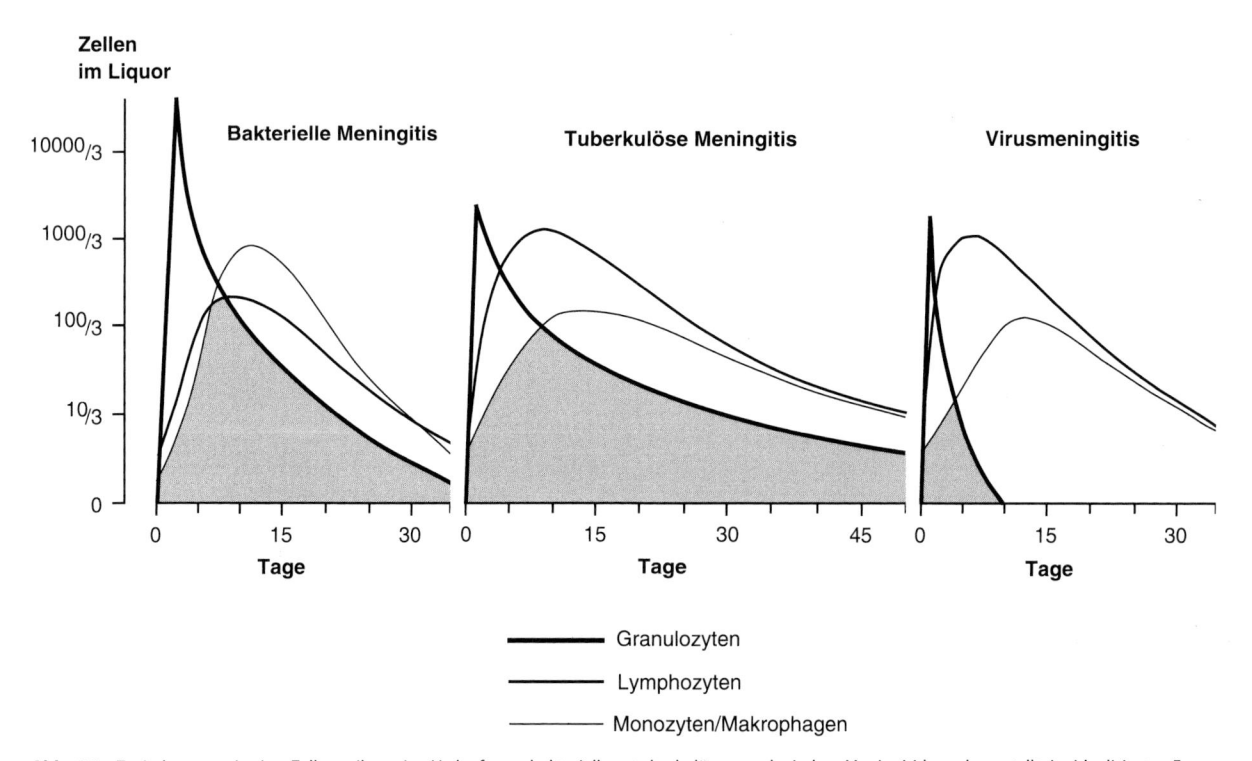

Abb. 8.2. Typische quantitative Zellverteilung im Verlauf von bakteriellen, tuberkulösen und viralen Meningitiden, dargestellt in idealisierter Form. (Nach Kölmel 1979)

Andere Meningitiden, z. B. durch Listerien, verlaufen i. d. R. weniger akut und mit geringer ausgeprägter Granulozyteninvasion. Raritäten stellen basophile oder eosinophile Meningitiden dar, die zwar eitrig, in der Regel jedoch nicht bakteriell bedingt sind.

Ein *Mischbild* ist für die nichteitrigen bakteriellen, mykotischen und parasitären Entzündungen charakteristisch. Kennzeichnend ist hier der primär subakute bis chronische Verlauf mit dem Nebeneinander von neutrophilen Granulozyten, Lymphozyten bzw. Plasmazellen und Monozyten bzw. Makrophagen. Wichtigste Vertreter sind:
- tuberkulöse Meningitis,
- Lues cerebrospinalis,
- Lyme-Borreliose.

Tuberkulöse Meningitis: Neben neutrophilen Granulozyten, mononukleären Phagozyten und Lymphozyten in vielfach stimulierter Form sind hier selten zu beobachtende Epitheloidzellen dargestellt (Abb. 8.1 i). Dieses Zellbild bleibt auch bei spezifischer, korrekt durchgeführter Therapie über mindestens 4 Wochen konstant. Säurefeste Stäbchen sind nur selten zu finden.

Bei der *Lues cerebrospinalis* ist der Nachweis vieler Plasmazellen und einzelner eosinophiler Granulozyten in dem gemischten Zellbild typisch. Dabei bilden die Plasmazellen nicht selten Russell-Körperchen (Abb. 8.1 j).

Zu den gemischtzelligen, nichteitrigen bakteriellen Entzündungen gehört auch die *Lyme-Borreliose*, die vor allem im Stadium II, der Meningoradikulitis, durch reichlich stimulierte Lymphozyten und Plasmazellen (Abb. 8.1 k) auffällt, die sich nur langsam, innerhalb von Wochen, normalisiert. Das Stadium III, die chronische Lyme-Enzephalomyelitis, ist liquorzytologisch von der multiplen Sklerose allenfalls durch die höhere Zellzahl und das höhere Eiweiß bei zumeist größerem Plasmazellanteil zu differenzieren.

Mit gemischtzelliger Reaktion und häufig erhöhter Anzahl eosinophiler Granulozyten gehen auch *mykotische und parasitäre Entzündungen* einher. Selten gelingt, insbesondere mit der PAS-Färbung, der direkte Erregernachweis, z. B. bei Candida albicans (Abb. 8.3 a) oder Kryptokokken (Abb. 8.1 l) und dem bakteriellen M. Whipple (Abb. 8.3 b).

Ähnliche gemischtzellige Bilder begleiten häufig *Hirnabszesse*, wobei meist weniger Granulozyten zu finden sind, oftmals aber auffällig viele Plasmazellen.

Virusmeningitiden bzw. -meningoenzephalitiden sind zytologisch durch ihre kurze granulozytäre akute und relativ lang anhaltende subakute lymphozytäre Phase gekennzeichnet. Auch wenn der Virusnachweis meistens nicht gelingt, kann aufgrund des durch Lymphozyten beherrschten Zellbildes im Sinne einer „lymphozytären Meningitis" eine virale Genese angenommen werden. Aus der Zellzusammensetzung (Anteil eosinophiler Granulozyten, stimulierter Lymphozyten) lässt sich keine sichere Aussage über die Art des Virus machen. Die akute Phase mit einem Gemisch aus Granulozyten, kleinen und stimulierten Lymphozyten wird nach Stunden, allenfalls Tagen von der nahezu rein lymphozytären Population abgelöst (Abb. 8.1 h).

Enzephalitiden viralen Ursprungs oder Enzephalomyelitiden wie die Enzephalomyelitis disseminata (multiple Sklerose) gehen meist mit dem Zellbild einer subakuten bis chronisch-reparativen Phase einher. Eine leichte Pleozytose mit Lymphozyten bzw. stimulierten Lymphozyten und Plasmazellen ist typisch. Die akuten nekrotisierenden Enzephalitiden, wie z. B. die Herpesenzephalitis, können auch mit einem gemischten Zellbild und hämorrhagischer Beimengung auftreten.

8.2.2 Unspezifische Reizprozesse der Leptomeningen

Unter den unspezifischen Reizprozessen sind alle nicht antigenbedingten Abräumvorgänge im Bereich der Leptomeningen zusammenzufassen, die durch mechanische und vaskuläre Alteration oder durch Instillation von Luft, Kontrastmitteln oder von Medikamenten in den Liquorraum ausgelöst werden.

Einen unspezifischen Reiz stellt bereits die einfache lumbale Liquorpunktion dar, so dass eine Repunktion innerhalb kurzer Zeit den Nachweis für eine erhebliche Entzündung unspezifischer Art durch die Vorpunktion bringen kann. Wie bei den entzündlichen Prozessen wird der Reiz mit einer akuten granulozytären Reaktion beantwortet, die gelegentlich schon nach wenigen Minuten, sonst aber nach Stunden nachgewiesen werden kann. Ihr folgt nach etwa 24 h eine monozytäre Reaktion mit aktivierten Monozyten und Makrophagen.

- Diagnostisch besonders wichtig ist der Nachweis dieser Zellreaktion als Folge einer Einblutung (auch im Rahmen einer Vorpunktion) in den Liquorraum. Zunächst haften die Erythrozyten an der Oberfläche der Monozyten, werden dann nach wenigen Stunden (12–72 h nach dem Blutungsereignis) phagozytiert (Erythrophagen). Auch eine artifizielle Punktionsblutung kann während der Sedimentation zu Erythrophagen führen.

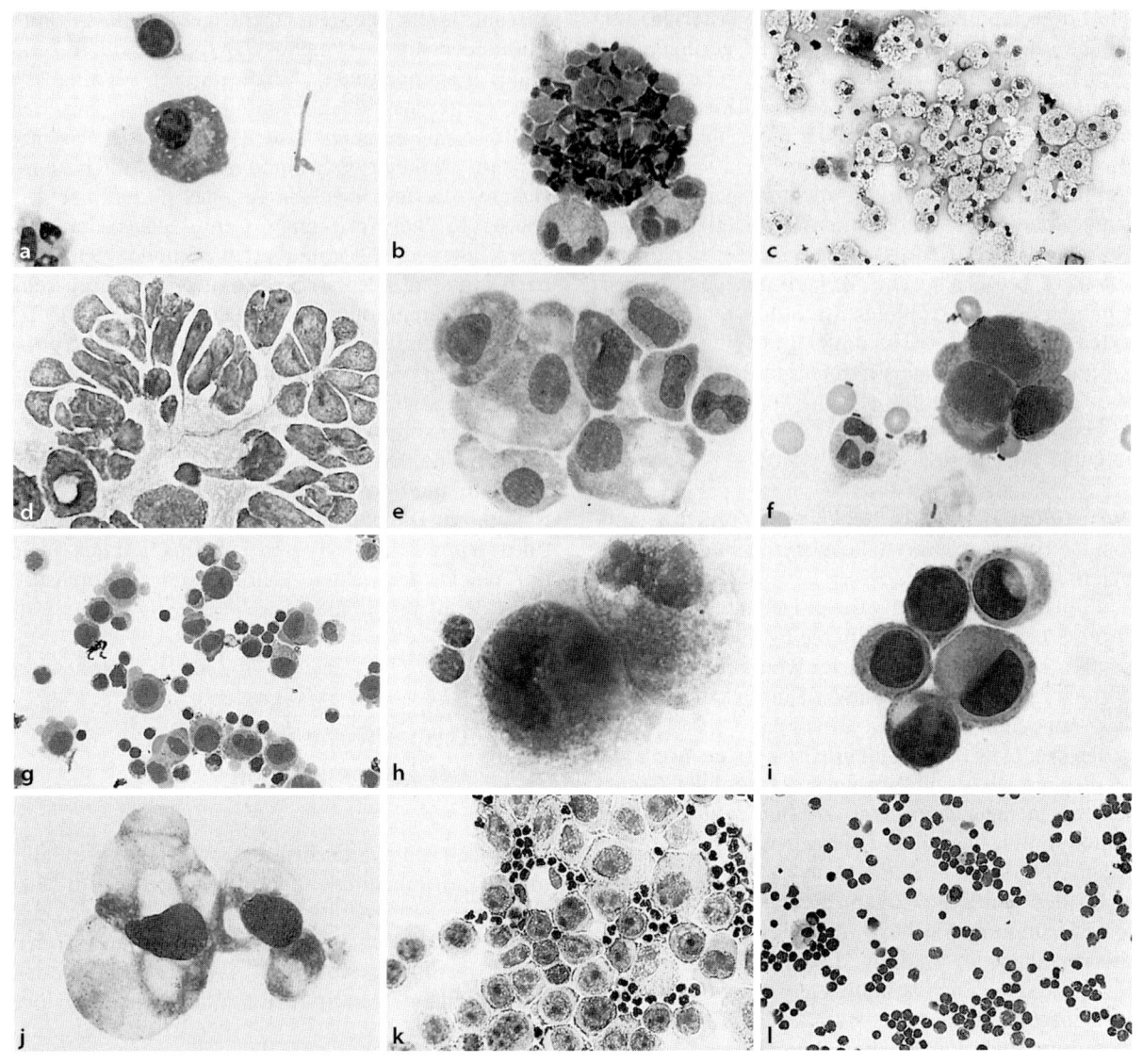

Abb. 8.3. a Meningitis mit Candida albicans; **b** Sieracki-Zelle bei zerebralem M. Whipple mit PAS-positiven sichelförmigen Einschlüssen; **c** Lipophagen nach ausgedehntem ischämischen Insult; **d** Medulloblastom mit spinaler Aussaat; **e** Grad-III-Astrozytom; **f** Ependymom; **g** Meningeosis bei Melanoblastom; **h** kleinzelliges Bronchialkarzinom; **i** Mammakarzinom; **j** Adenokarzinom des Magens; **k** Schilddrüsenkarzinom; **l** akute lymphatische Leukämie

Bei einer stattgehabten Subarachnoidalblutung mehrere Stunden vor der Punktion treten Erythrophagen mit massenhaft – mehr als 10 – phagozytierten Erythrozyten auf. Diese Erythrophagen, die bis zu 10 Tagen nach dem Blutungsereignis sichtbar bleiben, wandeln sich zu Siderophagen (Abb. 8.1 b, d), die mit Berliner-Blau-Reaktion erstmals etwa 72 h nach dem Blutungsereignis nachgewiesen werden können.

Hämatoidin in Form von intrazellulären goldgelben kristallinen Bestandteilen tritt frühestens nach 11–12 Tagen auf. Im weiteren Verlauf kommt es zu einer Beruhigung der Reaktion bis zur vollständigen Normalisierung des Zellbildes; hierfür ist in der Regel ein Zeitraum von mehreren Wochen bis Monaten zu erwarten. Siderophagen sind bis zu einem halben Jahr nach einem Blutungsereignis beobachtet worden.

Bei einem *ischämischen Insult* ist die Anzahl der Granulozyten meist gering, während die Zahl der Monozyten, insbesondere der aktivierten Monozyten, manchmal ausgesprochen groß ist. Vorübergehend tritt dabei oftmals eine Phase auf, in der ausschließlich sog. Schaumzellen auftreten. In diesen Schaumzellen lassen sich Fetttröpfchen nachweisen, so dass es sich hierbei offensichtlich um *Lipophagen* (Abb. 8.3 c) handelt, die meist nur kurzzeitig anwesend sind.

Nach einem *gedeckten Schädel-Hirn-Trauma* kann die Leukozytose durch eine massive Eosinophilie gekennzeichnet sein, so dass zunächst der Verdacht auf eine Meningitis aufkommen kann. Der gleichzeitige Nachweis frischer Blutzellen in großer Menge bei anamnestisch bekanntem Schädel-Hirn-Trauma lässt eine akute Schrankenstörung mit Einblutung als Ursache für die Reaktion vermuten. Das Zellbild ist 1–2 Wochen nach dem traumatischen Ereignis ausschließlich durch eine ausgeprägte monozytäre Reaktion geprägt, mit Auftreten von aktivierten Monozyten und Makrophagen als Erythro- und Siderophagen.

8.2.3 Veränderungen bei Hirntumoren

Der Nachweis von Tumorzellen im Liquor, zeitweise als Domäne auch der Liquorzytologie dargestellt, gelingt nur in einem geringen Prozentsatz. Bei hirneigenen Tumoren schwanken die Angaben zwischen 8 und 25%.

> Es handelt sich dabei vor allem um Tumoren, die durch ihre Exfoliationsfreudigkeit auffallen, wie Glioblastome, Medulloblastome, Ependymome, Dysgerminome und Oligodendrogliome. Häufiger als bei hirneigenen Tumoren gelingt der Nachweis von atypischen Zellen bei einer zerebralen bzw. meningealen Metastasierung (Jellinger et al. 1986) und bei primär zerebralen Lymphomen.

Die Frequenz sicherer Tumorzellnachweise bei fokaler Meningealaussaat liegt bei 20–40%, bei diffusen meningealen Karzinosen und Blastomatosen zwischen 45 und 95%. Bei Zweit- und Mehrfachpunktionen erhöht sich hier die Trefferquote von 45 auf 80% bzw. von 54 auf über 91% (Grisold et al. 1983; Jellinger et al. 1986). Die Entscheidung, neoplastische Zellen zu diagnostizieren, ist schwerwiegend und erfolgt nach zytologischen Malignitätskriterien wie
- Kernpolymorphie,
- Polychromasie,
- Vermehrung der Nukleoli,
- Mehrkernigkeit,
- gesteigerte Mitoserate,
- atypische Mitosen,
- Verschiebung der Kern-Plasma-Relation,
- erhöhte Variabilität des Zytoplasmas mit inhomogenen Strukturen,
- Vakuolisierung.

Maligne Zellen sind häufig groß und liegen in Verbänden, einzelne Zellen sind durch die Suspension im Liquor abgerundet. Die Polymorphie der Kerne entsteht durch das Nebeneinander von proliferativen und regressiven Zellveränderungen. Die Kerne zeigen tiefe Buchtungen bis hin zur Kleeblattstruktur, im Zytoplasma können abgesprengte Kernabschnürungen liegen. Das teilweise kondensierte Chromatin macht das Innere der Zellkerne inhomogen. Verschiedene Teilungsstadien zeigen unterschiedlich kondensierte Chromatinstrukturen, wobei regressiv veränderte Zellen in der Kernstruktur besonders verdichtet sind. Die vergrößerten Nukleoli treten vermehrt auf. Nach amitotischer Teilung entstehen doppel- und mehrkernige Zellen. Mitosen sind häufig, die Chromosomen sind vermehrt, atypisch und irregulär gelegen. Der übliche Anteil des Zellkerns an der Zellfläche von 50–60% wird überschritten oder auch deutlich unterschritten.

Die Zellgröße nimmt bei den meist malignen Tumoren zu. Riesenzellen können auftreten. Das Zytoplasma ist aufgrund von Vakuolen, kondensierten Strukturen und Tumorzellprodukten inhomogen. Die Zytoplasmagrenzen werden oft unscharf, wirken ausgestülpt oder ausgefranst. Die Tumorzellen können in epithelialen Verbänden liegen.

Sämtliche Malignitätskriterien haben keine absolute Verbindlichkeit, da sie mitunter fehlen und andererseits aktivierte Monozyten und stimulierte Lymphozyten mit Mitosen gleichartige Veränderungen zeigen, so dass die Beurteilung zytologischer Malignität aus Liquorzellen zurückhaltend erfolgen muss.

Gewisse diagnostische Hinweise gestatten die Unterscheidung in verschiedene Tumorliquortypen:
- Typ I: Auftreten polymorpher, polychromer, atypischer Zellen mit Zunahme der Kern-Plasma-Relation, erhöhter Mitoserate und atypischen Mitosen bei inkonstanter Erhöhung der Zellzahl. Dieses Syndrom wird vorwiegend bei Absiedelungen primärer Hirntumoren, Metastasen sowie meningealen Blastomatosen angetroffen.
- Typ II: Einzelne oder in kleinen Gruppen exfolierte Tumorzellen zeigen degenerative oder pyknotische Veränderungen, niedrige Kern-Plasma-Relationen, geringe Polymorphie und Polychromasie, niedrige Mitoserate und selten atypische Mitosen. Diese Formen findet man eher bei Gliomen und Ependymomen, kaum bei Metastasen.
- Typ III: Pleozytose ohne nachweisbare Tumor- oder liquorfremde Zellen, aber mit erheblicher Zellpolymorphie und Vorliegen von Mitosen als Hinweis auf eine symptomatische Reizpleozytose, wobei häufig von Tumorzellen schwierig abgrenzbare aktivierte Monozyten, Makrophagen und Reizformen auftreten. Aber auch eine neutrophile Pleozytose ist möglich und aktivierte B-Lymphozyten und Plasmazellen können vorhanden sein.

Tabelle 8.1. Immunzytologische Differenzierung von ZNS-Metastasen und Meningeosen (nach Wick u. Fateh-Moghadam 1992)

	CEA	EMA	ZK	Vimentin	Desmin	GFAP	NF
■ Karzinome	+	+	+	–	–	–	–
■ Neuroendokrine Tumoren	(+)	(+)	(+)	–	–	–	–
■ Mesotheliome	–	+	+	+	–	–	–
■ Schilddrüsenkarzinome[a]	(+)	(+)	+	+	–	–	–
■ Sarkome	–	–	–	+	–	–	–
■ Myosarkome	–	–	–	(+)	+	–	–
■ Melanome[a]	–	–	–	+	–	–	–

CEA karzinoembryonales Antigen, *EMA* epitheliales Membranantigen, *ZK* Zytokeratin, *GFAP* glial fibrillary acidic protein, *NF* Neurofilament.
[a] Spezifische Antigene verfügbar.

Gelegentlich hilft eine immunzytologische Differenzierung weiter (Tabelle 8.1).

■ Hirneigene Tumoren

Medulloblastom

Medulloblastome infiltrieren häufig die Meningen und haben eine ausgesprochene Tendenz zur intrathekalen Aussaat mit Bildung spinaler und zerebraler Abtropfmetastasen. Es finden sich kleine, monomorphe, hyperchrome, rundliche oder ovale Zellen mit großem polymorphem Kern und grob strukturiertem Kernchromatin, häufiger Lappung und mehreren deutlichen hyperchromen Nukleolen. Die Zellen liegen gerne in Verbänden mit Rosettenbildung (Abb. 8.3 d).

Oligodendrogliom

Hier finden sich lymphozytenähnliche Zellen, die ausschließlich durch ihre Größe und Anzahl der Nukleolen sowie durch Basophilie auffallen.

Glioblastoma multiforme

Kennzeichnend für diesen Tumor ist die ausgesprochen große Variationsbreite der Zellmorphologie. Zumeist sind die Kerne relativ chromatinreich und das Zytoplasma ist relativ ausgedehnt. Die Zellen sind überwiegend groß im Vergleich zu den liquortypischen Zellen. Nur selten finden sich Mitosen. Zellgruppen und Zellverbände sind häufig (Astrozytom; Abb. 8.3 e).

Ependymom

Ependymome zeigen trotz geringer Proliferationsneigung wegen ihrer bevorzugten Lage an Ventrikeln oder Zisternen häufiger einen positiven Liquorzellbefund. Die meist in kleinen Gruppen oder einzeln auftretenden Zellen sind isomorph, relativ groß, rundlich oder oval mit rundem oder ovalem, zentral oder leicht exzentrisch gelegenem Kern mit relativ dichter Chromatinstruktur und spärlich blass basophilem Zytoplasma. Die Zellgrenzen sind oft unscharf (Abb. 8.3 f).

Germinom

Germinome, früher als ektopische bzw. anisomorphe Pinealome bezeichnet, zeigen wegen ihrer liquornahen Lokalisation häufig positive Tumorzellbefunde. Im histologischen Bild zeigen sie einen Aufbau aus 2 Zellpopulationen, großen hellen epithelialen Zellen mit chromatinarmen Kernen und kleinen T-Lymphozyten. Dementsprechend finden sich im Liquor neben kleinen zytoplasmaarmen Lymphozyten, die eine abakterielle Meningitis vortäuschen können, große protoplasmareiche Zellen mit großem vesikulärem Kern und einem oder mehreren Nukleolen.

■ Metastatische Tumoren

Tumorzellen, die von Metastasen abgeschilfert werden, zeigen meist eine stärkere Polymorphie als primäre ZNS-Tumoren, und epitheliale Tumorzellen haben meist eine auffälligere Zytoplasmastruktur und stärkere Verschiebung der Kern-Plasma-Relation als Zellen hirneigener Tumoren oder Leukosen. Das Zytoplasma färbt sich selten homogen, mit starker Variabilität hinsichtlich Struktur und Anfärbbarkeit.

Der Differenzierungsgrad der Zellen gestattet Rückschlüsse auf den Reifungsgrad des entsprechenden Tumors. Exfoliationen von charakteristischen Zellverbänden mit typischer architektonischer Struktur erlauben eine Abgrenzung zwischen epithelialen und mesenchymalen Formen sowie zwischen den Hauptgruppen der Karzinome, den Plattenepithelzell-, Adeno- und undifferenzierten Karzinomen. Spezielle Zellleistungen wie Sekretbildung, Verhornung oder epitheliale Verschleimung und histoarchitektonische Merkmale wie drüsenbildende, papilläre oder pseudoazinäre Strukturen weisen auf entsprechende Tumorgruppen hin (Boogerd et al. 1988).

Melanoblastom

Recht häufig führen Melanoblastome zu einer meningealen Aussaat. Die Tumorzellen im Subarachnoidalraum sind überwiegend amelanotisch (Abb. 8.3 g). Auffällig häufig finden sich Siderophagen, da maligne Melanome oft mit Begleitblutungen einhergehen.

Die Tumorzellen fallen durch ihre erhebliche Größenvariation auf. Nur ein Teil der Zellen enthält das für die Artdiagnose wesentliche Melanin in Form feiner oder grobschollliger, dunkelbrauner oder schwarzer Granula im Zytoplasma. Melaninhaltige Zellen findet man oft erst nach einigem Suchen. Mit einem monoklonalen Antikörper (HMB-45), der für Melanomzellen typisch ist, können Tumorzellen im Liquor immunzytologisch nachgewiesen werden (Felgenhauer u. Beuche 1999).

Bronchialkarzinom

Bei den Bronchialkarzinomen zeigt sich eine zunehmende Absiedlungsfrequenz in das ZNS (40–50%). Dabei stehen kleinzellige Formen mit 50–70% vor den Adenokarzinomen mit etwa 50% und den im Liquor anzutreffenden Plattenepithelkarzinomen. Die kleinzelligen Oat-cell-Karzinome treten im Liquor als kleine, in lockeren Haufen und in Palisadenform gruppierte Zellkomplexe aus kleinen rübchenförmigen Zellen mit starker Verschiebung der Kern-Plasma-Relation, großen hyperchromen und polymorphen Kernen mit kleinen Nukleolen auf (Abb. 8.3 h).

Bei den Adenokarzinomen finden sich selten gut differenzierte Zellverbände, die durch ihre zirkuläre Anordnung an einen Drüsenaufbau erinnern. Das Zytoplasma in großen Zellen ist fein oder stark vakuolisiert mit zum Teil deutlicher Schleimbildung.

Bei den polymorphen undifferenzierten Plattenepithelkarzinomen liegen in kleinen dichten Gruppen oder Haufen große Zellen mit unscharfen Grenzen, starker Verschiebung der Kern-Plasma-Relation, großen unregelmäßigen Kernen mit klumpigem Chromatin, sichtbarer Kernmembran und kräftigen Nukleolen beieinander. Kernhyperchromasie und starke Zytoplasmabasophilie weisen auf den malignen Charakter der Zellen hin, wobei Rückschlüsse auf die Herkunft der Tumorzellen oft nicht möglich sind.

Mammakarzinom

Bei den metastasierenden Mammakarzinomen finden sich häufig positive Liquorzellbefunde. Bei den duktalen Karzinomen lassen sich dichte polymorphe Zellverbände neben isolierten großen rundlichen Kernen mit zentral gelegenem Kern und deutlichen Nukleolen bei mäßig reichem Zytoplasma mit deutlichen Zellgrenzen finden (Abb. 8.3 i). Gelegentlich treten typische, zu Drüsen angeordnete Zellverbände auf.

Die lobulären Karzinome liegen eher in lockeren Haufen kleiner Zellen mit hyperchromen Kernen, kleinen Nukleolen und spärlichem Zytoplasma. Die Kern-Plasma-Relation ist auffälliger verschoben als bei den Zellen des duktalen Karzinoms.

Magenkarzinom

Bei Karzinomen des Magen-Darm-Trakts überwiegen Metastasen von Adenokarzinomen des Magens oder der Gallenblase. Sie manifestieren sich als einzelne oder in Haufen gelegene kleine Zellen oder typische Siegelringzellen (Abb. 8.3 j) riesigen Ausmaßes mit starker Verschleimungstendenz.

■ Meningealleukosen und Meningeallymphomatosen

Im Gegensatz zur meningealen Aussaat solider Tumoren sind leukämische und lymphomatöse Infiltrate sehr zellreich. Sie bieten damit günstige Voraussetzungen für die zytologische Diagnostik (Kranz et al. 1986). Akute Leukämien und Lymphome hohen Malignitätsgrades zeichnen sich dabei durch unreife Blastenproliferation (Abb. 8.3 l) aus. Aufwendige immunzytologische Untersuchungen sind daher meist nicht erforderlich, insbesondere wenn die Grunderkrankung ausreichend diagnostiziert worden ist.

Problematisch ist dagegen die Diagnose niedrig maligner Lymphome in Abgrenzung zu reaktiv-entzündlichen lymphozytären Pleozytosen. Hier hilft häufig nur der immunzytologische Nachweis einer monoklonalen Zellpopulation weiter (zur Differenzierung von entzündlichen Liquorzellsyndromen s. Tabelle 8.2).

Tabelle 8.2. Immunzytologische Differenzierung von Lymphomen und entzündlichen Erkrankungen (nach Wick u. Fateh-Moghadam 1992)

ZNS-Befall bei Lymphomen niedrigen Malignitätsgrades	Entzündliche ZNS-Erkrankungen mit lymphozytärer Pleozytose
■ T-Zell-Lymphome	
Reife T-Zellen (CD4 oder CD8)[a]	80–100% reife T-Zellen möglich (CD4/CD8=1,8–9,4)[b]
■ B-Zell-Lymphome	
Überwiegend monoklonale B-Zellen mit κ oder λ (evtl. CD5-pos.)[a]	Bis ca. 20% oligoklonale B-Zellen ($\lambda/\kappa \approx 2$)

[a] Cave Maskierung durch entzündliche Reizpleozytose.
[b] Cave HIV-Enzephalitis (CD4/CD8 = < 1).

Der ganz überwiegende Teil der Lymphome entsteht aus B-Lymphozyten und zeigt Charakteristika der Vorläuferzellen. Man kann deshalb auch ohne Kenntnis der Zellarchitektur die Liquorlymphomzelle bestimmten Unterformen zuordnen, solange die Zellen noch nicht entdifferenziert sind (Bizjak-Schwarzbartl 1988).

Die klassischen morphologischen Kriterien für Malignität gelten auch hier. Lymphome zeigen oft besonders stark gelappte Zellkerne mit auffälliger Chromatinstruktur. Die Kern-Plasma-Relation ist variabel, sie übersteigt oft 75%. Nukleoli sind häufig multipel und prominent. Abhängig vom Typ des Lymphoms können die Zellen morphologisch sehr homogen, aber auch unterschiedlich groß sein. Besonders vielgestaltig sind die Zellbilder beim zentroblastisch-zentrozytischen Typ und beim hoch malignen entdifferenzierten Lymphom.

Lymphome exprimieren häufig IgM, das sich immunzytochemisch an der Zelloberfläche nachweisen lässt. Es gibt aber keinen Lymphozytenmarker, der beweisend für ein Lymphom wäre und der nicht auch bei entzündlichen Reaktionen nachgewiesen werden könnte.

Literatur

Bizjak-Schwarzbartl M (1988) Cytomorphologic characteristics of non-Hodgkin's lymphoma. Acta Cytol 32: 216–220

Boogerd W, Vroom THM, Van Heerde P et al. (1988) CSF cytology versus immunocytochemistry in meningeal carcinomatosis. J Neurol Neurosurg Psychiatry 51: 142–145

Felgenhauer K, Beuche W (1999) Labordiagnostik neurologischer Erkrankungen. Thieme, Stuttgart

Grisold W, Weiss R, Jellinger K (1983) Klinik und zytologische Diagnostik der meningealen Neoplasien. In: Heyden HW von, Krauseneck P (Hrsg) Hirnmetastasen. Zuckschwerdt, München

Hohlfeld R, Schwendemann G, Schwarz A et al. (1986) Typisierung von Liquorzellen mit monoklonalen Antikörpern. In: Kölmel HW (Hrsg) Zytologie des Liquor cerebrospinalis. VCH, Weinheim, S 85–90

Jellinger K, Grisold W, Weiss R (1986) Zytologische Differenzierung von Malignomzellen des Liquor cerebrospinalis. In: Kölmel HW (Hrsg) Zytologie des Liquor cerebrospinalis. VCH, Weinheim, S 137–175

Kölmel HW (1976) Atlas of cerebrospinal fluid cells. Springer, Berlin Heidelberg New York

Kölmel HW (1979) Meningitis und Liquorzytologie. Nervenarzt 50: 5–9

Kölmel HW (Hrsg) (1986) Zytologie des Liquor cerebrospinalis. VHC, Weinheim

Kranz BR, Thiel E, Thierfelser S (1986) ZNS-Befall bei lymphohämatopoetischen Neoplasien: Inzidenz und immunzytologischer Nachweis im Liquor. In: Kölmel HW (Hrsg) Zytologie des Liquor cerebrospinalis. VCH, Weinheim, S 101–128

Langevoort HL, Cohn ZA, Hirsch JG et al. (1970) The nomenclature of mononuclear phagocytic cells. Proposal for a new classification. In: Van Furth R (ed) Mononuclear phagocytes. Blackwell, Oxford

Oehmichen M (1976) Cerebrospinal fluid cytology. An introduction and atlas. Thieme, Stuttgart

Oehmichen M (1986) Liquormakrophagen und Blutmonozyten. In: Kölmel HW (Hrsg) Zytologie des Liquor cerebrospinalis. VCH, Weinheim, S 43–54

Schmidt RM (Hrsg) (1986) Der Liquor cerebrospinalis. VEB Thieme, Leipzig

Wick M, Fateh-Moghadam A (1992) Liquordiagnostik. In: Pongratz DE (Hrsg) Klinische Neurologie. Urban & Schwarzenberg, München, S 136–156

Wiethölter H, Oehmichen M (1984) Liquorzytologie. In: Gänshirt H et al. (Hrsg) Akute entzündliche Erkrankungen des Zentralnervensystems und seiner Hüllen. Perimed, Erlangen

Wurster U (1986) Enzymzytochemische Identifizierung von Monozyten und T-Lymphozyten mit der alpha-Naphthylazetatesterase (ANAE) Färbung. In: Kölmel HW (Hrsg) Zytologie des Liquor cerebrospinalis. VCH, Weinheim, S 71–84

Wurster U, Stark E, Engelhardt P (1984) Liquorzytologie und kombinierte Zentrifugation und Zytozentrifugation im Vergleich zur Sedimentation und Membranfiltration. Ärztl Lab 30: 184–188

Kapitel 9 Entzündliche Erkrankungen

H. Wiethölter

INHALT

9.1 **Klassifikation** 193
9.2 **Entzündungen der Hüllen des ZNS (Meningitiden)** 194
9.2.1 Eitrig-bakterielle Entzündungen 194
9.2.2 Akute abakterielle Meningitiden 197
9.2.3 Chronische Arachnopathien 197
9.2.4 Spezifische und granulomatöse Meningoenzephalitiden 197
9.3 **Entzündungen vom unsystematisch-disseminierten Verteilungstyp** 204
9.3.1 Eitrig-bakterielle Entzündungen 204
9.3.2 Mit Endotoxinwirkung verbundene Infektionen 206
9.3.3 Proto- und metazoenbedingte Entzündungen 207
9.3.4 Bandwürmer (Zestoden) 210
9.3.5 Pilzinfektionen 211
9.3.6 Paraneoplastische Syndrome 214
9.3.7 Ätiologisch unzureichend geklärte entzündliche Syndrome 214
9.3.8 Chemisch induzierte Enzephalitiden 215
9.4 **Diffuse bzw. lokal akzentuierte Polioenzephalomyelitiden** 215
9.4.1 Akute diffuse lymphozytäre Polioenzephalitis 217
9.4.2 Hirnstammenzephalitiden 217
9.4.3 Temporallappenenzephalitiden 219
9.4.4 Poliomyelitis 221
9.4.5 Ganglionitis bei Herpes zoster 222
9.5 **Leukenzephalomyelitiden** 223
9.5.1 Postvakzinale Enzephalomyelitis bzw. Enzephalopathie 223
9.5.2 Para- und postinfektiöse Enzephalomyelitiden 224
9.5.3 Pertussisenzephalopathie 225
9.5.4 Akute hämorrhagische Leukenzephalitis 225
9.6 **Chronische Enzephalitiden** 226
9.6.1 HIV-Enzephalopathie 226
9.6.2 Zytomegalie 228
9.6.3 Progressive multifokale Leukenzephalopathie 228
9.6.4 Subakute sklerosierende Panenzephalitis 229
9.6.5 Progressive Rötelnpanenzephalitis 229
Literatur 230

9.1 Klassifikation

Entzündungen äußern sich am Zentralnervensystem in gleicher Weise wie an anderen Körperorganen durch Auftreten von Granulozyten und immunkompetenten Zellen, die sich auf einen chemotaktischen, physikalischen Reiz hin oder bei einer Komplementaktivierung als Antwort auf Erreger bzw. unbelebte Fremdstoffe im nervösen Gewebe in der Regel perivaskulär anreichern. Je nach Reiz und Immunitätslage wechselt das Gewebsmuster von der akuten Störung der Blut-Hirn-Schranke zu den unterschiedlichen Formen der Infiltratzellen neutrophiler Granulozyten über lymphozytäre, lymphomonozytäre, lymphoplasmazelluläre Infiltrate bis zu den spezifischen Formen granulomatöser Entzündungen.

Die nahe liegende Gliederung nach der Ätiologie ist problematisch, da insbesondere im Bereich der viral bedingten Infektionen ein ätiologischer Nachweis häufig nicht gelingt. Außerdem sind pathogenetische Mechanismen nicht überall so gut geklärt, als dass sie zur Grundlage einer Klassifikation gemacht werden könnten.

Die üblichen und auch hier verwandten Klassifikationsversuche stellen daher einen Kompromiss aus verschiedenen Einteilungskriterien dar, bei dem das diagnostische Vorgehen des Morphologen die Leitlinie bildet:

- Meningitiden,
- spezifische und granulomatöse Meningoenzephalitiden,
- durch Viren, Immunreaktionen oder Erregertoxine bedingte Entzündungen vom disseminierten Verteilungstyp,
- lokal akzentuierte Enzephalomyelitiden,
- Polioenzephalomyelitiden,
- Leukenzephalitiden,
- Panenzephalitiden.

Schwierigkeiten der Gliederung zeigen sich z. B. bei der Zuordnung der Neurolues, die unter den spezifischen Meningoenzephalitiden abgehandelt wird, obwohl z. B. die progressive Paralyse zur Gruppe der Polioenzephalitiden gehört. Die gemeinsame Ätiologie legt allerdings das hier gewählte Vorgehen nahe.

Innerhalb der topographisch bestimmten Grobgliederung erfolgt die Untergliederung teils nach ätiologischen Gesichtspunkten (Eitererreger, Viren), teils aufgrund bestimmter histologischer Charakteristika (z. B. perivenöse Enzephalitis oder nekrotisierende Enzephalitis). Vielfach kann der gleiche Erreger je nach Reaktionslage des individuellen Organismus zu unterschiedlichen Manifestationsformen führen.

Hinter der lokalisatorischen Unterscheidung von Polio- und Leukenzephalitiden stand früher die Tendenz, die erstgenannte Enzephalitisform als viral bedingt aufzufassen, bei der Leukenzephalitis aber – im Sinne einer para- bzw. postinfektiösen Enzephalitis – Hyperimmunreaktionen zu unterstellen. Diese Unterteilung wie auch der Schluss aus dem Nachweis von Kerneinschlusskörperchen auf das Vorliegen einer Virusinfektion sind heute nicht mehr haltbar.

9.2 Entzündungen der Hüllen des ZNS (Meningitiden)

9.2.1 Eitrige bakterielle Entzündungen

Bakterielle Infektionen erreichen das ZNS überwiegend über seine Hüllen auf *hämatogenem Wege*, können aber auch von dem das Hirn umgebenden Knochensystem (Osteomyelitis) mit seinen Höhlen (Sinusitis) auf die Dura und Leptomeninx übergreifen. Dies geschieht vornehmlich über kontinuierliche Gefäßverbindungen (z. B. Emissarien), feinste Diskontinuitäten basaler Dura- und Knochenlamellen (z. B. spontane Rhinoliquorrhö) und entlang der Hirnnerven. Iatrogen entstandene Hirnverletzungen, insbesondere nach Implantation von Kunststoffmaterialien (Shunt), sind akut (Hospitalismuskeime) und auch lange Zeit nach der Operation infektionsgefährdet (Staphylococcus epidermidis).

Pachymeningitis purulenta

Die purulente Pachymeningitis stellt eine eitrige, hämorrhagische, fibrinöse Entzündung der Dura mater dar, die als Pachymeningitis externa epidural, als Pachymeningitis interna subdural (z. B. subdurales Empyem auch als Folge eines bakteriell infizierten subduralen Hämatoms; Pathak et al. 1990) oder als Pachymeningitis intralamellaris intradural liegen kann. In der Regel greifen lokale osteomyelitische Prozesse auf die Dura über und führen zu Thrombosen von Brückenvenen und Sinus. Wirbelsäulenosteomyelitiden (meistens Staphylococcus aureus oder Salmonella typhi, früher Tuberkulose) können als *spinaler epiduraler Abszess* (Hlavin et al. 1990) absacken oder breiten sich subakut und chronisch über mehrere Segmente aus (Pfister 1998 b).

Morphologisch entwickelt sich – von frischen phlegmonösen Prozessen mit granulozytärer Infiltration abgesehen – ein granulomatöses Bild mit Fibroblastenwucherungen, Lymphozyten- und Plasmazellinfiltrationen. Die angrenzende Arachnoidea zeigt, soweit sie nicht infiltriert ist, fibrotische Verklebungen mit der Pia.

Pachymeningitis hypertrophicans cervicalis

Sie stellt die seltene Sonderform einer unspezifischen (vor allem Traumata) oder spezifischen (Syphilis, Tuberkulose) chronisch-proliferativen Pachymeningitis dar, die mit starker Verbreiterung der Dura und Verklebung der Arachnoidea einhergeht und zu einer entsprechenden Einengung des zervikalen Spinalraums führt.

Leptomeningitis purulenta

Die Leptomeningitis purulenta (Syn.: eitrige Meningitis, bakterielle Meningitis) ist eine eitrige Entzündung der Hirnhäute mit Beteiligung des Liquor cerebrospinalis (Pfister 1998 a).

Epidemiologie. Die Inzidenz der akuten bakteriellen Meningitis wird auf 5–10 Fälle pro 100 000 Einwohner pro Jahr geschätzt. 80% etwa treten vor dem 10. Lebensjahr auf (Geiseler et al. 1980). Die häufigsten Erreger sind *Haemophilus influenzae* (30–40%), *Meningokokken* (20–30%) und *Pneumokokken* (15–20%). Es folgen Meningitiden durch gramnegative Enterobakterien inklusive Pseudomonas aeruginosa (ca. 10%). Bei etwa 10–30% ist kein Erregernachweis möglich.

Die Letalität beträgt für Pneumokokkenmeningitiden 20–40%, Hämophilus-influenzae-Meningitiden 5–15% und für die Meningokokkenmeningitis 5–30% (Swartz 1984).

Pathogenese. Der Liquorraum bietet günstige Wachstumsbedingungen für Eitererreger und begünstigt durch den Liquorfluss eine rasche Ausbreitung im gesamten äußeren und inneren Liquorraum. Der Verlauf kann perakut, akut, subakut, selten auch chronisch sein und ist durch die Art des Erregers und die Abwehrlage des Organismus bestimmt. Prädiktoren für einen ungünstigen Verlauf der Erkrankung sind Patientenalter, zurückliegende oder begleitende Krankheit, hohe Erregerdichte im Liquor zum Zeitpunkt der Diagnosestellung, Art des Erregers, lange Krankheitsdauer vor Therapiebeginn (Bolan u. Barzan 1985; Tunkel u. Scheld 1997).

Abhängig von der Virulenz der Erreger (Kapselbildung, Oberflächenantigene) führt die Anwesenheit einer ausreichenden Zahl von Bakterien zu einer Freisetzung von verschiedenen Zytokinen. Am besten untersucht sind der Tumornekrosefaktor (TNF-α) und Interleukin-(IL-)1. Tierexperimentell kommt es 1–3 h nach intrazisternaler Gabe von Lipopolysacchariden oder Zellwandfragmenten von Pneumokokken zur Freisetzung von IL-1 und TNF-α. Ihr folgt die Einwanderung von Leukozyten und der Einstrom von Albumin und Immunglobulinen aus dem Serum.

Es sind aber auch andere Zytokine an der Mediation der Leukozytenimmigration beteiligt. Auf Endothelzellen induzieren die Zytokine die Expression von Adhäsionsmolekülen (ICAM-1, ICAM-2, GMP-140, ELAM-1 u.a.). Intravasale Leukozyten exprimieren Selektine und Integrine, wodurch es zu einer Adhäsion und nachfolgenden Migration von Granulozyten in den Subarachnoidalraum kommt. Hier werden die Granulozyten von Zytokinen stimuliert, so dass sie degranulieren und weitere entzündungsaktive Substanzen freisetzen. Dazu gehören Proteasen, freie Radikale und Metaboliten der Arachidonsäure, die zu einer Zunahme der Blut-Hirn-Schrankenstörung durch Separation der Tight junctions in den Kapillaren führen, mit der Folge eines zunehmenden Hirnödems. Im Liquor steigt Laktat an, und die Glukose ist erniedrigt (Nau 1995).

■ **Klinik.** Kopfschmerzen, Meningismus (gering oder fehlend bei Kindern und älteren Patienten), Erbrechen, Lichtscheu, Fieber und Bewusstseinsstörungen, seltener Hirnnervensymptome, stehen im Vordergrund. Der Liquorbefund zeigt typischerweise eine Pleozytose über 1000 Zellen vornehmlich neutrophiler Granulozyten. Bei suffizienter antibiotischer Therapie bilden sich klinische Symptome und Pleozytose innerhalb weniger Tage zurück. Der Anteil der Lymphozyten, später Monozyten nimmt zu und bleibt bis zu Wochen bestimmend.

■ **Morphologie.** Bei den perakut zum Tode führenden Fällen lässt sich makroskopisch lediglich eine Rötung der Leptomeningen mit Gefäßinjektion und Hydrops der Liquorräume nachweisen. Kommt es im Rahmen einer Meningokokkenmeningitis zu einem *Waterhouse-Friderichsen-Syndrom* (Arndt et al. 1990) mit Nebennierenblutungen oder generalisierter hämorrhagischer Diathese, dann kann innerhalb von Stunden nach Krankheitsbeginn der Tod eintreten. Selbst bei mikroskopischer Untersuchung sind vielfach nur beginnende Leukozyteneinwanderungen in die Gefäßwand und in die unmittelbare Nachbarschaft der Leptomeningealgefäße nachweisbar.

Üblicherweise sind bei akuten Meningitiden entweder die Großhirnrinde (Haubenmeningitis) oder die basalen Häute bzw. Zisternenwände (basale Meningitis) von gelblich-weißem Eiter bedeckt (Abb. 9.1 b) – im Frühstadium vielfach nur entlang der großen Venen als gelbliche Einscheidungen, die teilweise lediglich Ausdruck von Fibrinausfällungen sein können.

Vor allem Pneumokokken- und Meningokokkeninfektionen neigen zu fibrinösen Veränderungen. Pneumokokken und Haemophilus influenzae verursachen vornehmlich Haubenmeningitiden.

Mikroskopisch herrschen in den Frühstadien Granulozyten vor. Bakterien liegen intra- und extrazellulär. Im Gegensatz zu den aufliegenden entzündlichen Veränderungen ist der darunter liegende Kortex nur von wenigen Granulozyten infiltriert. Er ist aber häufig spongiform ödematös aufgequollen.

Nach 2–3 Tagen geht die Zahl der neutrophilen Granulozyten zurück, Lymphozyten und Plasmazellen treten auf, zusammen mit Fibrin und Makrophagen. Einige kleine Blutgefäße zeigen eine *fibrinoide Nekrose und Thrombose*. Folge der vaskulären Thrombose sind kleine kortikale Nekroseherde. Vaskulitiden (Pfister et al. 1990) und fibrinöse sowie hyaline Thromben finden sich bevorzugt bei der Meningokokken- und Pneumokokkenmeningitis (Abb. 9.1 c). In Spätstadien können leichte subpiale Fasergliosen und fibrotische Verdickungen der Leptomeningen ebenso wie eine Ependymitis granularis auf eine abgelaufene Meningitis schließen lassen. Je nach zeitlichem Abstand von den akuten Erscheinungen finden sich noch mononukleäre Phagozyten, einzelne Lymphozyten und Plasmazellen im Liquorraum. Die Beobachtung erheblicher Intimaverdickungen bei Kindern nach mehrtägigem Verlauf einer eitrigen Meningitis kann – neben anderen Kriterien – entsprechende Gefäßwandschäden bei jungen Erwachsenen als Residuum einer vorausgegangenen Meningitis erklären.

■ **Komplikationen.** Durch ein Übergreifen der Entzündung auf die in den Leptomeningen verlaufenden Gefäße (Abb. 9.1 d) besteht die Gefahr einer

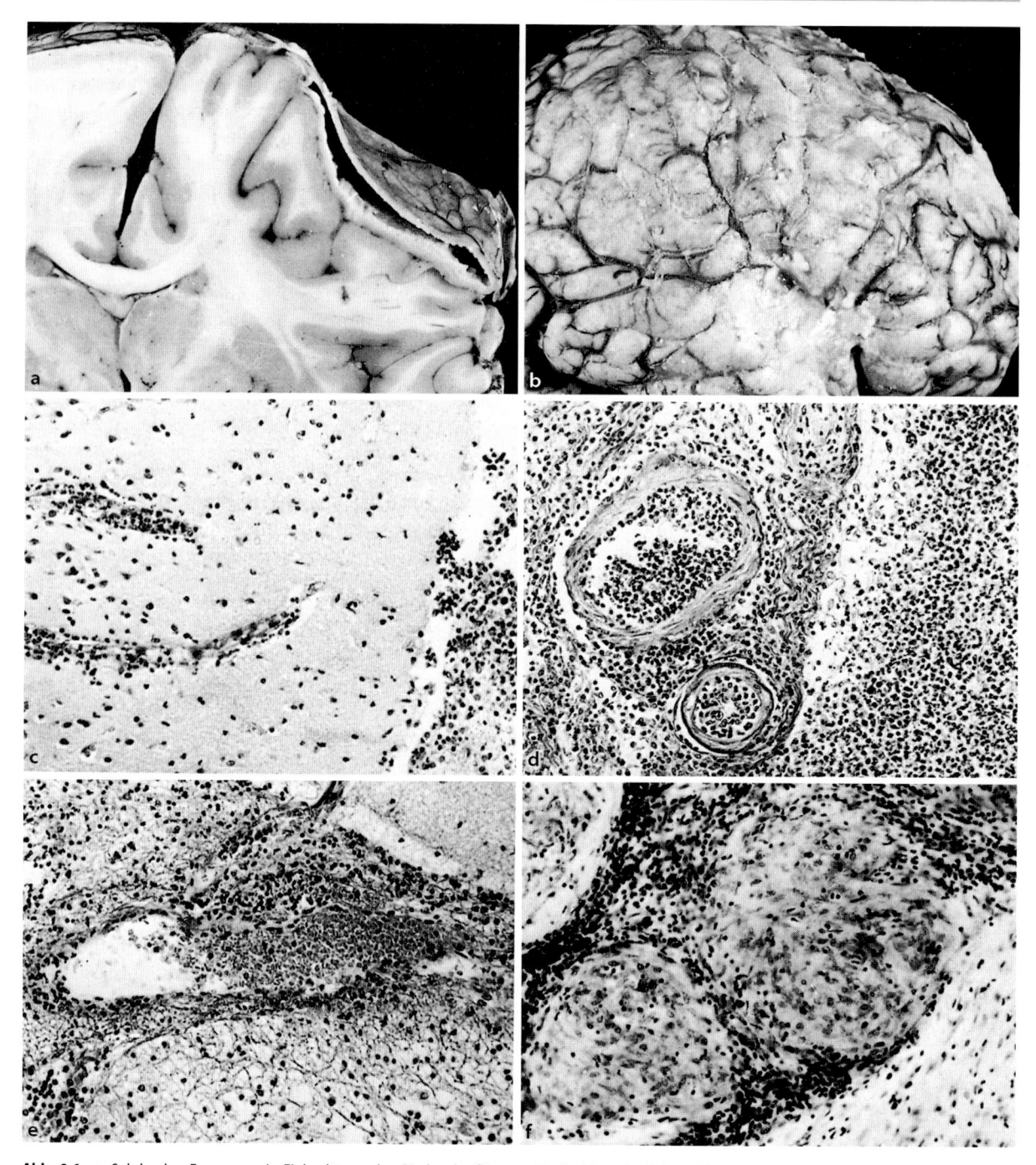

Abb. 9.1. a Subdurales Empyem mit Einbuchtung der Rindenoberfläche; **b** eitrige Meningitis; **c** eitrige Meningitis mit Übergreifen der neutrophilgranulozytären Infiltration auf die Piagefäße; **d** eitrige Meningitis mit beginnender Thrombosierung leptomeningealer Gefäße; **e** eitrige Meningitis mit dichter fibrinöser Gespinstbildung im Subarachnoidalraum. **f** Listerienmeningitis mit Granulomknötchen, die von Lymphozyteninfiltraten umgeben werden

Thrombophlebitis vor allem der großen dorsalen Brückenvenen bis hin zur Sinusthrombose. Eine zerebrale Arteriitis (60% der berichteten Fälle bei Haemophilus influenzae) kann zu fokalen Ischämien und Infarzierungen, bei Befall der Gefäße des basalen Gefäßkranzes zu großflächigen Infarzierungen führen (Pfister 1998).

Aquäduktverschlüsse, Hydrocephalus occlusus internus: Im Reparationsstadium können die physiologischen Durchtrittsstellen des Liquors aus dem Ventrikelsystem in die äußeren Liquorräume durch fibrinöse Verklebungen (Abb. 9.1e) verschlossen werden oder – seltener – Aufbrüche der Ependymzellen mit Wucherungen der subependymalen Glia

(Ependymitis granularis) den Aquädukt verschließen und durch Behinderung des Liquorabflusses einen Hydrocephalus occlusus internus (bei 20% der Meningitiden der Neugeborenen) verursachen.

Sterile subdurale Effusionen entwickeln sich bei etwa 25% kindlicher Meningitiden. Sie bilden sich komplikationslos zurück.

Granulomatöse Entzündungsreaktionen treten neben der basal akzentuierten Meningitis als Sonderform der nicht seltenen Listerienmeningitis auf (Abb. 9.1 f).

9.2.2 Akute abakterielle Meningitiden

Syn.: lymphozytäre Meningitis (nicht immer zutreffend, da stadienabhängig andere Zellpopulationen vorherrschen können); aseptische Meningitis (schließt auch mechanische und chemisch verursachte Meningitiden ein); seröse Meningitis (stadienabhängig, z.T. auch als Ausdruck für eine lokale Begleitreaktion verwandt); sympathische Meningitis (Nachbarschaftsreaktion).

■ **Ätiologie.** Die Ursache ist in aller Regel eine Virusinfektion, auch wenn ein positiver Virusnachweis aus technisch methodischen Gründen nur zu 20% möglich ist (Wiethölter 1993). Die häufigsten in Europa nachgewiesenen Erreger sind Coxsackie-, Echo- und Mumpsviren.

■ **Klinik.** Das klinische Bild entspricht einer akuten fieberhaften Erkrankung mit Kopfschmerzen, Meningismus und häufig Erbrechen. Allgemeinsymptome wie Müdigkeit, Schläfrigkeit und Irritabilität treten auf. Neurologische Ausfälle sind selten und weisen auf eine enzephalitische Beteiligung hin.

Der typische Verlauf ist benigne und umfasst 10–14 Tage (ca. 90%), unabhängig von der Schwere der Erkrankung und den Erregern. Etwa 10% verlaufen protrahiert; Residualsymptome (z.B. Hydrozephalus als Folge einer Ependymitis mit Verklebungen) und Todesfälle sind selten.

> Das Liquorzellbild wird von einer lymphozytären Pleozytose bestimmt, in den ganz akuten Phasen, untermischt mit neutrophilen Granulozyten, nach einigen Tagen aber begleitet von stimulierten Lymphozyten, Plasmazellen und Monozyten. Die Zellzahlen erreichen gewöhnlich nicht das Ausmaß der eitrigen Meningitiden, sondern bewegen sich zwischen einigen 100/3.

Als *Mollaret-Meningitis* wird eine rezidivierende lymphomonozytäre Meningitis bezeichnet, die abrupt mit Fieber und allgemeinem Krankheitsgefühl einsetzt und nur wenige (2–4) Tage dauert, mit symptomfreien Intervallen. Etwa 50% der Patienten haben neben den meningealen Zeichen flüchtige neurologische Ausfälle (Aphasie, Hemiparese, Anfälle, Hirnnervensymptome). Die Ursache ist ungeklärt, obwohl Epstein-Barr- und vor allem Herpessimplex-Viren (Typ 2 mehr als Typ 1) mittels PCR nachgewiesen wurden (Jensenius et al. 1998).

Pathologisch-anatomisch ist die abakterielle Meningitis in vielen Fällen von einer leichten enzephalitischen Reaktion begleitet, Parenchymschädigungen sind jedoch selten. Auch Gefäßthrombosen und Komplikationen wie bei den bakteriellen Meningitiden fehlen meist.

9.2.3 Chronische Arachnopathien

Als Folge bakterieller und abakterieller Meningitiden, aber auch nach Blutungen, operativen Eingriffen oder nach Ruptur von Epidermoidzysten kann es zu fibrotischen Leptomeningealverdickungen kommen, die diffus oder lokalisiert und dann vielfach zystisch auftreten. Zystische Arachnopathien können nach frühkindlichen Läsionen zu Hirngewebsverdrängungen führen (keine Nekrose oder Vernarbungszeichen in der Rinde!). Sie können auch die Nn. optici durch Druckwirkung der fibrotischen Nervenscheiden schädigen und zu Funktionsstörungen führen, die dann als *Arachnopathia opticochiasmatica* bezeichnet wird. Es handelt sich hierbei nicht um eine ätiologisch scharf umrissene Krankheitsentität.

Ursache chronischer Arachnopathien können auch eine Lues cerebrospinalis oder eine Vaskulitis (Oliver et al. 1968) im Rahmen einer Panarteriitis nodosa sein.

9.2.4 Spezifische und granulomatöse Meningoenzephalitiden

■ **Tuberkulose**

Meningitis bzw. Meningoencephalitis tuberculosa

■ **Epidemiologie.** Die Morbidität der tuberkulösen Meningitis wird auf 2 pro 100 000 Einwohner pro Jahr geschätzt. Bedingt durch eine geringe Durchseuchungsrate, seltenere BCG-Impfungen und die Zunahme von Aids-Erkrankungen sind tuberkulöse Meningitiden wieder häufiger geworden, obwohl die Tuberkulose vielfach klinisch nicht diagnostiziert wird. Etwa 5–10% der Aids-Erkrankten entwickeln eine aktive Tuberkulose, davon 4–19% mit zerebraler Beteiligung (Zuger u. Lowy 1997). Zunehmend werden Erkrankungen auch durch *atypische Mykobakterien* verursacht. Unter den Obduktionen finden sich 3,7% Tuberkulosen (Seeliger u. Gebhard 1978), von denen mehr als 35% zuvor nicht diagnostiziert worden waren.

■ **Ätiologie und Pathogenese.** Die tuberkulöse Meningitis wird durch *Mycobacterium tuberculosis hominis* und zunehmend auch atypische Mykobakterien verursacht und ist auf eine Erregeraussaat in den Liquorraum zurückzuführen, ausgehend von kleinen, meningealen, an der Hirnoberfläche oder an Gefäßwänden und im Plexus chorioideus gelegenen kleinen verkästen Granulomen (sog. Rich-Fokus), aus denen es später je nach Immunitätslage zum Einbruch in den Subarachnoidalraum und zur floriden tuberkulösen Meningitis kommt. Die Granulome entstehen durch hämatogene Streuung bei Miliartuberkulose (ca. 70% der tuberkulösen Meningitiden bei Kindern und ca. 50% bei Erwachsenen) oder chronischer Organtuberkulose. Sehr selten ist die Meningitis Folge der direkten Ausbreitung einer tuberkulösen Spondylitis oder Otitis.

■ **Klinik.** Im Verlauf der Erkrankungen lassen sich 3 klinische Stadien einer meist über Wochen bis Monate chronisch schleichend, selten akut innerhalb weniger Tage verlaufenden tuberkulösen Meningitis unterscheiden (Zuger u. Lowy 1997).
■ *Stadium 1:* Prodromalstadium ohne neurologische Ausfälle mit allgemeiner Mattigkeit, erhöhter Reizbarkeit und Kopfschmerzen.
■ *Stadium 2:* Meningeale Zeichen, geringe Bewusstseinsstörung oder geringe neurologische Ausfälle vor allem von Seiten der *basalen Hirnnerven* (Fazialisparesen, Sehstörungen).
■ *Stadium 3:* Schwere Bewusstseinsstörungen, epileptische Anfälle, deutliche herdneurologische Ausfälle (z. B. Hemiparese).

> Der Liquor ist typischerweise mit gemischtzelliger Pleozytose bis zu einigen 100/3 Zellen mit Eiweißerhöhung und Zuckererniedrigung auf unter 40% des Blutzuckerwertes verändert.

Inzwischen stehen Verfahren zum *Polymerase-chain-reaction-(PCR-)Nachweis* im Liquor zur Verfügung, die mit 90% Sensitivität und 100% Spezifität die Diagnose extrem erleichtern (Liu et al. 1994) und innerhalb von 24 h Ergebnisse liefern können (Havlir u. Barnes 1999).

Unbehandelt führt die tuberkulöse Meningitis in der Regel innerhalb von 5–8 Wochen zum Tode. Unter tuberkulostatischer Therapie liegt die Letalität bei 15–40% (50–60% in der Altersgruppe über 50 Jahre) (Pfister 1998c). Neurologische Residuen wie Hydrozephalus, Hemiparesen, Hirnnervenausfälle und epileptische Anfälle verbleiben zu 30–45%.

■ **Morphologie.** Die entzündlichen Veränderungen betreffen vorwiegend die basalen Zisternen (Abb. 9.2 a) unter Einschluss der Sehnerven, der Infundibularregion und der Hirnschenkel sowie der Brücke.

Es bilden sich grau-grünlich verfärbte sulzige Schwarten (Abb. 9.2 b), die sich in den Subarachnoidalräumen an der Medialseite der Temporallappen bis zur Insel ausbreiten können. Die Hirnkonvexität bleibt in der Regel frei.

Mikroskopisch finden sich Granulome mit Verkäsungen, die von dichtliegenden Epitheloidzellen umgeben werden, wobei sich Langhans-Riesenzellen gerade an den Nekroserändern häufen (Abb. 9.2 c). In den peripheren Infiltratregionen herrschen Lymphozyteninfiltrate, nicht selten aber auch in größerer Zahl neutrophile Granulozyten vor.

■ Von besonderer Bedeutung sind die ausgeprägten entzündlichen Veränderungen an den Gefäßen, die durch die basalen Zisternen ziehen (Abb. 9.2 d).

Die Arterien sind massiv entzündlich in Adventitia und Intima infiltriert, nicht selten auch in Form einer *Panarteriitis* mit erheblichen proliferativen Intimaverdickungen und entsprechend starker Lumeneinengung (Leiguarda et al. 1988). Riesenzellen können auch innerhalb der Intimaproliferate beobachtet werden. In einer südafrikanischen Studie hatten 21% der Kinder mit tuberkulöser Meningitis Basalganglienischämien, mit weiteren 22% unter der Therapie (Schoeman et al. 1995). Die Venen sind in 30% der Fälle thrombosiert. Infiltrate greifen auch auf die Hirnnerven über.

■ Thrombophlebitiden und Arteriitiden ziehen erhebliche Kreislaufstörungen im Versorgungsgebiet der großen basalen Arterien nach sich (Abb. 9.2 e).

Im Übrigen dehnen sich entzündliche Infiltrate auch von den Piagefäßen unmittelbar auf das Hirngewebe aus. In unbehandelten Fällen kann man mit der Ziehl-Neelsen-Färbung säurefeste Stäbchen nachweisen. Unter tuberkulostatischer Behandlung

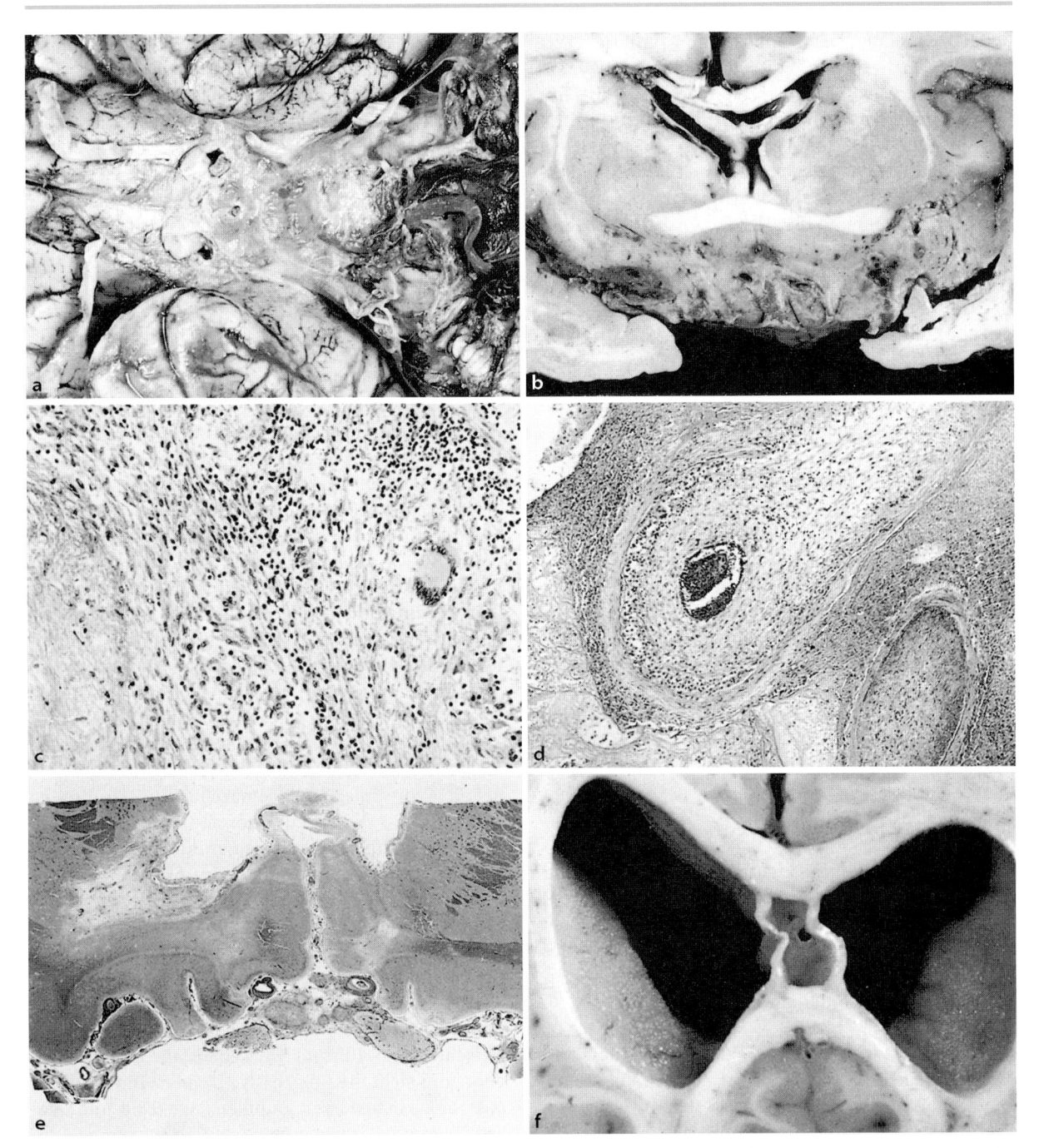

Abb. 9.2 a–f. Tuberkulöse Meningoenzephalitis. **a** Schwartenbildung um die basalen Hirnnerven und die Sehnervenkreuzung; **b** Verschwartung der basalen Leptomeningen und Übergreifen des entzündlichen Prozesses auf die basalen Rindenregionen; **c** Verkäsungsrand (*links* Nekrose, *Mitte* Epitheloidzellinfiltration, *rechts* Langhans-Riesenzelle); **d** Panarteriitis innerhalb der tuberkulösen Leptomeningitis mit starker Lumeneinengung durch Intimaproliferate; **e** schwere basale Arteriitiden und sekundäre Kreislaufstörungen am Boden der Seitenventrikel; **f** Ependymitis granularis nach tuberkulöser Meningoenzephalitis

treten Lymphozyten und Plasmazellen zurück und machen zunehmend Makrophagen Platz. Während der Vernarbungsvorgänge kann es zur Ependymitis granularis und zu Aquäduktverschlüssen mit der Folge eines Hydrocephalus internus kommen (Abb. 9.2 f).

Tuberkulome

Tuberkulome bilden sich ebenfalls aus verkästen Granulomen, die bei entsprechender Immunitätslage nicht in den Subarachnoidalraum hinein rupturieren, sondern sich zu einer Raumforderung unterschiedlicher Größe und Lokalisation entwickeln.

Mikroskopisch sieht man eine zentrale Verkäsung, umgeben von Epitheloidzellen und einem im Vergleich zur tuberkulösen Meningitis wesentlich geringer ausgeprägten entzündlichen Infiltrat aus Lymphozyten und gelegentlich Plasmazellen, bei ausgeprägter Bindegewebskapselbildung in Verbindung mit starker Kapillarproliferation in der Kapselregion. Nur in 10% der Fälle lassen sich Zeichen einer abgelaufenen tuberkulösen Meningitis finden (Mayers et al. 1978).

Tuberkulöse Enzephalopathie

Exsudat, Vaskulitis und Hydrozephalus sind für eigene spezifische Veränderungen verantwortlich. Eine sog. Randzonenenzephalitis beschreibt Gewebsreaktionen, die neben dicken adhärenten Exsudaten gesehen werden: Hirnerweichungsherde mit Astrozyten, Mikroglia und Entzündungsreaktionen, gelegentlich mit hämorrhagischer Infarzierung als Folge thrombosierter Gefäße innerhalb des Exsudates.

Als tuberkulöse Enzephalopathie bezeichnet man eine Entität mit zerebralem Ödem, perivaskulärer Demyelinisierung oder hämorrhagischer Leukenzephalopathie, die in der Tiefe des Marks weit entfernt von Vaskulitis oder Exsudaten gesehen werden. Vermutlich liegt diesem Krankheitsbild eine parainfektiöse allergisch-hyperergische Enzephalitis zugrunde (Udani u. Dastur 1970).

■ Neurolues (Neurosyphilis)

Der Begriff Neurolues umfasst alle klinischen und Laborbefunde infolge Ausbreitung des *Treponema pallidum* in Gehirn, Rückenmark, Nervenwurzeln und Meningen. Die Prävalenzrate für die Neurolues beträgt 16,7 pro 100 000 Einwohner bei einer Inzidenzrate von 1/100 000/Jahr.

■ Ätiologie und Pathogenese.
Zu unterscheiden sind die konnatalen und die während des Lebens erworbenen Infektionen. Beide können zu zentralnervösen Erkrankungsformen mit meningealer, vaskulärer oder parenchymatöser Manifestation führen.

Nach der *Primäraffektion* auf dem Lymphweg folgt der Übertritt des Treponemas in das Blut. Etwa 6–12 Wochen nach der Exposition kommt es zum Sekundärstadium der Lues als Ausdruck einer Generalisation. Von allen luisch infizierten, aber unbehandelten Kranken entwickeln 5–10% eine Neurolues. 1–2% machen im *Sekundärstadium* eine akute frühluische Meningitis oder Meningoenzephalitis mit entsprechenden entzündlichen Liquorbefunden bis zu 5 Jahren post infectionem durch (Prange 1987).

Nach mehrjährigem symptomlosem oder zumindest -armem Intervall tritt als *Tertiärform* die Lues cerebrospinalis (2–3%) mit spezifisch granulomatösen Entzündungen an den Leptomeningen und den Hirngefäßen, die primäre Polioenzephalitis als progressive Paralyse (2–5%) und/oder die Tabes dorsalis (1–5%) auf. Die Lues cerebrospinalis manifestiert sich zwischen dem 5. und 10. Jahr nach Infektion, die progressive Paralyse ab dem 8.–15. Jahr und die Tabes dorsalis ab dem 10.–20. Jahr (Hook 1997). Sowohl progressive Paralyse als auch Tabes dorsalis sind inzwischen extrem selten geworden.

Konnatale Lues

Treponemen können erst in der Fetalzeit die Plazentaschranke überwinden und zu einer Infektion des Fetus führen. Bei sehr früher Infektion kommt es vielfach zum *Abort*. Bei 8% von mütterlichen Luesinfektionen treten Zeichen einer Neurolues beim Neugeborenen auf, im Kleinkindesalter sind es bereits 16%. Ein früher ZNS-Befall geht mit Hemmungsmissbildungen wie Mikrogyrie oder Porenzephalie einher. Später entwickelt sich eine chronische Lues cerebrospinalis mit Hirnnervensymptomen und Entwicklung eines Hydrocephalus internus als Folge der basal akzentuierten Entzündung.

Entzündliche Veränderungen können schließlich auf Arterien und intrazerebrale Gefäße übergreifen. Man sieht *Mikrogummata* mit zentralen Nekrosen und einer großen Zahl vielkerniger Riesenzellen neben vorwiegend plasmazellulären Infiltraten (Abb. 9.3a). Diese gummösen Gefäßwandveränderungen können sich auf einen kleinen Sektor der Gefäßwand beschränken oder im Sinne einer Panarteriitis das gesamte Gefäß durchdringen. Folge der Gefäßwandveränderungen sind anämische Infarkte, die sich klinisch durch Lähmungen oder Krampfanfälle äußern (Steinbrecher 1998).

Die primär luetische Enzephalitis in Form einer *juvenilen progressiven Paralyse* tritt vorwiegend zwischen dem 10. und 15. Lebensjahr auf. Im Vordergrund steht die progressive Demenz mit Optikusatrophien, lichtstarren Pupillen, Areflexie und Ataxie.

Der Schwerhörigkeit kann eine Neurolabyrinthitis, labyrinthäre Arteriitis oder Polioenzephalitis mit nukleärer Läsion zugrundeliegen (Hungerbühler u. Regli 1978).

Lues cerebrospinalis der Erwachsenen (meningovaskuläre Lues)

Bei der akquirierten Lues steht die meningovaskuläre Manifestationsform ganz im Vordergrund. Im Gegensatz zu der während des Generalisationsstadiums auftretenden frühluischen Meningitis, die auch unbehandelt nach wenigen

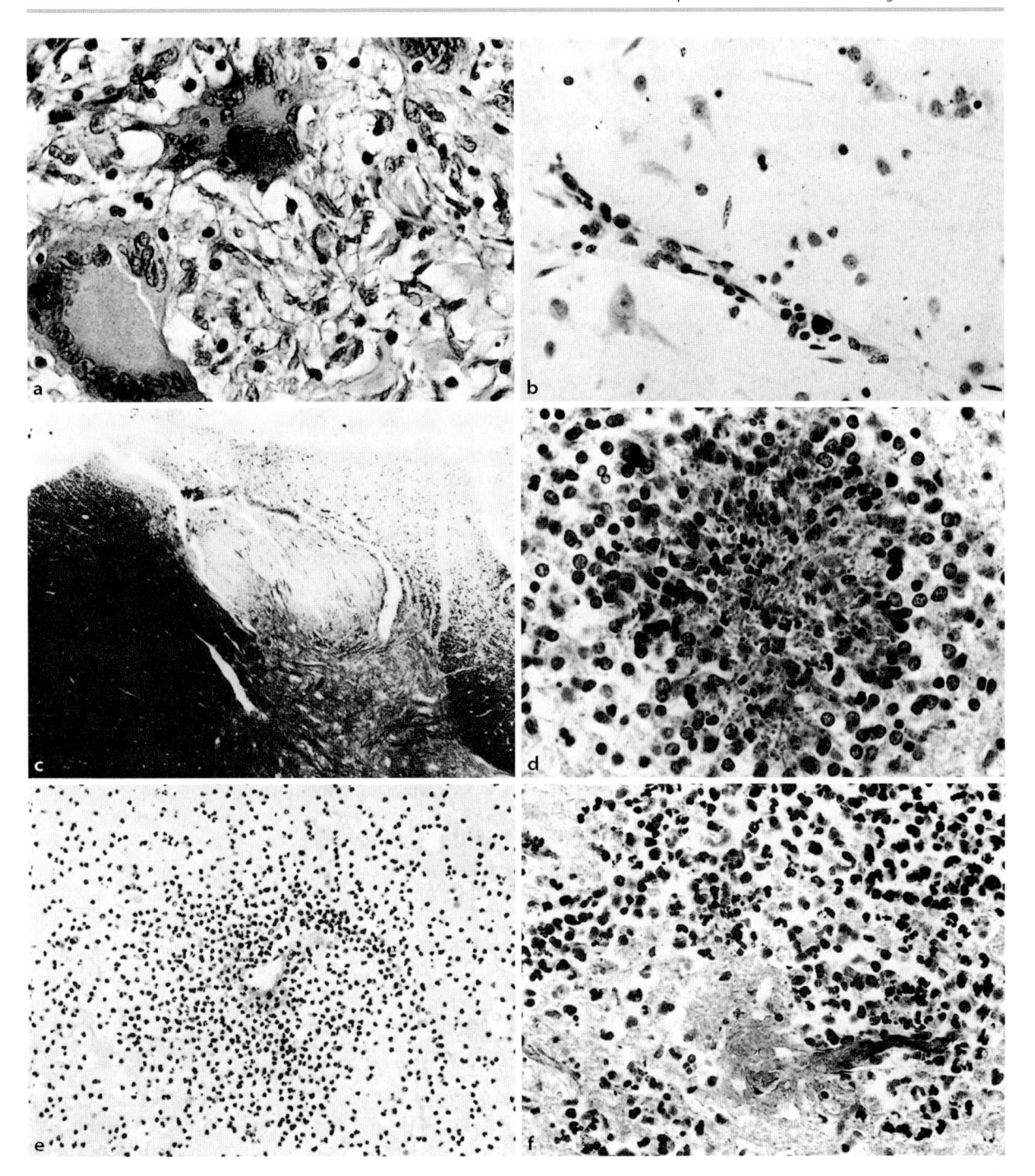

Abb. 9.3. a Mehrkernige Riesenzellen in einem Gumma; **b** progressive Paralyse mit Nervenzelluntergängen in der Großhirnrinde, Proliferation von Mikrogliazellen und geringgradigen lymphoplasmazellulären Gefäßwandinfiltraten; **c** Tabes dorsalis mit Entmarkung im Bereich der Hinterwurzeleintrittszonen und der Hirnstränge mit leichter Randentmarkung; **d** metastatische Herdenzephalitis mit Pilzsepsis; **e** phlegmonöse Durchsetzung des Marklagers durch neutrophile Granulozyten bei schwerer Schrankenstörung im Rahmen einer Sepsis; **f** Phlegmone in der Umgebung einer kleinen, frisch thrombosierten Vene

Wochen abheilt, führt die Lues cerebrospinalis des Tertiärstadiums zu erheblichen Gefäßwandveränderungen.

Der entzündliche Prozess ist vor allem in den Gefäßprovinzen der A. cerebri media mit ihren lentikulären Endästen und der A. cerebri posterior im Sinne einer Heubner-Endarteriitis mit Intimaverbreiterung und -infiltraten sowie Adventiainfiltraten lokalisiert. Sie greift gerne auch auf subpiale oberflächliche Rindenregionen über (Typ Nissl-Alzheimer), was zu Vernarbungen zwischen Pia mater und Membrana limitans führt. Manchmal findet sich auch eine Panarteriitis oder gummöse Wandschädigungen. Thrombosen und Lumenverschlüsse durch die Intimaproliferate mit nachfolgenden Zirkulationsstörungen prägen das klinische Bild. An den größeren Arterien können dadurch fusiforme Aneurysmen mit nachfolgenden Parenchymblutungen entstehen.

Progressive Paralyse

Bei der progressiven Paralyse handelt es sich um eine primäre Enzephalitis mit Schwerpunkt in der Frontal- und Temporalregion sowie im Neostriatum.

Fortgeschrittene progressive Paralysen werden heute nicht mehr gesehen. Es findet sich eine vornehmlich frontal betonte Rindenatrophie unter einer dicken trüben Arachnoidea. Mikroskopisch ist der Neuronenbestand deutlich gelichtet, die normale laminäre Schichtung der Rinde ist aufgehoben (Peiffer 1959). Es besteht eine lebhafte Wucherung von Mikroglia in Form von sog. Stäbchenzellen (Abb. 9.3b), eine intensive Astrozytenproliferation und eine allerdings nur spärliche plasmazelluläre Infiltration der Rindenkapillaren. Bei der Eisenreaktion finden sich reichlich eisenhaltige Pigmentablagerungen (sog. Paralyseeisen, wichtig als Merkmal im MRT). Ist hauptsächlich eine Hemisphäre oder ein umschriebener Herd betroffen, so spricht man von Lissauer-Herdparalyse.

Abgesehen von der serologischen Diagnostik beweist der Nachweis von Treponema pallidum im histologischen Schnitt die luetische Natur (Färbung nach Levaditi oder Jahnel oder immunhistochemisch).

Tabes dorsalis

Die Tabes dorsalis ist die überwiegend spinale Manifestationsform der parenchymatösen Neurolues. Im Vordergrund stehen lanzinierende, in die Beine ausstrahlende Schmerzen, eine Gangataxie, Blasenstörung, Pupillenanomalien und Doppelbilder.

Morphologie. Die Leptomeningen sind vor allem an der Dorsalseite der kaudalen Markabschnitte ab Thorakalmark fibrotisch verdickt und fibroblastenreich. Entzündliche Infiltrate treten demgegenüber stark zurück oder können fehlen. Die Hinterwurzeln sind verschmälert, vielfach grau getönt. Die Markscheiden erweisen sich im Bereich der Hinterwurzeln und der Eintrittszone verschmälert, abgeblasst oder fehlend (Abb. 9.3c). Am deutlichsten ist die Markscheidendegeneration im Bereich der längeren Goll-Stränge. In den entmarkten Regionen besteht eine reaktive Fasergliose. Spirochäten sind seltener nachweisbar als bei der progressiven Paralyse.

Lyme-Borreliose

Spirochäten der Borrelia burgdorferi sensu lato sind das ätiologische Agens der durch Zecken, wahrscheinlich auch durch andere Arthropoden übertragenen Lyme-Borreliose (Syn.: Garin-Bujadoux-Bannwarth-Syndrom, Erythema-migrans-Borreliose), einer Multisystemerkrankung, die sich in verschiedenen klinischen Stadien äußern kann.

Borrelia burgdorferi hat mehrere klinisch ebenfalls relevante Subspezies: Borrelia burgdorferi sensu strictu, Borrelia afzelii und Borrelia garinii.

Die Lyme-Borreliose ist eine häufige Erkrankung und sehr viel häufiger als die ebenfalls durch Zecken übertragene Frühsommermeningoenzephalitis (s. 9.4.1). Die Durchseuchung (Nachweis erhöhter IgG-Antikörper gegen Borrelien) liegt bei 5–10%. Allenfalls ein Zehntel der Betroffenen wird manifest krank.

Klinik. Die Lyme-Borreliose lässt sich in 3 Stadien einteilen (Steere 1989):
- *Stadium 1:* Erythema migrans;
- *Stadium 2:* neurologische Manifestationen (Meningoradikulitis, Enzephalitis, selten Myelitis, zerebrale Arteriitis), kardiale Manifestationen, Lymphozytom, Arthralgien, selten Arthritis;
- *Stadium 3:* Arthritis, Acrodermatitis chronica atrophicans; als neurologische Spätmanifestation Enzephalitis und Enzephalomyelitis, Polyneuritis.

Nicht alle Stadien müssen sich manifestieren, sie können sich auch überlappen.

Ätiologie und Pathogenese. Die Pathogenese einer Reihe klinischer Manifestationen der Lyme-Borreliose, insbesondere der Spätmanifestation, ist noch weitgehend unklar. Nach einem Zeckenbiss kann sich lokal ein *Erythema migrans* bilden, das als auf die Haut beschränkte Infektion angesehen werden kann. Es folgt im Stadium 2 eine Aussaat der Erreger ins Blut mit der Folge unspezifischer Entzündungsreaktionen (vermutlich über Interleukin-1-Freisetzung) mit Fieber, Abgeschlagenheit, Appetitlosigkeit, Leukozytose. Danach kommt es zur definitiven Organmanifestation (z. B. Karditis, Meningitis oder Enzephalitis). Die Meningoradikulitis entsteht vermutlich durch Ausbreitung der Erreger über die Nerven. Die Borrelien wandern vom Stichort entlang den peripheren Nerven bis zum Liquorraum und führen dort zu einer lokalen Entzündung mit Vaskulitis.

Alle Spätmanifestationen sind vermutlich weniger durch direkte Erregerinvasion als vielmehr durch deren immunogene Reaktion bei Erregerpersistenz bedingt (Haass 1998): die Vaskulitis möglicherweise durch eine Immunkomplexvaskulitis, die chronische Enzephalomyelitis möglicherweise durch spezifisch sensibilisierte T-Lymphozyten (Martin et al. 1988), die gegen basisches Myelinprotein, Galaktozerebrosid und Ganglioside sensibilisiert sind.

Die *Prognose* von Stadium-I- und -II-Manifestationen ist überwiegend gut, wenn man von den Herzrhythmusstörungen infolge einer Karditis absieht. Trotz suffizienter Antibiotikatherapie mit Cephalosporinen bleiben manchmal jahrelang Arthralgien, Abgeschlagenheit und Myalgien bestehen (Postborreliosesyndrom).

■ **Morphologie.** Das histopathologische Bild der Lyme-Borreliose vor allem in ihren späten Stadien entspricht dem Bild einer immunologischen Reaktion auf persistierende Mikroorganismen (Reik 1997). Die Histologie zeigt perivaskuläre Infiltrationen von Lymphozyten und Plasmazellen neben einer Reihe von Makrophagen, dendritischen Zellen und Gewebsmastzellen. Selten findet sich eine Nekrose; Riesenzellen oder Granulome gehören nicht zum Bild. In späteren Stadien beherrschen Gefäßwandverbreiterungen, teilweise mit Gefäßverschluss, das Bild. In der Haut kommt es zusätzlich zu sklerodermieähnlichen Kollagenverbreiterungen.

Über zentralnervöse Veränderungen ist bislang relativ wenig bekannt. Bei der Meningoradikulitis sind axonale Degenerationen, Verlust großer Markfasern, eine epineurale Perivaskulitis mit gelegentlicher Gefäßwandinfiltration und Thrombose sowie perikapilläre Plasmazellinfiltrate im Perineurium typische Befunde (Vallat et al. 1987). Die Meningen sind lymphoplasmazellulär infiltriert.

> Dementsprechend sind die Befunde im Liquor mit lymphomonozytärer Pleozytose von 100–500/3Zellen und einer ausgeprägten Eiweißerhöhung, vor allem mit intrathekaler Immunglobulinproduktion (besonders IgM), diagnostisch wegweisend.

Einige wenige Fälle einer akuten Enzephalitis beschreiben neben der lymphoplasmazellulären Infiltration der Meningen milde spongiforme Veränderungen des Kortex, perivaskuläre Infiltrate und Mikrogliaknötchen. Die Spirochäten lassen sich mit Versilberungstechnik oder immunologisch nachweisen (Duray u. Steere 1988). Histologische Beschreibungen der im Stadium 3 auftretenden chronischen Enzephalomyelitis mit vornehmlich periventrikulärer Demyelinisierung (MRT) haben ebenfalls Borrelienpersistenz gezeigt (Pachner et al. 1989).

■ **Morbus Whipple**

Zunehmend werden Erkrankungen bekannt, die sich ausschließlich auf das Zentralnervensystem beschränken. Klinisch stehen Hirnstammsymptome im Vordergrund mit Sehstörungen, Dysarthrien, vorwiegend orofazialen Myoklonien, Konvergenznystagmus und anderen Augenmotilitätsstörungen. Terminal – manchmal einziges Symptom – ist die Entwicklung einer Demenz (Daiss et al. 1986).

■ **Ätiologie und Pathogenese.** Die Whipple-Erkrankung (Syn.: intestinale Lipodystrophie, lipophage Intestinalgranulomatose) ist eine systemische Erkrankung, assoziiert mit einem bislang nicht kultivierbaren Erreger, einer grampositiven Aktinomyzete, der man den Namen *Tropheryma Whippelii* gegeben hat (Relman et al. 1992). In verschiedenen Geweben sind diese Erreger für entzündliche Veränderungen verantwortlich; sie können von Makrophagen phagozytiert, aber nicht komplett abgebaut werden. In den Makrophagen bleiben PAS-positive, lysosomal gebundene, dicht gepackte Membranreste liegen.

■ **Neuropathologie.** Selten können bereits makroskopisch granulomähnliche Knötchen innerhalb der Rinde oder in der Hypothalamusregion festgestellt werden (Wiethölter u. Dichgans 1982).

> *Mikroskopisch* kennzeichnend sind grob granuläre, sichel- und hakenförmige, stark PAS-positive Einlagerungen in das Zytoplasma von Makrophagen (s. Abb. 9.6 c) sowie von Zellen des Plexusepithels, des Ependyms (Abb. 9.6 d), der Perizyten, selten auch der Astrozyten, als „sickle particle containing cells" (SPC) oder – nach dem alten Namen – Sieracki-Zellen.

Bei deutlicher Bevorzugung der ventrikelnahen Regionen, speziell des 3. Ventrikels, finden sich Anreicherungen dieser Zellen, begleitet von einer entzündlichen Umgebunsreaktion. Die Sieracki-Zellen, liquorzytologisch nachgewiesen, beweisen einen zerebralen M. Whipple.

Elektronenmikroskopisch lassen sich neben den lysosomalen Membranstrukturen auch gut erhaltene Stäbchenbakterien beobachten. Offenbar als Ausdruck einer speziellen Immunsituation können auch sarkoidähnliche Epitheloidzellgranulome vorkommen, die keine Sieracki-Zellen enthalten.

Sarkoidose

Die Sarkoidose (Syn.: Morbus Besnier-Boeck-Schaumann) ist eine granulomatöse Multisystemerkrankung ungeklärter Genese. Obwohl alle Organe betroffen sein können, ist die Lunge der Hauptmanifestationsort. Neben einer Beteiligung peripherer und Hirnnerven, insbesondere des N. facialis in seinem Verlauf durch die von der granulomatösen Entzündung betroffenen Parotis, kommen auch zentralnervöse Manifestationen (5%) vor. Betroffen sind vorwiegend die basalen Leptomeningen besonders der mittleren Schädelgrube einschließlich der Infundibularregion und der Nn. optici, seltener das Gebiet des limbischen Systems. In etwa 10% der Fälle entwickelt sich ein Hydrozephalus aresorptivus. Granulome können in den Perivaskulärräumen von Gefäßen der Basalganglien und der Pons auftreten, seltener auch die kleinen Gefäße im Sinne einer granulomatösen Vaskulitis infiltrieren (Wiethölter u. Schmid 1998). Ein bisher unbekannter endo- oder exogener Reiz führt zu einer Hyperimmunreaktion mit Ausbildung charakteristischer Granulome. Systemisch sind T-Helferzellen und Makrophagen aktiviert, exprimieren den Interleukin-1-Rezeptor und produzieren Interleukin-2 und TNF-α.

Mikroskopisch ist das Bild durch epitheloidzellige Tuberkel ohne zentrale Verkäsung geprägt, bei lymphomonozytärer Infiltration (B- und T-Lymphozyten, in weniger aktiven Herden sind die T-Zellen seltener) mit Monozyten, Fibroblasten und gelegentlichen Plasmazellen. In den Epitheloidzellen kommen mitunter schwach doppelbrechende kristallähnliche Einschlüsse vor (Schaumann-Körper). Auch hyaline homogene proteinhaltige Konkremente werden gelegentlich in den Granulomen beobachtet. Selten gewinnen diese tumorähnlichen Charakter. Gelegentlich trifft man auf eine nur geringgradige Beteiligung leptomeningealer Gefäße.

9.3 Entzündungen vom unsystematisch-disseminierten Verteilungstyp

9.3.1 Eitrig-bakterielle Entzündungen

Metastatisch-septische Herdenzephalitis

Die metastatisch-septische Herdenzephalitis wird durch *septische Embolien bei Endokarditiden* oder anderen Streuherden (Bronchiektasen, eitrige Lungenabszesse) verursacht. Makroskopisch beschränkt sich der Befund vielfach auf ein leichtes Hirnödem und eine lokale Hyperämie.

Mikroskopisch finden sich neben disseminierten, meist wenig stark ausgeprägten entzündlichen Gefäßwandinfiltraten kleinere Herdchen, die aus neutrophilen Granulozyten, Mikrogliazellen und, je nach Stadium, beigemengten Lymphozyten und reaktiven Astrozyten bestehen (Abb. 9.3 d). Man trifft fließende Übergänge zu Mikroabszessen mit zentraler Nekrose bei einem Mantel aus Entzündungszellen und proliferierenden Gliazellen. Die Entzündung ist stets an Gefäße gebunden. Manchmal sieht man auch an größeren extra- und intrazerebralen Arterien kleine Abszesse in Beziehung zu den Vasa vasorum. Hierdurch können mykotische Aneurysmen entstehen.

Phlegmone

Die Hirnphlegmone stellt eine diffuse Ausbreitung der Granulozyten im Hirngewebe, vorwiegend im Mark dar, die von einer schweren Schrankenstörung mit seröser Durchtränkung des Gewebes und Erythrodiapedesen begleitet ist. Wegen des rasch tödlichen Verlaufs kommt es gewöhnlich nicht mehr zu Gliazellreaktionen (Abb. 9.3 e, f).

Hirnabszess

Hirnabszesse sind Folge:
- einer primären Infektion des Gehirns durch offene Schädelverletzungen oder Operationen (10%),
- sekundärer Infektionen des Gehirns durch hämatogen-metastatische Absiedelungen (25%),
- einer Fortleitung aus Entzündungen der Nachbarschaftsgewebe (40–50%).

Kryptogenetisch, ohne nachweisbaren Fokus, bleiben 10–20% der Fälle.

Klinik. Das klinische Bild entspricht den Zeichen einer entzündlichen Raumforderung mit Hirndruckzeichen (Kopfschmerzen, Übelkeit, Erbrechen und Stauungspapille) mit Meningismus, Herdsymptomen und Bewusstseinsstörungen. Seltener sind epileptische Anfälle. Entzündungszeichen im Blut wie Leukozytose und erhöhte Blutsenkungsgeschwindigkeit weisen ebenso wie ein entzündlicher Liquor auf einen Hirnabszess.

Morphologie. Die lokalen Gewebsnekrosen, die in Verbindung mit der bakteriellen Infektion und der Granulozytenansammlung entstehen (Abb. 9.4 a), werden bereits nach wenigen Tagen durch eine Umgebungsreaktion abgegrenzt, die durch Kapillarproliferation, Fibroblastenwucherung und As-

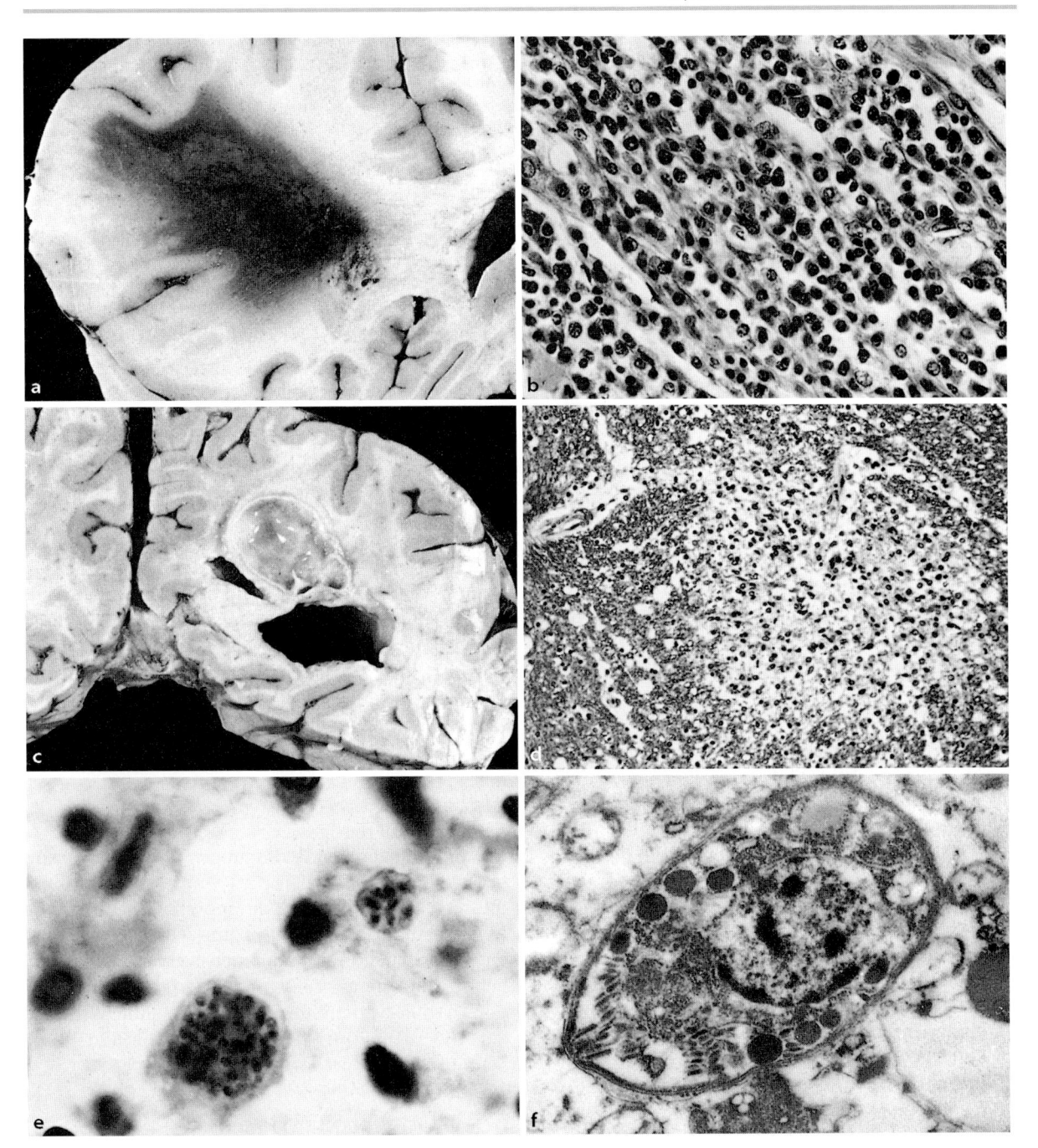

Abb. 9.4. a Hämorrhagisch-ödematös aufgelockerte Randzone eines in Entwicklung befindlichen Hirnabszesses; **b** Kapsel eines Hirnabszesses mit dichter Lagerung von Plasmazellen, Lymphozyten und eingestreuten neutrophilen Granulozyten; **c** abgekapselter Hirnabszess und frische eitrige Meningitis sowie Ependymitis bei Ventrikeleinbruch eines Hirnabszesses; **d** perivenöse Enzephalitis mit lebhafter Mikrogliawucherung und perivenösem Entmarkungsherd bei Tetanuserkrankung mit Krampfanfällen und 2-wöchiger Intensivtherapie; **e** Toxoplasmosepseudozyste mit intrazellulären Toxoplasmen; Toxoplasma gondii bei nosokomialer Infektion nach Knochenmarktransplantation (Vergr. 8000:1)

trozytenproliferation gebildet wird. Später kapselt sich ein Abszess mit einem charakteristischen fünfschichtigen Aufbau ab (Weller u. Steart 1984):
- nekrotisches Zentrum mit eingewanderten Makrophagen,
- Granulationsgewebe mit proliferierenden Fibroblasten und Kapillaren sowie radiär orientierten Blutgefäßen,
- Zone mit Lymphozyten und Plasmazellen im Granulationsgewebe,
- dichtes Bindegewebe mit reaktiven Astrozyten,
- ödematöses Gewebe mit reaktiver Gliose (Abb. 9.4 b).

In alten Abszessen kann es zu einer weitgehenden Eintrocknung des Eiters und zu einer dichten binde-

Tabelle 9.1. Entwicklungsstadien des Abszesses (nach Britt et al. 1981)

	Frühe Zerebritis (Tag 1–3)	Späte Zerebritis (Tag 4–9)	Frühe Kapselbildung (Tag 10–13)	Späte Kapselbildung (Tag 14 und folgende)
■ Nekrotisches Zentrum	Granulozyten, Lymphozyten, Plasmazellen, Makrophagen, Bakterien	Nekrotisches Zentrum vergrößert sich maximal	Nekrotisches Zentrum wird kleiner	Weitere Verkleinerung des nekrotischen Zentrums
■ Entzündliche Randzone (Granulationsgewebe)	Granulozyten, Lymphozyten, Plasmazellen, Makrophagen	Entzündungszellen, Fibroblasten, Vaskularisation	Zunahme von Makrophagen, Plasmazellen und Fibroblasten, Neovaskularisation	Weitere Zunahme von Makrophagen und Fibroblasten, Neovaskularisation
■ Kollagenkapsel	Retikulinbildung ab Tag 3	Fibroblasten mit deutlicher Retikulinbildung	Bildung reifen Kollagens	Kapselbildung
■ Zerebritis und Neovaskularisation	Perivaskulär Granulozyten, Plasmazellen, Makrophagen	Maximal ausgeprägte Zerebritis, Neovaskularisation	Maximale Neovaskularisation	Schmaler Zerebritissaum, geringe Neovaskularisation
■ Gliose und Ödem	Ausgeprägtes Ödem	Massives Ödem, beginnende reaktive Gliose	Ödemrückbildung, Zunahme der Gliose	Ödemrückbildung, ausgeprägte Gliose

gewebigen Kapsel kommen (Abb. 9.4 c), in der sich mitunter auch Kalkkonkremente niederschlagen.

Auf der Basis experimenteller Untersuchungen von Britt et al. (1981) lässt sich die Abszessentwicklung zeitlich darstellen (Tabelle 9.1).

■ **Lokalisation und Komplikationen.** Sitz von Hirnabszessen ist bevorzugt die weiße Substanz. Vor allem bei Lungen- und Leberabszessen sind auch multiple Hirnabszesse möglich. Sie sind zu unterscheiden von mehrkammerigen Solitärabszessen. Die Letalität beträgt 5–20%, bei multiplen Hirnabszessen bis 80%. Häufigste Todesursachen sind ein erhöhter Hirndruck mit Einklemmung und Durchbruch des Abszesses mit Entwicklung eines Pyozephalus.

Häufigste Erreger sind mit 60–70% Streptokokken und 30–60% Bacteroides-Species; Enterobakterien sind zu 20–30% und Staphylococcus aureus ist zu 10–15% beteiligt. Bei immunkompromittierten Patienten muss mit Pilzen, Protozoen, Nocardia-Spp., Actinomyces und Mycobacterium-Spp. gerechnet werden.

Primär eitrige, bakteriell bedingte Abszesse können sekundär durch Pilze besiedelt werden (Abb. 9.3 d).

9.3.2 Mit Endotoxinwirkung verbundene Infektionen

■ Diphtherie

Unabhängig von der Lokalisation der Diphtherie (Wund-, Haut- oder Rachendiphtherie) entwickelt sich 8–12 Wochen nach der Infektion als Folge einer Proteinsynthesehemmung (Hemmung der Bewegung der Ribosomen entlang der Messenger-RNA) eine vorwiegend *demyelinisierende Neuropathie*. Die Beteiligung der Nervenwurzeln zeigt sich an der zytoalbuminären Dissoziation mit erhöhten Eiweißwerten bei normaler Zellzahl im Liquor. Eine Diphtherieenzephalitis, die sich als Hirnstammenzephalitis äußert, ist eine Rarität.

■ Botulismus

Das unter anaeroben Bedingungen auftretende Exotoxin mit den Serotypen A–G von Clostridium botulinum, einem anaeroben Sporenbildner, ist ein Neurotoxin, das die Freisetzung von Acetylcholin an motorischen und autonomen Nervenendigungen hemmt und damit zu schlaffen Paresen und autonomen Innervationsstörungen führt. Eine Wirkung am ZNS ist unwahrscheinlich, da es die Blut-Hirn-Schranke nicht durchdringen kann.

■ Tetanus (Wundstarrkrampf)

Der Tetanus ist eine Intoxikation, hervorgerufen durch ein *Neurotoxin von Clostridium tetani*, einem anaeroben, Sporen bildenden Stäbchen in verunreinigten Wunden. Während der Inkubationszeit von 4 Tagen bis zu Wochen wird das Toxin (von den zwei gebildeten Exotoxinen Tetanolysin und Tetanospasmin, thermolabile Zinkmetalloprotease, ist nur letzteres in seiner Wirkung bekannt) vor allem von den motorischen Endplatten der α-Motoneuronen aufgenommen und über den retrograden axonalen Transport zum Zellkörper gebracht. Im Spinalkanal oder Hirnstamm kann das Toxin *transsynaptisch* in präsynaptisch inhibierende Zellen eindringen und sowohl die Glyzin- als auch die GABA-Freisetzung hemmen (Motecucco u. Schiavo 1995).

■ **Morphologie.** Die vom Toxin betroffenen Nervenzellen schwellen an und werden chromatolytisch. Sie können unter entsprechenden Gliazellreaktionen zugrunde gehen. Wahrscheinlich als Reaktion auf die Toxinwanderungen sind Axonschwellungen einschließlich präsynaptischer Sphäroidbildungen zu erklären.

In seltenen Fällen kommt es zu disseminierten perivenösen Entmarkungsherden mit entsprechender Gliareaktion vom Typ der *parainfektiösen perivenösen Enzephalitis* (Abb. 9.4 d), möglicherweise aber auch als Reaktion auf eine zu spät nach Intoxikation erfolgte Immunisierung.

9.3.3 Proto- und metazoenbedingte Entzündungen

■ **Toxoplasmose**

Die Durchseuchung der Bevölkerung in Deutschland mit *Toxoplasma gondii*, dem Erreger der weltweit verbreiteten Toxoplasmose, beträgt nach serologischen Befunden in der 4. Lebensdekade etwa 60–80% (Knaus 1991). Toxoplasmen, vielfach durch Katzenkot übertragen, erreichen das ZNS hämatogen.

Die *Tachyzoiten* durchbrechen Zellwände und vermehren sich innerhalb der sich dadurch vergrößernden, lichtmikroskopisch grob granulär erscheinenden Zellen (sog. Pseudozysten mit bis zu 14000 kleinen Toxoplasmen). Die Infektion kann bereits transplazentar erfolgen, so dass konnatale Infektionen und Erkrankungen des Erwachsenen vorkommen.

■ **Klinik.** Die akute Toxoplasmeninfektion verläuft bei Personen mit intaktem zellulärem Immunsystem in 70–90% der Fälle klinisch inapparent oder mit milden Symptomen wie Fieber, Lymphadenopathie und Splenomegalie (Jochens et al. 1997), heilt innerhalb weniger Monate spontan aus und geht in ein chronisches Latenzstadium über.

Dagegen kann beim *abwehrgeschwächten Patienten* (Immunmangelkrankheiten wie z.B. Aids, unter immunsuppressiver Therapie oder bei malignen Grundkrankheiten) eine reaktivierte latente (in seltenen Fällen neu erworbene) Toxoplasmainfektion zu einer fokalen (mögliche Abszessbildung) oder diffusen *Meningoenzephalitis*, seltener zu einer Enzephalomyelitis führen. Prädilektionsstellen für Toxoplasomoseherde sind der kortikomedulläre Übergang, die Basalganglien und der Thalamus. Die bunte neurologische Symptomatik in Form von Kopfschmerzen, herdneurologischen Symptomen, epileptischen Anfällen, Somnolenz bis Koma sowie Verwirrtheitszuständen entwickelt sich meist subakut innerhalb von Tagen bis 2 Wochen. Die Letalität liegt trotz adäquater Therapie bei etwa 70%.

Die *konnatale Toxoplasmose* als Folge einer Erstinfektion der Mutter während der Schwangerschaft führt bei 40% der Säuglinge und Kleinkinder zu Symptomen wie Chorioretinitis (70%), Mikrozephalie (20%), disseminierte intrakranielle Verkalkungen (35%), Hydrocephalus occlusus (20%), Epilepsie (30–40%) neben Anämie, Exanthem, Pneumonie und Hepatosplenomegalie. Die Letalität beträgt 10%.

■ **Morphologie.** In der *akuten Infektionsphase* finden sich vielfach Vaskulitiden mit lokalen Entzündungen der Kapillarvenen und einer begleitenden Gliaproliferation. In den Gliaknötchen können Toxoplasmen in großer Zahl nachgewiesen werden (Abb. 9.4 e).

Latente Verlaufsform: Sie ist durch den Nachweis von bradyzoitenhaltigen Zysten ohne entzündliche Umgebungsreaktion oder Nekrosen gekennzeichnet.

Chronische Verlaufsformen: Hierbei findet sich ein Mischbild von Gewebsnekrosen und entzündlichen Veränderungen, wobei die durch Toxoplasmen ausgefüllten Pseudozysten (Abb. 9.4 f) bevorzugt an den Nekroserändern angetroffen werden. Die Infiltrate sind granulozytär-lymphoplasmazellulär gemischt mit ausgeprägter mikroglöser und astrozytärer Gliaproliferation. Auch mehrkernige Riesenzellen kommen vor. Die entzündlichen Infiltrate finden sich vor allem dort, wo es zu einer Ruptur von Pseudozysten und zu einer frischen Ausstreuung von Toxoplasmen aus den Pseudozysten in das angrenzende Gewebe gekommen ist. An anderen Stellen liegen lediglich blande Nekrosen, deren

Tabelle 9.2. Formen der ZNS-Toxoplasmose bei Aids-Patienten (nach Jochens et al. 1997)

	n	(%)
■ Fokale enzephalitische Form	44	(70)
■ Diffuse enzephalitische Form	6	(9,7)
■ Ausgedehnte Nekrosen periventrikulär	2	(3,2)
■ Schwere Ventrikulitis	2	(3,2)
■ Akute anergische Form	1	(1,6)
■ Nekrosen der Adenohypophyse	9	(14,5)
■ Myelopathie	3	(4,8)

Ränder vielfach durch Kalkkonkremente gekennzeichnet sind.

Verlaufsform bei immundefizienten Patienten: Auch hier beherrschen Regionen mit fokaler nekrotisierender Enzephalitis in der grauen Substanz das Bild (Tabelle 9.2). Drei Zonen lassen sich identifizieren:

- In einer zentralen Zone findet sich amorphes vaskuläres nekrotisches Material, das wenig Organismen enthält. In frühen Läsionen geht dem

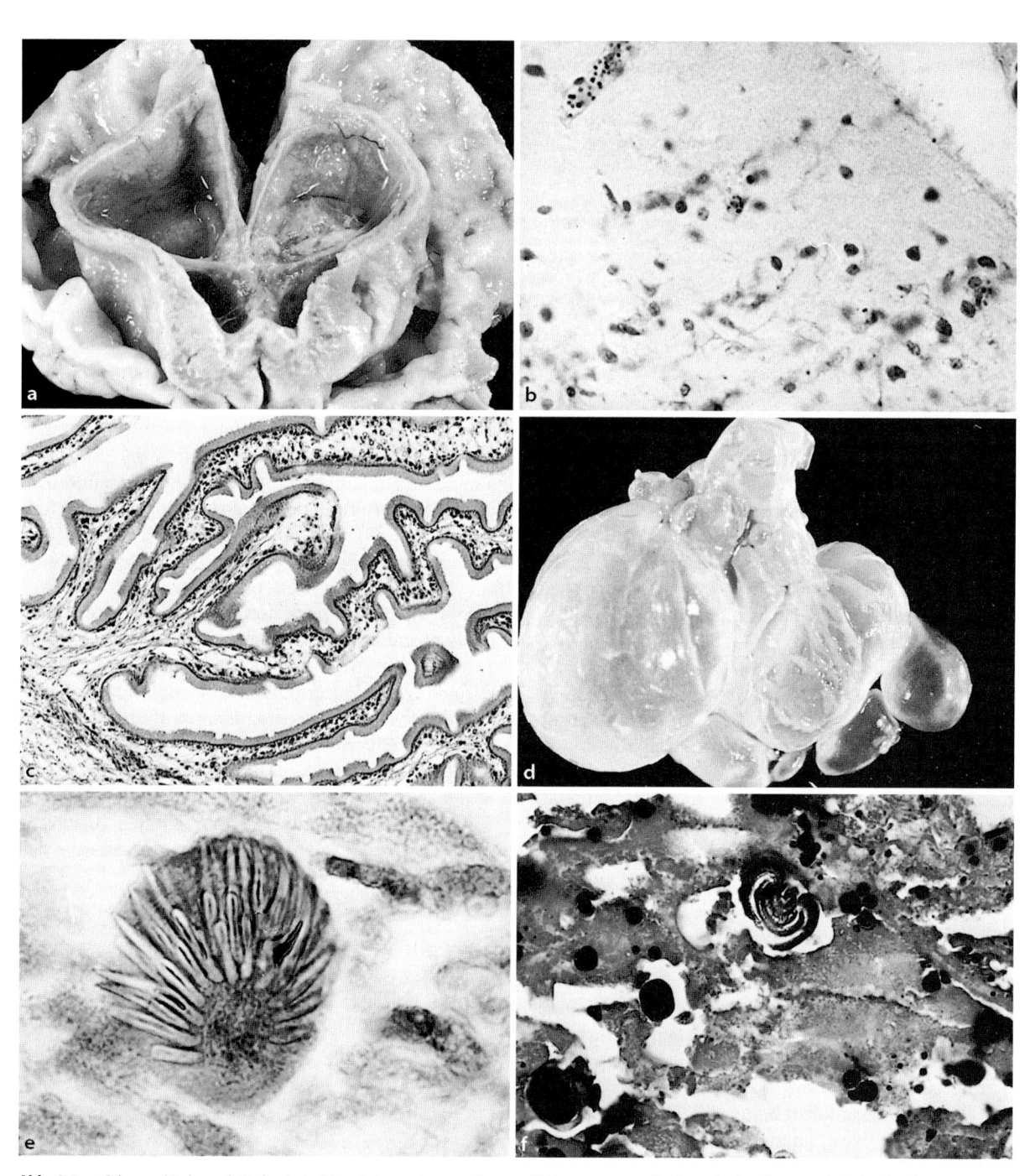

Abb. 9.5. a Schwere Mark- und Rindendestruktion bei angeborener Toxoplasmoseenzephalitis; massiver Hydrocephalus internus mit schweren Ependymveränderungen; **b** Malariaenzephalitis mit intravasalen Erregeransammlungen (*schwarze Punkte:* befallene Erythrozyten) und deutlicher Gliastrachwerkbildung; **c** Wandabschnitt einer Zystizerkoseblase mit Einlagerung von Brutkapseln im Stroma; **d** Hydatidenblasen im Subarachnoidalraum; **e** Hakenkranz einer Echinococcus-cysticus-Tochterblase; **f** verkalkter Echinococcus cysticus mit Tochterblasen und trichinoseähnlicher muschelförmiger Struktur

offensichtlich eine akute nekrotisierende Arteriitis voraus.
- Eine Intermediärzone enthält fleckförmige Nekrosen sowie zahllose intrazelluläre und extrazelluläre Schizoiten (in den Gefäßen ausgeprägte Endothelschwellung und Proliferation, außerhalb davon Rundzellmanschetten).
- In der äußeren Zone sieht man nur geringe vaskuläre Läsionen und wenig Nekrosen. In diesen Bereichen finden sich wieder weniger Pseudozysten.

Konnatale Toxoplasmose: Bei dieser Form sind bevorzugt die um den 3. Ventrikel und die Unterhörner gelegenen Regionen von Infektionen und der sich anschließenden Nekrose betroffen. Zumindest zum Teil sind die häufig stark kalkinkrustierten Nekrosen als Folge von Gefäßverschlüssen im Rahmen der Angiitis zu erklären, doch gibt es offensichtlich auch unmittelbar toxische Wirkungen. Ventrikelerweiterungen sind bei der konnatalen Toxoplasmose sowohl Folge der teilweise sehr ausgedehnten Markdestruktionen als auch Folge von Aquäduktverschlüssen durch eine Ependymitis granularis (Abb. 9.5 a).

Malariainfektionen

Bei der *Malaria tropica* (Erreger: Plasmodium falciparum) kommt es in etwa 1–3% der Fälle 1–2 Wochen nach klinischer Erstmanifestation der Erkrankung – paroxysmal hohes Fieber (95%), Schüttelfrost, heftige Kopfschmerzen (35%), Myalgien (80%) – zu neurologischen Komplikationen in Form der foudroyanten Phase einer zerebralen Malaria mit hirnorganischem Psychosyndrom und Bewusstseinsstörungen.

Pathogenetisch bedeutsam ist wahrscheinlich eine Kapillarblockade mit infizierten Erythrozyten und Freisetzung von kapillar-toxischen Substanzen (z. B. TNF-α) mit nachfolgender Ödembildung und petechialen Blutungen (Wiethölter u. Dichgans 1982).

Pathophysiologie. Hier ist eine multifaktorielle Genese anzunehmen, bei der vaskulär-hypoxische, toxisch-metabolische und immunologische Ursachen eine Rolle spielen. Im Vordergrund steht der Kapillarverschluss durch infizierte Erythrozyten, der durch eine Reihe von Faktoren verstärkt wird:
- Bildung von knopfartigen Protrusionen infizierter Zellen (nur Schizonten und reife Trophozoiten), die zu Zytoadhärenz an Endothelien führen;
- Endothelzerstörung durch Ablagerung von Immunkomplexen;
- zellvermittelte Immunreaktion mit Freisetzung von TNF-α und anderen Zytokinen, mit der Folge einer erhöhten Gefäßpermeabilität, Serumexsudation und Diapedese von Erythrozyten und Leukozyten;
- verstärkte Expression verschiedener Zelladhäsionsmoleküle (z. B. ICAM-1, VCAM-1 und ELAM-1).

Morphologie. Makroskopisch ist das Gehirn mit seinen Leptomeningen vielfach rauchgrau verfärbt (Malariapigment = Hämatin) und kongestiv geschwollen. Im Mark finden sich reichhaltig petechiale Blutungen.

Mikroskopisch bestehen je nach Dauer des Krankheitsbildes unterschiedliche Veränderungen:

Bei perakuten Verläufen ist lediglich eine Kapillarstase unter Bevorzugung der grauen Substanz erkennbar. Zwischen gesunden Erythrozyten finden sich parasitenhaltige, die durch einen rundlichen dunklen Punkt auffallen (Abb. 9.5 b). Entzündliche Veränderungen fehlen hierbei in der Regel.

Bei subakut bis chronisch rezidivierend verlaufenden Fällen finden sich darüber hinaus lokale Granulombildungen mit Glianötchen (Dürck-Granulome). Auch Ringblutungen und Mikronekrosen kommen als Folge von Mikrothrombosen vor.

Amöbeninfektionen

Klinik. Zu unterscheiden sind unter den ebenfalls vorwiegend durch Tourismus in unsere Region eingeschleppten Amöbenerkrankungen des Zentralnervensystems 3 Formen:

Die *primäre Amöbenmeningoenzephalitis* wird durch Naegleria fowleri hervorgerufen, einer frei lebenden Wasseramöbe, die vorwiegend Kinder und junge Erwachsene nach katarrhalischem Vorstadium mit einer eitrigen, gelegentlich hämorrhagisch-nekrotisierenden Meningoenzephalitis befällt. Sie führt fast immer innerhalb weniger Tage zum Tode (Bia u. Barry 1989). Die Protozoen penetrieren das Hirn über die Nasenschleimhaut und die Lamina cribriformis und werden über Zysteinproteasen destruierend wirksam (Aldape et al. 1994).

Die seltenere *granulomatöse Amöbenenzephalitis*, durch Acanthamoeba verursacht, ist ebenfalls in der Regel tödlich.

Die durch Entamoeba histolytica verursachte *Amöbenruhr* kann mit extraintestinalen Komplikationen einhergehen. Es sind dies Abszedierungen in Leber (90%) und Lunge (10–20%); und in 5–10% der Fälle entwickeln sich nach hämatogener Aussaat ins Gehirn meist multiple, vorwiegend frontal und in den Stammganglien lokalisierte Hirnabszesse, die zu einer eitrigen Meningitis werden können. Die Letalität liegt unbehandelt bei über 90%.

■ **Morphologie.** Der Trophozoit setzt sich vielfach in den Gefäßwänden fest und führt entweder zu einer akuten hämorrhagischen Meningoenzephalitis oder zu einer granulomatösen Enzephalitis mit Lymphozyten, Plasmazellen, Epitheloid- und Riesenzellen oder schließlich zu multiplen Abszessen.

9.3.4 Bandwürmer (Zestoden)

■ **Zystizerkose**

Die Zystizerkose ist die häufigste Wurmerkrankung des Zentralnervensystems. Sie kommt vor allem in Mittel- und Südamerika (Häufigkeit im Sektionsgut in Kolumbien und Mexiko 2–3%), Afrika und Indien vor.

■ **Klinik.** Der Mensch wird hier, anders als sonst üblich, als Zwischenwirt zum Träger der Larven (Zystizerken oder Finnen) des Schweinebandwurms (Taenia solium). Je nach Verbreitungstyp der über die Darmwand in den Blutkreislauf gelangenden Larven (60–80% werden ins Gehirn, 20–40% in die Skelettmuskulatur verschleppt) lassen sich folgende Lokalisationsformen differenzieren (Oliver et al. 1968):
■ kortikale Zystizerkose mit häufigen fokalen Anfällen,
■ ventrikuläre Zystizerkose mit Hirndruckkrisen,
■ basale Zystizerkose mit einem Verlauf ähnlich wie die tuberkulöse Meningitis,
■ diffus generalisierte Zystizerkose (in 50–60% aller Fälle mit Hirnbefall).

Die Zystizerkose kann auftreten
■ als aktive Form: Meningitis, Enzephalitis, solitäre oder multiple parenchymatöse Zysten, selten Vaskulitis, intraventrikuläre und spinale Zysten;
■ als inaktive Form: parenchymatöse Verkalkungen, Granulome und Fibrosierungen.

Beide Formen kommen häufig (70%) kombiniert vor.

■ **Morphologie.** Die Zystizerkenblasen setzen sich einzeln oder traubenförmig im Hirngewebe oder auch in den Liquorräumen fest, vielfach umgeben von einer Entzündungsreaktion mit Lymphozyten, Plasmazellen und eosinophilen Granulozyten (Abb. 9.5 c). Alle Zystenwände haben einen ähnlichen Strukturaufbau aus 3 Schichten: eine äußere kutikuläre Schicht, eine mittlere Zellschicht mit pseudoepithelialem Aussehen und eine innere retikuläre oder fibrilläre Schicht mit Kalkeinlagerungen. In der voll entwickelten Zyste findet sich der Skolex mit charakteristischem Hakenkranz (Rostellum).

Bei vitalen Larven ist die Entzündungsreaktion zunächst minimal; sterben die Zystizerken, so entwickelt sich eine deutliche Reaktion mit zusätzlichen Fremdkörperriesenzellen im Granulationsgewebe. Eine dicht kollagenöse Kapsel wird produziert, die schließlich nur noch nekrotisches Material und Cholesterin enthält. Manche Zysten lagern Kalk ein.

Die razemöse Form ist eine *forme fruste* mit multiplen bläschenartigen Ausstülpungen ohne Infektiosität. Gerade diese Blasen sind häufig in den Liquorräumen anzutreffen, bevorzugt im Bereich des 3. und 4. Ventrikels oder im Spinalkanal.

■ **Echinokokkose**

Der Mensch ist gelegentlich Zwischenwirt des vorwiegend durch Hunde und Wildkaninchen übertragenen *Echinococcus granulosus* (natürlicher Zwischenwirt: Schafe, Rinder, Schweine, Ziegen) oder des *Echinococcus multilocularis*, der vorwiegend den Fuchs betrifft (natürlicher Zwischenwirt: Feldmäuse). Der erstgenannte Parasit führt zu langsamem, verdrängendem Wachstum durch meist unilokuläre Zysten (Abb. 9.5 d). Der Echinococcus multilocularis, der vor allem in Mitteleuropa (Schwäbische Alb, Österreich, Schweiz) vorkommt, zeichnet sich durch multizystisch infiltrierendes Wachstum aus.

■ Die am After austretenden Eier werden zumeist durch die Hundeschnauze auf den Menschen übertragen.

Die meisten Larven bleiben im Kapillarfilter der Leber hängen, in 2–4% der Fälle kommt es zu einer Zystenabsiedlung ins ZNS (intrazerebral, sehr selten intraventrikulär, intrakraniell subdural und extradural, auch intraspinal) (Kammerer 1988).

■ **Morphologie.** Die Finnen (Echinokokkusblasen) bilden eine äußere, chitinähnliche Kutikula sowie eine innere Keimschicht, aus der sich Brutkapseln in das Zysteninnere vorwölben, die an ihrer Außenseite von einer Keimschicht bedeckt sind. Die Brutkapseln entwickeln Skolizes, an denen selten Saugnäpfe, häufiger die Hakenkränze (Abb. 9.5 e), vor allem bei stärkerer Abblendung oder Phasenkontrast, beobachtet werden können. Die Brutkapseln und Tochterzysten können absterben und verkalken, die ganzen Zysten fibrosieren und ebenfalls sekundär verkalken (Abb. 9.5 f). Werden die Zysten versehentlich eröffnet, besteht die Gefahr der *anaphylaktischen Reaktion* und Zystenaussaat.

9.3.5 Pilzinfektionen

Pilzinfektionen des ZNS treten besonders unter resistenzschwächenden Bedingungen, d.h. bei schweren Grunderkrankungen (besonders auch bei Aids), Langzeitbehandlung mit Antibiotika, Kortikosteroiden, Zytostatika, nach Immunsuppression oder bei Immundefekten auf. Es ist mit ständiger Zunahme der Inzidenz zu rechnen.

In der Reihenfolge der Häufigkeit treten bei uns Infektionen durch *Candida albicans, Cryptococcus neoformans, Aspergillus fumigatus* und seltener *Histoplasma capsulatum* auf. Ganz selten werden Phykomykosen oder nach Auslandsaufenthalten tropische Mykosen wie Blastomykose oder Kokzidioidomykose beobachtet.

Die Infektion des ZNS erfolgt am häufigsten hämatogen bei ausgedehnter Dissemination oder seltener fortgeleitet aus der Nachbarschaft bei Sinusitis oder Otitis. Sie führt zu subakuten bis chronischen, manchmal akuten Meningoenzephalitiden, basalen Meningitiden oder kann bei Bildung von Granulomen, Abszessen oder Zysten unter dem Bild einer intrakraniellen Raumforderung verlaufen (Tabelle 9.3).

Prädisponierende Bedingungen für opportunistische Pilzinfektionen sind:
- Langzeittherapie mit Kortikosteroiden,
- immunsuppressive Therapie,
- zytostatische Therapie bei malignen Tumoren,
- maligne Erkrankungen (speziell Lymphome und Leukämien),
- Aids,
- Diabetes mellitus mit Ketoazidose,
- chronische Lungenerkrankungen,
- Lebererkrankungen,
- Alkoholismus,
- intravenöse Drogeninjektion,
- hochgradige Mangelernährung (Proteinmangel),
- Verbrennungen.

Der Erregernachweis gelingt vielfach am Liquorsediment nach Tuschepräparation oder durch PAS-Reaktion (Rösener 1998), die Kultur gelingt mit Ausnahme von Cryptococcus neoformans (75–80%) selten. Für die wichtigsten Erreger stehen zuverlässige Antigennachweise (zumeist als PCR) zur Verfügung.

Morphologie. Chronisch-granulomatöse Meningitiden und Abszesse sind neben der mykotisch metastatisch-septischen Herdenzephalitis die Manifestationsformen der Pilzinfektion. Bei der Meningitis ist im Liquorsediment eine leichte bis mäßige gemischtzellige Pleozytose, häufig mit Eosinophilen, Eiweißerhöhung und leicht erniedrigtem Zucker sowie gelegentlich pilzhaltigen Phagozyten, nachweisbar. Histologisch finden sich darüber hinaus Fibrinausfällungen und lokale Granulomknötchen, die zentral mit Pilzen besiedelt sind. Nicht selten trifft man auf mehrkernige Riesenzellen.

Die *mykotischen Abszesse* (Abb. 9.6 a), die intrazerebral auftreten, weisen ähnlich wie die bakteriell bedingten Abszesse zentrale Nekrosen auf, an deren Rand aber bei entsprechenden Spezialfärbungen, vielfach aber auch bereits bei Van-Gieson-Färbung oder im Phasenkontrast, der Pilznachweis gelingt (Abb. 9.6 b).

Tabelle 9.3. Pilzinfektionen

Spezies	Inzidenz	ZNS-Prädilektion	Meningitis	Granulom/Abszess	Infarkt
Candida albicans	Häufig	++	++	++	–
Cryptococcus neoformans	Häufig	++++	++++	+	+
Aspergillus fumigatus	Gelegentlich	++	+	+++	++++
Histoplasma capsulatum	Gelegentlich	+	+	+	+
Außereuropäisch					
Coccidioides	Häufig	+++	++++	+	+
Zygomycetes	Gelegentlich	++	+	+++	++++
Blastomyces	Gelegentlich	+	+	+	–
Sporotrix	Gelegentlich	+	+	–	–
Paracoccidioides	Selten	+/–	+/–	+/–	–

++++ sehr häufig, +/– sehr selten, – nicht beobachtet.

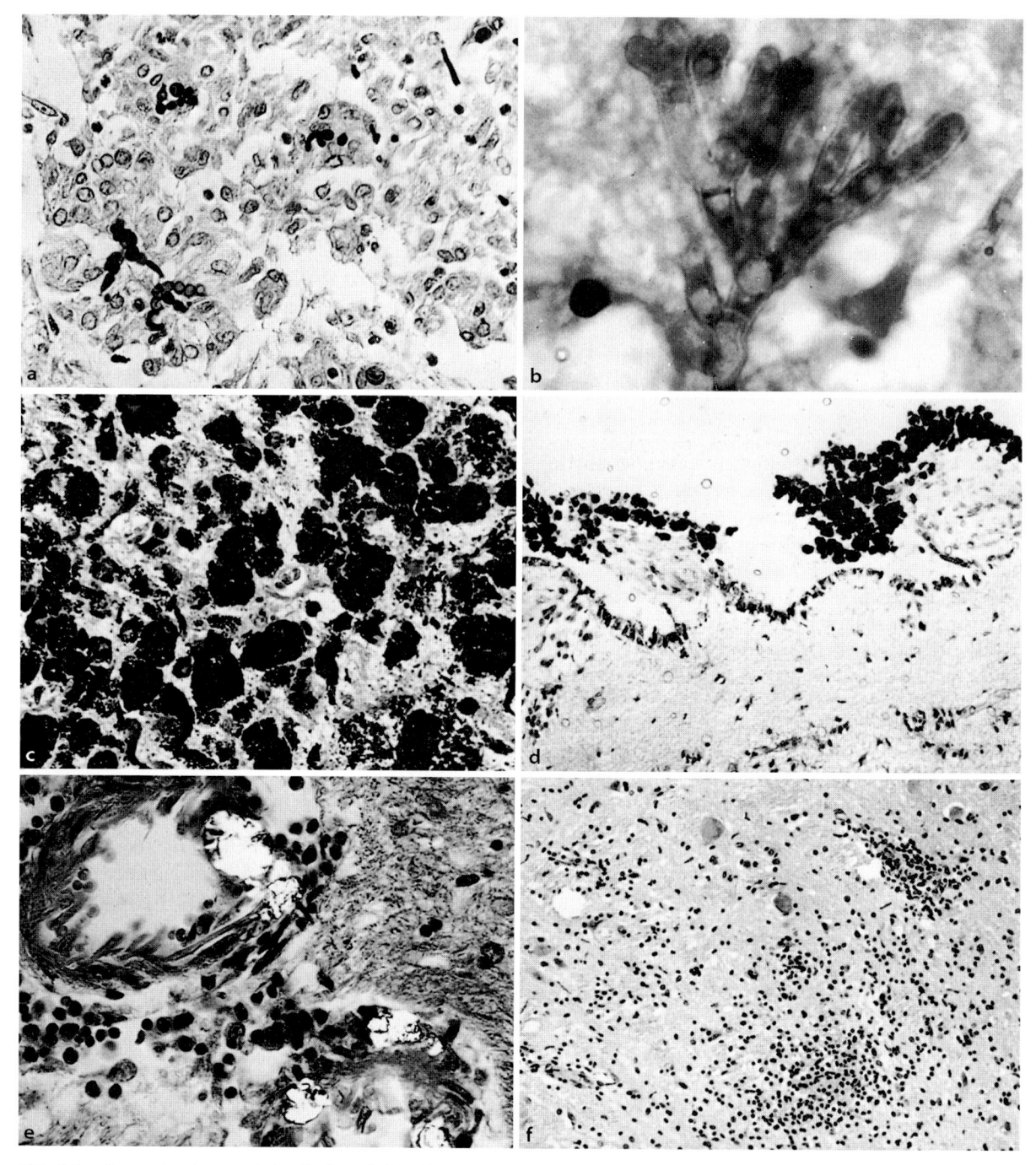

Abb. 9.6. a Soorsepsis mit metatatischer Herdenzephalitis. PAS-positive Pilzansammlugen innerhalb des Mikroabszesses; **b** Pilzhyphen bei mykotischer Komplikation einer akuten myeloischen Leukämie; **c** Whipple-Krankheit mit stark PAS-positiven intrazytoplasmatischen Granula; **d** Whipple-Krankheit mit Ependymitis granularis; **e** Kalziumoxalatkristalle in der Wand intrazerebraler Gefäße mit entzündlicher Begleitreaktion nach intensiven Polyolinfusionen während Intensivtherapie; **f** frische Meningoenzephalitis mit teils gefäßgebundenen, teils sich diffus im Hirngewebe ausbreitenden Lymphozyteninfiltraten (Zufallsbefund nach Elektrounfall einer Schizophrenen)

Kandidose

Eine zerebrale Kandidose (Syn.: Soor, Moniliasis) ist regelmäßig auf die hämatogene Aussaat einer nosokomialen Infektion anderer Organe (insbesondere des Gastrointestinaltrakts) zurückzuführen, nahezu ausnahmslos bei prädisponierten Personen.

> Sie verläuft als metastatisch-septische Soorenzephalitis mit multiplen kleinen (<2 mm), subkortikal gelegenen Mikroabszessen und Granulomen (Pendlebury et al. 1989).

Die Pilze durchbrechen die Gefäßwand mit ihren Pseudohyphen, zunächst in Form einzelner Sprossen, später nach Wandnekrose breit, verbunden mit einer *segmentalen Angiitis* und einer entsprechenden Gliareaktion. Der Pilz erscheint als Pseudohyphe mit astförmig hintereinander geschalteten länglichen Einzelzellen, deren Spitzen aneinander gelagert sind, manchmal aber auch Y-förmige Aufzweigungen zeigen. Gelegentlich sieht man ovale Sporen, vor allem in den oberflächlichen Regionen der Herde. Eine meningeale Reizsymptomatik fehlt oft.

Die andere Reaktionsform bei zerebraler Kandidose ist eine *granulomatöse Entzündung*. Drei verschiedene Granulomtypen lassen sich unterscheiden:
- Granulome aus Epitheloidzellen und mehrkernigen Riesenzellen. Sie gehen von der Adventitia der Blutgefäße aus und liegen perivaskulär. Die Riesenzellen sind teils vom Fremdkörpertyp mit phagozytierten Pilzen, teils vom Langhans-Typ ohne Pilze.
- Glianknötchen aus Astrozyten und Mikrogliazellen sowie mit freiliegenden Pilzen.
- Gemischte gliös-histiozytäre Granulome mit oder ohne Riesenzellen.

Kryptokokkose

Die Kryptokokkose durch Cryptococcus neoformans ist die häufigste Mykose mit selektivem ZNS-Befall und die häufigste zerebrale Pilzerkrankung bei Aids.

Der Erreger mit bevorzugtem Lebensraum in Fäkalien von Tauben und Stubenvögeln wird über die Lunge aufgenommen und gelangt hämatogen ins ZNS. Klinisch stehen *bitemporale Kopfschmerzen* (bis zu 100% der ZNS-Kryptokokkosen) als Ausdruck einer Meningoenzephalitis mit MR-tomographisch nachweisbaren Mikrogranulomen (Cochius et al. 1989) im Vordergrund. Raumfordernde Granulome sind selten.

Der Pilz ist gekennzeichnet durch eine dicke gelatinöse Kapsel, die sich mit Tusche auch im Liquorsediment darstellen lässt. Der Erreger selbst bleibt dabei ungefärbt, ist seinerseits aber mit Alzianblau, Muzikarmin oder PAS gut sichtbar zu machen. Im Unterschied zu den Hyphen fehlen bei ihm die Verzweigungen, vielmehr liegen die umkapselten kugeligen Pilze dicht gepackt nebeneinander.

Die entzündliche Reaktion kann bei intrazerebraler Ausbreitung sehr gering sein. Typisch ist die Manifestation als chronische Meningitis mit verdickten, opak wirkenden Leptomeningen unter Bevorzugung der Hirnbasis. Von der Leptomeninx werden auch die Hirn- und Rückenmarknerven umgeben, mit dem Bild einer Polyradikulitis. Gewebsveränderungen können gelatinös (dicht liegende Pilze mit Schleimkapseln ohne entzündliche Reaktion) oder granulomatös (Granulationsgewebe mit mehrkernigen Riesenzellen und Kryptokokken in Phagolysosomen) aussehen. Bei chronischen Infektionen kann sich ein Hydrocephalus aresorptivus entwickeln.

Auch bei der Enzephalitis lassen sich nach dem Ausmaß der entzündlichen Reaktion und der Nekrosetendenz reaktionsarme gelatinöse von granulomatösen Formen unterscheiden. Die Pilze bilden über Nekrosen schleim- und pilzgefüllte Pseudozysten, die bei multiplem Auftreten an Seifenschaum erinnern. Sie liegen nahezu reaktionslos vor allem in den Stammganglien. Bei der granulomatösen Enzephalitis sind die Pilzherde von granulomatösem Gewebe teils mit, teils ohne Riesenzellen umgeben.

In 4–8% der Fälle bilden sich umfangreiche tumorähnliche Granulome (Kryptokokkome), die selbst zu etwa 40% ohne meningitische Begleitreaktion auftreten. Die weißlichen oder gelblichen Knoten komprimieren und zerstören angrenzende Hirnstrukturen und können mit Karzinommetastasen verwechselt werden. Kryptokokkome (Torulome) bis zu 6 cm Durchmesser sind beschrieben worden.

Aspergillose

Die Aspergillose entsteht vornehmlich durch *Aspergillus fumigatus*, ein Pilz, der in sich verzweigenden Hyphen wächst, wobei diese 2- bis 3-mal so lang und dick sind wie bei Candida albicans. Nach hämatogener Aussaat führen Infektionen vorwiegend zu raumfordernden zerebralen Abszessen und, die Gefäße infiltrierend, zu thrombotischen Verschlüssen mit hämorrhagischer Infarzierung. Eine meningeale Beteiligung ist selten. Andere Invasionswege erfolgen direkt über die paranasalen Sinus, das Mittelohr oder die Orbita, insbesondere nach Schädel-Hirn-Traumen.

Sonstige Pilzinfektionen

Die folgenden Pilzinfektionen kommen in Mitteleuropa als Ursache einer ZNS-Infektion selten in Frage, sind dagegen in Nord- und Südamerika häufig zu beobachten:

Bei der *Histoplasmose* befällt Histoplasma capsulatum primär die Lunge und bei Generalisation in 10–20% das ZNS im Sinne einer chronischen Meningoenzephalitis mit miliaren Granulomen oder Abszessen.

Andere Pilzformen sind *tropische Mykosen* wie Blastomykose oder Kokzidioidomykose.

Die *Nokardiose* (Nocardia asteroides) bzw. *Aktinomykose* (Actinomyces israelii) ist eine „Pseudomykose", eine bakterielle Infektion mit dem Erscheinungsbild einer Mykose, primär faziozervikal lokalisiert mit eitrigen gekammerten Abszessen, in denen sich Aktinomyzesdrusen nachweisen lassen.

9.3.6 Paraneoplastische Syndrome

Paraneoplastische Syndrome sind klinisch-pathologische Symptomkomplexe, die überzufällig häufig in Assoziation mit einem bösartigen Tumor vorkommen und weder durch Invasion oder Metastasierung des Tumors noch durch therapeutische Eingriffe oder nosokomiale Infektionen erklärt werden können (Tabelle 9.4).

Mit unterschiedlicher topischer Betonung finden sich Enzephalitiden, bei denen entzündliche Infiltrate aus Lymphozyten, stimulierten Lymphozyten und seltener Plasmazellen im Vordergrund stehen, die mit Verlust oder Degeneration von Neuronen einhergehen. Sie treten als subakut verlaufende limbische Enzephalitis, Hirnstammenzephalitis oder spinozerebelläre Degeneration auf, können sich auch auf das Rückenmark als subakute nekrotisierende Myelopathie beschränken. In bis zu 50% lassen sich unterschiedliche Autoantikörper (Anti-Purkinje-Zell-Antikörper, Anti-Hu, Anti-Yo) nachweisen (Tabelle 9.5).

9.3.7 Ätiologisch unzureichend geklärte entzündliche Syndrome

■ Uveomeningoenzephalitis

Die Kombination einer Uveitis mit Hypakusis sowie Poliosis von Augenbrauen und Wimpern sowie Leukodermien mit flüchtigen, rezidivierenden meningealen oder selten akuten enzephalitischen Symptomen bestimmen das klinische Syndrom (Syn.: Vogt-Koyanagi-Harada-Syndrom) (Moorthy et al. 1995). Es handelt sich vermutlich um eine zellvermittelte Autoimmunreaktion gegen melaninhaltige Zellen.

Man sieht eine ausgeprägte, mit granulomatöslymphozytären Infiltraten einhergehende Arachnitis mit nachfolgenden arachnitischen Verklebungen. Diese können hypothalamische Störungen und das Syndrom der Arachnitis opticochiasmatis verursachen.

■ Cogan-Syndrom

Das Cogan-Syndrom wird als Autoimmunerkrankung (gehäuft im Rahmen einer nekrotisierenden Vaskulitis) betrachtet, das mit interstitieller Keratitis und audiovestibulären Symptomen (Hörstörungen) vor allem bei jungen Erwachsenen auftritt. Im Liquor finden sich leichte lymphozytäre Pleozytosen mit Eiweißerhöhungen.

Tabelle 9.4. Paraneoplastisch-entzündliche Erkrankungen des ZNS

Erkrankung	Vorkommen
Gehirn	
■ Limbische Enzephalitis	Kleinzelliges Bronchial-Ca. (80%)
■ Hirnstammenzephalitis	Gelegentlich bei Mamma-, Ovarial-, Kolon-Ca.
■ Opsoklonus-Myoklonus-Syndrom	*Kinder:* Neuroblastome; *Erwachsene:* Bronchial-, Mamma-, Uterus-Ca.
■ Zerebrale Vaskulitis	M. Hodgkin
Rückenmark	
■ Subakute nekrotisierende Myelopathie	Bronchial-Ca.
■ Amyotrophische Lateralsklerose	Lymphom

Tabelle 9.5. Antikörperbefunde bei paraneoplastischen Erkrankungen (nach Kaiser 1999)

Name	Synonym	Paraneoplastisches Syndrom	Immunhistochemie	Antigene
■ **Anti-Hu**	ANNA 1 (Typ IIa)	Enzephalomyelitis, subakute zerebelläre Degeneration, limbische Enzephalitis, Rhombenzephalitis	Neuronale Kerne von ZNS und Ganglien	HuD, HuC, Hel-N1
■ **Anti-Yo**	PCA-1, APCA-1 (Typ I)	Zerebelläre Degeneration	Zytoplasma der Purkinje-Zellen	CDR 34, CDR 62, PCD 17, CZF
■ **Anti-Ri**	ANNA 2 (Typ IIb)	Opsoklonus-Myoklonus-Syndrom, subakute zerebelläre Degeneration	Neuronale Kerne nur des ZNS	Nova
■ **Antiamphiphysin**	–	Stiff-person-Syndrom	Synaptische Vesikel	Amphiphysin
■ **Anti-CAR**	–	Retinale Degeneration	Kalziumbindung	Recoverin

ANNA antineuronale nukleäre Antikörper, *(A)PCA* (Anti-)Purkinje-Zell-Antikörper, *CAR* tumorassoziierte Retinopathie (*c*arcinoma-*a*ssociated *r*etinopathy).

9.3.8 Chemisch induzierte Enzephalitiden

Chemisch induzierte Meningitiden und Meningoenzephalitiden beruhen auf allergisch-hyperergischen Reaktionen oder auf Immunkomplexgefäßablagerungen.

■ Arzneimittelinduzierte Meningoenzephalitis

Die arzneimittelinduzierte Meningitis bzw. Meningoenzephalitis (auslösende Arzneistoffe s. Übersicht) verläuft als akute febrile Erkrankung, die kurz nach der Exposition auftritt und mit hohem Fieber, Kopfschmerzen, Übelkeit, Erbrechen, Nackensteifigkeit und Photophobie einhergeht. Enzephalitische Zeichen können hinzutreten, bis hin zu Anfällen und Koma. Nach 3–4 Tagen bilden sich die Symptome zurück.

Im Liquor finden sich eine Pleozytose, vornehmlich Granulozyten (ohne Laktatanstieg), Eiweißerhöhung und gelegentlich Eosinophilie. Erhöhte Immunkomplexkonzentrationen weisen auf die pathogenetisch bedeutsame Hypersensitivitätsreaktion.

Auslöser arzneimittelinduzierter Meningoenzephalitiden (nach Jain 2000)

- Sulfonamide (Trimethoprim, Trimethoprim/Sulfamethoxazol, Sulfasalazin)
- Cephalosporine
- Ciprofloxacin
- Isoniazid
- Penicillin
- Cytosin-arabinosid (systemisch)
- Cortison (Methylprednisolon, Hydrocortison)
- Nichsteroidale Antirheumatika (Ibuprofen, Diclofenac, Naproxen, Tolmetin, Ketoprofen)
- Aspirin (Überdosierung)
- Phenazopyridin
- Carbamazepin
- Ranitidin
- Intravenöse Immunglobuline (besonders bei Patienten mit Migräne)
- Azathioprin

■ Kalziumoxalatinduzierte Enzephalitis

Die Ablagerung von Kalziumoxalaten findet sich ausschließlich bei Intensivpatienten – abgesehen von der primären Oxalose und der Äthylenglykolvergiftung –, die hohe Mengen von *Glukoseersatzstoffen* (Xylitol, Sorbitol, Fruktose, Mannitol) erhalten hatten. Der genaue biochemische Pathomechanismus ist nicht geklärt.

Mit Schwerpunkt in den Stammganglien finden sich perivaskuläre Infiltratmäntel, die vorwiegend aus neutrophilen Granulozyten und begleitenden Monozyten bestehen. Die Gefäßwände selbst enthalten intensiv doppelbrechende Kristalle (Abb. 9.6 e), die manchmal kranzförmig die ganze Gefäßwand umgeben.

9.4 Diffuse bzw. lokal akzentuierte Polioenzephalomyelitiden

Die im Rahmen bakterieller, parasitärer oder mykotischer Infektionen auftretenden Enzephalitiden sind zumeist Begleitenzephalitiden einer Meningitis. In Tabelle 9.6 sind die virusbedingten zentralnervösen Entzündungen aufgeführt, mit denen im mitteleuropäischen Raum gerechnet werden muss. Die weitere Einteilung orientiert sich an der Lokalisation, die für einige Entzündungen pathognomonisch ist.

■ Polioenzephalitiden, d.h. die graue Substanz betreffende Enzephalitiden, sind ätiologisch vorwiegend durch Virusinfektionen bedingt.

Morphologie. Das morphologische Muster ist abgesehen von gewissen lokalisatorischen Akzentuierungen bei allen Enzephalitiden ähnlich, wenn auch abhängig von der Akuität der Infektion bzw. der Virulenz des Erregers und der unterschiedlichen Immunitätslage der Kranken.

Am Anfang stehen die Hyperämie und das Ödem, bedingt durch eine Störung der Blut-Hirn-Schranke (vasogen) oder durch Schädigung der Zellmembran (zytotoxisch). Das Stadium der Blut-Hirn-Schranken-Störung kann bis zu Erythrodiapedesen mit einer Purpura cerebri führen. Bei perakuten Infektionen erfolgt der Tod in diesem Stadium, bevor entzündliche Infiltrate auftreten können.

Häufiger aber sind die akut bis subakut verlaufenden Enzephalitiden, bei denen einer kurzen, granulozytär betonten Initialphase Lymphozyteninfiltrate folgen, in zunehmendem Maße als stimulierte Lymphozyten und Plasmazellen. Parallel hierzu reagiert die Mikroglia in Form von Stäbchenzellen oder mit Phagozytosevorgängen auf die Schrankenstörung und auf die beginnenden neuronalen Schädigungen bzw. den Markscheidenzerfall, der in der Regel perivaskulär betont ist.

Die Nervenzellen weisen Chromatolysen und Schwellungen ihres Zellleibes auf. Zytoplasmavakuolisierungen und Zellschrumpfungen sind unter-

Tabelle 9.6. Virusbedingte zentralnervöse Entzündungen im mitteleuropäischen Raum (*E* Enzephalitis, *EMy* Enzephalomyelitis, *M* Meningitis, *ME* Meningoenzephalitis, *My* Myelitis, *pp* para-/postinfektiös, *PRP* progressive Rötelnpanenzephalitis, *R* Radikulitis, *SSPE* subakut sklerosierende Panenzephalitis)

Virusgruppe	Virustyp	Klinische Besonderheiten	Verlauf	Morphologische Besonderheiten
Adenoviren	Adenovirus	M, ME, Pharyngitis, (Kerato-) Konjunktivitis	Bei Kleinkindern manchmal schwerer Verlauf	Blande lymphozytäre Begleit-M
Arboviren	FSME-Virus	M/ME nach Zeckenbiss, biphasischer Verlauf, initial Allg.-Sympt.	M bis 14 Tg. (55%), ME bis 3 Wochen (35%); 1–2% letal, 10% poliomyelitisch mit 20% Letalität	Lymphozytäre, perivaskuläre und meningeale Infiltration, selten Erythrodiapedese
Arenaviren	LCM-Virus (lymphozytäre Choriomeningitis)	ME, M, EMy, übertragen durch Mäuse und Hamster	Protrahiert Wochen bis Monate	Erythrodiapedesen, Hämorrhagien, Nekrosen
Herpesviren	HSV-1	Temporallappenenzephalitis nach Prodromalstadium, Wernicke-Aphasie, partiell komplexe Anfälle	Unbehandelt: 70% letal	bes. limbisches System, zu Nekrose neigend; Hämorrhagien, Mikroverkalkungen
	HSV-2	Kinder wie HSV-1; sonst rezidiv. R	Wie HSV-1; R (gutartig, rezidivierend)	Wie HSV-1; leichte meningeale Infiltration
	HSV-6	Nach Exanthema subitum chronicum unspez. Allg.-Sympt.	Chonisch, bes. bei Immunsuppression	?
	VZV (Varicella-Zoster-Virus)	Zerebelläre Ataxie (pp?), ME, M, My, vesikuläres Exanthem, Zosterganglionitis; bei Immunsuppression Gürtelrose	Zerebellitis ohne Defekt, ME (5% letal; pp?), teilweise Reye-Syndrom; postherpetische Neuralgien (50% der >60-Jährigen), E (bis 30% Letalität)	ME, monozytäre Infiltration und Demyelinisierung, massives Ödem (pp?); Ganglionitis mit Begleit-M, E mit diffuser perivask. Infiltration, z. T. granulomatöse Vaskulitis
	EBV (Epstein-Barr-Virus)	M, (Hirnstamm-)E, Zerebellitis; Polyneuritis als Mononucleosis infectiosa	E (80–90% Heilung ohne Defekt, 1–2% letal)	Manchmal fokale E, DD zu HSV-E, sonst unspezifisch
	CMV (Zytomegalievirus)	M, ME (2/3 als Reaktivierung bei Immun-Suppr.)	Bei Immun-Suppr. chronisch; antivirale Erhaltungstherapie; manifeste Schäden (10%)	Polio-E mit Gliaknötchen; Mikrozephalie, Rindenfehlbildungen, Verkalkungen
Myxoviren	Influenza-A- und -B-Virus	E, EMy (pp), Grippe, Atemwegsinfekte	Benigne; selten schwer u. progredient	E unspezifisch; EMy (perivenöse Infiltrate und Demyelinisierung)
	Mumpsvirus	M, ME (25% vor Parotitis, zu 50% mit Parotitis), auch Orchitis, Pankreatitis	Meist kurz benigne; 1% letal	M (unspezifisch), ME (z. T. perivenös, demyelinisierend, pp, mit Neurolyse)
	Masernvirus	E (fast ausschl. pp), 2-phasig, 1 Woche nach Exanthem	15% letal (bes. bei Koma oder Anfällen), 30–40% Defektheilung	Perivenöse Infiltrate u. Demyelinisierungen, auch Einschlusskörper
		Sonderform: SSPE	In Stadien (intellektueller Abbau, extrapyramidal-motorisch, Dezerebration); letal	Panenzephalitis, Gliaknötchen, Einschlusskörper, Demyelisierung
	Parainfluenzavirus	M bei Atemwegserkrankungen	Benigne	M
Picorna- (Entero-) Viren	Poliomyelitisvirus (Typ 1–3)	Poliomyelitis nach 2-phasigem Verlauf; kattarrhalisches Vorstadium, Paralytische My	Letalität ca. 10%, Restparesen 30%	Motoneuronen in Rückenmark u. Hirnnerven, Neurolyse mit lymphozytärer Reaktion, eosinophile Einschlusskörper
	Coxsackievirus A	M, selten E bei Herpangina, Sommergrippe	Benigne M	M
	Coxsackievirus B	M, selten E bei Pleurodynie	Benigne M	M
	ECHO-Viren	M	Benigne M	M
Pockenvirus	Pockenvirus	My	Ausgerottet?	My, E
Rötelnvirus	Rötelnvirus	Pränatal: E mit Rötelnembryopathie	Enzephalopathie, Katarakt, Anakusis	Mikrozephalie, Balkenmangel, Gliose
		Sonderform: PRP	20% letal; selten chronische Enzephalitis	Neuronolyse, fibrinoide Nekrose, Vaskulitis
Rhabdoviren	Tollwutvirus	Lyssa-EMy (nach Prodromal-, Exzitations-, paralytischem Stadium)	Letal	Hirnstammbetonte Neuronophagien, Gliaknötchen, Negri-Körper

schiedliche Ausdrucksformen der *Nekrobiose*, auf die Mikrogliazellen und Monozyten in Form der Neuronophagie reagieren. Intranukleäre Einschlusskörperchen vom *Typ Cowdry A* (nahezu die gesamte Kerngröße einnehmende homogene eosinophile Einschlüsse mit schmalem gefärbtem Hof, selten mit feingranulärer basophiler Strukturierung) sind für manche der gesicherten Viruskrankheiten typisch. Die Einschlusskörper selber sind nicht spezifisch.

Gliazellreaktionen finden sich als kleine Gliasternchen, vorwiegend aus Mikroglia zusammengesetzt, ferner als größere Gliaknötchen oder als umfangreiche Gliahaufen, gemischt aus Mikrogliazellen, Monozyten und Lymphozyten, je nach Dauer des Prozesses auch unter Einbeziehung von Astrozyten. Diese treten sonst nur in diffuser Form mit gemästetem Zytoplasmaleib und faserbildend auf, um ödematös aufgelockerte, der elektiven Parenchymnekrose oder der spongiösen Gewebsveränderungen unterworfene Partien narbig zu reparieren.

Bei den nekrotisierenden Enzephalitiden (Herpes-simplex-Enzephalitis) finden sich Nekrosen von Kapillar- und Venenwänden mit fibrinösen und hyalinen Thromben, die zu entsprechenden anämischen und hämorrhagischen Infarzierungen beitragen.

9.4.1 Akute diffuse lymphozytäre Polioenzephalitis

Synonyme für diese Erkrankung sind Frühsommermeningoenzephalitis (FSME), zentraleuropäische Enzephalitis, russische Frühjahr-Sommer-Enzephalitis, europäische Sommerenzephalitis, Zeckenenzephalitis.

> In bestimmten Endemiegebieten (vor allem im oberen Rheintal und im fränkischen Raum entlang der Donauzuflüsse) kann beim Biss der Zecke *Ixodes ricinus* das FSME-Virus auf den Menschen übertragen werden.

Man schätzt, dass selbst in Endemiegebieten nur jede 100.–2000. Zecke – in Hochrisikogebieten u. U. bis 5% der Zecken – Virusträger ist (Kaiser et al. 1998), nachdem sie sich über Weide- und Wildtiere infiziert hat. Insgesamt kommt es nach Übertragung auf den Menschen in 60% der Fälle zur stillen Feiung (subklinischer Verlauf), in 20% zu grippeähnlichen Allgemeinsymptomen und in weiteren 20% zur manifesten Meningitis bzw. Meningoenzephalitis, selten Poliomyelitis.

■ **Klinik.** Nach einem grippalen Vorstadium (60–70%) und einem etwa 4–6 Tage währenden freien Intervall, kommt es beim zweiten Fieberanstieg zu zentralnervösen Störungen.

50% verlaufen als *meningitische Form* mit Kopfschmerzen, Meningismus und Lichtscheu, 40% als *meningoenzephalitische Form* mit Bewusstseinsstörungen und Fokalsymptomen, die sich zumeist innerhalb von 3 Wochen zurückbilden (80–90% komplette Remissionen, 10–20% Restsymptome; 1–2% letal).

Bei der *poliomyelitischen Verlaufsform* (10%) stehen schlaffe Lähmungen im Vordergrund, wobei Schultergürtel, proximale Armmuskulatur und Hirnnerven bevorzugt befallen sind. Die Prognose ist schlechter (20% Letalität).

Die Diagnose wird durch serologischen Nachweis gesichert. Bei exponierten Personen kann aktiv immunisiert werden.

■ **Morphologie.** Lymphozytäre Gefäßwandinfiltrate in Rückenmark und Hirnstamm in Verbindung mit Ödemherden und leichten Erythrodiapedesen prägen das akute Stadium, das auch von einer diffusen lymphozytären Meningitis und geringen Lymphozyteninfiltraten im ganzen Zentralnervensystem begleitet ist (Abb. 9.6f). Spätfolgen sind morphologisch fast nur bei der poliomyelitischen Form zu erwarten. Entsprechend den neurophysiologischen Befunden können auch Wurzeln und peripherer Nerv beteiligt sein.

9.4.2 Hirnstammenzephalitiden

■ **Encephalitis epidemica**

Die Virusätiologie dieser primär epidemisch in den frühen 20er Jahren aufgetretenen Enzephalitis (Syn.: Encephalitis lethargica, Economo-Enzephalitis) ist nicht gesichert, aber wahrscheinlich. Epidemiologische Studien sprechen für eine Influenzainfektion (Ravenholt u. Foege 1982). Bei der letzten großen Epidemie in den 20er Jahren standen Bewusstseinstrübungen und Störungen des Schlaf-Wach-Rhythmus sowie Hirnnervensymptome und Hyperkinesen im Vordergrund. Die Letalität betrug bis zu 57%.

> Jahre später entwickelte sich bei einem Teil dieser Patienten ein postenzephalitisches Parkinson-Syndrom.

■ **Morphologie.** In der akuten Krankheitsphase findet sich eine intensive *Gliaknötchenenzephalitis*

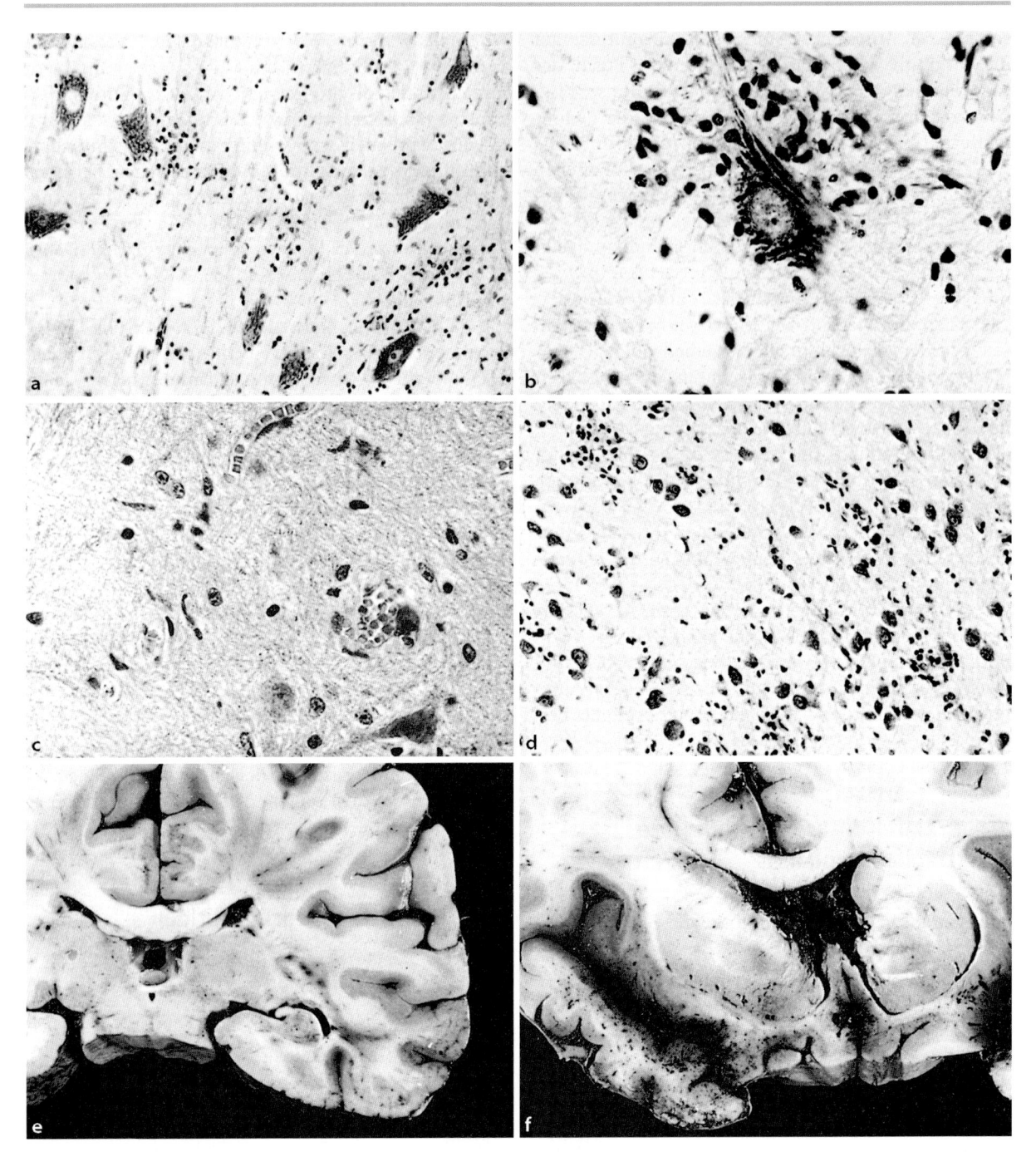

Abb. 9.7. a–c Poliomyelitis. **a** Gliazellhäufchen und degenerative Kernveränderungen an den Nervenzellen; **b** beginnende Neuronophagie mit perineuronaler Gliazellansammlung; **c** Spätstadium mit weitgehender Entblößung des Vorderhorns von Nervenzellen und Gliareaktion; **d** Polioenzephalitis vom Gliaknötchentyp; **e** mit Nekrosevorgängen in Ammonshorn, Schläfenlappen und Cingulum; **f** nekrotisierende hämorrhagische Herpes-simplex-Enzephalitis mit Betonung im Schläfenlappen, in der Inselrinde und im Gyrus rectus

(Abb. 9.7 d) mit nekrotischer Komponente und dem Schwerpunkt im Mesenzephalon und Tegmentum unter bevorzugtem Befall der Substantia nigra und des Locus caeruleus. Diese Topik erklärt die Spätfolge, den postenzephalitischen Parkinsonismus. Makroskopisch ist manchmal bereits die Depigmentierung der Substantia nigra sichtbar.

Ihr entspricht bei mikroskopischer Untersuchung eine deutliche Lichtung des Nervenzellbestandes in der Pars compacta der Substantia nigra. Die dort liegenden Gliazellen haben das Melaninpigment aufgenommen. Verbliebene Nervenzellen zeigen im Gegensatz zum idiopathischen M. Parkinson gewöhnlich keine Lewy-Körper. Ausgeprägte Gliafaserverdichtungen greifen von der Substantia nigra auch auf die Umgebung des Aquädukts und das Zwischenhirn über und erleichtern differentialdiagnostisch die Diagnose der vorangegangenen Enzephalitis.

■ Fleckfieberenzephalitis

Vorwiegend durch Kleiderläuse wird unter schlechten hygienischen Bedingungen *Rickettsia prowazeki* übertragen und das Fleckfieber mit den namensgebenden Hauterscheinungen ausgelöst. Es ist fast nur noch von historischem Interesse.

Ein ähnliches Bild sieht man heute bei dem durch Rickettsia rickettsii ausgelösten *Rocky Mountain spotted fever*, das nach Zeckenstich in den USA auftreten kann.

■ **Morphologie.** In akuten Stadien herrschen Ödeme und petechiale Blutungen vor. Die subakuten Verläufe gehen mit einer ausgeprägten Gliaknötchenbildung mit perivaskulärer Akzentuierung und Bevorzugung der Groß- und Kleinhirnrinde einher. Die Gliaknötchen sind aus Mikrogliazellen und Monozyten zusammengesetzt, anfangs mit granulozytärer Beteiligung. Im Zentrum der Gliaknötchen sind die Kapillaren vielfach thrombotisch verschlossen.

Innerhalb der Rinde ist die 2.–5. Schicht bevorzugt betroffen. Der Prozess führt in der Molekularschicht der Kleinhirnrinde zu den recht charakteristischen, wenn auch nicht spezifischen *Gliastrauchwerkbildungen* (Abb. 9.8 f).

■ Tollwut (Rabies, Lyssa)

Trotz der Häufung der Infektion bei Tieren erkranken Menschen sehr selten. Von 1945–1985 erkrankten und starben in der Bundesrepublik Deutschland 42 Menschen an Tollwut (Schrader et al. 1988). In den Entwicklungsländern ist die Tollwut allerdings immer noch ein großes Problem (Warrel u. Warrel 1994).

Das Tollwutvirus wird vorwiegend durch Speichel infizierter Wildtiere (Fuchs, Dachs, Marder) bzw. durch damit in Berührung gekommene Haustiere übertragen. Es gelangt über intraaxonalen Transport über die peripheren Nerven in das ZNS. Nach einer Inkubationszeit von durchschnittlich 20–60 Tagen (abhängig von der Lokalisation der Bisswunde) kommt es zu einem Exzitationsstadium mit tonisch-klonischen Krampfanfällen, zu tonischen Schlund- und Atemmuskulaturkrämpfen, provoziert durch Trinken (Hydrophobie). 3–4 Tage später tritt ein paralytisches, innerhalb weniger Tage tödlich endendes Stadium ein.

■ **Morphologie.** Mikroskopisch finden sich diffuse perivaskuläre Infiltrate, Gliaknötchen und Neuronophagien, bevorzugt in der grauen Substanz mit Schwerpunkt im Hirnstamm. Die Infiltrate sind lymphomonozytär mit Plasmazellen und wenigen neutrophilen Granulozyten. Gliaknötchen befinden sich besonders in der Hippokampusformation, die auch bevorzugter Sitz der *Negri-Körper* ist, runder oder rundovaler eosinophiler zytoplasmatischer Nervenzelleinschlüsse unterschiedlicher Größe. Bei der HE-Färbung finden sich in der eosinophilen Matrix der Einschlusskörper feine basophile Binnenstrukturen, die sich elektronenmikroskopisch als Viruspartikel identifizieren lassen.

Nach Impfungen mit der alten Hempt-Vakzine wurden mit einer Häufigkeit von 1–2 auf 10 000 Geimpfte schwere zerebrale Zwischenfälle unter dem Bild einer perivenösen Enzephalomyelitis beschrieben (Frick 1989), die in 15–20% der Fälle tödlich endete. Komplikationen mit den neuen Impfstoffen sind allergische Reaktionen (ca. 1:1000) und die insgesamt seltene Guillain-Barré-Polyradikulitis (Prange 1995 a).

■ Bickerstaff-Enzephalitis (Rhombenzephalitis)

Eine bevorzugte Schädigung des Hirnstamms kommt auch bei einigen sporadisch auftretenden Enzephalitiden unklarer Ätiologie vor, die akut bis subakut auftreten und mit Symptomen vergesellschaftet sind, die sich von rostral nach kaudal ausbreiten und in umgekehrter Reihenfolge zurückbilden. Vieles spricht für eine virale oder postinfektiöse Genese, z. B. im Sinne einer akuten disseminierten Enzephalomyelitis (ADEM) mit gutartigem Verlauf (Prange 1995 b).

Morphologisch stehen dichte, perivaskuläre Lymphozyteninfiltrate sowie Gliaknötchen im Tegmentum und den unteren Oliven im Vordergrund. Bei den chronischen Verläufen können diese Veränderungen von feinfleckigen, unscharf begrenzten Entmarkungsherden sowie von Strangdegenerationen der Pyramidenbahnen begleitet sein.

9.4.3 Temporallappenenzephalitiden

■ Herpes-simplex-Enzephalitis

Die durch HSV-1 (bei Kindern HSV-2) ausgelöste Herpes-simplex-Enzephalitis (Syn.: nekrotisierende Enzephalitis) ist mit 0,2–0,4 Erkrankungen pro 100 000 Einwohner pro Jahr die derzeit häufigste unter den schweren sporadischen Enzephalitiden (Whitley 1997).

■ **Klinik.** Klassischerweise treten nach einem Prodromalstadium mit Fieber, Abgeschlagenheit, Übelkeit und Kopfschmerzen (80%) in einem Folgestadium psychotische Symptome mit Verwirrtheit und Verhaltensänderung (70%) auf, gefolgt von fokalen Herdsymptomen wie Wernicke-Aphasie und Anfälle (70%), meist als partiell-komplexe Anfälle (konvulsives Stadium). Fieber und Meningismus fehlen meistens.

Der Liquor kann fast normal sein (20/3 mononukleäre Zellen, 0,5 g/l Gesamteiweiß). 24 h nach Beginn der neurologischen Symptome lassen sich

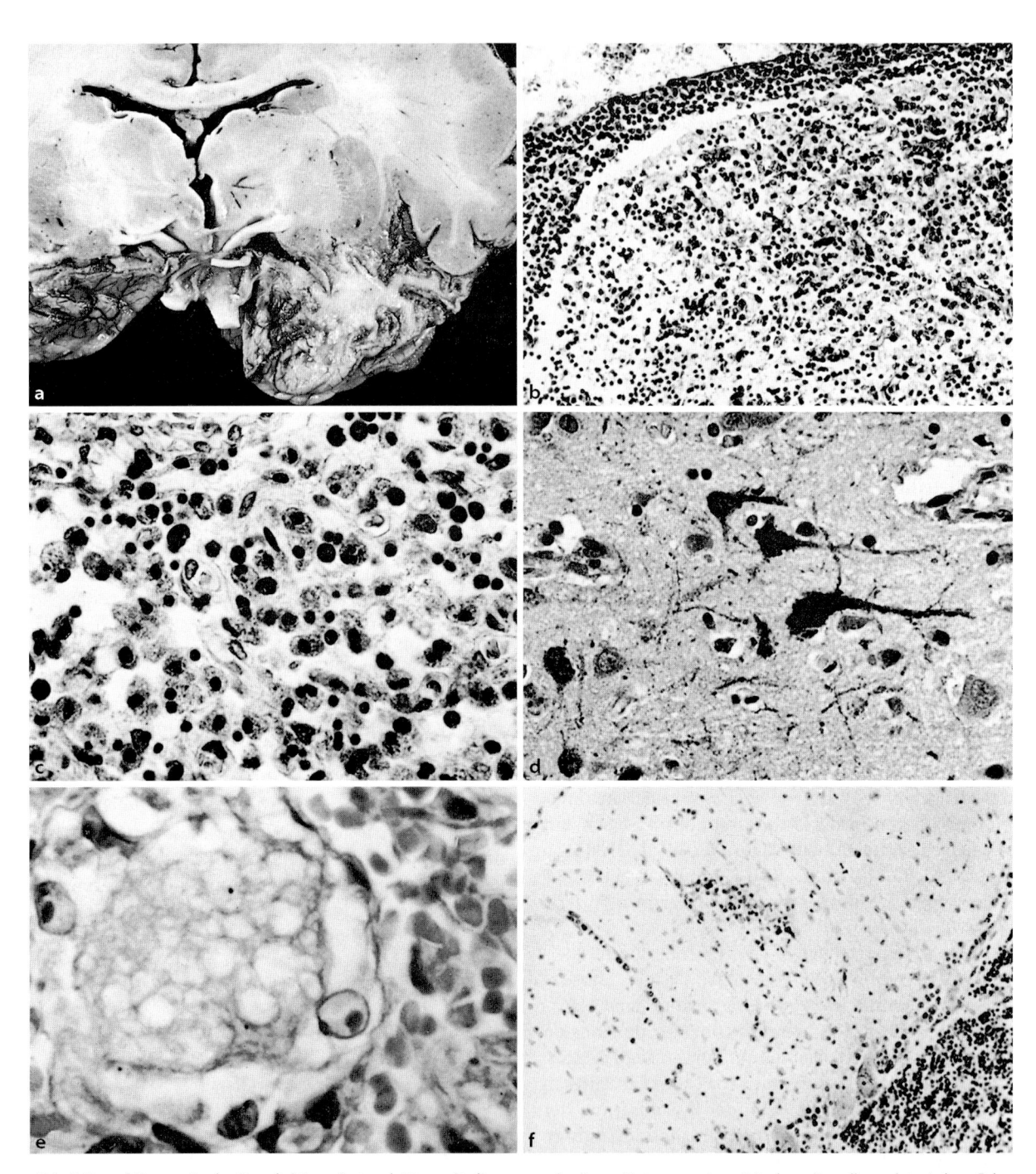

Abb. 9.8. a–d Herpes-simplex-Enzephalitis. **a** Fortgeschrittenes Stadium mit weitgehender Nekrose des Schläfenlappens und der Inselrinde; **b** frische Rindennekrose und lebhafte entzündliche Infiltration der angrenzenden Leptomeningen; **c** Nekrose der Rinde; **d** positive Virusantigenreaktion mit Pap-Methode; **e** Zytomegalieganglioradikulitis mit grobvakuoligem Untergang einer Spinalganglienzelle und typischen Eulenaugenzellen der betroffenen Satellitenzellen, die deutliche intranukleäre Einschlusskörper aufweisen. **f** Fleckfieberenzephalitis mit Gliaknötchen und Gliastrauchwerkbildung innerhalb der Molekularschicht der Kleinhirnrinde

signalintense enzephalitische Herde im MRT (Schroth et al. 1987) und nach 4 Tagen entsprechende Dichteminderungen als Ausdruck einer beginnenden Nekrose in den mediobasalen Schläfenlappenanteilen und in der Inselrinde computertomographisch nachweisen. Mit der PCR (polymerase chain reaction) und der In-situ-Hybridisierung im Liquor lässt sich der Virusnachweis bereits zu Beginn der Erkrankung mit hoher Sensitivität und Spezifität führen (Lakeman et al. 1995). Antikörper gegen HSV werden erst ab dem 7. Krankheitstag im Liquor nachweisbar. Eine diagnostische Hirnbiopsie wird in Deutschland nicht mehr als notwendig erachtet.

In der prävirustatischen Ära betrug die Mortalität 70%. Nach Einführung der Aciclovirbehandlung ließ sich die Mortalitätsrate bei frühzeitigem Behandlungsbeginn auf unter 10% senken. Nach Absetzen der Therapie können Rezidive auftreten, z.T. mit Virusnachweis, z.T. nach dem Muster einer postinfektiösen perivenösen Enzephalitis und als Ausdruck einer infektinduzierten Vaskulitis.

Morphologie. Charakteristisch für die Herpesenzephalitis sind der Verteilungstyp und die Nekrosetendenz. Die Veränderungen betreffen das limbische System (Schläfenlappen, Inselrinde, Gyrus cinguli, Gyrus rectus) (Abb. 9.7 e, f).

Als Erklärung hierfür wurde ein zentropetaler *intraaxonaler Ausbreitungsweg* des Virus von den Nasenschleimhäuten über den N. olfactorius zur Hirnbasis (Johnson 1982) in Einzelfällen gesichert. Häufiger scheint die Reaktivierung einer latenten Infektion des Ganglion Gasseri verantwortlich zu sein (Baringer u. Pisani 1994).

Mikroskopisch steht die Gewebsnekrose im Vordergrund. Vielfach ist der gesamte Schläfenlappen unter Bevorzugung der Rinde nekrotisch (Abb. 9.8 a-c). In Abhängigkeit vom Verlauf der Krankheit treten die zunächst deutlichen lymphozytären, z.T. auch granulozytären Gefäßwandinfiltrate und Leptomeningealinfiltrate zurück. Stattdessen finden sich massenhaft Phagozyten in Form von Lipophagen oder in späteren Stadien auch von Siderophagen, zumal der nekrotisierende Prozess nicht selten von Hämorrhagien begleitet ist. Nervenzellen und Glia gehen zugrunde, sind aber häufig durch Kalksalzimprägnationen mumifiziert.

Bei längerem Überleben können Fremdkörperzellreaktionen um kalkinkrustierte Nervenzellperikarya und -fortsätze beobachtet werden. Keineswegs regelhaft finden sich lichtmikroskopisch intranukleäre Einschlusskörperchen vom Typ Cowdry A: Die Kerne der Nervenzellen bzw. Oligodendrogliazellen wirken gebläht mit Wandhyperchromatose, aber sehr blassem, strukturlosem Kerninneren, in dem sich ein Einschlusskörperchen von mehrfacher Nukleolengröße abzeichnet. Elektronenmikroskopisch sind innerhalb dieser betroffenen Zellkerne Viruskapside nachweisbar (Esiri 1982).

In Fällen, in denen die entzündliche Komponente sehr stark zurücktritt, können differentialdiagnostische Schwierigkeiten gegenüber primär vaskulär bedingten Nekrosen auftreten, zumal hyaline und Fibrinthromben bei der Herpes-Enzephalitis vorkommen können.

Die Nekrosen sind zumindest teilweise durch die Gefäßthrombosen erklärbar. Das Herpesvirus übt aber offensichtlich auch unabhängig von diesen Thrombosen eine toxisch-nekrotische Wirkung aus. Die Diagnosesicherung gelingt immunzytochemisch (Abb. 9.8 d).

Rasmussen-Enzephalitis

Bei der Rasmussen-Enzephalitis handelt es sich um eine 1978 erstmals beschriebene chronische Temporallappenenzephalitis, die im 1. oder 2. Lebensjahrzehnt mit therapieresistenter Epilepsie und Hemiparesen einhergeht.

Die Erkrankung kann nur bioptisch gesichert werden. Typisch sind umschriebene Atrophien, die in einer Hemisphäre Areale von Neokortex und Hippokampus, aber auch Klaustrum, Thalamus, Hirnstamm und Zerebellum einbeziehen können. Neokortikale Läsionen lassen sich vor allem in der 5. und 6. Schicht sowie den U-Fasern lokalisieren.

Histologisch ließ sich im Gewebe, das aus Epilepsie-therapeutischen Gründen reseziert worden war, eine Enzephalitis mit *Mikrogliaknötchen* im Kortex, perivaskulärer lymphomonozytärer Infiltration und ein Verlust von Neuronen, Mikrovakuolisation, spongiöse Degeneration und Gliose nachweisen. Nukleäre oder zytoplasmatische Einschlusskörperchen fanden sich nicht. Ein eindeutiger Erregernachweis ließ sich bislang nicht führen (Antel u. Rasmussen 1996).

9.4.4 Poliomyelitis

Epidemiologie. Der zu den *Enteroviren* gehörende Erreger mit 3 unterschiedlichen Subtypen wird durch Sprühinfektion von Mensch zu Mensch übertragen. In 1–2% der Fälle führt die Infektion zu der namensgebenden paralytischen Poliomyelitis (Syn.: Poliomyelitis anterior acuta, spinale Kinderlähmung, Heine-Medin-Krankheit), die bis zur Mitte unseres Jahrhunderts jeweils in den Sommer- und Herbstmonaten zu großen Epidemien führte.

Seit der konsequenten Anwendung der Schluckimpfung ist die Häufigkeit der Poliomyelitis stark zurückgegangen, bleibt aber angesichts des Reiseverkehrs eine ernst zu nehmende Erkrankung. Von 1971–1980 traten in der Bundesrepublik Deutschland 190 Poliomyelitiserkrankungen auf, von denen 67% auf einreisende ausländische Arbeitnehmer oder Asylanten entfielen (Schrader et al. 1988). Nach neuen Erhebungen ist in den letzten 2 Jahren in der Bundesrepublik kein Fall von Poliomyelitis mehr aufgetreten.

■ **Klinik.** Nach der Infektion vermehrt sich das Virus in der Darmwand und führt zu einer Virämie. Nach einer Inkubationszeit von 3–35 Tagen entwickelt sich im Rahmen der Virämie eine katarrhalische Vorphase, die in 98% der Fälle folgenlos abklingt (abortive Form der Poliomyelitis). 1–2% entwickeln im Anschluss daran eine aseptische Meningitis unter erneutem Temperaturanstieg (zweifacher Temperaturgipfel). Bei 30–70% der Betroffenen klingt diese Meningitis folgenlos ab. In 1–2% der Fälle kommt es zur paralytischen Manifestationsform mit schlaffen, nukleären Paresen, vor allem der proximalen Muskulatur, erklärbar durch den besonders starken Befall medialer Nervenzellgruppen im Bereich der Vorderhörner. Hohe Lähmungen können als bulbäre Poliomyelitis zu Atemlähmungen, zusätzlich auch zu vegetativen Funktionsstörungen führen, vor allem wenn die großzelligen Areale der Formatio reticularis mit den Regulationszentren für Blutdruck und Temperatur betroffen sind.

Sonderformen sind die chronische Poliomyelitis mit fortschreitenden Myatrophien und das *Post-Polio-Syndrom* (Jubelt u. Drucker 1993) mit neu auftretenden und zunehmenden Paresen 30–40 Jahre nach abgelaufener Poliomyelitis (Abb. 9.7c). Die Genese ist unklar, eine persistierende Virusinfektion allerdings kann weitgehend ausgeschlossen werden.

■ **Morphologie.** Motoneuronen der Vorderhörner bzw. der Hirnnervenkerngebiete, der hypothalamischen Zentren einschließlich Substantia nigra (Esiri u. Kennedy 1997) oder die mitbetroffenen Zellen der Zentralrinde, aber auch der Kleinhirnrinde, weisen diffuse *Chromatolysen* auf. Es folgt bei fortgeschrittener Nekrobiose die Neuronolyse mit anschließender Neuronophagie durch aktivierte Mikrogliazellen und durch Makrophagen (Abb. 9.7b) mit lebhafter Lymphozytenreaktion (Abb. 9.7a) und Astrozytenproliferationen. Die entzündlichen Infiltrate sind in Form einer meist nur leichten lymphozytären Meningitis auch außerhalb der grauen Substanz nachweisbar. Sie greifen einschließlich der Gliareaktionen vielfach auch auf die Stranggebiete des Rückenmarks über, so dass keineswegs ausschließlich eine Poliomyelitis vorliegt. Gelegentlich sieht man eosinophile Einschlusskörperchen im Kern der betroffenen Nervenzellen.

Differentialdiagnostisch ist zu beachten, dass Coxsackie-, ECHO- und andere Enteroviren das Bild einer Poliomyelitis imitieren können.

9.4.5 Ganglionitis bei Herpes zoster

Die Herpes-zoster-Radikuloneuritis (Gürtelrose) wird durch eine Reaktivierung latenter Varicella-Zoster-Viren in den Spinalganglien und den Ganglien der Hirnnerven hervorgerufen, wobei unterschiedliche exogene (UV-Licht, Röntgenstrahlen, Traumen) und endogene Reize (Immunsuppression, Fieber, Malignom) auslösend wirken können.

■ **Klinik.** Die aktivierten Varicella-Zoster-Viren gelangen durch *axonalen Transport* in das Dermatom der zugehörigen Ganglienzellen und rufen dort herpetiform gruppierte Papeln hervor, die zu Bläschen mit zunächst hellem, später eingetrübtem Inhalt werden, die schließlich verschorfen und teils hypo-, teils hyperpigmentierte Narben hinterlassen.

Zu 50% sind die Dermatome Th1–12, insbesondere Th5–10 befallen. Zu 20% findet sich ein kranialer Zoster.

Der Befall des 1. Trigeminusastes (Zoster ophthalmicus) geht in einem hohen Prozentsatz (25–70%) mit einer Keratitis, Iritis oder Chorioiditis einher.

■ Insbesondere Patienten über 60 Jahre entwickeln in mehr als 50% der Fälle hartnäckige, Monate bis Jahre anhaltende postherpetische Neuralgien.

■ **Morphologie.** Die betroffenen Ganglien zeigen intensive, anfangs granulozytäre, später gemischt lymphozytär-monozytäre Infiltrate. Mitunter kommt es zu Erythrodiapedesen und lokalen Vaskulitiden. Die Nervenzellen weisen Chromatolysen und Nekrosen auf. Gelegentlich sieht man intranukleäre Einschlusskörper. Über die Hinterwurzeln kann der entzündliche Prozess auf das Rückenmark übergreifen und die Vorderhörner mit einbeziehen. Eine leichte lymphozytäre Meningitis begleitet vielfach die Symptome. Gelegentlich kann eine Immunkompetenz das Auftreten kutaner Bläschen verhindern, nicht aber die nekrotisierende Ganglionitis (Zoster sine herpete) (Gilden et al. 1994).

9.5 Leukenzephalomyelitiden

Ätiologie und Pathogenese sind bei den die weiße Substanz bevorzugenden und unter dem Bild perivenöser entzündlicher Infiltrate und Entmarkungen einhergehenden Enzephalomyelitisformen (ADEM = akute disseminierte Enzephalomyelitis) vielfach nicht eindeutig geklärt. Sie sind Ausdruck einer parainfektiösen oder postinfektiösen und -vakzinalen Immunreaktion, bei der durch Impfung oder Infektion sekundär eine Autoimmunreaktion in Gang gesetzt wird, mit der Maximalvariante einer akuten hämorrhagischen Leukenzephalitis (Hurst).

Die morphologische Ähnlichkeit zur *experimentell-allergischen Enzephalomyelitis (EAE)* (Kálmán u. Lublin 1993), die durch Immunisierung von Ratten und Meerschweinchen mit basischem Myelinprotein (MBP) im Sinne einer antikörperabhängigen T-Zell-Reaktion vom verzögerten Typ induziert werden kann, legt den immunpathogenetischen Pathomechanismus nahe. Der Nachweis der Rekrutierung MBP-reaktiver T-Lymphozyten ist allerdings bislang nur bei der postinfektiösen Masern-, Varizellen- und Rötelnenzephalomyelitis gelungen. Aktivierte autoreaktive T-Lymphozyten können aktiv durch die Endothelzellen der Hirngefäße penetrieren und damit die Blut-Hirn-Schranke durchdringen.

Virusinfektionen führen zur Freisetzung einer Reihe von Aktivierungsfaktoren, z.B. IL-2 und IFN-γ, das z.B. Astrozyten zur Expression von MHC-II-Antigenen bringen kann. Zusammen mit einem Antigen wie dem basischen Myelinprotein können dann Astrozyten fakultativ zu Antigen präsentierenden Zellen werden und autoreaktiven T-Lymphozyten als Erkennung dienen. Sekundär werden Makrophagen, B-Zellen und weitere T-Helferzellen aktiviert, die direkt oder unter Freisetzung proinflammatorischer humoraler Mediatoren die Entmarkung in Gang setzen.

9.5.1 Postvakzinale Enzephalomyelitis bzw. Enzephalopathie

Postvakzinale Enzephalomyelitiden und Enzephalopathien, ursprünglich nur für zentralnervöse Schäden nach *Pockenschutzimpfung* definiert, finden sich gleichermaßen nach Tollwut-, Typhus-, Paratyphus-, Cholera- und Pertussisschutzimpfung (Tabelle 9.7).

Am besten untersucht und bekannt sind Enzephalomyelitiden nach Pockenschutzimpfung, die sich entweder um den 8. Tag oder bei älteren Kindern um den 13.–18. Tag entwickeln (Frick 1989). Je nach Lokalisation der entzündlichen Veränderungen herrschen Paresen, Hirnnervenlähmungen, Hyperkinesen oder zerebelläre Störungen vor. Früh ist das Bewusstsein eingeschränkt. Die Prognose ist sehr ernst, die Mortalität liegt bei 10–50%. In 1,7% der Fälle entwickelt sich eine Epilepsie.

Morphologie. Histopathologisch lassen sich 2 Erscheinungsformen abgrenzen:
- kongestiv-ödematöse Enzephalopathie des Säuglings mit im Vordergrund stehendem Ödem ohne entzündliche Infiltrate (Abb. 9.9a),
- postvakzinale Enzephalomyelitis.

Letztere entspricht dem typischen Bild der perivenösen Enzephalomyelitis mit lymphozytären, später auch gemischt lymphozytär-plasmazellulären Infiltraten und *perivenösen Entmarkungsherden* (Abb. 9.9b,c). In ihnen kann es zu starken Mikrogliaproliferationen, zu Makrophageninvasion und später im Vernarbungszustand zur Gliose kommen. Es besteht eine leichte lymphozytäre Meningitis. Zusätzlich können hypoxische oder ischämische Gewebsschädigungen in der grauen Substanz hinzutreten.

Die Verteilung entspricht der Dichte mittelgroßer Venen, die in der weißen Substanz häufiger sind als in der Rinde, im Thalamus oder im Neostriatum. Kleinhirnmark und auch Rückenmark sind dagegen selten betroffen.

Tabelle 9.7. Postvakzinale Enzephalomyelitis

Impfung	Manifestation	Häufigkeit
Masern	Enzephalitis	2–4/1 Mio.
Polio	Enzephalomyelitis	1–2/1 Mio.
	Impfpoliomyelitis	1–2/1 Mio.
Mumps	Enzephalomyelitis	1–2/1 Mio.
	Typ-I-Diabetes	3–40/1 Mio.
Röteln[a]	Enzephalomyelitis	1–2/1 Mio.
	Rheumatoid	1/20 (>25 Lj.)
Pocken	Enzephalomyelitis	1/100 000
Tollwut/Hempt-Impfstoff	Enzephalomyelitis	1–2/10 000
Tollwut/HDCS	Polyradikulitis	1/<260 000
Cholera	Enzephalomyelitis	1/1 Mio.?
Pertussis[a]	Enzephalomyelitis	1/1 Mio.?
Typhus	Enzephalomyelitis	1/1 Mio.?

[a] Mit neuen Impfstoffen nicht mehr beobachtet.

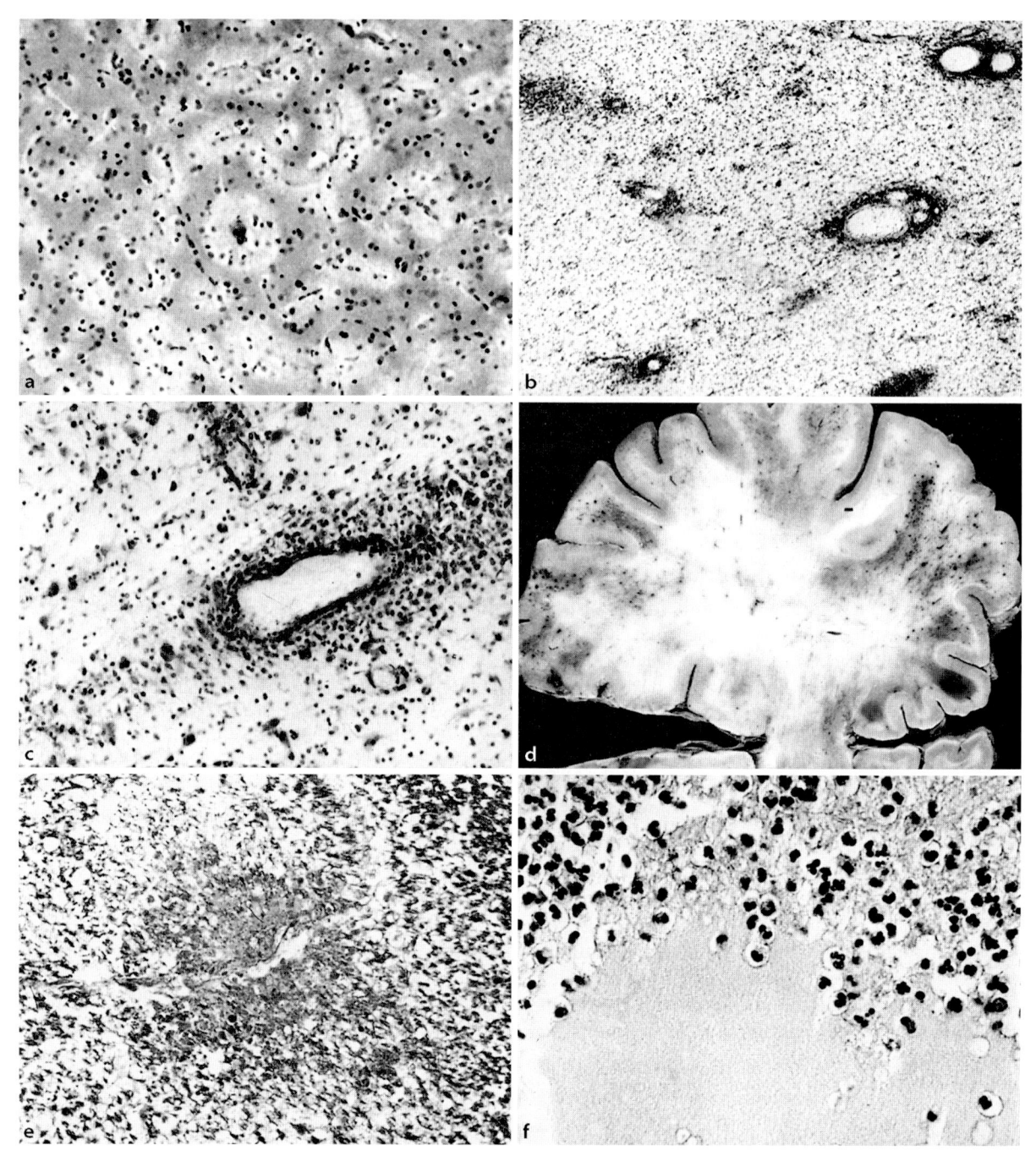

Abb. 9.9. a–c Postvakzinale Enzephalitis. **a** Ausgeprägtes perikapilläres Ödem im Frühstadium; **b** perivenöse Gliazellvermehrung und Infiltratsäume; **c** perivenöse Gliazellvermehrung und lockere Lymphozyteninfiltrate. **d–f** Akute hämorrhagische Leukenzephalitis; **d** Purpura cerebri bei schwerer Schrankenstörung im Zusammenhang mit einer Grippevirusinfektion; **e** Mikrozirkulationsstörung mit perivenöser Serodiapedese und einer Mantelzone ödematös-spongiös aufgelockerter Marksubstanz; **f** schwerste Schrankenstörungen mit Serodiapedesen und phlegmonöser Leukozytenemigration in das Hirngewebe

9.5.2 Para- und postinfektiöse Enzephalomyelitiden (Tabelle 9.8)

Bei *Masern* wird weltweit mit mehr als 100 000 para- bzw. postinfektiösen Enzephalitiden gerechnet. Bleibende Spätschäden sind in etwa 25% der Fälle zu erwarten.

Die absolute Zahl der Enzephalitiden nach *Varizellen* ist deshalb schwer abzuschätzen, da sich unter dem enzephalitischen Bild auch das Reye-Syndrom verbergen kann, eine postinfektiös unter

Tabelle 9.8. Para- und postinfektiöse Enzephalomyelitis (nach Johnson 1982)

Virus	Häufigkeit	Zeitpunkt des Auftretens (Tag)	Letalität (%)
Masern	1/400–3000	5–10	10–15
Varizellen[a]	1/1000–10 000	4–6	5–20
Mumps	1/6000	ca. 7	
Pertussis[b]	1,7–7/100	ca. 7	
Influenza	Selten	7–14	
Parainfluenza	Selten	7–14	
Epstein-Barr	Selten	7–14	
Rubella	1/5000–24 000	ca. 7	20
Herpes simplex[c]	Selten	10–143	20 (?)

[a] DD zu Reye-Syndrom; [b] als Enzephalopathie (nicht als Enzephalitis); [c] bei chronischem Verlauf als Rett-Syndrom diskutiert.

Tabelle 9.9. Vergleich von perivenöser Enzephalomyelitis und akuter MS (nach Prineas u. McDonald 1997)

Perivenöse Enzephalomyelitis	Akute MS
Makroskopie	
Diffuse vaskuläre Kongestion und Schwellung	Vaskuläre Kongestion und Schwellung auf Läsionen beschränkt
Kleine schmale, oft nicht sichtbare Läsionen	Mehrere Millimeter bis Zentimeter große Läsionen
Anzahl und Lokalisation	
Unzählig viele kleine perivaskuläre Läsionen	Variable Anzahl (wenige bis viele)
Häufig subpial und subependymal	Selten subpial und subependymal
Mikroskopie	
Schmale perivenöse Demyelinisierungsmanschetten, Größe und Form bleiben während der Erkrankung unverändert erhalten	Innerhalb von Tagen bilden sich irregulär elliptisch geformte Läsionen, oft um Venen herum
Scharfrandige Begrenzung	Scharfrandige oder unscharfe Begrenzung; zentrifugales Wachstum durch Ausbreitung des randständigen Makrophagenwalls, durch Zusammenfließen mehrerer Plaques
Gleiches Alter aller Läsionen	Läsionen unterschiedlichen Alters
Demyelinisierung in Anwesenheit von Makrophagen	Demyelinisierung in Anwesenheit von Makrophagen
Kaum wahrnehmbare Astrozytenreaktion	Innerhalb von Wochen werden zahlreiche Astrozyten sichtbar, mit großen und mehrkernigen Mitosen
Perivaskuläre und parenchymale Lymphozyteninfiltration, gelegtl. perivaskuläre Infiltration mit Gefäßwandnekrosen, Fibrinexsudaten und neutrophilen Granulozyten	Perivaskuläre und parenchymale Lymphozyteninfiltration

gleichzeitiger Einwirkung von Acetylsalicylsäure auftretende Enzephalopathie, verursacht durch ein zerebrales Ödem mit geringgradigen, unspezifischen Schädigungen der Nervenzellen und einer grobtropfigen Verfettung der Leber und der Herzmuskulatur mit entsprechender Hepatopathie im Rahmen einer Mitochondriopathie.

Als postinfektiöses Syndrom nach *Herpes-simplex-Infektion* wird das Rett-Syndrom (Riikonen u. Meurman 1989) diskutiert (s. Kap. 21.2.14).

Selten werden rezidivierende und chronische Verläufe einer ADEM beschrieben, sowohl postvakzinal als auch postinfektiös als auch ohne vorausgehende Infektionserkrankung. Wenige histopathologische Untersuchungen zeigen typische perivenöse Entmarkungen ohne Hinweise auf eine zugrunde liegende multiple Sklerose (MS) (Alvord 1985).

Die Differentialdiagnose zwischen einer ADEM bzw. perivenösen Enzephalomyelitis und einer akuten MS orientiert sich im Wesentlichen an den histopathologischen Merkmalen (Tabelle 9.9). Im Einzelfall allerdings kann es außerordentlich schwierig sein, eine klare diagnostische Zuordnung zu finden.

9.5.3 Pertussisenzephalopathie

Bei der Pertussis kommt es in etwa 5% der Fälle zu neurologischen Komplikationen, die mit fokalen Ausfällen, mit Krampfanfällen und Koma einhergehen als Ausdruck einer am ehesten hypoxisch-ischämischen Enzephalopathie, nicht aber einer Enzephalitis (Davis et al. 1984).

Morphologisch finden sich neben hypoxisch-ischämischen Schädigungen Schrankenstörungen mit Sero- und Erythrodiapedesen. Die Schrankenstörungen können bis zur *Purpura cerebri* des Marklagers, selten zum Bild perivenöser Entmarkungen führen, die hypoxischen Schädigungen zu erheblichen Parenchymschädigungen einschließlich schwerer elektiver Parenchymnekrosen im Ammonshorn.

9.5.4 Akute hämorrhagische Leukenzephalitis

Die akute hämorrhagische Leukenzephalitis (Syn.: akute hämorrhagische nekrotisierende Enzephalopathie, Hurst-Enzephalitis, Grippeenzephalitis) tritt perakut bis akut meist nach einer Infektion der oberen Luftwege, aber auch nach Masern, Röteln, Mykoplasmen und Impfungen gegen Typhus, Windpocken, Cholera und Paratyphus auf. Selbst im Rahmen einer

Tuberkulosebehandlung sind Fälle mit perakuter Leukenzephalitis beschrieben worden.

■ **Morphologie.** Im Vordergrund stehen hämorrhagisch-nekrotische Herde um Markkapillaren mit dem Bild einer *Purpura cerebri* (Abb. 9.9 d). Um extrem gestaute Kapillaren bilden sich konfluierende Mikroblutungen. Im Zentrum liegt meist eine Venole mit leukozytären und Fibrinthromben sowie Wandnekrosen mit Austritt von Fibrin in das perivenöse Gewebe (Abb. 9.9 e). Aus den der Venole zugehörigen randständigen Kapillaren kommt es vielfach zu Umblutungen dieser Nekrose im Sinne einer Ringblutung. Da im Mark zahlreiche kapilläre Anastomosen vorhanden sind, stauen sich diese ringförmig angeordneten Kapillaren um die thrombotisch verschlossenen und nekrotischen Venen. Ursache der Venenwandnekrose ist wahrscheinlich ein dem *Arthusphänomen* vergleichbarer Mechanismus.

Daneben kommen perivenös angeordnete Mikrogliaherde vor, die ebenso wie die hämorrhagisch-nekrotischen Herde zu perivenösen Entmarkungen mit immunhistochemisch nachweisbaren Immunglobulin- und Komplementablagerungen führen können (Chou 1982). Sie sind nicht früher als 4 Tage nach Beginn der Erkrankung nachweisbar. Schließlich finden sich vorwiegend granulozytäre Gefäßwandinfiltrate um die Markvenen mit Leukozytenauswanderung in das umgebende Gewebe.

Massenblutungen gehören nicht zum Bild dieser Erkrankung. Es kann aber zu ausgedehnten Serodiapedesen kommen (Abb. 9.9 f).

Tabelle 9.10. Chronische Virusinfektionen des ZNS

Erreger	Krankheitsbild	Klinische Besonderheiten
■ HIV	Aids	Subakute, diffuse, noduläre, gliöse Enzephalopathie mit progressiver Demenz und vakuolär-degenerativer Myelopathie; opportunistische Infektionen und zerebrale Lymphome
■ JC- oder SV-40-Virus	Progressive multifokale Leukenzephalopathie (PML)	Subakut demyelinisierende Erkrankung bei immunsupprimierten Patienten
■ Masernvirus	Subakut sklerosierende Panenzephalitis (SSPE)	3 Stadien bei Kindern: 1. psychische Störungen; 2. neurolog. Herdsymptome, Myoklonien, Ataxie, Visusstörungen; 3. Bewusstseinsstörungen, Koma, Tod (nach Monaten bis wenigen Jahren)
■ Rötelnvirus	Progressive Rötelnpanenzephalitis (PRP)	Ähnlich SSPE

9.6 Chronische Enzephalitiden

Es gibt eine Reihe von konventionellen Viren, die als unkonventionelle Viren zu den Slow-virus-Infektionen führen und bekannte konventionelle Viren, die unter dem Bild einer Leukenzephalitis (progressive multifokale Leukenzephalopathie und HIV-Enzephalopathie) oder zu einer Panenzephalitis führen (subakut sklerosierende Panenzephalitis und progressive Rötelnpanenzephalitis; Tabelle 9.10).

9.6.1 HIV-Enzephalopathie

Als Synonyme gebräuchlich sind Aids-Demenz-Komplex, chronische Aids-Enzephalopathie und subakute HIV-Enzephalitis. Vermutlich erfolgt die HIV-Invasion in das ZNS durch extrazerebral infizierte Makrophagen und Monozyten, die den Erreger über die Blut-Hirn-Schranke transportieren, oder auch durch zellfreie Viren. Der Neurotropismus wird vermutlich durch Virusstämme mit speziellen Mutationen in der V3-Region der Hülle verstärkt (Power et al. 1994). Eine davon ausgehende direkte Infektion von Neuronen oder Oligodendrozyten ist eher unwahrscheinlich, in einigen Astrozyten dagegen lassen sich HIV-Proviren nachweisen. Die Infektion bleibt im Wesentlichen also auf Makrophagen, multinukleäre Riesenzellen (Abb. 9.10 a,b) und Mikroglia beschränkt.

Mögliche pathogenetische Mechanismen sind die Freisetzung von neurotoxischen Enzymen aus Makrophagen und Monozyten sowie eine kompetitive Hemmung des Neuropeptids *Neuroleukin* durch Virusproteine, wie z. B. Env, Rev oder Tat (Sabatier et al. 1991). Möglicherweise spielen auch andere Zytokine wie TNF-α oder Interleukin-1 eine Rolle (Bangham 1993).

■ **Klinik.** Die HIV-Enzephalopathie ist die häufigste neurologische Manifestation der HIV-Infektion. Sie manifestiert sich überwiegend in fortgeschrittenen Krankheitsstadien und verläuft subakut bis chronisch mit zunächst gering- bis mäßiggradigen psychologischen Störungen des Affekts und des Antriebs, der mentalen und kognitiven Fähigkeit und der Psychomotorik bis hin zu schweren demenziellen Syndromen. Neurologisch finden sich zerebelläre und pontomesenzephale Störungen in Form einer Okulomotorikstörung oder Ataxie.

Die klinische Diagnose HIV-Enzephalopathie ist keinesfalls gleichzusetzen mit der HIV-Enzephalitis, die nur bei morphologischem Nachweis einer mul-

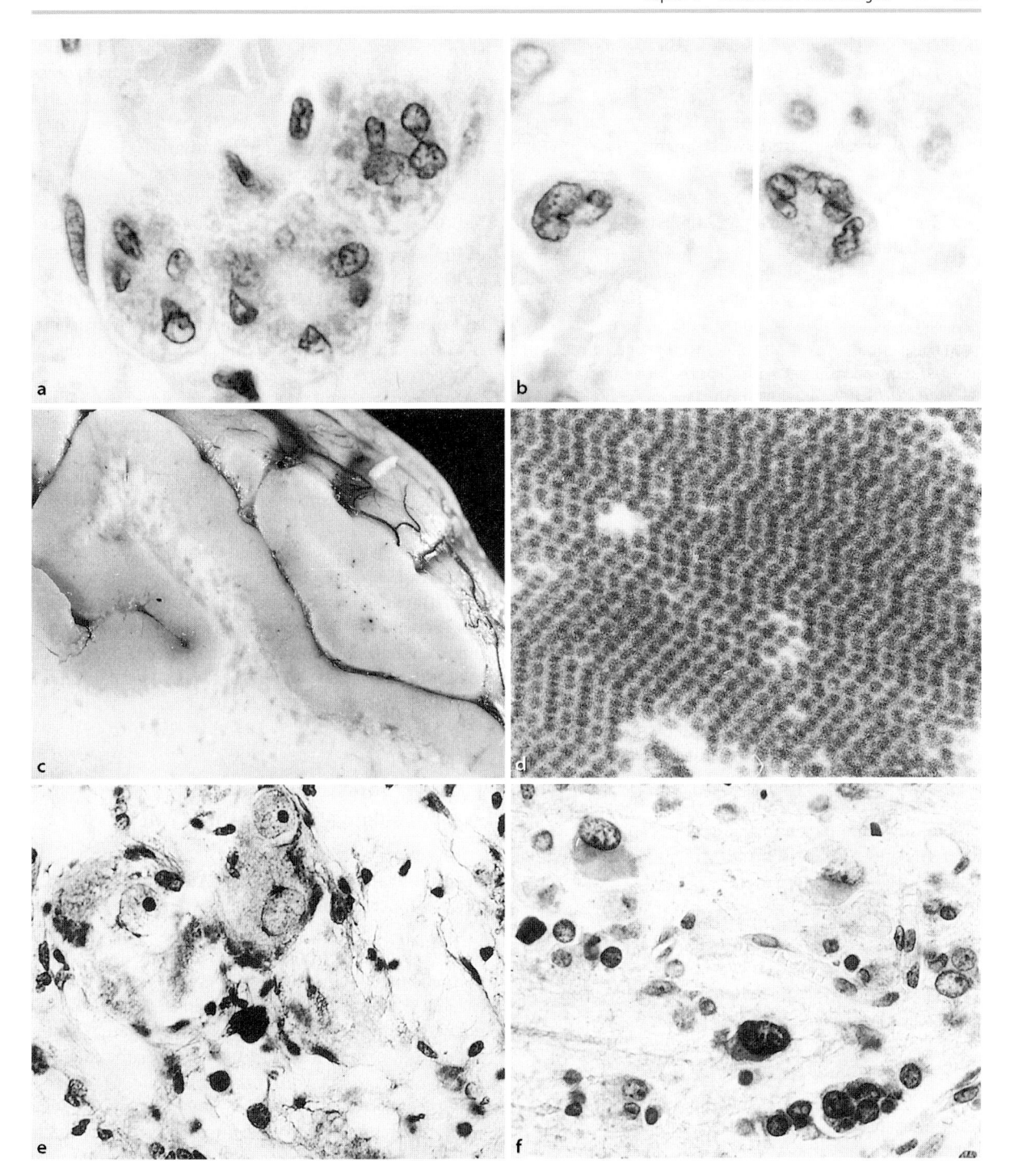

Abb. 9.10. a, b HIV-Enzephalopathie mit perivaskulären multinukleären Zellen (Präparat von Prof. Kleihues, Zürich). **c–f** Multifokale Leukenzephalopathie. **c** Lichtmikroskopisches Bild; **d** Polyomaviruskolonie in Oligodendrogliazelle (Aufnahme von Prof. Schlote); **e, f** tumorartige Gliazelldedifferenzierungen

tinukleären Riesenzellenzephalitis gestellt werden kann. Viele andere entzündliche Begleiterkrankungen können z. B. für die demenzielle Symptomatik verantwortlich sein. Spinale Symptome wie Paraparese oder Blasenstörungen sind Ausdruck der vakuolären Myelopathie und treten bei etwa 10% der Aids-Patienten auf.

■ **Morphologie.** Makroskopisch findet sich in den meisten Fällen der HIV-Enzephalopathie lediglich eine leichte diffuse zerebrale Atrophie. Mikroskopisch zeigen sich vor allem im Mark der Hemisphären und des Kleinhirns diffuse Markaufhellungen sowie eine verstreute Makrophagen- und Mikrogliainfiltration mit reaktiver Astrozytose. Die fokale Mikrogliazellinfiltration erfolgt in Form von *Mikrogliaknötchen*. Die lymphozytäre Infiltration ist eher gering und orientiert sich um Venen. Das Mark ist vakuolär aufgelockert, die Axone degeneriert. Spezifische neuronale Veränderungen finden sich nicht.

> Typisch ist das Auftreten von *multinukleären Riesenzellen* perivaskulär und im Parenchym mit Betonung des Marks bei etwa 25–30% der Aids-Patienten. Sie haben ein eosinophiles oder pigmentiertes Zytoplasma mit 2–10 oder mehr Kernen, die üblicherweise in der Peripherie der Zelle sitzen. Erst ihr Nachweis zusammen mit Mikrogliaknötchen und perivenösen Lymphozyteninfiltraten erlaubt die Diagnose einer HIV-Enzephalitis (Budka et al. 1991).

9.6.2 Zytomegalie

In latenter Form existiert das Zytomegalievirus bei einem großen Teil gesunder Erwachsener (etwa 50–60% sind seropositiv) (Ho 1990). Bei immunkompetenten Patienten führt die Infektion nur zu milden, häufig subklinischen Infektionen mit Meningitis und Polyradikulitis.

Bei immunsupprimierten oder Aids-Patienten können schwere Infektionen mit z. T. ausgeprägten Polyradikulitiden und Enzephalitiden auftreten, die chronisch-progredient mit einer demenziellen Entwicklung, mit psychoorganischen Veränderungen (Verwirrtheit, mnestische Störungen) und epileptischen Anfällen einhergehen.

Syndrome der erworbenen Zytomegalieinfektionen

Zentrales Nervensystem	Peripheres Nervensystem
Aseptische Meningitis	Akute inflammatorische demyelinisierende Polyneuropathie
Enzephalitis	Polyradikulomyelopathie (HIV-1)
Enzephalopathie mit Anfällen	Mononeuritis multiplex (HIV-1)
Meningoenzephalitis	Armplexusneuritis
(Querschnitts-)Myelitis	Polyneuritis cranialis
Enzephalomyelitis	
Ventrikulitis (HIV-1)	
Myeloradikulitis	
Rasmussen-Enzephalitis (?)	

■ **Morphologie.** Die Zytomegalievirusenzephalitis ist charakterisiert durch blande Entzündungsreaktion, vielfach Mikrogliaknötchen, vornehmlich in der grauen Substanz mit charakteristischen Viruseinschlüssen (darstellbar durch In-situ-Hybridisierung). Viruseinschlüsse fanden sich vor allem auch in den Kapillarendothelien, in Astrozyten und Neuronen. Häufig ist eine ausgeprägte Ependymitis, die zusammen mit der subpialen Virusausbreitung eine Infektion über den Liquor nahe legt (Morgello et al. 1987).

■ **Pränatale Zytomegalieinfektion**

Werden gravide Mütter mit Zytomegalie infiziert, so können die Feten eine schwere Enzephalitis entwickeln, die zu *Mikrozephalie, Rindenfehlbildungen und periventrikulären Verkalkungen* führt.

Im Vordergrund der Schäden durch pränatale ZNS-Schädigungen stehen ausgedehnte Mikrogyrien mit Bevorzugung des basalen Neokortex. Periventrikuläre Nekrosen enthalten reichlich kalkinkrustierte nekrotische Zellen und größere Pseudokalkkonkremente.

Es besteht eine ausgeprägte Ependymitis. In den nekrotischen Bereichen finden sich innerhalb von Astrozyten, Matrixzellen und auch ausgereiften Nervenzellen intranukleäre Einschlusskörperchen mit dunklem Zentrum und schmalem hellem Hof, manchmal multipel (sog. Eulenaugenzellen, Abb. 9.8 e).

9.6.3 Progressive multifokale Leukenzephalopathie (PML)

Bei immunsupprimierten und Aids-Patienten (85% der PML treten bei HIV-Infizierten auf; Weber u. Major 1997) kann das JC-Virus aus der Gruppe der Papova-Viren zu einer spezifischen Oligodendropathie unter dem Bild einer progressiven multifokalen Leukenzephalopathie führen. Klinisch stehen Lähmungen und kognitive Störungen, Sehstörungen, Koordinations- und Sprachstörungen sowie Kopfschmerzen im Vordergrund.

■ **Morphologie.** Diffus und unsystematisch verteilte multiple Entmarkungsherde, die vielfach von einem Kranz kleiner, wenig scharf begrenzter Entmarkungsherdchen umgeben sind, prägen das lichtmikroskopische Bild (Abb. 9.10 c).

Die befallenen Oligodendrogliazellen sind blasig aufgetrieben mit Kernwandhyperchromatose und chromatinarmem Kernzentrum. Derartige Zellen sind selten auch in der Rinde nachweisbar. Entzündliche Infiltrate können fehlen. Am Rande der Entmarkung finden sich Phagozytosevorgänge. Die Astrozyten sind häufig stark hypertrophiert unter Bildung bizarrer, tumorähnlicher Zellformen

(Abb. 9.10 e, f). Nicht nur das zentrale Marklager ist betroffen, sondern auch die Brücke, die Medulla oblongata und das Rückenmark.

Elektronenmikroskopisch sieht man parakristallin angeordnet erscheinende Kolonien rundlicher, seltener plump filamentärer Virionen in den Oligodendrogliazellkernen (Abb. 9.10 d). Mit der In-situ-PCR lassen sich selbst wenige Virionen pro Zelle nachweisen (Ueki et al. 1994).

9.6.4 Subakute sklerosierende Panenzephalitis (SSPE)

Die subakut sklerosierende Panenzephalitis (Syn.: Van-Bogaert-Leukenzephalitis, Pette-Döring-Panenzephalitis, Dawson-Einschlusskörperchenenzephalitis) ist eine chronisch-progrediente entzündliche Erkrankung des ZNS, die durch eine persistierende Masernvirusinfektion verursacht wird. Sie tritt fast nur bei Kindern und Jugendlichen mit einer geschätzten Häufigkeit von 8,5 Erkrankungen pro 1 Mio. Maserninfektionen auf (Asher 1997).

Im erkrankten Gehirn lassen sich histologisch Masernvirusstrukturen nachweisen. Es kommt jedoch nicht zur normalen Virusreifung mit Bildung von Viruspartikeln, so dass mit üblichen Methoden kein Virus aus dem Gehirn isoliert werden kann. Darüber hinaus fehlen die Zeichen des für Masern klassischen zytopathologischen Effekts, wie z. B. Bildung von mehrkernigen Riesenzellen.

Es zeigte sich, dass es sich bei dem Masernvirus um ein *mutiertes Virus* handelt, das sich klonal ausgebreitet hat. Die Genexpression des Masernvirus im ZNS ist restringiert (auf Regionen, die für M-, H- und F-Proteine kodieren) mit der Folge, dass die viralen Hüllproteingene weitgehend abgeschaltet werden, so dass keine Viruspartikel gebildet werden können (Billeter et al. 1994). Trotz vorhandener exzessiver humoraler Immunantwort können die infizierten Zellen durch Antikörper nicht zerstört werden, da ohne virale Hüllproteine keine Expression auf der Zelloberfläche erfolgt.

■ **Klinik.** Der klinische Verlauf der SSPE weist in den meisten Fällen ein stereotypes Bild mit 3 Stadien auf: Nach einem uncharakteristischen Vorstadium mit Nachlassen der Schulleistungen und mit Verhaltensstörungen (bei einem Drittel) folgen Kombinationen psychointellektueller Störungen mit neurologischen Symptomen, wobei diese Initialstadien 2,5 Jahre lang dauern können. Krampfanfälle, Lähmungen, progrediente Demenz bestimmen mit Hyperkinesen, Myoklonien und Sehstörungen das eigentliche Krankheitsbild, das nach wiederum 1–2 Jahren in eine Dezerebrationsphase übergeht, deren Dauer zwischen Wochen bis zu einem Jahr schwankt. Kurze Remissionen während des Hauptkrankheitsstadiums können vorkommen.

Im EEG findet man ein typisches Muster so genannter Radermecker-Komplexe. Im Liquor ist eine ausgeprägte IgG-Vermehrung insbesondere der masernvirusspezifischen oligoklonalen Banden typisch. Die Erkrankung führt in aller Regel zum Tode.

■ **Morphologie.** In Rinde, Stammganglien und Brücke finden sich in der grauen Substanz intensive entzündliche lymphoplasmazelluläre Infiltrate mit lebhafter Mikroglia und Astrozytenproliferation; Kleinhirn und Rückenmark sind weniger betroffen. Nicht selten trifft man auf Glianknötchen. Die Nervenzellen und Oligodendroglia enthalten gelegentlich eosinophile intranukleäre und intrazytoplasmatische Einschlusskörperchen. Ultrastrukturell entsprechen die intranukleären Einschlüsse Paramyxoviren, während sich die intrazytoplasmatischen sehr heterogen darstellen mit mehr oder weniger kompakten Aggregaten, bedeckt mit Nukleokapsiden (Allen et al. 1996). In der weißen Substanz finden sich eine diffuse Entmarkung und perivaskulär betonte Zellinfiltrate.

Sowohl immunhistochemisch als auch elektronenmikroskopisch lassen sich in den betroffenen Nervenzellen *Masernvirusnukleokapside* nachweisen (Esiri u. Kennedy 1997).

9.6.5 Progressive Rötelnpanenzephalitis (PRP)

Wie bei Maserninfektionen können sich auch nach Rötelnenzephalitiden chronische Entzündungen entwickeln, die nach klinischen, histopathologischen und evtl. auch pathogenetischen Kriterien der SSPE identisch verlaufen, offensichtlich aber noch seltener sind als die SSPE (Townsend et al. 1982).

Literatur

Aldape K, Huizinga H, Bouvier J, McKarrow J (1994) Naegleria fowleri: Characterisation of secreted histolytic cysteine protease. Exp Parasitol 78: 230–241

Allen IV, McQuaid S, McMahon J, Kirk J, McConnell R (1996) The significance of measles virus antigen and genome distribution in the CNS of SSPE for mechanisms of viral spread and demyelination. J Neuropathol Exp Neurol 55: 471–480

Alvord EC Jr (1985) Disseminated encephalomyelitis: its variations and their relationships to other diseases of the nervous system. In: Vinken PJ, Bruyn GW, Klawans HL (eds) Handbook of clinical neurology, vol 47: Demyelinating diseases. Elsevier, Amsterdam, pp 467–502

Antel JP, Rasmussen T (1996) Rasmussen's encephalitis and the new hat. Neurology 46: 9–11

Arndt R, Deicke E, Dittmer C et al. (1990) Empfehlungen zur Diagnostik und Therapie der Meningitis, des Waterhouse-Friderichsen-Syndroms und der Enzephalitis im Kindesalter. Kinderärztl Prax 58: 535–543

Asher DM (1997) Slow virus infections. In: Scheld WM, Whitley RJ, Durack DT (eds) Infections of the central nervous system. Raven, New York, pp 199–222

Bangham CRM (1993) Retrovirus infections of the nervous system. Curr Opin Neurol Neurosurg 6: 176–181

Baringer JR, Pisani P (1994) Herpes simplex virus genoms in human nervous system tissue analyzed by polymerase chain reaction. Ann Neurol 36: 823–829

Bia FJ, Barry M (1989) Brain abscess due to Entamoeba histolytica. In: Goldsmith R, Heyneman D (eds) Tropical medicine and parasitology, Appleton & Lange, Norwalk, pp 255–264

Billeter MA, Cattaneo R, Spielhofer P et al. (1994) Generation and properties of measles virus mutation typically associated with subacute sclerosing panencephalitis. Ann NY Acad Sci 724: 367–377

Bolan G, Barza M (1985) Acute bacterial meningitis in children and adults. Med Clin North Am 69: 231–241

Booss J, Esiri MM (1986) Viral encephalitis – Pathology, diagnosis and management. Blackwell, Oxford

Brandt T, Dichgans J, Diener HC (Hrsg) (1998) Therapie und Verlauf neurologischer Erkrankungen. Kohlhammer, Stuttgart

Britt RH, Enzmann DR, Yeager AS (1981) Neuropathological and computerized tomographic findings in experimental brain abscess. J Neurosurg 55: 590–603

Budka H, Wiley CA, Kleihues P et al. (1991) HIV-associated disease of the nervous system: review of nomenclature and proposal for neuropathology-based terminology. Brain Pathol 1: 143–152

Chou SM (1982) Acute hemorrhagic leucoencephalitis as a disseminated vasculomyelinopathy: immunoperoxidase study. J Neuropathol Exp Neurol 41: 357

Cochius JI, Burns RJ, Willoughby JO (1989) CNS cryptococcosis: unusual aspects. Clin Exp Neurol 26: 183–191

Daiss W, Wiethölter H, Schumm F (1986) Cerebraler Morbus Whipple. Nervenarzt 57: 476–479

Davis LE, Burstyn DG, Manclark CR (1984) Pertussis encephalopathy with a normal brain biopsy and elevated lymphocytosis-promoting factor antibodies. Pediatr Infect Dis J 3: 448–451

Duray PH, Steere AC (1988) Clinical pathologic correlations of Lyme disease by stage. Ann NY Acad Sci 539: 65–79

Esiri MM (1982) Herpes simplex encephalitis: an immunohistological study of distribution of viral antigen within the brain. J Neurol Sci 54: 209–226

Esiri MM, Kennedy PGE (1997) Viral diseases. In: Graham DI, Lantos PL (eds) Greenfield's neuropathology, 6th edn. Arnold, London, pp 3–63

Frick E (1989) Multiple Sklerose. VHC, Weinheim

Geiseler PJ, Nelson KE, Levin S et al. (1980) Community-acquired purulent meningitis: a review of 1316 cases during the antibiotic era 1954–1976. Rev Infect Dis 2: 725–745

Gilden DH, Wright RR, Schneck SA et al. (1994) Zoster sine herpete, a clinical variant. Ann Neurol 35: 530–533

Graham DI, Lantos PL (eds) (1998) Greenfield's neuropathology, 6th edn. Arnold, London

Haass A (1998) Lyme neuroborreliosis. Curr Opin Neurol 11: 253–258

Harris AA (ed) (1988) Microbial disease. Elsevier, Amsterdam (Handbook of clinical neurology, vol 8)

Havlir DV, Barnes PF (1999) Tuberculosis in patients with immunodefiency virus infection. N Engl J Med 340: 367–373

Hlavin ML, Kaminski HJ, Ross JS, Ganz E (1990) Spinal epidural abscess: A ten-year perspective. Neurosurgery 27: 177–184

Ho M (1990) Epidemiology of cytomegalovirus infestions. Rev Infect Dis 12 (Suppl 7): S701–710

Hook EW (1997) Syphilis. In: Scheld WM, Whitley RJ, Durack DT (eds) Infections of the central nervous system. Raven, New York, pp 669–684

Hungerbühler JP, Regli F (1978) Cochleovestibular involvement as the first sign of syphilis. J Neurol 219: 199–204

Jain KK (2000) Drug-induced neurological disorders, 2nd edn. Hogrefe & Huber, Göttingen

Jensenius M, Myrvang B, Storvold G et al. (1998) Herpes simplex virus type 2 DANN detected in cerebrospinal fluid of 9 patients with Mollaret's meningitis. Acta Neurol Scand 98: 209–212

Jochens R, Henkes H, Artigas J, Janitschke K (1997) Erworbene Hirntoxoplasmose. In: Henkes H, Kölmel HW (Hrsg) Die entzündlichen Erkrankungen des Zentralnervensystems. ecomed, Landsberg/Lech

Johnson RT (1982) Viral infections in the nervous system. Raven, New York

Jubelt B, Drucker J (1993) Post-polio syndrome: an update. Semin Neurol 13: 283–290

Kaiser R (1999) Paraneoplastische neurologische Syndrome – Diagnostische und pathogenetische Bedeutung von Antikörpern. Nervenarzt 70: 688–701

Kaiser R et al. (1998) Frühsommermeningoenzephalitis und Lyme-Borreliose – Prävention vor und nach Zeckenstich. Dtsch Med Wochenschr 123: 847–853

Kálmán B, Lublin FD (1993) Immunopathogenic mechanisms in experimental allergic encephalomyelitis. Curr Opin Neurol Neurosurg 6: 182–188

Kammerer WS (1988) Echinococcosis. In: Harris AA (ed) Handbook of clinical neurology, vol 8: Microbial disease. Elsevier, Amsterdam, pp 523–527

Knaus BU (1991) Epidemiologische Befunde zur Toxoplasma gondii-Infektion des Menschen im Raum Cottbus. Angew Parasitol 32:159–164

Lakeman FD, Whitley RJ, NIAID Collaborative Antiviral Study Group (1995) Diagnosis of herpes simplex encephalitis: application of polymerase chain reaction to cerebrospinal fluid from brain biopsied patients and correlation with disease. J Infect Dis 17: 857–863

Leiguarda R, Berthier M, Starkstein S et al. (1988) Ischemic infarction in 25 children with tuberculous meningitis. Stroke 19: 200–204

Liu PY, Shi ZY, Lau YJ, Hu BS (1994) Rapid diagnosis of tuberculous meningitis by a simplified nested amplification protocol. Neurology 44: 1161–1164

Martin R, Ortlauf J, Sticht-Groh V et al. (1988) Borrelia burgdorferi-specific and autoreactive T-cell lines from cerebrospinal fluid in Lyme radiculomyelitis. Ann Neurol 24: 509–516

Mayers MM, Kaufman DM, Miller MH (1978) Recent cases of intracranial tuberculomas. Neurology 28: 256–260

Montecucco C, Schiavo G (1995) Structure and function of tetanus and botulinum neurotoxins. Q Rev Biophys 28: 423–472

Moorthy RS, Inomata H, Rao NA (1995) Vogt-Koyanagi-Harada syndrome. Surv Ophthalmol 39: 265–292

Morgello S, Cho ES, Nielsen S et al. (1987) Cytomegalovirus encephalitis in patients with acquired immunodeficiency syndrome. Hum Pathol 18: 289–297

Nau R (1995) Bakterielle ZNS-Erkrankungen. In: Prange H (Hrsg) Infektionskrankheiten des ZNS. Chapman & Hall, Weinheim, pp 195–221

Oliver M, Beller AJ, Behar A (1968) Chiasmal arachnoiditis as a manifestation of generalizes arachnoiditis in systemic vascualr disease. Br J Ophthalmol 52: 277–235

Pachner AR, Duray P, Steere AC (1989) Central nervous system manifestations of Lyme disease. Arch Neurol 46: 790–795

Parsons M (1988) Tuberculous meningitis. A handbook for clinicians. Oxford University Press

Pathak A, Sharma BS, Mathuriya SN et al. (1990) Controversies in the management of subdural empyema. A study of 41 cases with review of literature. Acta Neurochir 102: 25–32

Patterson TF, Patterson JE, Barry M, Bia FJ (1990) Parasitic infections of the central nervous system. In: Schlossberg D (ed) Infections of the nervous system. Springer, Berlin Heidelberg New York Tokyo, pp 234–261

Peiffer J (1959) Zur kolloidalen Degeneration der Hirnrinde bei progressiver Paralyse. Arch Psychiat Z Ges Neurol 198: 659–672

Peiffer J, Danner E, Schmidt PF (1984) Oxalate induced encephalitic reactions to polyol-containing infusions during intensive care. Clin Neuropathol 3: 76–87

Pendlebury WW, Perl DP, Munoz DG (1989) Multiple microabscesses in the central nervous system: a clinicopathologic study. J Neuropathol Exp Neurol 48: 290–300

Pfister HW (1989) Die komplizierte eitrige Meningitis des Erwachsenen: weiterhin hohe Letalität durch Vaskulitis und Hirndruck. Nervenarzt 60: 249–254

Pfister HW (1998a) Bakterielle Infektionen. In: Brandt T, Dichgans J, Diener HC (Hrsg) Therapie und Verlauf neurologischer Erkrankungen. Kohlhammer, Stuttgart, S 389–406

Pfister HW (1998b) Intrakranielle und spinale Abszesse. In: Brandt T, Dichgans J, Diener HC (Hrsg) Therapie und Verlauf neurologischer Erkrankungen. Kohlhammer, Stuttgart, S 407–418

Pfister HW (1998c) Tuberkulöse Meningitis. In: Brandt T, Dichgans J, Diener HC (Hrsg) Therapie und Verlauf neurologischer Erkrankungen. Kohlhammer, Stuttgart, S 419–424

Pfister HW, Koedel U, Haberl R et al. (1990) Microvascular changes during the early phase of experimental pneumococcal meningitis. J Cereb Blood Flow Metab 10: 914–922

Power C, McArthur JC, Johnson RT et al. (1994) Demented and nondemented patients with AIDS differ in brain-derived human immunodeficiency virus type 1 envelope sequences. J Virol 68: 4643–4649

Prange H (1987) Neurosyphilis. VHC, Weinheim (Praktische Neurologie, Bd 4)

Prange H (1995a) Rhabdoviren: Tollwut. In: Prange H (Hrsg) Infektionskrankheiten des ZNS. Chapman & Hall, Weinheim, S 101–106

Prange H (1995b) Rhombenzephalitis Bickerstaff. In: Prange H (Hrsg) Infektionskrankheiten des ZNS. Chapman & Hall, Weinheim, S 423–424

Prineas JW, McDonald WI (1997) Demyelinating diseases. In: Graham DI, Lantos PL (eds) Greenfield's neuropathology, 6th edn. Arnold, London, p 875

Ravenholt RT, Foege WH (1982) 1918 Influenza, encephalitis lethargica, parkinsonism. Lancet II: 860–864

Reik L Jr (1997) Lyme disease. In: Scheld WM, Whitley RJ, Durack DT (eds) Infections of the central nervous system. Raven, New York, pp 685–720

Relman DA, Schmidt TM, MacDermott RP, Falkow S (1992) Identification of the uncultured bacillus of Whipple's disease. N Engl J Med 327: 293–301

Riikonen R, Meurman O (1989) Long-term persistence of intrathecal viral antibody responses in postinfectious diseases of the central nervous system and in Rett syndrome. Neuropediatrics 20: 215–219

Rösener M (1998) Pilzinfektionen des ZNS. In: Brandt T, Dichgans J, Diener HC (Hrsg) Therapie und Verlauf neurologischer Erkrankungen. Kohlhammer, Stuttgart, S 501–507

Sabatier JM, Vives E, Mabrouk K et al. (1991) Evidence for neurotoxic activity of tat from human immunodeficiency virus type 1. J Virol 65: 961–967

Scheld WM, Whitley RJ, Durack DT (eds) (1997) Infections of the central nervous system. Lippincott-Raven, Philadelphia

Schlossberg D (1990) Infections of the nervous system. Springer, Berlin Heidelberg New York Tokyo

Schoeman JF, Van Zyl LE, Laubscher JA, Donald PR (1995) Serial CT scanning in childhood tuberculous meningitis: prognostic features in 198 cases. J Child Neurol 10: 320–329

Schrader A, Stammler A, Stickl H (1988) Infektiös-entzündliche Erkrankungen des ZNS. VHC, Weinheim (Praktische Neurologie, Bd 6)

Schroth G, Gawehn J, Thron A et al. (1987) Early diagnosis of herpes simplex encephalitis by MRI. Neurology 37: 179–183

Seeliger H, Gebhard W (1978) Die Tuberkulose als Todesursache im klinischen Obduktionsgut. Med Welt 29: 384–391

Steere AC (1989) Lyme disease. N Engl J Med 321: 586–596

Steinbrecher A (1998) Neurolues. In: Brandt T, Dichgans J, Diener HC (Hrsg) Therapie und Verlauf neurologischer Erkrankungen. Kohlhammer, Stuttgart, S 428–435

Swartz MN (1984) Bacterial meningitis. More involved than just the meninges. N Engl J Med 311: 912–914

Townsend JJ, Stroop WG, Baringer JR et al. (1982) Neuropathology of progressive rubella panencephalitis after childhood rubella. Neurology 32: 185–190

Tunkel AR, Scheld WM (1997) Pathogenesis and pathophysiology of bacterial infections. In: Scheld WM, Whitley RJ, Durack DT (eds) Infections of the central nervous system. Raven, New York, pp 297–312

Turner G (1997) Central malaria. Brain Pathol 7: 569–582

Udani PM, Dastur DK (1970) Tuberculous encephalopathy with and without meningitis: clinical features and pathological correlations. J Neurol Sci 10: 541–561

Ueki K, Richardson EP Jr, Henson JW, Louis DN (1994) In situ polymerase chain reaction demonstration of JC virus in progressive multifocal leucoencephalopathy, including an index case. Ann Neurol 36: 670–673

Vallat JM, Hugon M, Lubeau M et al. (1987) Tick-bite meningoradiculoneuritis: clinical, electrophysiological, and histological findings in 10 cases. Neurology 37: 749–753

Warrell DA, Warrell MJ (1994) Human rabies: a continuing challenge in the tropical world. Schweiz Med Wochenschr 18: 879–885

Weber T, Major E (1997) Progressive multifocal leucoencephalopathy: molecular biology, pathogenesis and clinical impact. Intervirology 40: 98–111

Weller RO, Steart P (1984) Cytology of cerebral abscesses. An immunocytochemical and ultrastructural study. Neuropathol Appl Neurobiol 10: 305–306

Whitley RJ (1997) Herpes simplex virus. In: Scheld WM, Whitley RJ, Durack DT (eds) Infections of the central nervous system. Raven, New York, pp 73–90

Wiethölter H (1993) Virale Entzündungen des zentralen Nervensystems. In: Brandt T, Dichgans J, Diener HC (Hrsg) Therapie und Verlauf neurologischer Erkrankungen. Kohlhammer, Stuttgart, S 529–541

Wiethölter H, Dichgans J (1982) Diagnosis of cerebral Whipple's disease by cerebrospinal fluid cytology. Arch Psychiatr Nervenkr 231: 283–287

Wiethölter H, Schmid E (1998) Neurosarkoidose. Akt Neurologie 25: 50–55

Zuger A, Lowy FD (1997) Tuberculosis. In: Scheld WM, Whitley RJ, Durack DT (eds) Infections of the central nervous system. Raven, New York, pp 417–444

Kapitel 10 Multiple Sklerose und verwandte Syndrome

H. Wiethölter

INHALT

10.1	Multiple Sklerose (MS)	233
10.1.1	Klinik	233
10.1.2	Verlauf und Prognose	233
10.1.3	Ätiologie und Pathogenese	233
10.1.4	Morphologie	236
10.2	Varianten	238
10.2.1	Maligne monophasische multiple Sklerose (Marburg-Krankheit)	238
10.2.2	Konzentrische Sklerose (Baló-Krankheit)	238
10.2.3	Diffus disseminierte Sklerose (Schilder-Krankheit)	238
10.2.4	Neuromyelitis optica (Devic-Krankheit)	239
	Literatur	240

10.1 Multiple Sklerose (MS)

10.1.1 Klinik

Die von Charcot 1868 beschriebene Kleinhirntrias von Nystagmus, skandierender Sprache und Tremor als Charakteristikum der multiplen Sklerose (Syn.: Encephalomyelitis disseminata, Charcot-Krankheit) ist keineswegs der Hauptbefund. Statistiken an einer großen Zahl von Patienten ergaben Pyramidenbahnläsionen bei mehr als 90%, Visusstörungen bei etwa 60% und Augenmotilitätsstörungen (Doppelbilder) bei etwa 40%, Sensibilitätsstörungen bei 83%, Hirnstamm- und Kleinhirnstörungen bei 75%, Blasenstörungen bei 57%, Gangataxien bei ca. 50%, Dysarthrie bei etwa 20% (Weinshenker et al. 1989).

In Abhängigkeit von der Schwere und Vielfalt neu auftretender Symptome, findet sich im Liquor eine *Pleozytose* mit Zellzahlen zwischen 20/3 und 80/3 bei einem vorwiegend lymphozytären Zellbild mit Auftreten von stimulierten Lymphozyten und vereinzelt Plasmazellen. Die Gesamteiweißwerte sind in Abhängigkeit von der Schrankenstörung leicht bis mäßig erhöht. Charakteristisch ist eine γ-Globulin-Vermehrung, zu mehr als 90% als oligoklonale Banden in der isoelektrischen Fokussierung darstellbar.

10.1.2 Verlauf und Prognose

Die Erkrankung beginnt im Mittel um das 30. Lebensjahr, bei Frauen etwas früher und zweimal häufiger als bei Männern. Man unterscheidet folgende Verlaufsformen (Kesselring 1993):
- primär schubförmig (59%),
- remittierend progredient (23%),
- primär chronisch progredient (18%).

Die primär schubförmig verlaufenden Formen haben eine mittlere Überlebenserwartung von 25–30 Jahren. 20 Jahre nach dem ersten Schub sind noch 30% der Patienten in ihrem Beruf tätig. Einen günstigen Verlauf kann man bei frühem Erkrankungsalter, Beginn mit Sensibilitätsstörungen und Hirnstammsymptomen, schubförmigem Verlauf, seltenen Schüben in den ersten Jahren nach Manifestation und fehlender oder nur leichter Behinderung nach einer Erkrankungsdauer von 5 Jahren erwarten.

Die primär chronisch progredienten Formen haben eine deutlich schlechtere Prognose (15 Jahre Überlebenszeit nach Krankheitsbeginn).

10.1.3 Ätiologie und Pathogenese

Die Ursachen der multiplen Sklerose sind nicht bekannt. Viele detaillierte Einzelbeobachtungen sind zusammengetragen und der jeweiligen wissenschaftlichen Tendenz gemäß in Hypothesen mit vermuteter infektiöser, toxischer, degenerativer Genese oder Mitverursachung eingebracht worden. Derzeit werden 3 Faktoren als bedeutend diskutiert:
- Einflüsse von Faktoren aus der Umwelt,
- Einflüsse genetischer Determinanten,
- Bedeutung der autoimmunen Reaktion.

Faktoren aus der Umwelt

Selbst epidemiologisch beispielhafte Studien können nicht ohne Schwierigkeiten Umweltfaktoren von genetischen Dispositionen trennen. Die Untersuchungen zeigen ein Nord-Süd-Gefälle mit polwärts jeweils zunehmender Häufigkeit und nahezu fehlender Prävalenz in Äquatornähe. Für den interessierenden mitteleuropäischen Raum gilt die Prävalenzrate von 50–120 MS-Kranken pro 100 000 Einwohner (Lauer 1994).

Migrationsstudien zeigen, dass eine Population ihr spezifisches Erkrankungsrisiko auch nach Umsiedlung in weit entfernte Gegenden mit anderer Erkrankungsrate mitnimmt. Diese Migrationskonstanz gilt aber nur für Erwachsene mit einem Alter von über 15 Jahren. Daraus wurde auf eine *Determinationsphase in der Kindheit* (vor dem 15. Lebensjahr) geschlossen (Fishman 1982).

Insbesondere die Studien zur Migration legten nahe, eine infektiöse Genese für die MS anzunehmen. Für verschiedene tierpathogene Viren sind Erkrankungen mit langer Latenz- und Persistenzperiode bekannt, mit nachfolgend langsam progredienter chronischer Entwicklung. Beispiele hierfür sind das *Theiler-Virus* und das *Coronavirus*, die beide nach initialer Infektion der Oligodendrozyten in Abhängigkeit von den experimentellen Bedingungen zu chronisch rezidivierenden Formen einer demyelinisierenden Enzephalomyelitis mit zellvermittelter Autoimmunreaktion führen können (Ter Meulen 1988). Des Weiteren sind Retroviren (z. B. HTLV-I; Reddy et al. 1989) auch für den Menschen diskutiert worden.

Alle Versuche, spezifische Viruspartikel oder Virusgenome (z. B. durch Hybridisierungstechniken) im Hirngewebe verstorbener MS-Patienten nachzuweisen, haben bislang nur unspezifische Befunde mit Material sehr verschiedener Viren hervorgebracht – und das in einem Ausmaß, wie es auch bei nicht an MS Erkrankten gefunden werden kann.

Der Nachweis einer *vermehrten Antikörperproduktion* (in 60% der Fälle werden in Serum und Liquor erhöhte Masernantikörper gefunden) ist nicht signifikant, da auch gegen andere Viren wie Mumps, Influenza, Varicella zoster und Röteln erhöhte Titer als Ausdruck intrathekaler Produktion gefunden werden können. Sie muss wohl als Ausdruck einer unspezifischen Aktivierung bei gestörter Immunregulation im ZNS gesehen werden. Hierzu gehört auch die Diskussion um die Bedeutung von Chlamydia pneumoniae.

Einfluss genetischer Determinanten

Die Wirksamkeit genetischer Faktoren in der Pathogenese der MS wird insbesondere durch Familien- und Zwillingsstudien belegt. Geschwister von MS-Patienten erkranken 20-mal, Eltern und Kinder 12-mal und weiter entfernte Verwandte 5-mal häufiger als der vergleichbare Bevölkerungsdurchschnitt. Bei eineiigen Zwillingen ist die Erkrankungswahrscheinlichkeit mit 30% noch viel höher, während sie bei zweieiigen nur 5% beträgt (Mumford et al. 1994).

Wesentlich für die genetische Disposition sind bestimmte HLA-Antigene, die bei der MS wie auch bei bekannten Autoimmunerkrankungen häufiger auftreten, da sie bei der Aufrechterhaltung der Selbsttoleranz eine entscheidende Rolle spielen. Assoziationen zwischen Erkrankungen und solchen Immunregulationsgenen (MHC auf Chromosom 6 und GM-Gruppen auf Chromosom 14) lassen Aussagen über ihren dispositionellen Charakter zu. Eine Assoziation mit HLA-A3 und -B7 (Klasse I der MHC-Genprodukte) und mit HLA-DR2 (Klasse II der MHC-Genprodukte) ist zumindest in der nordeuropäischen Bevölkerung offensichtlich (Compston u. Sadovnick 1992). Es gibt genügend Hinweise auf andere immunrelevante Gene als Suszeptibilitätsloci z. B. für den T-Zell-Rezeptor, für Immunglobuline, Myelinantigene, Komplementfaktoren und mitochondriale Mutationen (Ebers et al. 1996).

Autoimmunreaktion

Eine entscheidende Rolle bei der Pathogenese der MS spielt das Immunsystem. Die früher postulierte These, das Gehirn sei immunologisch privilegiert, d. h. von normalen Immunreaktionen ausgenommen, wird durch die Fähigkeit stimulierter T-Lymphozyten eingeschränkt, nach Adhäsion am Gefäßendothel durch Adhäsionsmoleküle eine auch intakte Blut-Hirn-Schranke überwinden zu können (Meyermann et al. 1987). Zirkulierende Immunkomplexe und Komplementkomponenten können dies nur beschränkt.

Probleme bestehen bei der intrazerebralen zellulären Interaktion. Für T-Zell-vermittelte Immunreaktionen müssen antigen wirksame Substanzen von besonders ausgestatteten Zellen, den *Antigen präsentierenden Zellen*, dargeboten werden. Es konnte gezeigt werden, dass Endothelzellen und Astrozyten unter bestimmten Aktivierungsbedingungen (z. B. durch IFN-γ) zur Ausbildung von MHC-II-Antigenen und damit fakultativ zu präsentierenden Zellen umfunktioniert werden können (Fierz 1988). Die Erkennung wird mit der Bildung des sog. trimolekularen Komplexes aus einem spezifischen T-Zell-

Rezeptor und dem mit dem Antigenbruchstück beladenen HLA-DR-Molekül der MHC-II-Antigene vollzogen. Die Aktivierung der T-Zellen zu Lymphoblasten führt zu erhöhter Zellteilung unter der Kontrolle des von T-Zellen selbst produzierten Interleukin-(IL-)2.

▎ Charakteristisch für die MS ist die Plaque mit entzündlicher Demyelinisierung in der weißen Substanz. Erste Veränderungen sind vermutlich durch einwandernde aktivierte T-Lymphozyten aus der Blutbahn verursacht, die sich perivenös ansiedeln. Es folgt eine *initiale Entzündungsreaktion* mit fokaler Blut-Hirn-Schranken-Störung und mit Einstrom von Serumproteinen. Nach bisherigen Erkenntnissen ist das lokale Ödem für den grundsätzlich reversiblen partiellen Leitungsblock verantwortlich.

Den Hauptteil infiltrierender Zellen machen T-Lymphozyten und Makrophagen aus. In einigen Studien ließ sich eine gewisse Gesetzmäßigkeit im Aufbau frischer Plaques erkennen: Überwiegen der Helfer-/Induktorlymphozyten (CD4) in der aktiven Entmarkungszone und im umgebenden Mark, wogegen perivaskulär bzw. im Zentrum des Herdes CD8-positive Suppressorzellen/zytotoxische Zellen dominieren (Traugott 1992).

Die aktiven Herde sind durchsetzt von *Makrophagen mit ausgeprägter Expression von MHC-II-Antigenen*. Darüber hinaus ließen sich als Marker für die Aktivitäten mit immunzytochemischen Methoden auf den Lymphozyten der IL-2-Rezeptor oder bereits gebundenes IL-2 mit Betonung im Plaquezentrum und IL-1 vor allem in der aktiven Entmarkungszone nachweisen. Neben T-Lymphozyten und Makrophagen finden sich in aktiven Plaques auch B-Lymphozyten in ihrer stimulierten Form als Plasmazellen. Mit zunehmender Krankheitsdauer sind sie auch in normal erscheinendem Mark anzutreffen.

Immunhistochemisch lässt sich IFN-γ auf Astrozyten und IFN-α auf Makrophagen nachweisen. Verantwortlich für die Demyelinisierung sind möglicherweise die Zytokine TNF-α (Tumornekrosefaktor) und TNF-β (Lymphotoxin), das vornehmlich in Astrozyten zu finden ist. Die Demyelinisierung erfolgt offensichtlich in Anwesenheit von Komplement, das als C9 und C3d in granulären Ablagerungen, gebunden an Endothelien, in Plaques auftritt. Die Rolle der vaskulären Endothelien spiegelt sich in der Expression vom interzellulären Adhäsionsmolekül I (ICAM-I) und dem Gegenstück auf Lymphozyten, dem *l*ymphozyten*f*unktions*a*ssoziierten Molekül (LFA) wider (Sobel et al. 1990; Allen u. Kirk 1992).

Die Entmarkung erfolgt auf verschiedenen Wegen:
▎ Nach Kontaktaufnahme von Makrophagen mit den Myelinscheiden werden zunächst „coated pits" ausgebildet, spezifische, für rezeptorvermittelte (z.B. Antikörper) Phagozytose typische Membranstrukturen, wie sie für die Endozytose von Cholesterol bekannt sind. Die Myelinscheiden, möglicherweise mit Antikörpern besetzt, werden in kleinen Fragmenten phagozytiert.
▎ In Regionen mit deutlicher ausgeprägter Entzündungsreaktion wandern Makrophagen unter die Markscheide und lösen sie von den Axonen ab, ein Vorgang, der als „myelin stripping" bezeichnet wird.
▎ Bei massiver Entzündung können Markscheiden in ihrer gesamten Dicke *primär vesikulär* ohne Anwesenheit von Makrophagen zerfallen, so dass auch ein rein humoraler Mechanismus postuliert werden kann. Sicher ausgeschlossen sind aber artifizielle Ursachen hierfür nicht.

Geht man von der Annahme aus, die MS sei Ausdruck einer T-Zell-vermittelten autoimmunen Reaktion, so bleibt unklar, gegen welches Antigen sich die Reaktion richtet. Immer wieder wurde *MBP* (myelin basic protein) diskutiert. Unabhängig von der pathogenetischen Signifikanz konnten auf Makrophagen MBP, MAG (myelin associated glycoprotein) und MOG (myelin oligodendrocyte glycoprotein) als Zeichen einer Antigenpräsentation dargestellt werden. Vermutlich sind aber eine ganze Reihe von Myelinproteinen beteiligt (Hayes et al. 1987).

Der Nachweis einer T-Zell-Stimulation ist unsicher. Selbst bei der experimentell allergischen Enzephalomyelitis (EAE), die durch initiale Immunisierung mit basischem Myelinprotein induziert werden kann, ist ein ausreichender Stimulationsindex gelegentlich nur schwierig zu erreichen. In größeren Studien lässt sich eine Sensibilisierung gegenüber basischem Myelinprotein in peripheren Lymphozyten von MS-Patienten nur in 15–20% der Fälle nachweisen. Mit ähnlicher, etwas geringerer Antwort reagieren Lymphozyten von Normalpersonen und Patienten mit anderen zerebralen Erkrankungen.

▎ Die Kombination genetischer Bedingungen, exogener Faktoren – wahrscheinlich in Form einer frühen Virusinfektion – und immunregulatorischer Mechanismen, die ihrerseits genetisch prädisponierend gesteuert sind, erklärt gegenwärtig am ehesten die Pathogenese der MS.

10.1.4 Morphologie

Makroskopie. Bei der Betrachtung des Zentralnervensystems von außen sind allenfalls an Brücke, verlängertem Mark und Rückenmark etwas dunklere Herde durch die Leptomeningen hindurch sichtbar.

> Auf Frontalschnitten zeigen sich *Prädilektionen* der Entmarkungsherde um die Ventrikelwinkel im Bereich der Vorderhörner (Steiner-Wetterwinkel) und der Cella media sowie um die Hinterhörner (Abb. 10.1 a, s. S. 237). Nicht selten sind auch die Gebiete um den Aquaedukt und den Boden des 4. Ventrikels betroffen, seltener bandförmige Bereiche unter der Leptomeninx in Brücke und verlängertem Mark.

Mit MR-tomographischen Untersuchungen lassen sich die Prädilektionsorte zahlenmäßig belegen (Tabelle 10.1) (Miller 1992).

Die Farbe der Herde hängt vom Alter des Prozesses ab (eher rosa bei frischen, eher grau bei alten Herden), die Konsistenz ist weich bei frischen, durch Gliafaservermehrung zunehmend hart bei alten Herden.

Mikroskopie. Der *frische Herd* zeigt innerhalb der ersten Tage seiner Manifestation eine Oligodendrogliavermehrung, die in der Regel aber nur selten zu beobachten ist. Ihr folgt mit beginnendem Markabbau eine Mikrogliareaktion. Markscheidenzerfallsprodukte werden in diese Mikrogliazellen, später auch in Monozyten und Makrophagen aufgenommen.

Primärer Angriffsort ist die Oligodendrogliazelle, die durch ihre Fortsätze die Axonen innerhalb eines Internodiums versorgt.

Der frische Entmarkungsherd ist charakterisiert durch
- Myelindesintegration ohne Zelleinwanderung,
- erhöhte Zelldichte mit Mikrogliahyperplasie,
- perivaskuläre Lymphozytenmanschetten.

Später ist der Herd übersät von *sudanophilen Abräumzellen* (Abb. 10.1 d), in denen oft schon lichtmikroskopisch große Myelinbruchstücke sichtbar sind. *Infiltratzellen* (Lymphozyten, stimulierte Lymphozyten und Plasmazellen) sind vor allem perivenös an den Herdrändern lokalisiert (Abb. 10.1 e). Die Entmarkung in frischen Herden und Herdzungen verläuft ebenfalls vornehmlich perivenös. Die Ausprägung der entzündlichen Infiltrationen nimmt mit zunehmendem Alter der Herde ab. Immunhistochemisch sind aber auch dann weiterhin Infiltrate nachweisbar.

Gemeinsam mit dem Markscheidenzerfall kommt es zu einer lebhaften Proliferation faserbildender Astrozyten, die in der akuten Phase vielfach doppelkernig sind. Die Blut-Hirn-Schranke ist in der Frühphase gestört.

Ältere Herde: Typisch für ältere MS-Herde sind bei scharfer Abgrenzung des Entmarkungsherdes der lichtmikroskopisch nahezu vollständige Markscheidenverlust (Abb. 10.1 b) und der Untergang von Axonen in unterschiedlichem Ausmaß sowie eine dichte Fasergliose (Holzer-Färbung, notfalls polarisationsoptische Betrachtung des HE-Schnitts; Abb. 10.1 c). Diese ausgebrannten MS-Herde überwiegen beim chronisch Erkrankten. Auch bei ihm kommen aber in der Regel noch frischere Stadien vor, wie sie bei akut verlaufenden MS-Fällen das Bild bestimmen.

Alte Herde: In den alten Herden sind die Oligodendrozyten deutlich reduziert. Bei Markscheidenfärbungen sieht man vielfach eine leichte rauchgraue Tönung der Entmarkungsherde („Markschattenherde", Abb. 10.1 b). Elektronenmikroskopische Untersuchungen zeigen, dass diese rauchgraue Färbung Ausdruck einer – wenn auch letztlich frustranen – Remyelinisierung ist (s. Übersicht).

Kombinierte histologische, biochemische und histochemische Untersuchungen konnten zeigen, dass das Hirngewebe außerhalb der Entmarkungsherde abnorm verändert ist. Eine erhöhte lysoso-

Tabelle 10.1. Verteilung der ZNS-Läsionen (MRT-Nachweis)

Lokalisation	Patienten	
	n	(%)
Seitenventrikel (periventrikulär)	196	(98)
Cella media	194	(97)
Trigonum	171	(86)
Hinterhorn	149	(75)
Unterhorn	132	(66)
Vorderhorn	117	(59)
Vereinzelt im Mark	185	(93)
Mark-Rinden-Grenze	130	(65)
Capsula interna	83	(42)
Kortex	25	(13)
Basalganglien	15	(8)
Hirnstamm	132	(66)
Pons	103	(52)
Mittelhirn	72	(36)
Medulla oblongata	29	(15)
4. Ventrikel (periventrikuär)	106	(53)
Kleinhirn	113	(57)

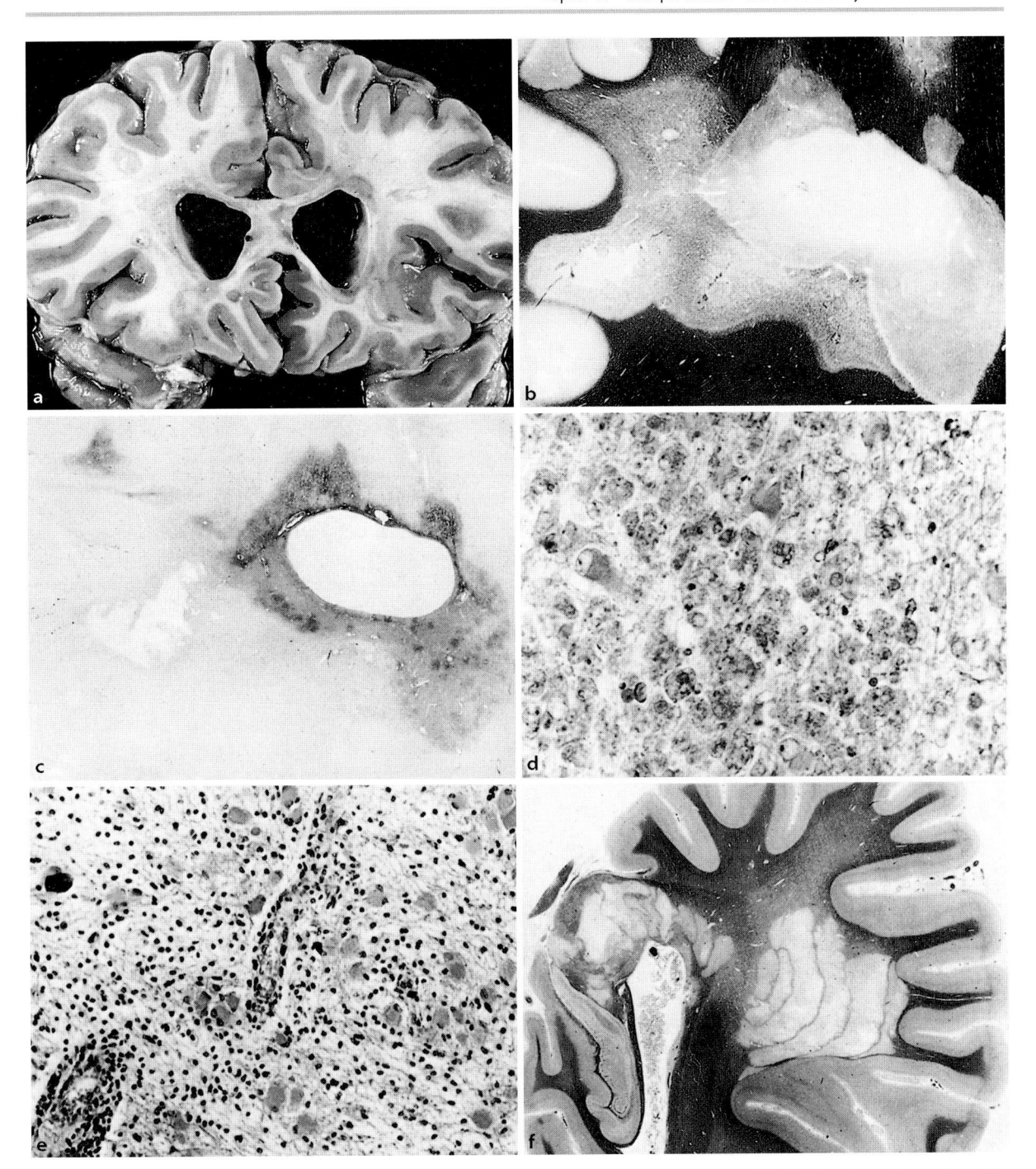

Abb. 10.1 a–f. Multiple Sklerose. **a** Periventrikuläre Entmarkungsherde; **b** mehrere Entmarkungsherde, darunter sog. Markschattenherde; **c** dichte Fasergliose (gleiches Präparat wie in **b**, Holzer-Färbung); **d** dichte Ansammlungen von Lipophagen mit Myelinzerfallsprodukten neben gemästeten Astrozyten in einem MS-Herd (Klüver-Barrera); **e** starke Proliferation gemästeter Astrozyten sowie lymphozytäre Gefäßwandinfiltration bei akuter MS; **f** zwiebelschalenförmig aufgebauter Entmarkungsherd

male Aktivität z. B. für β-Glukosaminidase weist daraufhin, dass auch diese Bereiche grundsätzlich zur Entmarkung bereit sind (Allen 1983).

Eine Typisierung der morphologischen Eigenheiten legte Korrelationen zur Pathogenese nahe:

Heterogenität von MS-Herden

- **Typ I** Myelinscheiden destruiert
  Oligodendrozyten überleben
  Infiltrate von T-Zellen und Makrophagen
  Keine IgG- oder Komplementablagerungen
  Schnelle und fast komplette Remyelinisierung
- **Typ II** T-Zellen und Makrophagen aktiviert
  Plasmazellen innerhalb der Läsion
  IgG- und/oder Komplementablagerung in Regionen mit aktiver Demyelinisierung
  Verlust von Oligodendrozyten (Lyse?)
  Rasche Rekrutierung von PLP exprimierenden Progenitorzellen
- **Typ III** Myelinscheiden und Oligodendrozyten sind dystropisch
  Infiltration weniger T-Zellen
  Mikrogliaaktivierung
  Keine IgG- oder Komplementablagerungen
  Dysregulation der Myelinexpression (selektiver Verlust von MAG, Überexpression von MOG) mit nachfolgender Apoptose
  Axonale Degeneration
- **Typ IV** Primäre Degeneration von Oligodendrozyten im Plaque umgebenden Mark
  Makrophagen- und T-Zellinfiltrate
  Kompletter Verlust von Oligodendrozyten innerhalb der Läsion

Typ I und II entsprechen dem Demyelinisierungsmuster der EAE (klassische T-Zell- oder Antikörper-vermittelte Autoimmunreaktion).

Typ III entspricht der virusinduzierten Demyelinisierung im Tiermodell. Mechanismen könnten Virusinfektionen, fas-Liganden-, zytotoxische T-Zell- und durch lösliche Entzündungsmediatoren vermittelte Zellzerstörungen sein.

Typ IV wurde bislang nur bei primär chronisch progredierten MS-Verläufen gesehen (Lucchinetti C., Brück W., Parisi J. et al. 2000).

Ausgeprägte axonale Degenerationen in alten Läsionen sind bekannt (mit Axonauftreibungen und kolbenartigen Verdickungen der axonalen Enden = Retraktionskugeln). Mit APP-(Amyloid-Precursor-Protein)Nachweis lassen sich in ganz frühen akuten Läsionen Hinweise auf ausgeprägte Axonunterbrechungen finden. Axonuntergänge sind vermutlich eine direkte Entzündungsfolge und weniger abhängig von der Demyelinisierung und schreiten mit eigener Dynamik fort (Trapp B.D., Peterson J., Ransohoff R.M. et al. 1998).

10.2 Varianten

Charakteristische Sonderformen der multiplen Sklerose sind die
- maligne monophasische multiple Sklerose,
- konzentrische Sklerose,
- diffus disseminierte Sklerose,
- Neuromyelitis optica.

10.2.1 Maligne monophasische multiple Sklerose (Marburg-Krankheit)

Die Originalbeschreibung von Marburg weist auf eine fulminante monophasische Entmarkungserkrankung, die innerhalb weniger Wochen nach Ausbruch tödlich endet (Lauer 1994). Mikroskopisch finden sich zahlreiche akute Demyelinisierungsherde mit Makrophagen, Myelinabbauprodukten und relativ gut erhaltenen Axonen ohne signifikante Gliose. Perivaskuläre Lymphozyten und Plasmazellen machen keinen Unterschied zu akuten Plaques einer schubförmig verlaufenden MS, es fehlen aber perivenöse Demyelinisierungsherde (Mendez u. Pogacar 1988).

10.2.2 Konzentrische Sklerose (Baló-Krankheit)

Bei der konzentrischen Sklerose treten die Entmarkungsherde in ausgeprägter Zwiebelschalenformation auf. Das Marklager kann hierbei weitgehend symmetrisch durch sehr umfangreiche Entmarkungsherde verändert sein, die entweder eine konzentrische zwiebelschalenförmige Anordnung schmaler erhaltener Markzonen zwischen vollständig entmarkten Partien aufweisen oder jedenfalls eine annähernd parallele Anordnung derartig erhaltener Markstreifen. Diese sehr umfangreichen Herde sind selten, während Andeutungen einer Rhythmisierung mit schmalen erhaltenen Markstreifen hin und wieder auch bei der typischen multiplen Sklerose beobachtet werden können (Abb. 10.1f).

10.2.3 Diffus disseminierte Sklerose (Schilder-Krankheit)

Die diffus disseminierte Sklerose (Encephalitis periaxialis diffusa) geht mit umfangreichen Entmarkungsherden einher, die weite Teile des Marklagers

nophiler Lipophagen (Abb. 10.2 c). Über grobspongiöse Gewebsauflockerungen kommt es bis zur Höhlenbildung („cavitating sclerosis").

Alte Herde sind dicht fasergliotisch vernarbt. In den frischen Herden finden sich zahlreiche gemästete Astrozyten, manchmal auch atypische Mitosestadien (Creutzfeldt-Riesenzellen, Abb. 10.2 b). Die Axone sind besser erhalten als die Markscheiden, können aber ebenfalls deutliche Lichtungen aufweisen.

Die diffus disseminierte Sklerose bevorzugt das jüngere Lebensalter und verläuft oft rasch progredient.

10.2.4 Neuromyelitis optica (Devic-Krankheit)

Vielfach im Anschluss an einen grippalen Infekt setzt akut eine Sehschwäche (Verschleierung, manchmal auch zentrales Skotom) auf einem Auge bis zu doppelseitiger Erblindung ein. Gleichzeitig oder nach einigen Tagen folgen spinale Symptome, bevorzugt Lähmungen bis zur Paraplegie. Am Augenhintergrund finden sich Papillenödem oder Papillitis. Selten ist eine Ophthalmoplegie. Die Liquorpleozytose entspricht den akuten Verlaufsformen der MS.

20% der Erkrankten sterben im akuten Schub, 30% im Verlauf von Monaten an den Komplikationen der Spinalbeteiligung, 50% überleben mit unterschiedlich ausgeprägten Restsymptomen. Die Sehstörungen haben anscheinend eine bessere Prognose als die spinalen Symptome.

> *Makroskopisch* finden sich beim Sezieren des Rückenmarks bereits weiche, nekrotische Partien.
> *Mikroskopisch* geht dementsprechend die Gewebsdestruktion häufig weit über den bei der MS üblichen Entmarkungsprozess hinaus bis zur kompletten Gewebsnekrose.

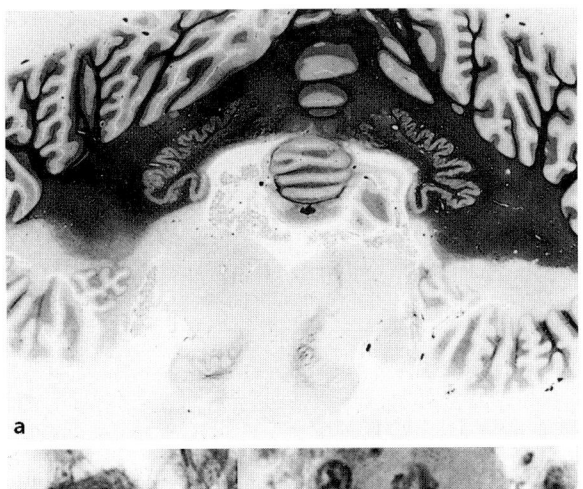

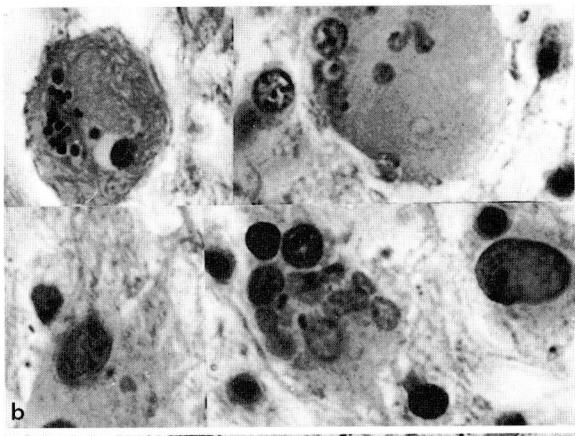

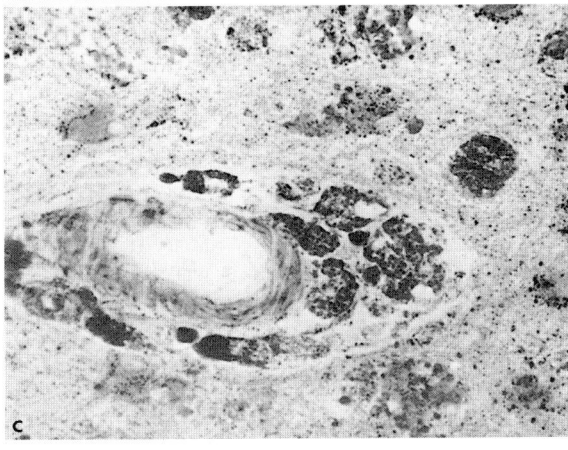

Abb. 10.2 a–c. Diffus disseminierte Sklerose. **a** Entmarkung im Bereich der Medulla oblongata und der Medulla-Kleinhirn-Schenkel sowie von Teilen des Kleinhirnmarklagers; **b** Creutzfeldt-Riesenzellen; **c** Ansammlung sudanophiler Fettkörnchenzellen um Markvenen

einnehmen können (Abb. 10.2 a), mit manchmal nur einzelnen kleinen, typischen MS-Herden. Erhaltene Markstreifen oder -inseln fehlen im Gegensatz zur konzentrischen Sklerose. Die Fibrae arcuatae sind vielfach verschont, doch kann der Entmarkungsprozess auch auf die Rinde übergreifen. Entzündliche Infiltrate können – je nach Stadium – sehr intensiv sein, ebenso die Ansammlung suda-

Differentialdiagnostisch können bei alleiniger Rückenmarkuntersuchung Schwierigkeiten gegenüber den verschiedenen Formen nekrotisierender Myelitiden oder Myelopathien toxischer oder zirkulatorischer Genese auftreten. Immerhin spielen entzündliche Infiltrate mit Lymphozyten, Lymphoidzellen und – seltener als bei der MS – auch Plasmazellen eine stärkere Rolle. Die Herde sind vielfach disseminiert, doch kann auch eine weite Strecke des Rückenmarks kontinuierlich entmarkt sein.

Am N. opticus geht die Entmarkung bei Bevorzugung perivenöser Abschnitte bis zur feinzystischen Gewebsauflockerung. Nekrosen sind seltener als im Rückenmark. Lymphozyteninfiltrate sind zumindest in der Frühphase deutlich.

Der Entmarkung folgt eine reaktive Gliose wie bei der MS. Sowohl die entzündlichen Infiltrate als auch die Gefäßbezogenheit der Entmarkungsherde können fehlen. Wo die Entmarkung in Nekrosen übergeht, sind die sich manchmal zystisch umwandelnden Nekrosebereiche mit dicht liegenden sudanophilen Lipophagen angefüllt.

Literatur

Allen IV (1983) Hydrolytic enzymes in multiple sclerosis. In: Zimmerman HM (ed) Progress in neuropathology, vol. 5. Raven, New York, pp 1-17

Compston A, Sadovnick AD (1992) Epidemiology and genetics of mutiple sclerosis. Curr Opinion Neurol Neurosurg 5: 175-181

Compston A, Ebers G, Lassmann H, McDonald I, Matthews B, Wekerle H (1999) McAlpine's multiple sclerosis. Churchill Livingstone, London

Ebers GC, Kukay K, Bulman DE et al. (1996) A full genom search in multiple sclerosis. Nat Genet 13: 472-476

Fierz W (1989) Genetik und Immunologie. In: Kesselring J (Hrsg) Multiple Sklerose. Kohlhammer, Stuttgart, pp 44-67

Fishman HR (1982) Multiple sclerosis: a new perspective on epidemiologic patterns. Neurology 32: 864-870

Hayes GM, Woodroofe MN, Cuzner ML (1987) Microglia are the major cell type expressing MHC class II in human white matter. J Neurol Sci 80: 25-37

Kesselring J (Hrsg) (1993) Multiple Sklerose. Kohlhammer, Stuttgart

Lauer K (1994) Multiple sclerosis in the old world: the new old map. In: Firnhaber W, Lauer K (Hrsg) Multiple sclerosis in Europe. An epidemiological update. LTV, Darmstadt, pp 14-27

Lucchinetti C, Brück W, Parisi J et al. (2000) Heterogeneity of multiple sclerosis lesions: Implications for the pathogenesis of demyelination. Ann Neurol 47: 707-717

Marburg O (1906) Die sog. „akute multiple Sklerose". Jhrb Psychiat Neurol 27: 211-312

Matthews WB (ed) (1991) McAlpin's multiple sclerosis. Churchill Livingstone, London

Mendez MF, Pogacar S (1988) Malignant monophasic multiple sclerosis or „Marburg's disease". Neurology 38: 1153-1155

Meyermann RM, Lampert PW, Korr H, Wekerle H (1987) The blood brain barrier – the strict border to lymphoid cells. In: Cervos-Navarro J, Ferszt R (eds) Stroke and microcirculation. Raven, New York, pp 289-296

Miller D (1992) Wertigkeit der Kernspintomographie in der Diagnose der multiplen Sklerose. Therapiewoche 42: 15-21

Mumford CJ, Wood NW, Kellar-Wood H (1994) The British isles survey of multiple sclerosis in twins. Neurology 44: 11-15

Poser S (1986) Multiple Sklerose. Wissenschaftliche Buchgesellschaft, Darmstadt

Poser S, Kurztke JF (1991) Epidemiology of MS (letter). Neurology 41: 157-158

Reddy EP, Sandberg-Wollheim M, Mettus RV et al. (1989) Amplification and molecular cloning of HTLV-1 sequences from DNA of multiple sclerosis patients. Science 243: 529-533

Sobel RA, Mitchell ME, Fondren G (1990) Intercellular adhesion molecule-1 (ICAM-1) in cellular immune reactions in the human central nervous system. Am J Pathol 136: 1309-1316

Ter Meulen V (1988) Autoimmune reactions against myelin basic protein induced by corona and measles viruses. Ann NY Acad Sci 540: 202-209

Trapp BD, Peterson J, Ransohoff RM et al. (1998) Axonal transection in the lesions of multiple sclerosis. N Engl J Med 338: 278-285

Traugott U (1992) Pathologie und Immunpathologie von Läsionen infolge Multipler Sklerose. In: Schmidt RM (Hrsg) Multiple Sklerose - Epidemiologie, Diagnostik und Therapie. G. Fischer, Stuttgart, pp 248-271

Weinshenker BC, Bass R, Rice GPA et al. (1989) The natural history of multiple sclerosis: a geographically based study. I. Clinical course and disability. Brain 112: 133-146

Weller M, Stevens A, Sommer N et al. (1991) Monitoring of disease activity in multiple sclerosis by cerebrospinal fluid interleukin determination. In: Wiethölter H, Dichgans J, Mertin J (eds) Current concepts in multiple sclerosis. Excerpta medica, Amsterdam, pp 117-122

Kapitel 11 Prionkrankheiten (transmissible spongiforme Enzephalopathien)

H. A. Kretzschmar

INHALT

11.1 Prionprotein (PrP), infektiöses Agens
der spongiformen Enzephalopathien 241
11.1.1 Struktur und Funktion der PrP-Gene 242
11.1.2 Konversionsprozess von PrP^C zu PrP^{Sc} 243
11.1.3 Pathogene Mutationen
des humanen Prionprotein-Gens 244
11.1.4 Modelle in transgenen Tieren 244
11.2 **Krankheitsbilder** 245
11.2.1 Prionpathogenese 245
11.2.2 Neuropathologie 245
11.2.3 Prionkrankheiten im Tierreich 250
11.2.4 Prionkrankheiten des Menschen 251
11.2.5 Neue diagnostische Möglichkeiten 258
11.2.6 Therapie 258
Literatur 259

Die Prionkrankheiten können sporadisch, ohne erkennbare Ursache (idiopathisch) auftreten; sie können beim Menschen auch hereditär sein und sind dann durch Mutationen des Prionproteingens (PRNP) verursacht (Windl u. Kretzschmar 2000); und sie können als erworbene infektiöse Krankheiten vorkommen. Auch die idiopathischen, sporadisch auftretenden und die familiären Erkrankungsfälle lassen sich im Experiment durch intrazerebrale Inokulation von Hirngewebe auf Labortiere übertragen.

Als infektiöses Agens wird heute das „Prion" angesehen, das keine Nukleinsäure zu besitzen

11.1 Prionprotein (PrP), infektiöses Agens der spongiformen Enzephalopathien

Prionkrankheiten sind übertragbare neurodegenerative Krankheiten, die bei Mensch und Tier auftreten (Prusiner 1998) (Tabellen 11.1–11.3). Klinisch gehen sie mit einer meist stark ausgeprägten Demenz und verschiedenen neurologischen Veränderungen wie Ataxie, Myoklonien oder Erblindung einher; sie nehmen immer einen tödlichen Verlauf.

Die wichtigsten pathologischen Veränderungen sind Prionproteinablagerung im ZNS, spongiöse Gewebedegeneration, Nervenzellverlust und Gliose (Kretzschmar et al. 1996). Dabei ist im Ausprägungsgrad dieser Veränderungen bei verschiedenen Spezies und sogar innerhalb einer Spezies bei verschiedenen Erregerstämmen eine große Variationsbreite zu beobachen.

Tabelle 11.1. Abkürzungen und Definitionen

BSE	Bovine spongiforme Enzephalopathie
CJD	Creutzfeldt-Jakob-Krankheit
(n)vCJD	(Neue) Variante der Creutzfeldt-Jakob-Krankheit
FFI	Tödliche familiäre Insomnie (fatal familial insomnia, FFI)
GSS	Gerstmann-Sträussler-Scheinker-Syndrom
PK	Proteinase K
Prion	Infektiöses Agens der Prionkrankheiten („proteinaceous infectious particle")
Prnp	Prionprotein-Gen
Prnp$^{0/0}$	Ablation von Prnp (in sog. Prnp-knock-out- oder Prnp-Null-Mäusen)
PRNP	Humanes PrP-Gen
PrP^C	Zelluläre Isoform des Prionproteins
PrP^{Sc}	Scrapie-Isoform des Prionproteins [a]
PrPres	PK-resistente Form des Prionproteins, die in vitro aus PrP^C entstehen kann. Bis heute ist es nicht gelungen zu zeigen, dass PrPres infektiös ist [b]
TSE	Transmissible spongiforme Enzephalopathie

[a] Dieses Protein zeigt eine erhöhte Resistenz gegen Verdauung mit PK. Es ist eng mit der Infektiosität assoziiert und ist im Sinne der Prionhypothese der entscheidende Baustein des infektiösen Agens, des Prions.
[b] Unglücklich ist, dass der Terminus von manchen Arbeitsgruppen auch für PK-resistentes PrP gebraucht wird, das aus erregerhaltigem Hirngewebe stammt, was zu einer unscharfen Abgrenzung vom Terminus PrP^{Sc} führt.

Tabelle 11.2. Prionkrankheiten des Menschen

Krankheit	Ätiologie bzw. Übertragungsweg
Idiopathisch	
■ Sporadische CJD (sCJD)	Unbekannt (möglicherweise spontane Konversion von PrP^C zu PrP^{Sc} oder spontane PRNP-Mutation)
■ Fatal sporadic insomnia (SFI)	Wie bei sCJD (bislang nur beobachtet bei Codon-129-MM-Patienten mit PrP^{Sc} Typ 2)
Erworben	
■ Iatrogene CJD (iCJD)	Akzidentelle Übertragung durch Behandlung mit prionkontaminierten chirurgischen Instrumenten, Wachstumshormonpräparaten, Dura-mater-Grafts etc.
■ Neue Variante der CJD (nvCJD)	Infektion durch bovine Prionen (BSE-kontaminierte Lebensmittel oder andere Produkte)
■ Kuru	Ritueller Kannibalismus der Fore-Bevölkerung in Neu-Guinea (historisch)
Hereditär	
■ Familiäre CJD (fCJD)	Unterschiedliche PRNP-Mutationen
■ Gerstmann-Sträussler-Scheinker Syndrom	Unterschiedliche PRNP-Mutationen
■ Fatal familial insomnia (FFI)	PRNP-Mutation D178N mit M129

Tabelle 11.3. Prionkrankheiten der Tiere

Krankheit	Wirt	Ätiologie bzw. Übertragungsweg
■ Scrapie (Traberkrankheit)	Schaf und Ziege	Orale/maternale Infektion genetisch anfälliger Schafe
■ Bovine spongiforme Enzephalopathie (BSE)	Rind	Infektion durch kontaminiertes Knochenmehl
■ Feline spongiforme Enzephalopathie (FSE)	Katzen	Infektion durch kontaminiertes Knochenmehl
■ Transmissible Mink-Enzephalopathie (TME)	Mink (Nerz)	Infektion durch kontaminiertes Futter
■ Chronic wasting disease (CWD)	Langohrhirsch und Wapiti (Rocky Mountains)	Unbekannt

scheint und vorwiegend oder ausschließlich aus einem in seiner Konformation veränderten körpereigenen Protein, dem Prionprotein (PrP), besteht (Prusiner 1982).

Das infektiöse Agens der spongiformen Enzephalopathien ist nach vielen Jahren intensiver Forschungsarbeit noch nicht genau bekannt. Die zunächst nahe liegende Annahme, dass das Agens ein unkonventionelles oder „langsames" Virus sein könne, wurde durch den fehlenden Nachweis einer viralen Nukleinsäure stark in Zweifel gebracht. Hingegen fand sich ein Protein regelmäßig mit der Infektivität assoziiert. Der Begriff Prion („proteinaceous infectious particle") wurde vorgeschlagen, um das infektiöse Agens von Viren oder Viroiden abzugrenzen (Prusiner 1982).

Prionen wurden ursprünglich als kleine proteinhaltige Partikel definiert, welche chemischen und physikalischen Behandlungen widerstehen, die Nukleinsäuren verändern; eine derzeitige Arbeitshypothese ist, dass Prionen proteinhaltige infektiöse Partikel sind, die keine Nukleinsäure besitzen (Windl u. Kretzschmar 2000).

■ Kern der Prionhypothese ist die Veränderung eines normalen Proteins, das vom Wirtsgenom kodiert wird, der sog. zellulären Isoform des Prionproteins (PrP^C), in eine konformationell veränderte Isoform, die Scrapie-Isoform des Prionproteins (PrP^{Sc}), die der Grundbaustein des infektiösen Agens (des Prions) ist.

Entsprechend der Prionhypothese bedarf das Prion für seine Propagation vom Wirtsorganismus hergestellter PrP^C-Moleküle, und Organismen, die kein PrP^C produzieren, sollten resistent gegen Prionkrankheiten sein. Dies ließ sich experimentell an PrP-Gen-knock-out-($Prnp^{0/0}$-)Mäusen zeigen, die in der Tat resistent gegen Scrapie sind (Büeler et al. 1993).

11.1.1 Struktur und Funktion der PrP-Gene

Das humane PrP^C ist ein Glykoprotein von 253 Aminosäuren Länge vor der zellulären Prozessierung (Kretzschmar et al. 1986b) (Abb. 11.1). Das humane Prionproteingen (PRNP) ist auf dem kurzen Arm des Chromosoms 20 lokalisiert. Es hat eine relativ einfache genomische Struktur und besteht aus 2 Exons mit einem Intron von 13 kb Länge. Der gesamte proteinkodierende Teil des Gens („open reading frame") ist auf dem Exon 2 lokalisiert (Puckett et al. 1991). Alle bislang bei Säugetieren untersuchten PrP-Gene haben eine ähnliche genomische Struktur mit nur 2 oder 3 Exons, wobei der proteinkodierende Teil nie durch ein Intron unterbrochen wird (Gabriel et al. 1992; Schätzl et al. 1995; Windl et al. 1995). Auf Aminosäurenebene findet sich eine ausgeprägte Homologie zwischen Mensch und anderen Säugetierspezies: Primaten: 93–99% (Schätzl et al. 1995[1]), Nagetiere: 91–92%

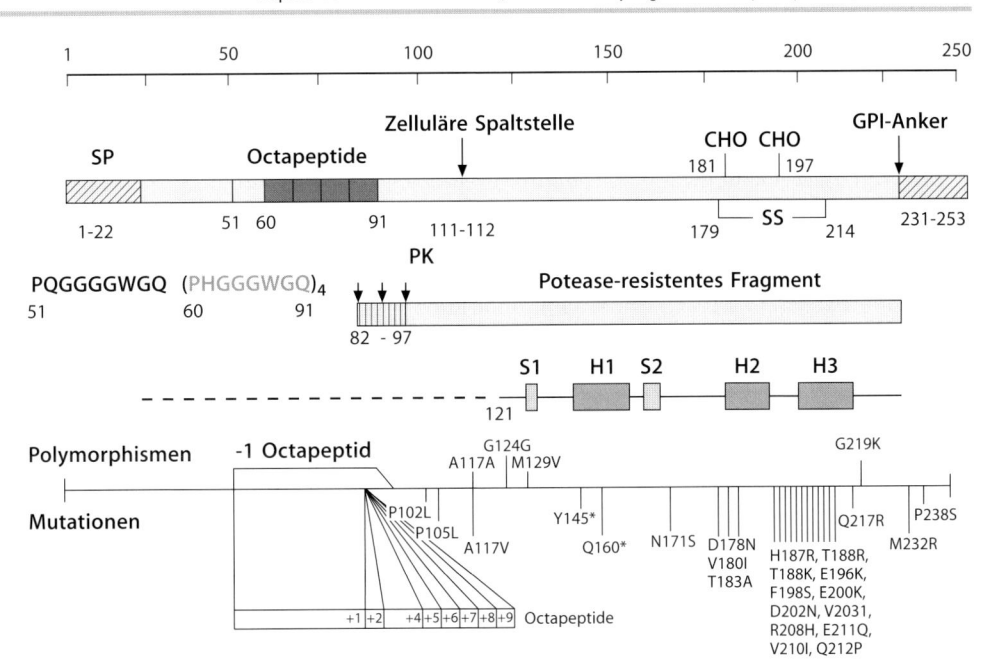

Abb. 11.1. Strukturelle Charakteristika des humanen Prionproteins. Dargestellt sind die zelluläre Isoform des Prionproteins (PrP^C), der proteaseresistente Kern von PrP^{Sc}, Charakteristika der sekundären Struktur des Proteins sowie Polymorphismen und Mutationen des Prionprotein-Gens (PRNP). Die Zahlen beziehen sich auf Aminosäurereste. *SP* Signalpeptid, *GPI* Glycosylphosphatidylinositol, *CHO* Glycosylierungsstellen, *S1, S2* ß-Faltblattanteile, *H1, H2, H3* Helices (Riek et al. 1996), *PK* Proteinase K-Schnittstellen

(Oesch et al. 1985; Westaway et al. 1994b), Wiederkäuer: 92–93% (Goldmann et al. 1990, 1991).

Der Methionin-(M-)Valin-(V-)Polymorphismus an der Aminosäureposition 129 des PRNP hat Konsequenzen sowohl für das Auftreten der sporadischen Creutzfeldt-Jakob-Krankheit als auch für die klinischen und neuropathologischen Charakteristika der sporadischen und erblichen Varianten humaner Prionkrankheiten. Mehrere Studien haben eine deutliche Überrepräsentation von Homozygoten bei sporadischen CJD-Fällen beschrieben (71,6% MM, 11,7% MV, 16,7% VV) im Vergleich zur normalen Population (37% MM, 51% MV, 12 VV) (Parchi et al. 1999). Auch der Phänotyp der sporadischen CJD wird vom Codon 129 beeinflusst, beispielsweise werden bei sporadischer CJD Kuru-Plaques nur bei heterozygoten Patienten beobachtet (Parchi et al. 1999) (s. unten). Das Codon 129 beeinflusst auch den klinischen Phänotyp sporadischer und einiger erblicher Prionkrankheiten.

PrP^C ist ein Membranprotein, das vorwiegend auf der Oberfläche von Neuronen, aber auch von Astrozyten und einer Vielzahl anderer Zellen exprimiert wird (Kretzschmar et al. 1986a; Liberski et al. 1992; Moser et al. 1995). Das humane PrP^C hat eine N-terminale Signalsequenz von 22 Aminosäuren. Der C-Terminus wird beim Anhängen eines Glykosylphosphatidylinositols (GPI) am Serinrest 230 um 23 Aminosäuren verkürzt. Das reife PrP^C ist auf der Zelloberfläche über einen GPI-Anteil verankert (Stahl et al. 1987). Es gibt jedoch Hinweise darauf, dass PrP in einer alternativen Membrantopologie vorkommen könnte, deren Rolle für die Krankheitsentstehung noch unklar ist (Hegde et al. 1999). Es bestehen 2 N-Glykosylierungsstellen an den Aminosäureresten 181 und 197, die bei verschiedenen Varianten der humanen CJD bestimmte Unterschiede zu zeigen scheinen (Collinge et al. 1996; Parchi et al. 1997). MR-strukturelle Untersuchungen erlaubten weitere Einblicke in die C-terminale Hälfte eines rekombinant hergestellten Prionproteins (Riek et al. 1996)

11.1.2 Konversionprozess von PrP^C zu PrP^{Sc}

Die Konversion von PrP^C zu PrP^{Sc} ist ein später posttranslationeller Prozess, der in scrapieinfizierten Zellkulturen stattfindet, nachdem PrP^C seine normale Lokalisation auf der Zelloberfläche erreicht hat, oder sogar später (Caughey u. Raymond 1991). Warum es so selten zu dieser Umwandlung kommt und wie PrP^{Sc} die Konversion von PrP^C initiiert, ist nicht bekannt. In einem *Nukleationsmodell* wird vorgeschlagen, dass PrP^C und PrP^{Sc} im Gleichgewicht sind. PrP^{Sc} ist nur dann stabil, wenn es sich an ein PrP^{Sc}-Aggregat anlagert, ein Prozess, der mit der Kristallbildung verglichen worden ist. Die spontane Bildung von initialen PrP^{Sc}-Aggregaten wäre in diesem Modell ein extrem seltenes Vorkommnis. Sobald sich aber ein initiales Aggregat gebildet hat, könnte sich die weitere Anlagerung von PrP-Monomeren relativ schnell fortsetzen.

Im Gegensatz dazu geht das *Umfaltungsmodell* davon aus, dass PrP^C zunächst entfaltet wird und der Konversionsprozess in einer Umfaltung des Moleküls unter dem Einfluss eines PrP^{Sc}-Moleküls stattfindet. In diesem Prozess muss eine hohe Aktivierungsenergie überwunden werden, Chaperone und eine Energiequelle mögen dazu nötig sein.

Die beiden Hypothesen, die auch der „Lansbury-" und „Prusiner"-Mechanismus genannt wurden, schließen sich gegenseitig keineswegs aus (Eigen 1996). Der Konversionsprozess wurde unter zellfreien Bedingungen in vitro untersucht. Die Inkubation von ^{35}S-markiertem Hamster-PrP^C mit einem 50fachen Überschuss an PrP^{Sc} von scrapieinfiziertem Hamstergehirn führte zur Konversion von markiertem Prionprotein in Proteinase-K-resistentes PrP (PrPres) (Kocisko et al. 1994). Wegen des großen Überschusses an infektiösem PrP^{Sc}, der nötig war, um den Konversionsprozess zu initiieren, konnte mit diesem Versuchsaufbau nicht gezeigt werden, dass das in vitro neugebildete PrPres infektiös war. PrPres ist deshalb nicht notwendigerweise identisch mit PrP^{Sc}. Überraschend war, dass dieser zellfreie Konversionsprozess speziesspezifisch war. So ließ sich murines PrP^C leicht durch murines PrP^{Sc} in proteaseresistentes PrPres umwandeln, kaum jedoch durch bovines PrP^{Sc} und vice versa (Raymond et al. 1997).

11.1.3 Pathogene Mutationen des humanen Prionprotein-Gens (PRNP)

Die genetisch bedingten Prionkrankheiten gelten heute nicht mehr als so selten wie früher angenommen. In einer neueren Untersuchung zeigte sich, dass eine Familie mit einer erblichen Prionkrankheit pro 2,5 Mio. Einwohner in Deutschland zu finden ist (Windl et al. 1999). In Familien mit erblichen Prionkrankheiten wurde eine Vielzahl verschiedener Punktmutationen und Insertionsmutationen im offenen Leserahmen (open reading frame, ORF) des PRNP beschrieben (Abb. 11.1). Die Insertionsmutationen finden sich in einer Oktapeptid-repeat-Region in der N-terminalen Hälfte des Proteins, während die Punktmutationen in der C-terminalen Hälfte des Proteins konzentriert sind.

Die Analyse der Daten in einem großen epidemiologischen Projekt in Deutschland hat gezeigt, dass ungefähr die Hälfte der Familien mit Mutationen des PRNP angibt, von einer erblichen, tödlichen neurologischen Erkrankung in ihrer Familie nichts zu wissen. Bei familiär bedingten Prionkrankheiten des Menschen fanden sich die Mutationen E200K, P102I und D178N-CJD/FFI, auf die weiter unten bei der Behandlung der verschiedenen Krankheitsgruppen eingegangen wird.

Eine ganz andere Art von Mutation des PRNP liegt bei verschiedenen sog. *Insertionsmutationen* vor. Das normale Protein hat 5 Repeats im N-Terminus (1 Nonarepeat, 4 Oktarepeats, Aminosäuren 51–91), wogegen die mutierten Prionproteine zwischen 1 und 9 zusätzliche Oktarepeats haben. Die klinischen und pathologischen Charakteristika, die mit Insertationsmutationen verbunden sind, sind außerordentlich variabel; es finden sich Patienten mit der klassischen CJD oder mit GSS, aber auch Patienten mit keinem morphologisch erkennbaren Phänotyp, die klinisch lediglich eine progressive Demenz zeigen (Collinge et al. 1990, 1992). Identische Rearrangements der Oktapeptide sind in voneinander unabhängigen Familien nie entdeckt worden. Man vermutet, dass die Bildung von Extrarepeats auf einem ungleichen Crossover und auf Rekombination beruhen (Goldfarb et al. 1991b).

11.1.4 Modelle in transgenen Tieren

Die interessantesten Experimente hinsichtlich erblicher humaner Prionkrankheiten wurden mit Mäusen durchgeführt, die ein murines Prnp mit einer P102L-homologen Mutation (bei der Maus entspricht dies dem Codon 101) überexprimieren, welche beim Menschen das Gerstmann-Sträussler-Scheinker-Syndrom hervorruft. Diese Mäuse entwickelten spontan eine neurodegenerative Krankheit, die anderen Prionkrankheiten der Maus sehr ähnlich ist (Hsiao et al. 1990). Die infektiöse Natur der so generierten Krankheit wurde durch serielle Transmission auf Hamster (10% der Tiere) und transgene Mäuse, die das mutierte Protein auf niedrigem Niveau exprimieren (40% der Tiere) und nicht spontan erkranken, gezeigt (Hsiao et al. 1994). Die Krankheit konnte allerdings nicht auf normale Wildtypmäuse übertragen werden.

In weiteren Experimenten zeigte sich jedoch, dass auch transgene Linien, die normale PrP-Gene überexprimieren, eine spontane letale Krankheit entwickeln können (Westaway et al. 1994a); diese Krankheit zeigt eine Degeneration der Skelettmuskulatur und der peripheren Nerven, aber auch spongiforme Veränderungen im Gehirn. Auch diese Krankheit soll übertragbar sein. Auf der anderen

Seite entwickeln transgene Tiere, die die P102-homologe Mutation auf normalem Niveau exprimieren, keine spontane neurodegenerative Krankheit (Manson et al., unpublizierte Daten). Letztlich könnte in den beschriebenen Tiermodellen die Überproduktion von PrP eine wichtige pathogenetische Rolle spielen als das alleinige Vorliegen einer Mutation. Bei den humanen Prionkrankheiten ist zu bedenken, dass Mutationsträger erst im Erwachsenenalter erkranken, häufig im 5.–7. Lebensjahrzehnt. Dies lässt sich im transgenen Modell der Maus natürlich nicht nachvollziehen.

Die Übertragung humaner Prionerkrankungen auf Mäuse hat sich als kompliziertes Unterfangen erwiesen. In den meisten Laboratorien wird sCJD mit nur einer geringen Effizienz von etwa 10% und Inkubationszeiten über 500 Tage auf Wildtypmäuse übertragen (Telling et al. 1994). Die Einführung eines humanen Prnp-Transgens reicht nicht aus, diese Speziesbarriere zu brechen; erst die Einkreuzung auf den $Prnp^{0/0}$-Hintergrund führt zu einer Reduktion der Inkubationszeit auf 250–270 Tage (Telling et al. 1995). Mäuse, die ein chimäres humanmurines Transgen (MHu2M) exprimieren, zeigen noch kürzere Inkubationszeiten.

Im Gegensatz zu den Erfahrungen mit sCJD ist nvCJD auf Wildtypmäuse mit einer Inkubationszeit von ca. 300 Tagen gut übertragbar (Bruce et al. 1997). Dies ist ein weiteres Indiz für die Sonderstellung der nvCJD.

11.2 Krankheitsbilder

11.2.1 Prionpathogenese

■ **Neuroinvasion**

Für die Invasion des zentralen Nervensystems nach peripherer Inokulation (z. B. iatrogen) oder nach oraler Erregeraufnahme werden zwei verschiedene Wege diskutiert:
- Transport in Blutzellen, möglicherweise nach Amplifikation von Prionen im lymphoretikulären System (LRS);
- Transport in peripheren Nerven.

Möglicherweise besteht der natürliche Übertragungsweg in einer Kombination von Amplifikationen im LRS und Transport durch periphere Nerven.

Die Bedeutung des LRS für die Übertragung ist seit langem bekannt. Bei experimentell infizierten Mäusen ließ sich eine Infektivität in der Milz 4 Tage nach intraperitonealer und sogar intrazerebraler Inokulation nachweisen. In diesen Fällen ging die Replikation der Prionen in der Milz der intrazerebralen Replikation voraus, sogar nach initialer intrazerebraler Inokulation. Bei der nvCJD akkumuliert PrP^{Sc} im lymphatischen Gewebe der Mandeln und der Appendix, in einem Fall sogar 8 Monate vor dem Ausbruch der Erkrankung (Hilton et al. 1998).

Welche Zellen die Prionreplikation im LRS unterstützen, ist noch nicht genau bekannt. Follikulär dendritische Zellen (FDC) werden in erster Linie angeschuldigt. In der Tat ließ sich in diesen Zellen eine PrP^{Sc}-Akkumulation nachweisen. Im experimentellen System bei der Maus sind funktionelle B-Lymphozyten notwendig für die Neuroinvasion; die Expression von PrP^{C} auf der Oberfläche dieser Zellen ist jedoch nicht notwendig. B-Lymphozyten beeinflussen u. U. indirekt die Neuroninvasion, indem sie die Entwicklung von reifen Milz-FDCs als Ort der Prionreplikation ermöglichen (Klein et al. 1998). Da Lymphozyten normalerweise nicht die Blut-Hirn-Schranke überqueren, scheint es fraglich, ob Immunzellen für den Transport des infektiösen Agens von der Peripherie in das ZNS alleine verantwortlich sind.

Die Prionreplikation im ZNS findet zunächst in Regionen statt, die in anatomischer Beziehung zum Ort der peripheren Inokulation oder oralen Aufnahme stehen (Kimberlin u. Walker 1980; Beekes et al. 1996). Dies impliziert, dass das Agens sich entlang peripherer Nerven ausbreitet. Die Bedeutung der PrP^{C}-Positivität des peripheren Nervengewebes für die Neuroinvasion ließ sich in Experimenten zeigen, bei denen transgene Mäuse PrP^{C} nur in Neuronen exprimieren und nach oraler oder intraperitonealer Infektion mit hohen Dosen des infektiösen Agens Scrapie entwickelten (Tateishi et al. 1979). Ein Szenario, in dem das Agens zunächst durch mobile Immunzellen zu FDCs transportiert wird, wo es amplifiziert und sich zu peripheren Nerven ausbreitet, scheint möglich und mag besonders für Fälle mit niedrigdosiger Infektion von Bedeutung sein.

11.2.2 Neuropathologie

Makroskopisch stellen sich die Gehirne von Patienten, die an Prionkrankheiten verstorben sind, unterschiedlich dar; teils sind keine oder nur sehr geringgradige Anzeichen einer Atrophie zu sehen, in anderen Fällen liegt eine deutlich ausgeprägte Hirnatrophie mit Erweiterung der Ventrikel und extremer

Verschmälerung der Hirnrinde vor. Spezifische Veränderungen, die schon makroskopisch eine Verdachtsdiagnose nahe legen würden, gibt es nicht.

In lichtmikroskopischen Routinefärbungen (HE, PAS) ist CJD durch spongiöse Veränderungen, Nervenzellverlust, astrozytäre Gliose und in ca. 15% der Fälle durch sog. Kuru-Plaques gekennzeichnet. Außer einer mitunter ganz massiven Mikroglia- bzw. Makrophagenaktivierung sind üblicherweise keine zellulären immunologischen Reaktionen zu erkennen. Nervenzellverlust, astrozytäre Gliose und Mikrogliaaktivierung sind bei vielen Erkrankungen des Gehirns zu finden und spielen deshalb bei Verdacht auf CJD diagnostisch nur eine untergeordnete Rolle. Bestimmte Formen der spongiösen Veränderungen haben einen Anspruch auf Spezifität für Prionkrankheiten, Kuru-Plaques sind pathognomonisch.

Neuronaler Zelltod

Nervenzelltod in unterschiedlichem Ausmaß ist ein Charakteristikum aller Prionkrankheiten. Er wird von keiner zellulären entzündlichen Reaktion begleitet. Lediglich eine astrozytäre und mikrogliale Reaktion ist regelmäßig vorhanden.

Mit der In-situ-Endlabelling-Technik (ISEL), die auf der Inkorporation markierter Nukleotide in fragmentierte DNA durch die terminalen Transferase basiert, ließ sich in einem Scrapiemodell in der Maus zeigen, dass es sich um einen apoptotischen Nervenzelltod handelt (Giese et al. 1995). Elektronenmikroskopie des Kleinhirns von terminal kranken Mäusen zeigte Zellen mit homogen kondensiertem Chromatin, dunklem Zytoplasma, Membranblasen und mitunter nukleärer Fragmentation als morphologische Charakteristika der Apoptose.

Zwei Mechanismen werden als Ursache für den neuronalen Zelltod bei Prionkrankheiten diskutiert, die *Loss-of-function-* und die *Gain-of-function-Hypothese*. Eine Reihe elektrophysiologischer Daten von $Prnp^{0/0}$-Mäusen lassen sich so deuten, dass fortschreitender Verlust von PrP^C bei Prionkrankheiten zu einer Beeinträchtigung der synaptischen Transmission und zum neuronalen Zelltod führen könnte. Andere Experimente haben gezeigt, dass PrP^{Sc} toxische Effekte auf primäre Neurone in Zellkultur hat (Müller et al. 1993). Forloni et al. (1993) haben argumentiert, dass dieser toxische Effekt in einem Teil des Proteins verankert sein könnte, das im Gehirn abgelagert wird, und haben ein Peptid entsprechend der humanen PrP-Sequenz von Aminosäure 106–126 (PrP106–126) identifiziert, das einen maximalen neurotoxischen Effekt ausübt. Nach Behandlung mit LLME, einer Substanz, die die Anzahl der Mikrogliazellen stark reduziert, verliert die Zugabe von PrP106–126 ihren toxischen Effekt auf gemischte Nervenzellkulturen.

Weiterhin ließ sich zeigen, dass PrP106–126 und PrP27–30, der proteaseresistente Kern von PrP^{Sc}, keinen toxischen Effekt auf Zellen von $Prnp^{0/0}$-Mäusen ausüben, die kein PrP^C synthetisieren (Giese et al. 1995). In weiteren Zellkulturexperimenten ließ sich zeigen, dass Mikrogliazellen ihren neurotoxischen Effekt durch die Absonderung reaktiver Sauerstoffradikale entfalten.

> Es scheint also so, dass die zelluläre Expression von PrP^C und die Gegenwart von Mikroglia notwendig für den neurotoxischen Effekt von PrP27–30 und PrP106–126 in vitro sind.

Diese Interpretation wurde durch Experimente mit Hirngewebstransplantationen in $Prnp^{0/0}$-Mäuse bestätigt. Bei diesen Tieren waren nur $Prnp^{+/+}$-Zellen gegenüber den toxischen Effekt von PrP^{Sc} empfindlich (Brandner et al. 1996).

Die Frage, ob Mikrogliaaktivierung ein sekundäres Phänomen ist oder dem neuronalen Zelltod vorangeht und möglicherweise an der Induktion des neuronalen Zelltods beteiligt ist, wurde in einer Verlaufsstudie mit 3 verschiedenen Scrapiestämmen bei der Maus untersucht. Es ergab sich, dass Mikrogliaaktivierung sehr früh in der Inkubationszeit in Erscheinung tritt. Das Muster der Mikrogliaaktivierung war dem Muster und dem Zeitverlauf der PrP^{Sc}-Akkumulation parallel.

> Mikrogliaaktivierung geht eindeutig dem apoptotischen neuronalen Zelltod in allen untersuchten Modellen voraus.

Weiterhin zeigt die quantitative Analyse der Mikrogliaaktivierung und des Zelltods im Kleinhirn, dass der Zeitverlauf und das Ausmaß des neuronalen Zelltods mit dem Zeitverlauf der Mikrogliaaktivierung korreliert (Giese et al. 1998). Zusammen mit den Daten aus Zellkulturuntersuchungen zeigt dies, dass Mikrogliaaktivierung auch am neurotoxischen Effekt von PrP^{Sc} in vivo beteiligt ist.

Weitere morphologische Charakteristika

Der Ausdruck *spongiöse Veränderungen* wird als Oberbegriff für verschiedene lichtmikroskopisch unterscheidbare Hohlraumbildungen des Hirnparenchyms verwandt (Tabelle 11.4). *Spongiforme Veränderungen* (Abb. 11.2 a) sind kleine, mitunter opak erscheinende blasenartige Gebilde im Neuropil, etwa 2–10 µm im Durchmesser, die im wesentlichen Hohlraumbildungen in Nervenzellfortsätzen entsprechen. Sie liegen vereinzelt oder in Gruppen im Neu-

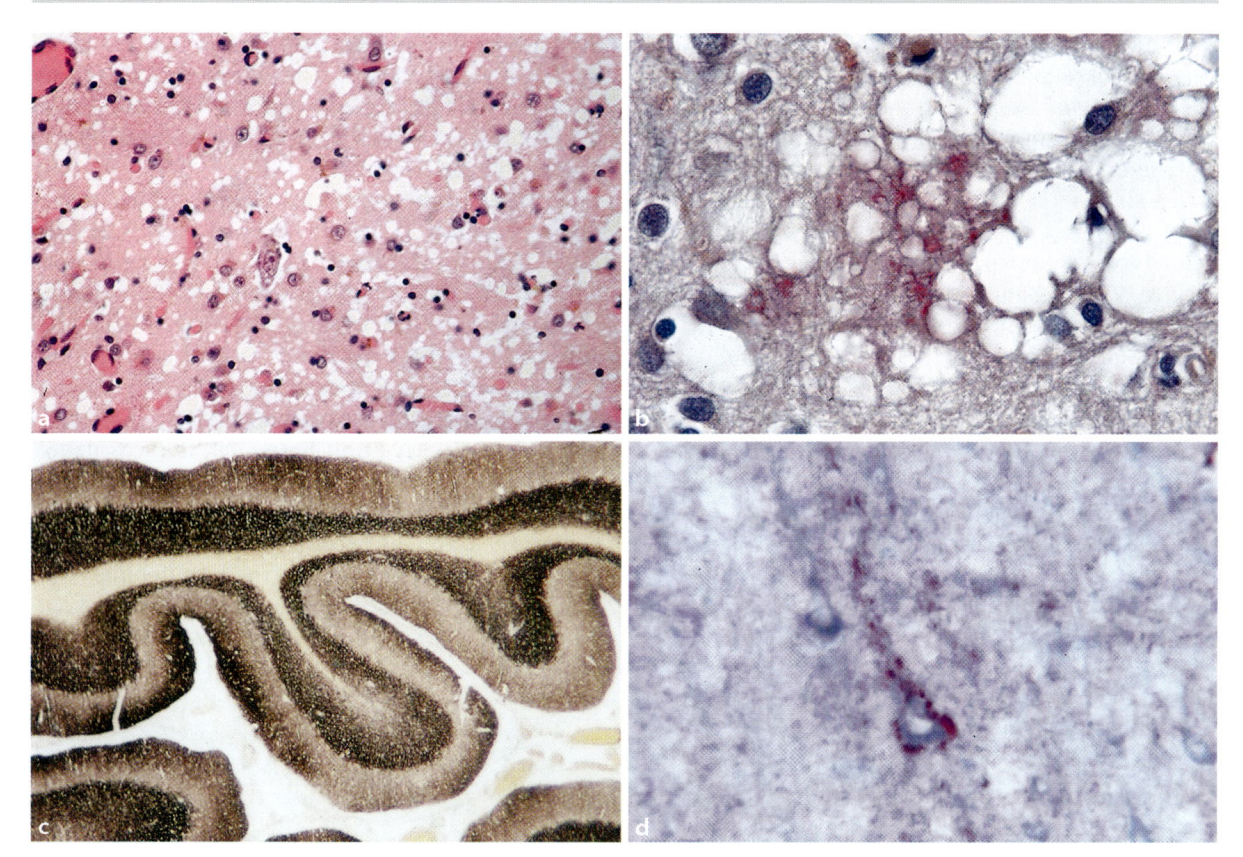

Abb. 11.2 a–d. Histologische und immunhistochemische Befunde der Prionkrankheiten des Menschen. **a** Spongiforme Veränderungen im Kortex bei einem sporadischen CJD-Fall (MM1). Es finden sich feine, teils opak erscheinende Vakuolen im Neuropil des Neokortex. HE-Färbung, Vergr. 40:1 (Originalvergrößerung). **b** Konfluierende Vakuolen bei sCJD. Dieser Typ der konfluierenden Vakuolen stellt sich bei den MM2 und einem Teil der MM1-Fälle dar. Die Vakuolen sind überwiegend in den oberen Rindenschichten lokalisiert. Immunhistochemische Darstellung von PrP^{Sc} (APAAP); Vergr. 40:1 (Originalvergrößerung). **c** Darstellung des synaptischen PrP^{Sc}-Ablagerungstyps mit der PET-blot-Technik (Schulz-Schaeffer et al. 2000). Man beachte die homogene feindisperse PrP^{Sc}-Ablagerung (*braun*) in der Körnerzellschicht und z. T. auch in der Molekularschicht des Kleinhirns. Vergr. 5:1 (Originalvergrößerung). **d** Perineuronale Färbung bei sCJD. Perineuronale PrP-Färbung, bei der sich z. T. auch intrazytoplasmatisches PrP anfärbt, ist für Valinhomozygotie am Codon 129 in Verbindung mit dem PrP^{Sc}-Typ 2 (VV2) typisch. Immunhistochemische Darstellung von PrP^{Sc} (*rot*); Vergr. 63:1 (Originalvergrößerung)

Tabelle 11.4. Neuropathologie der spongiösen Veränderungen

Spongiöse Veränderung	Morphologie	Vorkommen
■ Spongiforme Veränderungen	Kleine (2–10 μm) rund-ovale, überwiegend in neuronalen Fortsätzen gelegene Hohlräume	CJD (alle Subtypen)
■ Konfluierende Vakuolen	Große (10–50 μm), traubenartig zusammenhängende Hohlräume	CJD (insbesondere MM2)
■ Status spongiosus	Fast vollständiger Nervenzellverlust, ausgeprägte astrozytäre Gliose, Gewebsauflockerung, große perizelluläre Spalträume	CJD; Endstadium neurodegenerativer und metabolischer Erkankungen
■ Spongiöse Degeneration der 1. und 2. Rindenschicht	Vakuoläre Schrumpfspalten an der Grenze der 1. zur 2. kortikalen Rindenschicht	Häufig im Spätstadium neurodegenerativer Erkankungen mit starker kortikaler Atrophie (M. Alzheimer, M. Pick, ALS mit Demenz)
■ Andere spongiöse Veränderungen	Irreguläre Gewebsauflockerung, „Ödemblasen"	Enzephalitis, posthypoxisch u. a.

Die Bezeichnungen sind mit geringen Abweichungen international gebräuchlich. Der Begriff „spongiöse Veränderung" wird hier als Oberbegriff für alle pathologischen Veränderungen verwandt, die mit mikroskopischer Hohlraumbildung im Hirnparenchym einhergehen.

ropil und sind in unterschiedlicher Ausprägung bei allen Prionkrankheiten des Menschen anzutreffen.

Konfluierende Vakuolen (Abb. 11.2b) sind traubenartig zusammenhängende Hohlräume mit Durchmessern von 10–50 μm und finden sich in erster Linie bei CJD-Patienten mit Homozygotie für Methionin am Codon 129 in Verbindung mit PrP^{Sc} vom Typ 2 (s. unten). Die beschriebenen spongiformen Veränderungen und konfluierenden Vakuolen sind nur bei den Prionkrankheiten zu finden.

Als *Status spongiosus* wird ein Gewebsbild mit fast vollständigem Nervenzellverlust, ausgeprägter astrozytärer Gliose und Gewebsauflockerung mit großen perizellulären Spaltraumbildungen bezeichnet. Der Status spongiosus wird außer bei den Prionkrankheiten auch im Endstadium verschiedener neurodegenerativer und metabolischer Erkankungen beobachtet (s. Kapitel 13, 20, 21).

Bei der *spongiösen Degeneration der 1. und 2. Rindenschicht* handelt es sich um vakuoläre Schrumpfspaltenbildung, die häufig im Spätstadium neurodegenerativer Erkankungen mit starker kortikaler Atrophie wie dem M. Alzheimer, dem M. Pick, der ALS mit Demenz, aber auch bei Prionkrankheiten zu finden ist.

Amyloidablagerungen in Form von Kuru-Plaques, multizentrischen Plaques oder floriden Plaques finden sich bei den Prionkrankheiten nur bei bestimmten Kombinationen genetischer und epigenetischer Determinanten (s. unten). PrP^{Sc} ist der einzige bislang bekannte Bestandteil der Amyloidplaques bei den Prionkrankheiten. Die bei Extraktion von Hirnhomogenaten mit SDS entstehenden PrP^{Sc}-haltigen Prion rods oder srapieassoziierten Fibrillen (SAF) werden von manchen Arbeitsgruppen ebenfalls als Amyloid bezeichnet.

Kuru-Plaques sind schon in der HE- oder PAS-Färbung erkennbare, homogene eosinophile PrP-Ablagerungen (Abb. 11.3b). Die lichtmikroskopische Erkennbarkeit in Routinefärbungen wie der

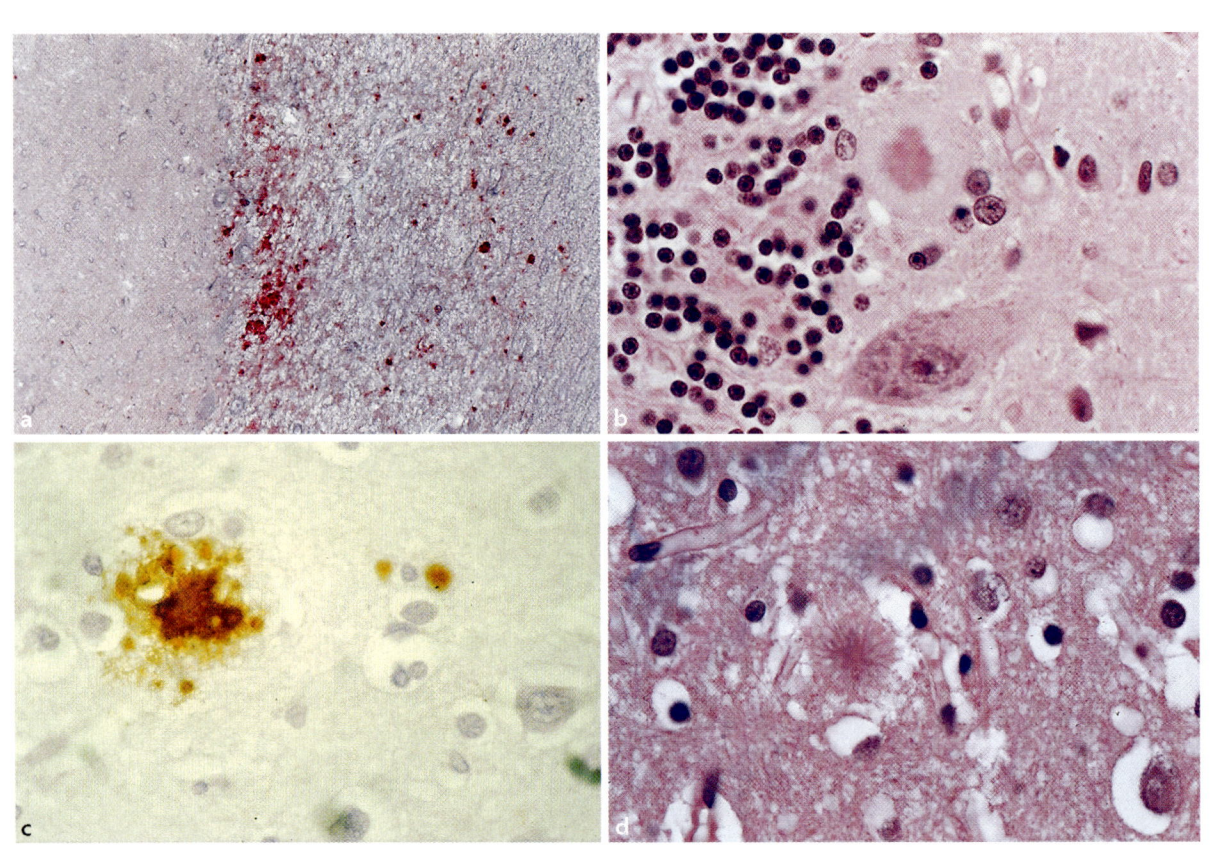

Abb. 11.3 a–d. PrP-Ablagerung in Plaques und „plaqueartige" Typen. **a** Plaqueartiger Ablagerungstyp im Kleinhirn bei einem CJD-Fall (VV2). Die immunhistochemisch als größere granuläre Strukturen erkennbaren PrP-Ablagerungen sind bei üblichen lichtmikroskopischen Färbungen (HE, PAS, Kongorot) nicht erkennbar. Immunhistochemische Darstellung von PrP^{Sc} (*rot*); Vergr. 20:1 (Originalvergrößerung). **b** Kuru-Plaque im Kleinhirn bei einem sporadischen CJD-Fall (MV2); daneben eine Purkinje-Zelle. HE, Vergr. 63:1 (Originalvergrößerung). **c** Multizentrischer Plaque („Kokardenplaque") im Kortex eines Patienten mit Gerstmann-Sträussler-Scheinker-Syndrom (GSS). Diese Form der Prionproteinablagerung wird nur bei Individuen mit Mutationen des Prionprotein-Gens beobachtet. ImmunhistochemischeDartstellung des PrP^{Sc} (*braun*); Vergr. 20:1 (Originalvergrößerung). **d** „Floride" Plaque, umgeben von konfluierenden Vakuolen in einem CJD-Fall der neuen Variante (nvCJD) aus Großbritannien (Präparat von Dr. James Ironside, Creutzfeldt-Jakob Disease Surveillance Unit, Edinburgh). Bei stärkerer Vergrößerung zeigen diese Plaques, deren Form an eine Blüte erinnern soll (deshalb „floride" Plaques), häufig einen Kern, der aus feinen Fäden zusammengesetzt ist und von Vakuolen umgeben wird. Diese Form der Prionproteinablagerung wurde beim Menschen bislang nur bei der nvCJD beobachtet. HE-Färbung, Vergr. 40:1 (Originalvergrößerung)

HE-Färbung unterscheidet sie von den „plaqueartigen Ablagerungen", die kleiner sind als Kuru-Plaques und die sich nur immunhistochemisch mit Antikörpern gegen PrP darstellen lassen. Kuru-Plaques sind pathognomonisch für Prionkrankheiten, finden sich jedoch nur in einer geringen Anzahl idiopathischer oder sporadischer Fälle, in denen sie ausschließlich mit Methionin-Valin-Heterozygotie am Codon 129 des PRNP und dem PrP^{Sc}-Typ 2 vergesellschaftet sind (Parchi et al. 1999). Kuru-Plaques finden sich in erster Linie in der Körnerzellschicht des Kleinhirns. Im zerebralen Kortex sind sie mit Routinefärbungen meist nur schwer zu identifizieren.

Multizentrische Plaques finden sich regelmäßig bei GSS; sie bestehen zumeist aus einer zentralen größeren PrP^{Sc}-Ablagerung, die von kleineren „Satelliten" umgeben ist, und werden deshalb auch als „Kokardenplaques" bezeichnet (Abb. 11.3c).

Floride Plaques bestehen aus einem zentralen Kern, der von einem Ring spongiformer Veränderungen umgeben ist (Abb. 11.3d). Die Ähnlichkeit mit einer Blumenblüte hat diesen Plaques das Attribut „floride" eingebracht. Das Zentrum der Plaques stellt sich weniger homogen als bei den Kuru-Plaques dar und hat ein fädiges oder strähniges Aussehen.

Die bisher beschriebenen pathologischen Charakteristika sind in histologischen Routinefärbungen wie der Hämatoxylin-Eosin-Färbung zu erkennen. Mit Antikörpern gegen das Prionprotein lässt sich mit *immunhistochemischen Methoden* zeigen, dass PrP^{Sc} in Kuru-Plaques, multizentrischen Plaques und auch in floriden Plaques vorhanden ist. Darüber hinaus lässt sich PrP^{Sc} immunhistochemisch auch in Form weiterer Strukturen und Lokalisationen nachweisen, nämlich in plaqueartigen Ablagerungen (Abb. 11.3a), in synaptischer Ablagerungsform (Abb. 11.2c), perivakuolär und perineuronal. Die Technik der immunhistochemischen Detektion von PrP^{Sc} unterscheidet sich nicht von den sonst in der Pathologie und Neuropathologie üblichen Methoden zur Darstellung von Proteinen.

■ Entscheidend für die Sichtbarmachung von PrP^{Sc} ist jedoch eine denaturierende Vorbehandlung der Gewebeschnitte. Bewährt haben sich eine Präinkubation in Guanidiumhydrochlorid, Autoklavieren in H_2O und das sog. hydrolytische Autoklavieren in 10 mM HCl-Lösung (Doi-Yi et al. 1991) sowie Kombinationen dieser Techniken.

Von vielen Arbeitsgruppen werden die Gewebeschnitte mit Ameisensäure vorbehandelt. Dies führt einerseits zu einer Steigerung der immunhistochemischen Darstellbarkeit von PrP^{Sc} (Kitamoto et al. 1987) und hat andererseits den zusätzlichen Effekt einer drastischen Inaktivierung des Erregers (Brown et al. 1990). PrP^C ist nach routinemäßiger Aufarbeitung des Gewebes nicht darstellbar, so dass sich eine Behandlung der histologischen Schnitte mit Proteinase K (PK) zur Unterscheidung der beiden Prionproteinformen erübrigt. PK-Behandlung führt häufig zu einer noch deutlicheren Darstellung von PrP^{Sc}.

Mit immunhistochemischen Methoden lassen sich folgende Formen der PrP^{Sc}-Ablagerungen im Gewebe darstellen:

- *Plaqueartige Ablagerungen* bestehen aus kleineren Ansammlungen des Prionproteins, die in der HE-Färbung nicht zu erkennen, aber mit immunhistochemischer Detektion des Prionproteins gut darzustellen sind (Abb. 11.3a). Sie finden sich bei VV2-Patienten (s. unten).
- *Synaptische PrP-Ablagerungen* wurden zuerst von Kitamoto et al. (1992) beschrieben. Dabei handelt es sich um feine PrP^{Sc}-Ablagerungen, in der Regel in der Körnerzellschicht des Kleinhirns erkennbar, aber auch in der Molekularschicht des Kleinhirns und im Neokortex anzutreffen (Abb. 11.2c).
- *Perivakuoläre Ablagerungen* stellen sich bei etwa einem Drittel der MM1- und MV1-Fälle und bei den MM2-Fällen der sCJD dar (s. unten).
- *Perineuronale Ablagerungen* finden sich im Neokortex als Charakteristikum bei der sCJD mit VV2-Konstellation (Abb. 11.2d).

■ Die immunhistochemische Darstellung von PrP^{Sc} ist in fast allen Fällen humaner Prionkrankheiten positiv. Sie ist derzeit der beste und sicherste Nachweis einer Prionkrankheit und hat sich in zahlreichen Zweifelsfällen bewährt, bei denen mit lichtmikroskopischen Routinefärbungen keine sichere Diagnose gestellt werden konnte.

Mehrmonatige Gewebsfixation in Formalin stört den immunhistochemischen Nachweis von PrP^{Sc} empfindlich oder kann diesen vollends unterbinden. Weiterhin fällt auf, dass der PrP^{Sc}-Nachweis häufig nur in bestimmten Hirnregionen gelingt, während spongiforme Veränderungen häufig auch in immunhistochemisch negativen Arealen vorhanden sind und angenommen werden muss, dass PrP^{Sc} auch in diesen Regionen vorhanden sein sollte. Bei einzelnen Unterformen humaner Prionkrankheiten wie der FFI und der VV1-Konstellation der sCJD (s. unten) ist mit den derzeit gängigen immunhistochemischen Methoden PrP^{Sc} kaum oder überhaupt nicht darstellbar.

Es wurde deshalb eine neue Technik, das Paraffin-embedded-tissue-(PET-)blot-Verfahren entwickelt, bei dem unter starker Proteinase-K-Einwirkung formalinfixiertes und paraffineingebettetes Gewebe direkt auf Nitrozellulosemembranen übertragen wird. PrP^{Sc} lässt sich dann in der Membran mit spezifischen Antikörpern hochsensibel nachweisen (Schulz-Schaeffer et al. 2000).

Qualitativ sehr gute *elektronenmikroskopische Untersuchungen* wurden an experimentell infizierten Nagetieren und Primaten durchgeführt (Jeffrey et al. 1995). In murinen Scrapiemodellen sind ultrastrukturelle *Vakuolen* in erster Linie in Neuriten anzutreffen. Sie treten in geringerer Dichte auch in Axonen, Axonterminalen und im neuralen Perikaryon auf, ferner auch in Astrozyten, Oligodendrozyten und im Myelin. Diese Vakuolen können von einer Membran oder einer Doppelmembran umgeben sein oder auch ohne Membran vorkommen. Die Genese der Vakuolen ist nicht klar; sie könnten ihren Ursprung im glatten endoplasmatischen Retikulum (Baker et al. 1991) oder anderen subzellulären Organellen wie den Mitochondrien haben.

Die pathogenetische Bedeutung der Vakuolen ist letztlich nicht bekannt. Aus experimentellen Untersuchungen kann man schließen, dass nichtvakuolierte Gehirnregionen infektiös sein können (Baringer et al. 1983; Kim et al. 1987), dass Prionreplikation und Infektiosität der Vakuolisierung vorausgehen (Bruce 1985) und dass in bestimmten experimentellen Systemen Vakuolen praktisch nicht zu beobachten sind (Marsh et al. 1976). Vakuolen, die morphologisch nicht von den bei Prionkrankheiten beschriebenen Vakuolen zu unterscheiden sind, werden auch bei Mäusen mit vorzeitiger Alterung (Yagi et al. 1989) und bei der Tollwutinfektion von Stinktieren (Skunks) und Füchsen beobachtet (Bundza u. Charlton 1988). Ähnliche Vakuolen sind auch bei retroviralen Infektionen der Maus zu finden (Sharpe et al. 1990).

So genannte *tubulovesikuläre Strukturen* wurden bereits 1968 von David-Ferreira et al. bei experimentell mit Scrapie infizierten Mäusen gesehen und später auch bei CJD beschrieben (Liberski et al. 1991). Es handelt sich um Partikel von 30–35 nm Größe, die in Axonpräterminalen und -terminalen, aber auch in Dendriten zu finden sind. Nach den bisherigen Beschreibungen handelt es sich um krankheitsspezifische Partikel, deren Identität unbekannt ist. Immunhistochemisch lässt sich in diesen Strukturen PrP nicht nachweisen (Liberski et al. 1991, 1997).

11.2.2 Prionkrankheiten im Tierreich

Scrapie

Scrapie, eine Krankheit, die bei Schafen und Ziegen vorkommt, ist seit mehr als 200 Jahren bekannt und war die erste Prionkrankheit, deren infektiöse Natur 1936 von den französischen Wissenschaftlern Cuillé und Chelle gezeigt wurde. Betroffene Tiere fallen durch ein abnormes Verhalten auf, wie z. B. Kratzen, Zittern, Ataxie und andere motorische Veränderungen. Es gibt keine bekannten hereditären Prionkrankheiten im Tierreich, jedoch üben allelische Variationen im ovinen PrP^{C} einen starken Einfluss auf die Suszeptibilität gegenüber natürlichem und experimentellem Scrapie aus.

Obwohl die Krankheit über Jahrhunderte bekannt ist und ihre infektiöse Natur vor über 60 Jahren erkannt wurde, ist der natürliche Übertragungsmodus nicht hinreichend erforscht. Maternelle Transmission scheint gesichert zu sein, aber es gibt auch Berichte über die Transmission der Erkrankung durch Schafhaltung auf Weideflächen, die früher von scrapieinfizierten Herden benutzt wurden.

Scrapie kann experimentell auf viele Säugetierspezies übertragen werden; jedoch zeigen epidemiologische Studien, dass Scrapie offensichtlich oral nicht auf den Menschen übertragbar ist.

Bovine spongiforme Enzephalopathie

BSE ist eine Erkrankung der Rinder, die zum ersten Mal 1986 in Großbritannien beschrieben wurde. Man schätzt, dass seitdem fast eine Million Tiere infiziert wurden (Anderson et al. 1996). Es besteht jetzt kein Zweifel mehr, dass BSE durch die Verfütterung von kontaminiertem Knochenmehl, das von Schafen, Rindern und Schweinen stammte, verbreitet wurde. Dennoch bleibt der Ursprung der BSE unklar.

Man glaubt jetzt, dass eine Veränderung in der Fettextraktionsmethode einschließlich einer Temperaturveränderung, die bei der Verarbeitung in den späten 70er Jahren vorgenommen wurde, dem infektiösen Agens ermöglichte, den Herstellungsprozess zu überleben und vom Schaf auf das Rind übertragen zu werden. Da in der Stammtypisierung und im PrP^{Sc}-Bandenmuster in der Western-blot-Analyse sich alle Scrapiestämme bis jetzt von der BSE unterscheiden, kann die alternative Hypothese, nämlich die Übertragung einer mit niedriger Inzidenz vorhandenen präexistenten natürlichen BSE, als Konsequenz der genannten Veränderungen des Verarbeitungsprozesses nicht ausgeschlossen werden.

Die mittlere Inkubationszeit der BSE beträgt ca. 5 Jahre; die meisten Tiere manifestieren die Krankheit nicht, da sie im Alter vom 2–3 Jahren geschlachtet werden. Mehr als 160 000 betroffene Tiere wurden diagnostiziert und über die Jahre getötet und aus dem Verkehr gezogen. BSE ist experimentell auf viele Spezies übertragbar und hat offenbar die Speziesbarriere zum Menschen überwunden.

Sonstige

Zusätzlich gibt es eine Anzahl von selteneren Prionkrankheiten, einige mit unbekanntem Ursprung wie die *chronic wasting disease*, die Cervidae in den Rocky Mountains befällt (s. Tabelle 11.3). Andere wurden durch kontaminierte Futtermittel von Schaf oder Rind übertragen, wie etwa die transmissible *Mink-Enzephalopathie*. Wieder andere, z. B. *feline spongiforme Enzephalopathie* und *exotic ungulate encephalopathy*, wurden offenbar durch die Verfütterung von BSE-kontaminiertem Tierfutter verursacht.

11.2.4 Prionkrankheiten des Menschen

Spongiforme Enzephalopathien des Menschen (s. Tabelle 11.2) wurden in den 20er Jahren unseres Jahrhunderts als seltene neurodegenerative, z. T. erbliche Krankheiten von Hans Gerhard Creutzfeldt und Alfons Jakob beschrieben (Creutzfeldt 1920; Jakob 1921), während Kuru, eine tödliche neurodegenerative Erkrankung in der Fore-Bevölkerung in Neuguinea erst 1957 beobachtet wurde.

In den 30er Jahren konnten Cuillé und Chelle zeigen, dass Scrapie, eine tödliche neurodegenerative Krankheit, die Schafe und Ziegen befällt, auf experimentellem Wege übertragbar ist (Cuillé u. Chelle 1936). William Hadlow diskutierte 1959 neuropathologische Ähnlichkeiten zwischen Scrapie bei Schafen und Kuru, worauf es Gajdusek, Gibbs und Alpers gelang, Kuru auf Schimpansen zu übertragen und später auch die Übertragung der CJD auf Menschenaffen gelang.

Eine erbliche spongiforme Enzephalopathie, das Gerstmann-Sträussler-Scheinker-Syndrom (GSS) des Menschen wurde erstmals 1981 experimentell auf Primaten übertragen (Masters et al. 1981). Ende der 80er Jahre wurde die erste Mutation des Prionproteingens in einer GSS-Familie identifiziert (Hsiao et al. 1989).

Creutzfeldt-Jakob-Krankheit (CJD)

Die Creutzfeldt-Jakob-Krankheit tritt in den meisten Fällen (ca. 90%) sporadisch auf, ohne dass eine Infektionsquelle oder der Modus der Krankheitsentstehung bekannt wären (idiopathisch).

Im Sinne der Prionhypothese ist gut vorstellbar, dass die sporadisch auftretenden Erkrankungsfälle durch einen spontanen Konversionsprozess des Prionproteins *de novo* entstehen. Die CJD kann auch iatrogen übertragen werden (iCJD) oder als neue Variante auftreten (nvCJD), die mit größter Wahrscheinlichkeit auf die BSE zurückzuführen ist. Zu einem geringen Prozentsatz wird die CJD autosomal-dominant vererbt (fCJD für familiäre Creutzfeldt-Jakob-Krankheit).

Sporadische CJD (sCJD)

Die sCJD betrifft in der Regel Patienten im 7. Lebensjahrzehnt. Erste Auffälligkeiten sind im Allgemeinen Demenz und verschiedene neurologische Symptome, häufig Ataxie und Myoklonien. Die klinischen Kriterien, die Masters et al. (1979) aufgestellt haben, wurden modifiziert in einer großen europaweiten CJD-Studie akzeptiert und auch von der WHO empfohlen (s. Übersicht, S. 252). Eine definitive Diagnose kann nur durch die neuropathologische oder biochemische Untersuchung des Gehirns gestellt werden.

Klinische Kriterien für die Diagnose „wahrscheinliche CJD" sind eine rasch fortschreitende demenzielle Erkrankung, typische EEG-Veränderungen oder Nachweis des 14-3-3-Proteins im Liquor bei einem klinischen Verlauf unter 2 Jahren und mindestens 2 der folgenden Symptome: Myoklonien, akinetischer Mutismus, pyramidale/extrapyramidale Symptome, visuelle/zerebelläre Störungen. Sind keine typischen EEG-Veränderungen vorhanden oder ist das 14-3-3-Protein nicht nachweisbar, aber 2 der 4 genannten Symptome, lautet die Diagnose „mögliche CJD". Wie im Folgenden beschrieben, sind diese Symptome bei verschiedenen Subtypen der sCJD in unterschiedlicher Form und Häufigkeit vertreten, so dass sie klinisch nicht mit gleicher Zuverlässigkeit diagnostiziert werden können.

> Anders gesagt, bestimmte Subtypen müssen klinisch entsprechend den genannten Kriterien als „möglicherweise CJD" oder sogar „andere Erkankung" kategorisiert werden; Klärung bringt die neuropathologische Untersuchung des Gehirns.

> **Diagnostische Kriterien der humanen Prionkrankheiten (mögliche und wahrscheinliche Fälle)** (vgl. WHO 1998)
>
> **1. Sporadische CJD**
>
> 1.1 Mögliche CJD
> - Progressive Demenz
> - Typisches EEG (periodic sharp wave complexes, PSWC) während einer Erkrankung beliebiger Dauer *und/oder* positive 14-3-3-Untersuchung bei klinischem Verlauf <2 Jahre
> - Mindestens 2 der folgenden 4 klinischen Symptome: 1. Myoklonie, 2. visuelle oder zerebelläre Störung, 3. pyramidale oder extrapyramidale Dysfunktion, 4. akinetischer Mutismus
>   Routineuntersuchungen sollten keine alternative Diagnose nahe legen
>
> 1.2 Mögliche CJD
> - Klinische Charakteristika wie bei 1.1, aber kein typisches EEG und kein 14-3-3-Nachweis
>
> **2. Akzidentell übertragene (iatrogene) CJD**
> - Progressives zerebelläres Syndrom bei einem Empfänger von Hypophysenhormonen
> - Sporadische CJD mit einem anerkannten Expositionsrisiko (z. B. Dura-mater-Graft)
>
> **3. Familiäre CJD**
> - Sichere oder wahrscheinliche CJD plus sichere oder wahrscheinliche CJD bei einem Verwandten ersten Grades
> - Neuropsychiatrische Erkrankung plus krankheitsspezifische PRNP-Mutation
>
> **4. nvCJD** (noch nicht mit Sicherheit diagnostizierbar; Näheres s. Text).

Bei der sCJD können sich alle oben beschriebenen pathologischen Veränderungen finden, mit Ausnahme der multizentrischen Plaques, die nur bei der GSS beobachtet werden, und der floriden Plaques, die nur bei der neuen Variante der CJD beschrieben wurden.

Besondere pathologisch-anatomische Verteilungsmuster, die auch mit besonderen klinischen Bildern assoziiert sind, sind seit langem bekannt:
- Von Heidenhain wurde eine Variante beschrieben, bei der spongiforme Veränderungen, Nervenzellverlust und Gliose besonders im okzipitalen Kortex auffallen; klinisch steht eine kortikale Blindheit im Vordergrund und ist zumeist erstes und führendes Symptom.
- Eine weitere Variante wurde von Brownell und Oppenheimer beschrieben; sie ist klinisch durch Ataxie und pathologisch durch einen ausgeprägten Befall des Kleinhirns charakterisiert.
- Bei der „panenzephalopathischen Variante" der CJD handelt es sich um eine ausgeprägte spongiforme Degeneration mit Ansammlung von Makrophagen in der weißen Substanz des Gehirns (Mizutani et al. 1981).

Die Vielfalt der klinischen Erscheinungsbilder und pathologischen Veränderungen stand zunächst in einem gewissen Gegensatz zur Prionhypothese, derzufolge das krankheitsauslösende Prionprotein in den sporadischen Fällen ja nur in einer Form vorkommen kann, nämlich der vom Wirtsgenom kodierten. Pathologie und Klinik der sCJD werden wesentlich durch den Methionin-Valin-(MV-)Polymorphismus am Codon 129 bestimmt (Miyazono et al. 1992; MacDonald et al. 1996; Parchi et al. 1996; Schulz-Schaeffer et al. 1996). Parchi et al. (1996) gelang es, *2 PK-resistente PrP^{Sc}-Isoformen bei sporadischen CJD-Fällen* mit unterschiedlichen Wanderungsmustern (Größe) auf Westernblots zu zeigen (PrP^{Sc}-Typ 1: 20 kDa und PrP^{Sc}-Typ 2: 19 kDa; Abb. 11.4).

Die Ursache für die beiden unterschiedlichen Schnittstellen der PK, die ca. 2 kDa voneinander entfernt sind, also ungefähr bei den Aminosäureresten 82 und 97 des PrP^{Sc}-Moleküls, hängt vermutlich mit unterschiedlichen Konformationen in dieser Region des Moleküls zusammen. Bestimmte Eigenschaften des PrP^{Sc} (Typ 1 und Typ 2) werden bei der experimentellen Transmission erhalten oder fungieren sogar als „Schablone" für weitere PrP^{Sc}-Bildung. Dies konnte anhand der Transmission von FFI und fCJD (E200K), beide mit Typ-2-PrP^{Sc}, und sCJD mit Typ-1-PrP^{Sc} auf transgene Mäuse gezeigt werden. Hier entsprach das nach Übertragung isolierbare PrP^{Sc} in 2 Größenklassen jeweils dem Inokulum. Das Glykosylierungsmuster, wie im Westernblot zu sehen, wurde jedoch nicht propagiert (Telling et al. 1996).

Wie in einer großen Studie an über 300 Patienten mit sCJD gezeigt werden konnte, determinieren die beiden PrP^{Sc}-Isotypen 1 und 2 zusammen mit dem Genotyp am Codon 129 die klinischen und pathologischen Eigenschaften der Krankheit (Parchi et al. 1999). In dieser Untersuchung waren fast 90% aller sCJD-Patienten homozygot am Codon 129, mit deutlichem Überwiegen der Methioninhomozygoten. PrP^{Sc} vom Typ 1 ist ganz überwiegend bei Methioninhomozygoten zu finden, während das PrP^{Sc} vom Typ 2 vorwiegend bei Valinhomozygoten anzutreffen ist. Es lassen sich somit 6 Subtypen der sCJD voneinander abgrenzen (Tabelle 11.5, s. S. 254).

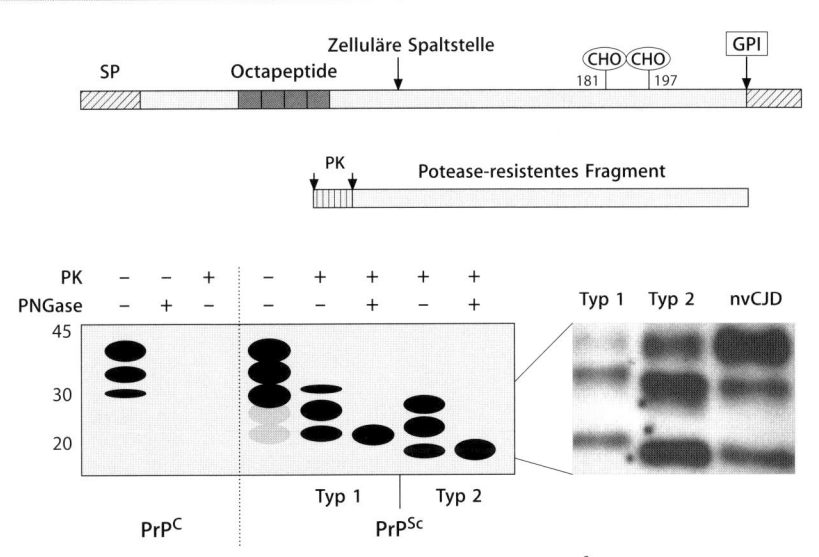

Abb. 11.4. Western Blot Analyse des humanen PrP^{Sc}. Dargestellt sind die Primärstruktur von PrP^C und des proteaseresistenten Kerns von PrP^{Sc} (PrP 27–30) sowie die 3 PrP^{Sc}-Banden nach PK-Verdau im Western Blot. Die untere Bande bei ca. 21 kDa (PrP^{Sc} Typ 1) bzw. 19 kDa (PrP^{Sc} Typ 2) stellt das nichtglykosilierte PrP^{Sc} dar. Man nimmt an, dass die mittlere Bande das einfach glykosylierte PrP^{Sc} und die obere Bande das doppelt glykosylierte PrP^{Sc} repräsentieren. Bei der nvCJD entsprechen die Banden in ihrer Größe dem PrP^{Sc}-Typ 2, die doppelt glykosylierte Bande erscheint besonders stark ausgeprägt. Die Zahlen am linken Rand bezeichnen das Molekulargewicht

Familiäre CJD (fCJD)

Familiäre (hereditäre) Formen der CJD sind von der sporadischen CJD oft weder klinisch noch pathologisch unterscheidbar. Es finden sich jedoch häufig längere klinische Verläufe als bei der sCJD. Bei einer der ersten Beschreibungen der Creutzfeldt-Jakob-Krankheit, die damals noch spastische Pseudosklerose genannt wurde, handelte es sich um einen familiären Fall, bei dem später die D178N-(129V-)Mutation des Prionproteingens nachgewiesen werden konnte (Jakob 1923; Meggendorfer 1930; Kretzschmar et al. 1995). Die spongiformen Enzephalopathien des Menschen galten daher schon früh als neurodegenerative und z. T. erbliche Leiden.

Der Krankheitsphänotyp, der durch die D178N-Mutation hervorgerufen wird, ist durch den Polymorphismus am Codon 129 determiniert, der entweder Methionin oder Valin kodiert (Goldfarb et al. 1989, 1992). Valin am Codon 129 des mutierten Allels ist mit der familiären Creutzfeldt-Jakob-Krankheit vergesellschaftet, während Methionin am Codon 129 in Verbindung mit der D178N-Mutation den FFI-Phänotyp hervorruft. Die biochemische Analyse des PrP^{Sc} aus Gehirnmaterial von FFI- und CJD-D178N-Patienten hat 2 verschiedene Proteine in Bezug auf die Größe des proteaseresistenten Kerns und die relative Verteilung der Glykosylierungsformen gezeigt (Monari et al. 1994). Es wird vermutet, dass die Kombination der Mutationen am Codon 178 und der Polymorphismus am Codon 129 zusammen den Krankheitsphänotyp durch unterschiedliche Konformationen des Prionproteins bestimmen.

Während die FFI lange als große Rarität galt, nimmt man heute an, dass sie nach CJD-E200K und GSS-P102L die dritthäufigste genetische Prionkrankheit ist. In Deutschland ist sie nach unserem jetzigen Wissen die am häufigsten zu beobachtende hereditäre Prionkrankheit (Gambetti u. Lugaresi 1998; Kretzschmar et al. 1998; Windl et al. 1999).

Die E200K-Mutation ist weltweit die häufigste Ursache für die fCJD, sie findet sich bei mehr als 50% aller fCJD-Patienten. Sie ist klinisch und neuropathologisch von der sporadischen CJD nicht zu unterscheiden. Diese Mutation ist auch die Ursache für einen CJD-Cluster bei libyschen Juden in Israel. Ursprünglich glaubte man, dass diese erhöhte CJD-Inzidenz auf den Verzehr von Schafgehirnen oder -augen zurückzuführen sei (Kahana et al. 1974); es hat sich jedoch in den letzten Jahren herausgestellt, dass in jedem Erkrankungsfall dieser Gruppe mindestens ein PRNP-Allel die Mutation E200K trägt und dass diese Mutation genetisch mit der CJD verbunden ist (Goldfarb et al. 1990b; Gabizon et al. 1993). Andere Cluster sind seit längerem in der Slowakei, in Chile, Italien und Frankreich bekannt.

Die lokalen Häufungen von CJD in manchen Regionen der Slowakei sind familiäre Fälle mit einer E200K-Mutation (Goldfarb et al. 1990a). Die Penetranz dieser Mutation ist etwas umstritten. Sie wurde von manchen mit 0,56 angegeben, wird jedoch heute allgemein mit 100% beziffert, ebenso wie die anderen PRNP-Mutationen (Goldfarb et al. 1991a).

Tabelle 11.5. Molekulare Klassifikation der sporadischen CJD

sCJD-Variante	Andere Klassifikation	Fälle (%)	Krankheitsdauer (Monate)	Alter zu Erkrankungsbeginn	Klinische Charakteristika	Neuropathologische Charakteristika
MM1 oder MV1	Myoklonische Heidenhain-Variante	70	3,9 (1–18)	65,5 (42–91)	Rasch fortschreitende Demenz, Myklonien früh und prominent, typisches EEG; visuelle Beeinträchtigung oder unilateraler Beginn in 40% der Fälle	„Klassische" CJD-Pathologie: Spongiforme Veränderungen mit kleinen runden bis ovalen Vakuolen von 2–10 *m Größe, überwiegend in neuronalen Fortsätzen; oft ist der okzipitale Kortex besonders betroffen; „synaptische" PrP^{Sc}-Ablagerung; zusätzlich in einem Drittel der Fälle konfluierende Vakuolen und perivakuoläres PrP^{Sc}-Färbung
VV2	Ataktische Variante, Brownell-Oppenheimer-Variante	16	6,5 (3–8)	61,3 (41–80)	Ataxie zu Beginn, Demenz spät im Verlauf der Krankheit, in den meisten Fällen kein typisches EEG	Subkortikale Kerne einschließlich des Hirnstamms besonders befallen; im Neokortex sind spongiöse Veränderungen häufig auf die tiefen Schichten beschränkt; immunhistochemisch plaqueähnliche fokale PrP^{Sc}-Ablagerungen und prominente perineuronale Färbung
MV2	Kuru-Plaque-Variante	9	17,1 (5–72)	59,4 (40–81)	Ataxie und progressive Demenz, kein typisches EEG, in manchen Fällen lange Krankheitsdauer (>2 Jahre)	Kuru-Plaques besonders im Kleinhirn, weitere pathologische Veränderungen ähnlich wie bei VV2-Fällen mit konsistenteren plaqueähnlichen Ablagerungen
MM-2, thalamisch	Thalamische Variante, sporadic fatal insomnia (SFI)	2	15,6 (8–24)	52,3 (36–71)	Insomnie und psychomotorische Hyperaktivität in den meisten Fällen, zusätzlich Ataxie und kognitive Beeinträchtigung, kein typisches EEG	Prominente Atrophie des Thalamus und der unteren Olive mit nur geringen pathologischen Veränderungen in anderen Regionen; spongiforme Veränderungen fokal oder abwesend; minimale PrP^{Sc}-Ablagerung
MM-2, kortikal	–	2	15,7 (9–36)	64,3 (49–77)	Progressive Demenz, kein typisches EEG	Große konfluierende Vakolen mit perivakuolärer PrP^{Sc}-Färbung in allen kortikalen Schichten; kaum Veränderungen im Kleinhirn
VV1	–	1	15,3 (14–16)	39,3 (24–49)	Progressive Demenz, kein typisches EEG	Ausgeprägte pathologische Veränderungen im zerebralen Kortex und Striatum, Hirnstammkerne und Kleinhirn nicht betroffen; keine großen konfluierenden Vakuolen; nur minimale synaptische PrP^{Sc}-Färbung

Andere Punktmutationen, die bei fCJD gefunden wurden, sind V180I, T183A, R208H, V210I und M232R. Auch Insertionsmutationen können Ursache des klinischen Bildes einer fCJD sein.

Iatrogen übertragene CJD (iCJD)

Auf die Möglichkeit einer iatrogenen CJD-Übertragung wurde erstmals 1974 von Duffy et al. hingewiesen, im Zusammenhang mit einer Korneatransplantation von einem Spender mit CJD. In den folgenden Jahren wurde über andere Übertragungsmodi berichtet, wie die Übertragung durch kontaminierte EEG-Tiefenelektroden (Bernoulli et al. 1977), neurochirurgische Instrumente (Will u. Matthews 1982), Gonadotrophin und Wachstumshormon von Leichenhypophysen (Cochius et al. 1990) und Dura-mater-Grafts (Thadani et al. 1988).

▌ Die Transmission durch kontaminiertes humanes Wachstumshormon (HGH) hat wegen der großen Anzahl möglicherweise betroffener Personen besonderes Aufsehen erregt. Weltweit wurden mehr als 84 HGH-assoziierte Fälle registriert, 8000 Personen haben zwischen 1963 und 1985 allein in den USA HGH erhalten.

Die Betroffenen fallen häufig zunächst durch Gangschwierigkeiten und Ataxie auf, während Demenz eine späte und häufig nur mäßig ausgeprägte Manifestation ist (Fradkin et al. 1991; Brown et al. 1992; Frasier u. Foley 1994). Die Inkubationszeit wurde in diesen Fällen auf 12 Jahre oder sogar noch länger geschätzt (Brown 1996).

Im Februar 1987 wurde über den ersten CJD-Fall berichtet, der mit einem Dura-mater-Graft (Lyodura, B. Braun Melsungen AG) in Verbindung gebracht wird (Thadani et al. 1988). Im selben Jahr wurden die Sammel- und Verarbeitungsbedingungen für Dura mater geändert, um ein mögliches Risiko der Übertragung durch Dura-mater-Grafts zu minimieren oder auszuschließen. Weitere Fallberichte aus Deutschland (Lang et al. 1995), Italien (Masullo et al. 1989), Spanien (Martinez-Lage et al. 1993), Neuseeland und dem Vereinigtem Königreich (Willison et al. 1991), den USA (Lane et al. 1994) und Japan (Miyashita et al. 1991; Yamada et al. 1994) legten die Vermutung nahe, dass vor 1987 verarbeitete Lyodura in der Tat mit einem erhöhten CJD-Risiko assoziiert war.

Bis zum September 1998 wurden weltweit 64 Dura-mater-assoziierte CJD-Fälle registriert. Die Inkubationszeit bei diesen 64 Fällen betrug 5,8 Jahre, das durchschnittliche Erkrankungsalter 38,5 Jahre. 57 Patienten hatten Lyodura erhalten, 43 davon allein in Japan. Allerdings beziehen sich die japanischen Fälle auf eine Untersuchung mit nur geringer Information in der entsprechenden Publikation (Sato et al. 1998). In dieser Untersuchung wurde die Diagnose nur in 10 Fällen durch neuropathologische Untersuchung bestätigt. Über die Anzahl der klinisch möglichen oder wahrscheinlichen Fälle wird nicht berichtet. Die mittlere Inkubationszeit bei den japanischen Fällen war 89 Monate, das mittlere Erkrankungsalter 53 Jahre. Es steht somit nicht fest, ob die Diagnose in allen 43 Fällen aus Japan wirklich klar belegt werden kann.

Im Jahr 1998 wurde von 21 unpublizierten, mit Lyodura assoziierten Fällen in verschiedenen Ländern berichtet. Im Gegensatz zu den Fällen, die durch kontaminiertes HGH übertragen werden, besteht in der Symptomatologie im Vergleich zu den sporadischen CJD-Fällen und Dura-mater-assoziierten Fällen kaum ein Unterschied (Esmonde et al. 1993).

Neue Variante der Creutzfeldt-Jakob-Krankheit (nvCJD)

▌ Eine neue Variante der Creutzfeldt-Jakob-Krankheit beobachteten Will et al. 1996 bei 10 Patienten im Vereinigten Königreich. Diese Patienten hatten ein mittleres Alter von 29 Jahren und waren zunächst mit psychiatrischen Veränderungen aufgefallen, während sich CJD-typische Symptome später entwickelt hatten.

Die bei der Autopsie gefundenen neuropathologischen Veränderungen waren außergewöhnlich. Es fanden sich weit verbreitete Ablagerungen von PrP^{Sc} in vielen Regionen des Gehirns in einer Art und Weise, wie sie vor 1996 beim Menschen nur bei hereditären Fällen beschrieben worden waren. Zusätzlich fanden sich sog. floride Plaques mit einer zentralen PrP-Akkumulation und umgebenden Vakuolen, die bis dahin bei Prionkrankheiten des Menschen noch nicht beobachtet worden waren (Abb. 11.3 d).

Die nvCJD kann klinisch derzeit nicht mit Sicherheit diagnostiziert werden. Die Diagnose einer nvCJD sollte bei einem Patienten mit einer progressiven neuropsychiatrischen Erkrankung *bei mindestens 5 der folgenden 6 klinischen Symptome* in Betracht gezogen werden:
1. frühe psychiatrische Symptome,
2. frühe anhaltende Parästhesie/Dysästhesie,
3. Ataxie,
4. Chorea/Dystonie oder Myoklonie,
5. Demenz,
6. akinetischer Mutismus.

Der Verdacht auf nvCJD wird durch die folgenden Kriterien verstärkt:
7. kein Hinweis auf potentielle iatrogene Exposition,
8. klinische Dauer >6 Monate,
9. Erkrankungsalter <50 Jahre,
10. keine PRNP-Mutation,
11. keine typischen periodischen Veränderungen des EEG,
12. Routineuntersuchungen legen keine alternative Diagnose nahe,
13. ein MRT, das auf axialen T2- und/oder protonendichtegewichteten Bildern abnormale bilaterale Signale des Pulvinars zeigt.

Ein Patient mit einer progressiven neuropsychiatrischen Erkrankung und 5 der klinischen Symptome 1–6 und allen Kriterien 7–13 sollte für die epidemiologische Überwachung als nvCJD-Verdachtsfall betrachtet werden. Eine definitive Diagnose lässt sich nur durch neuropathologische Untersuchung stellen.

■ Die sichere Diagnose beruht auf einer Untersuchung von Hirngewebe:
■ neuropathologische Untersuchung einschließlich Immunhistochemie mit Antikörpern gegen PrP,
■ Western-blot-Analyse mit Antikörpern gegen PrP,
■ gegebenenfalls Isolation von scrapieassoziierten Fibrillen oder „Prion rods".

Von 1996 bis 2000 wurden an die 50 Fälle der nvCJD im Vereinigten Königreich registriert. Drei Fälle wurden in Frankreich beobachtet, während die intensive Suche in anderen Ländern keine Fälle identifizieren konnte.

Alle bis jetzt beobachteten nvCJD-Patienten sind methioninhomozygot am Codon 129 des Prionproteingens; die jüngste Patientin starb mit 15 Jahren, der älteste Patient mit 54 Jahren. nvCJD zeigt auffällige neue Charakteristika im extrazerebralen Verteilungsmuster von PrP^{Sc}, nämlich in Tonsillen, Lymphknoten, Milz und Appendix. Es ist daher zu befürchten, dass auch Blutzellen das infektiöse Agens der nvCJD transportieren könnten und die Krankheit durch Bluttransfusion übertragbar sein könnte. Obwohl dieser Verdacht bislang nicht wirklich erhärtet werden konnte, wurden in verschiedenen Ländern Maßnahmen getroffen, um die Verbreitung der Krankheit durch Bluttransfusion zu verhindern.

■ Die gängige Hypothese ist, dass nvCJD durch den Verzehr von Nahrungsmitteln oder anderen Produkten, die große Mengen des BSE-Agens (BSE-Prionen) enthalten, verursacht wird. Dies wird durch epidemiologische und experimentelle Daten unterstützt. Das Auftreten der nvCJD 10 Jahre nach der BSE in dem Land mit der höchsten Inzidenz der BSE ist mit dieser Hypothese sehr gut vereinbar.

Das PrP^{Sc}-Bandenmuster der nvCJD ist – anders als bei der sporadischen CJD (Abb. 11.4) – dem der BSE ähnlich. Obwohl BSE und nvCJD unterschiedliche pathologische Phänotypen zeigen, rufen beide Krankheiten nach Transmission auf genetisch homogene Tiere (Inzuchtmäuse) praktisch ein identisches Muster hervor, während bei diesen Mäusestämmen in Typisierungsexperimenten alle untersuchten Scrapiestämme und sCJD-Fälle deutlich unterschiedlich waren (Bruce et al. 1997). Diese Befunde wurden bei transgenen Tieren bestätigt, die das bovine PrP exprimieren (Scott et al. 1999).

Letztendlich besteht daher kein vernünftiger Zweifel mehr, dass die BSE auf den Menschen übertragbar ist und die nvCJD verursacht. Die verfügbaren epidemiologischen Daten reichen allerdings nicht aus, die Anzahl der in den nächsten Jahren zu erwartenden Fälle verlässlich abzuschätzen (Cousens et al. 1997), da weder die mittlere Inkubationszeit noch die Form der epidemiologischen Kurve, der genaue Übertragungsmodus oder irgendein anderer Parameter bekannt ist, der möglicherweise die Übertragung beeinflusst.

Hinweise zur Durchführung von Autopsien bei CJD-Verdacht

Es wird Folgendes vorgeschlagen: Augen- und Mundschutz tragen sowie Schnittverletzungen durch Unterziehen von Keplarhandschuhen oder Kettenhandschuhen unter Latexhandschuhe vorzubeugen. Der Sektionstisch wird mit Plastikfolien abgedeckt, und die Körpersektion wird als In-situ-Sektion im Bodybag durchgeführt. Knochenschnitte werden mit einer Handsäge durchgeführt, um Schwebestäube zu vermeiden. Flüssigkeiten sind sofort mit saugfähigem Material (Zellstoff) aufzunehmen. Die Hirnentnahme erfolgt als letzter Sektionsschritt. Tischabdeckung, Zellstoff und Einmalmaterial sind in Verbrennungstonnen zu entsorgen, und der Inhalt ist als infektiös zu deklarieren.

■ Die Hirnsektion erfolgt nach mindestens zweiwöchiger Formalinfixierung. Wichtig ist, daran zu denken, dass die Formalinfixierung keine effektive Dekontamination des Gewebes bewirkt und auch die Formalinflüssigkeit als infektiös betrachtet und mit dem Verbrennungsabfall entsorgt werden muss. Nach dem

Zuschnitt der Gehirnproben werden diese in Histologiekapseln für eine Stunde in konzentrierter Ameisensäure dekontaminiert und anschließend für 2 Tage in frischem, 4%igem gepuffertem Formalin nachfixiert und in Paraffin eingebettet. Die Ameisensäuredekontamination reduziert die Infektiosität mindestens um einen Faktor 10 (Brown et al. 1990; Baker et al. 1991).

Das infektiöse Agens (Prion) weist eine hohe Hitze-, Detergenz- und Strahlungsresistenz auf. Als Dekontaminationsmaßnahme für Instrumente und Oberflächen haben sich folgende Maßnahmen bewährt: Dampfautoklavieren von autoklavierbarem Material bei 134 °C für 1 h, bei 121 °C für 4,5 h oder bei 136 °C in zwei aufeinander folgenden Zyklen von je 36 min Länge. Bei nichtautoklavierbarem Material Einlegen in 2 N NaOH (2-mal mindestens 30 min). Arbeitsflächen werden mit 2 N NaOH mehrfach abgewischt, um eine längere Einwirkzeit zu gewährleisten. NaOH ist sehr gut auf Stahloberflächen, jedoch nicht auf Aluminium oder Zinkoberflächen zu verwenden. Alternativ kann eine Natriumhypochloridlösung angewandt werden, die mindestens 20 000 ppm freies Chlor enthalten muss. Kontaminierte Haut wird 5–10 min in 1 N NaOH ausgesetzt, danach gründlich mit Wasser abgespült.

Alle Restmaterialen, Einweggeräte und kontaminierte Flüssigkeiten werden in gekennzeichnete Verbrennungstonnen gegeben und verschlossen.

Kuru

Diese Krankheit wurde bis in die 60er Jahre unseres Jahrhunderts durch rituellen Kannibalismus im Fore-Volk in Neuguinea verbreitet. Sie gehört zusammen mit der iatrogenen CJD und der neuen Variante der CJD zu den erworbenen Prionkrankheiten des Menschen. Die genauen Bedingungen des bei den Fore praktizierten rituellen Kannibalismus in einem Ahnenkult sind nicht bekannt. Mit dem Ende dieser Gebräuche Anfang der 60er Jahre kam die Krankheit zu einem Ende; es wurde allerdings in der Folge über Inkubationszeiten von mehr als 3 Jahrzehnten berichtet. Die Krankheit war in erster Linie durch Ataxie und andere neurologische Ausfallserscheinungen charakterisiert, während Demenz sehr spät und in manchen Fällen wohl gar nicht auftrat.

Neuropathologisch wird darauf hingewiesen, dass das Kleinhirn besonders stark von pathologischen Veränderungen betroffen gewesen sei und sich besonders häufig Kuru-Plaques gefunden hätten. Ob diese Abweichungen von dem jetzt gewohnten Bild der CJD eher auf einen besonderen Erregertyp (Priontyp) oder auf den besonderen genetischen Hintergrund, d.h. eine relative Häufung von Valin am Codon 129 der Betroffenen in der Fore-Bevölkerung zurückzuführen ist (Hainfellner et al. 1997; Lantos et al. 1997; Parchi et al. 1997; McLean et al. 1998), wird sich vielleicht noch klären lassen.

Gerstmann-Sträussler-Scheinker-Syndrom (GSS)

GSS wurde erstmals 1928 beschrieben (Gerstmann 1928; Gerstmann et al. 1936) und kann, wie wir heute wissen, durch eine Reihe unterschiedlicher Mutationen des PRNP hervorgerufen werden.

Klinisch erscheinen die Patienten überwiegend ataktisch. Sie entwickeln Dysphagie, Dysarthrie, Hyporeflexie und Demenz, die sich in vielen Fällen erst spät und nicht immer sehr ausgeprägt darstellt.

Es sollte jedoch bedacht werden, dass die klinische Manifestation einer CJD oder GSS bei Trägern derselben Mutation in ein und derselben Familie beobachtet werden kann und eine sichere Unterscheidung mit klinischen Mitteln nicht immer möglich ist. Neuropathologisch stellt sich die GSS als eigene Entität dar, die durch große multizentrische prionproteinhaltige Amyloidplaques definiert wird.

Andere pathologische Charakteristika variieren beträchtlich. So finden sich z.T. ausgeprägte spongiforme Veränderungen bei der P102L-Mutation, neurofibrilläre Tangles bei den Mutationen Y145*, F198S und Q217R und eine Amyloidangiopathie bei der Y145*-Mutation. Am häufigsten findet sich bei GSS-Familien die P102L-Mutation, die auch bei der erstbeschriebenen Familie identifiziert wurde (Kretzschmar et al. 1991). Weitere PRNP-Mutationen, die bei GSS-Familien gefunden wurden, sind P105L und A117V.

Experimentell ist es gelungen, mit Hirngewebe von P102L-Fällen eine spongiforme Enzephalopathie auf Primaten und Nagetiere zu übertragen (Tateishi et al. 1979; Masters et al. 1981). So konnte gezeigt werden, dass GSS eine genetische und transmissible (infektiöse) Krankheit ist. Transgene Mäuse, die ein murines PrP-Gen mit der P102L-Mutation exprimieren, entwickeln spontan eine neurodegenerative Krankheit, die von Scrapie nicht zu unterscheiden ist. Diese Krankheit ist auf transgene Mäuse übertragbar (Hsiao et al. 1990, 1994).

Fatal familial insomnia (FFI)

Die FFI (letale familiäre Insomnie) fällt häufig durch Insomnie und Dysautonomie auf, später zeigen sich Ataxie, Dysarthrie, Myoklonie und Dysfunktion der Pyramidenbahnen. Schließlich entwickeln die betroffenen Patienten eine weitgehende Insomnie und Demenz, Rigidität, Dystonie und Mutismus (Montagna et al. 1998).

Neuropathologisch ist die FFI durch Nervenzellverlust und astrozytäre Gliose vorwiegend im Thalamus (anteroventraler und mediodorsaler Kern) sowie in der unteren Olive gekennzeichnet.

Im Gegensatz dazu variieren die Veränderungen im Kortex sehr stark und sind am deutlichsten im limbischen Kortex ausgeprägt. Der entorhinale Kortex ist praktisch immer betroffen. Spongiforme Veränderungen sind in vielen Fällen nur minimal ausgeprägt und nur in wenigen kortikalen Regionen zu finden.

PrP-Ablagerungen sind mit herkömmlichen immunhistochemischen Methoden mitunter kaum darstellbar, besonders bei Fällen mit einem kurzen klinischen Verlauf, so dass die Krankheit häufig erst nach molekulargenetischer Untersuchung des PRNP oder mit Hilfe des PET-Blot (Schulz-Schaeffer et al. 2000) mit Sicherheit diagnostiziert werden kann (Parchi et al. 1998). FFI wird ausschließlich bei Patienten mit einer D178N-Mutation des PRNP, bei dem sich ein Methionincodon an der Position 129 desselben Allels findet, identifiziert (Medori et al. 1992). In manchen Fällen scheint diese Konstellation jedoch zu einem Krankheitsbild zu führen, das von der klassischen CJD nur schwer zu unterscheiden ist.

11.2.5 Neue diagnostische Möglichkeiten

Obwohl Transmissionsstudien darauf hindeuten, dass eine niedrige Erregerdichte im Liquor vorhanden sein kann, ist es bislang mit allgemein verfügbaren Techniken wie der Western-blot-Analyse oder ELISA nicht gelungen, PrP^{Sc}-Aggregate dort nachzuweisen. Basierend auf einem konfokalen Zweifarbfluoreszenz-Korrelationsspektroskopie-(FCS-)Ansatz, einer Technik, die sich für Einzelmolekülnachweise eignet, wurde eine neue, hochsensitive Methode, die „Scanning-for-intensely-fluorescent-targets-(SIFT-)Technik" für PrP^{Sc} entwickelt (Bieschke et al. 2000). Bei dieser Technik werden pathologische Prionproteinaggregate durch spezifische fluoreszierende Antikörper markiert. Es entstehen dadurch intensiv fluoreszierende Zielmoleküle (PrP^{Sc}-Aggregate), die in einem speziellen Scanningverfahren in einer Zweifarbfluoreszenz-Intensitätsverteilungsanalyse untersucht werden. In einem diagnostischen Modellsystem waren PrP^{Sc}-Aggregate bis zu einer Konzentration von 2 pM PrP^{Sc} nachweisbar, was mit einer Aggregatkonzentration von ungefähr 2 fM korreliert. Dies war mehr als eine Größenordnung sensitiver als die Western-blot-Analyse. PrP^{Sc}-spezifische Signale wurden in einer Reihe von Liquorproben von CJD-Patienten entdeckt. Es ist damit zum ersten Mal gelungen, PrP^{Sc} im Liquor direkt nachzuweisen.

Dies könnte die Grundlage für einen schnellen und spezifischen Test für CJD und andere Prionkrankheiten sein. Verbesserungen im Scanningverfahren und in der Probenverarbeitung könnten die Nachweisgrenze noch weiter senken.

11.2.6 Therapie

Der meistversprechende therapeutische Ansatz scheint eine Beeinflussung der Konversionsreaktion von PrP^C zu PrP^{Sc} zu sein. Dies würde eine Stabilisierung von PrP^C oder eine Destabilisierung von PrP^{Sc} durch direkte oder indirekte Maßnahmen bedeuten.

In diesem Sinne haben kürzlich durchgeführte Experimente in zellfreien Konversionssystemen und scrapieinfizierten Neuroblastomzellen gezeigt, dass die PrP^C-Konversion durch synthetische Peptide, bestehend aus den Aminosäureresten 109–141 und 119–136, behindert werden kann (Chabry et al. 1999). Da die Region 119–136 bei den meisten Säugetierspezies gut konserviert ist, könnte dieses Peptid von praktischer Bedeutung für die Therapie vieler Prionkrankheiten sein.

Zusätzlich wurden eine Anzahl von Substanzen wie Kongorot, Amphothericin B, Porphyrine und Phthalozyanine gefunden, die die Inkubationszeit nach experimenteller Infektion verlängern. Es konnte gezeigt werden, dass einige dieser Substanzen die PrPres-Bildung in vitro behindern.

Die Verfügbarkeit von Analogen makrozyklischer Verbindungen wie Porphyrine und Phthalozyanine in großer Anzahl, die in ihrer Struktur variieren und die in unterschiedlicher Weise modifiziert werden können, eröffnet die Möglichkeit einer geplanten Entwicklung von Pharmaka.

Die Suche nach effektiven Therapiemöglichkeiten von Prionkrankheiten scheint gerade zu einer Zeit besonders vordringlich, in der die Anzahl von nvCJD-Fällen langsam ansteigt, während wir die gesamte Anzahl von Individuen nicht voraussagen können, die in der Zukunft von dieser tödlichen Krankheit befallen sein werden.

Literatur

Anderson RM, Donnelly CA, Ferguson NM et al. (1996) Transmission dynamics and epidemiology of BSE in British cattle. Nature 382: 779–788

Baker HF, Duchen LW, Jakobs JM, Ridley RM (1991) Spongiform encephalopathy transmitted experimentally from Creutzfeldt-Jakob and familial Gerstmann-Sträussler-Scheinker disease. Brain 113: 1891

Baringer JR, Bowman KA, Prusiner SB (1983) Replication of the scrapie agent in hamster brain precedes neuronal vacuolation. J Neuropathol Exp Neurol 42: 539–547

Beekes M, Baldauf E, Diringer H (1996) Sequential appearance and accumulation of pathognomonic markers in the central nervous system of hamsters orally infected with scrapie. J Gen Virol 77: 1925–1934

Bernoulli C, Siegfried J, Baumgartner G, Regli F, Rabinowicz T, Gajdusek DC, Gibbs CJ Jr (1977) Danger of accidental person-to-person transmission of Creutzfeldt-Jakob disease by surgery. Lancet 1: 478–479

Bieschke J, Giese A, Schulz-Schaeffer W, Zerr I, Poser S, Eigen M, Kretzschmar HA (2000) Ultrasensitive detection of pathological prion protein aggregates by dual-color scanning of intesely fluorescent targets. Proc Natl Acad Sci USA 97: 5468–5473

Boellaard JW, Brown P, Tateishi J (1999) Gerstmann-Sträussler-Scheinker disease – the dilemma of molecular and clinical correlations. Clin Neuropathol 18: 271–285

Brandner S, Isenmann S, Raeber A et al. (1996) Normal host prion protein necessary for scrapie-induced neurotoxicity. Nature 379: 339–343

Brown P (1996) Environmental causes of human spongiform encephalopathy. In: Baker HF, Ridley RM (eds) Prion diseases. Humana, Totowa/NJ, pp 139–154

Brown P, Preece MA, Will RG (1992) Friendly fire in medicine. Hormones, homografts, and Creutzfeldt-Jakob disease. Lancet 340: 24–27

Brown P, Wolff A, Gajdusek DC (1990) A simple and effective method for inactivating virus infectivity in formalin-fixed tissue samples from patients with Creutzfeldt-Jakob disease. Neurology 40: 887–890

Bruce ME (1985) Agent replication dynamics in a long incubation period model of mouse scrapie. J Gen Virol 66: 2517–2522

Bruce ME, Will RG, Ironside JW et al. (1997) Transmissions to mice indicate that 'new variant' CJD is caused by the BSE agent. Nature 389: 489–501

Büeler H, Aguzzi A, Sailer A, Greiner RA, Autenried P, Aguet M, Weissmann C (1993) Mice devoid of PrP are resistant to scrapie. Cell 73: 1339–1348

Bundza A, Charlton KM (1988) Comparison of spongiform lesions in experimental scrapie and rabies in skunks. Acta Neuropathol 76: 275–280

Caughey B, Raymond GJ (1991) The scrapie-associated form of PrP is made from a cell surface precursor that is both protease-sensitive and phospholipase-sensitive. J Biol Chem 266: 18217–18223

Chabry J, Priola SA, Wehrly K, Nishio J, Hope J, Chesebro B (1999) Species-independent inhibition of abnormal prion protein (PrP) formation by a peptide containing a conserved PrP sequence. J Virol 73: 6245–6250

Cochius JI, Mack K, Burns RJ, Alderman CP, Blumbergs PC (1990) Creutzfeldt-Jakob disease in a recipient of human pituitary-derived gonadotrophin. Aust NZ J Med 20: 592–593

Collinge J, Owen F, Poulter M et al. (1990) Prion dementia without characteristic pathology. Lancet 336: 7–9

Collinge J, Brown J, Hardy J et al. (1992) Inherited prion disease with 144 base pair gene insertion. 2. Clinical and pathological features. Brain 115: 687–710

Collinge J, Sidle KCL, Meads J, Ironside J, Hill AF (1996) Molecular analysis of prion strain variation and the aetiology of 'new variant' CJD. Nature 383: 685–690

Cousens SN, Vynnycky E, Zeidler M, Will RG, Smith PG (1997) Predicting the CJD epidemic in humans. Nature 385: 197–198

Creutzfeldt HG (1920) Über eine eigenartige herdförmige Erkrankung des Zentralnervensystems. Z Ges Neurol Psychiatr 57: 1–18

Cuillé J, Chelle P-L (1936) La maladie dite tremblante du mouton est-elle inoculable? C R Acad Sci (III) 203: 1552–1554

David-Ferreira JF, David-Ferreira KL, Gibbs CJ Jr, Morris JA (1968) Scrapie in mice: ultrastructural observations in the cerebral cortex. Proc Soc Exp Biol Med 127: 313–320

Doi-Yi R, Kitamoto T, Tateishi J (1991) Immunoreactivity of cerebral amyloidosis is enhanced by protein denaturation treatments. Acta Neuropathol 82: 260–265

Duffy P, Wolf J, Collins G, DeVoe AG, Streeten B, Cowen D (1974) Possible person-to-person transmission of Creutzfeldt-Jakob disease. N Engl J Med 290: 692–693

Eigen M (1996) Prionics or the kinetic basis of prion diseases. Biophys Chem 63: A1–A18

Esmonde T, Lueck CJ, Symon L, Duchen LW, Will RG (1993) Creutzfeldt-Jakob disease and lyophilised dura mater grafts – report of 2 cases. J Neurol Neurosurg Psychiatry 56: 999–1000

Forloni G, Angeretti N, Chiesa R, Monzani E, Salmona M, Bugiani O, Tagliavini F (1993) Neurotoxicity of a prion protein fragment. Nature 362: 543–546

Fradkin JE, Schonberger LB, Mills JL et al. (1991) Creutzfeldt-Jakob disease in pituitary growth hormone recipients in the United States. JAMA 265: 880–884

Frasier SD, Foley TP (1994) Clinical review 58. Creutzfeldt-Jakob disease in recipients of pituitary hormones. J Clin Endocrin Metabol 78: 1277–1279

Gabizon R, Rosenmann H, Meiner Z, Kahana I, Kahana E, Shugart Y, Ott J, Prusiner SB (1993) Mutation and polymorphism of the prion protein gene in Libyan Jews with Creutzfeldt-Jakob disease (CJD). Am J Hum Genet 53: 828–835

Gabriel JM, Oesch B, Kretzschmar HA, Scott M, Prusiner SB (1992) Molecular cloning of a candidate chicken prion protein. Proc Natl Acad Sci USA 89: 9097–9101

Gambetti P, Lugaresi E (1998) Conclusions of the Symposium (FFI). Brain Pathol 8: 571–575

Gerstmann J (1928) Über ein noch nicht beschriebenes Reflexphänomen bei einer Erkrankung des zerebellaren Systems. Wien Med Wochenschr 78: 906–908

Gerstmann J, Sträussler E, Scheinker I (1936) Über eine eigenartige hereditär-familiäre Erkrankung des Zentralnervensystems. Zugleich ein Beitrag zur Frage des vorzeitigen lokalen Alterns. Z Neurol 154: 736–762

Giese A, Groschup MH, Hess B, Kretzschmar HA (1995) Neuronal cell death in scrapie-infected mice is due to apoptosis. Brain Pathol 5: 213-221

Giese A, Brown DR, Groschup M, Feldmann C, Haist I, Kretzschmar HA (1998) Role of microglia in neuronal cell death in prion disease. Brain Pathol 8: 449-457

Goldfarb LG, Brown P, Goldgaber D et al. (1989) Patients with Creutzfeldt-Jakob disease and kuru lack the mutation in the PRIP gene found in Gerstmann-Sträussler syndrome, but they show a different double allele mutation in the same gene. Am J Hum Genet 45 (Suppl): A189-A189 (Abstract)

Goldfarb LG, Mitrová E, Brown P, Toh BH, Gajdusek DC (1990a) Mutation in codon 200 of scrapie amyloid protein gene in two clusters of Creutzfeldt-Jakob disease in Slovakia. Lancet 336: 514-515

Goldfarb LG, Korczyn AD, Brown P, Chapman J, Gajdusek DC (1990b) Mutation in codon 200 of scrapie amyloid precursor gene linked to Creutzfeldt-Jakob disease in Sephardic Jews of Libyan and non-Libyan origin. Lancet 336: 637-638

Goldfarb LG, Brown P, Mitrowa E et al. (1991a) Creutzfeldt-Jakob disease associated with the PRNP codon 200 Lys mutation. An analysis of 45 families. Eur J Epidemiol 7: 477-486

Goldfarb LG, Brown P, McCombie WR et al. (1991b) Transmissible familial Creutzfeldt-Jakob disease associated with five, seven, and eight extra octapeptide coding repeats in the PRNP gene. Proc Natl Acad Sci USA 88: 10926-10930

Goldfarb LG, Petersen RB, Tabaton M et al. (1992) Fatal familial insomnia and familial Creutzfeldt-Jakob disease: disease phenotype determined by a DNA polymorphism. Science 258: 806-808

Goldmann W, Hunter N, Foster JD, Salbaum JM, Beyreuther K, Hope J (1990) Two alleles of a neural protein linked to scrapie in sheep. Proc Natl Acad Sci USA 87: 2476-2480

Goldmann W, Hunter N, Martin T, Dawson M, Hope J (1991) Different forms of the bovine PrP gene have five or six copies of a short, G-C-rich element within the protein-coding exon. J Gen Virol 72: 201-204

Hadlow WJ (1959) Scrapie and kuru. Lancet 2: 289-290

Hainfellner JA, Liberski PP, Guiroy DC, Cervenakova L, Brown P, Gajdusek DC, Budka H (1997) Pathology and immunocytochemistry of a Kuru Brain. Brain Pathol 7: 547-553

Hegde RS, Tremblay P, Groth D, DeArmond SJ, Prusiner SB, Lingappa VR (1999) Transmissible and genetic prion diseases share a common pathway of neurodegeneration. Nature 402: 822-826

Hilton DA, Fathers E, Edwards P, Ironside JW, Zajicek J (1998) Prion immunoreactivity in appendix before clinical onset of variant Creutzfeldt-Jakob disease. Lancet 352: 703-704

Hsiao K, Baker HF, Crow TJ et al. (1989) Linkage of a prion protein missense variant to Gerstmann-Sträussler syndrome. Nature 338: 342-345

Hsiao K, Scott M, Foster D, Groth DF, DeArmond SJ, Prusiner SB (1990) Spontaneous neurodegeneration in transgenic mice with mutant prion protein. Science 250: 1587-1590

Hsiao K, Groth D, Scott M et al. (1994) Serial transmission in rodents of neurodegeneration from transgenic mice expressing mutant prion protein. Proc Natl Acad Sci USA 91: 9126-9130

Jakob A (1921) Über eigenartige Erkrankungen des Zentralnervensystems mit bemerkenswertem anatomischem Befunde (spastische Pseudosklerose-Encephalomyelopathie mit disseminierten Degenerationsherden). Dtsch Z Nervenheilkd 70: 132-146

Jakob A (1923) Spastische Pseudosklerose. In: Jakob A (ed) Die extrapyramidalen Erkrankungen. Springer, Berlin, S 215-245

Jeffrey M, Goodbrand IA, Goodsir CM (1995) Pathology of the transmissible spongiform encephalopathies with special emphasis on ultrastructure. Micron 26: 277-298

Kahana E, Alter M, Braham J, Sofer D (1974) Creutzfeldt-Jakob disease: Focus among Libyan Jews in Israel. Science 183: 90-91

Kim YS, Carp RI, Callahan SM, Wisniewski HM (1987) Incubation periods and survival times for mice injected stereotaxically with three scrapie strains in different brain regions. J Gen Virol 68: 695-702

Kimberlin RH, Walker CA (1980) Pathogenesis of mouse scrapie: evidence for neural spread of infection to the CNS. J Gen Virol 51: 183-187

Kitamoto T, Ogomori K, Tateishi J, Prusiner SB (1987) Formic acid pretreatment enhances immunostaining of cerebral and systemic amyloids. Lab Invest 57: 230-236

Kitamoto T, Shin R-W, Dohura K, Tomokane N, Miyazono M, Muramoto T, Tateishi J (1992) Abnormal isoform of prion proteins accumulates in the synaptic structures of the central nervous system in patients with Creutzfeldt-Jakob disease. Am J Pathol 140: 1285-1294

Klein MA, Frigg R, Raeber AJ et al. (1998) PrP expression in B lymphocytes is not required for prion neuroinvasion. Nat Med 4: 1429-1433

Kocisko DA, Come JH, Priola SA, Chesebro B, Raymond GJ, Lansbury PT, Caughey B (1994) Cell-free formation of protease-resistant prion protein. Nature 370: 471-473

Kretzschmar HA, Prusiner SB, Stowring LE, DeArmond SJ (1986a) Scrapie prion proteins are synthesized in neurons. Am J Pathol 122: 1-5

Kretzschmar HA, Stowring LE, Westaway D, Stubblebine WH, Prusiner SB, DeArmond SJ (1986b) Molecular cloning of a human prion protein cDNA. DNA 5: 315-324

Kretzschmar HA, Honold G, Seitelberger F, Feucht M, Wessely P, Mehraein P, Budka H (1991) Prion protein mutation in family first reported by Gerstmann, Sträussler, and Scheinker. Lancet 337: 1160-1161

Kretzschmar HA, Neumann M, Stavrou D (1995) Codon 178 mutation of the human prion protein gene in a German family (Backer family): sequencing data from 72 year-old celloidin-embedded brain tissue. Acta Neuropathol (Berl) 89: 96-98

Kretzschmar HA, Ironside JW, DeArmond SJ, Tateishi J (1996) Diagnostic criteria for sporadic Creutzfeldt-Jakob disease. Arch Neurol 53: 913-920

Kretzschmar H, Giese A, Zerr I, Windl O, Schulz-Schaeffer W, Skworc K, Poser S (1998) The German FFI cases. Brain Pathol 8: 559-561

Lane KL, Brown P, Howell DN, Crain BJ, Hulette CM, Burger PC, DeArmond SJ (1994) Creutzfeldt-Jakob disease in a pregnant woman with an implanted dura mater graft. Neurosurgery 34: 737-740

Lang CJG, Schüler P, Engelhardt A, Spring A, Brown P (1995) Probable Creutzfeldt-Jakob disease after a cadaveric dural graft. Eur J Epidemiol 11: 79-81

Lantos PL, Bhatia K, Al-Sarraj S, Doshi R, Beck J, Collinge J (1997) Is the neuropathology of new variant Creutzfeldt-Jakob disease and kuru similiar? Lancet 350: 187-188

Liberski PP, Budka H, Sluga E, Barcikowska M, Kwiecinski H (1991) Tubulovesicular structures in human and experimental Creutzfeldt-Jakob disease. Eur J Epidemiol 7: 551-555

Liberski PP, Yanagihara R, Wells GAH, Gibbs CJ, Gajdusek DC (1992) Comparative ultrastructural neuropathology of naturally occurring bovine spongiform encephalopathy and experimentally induced scrapie and Creutzfeldt-Jakob disease. J Comp Pathol 106: 361–381

Liberski PP, Jeffrey M, Goodsir C (1997) Tubulovesicular structures are not labeled using antibodies to prion protein (PrP) with the immunogold electron microscopy techniques. Acta Neuropathol 93: 260–264

MacDonald ST, Sutherland K, Ironside JW (1996) Prion protein genotype and pathological phenotype studies in sporadic Creutzfeldt-Jakob disease. Neuropathol Appl Neurobiol 22: 285–292

Marsh RF, Sipe JC, Morse SS, Hanson RP (1976) Transmissible mink encephalopathy. Reduced spongiform degeneration in aged mink of the Chediak-Higashi genotype. Lab Invest 34: 381–386

Martinez-Lage JF, Sola J, Poza M, Esteban JA (1993) Pediatric Creutzfeldt-Jakob disease – probable transmission by a dural graft. Child Nerv Sys 9: 239–242

Masters CL, Harris JO, Gajdusek DC, Gibbs CJ Jr, Bernoulli C, Asher DM (1979) Creutzfeldt-Jakob disease: patterns of worldwide occurrence and the significance of familial and sporadic clustering. Ann Neurol 5: 177–188

Masters CL, Gajdusek DC, Gibbs CJ Jr (1981) Creutzfeldt-Jakob disease virus isolations from the Gerstmann-Sträussler syndrome. With an analysis of the various forms of amyloid plaque deposition in the virus-induced spongiform encephalopathies. Brain 104: 559–588

Masullo C, Pocchiari M, Macchi G, Alemá G, Piazza G, Panzera MA (1989) Transmission of Creutzfeldt-Jakob disease by dural cadaveric graft. J Neurosurg 71: 954–955

McLean CA, Ironside JW, Alpers MP et al. (1998) Comparative neuropathology of kuru with the new variant of Creutzfeldt-Jakob disease: evidence for strain of agent predominating over genotype of host. Brain Pathol 8: 429–437

Medori R, Tritschler H-J, LeBlanc A et al. (1992) Fatal familial insomnia, a prion disease with a mutation at codon 178 of the prion protein gene. N Engl J Med 326: 444–449

Meggendorfer F (1930) Klinische und genealogische Beobachtungen bei einem Fall von spastischer Pseudosklerose. Z Ges Neurol Psychiatr 128: 337–341

Miyashita K, Inuzuka T, Kondo H et al. (1991) Creutzfeldt-Jakob disease in a patient with a cadaveric dural graft. Neurology 41: 940–941

Miyazono M, Kitamoto T, Dohura K, Iwaki T, Tateishi J (1992) Creutzfeldt-Jakob disease with codon-129 polymorphism (valine). A comparative study of patients with codon-102 point mutation or without mutations. Acta Neuropathol (Berl) 84: 349–354

Mizutani T, Okumura A, Oda M, Shiraki H (1981) Panencephalopathic type of Creutzfeldt-Jakob disease: primary involvement of the cerebral white matter. J Neurol 44: 103–115

Monari L, Chen SG, Brown P et al. (1994) Fatal familial insomnia and familial Creutzfeldt-Jakob disease – different prion proteins determined by a DNA polymorphism. Proc Natl Acad Sci USA 91: 2839–2842

Montagna P, Cortelli P, Avoni P et al. (1998) Clinical features of fatal familial insomnia: phenotypic variability in relation to a polymorphism at codon 129 of the prion protein gene. Brain Pathol 8: 520

Moser M, Colello RJ, Pott U, Oesch B (1995) Developmental expression of the prion protein gene in glial cells. Neuron 14: 509–517

Müller WEG, Ushijima H, Schroder HC et al. (1993) Cytoprotective effect of NMDA receptor antagonists on prion protein (Prion^{Sc})-induced toxicity in rat cortical cell cultures. Eur J Pharmacol 246: 261–267

Oesch B, Westaway D, Wälchli et al. (1985) A cellular gene encodes scrapie PrP 27-30 protein. Cell 40: 735–746

Parchi P, Castellani R, Capellari S et al. (1996) Molecular basis of phenotypic variability in sporadic Creutzfeldt-Jakob disease. Ann Neurol 39: 767–778

Parchi P, Capellari S, Chen S et al. (1997) Typing prion isoforms. Nature 386: 232–233

Parchi P, Petersen RB, Chen SG et al. (1998) Molecular pathology of fatal familial insomnia. Brain Pathol 8: 539–548

Parchi P, Giese A, Capellari S et al. (1999) Classification of sporadic Creutzfeldt-Jakob diseae based on molecular and phenotypic analysis of 300 subjects. Arch Neurol 46: 224–233

Prusiner SB (1982) Novel proteinaceous infectious particles cause scrapie. Science 216: 136–144

Prusiner SB (1998) Prions. Proc Natl Acad Sci USA 95: 13363–13383

Prusiner SB, Scott MR, DeArmond SJ, Cohen FE (1998) Prion protein biology – review. Cell 93: 337–348

Puckett C, Concannon P, Casey C, Hood L (1991) Genomic structure of the human prion protein gene. Am J Hum Genet 49: 320–329

Race R, Oldstone M, Chesebro B (2000) Entry versus blockade of brain infection following oral or intraperitoneal scrapie administration: role of prion protein expression in peripheral nerves and spleen. J Virol 74: 828–833

Raymond GJ, Hope J, Kocisko DA et al. (1997) Molecular assessment of the potential transmissibilities of BSE and scrapie to humans. Nature 388: 285–288

Riek R, Hornemann S, Wider G, Billeter M, Glockshuber R, Wüthrich K (1996) NMR structure of the mouse prion protein domain PrP (121-231) Nature 382: 180–182

Sato T, Hoshi K, Yoshino H, Urata J, Nakamura Y, Yanagawa H (1998) Creutzfeldt-Jakob disease associated with cadaveric dura mater grafts – Japan, January 1979 – May 1996. JAMA 279: 11–12

Schätzl HM, Da Costa M, Taylor L, Cohen FE, Prusiner SB (1995) Prion protein gene variation among primates. J Mol Biol 245: 362–374

Schulz-Schaeffer WJ, Giese A, Windl O, Kretzschmar HA (1996) Polymorphism at codon 129 of the prion protein gene determines cerebellar pathology in Creutzfeldt-Jakob disease. Clin Neuropathol 15: 353–357

Schulz-Schaeffer WJ, Tschöke S, Kranefuss N et al. (2000) The paraffin-embedded tissue blot detects PrP(Sc) early in the incubation time in prion diseases. Am J Pathol 156: 51–56

Scott MR, Will R, Ironside J, Nguyen HO, Tremblay P, DeArmond SJ, Prusiner SB (1999) Compelling transgenetic evidence for transmission of bovine spongiform encephalopathy prions to humans. Proc Natl Acad Sci USA 96: 15137–15142

Sharpe AH, Hunter JJ, Chassler P, Jaenisch R (1990) Role of abortive retroviral infection of neurons in spongiform CNS degeneration. Nature 346: 6280

Stahl N, Borchelt DR, Hsiao K, Prusiner SB (1987) Scrapie prion protein contains a phosphatidylinositol glycolipid. Cell 51: 229–240

Tateishi J, Ohta M, Koga M, Sato Y, Kuroiwa Y (1979) Transmission of chronic spongiform encephalopathy with kuru plaques from humans to small rodents. Ann Neurol 5: 581–584

Telling GC, Scott M, Hsiao K et al. (1994) Transmission of Creutzfeldt-Jakob disease from humans to transgenic mice expressing chimeric human-mouse prion protein. Proc Natl Acad Sci USA 91: 9936–9940

Telling GC, Scott M, Mastrianni J, Gabizon R et al. (1995) Prion propagation in mice expressing human and chimeric PrP transgenes implicates the interaction of cellular PrP with another protein. Cell 83: 79–90

Telling GC, Parchi P, DeArmond SJ et al. (1996) Evidence for the conformation of the pathologic isoform of the prion protein enciphering and propagating prion diversity. Science 274: 2079–2082

Thadani V, Penar PL, Partington J et al. (1988) Creutzfeldt-Jakob disease probably acquired from a cadaveric dura mater graft. Case report. J Neurosurg 69: 766–769

Westaway D, DeArmond SJ, Cayetano-Canlas J et al. (1994a) Degeneration of skeletal muscle, peripheral nerves, and the central nervous system in transgenic mice overexpressing wild-type prion proteins. Cell 76: 117–129

Westaway D, Cooper C, Turner S, Da Costa M, Carlson GA, Prusiner SB (1994b) Structure and polymorphism of the mouse prion protein gene. Proc Natl Acad Sci USA 91: 6418–6495

WHO (1998) Weekly Epidemiological Record 73: 361–372

Will RG, Matthews WB (1982) Evidence for case-to-case transmission of Creutzfeldt-Jakob disease. J Neurol Neurosurg Psychiatry 45: 235–238

Will RG, Ironside JW, Zeidler M et al. (1996) A new variant of Creutzfeldt-Jakob disease in the UK. Lancet 347: 921–925

Willison HJ, Gale AN, McLaughlin JE (1991) Creutzfeldt-Jakob disease following cadaveric dura mater graft. J Neurol Neurosurg Psychiatry 54: 940–940

Windl O, Kretzschmar HA (2000) Prion Diseases. Contemp Neurol (Neurogenetics) 57: 191–218

Windl O, Dempster M, Estibeiro P, Lathe R (1995) A candidate marsupial PrP gene reveals two domains conserved in mammalian PrP proteins. Gene 159: 181–186

Windl O, Giese A, Schulz-Schaeffer W et al. (1999) Molecular genetics of human prion diseases in Germany. Hum Genet 105: 244–252

Yagi H, Irino M, Matsushita T et al. (1989) Spontaneous spongy degeneration of the brain stem in SAM-P/8 mice, a newly developed memory-deficient strain. J Neuropathol Exp Neurol 48: 577–590

Yamada S, Aiba T, Endo Y, Hara M, Kitamoto T, Tateishi J (1994) Creutzfeldt-Jakob disease transmitted by a cadaveric dura mater graft. Neurosurgery 34: 740–744

KAPITEL 12 Neuroaxonale Dystrophien

W. Paulus

INHALT

12.1	Grundlagen	263
12.1.1	Definition	263
12.1.2	Allgemeine Morphologie der Sphäroide	263
12.2	Altersabhängige neuroaxonale Dystrophie	264
12.3	Symptomatische bzw. sekundäre neuroaxonale Dystrophie	264
12.4	Primäre neuroaxonale Dystrophien	265
12.4.1	Infantile NAD (Seitelberger-Krankheit)	265
12.4.2	Spätinfantile und juvenile NAD	267
12.4.3	Riesenaxonale Dystrophie	267
12.4.4	Lokalisierte NAD mit Eisenablagerungen	267
12.4.5	Weitere primäre Formen	268
	Literatur	269

12.1 Grundlagen

12.1.1 Definition

Unter neuroaxonaler Dystrophie (NAD) versteht man lichtmikroskopisch erkennbare Auftreibungen der Axone. Da seltener auch Dendriten beteiligt sein können, ist die Bezeichnung *Sphäroid* (engl. „spheroid") präziser als die Bezeichnungen „Axonkugel", „Axonschwellung" und „Axonscholle".

Zu unterscheiden sind
- physiologische, altersabhängige Vorgänge mit bestimmter Ortsprävalenz;
- pathologische Veränderungen:
  - symptomatisch bzw. sekundär,
  - primär (NAD im engeren Sinne).

12.1.2 Allgemeine Morphologie der Sphäroide

Sphäroide sind gut abgrenzbare, runde oder ovale, leicht eosinophile, homogene oder auch zentral unterschiedlich grob granulierte Strukturen von 20–60 µm (10–120 µm) (Abb. 12.1 a–c). In den Silberimprägnationen nach Bodian oder Bielschowsky sind sie in der Regel argyrophil (Abb. 12.1 d), in der Berliner-Blau-Reaktion wegen ihres Eisengehaltes häufig positiv.

Immunhistologisch enthalten insbesondere die kleineren Sphäroide Ubiquitin, phosphorylierte und nichtphosphorylierte Neurofilamente sowie α-Synuclein (Newell et al. 1999). Degenerierte Sphäroide können basophil, vakuolig aufgelockert, unregelmäßig geformt, fragmentiert oder verkalkt sein. Wenn sie sich auflösen oder phagozytiert werden, bleiben spongiöse Defekte zurück. In ausgeprägten Fällen kommt es zu einer umgebenden Gliose.

Ultrastrukturell sind Sphäroide von einer Einheitsmembran umgeben und dicht mit Organellen angefüllt. Ihr Gehalt an Neurofilamenten, multigranulären und multivesikulären Körpern, tubulären und zisternalen Profilen aus glattem endoplasmatischem Retikulum, teils atypisch geformten Mitochondrien, elektronendichten Körpern sowie kristalloiden Strukturen variiert im Verhältnis zueinander. Bei bemarkten Axonen ist die Myelinscheide zugrunde gegangen. Dystrophe Axone unterscheiden sich ultrastrukturell durch fleckförmiges elektronendichtes Material aus degenerierenden Mitochondrien, multigranulären Körpern, großen Vakuolen und tubulären Aggregaten von reaktiven, regenerierenden und degenerierenden Axonen (Lampert 1967).

Sphäroide scheinen eine produktive Antwort des Axons auf spezifische exogene oder endogene Läsionen zu sein, wobei der Prozess meist an terminalen Axonabschnitten beginnt und dann nach proximal fortschreitet. *Pathogenetisch* werden mehrere Mechanismen diskutiert, so eine Stase des anterograden axonalen Flusses, eine Störung des retrograden Transports, abnorme axonale oder synaptische Regeneration und metabolische Störungen.

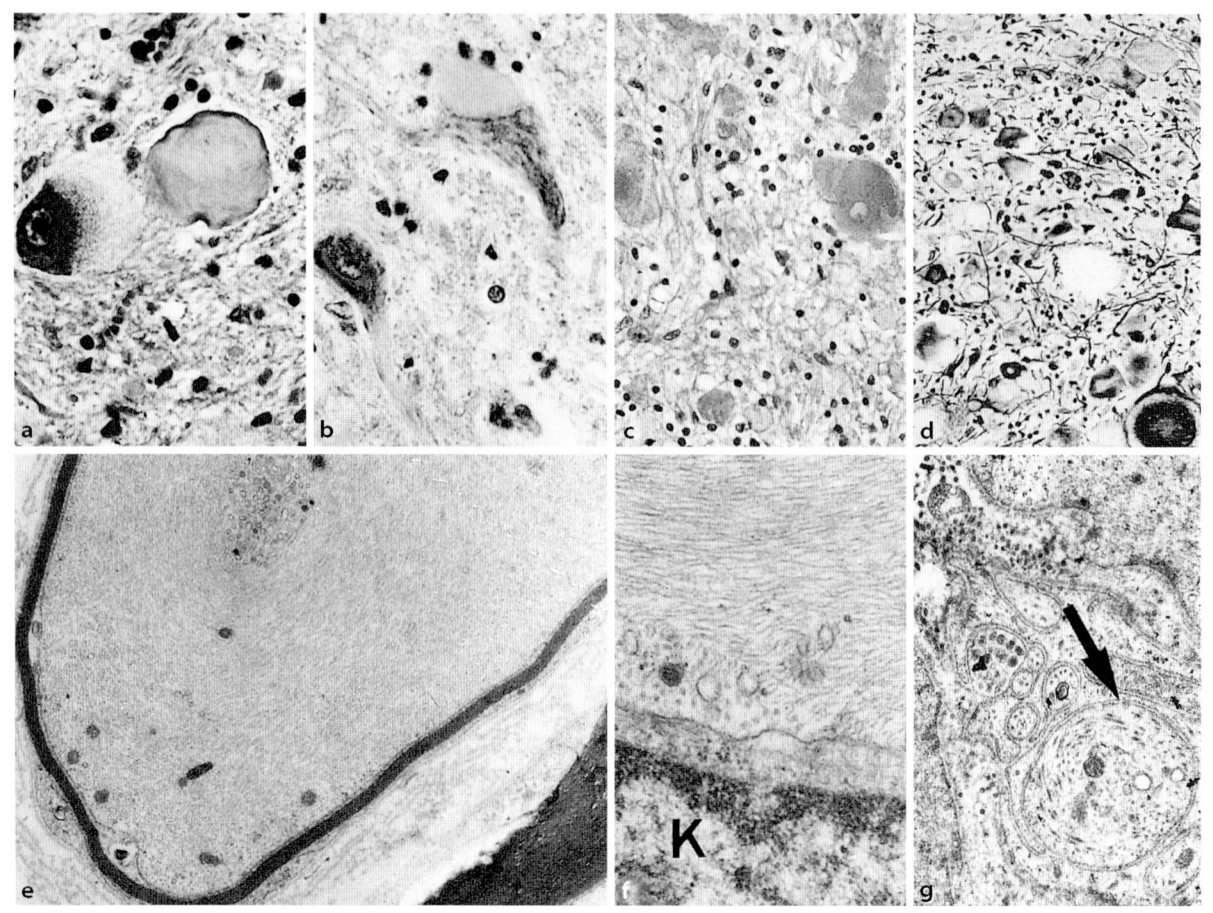

Abb. 12.1 a–g. Neuroaxonale Dystrophien. **a** Präsynaptischer Sphäroid mit Blähung des Perikaryons bei Niemann-Pick-Krankheit (Typ C); **b** präsynaptischer Sphäroid nach hypoglykämischem Schock; **c** Sphäroid im N. cuneatus bei infantiler neuroaxonaler Dystrophie (HE); **d** variable Anfärbung der Sphäroide in der Versilberung nach Bodian (gleicher Fall wie in **c**); **e,f** Ultrastruktur von Sphäroiden bei riesenaxonaler Dystrophie mit vergrößertem, dicht mit Neurofilamenten angefülltem Axon. Die Markscheide ist im Verhältnis zum Axondurchmesser zu klein (*K* Kern der Schwann-Zelle); **g** Ultrastruktur eines Sphäroids (*Pfeil*) im Plexus submucosus einer Dickdarmbiopsie bei später auch autoptisch gesicherter infantiler neuroaxonaler Dystrophie (Aufnahme von Prof. Schlote, Frankfurt)

12.2 Altersabhängige neuroaxonale Dystrophie

Ansammlungen von Sphäroiden findet man mit zunehmendem Lebensalter physiologischerweise im Nucleus gracilis, im Nucleus cuneatus, in der Zona reticulata der Substantia nigra, im basalen inneren Pallidum und in den Spinalganglien (Jellinger u. Jirásek 1971; Schmidt et al. 1997). Vor dem 10. Lebensjahr sind sie selten, nach dem 70. Lebensjahr regelmäßig nachweisbar („senile NAD"). In der Substantia nigra und im Pallidum sind die Sphäroide häufig mit extrazellulären Ablagerungen von Eisenpigment assoziiert. Sie treten bei Alkoholismus und Leberkrankheiten vermehrt auf.

Sphäroide bei alten Menschen sind möglicherweise mit geringgradigen neurologischen Symptomen (Pallhypästhesie, seniler Parkinsonismus) korreliert (Seitelberger 1986); in sympathischen Ganglien könnten sie die Ursache autonomer Dysfunktionen sein (Schmidt et al. 1990). Die altersabhängige NAD ist von den (ebenfalls physiologischen) kleineren und neurofilamentreichen Axonschwellungen („globules") im Vorderhorn des Rückenmarks zu unterscheiden (Clark et al. 1984).

12.3 Symptomatische bzw. sekundäre neuroaxonale Dystrophien

Eine *vorzeitige NAD* mit gleicher Verteilung wie die altersabhängige NAD kommt bei Kindern mit Gallengangsatresie oder Mukoviszidose vor, hier z.T. auch kombiniert mit Hinterstrangdegeneration oder vermehrter eisenhaltiger Pigmentation des pallidonigralen Systems. Ursächlich verantwortlich ist ein Mangel an Vitamin E, der auch im Tierexperiment eine NAD induziert (Southam et al. 1991). Auch beim *Diabetes mellitus* kommt es, zumindest im Bereich der Spinalganglien, zu einer prämaturen NAD (Schmidt et al. 1997).

Einzelne Sphäroide treten bei zahlreichen, recht heterogenen *metabolischen, toxischen und entzündlichen Krankheiten* auf (Abb. 12.1a, b), so bei einigen Lipidosen, M. Wilson, unter dem Einfluss von Mitosespindelhemmern, bei Jakob-Creutzfeldt-Krankheit, HIV-Leukoenzephalopathie und multipler Sklerose. Außerdem sieht man bei den meisten *neurodegenerativen Erkrankungen* einzelne reaktive Sphäroide. Die relative Seltenheit der Sphäroide und deren topische Assoziation mit der Grunderkrankung erlauben hier eine Abgrenzung von der primären NAD.

Häufig findet man Sphäroide, wenn es zum *Austritt von Blut in das Gewebe* gekommen ist, hier vielfach mit piloiden Astrozyten und Rosenthalschen Fasern kombiniert.

Schließlich treten Sphäroide (Retraktionskugeln) *traumatisch* als Folge gerissener Axonen auf, insbesondere im Marklager (diffuse axonale Schädigung).

12.4 Primäre neuroaxonale Dystrophien

12.4.1 Infantile NAD (Seitelberger-Krankheit)

■ **Klinik.** Es handelt sich um eine selten unmittelbar postnatal, häufiger im Lauf der ersten beiden Lebensjahre einsetzende psychomotorische Retardierung und Muskelhypotonie, die bald in Tetraspastik übergeht, der sich extrapyramidale und zerebelläre Symptome, Myoklonien oder Krampfanfälle hinzugesellen können (Tabelle 12.1). Es entwickeln sich Sehstörungen bis zur Erblindung durch Optikusatrophie, Hörstörungen und eine progressive Demenz (Nardocci et al. 1999). In T2-gewichteten MRT-Aufnahmen findet sich eine gesteigerte Signaldichte in der Kleinhirnrinde, seltener auch im Nucleus dentatus und im periventrikulären Großhirnmarklager (Farina et al. 1999). Das EMG zeigt eine chronische Denervierung.

Der Tod erfolgt nach 3- bis 10-jährigem Krankheitsverlauf. Der Erbgang ist autosomal-rezessiv; Knaben sind häufiger betroffen.

■ **Morphologie.** Makroskopisch ist das Gehirn leicht atrophisch, das Pallidum blass. Die Kleinhirnrindenatrophie ist oft schon früh im Krankheitsverlauf vorhanden und makroskopisch deutlich erkennbar.

Histologisch finden sich Sphäroide und kleine wurmförmige Axonschwellungen generalisiert innerhalb der grauen Substanz (Abb. 12.1c, d), seltener auch innerhalb des Marklagers. Hirnstamm, Hinterhörner des Rückenmarks, Kleinhirn, Substantia nigra, Linsenkern und Thalamus sind stärker betroffen als Nucleus ruber, Hypothalamus und Großhirnrinde. Im Pallidum besteht eine Makrophagenspeicherung von sudanophilem Fett („Lipophanerose") oder seltener von gelb-bräunlichem PAS-positivem Pigment in Verbindung mit einer gestörten oder fehlenden Bemarkung (Status dysmyelinisatus). In stark betroffenen Regionen kann das Neuropil grobspongiös aufgelockert sein. Leichte spongiöse Veränderungen sind fakultativ auch in der 1.–3. Schicht der Großhirnrinde nachweisbar.

Gelegentlich tritt eine massive *eisenhaltige Pigmentierung* des Pallidums und der Zona reticulata der Substantia nigra hinzu. Diese *intermediäre Form* wurde von Gilman und Barrett (1973) als NAD-Typ II bezeichnet; sie entspricht hinsichtlich der Pallidumpigmentation der lokalisierten neuroaxonalen Dystrophie mit Eisenablagerungen (Typ I), hinsichtlich der generalisierten Lokalisation der Sphäroide aber der infantilen NAD (Typ III). Klinisch gleicht der intermediäre Typ weitgehend der infantilen NAD, allerdings überwiegt das weibliche Geschlecht und die Krankheitsdauer kann etwas länger sein; die Eisenspeicherung kann im MRT nachgewiesen werden (Simonati et al. 1999).

■ Da entsprechende Veränderungen auch im peripheren und autonomen Nervensystem erfassbar sind, besteht eine Chance der *intravitalen Diagnostik* in Biopsaten von peripherem Nerv, Muskel, Haut, Zahnpulpa, Bindehaut und Rektum, wobei terminale Axonen (z.B. um Hautdrüsen, motorische Endplatte) unter Einschluss immunhistochemischer und elektronenmikroskopischer Techniken untersucht werden sollten (Ferreira et al. 1997; Goebel 1999).

Die Schwann-Zellen der peripheren Nerven können Anreicherungen membranotubulärer Profile und andere abnorme Organellen aufweisen. Selten finden sich PAS-positive Lipideinlagerungen auch in den Kupffer-Sternzellen der Leber, in Milz, Lymphknoten, Knochenmark und Niere (Seitelberger 1986).

Tabelle 12.1. Symptome und Befunde bei primären neuroaxonalen Dystrophien

	Beginn (Jahre)	Dauer (Jahre)	Klinische Hauptsymptome					Neuropathologische Hauptbefunde				
			Muskelschwäche/ Hypotonie	Pyramidenbahnzeichen	Zerebellär	Extrapyramidalmotorisch	Demenz	Optikusatrophie	Eisenpigment in Stammganglien	Pallidumfett	Kleinhirnatrophie	Rosenthal-Fasern
Generalisierte Formen												
Infantil	<2	3–10	++	++	+	(+)	++	+	(+)	+	++	–
Spätinfantil-juvenil	2–20	5–20	(+)	++	+	(+)	+	–	(+)	(+)	+	–
Riesenaxonal	1–6	5–25	++	+	+	–	(+)	(+)	(+)	–	+	+
Lokalisierte Form mit Eisenablagerung	7–12	8–18	(+)	+	(+)	++	+	(+)	++	(+)	(+)	–

■ **Ätiologie.** Die Krankheitsursache ist unbekannt. Allerdings fand man bei 2 Brüdern mit hirnbioptisch diagnostizierter infantiler NAD eine verminderte Aktivität der lysosomalen *a-N-Acetylgalactosaminidase* (*a*-NAGA) aufgrund einer Punktmutation (Wolfe et al. 1995). Die Bedeutung dieser genetischen Veränderung für die NAD ist jedoch unklar, da einige Patienten mit *a*-NAGA-Mutation neurologisch unauffällig sind (Keulemans et al. 1996) und bei weiteren Patienten mit klassischer infantiler NAD keine *a*-NAGA-Mutationen gefunden wurden (Nardocci et al. 1999). Möglicherweise handelt es sich um eine Koinzidenz von infantiler NAD und lysosomaler Erkrankung.

12.4.2 Spätinfantile und juvenile NAD

Diese Formen sind sehr viel seltener und variieren im klinischen Bild stärker. Das morphologische Bild entspricht weitgehend dem der infantilen NAD mit fehlender oder nur geringer pallidonigraler Degeneration (Seitelberger 1986), doch wurden mehrfach Lewy-Körper in pigmentierten Hirnstammkernen und im Neokortex nachgewiesen (Hayashi et al. 1992).

12.4.3 Riesenaxonale Dystrophie

■ **Klinik.** Leitsymptome der autosomal-rezessiv vererbten, im Kindesalter beginnenden Krankheit sind Muskelschwäche (100%), Areflexie (95%), Ataxie (85%), Nystagmus, Dysarthrie, geistige Retardierung und selten Optikusatrophie (Tabelle 12.1). Die Kinder haben oft (85%) hellblondes gekräuseltes Haar (Ouvrier 1989).

■ **Morphologie.** Die Sphäroide und die schmäleren, wurm- oder spindelförmigen Axonauftreibungen sind sehr zahlreich und erlauben die *intravitale Diagnostik* an Nervbiopsaten, evtl. auch an Haut- und Bindehautbiopsaten (Goebel 1999).
Im Bereich des Zentralnervensystems besonders intensiv betroffen sind die Hinterstränge und deren Kerngebiete sowie die kortikospinalen Bahnen, daneben die mittleren Kleinhirnschenkel, Stammganglien, die tiefen Rindenschichten und das Marklager von Groß- und Kleinhirn. Das Marklager ist gliotisch. Subependymal, subpial und perivaskulär sind zahlreiche Rosenthal-Fasern nachweisbar. Pseudotumoröse Proliferate von Astrozyten können das Lumen von Aquädukt und 4. Ventrikel verlegen (Thomas et al. 1987). Es besteht eine erhebliche Kleinhirnrindenatrophie der Purkinje-Zellen und Körnerzellen.

Ultrastrukturell bestehen die bis zu 50 μm (100 μm) großen Schwellungen, im Gegensatz zu den Sphäroiden der anderen primären NAD, aus (zu) dicht gepackten Neurofilamenten (Abb. 12.1e, f), die einen gesteigerten Durchmesser und eine verminderte Zahl seitlicher Fortsätze aufweisen (Donaghy et al. 1988). Zwischen den Neurofilamenten kann elektronendichtes granuläres Material eingelagert sein (Peiffer et al. 1977; Donaghy et al. 1988). Pathologisch vermehrte Filamente treten auch in Endothelzellen, Perizyten, Hautfibroblasten, Melanozyten, Langerhans-Zellen, Perineuralzellen und Schwann-Zellen auf.

Immunhistochemisch sind die Riesenaxonen abnorm positiv für phosphorylierte Neurofilamente, im Vergleich mit den normalen Axonen aber nur schwach positiv für die 68-kD-, 160-kD- und 200-kD-Neurofilamentuntereinheiten. Ubiquitin wird nicht exprimiert.

■ **Ätiologie und Pathogenese.** Das verantwortliche Gen wurde auf Chromosom 16q24 lokalisiert (Flanigan et al. 1998). *Pathogenetisch* handelt es sich um eine Störung in der Organisation von Intermediärfilamenten, insbesondere der Quervernetzung von Neurofilamenten untereinander und mit Mikrotubuli (Donaghy et al. 1988). Eine Abnormität des Thiolmetabolismus wird diskutiert (Tandan et al. 1990). Ähnliche filamentreiche Sphäroide finden sich bei toxisch bedingten Acrylamid- und Hexacarbonneuropathien, hier jedoch mit normaler Filamentdicke, regulären seitlichen Fortsätzen und ohne interfibrilläres elektronendichtes Material.

12.4.4 Lokalisierte NAD mit Eisenablagerungen

■ **Klinik.** Die von Hallervorden und Spatz 1922 als autosomal-rezessiv vererbt beschriebene Krankheit setzt gewöhnlich zwischen dem 7. und 12. Lebensjahr ein, doch kommen auch seltene spätinfantile und adulte Verlaufsformen vor (Seitelberger 1986). Rigor, Bradykinese, dystone und choreoathetotische Hyperkinesen, Spastik, Gang- und Sprachstörungen und eine langsam zunehmende Demenz, gelegentlich Ataxie, Nystagmus, Sehstörungen, Optikusatrophie und Krampfanfälle charakterisieren das klinische Bild (Tabelle 12.1). Fakultativ sind Akanthozytose und eine tapetoretinale Degeneration der Netzhaut (Hayflick 2001).

▮ Magnetresonanztomographisch fassbare vermehrte Eisenablagerungen in Pallidum und Substantia nigra können diagnostisch wegweisend sein, wobei ein kleines T2-hyperintenses Areal innerhalb des T2-hypointensen Pallidums („Tigeraugenzeichen") besonders charakteristisch ist (Hayflick 2001).

Bemerkenswert ist im Zusammenhang mit der Pigmentanreicherung innerhalb von Pallidum und Substantia nigra die Tendenz zu einer Hyperpigmentation der Haut. Die Eisenkonzentration in Liquor und Blut ist normal.

▮ **Morphologie.** Die Läsionen finden sich ganz überwiegend im Pallidum und in der Substantia nigra unter Bevorzugung der Zona reticulata. Hier erkennt man schon makroskopisch eine rostbraune Verfärbung, die manchmal mit einer Atrophie einhergeht (Abb. 12.2 a).

Histologisch sieht man neben zahlreichen Sphäroiden massive granuläre eisenhaltige oder diffuse bräunliche (neuromelaninartige) Pigmentanreicherungen in Nervenzellen, Astrozyten, Mikrogliazellen und frei im Neuropil (Abb. 12.2 b). Neutralfett ist gelegentlich nachweisbar. Der Bestand an Nervenzellen ist im Pallidum erheblich reduziert. In den betroffenen Regionen besteht eine intensive Astrozytenproliferation und eine Verarmung an Markfasern.

Während sich vereinzelte Sphäroide auch in den übrigen Basalganglien, in Hintersträngen, Hirnstammkernen, Großhirnrinde und Kleinhirn finden, gibt es Fälle mit einer Aussparung der Substantia nigra. Gelegentlich findet man Alzheimer-Fibrillenveränderungen (Tangles), Hirano-Körper, Lewy-Körper oder eine granulovakuoläre Degeneration (Wakabayashi et al. 2000). Eine Beteiligung des peripheren Nervensystems ist sehr selten. Bräunliches feingranuläres Pigment wurde auch in Hepatozyten gefunden (Williams u. Ironside 1989).

▮ **Ätiologie und Pathogenese.** Bei 32 von 38 Patienten fanden sich Mutationen im Gen für eine Pantothenat-Kinase (PANK2) auf Chromosom 20p13 (Zhou et al. 2001). Dieses Enzym ist für die Coenzym-A-Biosynthese essentiell und katalysiert die cytosolische Phosphorylierung von Pantothenat (Vitamin B5). Da Phosphopantothenat, das Produkt der Pantothenat-Kinase, bei der Coenzym-A-Biosynthese mit Cystein ligiert, kommt es bei einem Enzymdefekt zu einer Cystein-Akkumulation. In der Anwesenheit von Eisen (also vor allem im Pallidum und in der Substantia nigra) führt freies Cystein zu Autooxidation, Lipidperoxidation und Produktion freier Radikale. Dieser Neurodegenerations-Mechansimus erklärt auch, warum Mutationen in dem ubiquitär exprimierten PANK4-Gen relativ umschriebene Läsionen verursacht.

12.4.5 Weitere primäre Formen

Übergangsformen, die sich nicht einer Kategorie von Tabelle 12.1 zuordnen lassen, wurden von Seitelberger (1986) und Gaytan-Garcia et al. (1990) beschrieben.

Einige hereditäre Fälle von primärer NAD gehen mit *zusätzlichen Fehlbildungen* einher, so eine X-chromosomale Form mit Dandy-Walker-Syndrom und Gesichtsabnormitäten (Pettigrew et al. 1991) oder eine autosomal-rezessiv vererbte Form mit Osteopetrose (Rees et al. 1995).

Fälle mit einer ausgeprägten Entmarkung von Großhirn oder Kleinhirn wurden als *neuroaxonale Leukodystrophie* (diffuse Leukoenzephalopathie mit Sphäroiden) abgegrenzt (Seitelberger 1986). Charakteristisch sind eine autosomal-dominante Vererbung, oftmals ein Beginn im Erwachsenenalter (8–60 Jahre), psychiatrische Symptome, eine pro-

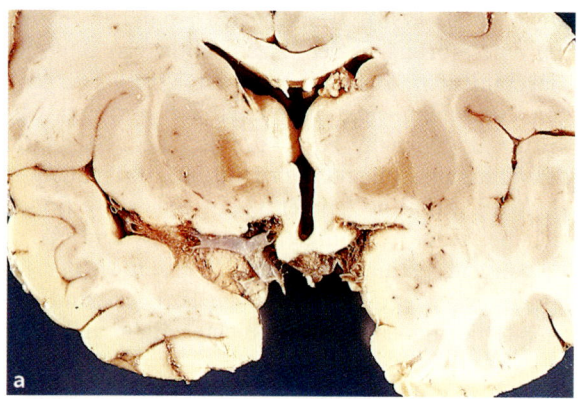

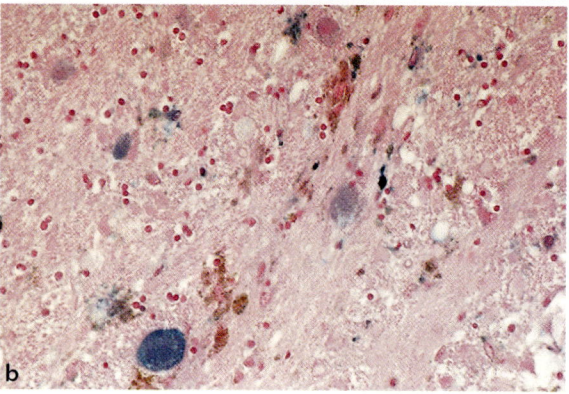

Abb. 12.2 a, b. Lokalisierte neuroaxonale Dystrophie mit Eisenablagerungen (Hallervorden-Spatz-Krankheit). Die bräunliche Verfärbung und Atrophie der Pallida (a) beruht auf Ablagerungen eines intra- und extrazellulären bräunlichen Pigments und auf Nervenzellausfällen (b). Sowohl das Pigment als auch die Sphäroide sind z.T. eisenpositiv (blaue Reaktion in der Berliner-Blau-Färbung, b)

gressive Demenz, makroskopisch eine frontoparietale Hirnatrophie und mikroskopisch eine hochgradige Entmarkung mit zahlreichen Sphäroiden in der weißen Substanz (Van der Knaap et al. 2000). Die Purkinje-Zellen sind reduziert, während Großhirnrinde und Basalganglien nicht beteiligt sind.

Weitere neuroaxonale Dystrophien mit Schwerpunkt in der weißen Substanz sind die *Dermatoleukodystrophie mit neuroaxonalen Sphäroiden*, die durch den Beginn in der frühen Kindheit und die hyperzelluläre, sklerotische Haut charakterisiert ist (Matsuyama et al. 1978), und die *Nasu-Hakola-Krankheit* (membranöse Lipodystrophie). Letztere ist eine autosomal-rezessiv vererbte Kombination von Leukodystrophie, Verkalkungen der Stammganglien und Zysten in Fettgewebe und Knochenmark bei jungen Erwachsenen (Deisenhammer et al. 1993).

Literatur

Clark AW, Parhad IM, Griffin JW, Price DL (1984) Neurofilamentous axonal swellings as a normal finding in the spinal anterior horn of man and other primates. J Neuropathol Exp Neurol 43: 253–262

Deisenhammer F, Willeit J, Schmidauer C, Kiechl S, Pohl P (1993) Membranöse Lipodystrophie (Nasu-Hakola-Krankheit). Nervenarzt 64: 263–265

Donaghy M, King RHM, Thomas PK, Workman JM (1988) Abnormalities of the axonal cytoskeleton in giant axonal neuropathy. J Neurocytol 17: 197–208

Farina L, Nardocci N, Bruzzone MG et al. (1999) Infantile neuroaxonal dystrophy: neuroradiological studies in 11 patients. Neuroradiology 41: 376–380

Ferreira RC, Mierau GW, Bateman JB (1997) Conjunctival biopsy in infantile neuroaxonal dystrophy. Am J Ophthalmol 123: 264–266

Flanigan KM, Crawford TO, Griffin JW et al. (1998) Localization of the giant axonal neuropathy gene to chromosome 16q24. Ann Neurol 43: 143–148

Gaytan-Garcia S, Kaufmann JCE, Young GB (1990) Adult onset Hallervorden-Spatz syndrome or Seitelberger's disease with late onset: variants of the same entity? Clin Neuropathol 9: 136–142

Gilman S, Barrett RE (1973) Hallervorden-Spatz disease and infantile neuroaxonal dystrophy. Clinical characteristics and nosological considerations. J Neurol Sci 19: 189–205

Goebel HH (1999) Extracerebral biopsies in neurodegenerative diseases of childhood. Brain Dev 21: 435–443

Hayashi S, Akasaki Y, Morimura Y, Takauchi S, Sato M, Miyoshi K (1992) An autopsy case of late infantile and juvenile neuroaxonal dystrophy with diffuse Lewy bodies and neurofibrillary tangles. Clin Neuropathol 11: 1–5

Hayflick SJ (ed) (2001) First scientific workshop on Hallervorden-Spatz syndrome. Ped Neurol 25: 99–174

Jellinger K, Jirásek A (1971) Neuroaxonal dystrophy in man: character and natural history. Acta Neuropathol (Suppl V): 3–16

Keulemans JL, Reuser AJ, Kroos MA et al. (1996) Human alpha-N-acetylgalactosaminidase (alpha-NAGA) deficiency: new mutations and the paradox between genotype and phenotype. J Med Genet 33: 458–464

Lampert PW (1967) A comparative electron microscopic study of reactive, degenerating, regenerating, and dystrophic axons. J Neuropathol Exp Neurol 26: 345–368

Matsuyama H, Watanabe I, Mihm MC, Richardson EP Jr (1978) Dermatoleukodystrophy with neuroaxonal spheroids. Arch Neurol 35: 329–336

Nardocci N, Zorzi G, Farina L et al. (1999) Infantile neuroaxonal dystrophy: clinical spectrum and diagnostic criteria. Neurology 52: 1472–1478

Newell KL, Boyer P, Gomez-Tortosa E et al. (1999) Alpha-synuclein immunoreactivity is present in axonal swellings in neuroaxonal dystrophy and acute traumatic brain injury. J Neuropathol Exp Neurol 58: 1263–1268

Ouvrier RA (1989) Giant axonal neuropathy. A review. Brain Dev 11: 207–214

Peiffer J, Schlote W, Bischoff A, Boltshauser E, Müller G (1977) Generalized giant axonal neuropathy. Acta Neuropathol 40: 213–218

Pettigrew AL, Jackson LG, Ledbetter DH (1991) New X-linked mental retardation disorder with Dandy-Walker malformation, basal ganglia disease, and seizures. Am J Med Genet 38: 200–207

Rees H, Ang LC, Casey R, George DH (1995) Association of infantile neuroaxonal dystrophy and osteopetrosis: a rare autosomal recessive disorder. Pediatr Neurosurg 22: 321–327

Schmidt RE, Chae HY, Parvin CA, Roth KA (1990) Neuroaxonal dystrophy in aging human sympathetic ganglia. Am J Pathol 136: 1327–1338

Schmidt RE, Dorsey D, Parvin CA, Beaudet LN, Plurad SB, Roth KA (1997) Dystrophic axonal swellings develop as a function of age and diabetes in human dorsal root ganglia. J Neuropathol Exp Neurol 56: 1028–1043

Seitelberger F (1986) Neuroaxonal dystrophy: its relation to aging and neurological diseases. In: Vinken PJ, Bruyn GW, Klawans HL (eds) Handbook of clinical neurology, vol 5. Elsevier, Amsterdam, pp 391–415

Simonati A, Trevisan C, Salviati A, Rizzuto N (1999) Neuroaxonal dystrophy with dystonia and pallidal involvement. Neuropediatrics 30: 151–154

Southam E, Thomas PK, King RHM, Goss-Sampson MA, Muller DPR (1991) Experimental vitamin E deficiency in rats. Morphological and functional evidence of abnormal axonal transport secondary to free radical damage. Brain 114: 915–936

Tandan R, Bradley WG, Fillyaw MJ (1990) Giant axonal neuropathy: studies with sulfhydryl donor compounds. J Neurol Sci 95: 153–162

Thomas C, Love S, Powell HC, Schultz P, Lampert PW (1987) Giant axonal neuropathy: correlation of clinical findings with postmortem neuropathology. Ann Neurol 22: 79–84

Van der Knaap MS, Naidu S, Kleinschmidt-DeMasters BK, Kamphorst W, Weinstein HC (2000) Autosomal-dominant diffuse leukoencephalopathy with neuroaxonal spheroids. Neurology 54: 463–468

Wakabayashi K, Fukushima T, Koide R et al. (2000) Juvenile-onset generalized neuroaxonal dystrophy (Hallervorden-Spatz disease) with diffuse neurofibrillary and Lewy body pathology. Acta Neuropathol 99: 331–336

Williams DJ, Ironside JW (1989) Liver and pituitary abnormalities in Hallervorden-Spatz disease. J Neurol Neurosurg Psychiatry 52: 1410–1414

Wolfe DE, Schindler D, Desnick RJ (1995) Neuroaxonal dystrophy in infantile alpha-N-acetylgalactosaminidase deficiency. J Neurol Sci 132: 44–56

Zhou B, Westaway SK, Levinson B et al. (2001) A novel pantothenate kinase gene (PANK2) is defective in Hallervorden-Spatz syndrome. Nat Genet 28: 345–349

Kapitel 13 Systematrophien
W. Paulus

INHALT

13.1	**Grundlagen**	271
13.1.1	Definition und Abgrenzung	271
13.1.2	Autoptische Asservierung	273
13.1.3	Funktionelle Anatomie der Stammganglien	273
13.1.4	Funktionelle Anatomie des Kleinhirns	274
13.1.5	Pathologie des Zytoskeletts	276
13.2	**Paresen bei Degeneration der Motoneuronen**	278
13.2.1	Amyotrophe Lateralsklerose	278
13.2.2	Spinale Muskelatrophien	281
13.2.3	Hereditäre spastische Paraparese	283
13.3	**Ataxien bei Degeneration des spinozerebellären Systems**	284
13.3.1	Friedreich-Ataxie	284
13.3.2	Spinozerebelläre Atrophien	286
13.3.3	Weitere Formen spinozerebellärer Ataxien	287
13.3.4	Differentialdiagnose	289
13.4	**Chorea bei Degeneration des Neostriatums**	289
13.4.1	Huntington-Krankheit	289
13.4.2	Weitere Formen der Chorea	292
13.4.3	Differentialdiagnose	292
13.5	**Parkinsonismus bei Degeneration der Substantia nigra**	293
13.5.1	Parkinson-Krankheit	293
13.5.2	Lewy-Körper-Krankheit	295
13.5.3	Steele-Richardson-Olszewski-Syndrom	295
13.5.4	Kortikobasale Degeneration	296
13.5.5	Striatonigrale Degeneration	296
13.5.6	Pallidumdegenerationen	297
13.5.7	Weitere Formen des Parkinsonismus	297
	Literatur	298

13.1 Grundlagen

13.1.1 Definition und Abgrenzung

Systematrophien sind hereditäre oder sporadische, progressive, degenerative Prozesse, die schwerpunktmäßig ein *neuronales System* betreffen (wie z. B. bei der amyotrophen Lateralsklerose das erste und zweite motorische Neuron, bei der Parkinson-Krankheit das nigrostriatale Neuron). Das retrograde oder anterograde (transneuronale) Übergreifen auf das funktionell gekoppelte folgende bzw. vorausgehende Neuron ist häufig, die Beteiligung weiterer neuronaler Systeme die Regel (Tabelle 13.1).

Entmarkungsvorgänge sowie astrogliale und mikrogliale Veränderungen folgen reaktiv auf die Schädigung des Perikaryons, Axons oder Dendritennetzes. Nicht zu den Systematrophien gehören vaskulär, hypoxisch, entzündlich, toxisch oder neoplastisch verursachte Läsionen.

Die ätiologische Klärung einiger Krankheiten führte dazu, diese nicht mehr den Systematrophien, sondern anderen Krankheitsgruppen zuzuordnen, so z. B. die Gerstmann-Sträußler-Krankheit den Prionenzephalopathien. (Primär demenzielle Systematrophien werden in Kap. 5 besprochen).

Vielfältige Kombinationen und Übergangsformen verschiedener Systematrophien kommen nicht selten vor. Bei den unten besprochenen nosologischen Einheiten sind jeweils die idealtypischen Ausprägungen dargestellt, doch besteht eine *hohe Variabilität* im klinischen wie im morphologischen Bild. In Anbetracht der meist nachweisbaren Nebenlokalisationen, die über das hauptsächlich befallene neuronale System hinausgehen, kann man streng genommen in den meisten Fällen eine „Multisystematrophie" oder eine „Multisystemdegeneration" diagnostizieren. Wir verzichten nach Möglichkeit aber auf diese Begriffe, da sie in der Literatur uneinheitlich gebraucht werden: Teils versteht man darunter nur die Kombination von olivopontozerebellärer Atrophie und striatonigraler Degeneration (multiple Systematrophie, „multiple system atrophy"), teils einige Krankheiten mit etwa gleich starker Degeneration verschiedener neuronaler Systeme (z. B. das Steele-Richardson-Olszewski-Syndrom), teils alle Systemdegenerationen.

Durch die rasanten Fortschritte der *Neurogenetik* in den letzten Jahren konnte das verantwortliche Gen bei zahlreichen heredodegenerativen Erkrankungen identifiziert werden. Es ist damit zu rechnen, dass in naher Zukunft die für die meisten

Tabelle 13.1. Topographische Verteilung der Läsionen bei einigen Systematrophien

	Neokortex	Neostriatum	Pallidum	Thalamus	Luys	Ruber	Nigra	Dentatus	Untere Olive	Kleinhirnrinde	Hinterstrang	Vorderhorn	Autonomes NS
ALS	+[a]	(+)	–	(+)	(+)	–	(+)	–	–	–	(+)	+	–
M. Friedreich	(+)	–	(+)	–	(+)	–	–	(+)	(+)	(+)	+	–	–
OPCA	(+)	+[b]	(+)[b]	(+)	(+)[b]	(+)[b]	+[b]	(+)	+	+	(+)	(+)	+[b]
M. Huntington	(+)	+	+	(+)	(+)	(+)	(+)	(+)	(+)	(+)	–	–	–
M. Parkinson	(+)	(+)	(+)	–	(+)	(+)	+	–	–	–	–	–	(+)
PSP	(+)	+	+	(+)	(+)	(+)	(+)	+	(+)[b]	–	(+)	–	–
Striatonigrale Degeneration	(+)	+	(+)	(+)	(+)	(+)	+	(+)	+[b]	+[b]	(+)	(+)	+[b]
DRPLA	–	–	+	–	+	+	(+)	+	(+)	–	(+)	–	–

+ Charakteristische, immer betroffene Lokalisation; (+) gering oder nur in manchen Fällen betroffene Region; – keine signifikante Beteiligung.

[a] Befall vor allem der Präzentralregion; [b] Befall im Rahmen der „multiplen Systematrophie".

ALS amyotrophe Lateralsklerose, *OPCA* olivopontozerebelläre Atrophie, *PSP* progressive supranuclear palsy (Steele-Richardson-Olszewski-Syndrom), *DRPLA* Dentatum-Ruber-Pallidum-Luys-Atrophie.

neurodegenerativen Krankheiten relevanten Mutationen bekannt sein werden.

Die Ergebnisse der Neurogenetik werden die Diagnostik der hereditären Systematrophien mit ihren häufig zahlreichen Unterformen entscheidend beeinflussen. Die Klassifikationen der hereditären spastischen Paraparesen, der spinozerebellären Atrophien und der hereditären Parkinson-Krankheit sind bereits auf eine molekulargenetische Grundlage gestellt worden (s. Tabellen 13.3, 13.4, 13.6). Eine zunehmend größere Zahl hereditärer neurodegenerativer Krankheiten kann molekulargenetisch zu Lebzeiten des Patienten sicher diagnostiziert werden, ohne dass dazu Nervengewebe notwendig wäre. Eine große Herausforderung für die klinischen Neurowissenschaften, insbesondere auch für die Neuropathologie, wird in den nächsten Jahren nicht nur darin bestehen, die wechselseitigen Beziehungen zwischen Klinik, Morphologie und Molekulargenetik zu entschlüsseln, sondern auch die Funktion verantwortlicher und modulierender Gene im normalen und pathologischen Zustand zu verstehen.

Die Angaben zur Genetik in diesem Kapitel geben den Stand des Jahres 2000 wieder. Für aktuellere Informationen sei auf *OMIM* (Online Mendelian Inheritance in Man), die Online-Datenbank des National Center for Biotechnology Information, verwiesen: http://www.ncbi.nlm.nih.gov/Omim/.

13.1.2 Autoptische Asservierung

Gerade die häufigsten neurodegenerativen Krankheiten (z. B. Alzheimer-Krankheit, andere Demenzformen, Parkinson-Krankheit, andere Krankheiten mit Parkinsonismus) können auch heute noch nur durch eine Autopsie definitiv diagnostiziert werden. Voraussetzung für eine optimale neuropathologisch-autoptische Untersuchung gerade neurodegenerativer Krankheiten ist aber eine adäquate autoptische Asservierung. Dabei muss sowohl den morphologischen als auch den molekularbiologischen Erfordernissen Rechnung getragen werden.

Eine häufig praktizierte Technik besteht darin, das Gehirn einschließlich Hirnstamm und Kleinhirn in der Sagittalebene zu halbieren und dann eine Hälfte (in toto oder in Frontalscheiben) bei −80 °C tiefzugefrieren und die andere Hälfte nach Fixierung in gepuffertem Formalin für die konventionelle Paraffineinbettung aufzuarbeiten. Je kürzer das Postmortem-Intervall ist und je rascher die Leiche gekühlt wird, desto besser ist das Gewebe für molekulare Untersuchungen geeignet. Für molekularbiologische Untersuchungen sollten Gehirn, möglichst auch Rückenmark, autonome und Spinalganglien, periphere Nerven und Muskeln innerhalb von 24 h, besser innerhalb von 12 h, entnommen werden.

> Um trotz des erheblichen logistischen, zeitlichen, technischen und finanziellen Aufwandes einer optimalen neuropathologischen Autopsie geeignetes Hirngewebe gewinnen zu können, wurde vom Bundesministerium für Bildung und Forschung das *Deutsche Referenzzentrum für Krankheiten des Nervensystems* (Brain-Net) eingerichtet (http://www.brain-net.net). Es besteht aus mehreren neuropathologischen Einrichtungen (Brain Bank Centers) in Deutschland, die eine autoptische Untersuchung und optimale Asservierung des Nervensystems von Patienten mit neuropsychiatrischen Krankheiten, aber auch von Kontrollgehirnen, nach standardisierten Methoden und diagnostischen Kriterien gewährleisten. Die Brain-Bank-Zentrale ist rund um die Uhr zu erreichen (Tel. 089-7095-4910) und organisiert die Autopsie.

13.1.3 Funktionelle Anatomie der Stammganglien

Die Stammganglien als motorische und kognitive Regelkreise sind eine Gruppe subkortikaler Kerne, die für die Bewegungsautomatik und unwillkürliche Bewegungen verantwortlich und komplex miteinander verschaltet sind. Dabei erhält das *Striatum* (Kaudatum und Putamen) als wichtigste afferente Struktur u. a. isokortikale, thalamische und nigrale Zuflüsse. Das mediale *Pallidum* und die Zona reticulata der *Substantia nigra* stellen die hauptsächlichen efferenten Schenkel über den ventrolateralen Thalamus zum Isokortex dar und werden vom Striatum – durch jeweils spezifische Neurotransmitter – einerseits direkt, andererseits indirekt über das laterale Pallidum und den Nucleus subthalamicus (Corpus Luysi) innerviert; Abb. 13.1 zeigt eine vereinfachte schematische Übersicht.

Anhand dieses Modells lässt sich die Symptomatik von Stammganglienerkrankungen (movement disorders) erklären (Albin et al. 1989). Danach beruhen *hyperkinetische* Störungen (Chorea, Athetose, Ballismus) auf einer reduzierten, *hypokinetische* Störungen (Parkinsonismus) dagegen auf einer gesteigerten Aktivität des Nucleus subthalamicus mit konsekutiver Disinhibition bzw. Inhibition thalamokortikaler Bahnen (Abb. 13.1).

Die Pathophysiologie einiger anderer Stammganglienerkrankungen (Dystonie, Tic) ist dagegen unklarer; reliable histologische Veränderungen sind dabei nicht nachweisbar.

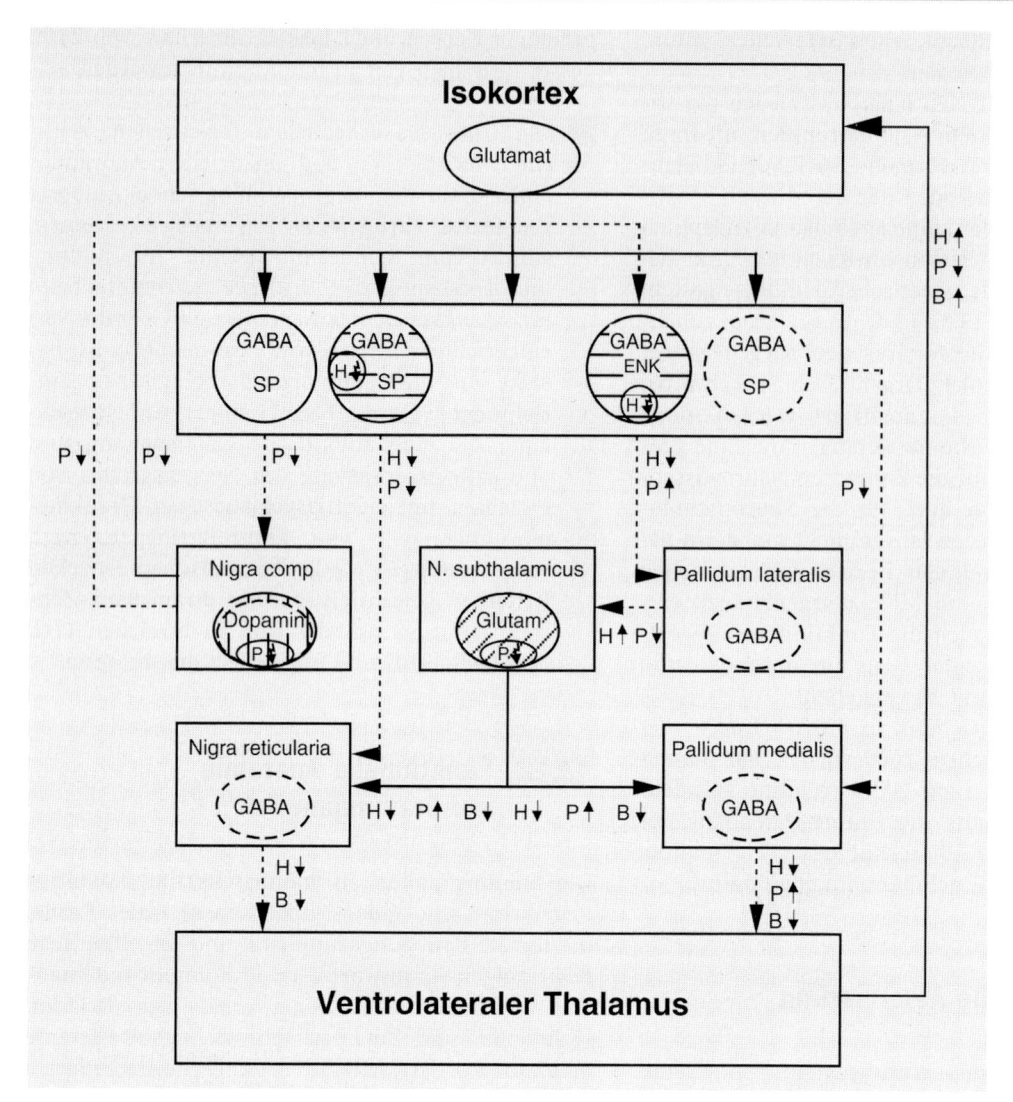

Abb. 13.1. Vereinfachtes Schema der funktionellen Anatomie und Pathologie der Stammganglien. Inhibitorische Bahnen und Neurotransmitter sind *gestrichelt*, exzitatorische mit *durchgehenden* Linien dargestellt. Die *rechteckigen* Strukturen kennzeichnen die Kerngebiete, die *rundovalen* Strukturen die Transmitter der entsprechenden Bahnen. Die primär betroffenen Regionen sind *waagerecht* (Huntington-Krankheit), *senkrecht* (Parkinson-Krankheit) und *quer* (Ballismus) schraffiert und mit einem *Blitzzeichen* versehen. Die Pfeile symbolisieren eine reduzierte (*Pfeil nach unten*) oder gesteigerte (*Pfeil nach oben*) Aktivität inhibitorischer oder exzitatorischer Bahnen bei Parkinson-Krankheit (*P*), Huntington-Krankheit (*H*) und Ballismus (*B*). – Der *Ballismus* beruht auf einer Läsion des Nucleus subthalamicus mit konsekutiver Reduktion exzitatorischer Afferenzen zum medialen Pallidum und zur Substantia nigra reticulata sowie einer Disinhibition thalamokortikaler Projektionen. In frühen Stadien der *Huntington-Krankheit* sind Subpopulationen inhibierender striataler Neurone betroffen, die zum lateralen Pallidum und zur Substantia nigra reticulata projizieren; dies führt zu einer Disinhibition des lateralen Pallidums und schließlich ebenfalls über eine verminderte Aktivität des Nucleus subthalamicus zu einer Disinhibition thalamokortikaler Projektionen. Bei der *Parkinson-Krankheit* dagegen kommt es wegen des Ausfalls dopaminerger nigrostriataler Impulse zu einem Ungleichgewicht striataler Projektionsneurone mit vermehrter Aktivität inhibierender Projektionen zum lateralen Pallidum, einer Disinhibition subthalamischer Efferenzen und schließlich einer Inhibition thalamokortikaler Projektionen (*ENK* Enkephalin; *SP* Substanz P) (mod. nach Albin et al. 1989)

13.1.4 Funktionelle Anatomie des Kleinhirns

Das Kleinhirn optimiert Bewegungen (rasche und glatte Ausführung, Zielgenauigkeit), indem es vor der endgültigen Ausführung einen Entwurf von der präfrontalen und prämotorischen Hirnrinde erhält, der entsprechend den Inhalten vestibulärer, optischer und propriozeptiver Afferenzen über dentatothalamokortikale Bahnen modifiziert wird. Anatomie, Verschaltung und Funktion des Kleinhirns sind komplex und durchaus noch nicht vollkommen verstanden. Im Folgenden wird die funktionelle Anatomie dargestellt, soweit sie zum Verständnis der wichtigsten zerebellären Systematrophien notwendig ist.

Entwicklungsgeschichtlich unterscheidet man:
- *Archizerebellum* (Vestibulozerebellum, Urkleinhirn) mit Flokkulus, Nodulus und Uvula, das afferent und efferent mit dem Gleichgewichtsorgan verschaltet ist. Läsionen führen zu Astasie, Abasie und Rumpfataxie.
- *Paläozerebellum* (Spinozerebellum, Altkleinhirn) mit Oberwurm und paramedianen Anteilen des Vorderlappens als Ziel spinozerebellärer Bahnen (Aufgabe: Tonusregulierung).
- *Neozerebellum* (Pontozerebellum, Neukleinhirn) mit Hemisphären, Tonsillen, Folium und Tuber, efferent mit N. ruber und Thalamus, afferent mit Brückenkernen und unteren Oliven verschaltet und für die Koordination der Willkürmotorik verantwortlich. Schädigungen äußern sich in Gliedmaßenataxie, Dysmetrie, Asynergie, Adiadochokinese, Intentionstremor oder muskulärer Hypotonie. Somatotopisch sind dabei die Beine mit dem Lobulus centralis, die Arme mit dem Culmen und der Kopf mit dem Lobulus simplex assoziiert.

Histologisch wird die Kleinhirnrinde von außen nach innen in die zellarme Molekularschicht mit Korbzellen, Sternzellen und überwiegend unbemarkten Axonen und Dendriten, die schmale Purkinje-Zellschicht mit der astrozytären Bergmann-Glia und die Körnerzellschicht gegliedert.

In der Kleinhirnrinde trifft man auf die folgenden Neuronentypen (Abb. 13.2):
- *Purkinje-Zellen:* Die lipophoben, hypoxieempfindlichen Zellen sind bei den üblichen Färbungen nur mit ihrem Perikaryon und Kern darstellbar. Wird bereits bei HE- oder Nisslfärbung das Dendritennetz in der Molekularschicht sichtbar, so ist dies meist Folge der Autolyse.

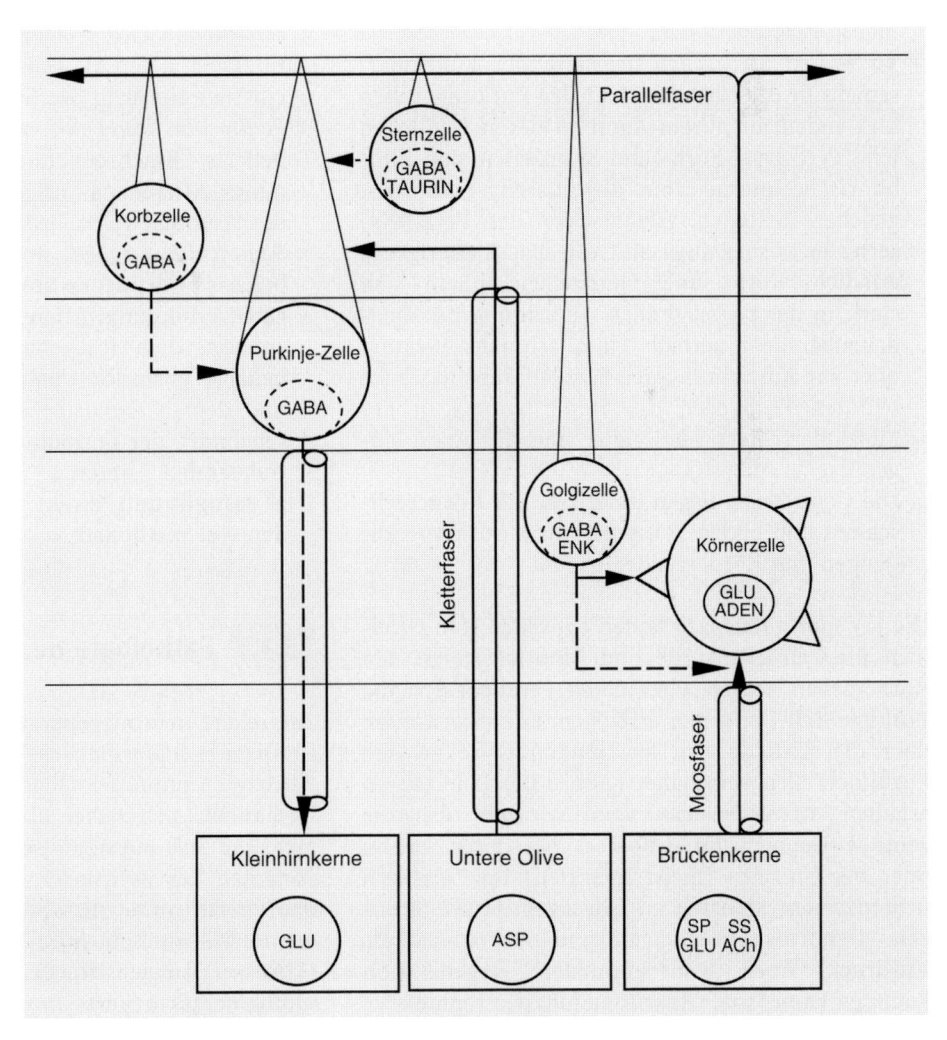

Abb. 13.2. Nervenzellen und ihre Verschaltung in der Kleinhirnrinde. Inhibitorische Bahnen und Neurotransmitter sind *gestrichelt*, exzitatorische mit *durchgehenden Linien* dargestellt. Die *dreieckförmigen* Strukturen repräsentieren die Dendriten, die *Pfeile* die Axonen, die *Umhüllungen* der Pfeile die Markscheiden. Afferenzen laufen über Moos- und Kletterfasern zur Kleinhirnrinde, während die Efferenzen von den Purkinje-Zellen ausgehen (*ACh* Azetylcholin, *ADEN* Adenosin, *ASP* Aspartat, *GLU* Glutamat, *SP* Substanz P, *SS* Somatostatin)

- *Körnerzellen*: Die dicht gepackten Zellen mit runden oder ovalen, 5–8 μm großen Kernen reagieren sowohl auf Hypoxie wie auf toxische und ödembedingte Schädigungen empfindlich. Eine generelle Aufblähung der Körnerzellen bei verringerter Färbbarkeit ist meist Folge agonaler oder postmortaler Veränderungen. Diese sog. *akute Körnerzellnekrose* ist sicher von degenerativen Veränderungen zu differenzieren, bei denen in der Regel auch die Purkinje-Zellen mehr oder weniger stark betroffen sind und bei denen es zu einer Gliareaktion kommt.
  Bei den kernarmen Bezirken innerhalb der Körnerzellschicht, den Glomeruli cerebellosi, handelt es sich um komplexe synaptische Strukturen zwischen gebündelten Moosfaserendigungen („Moosfaserrosetten"), Körnerzelldendriten, Axonen und Dendriten der Golgizellen sowie Kletterfaserkollateralen. Bei akuten Kreislaufstörungen und Ödemzuständen können die Glomeruli vergrößert sein.
- *Korb- und Sternzellen* liegen in der Molekularschicht in der Nachbarschaft der Purkinje-Zellen und enden mit ihrem Axon an deren Dendriten bzw. Perikarya. Korb- und Sternzellen sind inhibitorische Interneurone, die Afferenzen von den gleichen Zelltypen, geringer von den Parallelfasern der Körnerzellen und von den Kletterfasern erhalten. Korb- und Sternzellen ähneln sich stark in der parasagittalen Anordnung der Dendritenbäume innerhalb eines schmalen Sektors quer zur Ausrichtung der Parallelfasern, doch ist bei den Korbzellen das Dendritennetz in der Molekularschicht verzweigter und das Axon länger.
- Die *Golgi-Zellen* liegen innerhalb der Körnerzellschicht und bilden Synapsen mit Moosfaserendigungen und Körnerzelldendriten.

Die *Kleinhirnafferenzen* laufen entweder vom Großhirn über Brückenkerne und Moosfasern zu den Körnerzellen, wo sie über deren Parallelfasern die Purkinje-Zell-Dendriten erreichen, oder sie werden über die Kletterfasern der unteren Olive zu den Purkinje-Zellen verschaltet (Abb. 13.2). Die Oliven erhalten Afferenzen u. a. vom N. ruber über die zentrale Haubenbahn, wobei es bei deren Läsion oder bei Läsionen (meist Infarkten) im Zahnkern in den ersten Monaten zu Olivenzellvakuolisierungen, Dendritenschwellungen und Astrogliose als Ausdruck einer transneuronalen Degeneration kommen kann (sog. Olivenpseudohypertrophie).

Die einzigen *Kleinhirnefferenzen* beginnen bei den Purkinje-Zellen, deren hemmende Impulse in den Kleinhirnkernen umgeschaltet werden, und zwar im N. fastigii (vom Archizerebellum zu den Nn. vestibulares), in den Nn. globosus et emboliformis, die zusammen den N. interpositus bilden (vom Paläozerebellum zu Formatio reticularis, N. ruber, Thalamus und Rückenmark), und im N. dentatus (vom Neozerebellum zu N. ruber und Thalamus). Weitgehend gleichartige Symptome können bei Schädigung sowohl des zerebellären Kortex als auch der Afferenzen und Efferenzen auftreten.

Das Kleinhirn wird mit dem übrigen Zentralnervensystem durch die 3 Kleinhirnschenkel verbunden, die jeweils bestimmte Bahnen enthalten:
- *Pedunculus cerebelli superior* (Brachium conjunctivum, Bindearm) als Mittelhirnverbindung: spinale Afferenzen (Tractus spinocerebellaris anterior) zum Paläozerebellum; Efferenzen aus allen Kleinhirnkernen, vor allem zum kontralateralen N. ruber und zu kontralateralen verschiedenen Thalamuskernen, ferner zur Formatio reticularis, zu Augenmuskelkernen und zur unteren Olive. Gekreuzte Efferenzen zu den Nn. vestibulares laufen als Hakenbündel (Fasciculus uncinatus) oberhalb des Schenkels.
- *Pedunculus cerebelli medialis* (Crus pontocerebellaris, Brachium pontis) als Brückenverbindung: Afferenzen aus den Brückenkernen von der kontralateralen Großhirnhemisphäre.
- *Pedunculus cerebelli inferior* (Crus medullocerebellaris, Corpus restiforme) als Medulla-oblongata-Verbindung: Afferenzen aus dem Vestibularapparat, dem Rückenmark (Tractus spinocerebellaris posterior von der Stilling-Clarke-Säule und dem N. cuneatus accessorius zum Paläozerebellum), der Formatio reticularis und der kontralateralen unteren Olive; Efferenzen vom N. fastigii und direkt vom Kleinhirnkortex zu den Nn. vestibulares.

13.1.5 Pathologie des Zytoskeletts

Zahlreiche neurodegenerative Erkrankungen zeigen abnorme *zytoplasmatische Einschlüsse* in Neuronen, Astrozyten und/oder Oligodendrozyten (Abb. 13.3). Es handelt sich dabei überwiegend um eine Vermehrung teils physiologischer, teils abnormer Komponenten des Zytoskeletts (Tabelle 13.2), so phosphorylierte und nichtphosphorylierte Neurofilamente, Mikrotubuli, mikrotubuliassoziierte Proteine (MAPs, τ) sowie seltener Mikrofilamente und mikrofilamentassoziierte Proteine. Eine besondere diagnostische und pathogenetische Bedeutung besitzen τ (tau) und das präsynaptische *a-Synuklein*, da diese beiden Proteine nicht nur bei verschiedenen sporadischen neurodegenerativen Krankheiten ver-

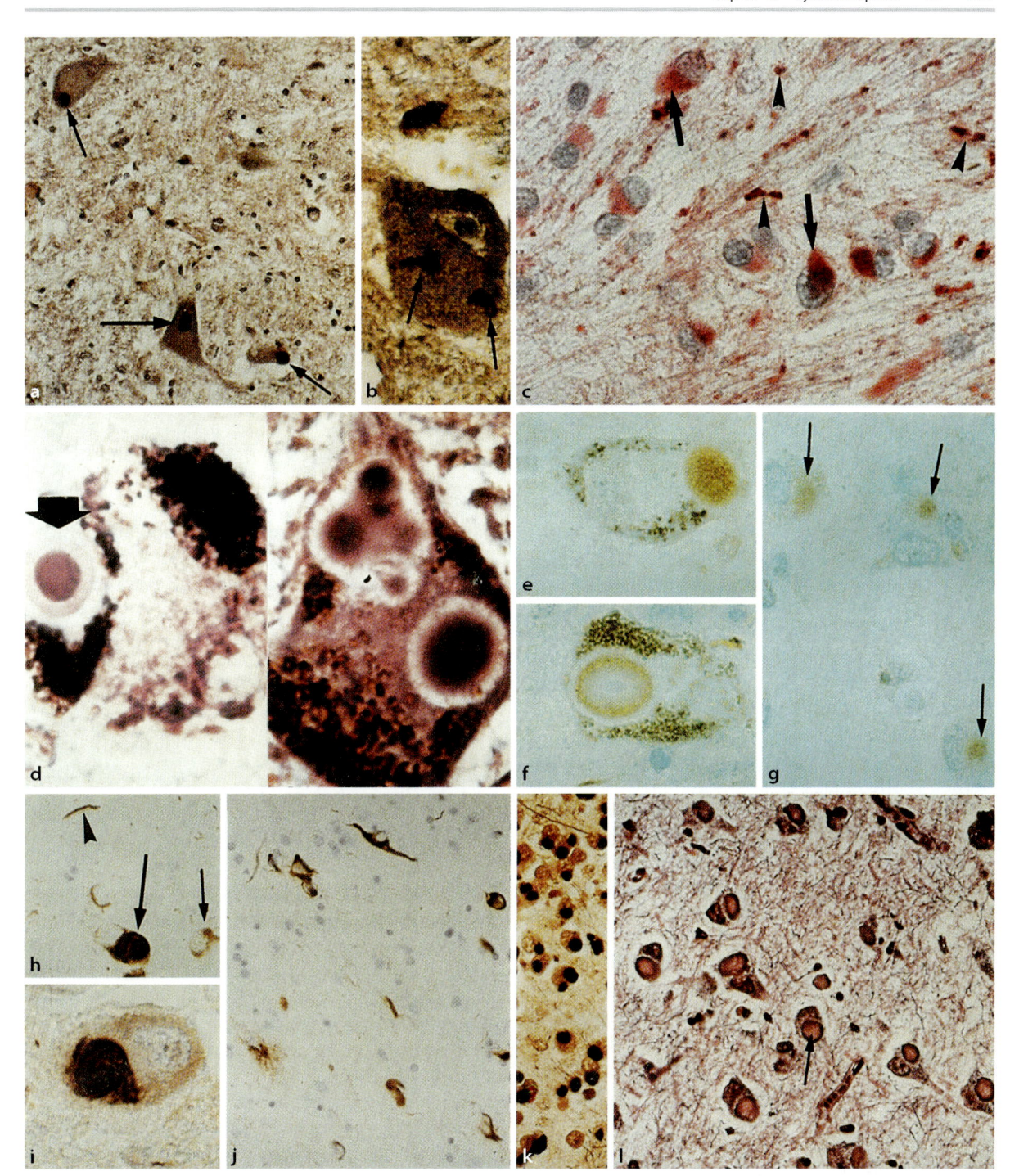

Abb. 13.3 a–l. Einschlüsse und Zytoskelettabnormitäten bei Systematrophien; **a, b** amyotrophe Lateralsklerose mit „dense bodies" (**a**) und 2 „skein-like inclusions" (**b**) in Vorderhornneuronen; **c** olivopontozerebelläre Atrophie mit dreieckförmigen perinukleären glialen Einschlüssen (*Pfeile*). Daneben granuläre ubiquitinpositive Einschlüsse (*Pfeilspitzen*) in der weißen Substanz, die keine pathologische Bedeutung haben; **d** Lewy-Körper mit charakteristischem dichtem Zentrum und peripherer Aufhellung (Halo) in pigmentierten Neuronen der Substantia nigra. *Rechts* ein Lewy-Körper mit multiplen dichten Zentren (seltene Variante) (HE). **e, f** Lewy-Körper in pigmentierten Neuronen der Substantia nigra: homogene Positivität für Ubiquitin (**e**) und periphere, ringförmige Reaktion für phosphorylierte Neurofilamente (**f**); **g** Lewy-Körper im Neokortex mit Positivität für Ubiquitin; **h–j** Steele-Richardson-Olszewski-Syndrom (PSP) mit abnormen, τ-positiven Einschlüssen: globöse intraneuronale Tangles (*großer Pfeil* in **h**), gliale Tangles (*kleiner Pfeil* in **h**) und Neuropilfäden (*Pfeilspitze* in **h**); **k, l** Pick-Krankheit mit zahlreichen Pick-Kugeln in der Fascia dentata, mit 2 verschiedenen Versilberungstechniken dargestellt. [**a, b, c, e, g:** Immunhistologie auf Ubiquitin (Klon 3–39); **f:** Immunhistologie auf phosphorylierte Neurofilamente (Klon SMI-31); **h–j:** Immunhistologie auf τ (Klon τ-1); **k:** modifizierte Bielschowsky-Färbung; **l:** Bodian-Färbung.] Die Präparate wurden von C. Bancher und K. Jellinger (Ludwig-Boltzmann-Institut für Klinische Neurobiologie, Wien) zur Verfügung gestellt

Tabelle 13.2. Immunhistologie einiger abnormer Strukturen bei Systematrophien

	Argentophil	NF	pNF	Tubulin	MAP1	MAP2	τ	Ubiquitin	α-Synuklein
Lewy-Körper bei M. Parkinson	–/+	+	–/+	–/+	–/+	–/+	–/+	+	+
Pick–Kugeln bei M. Pick	+	–/+	+	–/+	?	–/+	+	–/+	–/+
Tangles bei M. Alzheimer	+	–	–/+	–	–/+	–/+	+	+	–/+
Tangles bei PSP	+	–	–/+	–/+	–/+	–/+	+	–/+	–/+
Ballonierte Neurone	–/+	+	+	+	?	+	–/+	–/+	–
Neuronale Einschlüsse bei SND und OPCA	+	–	–/+	–	–	–	–/+	+	–/+
Oligodendrogliale Einschlüsse bei SND und OPCA	+	–	–	+	–	–	–/+	–/+	+
Hyaline Einschlüsse bei ALS	+	–/+	+	–/+	–	–	–	+	–

– alle oder nahezu alle Strukturen sind negativ; –/+ nur manche Strukturen sind positiv (oder uneinheitliche Daten); + alle oder nahezu alle Strukturen sind positiv.
NF Neurofilament, *pNF* phosphoryliertes Neurofilament, *MAP* mikrotubulusassoziiertes Protein, *PSP* progressive supranuclear palsy, *SND* striatonigrale Degeneration, *OPCA* olivopontozerebelläre Atrophie.

mehrt abgelagert sind (Tabelle 13.2), sondern Mutationen ihrer Gene zu hereditären Systematrophien (u. a. Parkinson-Krankheit, frontotemporale Demenz, Steele-Richardson-Olszewski-Syndrom) führen können (sporadische und familiäre Tauopathien und Synukleopathien) (Dickson 1999a). Häufig enthalten die Einschlüsse *Ubiquitin*, dessen (bei Einschlüssen oft frustrane) Funktion darin besteht, Proteine zu markieren, die dann extralysosomal durch ATP-abhängige Zytosolproteasen verdaut werden (Lowe et al. 1993).

Wenn auch die ätiologische und die pathogenetische Bedeutung der Einschlüsse noch nicht geklärt ist und es sich dabei möglicherweise um Epiphänomene handelt, bilden sie doch für die neuropathologische Differentialdiagnose nützliche Strukturen, da mehrere von ihnen für bestimmte Systematrophien zwar nicht ganz spezifisch, aber doch charakteristisch sind (Abb. 13.3). Die Literatur bezüglich ihrer immunhistologischen Charakterisierung ist komplex; zudem variieren die Ergebnisse je nach Methode und verwendetem Antikörper. Tabelle 13.2 gibt eine Übersicht.

> Da manche Einschlusskörper in den Routinefärbungen nicht oder nur schwer erkennbar sind, empfiehlt sich bei der pathologischen Abklärung neurodegenerativer Erkrankungen (neben HE-, Nissl- und Markscheidenfärbungen) die Durchführung mindestens einer *Versilberung* (Gallyas, Bielschwosky, Bodian, Marsland-Glees oder andere) sowie immunhistologischer Reaktionen auf Ubiquitin, phosporyliertes τ (z. B. Antikörperklon AT8) und α-Synuklein.

Zu berücksichtigen dabei ist, dass mit zunehmendem Lebensalter, aber z. T. auch schon bei Kindern physiologischerweise verschiedene ubiquitinpositive Einschlüsse im Gehirn nachweisbar sind, so vor allem in dystrophen Neuriten in oberen Neokortexschichten und als zahlreiche punktartige, kleine Strukturen in der weißen Substanz (Abb. 13.3c), denen elektronenmikroskopisch dichtes Material in Gliazellen und Markscheiden entspricht (Dickson et al. 1990).

13.2 Paresen bei Degeneration der Motoneuronen

Der Schwerpunkt der Erkrankung liegt bei dieser Gruppe der Systematrophien (engl.: motor neuron diseases) im ersten (kortikalen) und zweiten (bulbären oder spinalen) motorischen Neuron, jeweils Perikaryon und Axon betreffend. Je nach Beteiligung unterscheidet man
- amyotrophe Lateralsklerose (1. und 2. Motoneuron),
- spinale Muskelatrophie (2. Motoneuron),
- hereditäre spastische Paraparese (1. Motoneuron).

13.2.1 Amyotrophe Lateralsklerose (ALS)

Es handelt sich um eine progressive, meist sporadische, seltener hereditäre Krankheit mit Spastik und peripheren Paresen bei Atrophie des 1. und 2. motorischen Neurons („motor neuron disease").

Klinik. Es besteht eine Kombination aus Spastik und peripheren Paresen, wobei initial Hand- oder Fußmuskulatur, die zervikoskapulohumerale Muskulatur oder das bulbäre Gebiet bevorzugt befallen sein können. Bei ganz überwiegendem Befall des 1. motorischen Neurons spricht man auch von primärer Lateralsklerose, bei ganz überwiegendem Befall des 2. motorischen Neurons von progressiver Muskelatrophie.

Der mittlere Erkrankungsbeginn der sporadischen Form liegt bei 55 Jahren. Die Krankheit verläuft progressiv über durchschnittlich 3 Jahre; 5% der Patienten leben aber länger als 10 Jahre. Bei der hereditären Form ist der Krankheitsbeginn etwas früher (Mittel 45 Jahre) und der Verlauf etwas länger (1–25 Jahre); atypische Symptome (Schmerzen, Parästhesien, imperativer Harndrang) sind häufiger.

Epidemiologie. Inzidenz und Prävalenz betragen weltweit etwa 1,8 und 4–7 pro 100 000 Einwohner. Männer erkranken häufiger als Frauen (3:2), und zwar umso häufiger, je niedriger das Erkrankungsalter ist; nach dem 60. Lebensjahr ist das Geschlechterverhältnis ausgeglichen.

Genetik. Die Krankheit ist überwiegend sporadisch, in 5–12% der Fälle aber hereditär und wird dann meist autosomal-dominant vererbt. Bei etwa 20% der hereditären Fälle bestehen *Punktmutationen im SOD1-Gen* auf Chromosom 21q für die Cu/Zn-Superoxid-Dismutase, ein Enzym zur Regulation der Konzentration freier Peroxidradikale (Orrell 2000), während die verantwortlichen Gene für 80% der hereditären Fälle bislang unbekannt sind. Sehr selten sind autosomal-rezessiv vererbte SOD1-Mutationen und X-chromosomal gebundene Formen.

Ätiologie und Pathogenese. Die Ätiologie der sporadischen Form ist unbekannt. Als hypothetische Faktoren werden freie Radikale, Exzitotoxizität, autoimmune Mechanismen, Virusinfektionen und Toxine diskutiert. Die Aufdeckung von SOD1-Mutationen bei den hereditären Fällen legte nahe, dass auch bei den sporadischen Fällen eine Schädigung von Motoneuronen durch Peroxidradikale eine Rolle spielt (Robberecht 2000); die Aktivität des mutierten Enzyms unterscheidet sich allerdings z. T. nicht von der Aktivität des Wildtypenzyms, so dass das mutierte SOD1-Genprodukt möglicherweise noch andere (toxische?) Funktionen ausübt und die Radikal-Hypothese offen bleiben muss.

Ein nachgewiesener Defekt des intrazerebralen *Glutamattransportes*, vor allem des astrozytären EAAT2 (excitatory amino acid transporter-2), soll zu erhöhten Konzentrationen dieser exzitatorischen Aminosäure im Extrazellularraum führen; Glutamat oder andere exogene „Exzitotoxine" könnten dann über eine gesteigerte intrazelluläre Kalziumkonzentration den neuronalen Zelltod bewirken, wobei die bei der ALS besonders vulnerablen Neurone durch eine höhere Dichte von *Glutamat-(NMDA-)Rezeptoren* und eine geringere intrazelluläre Konzentration kalziumbindender (protektiver) Proteine (Parvalbumin, Calbindin) gekennzeichnet sind (Ludolph et al. 2000).

Für immunologische Kofaktoren sprechen der Nachweis von Immunmediatoren und einzelnen T-Zellen in den betroffenen Regionen, *Autoantikörper im Serum gegen GM1* und gegen Kalziumkanäle sowie die überzufällig häufige Assoziation mit B-Zell-Lymphomen. Über die Beteiligung von Retro- und Enteroviren wird spekuliert. Manche transgene Mäuse mit ausgeschalteten neurotrophen Faktoren oder einer Überexpression von Neurofilamenten zeigen einen Phänotyp, der dem der humanen ALS mehr oder weniger ähnelt. Bei einigen humanen ALS-Fällen wurden auch Mutationen im Gen für die schwere Neurofilamentkette (NFH) gefunden, und neurotrophe Substanzen können einen therapeutischen Effekt haben. Eine wesentliche kausale Rolle von neurotrophen Wachstumsfaktoren oder des neuronalen Zytoskeletts konnte aber nicht gesichert werden. Auch mögliche Umweltfaktoren konnten bislang nicht dingfest gemacht werden.

Morphologie. Makroskopisch können die Vorderwurzeln verschmächtigt und grau verfärbt, die Seitenstränge des Rückenmarks grau, die Präzentralregion atrophisch imponieren. Zur Untersuchung der Zentralregion empfiehlt sich eine besondere Sektionstechnik: Man sucht zuerst am Hemisphärenspalt den Lobulus paracentralis auf, schneidet an dessen vorderem und hinterem Rand frontal, so dass man eine etwa 2- bis 3-mal so dicke Frontalscheibe gewinnt wie üblich. Aus dieser Scheibe wird ein bis in das Marklager reichender Block herausgeschnitten, indem mit dem Skalpell ein Schnitt genau quer zu den – schräg nach rostroventral verlaufenden – Prä- und Postzentralwindungen geführt wird. Durch einen kleinen Horizontalschnitt oberhalb der Stammganglienebene wird dieser Block zum Marklager hin abgetrennt. Aus ihm können Schnitte gewonnen werden, die die Zentralwindungen optimal treffen.

Mikroskopisch betroffen sind die großen, seltener und später die mittelgroßen und kleinen Nervenzellen des spinalen Vorderhorns (zervikal und lumbal am besten erkennbar), die motorischen Hirnnervenkerne (V, VII, IX, X, XII) und die Pyramidenzellen der Präzentralregion. Weitgehend verschont bleiben die motorischen Augenmuskelkerne (III, IV, VI) und die für Blasen- und Mastdarmregulation wichtige medialste Gruppe der sakralen ventrolateralen Vorderhornneuronen, der Nucleus Onufrowicz (engl.: Onuf's nucleus).

In den betroffenen motorischen Kerngebieten bestehen Nervenzellverlust, Geisterneurone mit schattenhafter Darstellung eines geblähten argentophilen Zellleibes (z. T. schwer von hyalinen Einschlüssen zu unterscheiden), geschrumpfte und abnorm lipofuszinreiche Neurone, Tigrolysen, Neuronophagien sowie eine reaktive Astro- und Mikrogliose (Abb. 13.4b). Die Veränderungen sind unterschiedlich alt, so dass typischerweise weitgehend intakte und hochgradig geschädigte Nervenzellen nebeneinander angetroffen werden.

Die *kortikospinalen Bahnen* zeigen eine unterschiedlich stark ausgeprägte Degeneration mit Entmarkungen und Lipophagen, deutlicher zu erkennen in Seiten- und Vordersträngen des Rückenmarks (Abb. 13.4a) und im Brückenfuß als in Großhirnmarklager, innerer Kapsel und Hirnschenkel. Die reaktive Astrogliose kann über die Schädigungszentren hinausgreifen und fleckförmig in den oberen Rindenschichten oder generalisiert im subkortikalen Großhirnmarklager nachweisbar sein (Kushner et al. 1991). Die dicken Vorderwurzelfasern sind demyelinisiert; die Skelettmuskulatur ist neurogen verändert.

Im 2. motorischen Neuron in Vorderhorn und Hirnstamm (V, VII, XII) lassen sich mehrere abnorme Einschlüsse nachweisen (Leigh et al. 1991; Inec et al. 1998):

- *Hyaline Einschlüsse* („Lewy body-like inclusions") sind im HE-Schnitt als blasse, schwach eosinophile Strukturen von 7–25 µm, z. T. mit einem hellen Hof, erkennbar. Sie sind ubiquitinpositiv, enthalten Superoxid-Dismutase-1-(SOD-1-)Protein (bei familiären und sporadischen Fällen), bestehen aus ungeordneten phosphorylierten Neurofilamenten und dickeren granulabesetzten Filamenten und sind bei der familiären Form häufiger als bei der sporadischen Form (hier in etwa 20% der Fälle) anzutreffen.
- *„Strähnenartige" Einschlüsse* („skein-like inclusions", Abb. 13.3b) sind fädige, manchmal röhrenförmige, eosinophile, ubiquitinpositive, aber neurofilamentnegative und SOD-1-negative Strukturen, die konfluieren oder von einem hellen Hof umgeben sein können. Ultrastrukturell bestehen sie aus dicken Filamenten (15 nm). Ubiquitinimmunhistologisch können strähnenartige Einschlüsse oder kompakte, runde oder unregelmäßig geformte, im HE-Schnitt nicht erkennbare Einschlüsse von 5–25 µm („dense bodies", Abb. 13.3a) in Vorderhornneuronen in 80–100% der ALS-Fälle, aber nur bei weniger als 2% von Kontrollgehirnen nachgewiesen werden.
- *Bunina-Körper* sind eosinophile, rundovale, überwiegend ubiquitinnegative Strukturen von 2–6 (1–10) µm, die bei Multiplizität gelegentlich kettenartig gelagert sind (Abb. 13.4b), ultrastrukturell aus elektronendichten Granula, Vesikeln, endoplasmatischem Retikulum und Lipofuszin bestehen, Cystatin-C enthalten und in 50–95% der ALS-Fälle nachweisbar sind (Wada et al. 1999). Zentrale Aussparungen zeigen ultrastrukturell meist Filamente. Licht- und elektronenmikroskopisch eindeutige Bunina-Körper wurden bisher nur bei der ALS beschrieben, hier gelegentlich aber auch in anderen Nervenzelltypen.
- *Elektronenmikroskopisch* findet man im Perikaryon Ansammlungen von Neurofilamenten (10 nm), die immunhistologisch phosphorylierte Epitope exprimieren. Das proximale Axon kann durch Neurofilamentbündel zu Sphäroiden (in 70% der Fälle) oder kleineren „globules" (< 20 µm) aufgetrieben sein (Abb. 13.4b).

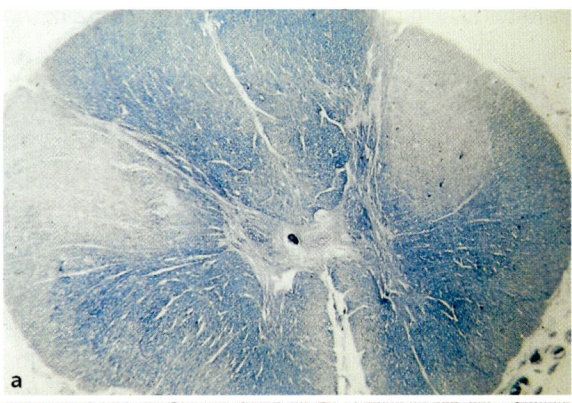

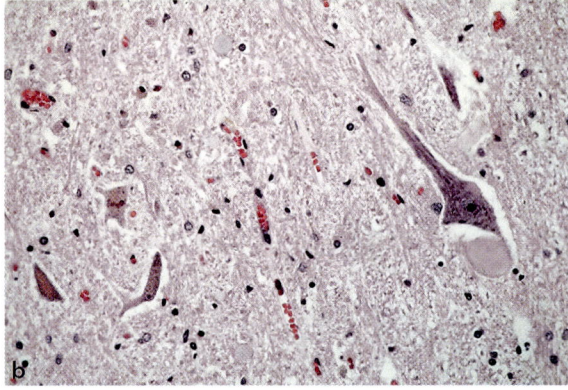

Abb. 13.4a, b. Amyotrophe Lateralsklerose. **a** Degeneration (Abblassung) der kortikospinalen Bahnen des Rückenmarks (Klüver-Barrera); **b** Vorderhorn mit Lichtung des Nervenzellbestandes, Schrumpfung der erhaltenen Neuronen, kettenartigen Bunina-Körpern in einem atrophischen Neuron (*links*) und perineuronalem Sphäroid (*rechts*)

In den kortikalen motorischen Neuronen findet man nur sehr selten vergleichbare Veränderungen (Murayama et al. 1992), am häufigsten noch phosphorylierte Neurofilamente in kleinen Pyramidenzellen des motorischen Kortex.

Formalisierte neuropathologische (und auch neurologische) Diagnosekriterien wurden als *El-Escorial-Kriterien* publiziert (Brooks 1994).

■ **Differentialdiagnose.** Abzugrenzen von der ALS im engeren Sinn sind seltene ALS-Varianten und ALS-ähnliche Krankheitsbilder:

Die *juvenile Form*, definiert durch einen Krankheitsbeginn vor dem 25. Lebensjahr, ist meist hereditär (überwiegend autosomal-rezessiv, seltener autosomal-dominant) und verläuft wesentlich gutartiger. Pathologisch sind Hinterstränge und periphere Nerven häufig betroffen. Zum Teil finden sich basophile Einschlüsse von 3–4 µm (Matsumoto et al. 1992), während die typischen Einschlüsse fehlen (Rabin et al. 1999).

Die *endemische ALS-Form auf Guam* bei den Chamorro zeigt Tangles in Vorder- und Hinterhorn, Hirnrinde und Hirnstamm und geht klinisch mit Demenz und Parkinsonismus einher. Es ist allerdings umstritten, ob es sich dabei tatsächlich um eine ALS-Variante handelt oder aber nicht vielmehr um eine klassische ALS in einer Population, die durch zahlreiche Tangles und den endemischen Parkinson-Demenzkomplex (s. 13.5) gekennzeichnet ist, zumal die histologischen Veränderungen des motorischen Systems (Einschlüsse etc.) für die ALS typisch sind (Oyanagi u. Wada 1999). Eine ähnliche endemische Form existiert auf der japanischen Halbinsel Kii.

Die in Südindien beschriebene *Madras-Form* der ALS ist klinisch charakterisiert durch einen früheren Beginn, einen benigneren Verlauf, häufig asymmetrische oder faziobulbäre Muskelbeteiligungen und bei einem Drittel der Patienten Taubheit. Neuropathologische Besonderheiten sind geringgradige chronisch-entzündliche Veränderungen und das Fehlen neuronaler Einschlüsse (Shankar et al. 2000).

Bei der *ALS mit Frontallappendemenz* findet man im temporalen und frontalen Kortex eine oberflächliche Spongiose, eine subkortikale Gliose und rundliche, ubiquitinpositive perinukleäre Einschlüsse in kleinen Nervenzellen; letztere treten typischerweise auch in den Körnerzellen der Fascia dentata des Hippokampus auf. Diese Veränderungen können auch unabhängig von einer ALS zu einer Demenz führen (Jackson et al. 1996) (s. Kap. 5).

Während bei der typischen ALS Thalamus, Striatum, Nucleus subthalamicus, Substantia nigra, Locus caeruleus, N. dentatus und andere Regionen häufig geringfügig involviert sind (diskreter Nervenzellverlust, Gliose), können bei ALS-Varianten mit zerebellären, extrapyramidalen, autonomen, sensorischen oder aphasischen Symptomen entsprechende weitere Systeme degeneriert sein. Dies ist besonders häufig der Fall bei iatrogen prolongiertem Verlauf durch *maschinelle Beatmung* (Augenmuskelkerne, untere Oliven, Hinterstränge, spinozerebelläre Bahnen, Nucleus Onufrowicz) und bei der *hereditären Form* (Hinterstränge, spinozerebelläre Bahnen, mitunter Kleinhirnrinde). Schließlich gibt es sehr seltene echte Kombinationen mit anderen Systemerkrankungen (Huntington-Krankheit, Pick-Krankheit, Pallidumdegenerationen u.a.).

Das *Postpoliosyndrom* entwickelt sich bei 30% der Poliomyelitispatienten durchschnittlich 25 Jahre nach dem akuten paralytischen Ereignis. Es kommt zu fokalen, sehr langsam progredienten Paresen und Atrophien. Pathologisch finden sich Ausfälle motorischer Neuronen mit Gliose und geringgradigen lymphozytären Infiltraten, aber keine ALS-typischen Einschlüsse (Shimada et al. 1999).

Sekundäre Motoneuronkrankheiten: Verschiedene infektiöse (HIV-1, HTLV-I, Syphilis, Creutzfeldt-Jakob-Krankheit), autoimmune (Anti-GM1-Gangliosid-Antikörper), toxische (Blei, Quecksilber, Arsen, Thallium, Cadmium, Mangan, Lathyrismus), endokrinologische (Hyper- und Hypothyreoidismus, Hyperparathyreoidismus), vaskuläre (Vaskulitis, Ischämie) und tumoröse/paraneoplastische (Lymphome, monoklonale Gammopathien) Prozesse können die motorischen Neurone schwerpunktmäßig befallen und zu ALS-ähnlichen sekundären Motoneuronkrankheiten führen (Ince et al. 1998).

13.2.2 Spinale Muskelatrophien (SMA)

Die spinalen Muskelatrophien bilden eine Gruppe klinisch und genetisch heterogener Krankheiten mit progressiven peripheren Paresen bei progredientem Verlust spinaler Motoneurone.

■ **Klinik.** Es bestehen symmetrische schlaffe Lähmungen, Muskelatrophien, Faszikulationen und Reflexabschwächungen ohne Beteiligung der Sensibilität. Die autosomal-rezessiv vererbte SMA mit proximalem Schwerpunkt bildet die mit Abstand größte Gruppe (96%). Dabei unterscheidet man folgende Formen:

■ Die *infantile akute Form* (SMA1, Werdnig-Hoffmann-Krankheit) beginnt schon intrauterin und wird innerhalb der ersten 6 Lebensmonate manifest. 95% der Kinder sterben vor dem 18. Lebensmonat an der Atemmuskelparese. Es kann auch eine kongenitale Arthrogrypose bestehen.

■ Die *infantile intermediäre Form* (SMA2, protrahierte Werdnig-Hoffmann-Krankheit) beginnt in

den ersten 18 Lebensmonaten und verläuft über 4–16 Jahre, ohne dass die Kinder das Stehen oder Gehen erlernt haben.
- Bei der *juvenilen Form* (SMA3, Kugelberg-Welander-Krankheit) ist zwar die frühe motorische Entwicklung meist verzögert, doch wird die Standfähigkeit, oft auch die Gehfähigkeit erworben. Diese geht dann aber mit 15–20 Jahren wieder verloren.

Schließlich wurden eine besonders schwere kongenitale Form (SMA0) und eine relativ milde Form mit Beginn im Erwachsenenalter und Verlauf über Dekaden (SMA4) beschrieben.

■ **Epidemiologie.** Die Inzidenz beträgt weltweit 1:8000 (Carrierfrequenz 1:50).

> Es handelt sich somit um die zweithäufigste neuromuskuläre Krankheit des Kindesalters (nach den Dystrophinopathien) und um die zweithäufigste letale autosomal-rezessive Krankheit (nach der zystischen Fibrose).

■ **Genetik.** Den 3 SMA-Typen liegt ein gemeinsamer Gendefekt auf Chromosom 5q13 zugrunde (Gendron u. MacKenzie 1999). In diesem Bereich, der normalerweise dupliziert als 2 invertierte 500-kb-Elemente mit multiplen Genkopien und Pseudogenen vorliegt, existieren 4 relevante Gene:
- SMN (survival motor neuron),
- NAIP (neuronal apoptosis inhibitory protein),
- H4F5 (dessen Produkt bei der RNA-Prozessierung beteiligt ist),
- p44 (eine Untereinheit des Transkriptionsfaktors TFIIHA).

Mehr als 95% der SMA-Patienten haben *homozygote Deletionen*, selten auch Punktmutationen, des telomeren SMN-Gens (SMNt, SMN1), so dass es sich dabei wahrscheinlich um das verantwortliche Gen handelt. Das SMN-Protein ist in den snRNA-reichen nukleären Spiralkörpern (coiled bodies, gems) und in zytoplasmatischen Spliceosomen lokalisiert, so dass es möglicherweise eine Rolle beim RNA-Metabolismus spielt. Dass die Expression des SMN-Proteins bei SMA-Patienten nicht aufgehoben, sondern nur reduziert ist, könnte erklären, warum (die besonders sensiblen) Motoneuronen selektiv betroffen werden, obwohl das SMN-Gen praktisch ubiquitär exprimiert wird.

Da Genotyp und Phänotyp nicht korrelieren, wird das Ausmaß der klinischen Symptomatik vermutlich durch die Aktivität bzw. Inaktivierung weiterer 5q13-Gene moduliert, so durch das zentromere SMN-Gen (SMNc, SMN2), das NAIP- und das H4F5-Gen. Beispielsweise findet man bei SMA1 im Vergleich zu SMA3 im Durchschnitt weniger SMN2-Gen-Kopien und häufigere homozygote Deletionen im NAIP-Gen.

■ **Morphologie.** Im Vorderhorn und in den motorischen Hirnnervenkernen besteht ein Nervenzellausfall mit Neuronophagien und relativ geringer Gliose, am ausgeprägtesten bei SMA1. Die Vorderwurzeln sind verschmälert und markarm, die erhaltenen Neurone oft geschrumpft. In den Vorderwurzeln können eosinophile, GFAP-positive, gebündelte, einige Millimeter lange Astrozytenfortsätze bestehen. Bei SMA1 findet man achromatische, geblähte („ballonierte") Neuronen nicht nur in den motorischen Kernen, sondern auch in den Augenmuskelkernen, in der Stilling-Clarke-Säule und im Thalamus; immunhistologisch sind dabei phosphorylierte Neurofilamente oft ringförmig in der Perikaryonperipherie gelegen, während zentral eine granulär-vakuoläre Ubiquitinreaktivität angetroffen wird (Kato u. Hirano 1990). Mehrfach wurde über begleitende Degenerationen von Thalamus, Striatum, unterer Olive, Kleinhirn, Brücke oder N. opticus berichtet (Shishikura et al. 1983), doch fehlen größere Untersuchungen zu ihrer Häufigkeit.

■ **Differentialdiagnose.** Bei verschiedenen Stoffwechseldefekten kann es zu einem bevorzugten Untergang spinaler Motoneurone kommen, so bei Hexosaminidase-A-Defizienz und bei Zeroidlipofuszinose. Die chronisch-progrediente *sporadische (nichthereditäre) adulte SMA* ist etwa 15-mal seltener als die amyotrophe Lateralsklerose, beginnt zwischen dem 20. und 60. Lebensjahr an Hand-, Schulter- oder Wadenmuskulatur und verläuft über 5–22 Jahre.

■ Seltene Formen der SMA

Neben der Hauptgruppe gibt es zahlreiche seltenere Formen, die bisher nach Erkrankungsbeginn, Verteilung der Paresen, Verlaufsgeschwindigkeit und Erbgang klassifiziert wurden. Die Datenbank von McKusick führt mehr als 30 hereditäre Krankheiten mit Befall des Motoneurons auf (http://www.ncbi.nlm.nih.gov/omim/). Die weitere molekulargenetische Klärung wird zu einer klareren Systematik führen.

Relativ gut charakterisiert ist bereits die *Kennedy-Krankheit* (SMAX1) (Fischbeck et al. 1999), eine adulte, X-chromosomal-rezessive, bulbäre (Gesichtsmuskulatur) und spinale Form mit reduzierter Fertilität, Gynäkomastie und sensorischer Neuropathie, die auf Mutationen im ersten Exon des Gens für den Androgenrezeptor beruht: Hier wird ein

CAG-Trinukleotid in der Normalbevölkerung durchschnittlich 22-mal, bei Kennedy-Krankheit aber mehr als 40-mal wiederholt (Trinukleotidexpansion). Morphologisch sind die motorischen Hirnnervenkerne (vor allem VII und XII) und spinalen Motoneuronen degeneriert. Die Nervenzellkerne können Einschlüsse aus mutiertem (polyglutaminhaltigem) Androgenrezeptorprotein enthalten.

13.2.3 Hereditäre spastische Paraparese

Hierunter versteht man eine heterogene Gruppe genetisch distinkter Krankheiten mit progressiver Spastik der unteren Extremitäten (Syn.: Strümpell-Lorrain-Syndrom). Einen Überblick geben McDermott et al. (2000).

■ **Klinik und Epidemiologie.** Obligat ist eine progressive Gangstörung mit spastischem Hypertonus, Hyperreflexie und Pyramidenbahnzeichen der unteren Extremitäten. Häufig sind Paresen der unteren Extremitäten, Blasenstörungen (50%), Hyperreflexie auch der oberen Extremitäten, geringgradige terminale Dysmetrie und Pes cavus (33%), während Paresen der oberen Extremitäten und distale Muskelatrophien selten sind. Bulbäre Symptome fehlen. Der Krankheitsbeginn liegt zwischen Kindheit und Senium.

Neben diesen *einfachen* („pure") Formen existieren *komplexe* („complicated") Phänotypen mit variablen zusätzlichen Symptomen, u.a. Optikusatrophie, Retinopathie, Taubheit, extrapyramidalmotorische Zeichen, Ataxie, periphere Neuropathie, mentale Retardierung, Demenz, Epilepsie oder Ichthyose.

Je später die Krankheit beginnt, desto höher ist der Grad der Behinderung; die Lebenserwartung ist normal. Die Prävalenz liegt in Europa zwischen 2,0 und 4,3 pro 100 000.

■ **Genetik.** Der Erbgang ist am häufigsten autosomal-dominant (70–80% der Familien), kann aber auch autosomal-rezessiv oder X-chromosomal sein. Bisher sind mindestens 14 chromosomale Loci und 4 Gene identifiziert worden (Tabelle 13.3). Bei letzteren handelt es sich um Gene für das Adhäsionsmolekül L1, das ZNS-Myelinprotein Proteolipidprotein (PLP), Spastin und Paraplegin. Da L1-Mutationen auch zu mentaler Retardierung, Balkenagenesie, Hydrozephalus und muskuloskelettalen Fehlbildungen führen können, wurde der potentielle Symptomkomplex als *CRASH-Syndrom* (*c*orpus callosum hypoplasia, *r*etardation, *a*dducted thumbs, *s*pastic paraplegia, and *h*ydrocephalus) bezeichnet.

Tabelle 13.3. Genetische Klassifikation hereditärer spastischer Paraparesen (*X* X-chromosomal, *AD* autosomal-dominant, *AR* autosomal-rezessiv) (nach McDermott et al. 2000; Vazza et al. 2000)

Kürzel	Locus	Vererbung	Phänotyp	Genprodukt
SPG1	Xq28	X	Komplex	L1
SPG2	Xq22	X	Komplex oder einfach	Proteolipidprotein (PLP)
SPG3	14q11.2–24.3	AD	Einfach	?
SPG4	2p22–21	AD	Komplex oder einfach	Spastin
SPG5	8p12-q13	AR	Einfach	?
SPG6	15q11.1	AD	Einfach	?
SPG7	16q24.3	AR	Komplex oder einfach	Paraplegin
SPG8	8q24	AD	Einfach	?
SPG9	10q23.3–24.2	AD	Komplex	?
SPG10	12q13	AD	Einfach	?
SPG11	15q13–15	AR	Komplex oder einfach	?
SPG12	19q13	AD	Einfach	?
SPG13	2q24–34	AD	Komplex	?
SPG14	3q27–28	AD	Komplex	?
SPG15	14q22–24	AR	Komplex	?

Aktuelle Informationen finden sich online unter http://www.ncbi.nlm.nih.gov/Omim/.

Dass PLP-Mutationen nicht nur zu SPG2, sondern auch zur Pelizaeus-Merzbacher-Krankheit (PMK) führen können, wird darauf zurückgeführt, dass bei PMK, nicht aber bei SPG2, eine kleinere PLP-Isoform (DM-20), die für die Myelinreifung verantwortlich ist, ebenfalls reduziert ist.

Spastin und Paraplegin sind ATPasen, die bei verschiedenen zellulären Prozessen beteiligt sind (Zellzyklus, Proteindegradation, Organellensynthese u.a.), wobei Spastin nukleär und Paraplegin mitochondrial lokalisiert ist. 40% der autosomal-dominant vererbten Formen entfallen auf SPG4; dabei finden sich Missense-, Nonsense- und Splice-site-Mutationen im Spastin-Gen. Auch innerhalb der verschiedenen SPG-Formen besteht z.T. eine beträchtliche intrafamiliäre und interfamiliäre klinische Heterogeneität.

■ **Morphologie.** Charakteristisch ist eine Degeneration der terminalen Axone in den langen auf- und absteigenden Bahnen des Rückenmarks (kortikospinale Bahnen, Hinterstränge). Die Bahnen für die unteren Extremitäten sind dabei stärker betroffen als diejenigen für die oberen Extremitäten. In etwa der Hälfte der Fälle sind die spinozerebellären Bahnen beteiligt. Ein Verlust von Nervenzellperikarya (Betz-Zellen, Clarke-Säule, Purkinje-Zellen, N. dentatus) ist in der Routinemikroskopie selten evident, morphometrisch aber häufiger nachweisbar. Sekundär kommt es zu Entmarkung und Gliose, wodurch die topographische Verteilung erkennbar wird. Intrazelluläre Einschlusskörper in Motoneuronen finden sich nicht, doch wurden bei SPG4 ungewöhnliche, τ-positive, ballonierte Nervenzellen beschrieben (White et al. 2000). In Muskelbiopsaten von Patienten mit Parapleginmutationen (SPG7) wurden mitochondriale Veränderungen gefunden (ragged red fibers, Zytochrom-C-Oxidase-negative Fasern).

Differentialdiagnose. Eine Reihe von Krankheiten kann klinisch wie eine hereditäre spastische Paraparese verlaufen (z. B. zervikale Myelopathie, Arnold-Chiari-Krankheit, perinatal entstandene Läsionen, spinale Angiome, multiple Sklerose, funikuläre Spinalerkrankung, HTLV-I-Infektion, M. Krabbe, Arginasedefizienz, Neurolathyrismus). Bei hereditären Krankheiten mit Mutationen im Prionprotein-Gen (P105L) oder im Präsenilin-1-Gen (Exon-9-Deletion) wurde über im Vordergrund stehende spastische Paraparesen berichtet. Die dafür jeweils charakteristischen pathologischen Befunde erlauben aber bei Kenntnis der klinischen Symptomatik eine definitive Diagnose.

Die *spastische Spinalparalyse* ist eine sehr seltene sporadische Krankheit nur des ersten motorischen Neurons mit Beginn im mittleren Erwachsenenalter (35–67 Jahre) und über 4–34 Jahre (Mittel 15 Jahre) verlaufender progredienter spinobulbärer Spastik. Klinisch, elektromyographisch und myelographisch fehlen Hinweise auf Demenz, periphere Paresen und zervikale Myelopathie. Morphologisch findet man neben der Pyramidenbahndegeneration im Gyrus praecentralis einen nahezu kompletten Verlust der Betz-Riesenzellen und einen Ausfall von Pyramidenzellen in der 3. und 5. Schicht mit assoziierter Gliose, während Vorderhörner und motorische Hirnnervenkerne intakt sind (Pringle et al. 1992).

13.3 Ataxien bei Degeneration des spinozerebellären Systems

Nach dem Schwerpunkt der Veränderungen unterscheidet man
- spinale Atrophien (Hinterstränge),
- zerebelläre Atrophien (Kleinhirnrinde),
- spinozerebelläre Atrophien (Hinterstränge und Kleinhirnrinde),
- olivopontozerebelläre Atrophien (untere Olive, Brückenkerne und Kleinhirnrinde).

Kombinationen und Übergänge zwischen diesen Formen auch innerhalb betroffener Mitglieder der gleichen Familie kommen vor. Eine geringere Beteiligung anderer neuronaler Systeme ist die Regel, während Assoziationen mit weiteren Systematrophien – mit Ausnahme der häufigen Kombination von olivopontozerebellärer Atrophie (OPCA) und striatonigraler Degeneration („multiple Systematrophie") – zwar selten, aber deutlich häufiger als bei einer zufälligen Koinzidenz sind.

Im Gegensatz zu früheren klinisch-pathologischen Klassifikationen der spinozerebellären Ataxien, die kontrovers und z. T. konfus waren, erlauben neue molekulargenetische Befunde eine systematischere und validere Einteilung sowie zu Lebzeiten eine *molekulare Diagnostik* der Heredoataxien, meist mit Hilfe der Polymerasekettenreaktion. Die meisten Gene und Mutationen sind identifiziert worden, transgene Tiermodelle wurden und werden entwickelt, und die Erforschung der molekularen Pathogenese sowie der Korrelation zwischen klinischen, molekulargenetischen und morphologischen Befunden ist in vollem Gange (Koeppen 1998).

13.3.1 Friedreich-Ataxie

Es handelt sich um eine autosomal-rezessiv vererbte, meist im Kindes- oder Jugendalter beginnende chronisch-progressive Ataxie mit Degeneration von Hinterwurzeln und Hintersträngen aufgrund einer GAA-Trinukleotid-Expansion im Frataxin-Gen auf Chromosom 9q13.

Klinik. Die Krankheit beginnt meist vor dem 30. Lebensjahr (Mittel: 15 Jahre), selten auch im Kleinkindesalter oder im höheren Lebensalter, und verläuft chronisch über 25–40 (5–50) Jahre. Im Durchschnitt sind die Patienten nach etwa 15 Jahren auf einen Rollstuhl angewiesen.

Sensible Ataxie (100%), Muskelschwäche (80%), Atrophien, Areflexie (100%), Pallhypästhesie (90%) und Störungen der Tiefensensibilität vor allem an den Beinen gehen den zerebellären Symptomen und Pyramidenbahnzeichen (70–100%) gewöhnlich voraus. In bis zu 100% der Fälle besteht eine *Kardiomyopathie*, die die häufigste Todesursache darstellt und zudem über Hypoxien oder Embolien zu einer zerebralen Symptomatik führen kann. Häufig sind Kyphoskoliose (95%) und Spreizhohlfuß (sog. Friedreich-Fuß, 90%).

Fakultative Symptome sind Optikusatrophie und Visusstörung (45%), Schwerhörigkeit (25%), Parästhesien (30%), Spastik (15%), Tremor (25%) sowie Insulinresistenz, β-Zell-Defizienz und Typ-I-Diabetes (bis zu 50%). Eine Demenz kommt in fortgeschrittenen Stadien vor.

MR-tomographisch imponieren eine Atrophie der Medulla oblongata und des Zervikalmarks sowie eine Erweiterung des 4. Ventrikels.

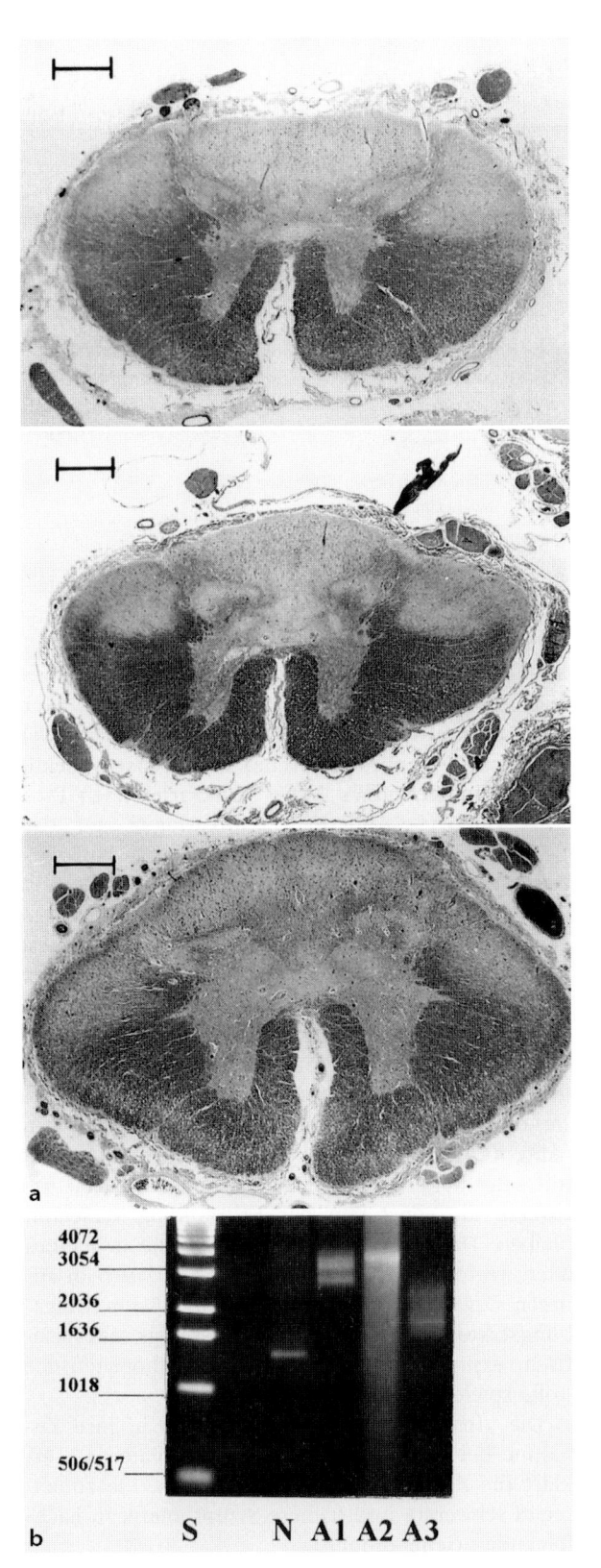

■ **Epidemiologie.** Die Krankheit tritt bei Menschen europäischer, nordafrikanischer, mittelasiatischer und indischer Abstammung auf. Sie ist mit einer Prävalenz von 0,4 (Benghazi, Libyen) bis 4,7 (Kantabrien, Spanien) pro 100 000 Einwohner die *häufigste hereditäre Ataxie* (etwa 50% der Fälle).

■ **Genetik.** Bei autosomal-rezessiver Vererbung liegt bei 98% der mutierten Allele eine abnorme Expansion des Trinukleotids GAA im ersten Intron des *FRDA-Gens* auf dem Chromosom 9q13 (Abb. 13.5), bei den restlichen 2% eine Punktmutation in diesem Gen vor. Das Gen kodiert für ein mitochondriales Protein (Frataxin) von 210 Aminosäuren, das bei der Krankheit stark reduziert ist. Je länger die Expansion, desto früher beginnt im Durchschnitt die Krankheit.

■ **Pathogenese.** Bei experimentell ausgeschaltetem FRDA-Gen und bei Friedreich-Patienten kommt es durch die Frataxininaktivierung zu einer reduzierten Aktivität mehrerer mitochondrialer Enzyme, insbesondere der oxidativen Phosphorylierung (verminderte ATP-Produktion), zu einer Akkumulation von mitochondrialem Eisen sowie zu einem Verlust mitochondrialer DNA (Lodi et al. 1999). Dies induziert wahrscheinlich freie Radikale und oxidativen Stress, was wiederum die mitochondriale DNA schädigt und schließlich zum Zelltod führt.

■ **Morphologie.** Die Hinterstränge (vor allem die Goll-Stränge), daneben die Stilling-Clarke-Säule und der Tractus spinocerebellaris (dorsal stärker als ventral) zeigen Entmarkung, Axonverlust und Gliose (Abb. 13.5). Die Hinterwurzeln sind verschmächtigt, die Spinalganglienervenzellen reduziert. Die kortikospinalen Bahnen weisen eine Degeneration meist distal der Pyramiden auf (Abb. 13.5), wobei im Zervikalmark die lateralen Anteile der Pyramidenbahnseitenstränge stärker als die medialen Anteile degeneriert sind. Die Dendriten und später auch die Perikarya der Purkinje-Zellen sind unterschiedlich stark ausgefallen.

Bei genauer Untersuchung findet man nicht selten geringer ausgeprägte Degenerationen weiterer

Abb. 13.5. Friedreich-Krankheit. Unteres Thorakalmark (Klüver-Barrera) sowie GAA-Trinukleotid-Expansion (ethidiumbromidgefärbtes Agarosegel) von 3 Patienten (A1, A2, A3). Die Rückenmarkquerschnitte zeigen eine Degeneration der Hinter- und Seitenstränge. Je länger die molekulargenetische Expansion, desto atrophischer ist im Durchschnitt das Rückenmark. Länge der Trinukleotidexpansion (2 Allele) und Querschnittsfläche des Rückenmarks sind wie folgt: 530/440 und 27,3 mm^2 bei Patient A1, 671/671 und 24,6 mm^2 bei Patient A2 sowie 170/104 und 35,8 mm^2 bei Patient A3. Linie 1 mm (*S* DNA-Standard in bp; *N* Kontrollperson mit normalem FRDA-Genotyp) (aus Koeppen 1998)

Regionen (Präzentralkortex, Nucleus dentatus, untere Olive, vestibuläre und auditorische Hirnstammkerne, Pallidum; s. Tabelle 13.1) (Oppenheimer 1979). Die sensiblen Nerven zeigen eine starke Reduktion (95%) vor allem der dicken bemarkten Fasern, eine segmentale Entmarkung und eine Vermehrung des interstitiellen Bindegewebes.

■ **Differentialdiagnose.** Von der Friedreich-Krankheit abzugrenzen sind klinisch ähnliche, aber molekular andersartige Krankheitsbilder, so MERRF (s. Kap. 20), der Vitamin-E-Mangel (z. T. als Folge einer Mutation des Gens für das α-Tocopherol-Transferprotein auf Chromosom 8q), das Bassen-Kornzweig-Syndrom, das Refsum-Syndrom und verschiedene Mukopolysacharidosen.

13.3.2 Spinozerebelläre Atrophien (SCA)

Sie bilden eine Gruppe autosomal-dominant vererbter, meist im Erwachsenenalter beginnender genetisch klassifizierter Krankheiten mit progressiver Ataxie bei variabler Degeneration von Brückenfuß, unterer Olive, Kleinhirnrinde und spinalen Bahnen (Koeppen 1998).

■ **Klinik.** Die Krankheiten beginnen meist jenseits des 20. Lebensjahres. Es dominiert die zerebelläre Ataxie, der sich in variabler Ausprägung Hinterstrangsymptome beigesellen können. Die zerebelläre Ataxie äußert sich initial in einer Gangunsicherheit, bei Mitbeteiligung der Hemisphären in einer Unsicherheit beim Greifen, bei Läsionen des Nucleus dentatus in einem Haltungstremor. Dazu gesellen sich weitere zerebelläre Symptome wie Dysarthrie und okulomotorische Störungen. Fakultativ sind kognitive Beeinträchtigungen, Optikusatrophie, Spastik, extrapyramidalmotorische und peripher-neurologische Symptome. Neuroradiologisch ist eine Atrophie des Kleinhirns fassbar.

■ **Epidemiologie.** Die Häufigkeit der Typen ist in verschiedenen Ländern unterschiedlich. So dominiert SCA1 in Russland und Südafrika, SCA2 in England, Kuba und Indien und SCA3 in Deutschland, Portugal und Japan.

■ **Genetik.** Es handelt sich um mindestens 16 autosomal-dominant vererbte Krankheiten (Tabelle 13.4) (s. auch Stevanin et al. 2000, Miyoshi et al. 2001). Bei 5 der Formen (SCA1, 2, 3, 6, 7) mit identifiziertem Gendefekt bestehen abnorme Verlängerungen (Expansionen) des für Glutamin kodierenden Trinukleotids CAG (Tabelle 13.4). Bei

Tabelle 13.4. Genetische Klassifikation spinozerebellärer Atrophien (AD: autosomal-dominant)

Name	Locus	Genprodukt	Vererbung	CAG-Expansion[a]	CAG normal[a]
SCA1	6p	Ataxin-1	AD	40–81	19–38
SCA2	12q	Ataxin-2	AD	35–59	15–32
SCA3	14q	Ataxin-3	AD	61–84	12–40
SCA4	16q	?	AD		
SCA5	11q	?	AD		
SCA6	19p	α_{1A}-Ca^{2+}-Kanal	AD	21–27	4–16
SCA7	3p	Ataxin-7	AD	38–306	7–17
SCA8	13q	Nur mRNA	AD	100–152[b]	15–91[b]
SCA9	?	?	AD		
SCA10	22q	?	AD		
SCA11	15q	?	AD		

[a] Bei Krankheiten mit Trinukleotidexpansion sind die Anzahl der CAG-Trinukleotide bei Patienten und bei Kontrollen angegeben.
[b] Bei SCA8 ist ein CTG-Trinukleotid in einer nichttranslatierten Region expandiert.

Aktuelle Informationen finden sich online unter http://www.ncbi.nlm.nih.gov/Omim/.

SCA6 handelt es sich um das Gen für einen Kalziumkanal, während die Funktion der 4 anderen Proteine nicht bekannt ist und man sie zunächst *Ataxine* genannt hat. SCA8 beruht dagegen auf einer CTG-Expansion in einem transkribierten, aber nicht translatierten Gen, wobei die mRNA möglicherweise als physiologisches Anti-sense-Molekül für eine mRNA eines Aktin strukturierenden Proteins fungiert. Andere Klassifikationen auf der Grundlage von Klinik oder Morphologie sind verlassen worden.

■ **Pathogenese.** Bei den Krankheiten mit Expansion des für Glutamin kodierenden Trinukleotids CAG führen die abnorm verlängerten Polyglutaminanteile zu toxischen Effekten des Proteins. Je mehr CAG-Wiederholungen vorliegen, desto früher tritt die Krankheit auf, desto rascher progressiv verläuft sie und desto ausgedehnter ist die Symptomatik (Abb. 13.6). Das heißt, es werden bei den Patienten mit sehr hohen Wiederholungszahlen Gewebe betroffen, die sonst von der Erkrankung verschont bleiben. Da die pathologischen Proteine in nahezu allen Regionen des Nervensystems und auch in anderen Organen exprimiert werden, müssen Umgebungsfaktoren, insbesondere andere, gewebespezifisch exprimierte Proteine eine pathogenetische Rolle spielen.

Die „Instabilität" der Expansion, d.h. ihre Zunahme bei der Vererbung (vor allem paternal), erklärt die *Antizipation* (Abb. 13.6), d.h. die zunehmend schwerere und frühere Symptomatik in nachfolgenden Generationen.

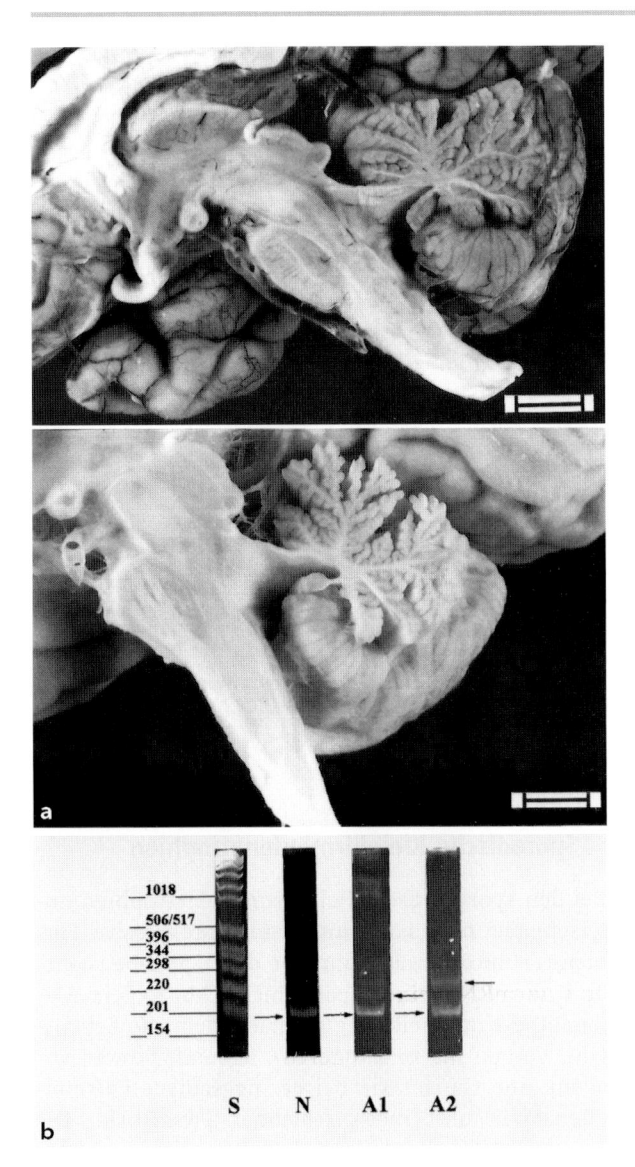

Abb. 13.6. Olivopontozerebelläre Atrophie (OPCA) bei SCA2. Makroskopische Pathologie mit Kleinhirn- und Brückendegeneration sowie CAG-Trinukleotid-Expansion (ethidiumbromidgefärbtes Polyacrylamidgel, *B*) bei Vater (A1) und Sohn (A2). Das Alter bei Krankheitsbeginn und Tod war 20 und 42 Jahre beim Vater und 7 und 18 Jahre beim Sohn. Dieser Antizipation liegt eine höhere Zahl von CAG-Wiederholungen beim Sohn (22/58) als beim Vater (22/41) zugrunde. Die nach *rechts zeigenden Pfeile* von *B* zeigen normale Allele, die *nach links weisenden Pfeile* expandierte Allele; Linie 1 cm (*S* DNA-Standard in bp; *N* Kontrollperson mit normalem SCA2-Genotyp) (aus Koeppen 1998)

■ **Morphologie.** Bei der Kleinhirndegeneration findet sich makroskopisch eine Atrophie der Windungen mit Reduktion der weißen Substanz (Abb. 13.6). *Mikroskopisch* sind in der Regel Purkinje- und Körnerzellatrophien gleich stark ausgeprägt, doch kann auch ein Zelltyp bevorzugt betroffen sein. Bei den Spätformen liegt der Schwerpunkt bei den Purkinje-Zellen, im Oberwurm und im Vorderlappen, während man bei den Frühformen eher eine diffuse Atrophie der gesamten Kleinhirnrinde, vor allem der Körnerzellen und des Neozerebellums, findet. Bei Purkinje-Zell-Schädigung sieht man eine Hyperplasie der Bergmann-Glia, eine verschmälerte gliotische Molekularschicht mit Ansammlungen von Gliazellen entlang der Purkinje-Zell-Dendriten („Gliastrauchwerk") und in Silberimprägnationen (Bodian, Bielschowsky etc.) „leere Körbe" um ausgefallene Purkinje-Zellen (Abb. 13.7 a).

Bei der Körnerzellschädigung imponieren eher Dendritenauftreibungen der Purkinje-Zellen, die mit phantasievollen Namen belegt wurden (Hirschgeweihe, Elchschaufeln, Morgensterne, Kakteen, Stachelkugeln; Abb. 13.7 b), während man die sog. torpedoförmigen Auftreibungen eher an den Axonen und Axonkollateralen innerhalb der Körnerzellschicht sieht. Sind die Brückenkerne beteiligt, liegt die *hereditäre Form der OPCA* (olivopontozerebelläre Atrophe) vor (Abb. 13.6).

Sekundäre Veränderungen kommen nach Purkinje-Zellausfall im Zahnkern und in anderen inneren Kleinhirnkernen, retrograd transsynaptisch auch in den unteren Oliven (vor allem dorsal) und den akzessorischen Oliven vor. Häufig sind weitere Regionen geringgradiger beteiligt, so Neokortex, Striatum, Substantia nigra und die langen Bahnen des Rückenmarks. Bei mehreren genetischen Formen, die mit einem verlängerten Polyglutamintrakt einhergehen, wurden glutaminhaltige Kerneinschlüsse mit Vergrößerung und abnormer Lappung des Kerns beobachtet. α-Synuklein-positive Einschlüsse wie bei sporadischer OPCA fehlen im Allgemeinen und wurden nur vereinzelt bei SCA1 beschrieben.

Die genetischen Formen unterscheiden sich tendenziell auch morphologisch, ohne dass im Einzelfall aufgrund des histologischen Bildes sichere Rückschlüsse auf den Genotyp möglich wären. Typisch sind OPCA-Pathologie bei SCA1, Beteiligung der Substantia nigra bei SCA2 und SCA3, Degeneration von Vorderhornneuronen und relativ geringe Atrophie der Kleinhirnrinde bei SCA3, axonale Neuropathie bei SCA4, eine weitgehend reine zerebelloolivare Atrophie bei SCA6 sowie Retinopathia pigmentosa bei SCA7.

13.3.3 Weitere Formen spinozerebellärer Ataxien

■ Sporadische olivopontozerebelläre Atrophie (OPCA)

Makroskopisch imponiert eine Verschmächtigung der Brücke, eine Abflachung der Olivenwülste der Medulla oblongata und ein verkleinertes, teils fleckig verfärbtes und sklerosiertes Marklager („Tigerfellzeichnung") des atrophischen Kleinhirns.

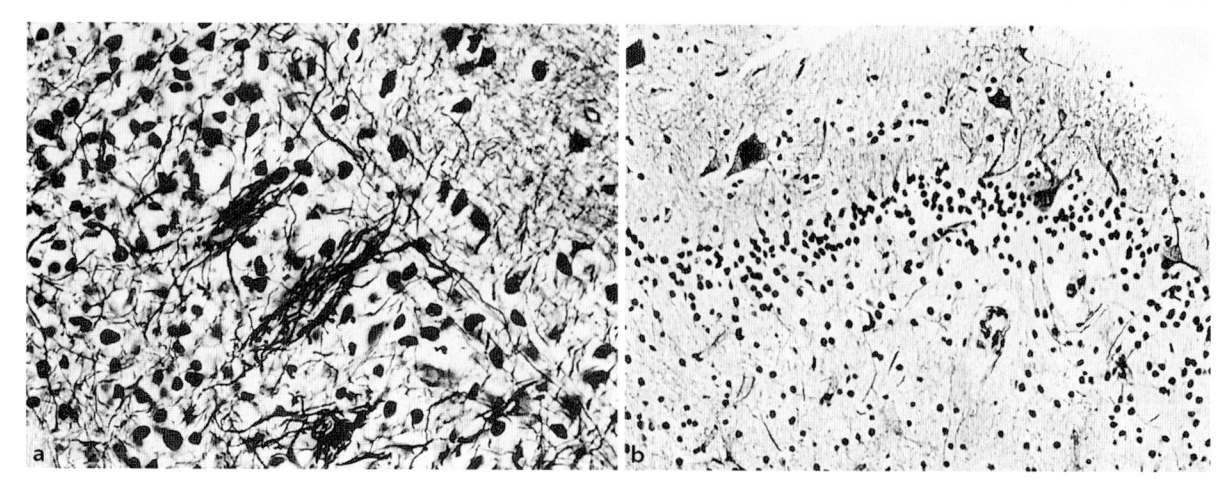

Abb. 13.7 a, b. Kleinhirnatrophie. **a** Leere Körbe um untergegangene Purkinje-Zellen; **b** Kleinhirnatrophie mit hirschgeweihförmigen Auftreibungen von Purkinje-Zelldendriten in der Molekularschicht

Histologisch sieht man starke Nervenzellausfälle in der unteren Olive, der Nebenolive und den Brückenfußkernen mit dichter Fasergliose und Entmarkung der afferenten olivo- und pontozerebellären Bahnen. Das Kleinhirnmarklager ist disseminiert entmarkt, während das efferente Dentatum-Bindearm-System kaum beteiligt ist. Die Purkinje-Zellen, geringer die Körnerzellen des Paläo- und Neozerebellums sind bei transneuronaler Degeneration variabel reduziert. In den erhaltenen Neuronen der Brückenkerne, der Nuclei reticulares pontis und der Nuclei arcuati pontis finden sich argyrophile (Bodian-, Bielschowsky- und Gallyas-Imprägnationen) zytoplasmatische, seltener nukleäre Einschlüsse, die in der HE-Färbung blass erscheinen und ultrastrukturell und immunhistologisch den neuronalen Einschlüssen bei der striatonigralen Degeneration entsprechen (Papp u. Lantos 1994; Dickson et al. 1999) (Tabelle 13.2). Sehr ähnliche oligodendrogliale, seltener astrozytäre, argyrophile, häufig flammen- oder halbmondförmige Einschlüsse von 4–20 μm sind im Kleinhirnmarklager, im mittleren Kleinhirnschenkel, in den pontinen Querfasern und kortikospinalen Bahnen, disseminiert im Hirnstamm und seltener in anderen Regionen nachweisbar (Abb. 13.3 c).

Neben der im Vordergrund stehenden zerebellopetalen Schädigung besteht praktisch immer eine variable Degeneration weiterer Systeme (Tabelle 13.1): So zeigen etwa 50–85% (klinisch) bzw. 85–95% (pathologisch) der OPCA-Fälle zusätzliche Charakteristika der striatonigralen Degeneration und/oder des Shy-Drager-Syndroms (vor allem beim sporadischen Typ) mit entsprechend lokalisierten neuronalen und glialen zytoplasmatischen Einschlüssen; solche Fälle werden auch als „multiple Systematrophie" bezeichnet (Wenning et al. 1995). Daneben können Thalamus, Locus coeruleus, verschiedene Hirnnervenkerne und das Rückenmark (Hinterstränge, spinozerebelläre Bahnen, Pyramidenseitenstränge, Vorderhörner) degeneriert sein.

■ Sporadische Kleinhirnrindenatrophien

Bei den sporadischen Kleinhirnrindenatrophien unterscheidet man kongenitale, nichtprogressive Formen, Frühformen (Beginn vor dem 25. Lebensjahr) und die häufigsten Spätformen (Marie-Foix-Alajouanine-Krankheit, Beginn nach dem 40. Lebensjahr, Verlauf bis zu 25 Jahren). Klinisch besteht vor allem eine Gangataxie bei geringgradiger Extremitätenataxie und meist fehlender Dysarthrie. Die ausgeprägtesten pathologischen Veränderungen finden sich im *Kleinhirnwurm* und in den *unteren Oliven*, während die spinalen Bahnen allenfalls gering beteiligt sind.

Bei Fehlen einer entsprechenden Familienanamnese oder anderer typischer assoziierter Symptome (hypogonadotropher Hypogonadismus, Optikusatrophie) ist es nicht möglich, die sehr seltenen autosomal-rezessiv vererbten Formen mit noch nicht identifiziertem Gendefekt abzugrenzen.

■ Louis-Bar-Syndrom (Ataxia telangiectasia)

Dies ist eine autosomal-rezessive Erbkrankheit (Inzidenz 1:100.000) mit im Kindesalter beginnender progressiver Ataxie, okulomotorischer Dyspraxie, konjunktivalen und seltener meningozerebralen Teleangiektasien, zellulärer und humoraler Immundefizienz, gestörten DNA-Reparaturmechanismen sowie einer Neigung zu verlaufsbestimmenden malignen Lymphomen und respiratorischen Infektionen.

Verantwortlich sind Mutationen im ATM-Gen auf Chromosom 11q22, das für eine Serin-Threonin-Kinase kodiert (Li u. Swift 2000).

Neuropathologische Befunde sind ein massiver und diffuser Ausfall der Purkinje-Zellen, geringer der Körnerzellen, Degeneration von Zahnkern, unterer Olive, Substantia nigra, Locus coeruleus, Hinterstrang und Vorderhorn, Lewy-Körper-ähnliche neuronale Einschlüssen vor allem in der Substantia nigra sowie polymorphe, hyperchromatische Kerne, vor allem in der Adenohypophyse und in den Satellitenzellen der Spinalganglien (Monaco et al. 1988). Heterozygote Gen-Träger prädisponieren zu malignen Tumoren und koronarer Herzkrankheit.

■ Marinesco-Sjögren-Syndrom

Hierbei handelt es sich um eine autosomal-rezessiv vererbte, in der Kindheit beginnende zerebelläre Ataxie (Inzidenz 1:500 000) mit jahrzehntelangem Verlauf, psychomotorischer Retardierung, Katarakt, Skelettdeformitäten und einer progredienten Muskelschwäche.

Neuropathologisch trifft man auf eine ausgeprägte Kleinhirnrindenatrophie, besonders der Körnerzellen. Die Skelettmuskulatur zeigt Kerneinschlüsse und häufig sarkoplasmatische Einschlüsse nach Art der „rimmed vacuoles" (Suzuki et al. 1997).

■ Wolfram-Syndrom

Das Wolfram-Syndrom, wegen der wesentlichen klinischen Symptomatik auch DIDMOAD – *Di*abetes *i*nsipidus, *D*iabetes *m*ellitus, *O*ptikus*a*trophie, Taubheit (*d*eafness) – genannt, ist eine autosomal-rezessive Krankheit aufgrund biallelischer Mutationen des WFS1-(Wolframin-)Gens auf Chromosom 4p16.

Neuropathologisch findet sich neben einer olivopontozerebellären Atrophie eine Degeneration der oberen und unteren Vierhügel, des N. opticus, des Corpus geniculatum laterale, des N. cochlearis und der kortikospinalen Bahnen mit zahlreichen axonalen Sphäroiden (Genis et al. 1997).

■ Sonstige

Die *Machado-Joseph-Krankheit* (s. 13.5.7) wurde inzwischen als eine genetische Unterform der SCA3 mit relativ geringer Beteiligung des zerebelloolivären Systems identifiziert.

Die *Dentatum-Ruber-Pallidum-Luys-Degeneration*, eine „Multisystemdegeneration", die auch den spinozerebellären Degenerationen zugeordnet wird und genetisch auf einer Trinukleotidexpansion beruht, ist beim Parkinsonismus besprochen (s. 13.5.6).

Dem *Ramsay-Hunt-Syndrom* (Syn.: Dyssynergia cerebellaris myoclonica), klinisch charakterisiert durch zerebelläre Ataxie, Aktionsmyoklonus und generalisierte Krampfanfälle, liegt wohl häufig eine mitochondriale Enzephalopathie (MERRF) mit dentatorubraler Degeneration zugrunde (s. Kap. 20). Das Syndrom ist nicht zu verwechseln mit der Fazialisparese bei Varicella-Zoster-Virus-Infektion der Kopfregion, die ebenfalls als Ramsay-Hunt-Syndrom bezeichnet wird.

13.3.4 Differentialdiagnose

Vor der Diagnose einer degenerativen Kleinhirnatrophie müssen *symptomatische Kleinhirnrindenläsionen* ausgeschlossen werden, und zwar metabolische Krankheiten (u.a. Sphingolipidosen, Zeroidlipofuszinose, Adrenoleukodystrophie, Hypothyreose, Hypo- und Hyperparathyreoidismus, Hypoglykämie), toxische Schädigungen (Hydantoin, Alkohol), Paraneoplasien, Infektionen (Varizellen, Prionkrankheiten), postinfektiöse und postvakzinale immunologische Prozesse, chronische Ischämie durch Arteriosklerose der Kleinhirnarterien sowie perinatale Hypoxie.

13.4 Chorea bei Degeneration des Neostriatums

13.4.1 Huntington-Krankheit

Es handelt sich um eine autosomal-dominant vererbte Krankheit aufgrund einer Trinukleotidexpansion im Huntingtin-Gen auf Chromosom 4p16 mit choreatischen Hyperkinesen, zunehmender Demenz und hochgradiger Atrophie des Neostriatums. Als Synonyme gebräuchlich sind Chorea Huntington, Chorea major, erbliche Chorea, Veitstanz.

■ **Klinik.** Die Krankheit beginnt zwischen dem 5. und 80. Lebensjahr, meist in der 4. oder 5. Dekade. Die Patienten sterben nach einer durchschnittlichen Erkrankungsdauer von 12–17 Jahren. Leitsymptom sind choreatische Hyperkinesen (unwillkürliche Zuckungen größerer Muskelgruppen); daneben bestehen eine früh und schleichend beginnende progressive Demenz, Depression, Anorexie und eine Vielzahl weiterer fakultativer Symptome wie Akinese, Rigor, Tremor, Athetose, Dystonie, Ataxie, Spastik, Dysarthrie oder Psychose.

Die *juvenile Form* (bei Beginn jünger als 21 Jahre, 5–10% der Patienten) ist durch einen initial dominierenden *akinetisch-rigiden Parkinsonismus*, häufigere paternale Vererbung und einen besonders schweren Verlauf gekennzeichnet. Typisch ist die Antizipation, wobei innerhalb einer Familie der Erkrankungsbeginn zunehmend früher und die Ausprägung der Krankheit zunehmend schwerer wird. Die Kaudatumatrophie ist in der Bildgebung gut zu erkennen (Abflachung der Ventrikeltaille).

■ **Epidemiologie.** Die Prävalenz kranker Patienten beträgt 2–10, die der Genträger 5–25 pro 100 000 Einwohner. Japaner, Chinesen und Finnen sind seltener betroffen. Eine Geschlechtsbevorzugung besteht nicht.

■ **Genetik.** Die Vererbung ist autosomal-dominant bei kompletter Penetranz; nur 0,04–0,1% der Fälle sind Neumutationen. Das verantwortliche Gen, das für *Huntingtin* kodiert, wurde schon 1983 auf dem Chromosom 4p lokalisiert, aber erst 1993 identifiziert (The Huntington's Disease Group 1993). Im verantwortlichen Gen IT15 („interesting transcript") beträgt die Anzahl von Wiederholungen des Trinukleotides CAG in der normalen Bevölkerung 11–35, bei Huntington-Patienten dagegen 40 bis über 100 (Trinucleotidexpansion). Die CAG-Kopienzahl ist bei der Meiose unstabil und kann insbesondere bei paternaler Vererbung stark zunehmen.

Je höher die Kopienzahl, desto früher beginnt die Krankheit. Die Zunahme der Kopienzahl bei nachfolgenden Generationen erklärt somit die Antizipation. Die Kopienzahl kann aus dem Blut mit Hilfe der Polymerasekettenreaktion bestimmt werden. Die abnormen CAG-Wiederholungen führen zu einer *verlängerten Glutaminkette* am N-terminalen Proteinende von Huntingtin.

■ **Ätiologie und Pathogenese.** Wie die Mutation im Huntingtin-Gen zum bevorzugten Untergang striataler Neurone führt, ist unklar, zumal Huntingtin, ein Protein von 350 kD mit unbekannter Funktion, in somatischen Geweben ubiquitär exprimiert wird. Möglicherweise spielen Huntingtin-assoziierte Proteine (wie das HAP-1) eine Rolle, die in Striatum und Kortex selektiv exprimiert werden und besonders stark an mutiertes Huntingtin binden können. In *transgenen Mäusen* mit entsprechend mutiertem Huntingtin-Gen kommt es zu einer selektiven Aggregation N-terminaler Huntingtin-Fragmente im Zellleib und in den Fortsätzen in denjenigen striatalen Neuronen, die auch bei der Huntington-Krankheit betroffen sind; außerdem binden diese Fragmente an synaptische Vesikel und verhindern dadurch die Aufnahme von Glutamat (Li et al. 2000). Ob die bei den Patienten gefundenen *intranukleären Aggregate* von Huntingtin eine pathogenetische Rolle spielen, ist dagegen fraglich, da sie nicht mit der Degeneration assoziiert sind.

Als zumindest bei der Endstrecke der Neurodegeneration mitwirkende pathogenetische Faktoren werden – wie bei den meisten anderen Systematrophien auch – Exzitotoxizität, oxidativer Stress und mitochondriale Störungen angeschuldigt. Da Vorstufen der Quinolinsäure, ein potenter Agonist der N-Methyl-D-Aspartat-(NMDA-)Gruppe der Glutamatrezeptoren, im Striatum von Choreapatienten vermehrt sind, könnten endogene Exzitotoxine oder das jeweils charakteristische Expressionsmuster von Glutamatrezeptoren eine Rolle beim Untergang bestimmter Neuronen spielen. Weitere diskutierte Faktoren sind eine Neurotoxizität von Dopamin, eine Störung von Transkriptionsmechanismen durch mutiertes Huntingtin und eine Bindung der verlängerten Polyglutaminkette an Glyceraldehyd-3-Phosphat-Dehydrogenase mit konsekutiver Inhibition der Glykolyse.

Als Folge des Ausfalls kleiner Striatumneurone sind deren Enzyme und Neurotransmitter (GABA, met-Enkephalin, Substanz P) im Striatum stark reduziert im Vergleich zu denjenigen der großen Neurone (Somatostatin, Neuropeptid Y, NADPH-Diaphorase), deren Aktivität normal oder sogar gesteigert sein kann (Abb. 13.1). Dabei soll der Verlust GABAerger inhibitorischer Neurone zum lateralen Pallidum eine vermehrte Inhibition des Nucleus subthalamicus und schließlich eine für die Symptomatik relevante Disinhibition thalamokortikaler Bahnen induzieren (Albin et al. 1989). Glutamat (kortikostriatale Neuronen) und die Enzyme des Azetylcholinstoffwechsels (striatale Interneurone) sind reduziert, während Dopamin (nigrostriatale Neuronen) keine stärkeren Veränderungen zeigt.

■ **Morphologie.** Makroskopisch steht im Vordergrund die Atrophie des Neostriatums (95% der Fälle) mit einer Abflachung des Nucleus caudatus und einer entsprechenden Erweiterung der Vorderhörner der Seitenventrikel (Abb. 13.8a). Der frontale Neokortex ist bei 80% der Patienten atrophisch (Mann et al. 1993). Daneben können auch Pallidum, Amygdala und Thalamus atrophisiert sein. Der Balken ist öfters verdünnt und die weiße stärker als die graue Substanz reduziert (Vonsattel u. DiFiglia 1998). Das Hirngewicht beträgt meist weniger als 1100 g (Mittel: 1050 g).

Mikroskopisch besteht im Neostriatum mit Schwerpunkt im ventralen und lateralen Nucleus caudatus eine starke, mitunter subtotale Reduktion der kleinen Neurone bei intensiver Astrogliose, bei Zunahme der oligodendroglialen Zelldichte und re-

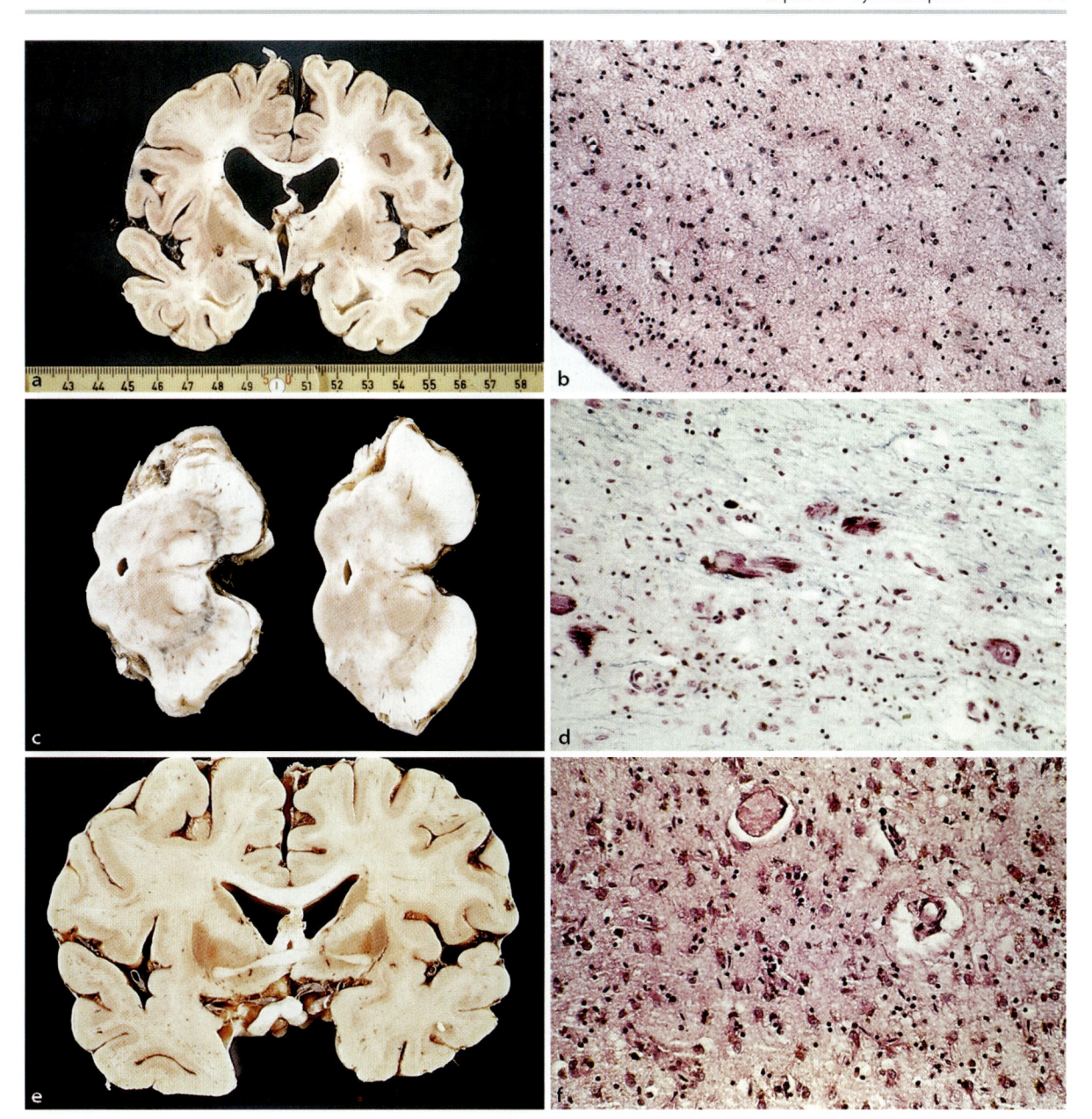

Abb. 13.8a–f. Chorea und Parkinsonismus. **a** Huntington-Krankheit mit hochgradiger Atrophie des Kaudatumkopfes sowie mäßiger innerer und äußerer Hirnatrophie; **b** Huntington-Krankheit mit starkem Nervenzellausfall und Gliose im Kaudatumkopf; **c** Mittelhirnquerschnitte: Substantia nigra mit kräftiger Pigmentierung bei Kontrollperson (*links*) und deutlicher Ab-blassung bei Patient mit Parkinson-Krankheit (*rechts*); **d** Substantia nigra bei Parkinson-Krankheit mit Nervenzellausfall, extrazellulärem Melanin und Gliose; **e** striatonigrale Degeneration mit Atrophie der dunkel getönten Putamina; **f** striatonigrale Degeneration mit Nervenzellverlust, spongiöser Auflockerung, Gliose und vermehrt bräunlichem Pigment im Neostriatum

lativem Verschontbleiben der mittelgroßen und großen Neurone (Abb. 13.8b). Betroffen sind besonders diejenigen Neurone, die in Golgi-Imprägnationen zahlreiche Stacheln an den Dendriten zeigen („spiny neurons"). Lipofuszin und Hämosiderin sind vermehrt.

Das pathologische Ausmaß der Striatumschädigung wird nach Vonsattel et al. auf einer 5-stufigen klinikkorrelierten Skala gradiert (Tabelle 13.5). Im Nucleus caudatus ist der Schwanz stärker als der Körper und dieser wiederum stärker als der Kopf betroffen. Im Putamen sind kaudale und dorsale Regionen schwerer involviert als rostrale und ventrale Regionen.

Im Krankheitsverlauf breiten sich die neostriatalen Läsionen von kaudal nach rostral und von dorsoventral nach mediolateral aus. In unterschiedlichem, meist aber deutlich geringerem Ausmaß betroffen sind Pallidum (vor allem lateral), Nucleus subthalamicus, Nucleus accumbens, Nucleus ruber,

Tabelle 13.5. Neuropathologische Gradierung der Huntington-Krankheit (nach Vonsattel et al. 1985; Vonsattel u. DiFiglia 1998)

Grad	Makroskopische Atrophie von			Mediale Oberfläche des Kaudatums	Neuronverlust und Gliose in		
	Kaudatum	Putamen	Pallidum		Kaudatum	Putamen	Pallidum
0	–	–	–	Konvex	–[a]	–	–
1	–	–	–	Konvex	+	(+)	–
2	+	(+)	–	Konvex	+	+	(+)
3	++	+	(+)	Gerade	++	+	(+)
4	+++	++	+	Konkav	+++	++	+

[a] Nur morphometrisch erkennbarer Neuronenverlust (30–40%) im Kaudatumkopf.

Substantia nigra (etwa 40% Neuronenverlust), ventrolateraler Thalamus (etwa 30% Neuronenverlust), lateraler Hypothalamus, untere Oliven, Nucleus dentatus und Kleinhirnrinde (Reduktion der Purkinje-Zellen). Im Neokortex kann man eine Atrophie der 3., 5. und 6. Schicht (Hedree et al. 1991) und ubiquitinpositive dystrophe Neuriten, im Allokortex (entorhinale Region und Subikulum) laminäre Nervenzellausfälle antreffen (Braak u. Braak 1992). In den nichtstriatalen Regionen besteht im Allgemeinen keine Gliose. Dendritische und intranukleäre Ablagerungen von N-terminalen Huntington-Fragmenten treten in Kortex und Striatum auf (Gutekunst et al. 1999).

Elektronenmikroskopisch finden sich unspezifische Veränderungen wie eine Lipofuszinvermehrung in Glia- und Nervenzellen, mitochondriale Strukturabnormitäten, eine Vermehrung von Vesikeln und glattem endoplasmatischen Retikulum sowie degenerierte präsynaptische Endigungen.

13.4.2 Weitere Formen der Chorea

Sehr selten sind der Huntington-Krankheit sehr ähnliche Krankheiten bedingt durch Mutationen auf den Chromosomen 20p (autosomal-dominant) oder 4p15.3 (autosomal-rezessiv).

■ Choreoakanthozytose (Neuroakanthozytose)

Sie ist eine meist autosomal-rezessiv vererbte Erkrankung (chromosomale Lokalisation: 9q21) mit progressiver choreatischer Symptomatik, die zwischen der 3. und 5. Lebensdekade beginnt. *Neuropathologisch* bestehen eine Atrophie des Neostriatums durch einen Ausfall kleiner und mittelgroßer Neuronen, eine meist ebenso starke Atrophie des Pallidums, ein Erhaltenbleiben von Neokortex, Kleinhirn und Nucleus subthalamicus sowie eine chronische axonale Neuropathie mit ausgeprägter Regeneration und bevorzugtem Ausfall der dicken bemarkten Fasern. Charakteristisch ist eine Akanthozytose im peripheren Blutbild, die z.T. nur rasterelektronenmikroskopisch diagnostiziert werden kann (Hardie et al. 1991).

■ Chorea minor (Chorea Sydenham)

Die Chorea minor tritt in den ersten beiden Dekaden 1–6 Monate nach einem akuten β-hämolysierenden Streptokokkeninfekt auf. Es handelt sich nicht um eine Systemdegeneration, sondern um eine Immunreaktion mit Antikörpern gegen striatale Neuronen.

Neuropathologisch bestehen disseminierte perivaskuläre Lymphozyteninfiltrate und Glianknötchen, seltener Arteriitiden oder Embolien. Die Prognose ist günstig, Rezidive und persistierende Symptome kommen aber vor (Cardoso et al. 1999).

■ Infantile bilaterale Striatumnekrose

Die infantile bilaterale Striatumnekrose ist eine sehr seltene, heterogene, teils hereditäre, teils sporadische, in der frühen Kindheit beginnende Krankheit mit Chorea und weiteren Bewegungsstörungen. *Histologisch* bestehen Nervenzellausfall, Gliose, Spongiose und Gefäßproliferate im Neostriatum mit unklarer Beziehung zur Leigh-Krankheit.

13.4.3 Differentialdiagnose

Abzugrenzen sind zahlreiche Krankheiten, die mit einer Chorea einhergehen können, so die Dentatum-Ruber-Pallidum-Luys-Degeneration (s. 13.5.6), medikamentöse (z.B. Levodopa, Anticholinergica, Antikonvulsiva) oder hormonell (Thyreotoxikose, Pille) induzierte Formen sowie vaskuläre (oft Hemichorea), infektiöse (oft HIV-Patienten) und hypoxische Ursachen.

13.5 Parkinsonismus bei Degeneration der Substantia nigra

Die klinischen Symptome des Parkinsonismus sind Bradykinese/Akinese, Rigor und Ruhetremor. Neuropathologisch beruht der Parkinsonismus zu 60–90% auf der Parkinson-Krankheit; seltenere Ursachen sind andere Systematrophien (bis zu 22%), zerebrovaskuläre Erkrankungen (5–7%), Alzheimer-Krankheit (6%), Intoxikationen (1%), eine frühere Encephalitis lethargica (<1%), Trauma (0,5%) und symptomatische Formen (3%) (Jellinger 1998).

13.5.1 Parkinson-Krankheit

Bei der Parkinson-Krankheit handelt es sich um Parkinsonismus mit Nervenzellverlust und Lewy-Körpern in pigmentierten Hirnstammkernen. Als Synonyme gebräuchlich sind Paralysis agitans, idiopathischer Parkinsonismus und Schüttellähmung.

Klinik. Zu den Kardinalsymptomen des Parkinsonismus können Demenz (10–80%, Mittel 30%), Depression (20%) und vegetative Symptome treten. Häufig beginnt das Leiden unilateral. Prinzipiell kann jede Altersstufe betroffen sein, bevorzugt ist aber die 6. und 7. Dekade. Die Krankheitsdauer liegt im Mittel bei 10 Jahren.

Epidemiologie. Nach der Alzheimer-Krankheit ist die Parkinson-Krankheit die zweithäufigste neurodegenerative Krankheit. Die Prävalenz beträgt weltweit 1:300–2000. Betroffen sind 1–2% der über 65-Jährigen und 2–4% der über 85-Jährigen. Farbige erkranken 4- bis 15-mal seltener. Männer erkranken früher, aber nicht häufiger.

Genetik. Wahrscheinlich mehr als 95% der Fälle sind sporadisch; es besteht allerdings eine genetische Prädisposition, wobei die verantwortlichen Gene bisher nicht bekannt sind. Daneben existieren autosomal-rezessiv oder autosomal-dominant vererbte Formen.

Bislang sind 6 Genorte lokalisiert (PARK 1, 2, 3, 4, 6 und 7) und 2 Gene identifiziert worden (Tabelle 13.6; van Duijn et al. 2001): Im Gen für α-Synuklein (einem Bestandteil der Lewy-Körper) wurden Missense-Mutationen (PARK1) und im Parkin-Gen homozygote Deletionen und/oder Punktmutationen gefunden (PARK2). α-Synuklein ist physiologischerweise in den präsynaptischen Endigungen von Axonen lokalisiert, während Parkin strukturelle Ähnlichkeiten mit Ubiquitin aufweist. Die Penetranz von PARK3 beträgt nur 40%, so dass Mutationen auch für scheinbare sporadische Fälle verantwortlich sein könnten (Kitada et al. 2000).

Tabelle 13.6. Genetische Klassifikation der hereditären Parkinson-Krankheit (*AD* autosomal-dominant, *AR* autosomal-rezessiv)

Kürzel	Locus	Genprodukt	Vererbung	Lewy-Körper-Pathologie
PARK1	4p21–23	α-Synuklein	AD	Ja
PARK2	6q25–27	Parkin	AR	Nein
PARK3	2p13	?	AD	Ja
PARK4	4p15	?	AD	Ja
PARK6	1p35	?	AR	?
PARK7	1p36	?	AR	?

Aktuelle Informationen finden sich online unter http://www.ncbi.nlm.nih.gov/Omim/.

Ätiologie und Pathogenese. Die Ätiologie ist unklar. Diskutiert werden Umweltfaktoren sowie nukleäre und mitochondriale Gendefekte. Pathogenetisch beteiligt sind – wie bei den meisten anderen neurodegenerativen Krankheiten auch – oxidativer Stress, Exzitotoxizität und freie Radikale.

Im Tierexperiment verursacht *MPTP* (1-Methyl-4-phenyl-1,2,3,6-tetrahydropyridin) innerhalb weniger Tage einen der Parkinson-Krankheit klinisch und pathologisch sehr ähnlichen Parkinsonismus; dabei wird MPTP in Gliazellen zum neuronotoxischen MPP^+ transformiert, das den Komplex I der mitochondrialen Atmungskette inhibiert. Lewy-Körper-ähnliche Einschlüsse wurden in pigmentierten Nigraneuronen bei mit MPTP behandelten Primaten beobachtet (Forno et al. 1988). Da MPTP chemisch mit Herbiziden verwandt ist, vermutet man, dass Umwelttoxine an der Pathogenese der Parkinson-Krankheit beteiligt sein könnten.

Bei Parkinson-Patienten fand man eine *reduzierte Aktivität mitochondrialer Atmungskettenkomplexe* (besonders Komplex I) in Substantia nigra, Thrombozyten und Muskel sowie Deletionen mitochondrialer DNA im Hirngewebe. Diese Abnormitäten nehmen im Alter wahrscheinlich zu und können zu einer lokalen Insuffizienz der oxidativen Phosphorylierung, zu vermehrter Aktivierung von NMDA-Rezeptoren und zu erhöhter neuronaler Vulnerabilität gegenüber exzitotoxischen Aminosäuren (Glutamat u. a.) führen. Die mitochondriale Insuffizienz könnte auf Umwelteinflüssen oder auf angeborenen oder erworbenen Mutationen der mitochondrialen DNA beruhen.

Eine *Vermehrung freier Radikale* soll eine gesteigerte Peroxidation von Membranlipiden und schließlich den Untergang der Nervenzelle induzieren. Diese Vermehrung kann auf biochemisch und histochemisch nachgewiesenen Eisenabnormitäten (Zunahme von Fe^{3+}, Zunahme der Relation Fe^{3+}: Fe^{2+}) in der Substantia nigra mit konsekutiven oxidativen Reaktionen oder auf einer Verminderung von Detoxifikationssystemen, z. B. der Glutathionperoxidase, beruhen; dabei können mitochondriale Abnormitäten die Entstehung freier Radikale begünstigen wie auch – umgekehrt – letztere die mitochondriale DNA schädigen.

Die (sehr seltenen) hereditären Fälle mit *α-Synuklein-Mutation* und die *Anhäufung von α-Synuklein* in Lewy-Körpern und anderen pathologischen Strukturen auch bei nichthereditären Fällen legt eine zentrale Rolle dieses präsynaptischen Proteins nahe. Im Experiment führt eine Vermehrung des α-Synukleins zu mitochondrialen Alterationen, zu einer Vermehrung freier Radikale, zu synaptischer Degeneration und schließlich zum Zelltod (Hsu et al. 2000).

Möglicherweise sind alle genannten Komponenten bei Ätiologie und/oder Pathogenese beteiligt: So könnten im Alter zunehmende mitochondriale Mutationen mit konsekutiv beeinträchtigter oxidativer Phosphorylierung, eine genetische Prädisposition (z. B. hinsichtlich der Ausstattung mit Detoxifikationsenzymen) oder andere biochemische Abnormitäten eine gesteigerte Aktivität endogener Neurotoxine in Form freier Radikale oder Exzitotoxine produzieren und zudem eine besondere Vulnerabilität von Nigraneuronen für exogene Toxine induzieren.

> Für die klinische Symptomatik die größte pathogenetische Rolle spielt der Ausfall dopaminerger nigrostriataler Neurone mit einer Reduktion von Dopamin besonders im Putamen. Daneben führen Schädigungen nichtdopaminerger Systeme zu multiplen Neuromediatorstörungen als Grundlage der individuellen klinischen Manifestationen (Paulus u. Jellinger 1991; Jellinger 1999).

Die präklinische Periode mit langsam zunehmendem Nervenzellverlust soll etwa 30 Jahre betragen, wobei Symptome erst dann auftreten, wenn 70–80% der nigrostriatalen Neuronen ausgefallen sind.

Morphologie. Bereits makroskopisch ist in vielen Fällen eine Abblassung der Substantia nigra (Abb. 13.8 c), manchmal auch des Locus coeruleus, bis hin zum Pigmentverlust sichtbar (Jellinger 1998). Die Ursache besteht in einem mikroskopisch nachweisbaren Untergang der melaninhaltigen und tyrosinhydroxylasepositiven Nervenzellen vor allem in den zelldichtesten Arealen der Zona compacta der Substantia nigra (Area A9), geringer in der Area retrorubralis (A8) und im ventralen Tegmentum (VTA, A10); das Melanin liegt frei im Neuropil („Pigmentinkontinenz") oder wird phagozytiert. Die erhaltenen Neurone sind abnorm klein. Es besteht eine geringe Astroglia- und deutlichere Mikrogliareaktion (Abb. 13.8 d). Lateral (66–85%) sind mehr nigrale Neurone als medial (51–63%) ausgefallen. Häufig bestehen reaktive Sphäroide in der Zona reticulata.

Charakteristisch sind *Lewy-Körper* (LK) in den Nigraneuronen (Abb. 13.3 d–f). Es handelt sich um rundliche, homogene, eosinophile intrazytoplasmatische Einschlüsse von 5–25 µm mit einem schmalen hellen Saum, der elektronenmikroskopisch aus radiär orientierten Neurofilamenten besteht, während die zentralen Anteile dicht gepackte Filamente, granuläres und vesikuläres Material aufweisen. Immunhistologisch enthalten sie u. a. α-Synuklein und Ubiquitin (Tabelle 13.2).

Eine Parkinson-Krankheit soll ausgeschlossen werden können, wenn man nach Untersuchung von 330 pigmentierten Nigraneuronen oder 150 pigmentierten Coeruleusneuronen keine LK gefunden hat (Gibb 1989). Nach einer anderen Definition kann man eine Parkinson-Krankheit ausschließen, wenn auf 4 unilateralen Schnitten von je 7 µm durch die mittlere Substantia nigra keine LK zu sehen sind (Gibb u. Lees 1989).

LK finden sich in 5–20% der Altershirne, möglicherweise als Ausdruck einer präsymptomatischen Parkinson-Krankheit. Daneben können hyaline, granuläre, schwach eosinophile Einschlüsse von bis zu 30 µm auftreten („pale bodies", „colloid bodies"), die nur aus ungeordneten Neurofilamenten bestehen, als Vorstufen der LK aufgefasst werden und dieselben immunhistologischen Charakteristika wie diese zeigen (Dale et al. 1992). *Lewy-Neuriten* sind ubiquitin- und α-Synuklein-positive abnorme Nervenzellfortsätze, die oft in den selben Regionen wie LK, vor allem aber in den hippokampalen CA_2- und CA_3-Regionen auftreten (Sandmann-Keil et al. 1999).

Nervenzellverlust, LK und Lewy-Neuriten beschränken sich nicht auf Substantia nigra und Locus coeruleus; weitere, in geringerer Ausprägung betroffene Kerne sind dorsaler Vaguskern, dorsaler Raphekern, Nucleus basalis, pedunkulopontiner Kern, Westphal-Edinger-Kern, autonome Ganglien u. a. (Jellinger 1999). In nahezu allen Fällen lassen sich einige LK in der Großhirnrinde nachweisen, vor allem in kleinen (nichtpyramidalen) Neuronen der tiefen Rindenschichten des vorderen Gyrus cinguli. Die *kortikalen LK* exprimieren wie diejenigen des Hirnstamms Ubiquitin und α-Synuklein, sind aber im Gegensatz zu Letzteren nur schwach eosinophil ohne einen hellen Saum und werden deshalb in den Routinefärbungen meist übersehen. Neurofilamente werden in zentralen Arealen kortikaler LK exprimiert, nicht ringförmig peripher wie bei den Hirnstammformen (Abb. 13.3 f, g).

Die tremordominante Verlaufsform ist mit insgesamt geringeren Nigra- und Coeruleusläsionen, das Auftreten von Depressionen mit stärkeren Nervenzellausfällen im serotonergen dorsalen Raphekern korreliert. Die Demenz ist vermutlich auf kortikale LK zurückzuführen, doch können auch zusätzliche Alzheimer-Veränderungen in Neokortex, Hippokampus oder Entorhinalregion und/oder eine stärkere Beteiligung der medialen Substantia nigra (die über das Kaudatum zum frontalen Kortex projiziert), des Nucleus basalis oder des Locus coeruleus eine Rolle spielen (Paulus u. Jellinger 1991; Jellinger 1999).

13.5.2 Lewy-Körper-Krankheit

Lewy-Körper-Krankheit ist ein Überbegriff für 3 Krankheiten mit unterschiedlichem topischem Schwerpunkt von LK und Läsionen, aber fließenden Übergängen:
- Parkinson-Krankheit (weitgehende Beschränkung auf den Hirnstamm),
- Demenz mit Lewy-Körpern (s. Kap. 5),
- Dysautonomie (Shy-Drager-Syndrom, bevorzugter Befall des autonomen Systems).

Das Shy-Drager-Syndrom (orthostatische Hypotonie, Urininkontinenz, verminderte Schweißbildung, Stridor durch Paresen der Kehlkopfmuskulatur u. a. vegetative Symptome) kann sowohl bei Lewy-Körper-Krankheit als auch bei multipler Systematrophie (s. u.) mit jeweils ähnlicher Klinik, aber charakteristischer Pathologie auftreten; es beruht wahrscheinlich auf einer Degeneration der zentralen (dorsaler Vaguskern, Nucleus intermediolateralis), weniger der peripheren vegetativen Zentren (Oppenheimer 1988).

13.5.3 Steele-Richardson-Olszewski-Syndrom

Es handelt sich um eine meist sporadische progressive Bradykinese und vertikale Blickparese mit Nervenzellausfall, Tangles und Neuropilfäden in Hirnstamm und Stammganglien. Als Synonyme gebräuchlich sind PSP (progressive supranukleäre Lähmung, „progressive supranuclear palsy") und subkortikale argyrophile Dystrophie.

■ **Klinik und Epidemiologie.** Charakteristika sind Beginn in der 5.–7. Dekade, Bradykinese, Rigidität besonders des Nackens, *vertikale Blickparese*, axiale Dystonie, Gangstörungen, Demenz vom frontalen Typ, progressiver Verlauf über 2–10 (–24) Jahre (Mittel 6 Jahre) und häufig schlechtes Ansprechen auf L-Dopa. Die Prävalenz beträgt mindestens 1,5 pro 100 000 Einwohner; bei 1–6% der Patienten mit Parkinson-Syndrom liegt eine PSP zugrunde. Das Geschlechterverhältnis ist ausgeglichen. Die Ätiologie ist unbekannt; Umweltfaktoren konnten nicht identifiziert werden.

■ **Genetik.** Hereditäre Fälle kommen vor, doch sind Häufigkeit und Erbgang gegenwärtig noch unbekannt. Häufig haben PSP-Patienten einen distinkten Haplotyp im τ-Gen (Higgins et al. 1999), während pathogene Mutationen im τ-Gen nur ganz vereinzelt gefunden wurden (Stanford et al. 2000).

■ **Morphologie.** Makroskopisch können eine Atrophie des frontalen Kortex, des inneren Pallidums und des Mittelhirns mit Abblassung der Substantia nigra und Erweiterung des Aquädukts bestehen (Mann et al. 1993; Cordato et al. 2000).

Mikroskopisch sind zahlreiche Regionen degeneriert, so Pallidum, Nucleus subthalamicus, Substantia nigra, Brückenfußkerne, Striatum (große Neuronen), Thalamus, Nucleus ruber, Nucleus dentatus, Locus coeruleus, obere Vierhügel- und andere Hirnstammkerne. Diese Regionen zeigen Neuronenverluste, Gliose sowie rundovale, oft auch kommaförmige, argyrophile neurofibrilläre Einschlüsse (globöse Tangles, Abb. 13.3 h, i). Die Tangles der PSP unterscheiden sich von denjenigen der Alzheimer-Krankheit immunhistologisch (Tabelle 13.2), biochemisch in ihrem Aufbau aus τ-Isoformen und elektronenmikroskopisch in ihrer Struktur aus geraden Filamenten von 15 nm.

Charakteristisch sind disseminierte τ-positive *Neuropilfäden* (Abb. 13.3 h), τ-positive und argyrophile, büschelartige Astrozyteneinschlüsse (Komori 1999) (glial tangles, Abb. 13.3 h, j) aus 15-nm-Filamenten vor allem frontal und striatal, τ-positive perinukleäre Oligodendrogliaeinschlüsse in der weißen Substanz (coiled bodies), eosinophile granuläre Axonauftreibungen um Neuronen des Zahnkerns (grumöse Degeneration; Ishizawa et al. 2000) und granulovakuoläre Degeneration vor allem im Nucleus ruber.

Einzelne Tangles im frontalen und temporalen Neokortex können vorkommen, vor allem in großen Pyramidenzellen, in kleinen Neuronen und im Gyrus praecentralis, kaum aber senile Plaques. Einzelne ballonierte Neurone treten im Tegmentum auf.

■ **Pathologische Diagnosekriterien.** Da atypische pathologische Veränderungen und Übergänge zu oder Ähnlichkeiten mit anderen neurodegenerativen Krankheiten häufig sind, wurden auf Initiative des NINDS (National Institute of Neurological Disorders and Stroke, Bethesda) neuropathologische Konsensuskriterien entwickelt und später modifiziert (Litvan et al. 1996).

> Nach den modifizierten NINDS-Kriterien sind für eine typische PSP die folgenden 4 Punkte erforderlich:
> - eine hohe Dichte von Tangles und Neuropilfäden in mindestens 3 der folgenden Regionen: Pallidum, Nucleus subthalamicus, Substantia Nigra, Brücke;
> - eine geringe bis hohe Dichte von Tangles *oder* Neuropilfäden in mindestens 3 der folgenden Regionen: Striatum, Okulomotoriuskerne, Medulla oblongata, Nucleus dentatus;
> - das Fehlen pathologischer Veränderungen, die für andere Krankheiten sprechen (große oder zahlreiche Infarkte, hochgradige Hirnatrophie, ausgeprägte Alzheimer-Veränderungen, Lewy-Körper, argyrophile oligodendrogliale Einschlüsse wie bei striatonigraler Degeneration, Pick-Körper, diffuse Spongiose, Prionproteinplaques);
> - eine klinische Symptomatik, die mit PSP vereinbar ist.

13.5.4 Kortikobasale Degeneration

Die kortikobasale Degeneration (Syn.: kortikodentatonigrale Degeneration mit neuronaler Achromasie) ist charakterisiert durch meist sporadischen, progressiven Parkinsonismus und neuropsychologische Störungen mit Nervenzellausfall und ballonierten Neuronen in Substantia nigra und Neokortex.

■ **Klinik und Epidemiologie.** Typische Symptome sind Apraxie, Rigidität und Dystonie, die initial oft unilateral oder asymmetrisch auftreten. Dazu kommen Myoklonien, primitive Greifreflexe, dystone Flexionskontrakturen, Aphasie, kortikalsensorische und kognitive Störungen vom frontalen Typ bis hin zur Demenz. Schlechtes Ansprechen auf L-Dopa. Die Krankheit ist sehr selten; die Prävalenz liegt bei unter 1 pro 100 000.

■ **Genetik.** Wenn auch die meisten Fälle wahrscheinlich sporadisch sind, existieren – wie beim Steele-Richardson-Olszewski-Syndrom auch – ein prädisponierender Haplotyp im τ-Gen und sehr seltene pathogene τ-Mutationen (Bugiani et al. 1999).

■ **Morphologie.** Makroskopisch besteht eine oft asymmetrische äußere Hirnatrophie, besonders der prä- und postzentralen Regionen, sowie häufig eine Mittelhirnatrophie mit Abblassung der Substantia nigra und Erweiterung des Aquädukts.

Mikroskopisch findet man ballonierte Neurone vor allem in der 3., 5. und 6. Rindenschicht im vorderem Gyrus cinguli, in Mandelkern und Klaustrum, seltener im hinterem Gyrus cinguli, im frontalen, temporalen und parietalen Kortex, Striatum, Thalamus und Hippokampus. Ballonierte Neurone haben ein geblähtes, vakuoläres, eosinophiles, schwach argyrophiles Zytoplasma ohne Nissl-Substanz; sie exprimieren phosphorylierte Neurofilamente, variabel auch Ubiquitin und τ (aber nicht abnorm phosphoryliertes τ wie bei der Alzheimer-Krankheit). In den betroffenen kortikalen Arealen imponieren eine oberflächliche Spongiose, Nervenzellverlust, Astro- und Mikrogliose. Argyrophile, meist rundliche neuronale Einschlüsse sind in der 2. und 3. Rindenschicht zu sehen. Subkortikal kommt es zu Gliose, Markscheidenabblassung und τ-positiven oligodendroglialen Einschlüssen. Substantia nigra und Locus coeruleus zeigen mäßige bis schwere Nervenzellausfälle, Gliose, Neuropilfäden und basophile, τ-positive, „kortikobasale" Einschlüsse in den erhaltenen Neuronen.

Astrozytäre „Plaques" bestehen aus Astrozyten mit radiär angeordneten, aufgetriebenen, τ-positiven Fortsätzen (Komori 1999); Amyloid ist in diesen Strukturen aber nicht nachweisbar. Weitere anatomische Strukturen (Pallidum, Striatum, Thalamus, Nucleus ruber, Nucleus dentatus u.a.) sind in variabler Ausprägung betroffen.

13.5.5 Striatonigrale Degeneration

Es handelt sich um Parkinsonismus mit Atrophie und Pigmentation des Putamens, Nigradegeneration und oligodendroglialen, α-Synuklein-positiven Einschlusskörpern.

■ **Klinik.** Es besteht ein häufig asymmetrischer, rigid-akinetischer Parkinsonismus, der oft als Parkinson-Krankheit verkannt wird; 7–20% der Patienten mit Parkinson-Symptomatik leiden an einer striatonigralen Degeneration. Diese geht nicht selten mit zerebellärer Ataxie, orthostatischer Hypotonie und L-Dopa-Resistenz einher („Parkinson-Plus"). Der Beginn liegt meist in der 4.–6. Dekade. Der Verlauf beträgt 1–12 Jahre (Mittel 7 Jahre). Die Krankheit ist sporadisch; genetische Risikofaktoren oder Mutationen sind nicht bekannt.

■ **Morphologie.** Makroskopisch findet sich eine ausgeprägte Atrophie des Striatums, besonders des braungrün pigmentierten Putamens (Abb. 13.8 e) und eine Abblassung der Substantia nigra. Dementsprechend trifft man mikroskopisch in diesen Regionen auf Gliose und Untergänge von Neuronen aller Größen, gepaart mit feingranulärem Neuromelanin und Lipofuszin in Astrozyten und Neuronen (Abb. 13.8 f). Die Markscheiden im äußeren Pallidum, die vom Putamen dort hinziehen, sind dünn und abgeblasst. Das innere Pallidum ist seltener beteiligt. Die Substantia nigra compacta zeigt fleckförmige, lateral betonte Neuronenausfälle; sie ist weniger stark als das Striatum und wahrscheinlich sekundär involviert.

In Silberimprägnation findet man argyrophile zytoplasmatische und seltener nukleäre oligodendrogliale Einschlüsse in Brücke, Tegmentum der Medulla oblongata, Nucleus subthalamicus, unterer Olive, Putamen, Pallidum, motorischem und prämotorischem Kortex sowie Marklager von Groß- und Kleinhirn, die denjenigen bei olivopontozerebellärer Atrophie gleichen (Papp u. Lantos 1994) (Abb. 13.3 c). Ultrastrukturell bestehen sie aus ungeordneten tubulären oder filamentären Strukturen von 20–40 nm Durchmesser und elektronendichtem granulärem Material. Die Einschlüsse sind immunhistochemisch positiv für Ubiquitin, Tubulin, τ- und α-Synuklein (Dickson et al. 1999). Gleichartige Einschlüsse in entsprechender Verteilung kommen auch in Neuronen, ganz vereinzelt in Astrozyten vor. In der HE-Färbung sind die Einschlüsse nicht oder kaum zu sehen; manchmal erscheinen die Zellen blass mit nach peripher verlagertem Kern. Lewy-Körper sind nicht vermehrt.

■ **Klassifikation und Terminologie.** Da die striatonigrale Degeneration häufig mit olivopontozerebellärer Atrophie (OPCA, 4–20% klinisch, 50–70% pathologisch, s. 13.3.3) oder vegetativen Symptomen (Shy-Drager-Syndrom vom MSA-Typ, 40%) assoziiert ist, wobei man dann in den betroffenen Regionen (untere Olive, Nucleus intermediolateralis etc.) gleichartige neuronale und oligodendrogliale Einschlüsse findet (Papp u. Lantos 1994), hat man diese 3 Krankheiten als *multiple Systematrophie* („multiple system atrophy") zusammengefasst. Um terminologische Konfusionen zu reduzieren, kann man Multisystematrophien mit Befall mehrerer anatomischer Systeme, aber ohne die typischen Einschlüsse (PSP, Parkinson- und Alzheimer-Krankheit etc.) als „Multisystemdegenerationen" bezeichnen.

13.5.6 Pallidumdegenerationen

Es handelt sich um eine Gruppe sehr seltener, hereditärer oder sporadischer, ätiologisch, pathogenetisch und nosologisch unklarer Degenerationen des Pallidums mit Variabilität von Klinik und Topik weiterer Schädigungen.

Klinisch können rigid-akinetische, choreatische, athetotische oder andere hyperkinetische Syndrome vorliegen. Neben der „reinen" Pallidumatrophie (histologisch: massiver, symmetrisch bilateraler Nervenzellausfall, Marklichtung der Striae medullares und Gliose) können weitere Kerne degeneriert sein (vor allem Nucleus subthalamicus, Substantia nigra, Striatum). Eine Untergruppe der Pallidumatrophie geht mit neuronalen Polyglukosankörpern (Bielschowsky-Körpern) einher.

Molekulargenetische Analysen haben bereits dazu beigetragen, die Systematik zu klären: Die *Dentatum-Ruber-Pallidum-Luys-Atrophie* (DRPLA), eine vor allem in Japan auftretende, autosomal-dominant vererbte Krankheit aufgrund einer CAG-Trinukleotid-Expansion im B37-Gen auf Chromosom 12 (Genprodukt: Atrophin-1), zeigt Atrophie von lateralem Pallidum, Nucleus subthalamicus, Nucleus ruber, Nucleus dentatus, den assoziierten Fasersystemen und gelegentlich den Hintersträngen (Tabelle 13.1) bei variabler Klinik (Ataxie-, Chorea-, Choreademenz- oder Myoklonusepilepsietypen) (Kanazawa 1999). In verschiedenen Hirnregionen trifft man auf ubiquitinierte Einschlüsse aus Atrophin-1 in den Kernen von Neuronen und Astrozyten (Hayashi et al. 1998).

Andere Fälle mit komplexer Pallidumdegeneration wurden auf Mutationen im τ-Gen zurückgeführt.

13.5.7 Weitere Formen des Parkinsonismus

In 5–7% der Fälle kann der Parkinsonismus auf eine Multiinfarktenzephalopathie, eine Binswanger-Krankheit, einen Status lacunaris der Stammganglien, sehr selten auch auf Infarkte der Substantia nigra zurückgeführt werden (*vaskulärer Parkinsonismus*). Inflammatorische, neoplastische oder traumatische Läsionen der Substantia nigra oder nigraler Bahnen können ebenfalls mit einer Parkinson-Symptomatik einhergehen.

Beim *toxisch induzierten* (Kohlenmonoxid, Mangan) oder *postanoxischen Parkinsonismus* findet man Nervenzellverluste und Gliose im Pallidum, geringer und inkonstant im Neostriatum und in der Substantia nigra sowie eine Degeneration des Großhirnmarklagers (s. auch Kap. 17). Bei *MPTP-Intoxikation*, die experimentell als In-vivo-Modell bei Primaten oder bei Drogenabhängigen durch verunreinigtes Heroin hervorgerufen wird, finden sich in der Substantia nigra Nervenzellverluste und eosinophile Einschlusskörper, die aber nicht Lewy-Körpern entsprechen. Beim *neuroleptikainduzierten Parkinsonismus* bestehen keine sicheren morphologischen Veränderungen.

Beim *postenzephalitischen Parkinsonismus*, der im Durchschnitt 9 Jahre nach der Encephalitis-lethargica-(Economo-)Pandemie von 1915–1927 auftrat, heutzutage aber nur noch sehr selten beobachtet wird, bestehen subtotale Nervenzellausfälle (92–95%) und Tangles vom Alzheimer-Typ in der Substantia nigra und in anderen Kernen des oberen Hirnstamms bei relativ gut erhaltenem Neokortex (Geddes et al. 1993).

Die *Dementia pugilistica*, eine bei 9–50% der Boxveteranen auftretende, oft mit Parkinson-Symptomatik und Psychose verbundene, teils progressive Demenz, ist charakterisiert durch eine Atrophie von Neokortex, Substantia nigra und Locus caeruleus mit zahlreichen Tangles und Neuropilfäden, daneben auch Plaques, wie bei der Alzheimer-Krankheit (Tokuda et al. 1991) (s. auch Kap. 14).

Sehr selten finden sich bei klinisch einer Parkinson-Krankheit entsprechenden Fällen in der *Substantia nigra* neben massiven Nervenzellausfällen zahlreiche Tangles, aber keine Lewy-Körper, keine Beteiligung von Neokortex und Hippokampus und keine Demenz (Rajput et al. 1989).

Bei der *Machado-Joseph-Krankheit* (Joseph-Krankheit), einer Variante der SCA3 (s. 13.3.2, 13.3.3), kommt es aufgrund einer Degeneration von Substantia nigra, Nucleus subthalamicus, Brückenkernen, Nucleus dentatus, Nuclei vestibulares, motorischen Hirnnervenkernen, Vorderhörnern, Fasciculus medialis longitudinalis, Kleinhirnschenkeln, Hintersträngen und spinozerebellären Bahnen, inkonstant auch von Pallidum, Nucleus ruber und Locus coeruleus, zu Spastik, Rigor, Myokymien, Augenmuskelparesen und Ataxie.

Der *Parkinson-Demenz-Komplex*, ein oft mit amyotropher Lateralsklerose assoziiertes, auf der Pazifik-Insel Guam endemisch bei den Chamorro auftretendes Syndrom, zeigt histologisch eine diffuse kortikale Atrophie mit zahlreichen Tangles und Hirano-Körpern (homogen-eosinophile stabförmige Einschlüsse vor allem in Nervenzellen des Sommer-Sektors) bei Fehlen seniler Plaques sowie disseminierte Nervenzellausfälle und Gliose in Substantia nigra, Pallidum, Striatum, Thalamus, Hypothalamus, Hippokampus, frontalem und temporalem Neokortex (Oyanagi u. Wada 1999). τ- und α-Synuklein-positive astrozytäre und neuronale Einschlüsse bestehen vor allem im Mandelkern, aber auch in zahlreichen weiteren Regionen.

Noch einige weitere Krankheiten können mit Parkinsonismus einhergehen, so die Wilson-Krankheit, die Hallervorden-Spatz-Krankheit und die Gerstmann-Sträussler-Krankheit.

Nicht selten sind *Kombinationsformen*. Dabei kann z.B. eine bisher subklinische (inzidentielle) Parkinson-Krankheit durch medikamentöse, vaskuläre oder toxische Reize zur Manifestation gebracht werden.

Literatur

Albin RL, Young AB, Penney JB (1989) The functional anatomy of basal ganglia disorders. Trends Neurosci 12: 366–375

Braak H, Braak E (1992) Allocortical involvement in Huntington's disease. Neuropathol Appl Neurobiol 18: 539–547

Brooks BR (1994) El Escorial World Federation of Neurology criteria for the diagnosis of amyotrophic lateral sclerosis. Subcommittee on Motor Neuron Diseases/Amyotrophic Lateral Sclerosis of the World Federation of Neurology Research Group on Neuromuscular Diseases and the El Escorial „Clinical limits of amyotrophic lateral sclerosis" workshop contributors. J Neurol Sci 124 (Suppl): 96–107

Bugiani O, Murrell JR, Giaccone G et al. (1999) Frontotemporal dementia and corticobasal degeneration in a family with a P301 S mutation in tau. J Neuropathol Exp Neurol 58: 667–677

Calne DB (ed) (1993) Neurodegenerative diseases. Saunders, London

Cardoso F, Vargas AP, Oliveira LD, Guerra AA, Amaral SV (1999) Persistent Sydenham's chorea. Mov Disord 14: 805–807

Cervós-Navarro J, Urich H (1995) Metabolic and degenerative diseases of the central nervous system. Pathology, biochemistry, and genetics. Academic Press, San Diego

Cordato NJ, Halliday GM, Harding AJ, Hely MA, Morris JG (2000) Regional brain atrophy in progressive supranuclear palsy and Lewy body disease. Ann Neurol 47: 718–728

Dale GE, Probst A, Luthert P et al. (1992) Relationship between Lewy bodies and pale bodies in Parkinson's disease. Acta Neuropathol 83: 525–529

Dickson DW (1999a) Symposium: tau and synuclein in neuropathology. Brain Pathol 9: 657–739

Dickson DW (1999b) Neuropathologic differentiation of progressive supranuclear palsy and corticobasal degeneration. J Neurol 246 Suppl 2: 6–15

Dickson DW, Wertkin A, Kress Y, Ksiezak-Reding H, Yen SH (1990) Ubiquitin immunoreactive structures in normal human brains. Distribution and developmental aspects. Lab Invest 63: 87–99

Dickson DW, Liu W, Hardy J et al. (1999) Widespread alterations of alpha-synuclein in multiple system atrophy. Am J Pathol 155: 1241–1251

Fischbeck KH, Lieberman A, Bailey CK, Abel A, Merry DE (1999) Androgen receptor mutation in Kennedy's disease. Philos Trans R Soc Lond B Biol Sci 354: 1075–1078

Forno LS, Langston JW, DeLanney LE, Irwin I (1988) An electron microscopic study of MPTP-induced inclusion bodies in an old monkey. Brain Res 448: 150–157

Geddes JF, Hughes AJ, Lees AJ, Daniel SE (1993) Pathological overlap in cases of parkinsonism associated with neurofibrillary tangles. A study of recent cases of postencephalitic parkinsonism and comparison with progressive supranuclear palsy and Guamanian parkinsonism-dementia complex. Brain 116: 281–302

Gendron NH, MacKenzie AE (1999) Spinal muscular atrophy: molecular pathophysiology. Curr Opin Neurol 12: 137–142

Genis D, Davalos A, Molins A, Ferrer I (1997) Wolfram syndrome: a neuropathological study. Acta Neuropathol 93: 426–429

Gibb WRG (1989) Neuropathology in movement disorders. J Neurol Neurosurg Psychiatry Suppl 54: 55–67

Gibb WRG, Lees A (1989) The significance of the Lewy body in the diagnosis of idiopathic Parkinson's disease. Neuropathol Appl Neurobiol 15: 27–44

Gutekunst CA, Li SH, Yi H et al. (1999) Nuclear and neuropil aggregates in Huntington's disease: relationship to neuropathology. J Neurosci 19: 2522–2534

Hardie RJ, Pullon HWH, Harding AE et al. (1991) Neuroacanthocytosis. A clinical, haematological and pathological study of 19 cases. Brain 114: 13–49

Hayashi Y, Kakita A, Yamada M et al. (1998) Hereditary dentatorubral-pallidoluysian atrophy: detection of widespread ubiquitinated neuronal and glial intranuclear inclusions in the brain. Acta Neuropathol 96: 547–552

Hedreen JC, Peyser CE, Folstein SE, Ross CA (1991) Neuronal loss in layers V and VI of cerebral cortex in Huntington's disease. Neurosci Lett 133: 257–261

Higgins JJ, Adler RL, Loveless JM (1999) Mutational analysis of the tau gene in progressive supranuclear palsy. Neurology 53: 1421–1424

Hsu LJ, Sagara Y, Arroyo A et al. (2000) α-synuclein promotes mitochondrial deficit and oxidative stress. Am J Pathol 157: 401–410

Ince PG, Lowe J, Shaw PJ (1998) Amyotrophic lateral sclerosis: current issues in classification, pathogenesis and molecular pathology. Neuropathol Appl Neurobiol 24: 104–117

Ishizawa K, Lin WL, Tiseo P, Honer WG, Davies P, Dickson DW (2000) A qualitative and quantitative study of grumose degeneration in progressive supranuclear palsy. J Neuropathol Exp Neurol 59: 513–524

Jackson M, Lennox G, Lowe J (1996) Motor neurone disease-inclusion dementia. Neurodegeneration 5: 339–350

Jellinger K (1986) Pallidal, pallidonigral and pallidoluysionigral degenerations including association with thalamic and dentate degenerations. In: Vinken PJ, Bruyn GW, Klawans HL (eds) Handbook of Clinical Neurology, vol 5. Elsevier, Amsterdam, pp 445–463

Jellinger K (1998) Neuropathology of movement disorders. Neurosurg Clin North Am 9: 237–262

Jellinger K (1999) Post mortem studies in Parkinson's disease: is it possible to detect brain areas for specific symptoms? J Neural Transm Suppl 56: 1–29

Joseph, AB, Young, RR (Hrsg) (1999) Movement disorders in neurology and neuropsychiatry, 2nd edn. Blackwell, Oxford

Kanazawa I (1999) Molecular pathology of dentatorubral-pallidoluysian atrophy. Philos Trans R Soc Lond B Biol Sci 354: 1069–1074

Kato S, Hirano A (1990) Ubiquitin and phosphorylated neurofilament epitopes in ballooned neurons of the extraocular muscle nuclei in a case of Werdnig-Hoffmann disease. Acta Neuropathol 80: 334–337

Kitada T, Asakawa S, Matsumine H et al. (2000) Progress in the clinical and molecular genetics of familial parkinsonism. Neurogenet 2: 207–218

Koeppen AH (1998) The hereditary ataxias. J Neuropathol Exp Neurol 57: 531–543

Komori T (1999) Tau-positive glial inclusions in progressive supranuclear palsy, corticobasal degeneration and Pick's disease. Brain Pathol 9: 663–679

Kushner PD, Stephenson DT, Wright S (1991) Reactive astrogliosis is widespread in the subcortical white matter of amyotrophic lateral sclerosis brain. J Neuropathol Exp Neurol 50: 263–277

Leigh PN, Whitwell H, Garofalo O et al. (1991) Ubiquitin-immunoreactive intraneuronal inclusions in amyotrophic lateral sclerosis. Morphology, distribution, and specificity. Brain 114: 775–788

Li A, Swift M (2000) Mutations at the ataxia-telangiectasia locus and clinical phenotypes of A-T patients. Am J Med Genet 92: 170–177

Li H, Li SH, Johnston H, Shelbourne PF, Li XJ (2000) Amino-terminal fragments of mutant huntingtin show selective accumulation in striatal neurons and synaptic toxicity. Nat Genet 25: 385–389

Litvan I, Hauw JJ, Bartko JJ et al. (1996) Validity and reliability of the preliminary NINDS neuropathologic criteria for progressive supranuclear palsy and related disorders. J Neuropathol Exp Neurol 55: 97–105

Lodi R, Cooper JM, Bradley JL et al. (1999) Deficit of in vivo mitochondrial ATP production in patients with Friedreich ataxia. Proc Natl Acad Sci USA 96: 11492–11495

Lowe J, Mayer RJ, Landon M (1993) Ubiquitin in neurodegenerative diseases. Brain Pathol 3: 55–65

Ludolph AC, Meyer T, Riepe MW (2000) The role of excitotoxicity in ALS. What is the evidence? J Neurol 247 (Suppl 1): I 7–16

Mann DMA, Oliver R, Snowden JS (1993) The topographic distribution of brain atrophy in Huntington's disease and progressive supranuclear palsy. Acta Neuropathol 85: 553–559

Matsumoto S, Kusaka H, Murakami N et al. (1992) Basophilic inclusions in sporadic juvenile amyotrophic lateral sclerosis: an immunocytochemical and ultrastructural study. Acta Neuropathol 83: 579–583

McDermott CJ, White K, Bushby K, Shaw PJ (2000) Hereditary spastic paraparesis: a review of new developments. J Neurol Neurosurg Psychiatry 69: 150–160

Miyoshi Y, Yamada T, Tanimura M et al. (2001) A novel autosomal dominant spinocerebellar ataxia (SCA16) linked to chromosome 8q22.1-24.1. Neurology 57: 96–100

Monaco S, Nardelli E, Moretto G, Cavallaro T, Rizzuto N (1988) Cytoskeletal pathology in ataxia-telangiectasia. Clin Neuropathol 7: 44–46

Murayama S, Bouldin TW, Suzuki K (1992) Immunocytochemical and ultrastructural studies of upper motor neurons in amyotrophic lateral sclerosis. Acta Neuropathol 83: 518–524

Oppenheimer DR (1979) Brain lesions in Friedreich's ataxia. Can J Neurol Sci 6: 173–176

Oppenheimer DR (1988) Neuropathology of autonomic failure. In: Bannister R (ed) Autonomic failure, 2nd edn. Oxford University Press, pp 451–463

Orrell RW (2000) Amyotrophic lateral sclerosis: copper/zinc superoxide dismutase (SOD1) gene mutations. Neuromuscul Disord 10: 63–68

Oyanagi K, Wada M (1999) Neuropathology of parkinsonism-dementia complex and amyotrophic lateral sclerosis of Guam: an update. J Neurol 246 (Suppl 2): 19–27

Papp MI, Lantos PL (1994) The distribution of oligodendroglial inclusions in multiple system atrophy and its relevance to clinical symptomatology. Brain 117: 235–243

Paulus W, Jellinger K (1991) The neuropathologic basis of different clinical subgroups of Parkinson's disease. J Neuropathol Exp Neurol 50: 743–755

Pringle CE, Hudson AJ, Munoz DG et al. (1992) Primary lateral sclerosis. Clinical features, neuropathology and diagnostic criteria. Brain 115: 495–520

Rabin BA, Griffin JW, Crain BJ, Scavina M, Chance PF, Cornblath DR (1999) Autosomal dominant juvenile amyotrophic lateral sclerosis. Brain 122: 1539–1550

Rajput AH, Uitti RJ, Sudhakar S, Rozdilsky B (1989) Parkinsonism and neurofibrillary tangle pathology in pigmented nuclei. Ann Neurol 25: 602–606

Robberecht W (2000) Oxidative stress in amyotrophic lateral sclerosis. J Neurol 247 (Suppl 1): 1–6

Sandmann-Keil D, Braak H, Okochi M, Haass C, Braak E (1999) Alpha-synuclein immunoreactive Lewy bodies and Lewy neurites in Parkinson's disease are detectable by an advanced silver-staining technique. Acta Neuropathol 98: 461–464

Shankar SK, Gourie-Devi M, Shankar L, Yasha TC, Santosh V, Das S (2000) Pathology of Madras type of motor neuron disease (MMND). A histological and immunohistochemical study. Acta Neuropathol 99: 428–434

Shimada A, Lange DJ, Hays AP (1999) Amyotrophic lateral sclerosis in an adult following acute paralytic poliomyelitis in early childhood. Acta Neuropathol 97: 317–321

Shishikura K, Hara M, Sasaki Y, Misugi K (1983) A neuropathologic study of Werdnig-Hoffmann disease with special reference to the thalamus and posterior roots. Acta Neuropathol 60: 99–106

Stanford PM, Halliday GM, Brooks WS et al. (2000) Progressive supranuclear palsy pathology caused by a novel silent mutation in exon 10 of the tau gene: expansion of the disease phenotype caused by tau gene mutations. Brain 123: 880–893

Stevanin G, Durr A, Brice A (2000) Clinical and molecular advances in autosomal dominant cerebellar ataxias: from genotype to phenotype and physiopathology. Eur J Hum Genet 8: 4–18

Suzuki Y, Murakami N, Goto Y et al. (1997) Apoptotic nuclear degeneration in Marinesco-Sjögren syndrome. Acta Neuropathol 94: 410–415

The Huntington's Disease Collaborative Research Group (1993) A novel gene containing a trinucleotide repeat that is expanded and unstable on Huntington's disease chromosomes. Cell 72: 971–983

Tokuda T, Ikeda S, Yanagisawa N, Ihara Y, Glenner GG (1991) Re-examination of ex-boxers' brains using immunohistochemistry with antibodies to amyloid β-protein and tau protein. Acta Neuropathol 82: 280–285

van Duijn CM, Dekker MCJ, Bonifati V et al. (2001) PARK7, a novel locus for autosomal recessive early-onset Parkinsonism, on chromosome 1p36. Am J Hum Genet 69: 629–634

Vazza G, Zortea M, Boaretto F, Micaglio GF, Sartori V, Mostacciuolo ML (2000) A new locus for autosomal-recessive spastic paraplegia associated with mental retardation and distal motor neuropathy, SPG14, maps to chromosome 3q27-q28. Am J Hum Genet 67: 504–509

Vonsattel JP, DiFiglia M (1998) Huntington disease. J Neuropathol Exp Neurol 57: 369–384

Vonsattel JP, Myers RH, Stevens TJ et al. (1985) Neuropathological classification of Huntington's disease. J Neuropathol Exp Neurol 44: 559–577

Wada M, Uchihara T, Nakamura A, Oyanagi K (1999) Bunina bodies in amyotrophic lateral sclerosis on Guam: a histochemical, immunohistochemical and ultrastructural investigation. Acta Neuropathol 98: 150–156

Wenning GK, Ben-Shlomo Y, Magalhaes M, Daniel SE, Quinn NP (1995) Clinicopathological study of 35 cases of multiple system atrophy. J Neurol Neurosurg Psychiatry 58: 160–166

White KD, Ince PG, Lusher M et al. (2000) Clinical and pathologic findings in hereditary spastic paraparesis with spastin mutation. Neurology 55: 89–94

KAPITEL 14 Mechanische Traumen

M. OEHMICHEN, H. G. KÖNIG

INHALT

14.1	Grundlagen	301
14.2	Kopfschwarte und Schädel	302
14.3	Dura mater	302
14.3.1	Epiduralhämatom	303
14.3.2	Subduralhämatom	304
14.3.3	Hygrom	307
14.4	Traumatische Subarachnoidalblutung	307
14.5	Offene Hirnverletzungen	308
14.5.1	Klinik	308
14.5.2	Morphologie	308
14.5.3	Komplikationen	309
14.6	Gedeckte Hirnverletzung	310
14.6.1	Klassifikation	310
14.6.2	Biomechanik	310
14.6.3	Molekulare und zelluläre Mechanismen und Phänomene	313
14.6.4	Morphologie	314
14.6.5	Sekundäre Veränderungen	316
14.6.6	Intrazerebrale Blutungen	316
14.6.7	Dementia pugilistica	317
14.7	ZNS-Folgeschäden ohne primäre ZNS-Verletzung	319
14.7.1	Fettembolie	319
14.7.2	Luftembolie	319
14.7.3	Gefäßverletzungen	319
14.8	Hirnstamm	320
14.8.1	Traumatisierung (primäre Verletzungen)	320
14.8.2	Sekundäre Veränderungen	320
14.9	Rückenmark	320
14.9.1	Blutungen in die spinalen Hüllen	321
14.9.2	Spinaltrauma	321
14.9.3	HWS-Verletzung (Schleudertrauma)	322
	Literatur	322

14.1 Grundlagen

Die klinische Systematik der durch mechanische Gewalteinwirkung erzeugten Verletzungen des zentralen Nervensystems unterscheidet das *offene* von dem *gedeckten Schädel-Hirn-Trauma*. Aus morphologischer Sicht werden ferner traumatische Veränderungen des Hüllsystems von den Verletzungen des Parenchyms unterschieden sowie primäre von sekundären Veränderungen.

Die Fragen an den Neuropathologen zielen u. a. auf die Rekonstruktion des Verletzungs- und Krankheitsablaufes, die Kenntnisse der Biomechanik und der Pathophysiologie der Folgeveränderungen von Verletzungen voraussetzt (Gurdjian 1975; Breig 1978; Sances et al. 1986; Stalhammar 1990, 1991). Es ist evident, dass die Veränderungen, die zum Zeitpunkt des Todes zu beobachten sind, nur zum Teil als unmittelbare Folgen der mechanischen Einwirkung auftreten. In Abhängigkeit von der Überlebenszeit entwickeln sich *sekundäre Veränderungen* (z. B. Ödem, Blutungen, Thrombose), die ihrerseits weitere Veränderungen induzieren (Hypoxie, Azidose, Embolie).

Gleichzeitig kommt es zu funktionellen Ausfällen, ohne dass primäre Strukturschäden nachweisbar werden, wobei die geänderte Funktion ihrerseits wiederum Strukturveränderungen induzieren kann. Es treten z. B. *Gefäßspasmen* auf, die zu Durchblutungsstörungen führen können und die – als Spasmus – postmortal nicht nachweisbar sind; die *Erregungsübertragung* kann gestört sein, ohne dass die Synapsen in ihrer Struktur verändert sind; ein *generalisierter Krampfanfall* kann zu einer Kreislaufdekompensation führen, ohne dass morphologische Äquivalente für ein solches dramatisches Geschehen sprechen müssen; es muss u. a. an die Möglichkeit eines *neuralen Schocks* – insbesondere eines spinalen Schocks – gedacht werden, der selbst als Todesursache zu diskutieren ist (White et al. 1978; Unterharnscheidt 1992), ohne dass typische Schockveränderungen am Gehirn oder den übrigen Organen nachweisbar werden.

> Von Bedeutung ist naturgemäß die Frage nach der Todesursache. Die Schwere einer inneren Schädigung – und damit ihre potentielle Todesursächlichkeit – ist nicht nur vom Ort und dem Ausmaß der abgegebenen Energie der äußeren Einwirkung allein oder deren unmittelbaren Folge abhängig, sondern auch vom Alter

des Patienten (Kirkpatrick u. Pearson 1978), von chemischen Einflüssen, z. B. Alkohol (Flamm et al. 1977), vom Vorhandensein zusätzlicher Verletzungen, die möglicherweise eine Hypoxie, eine Embolie usw. verursachen, und vor allem von der Zeitspanne bis erste lebensrettende Maßnahmen eingeleitet werden.

Ferner stellt sich – auch an den Morphologen – die Frage nach der *Prognose,* sowohl bezüglich des Überlebens als auch bezüglich der zu erwartenden Ausfallserscheinungen, wie sie durch die *Glasgow-Graduierung* heute erfasst werden können (Jennett et al. 1981). Hinsichtlich der Ausfallserscheinungen spielen neben den Zeichen der Demenz oder eines Anfallsleidens vor allem neurologische Funktionsstörungen unterschiedlichen Ausmaßes – bis hin zum apallischen Syndrom – eine Rolle (Parker 1990).

14.2 Kopfschwarte und Schädel

Das Hüllsystem von Gehirn und Rückenmark umfasst die äußeren Weichteile, die Knochen und die inneren Hüllen. Hierzu gehört die *Kopfschwarte,* die bei mechanischer Gewalteinwirkung einerseits bereits einen Teil der abgegebenen Energie (z. B. bei Schlag mehr als 35%) absorbieren kann (Gurdjian 1975) und die andererseits dem Pathologen Informationen über den Ort der Gewalteinwirkung, ihrer Art und Intensität sowie – möglicherweise – über das einwirkende Werkzeug gibt und damit eine der wesentlichen Grundlagen für die Rekonstruktion des Geschehens liefert. Klinisch sowie pathophysiologisch ist von Bedeutung, dass Verletzungen der Kopfschwarte Ausgangspunkt von Infektionen des Gehirns sein können, mit Ausbildung einer eitrigen Meningitis oder eines Abszesses.

Der *Schädel* zeigt in Abhängigkeit vom Lebensalter eine unterschiedliche Morphologie, Biometrie und Stabilität gegenüber äußerer mechanischer Gewalteinwirkung. Der Schädel des erwachsenen 30- bis 40-jährigen Menschen hält eine Zugspannung in der Größenordnung von etwa 10 kPa und eine Druckspannung von 5–31 kPa aus (Gurdjian 1975). Darüber treten Brüche auf, die dem Pathologen Informationen über Art, Ort, Richtung und Intensität der Gewalteinwirkung liefern sowie über die zeitliche Reihenfolge bei mehreren Einwirkungen. Prinzipiell sind *Berstungsbrüche* (Sturz) von *Biegungsbrüchen* wie z. B. Impressionsfrakturen (Hammerschlag) zu unterscheiden. Zu unterscheiden sind ebenso eine – durch direkte Gewalteinwirkung gekennzeichnete – „Stoßpolseite" mit einem „Bruchzentrum" von einer „Gegenpolseite" mit indirekt entstandener Fraktur, wie z. B. die Sogfrakturen in der Orbita (Geserick 1997).

14.3 Dura mater

Anatomie. Die harte Hirnhaut (Dura mater) setzt sich aus zwei miteinander verwachsenen Membranen zusammen. Die äußere Membran stellt zugleich das Periost des Schädelknochens dar; sie besteht aus einem dichten Kollagenfasernetzwerk. Die innere Membran steht in Verbindung mit der Arachnoidea. Äußere und innere Membran stellen eine durchgehende Auskleidung des intrakraniellen und intraspinalen Raumes dar. Eine lokal begrenzte Duplikatur der Dura in Form der Falx cerebri und des Tentoriums cerebelli bildet eine zusätzliche Kammerung des intrakraniellen Raumes. Die Dura enthält ferner die großen venösen Blutleiter, vor allem den Sinus sagittalis superior, sowie zahlreiche andere Blutleiter, vor allem an der Schädelbasis. Brückenvenen verbinden die äußere Membran der Dura mit der Innenseite des Schädelknochens und durch den Schädelknochen hindurch zusätzlich mit der Kopfschwarte.

Der durch die Dura mater gebildete Innenraum des ZNS ist an den Nervenwurzeln sowie im Bereich der Villi arachnoidales (Pacchioni-Granulationen) für Flüssigkeit und Proteine durchgängig. So erfolgt die Resorption und/oder der Abtransport von Liquor, Proteinen sowie auch korpuskulären und zellulären Bestandteilen über diesen Weg (Oehmichen 1978; Oehmichen et al. 1982, 1983).

Klassifikation. Verletzungen der Dura mater im Sinne einer Zusammenhangstrennung sind – entsprechend der Definition – zusammen mit der begleitenden Schädelfraktur als „offene Hirnverletzung" zu verstehen und sollen gesondert angesprochen werden.

Häufiger als Zusammenhangstrennungen sind jedoch Einblutungen, extra- und subdural, in den Epidural- bzw. Subduralspalt, die sekundär zu einer intrakraniellen Raumverdrängung des Gehirns mit Hirnparenchymschäden führen, überwiegend in Form einer lateral (vgl. Abb. 14.1, 14.2a) bzw. kaudal gerichteten Massenverschiebung mit Zeichen der Einklemmung (Herniation).

Da die Durablutungen als Folge stumpfer Gewalteinwirkung auf den Kopf u. a. auch ohne zusätzliche direkte Verletzung des Gehirns auftreten, kann unmittelbar nach der Gewalteinwirkung eine klinische Symptomatik fehlen – auch die Zeichen eines Bewusstseinsverlustes. Besonders bei epiduralen Blutungen sind begleitende Rindenblutungsherde eher selten.

■ **Klinik.** Die Symptomatik tritt oft mit Verzögerung bzw. nach einem symptomfreien (Luzidem) Intervall erst als Folge der Raumverdrängung durch die sukzessive Blutung auf, die unterschiedlich schnell eintritt. Auch am Gehirn selbst sind die morphologischen Veränderungen nahezu immer ausschließlich als Folge der Raumverdrängung zu interpretieren, wobei klinischerseits eine zunehmende Bewusstseinstrübung und/oder Halbseitensymptomatik bzw. hirnorganischem Anfall zu beobachten sind, morphologisch ein Ödem mit Zeichen der Seitenverschiebung und Einklemmung.

■ **Morphologie.** Es werden pathologisch-anatomisch unterschieden die *Epiduralblutung* bzw. extradurale Blutung, die zwischen dem knöchernen Schädel und der Dura gelegen ist, von der *Subduralblutung*, die zwischen Dura mater und Arachnoidea lokalisiert ist. Ein unterschiedlicher biophysikalischer Mechanismus sowie die differenten klinischen Abläufe begründen zusätzlich eine Differenzierung.

Die Blutungen dehnen sich auf der Außen- oder Innenseite der Dura mater aus, selten auf Außen- und Innenseite gleichzeitig. Die Blutungen finden sich entweder rechts oder links der Falx cerebri und können sich über den Hemisphären bis in die Schädelgruben hinein ausdehnen. Die mikroskopischen Befunde der Blutung selbst, d.h. die Resorption und Organisation der Blutung, sind abhängig von der Überlebenszeit: Es werden zunächst Zeichen der Gerinnung, dann Zeichen der Reaktion, der Resorption bzw. Organisation erkennbar, die eine gewisse Zeitabhängigkeit aufweisen (Oehmichen et al. 1981; Leestma 1988). Vor allem bei der Subduralblutung werden regelmäßig auch intradurale Blutaustritte erkennbar; ein kompletter Duradurchriss ist jedoch nur bei perforierenden Verletzungen (Schuss, Stich, Impression) zu beobachten.

Parenchymatöse Blutungen, z. B. Kontusionsblutungen, können gleichzeitig auftreten, sind jedoch nicht regelmäßig nachweisbar. Häufig findet sich – besonders bei Rotationstraumen – eine Blutung in der Markzunge der ersten Stirnlappenwindung, im Sinne einer „gliding contusion" (Abb. 14.6). Im Übrigen lassen sich nahezu regelmäßig bei entsprechenden Überlebenszeiten von 1,5–3 h Axonschäden nachweisen, die betont sowohl im Balken wie auch in den rostralen Anteilen der Brücke (Abb. 14.4 a, b) zu beobachten sind (Blumbergs et al. 1995, Oehmichen et al. 1997).

Die *sekundären Veränderungen* sind für beide Formen der Raumverdrängung innerhalb der Schädelkapsel nahezu identisch: Es kommt zu einer Massenverschiebung mit den Zeichen einer Herniation des Gyrus cinguli am unteren Ende der Falx cerebri, evtl. kombiniert mit einer Blutung in dieser Windungskuppe. Durch Raumverdrängung nach kaudal entwickelt sich ferner eine einseitige homolaterale Herniation der Hippokampusformation an den Zügeln des Kleinhirnzeltes, wobei die Herniation ebenso mit einer lokalen Blutung verbunden sein kann. Schließlich kommt es durch den Druck nach kaudal zu Einblutungen in den Hirnschenkeln bzw. zu Einblutungen in den medialen Anteilen der Brücke (s. 14.6.2).

14.3.1 Epiduralhämatom (EDH)

Epidurale Blutungen sind meist arterielle Blutungen (>50%), so dass, wenn nicht sofort nach traumatischer Einwirkung eine neurologische/zentralnervöse Symptomatik besteht, in der Regel das Intervall bis zum ersten Auftreten von Ausfallserscheinungen – im Vergleich mit dem Subduralhämatom – eher kurz ist und allenfalls mehrere Stunden (in der Regel nicht jedoch Tage) beträgt. Die Mortalität ist aus diesem Grunde – wiederum im Vergleich zum subduralen Hämatom – deutlich größer, auch bei optimalen neurochirurgischen Interventionsmöglichkeiten.

■ **Pathogenese.** Überwiegend als Folge eines traumatischen Einrisses der A. meningea media bzw. ihrer Äste oder (seltener) auch nach Einriss von venösen Sinus entwickelt sich eine Blutung zwischen Schädelinnenseite und Dura. In der Regel liegt eine *Schädeldachfraktur* vor – besonders im Schläfenbereich –, wodurch die innenseitig verlaufenden Gefäße verletzt werden.

Die Blutung liegt in der Regel unter der Fraktur des Schädeldaches. Selten bildet sich ein EDH auch am Stoßgegenpol auf der kontralateralen Seite. Manchmal – besonders bei Kindern – wird die Dura mechanisch durch einfache Kompression des noch elastischen Schädeldaches von der Innenseite des Schädelknochens gelöst, wodurch es zu Gefäßeinrissen kommen kann (Mealey 1960, Freytag 1963). Wenn auch eine Beteiligung des Hirnparenchyms im Sinne von primär traumatischen intrazerebralen Blutungen eher selten ist, werden doch immer wieder disseminierte Axonverletzungen innerhalb des Hirnparenchyms beobachtet, insbesondere am Balken und am Hirnstamm, auch ohne begleitende Parenchymblutungen.

Klinik. Je nach Ausmaß der gleichzeitigen traumatischen Parenchymschädigung des Gehirns entwickelt sich entweder sofort oder nach luzidem Intervall von Minuten bis Stunden eine zunehmende Bewusstseinstrübung mit neurologischen Ausfällen, insbesondere mit Halbseitensymptomatik und herdseitiger Mydriasis. Die Symptomatik tritt vergleichsweise schnell ein.

Für die Diagnostik von Bedeutung ist, dass nach einer Schädeldachfraktur bzw. auch nur nach einer Fissur der Tabula interna immer die Gefahr der Ausbildung eines EDH besteht, auch wenn primär keinerlei neurologische Ausfälle vorhanden sein sollten.

■ Eine röntgenologische Untersuchung ist absolut erforderlich, auch bei Minimaltraumatisierungen. Eine frühzeitige CCT-Untersuchung kann lebensrettend sein, da die Prognose von der Frühzeitigkeit der chirurgischen Intervention abhängt.

Morphologie. Kennzeichen ist die Einblutung zwischen Schädel und Dura, wobei die Form des Hämatoms eher flachkuppig ist und wegen der stark haftenden Innenverbindung von Schädel und Dura mater an den Rändern im Profil spitz ausläuft (Abb. 14.1).

Prognose. Ein EDH führt bei fortlaufender Blutung durch die intrakranielle Massenverschiebung und den dadurch bedingten Schädelinnendruck unweigerlich über eine Einklemmung zum Tod. Unter diesen Umständen kann nur eine rechtzeitig erfolgende Entlastung durch eine Operation das Leben bewahren und – bei frühzeitiger Entlastung – zu einer Restitutio ad integrum führen.

14.3.2 Subduralhämatom (SDH)

Klinisch und morphologisch werden akute, subakute und chronische Verlaufsformen unterschieden, wobei als Sonderformen die Pachymeningosis haemorrhagica interna und das subdurale „Hygrom" beschrieben werden. Das SDH tritt 3- bis 5-mal häufiger als das Epiduralhämatom auf.

Pathogenese. Das SDH entsteht nahezu ausschließlich traumatisch infolge einer venösen Blutung, evtl. durch eine arteriell bedingte Blutung (Krauland 1982; Cave 1983; McDermott et al. 1984), selten auch spontan. Ursache der venösen Blutungen ist ein Abriss der Brückenvenen – insbesondere im Falle einer äußeren Hirnatrophie – bei Rotations- oder Translationsbeschleunigung des Kopfes (Gentleman et al. 1992) aufgrund der unterschiedlichen Trägheitsmomente von Schädel und Gehirn. Es entwickelt sich eine Zugspannung im Bereich der Brückenvenen, die schließlich zum Ein- oder Abriss einer Vene und zum Blutaustritt führt (Krauland 1961). In etwa 30–50% der Fälle lässt sich der Ort der Blutungsquelle in der Leptomeninx aufgrund lokaler subarachnoidaler Einblutungen rekonstruieren.

> Die Intensität der äußeren Gewalteinwirkung kann durchaus unterschiedlich sein: Es genügt ein Sturz in der Ebene oder ein Schlag gegen das Kinn. Es kann auch eine kaum registrierte Bagatelltraumatisierung zur Ausbildung eines derartigen Hämatoms führen, insbesondere, wenn eine Hirnatrophie vorliegt wie bei Alkoholikern und alten Personen.

Rückschlüsse auf den Ort der Gewalteinwirkung sind aufgrund der Lokalisation des SDH alleine nicht möglich, jedoch in der Regel aufgrund eines Gesichts- oder Kopfschwartenhämatoms. Wiederholt werden auch zweiseitige Hämatome beobach-

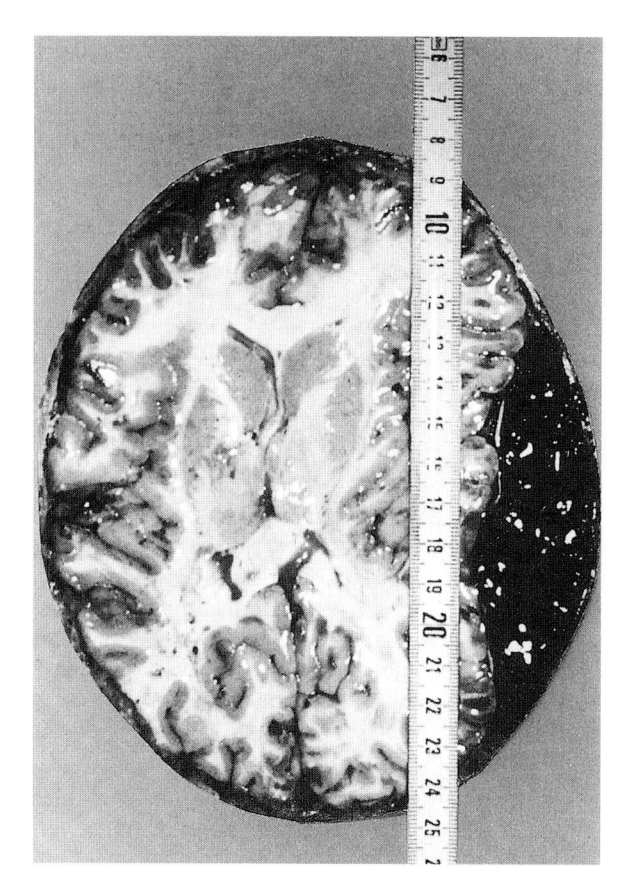

Abb. 14.1. Epidurales Hämatom links temporoparietal mit deutlicher Seitenverschiebung von links nach rechts

tet, wobei in der Regel eines der beiden klinisch bestimmend ist. Oftmals lassen sich neben den Durahämatomen auch Rindenblutungsherde beobachten, die dann zusätzlich einen Anhalt für den Ort der Gewalteinwirkung geben können, im Sinne eines Stoßgegenpoles.

Im Übrigen lassen sich unterschiedliche Formen und Ursachen des SDH beobachten, die abhängig vom Lebensalter sind:

- Während der *Perinatalperiode* kann sich als Geburtstrauma, vorwiegend bei Reifgeborenen, ein SDH zusammen mit einem Tentoriumsriss einstellen, wobei klinisch ein symptomfreies Intervall von 2–3 Tagen mit anschließend sich ausbildender Hirndrucksymptomatik zu beobachten ist.
- Bei *Säuglingen* und *Kleinkindern* ist die Ursache eines SDH in der Regel ein Sturz oder aber eine Schütteltraumatisierung (Kindesmisshandlung), wobei als Todesursache neben der zerebralen Schädigung infolge einer Erhöhung des intrakraniellen Druckes zusätzlich ein Schock als Folge des Blutverlustes zur Diskussion steht (Schiefer et al. 1968). Klinisches und pathologisches Kennzeichen eines Schütteltraumas sind neben dem SDH retinale Blutungen, epidurale/subdurale Blutungen des Halsmarks sowie ein Hirnödem (Reece u. Ludwig 2001).
- Bei *Erwachsenen* ist in der Regel der zeitliche Zusammenhang zwischen traumatischer Einwirkung und klinischer Symptomatik zwar offensichtlich, so dass die richtige Diagnose unschwer gestellt werden kann; im Einzelfall können aber Schwierigkeiten einer Zuordnung zu einer traumatischen Einwirkung bestehen, wenn das Zeitintervall zwischen Traumatisierung und klinischer Symptomatik zu groß wird.
- Im *höheren Lebensalter* dominiert klinisch oftmals nicht so sehr die Halbseitenlähmung und Bewusstseinsstörung als Folge der Massenverschiebung, sondern ein organisches Psychosyndrom. Besonders wenn eine Bagatelltraumatisierung ursächlich ist, kann eine schwer wiegende Fehldiagnose gestellt werden. Dies gilt insbesondere dann, wenn das Subduralhämatom nicht ein-, sondern doppelseitig ausgeprägt ist (Jacobsen u. Farmer 1979).

Diagnose. Die Diagnose wird heute überwiegend mit Hilfe der Computertomographie (CT) gestellt.

- Die CT-Untersuchung ist absolut indiziert, wenn nach einer Traumatisierung auch nur diskrete neurologische Auffälligkeiten bestehen sollten.

Der Nachweis von Siderophagen im Liquor cerebrospinalis kann hilfreich sein, da oftmals gleichzeitig eine Subarachnoidalblutung vorliegt (Oehmichen 1976). Röntgenologisch lässt sich eine Verschiebung des Pinealisschattens als Hinweis auf eine Massenverschiebung beobachten.

Differentialdiagnostisch wird man bei jeder akut eintretenden, sonst nicht erklärbaren Halbseitenlähmung immer auch an eine äußere Gewalteinwirkung denken müssen und bei der körperlichen Untersuchung nach einem Kopfschwartenhämatom suchen. Nach Auftreten eines organischen Psychosyndroms bei älteren Personen ist differentialdiagnostisch u. a. auch eine Altersdemenz vom Alzheimer-Typ zu erwägen.

Akutes Subduralhämatom

Da es sich überwiegend um eine venöse Blutung handelt, setzt die Symptomatik in der Regel langsamer und später ein als bei der Epiduralblutung. Als akut wird eine Blutung bezeichnet, die *innerhalb von ca. 72 h* nach der Traumatisierung klinisch relevant wird.

Morphologisch ist das akute SDH durch Bluteinlagerungen zwischen harter Hirnhaut und Arachnoidea gekennzeichnet (Abb. 14.1). Das Blut ist bei der Obduktion in der Regel locker geronnen und fließt bei der Obduktion ab, so dass nach Formalinfixation von Dura und Gehirn keine – oder nur geringe – Residuen sichtbar sind. Allenfalls lässt sich in Einzelfällen eine begleitende Subarachnoidalblutung oder eine Massenverschiebung des Großhirns sowie eine einseitige Abflachung der Hemisphären erkennen.

Subakutes Subduralhämatom

Ein subakutes SDH liegt vor, wenn die klinische Symptomatik *später als 72 h und früher als 2–3 Wochen* nach der traumatischen Einwirkung auftritt. Das Blut ist in der Regel geronnen, wobei beginnende Zeichen einer Zellreaktion im Sinne von Granulozyten, Erythrophagen und Makrophagen nachweisbar werden. Die Blutung wird zusammengehalten durch ein dichtes Netz ausgefällter Fibrinfäden, die als eines der ersten Zeichen einer Reaktion nachweisbar sind.

Chronisches Subduralhämatom

Das chronische SDH setzt eine Überlebenszeit von *wenigstens 3 Wochen* voraus. Es ist durch ein langsames Wachstum, evtl. auch über Wochen und Monate, gekennzeichnet, so dass sich klinische Symptome nicht nur sehr verzögert entwickeln, sondern zu-

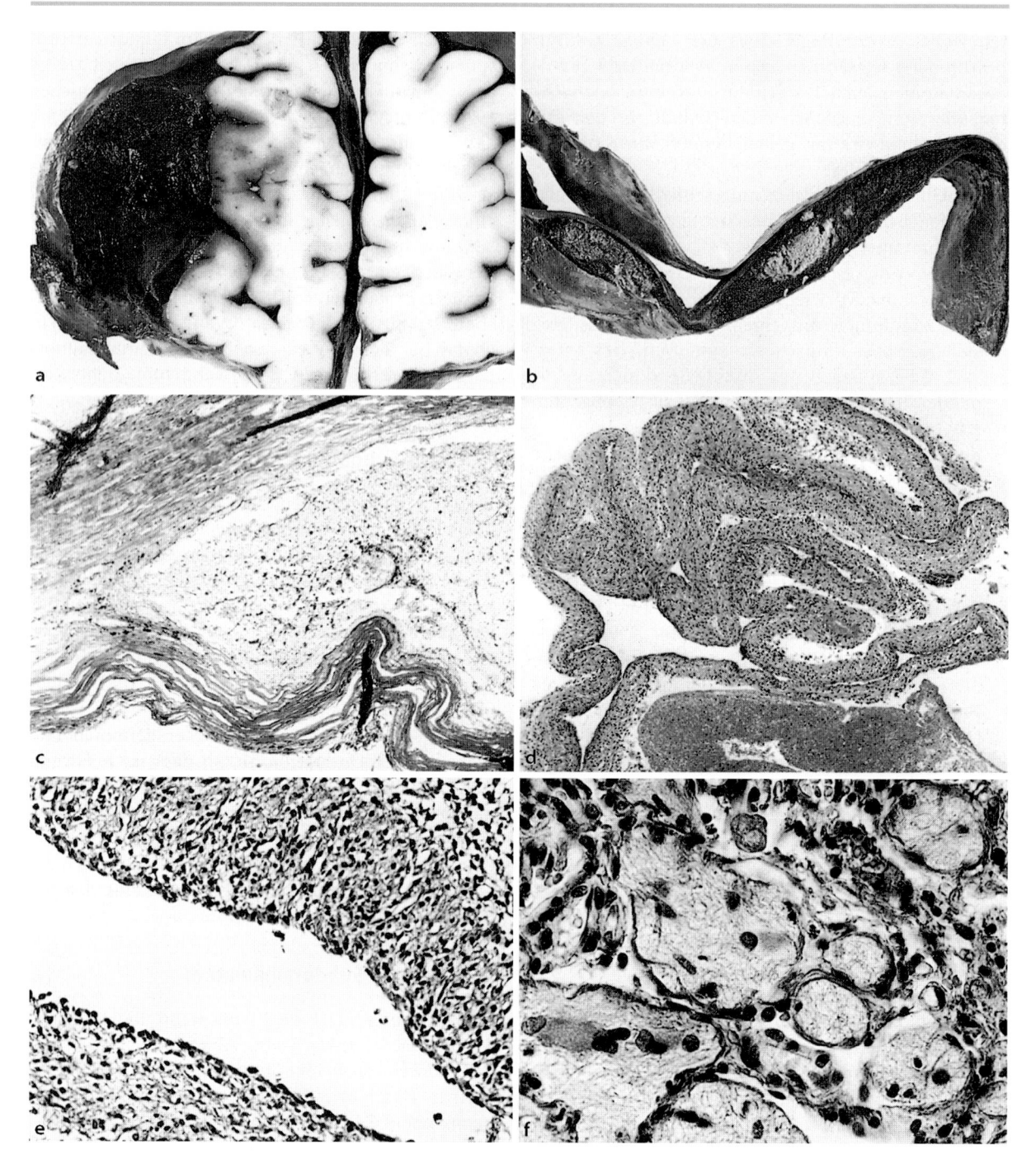

Abb. 14.2. a Links lokalisiertes subdurales Hämatom mit starker Verdrängung des rechten Stirnlappens. **b** Chronisches subdurales Hämatom. Querschnitt durch die Duralamellen mit Darstellung der viszeralen Membran der Blutung. **c** Aufsplitterung der inneren Duralamellen in der Randzone eines subduralen Hämatoms. **d** Neomembranen bei organisiertem subduralem Hämatom. **e** Membranen eines chronischen subduralen Hämatoms mit Auskleidung der Spalträume durch Arachnothelien. Innerhalb der Membranen weite sinusoidale Bluträume. **f** Wachsende Fraktur mit Strängen zentralnervösen Gewebes zwischen bindegewebiger Vernarbung im Knochenspalt

nächst auch unmerkbar. Das Erkennen eines Zusammenhanges mit einer länger zurückliegenden traumatischen Einwirkung – evtl. auch im Sinne einer Bagatelltraumatisierung – kann sehr schwierig, häufig sogar unmöglich sein. Nur in etwa 50% der Fälle wird die ursächliche Traumatisierung verifiziert.

Die unterschiedlich lange Überlebenszeit führt auch zu deutlich *differenter Morphologie*, die im Wesentlichen durch Resorption und beginnende Organisation gekennzeichnet ist (Abb. 14.2 b–f). Bei subakutem bis chronischem SDH bildet sich auf der Innenseite eine Membran (Neomembran), wodurch ein Hohlraum zwischen Membran und Dura entstehen kann, in den hinein es blutet (Rezidivblutung; vgl. Abb. 14.2 b, c). Durch diesen Vorgang kann die zeitliche Zuordnung eines SDH schwierig werden. Davon zu differenzieren sind jedoch rezidivierende traumatische Einwirkungen mit Ausbildung subduraler Blutaustritte, wie z. B. nach wiederholten Schütteltraumen bei Säuglingen und Kleinkindern, mit Ausbildung mehrfacher Neomembranen.

Pachymeningosis haemorrhagica interna

Auch die sog. Pachymeningosis haemorrhagica interna stellt zweifelsfrei ein chronisches Subduralhämatom dar, das im fortgeschrittenen Lebensalter beidseits, häufig als Folge einer Bagatelltraumatisierung, zu beobachten ist. Hier dürfte vor allem eine Hirnatrophie kausal von wesentlicher Bedeutung sein.

Morphologisch findet sich ein bis zu mehreren Zentimetern dickes Hämatom, überwiegend rostbraun verfärbt, an der Durainnenseite mit Eindellung der Hirnoberfläche. Auf den Schnitten durch die raumfordernden Hämatome sieht man deren spitzwinkeliges Auslaufen zur normalen Dura hin. Der Inhalt ist im fixiertem Zustand bröckeligschmierig und braun gefärbt. Selten findet sich eine Verflüssigung, die wie bei einem Hygrom – auch mit wasserhellem Inhalt – auftreten kann.

14.3.3 Hygrom

Das Hygrom ist eine flüssigkeitsgefüllte Exsudationszyste an der Durainnenseite. Posttraumatische subdurale Hygrome verhalten sich nach ihrer Altersverteilung und dem klinischen Bild weitgehend wie die Subduralhämatome. Sie können jedoch in Einzelfällen bereits 4 h nach einer äußeren Gewalteinwirkung beobachtet werden (Oka et al. 1972).

■ **Pathogenese.** Vor allem das frühe Auftreten lässt Zweifel an der Richtigkeit der Theorie unterschiedlicher osmotischer Gradienten aufkommen. Diese Theorie geht davon aus, dass eine langsame Auflösung des Hämatoms durch Liquoreinfluss stattfindet. Neuere Untersuchungen wiesen nach, dass die Osmolarität zwischen Hämatomflüssigkeit, Venenblut und Liquor keinen signifikanten Unterschied aufwies (Voigt et al. 1977).

> Eher ist wahrscheinlich, dass Hygrome nicht über ein Subduralhämatom, sondern durch einen traumatischen Einriss der Arachnoidea unter ventilartigen Bedingungen an der Rissstelle entstehen (Oka et al. 1972).

14.4 Traumatische Subarachnoidalblutung (SAB)

■ **Pathogenese.** Subarachnoidalblutungen als Folge einer mechanischen Gewalteinwirkung treten einerseits zusammen mit Subduralblutungen, andererseits zusammen mit *Rindenblutungsherden* auf. Sie können isoliert infolge einer Zerreißung der Arachnoidea auftreten und damit Ursache einer gleichzeitigen Subduralblutung sein. Daneben werden – selten – auch basale venöse Subarachnoidalblutungen beobachtet, die dann meist schlagartig zum Tode führen (Krauland 1982).

Über spontane basale Subarachnoidalblutungen aus Aneurysmen an der Hirnbasis wird in Kap. 6 berichtet, ebenso über ihren möglichen Zusammenhang mit einer traumatischen Einwirkung. Daneben aber ist jedoch eine Reihe von Fällen einer *traumatisch bedingten basalen arteriellen SAB* bekannt, ohne dass eine Gefäßvorschädigung vorliegen muss (Krauland 1982). Es kommt infolge traumatisch bedingter Druck- und Zugveränderungen ebenso wie durch den arteriellen Innendruck zu einem Einriss von intakten Gefäßen des Circulus arteriosus Willisii, wobei überwiegend eine Rotationsbeschleunigung ursächlich ist. Offenbar führt der differente trägheitsbedingte Bewegungsablauf von Hirn und Schädel einerseits zu einer mechanischen Zerrung der Gefäßwand und andererseits zu einer blutdruckbedingten Innendrucksteigerung innerhalb des Gefäßes.

Im Einzelfall kann es schwierig sein, den forensisch relevanten Kausalzusammenhang zwischen Trauma und Blutung nachzuweisen, wobei dann vor allem dem zeitlichen Zusammenhang zwischen traumatischer Einwirkung und Blutung Bedeutung zuzumessen ist.

■ **Klinik.** Die Symptomatik der basalen Subarachnoidalblutung ist charakteristisch: In der Regel handelt es sich um *alkoholisierte Opfer*, die im Rahmen einer tätlichen Auseinandersetzung zu Boden gehen und akut bewusstlos am Boden liegen bleiben. Offenbar ist primär eine Schlageinwirkung maßgebend für den Einriss des Gefäßes, wenn auch in der Praxis retrospektiv eine Differenzierung von Schlag- und Sturzwirkung außerordentlich schwierig ist. In der Regel tritt trotz sofort einsetzender Reanimationsmaßnahmen eine zentralbedingte Asystolie bzw. ein Atemstillstand ein.

■ **Morphologie.** Ausschließlich bei einer basal gelegenen Subarachnoidalblutung ist die Morphologie – bei der Frage nach der Rekonstruktion und Kausalität – von wesentlicher Bedeutung, da differentialdiagnostisch immer eine spontane, nichttraumatische Aneurysmablutung ausgeschlossen werden muss. Die Blutmassen füllen in beiden Fällen die große basale Zisterne vollständig aus. Bei sorgfältiger Präparation des Gefäßringes fehlt jedoch ein Aneurysma. Bei detaillierter Präparation unter der Lupe kann zumeist der Gefäßeinriss gesichert werden.

Nach Überlebenszeiten von 3 Tagen und mehr bilden sich Siderophagen aus (Oehmichen 1976), die z. T. über die Pacchioni-Granulationen ausgeschwemmt werden und hier auch histologisch nachweisbar sind. Da durch eine SAB eine Blockierung des Liquorabflusssystems über die Pacchioni-Granulationen eintreten kann, kommt es im Einzelfall zur Ausbildung eines *Hydrocephalus aresorptivus* (Normaldruckhydrozephalus; s. Kap. 3).

Aus *forensischer Sicht* stellt sich die Frage nach einem Kausalzusammenhang zwischen Gewalteinwirkung und Tod. Aus der Vorgeschichte muss eine zeitliche Koinzidenz zwischen Gewalteinwirkung und Symptomatik hervorgehen. Aus der Morphologie muss der Nachweis erfolgen, dass keine Vorschädigung der Gefäße vorliegt, weshalb u. a. der Ausschluss einer idiopathischen Medianekrose, Hyalinose oder Amyloidose – wie auch eines Aneurysmas – Voraussetzung für die Annahme eines Kausalzusammenhanges ist.

14.5 Offene Hirnverletzungen

Eine offene Hirnverletzung liegt nach Eröffnung des Schädels (Fraktur) und Durchriss oder Ruptur der harten Hirnhaut vor. Dies kann bei Impressionsfrakturen ebenso möglich sein wie bei Frakturen mit Durchspießung der Dura mater, z. B. auf Höhe des Augendaches mit der Folge einer Liquorfistel oder – extrem – bei Eröffnung des Schädelinnenraumes durch Schuss oder Stich. Besonders die mit der Eröffnung des intrazerebralen Raumes verbundene Gefahr einer „Durchwanderungsmeningitis" oder eines „Hirnabszesses" fordert die Differenzierung von der gedeckten Hirnverletzung sowohl aus klinischer als auch aus pathologisch-anatomischer Sicht.

Klinik und Morphologie hängen von der Intensität der Gewalteinwirkung sowie von ihrer Lokalisation ab. Offene Hirnverletzungen treten sowohl als Folge eines Verkehrsunfallgeschehens als auch von Gewalttaten mit unterschiedlichen Tatwerkzeugen auf, seltener bei einem Suizid, häufiger bei einer Fremdtötung, wobei es sich um die Folgen einer Einwirkung auf den Kopf (und das Gehirn) mit Hammer, Flasche, Beil, Messer etc., aber auch mit Schusswaffen handeln kann.

14.5.1 Klinik

Die klinische Symptomatik wie auch die morphologischen Veränderungen von offenen – und gedeckten – Schädel-Hirn-Traumen ist abhängig von der Masse (m) und Geschwindigkeit (v) des auf den Kopf einwirkenden Gegenstandes bzw. dessen kinetischer Energie ($E = mv^2/2$). Dies gilt analog auch für den Kopf selbst, seine Masse und Geschwindigkeit, wenn er der bewegte Teil ist, z. B. bei Sturz auf eine feste Unterlage. Gleichzeitig besteht eine Abhängigkeit davon, wo und wie die Energie umgesetzt wird: Bei einem Hammerschlag kann z. B. die aufgewendete Energie lokal begrenzt verbraucht werden, wodurch der Schädel imprimiert und das Gehirn allenfalls lokal geschädigt wird, ohne dass Zeichen einer wesentlichen Beeinträchtigung des Bewusstseins auftreten müssen. Andererseits kann ein Hochgeschwindigkeitsgeschoss mit kleiner Masse durch die vergleichsweise große Energieabgabe zu einem akut einsetzenden Kreislaufstillstand führen.

Ferner besteht eine Abhängigkeit von der Lokalisation der Hirnverletzung: Ein Schusskanal durch das frontale Marklager ohne Berührung von Ventrikelsystem oder zentralen Kernen kann mit einer – allerdings allenfalls kurzfristig – aufrecht erhaltenen Handlungsfähigkeit einhergehen, während eine Zertrümmerung des Hirnstammes unmittelbar zu einem Atem- und Kreislaufstillstand führt.

14.5.2 Morphologie

Die Morphologie ist vor allem durch das Ausmaß der Eröffnung des Schädels und die Art der Hirnverletzung bestimmt. Im Übrigen aber gelten die oben genannten Kriterien auch für das Ausmaß der morphologischen Veränderungen.

Stich und Hieb

Das Gehirn wird scharfrandig und gradlinig ohne wesentlichen Nekrosesaum ebenso durchtrennt wie Kopfschwarte und Schädelknochen. In Abhängigkeit von der Lokalisation der Verletzungen treten Blutungen unterschiedlichen Ausmaßes auf, die u. a. auch ausschlaggebend für die klinische und mor-

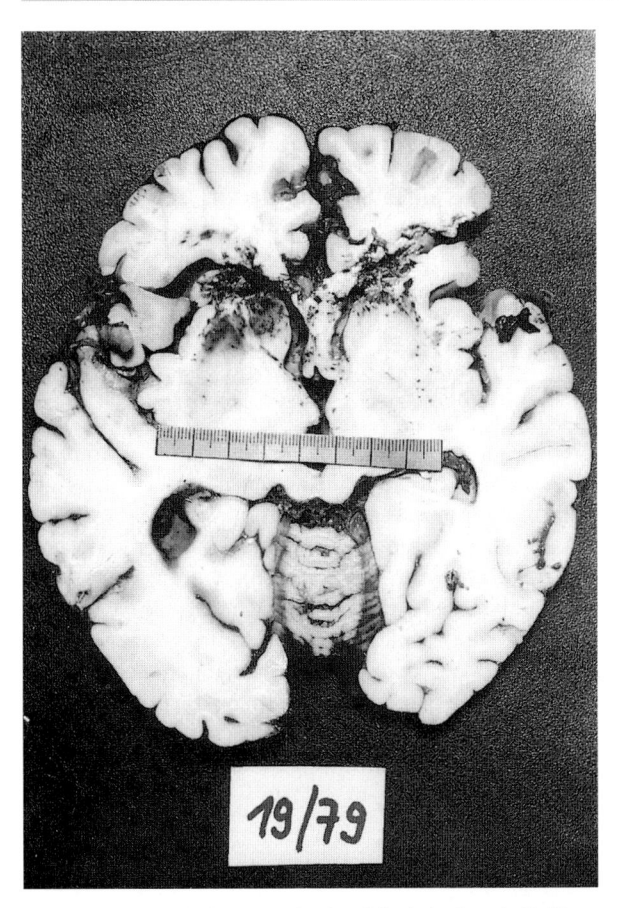

Abb. 14.3. Hirndurchschuss mit Schusskanal durch das frontale Marklager unter Einbeziehung der rostralen Anteile der zentralen Kerngebiete

phologische Folgeschädigung sein können. Unabhängig von der Blutung sind klinisch herdförmige oder generalisierte Ausfallserscheinungen entsprechend der Topik von Gewebezertrümmerung und/oder Blutungen zu erwarten. Als Todesursache muss in den meisten Fällen ein zentraler Kreislaufstillstand angenommen werden.

■ Schuss

Maßgebend für die klinischen Folgen ist u.a. der anatomische Verlauf und die längs dieses Verlaufes erfolgte Energieabgabe des Projektils (Sellier u. Kneubuehl 2001). Direkte Verletzungsfolge durch das Projektil ist der Schusskanal mit *Hirngewebszertrümmerung*. Um die Trümmerzone herum bildet sich eine Blutungszone (Abb. 14.3), die entsprechend der unterschiedlichen Gefäßversorgung unregelmäßig verläuft. Um die Blutungszone herum liegt als Folge einer nur kurzzeitig gebildeten (temporären) Wundhöhle (Janzon 1997; Janzon et al. 1997) eine Zone mit Nekrosen, vor allem der neuralen Elemente (Neuronen und Axonen) (Oehmichen et al. 2000).

Die *Schussrichtung* ist am isolierten Gehirn allenfalls aufgrund von Fremdkörpern innerhalb des Hirnparenchyms in Form von Knochensplittern und Projektiltrümmern, evtl. auch nur röntgenologisch, festlegbar (Schumacher et al. 1985), da die Fremdkörperdichte im Einschussbereich immer größer als im Ausschussbereich ist. Am Schädel selbst lässt sich die Schussrichtung anhand der trichterförmigen Erweiterung von Schusslücken im Knochen erkennen, die immer in Schussrichtung weist.

Neben direkten traumatischen Veränderungen werden *Rindenblutungsherde* beobachtet, die in schusskanalfernen Teilen der Hirnoberfläche in der Rinde der Windungskuppen auftreten (Henn 1989). Ferner finden sich Axonschäden, auch in größerer Entfernung vom Schusskanal, die offenbar einerseits Folge der Ausbildung der temporären Wundhöhle sind, andererseits Äquivalente einer fortgeleiteten Energie (Koszyca 1998; Oehmichen et al. 2001).

■ Vernarbung

Es entwickelt sich eine enge Verflechtung von Kollagen- und Gliafasern, die zu einer Verlötung des vernarbten Hirngewebes mit dem Oberflächengewebe (Dura, Knochen, Haut) führt. Fremdkörper können in dem Narbengewebe abgekapselt sein. Hier können sich auch nach Jahren kleine Koagulationsnekrosen sowie Makrophagenansammlungen oder Lymphozytennester finden.

14.5.3 Komplikationen

Die häufigste Komplikation ist beim offenen (wie beim gedeckten) Schädel-Hirn-Trauma das *Hirnödem*. Bei Schussverletzungen, die nicht akut zum Tode führen, kann es über die Ausbildung der temporären Wundhöhle oder aber über das Ödem zur intrazerebralen Raumforderung kommen, wodurch sich sekundär Brückenblutungen – als Folge der Verdrängung – ausbilden können.

Jede offene Schädel-Hirn-Verletzung geht ferner mit der Gefahr einer *bakteriellen Kontamination* einher: Eine Wundinfektion kann zur Ausbildung einer eitrigen Meningitis, einer Hirnphlegmone oder auch eines Hirnabszesses führen. Alle genannten Formen der Entzündung sind prognostisch extrem ungünstig. Selbst Jahre nach einer zwischenzeitlich vernarbten offenen Hirnverletzung kann es zum Aufflammen einer Entzündung im abgekapselten Herd kommen, evtl. auch zur Ausbildung eines sog. Spätabszesses (Peters 1970).

Auch bei Kopfdurchschuss oder Kopfsteckschuss, besonders aus geringerer Entfernung, muss an eine

Kontamination des gesamten Schusskanals mit Schussresiduen (Schmauch, Treibsatz, Öl, Metallabriebe, Schmutz u. a.) gedacht werden; unabhängig von der Schussentfernung werden immer auch Bakterien eingeschleppt (Sellier u. Kneubuehl 2001).

14.6 Gedeckte Hirnverletzung

Die gedeckte Hirnverletzung setzt eine intakte, in ihrer Kontinuität nicht unterbrochene Dura mater voraus, wodurch ein hervorragender Schutz vor einer Infektion des Hirnparenchyms gewährleistet ist.

14.6.1 Klassifikation

Um eine Aussage zur zeitlichen Entwicklung der Verletzungsfolgen und Prognose bei Hirnverletzungen zu ermöglichen, erfolgt eine Einteilung der klinischen Symptomatik entsprechend der *Glasgow-Koma-Skala* (Jenett et al. 1980, Gennarelli et al. 1982) bzw. des morphologischen Befundes entsprechend dem *Glasgow-Kontusionsindex* (Adams et al. 1985):
- *Klinisch* sind entsprechend der Glasgow-Koma-Skala u. a. 4 Stadien zu unterscheiden, die zunächst von einer vorübergehenden Verwirrtheit ausgehen, die ohne Bewusstseinsverlust oder Amnesie auftritt (Stadium 1), bis hin zum andauernden Bewusstseinsverlust, der vollständigen Amnesie, den Herdzeichen und dem Hirntod (Stadium 4) – jeweils mit und ohne Schädelfrakturen.
- *Morphologisch* gilt der Kontusionsindex, der einerseits die *Tiefe* der Rindenblutungen (0: fehlend; 1: nicht die gesamte Kortexdicke durchsetzend; 2: die gesamte Kortexdicke durchsetzend; 3: sich auf die weiße Substanz ausdehnend) und andererseits auch die *Ausdehnung* der Blutungen berücksichtigt (0: fehlend; 1: lokalisiert; 2: mäßig ausgeprägt; 3: stark ausgeprägt).
Aus den beiden Indizes wird durch Multiplikation ein gemeinsamer Index gebildet, der zu den Hauptschädigungsorten in Beziehung gesetzt wird, nämlich Stirnhirn, Temporal-, Okzipital- und Parietallappen sowie Rinde ober- und unterhalb der Fossa Sylvii und auf Höhe der Kleinhirnhemisphäre.

Die so ermöglichten Korrelationen (Adams et al. 1980) zeigen, dass
- die ausgeprägtesten Rindenblutungen bei Patienten mit Schädelfrakturen auftreten,
- geringere Rindenblutungen bei Patienten mit diffuser Schädigung der weißen Substanz zu beobachten sind,
- die Rinde frontal und temporal am häufigsten und intensivsten geschädigt ist,
- das Ausmaß der Schädigung am Gegenpol meist schwerer ist als auf Höhe des Stoßpoles selbst,
- eine Rindenblutung in der hinteren Schädelgrube als Gegenpol-Verletzung nur ausnahmsweise zu beobachten ist,
- die Dauer der posttraumatischen Amnesie sich als prognostisch am aussagekräftigsten erweist.

Zweifelsfrei wird die Prognose nicht nur durch die direkte oder indirekte Schädigung des Gehirns bestimmt, sondern auch durch gleichzeitige Verletzung anderer Organe. Vor allem eine Contusio cordis oder eine durch Polytrauma bedingte Schocksituation mit Störungen von Atmung und Kreislauf erhöhen die schädigende Wirkung einer durch Hirnverletzung bedingten hypoxischen Schädigung über eine sekundäre Schrankenstörung (Hirnödem). Bei kindlichen Traumata spielt die Ausbildung des Hirnödems eine ganz entscheidende Rolle (Adams et al. 1980).

14.6.2 Biomechanik

Die von außen her auf das Gehirn dynamisch übertragbaren Kräfte, ihre Einwirkungsdauer (Stoßzeit) und die resultierende Schädelbeschleunigung sind bei harter stumpfer Gewalteinwirkung nicht nur von den kinematischen Daten des Stoßkörpers abhängig, sondern auch – kopfseitig – von den Eigenschaften der Hülle (äußere Weichteile und Schädel) und damit von der anatomischen Lokalisation der Anstoßstelle. Die dämpfende Wirkung der Weichteile ist im frontalen Gesichtsbereich höher als am Hinterkopf; sowohl die Elastizität als auch die Bruchfestigkeit des Schädels sind temporal anders als parietal oder okzipital.

Für die mechanische Belastung des Gehirns sind nicht nur die Dämpfungseigenschaft und die Elastizität der Hülle von Bedeutung, sondern auch die direkten Folgen, z. B. ob die Hülle standhält oder zerstört wird, ob eine Quetschrisswunde der Kopfschwarte, ob Biegungsfrakturen bis hin zu Impressionen des Schädels an der Anstoßseite und/oder ob sekundäre Berstungsfrakturen ausgebildet werden.

An gedeckten Hirnverletzungen entstehen schließlich – je nach Intensität und Art der auftretenden inneren Belastungen – Einblutungen im Stoßpolbereich und/oder herdförmige Rindenblutungen am Gegenpol (Rindenblutungsherde). Die Einblutungen im Polbereich können sich als ausgedehnte, flächenhafte oder herdförmige Blutungen darstellen, sie können aber auch völlig fehlen. Bei intaktem Schädel ist häufig ausschließlich die stoßferne Seite des Gehirns verletzt, in Übereinstimmung mit klinischen Beobachtungen, wonach rein summarisch das Auftreten von Rindenblutungsherden in Gegenpollokalisation weit überwiegt. Daneben aber können auch fernab der Pol-/Gegenpollokalisation Blutungen in rindenfernen Bereichen auftreten, die als scherungsbedingt primär traumatisch, oder als Folge des sekundären Hindrucks interpretiert werden.

Die wesentlichen dynamischen Belastungen des Gehirns bei harter stumpfer Gewalteinwirkung auf den Kopf sind Überdruck, Unterdruck und Scherung. Welche dieser Belastungen bei einer bestimmten Art, Einwirkungsgeometrie und Dynamik der äußeren Gewalteinwirkung für welche Art und Lokalisation von Gehirnverletzung verantwortlich ist, ist Gegenstand zahlreicher Hypothesen. Nach Sellier und Unterharnscheidt (1963) sind die Rindenblutungsherde im Gegenpolbereich nicht auf Prellung, sondern, ganz im Gegenteil, auf Zugbelastung zurückzuführen (s. auch Bandak 1997).

Rindenblutungen beruhen darauf, dass es im Gehirn bei einer äußeren, harten, stumpfen Gewalteinwirkung mit kurzer Stoßdauer und ausreichender Stärke durch die Beschleunigung des Schädels am Stoßpol momentan zu einem Überdruck und – auf der diametral entgegengesetzten Seite – kurzzeitig zur Ausbildung einer – je nach Schädelkrümmung mehr oder weniger flachkuppigen – Unterdruckzone kommt. Dort können sich in Flüssigkeiten wie Liquor und Blut beim Unterschreiten des Dampfdrucks Gasbläschen (Kavitationen) bilden, deren Kollaps beim Verschwinden des Unterdrucks zu Gefäßschäden und herdförmigen Blutungen führt.

Diese *Kavitationshypothese* geht auf Gross (1958) zurück, der die Entstehung von Gasbläschen in Flüssigkeiten bei kurzzeitigem Unterdruck experimentell belegte. Die Hypothese fand ihre Bestätigung u. a. in der experimentellen Untersuchung von Nahum et al. (1977) an Leichen und den darauf gestützten Finite-Elemente-Modellrechnungen von Ruan et al. (1993). Danach entstehen – z. B. bei zentralen okzipitalen Stößen mit harter, flächenhafter Einwirkung ausreichender Stärke (als Untergrenze werden 125 g Kopfbeschleunigung genannt) und bei einer Stoßdauer von einigen Millisekunden – speziell im Gegenpolbereich nur Bruchteile von Millisekunden später temporäre Unterdrücke von maximal ca. 100 kPa (ca. 1 atm), was ausreicht, Kavitationen zu bilden.

Young und Morfey (1998) untersuchten für stumpfe, harte Gewalteinwirkungen in einfachen Finite-Elemente-Modellrechnungen die Bildung von Kavitationen in Abhängigkeit von der Stoßzeit für Stoßdauern von 0,05–10 ms. Sie fanden für kürzere Stoßzeiten höhere primäre Drücke und Unterdrücke am Stoßpol bzw. Stoßgegenpol. Da im weiteren zeitlichen Verlauf eine Vorzeichenumkehr der Druckverteilung eintrat und es auch am Stoßpol zu negativen Drücken – und am Gegenpol zu Überdrücken – kam, schlossen sie aus diesem Oszillieren der Druckverteilung, dass die Ausbildung von Kavitationen auch am Stoßpol als Verletzungsmechanismus für dort beobachtete Rindenblutungsherde zu diskutieren ist.

Lubock und Goldsmith (1980) konnten bei experimentell erzeugten Kavitationen nachweisen, dass bei dem bereits gegen Ende des temporären Unterdruckintervalles erfolgten Kollaps der Gasbläschen sehr kurzzeitig Druckspitzen (Spikes) von mindestens 400–500 MPa entstehen, die sie für die Gefäßverletzungen verantwortlich machten. Der größte strukturelle Schaden passiert demnach beim Kollabieren der Kavitationen. Theoretisch werden für die hierbei zu erwartenden Druckspitzen 1–10 GPa vorausgesagt.

▪ Sturz

Als meist harte, stumpfe, großflächige Gewalteinwirkung gehört der Sturz in der Regel zu den Beschleunigungstraumatisierungen. Es gibt immer eine relevante bewegte Masse (Kopfmasse = ca. 4,5 kg) und infolge harten Auftreffens schon bei reaktionslosem Sturz in der Ebene eine Beschleunigung, die wegen des abrupten Abbremsens aus Fallgeschwindigkeiten von 5–6 m/s über 1–2 cm bei kurzen Stoßdauern von wenigen Millisekunden über 200 g beträgt. Damit aber wird die kritische Grenze für die Ausbildung von Kavitationen am Stoßgegenpol überschritten. Die häufigste Anstoßlokalisation ist okzipital, und es sind deshalb vor allem Rindenblutungsherde im frontobasalen Bereich zu erwarten. Für andere Anstoßlokalisationen gilt entsprechendes, allerdings in z. T. erheblich reduziertem Ausmaß. So kommt es bei frontalen Stürzen in der Ebene häufig zu Abstützreaktionen, und bei seitlichem Aufkommen macht sich oft die zugewandte Schulter dämpfend bemerkbar.

Der Sturz in der Ebene dient in der Traumatologie häufig als Standardvergleichsfall. Einerseits kommt es nach rechtsmedizinischer Erfahrung beim Erwachsenen, wenn er z. B. im Gehen ausrutscht und reaktionslos nach dorsal auf harten, planen Untergrund stürzt und dort mit dem Hinterkopf aufschlägt, gerade eben zu einer Schädelberstungsfraktur. Andererseits lässt sich dieser Fall vereinfacht abschätzen. Der Normalerwachsene trägt beim Gehen seinen Kopf schwerpunktsbezogen in einer Höhe von etwa h = 1,6 m und damit auf einem potentiellen Energieniveau von $E_{pot} = mgh = 70\ Nm$ (mit Kopfmasse m = 4,5 kg, Erdbeschleunigung $g = 10\ m/s^2$). Bei vollständiger Energieumwandlung entspricht dieser Wert auch der experimentell ermittelten Grenzbelastung für die Ausbildung einer Schädelfraktur.

Das Vorliegen von Rindenblutungsherden an einer einzigen Stelle des Gehirns kann im konkreten Fall zur Rekonstruktion der Einwirkungsstelle und Richtung der ursächlichen Gewalt herangezogen werden. Weist z. B. die Kopfhaut auf verschiedenen Seiten des Kopfes Hämatome auf, so ist die gesuchte Anstoßstelle diametral entgegengesetzt zum Ort der Rindenblutung im dort gelegenen Hämatom zu suchen; die Stoßrichtung verläuft von dieser Stelle (Stoßpol) in Richtung der Rindenblutungsherde (Stoßgegenpol).

■ Schlag

Vor allem bei manuell instrumentellen Traumatasierungen mit kleinflächiger, harter, stumpfer Gewalteinwirkung und relativ kleiner bewegter Masse wird der kritische Unterdruck in der Stoßgegenpolregion nicht erreicht. Der wesentliche Energieumsatz erfolgt lokal an der Einwirkungsstelle und führt hier z. T. zu Quetsch- und Risswunden der Kopfschwarte und Impressionsfrakturen des Schädels, bestenfalls mit Berstungsfrakturausläufern. Es bleibt im Wesentlichen bei einem Impressionstrauma mit Hirnverletzungen am Stoßpol. Die globale Auswirkung auf den Schädel in Form einer kurzzeitigen, hohen Schädelbeschleunigung ist zu gering, so dass der Unterdruck im Gegenpolbereich meist unter der kritischen Grenze bleibt und keine Kavitationen ausgebildet werden, auch wenn der Schlag auf den Kopf ohne Widerlager erfolgt.

Die häufigste Anstoßlokalisation ist erfahrungsgemäß parietal, und unter allen anderen Lokalisationen ist der Anteil von Schlägen – auch auf den bereits liegenden, also den widergelagerten Kopf –, erheblich. Beides behindert jedoch eine Kopfbeschleunigung zusätzlich, so dass auch aus diesem Grunde infolge von Schlagtraumatisierungen nur selten Rindenblutungsherde am Gegenpol zu erwarten sind.

■ Schlag versus Sturz

Eine Differenzierung aufgrund anderer morphologischer Kriterien wurde wiederholt versucht, zuletzt unter Berücksichtigung des Phänomens einer diffusen axonalen Schädigung (DAI) (Adams et al. 1980; Geddes et al. 1997, 2000). Es zeigte sich, dass die DAI vor allem bei Sturzgeschehen zu beobachten ist, d. h. überwiegend bei Akzelerations-/Dezelerationstraumen (s. auch Oehmichen et al. 1998). Eine sichere Diskriminierung erlaubt aber dieses Kriterium im Einzelfall nicht.

Beim Schlag entstehen somit die Verletzungen vor allem am Ort der maximalen Gewalteinwirkung (Stoßpol). Bei intakt bleibendem Schädel werden möglicherweise lokale Deformationsvorgänge mit Eindellung und Zurückschnellen des Knochens wirksam. Bei stärkerer Einwirkung erfolgt der Energieabbau über eine relativ große Wegstrecke durch die Verformungs- und Brucharbeit. Die Beschleunigungswerte werden niedriger und die – vor allem durch den Unterdruck entstehenden – Verletzungen an der stoßabgewandten Hirnoberfläche werden kaum noch ausgebildet oder fehlen sogar in der Regel völlig. Andererseits entwickeln sich unter diesen Bedingungen ausgedehntere Blutungen im Bereich der Stoßstelle, die nicht nur auf die Windungskuppen beschränkt bleiben, sondern bis in die Tiefe des Marklagers reichen.

> Zusammenfassend gilt: Neben der umgesetzten Energie haben vor allem der Verformungswiderstand und der Verformungsweg und damit die erzeugte Beschleunigung des Schädels Einfluss auf das Ausmaß der Verletzungen. Gleichzeitig entstehen sowohl bei Akzelerations- wie auch bei Rotationstraumatisierungen Scherkräfte, die zu Einrissen von Axonen und Markscheiden führen, z. T. zum Einriss auch von Gefäßen in der Tiefe des Marklagers, verbunden mit einer sofort einsetzenden Bewusstlosigkeit (Voigt et al. 1977).

■ Ausnahmen und Besonderheiten

Säuglinge und Kleinkinder zeigen auffallend selten Verletzungen an der stoßabgewandten Seite, da ihr Schädeldach offenbar zu elastisch ist und nachgibt. Damit entsteht am Stoßgegenpol kein Unterdruck, und folglich kommt es auch nicht zu Kavitationen.

Dies ließ sich auch experimentell belegen: Wurde vor dem Stoß am Gegenpol eine kleine Öffnung gesetzt, so ließen sich wegen des Druckausgleiches keine Kavitationen erzeugen.

Umgekehrt werden ausgedehnteste Verletzungen an der *stoßabgewandten Hirnoberfläche* bei sehr dickem, wenig elastischem und bruchfreiem Schädeldach angetroffen.

Wachsende Fraktur

Eine weitere Besonderheit des Kleinkindesalters – seltener bei offenen, häufiger bei gedeckten Hirnverletzungen – stellt die wachsende Fraktur der

Schädelknochen dar (Abb. 14.2f), die durch einen erhöhten Innendruck entsteht. Bei Frakturen der Schädelkonvexität mit Durariss kann es durch Abfließen von Liquor cerebrospinalis in die Galea zur *Kephalhydrozele* kommen.

Das Phänomen der wachsenden Fraktur erklärt sich durch ein traumatisch bedingtes Hirnödem, wodurch zunächst die Bruchstücke des noch weichen Schädelknochens klaffend auseinander gehalten werden. Die Dura retrahiert sich an den Verletzungsstellen vom Knochen. Der Knochen ist nur durch die Faszie und Muskulatur, nicht jedoch von Seiten der Dura vaskularisiert und bildet daher nur unzulänglich Osteoblasten (Kaur et al. 1999). Die Verformbarkeit des Schädels bei noch nicht abgeschlossener Ossifikation spielt hierfür eine maßgebende Rolle.

Die Entwicklung eines *Hydrocephalus aresorptivus* nach Subarachnoidalblutung begünstigt offenbar das Entstehen der wachsenden Fraktur durch Abfluss des gestauten Liquors über den Frakturspalt und durch Einpressen des ohnehin ödematös aufgelockerten traumatisierten Gewebes in die Fraktur hinein. Nach klinischen Beobachtungen fielen 50% derartiger Fälle in das 1. Lebensjahr, 90% werden vor dem Ende des 3. Lebensjahres diagnostiziert (Doepper et al. 1972).

Mikroskopisch findet sich in den Narbenabschnitten innerhalb der Galea und des Bruchspalts typisches zentralnervöses, allerdings in der Regel gliotisch verändertes Gewebe in inniger Verbindung mit kollagenen Bindegewebsfasern. Gelegentlich bestehen auch ependymausgekleidete Spalträume im Sinne einer traumatischen Porenzephalie.

14.6.3 Molekulare und zelluläre Mechanismen und Phänomene

Die molekulare Interpretation der Schädigungsfolgen ist bisher weitgehend unbekannt. Sharp et al. (Sharp et al. 1990) konnten nachweisen, dass das *fos-Antigen* ebenso wie das *fos-abhängige Antigen* durch eine Hirnschädigung stimuliert wird. Diese Stimulation wird durch die NMDA-Rezeptoren vermittelt: Offenbar werden durch das Trauma exzitatorisch wirksame Aminosäuren freigesetzt, die an den NMDA-Rezeptoren depressorisch wirksam werden. Die hieraus resultierende Depolarisation stimuliert die Abgabe von *fos* in den Nervenzellen der Rinde, wodurch eine biochemische Adaptation der Neurone an das Trauma ermöglicht wird. Durch das primäre Trauma erfolgt zusätzlich eine Aktivierung spezifischer Gene, die der bcl-2-Gen-Familie (u. a. Bax, bcl-x) zugehören, wodurch sich das Phänomen der Apoptose im Areal der Blutungsherde erklären lässt (Yakovlev u. Faden 1997).

Nach mechanischer Gewalteinwirkung und Blutaustritt lassen sich zusätzliche, apoptoseunabhängige neuronale Schäden beobachten, offenbar vermittelt über die Expression des „immediate early gene", der Freisetzung von Hitzeschockproteinen sowie Zytokinen – Vorgänge, die offenbar z. T. bereits nach 30 min wirksam werden und bis zu 6 bzw.

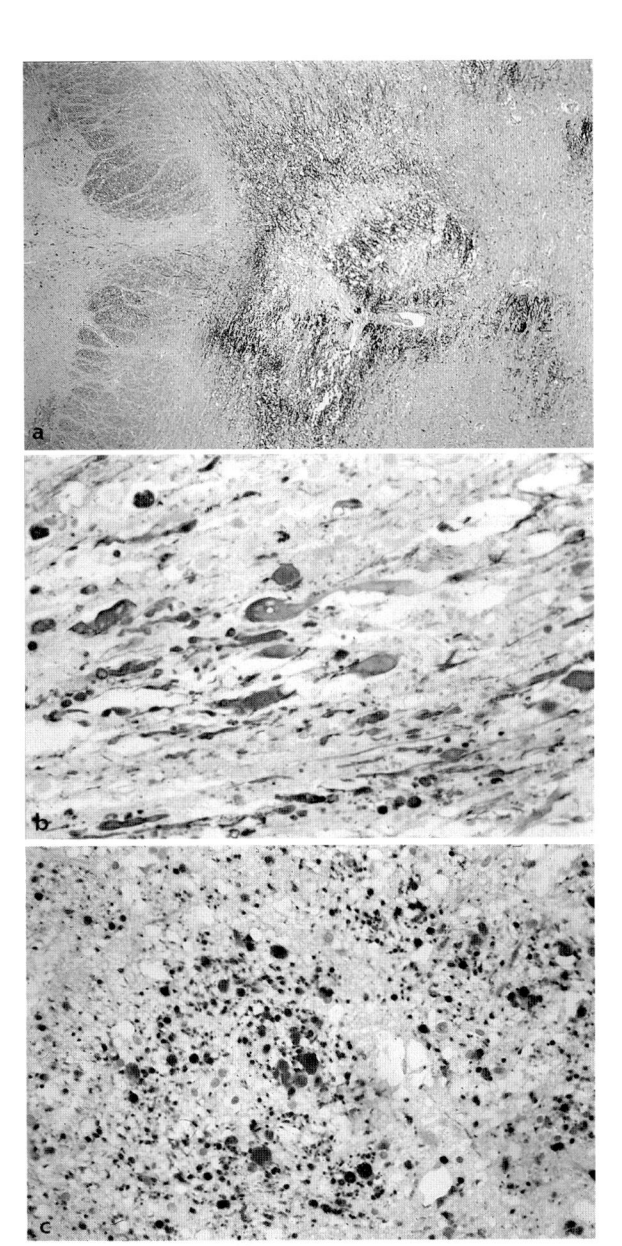

Abb. 14.4 a–c. Diffuse axonale Verletzungen (DAI). **a** Im Mittelhirn erkennbare, schwarz angefärbte, geschädigte Axonen, vor allem entlang der Mittellinie (Vergr. 200:1). **b** Längsangeschnittene geschädigte Axonen mit ballonartiger Auftreibung (Vergr. 500:1). **c** Quer angeschnittene, geschädigte Axonen mit unterschiedlichem Ausmaß an Auftreibung im Halsmark mit Ödem; β-Amyloid-precursor-Protein-(βAPP-)Antikörper (Vergr. 500:1)

12 h nach dem Trauma anhalten (Raghupathi et al. 1997). Die Zytokinexpression (TNF-*a*, IL-1*β*) an experimentell kontusioniertem Rückenmark wurde im zeitlichen Ablauf quantitativ verfolgt, wobei der Höhepunkt der Expression nach 5–6 h beobachtet werden konnte (Semple-Rowland et al. 1997).

Axonschäden treten sowohl im Gebiet der Blutungen (lokale Axonschäden) wie auch in größerer Entfernung auf – und hier teilweise diffus (diffuse axonale Schädigung) –, wobei eine Konzentration der diffusen Schädigung vor allem im Balken (Blumbergs et al. 1995) und in der Brücke (Adams et al. 1982) beobachtet wurde (Abb. 14.4). Durch die heute zur Verfügung stehende immunhistochemische Nachweismethode (*β*-Amyloid-precursor-Protein; Gentleman et al. 1993; Sheriff et al. 1994) lässt sich das Phänomen ca. 1,5–3 h nach dem Trauma nachweisen (s. a. Oehmichen et al. 1997).

Axonale Schäden treten jedoch z. T. auch verzögert auf, wobei als Ursache ein quantitativ unterschiedliches Ausmaß der Unterbrechung des intraaxonalen Transportes zugrunde gelegt werden kann (Povlishock 1997). Axonale Schäden treten schließlich auch *sekundär* auf, als Folge einer hypoxischen Schädigung, die sich auf eine traumatische Schädigung aufpfropfen kann (Oehmichen et al. 1999a).

Neben den Axonschädigungen, die relativ gut untersucht worden sind, können zusätzlich Dendritenschäden nachgewiesen werden, die bisher nur von einzelnen Arbeitsgruppen erfasst wurden (Li et al. 1997).

Als wesentliche *zytologische Reaktion* auf das Trauma muss die Mikrogliareaktion angesehen werden, die einerseits im engen räumlichen Zusammenhang mit der Blutung auftritt (Graham et al. 1989), aber auch diffus (Meyermann et al. 1997), wobei eine Zeitabhängigkeit dieser Reaktion besteht (Oehmichen et al. 1986). Ein lokaler Zusammenhang mit der axonalen Schädigung besteht allerdings offenbar nicht (Oehmichen et al. 1999b).

Wiederholt wurde ferner festgestellt, dass sich Individuen in ihrer Reaktion (und der Prognose) auf ein Schädel-Hirn-Trauma in Abhängigkeit von ihrem *Apo-E-Genotyp* unterscheiden (Nicoll u. Graham 1997). Eine Korrelation zwischen Apo-E-immunreaktiven Plaques und *β*-Amyloid 42 (43) wurde kürzlich bestätigt (Horsburgh et al. 2000). Empirisch lag ferner aufgrund von epidemiologischen Daten ein Zusammenhang zwischen Kopfverletzungen und Alzheimer-Erkrankung nahe (Gentleman u. Graham 1997). Diese letztgenannte Hypothese wurde allerdings in der groß angelegten prospektiven Rotterdam-Studie (6645 Patienten) widerlegt (Mehta et al. 1999).

Experimentell konnte gezeigt werden, dass unmittelbar nach der Stoßbelastung ein *Anstieg der Hirndurchblutung* folgt, der aber bereits nach wenigen Minuten auf ein Drittel der normalen Durchflussmenge absinkt, um erst nach 40 min wieder eine Normalisierungstendenz aufzuweisen (Nilsson u. Nordström 1977). Während der Zunahme der Hirndurchblutung ist zwar die Sauerstoffzufuhr gesteigert; das abschließende Absinken der Durchblutung kann jedoch nicht kompensiert werden.

Die *Ödembildung* (Richard 1991) lässt sich klinisch durch das Computertomogram bereits 20 min nach einer äußeren Gewalteinwirkung deutlich erkennen (Kobrine et al. 1977). In Abhängigkeit vom Ausmaß der Schrankenstörung und der Gewebszerstörung lassen sich im Liquor erhöhte Enzymaktivitäten nachweisen (Liu et al. 1979). In Abhängigkeit von der Schwere der Schädigung finden sich erhöhte Plasmakatecholaminspiegel (Nayak et al. 1980). Sie werden ebenso wie die Hyperglykämie, die Glykosurie und die vermehrte Aminosäureausscheidung auf eine traumatische Schädigung der hypothalamischen Region und des Hirnstamms zurückgeführt.

14.6.4 Morphologie

In Abhängigkeit vom Ausmaß der Schädigung sind nicht nur die klinischen, sondern auch die morphologischen Veränderungen unterschiedlich ausgeprägt.

■ Commotio cerebri

Der geringste Grad einer Hirnschädigung stellt die Commotio cerebri dar, die mit einem kurzen, vorübergehenden Bewusstseinsverlust einhergeht. Morphologisch werden allenfalls Zeichen einer leichten Hirndrucksteigerung nachweisbar. Tierexperimentell konnte eine kurzfristig gestörte Schrankenfunktion ohne Nervenzelluntergang beobachtet werden (Povlishock et al. 1976).

Erfolgt eine stärkere oder wiederholte mechanische Schädigung des Gehirns, dann werden submikroskopisch Mitochondrienschwellungen in den Nervenzellen erkennbar, wie auch eine Verstärkung der Schrankenstörung, z. T. im Sinne eines Summationseffektes bei wiederholten unterschwelligen Traumatisierungen (Bakay et al. 1977; Liu et al. 1979).

■ Contusio cerebri

Primäre Schädigungen treten in Form von Blutungen auf, die überwiegend im Bereich der Windungskuppen in der Rinde gelegen sind (Abb. 14.5a), jedoch auch auf das Marklager über-

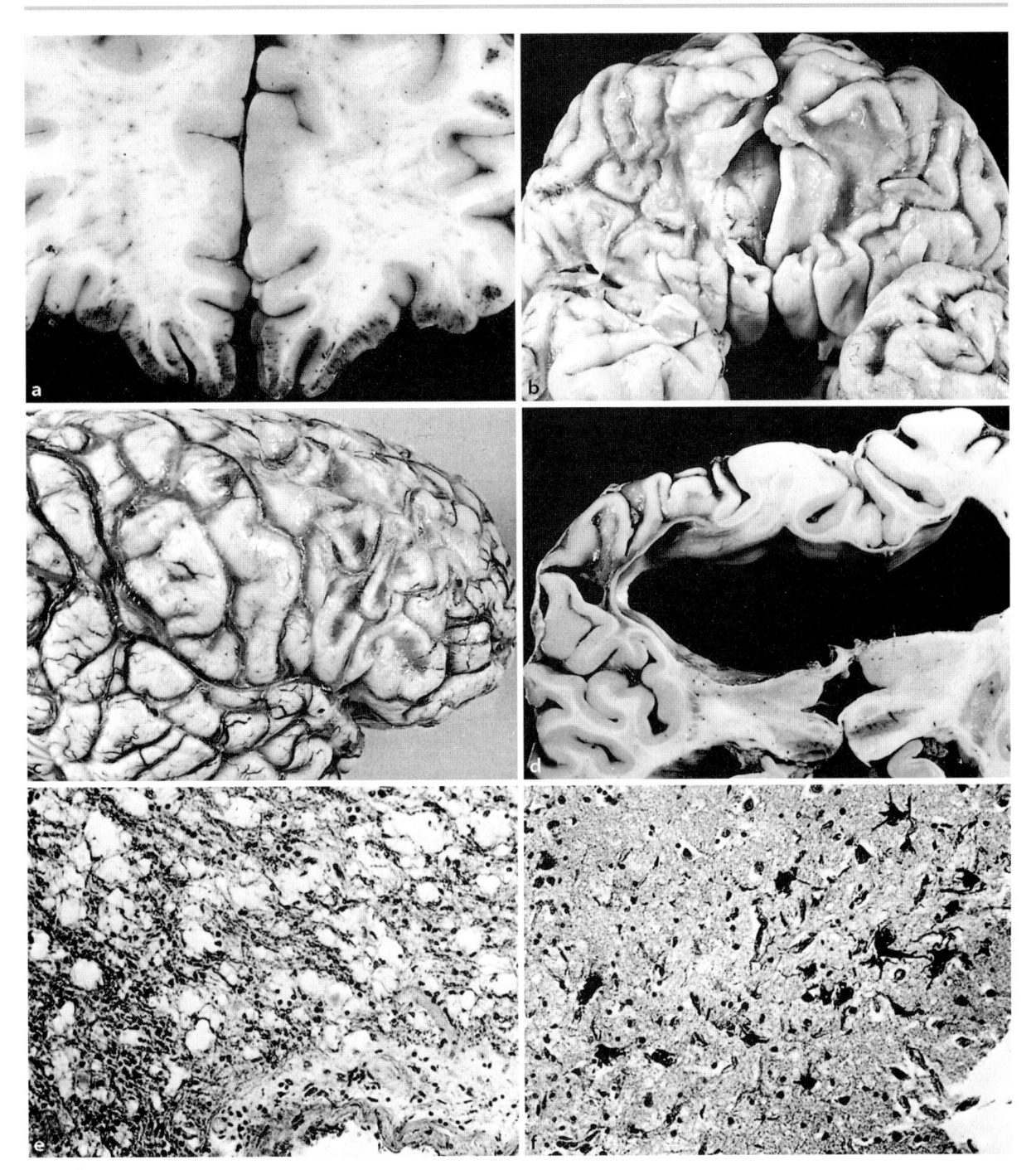

Abb. 14.5. a Intrakortikale Blutungen an der frontalen Hirnbasis bei gedecktem Schädeltrauma. **b** Schwere, ältere Rindenzerstörungen mit Eröffnung des Marklagers, Schizogyrien und Verlust der Gyrierung an anderen Rindenbereichen nach gedecktem Schädel-Hirn-Trauma. **c** Alte Schizogyrien bei Jahre zurückliegendem gedecktem Schädel-Hirn-Trauma und Operation eines Subduralhämatoms. **d** Normaldruckhydrozephalus. Symptomatische Epilepsie; starke Ausziehung des Ventrikels zur Rinden-Mark-Narbe hin. **e** Spongiöse Markauflockerung bei 4 Wochen zurückliegender gedeckter Hirnverletzung. **f** Mit Kalksalzen imprägnierte abgestorbene Nervenzellen am Rande einer traumatisch bedingten Rindennarbe

gehen können. Diese sind makroskopisch streifenförmig oder kugelförmig und können konfluieren. Mikroskopische Veränderungen sind abhängig von der Überlebenszeit sowie zusätzlichen Einflüssen wie Azidose, Hypoxie, Hypotension, Elektrolytstoffwechsel usw.

Die zeitabhängigen morphologischen Veränderungen erweisen sich als bedeutungsvoll für die Altersschätzung von Blutungsherden, wie sie in der forensischen Pathologie erforderlich sein können (Krauland 1973; Oehmichen u. Raff 1980; Oehmichen et al. 1981): Bereits innerhalb der ersten Minuten sind Granulozyten nachweisbar, innerhalb der ersten 2 Tage Makrophagen, ab dem 3. Tag einzelne Siderophagen, ab dem 11. Tag Hämatoidin. Eine Proliferation von Kapillaren und Astrozyten findet sich ab 2.–3. Tag.

Spätfolgen der Rindenblutungsherde: Es erfolgt ein Abbau von nekrotischem Gewebe und extravasalem Blut, so dass ein zystisch umgewandelter Hohlraum im Sinne einer gliös-mesenchymalen Narbe entsteht (Abb. 14.5 b–d), verbunden mit einem breiten Mantel ausgeprägter Markscheidenabblassung und Fasergliose. An den Rändern greifen schmale Reste der Molekularschicht häufig über die stark geschrumpfte schizogyre Einsenkung (Abb. 14.5 c), wobei an diesen kortikalen Grenzgebieten häufig verkalkte, mit Blutzerfallsprodukten imbibierte mumifizierte Nervenzellen und Astrozyten erkennbar werden (Abb. 14.5 f). Entsprechend neueren Untersuchungen (Gentleman et al. 1992) ist bei einem Teil der Fälle einer schwersten traumatischen Hirnschädigung ferner davon auszugehen, dass sich diffuse Amyloid-β-Protein-positive Plaques entwickeln, die bereits bei Überlebenszeiten von nur 3 Tagen nachgewiesen worden sind.

■ Markschäden

Primäre traumatische Schädigungen im Marklager treten häufiger auf als bisher vermutet. Einerseits handelt es sich um *Markblutungen,* die im Rahmen der „intrazerebralen Blutungen" (s. 14.6.6) beschrieben werden. Andererseits handelt es sich um eine *diffuse axonale Schädigung* (Adams 1992). In der Umgebung von Parenchymeinrissen können Axonschwellungen im Sinne von Retraktionskugeln liegen, die meist in Verbindung mit einer ödematösen Gewebeauflockerung und Lipophagen auftreten. Es können auch Blutungen vorhanden sein, die ebenso resorbiert werden wie in der Rinde. Derartige Markschäden werden betont im Balken und Hirnstamm beobachtet (s. oben). Besonders gefährdet sind *kleine Kinder* mit starker Verformbarkeit des Schädels (Freytag 1963; Lindenberg u. Freytag 1969).

14.6.5 Sekundäre Veränderungen

Die sekundären Veränderungen sind zum Teil für die Psychopathologie des postkontusionellen Syndroms von wesentlicherer Bedeutung als die primäre Schädigung. Sie sind überwiegend Folge des *erhöhten Hirndrucks,* verursacht durch die vorübergehenden Schrankenstörungen.

Es finden sich sekundäre ödembedingte Folgeveränderungen in folgenden Hirnabschnitten:
- in den *mediobasalen Rindengebieten* der Schläfenlappen (Schnürfurchen durch supratentorielle Druckerhöhung);
- an der *Balkenoberseite* (einschneidende Falx), in Form einer Balkeneinkerbung sowie – bei seitlicher Massenverschiebung – in Form einer Einkerbung, evtl. kombiniert mit einer Blutung in der Windenkuppe des Gyrus cinguli;
- an den *kontralateralen Hirnschenkelrändern* durch supratentoriellen Druck gegen den Tentoriumzügel bei einseitiger Raumverdrängung (die klinische Herdlokalisation kann dadurch erschwert sein, dass homolaterale Pyramidenzeichen auftreten);
- an den *Dorsalflächen der Kleinhirnhemisphären* (bedingt durch eine infratentorielle Drucksteigerung);
- an den *Kleinhirntonsillen* infolge supra- und/ oder infratentorieller Drucksteigerung mit Nekrosen (die Tonsillen können hämorrhagisch infarziert oder bei der Abklemmung im Foramen magnum nekrotisch verändert sein; Oehmichen 1994);
- im *Mittelhirn* (Blutung und Nekrose infolge vorwiegend venöser Stauungen in den medialen Brückenabschnitten);
- an der basalen *Rinde von Temporal- und/oder Okzipitallappen* (einseitig oder beidseitig), sich evtl. auf die gesamten zugehörigen Rindenareale dieser beiden Hirnlappen in Form eines hämorrhagischen Infarkts ausdehnend, als Folge einer vorübergehenden (bzw. unvollständigen) Kompression der A. cerebri occipitalis (Abb. 14.7 e).

Neben diesen druckbedingten Veränderungen ist jedoch regelmäßig auch von ischämischen Hirnveränderungen auszugehen, die entweder lokal bzw. perifokal in den Blutungsbezirken auftreten oder generalisiert – unter Einbeziehung auch der Hippokampusformation – zu beobachten sind (Graham et al. 1989). Auch in den sekundär geschädigten Hirnabschnitten lassen sich regelmäßig Axonschäden beobachten (Kaur et al. 1999).

14.6.6 Intrazerebrale Blutungen

Reine intrazerebrale Blutungen, die nicht auf die Rinde beschränkt sind bzw. von der Rinde ausgehen, finden sich in etwa 15% aller Fälle einer mechanischen Hirnschädigung. Derartige Blutungen stehen dann nicht in Kontakt mit der Hirnoberfläche, sie treten überwiegend in Mehrzahl auf

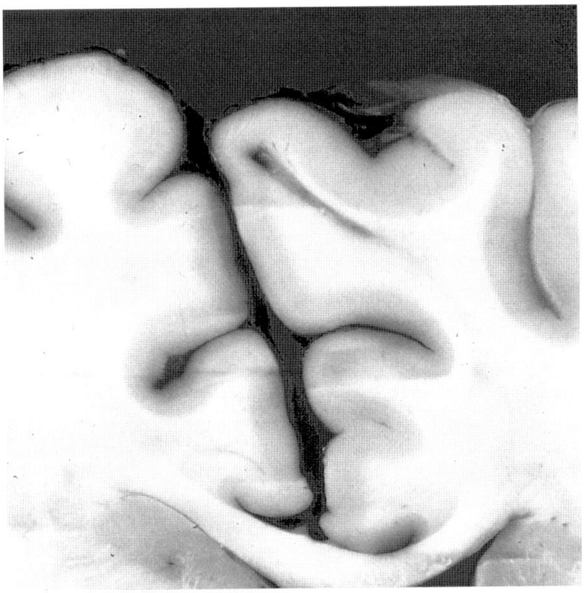

Abb. 14.6. „Gleitende Blutung" (gliding contusion) in Form einer streifenförmigen Blutung in der Markzunge der ersten Stirnlappenwindung rechts

und finden sich in der Tiefe der Hemisphären (Jennett u. Teasdale 1981).

Ältere Autoren beschreiben die Markblutungen in Verlängerung der Stoßrichtung, von der Anstoßstelle ausgehend, und nennen diese Blutungen auch *Stoßkanalblutungen* (Prokop u. Göhler 1976). Davon unterscheiden sich die „gliding contusions", die überwiegend bei Rotationstraumen im Zusammenhang mit Subduralblutungen und diffuser axonaler Schädigung beobachtet werden (Abb. 14.6).

Die *Entstehungsweise* intrazerebraler Blutungen ist nicht eindeutig geklärt und dürfte von Fall zu Fall jeweils unterschiedlich bedingt sein. Grundsätzlich ist jedoch davon auszugehen, dass es zum Zeitpunkt der Gewalteinwirkung zu einer Ruptur der intraparenchymatösen Gefäße kommt, die verantwortlich für zahlreiche kleine Blutungen sind, die kurzfristig nach der Gewalteinwirkung beobachtet werden. Überlebt der Patient längere Zeit, dann dehnen sich die Blutungen aus, konfluieren und können schließlich auch verzögert zur Todesursache werden (Snoek et al. 1979; Gentleman et al. 1989).

Mittels CT-Untersuchungen lassen sich außerdem sog. *Basalganglienhämatome* abgrenzen (MacPherson et al. 1986). Wie Adams et al. (1986) zeigen konnten, treten sie bei Patienten auf, bei denen selten ein luzides Intervall zu beobachten ist, bei denen aber gehäuft gleitende Blutungen sowie diffuse axonale Schädigungen zu finden sind. Diese Patienten haben offenbar eine diffuse mechanische Hirnschädigung erlitten, wobei sich die verursachende Energieabgabe z. T. als extrem erwies.

Eine *Sonderform* der intrazerebralen Blutungen stellt der „berstende Hirnlappen" dar: Er ist gekennzeichnet durch die Koexistenz einer zerebralen Kontusionsblutung und Blut im Subduralraum, bedingt durch Blutung aus oberflächlichen Rindengefäßen und Blutung in der Tiefe des Marklagers unterhalb der Kontusionsverletzungen.

14.6.7 Dementia pugilistica

Bei einer Reihe von progressiven degenerativen Erkrankungen wird eine traumatische Genese als Kofaktor erörtert (Strich 1976): Demenz vom Alzheimer-Typ (Hollander u. Strich 1970), Pick-Krankheit (McDermott et al. 1984), Parkinson-Krankheit (Grimberg 1934), amyotrophische Lateralsklerose und Creutzfeldt-Jakob-Erkrankung (Behrmann et al. 1962). Unter anderem wurde die innere und äußere Atrophie als Folge einer einmaligen oder wiederholten subarachnoidalen Blutung angesehen.

Von besonderem Interesse musste in dieser Hinsicht die Untersuchung der Gehirne von *Boxern* sein, die vereinzelt neurologische Symptome sowie eine *progressive Demenz* entwickelten (Corsellis 1989). Sie kann Jahre nach der letzten traumatischen Einwirkung sowohl bei Amateur- als auch bei Berufsboxern beobachtet werden, wenn sie eine lange Boxkarriere hinter sich haben und wiederholt knock-out geschlagen wurden.

Bei Analyse von 15 Boxergehirnen wurde festgestellt, dass auffällige Veränderungen des Septum pellucidum mit Vergrößerung des Kavums auftraten und dass eine Fensterung des interventrikulären Septums vorlag (Corsellis et al. 1973). In einzelnen Fällen waren die angrenzenden Fornices und das Corpus callosum verdünnt, es fanden sich eine Vernarbung und ein Nervenzellverlust im Kleinhirn, eine Degeneration der Substantia nigra sowie zahlreiche Neurofibrillen in den Nervenzellen der Großhirnrinde und des Hirnstamms. Senile Plaques waren demgegenüber praktisch nicht zu sehen.

Durch eine Nachuntersuchung der gleichen 15 Fälle konnte die Anwesenheit von Amyloid-b-Protein (β-A4-Amyloid) in Form von diffusen senilen Plaques in der Rinde nachgewiesen werden, so dass eine große Ähnlichkeit mit der Demenz vom Alzheimer-Typ besteht (Roberts et al. 1990; Tokuda et al. 1991; Gentleman et al. 1992).

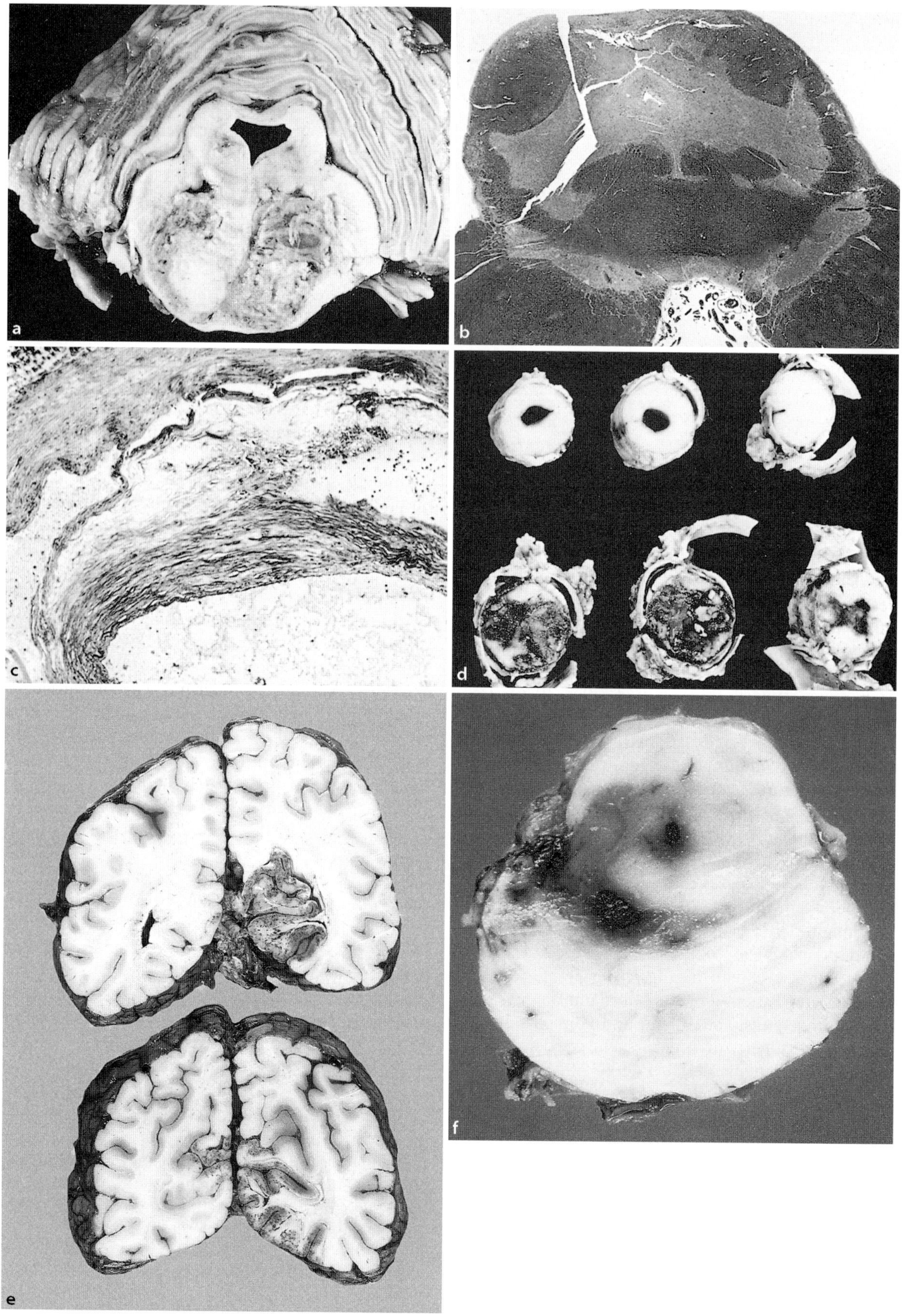
a
b
c
d
e
f

14.7 ZNS-Folgeschäden ohne primäre ZNS-Verletzung

Auch ohne primäre mechanische Einwirkung auf das ZNS kann das Gehirn im Rahmen einer Polytraumatisierung mit beteiligt sein. Überwiegend handelt es sich um Folgeveränderungen, die im Rahmen einer Embolie oder im Rahmen einer Hypoxie auftreten können.

14.7.1 Fettembolie

■ **Pathogenese.** Eine zerebrale Fettembolie setzt immer eine Fettembolie der Lungen voraus, wenn nicht ein offenes Foramen ovale vorhanden ist. Im kleinen Kreislauf kann es infolge einer massiven Einschwemmung von Fetttröpfchen zu einer Widerstandserhöhung und zu einem *konsekutiven Rechtsherzversagen* kommen. Wird dieser Zustand überlebt, dann kann nach einem Intervall von 18 Stunden bis zu 4 Tagen auch eine zerebrale Fettembolie eintreten, die letztlich zum Tode führen bzw. mindestens am tödlichen Geschehen beteiligt sein kann. Der Weitertransport der Fetttropfen erfolgt aus dem kleinen in den großen Kreislauf über ein offenes Foramen ovale oder über geöffnete Anastomosen der Lungengefäße.

■ **Klinik.** Es treten uncharakteristische zerebrale Symptome auf, die differentialdiagnostisch an ein posttraumatisches Hirnödem denken lassen müssen. Besteht eine initiale Bewusstlosigkeit, dann lässt sich ein Intervallsyndrom nicht mehr feststellen, so dass die zerebrale Fettembolie verdeckt wird. Im Übrigen finden sich psychopathologische Zeichen (akut eintretender Verwirrtheitzustand, Eintrübung des Sensoriums, zerebrale Krämpfe) ebenso wie allgemeine Hinweise auf eine Fettembolie, u.a. das Auftreten petechialer Blutungen in der Haut des Rumpfes. Die Mortalität ist sehr hoch, so dass bei entsprechenden Symptomen die Prognose als ernst bezeichnet werden muss (Henn 1989).

Abb. 14.7. a Zentrale Brückennekrose und Nekrose in der Rinde des rechten Lobulus quadrangularis im Übergang zum Wurm bei traumatisch bedingtem Herzstillstand mit anschließender Hirndrucksteigerung 4 Wochen vor dem Tode. **b** Sekundäre Nekrosen nach gedeckter Hirnverletzung und malignem Hirnödem in der Substantia nigra und um den Aquädukt. **c** Traumatisch bedingte intramurale Blutung in der A. carotis interna. **d** Myelomalazie bei 4 Tage zurückliegender Luxationsfraktur des Halswirbelkörpers. **e** Hämorrhagischer Infarkt im Versorgungsgebiet der A. cerebri posterior. **f** Primär traumatische Brückenblutung bei Fraktur des Os occipitale auf Höhe des Foramen magnum

■ **Morphologie.** *Makroskopisch* lassen sich auf den Hirnflachschnitten zahlreiche punktförmige Blutungen, typischerweise im Sinne einer Purpura cerebri, überwiegend in der weißen Substanz des Großhirns, beobachten. Im Kleinhirn sind Rinde und Mark gleichermaßen betroffen. In der Regel sind gleichzeitig Zeichen eines Hirnödems nachweisbar.

Mikroskopisch werden Ring- oder Kugelblutungen erkennbar, wobei die im Zentrum gelegene Gefäßlichtung durch Fetttröpfchen verschlossen sein kann. Wird die Embolie längere Zeit überlebt, so werden Fett enthaltende Makrophagen perivaskulär erkennbar, ebenso wie Siderophagen. Nach Überlebenszeiten von Monaten sind umschriebene perivaskuläre Gliosen mit Markschwund sowie eine Ausweitung der inneren Liquorräume zu sehen, die als Folge einer ödembedingten Markschädigung interpretiert werden müssen. Da zeitweise unterschiedlich alte Veränderungen auftreten, ist von einem schubweisen Verlauf auszugehen (Henn 1989).

■ **Differentialdiagnose.** Vereinzelt treten Fälle einer posttraumatischen Hirnpurpura *ohne Fettembolie* auf; hier ist entweder eine Verbrauchskoagulopathie mit Gefäßthrombose anzunehmen oder aber die Freisetzung von Gewebsthrombokinase aus verletzten Organen. Differentialdiagnostisch muss bei einer Purpura auch an eine Quecksilbervergiftung mit konsekutiver Endothelschädigung (Salvarsanbehandlung) bzw. an Hypothermie gedacht werden.

14.7.2 Luftembolie

Sowohl bei Eröffnung großer herznaher Venen (durch Unterdruck gelangt Luft in das Gefäßsystem) als auch bei rascher Erniedrigung des Atmosphärendrucks (Caissonkrankheit – primär in Flüssigkeit gelöstes Gas wird durch Druckänderung in einen gasförmigen Zustand rückgeführt; s. 15.5.1) gelangen Gasblasen in das Gefäß- und Kreislaufsystem. Bei venöser Luftembolie wird Gas zunächst in den Lungengefäßen nachweisbar, die jedoch z.T. passiert werden können, um endlich auch in die Hirngefäße zu gelangen. *Morphologisch* lassen sich ein extrem ausgeprägtes Hirnödem und eine blasenförmige Aussparung in den Gefäßlichtungen nachweisen (s. 15.5.1).

14.7.3 Gefäßverletzungen

Erfolgt eine stumpfe Gewalteinwirkung auf die A. carotis communis (Abb. 14.7c), z.B. bei einer tätlichen Auseinandersetzung, einem Boxkampf oder im Rahmen einer HWS-Beschleunigung (s. 14.9.3), so kann eine Intimaschädigung mit konsekutiver Thrombose die Folge sein. Seltener wird eine intramurale Aneurysmabildung mit nachfolgender Thrombose beobachtet (Peiffer 1977). Traumatisch bedingt können auch Thrombosen der A. basilaris sein (Krauland u. Stögbauer 1961; Mastaglia et al. 1969). Auf traumatisch bedingte Subarachnoidalblutungen wurde weiter oben verwiesen (s. 14.4).

14.8 Hirnstamm

Der Hirnstamm ist sowohl Ort einer primären als auch einer sekundären Schädigung.

14.8.1 Traumatisierung (primäre Verletzungen)

Morphologie. Die primär traumatisch verursachten Blutungen liegen meist am Rande des Mittelhirns (Bratzke 1997) (Abb. 14.7f). Häufig sind mit Brückenblutungen Frakturen im Bereich der Schädelbasis verbunden (Dirnhofer u. Patschneider 1977). Die Blutungen werden in der Regel nur kurzfristig überlebt (Krauland 1982); es sind allerdings auch Einzelfälle mit langen Überlebenszeiten beschrieben worden.

Neben den in der Regel auch makroskopisch erkennbaren Blutungen finden sich im Hirnstamm mikroskopisch nachweisbare Nekrosen sowie axonale Schädigungen. Der Hirnstamm ist bei Beschleunigungstraumatisierungen erheblichen Zerrungskräften ausgesetzt, die – wie oben beschrieben – nicht nur bei Rotation zu Einrissen im Bereich des Aufzweigungsmusters der großen Basalarterien und dadurch zu traumatisch bedingten Subarachnoidalblutungen führen können.

Klinik. Prognostisch sind derartige Hirnstammschädigungen als ungünstig anzusehen. Sie finden ihren Ausdruck in einem protrahierten Koma. Es können klinisch folgende Veränderungen im Vordergrund stehen:
- *Mittelhirnsyndrom,* klinisch gekennzeichnet durch Bewusstlosigkeit, gesteigerten Muskeltonus, Streckkrämpfe, Massenbewegungen, leichtere Störungen der Atem-, Herz- und Kreislauf- sowie Temperaturregulationen, verbunden mit Störungen der Augenmotorik und Pupillenreaktion;
- *Bulbärsyndrom* mit tiefem Koma, schlaffem Muskeltonus, Herz-Kreislauf- und Atemregulationsstörungen (Schlaf-Wach-Rhythmus erhalten, Haltungs- und Steuerungsreflexe auslösbar, ohne Reaktion auf Außenreiz bei geöffneten Augen);
- *Coma vigile* bzw. apallisches Syndrom;
- *Locked-in-Syndrom* im Sinne einer Tetraplegie einschließlich Hirnnervenlähmung sowie Verlust der Schlaf-Wach-Periodik bei erhaltener vertikaler Augenmotilität und Lidbewegungen sowie erhaltenem Bewusstsein.

14.8.2 Sekundäre Veränderungen

Durch venöse Stauung kommt es zu Einblutungen in mittleren Anteilen des Hirnstamms, die häufig keilförmig imponieren und bereits zwischen den kaudalen Nigraabschnitten basal des Aquädukts sichtbar werden (Mayer 1967). Die medianen Hirnstammblutungen treten auf, wenn bei noch erhaltener arterieller Zufuhr der venöse Abfluss durch den supratentoriellen Zirkulationsstop verhindert wird (Matakas 1975). Die *Morphologie* ist durch Blutungen und/oder Nekrosen (Abb. 14.7a, b) gekennzeichnet, die im Zentrum der Brücke liegen.

14.9 Rückenmark

Wirbelsäulen- und Rückenmarktraumen treten vor allem bei Verkehrsunfällen, Stürzen, Schussverletzungen, Sportunfällen und Arbeitsunfällen auf. Die Wirbelsäule einschließlich der den Spinalkanal auskleidenden Dura mater spinalis und den umgebenden – überwiegend muskulären – Weichteilen schützt das Rückenmark gegen stumpfe Gewalteinwirkung, wobei der segmentäre Aufbau der Wirbelsäule einerseits die Beweglichkeit ermöglicht, andererseits aber auch durch die Lücken für perforierende Gewaltwirkung durchgängig ist. Durch den Austritt der Nervenfasern im Wurzelbereich ergibt sich ein weiterer Locus minoris resistentiae, da auch die Nervenfasern selbst nur eine geringe Elastizität aufweisen.

Anatomisch und funktionell verhält sich das *Hüllsystem* des Rückenmarks ebenso wie das Hüllsystem des Gehirns; nur wird die enge Beziehung zwischen beiden Duraschichten am Foramen magnum gelöst, wo sich innerhalb des Spinalkanals die innere Duraschicht zur Dura mater spinalis verselbständigt, während die äußere Schicht die alleinige Periostfunktion weiterführt.

Der knöcherne Spinalkanal ist relativ weit und extradural mit Fettgewebe und Venenplexus ausgekleidet. Das Rückenmark ist von weicher Konsistenz und wenig elastisch, so dass bereits geringe Einengungen oder Verkrümmungen des Spinalkanals zu einer Beeinträchtigung des Rückenmarks bzw. der Wurzeln führen können.

Die Wirbelsäule kann traumatisch durch Druck- oder Zugspannung in sagittaler und/oder lateraler Richtung sowie durch Rotation um die Längs- und Querachse aus ihrer Normallage verschoben werden. Besondere anatomische Strukturen liegen im Verbindungsteil Hals–Kopf vor, wo durch die hier verborgene Medulla oblongata mit den Zentren für Atem- und Kreislaufregulation bei Verletzung jeweils die Gefahr für einen akuten zentralen Tod gegeben sein kann.

Die *Biomechanik* der Wirbelsäule und der Wirbelsäulenverletzung ist Grundlage verschiedener umfangreicher Monographien (z. B. Saternus 1979; Breig 1978; Sances et al. 1986; Tucci et al. 1992; Unterharnscheidt 1992–1994). Prinzipiell kann das Rückenmark auf gleiche Weise verletzt werden wie das Gehirn. Das Rückenmark selbst reagiert relativ uniform, wobei die äußere Struktur durchaus erhalten bleiben kann, die Funktion jedoch vollständig unterbrochen ist.

14.9.1 Blutungen in die spinalen Hüllen

Epiduralblutung

Blutungen können entlang der Außenseite des Durasacks auftreten, führen jedoch allenfalls im oberen Halswirbelsäulenbereich zu einer wesentlichen Raumverdrängung, die zu einer Mitbeteiligung das Halsmark führen kann. Es handelt sich überwiegend um venöse Blutungen, die sich flächenhaft ausbreiten und nur im seltenen Einzelfall sekundär eine Raumverdrängung verursachen können.

Subduralblutung

Auch Blutungen innerhalb des subduralen Spaltraumes sind bei Verletzungen der Wirbelsäule zu beobachten; nur in Einzelfällen (Oehmichen u. Meissner 1999) führen sie – offenbar unter bestimmten Bedingungen – zu einer klinischen Symptomatik oder zu einer Beteiligung des Rückenmarks, da sich die Blutung in der Regel entlang dem Subduralspalt ausdehnen kann.

Subarachnoidalblutung

Entlang dem Rückenmark sind Aneurysmen der arteriellen Gefäße praktisch nicht bekannt. Subarachnoidalblutungen treten daher ausschließlich im Zusammenhang mit Kontusionen oder anders gearteten mechanischen Verletzungen auf.

14.9.2 Spinaltrauma

Offenes Spinaltrauma

Die offene Rückenmarkverletzung ist durch Eröffnung der Dura mater spinalis gekennzeichnet, die durch eine Nadel z. B. bei Lumbalpunktion (Dick 1992), durch Messerstich bzw. Schuss oder durch Aufreißen wegen Knochensplittern bei Wirbelkörperfrakturen eintreten kann. Stichverletzungen stellen eine häufige Todesursache im Rahmen eines Tötungsdelikts dar, insbesondere wenn sie im Bereich der zervikokranialen Verbindung erfolgten. Wird eine offene Spinalverletzung überlebt, dann besteht wie bei offenen Hirnverletzungen die Gefahr einer Infektion.

Gedecktes Spinaltrauma (traumatische Myelopathie)

Durch Kontusion oder Quetschung kann sich eine vorübergehende oder andauernde Minderdurchblutung mit der Folge einer Nekrose entwickeln. Gleichzeitig kann es durch mechanische und/oder hypoxische Einflüsse zum Blutaustritt kommen, so dass eine eingeblutete Nekrose entsteht. Bei chiropraktischen Maßnahmen wurden mehrfach sekundäre spinale Zirkulationsstörungen bis zu hohen Querschnittssyndromen beobachtet. Selten kann es im Zusammenhang mit einem traumatisch bedingten Nucleus-pulposus-Prolaps zu spinalen Durchblutungsstörungen kommen, verursacht durch Embolisierung von Nucleus-pulposus-Gewebe.

Makroskopisch wird eine lokale, auf Segmente unterschiedlichen Ausmaßes beschränkte Erweichung feststellbar, wobei die Kontinuität des Rückenmarks sowie in der Regel auch die zugehörigen äußeren Hüllen erhalten bleiben (Abb. 14.7 d).

Mikroskopisch ist die Leptomeninx erhalten, ebenso wie in der Regel auch ein Saum des äußeren Neuropils, während die Nekrose im Zentrum des Rückenmarkquerschnitts gelegen ist. In Abhängigkeit von der Überlebenszeit kommt es hier zur Verflüssigung (Kolliquation) und zu Abräumvorgängen, so dass am Ende nur noch ein vom Neuropil ummantelter Hohlraum ähnlich einer Zyste im Sinne einer posttraumatischen Syringomyelie vorliegt (Leestma 1988).

Rostral und kaudal finden sich in der Randregion der primären Verletzung Axonschwellungen und

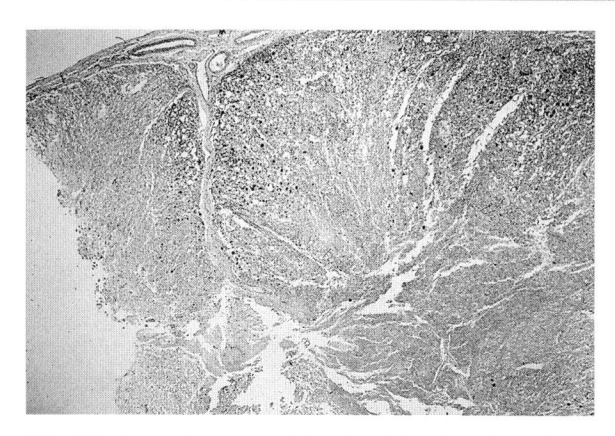

Abb. 14.8. Axonverletzungen nach Luxationsfraktur der Halswirbelsäule. Im Querschnitt punktförmige Verteilung von β-Amyloid-precursor-Protein exprimierenden (geschädigten) Axonen

Axonkugeln (Abb. 14.8) sowie Dendritenschäden, die durch das Fehlen einer Immunreaktion auf mikrotubiliassoziiertes Protein 2 (Map 2) gekennzeichnet sind (Li et al. 1997). Gleichzeitig werden Veränderungen im Sinne einer retrograden (Waller-) und anterograden Degeneration erkennbar (Hughes 1978). Das angrenzende Neuropil ist durch ausgeprägte spongiöse Auflockerung gekennzeichnet.

14.9.3 HWS-Verletzung (Schleudertrauma)

Durch die vergleichsweise große Masse des Kopfes kann es bei Kopfbeschleunigung akut zu einer Überbeugung/Überstreckung am zervikokranialen Übergang bzw. der HWS kommen. Hierbei können Verletzungen entstehen, überwiegend als Folge einer Retroflexion. Meist jedoch liegt eine Kombination mit Rotations-, Stauchungs- oder Zerrungsbelastungen vor.

> In Abhängigkeit von dem Ausmaß der Gewalteinwirkung sind alle Varianten der morphologischen und klinischen Folgeerscheinungen zu beobachten: Sie beginnen bei einer Zerrung von Muskulatur und Sehnen und verlaufen über eine Luxation bis hin zur Fraktur. Die Hauptbelastung liegt offenbar meist auf Höhe des 4. und 5. Halswirbelkörpers, die auch am häufigsten luxieren und frakturieren.

Die Verletzungen des darunter gelegenen Halsmarkes hängen davon ab, inwieweit der Spinalkanal durch das Trauma andauernd oder vorübergehend eingeengt worden ist. Die Morphologie der Verletzungen selbst entspricht den bereits beschriebenen Veränderungen des Rückenmarks.

Das Schleudertrauma ist häufig Anlass für orthopädische, neurologische oder neurochirurgische Begutachtung, da meist ein morphologischer Befund als Ursache der angegebenen Beschwerden nicht nachweisbar ist. So wird bis heute gestritten, ob es sich tatsächlich um einen organischen Prozess (Bogduk u. Teasell 2000) oder um ein funktionelles Syndrom (Berry 2000) handelt.

Eher selten ist die Fraktur des Dens axis, d.h. der sog. Genickbruch. Dieser tritt bei extremer Beugung nach vorne (Hyperextension) auf und führt durch Verlagerung von Bruchstücken des Dens in Richtung Medulla zum Atemstillstand; es kann akut zum Eintritt des Todes kommen. Auf das sog. Schütteltrauma bei Säuglingen und Kleinkindern mit der Folge eines Subduralhämatoms wurde bereits hingewiesen (s. Abschn. 14.3).

Literatur

Adams JH (1992) Head injury. In: Adams JH, Duchen LW (eds) Greenfields neuropathology. Arnold, London, pp 106–152

Adams JH, Scott G, Parker LS, Graham DI, Doyle D (1980) The contusion index: a quantitative approach to cerebral contusions in head injury. Neuropathol Appl Neurobiol 6: 319–324

Adams JH, Graham DI, Muray LS, Scott G (1982) Diffuse axonal injury due to non-missile head injury in humans: an analysis of 45 cases. Ann Neurol 12: 557–563

Adams JH, Doyle D, Graham DI et al. (1985) The contusion index: a reappraisal in human and experimental nonmissile head injury. Neuropathol Appl Neurobiol 11: 299–308

Adams JH, Doyle D, Graham DI, Lawrence AE, McLellan DR (1986) Deep intracerebral (basal ganglia) haematomas in fatal nonmissile head injury in man. J Neurol Neurosurg Psychiatry 49: 1039–1043

Bakay L, Lee JC, Lee GC, Peng JR (1977) Experimental cerebral contusion. J Neurosurg 47: 525–531

Bandak FA (1997) Impact traumatic brain injury: a mechanical perspektive. In: Oehmichen M, König HG (eds) Neurotraumatology – biomechanic aspects, cytologic and molecular mechanisms. Schmidt-Römhild, Lübeck, pp 59–83

Behrmann S, Mandybur T, McMenemey WH (1962) Un cas de maladie Creutzfeld-Jakob à la suite d'un traumatisme cérébrale. Rev Neurol 107: 453–459

Berry H (2000) Chronic whiplash syndrome as a functional disorder. Arch Neurol 57: 592–594

Blumbergs PC, Scott G, Manavis J, Wainwright H, Simpson DA, McLean AJ (1995) Topography of axonal injury as defined by amyloid precursor protein and the sector scoring method in mild and severe closed head injury. J Neurotrauma 12: 565–571

Bogduk N, Teasell R (2000) Whiplash – The evidence for an organic etiology. Arch Neurol 57: 590–591

Bratzke H (1997) The origin of brain stem hemorrhages. In: Oehmichen M, König HG (eds) Neurotraumatology – biomechanic aspects, cytologic and molecular mechanisms. Schmidt-Römhild, Lübeck, pp 93–104

Breig A (1978) Adverse mechanical tension in the central nervous system. Wiley & Sons, New York

Cave WS (1983) Acute nontraumatic subdural hematoma of arterial origin. J Forensic Sci 28: 786–789

Corsellis JAN (1989) Boxing and the brain. BMJ 298: 105–109

Corsellis JAN, Bruton CJ, Freeman-Browne D (1973) The aftermath of boxing. Psychol Med 3: 270–303

Dick JPR (1992) Hazards of lumbar puncture. In: Chritchley E, Eisen A (eds) Diseases of the spinal cord. Springer, Berlin Heidelberg New York Tokyo, pp 35–40

Dirnhofer R, Patschneider H (1977) Zur Entstehung von Hirnstammverletzungen. Z Rechtsmed 79: 25–45

Döpper T, Spaar FW, Orthner H (1972) Zur Neuropathologie des posttraumatischen Hirndrucks im Kindesalter. Z Neurol 202: 37–51

Flamm ES, Demopoulos HV, Seligman MI, Thomasula JJ, De Crescito V, Ransohoff J (1977) Ethanol potentiation of central nervous system trauma. J Neurosurg 46: 328–335

Freytag E (1963) Autopsy findings in head injuries from blunt forces. Statistical evaluation of 3367 cases. Arch Pathol 75: 402–413

Geddes JF, Vowles GH, Beer TW, Ellison DW (1997) The diagnosis of diffuse axonal injury: implications for forensic practice. Neuropathol Appl Neurobiol 23: 339–347

Geddes JF, Whitwell HL, Graham DI (2000) Traumatic axonal injury: practical issues for diagnosis in medicolegal cases. Neuropathol Appl Neurobiol 26: 105–116

Gennarelli TA, Spielman GM, Langfitt TW et al. (1982) Influence of the type of intracranial lesion on outcome from severe head injury. J Neurosurg 56: 26–36

Gentleman SM, Graham DI (1997) Head injury and Alzheimer-type pathology: some forensic considerations. In: Oehmichen M, König HG (eds) Neurotraumatology – biomechanic aspects, cytologic and molecular mechanisms. Schmidt-Römhild, Lübeck, pp 161–171

Gentleman D, North F, Macpherson P (1989) Diagnosis and management of delayed traumatic haematomas. Brit J Neurosurg 3: 367–372

Gentleman SM, Lynch A, Graham DI, Roberts GW (1992) Deposition of bA4 amyloid protein in the brain following severe head trauma. Clin Neuropathol 11: 137–185.

Gentleman SM, Nash AJ, Sweeting CJ, Graham DI, Roberts GW (1993) b-Amyloid precursor protein (b-APP) as a marker of axonal injury after head injury. Neuroscience Letters 160: 139–144

Geserick G (1997) Extraordinary types of contrecoup injury. In: Oehmichen M, König HG (eds) Neurotraumatology – biomechanic aspects, cytologic and molecular mechanisms. Schmidt-Römhild, Lübeck, pp 85–92

Graeber MB, von Eitzen U, Grasbon-Frodl E, Egensperger R, Kösel S (1997) Microglia: a „sensor" of pathology in the human CNS. In: Oehmichen M, König HG (eds) Neurotraumatology – biomechanic aspects, cytologic and molecular mechanisms. Schmidt-Römhild, Lübeck, pp 239–252

Graham I, Gennarelli TA (1997) Trauma. In: Graham DI, Lantos PL (eds) Greenfield's neuropathology (6th ed), vol 1. Arnold, London, pp 167–262

Grimberg L (1934) Paralysis agitans and trauma. J Nerv Ment Dis 79: 14–42

Graham DI, Ford I, Adams JH, Doyle D, Teasdale GM, Lawrence AE, McLellan, DR (1989) Ischaemic brain damage is still common in fatal non-missile head injury. J Neurol Neurosurg Psychiatry 52: 346–350

Gross AG (1958) A new theory on the dynamics of brain concussion and brain injury. J Neurosurg 15: 548–561

Gurdjian ES (1975) Impact head injury. Thomas, Springfield/IL

Henn R (1989) Schädeltrauma In: Cervos-Navarro J, Ferszt R (Hrsg) Klinische Neuropathologie. Thieme, Stuttgart, S 299–319

Hollander D, Strich SJ (1970) Atypical Alzheimer's disease with congophilic angiophathy presenting with dementia of acute onset. In: Wolstenholme GEW, O'Connor M (eds) Alzheimer's disease and related conditions. Churchill, London, pp 105–124

Horsburgh K, Cole GM, Yang F et al. (2000) β-Amyloid (Aβ)42(43), Aβ42, Aβ40 and apoE immunostaining of plaques in fatal head injury. Neuropathol Appl Neurobiol 26: 124–132

Hughes JT (1978) Pathology of the spinal cord. Lloyd-Luke, London

Jacobsen PL, Farmer TW (1979) The „hypernormal" CT scan in dementia: Bilateral isodense subdural hematoms. Neurology 29: 1522–1524

Janzon B (1997) Projectile-material interactions: simulants. In: Cooper GJC, Dudley HAF, Gann DS, Little RA, Maynard RL (eds) Scientific foundations of trauma. Butterworth-Heinemann, Oxford, pp 26–36

Janzon B, Hull JB, Ryan JM (1997) Projectile-material interactions: soft tissue and bone. In: Cooper GJC, Dudley HAF, Gann DS, Little RA, Maynard RL (eds) Scientific foundations of trauma. Butterworth-Heinemann, Oxford, pp 37–52

Jennett B, Teasdale G (1981) Management of head injuries. Davis, Philadelphia

Jennett B, Snoek J, Bond MR, Brooks N (1981) Disability after severe head injury: oberservations on the use of the Glasgow outcome scale. J Neurol Neurosurg Psychiatry 44: 285–293

Kaur B, Rutty GN, Timperley WR (1999) The possible role of hypoxia in the formation of axonal bulbs. J Clin Pathol 52: 203–209

Kimelberg HK, Rutledge E, Feustel PJ (1997) Cell swelling and effects of alcohol in experimental neural trauma. In: Oehmichen M, König HG (eds) Neurotraumatology – biomechanic aspects, cytologic and molecular mechanisms. Schmidt-Römhild, Lübeck, pp 295–315

Kirkpatrick JB, Pearson J (1978) Fatal cerebral injury in the elderly. J Am Geriatr Soc 26: 489–497

Kobrine AI, Timmins E, Rajjoub RK, Rizzoli HV, Davis DO (1977) Demonstration of massive traumatic brain swelling within 20 minutes after injury. J Neurosurg 46: 256–258

Koszyca B, Blumbergs PC, Manavis J, Wainwright H et al.(1998) Widespread axonal injury in gunshot wounds to the head using amyloid precursor protein as a marker. J Neurotrauma 15: 675–683

Krauland W (1961) Über die Quellen des akuten und chronischen subduralen Hämatoms. Thieme, Stuttgart

Krauland W (1973) Über die Zeitbestimmung von Schädelhirnverletzungen. Beitr Gerichtl Med 30: 226–251

Krauland W (1982) Verletzungen der intrakraniellen Schlagadern. Springer, Berlin Heidelberg New York

Krauland W, Stögbauer R (1961) Zur Kenntnis der Schlagaderverletzungen am Hirngrund bei gedeckten stumpfen Gewalteinwirkungen. Beitr Gerichtl Med 21: 171–180

Lassmann H (1997) In situ staging of CNS white matter lesions. In: Oehmichen M, König HG (eds) Neurotraumatology – biomechanic aspects, cytologic and molecular mechanisms. Schmidt-Römhild, Lübeck, pp 253–259

Leestma JE (1988) Forensic neuropathology. Raven, New York, pp 184–299

Lende RA, Erickson TC (1961) Growing skull fractures of childhood. J Neurosurg 18: 479–489

Li GL, Ahlgren S, Farooque M, Holtz A, Olsson Y (1997) Lesions of axons and dendrites in spinal cord trauma. In: Oehmichen M, König HG (eds) Neurotraumatology – biomechanic aspects, cytologic and molecular mechanisms. Schmidt-Römhild, Lübeck, pp 187–201

Lindenberg R, Freytag E (1957) Morphology of cortical contusions. Arch Pathol 63: 23–42

Lindenberg R, Freytag E (1969) Morphology of brain lesions from blunt trauma in early infancy. Arch Pathol 87: 298–305

Liu HC, Lee JC, Bakay L (1979) Experimental cerebral concussion. Acta Neurochir 47: 105–122

Lubock P, Goldsmith W (1980) Experimental cavitation studies in a model head-neck system. J Biomechanics 13: 1041–1052

MacPherson P, Teasdale E, Dhaker S, Allerdyce G, Galbraith S (1986) The significance of traumatic haematoma in the region of the basal ganglia. J Neurol Neurosurg Psychiatry 49: 1039–1043

Mastaglia FL, Savas S, Kakulas BA (1969) Intracranial thrombosis of the internal carotid artery after closed head injury. J Neurol Neurosurg Psychiatry 32: 382–388

Matakas FL (1975) Zur Genese sekundärer Hirnstammblutungen. Zentralbl Allg Pathol 119: 223

Mayer ET (1967) Zentrale Hirnschäden nach Einwirkung stumpfer Gewalt auf den Schädel. Arch Psychiat Z Neurol 210: 238–262

McDermott M, Fleming JFR, Vanderlinden RG, Tucker WS (1984) Spontaneous arterial subdural hematoma. Neurosurgery 14: 13–18

Mealey J (1960) Acute extradural hematomas without demonstrable skull fractures. J Neurosurg 17: 27–34

Mehta, KM, Ott, A, Kalmijn S, Slooter AJC, van Duijn CM, Hofman A, Breteler MMB (1999) Head trauma and risk of dementia and Alzheimer's disease – The Rotterdam Study. Neurology 53: 1959–1962

Meyermann R, Engel S, Wehner H-D, Schlüsener HJ (1997) Microglial reactions in severe closed head injury. In: Oehmichen M, König HG (eds) Neurotraumatology – biomechanic aspects, cytologic and molecular mechanisms. Schmidt-Römhild, Lübeck, pp 261–278

Nahum AM, Smith R, Ward CC (1977) Intracranial pressure dynamics during head impact. Proc 21th Stapp Car Crash Conf: 339–366

Nayak AK, Mohanty S, Singh RKN, Chansouria JPN (1980) Plasma biogenic amines in head injury. J Neurol Sci 47: 211–219

Nicoll JAR, Graham DI (1997) Apolipoprotein E and head injury. In: Oehmichen M, König HG (eds) Neurotraumatology – biomechanic aspects, cytologic and molecular mechanisms. Schmidt-Römhild, Lübeck, pp 155–160

Nilsson B, Nordström CH (1977) Experimental head injury in the rat. J Neurosurg 47: 262–273

Oehmichen M (1976) Cerebrospinal fluid cytology. Thieme, Stuttgart

Oehmichen M (1978) Mononuclear phagocytes in the central nervous system. Springer, Berlin Heidelberg New York

Oehmichen M (1994) Brain death: neuropathological findings and forensic implications. Forens Sci Int 69: 205–219

Oehmichen M, König HG (Hrsg) (1997) Neurotraumatology: biomechanic aspects, cytologic and molecular mechanisms. Schmidt-Römhild, Lübeck

Oehmichen M, Meissner C (1999) Traumatic induced total myelomalacia of the cervical spinal cord associated with a space-occupying subdural hematoma. Clin Neuropathol 18: 308–312

Oehmichen M, Raff G (1980) Timing of cortical contusion. Z Rechtsmed 84: 79–94

Oehmichen M, Eisenmenger W, Raff G (1981) Theoretisch-experimentelle und statistische Grundlagen zur zytomorphologischen Altersbestimmung traumatischer Rindenblutungen. Beitr Gerichtl Med 39: 57–72

Oehmichen M, Wiethölter H, Grüninger G, Wolburg W (1982) Time-dependency of the lymphatic efflux of intracerebrally applied corpuscular tracers. Light and electron microscopic investigations. Lymphology 15: 112–125

Oehmichen M, Wiethölter H, Grüninger H, Gencic M (1983) Destruction of intracerebrally applied red blood cells in cervical lymph nodes. Experimental investigations. Forensic Sci Int 21: 43–57

Oehmichen M, Eisenmenger W, Raff G, Berghaus G (1986) Brain macrophages in human cortical contusions as indicator of survival period. Forens Sci Int 30: 281–301

Oehmichen M, Meissner, C, Schmidt V, Pedal I, König HG (1997) Axonal injury (AI) in a forensic-neuropathological material. In: Oehmichen M, König HG (eds) Neurotraumatology – biomechanic aspects, cytologic and molecular mechanisms. Schmidt-Römhild, Lübeck, pp 203–224

Oehmichen M, Meissner, C, Schmidt V, Pedal I, König HG, Saternus KS (1998) Axonal injury – a diagnostic tool in forensic neuropathology? A review. Forensic Sci Int 95: 67–83

Oehmichen M, Meissner C, Schmidt V, Pedal I, König HG (1999a) Pontine axonal injury after brain trauma and nontraumatic hypoxic-ischemic brain damage. Int J Legal Med 112: 261–267

Oehmichen M, Theuerkauf I, Meissner C (1999b) Is traumatic axonal injury (AI) associated with an early microglial activtion? Application of a double-labeling technique for simultaneous detection of microglia and AI. Acta Neuropathol 97: 491–494

Oehmichen M, Meissner C, König HG (2000) Brain injury after gunshot wounding: morphometric analysis of cell destruction caused by temporary cavitation. J Neurotrauma 17: 155–162

Oehmichen M, Meissner C, König HG (2001) Brain injury after survived gunshot to the head: reactive alterations at sites remote from the missile track. Forens Sci Int 115: 189–197

Oka H, Motomochi M, Suzuki Y, Ando K (1972) Subdural hygroma after head injury. Acta Neurochir 26: 265–273

Parker RS (1990) Traumatic brain injury and neuropsychological impairment. Springer, Berlin Heidelberg New York Tokyo

Peiffer J (1977) Neuropathologische Grundlagen. In: Anders G, Felten R, Kirsch A (Hrsg) Boxen und Gesundheit. Deutscher Ärzte-Verlag, Köln, S 173–180

Peters G (1970) Klinische Neuropathologie. Thieme, Stuttgart

Povlishock JT (1997) The pathogenesis and implications of axonal injury in traumatically injured animal and human brain. In: Oehmichen M, König HG (eds) Neurotraumatology – biomechanic aspects, cytologic and molecular mechanisms. Schmidt-Römhild, Lübeck, pp 175–185

Povlishock JT, Becker DP, Miller JD, Jenkins LW, Dietrich WD (1979) The morphopathologic substrates of concussion? Acta Neuropathol 47: 1–11

Prokop O, Göhler W (1976) Forensische Medizin. Fischer, Stuttgart

Raghupathi R, Saatman KE, Smith DH, McIntosh TK (1997) Genomic responses to experimental brain injury: implications for therapeutic intervention. In: Oehmichen M, König HG (eds) Neurotraumatology – biomechanic aspects, cytologic and molecular mechanisms. Schmidt-Römhild, Lübeck, pp 143–153

Reece RM, Ludwig S (eds) (2001) Child aduse: medical diagnosis and management. Lippincott Williams & Wilkins, Philadelphia Baltimore New York

Richard KE (1991) Traumatic brain swelling and brain edema. In: Frowein RA (ed) Cerebral contusions, lacerations and hematomas. Springer, Wien New York, pp 101–139

Roberts GW, Allsop D, Bruton C (1990) The occult aftermath of boxing. J Neurol, Neurosurg Psychiatry 53: 373–378

Ruan JS, Khabil TB, King AI (1993) Finite element modeling of direct head impact. Proc 37th Stapp Car Crash Conf: 69–81

Sances A, Thomas DJ, Ewing CL, Larson SJ, Unterharnscheid F (eds) (1986) Mechanisms of head and spine trauma. Aloray Publ Goshen, New York

Saternus KS (1977) Die Verletzungen von Halswirbelsäule und von Halsweichteilen. Hippokrates, Stuttgart

Schiefer W, Lewke M, Kazner E (1968) Der hamörrhagische Schock als Leitsymptom für die Erkennung posttraumatischer intrakranieller Hämatome bei Säuglingen und Kleinkindern. Zentralbl Neurochir 29: 131–138

Schumacher M, Oehmichen M, König HG, Einighammer H, Bien S (1985) Computertomographische Untersuchungen zur Wundballistik kranialer Schußverletzungen. Beitr Gerichtl Med 43: 95–101

Sellier K, Kneubuehl B (1994) Wound ballistics and the scientific background. Elsevier, Amsterdam

Sellier K, Kneubuehl B (2001) Wundballistik und ihre ballistischen Grundlagen (2nd ed) Springer, Berlin Heidelberg New York

Sellier K, Unterharnscheidt F (1963) Mechanik und Pathomorphologie der Hirnschäden nach stumpfer Gewalteinwirkung auf den Schädel. Springer, Berlin Göttingen Heidelberg (Hefte zur Unfallheilkunde 76)

Semple-Rowland SL, Miller RC, Hurley SD, Streit WJ (1997) Cytokine gene transcription profiles in contused spinal cord. In: Oehmichen M, König HG (eds) Neurotraumatology – biomechanic aspects, cytologic and molecular mechanisms. Schmidt-Römhild, Lübeck, pp 121–142

Sharp JW, Sagar SM, Hisanaga K, Jasper P, Sharp FR (1990) The NMDA receptor mediates cortical induction of fos and fos-related antigens following cortical injury. Exp Neurology 109: 323–332

Sheriff FE, Bridges LR, Sivaloganatham S (1994) Early detection of axonal injury after human head trauma using immunocytochemistry for β-amyloid precursor protein. Acta Neuropathol 87: 55–62

Snoek J, Jennett B, Adams JH, Graham I, Doyle D (1979) Computerised tomography after recent severe head injury and patients without acute intracranial haematoma. J Neurol Neurosurg Psychiatry 42: 215–225

Stalhammar DA (1990) Mechanism of brain injuries. In: Braakman R (ed) Handbook of clinical neurology, vol 13/57: Headinjury. Elsevier, Amsterdam, pp 17–41

Stalhammar DA (1991) Biomechanics of brain injuries. In: Frowein RA (ed) Cerebral contusions, lacerations and hematomas. Springer, Wien New York, pp 1–23

Strich SJ (1976) Cerebral trauma. In: Blackword W, Corsellis JAN (eds) Greenfield's neuropathology, 3rd edn. Arnold, London, pp 327–360

Tokuda T, Ikeda S, Yanagisawa N, Ihara Y, Glenner GG (1991) Reexamination of ex-boxers' brains using immunohisto-chemistry with antibodies to amyloid β-protein and tau protein. Acta Neuropathol 82: 280–285

Tucci KA, Landy HJ, Green BA, Eismont FJ (1992) Trauma and paraplegia. In: Chritchley E, Eisen A (eds) Diseases of the spinal cord. Springer, Berlin Heidelberg New York Tokyo, pp 409–427

Unterharnscheidt F (1992-1994) Traumatologie von Hirn und Rückenmark. In: Doerr W, Seifert G (Hrsg) Spezielle pathologische Anatomie, Bd XIII/6a-c, 7. Springer, Berlin Heidelberg New York Tokyo

Vinken PJ, Bryn GW, Klawan HL, Braakman R (eds) (1990) Head injury. Elsevier, Amsterdam (Handbook of clinical neurology, vol 57)

Voigt GE, Löwenhielm CGP, Ljung CBA (1977) Rotational cerebral injuries near the superior margin of the brain. Acta Neuropathol 39: 201–209

White AH, Panjabi MM (1978) Clinical biomechanics of the spine. Lippincott, Philadelphia

Yakovlev AG, Faden AL (1997) Traumatic brain injury regulates expression of ced-related genes modulating neuronal apoptosis. In: Oehmichen M, König HG (eds) Neurotraumatology – biomechanic aspects, cytologic and molecular mechanisms. Schmidt-Römhild, Lübeck, pp 107–120

Young PG, Morfey CL (1998) Intracranial pressure transients caused by head impacts. Proc Int IRCOBI Conf: 391–403

Kapitel 15 Nichtmechanische physikalische Traumen

M. Oehmichen

INHALT

15.1	Thermische Einwirkungen	327
15.1.1	Hypothermie	327
15.1.2	Hyperthermie	328
15.2	Elektrizität	329
15.3	Blitzschlag	330
15.4	Ionisierende Strahlen	331
15.4.1	Akute Strahlenschäden	331
15.4.2	Chronische Strahlenschäden	332
15.5	Ultraschall	332
15.6	Druckveränderungen	332
15.6.1	Caissonkrankheit	332
15.6.2	Luftembolie	333
15.6.3	Höhenkrankheit	333
	Literatur	334

15.1 Thermische Einwirkungen

Die optimale Funktionsfähigkeit des menschlichen Körpers setzt u.a. die Homöothermie voraus, die über hypothalamische Regelzentren gesteuert wird. Die physiologischen Temperaturgrenzen sind extrem eng und liegen zwischen 36,5 und 37 °C (Petersdorf 1991; Jelkmann 2000). Extreme Veränderungen zwischen 25 °C auf der einen Seite und 42–43 °C auf der anderen Seite sind zwar mit dem Leben noch vereinbar, führen jedoch zu erheblichen Funktionseinbußen und sind lebensgefährlich. Temperaturen über diese Grenzen hinaus sind – mit Ausnahmen – praktisch immer tödlich (Brinkmann u. Schaefer 1982; Bonlaut 1991).

Von wesentlicher Bedeutung für die zentrale Steuerung (Oehmichen 2000) sind das Kreislaufsystem und die Haut, wodurch die Wärmeabgabe über Strahlung, Konvexion, Leitung und Verdunstung geregelt wird. Durchgehend ist von der Temperatur die Stoffwechselaktivität – und damit der O_2- und Glukoseverbrauch – abhängig. Unter speziell diesem Gesichtspunkt ist das Gehirn nicht nur als Steuerungsorgan, sondern auch als Zielorgan betroffen (Palmer et al. 1992).

15.1.1 Hypothermie

Generalisierte Hypothermie wird vor allem in kalten Jahreszeiten beobachtet und findet sich unter den aktuellen Bedingungen der zivilisierten Regionen in den Städten vor allem bei Stadtstreichern, die außerhalb des Wohnbereiches nächtigen. Unterkühlungen werden ferner bei Verschüttungen durch Lawinen beobachtet wie auch bei Ertrinkungsfällen, insbesondere bei Schiffsunglücken, jedoch auch während des Freizeitsports von Schwimmern und Bootsfahrern.

Im Rahmen chirurgischer Eingriffe, die mit der Gefahr einer länger dauernden Hypoxie des Gehirns verbunden sind (z.B. Herztransplantation), wird iatrogen eine Hypothermie erzeugt, um den Hirnstoffwechsel zu reduzieren und damit die Ischämiezeit des Gehirns zu verlängern. Lokale Hypothermie des Gehirns im Sinne eines Kältetraumas findet Anwendung in der experimentellen Neurotraumatologie, um möglichst blutungsfreie, sterile Nekrosen zu erzeugen und die Wundheilung am Gehirn zu beobachten.

Pathophysiologisch wird vor allem der Stoffwechsel reduziert (Rosomoff 1964), mit zunehmender Zellnekrose vor allem der Haut an den Akren, Freisetzung von Kalium (Schaller et al. 1990) und Zunahme des Azetons im Blut.

■ **Klinik.** Eine niedrige Kerntemperatur des menschlichen Körpers von weniger als 28 °C verursacht Kreislaufstörungen und neurologische Ausfälle, wobei die Mortalitätsrate sehr hoch ist (Locher et al. 1991; Larach 1995; Kornberger u. Mair 1996). Damit verbunden aber ist jeweils auch eine bedeutend längere Ischämiezeit des Gehirns (Tipton et al. 1999): So wurden bei erfolgreich reanimierten Patienten u.a. Ischämiezeiten von 30 min (Asystolie) beobachtet (Barrat-Boyes et al. 1976;

Messmer et al. 1976; Walpoth et al. 1997). Die Chance zum Überleben ergibt sich aus der hypothermiebedingten erhöhten Toleranz des Gehirns gegenüber der Ischämie, wobei allerdings spezielle Aufwärmungsmaßnahmen und Kontrolluntersuchungen Voraussetzung sind.

Morphologie. Charakteristische morphologische Veränderungen des ZNS sind im Fall einer generalisierten Hypothermie nicht nachweisbar. Tritt der Tod verzögert ein, evtl. nach frustraner Aufwärmung, so finden sich Hyperämie, Ödem und Blutungen – u.a. in der Umgebung des 3. Ventrikels (Jacob 1955; Peters 1970), sog. Kältepurpura. Das lokale Kältetrauma jedoch reagiert im Sinne einer sterilen Nekrose mit der Folge einer (überwiegend) lokalen Zellreaktion (Granulozyten, Makrophagen, Astrozyten, Fibroblasten) und Zytokinfreisetzung.

15.1.2 Hyperthermie

Hyperthermiebedingte Krankheitsbilder als Folge einer generalisierten Überwärmung treten beim Arbeiten in großer Hitze auf, in Versammlungsräumen mit geringer Frischluftzufuhr oder aber im Sommer bei lang anhaltender Hitzewelle bzw. in der Wüste. So wurden im Juli 1995 in Chicago mindestens 700 Todesfälle registriert, die auf die Hitze zurückzuführen waren (Semenza et al. 1996). Neben einer hohen Umgebungstemperatur nehmen u.a. Luftfeuchtigkeit, Windbewegung, O_2-Gehalt der Atmosphäre und Bekleidung Einfluss auf die Funktionen des Organismus.

Klinik. Neben den oben genannten Einflussfaktoren spielen das Lebensalter und der primäre Gesundheitszustand eine wichtige Rolle, wobei insbesondere die Kreislaufverhältnisse und das Ausmaß der Dehydration berücksichtigt werden müssen (Visser u. Gallagher 1999). Folgende klinische Bilder sind zu unterscheiden:
- Hitzekollaps,
- Insolation (Sonnenstich),
- Hitzschlag (heat stroke),
- Feuer- bzw. Brandeinwirkung.

Hitzekollaps

Ein Kollaps kann sowohl bei hoher Außentemperatur als auch bei vermehrter endogener Wärmeneubildung, z.B. durch Fieber oder körperliche Belastung, auftreten. Er ist durch Weitstellung der peripheren Gefäße und einem Versacken des Blutvolumens im Sinne einer Hyopovolämie gekennzeichnet. Der Hitzekollaps wird nahezu immer überlebt, so dass morphologische Befunde nicht vorliegen. Die funktionellen Veränderungen sind im Wesentlichen hämodynamisch bedingt.

Insolation

Der sog. Sonnenstich tritt bei lang anhaltender Sonneneinwirkung auf den (unbedeckten) Kopf ein – offenbar infolge einer lokalen Erwärmung des Gehirns um 1,5–2,5 °C (Koslowski u. Krause 1970). Ohne Prodrome entwickelt sich akut eine Symptomatik mit Kopfschmerz, Sehstörung, Übelkeit, Delir, Verwirrtheit und Koma.

Die Insolation wird in der Regel ebenfalls überlebt, wobei jedoch eine anhaltende Symptomatik auf ein Hirnödem weist. In Todesfällen, die dann allerdings in der Regel nicht scharf vom Hitzschlag zu trennen sind, beherrschen das Ödem und die Kongestion das morphologische Bild.

Hitzschlag

Klinik. Der Hitzschlag stellt ein Versagen der dienzephalen Temperaturregulationszentren dar. Die Hitzeerschöpfung ist dabei u.a. auch Folge einer gleichzeitigen Dehydration zusammen mit Salzmangel.

Klinisch dominieren Hitzekrämpfe der Muskulatur infolge des starken Salzverlustes. Zunehmend entwickeln sich bei weiterer Exposition neurologische Ausfallserscheinungen bis hin zum Koma.

Es handelt sich um ein absolut ernst zu nehmendes Krankheitsbild, das in etwa 50% der Fälle zum Tode führt (Sherman et al. 1989; Hiss et al. 1994).

Pathogenese. Es liegen nur wenige Untersuchungen vor, die sich speziell dieser Frage widmen. Sharma und Westman (2000) konnten nachweisen, dass es durch Hitzeeinwirkung zu einer Störung der Blut-Hirn-Schranke kommt, die in Kombination mit sekundären ischämischen Veränderungen zu einer zerebralen Funktionsstörung führt. Gleichzeitig erfolgt nach diesen Autoren eine Hochregulation von GFAP und Vimentin in Astrozyten sowie eine vermehrte Expression von Hitzeschockproteinen, Nitritoxidsynthetase und Hämoxygenase, wodurch u.a. das morphologische Bild bestimmt wird.

Morphologie. Die Morphologie des Hitzschlags ist durch hämodynamisch bedingte Schäden (Schock und Schrankenstörungen) charakterisiert, wobei plasmatische und zelluläre Extravasation beschrieben werden (Jacob 1955; Sohal et al. 1968). Auffällig sind neuronale Ausfallserscheinungen in der Kleinhirnrinde (Shibolet et al. 1967). Ferner treten petechiale Blutungen auf (Lahl 1974), evtl. Purpura (Schwab 1925) – z. T. im Sinne einer hämorrhagischen Enzephalitis (Büchner 1962), wobei vereinzelt Nervenzellschwellungen beobachtet werden (Schwab 1925).

■ Feuer- bzw. Brandeinwirkung

Im Rahmen eines Brandgeschehens kann es zum Todesfall kommen, der mit direkter Flammen- und/oder Hitzeeinwirkung – auch auf das Gehirn – verbunden ist.

■ Klinik. Primär und bestimmend ist in der Regel eine gleichzeitig erfolgende Intoxikation durch Kohlenmonoxid (s. Kap. 17), die zur Bewusstlosigkeit führt und wegen ihrer Lebensbedrohlichkeit primär behandelt werden muss. An zweiter Stelle stehen Brandwunden in Gesicht und Kopfschwarte, wobei ein Weichteilschwund bis auf das Schädeldach möglich ist. Die Kohlenmonoxidintoxikation kann in kürzester Zeit zur Handlungsunfähigkeit über eine Bewusstseinsstörung führen, so dass dem Brandopfer nur eine geringe (oder gar keine) Möglichkeit zur Flucht oder der Brandabwehr bleibt und die Flammen-, Hitze- und Brandeinwirkung im Wesentlichen am Körper des Bewusstlosen (oder Toten) erfolgt.

■ Morphologie. Im akuten Todesfall ist auch am Gehirn die CO-Intoxikation dominierend, mit makroskopisch erkennbarer hellroter Verfärbung der formalinfixierten Hirnschnitte. Erkennbar kann ferner eine Verkochung der Hirnoberfläche (Koagulation) werden bzw. auch des gesamten Gehirns, besonders dann, wenn das Schädeldach bereits alle Weichteile verloren hat und evtl. hitzebedingt geborsten ist. Das Gehirn kann insgesamt verkleinert (hitzegeschrumpft) sein, wobei die Strukturen der grauen und weißen Substanz jedoch weiterhin differenzierbar sind. Das Gehirn ist teilweise – oder in toto – dehydriert (Dotzauer u. Jacob 1952; Klein 1975). Diese Veränderungen aber sind – ebenso wie das Auftreten einer Blutansammlung im Epiduralraum (Brandhämatom) – postmortal entstanden. In diesen Fällen spricht der nahezu regelmäßig nachweisbare hohe Gehalt an Kohlenmonoxidhämoglobin von >50% dafür, dass der Tod bereits vor der Hitzeeinwirkung auf das Gehirn durch das Kohlenmonxid bedingt war (Novomeský 1994; Gerling et al. 2000).

Wird eine Brandeinwirkung überlebt und sind Brandwunden vorherrschend, dann werden sekundäre Phänomene bestimmend, die als Folge der Wunden bzw. Wundheilung anzusehen sind. Je nach Flächenausdehnung der zerstörten Hautoberfläche bzw. der Tiefe des thermischen Weichteildefekts sind sie mit einer unterschiedlichen Prognose verbunden.

Bei einem *Frühtod* nach Verbrennungen entwickelt sich klinisch eine Bewusstseinstrübung bis hin zum Koma. Morphologisch findet sich eine Hyperämie und ein Ödem als Folge der veränderten Hämodynamik und eines toxischen Gefäßschadens (Hagedorn et al. 1975). Durch die gleichzeitig eintretende vermehrte Durchlässigkeit der Blut-Hirn-Schranke für Plasmaproteine entsteht das Bild einer serösen Entzündung mit intravasalen Thromben und z. T. auch extravasalen Fibrinkugeln als Folge eines Schockgeschehens (Hagedorn et al. 1975). Perivasale spongiöse Auflockerung, perivasale, lipidenthaltende Makrophagen, Hirnblutungen, perivaskuläre Siderophagen, Nervenzellschrumpfungen und -abblassungen sowie eine Astrogliaproliferation wurden beschrieben (Jacob 1955). Bei längerer Überlebenszeit dominieren hypoxämische Schäden unterschiedlichen Ausmaßes.

Der *Spättod* nach Verbrennung ist vor allem durch Infektionen von verbrannten Hautarealen sowie der Atemwege bedingt. Es kommt zur vermehrten Wassereinlagerung, auch in das Gehirn, sowie zu systemischen hypoxischen Schäden. Ein Hydrocephalus internus wird ebenso beschrieben wie klinische Veränderungen im Sinne einer Enzephalopathie, die vor allem bei Kindern zu beobachten ist.

> Eine häufigere Komplikation am Gehirn ist die entzündliche Beteiligung bei Sepsis im Sinne einer ZNS-Infektion (15% der Fälle) bzw. im Sinne sekundärer Veränderungen (septischer arterieller Verschluss oder DIC) mit der Folge eines Infarkts (18% der Fälle) bzw. einer intrazerebralen Blutung (Winkelman u. Galloway 1992).

15.2 Elektrizität

Überwiegend handelt es sich um einen Unfalltod, seltener um einen Suizid. In den USA werden ca. 1000 Todesfälle im Jahr gezählt (Lee 1997), allerdings neben 100 000 überlebten Stromunfällen (Mellen et al. 1992).

■ Klinik. Die Symptomatik wird bestimmt durch die Qualität und Quantität elektrischer Einwirkungen. Als Folge der Einwirkung eines Stromflusses

z. B. von 220 V kann es zu einer akuten Symptomatik kommen, im Sinne von Parästhesien, Muskelschmerz, Muskelkrampf, Bewusstseinsverlust, Reflexverlust usw. Ist der Stromdurchfluss stärker, so kommt es zur Asystolie durch Kammerflimmern mit der Folge eines Atemstillstandes.

Als *Spätfolgen* nach überlebter Stromeinwirkung werden Spinalatrophien sowie spastische Spinalparalyse und hirnorganische Anfälle beschrieben, die allerdings z. T. im Intervall auftreten können und auch überwiegend wieder verschwinden (Levine et al. 1975; Petty u. Parkin 1986).

■ **Pathogenese.** Prinzipiell sind bei Strom- und Blitzeinwirkung thermische von elektrisch-funktionellen Schäden zu unterscheiden. *Thermische Schäden* können in Form von lokalen Nekrosen bis zur vollständigen Verkohlung und Verbrennung reichen. Das Ausmaß der Folgen *funktioneller Schäden* basiert auf dem Ausmaß der Elektrolytverschiebung auf der molekularen Ebene (Tsong u. Su 1999) und ist abhängig
■ von der Art des Stromes (Gleichstrom, Wechselstrom, hochfrequente Ströme),
■ von der Art der Einwirkung (Stromfluss und Stromweg durch den Körper, Überschlag einer Hochspannung u. Ä.),
■ von anderen quantitativen Faktoren wie elektrische Spannung = U, Stromstärke = I, Widerstand = Ω, Dauer des Stromflusses und Frequenz (niederfrequenter/hochfrequenter Wechselstrom – vgl. IEC 1987, 1994).

Natürlich ist auch der primäre Gesundheitszustand des Opfers von Bedeutung (Barnes et al. 1996): So können 25 V bereits gefährlich (Janssen 1967) und 46 V tödlich (Stevenson 1942) sein.

Am Nervensystem kommt es durch Ionenverschiebung zu Störungen von Reizleitung, Reizbildung und Reizweiterleitung – besonders am Herzen – sowie an den Gefäßen zu Permeabilitätsveränderungen als Folge von Gefäßspasmen. Schließlich werden sekundäre mechanische und toxische Schäden beobachtet.

■ **Morphologie.** Eine *venöse Hyperämie* tritt zusammen mit unterschiedlich ausgeprägten Diapedeseblutungen vor allem in der Umgebung des 3. Ventrikels des Gehirns sowie am Boden der Rautengrube und in der Großhirnrinde auf (Rinden-Mark-Grenze), allerdings auch bis hin zu ausgedehnten Blutungen (Stanley u. Suss 1985). Die Blutungen sind einerseits durch Gefäßspasmen, andererseits durch eine strombedingte Blutdrucksteigerung bedingt (Koeppen u. Pranse 1955). Das *Hirnödem* ist sowohl Folge einer elektrisch bedingten Schrankenstörung als auch der Blutdrucksteigerung.

Markscheidenzerstörung, Chromatolyse und Gefäßwandveränderungen fanden sich bei 5 Kriminellen, die zum Tod durch elektrischen Stuhl verurteilt worden waren (Hassin 1933; Silversides 1964). In Einzelfällen werden zerebrale venöse Thromben beschrieben (Patel u. Lo 1993; Sure u. Kleihues 1997).

Als *Spätererkrankung* wird eine elektrotraumatische Spinalatrophie beschrieben (Levine et al. 1975; Panse 1975; Petty u. Parkin 1986), die Wochen bis Monate später auftreten kann. Ferner wurde eine spastische Spinalparalyse mit Hinter- und Hinterseitenstrangatrophie beobachtet (Koeppen u. Pranse 1955), jeweils mit Entmarkung im Hinter- und Hinterseitenstrang. Vereinzelt bildet sich eine Hydrocephalus internus aus (Bach 1950).

Ungeklärt sind bisher psychopathologische Spätfolgen ohne morphologisches Äquivalent, die im Sinne eines posttraumatischen Stresssyndroms in Erscheinung treten (Klein 1975; Pliskin et al. 1998, 1999).

15.3 Blitzschlag

Bei Gewitter kann es unter verschiedensten Umständen zu Blitzschlag kommen, der lebensgefährlich – aber nicht immer tödlich – ist (Blount 1990; Mackerras 1992).

■ **Klinik.** Der Tod kann infolge Kammerflimmerns akut eintreten. Wenn der Blitzschlag überlebt wird, dominieren sekundäre Veränderungen, die ebenso zum Tode führen können. In Fällen des Überlebens muss an potentielle kardiale Funktionsstörungen gedacht werden.

■ **Morphologie.** Verbrennungserscheinungen sind am Ort des Blitzeintrittes und -austrittes in der Regel erkennbar. Es gibt auch Einzelfälle ohne Verbrennungen (Wetli 1996), die offenbar durch ein extrem starkes Magnetfeld in unmittelbarer Umgebung des Blitzeinschlages bedingt sind (Cherington et al. 1998).

Tritt der Blitz im Kopfbereich ein, so kommt es zu lokalen Verbrennungen, die zunächst Ober- und Unterhaut betreffen, jedoch auch mit subarachnoidalen oder sogar parenchymatösen Hirnblutungen einhergehen (Andrews et al. 1992; Lifschultz et al. 1993; Wetli 1996). In einem Fall wurde eine epidurale Blutung beobachtet (Morgan et al. 1958), in Einzelfällen auch Blutungen in die Basalganglien (Andrews et al. 1992; Wetli 1996).

15.4 Ionisierende Strahlen

Ionisierende Strahlen bewirken
- Störungen im Bereich der Zellkernsubstanz mit Verlust der Replikationsfähigkeit der DNS sowie Störung der Chromosomen und Auslösung von Mutationen und abnormem Zellwachstum (Schmitt 1983);
- Inaktivierung von Enzymen, Erzeugung freier Bindungsradikale oder -valenzen an Molekülen und Atomen;
- Reduktion des Hirnstoffwechsels, besonders des zerebralen Glukoseverbrauchs (D'Avella 1994);
- Abtötung von Zellen (Chan et al. 1999) und Organismen durch Zerstörung des organischen Molekulargefüges.

Die Strahlenenergie wirkt durch Radiolyse des Wassers innerhalb des Gewebes und löst die Freisetzung von OH- und H-Radikalen aus, u. a. durch Reaktion mit Aminosäuren sowie den SH-Gruppen an Zell- und Organellenmembranen. Im Bereich komplexerer Moleküle ändern Strahlen die Aktivität von Enzymen, wodurch eine Akkumulation von enzymabhängigen Substanzen entsteht.

- Der entscheidende pathogenetische Faktor ist die Schädigung der Reproduktionskapazität der Zelle mit der Folge einer akuten Strahlennekrose bis hin zur Mutation.

Vulnerabel sind vor allem die teilungsfähigen Zellen innerhalb des ZNS, also vor allem die Endothel- und Muskelzellen der Gefäßwand und die Gliazellen (Tedeschi et al. 1977; Hopewell 1979). Die kombinierte Wirkung auf Gefäßwände und Parenchym verursacht in frühen Stadien eine Schädigung der Oligodendroglia und des übrigen Parenchyms. In Spätstadien entwickeln sich vor allem Schädigungen der Gefäßwand (O'Connor u. Mayberg 2000). Als wesentliche Einflussfaktoren werden heute Zytokine und Wachstumsfaktoren angesehen (Kureshi et al. 1999).

Das *kindliche zentrale Nervensystem* weist eine deutlich erhöhte Empfindlichkeit gegenüber ionisierenden Strahlen auf (Sundaresan et al. 1978), die, beginnend im Fetalstadium, mit zunehmendem Alter geringer wird. Das noch in Entwicklung und Bemarkung befindliche Gehirn zeigt mithin eine erhöhte Strahlensensibilität.

15.4.1 Akute Strahlenschäden

Strahlennekrose

Bei einer Ganzkörperbestrahlung von mehr als 100 Gy tritt der Tod innerhalb von Stunden ein, wobei im Tierexperiment ab 50 Gy die Schädigung des ZNS führend ist. Bei lokaler Bestrahlung mit dem Betatron sind oberhalb von 70 Gy graue und weiße Substanz gleichermaßen in Form einer akuten Strahlennekrose geschädigt; zwischen 50 und 70 Gy entwickelt sich eine Partialnekrose im Strahlenzentrum. Es entwickelt sich eine Gliose neben der Gewebsnekrose; es kommt zu Kalkeinlagerung, entzündlichen Reaktionen, Gefäßproliferation und Hyalinisation; es infiltrieren zunehmend T-Zellen (CD4, CD8) und Makrophagen; frei gesetzt werden TNF-α sowie Interleukin-6 (Kureshi et al. 1999). Bei weiterer Reduzierung ergibt sich eine erhöhte Vulnerabilität der Markscheiden gegenüber den Nervenzellen. Die Nervenzellen zeigen Veränderungen im Sinne einer zentralen Chromatolyse (Abb. 15.1 a).

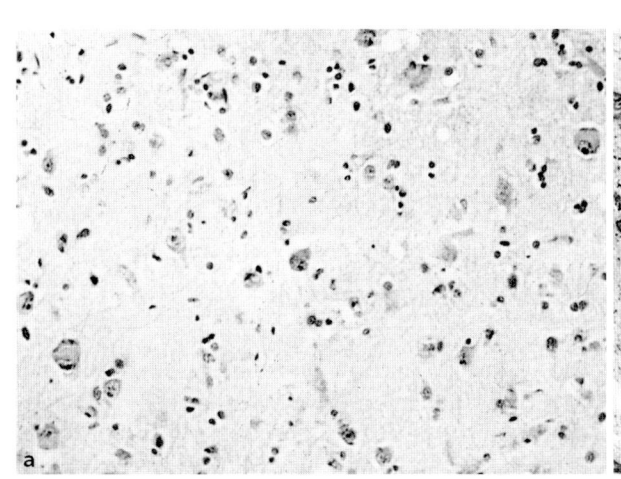

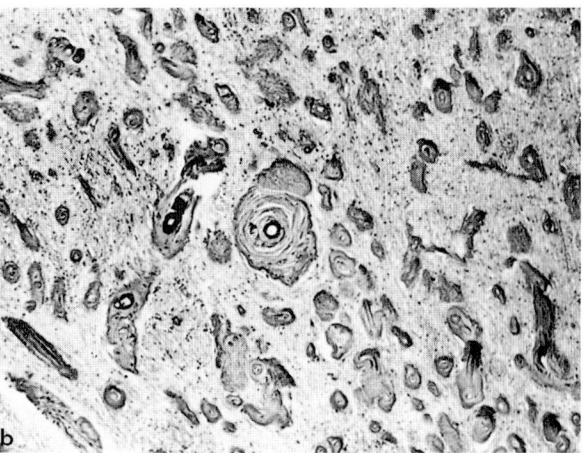

Abb. 15.1. a Zentrale Chromatolyse von Nervenzellen im Durchgangsbereich der Strahlen nach Bestrahlung eines leptomeningealen malignen Lymphoms. **b** Extreme fibrotische Verbreiterung von Gefäßwänden im Hypothalamus nach einer 28 Jahre zurückliegenden konventionellen Röntgenbestrahlung eines Hypophysenadenoms mit 190 Gy

Durch Störung der Blut-Hirn-Schranke entwickelt sich ein *Hirnödem*, das maßgebend für die morphologischen Folgen ist. Die Oligodendroglia ist strahlensensibler als Astroglia, die ihrerseits strahlensensibler als die Nervenzellen ist.

■ Transitorische Strahlenmyeolopathie

Das Rückenmark ist generell gegenüber ionisierenden Strahlen *empfindlicher* als das Großhirn (Scholz et al. 1959), offenbar durch vergleichsweise geringere Knochenabsorption bedingt (Fröscher 1976). Besonders der Zervikalbereich kann bei Bestrahlung von Tumoren in Mundhöhlen-, Pharynx- und Larynxabschnitten betroffen sein. Die für die Bestrahlung in diesem Bereich angegebene Toleranzdosis schwankt zwischen 10 und 60 Gy (Fröscher 1976).

> Unter den heute üblichen therapeutischen Bedingungen (55–60 Gy, verteilt auf 5–6 Wochen) ist mit einer durchschnittlichen Häufigkeit der Strahlenmyelopathie von 1–5% zu rechnen.

Die besondere Vulnerabilität der Oligodendroglia führt bevorzugt zu Entmarkungen, die in den Hintersträngen auftreten und Ursache des Lhermitte-Zeichens sein können: unangenehme elektrisierende Parästhesien bei Kopfbeugung.

15.4.2 Chronische Strahlenschäden

Die Latenzzeit zwischen Bestrahlung und Beginn der klinischen Symptome liegt zwischen wenigen Monaten und 13 Jahren – im Mittel bei 16,4 Monaten (Fröscher 1976). Es wird eine akut entstehende von einer progredienten chronischen Form unterschieden.

■ Akut einsetzender Strahlenspätschaden

Sowohl am Gehirn als auch – besonders – am Rückenmark können sich innerhalb kurzer Zeit Symptome einer Spätschädigung ausbilden. Innerhalb von Tagen können sich u. a. inkomplette oder komplette Querschnittssyndrome ebenso wie andere zentralnervöse Ausfallserscheinungen entwickeln, wobei morphologisch nicht die Gefäßveränderungen, sondern eine Schädigung der Glia mit Entmarkung bis zum Grade der Marknekrose im Vordergrund stehen. Die in ihrer Replikationsfähigkeit geschädigten Gliazellen entwickeln nach mehreren Mitosestadien während der Latenzzeit Funktionsstörungen, wie sie auch bei Endothelzellen beobachtet werden (Hopewell 1979).

■ Chronisch-progredienter Strahlenspätschaden

Klinisch stehen bei Rückenmarkschäden ausgeprägte sensible Störungen (54%) im Vordergrund, während eine Kombination von motorischen und sensiblen Ausfällen (21%) bzw. initiale Paresen (22%) deutlich seltener zu beobachten sind (Fröscher 1976). Bei dieser prognostisch ungünstigen Form der Spätschädigung steht die vaskuläre Komponente im Vordergrund (Abb. 15.1b). Gleichzeitig wird eine Abblassung der Markscheiden bis zur völligen Entmarkung sowie eine leichte spongiöse Auflockerung beobachtet.

15.5 Ultraschall

Eine akzidentelle Exposition hochdosierter Ultraschalleinwirkung ist selten; wirksam werden dabei vor allem thermische Veränderungen (Davies 1997). Mit Frequenzen bis zu 10 MHz wird heute Ultraschall im Rahmen der *diagnostischen Sonographie* angewandt. Mittels Ultraschall erfolgt ferner eine mechanische Einwirkung auf das Gewebe, deren Ausmaß von der Dosierung (Wellenlänge bzw. Frequenz, Intensität und Expositionszeit) abhängig ist (Lizzi u. Ostromogilsky 1987). Die Exposition von Hirngewebe mit einem Ultraschall von 2,7 MHz für 2 s verursachte beim anästhesierten Tier eine Temperatur von 55 °C.

Wird das ZNS mit *hochenergetischem fokussiertem Ultraschall* behandelt, so entsteht eine lokale Koagulationsnekrose, deren Ausdehnung von der Dosierung abhängig ist (Heyck u. Höpker 1952; Aström et al. 1961).

15.6 Druckveränderungen

15.6.1 Caissonkrankheit

Die Caissonkrankheit (Dekompressionskrankheit) tritt bei Unfällen von professionellen Tauchern (Brückenbau, Bau von Bohrinseln) ebenso auf wie bei Sporttauchern. Auch im Rahmen von Therapiemethoden der Alternativmedizin (Ozon- und Überdruckbehandlung) kann es zur Caissonkrankheit kommen.

■ **Pathogenese.** Krankheitsbilder entstehen bei Änderung des Atmosphärendruckes von übernormal auf normal. Beim Tauchen steigt der hydrostatische Druck, der auf dem menschlichen Körper lastet, proportional zur Wassertiefe an. Die Druckerhöhung bedingt eine proportional stärkere Lösung der Atemgase, insbesondere von Stickstoff, in Blut und Gewebe, so dass es zu einer Übersättigung kommt.

Ab etwa 100 m Tauchtiefe tritt der *Tiefenrausch* ein mit Euphorie, Denk- und Koordinationsstörungen (Strauss u. Prockop 1973). Es entsteht zusätzlich die Gefahr einer Sauerstoffvergiftung (Oxydose) mit hirnorganischem Krampf- und Bewusstseinsverlust.

Wird zu schnell aufgetaucht (Hopewell 1979), dann erfolgt die Dekompression zu schnell. Es treten die in Überschuss gelösten Gase in *gasförmigen* Zustand über, ohne dass ein Ausgleich über die Lunge erfolgen kann. Das Auftreten von Gas in gasförmigem, nicht gelöstem Zustand hängt von der Korrelation zwischen Auftauchtiefe und Auftauchzeit ab.

■ **Morphologie.** Die frei werdenden Gase sind intra- sowie interzellulär und intravasal nachweisbar (Novomesky 1994). Es kann eine Gasblasenembolie ebenso wie eine lokale Gasblasenentstehung beobachtet werden, zusammen mit einer Störung der Mikrozirkulation, einer disseminierten intravaskulären Gerinnung, Lipidembolie bzw. Fettembolie (Pedal 1994). Im Gehirn finden sich herdförmig spongiöse Auflockerungen und Zeichen einer Schrankenstörung sowie kreisförmige Gewebedefekte, die wie ausgestanzt wirken (Abb. 15.2).

Angemerkt werden muss jedoch, dass die blasenförmige Freisetzung von Gas für sich genommen keinen Beweis für einen vitalen Vorgang darstellt und damit auch die Todesursache nicht bewiesen werden kann. Der gleiche Vorgang einer Dekompression erfolgt auch bei der Bergung einer Leiche (Oehmichen u. van Laak 1994).

Bei berufsmäßigen Tauchern kann es aufgrund rezidivierender Gasfreisetzung zu chronischen kleinherdigen Narben im Zentralnervensystem kommen, wobei besonders das Rückenmark betroffen ist (Mørk et al. 1994; Tetzlaff et al. 1999). Es kann sich eine chronische Gefäßerkrankung entwickeln (Palmer et al. 1992).

■ **Klinik.** Als nachweisbare Veränderungen finden sich Bradykardie, Muskel- und Knochenschmerz, Schock, Bewusstseinsverlust und Lähmungen disseminierter Art (Petropoulos u. Timiras 1974).

15.6.2 Luftembolie

Eine Luftembolie entsteht bei operativen Eingriffen durch Eröffnung herznaher Venen oder nach Schädelbasisfrakturen durch Eröffnung der großen venösen Sinus. Früher verursachten Infusionspumpen ohne Rückschlagventil Luftembolien: Sie pumpten weiter, obgleich keine Flüssigkeit mehr im Infusionsbesteck war.

Luftembolien treten auch beim Tauchgang auf, wenn durch Riss der Lungen (Barotrauma) Luft in das Gefäßsystem gerät (Wolf et al. 1990). *Klinisch* treten akute Krämpfe, Sehstörungen und Paresen auf.

■ **Morphologie.** Ischämische Enzephalomalazien sowie ischämische Ganglienzellveränderungen (Tigrolyse) sind ebenso zu beobachten wie luftbedingte Vakuolen in Gefäßen und Kapillaren sowie Mikrozirkulationsstörungen. Immer wieder wurden in der Rinde, den Meningen sowie – seltener – im Mark lokalisierte kleinfleckige Blutungen beobachtet (Janssen 1997), die in topographischer Abhängigkeit von den durch Luftembolie verschlossenen Gefäßen stehen (Rössle 1944). Perikapillär und periarteriolär kommt es zur Ansammlung von Luft-Plasma-Gemischen oder Luftblähung der kapillären Gliakammern und der Virchow-Robin-Räume (Emphysem der Gefäßscheide nach Rössle 1944).

15.6.3 Höhenkrankheit

Die Höhenkrankheit tritt etwa ab 3500 m Höhe auf und ist durch einen Sauerstoffmangel im Sinne einer Hypoxidose gekennzeichnet, wodurch es zu einer Einschränkung der Zellfunktion kommt.

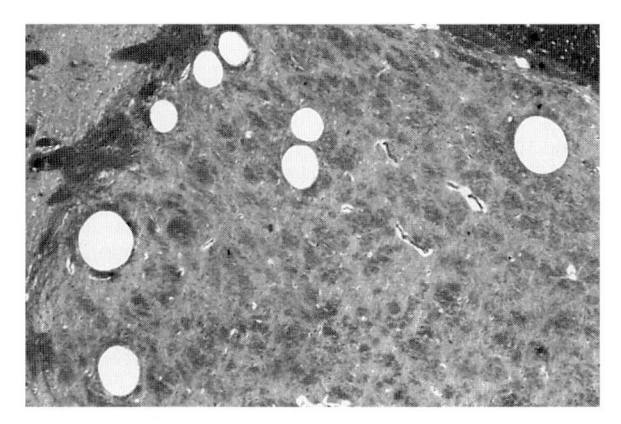

Abb. 15.2. Druckveränderungen können im Rahmen des Tauchvorganges zur Ausbildung einer Dekompressionskrankheit führen, mit blasenförmiger Freisetzung von Gas innerhalb der Gefäße, wobei eine Verdrängung des umgebenden Parenchyms stattfindet (Vergr. 200:1)

Klinisch dominieren die Beschleunigung von Atem und Kreislauf sowie eine Erniedrigung der Körpertemperaturen. Pathologisch-anatomisch ist ein Lungenödem dominierend. Die ZNS-Beteiligung wird an Konzentrations- und Merkfähigkeitsstörungen, Störung der Sehfunktion, des Antriebs sowie des Sprechens erkennbar. Morphologisch werden Zeichen der Hypoxie im Sinne einer elektiven Nekrose des nervösen Parenchyms erkennbar.

Literatur

Andrews CJ, Eadie M, ten Duis HJ et al. (1992) Pathophysiology of lightning injury. In: Andrews CJ, Cooper MA, Darveniza M, Mackerras D (eds) Lightning injuries: electrical, medical and legal aspects. CRC, Boca Raton/FL, pp 71–114

Aström KE, Bell E, Ballantine HT Jr, Heidensleben E (1961) An experimental neuropathological study of the effects of high frequency focused ultrasound on the brain of the cat. J Neuropathol Exp Neurol 20: 484–520

Bach W (1950) Hirnorganische Dauerfolgen nach Verletzung durch Blitzschlag. Nervenarzt 21: 16–20

Barnes GR, Madie P, Blackmore DK (1996) Assessment of the human aspects of electric lancing of whales by measurement of current densities in the brain and heart of dead animals. Med Biol Eng Comput 34: 436–440

Barratt-Boyes BG, Neutze JM, Clarkson PM, Shardey GC, Brandt PWT (1976) Repair of ventricular septal defect in the first two years of life using profound hypothermia-circulatory arrest techniques. Ann Surg 184: 376–390

Blount BW (1990) Lightning injuries. Am Fam Physician 42: 405–415

Boulant JA (1991) Thermoregulation. Raven, New York, pp 1–21

Brinkmann K, Schaefer H (1982) Der Elektrounfall. Springer, Berlin Heidelberg New York, S 139–202

Büchner F (1962) Allgemeine Pathologie, 4. Aufl. Urban & Schwarzenberg, München

Chan YL, Yeung DK, Leung SF, Cao G (1999) Proton magnetic resonance spectroscopy of late delayed radiation-induced injury of the brain. J Magn Reson Imaging 10: 130–137

Cherington M, Wachtel H, Yarnell PR (1998) Could lightning injury be magnetically induced? Lancet 351: 1788

Cooper GJ, Dudley HAE, Gann DS, Little RA, Maynard RL (1997) Scientific foundations of trauma. Butterworth-Heinemann, Oxford

D'Avella D, Cicciarello R, Cagliardi ME, Albiero F, Mesiti M, Russi E, D'Aquino A, Tomasello F (1994) Progressive pertubations in cerebral energy metabolism after experimental whole-brain radiation in the therapeutic range. J Neurosurg 81: 774–779

Davies JWL (1997) Interactions of heat with tissues. In: Cooper GJ, Dudley HAF, Gann DS, Little RA, Maynard RL (eds) Scientific foundations of trauma. Butterworth-Heinemann, Oxford, pp 389–409

Dotzauer G (1974) Zum Problem des sog. Brandhämatoms. Z Rechtsmed 75: 21–24

Dotzauer G, Jacob H (1952) Über Hirnschäden unter akutem Verbrennungstod. Dtsch Z Gerichtl Med 41: 129–146

Farrell DF, Starr A (1968) Delayed neurological sequelae of electrical injuries. Neurology 18: 601–606

Fröscher W (1976) Die Strahlenschädigung des Rückenmarks. Fortschr Neurol Psychiat 44: 94–135

Gerling I, Meißner, C, Reiter A, Oehmichen M (2000) Tod durch thermische Einwirkung. In: Oehmichen M (Hrsg) Hyperthermie, Brand und Kohlenmonoxid. Schmidt-Römhild, Lübeck (Research in legal medicine, vol 21, pp 241–264)

Hagedorn M, Pfrime B, Mittermayer C, Sandritter W (1975) Intravitale und pathologisch-anatomische Beobachtungen beim Verbrennungsschock des Kaninchens. Beitr Pathol 155: 398–409

Hassin GB (1933) Changes in the brain in legal electrocution. Arch Neurol Psychiatry 30: 1046–1060

Heyck H, Höpker W (1952) Hirnveränderungen bei der Ratte nach Ultraschall. Monatsschr Psychiat Neurol 123: 42–64

Hiss J, Kahana T, Kugel C (1994) Fatal classic and exertional heat stroke – report of four cases. Med Sci Law 34: 339–343

Hock L, Leithäuser R, Beneke R (1994) Physiologische Veränderungen beim Tauchen – Bedeutung für die Tauchtauglichkeit. In: Oehmichen M, van Laak U, Püschel K, Birkholz M (Hrsg) Der Tauchunfall. Schmidt-Römhild, Lübeck (Research in legal medicine, vol 6, pp 21–27)

Hopewell JW (1979) Late radiation damage to the central nervous system: a radiobiological interpretation. Neuropathol Appl Neurobiol 5: 329–343

IEC (1987) International Electrotechnical Commission. Effect of current pathing through the human body – Part 2: Special aspects. Technical Report IEC 479-482

IEC (1994) International Electrotechnical Commission. Effect of current on human beings and life stock – Part 1: General aspects. Technical Report IEC 479-481

Jacob H (1955) Wärme- und Kälteschädigungen des Zentralnervensystems. In: Lubarsch O, Henke F, Rössle R (Hrsg) Handbuch der speziellen pathologischen Anatomie und Histologie, Bd XII/3. Springer, Berlin Göttingen Heidelberg, S 288–326

Jaffe RH (1928) Electropathology: a review of the pathologic changes produced by electrical currents. Arch Pathol 5: 837–870

Janssen W (1967) Zur Pathogenese und forensischen Bewertung von Hirnblutungen nach cerebraler Luftembolie. Dtsch Z Gerichtl Med 61: 62–80

Jelkmann W (2000) Physiologische Möglichkeiten und Grenzen der Wärmeabwehr. In: Oehmichen M (Hrsg) Hyperthermie, Brand und Kohlenmonoxid. Schmidt-Römhild, Lübeck (Research in legal medicine, vol 21, pp 63–77)

Kelley KM, Tkachenko TA, Pliskin NH, Fink JW, Lee RC (1999) Life after electrical injury. Ann NY Acad Sci 888: 356–363

Klein H (1975) Körperschäden und Tod durch Hitze. In: Mueller B (Hrsg) Gerichtliche Medizin, 2. Aufl. Springer, Berlin Heidelberg New York, S 504–533

Koeppen S (1953) Erkrankungen der inneren Organe und des Nervensystems nach elektrischen Unfällen. Springer, Berlin Göttingen Heidelberg (Hefte zur Unfallheilkunde, Bd 34)

Koeppen S, Pranse F (1955) Klinische Elektropathologie. Thieme, Stuttgart

König HG, Pedal I (1983) Analyse eines Blitzunfalls. In: Barz J, Bösche J, Frohberg H, Joachim H, Käppner R, Mattern R (Hrsg) Fortschritte der Rechtsmedizin. Springer, Berlin Heidelberg New York, S 77–88

Kornberger E, Mair P (1996) Important aspects in the treatment of severe accidental hypothermia: the Innsbruck experience. J Neurosurg Anesthesiol 8: 83–87

Koslowski L, Krause F (1970) Kälte und Wärme. In: Siegenthaler W (Hrsg) Klinische Pathophysiologie. Thieme, Stuttgart, S 970–982

Kureshi SA, Hofman FM, Schneider JH, Chin LS, Apuzzo ML, Hinton DR (1999) Cytokine expression in radiation-induced delayed cerebral injury. Neurosurgery 35: 822–829

Lahl R (1974) Hirngefäße und Insolation. In: Schulze HAF (Hrsg) Zerebrovaskuläre Insuffizienz. Fischer, Jena

Larach MG (1995) Accidental hypothermia. Lancet 345: 493–498

Lee RC (1997) Injury by electrical forces: pathophysiology, manifestations, and therapy. Curr Probl Surg 34: 677–764

Levine NS, Atkins A, McKee DW, Peck SD, Pruitt BA (1975) Spinal cord injury following electrical accidents: case reports. J Trauma 15: 459–464

Lifschultz BD, Donoghue MD, Donoghue ER (1993) Deaths caused by lightning. J Forens Sci 38: 353–358

Lizzi FL, Ostromogilsky M (1987) Analytical modelling of ultrasonically induced tissue heating. Ultrasound Med Biol 13: 707–718

Locher T, Walpoth BH, Pfluger D, Althaus U (1991) Kasuistik und prognostische Faktoren. Schweiz Med Wochenschr 121: 1020–1028

Mackerras D (1992) Occurrence of lightning death and injury. In: Andrews CJ, Cooper MA, Darveniza M, Mackerras D (eds) Lightning injuries: electrical, medical and legal aspects. CRC, Boca Raton/FL, pp 39–46

Mellen PF, Weedn VW, Kao G (1992) Electrocution: a review of 155 cases with emphasis on human factors. J Forensic Sci 37: 1016

Messmer BJ, Schallberger U, Gattiker R, Senning A (1976) Psychomotor and intellectual development after deep hypothermia and circulatory arrest in early infancy. J Thorac Cardiovasc Surg 72: 495–502

Morgan ZV, Headly RN, Alexander EA, Sawyer CG (1958) Atrial fibrillation and epidural hematoma associated with lightning stroke. N Engl J Med 259: 956–959

Mørk SJ, Morild I, Brubakk AO, Eidsvik S, Nyland H (1994) A histopathologic and immunocytochemical study of the spinal cord in amateur and professional divers. Undersea Hyperb Med 21: 391–402

Novomeský F (1994) Histopathologic features of severe decompression shock: an animal model. In: Oehmichen M, van Laak U, Püschel K, Birkholz M (Hrsg) Der Tauchunfall. Schmidt-Römhild, Lübeck (Research in legal medicine, vol 6, pp 51–59)

O'Connor MM, Mayberg MR (2000) Effects of radiation on cerebral vasculature: a review. Neurosurgery 46: 138–151

Oehmichen M (2000) Hyperthermie, Brand und Kohlenmonoxid im rechtsmedizinischen Aufgabenspektrum. In: Oehmichen M (Hrsg) Hyperthermie, Brand und Kohlenmonoxid. Schmidt-Römhild, Lübeck (Research in legal medicine, vol 21, pp 15–25)

Oehmichen M, van Laak U (1994) Der tödliche Tauchunfall und seine Begutachtung. In: Oehmichen M, van Laak U, Püschel K, Birkholz M (Hrsg) Der Tauchunfall. Schmidt-Römhild, Lübeck (Research in legal medicine, vol 6, pp 195–204)

Palmer AC, Calder IM, Yates PO (1992) Cerebral vasculopathy in divers. Neuropathol Appl Neurobiol 18: 113–124

Panse F (1975) Electrical trauma. In: Braakman (ed) Handbook of clinical neurology, vol 23/1. North-Holland, Amsterdam, pp 683–729

Patel A, Lo R (1993) Electric injury with cerebral venous thrombosis. Case report and review of the literature. Stroke 24: 903–905

Pedal I (1994) Autopsie und Histologie nach Todesfällen beim Sporttauchen. In: Oehmichen M, van Laak U, Püschel K, Birkholz M (Hrsg) Der Tauchunfall. Schmidt-Römhild, Lübeck (Research in legal medicine, vol 6, pp 129–147)

Peters G (1970) Klinische Neuropathologie. Thieme, Stuttgart

Petropoulos EA, Timiras PS (1974) Biological effects of high altitude as related to increased solar radiation, temperature fluctuations and reduced partial pressure of oxygen. Prog Biometeorol 1: 295–311

Petty CP, Parkin G (1986) Electrical injury to the central nervous system. Neurosurgery 19: 282–284

Pliskin NH, Capelli-Schellpfeffer M, Law RT, Malina AC, Kelley KM, Lee RC (1998) Neuropsycological symptom presentation after electrical injury. J Trauma 44: 709–715

Pliskin NH, Fink J, Malina A, Moran S, Kelley KM, Capelli-Schellpfeffer M, Lee R (1999) The neuropsychological effects of electrical injury. Ann NY Acad Sci 888: 140–149

Rosomoff HL (1964) Pathophysiology of the central nervous system during hypothermia. Acta Neurochir Suppl (Wien) 13: 540–546

Rössle R (1944) Über die Luftembolie der Capillaren des großen und kleinen Kreislaufs. Virchows Arch Pathol Anat 313: 1–27

Rössle R (1948) Über die ersten Veränderungen des menschlichen Gehirns nach arterieller Luftembolie. Virchows Arch Pathol Anat 315: 461–480

Schaller MD, Fischer AP, Perret CH (1990) Hyperkalemia: a prognostic factor during acute severe hypothermia. JAMA 264: 1842–1845

Schmitt HP (1983) Die physikalischen Schäden des ZNS und seiner Hüllen. Springer, Berlin Heidelberg New York (Pathologie des Nervensystems II, S 657–902)

Scholz W, Ducho EG, Breit A (1959) Experimentelle Röntgenschäden am Rückenmark des erwachsenen Kaninchens. Psychiatr Neurol Jap 61: 417–441

Schwab W (1925) Über Hirnveränderungen bei Sonnenstich. Schweiz Med Wochenschr 6: 33–38

Semenza JC, Rubin CH, Falter KH, Selanikio JD, Flanders WD, Howe HL, Wilhelm JL (1996) Heat-related deaths during the july 1995 heat wave in Chicago. New Engl J Med 335: 84–90

Sharma HS, Westman J (2000) Pathophysiology of hyperthermic brain injury. Current concepts, molecular mechanisms and pharmacological strategies. In: Oehmichen M (Hrsg) Hyperthermie, Brand und Kohlenmonoxid. Schmidt-Römhild, Lübeck (Research in legal medicine, vol 21, pp 79–120)

Sherman R, Copes R, Stewart RK, Dowling G, Guidotti TL (1989) Occupational death due to heat stroke: report of two cases. CMAJ 140: 1057–1058

Shibolet S, Coll R, Gilat T, Sohar E (1967) Heat stroke: its clinical picture and mechanism in 36 cases. Q J Med 36: 525–548

Silversides J (1964) The neurological sequelae of electrical injury. Can Med Assoc J 91: 195–204

Sohal RS, Sun SC, Colcolough HL, Burch GE (1968) Heat stroke. An electron microscopic study of endothelial cell damage and disseminated vascular coagulation. Arch Intern Med 122: 43–47

Somogyi E, Tedeschi CG (1977) Injury by electrical force. In: Tedeschi CG, Eckert WG, Tedeschi LG (eds) Forensic medicine: a study in trauma and environmental hazards. Saunders, Philadelphia, pp 645–676

Stanley LD, Suss RA (1985) Intracerebral hematoma secondary to lightning stroke: case report and review of the literature. Neurosurgery 16: 686–688

Stevenson LD (1942) Electrical injuries to the nervous system. Arch Neurol Psychiatry 48: 179–186

Strauss RH, Prockop LD (1973) Decompression sickness among scuba divers. J Am Med Assoc 223: 637–640

Sundaresan N, Guiterrez FA, Larsen MB (1978) Radiation myelopathy in children. Ann Neurol 4: 47–50

Sure U, Kleihues P (1997) Intracerebral venous thrombosis and hematoma secondary to high-voltage brain injury. J Trauma 42: 1161–1164

Tedeschi CG, Eckert WG, Tedeschi LG (eds) (1977) Forensic medicine: Study in trauma und environmental hazzards. Saunders, Philadelphia

Tetzlaff K, Friege L, Hutzelmann A, Reuter M, Holl D, Leplow B (1999) Magnetic resonance signal abnormalities and neuropsyhcological deficits in elderly compressed-air divers. Eur Neurol 42: 194–199

Tipton M, Eglin C, Genser M, Golden F (1999) Immersion deaths and deterioration in swimming performance in cold water. Lancet 354: 626–629

Tsong TY, Su Z-D (1999) Biological effects of electric shock and heat denaturation and oxidation of molecules, membranes, and cellular functions. Ann NY Acad Sci 888: 211–232

Visser M, Gallagher D (1999) Age-related change in body water and hydration in old age. Curr Cont 42: 117

Walpoth BH, Walopoth-Aslan BN, Mattle HP et al. (1997) Outcome of survivors of accidental deep hypothermia and circulatory arrest treated with extracorporeal blood warming. N Engl J Med 337: 1500–1505

Wetli CV (1996) Keraunopathology. An analysis of 45 fatalities. Am J Forensic Med Pathol 17: 89–98

Winkelman MD, Galloway PG (1992) Central nervous system complications of thermal burns: a postmortem study of 139 patients. Medicine (Baltimore) 71: 271–283

Wolf HK, Moon RE, Mitchell PR, Burger PC (1990) Barotrauma and air embolism in hyperbaric odygen therapy. Am J Forens Med Pathol 11: 149–153

Kapitel 16 Tumoren
W. Paulus

INHALT

16.1	**Allgemeine neuroonkologische Grundlagen**	337
16.1.1	Klinik	337
16.1.2	Epidemiologie	338
16.1.3	Ätiologie und Pathogenese	339
16.1.4	Genetik	341
16.1.5	Pathologie der intrakraniellen Raumforderung	341
16.1.6	Stereotaktische Biopsie	343
16.1.7	Liquorzytologie	344
16.1.8	Immunhistologie (Immunhistochemie)	344
16.2	**Klassifikation**	346
16.3	**Neuroepitheliale Tumoren**	348
16.3.1	Astrozytäre Tumoren	348
16.3.2	Glioblastome	353
16.3.3	Oligodendrogliale Tumoren und Mischgliome	356
16.3.4	Ependymale Tumoren	357
16.3.5	Tumoren des Plexus chorioideus	359
16.3.6	Neuroepitheliale Tumoren mit unklarer Differenzierung	360
16.3.7	Neuronale und glioneuronale Tumoren	363
16.3.8	Primitive neuroektodermale Tumoren	366
16.3.9	Tumoren des Pinealisparenchyms	368
16.3.10	Melanotische Tumoren	369
16.4	**Mesenchymale Tumoren**	369
16.4.1	Meningeome	369
16.4.2	Hämangioperizytome	373
16.4.3	Hämangioblastome	373
16.4.4	Mesenchymale nichtmeningotheliale Tumoren	374
16.4.5	Chordome	375
16.5	**Periphere Nervenscheidentumoren**	375
16.5.1	Neurinome	376
16.5.2	Neurofibrome	376
16.5.3	Maligne periphere Nervenscheidentumoren	377
16.5.4	Seltene Nervenscheidentumoren	377
16.6	**Maligne Lymphome**	378
16.6.1	Primäre Non-Hodgkin-Lymphome des ZNS	378
16.6.2	Sonstige	379
16.7	**Keimzelltumoren**	380
16.8	**Zysten**	380
16.9	**Kraniopharyngeome**	380
16.10	**Neurokutane Syndrome**	382
16.10.1	Neurofibromatose	383
16.10.2	Tuberöse Sklerose	383
16.10.3	Hippel-Lindau-Krankheit	384
16.10.4	Sturge-Weber-Krankheit	384
16.11	**Vaskuläre Hamartome**	385
16.11.1	Kapilläre Teleangiektasien	385
16.11.2	Kavernöse Angiome	385
16.11.3	Arteriovenöse Malformationen	385
16.11.4	Meningeoangiomatosen	386
16.12	**Metastasen**	386
16.12.1	Metastasen von Hirntumoren	386
16.12.2	Hirnmetastasen	387
16.13	**Paraneoplasien und tumorbegleitende Läsionen**	388
16.13.1	Kleinhirndegeneration	388
16.13.2	Opsoklonus	388
16.13.3	Enzephalomyelitis	388
16.13.4	Tumorbegleitende Läsionen	388
16.14	**Hirnschädigungen durch Malignomtherapie**	389
16.14.1	Strahlennekrosen	389
16.14.2	Diffuse Leukoenzephalopathien	389
16.14.3	Zweittumoren	389
16.14.4	Sonstige	389
	Literatur	390

16.1 Allgemeine neuroonkologische Grundlagen

16.1.1 Klinik

Das klinische Bild der Hirntumoren wird geprägt durch Hirndruckzeichen wie morgendliches Erbrechen, Kopfschmerzen, Visusstörung, Stauungspapille und psychoorganisches Syndrom. Dazu können je nach Lokalisation des Tumors neurologische Herdsymptome treten, z. B. Hemiparese, Aphasie, Ataxie oder hormonale Störungen. Intrakranielle Gliome und Meningeome gehen in 50–75% der Fälle mit herdbetonten oder generalisierten Krampfanfällen einher. Je maligner der Tumor, desto kürzer ist meist die Anamnese. 3–10% der Hirntumoren sind symptomlos und werden autoptisch diagnostiziert.

Die bildgebenden Verfahren – Computertomographie (CT), Magnetresonanztomographie (MRT) – erlauben eine exakte präoperative topographische Diagnostik und innerhalb gewisser Grenzen auch

Rückschlüsse auf die Art des Tumors. Im kranialen CT ist der Hirntumornachweis in 98% der Fälle sicher möglich. Das MRT erreicht oft eine bessere Beurteilung der Beziehung zu den Nachbarstrukturen und ist dem CT im zervikospinalen Übergangsbereich und intraspinal überlegen.

Bei den meisten Hirntumoren ist die Operation die Therapie der Wahl. Bestrahlung und Chemotherapie erfolgen vor allem bei den malignen Tumoren. Die durchzuführende Therapie orientiert sich an der histologischen Diagnose, am klinischen Verlauf, an der Lokalisation des Tumors und am Alter des Patienten. Dabei stellt der Neuropathologe die Diagnose, aber grundsätzlich nicht die Indikation für bestimmte Therapieverfahren.

> Da Qualität und Validität der Diagnose direkt mit der Menge des untersuchten Tumorgewebes korrelieren, ist stets das gesamte und so viel Material als möglich zur neuropathologischen Untersuchung einzusenden. Dringend zu warnen ist vor Versendungen getrennten Materials an verschiedene Institutionen und vor einer Aufteilung des Gewebes im Operationssaal. Dagegen ist die Versendung an zentrale Referenzstellen bei problematischen Fällen und im Rahmen von Therapiestudien unverzichtbar; diese darf aber grundsätzlich nur von der lokalen (neuro)pathologischen Einrichtung ausgehen.

16.1.2 Epidemiologie

Daten zur Häufigkeit von Hirntumoren schwanken selektionsbedingt erheblich. Bei 1,2–2,6% der Autopsien trifft man auf einen Hirntumor. Die Inzidenz der Hirntumoren (Anzahl der Neuerkrankungen pro 100 000 Einwohner und Jahr) betrug in der ehemaligen DDR, die über ein nationales Krebsregister verfügte, 6,7; in anderen Ländern zwischen 2,2 und 15,8 (einschl. Meningeomen) (Jänisch et al. 1986, 1988; Helseth 1989; Lantos et al. 1997), wobei die Inzidenz in Skandinavien etwas höher zu sein

Tabelle 16.1. Relative Häufigkeit der intrakraniellen Tumoren. (*1:* Jänisch et al. 1988; *2:* Zülch 1986; *3:* Sammlung d. Instituts für Hirnforschung, Univ. Tübingen 1975–1990; *4:* Jellinger u. Machacek 1982; *5:* Kinderkrebsregister Mainz 1980–1998; *6:* Jänisch et al. 1980; *7:* Rickert 1999)

Autor/Institution	1	2	3	4	5	6	7
Anzahl der Fälle	2768	9000	6126	810	4831	722	89
Autopsie/Biopsie	A	A+B	B	A+B	B	A+B	A+B
Altersgruppen	Alle	Alle	Alle	0–16 J	0–14 J	0–1 J	Pränatal
Astrozytome	23,4	12,6	12,0	36,0	35,3	18,3	0,0
Glioblastome	24,6	12,2	14,5	3,1	2,6	4,2	14,6
Oligodendrogliome	2,6	9,6	5,0	2,8	1,6	1,7	1,1
Ependymome	3,0	4,3	1,8	10,1	8,8	6,5	0,0
Plexuspapillome	0,6	0,6	0,3	1,1	1,8	16,5	7,9
Neuronale Tumoren	0,2	0,4	0,5	0,4	2,4	2,9	2,2
Pineozytome/-blastome	0,4	n.q.	0,3	0,4	1,0	0,6	0,0
Medulloblastome	3,4	4,2	1,1	21,0	21,9	9,6	1,1
Neurinome/Neurofibrome	4,9	6,8	8,8	0,7	n.a.	0,7	0,0
Meningeome	20,7	16,6	20,4	1,5	1,2	2,5	0,0
Lipome	0,4	n.q.	n.q.	0,6	n.q.	2,6	9,0
Melanozytäre Tumoren	0,4	n.a.	0,0	0,0	n.q.	2,6	0,0
Hämangioperizytome	n.q.	n.q.	0,3	0,2	0,0	0,3	0,0
Hämangioblastome	1,2	1,3	1,1	1,1	n.q.	0,7	0,0
Maligne Lymphome	n.q.	n.q.	2,0	0,7	n.q.	0,3	0,0
Keimzelltumoren	0,5	n.q.	0,6	1,7	4,4	11,1	53,9
Epidermoide/Dermoide	0,8	n.q.	1,1	2,1	n.q.	1,4	0,0
Hypophysenadenome	6,9	6,6	7,8	1,1	0,2	0,0	0,0
Kraniopharyngeome	1,3	2,1	1,1	6,2	4,9	2,1	5,6
Metastasen	n.a.	7,1	11,4	1,1	n.a.	n.a.	0,0
Vaskuläre Hamartome	n.a.	3,8	5,1	n.a.	n.a.	n.a.	n.q.
Unklassifizierte Tumoren	2,2	3,2	1,1	0,5	7,1	1,8	2,2

n.q. Tumoren sind im Kollektiv enthalten, wegen verwendeter Klassifikation aber nicht quantifizierbar; *n.a.* Tumoren wurden in das Kollektiv nicht aufgenommen.

scheint (Lantos et al. 1997). Einige Hirntumoren haben in den letzten Jahren oder Jahrzehnten zugenommen, so zerebrale Lymphome immunsupprimierter und wahrscheinlich auch immunkompetenter Patienten sowie Plexuspapillome. In den USA und in Kanada wurde über eine starke Zunahme maligner Gliome bei älteren Patienten berichtet; es wird allerdings kontrovers diskutiert, in welchem Ausmaß Artefakte aufgrund besserer Diagnostik oder veränderter histologischer Kriterien dafür verantwortlich sind (Legler et al. 1999).

Über die relative Häufigkeit der einzelnen Tumortypen orientiert Tabelle 16.1, zu der kritisch zu äußern ist, dass in den Serien uneinheitliche Terminologien und Klassifikationen angewandt wurden; beispielsweise wurden von manchen Autoren Lymphome den Sarkomen und Germinome den Pinealistumoren zugeordnet (Zülch 1986).

Es gibt deutliche Unterschiede zwischen verschiedenen *Altersgruppen* (Tabelle 16.1). Der Anteil der Hirntumoren an den malignen Tumoren beträgt bei Erwachsenen 1–4%, bei Kindern 20–25% und bildet hier nach den Leukämien die zweitgrößte Tumorgruppe; allerdings ist die altersspezifische Inzidenz bei Kindern (1–14 Jahre) etwa 5-mal niedriger als bei Erwachsenen (50–65 Jahre) (Helseth 1989). Eines von 2500 Kindern vor Vollendung des 16. Lebensjahres ist betroffen; Todesursache bei 14-Jährigen ist in bis zu 20% der Fälle ein Hirntumor. Arttypisch dominieren bei kongenitalen Tumoren (Krankheitsbeginn in der Perinatalperiode) Teratome (>50%) (Rickert 1999), bei Säuglingen Astrozytome und Plexuspapillome, bei Kindern Astrozytome und Medulloblastome (Tabelle 16.1). Bei über 60 Jahre alten Patienten trifft man autoptisch vor allem auf Meningeome (35–40%), Glioblastome (20–25%) und Hypophysenadenome (10–20%) (Jänisch et al. 1988).

Die *Geschlechtsverteilung* weist ein deutlicheres Überwiegen des weiblichen Geschlechtes bei Meningeomen (m:w etwa 0,5), Neurinomen und z.T. pilozytischen Astrozytomen auf, während die meisten übrigen Tumoren unterschiedlich ausgeprägt beim männlichen Geschlecht häufiger sind, vor allem Medulloblastome (m:w etwa 1,6), Hämangioblastome, Hämangioperizytome, Kraniopharyngeome, Epidermoide und Keimzelltumoren (Zülch 1986; Lantos et al. 1997).

Ausgeprägte *ethnische Besonderheiten* sind selten: So machen Keimzelltumoren in Japan und Taiwan bis zu 9,4% der Hirntumoren aus. Geringer ausgeprägte ethnische Unterschiede sind häufiger: In den USA ist bei Kindern mit schwarzer Hautfarbe im Vergleich zu Kindern mit weißer Hautfarbe die Inzidenz von Astrozytomen etwas niedriger und die von Kraniopharyngeomen etwas höher.

16.1.3 Ätiologie und Pathogenese

Durch *chemische Karzinogene* wie Alkylnitrosoharnstoffe (ENU und MNU) können bei Ratten, Kaninchen und anderen Tieren meist nach einigen Monaten Gliome, seltener Gliosarkome und maligne periphere Nervenscheidentumoren induziert werden. Die Substanzen können oral, subkutan, intravenös oder transplazentar verabreicht werden. Es kommt dabei zu alkylierten DNA-Basen (bei MNU an der O6-Position des Guanins), die wegen eines organspezifischen Mangels an reparierenden Enzymen im Gehirn länger als in anderen Organen persistieren und schließlich Basenfehlpaarungen, Punktmutationen und Onkogenaktivierungen verursachen. Die häufig multizentrischen Tumoren liegen bevorzugt periventrikulär, im Hippokampus oder im subkortikalen Großhirnmarklager. Histologisch und immunhistologisch ähneln sie humanen Hirntumoren; während die periventrikulären Frühstadien Oligodendrogliomen oder Neurozytomen gleichen, sind die größeren Tumoren heterogener und können astrozytäre, ependymale, neuronale und undifferenzierte Elemente beinhalten (Bilzer et al. 1989). Die Bedeutung dieser tierexperimentellen Studien für den Menschen ist unklar.

Im Tierexperiment können mehrere *Viren* (u.a. ASV, Adenoviren, SV40, JC, BK) nach zerebraler Inokulation Hirntumoren induzieren. Bei humanen Hirntumoren ist eine alleinige virale Genese bisher nicht gesichert, doch gibt es mehrere Hinweise auf eine virale Beteiligung. Mit Hilfe der Polymerasekettenreaktion fand man DNA-Sequenzen von SV40-Virus bei verschiedenen astrozytären Tumoren (11–59%), Oligodendrogliomen (25%), Ependymomen (56%), Plexuspapillomen (50%) und Medulloblastomen (29%) (Huang et al. 1999); die letzteren 3 Tumortypen entwickelten sich durch transgen verabreichte SV40-Sequenzen im Tierversuch (Perraud et al. 1992). Das Genom des Epstein-Barr-Virus ist bei 50–100% der primär zerebralen Lymphome immundefizienter Patienten nachweisbar und wahrscheinlich an ihrer Pathogenese beteiligt.

Einige *hereditäre Erkrankungen* gehen mit einer gesteigerten Inzidenz von Hirntumoren einher, so insbesondere Keimbahnmutationen von Tumorsuppressor-Genen bei der Neurofibromatose (NF-1, NF-2), der tuberösen Sklerose (TSC1, TSC2), dem Li-Fraumeni-Syndrom (TP53) und anderen seltenen Syndromen (Kleihues u. Cavenee 2000). Immundefizienzsyndrome wie das Wiskott-Aldrich-Syndrom prädisponieren zu primär zerebralen Lymphomen. Die molekulare Basis der sehr seltenen familiären Hirntumoren ohne assoziierte Läsionen und ohne zusätzliche extrakranielle Tumoren ist bisher unbekannt.

Ein *Trauma* als Kofaktor in der Ursachenkette wird vor allem bei gutachterlichen Fragestellungen diskutiert. Bei kritischer Betrachtung der Literatur muss bei einigen Fällen ein kausaler Zusammenhang angenommen werden (z. B. korrodierte Stopfnadel, Granatsplitter o. Ä. im Tumor). Zülch (Zülch 1986) hat folgende Kriterien formuliert, bei denen ein ursächlicher Zusammenhang erwogen werden muss:
- guter Gesundheitszustand vor dem Trauma,
- angemessene Schwere des Traumas,
- gleiche Lokalisation von Trauma und Tumor,
- angemessenes zeitliches Intervall zwischen Trauma und Tumor (im allgemeinen Jahre),
- histologische Sicherung des Tumors,
- den versorgungsrechtlichen Definitionen des Unfalls entsprechender Mechanismus.

Bei den beschriebenen Tumoren handelte es sich überwiegend um Meningeome, Sarkome und Glioblastome.

Klare Risikofaktoren wie bei manchen Karzinomen kennt man bei Hirntumoren nicht, doch wurden zahlreiche *Prädispositionen* beschrieben, die mit einer (z. T. statistisch nicht signifikanten) leicht gesteigerten Inzidenz einhergehen können (Lantos et al. 1997). Dazu gehören bei kindlichen Hirntumoren Erstgeburtlichkeit, höheres Geburtsgewicht, Einnahme verschiedener Medikamente und Hormonstörungen während der Schwangerschaft, Haustiere sowie Tätigkeiten der Eltern (besonders des Vaters) in bestimmten Bereichen wie Landwirtschaft, Transport und medizinisches Labor. Bei erwachsenen Patienten fand man u.a. eine Häufung früherer Schädeltraumata, Meningitiden, dentaler Röntgenuntersuchungen sowie beruflicher Exposition mit elektromagnetischen Feldern, Formaldehyd, Metall oder Gummi, hier möglicherweise durch N-Nitroso-Verbindungen verursacht. Auch bei Arbeitern in der Textilindustrie, Kraftfahrern, Bestattern, Schneidern, Anatomen und Pathologen wurde über eine Häufung von Hirntumoren berichtet. Andere Studien fanden, dass Gliompatienten eine proteinreichere und fettärmere Kost zu sich nahmen. Diese epidemiologischen Studien sind jedoch häufig wissenschaftlich angreifbar und nicht frei von Artefakten. Der einzige bislang gesicherte ätiologische Umweltfaktor sind frühere Bestrahlungen des Kopfes, meist im Rahmen einer Tinea capitis oder eines anderen Tumors (s. 16.14).

Die *neuroimmunologischen Wechselwirkungen* zwischen Hirntumoren und Immunsystem sind vielfältig und bisher ganz überwiegend für maligne Gliome untersucht worden. Glioblastome zeigen häufig entzündliche Infiltrate aus T-Zellen ($CD8^+ > CD4^+$) und Makrophagen (Stevens et al. 1988), für die einerseits abnorme Tumorzellantigene, andererseits von den Tumorzellen gebildete Zytokine und chemotaktische Faktoren verantwortlich sind. Da Makrophagen und Mikrogliazellen, aber auch Meningeom- und Gliomzellen selber Histokompatibilitätsantigene exprimieren, können sie als Antigen präsentierende Zellen fungieren (Becker u. Roggendorf 1989). Allerdings besteht – zumindest bei Gliomen – keine sichere Korrelation zwischen der Infiltratdichte und der Prognose. Außerdem ist die Immunabwehr gegen Gliome schwach, wahrscheinlich wegen geringer Immunogenität und ausgeprägter antigenetischer Heterogenität der Tumorzellen sowie der Produktion einer die Lymphozyten inhibierenden perizellulären Extrazellulärmatrix. Weiterhin beeinträchtigen Gliome häufig zelluläre Immunreaktionen, indem sie (z. T. systemisch zirkulierende) immunsuppressive Substanzen sezernieren (TGF-β_2, IL-10, PGE$_2$), während relevante proinflammatorische Zytokine (B7-2, GM-CSF, IL-12) nicht exprimiert werden (Dix et al. 1999). Die Immuntherapie von Gliomen hat bislang – außer im Tierversuch – keine ermutigenden Ergebnisse gezeigt, doch bleibt abzuwarten, wie effektiv neue Verfahren sein werden (Immun-Gentherapie, gerichtete Zytokintherapie, dendritische Zellen) (Parney et al. 2000).

Die *Extrazellulärmatrix* des Gehirns besteht im Wesentlichen aus Kollagenen, nichtkollagenen Glykoproteinen (Laminin, Fibronektin, Vitronektin, Tenaszin, Osteopontin, SPARC, Thrombospondin) sowie aus Proteoglykanen (Aggregan, Versican, Brevican, Phosphacan, Hyaluronsäure) (Paulus 1998). Sie beeinflusst biologische Eigenschaften neuroepithelialer Tumorzellen wie Proliferation, Migration und Differenzierung, z. T. durch direkte Interaktionen, z. T. durch Bindung von Wachstumsfaktoren an Matrixkomponenten. Im Vergleich zum Normalhirn ist sie in Tumoren vermehrt, wobei einige Komponenten neoexprimiert werden. Speziell können astrozytäre Tumorzellen besonders In-vitro-, aber auch In-vivo-Matrixkomponenten und Matrixrezeptoren produzieren, die von normalen Astrozyten nicht synthetisiert werden (z. B. verschiedene β_1-Integrine, Tenaszin, Vitronectin, Osteopontin und Kollagen VIII). Für das diffuse Infiltrationsmuster der Gliome ist die Wechselwirkung zwischen Tumorzelle und Matrix verantwortlich, so eine Produktion bestimmter matrixdegradierender Enzyme und eine Modulation der Matrixrezeptoren (überwiegend β_1-Integrine) und anderer Adhäsionsmoleküle (NCAM, L1, CD24) auf der Tumorzelloberfläche (Paulus et al. 1996; Senner et al. 1999). Gliaspezifische Zell-Matrix-Interaktionen dürften auch eine wesentliche Ursache für die Seltenheit extrakranieller Metastasen von Hirntumoren sein.

Mehrere *Wachstumsfaktoren* (z. B. FGF, PDGF, EGF, TGF, IGF) sowie meist die dazugehörigen Rezeptoren wurden in zahlreichen Studien bei einigen Hirntumoren, besonders bei malignen Gliomen, nachgewiesen (Hamel u. Westphal 2000). Häufig induziert der jeweilige Wachstumsfaktor auch eine Proliferation von Gliomzelllinien, so dass es zu einer positiven Rückkopplung im Sinne einer autokrinen Sekretion kommen kann. Von besonderer Bedeutung ist der Rezeptor des *epidermal growth factor* (EGFR), dessen Gen in Glioblastomen zu 30–40% amplifiziert ist. Zudem wurden Angiogenesefaktoren (VEGF, FGF_2) in Gliomzellen lokalisiert, die die massiven Gefäßproliferate erklären können (Plate 1999). Meningeome werden in ihrem Wachstum von weiblichen Sexualhormonen beeinflusst, wobei die Expression von Progesteronrezeptoren mit einer geringeren Rezidivwahrscheinlichkeit assoziiert ist (Fewings et al. 2000).

16.1.4 Genetik

In den letzten Jahren wurden bedeutende Fortschritte bei der genetischen Charakterisierung von Hirntumoren gemacht, besonders von Gliomen, Medulloblastomen und Meningeomen (Kleihues u. Cavenee 2000). Zum einen wurde für verschiedene hereditäre Tumorkrankheiten (z. B. Neurofibromatose, tuberöse Sklerose) der Gendefekt aufgedeckt (s. 16.10.1, 16.10.2). Zum anderen wurden neben diesen Keimbahnmutationen bei den meisten Hirntumoren somatische Mutationen in Onkogenen und Tumorsuppressor-Genen identifiziert, die z. T. für die molekulare Pathogenese von erheblicher Bedeutung sind und bei verschiedenen Tumoren (vor allem bei Glioblastomen) eine molekulare Typisierung ermöglicht haben.

Auch wenn gegenwärtig noch keine unmittelbaren diagnostischen und therapeutischen Implikationen bestehen, ist abzusehen, dass die Befunde in eine molekulare Diagnostik und in praktische gentherapeutische Ansätze münden werden.

16.1.5 Pathologie der intrakraniellen Raumforderung

Neben der lokalen Gewebsschädigung durch den Tumor ist die Raumforderung Hauptursache klinischer Funktionsstörungen. Die Besonderheiten der intrakraniellen Raumforderung erklären sich aus

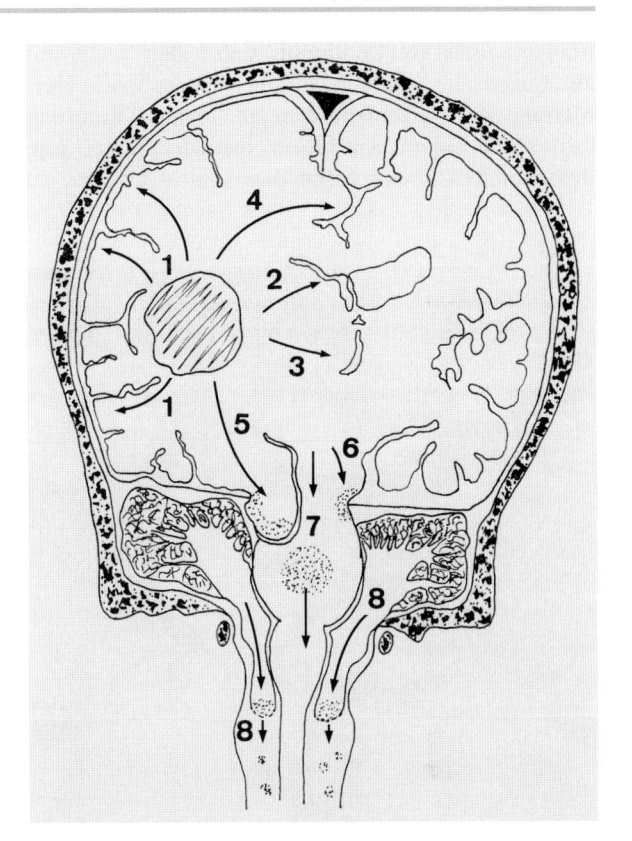

Abb. 16.1. Intrakranielle Massenverschiebungen bei supratentorieller Raumforderung (Erklärung der Ziffern im Text)

dem beschränkten Volumen des knöchernen Schädels, so dass eine Ausbreitung des Tumors nur auf Kosten des ortsständigen Gewebes, anfänglich der Liquorräume, später zumeist des Hirngewebes, möglich ist. Dabei entsprechen die Folgen von nichtneoplastischen Raumforderungen (z. B. intrakraniellen Hämatomen, Abszessen, Hirnödem) den Gegebenheiten bei Hirntumoren.

Bei supratentoriellen Raumforderungen ist – vom möglichen Hirngewebsprolaps bei offenen Hirnverletzungen abgesehen – die einzige Ausweichmöglichkeit die durch Schädelbasis und Tentoriumschenkel gebildete Lücke in Richtung der hinteren Schädelgrube und weiter in Richtung Foramen magnum (Abb. 16.1). Raumfordernde Prozesse innerhalb der hinteren Schädelgrube führen sowohl zu Massenverschiebungen in Richtung Foramen magnum als auch in Richtung Tentoriumschlitz.

Folgende Befunde sind makroskopisch als Zeichen der Massenverschiebung zu erheben:

Bei der *supratentoriellen Drucksteigerung* sind die Gyri verbreitert und abgeplattet, die Sulci verschmälert (*1* in Abb. 16.1). Es finden sich Einengungen eines Seitenventrikels (*2*), Verschiebungen der Stammganglien und des Septum pellucidum in Richtung Gegenseite (*3*) sowie Verschiebungen eines Gyrus cinguli unter dem Falxrand zur Gegenseite (subfalxiale oder suprakallosale Herniation, *4*). Verschiebungen in axialer Richtung führen zu einem Anpressen medialer Strukturen des Schläfenlappens gegen den Tentoriumrand, zu uni- oder bilateralen Einkerbungen an der Oberfläche des Gyrus parahippocampalis („Unkusschnürfurche"), z.T. mit Einblutungen in die oberen Rindenschichten bis in die Ammonshornformation hinein, sowie schließlich zu einer Her-

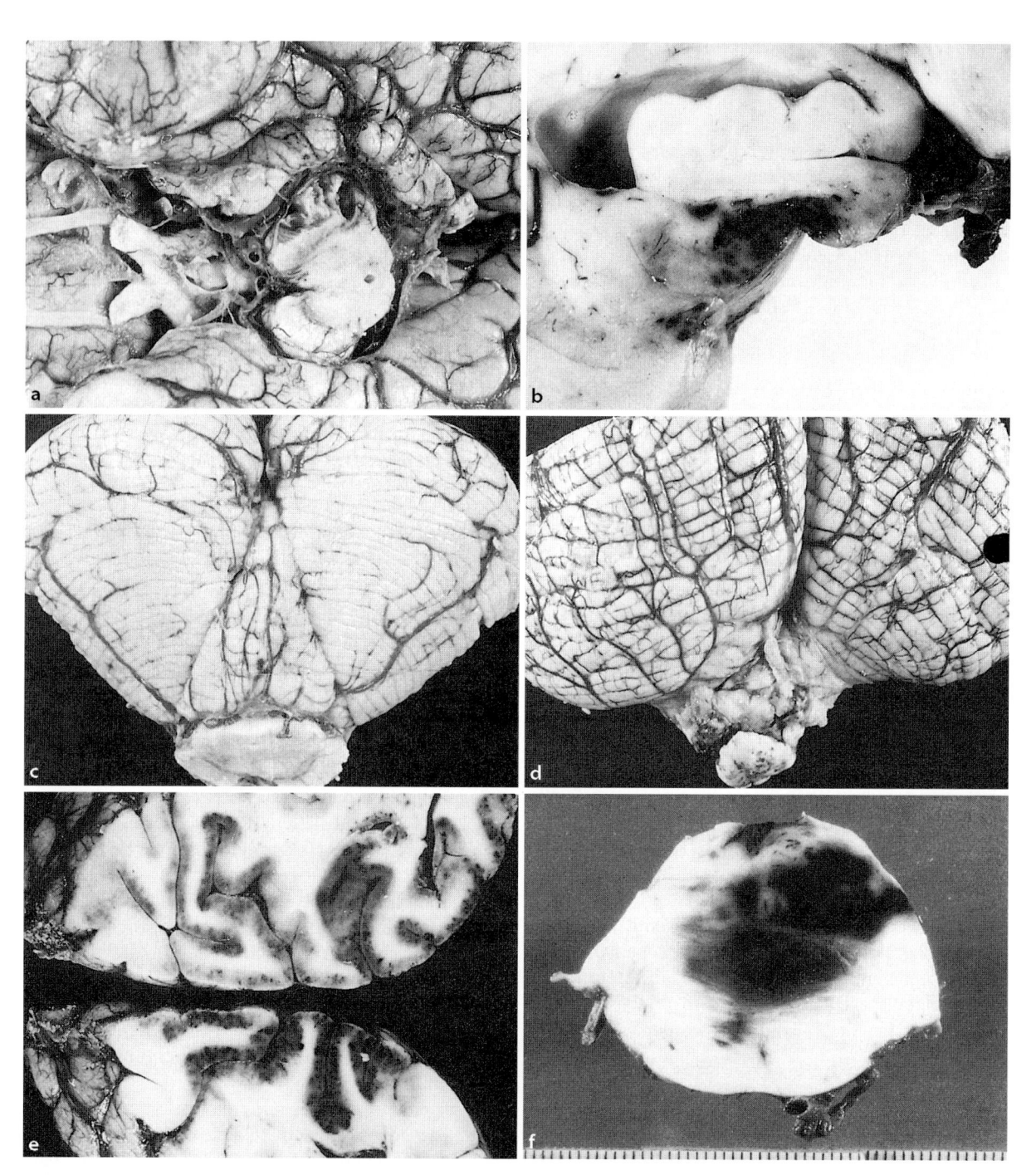

Abb. 16.2 a–f. Allgemeine Pathologie der intrakraniellen Raumforderung. **a** Ausgeprägte Hernienbildung des Gyrus parahippocampalis bei supratentorieller Drucksteigerung. Beginnende Blutungen und Nekrosen an den Druckstellen. **b** Druckblutungen im Hippokampus durch Einschneiden der Tentoriumkante. **c** Schnürfurchen des Tentoriums bei infratentorieller Drucksteigerung und Hernienbildung von Teilen des Wurms in Richtung mittlere Schädelgrube. **d** Kleinhirntonsillendruckkonus mit beginnender Nekrose der Tonsillenspitzen. **e** Hämorrhagische Infarzierungen im Versorgungsgebiet der Aa. cerebri posteriores bei malignem Hirnödem. **f** Blutung in der zentralen Brücke als terminales Ereignis

nienbildung in Richtung hintere Schädelgrube („Hiatushernie", „Unkushernie", Abb. 16.2 a, b; 5 in Abb. 16.1). Wird im Zusammenhang mit der Hernienbildung der gegenüberliegende Hirnschenkel gegen den ihm anliegenden Tentoriumzügel gepresst, so kann es zu einer keilförmigen Nekrose des Hirnschenkels („Kernohan-Kerbe", 6) und zu Pyramidenbahnzeichen auf der zum Tumor ipsilateralen Seite kommen. Hämorrhagische Infarzierungen treten auch im Bereich der medialen Okzipitallappenrinde (Abb. 16.2 e), besonders der Fissura calcarina auf, wahrscheinlich durch eine Abklemmung der A. cerebri posterior. Eine dorsale Verschiebung zur Falx kann in einer Schnürfurche in Balkenmitte resultieren. Selten sind Druckläsionen des 3. und 6. Hirnnervs oder des Hypophysenstiels. Terminal kommt es zu teils massiven Blutungen in den zentralen Abschnitten von Mittelhirn und Brücke (Abb. 16.2 f; 7 in Abb. 16.1); pathogenetisch wurden hier venöse Stase, Überdehnung der Äste der A. basilaris, lokale Kompression und supratentorielle Dekompression diskutiert.

Bei der *infratentoriellen Drucksteigerung* können sich an den Lobuli quadrangulares beidseits lateral der Wurmregion Einkerbungen der Kleinhirnoberfläche durch das Tentorium (z. T. mit Kompression von Kleinhirnarterien) einstellen (Abb. 16.2 c), außerdem bei jeder intrakraniellen Raumforderung ein Kleinhirntonsillendruckkonus. Die in das Foramen magnum prolabierten Tonsillen komprimieren die Medulla oblongata und können – je nach Akuität und Ausmaß des Hirndrucks – hämorrhagisch infarziert bzw. nekrotisch werden (Abb. 16.2 d). Abtropfendes nekrotisches Kleinhirnrindengewebe aus den Tonsillen (8 in Abb. 16.1) kann Anlass dafür sein, dass im Liquorzellsediment Purkinje-Zellen und andere Rindenelemente gefunden werden. Bei der Bewertung des Kleinhirntonsillenkonus ist eine gewisse Zurückhaltung geboten, wenn nicht auch anderweitige deutliche Zeichen einer Massenverschiebung bzw. Hirndrucksteigerung vorliegen; er ist von der Lagerung abhängig und bis zu einem gewissen Grad physiologisch.

Die Folgen einer Raumforderung hängen auch von verschiedenen anderen Faktoren ab, wie dem Alter des Patienten (vergrößertes nichtzerebrales intrakranielles Volumen bei seniler Hirnatrophie, wachsende Fontanelle bei Kindern), dem arteriellen und venösen Blutvolumen, einem sich evtl. zusätzlich entwickelnden Hydrozephalus durch Verschluss der Liquorwege sowie den metabolischen und hämodynamischen Effekten des Hirnödems (s. Kap. 6). So kann es vor allem bei bereits vorbestehenden Gefäßerkrankungen zu juxtaneoplastischen Infarkten kommen. In Tumoren kann zudem die Entwicklung von Zysten und Blutungen raumfordernd wirken. Das Ausmaß der neurologischen und pathologischen Folgen einer Raumforderung ist eher mit ihrer Wachstumsgeschwindigkeit als mit ihrer Größe korreliert, da einerseits schnell wachsende Tumoren oft ein massives Hirnödem verursachen, andererseits bei langsamem Wachstum eine bessere funktionelle Adaptation des Hirngewebes möglich ist.

16.1.6 Stereotaktische Biopsie

Vor einer nichtoperativen Therapie (z. B. bei malignem Lymphom oder bei inoperablem Tumor) ist eine histologische Diagnose erforderlich, wobei das Gewebe durch eine stereotaktische Biopsie gewonnen wird. Auch bei optimalen Voraussetzungen (räumliche Nähe von Operationssaal und Neuropathologie, Schnellschnittuntersuchungen während der Biopsie, Diskussion zwischen dem Neurochirurgen und dem Neuropathologen vor und während der Biopsie) kann dabei eine korrekte Diagnose in höchstens 90% der Fälle gestellt werden.

Stets ist zu berücksichtigen, dass die Qualität einer Diagnose von der Menge des untersuchten Materials abhängt. Problematisch in diesem Zusammenhang kann es sein, wenn nur die perifokale entzündliche oder gliotische Reaktion, Kernatypien in der perifokalen Gliose (besonders um maligne Lymphome oder um Demyelinisierungen) oder degenerierte, nekrotische oder fibrosierte Tumorareale vorliegen.

Ein besonderes Problem verursacht die ausgeprägte intratumorale Heterogenität neuroepithelialer Tumoren bezüglich Differenzierung und Malignität: Bei einer an einer beliebigen Stelle eines Glioms entnommenen Biopsie von wenigen Millimetern Durchmesser, die dem Grad II entspricht, handelt es sich mit etwa 30%iger Wahrscheinlichkeit um ein malignes Gliom mit hier nicht nachweisbarer Anaplasie (Paulus u. Peiffer 1989). Bei stereotaktisch entnommenen Proben lässt sich diese Unsicherheit durch Serienbiopsien und gezielte Entnahmen aus computertomographisch verdächtigen Arealen reduzieren, nicht aber ausschließen: Stereotaktische Biopsate wurden (artefiziell) gutartiger gradiert als offene Resektate (Glantz et al. 1991). Die Validität der Diagnose eines stereotaktisch biopsierten niedriggradigen Glioms ist daher zu relativieren.

Eine größere Sicherheit bei stereotaktischen Biopsaten, insbesondere hinsichtlich der Differentialdiagnose zwischen Grad-II- und Grad-III-Astrozytomen bzw. zwischen Grad-III-Astrozytom und Glioblastom, ist von der Anwendung molekulargenetischer Untersuchungen zu erwarten (z. B. durch die Untersuchung auf Allelverluste auf Chromosom 10) (Müller et al. 1999).

Zusätzlich angefertigte Quetschpräparate (mit Methylenblau gefärbte, zwischen Objektträger und Deckglas komprimierte winzige Gewebsfragmente) können häufig wichtige Informationen liefern (Moss et al. 1997). Vorteile von Quetschpräparaten („smears") sind die Geschwindigkeit, die rasche Erlernbarkeit, der geringe technische Aufwand, die exzellente zytologische Qualität z.B. von Kerndetails und die sehr geringe Gewebsmenge, die notwendig ist. Dem steht das Fehlen der histologischen Struktur entgegen; auch lassen sich nur weiche Proben gut quetschen, und für die Interpretation sind der klinische Kontext und die Lokalisation wichtiger als bei Schnittpräparaten, um das Spektrum der diagnostischen Möglichkeiten a priori schon einzuengen. Immerhin ermöglichen Quetschpräparate eine Näherungsdiagnose (z.B. benignes vs. malignes Gliom) in Richtung des „Goldstandards" in bis zu 90% der Fälle (Firlik et al. 1999); es ist aber dringend davor zu warnen, die Diagnose nur anhand des Quetschpräparats zu stellen.

16.1.7 Liquorzytologie

Die qualitative Untersuchung des Liquorzellsediments kann Hinweise auf das Vorliegen oder die Art eines Tumors liefern (Oehmichen 1976; Bigner 1992) (s. Abb. 16.18b) (s. auch Kapitel 8). Zytologische Malignitätskriterien sind
- Zellverbände,
- mehrkernige Zellen,
- große oder multiple Nukleolen,
- hohe Kern-Zytoplasma-Relation,
- Kernpolymorphie,
- Zytoplasmabasophilie.

Differentialdiagnostisch sind stets nichtneoplastische Zellen zu erwägen, z.B. Ependymzellverbände, Knorpelzellen oder stark aktivierte lymphozytäre oder monozytäre Elemente. Die Indikation zur Lumbalpunktion wird bei Hirntumorverdacht wegen der Gefahr der Einklemmung streng gestellt. Die größte Bedeutung kommt der Liquorzytologie in der Diagnostik einer tumorösen Meningeosis zu.

16.1.8 Immunhistologie (Immunhistochemie)

Antikörper und Antigene

Wie Tabelle 16.2 zu entnehmen ist, gibt es keine für bestimmte Hirntumoren spezifischen Antigene; der negative oder positive Ausfall einer Immunreaktion kann eine bestimmte Diagnose nur mehr oder weniger wahrscheinlich machen. Die Antikörper sind keine „Marker", sondern „Wegweiser" (Rubinstein 1986); die Reaktion zeigt allenfalls eine Differenzierung (oft nicht einmal dies), nicht aber die Histogenese des Tumors an.

GFAP. Glial fibrillary acidic protein (saures Gliafaserprotein) ist ein Hauptprotein glialer Interme-

Tabelle 16.2. Immunhistologie von Hirntumoren (*GFAP* glial fibrillary acidic protein, *EMA* epitheliales Membranantigen, *NSE* neuronspezifische Enolase; *MPNST* maligner peripherer Nervenscheidentumor)

	Vimentin	GFAP	Desmin	Zytokeratine[a]	EMA[a]	S-100-Protein	Synaptophysin	NSE
Astrozytom	+++	+++	–/+	–/+++	–/+++	+++	–	++
Glioblastom	+++	+++	–/+	–/+++	–/+++	+++	–	+++
Oligodendrogliom	++	++	–/+	–/++	–	+++	+	++
Ependymom	++	+++	–	+/++	++	+++	–	++
Plexuspapillom	+++	++	–	+++	++	+++	–/++	++
Medulloblastom	++	++	+	–/+	–	+	+++	+++
Neurozytom	+	+	–	–	–	++	+++	+++
Meningeom	+++	(+)	–	++	++	++	–	+++
Hämangioperizytom	+++	–	(+)	–/++	(+)	+	–	++
Hämangioblastom[b]	+++	+	+	–/++	(+)	++	++	++
Neurinom	+++	++	(+)	+	++	+++	–	+
MPNST	+++	+	+	(+)	+	++	–	++
Karzinommetastase	++	(+)	(+)	+++	+++	+	+	++

+++ >80% der Tumoren mit positiven Tumorzellen, ++ >20% der Tumoren mit positiven Tumorzellen, + >5% der Tumoren mit positiven Tumorzellen; (+) Positivität von Tumorzellen in Einzelfällen möglich; – (bisher) keine positiven Tumoren beschrieben.
[a] Schrägstriche: unterschiedliche Ergebnisse mit verschiedenen Antikörpern; [b] Immunreaktion der Stromazellen.

diärfilamente. Man findet GFAP typischerweise in normalen, besonders aber in reaktiven und neoplastischen Astrozyten, sowie in Ependymomzellen; daneben können einige Tumorzellen in Oligodendrogliomen GFAP-positiv sein. Der Wert einer positiven GFAP-Reaktion liegt in der Unterstützung der Diagnose eines Glioms und in der Demaskierung der glialen Komponente bei gliös-mesenchymalen Mischgeweben (Abb. 16.4 f, 16.17 f). Vorteilhaft ist die relative Beständigkeit des Antigens gegenüber verschiedenen Fixierungs- und Einbettungstechniken.

Die Liste nichtastrozytärer Zellen, die GFAP-positiv sein können, ist lang und beinhaltet u. a. Schwann-Zellen um kleine nichtmyelinisierte Axone, Kupffer-Sternzellen, Knorpelzellen, Tubulusepithelien der Niere, Epithelien der Linse und myoepitheliale Zellen in Mamma und Speicheldrüse; glücklicherweise bereiten diese nichtglialen GFAP-positiven Zellen in der neuroonkologischen Differentialdiagnostik aber nur selten ernsthafte Probleme.

Manche Antikörper gegen GFAP reagieren kreuz mit anderen Intermediärfilamentproteinen wie Vimentin. Die Unterscheidung von reaktiven ortsständigen Astrozyten und GFAP-positiven Tumorzellen ist oft nicht sicher möglich, so in Medulloblastomen oder Hämangioblastomen.

■ **Neuronale Antigene.** Sie sind in neuronalen und glioneuronalen Tumoren sowie häufig auch in primitiven neuroektodermalen Tumoren (Medulloblastom etc.) nachweisbar. Gut bewährt haben sich dabei monoklonale (Klon SY38) oder polyklonale Antikörper gegen Synaptophysin, ein Membranglykoprotein präsynaptischer Vesikel (Abb. 16.8 a). Das Antigen zeigt eine hohe Spezifität für neuronale Zellen. Nach Möglichkeit sollten zusätzliche neuronale Antigene untersucht werden wie Neurofilamente, Klasse-III-β-Tubulin, mikrotubuliassoziierte Proteine (MAPs) oder das im Zellkern exprimierte Protein NeuN.

Im Gegensatz dazu ist die sog. „neuronspezifische" Enolase (NSE) in beinahe jedem Hirntumor vorhanden (Tabelle 16.2); dennoch kann eine Immunfärbung für NSE sinnvoll sein, da die neuronal differenzierten Zellen meist eine wesentlich stärkere Reaktivität als nichtneuronale Zellen aufweisen.

■ **Desmoplakin-Vimentin-Zytoskelett.** Charakteristisch für Meningeome und in der Differentialdiagnose sehr hilfreich ist das Desmoplakin-Vimentin-Zytoskelett oder die Kombination von Vimentin und epithelialem Membranantigen (EMA). Die Färbung für EMA hat den Vorteil, dass sie am Paraffinschnitt durchgeführt werden kann, während die Desmoplakinreaktion nur am Gefrierschnitt möglich ist.

■ **Antikörper gegen Lymphozytenantigene.** Paraffingängige Antikörper gegen Lymphozytenantigene (z. B. gegen CD3, CD5, CD10, CD20, CD30, CD45) sind unverzichtbare Hilfsmittel zur Klassifizierung zerebraler Lymphome auch am Paraffinschnitt. Klinische Korrelate des zytologischen Typs sind jedoch bei Hirnlymphomen bisher nicht bekannt.

■ **Primärtumorlokalisation.** Hilfreich ist die Immunhistochemie bei der Suche nach der Lokalisation des (bei der Operation noch unbekannten) Primärtumors einer Adenokarzinomhirnmetastase (Perry et al. 1997). Eine besondere Bedeutung haben dabei die Zytokeratinsubtypen CK7 und CK20 sowie der thyreoidale Transkriptionsfaktor 1 (TTF1). Charakteristische (aber nicht beweisende) Muster sind CK7$^+$/CK20$^-$/TTF1$^+$ bei Bronchialkarzinom, CK7$^+$/CK20$^-$/TTF1$^-$ bei Mammakarzinom und CK7$^-$/CK20$^+$/TTF1$^-$ bei Kolonkarzinom.

Für bestimmte Lokalisationen weitgehend spezifische Antigene sind Thyreoglobulin und das prostataspezifische Antigen; Hirnmetastasen von Schilddrüsen- und Prostatakarzinomen werden aber nur selten angetroffen. Die Untersuchung auf Östrogen- und Progesteronrezeptoren besitzt eine niedrige Spezifität und ist diagnostisch nicht sinnvoll.

■ **Proliferationsmarker.** Sie besitzen den Vorteil, quantitative Daten zu liefern, was allerdings durch den Einfluss technischer Faktoren und durch unterschiedliche Auswertemethoden relativiert wird. Ihre diagnostische Bedeutung steht in einem gewissen Kontrast zu den zahlreichen damit durchgeführten Studien. Gegenwärtig mit Abstand am häufigsten untersucht wird das proliferationsassoziierte Antigen Ki-67, meist mit dem Antikörper MIB1. Die Proliferationsindizes korrelieren meist mit dem Malignitätsgrad, überlappen aber stark. Ein Grund dafür liegt in der ausgeprägten intratumoralen Heterogenität auch hinsichtlich der Proliferation (Coons u. Johnson 1993).

Nur in wenigen, aber immerhin in einigen multivariat durchgeführten Studien an astrozytären Tumoren und Meningeomen wird über eine eigenständige (also vom Malignitätsgrad unabhängige) prognostische Bedeutung des MIB1-Index berichtet (Hsu et al. 1998; Kirla et al. 2000). Unter anderem aufgrund der beträchtlichen methodischen Unterschiede zwischen den Labors lassen sich diagnostische Schwellenwerte nicht angeben. Dennoch erscheint es – gerade bei kleinen Biopsaten – sinnvoll, MIB1-Färbungen durchzuführen und mit den im selben Labor gewonnenen Werten zu vergleichen.

Paraffingängige Antikörper gegen andere Proliferationsantigene sind dagegen von fraglichem diagnostischem Nutzen, da wenig Erfahrung vorliegt. Außerdem wurde z. B. für PCNA (proliferating cell nuclear antigen) eine deregulierte (zu hohe) und nicht proliferationsassoziierte Expression beschrieben, wobei zudem die Anzahl positiver Kerne im Wesentlichen von den Fixations- und Demaskierungsbedingungen bestimmt wird.

Anwendung und Interpretation

Bei Anwendung und Interpretation der Immunhistologie sind einige Punkte zu beachten:
- Mit unerwarteten, nicht ins Schema passenden Immunreaktionen ist zu rechnen (Franke et al. 1991). Teils liegt eine aberrante Expression, teils eine Kreuzreaktion vor. Beispiele sind seltene GFAP-positive Karzinommetastasen (meist Nierenzellkarzinome) und zytokeratinpositive Medulloblastome. Auf der anderen Seite geht eine unerwartete Immunreaktion oft mit ungewöhnlicher histologischer Differenzierung einher: So sind sekretorische Anteile in Meningeomen und (sehr seltene) adenomatöse, plattenepitheliale oder epitheloide Differenzierungen astrozytärer Tumorzellen meist zytokeratinpositiv (Rosenblum et al. 1992).
- Antigene, die man gemeinhin nicht erwartet, wurden auch entsprechend selten untersucht, so dass für seltene Expressionen keine sicheren Daten vorliegen. Als Faustregel mag gelten, dass es kein Antigen gibt, dessen Nachweis ein Gliom grundsätzlich ausschließt.
- Wenn ein Antikörper länger bekannt ist und häufiger eingesetzt wurde, stellt sich im Allgemeinen heraus, dass seine Spezifität geringer als erwartet ist. Beispiele sind Antitrypsine und CD68, die früher als „Histiozytenmarker" angesprochen wurden, oder der „Melanommarker" HMB-45; diese Antikörper sind aber nicht selten in Gliomen nachweisbar.
- Verschiedene Antikörper gegen die selbe Antigenfamilie können unterschiedliche Reaktionen zeigen: Bis zu 96% der Astrozytome sind zytokeratinpositiv mit dem Antikörper AE1/AE3, einige auch mit KL1, CAM5.2, CK5, CK7 und CK20, nicht aber mit Lu5, KSpan1-8, K8.60, K8.12, LP34, PKK-1 und PKK-2 (Franke et al. 1991; Oh u. Prayson 1999).
- Die Möglichkeit der Phagozytose von extrazellulären Antigenen durch die Tumorzelle ist zu bedenken. Gerade reaktive und neoplastische Astrozyten sind dazu befähigt. Außerdem kann eine Phagozytose von GFAP durch Makrophagen (z. B. in Infarkten oder im Liquor) oder histiozytäre Tumorzellen eine gliale Differenzierung vortäuschen.
- Sowohl falsch-positive als auch falsch-negative Ergebnisse können durch die prä- und intraoperative Behandlung des Gewebes bedingt sein (Embolisation, Koagulation, Laser). Transport (Eintrocknen sehr kleiner Proben!), Fixierung und Temperatur der Paraffineinbettung sind wesentliche Variablen. Da die Vitalität der Zellen im Liquor häufig reduziert ist, sind hier solche Probleme besonders ausgeprägt.
- Durch die immunhistologische Technik bedingte Artefakte sind häufiger als erwartet; das Mitführen von Negativ- und Positivkontrollen ist zwingend.

Somit kann die Immunhistologie bei bestimmten Fragestellungen wertvolle Hinweise geben, die diagnostischen Überlegungen in Bahnen lenken und die Diagnose unterstützen.

> Grundsätzlich sollte aber der konventionellen Histologie Vorrang eingeräumt werden; weder Diagnose noch Malignitätsgrad dürfen sich allein auf die Immunhistologie stützen. Das sorgfältige und aufgeschlossene Betrachten technisch guter HE- und Bindegewebsfärbungen ist für die Diagnosefindung wichtiger und im Zweifelsfalle entscheidender als eine breit angelegte Immunhistologie mit recht häufig nicht erklärbaren und unerwarteten Ergebnissen.

16.2 Klassifikation

Die Gliederung der Tumoren stützt sich auf die revidierte WHO-Klassifikation (Kleihues u. Cavenee 2000; s. Übersicht). Diese wurde 1999 in Lyon (International Agency for Research on Cancer) von der WHO Working Group, einer Gruppe von 42 Neuropathologen ganz überwiegend aus Europa und Nordamerika, ausgearbeitet und hat die „alte" WHO-Klassifikation von 1993 abgelöst. Die Einordnung der Tumoren nach der WHO-Klassifikation hat sich inzwischen weltweit durchgesetzt.

In der WHO-Klassifikation wird den Tumoren z. T. ein Malignitätsgrad auf einer vierstufigen Skala zugeordnet, von den benignen Grad-I-Tumoren, die durch eine Operation im Prinzip komplett entfernt werden können, bis zu den histologisch hochmalignen Grad-IV-Tumoren. Meist ergibt sich der Malignitätsgrad eindeutig aus der Diagnose und ist daher redundant: So entsprechen z. B. anaplastische Gliome immer dem Grad III. Mehrere Tumortypen haben allerdings keinen Malignitätsgrad, und einige Tumoren können einen von 2 Graden haben (s. Übersicht).

WHO-Klassifikation der Tumoren des Nervensystems

Tumoren des neuroepithelialen Gewebes

- Astrozytäre Tumoren
  - Diffuses Astrozytom (Grad II); Varianten: fibrillär, protoplasmatisch, gemästetzellig
  - Anaplastisches Astrozytom (Grad III)
  - Glioblastom (Grad IV); Varianten: Riesenzellglioblastom, Gliosarkom
  - Pilozytisches Astrozytom (Grad I)
  - Pleomorphes Xanthoastrozytom (Grad II)
  - Subependymales Riesenzellastrozytom (Grad I)

- Oligodendrogliale Tumoren
  - Oligodendrogliom (Grad II)
  - Anaplastisches Oligodendrogliom (Grad III)

- Mischgliome
  - Oligoastrozytom (Grad II)
  - Anaplastisches Oligoastrozytom (Grad III)

- Ependymale Tumoren
  - Ependymom (Grad II); Varianten: zellulär, papillär, klarzellig, tanyzytisch
  - Anaplastisches Ependymom (Grad III)
  - Myxopapilläres Ependymom (Grad I)
  - Subependymom (Grad I)

- Plexus-chorioideus-Tumoren
  - Plexuspapillom (Grad I)
  - Plexuskarzinom (Grad III)

- Gliale Tumoren ungeklärten Ursprungs
  - Astroblastom
  - Gliomatosis cerebri (Grad III)
  - Chordoides Gliom des dritten Ventrikels (Grad II)

- Neuronale und gemischt neuronal-gliale Tumoren
  - Gangliozytom (Grad I)
  - Dysplastisches Gangliozytom des Kleinhirns (Lhermitte-Duclos) (Grad I)
  - Desmoplastisches infantiles Astrozytom/Gangliogliom (Grad I)
  - Dysembryoplastischer neuroepithelialer Tumor (Grad I)
  - Gangliogliom (Grad I oder II)
  - Anaplastisches Gangliogliom (Grad III oder IV)
  - Zentrales Neurozytom (Grad II)
  - Zerebelläres Liponeurozytom (Grad I oder II)
  - Paragangliom des Filum terminale (Grad I)

- Neuroblastische Tumoren
  - Olfaktorisches Neuroblastom (Ästhesioneuroblastom)
  - Olfaktorisches Neuroepitheliom
  - Neuroblastome der Nebennieren und des sympathischen Nervensystems

- Tumoren des Pinealisparenchyms
  - Pineozytom (Grad II)
  - Pineoblastom (Grad IV)
  - Tumor des Pinealisparenchyms mit intermediärer Differenzierung

- Embryonale Tumoren
  - Medulloepitheliom (Grad IV)
  - Ependymoblastom (Grad IV)
  - Medulloblastom (Grad IV); Varianten: desmoplastisches Medulloblastom, großzelliges Medulloblastom, Medullomyoblastom, melanotisches Medulloblastom
  - Supratentorielle primitive neuroektodermale Tumoren (PNET); Varianten: Neuroblastom, Ganglioneuroblastom

Tumoren der Hirn- und Rückenmarknerven

- Schwannom (Neurilemmom, Neurinom) (Grad I); Varianten: zellulär, plexiform, melanotisch
- Neurofibrom (Grad I); Variante: plexiform
- Perineuriom (Grad I); Varianten: intraneurales Perineuriom, Weichteilperineuriom
- Maligner peripherer Nervenscheidentumor (Grad III oder IV); Varianten: epitheloid, divergente mesenchymale und/oder epitheliale Differenzierung, melanotisch, melanotisch psammomatös

Tumoren der Meningen

- Meningeom
  - meningothelial (Grad I)
  - fibrös (fibroblastisch) (Grad I)
  - transitional (gemischt) (Grad I)
  - psammomatös (Grad I)
  - angiomatös (Grad I)
  - mikrozystisch (Grad I)
  - sekretorisch (Grad I)
  - lymphozyten-/plasmazellenreich (Grad I)
  - metaplastisch (Grad I)
  - klarzellig (Grad I oder II)
  - chordoid (Grad II)
  - atypisch (Grad II)
  - papillär (Grad III)
  - rhabdoid (Grad III)
  - anaplastisch (Grad III)

- Mesenchymale nichtmeningotheliale Tumoren
  - Lipom
  - Angiolipom
  - Hibernom
  - Liposarkom
  - Solitärer fibröser Tumor
  - Fibrosarkom
  - Malignes fibröses Histiozytom
  - Leiomyom
  - Leiomyosarkom
  - Rhabdomyom
  - Rhabdomyosarkom
  - Chondrom
  - Chondrosarkom
  - Osteom

- Osteosarkom
- Osteochondrom
- Hämangiom
- Epitheloides Hämangioendotheliom
- Hämangioperizytom
- Angiosarkom
- Kaposi-Sarkom

■ **Primär melanozytäre Läsionen**
- Diffuse Melanozytose
- Melanozytom
- Malignes Melanom
- Meningeale Melanomatose

■ **Tumoren ungeklärter Histogenese**
- Hämangioblastom

■ **Lymphome und hämatopoetische Tumoren**
■ Maligne Lymphome
■ Plasmozytom
■ Granulozytäres Sarkom

■ **Keimzelltumoren**
■ Germinom
■ Embryonales Karzinom
■ Dottersacktumor
■ Chorionkarzinom
■ Teratom; Varianten: unreif, reif, mit maligner Transformation
■ Gemischte Keimzelltumoren

■ **Tumoren der Sellaregion**
■ Kraniopharyngeom; Varianten: adamantinomatös, papillär
■ Granularzelltumor

■ **Metastatische Tumoren**

Der Malignitätsgrad ist kein notwendiger Bestandteil der Diagnose, kann aber zur Verdeutlichung dienen. Wenn von malignen oder höhergradigen („high grade") Gliomen die Rede ist, meint man meist die anaplastischen Gliome (Grad III) und die Glioblastome (immer Grad IV) zusammen. Während früher die diagnostischen Begriffe „maligne" und „anaplastisch" als Synonyma verwendet wurden, hat man sich nun darauf geeinigt, die Grad-III-Tumoren als anaplastisch (z. B. „anaplastisches Meningeom") zu bezeichnen. Die Gliome der Grade I und II werden oft als benigne oder als niedriggradig („low grade") bezeichnet; dies ist histologisch und für die Grad-I-Tumoren auch klinisch-biologisch zutreffend. Gliome vom Grad II können jedoch wegen ihrer diffusen Infiltration praktisch nie komplett reseziert werden und gehen meist in maligne Gliome über.

Zu beachten ist, dass früher auch noch andere Gradierungssysteme für Gliome in Gebrauch waren, wie dreistufige Skalen oder die vierstufige Skala nach Kernohan, bei der das Glioblastom beispielsweise vom Grad III oder Grad IV sein kann; auch wenn diese Systeme mittlerweile obsolet sind, erscheint es sinnvoll, dem Malignitätsgrad stets „WHO" anzuhängen.

> Die biologische Wertigkeit von Hirntumoren wird nicht nur durch den histologischen Malignitätsgrad, sondern auch entscheidend von der Lokalisation, der Ausdehnung, dem Alter und dem Allgemeinzustand des Patienten bestimmt.

Das in der allgemeinen Tumorpathologie übliche Staging wird in der Neuroonkologie nicht angewendet, u. a. weil Lymphknoten- und Organmetastasen sehr selten sind.

16.3 Neuroepitheliale Tumoren

16.3.1 Astrozytäre Tumoren

■ **Fibrilläre Astrozytome**

Das fibrilläre Astrozytom (Grad II WHO) ist ein Großhirntumor des Erwachsenenalters (mittleres Manifestationsalter 39 Jahre; 5- und 15-Jahres-Überlebensraten etwa 45 und 15%). *Makroskopisch* ist das Gewebe diffus aufgetrieben (Abb. 16.3a), wobei am frischen Schnitt eine leichte Rosatönung, am fixierten Gewebe eine fahle Blässe vorherrscht. Die Tumoren sind zäh-elastisch, manchmal gummiähnlich und nicht selten zystisch.

Mikroskopisch überwiegen Zellen mit unregelmäßig oder parallel ausgerichteten Zytoplasmafortsätzen, zwischen denen sich spongiöse Hohlräume bilden (Abb. 16.3b). Im Gegensatz zum Oligodendrogliom mit seinen perinukleären Schrumpfräumen liegen die länglichen oder längsovalen Kerne beim fibrillären Astrozytom an den scheinbaren Überschneidungspunkten des Fasergitters.

Bei der breiten Infiltrationszone sind die Tumorgrenzen makroskopisch nicht und mikroskopisch kaum zu bestimmen. Verkalkungen sind selten. Mitosen fehlen oder sind sehr spärlich (< 1 in 20 Gesichtsfeldern bei 400facher Vergrößerung). Nekrosen und Gefäßproliferate sind nicht nachweisbar. Die Gliafibrillen (gliale Intermediärfilamentbündel) lassen sich am besten immunhistologisch mit Antikörpern gegen GFAP darstellen. Die Ki-67/MIB1-Proliferationsrate liegt meist unter 4% (Mittel: 2,5%).

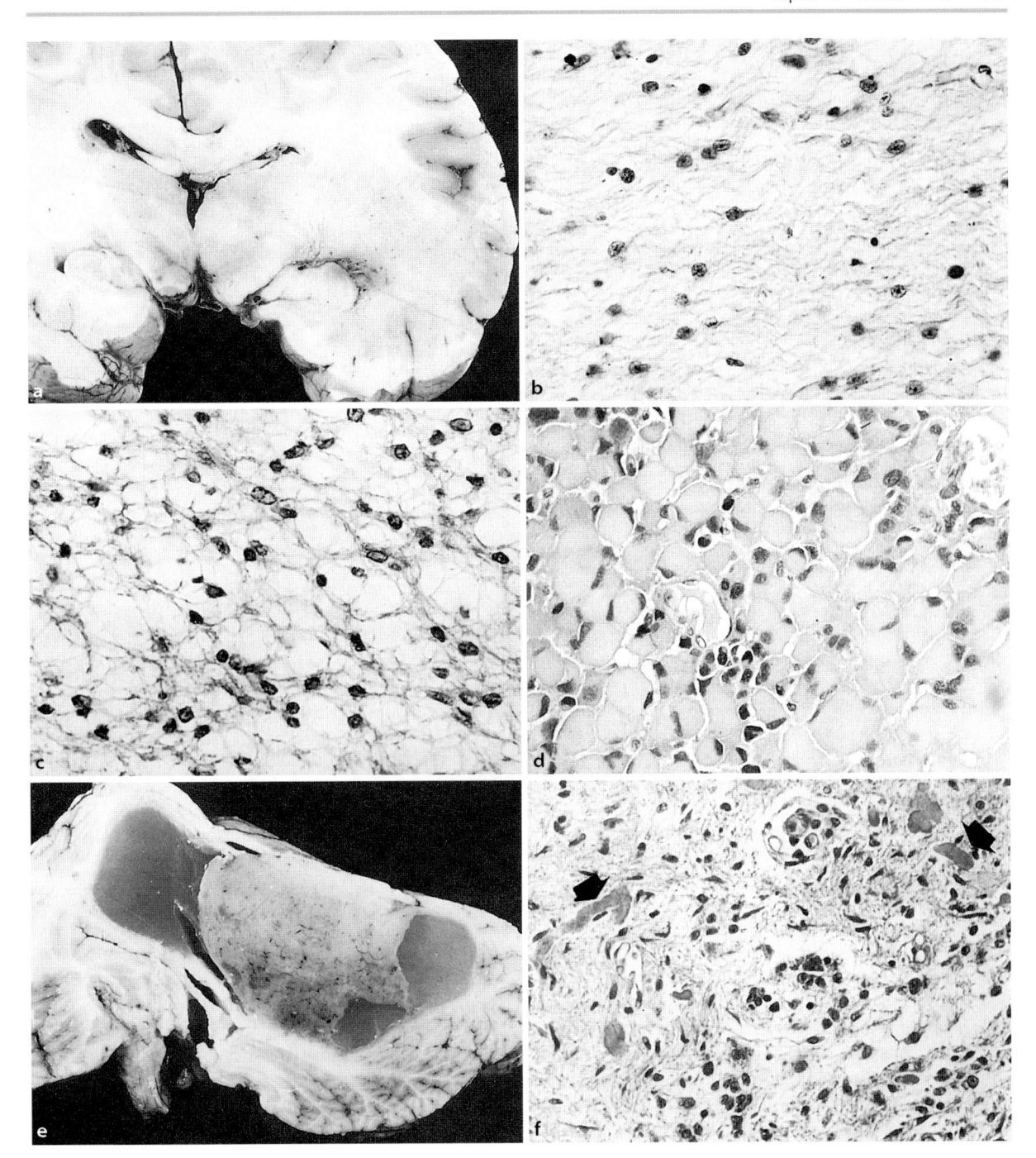

Abb. 16.3 a–f. Astrozytäre Tumoren. **a** Diffus wachsendes fibrilläres Astrozytom; **b** fibrilläres Astrozytom; **c** protoplasmatisches Astrozytom; **d** gemästetzelliges Astrozytom; **e** pilozytisches Astrozytom des Kleinhirns mit Zysten; **f** pilozytisches Astrozytom mit bipolaren Zellen, Rosenthal-Fasern (*Pfeile*) und mikrozystischer Auflockerung

Zu den häufigen molekulargenetischen Veränderungen gehören Mutationen im TP53-Tumorsuppressor-Gen (35%).

■ Protoplasmatische Astrozytome

Das protoplasmatische Astrozytom (Grad II WHO) ist vom fibrillären Astrozytom, aber auch vom pilozytischen Astrozytom und vom dysembryoplastischen neuroepithelialen Tumor unscharf abgegrenzt, weshalb die diagnostischen Kriterien stark variieren: Manche sehr erfahrene Neuropathologen haben noch niemals diese Diagnose gestellt, während sie an anderen Institutionen großzügig vergeben wird.

Idealtypisch handelt es sich um makroskopisch weiche und von kleinen Zysten durchsetzte Tumo-

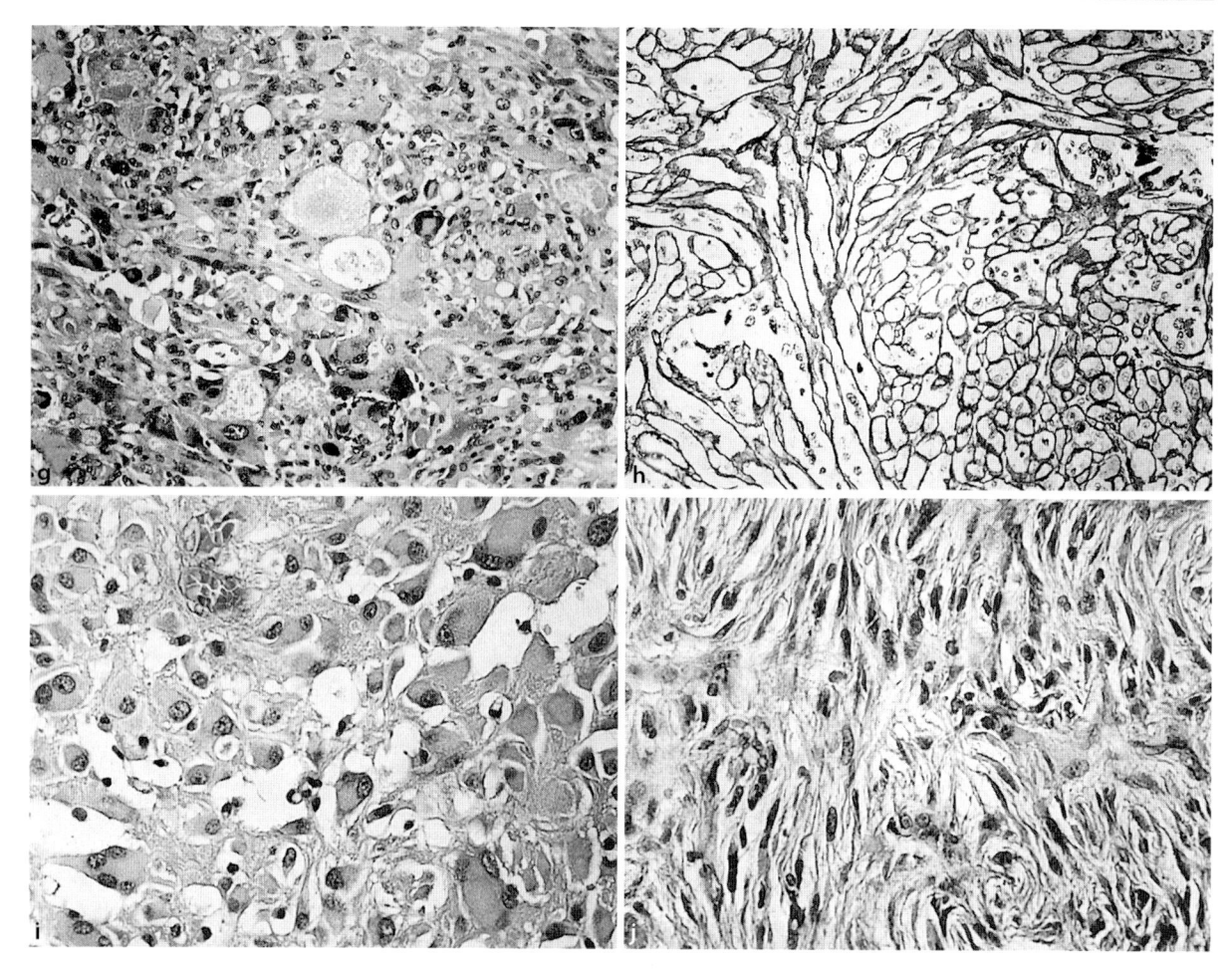

Abb. 16.3 g–j. g Pleomorphes Xanthoastrozytom mit mehrkernigen polymorphen Riesenzellen und Schaumzellen; **h** pleomorphes Xanthoastrozytom mit fein verzweigtem Retikulinnetzwerk; **i** subependymales Riesenzellastrozytom; **j** duraadhärentes zerebrales Astrozytom (desmoplastischer supratentorieller neuroepithelialer kindlicher Tumor)

ren des Großhirns, die histologisch rundliche oder rundovale Kerne, mäßig reichlich Zytoplasma (etwas mehr als beim fibrillären Astrozytom), eine ausgeprägte mikrozystische Auflockerung sowie reichlich wässrige, eosinophile Matrix zeigen (Abb. 16.3c). Die wenigen Zellfortsätze sind nur auf kurze Strecken verfolgbar. GFAP ist oft nur schwach positiv, selten auch negativ. Der mittlere Ki-67/MIB1-Index liegt unter 1%.

In der bislang einzigen klinisch-pathologischen Untersuchung an 16 Tumoren betrug das mittlere Alter 22 Jahre und die 5-Jahres-Überlebensrate mehr als 85%; alle Patienten hatten Krampfanfälle, und die Tumoren waren ganz überwiegend temporal oder frontal lokalisiert (Prayson u. Estes 1996).

■ Gemästetzellige Astrozytome

Das gemästetzellige Astrozytom (Grad II WHO) ist ein supratentorieller Tumor des Erwachsenenalters (Mittel 49 Jahre) und besteht überwiegend aus dichtgelagerten, pflasterförmigen Astrozyten mit weit ausgedehntem (15–40 µm), homogen-eosinophilem (gemästetzelligem) Zytoplasma (Abb. 16.3d). Mindestens 20% der Tumorzellen müssen gemästetzellig sein, um die Diagnose stellen zu können.

Elektronenmikroskopisch ist das Zytoplasmazentrum dicht mit nichtfilamentären Organellen angefüllt und daher, im Gegensatz zur Peripherie, immunhistologisch häufig negativ oder nur schwach positiv für GFAP. Die Kerne sind meist exzentrisch gelegen und gelegentlich multipel, die spärlichen Zellfortsätze sind kurz und plump. Zusätzlich besteht eine kleinzellige Komponente; letztere ist proliferativ wesentlich aktiver als die gemästeten Tumorzellen. Der Ki-67/MIB1-Index liegt meist bei unter 4%. Lymphozytäre Infiltrate sind oft deutlich. Häufiger als bei den beiden ersterwähnten Astrozytomformen findet man Zeichen einer beginnenden Anaplasie.

Dementsprechend ist die Prognose auch der histologisch noch nicht malignen Tumoren ungünstiger (5-Jahres-Überlebensrate etwa 20%) als die der anderen Grad-II-Astrozytome (Krouwer et al. 1991); dies rechtfertigt jedoch noch nicht die generelle Einstufung als Grad III. TP53-Mutationen sind häufiger als bei den anderen Grad-II-Astrozytomen (mehr als 80% der Tumoren) und finden sich sowohl in den gemästeten als auch in den kleinen Tumorzellen (Reis et al. 2001).

■ Pilozytische Astrozytome

Das pilozytische Astrozytom (Grad I WHO) tritt überwiegend bei jungen Patienten (Mittel 20 Jahre) in Kleinhirn und Mittellinie (Hypothalamus, Thalamus/Basalganglien, Chiasma opticum, Brücke), seltener in den Großhirnlappen auf. Die 5- und 20-Jahres-Überlebensraten liegen (mit Ausnahme hypothalamischer Tumoren) bei über 85%; bei kompletter Entfernung sind Dauerheilungen möglich.

Makroskopisch sind die Tumoren relativ gut abgegrenzt, meist blassgelb und können derb, schwammig-weich oder von umfangreichen Zysten durchsetzt sein (Abb. 16.3e). *Mikroskopisch* bestehen die isomorphen Tumorzellen aus länglichen Kernen und bipolarem Zytoplasma, das zu langen Fortsätzen ausgezogen ist. Züge parallel verlaufender Zellen sind charakteristisch, die oft mosaikartig mit mikrozystischen Arealen verschachtelt sind (biphasisches Muster); letztere zeigen nicht selten eine Beteiligung auch sternförmiger Astrozyten sowie häufig eine stärkere Kernpolymorphie (Abb. 16.3f).

Die *Rosenthal-Fasern*, gewissermaßen die Visitenkarte des pilozytischen Astrozytoms, erscheinen als wurmförmige, seltener unregelmäßig abgerundete eosinophile Gebilde (Abb. 16.3f) und sind besonders subpial, perivaskulär und im bipolaren Faserverlauf anzutreffen. Es handelt sich dabei um Intermediärfilamente mit angelagertem elektronendichtem Material. Immunhistologisch sind Rosenthal-Fasern positiv für αB-Crystallin, Ubiquitin und in unterschiedlichem Ausmaß für GFAP (Tomokane et al. 1991).

Weiterhin trifft man häufig auf granuläre eosinophile Körper, Verkalkungen, Gefäßfibrosierungen, angiomatoid assoziierte Gefäße mit variabler endothelialer Hyperplasie sowie auf Areale mit perinukleär optisch leeren Höfen wie beim Oligodendrogliom. Nicht selten wächst der Tumor in die Leptomeningen ein, wobei innige Verflechtungen mit kollagenen Fasern auftreten; das Durchbrechen der Glia limitans externa ist bei diesem Tumor kein Malignitätskriterium.

Eine maligne Entartung pilozytischer Astrozytome ist ein sehr seltenes Ereignis, kann aber auch noch nach Jahrzehnten auftreten. In einer Serie wurde allerdings eine maligne Progression in 4 von 36 Fällen beobachtet (Krieger et al. 1997); solche Tumoren zeigen dann die Kriterien des anaplastischen Astrozytoms oder des Glioblastoms, wobei pilozytische Merkmale noch mehr oder weniger gut zu erkennen sind. Allerdings ist zu berücksichtigen, dass einerseits ansonsten typische Grad-I-Tumoren selten auch ausgedehnte flächenhafte Nekrosen und z. T. Gefäßproliferate aufweisen können, ohne dass sie klinisch bösartig verlaufen, und andererseits primär im Kleinhirn Grad-II- bis IV-Gliome mit malignem Verlauf vorkommen.

Eine Sonderform des pilozytischen Astrozytoms stellt das *pilomyxoide Astrozytom* dar. Dieses ist gekennzeichnet durch meist hypothalamische Lokalisation, Auftreten bei Kindern und Säuglingen, monomorphe, myxoide Histologie ohne Rosenthal-Fasern und eine höhere Wahrscheinlichkeit des Rezidivs und der Aussaat über die Liquorräume (Tihan et al. 1999).

Bei den *Kleinhirnastrozytomen* ist vom pilozytischen (juvenilen) Typ der seltenere (15%) diffuse (adulte) Typ abzugrenzen, der dem fibrillären Astrozytom des Großhirns entspricht, eine diffuse Infiltration zeigt, seltener zystisch ist, eher bei älteren Patienten (Mittel 50 Jahre) auftritt und eine schlechtere Prognose hat (5-Jahres-Überlebensrate 7%) (Hayostek et al. 1993). Dabei sollen sich Tumoren mit pilozytischer Pathologie, aber diffuser Infiltration („diffuse pilozytische Astrozytome") wie klassische pilozytische Astrozytome verhalten (Hayostek et al. 1993). Das seltene pilozytische Astrozytom des Großhirns besitzt eine deutlich bessere Prognose (20-Jahres-Überlebensrate 82%) als das fibrilläre Astrozytom (Forsyth et al. 1993).

Differentialdiagnostisch sind pilozytische Gliosen abzugrenzen, die reichlich Rosenthal-Fasern enthalten können und besonders um Hämangioblastome und infiltrierende Zellzapfen des Kraniopharyngeoms auftreten (Abb. 16.15d), also in Regionen, die auch das pilozytische Astrozytom bevorzugt. Dabei ist es wichtig, das gesamte Operationsmaterial sorgfältig aufzuarbeiten, um Fehldiagnosen zu vermeiden.

■ Subependymale Riesenzellastrozytome

Das subependymale Riesenzellastrozytom (Grad I WHO) tritt überwiegend bei Kindern auf (Mittel: 13 Jahre) und ist bis zu 100% mit tuberöser Sklerose assoziiert; umgekehrt haben 6–16% der Patienten mit tuberöser Sklerose ein subependymales Riesenzellastrozytom. Symptome entstehen meist durch eine Liquorblockade. Sehr selten sind massive, teils letale intratumorale Blutungen.

Makroskopisch wölben sich derbe, scharf vom Marklager abgrenzbare Knoten mit weißlicher asbestartiger Schnittfläche gegen das Lumen eines Seitenventrikels vor.

Mikroskopisch handelt es sich um große Zellen mit rundovalem, bandförmigem oder spindeligem, homogen-eosinophilem Zytoplasma und teils weiten Zellfortsätzen. Die Kerne sind oft multipel, peripher gelegen und können ausgesprochen chromatinreich und polymorph sein (Abb. 16.3 i); bei prominentem Nukleolus verleihen sie der Zelle einen neuronähnlichen Aspekt. Es werden Gruppen oder Züge von Zellen ausgebildet. Häufig sind rundliche, teils konfluierende Kalkkonkremente. Nekrosen und Mitosen kommen selten vor, haben aber dann keine prognostische Bedeutung.

Immunhistologisch findet sich in den meisten Tumoren eine Positivität für GFAP. Häufig werden auch neuronale Antigene (Neurofilament, Klasse-III-β-Tubulin, Neuropeptide etc.) exprimiert, z. T. in den selben Tumorzellen wie GFAP (Lopes et al. 1996); man hat deshalb auch vom subependymalen Riesenzelltumor gesprochen.

Pleomorphe Xanthoastrozytome

Das pleomorphe Xanthoastrozytom (PXA; Grad II WHO) ist überwiegend im Temporal-, Frontal- oder Parietallappen von Kindern und jungen Erwachsenen lokalisiert (Kepes et al. 1979; Giannini et al. 1999). Eine oder mehrere, schon in der Bildgebung erkennbare Zysten mit Tumorknoten sind charakteristisch. Der Tumor wächst in den Leptomeningen und infiltriert herdförmig das Hirngewebe, selten auch die Dura mater.

Histologisch imponiert eine Mischung aus großen Zellen mit ausgesprochen polymorphen, hyperchromatischen, teils monströsen oder multiplen Kernen und eosinophilem oder schaumigem („xanthomatösem") Zytoplasma (Abb. 16.3 g) einerseits, spindeligen Zellen, die sich zu Zellzügen oder storiformen Strukturen formieren, andererseits. Ein feinverzweigtes Retikulin- bzw. Basalmembran-Netzwerk umhüllt einzelne oder Gruppen von Tumorzellen (Abb. 16.3 h). Perivaskuläre lymphozytäre Infiltrate und eosinophile oder blasse, fein- oder grobgranuläre Körper sind häufig.

Nekrosen oder zahlreiche Mitosen (5 oder mehr in zehn 400:1-Gesichtsfeldern) gehören nicht zum Bild und signalisieren den Übergang in einen malignen Tumor; dieser sollte nach WHO-Konvention nicht als anaplastisches PXA, sondern als PXA mit Anaplasie („PXA with anaplastic features") bezeichnet werden (Kleihues u. Cavenee 2000). Angiomatöse, epitheloide und gangliogliomatöse Varianten kommen vor.

Der Tumor wurde ursprünglich als ein intrakranielles Analogon des kutanen fibrösen Histiozytoms aufgefasst und als fibröses Xanthom der Meningen bezeichnet, wegen der Positivität für GFAP aber als Gliom reklassifiziert und von subpialen Astrozyten abgeleitet (Kepes et al. 1979). Die Ki67/MIB1-Proliferationsrate der Tumorzellen liegt meist bei unter 1%.

Der Verlauf ist nicht vorhersehbar: Es gibt sowohl jahrzehntelange rezidivfreie Verläufe als auch seltener rasche Übergänge in ein Glioblastom; jedenfalls ist die Prognose im Allgemeinen besser, als die Pleomorphie vermuten lässt. Die 5- und 10-Jahres-Überlebensraten liegen bei 80 und 70% (Giannini et al. 1999).

Desmoplastische infantile Astrozytome

Das desmoplastische infantile Astrozytom (Syn.: duraadhärentes zerebrales Astrozytom) ist ein großer (6–13 cm), derber und zystischer Tumor des Frontal- oder Parietallappens bei Kindern in den ersten 18 Lebensmonaten (Taratuto et al. 1984). *Histologisch* sind GFAP-positive monomorphe, spindelige, oft gewellte Astrozyten mit fibrohistiozytären Zellen und kollagenen Fasern unter Ausbildung von Zellzügen verwoben (Abb. 16.3 j). Es kann daher leicht zu Verwechslungen mit fibromatösen oder anderen mesenchymalen Tumoren kommen. Daneben sieht man herdförmig Astrozyten mit rundovalem eosinophilem Zytoplasma, die an kleine gemästete Formen erinnern.

Im Gegensatz zum pleomorphen Xanthoastrozytom fehlen Riesenzellen, Schaumzellen, mehrkernige Zellen oder höhergradig polymorphe Kerne. Nekrosen und pathologische Gefäße sind nicht nachweisbar. Der überwiegend leptomeningeale Tumor infiltriert meist sowohl den Kortex als auch die Dura mater.

Oft besteht eine teils schon histologisch, häufiger erst immunhistologisch erkennbare neuronale Differenzierung großer Zellen, zumeist kombiniert mit zelldichten Nestern unreifer kleinzelliger neuroektodermaler Elemente, z. T. mit Mitosen. Diese Fälle werden als „desmoplastische infantile Gangliogliome" bezeichnet (VandenBerg 1991); da sie sich aber klinisch und (bis auf die neuronale Differenzierung) pathologisch nicht von den rein astrozytären Tumoren unterscheiden, können die beiden Tumortypen als „desmoplastische supratentorielle neuroepitheliale kindliche Tumoren" zusammengefasst werden (Paulus et al. 1992).

Rezidive oder eine maligne Entartung bei ansonsten typischen Tumoren sind nicht bekannt.

Anaplastische Astrozytome

Das anaplastische Astrozytom (Grad III WHO; mittleres Manifestationsalter 50 Jahre, 2- und 5-Jahres-Überlebensraten 38–60% bzw. 15–25%, Anteil an allen Astrozytomen 35%) zeigt histologische

Malignitätszeichen, aber noch nicht das Vollbild des Glioblastoms. Von diagnostischer und prognostischer Bedeutung sind neben gesteigerter Zelldichte und Kernpolymorphie vor allem eine erhöhte Mitoserate. Der Ki-67/MIB1-Proliferationsindex liegt typischerweise zwischen 5 und 10%. Eine geringgradige Hyperplasie und Hypertrophie von Endothelzellen können vorkommen, nicht aber höhergradig pathologische Blutgefäße, die – wie auch flächenhafte Nekrosen – typisch für Glioblastome sind und die Diagnose eines anaplastischen Astrozytoms ausschließen. Auch bei nur herdförmiger Anaplasie liegt ein anaplastisches Astrozytom vor.

Auch genetisch ist das anaplastische Astrozytom zwischen Grad-II-Astrozytom und Glioblastom anzusiedeln. Zu den TP53-Mutationen, die in etwa gleicher Häufigkeit wie bei Grad-II-Astrozytomen vorliegen (35%), kommen Aberrationen von Genen für zellzyklusregulierende Proteine wie CDKN2A/p16-Deletion (30%), Inaktivierung des Retinoblastom-(RB-)Tumorsuppressor-Gens (25%), p19^{ARF}-Deletion (15%) und CDK4-Amplifikation (10%). Inaktivierungen bisher nicht identifizierter Tumorsuppressor-Gene auf den Chromosomen 19q und 22q, detektiert durch einen Verlust der Heterozygotie („loss of heterozygosity", LOH), findet man in 40 bzw. 30% der Fälle. EGFR-Amplifikationen treten in weniger als 10% der Fälle auf (Kleihues u. Ohgaki 2000).

Gradierung

Histologischer Malignitätsgrad und Prognose sind bei Astrozytomen eng korreliert, doch weisen auch ungünstige Lokalisation, Tumorgröße, kurze Anamnese, hohes Alter, niedriger Karnofsky-Index und geringes Ausmaß der Resektion auf eine ungünstige Prognose.

Wenngleich sich die meisten Astrozytome mehr oder weniger eindeutig gradieren lassen, liegen intermediäre Formen in der Natur der Sache. Es hängt von der Person des Neuropathologen und den örtlichen Gegebenheiten ab, ob hier eine intermediäre und biologisch zutreffendere, aber klinisch schwer verständliche und oft nicht erwünschte Diagnose gestellt wird (Grad II–III, Grad III–IV).

Ist man unter Entscheidungsdruck, einen (nichtpilozytischen) astrozytären Tumor auf der vierstufigen Skala einzuordnen, so kann die einfach und schnell durchzuführende Gradierungshilfe von Daumas-Duport et al. (1988b) nützlich sein, die auf dem Vorhandensein von 4 morphologischen Kriterien beruht:

- Kernatypien (Hyperchromasie und/oder deutliche Form- und Größenvariabilität),
- Mitosen (regelrechte oder pathologische),
- Endothelproliferation (vaskuläre Lumina werden von mehr als einer Lage Endothelzellen umgeben),
- flächenhafte Nekrosen.

Der eindeutige Nachweis von 3 oder 4 dieser Kriterien entspricht dem Grad IV (Glioblastom), von 2, 1 und 0 Kriterien den Graden III (anaplastisches Astrozytom), II und I.

Bei der Gradierung von Astrozytomen ist ihre ausgeprägte intratumorale histologische Heterogenität zu berücksichtigen: 82% der untersuchten Gliome zeigten verschiedene Gradierungen innerhalb desselben Tumors, 62% sowohl benigne (Grad II) als auch maligne (Grad III oder IV) Komponenten (Paulus u. Peiffer 1989).

Eine zuverlässige Gradierung astrozytärer Tumoren anhand des immunhistologisch ermittelten Proliferationsindex ist im Einzelfall nicht möglich, da die Werte zwar mit dem Malignitätsgrad korrelieren, aber stark überlappen: Der Anteil proliferierender, Ki-67-positiver Zellen beträgt 0–1,9% (Grad II), 0,6–10,9% (Grad III) und 0,9–16,2% (Grad IV).

16.3.2 Glioblastome

Glioblastome (Grad IV WHO; mittleres Manifestationsalter 55 Jahre) umfassen etwa 40% der Gliome und gehören mit 12–20% zu den häufigsten Hirntumoren. Männer sind häufiger betroffen als Frauen (3:2). Trotz bedeutender neurochirurgischer und radiologischer Fortschritte besitzt der Tumor noch immer eine äußerst schlechte Prognose (2-Jahres-Überlebensrate 5–12%). Bei der gegenwärtigen Standardtherapie (Operation und anschließende Bestrahlung) beträgt die mediane Lebenserwartung 8–13 Monate. Bei Langzeitüberlebenden liegen oft Fehldiagnosen vor, insbesondere von oligodendroglialen Tumoren (Kraus et al. 2000). Auf der anderen Seite gibt es bei definitiven Glioblastomen äußerst selten Verläufe über Jahrzehnte bzw. Heilungen (Yoshida et al. 2000).

Makroskopisch bevorzugt der Tumor das Marklager der Großhirnlappen und breitet sich häufig in den Kortex, die Stammganglien und schmetterlingsförmig über den Balken auf die Gegenseite aus (Abb. 16.4a). Die Infiltrationszone führt zu einer diffusen Auftreibung des Gewebes. Charakteristisch ist die sog. bunte Schnittfläche, die bedingt ist durch ein Nebeneinander von grau-rosa gefärbten soliden Tumorpartien, gelblichen Nekrosebereichen, grünlichen verflüssigten Nekrosen („Gallertzysten"), sowie frischen und älteren, rot oder schwärzlich erschei-

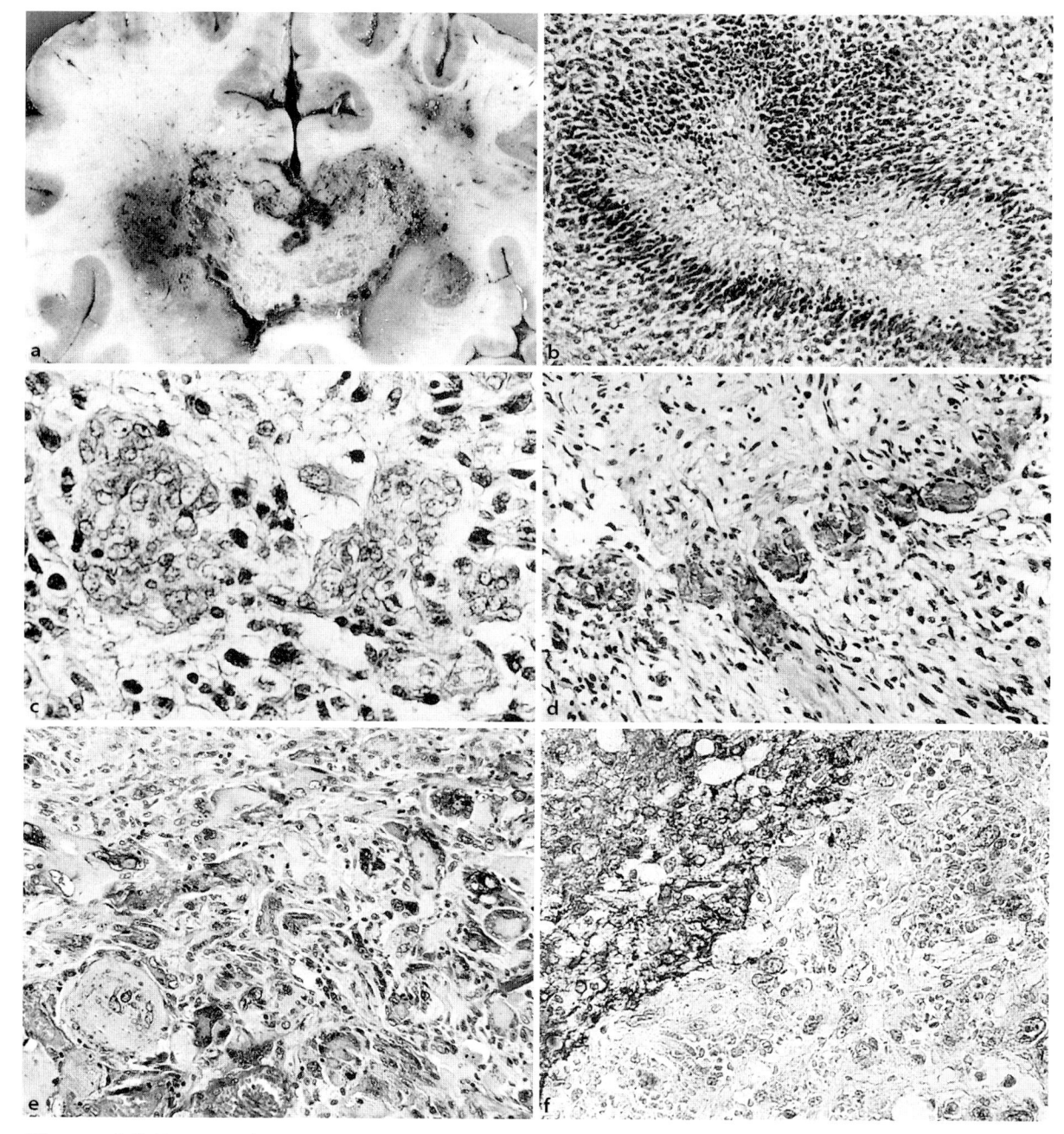

Abb. 16.4 a–f. Glioblastome. **a** Schmetterlingsglioblastom; **b** strichförmige Nekrose mit perinekrotischer Zelldichtesteigerung („Pseudopalisaden"); **c** pathologische Blutgefäße mit endothelialer Hyperplasie und Hypertrophie („glomeruloide Formationen"); **d** girlandenartige Aufreihung pathologischer Gefäße; **e** Riesenzellglioblastom mit monströsen Zellen und hochgradiger Kernpolymorphie; **f** Gliosarkom mit GFAP-positiver glialer Komponente (*links oben*) und GFAP-negativem sarkomatösem Anteil (*rechts unten*) (Immunhistologie für GFAP)

nenden Blutungen. Die Konsistenz wechselt zwischen derben Tumorpartien und weichen Nekrosearealen. Bereits kleine Tumoren können von einem massiven Ödem umgeben sein. In 2–8% der Fälle besteht ein multizentrisches Wachstum.

Histologisch findet sich neben einer hohen Zelldichte eine meist ausgeprägte Kern- und Zellpolymorphie mit hyperchromatischen, unregelmäßig geformten Kernen und mehrkernigen Zellen (multiformes Glioblastom). Daneben gibt es Tumoren mit einem Überwiegen spindeliger oder kleiner rundlicher monomorpher Zellen (fusiforme und globuliforme Glioblastome).

> Wesentlich für die Diagnose sind flächenhafte Nekrosen, die sehr ausgedehnt sein können und bis zu 80% der Tumorfläche einnehmen. Charakteristisch sind strichförmige Nekrosen, die palisadenartig von einem Saum dicht liegender Tumorzellen umrandet sind (Abb. 16.4b).

Hinzu kommen die ausgeprägten Gefäßproliferate („pathologische Gefäße"), einerseits in Form weitlumiger („lakunärer"), manchmal thrombosierter Gefäße mit breiten, fibrosierten oder schmalen, brüchigen Wänden, andererseits – vor allem an den Tumorrändern und perinekrotisch – in Form glomerulumähnlicher Gefäßknäuel (Abb. 16.4 c, d). Diese weisen eine sehr starke Vermehrung (Hyperplasie) und Vergrößerung (Hypertrophie) von Endothelien, daneben auch von Perizyten und glatten Muskelzellen auf. Mitosen in variabler Zahl sind praktisch immer nachweisbar. Blutungen unterschiedlichen Alters mit entsprechenden Residuen in Form von Sidero- und Lipophagen sind häufig erkennbar. In vielen Fällen bestehen dichte perivaskuläre Lymphozyteninfiltrate, vor allem im Randbereich.

Immunhistochemisch exprimiert das Glioblastom als astrozytärer Tumor GFAP; Färbeintensität und Anteil GFAP-positiver Tumorzellen schwanken allerdings zwischen den Tumoren und meist auch innerhalb eines Tumors stark.

Anaplastische Oligodendrogliome oder Ependymome mit Nekrosen und pathologischen Blutgefäßen sind keine Glioblastome.

Die Blut-Hirn-Schranke (s. Kap. 6) ist bei malignen Gliomen nicht mehr intakt. Dies äußert sich radiologisch in der Aufnahme von Kontrastmittel als wichtigem diagnostischem Zeichen, therapeutisch in der besseren Tumorgängigkeit von Zytostatika und morphologisch neben den oben beschriebenen Hyperplasien und Hypertrophien in ultrastrukturellen Abnormitäten pathologischer Gefäße.

Die genetischen Daten unterscheiden sich im Durchschnitt, je nachdem, ob das Glioblastom sekundär aus einem Grad-II- oder Grad-III-Astrozytom entsteht oder ob es sich primär entwickelt. Primäre Glioblastome entstehen eher bei älteren Patienten und sind charakterisiert durch EGFR-Amplifikation (40%) und -Überexpression (60%), MDM2-Amplifikation (<10%) und -Überexpression (50%), CDKN2A/p16-Deletion (30–40%) und PTEN-Mutation (30%), während sekundäre Glioblastome bei jüngeren Patienten auftreten und häufiger TP53-Mutationen (>65%) aufweisen (Kleihues u. Ohgaki 2000).

■ Riesenzellglioblastome

Riesenzellglioblastome (Grad IV WHO) bestehen überwiegend aus monströsen (bis zu 500 µm Durchmesser), polymorphen, oft mehrkernigen, eosinophilen, variabel GFAP-positiven, gelegentlich xanthomatösen Riesenzellen (Abb. 16.4 e). Die Tumoren sind relativ scharf abgegrenzt, zeigen zahlreiche, auch atypische Mitosen, Nekrosen, aber nur geringe endotheliale Proliferate. Häufigere genetische Veränderungen sind TP53-Mutationen (75–90%) und PTEN-Mutationen (33%), während homozygote CDKN2A-Deletionen und EGFR-Amplifikationen sehr selten sind. Das mittlere Erkrankungsalter beträgt 42 Jahre.

Die etwas günstigere Prognose als die der Glioblastome beruht vielleicht auf der geringeren diffusen Hirninvasion, möglicherweise aber auch auf einer in manchen Serien nicht erfolgten Abgrenzung vom pleomorphen Xanthoastrozytom.

■ Gliosarkome

Gliosarkome zeigen ein biphasisches Wachstum mit glial und mesenchymal („sarkomatös") differenzierten Abschnitten (Abb. 16.4 f); dabei muss mindestens ein Gesichtsfeld nur aus der sarkomatösen Komponente bestehen (Meis et al. 1991). Die gliale Komponente ist meist astrozytär differenziert und GFAP-positiv; ganz überwiegend ist die gliale Komponente isoliert als Glioblastom einzuordnen, während andere Gliomtypen nur sehr selten vertreten sind. Die mesenchymale, bindegewebsreiche und GFAP-negative Komponente entspricht bei den meisten Gliosarkomen einem malignen fibrösen Histiozytom, doch wurden fibro-, rhabdomyo-, leiomyo-, chondro-, osteo- und angiosarkomatöse Elemente beschrieben.

Die mesenchymal differenzierte Komponente wurde früher als eine sarkomatöse Transformation des proliferierten Gefäßbindegewebes interpretiert. Gegenwärtig denkt man eher an eine mesenchymale Transdifferenzierung der Gliomzellen, da auch in der mesenchymal differenzierten Komponente häufig einzelne GFAP-positive Tumorzellen nachweisbar sind und in beiden Komponenten identische chromosomale und molekulargenetische Veränderungen (Verlust von Chromosom 10, TP53-Mutationen, PTEN-Mutationen, MDM2/CDK4-Koamplifikationen) gefunden wurden (Paulus et al. 1994; Reis et al. 2000).

Klinisch und prognostisch unterscheiden sich Gliosarkome nicht von Glioblastomen (Meis et al. 1991). Differentialdiagnostisch abzugrenzen sind Tumorinfiltrationen in die Leptomeningen mit reaktiver Desmoplasie, mesenchymale Organisationen flächenhafter Nekrosen oder fibrinöser Exsudate, Astrozytom-Fibrom-Kompositionstumoren und Sarkome mit Gliose oder sekundärem Gliom (Sarkogliome).

■ Sonstige

Bei den sehr seltenen *desmoplastischen Glioblastomen* (maligne Gliofibrome) sezernieren die eindeutig astrozytär differenzierten Tumorzellen eine kollagenhaltige Extrazellulärmatrix, mitunter auch Knorpelgrundsubstanz (Cerda-Nicolas u. Kepes 1993).

Als *Angiogliome* wurden heterogene Läsionen bezeichnet, so der zelluläre Typ des Hämangioblastoms, gemischte Gliome/Hämangioblastome, gemischte Gliome/Angiome, sehr gefäßreiche niedriggradige Gliome sowie Angiome mit Gliose.

16.3.3 Oligodendrogliale Tumoren und Mischgliome

Oligodendrogliome

Grad-II-Oligodendrogliom

Das Oligodendrogliom des Grades II (WHO) tritt überwiegend bei Erwachsenen in den Großhirnhemisphären auf (mittleres Manifestationsalter 40 Jahre; 5- bzw. 20-Jahres-Überlebensraten etwa 40–75% und 15%).

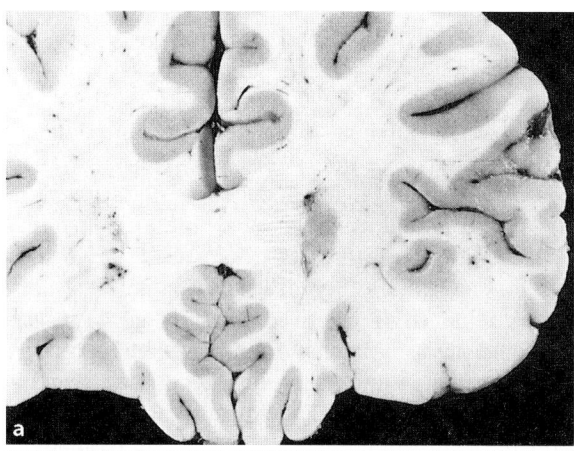

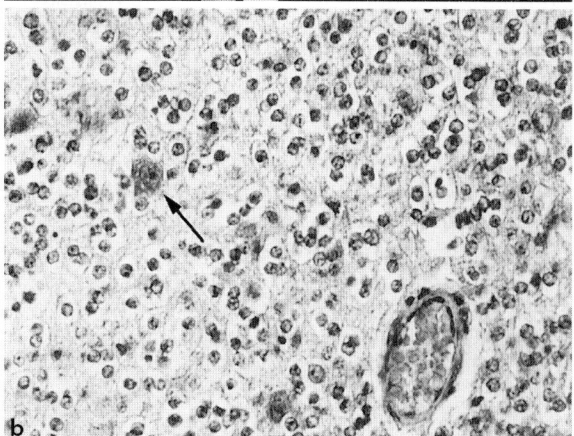

Abb. 16.5 a, b. Oligodendrogliom. **a** Auftreibung der Großhirnrinde, **b** Honigwabenstruktur mit erhaltenen Nervenzellen (*Pfeil*)

Makroskopisch sind die Windungen aufgetrieben (Abb. 16.5a), die Schnittfläche ist weich, grau, gelegentlich körnig oder zystisch. *Histologisch* dominiert die „Honigwaben-" oder „Spiegeleistruktur" (monomorphe kleine rundliche Kerne innerhalb eines ungefärbten Hohlraums, Abb. 16.5b), die zwar ein Artefakt, aber diagnostisch hilfreich ist; die Honigwabenstruktur ist im Gefrierschnitt nicht zu sehen und kann fehlen in schnell fixiertem Gewebe oder in Paraffinschnitten aus Gefriergewebe. Daneben können oligodendrogliale Tumorzellen mit eosinophilem Zytoplasma und peripherem Kern beigemengt sein, die gemästeten Astrozyten ähneln, aber kleiner als diese sind („minigemistocytes"). Verkalkungen sind häufig, besonders am Tumorrand, aber nicht spezifisch. Ein dichtes Netzwerk dünnwandiger Gefäße ist typisch. Die Grenze zum Marklager ist häufig scharf, wogegen die graue Substanz diffus infiltriert wird; hier kommt es zu einem Umwachsen von ortsständigen Neuronen („perineuronale Satellitose") sowie zu perivaskulären und subpialen Gruppenbildungen. Infiltration der Leptomeningen ist nicht selten. Einzelne Mitosen können auftreten, nicht aber Nekrosen oder ausgeprägt pathologische Blutgefäße.

Immunhistologisch sind neoplastische Zellen im Gegensatz zur normalen Oligodendroglia negativ für basisches Myelinprotein und myelinassoziiertes Glykoprotein; einen „Oligodendrogliommarker" gibt es bisher nicht. GFAP wird von reaktiven ortsständigen Astrozyten sowie von ansonsten typischen („gliofibrillären") oder kleinen gemästetzelligen oligodendroglialen Tumorzellen exprimiert. Daneben kann etwa die Hälfte der Oligodendrogliome, meist herdförmig und schwach, neuronale Antigene (Synaptophysin, Neurofilament) exprimieren (Wharton et al. 1998), wobei allerdings die Abgrenzung zu infiltriertem Hirngewebe problematisch ist. Die Ki-67/MIB1-Proliferationsrate liegt unter 5%.

Zu den häufigsten genetischen Veränderungen zählen Inaktivierungen von (bislang unbekannten) Tumorsuppressor-Genen auf den Chromosomen 19q (50–80%) und 1p (40–90%).

Differentialdiagnostisch sind stets andere neuroektodermale Tumoren mit Honigwabenstruktur zu bedenken:
- Neurozytome sind praktisch immer und durchgehend synaptophysinpositiv, fibrillär und vorzugsweise in der Mittellinie um die Seitenventrikel lokalisiert.
- Klarzellige Ependymome beinhalten häufig typische Ependymomabschnitte und enthalten oft intrazytoplasmatische Lumina, die immunhistochemisch für EMA reagieren; in Zweifelsfällen ist die Elektronenmikroskopie hilfreich, da bei

Neurozytomen Mikrotubulibündel und abortive Synapsen, bei Ependymomen interzelluläre Verbindungen, Mikrovilli und selten Zilien gefunden werden können.
- Der dysembryoplastische neuroepitheliale Tumor unterscheidet sich durch seine multinoduläre Architektur, die zusätzliche kortikale Dysplasie und das neuroradiologische Bild.

Grad-III-Oligodendrogliom

Das anaplastische Oligodendrogliom zeigt mehrere histologische Malignitätskriterien wie stark erhöhte Zelldichte, ausgeprägte Kernpolymorphie, zahlreiche Mitosen, Nekrosen oder hochgradig pathologische Blutgefäße (z. B. glomeruloide Strukturen). Die Korrelation zwischen Malignitätsgrad und Prognose ist bei Oligodendrogliomen geringer als bei Astrozytomen. Die größte prognostische Relevanz scheinen Nekrosen und Mitosen zu besitzen. Die Gradierung nach Daumas-Duport et al. (1988b) korreliert auch bei Oligodendrogliomen mit der Prognose (Shaw et al. 1992). Molekulargenetisch finden sich – zusätzlich zu den Veränderungen wie bei Grad-II-Oligodendrogliomen (–1p und –19q) – häufiger Verluste auf Chromosom 9p (meist assoziiert mit homozygoten Deletionen des CDKN2A/p16-Tumorsuppressor-Gens) und auf Chromosom 10.

> Grad II- und Grad-III-Oligodendrogliome repräsentieren den ersten Hirntumortyp, bei dem gezeigt werden konnte, dass molekulargenetische Veränderungen stark mit der Prognose korrelieren: Patienten, deren Tumoren chromosomale Verluste auf 1p oder auf 1p und 19q aufweisen, haben eine wesentlich günstigere Prognose (mittlere Überlebenszeit 10 Jahre) und antworten besser auf eine PCV-Chemotherapie als Patienten mit Tumoren ohne diese genetischen Veränderungen (mittlere Überlebenszeit 2 Jahre). Die letzteren (prognostisch ungünstigeren) Tumoren zeigen häufigere homozygote Deletionen des CDKN2A/p16-Tumorsuppressor-Gens. Dies spricht dafür, dass mindestens zwei prognostisch relevante genetische Formen des anaplastischen Oligodendroglioms existieren (Cairncross et al. 1998; Smith et al. 2000).

Oligoastrozytäre Mischgliome

Oligoastrozytäre Mischgliome (Oligoastrozytome; Grad II oder III WHO) zeigen die unterschiedlich differenzierten Gliomtypen entweder in getrennten Regionen oder miteinander vermischt. Beide Tumorkomponenten müssen eindeutig sein; allerdings findet man in Mischgliomen nicht selten zusätzlich Zellen mit astrozytär-oligodendroglialer, intermediärer Differenzierung. Auszuschließen ist die Infiltrationszone eines diffusen Astrozytoms in weiße Substanz, die Infiltrationszone eines Oligodendroglioms mit reaktiver Astrogliose sowie ein Oligodendrogliom mit „minigemistocytes" oder anderen GFAP-positiven Tumorzellen.

Bei anaplastischen Mischgliomen ergeben sich im Einzelfall klassifikatorische Schwierigkeiten, so bei Formen mit Nekrosen und pathologischen Blutgefäßen in der astrozytären Komponente; die WHO-Klassifikation schlägt hier den Begriff „Glioblastom mit oligodendroglialer Komponente" vor. Ob es andere Mischgliome, insbesondere Formen mit ependymaler Beteiligung gibt, ist fraglich.

16.3.4 Ependymale Tumoren

Grad-II-Ependymome

Das Ependymom des Grades II (WHO) tritt in allen Altersstufen intra- oder periventrikulär oder im Rückenmark auf (mittleres Manifestationsalter 25 Jahre; 5-Jahres-Überlebensrate etwa 50%).

Makroskopisch sind die Tumoren relativ gut abgegrenzt (Abb. 16.6a), derb mit bunter Schnittfläche. Ein *mikroskopisches Charakteristikum* ist die radiäre Anordnung der Tumorzellen um ein zentral gelegenes Gefäß („Pseudorosette", Abb. 16.6c). Diese kernfreien Strahlenkränze werden durch die Fortsätze der Tumorzellen gebildet, deren Kerne am peripheren Zellende gelagert sind. Seltener trifft man auf echte ependymale Rosetten, bei denen die Tumorzellen kugelige oder tubuläre Räume ausbilden und das Ependym imitieren (Abb. 16.6b); mit der Phosphorwolframsäure-Hämatoxylin-(PTAH-)Färbung kann man hier im lumennahen Zytoplasma Blepharoblasten (Basalkörper der Zilien) erkennen. Rosetten wie bei Medulloblastomen mit einem fibrillären Zentrum ohne Lumen (Homer-Wright-Rosetten) kommen nur ausnahmsweise vor. Die monomorphen rundovalen Kerne besitzen eine deutliche Kernmembran und reichlich gleichmäßig und punktartig verteiltes Chromatin. Die Blutgefäße sind häufig hyalinisiert und gelegentlich verkalkt.

Immunhistologisch findet man GFAP vor allem in den perivaskulären Pseudorosetten. Häufig exprimieren einzelne Zellen Zytokeratine oder (an der Zelloberfläche) epitheliales Membranantigen (EMA). Charakteristisch, aber nur in manchen Tumoren zu finden, sind punktförmige zytoplasmati-

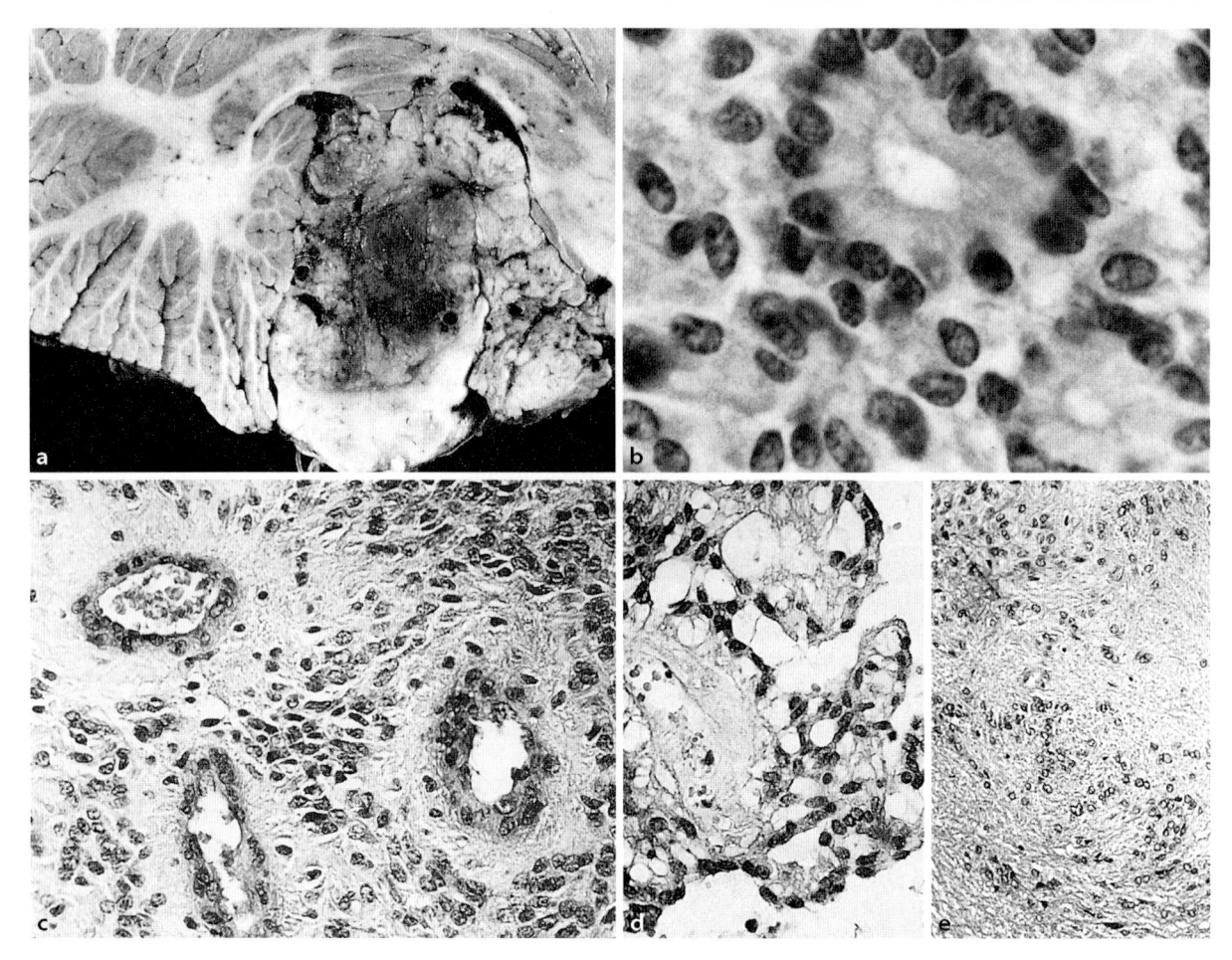

Abb. 16.6 a–e. Ependymale Tumoren. **a** Ependymom des 4. Ventrikels, **b** Ependymom mit 2 echten ependymalen Rosetten, **c** Ependymom mit 3 perivaskulären Pseudorosetten (Strahlenkränzen), **d** myxopapilläres Ependymom, **e** Subependymom

sche, oft perinukleäre Anfärbungen mit Antikörpern gegen EMA oder CD99; diese Strukturen entsprechen intrazytoplasmatischen Mikrorosetten, die auch elektronenmikroskopisch nachweisbar sind. Ependymomspezifische Antigene sind nicht bekannt.

Molekulargenetisch spielen die bei astrozytären Tumoren relevanten Gene (TP53, CDKN2A, CDK4, PTEN, EGFR) bei Ependymomen praktisch keine Rolle. Während Mutationen des NF-2-Tumorsuppressor-Gens bei bis zu 50% der spinalen Grad-II-Ependymome zu finden sind, sind die mit zerebralen Ependymomen assoziierten Tumorsuppressor-Gene oder Onkogene bisher unbekannt (Ebert et al. 1999).

Varianten

Das *klarzellige Ependymom* besteht überwiegend aus Zellen mit perinukleär optisch leeren Höfen wie bei Oligodendrogliomen und Neurozytomen; wenn sich herdförmig keine ependymalen Pseudorosetten oder Rosetten finden, ist zur sicheren Diagnose die Elektronenmikroskopie notwendig (Min u. Scheithauer 1997). Die klarzelligen zentralen Neurozytome wurden früher fälschlicherweise als Ependymom des Foramen Monroi bezeichnet.

Zelluläre Ependymome sind zelldicht, aber nicht mitosereich, und besitzen wenig Pseudorosetten.

Papilläre Ependymome zeigen eine pseudopapilläre Anordnung von Tumorzellen um gefäßhaltige Papillen; zur Abgrenzung von Plexuspapillomen, papillären Meningeomen und Karzinommetastasen ist die Immunhistologie hilfreich.

Das *tanyzytische Ependymom* besteht aus Zügen fibrillärer, bipolar orientierter Zellen; eher tangential verlaufende, schmale, fibrilläre perivaskuläre Strukturen, aber keine echten perivaskulären Pseudorosetten sind entwickelt; der Tumor bevorzugt infratentorielle Regionen und das Rückenmark; eine sichere Diagnose und eine Abgrenzung von astrozytären Tumoren sind oft nur durch den elektronenmikroskopischen Nachweis ependymaler Charakteristika (Zilien, Blepharoblasten, Mikrovilli, intrazelluläre Lumina) möglich (Langford u. Barre 1997).

Daneben wurden *sehr seltene Formen* mit ungewöhnlichen histologischen Eigenschaften beschrieben, so riesenzellige, lipomatöse, vakuoläre, melanotische, siegelringzellige und granuläre Formen. Ependymome außerhalb des Zentralnervensystems sind Raritäten.

■ Anaplastische Ependymome

Histologische Malignitätszeichen beim anaplastischen Ependymom (Grad III WHO) sind gesteigerte Zelldichte und deutlich erhöhte Mitoserate. Nekrosen können auch bei Grad-II-Ependymomen auftreten und sind nur bei perinekrotischer Zelldichtesteigerung (Pseudopalisaden) ein Zeichen der Malignität. Pathologische Blutgefäße sind häufig zu sehen. GFAP wird exprimiert, wenn auch im Durchschnitt schwächer als bei Grad-II-Ependymomen.

Verschiedene klinisch-pathologische Studien erbrachten allerdings widersprüchliche Ergebnisse, welche Malignitätskriterien prognoserelevant sind; sicherlich ist die Korrelation zwischen Malignitätsgrad und Prognose lockerer als bei Astrozytomen. Anaplasie ist häufiger bei intrakraniellen als bei spinalen Ependymomen.

■ Ependymoblastome

Das Ependymoblastom (Grad IV WHO) ist kein Synonym für das anaplastische Ependymom, sondern es handelt sich um einen embryonalen Tumor. Er ähnelt histologisch dem Medulloblastom, ist aber durch „ependymoblastische" Rosetten (mehrreihig mit Mitosen um ein „echtes", also nichtvaskuläres Lumen) gekennzeichnet. Ependymoblastome trifft man überwiegend supratentoriell (häufig periventrikulär) bei Kleinkindern und Säuglingen an; die 5-Jahres-Überlebensrate liegt unter 10%.

■ Myxopapilläre Ependymome

Das myxopapilläre Ependymom (Grad I WHO) tritt vor allem im Bereich des Conus medullaris oder des filum terminale auf (mittleres Manifestationsalter 36 Jahre), äußerst selten in anderen spinalen Segmenten, intrazerebral, präsakral oder subkutan. Dieser gutartige Tumor rezidiviert nach makroskopisch kompletter Resektion zu nur 10%; doch sind Fälle mit extraneuraler Metastasierung beschrieben worden.

Histologisch sind die Tumorzellen (pseudo)papillär um Bindegewebe angeordnet (Abb. 16.6 d), das vermehrte, weitlumige und hyalinisierte Gefäße, eine basophile muzinöse Matrix sowie Blutungen aufweisen kann. Charakteristisch sind eine niedrige Zelldichte, vakuoläre Zytoplasmata der kubischen Tumorzellen und eine myxoide Struktur aufgrund mikrozystischer Degeneration und muzinöser Sekretion der Tumorzellen. Die Ki-67/MIB1-Proliferationsrate beträgt im Mittel 1%. Einzelne Mitosen oder Kernatypien können auftreten und sind nicht Zeichen von Malignität (Sonneland et al. 1985).

Differentialdiagnostisch sind andere Tumoren des Filum terminale und der Sakrokokzygealregion zu erwägen, so Paragangliome, Chordome, myxoide Chondrosarkome und papilläre Adenokarzinome. Das immunhistochemische Muster (GFAP-positiv, zytokeratinnegativ, synaptophysinnegativ) kann hilfreich sein.

■ Subependymome

Das benigne Subependymom (Grad I WHO) wächst intra- oder periventrikulär, seltener im Rückenmark. Multiplizität ist nicht selten. Während die meisten Subependymome kleiner als 1 cm sind und zufällig bei der Autopsie Erwachsener als in das Ventrikellumen sich vorwölbende Tumoren entdeckt werden, ist eine Minderzahl symptomatisch (postoperative 5- bzw. 15-Jahres-Überlebensraten 75% und 65%).

Histologisch sind bei insgesamt sehr niedriger Zelldichte Gruppen von Kernen (die denen beim Ependymom gleichen) in ein fibrilläres Zellfortsatzgeflecht locker eingestreut (Abb. 16.6 e). Perivaskuläre Pseudorosetten, Verkalkungen und eine mikrozystische Degeneration sind häufig, Positivität für GFAP ist die Regel. Der Ki-67/MIB1-Index ist sehr niedrig und liegt meist bei unter 1,5%. *Ultrastrukturell* lassen sich sowohl astrozytäre als auch ependymale Differenzierungen nachweisen. Kernatypien, Mitosen oder zusätzliche Areale mit ausschließlich ependymaler Differenzierung korrelieren nicht mit der Prognose (Lombardi et al. 1991).

16.3.5 Tumoren des Plexus chorioideus

■ Plexuspapillome

Das Plexuspapillom (Grad I WHO) tritt überwiegend bei Kindern im Seitenventrikel auf, bei Erwachsenen ist es häufiger im 4. Ventrikel lokalisiert. In 5% der Fälle liegen die Tumoren im 3. Ventrikel. Die 5-Jahres-Überlebensrate liegt bei über 95%. Dem makroskopisch blumenkohlartigen Aspekt entspricht histologisch ein regelmäßiger papillärer Aufbau wie beim Plexus chorioideus (Abb. 16.7), wobei ein einreihiges monomorphes Epithel gefäßreichem Bindegewebe aufsitzt. Mukoi-

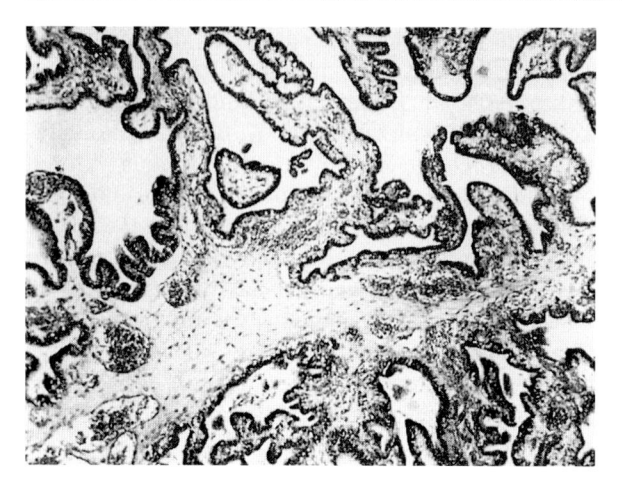

Abb. 16.7. Plexuspapillom. Die histologische Struktur entspricht dem Plexus chorioideus

de, melanotische und onkozytäre Varianten kommen vor. Die Tumorzellen exprimieren Zytokeratine (meist CK7-positiv, CK20-negativ) und Vimentin; GFAP-positive und S-100-Protein-positive Tumorzellen finden sich in etwa 30 bzw. 90% der Fälle.

▪ Plexuskarzinome

Das Plexuskarzinom (anaplastisches Plexuspapillom; Grad III WHO) kann im Gegensatz zu Plexuspapillomen durch eine Operation nicht dauerhaft entfernt werden. 80% der Betroffenen sind Kinder. Die 5-Jahres-Überlebensrate beträgt 40%. Histologische Malignitätszeichen sind zahlreiche Mitosen, ein hohes Kern-Zytoplasma-Verhältnis, hohe Zelldichte, ausgeprägte Hirninfiltration, Nekrosen, Kernpolymorphie, und solide undifferenzierte Areale.

Bei jedem Plexuskarzinom sollte differentialdiagnostisch eine papilläre Metastase eines (noch unbekannten) extrazerebralen Karzinoms erwogen werden. Auf eine Metastase verdächtig sind Auftreten im späteren Erwachsenenalter, Positivität für karzinoembryonales Antigen (CEA) sowie Reaktivität mit den antiepithelialen Antikörpern HEA125 und BerEP4, während eine Immunreaktivität für Transthyretin (Präalbumin) für einen primären Plexustumor spricht (Gottschalk et al. 1993). Weiterhin differentialdiagnostisch abzugrenzen sind Keimzelltumoren und Medulloepitheliome, die papilläre Anteile aufweisen können.

▪ Atypische Plexuspapillome

Sie sind histologisch zwischen Plexuspapillom und Plexuskarzinom einzuordnen. Die prognostisch relevanten histologischen Kriterien für diese intermediären Tumoren sind aber bisher nicht herausgearbeitet worden, so dass sie noch nicht in die WHO-Klassifikation aufgenommen wurden. In einer Serie von 52 Patienten waren Mitosen, Nekrosen und Hirninvasion mit einer schlechteren, ein ausgeprägtes Stromaödem der bindegewebigen Papillen mit einer besseren Prognose assoziiert (Paulus u. Jänisch 1990).

▪ Cholesteringranulome

Die häufigen und nur in großen Ausnahmefällen neurologisch symptomatischen Cholesteringranulome („Xanthogranulome") sind derbe, graugelbliche Knoten im Stroma des Plexus chorioideus. Sie sind aus knolligen Cholesterinablagerungen, Fremdkörpergranulomen und chronisch-entzündlichen Veränderungen aufgebaut. Dagegen bestehen die makroskopisch oft unauffälligen und gehäuft bei Hyperlipidämie auftretenden Xanthome nur aus das Stroma dilatierend ausfüllenden Schaumzellen ohne entzündliche Veränderungen (Muenchau u. Laas 1997).

16.3.6 Neuroepitheliale Tumoren mit unklarer Differenzierung

Hierunter sind einige sehr seltene gliale Tumorentitäten zusammengefasst, bei denen der Typ der glialen Differenzierung unklar ist.

▪ Astroblastome

Das Astroblastom ist ein sehr seltener Tumor, der meist in den Großhirnhemisphären von Kindern und jungen Erwachsenen auftritt (Brat et al. 2000b). Er ist typischerweise relativ gut umschrieben und Kontrastmittel aufnehmend. Entscheidend ist die Histologie mit perivaskulären Pseudorosetten zytoplasmareicher, GFAP-positiver Gliazellen; wesentliche Unterschiede zum Ependymom bestehen in breiteren Anheftungsstellen an den Gefäßen, dem häufigeren Auftreten pseudopapillärer Strukturen durch Degeneration gefäßferner Areale, dem irregulär verklumpten Chromatin der Tumorzellkerne, der ausgeprägten vaskulären und perivaskulären Hyalinisierung und der Lokalisation außerhalb des Ventrikels. Benigne und maligne Varianten kommen neben asymptomatischen, zufällig bei der Autopsie entdeckten Tumoren vor.

Die Eigenständigkeit des Astroblastoms ist nicht unumstritten. Histogenetisch wurde es (wie auch mitunter Subependymome, manche Ependymome und pilozytische Astrozytome) von Tanyzyten abgeleitet (Rubinstein u. Herman 1989). Übergänge zwischen Astroblastomen und verschiedenen astrozytären Tumoren sowie astroblastomatöse Areale in Astrozytomen und Glioblastomen kommen vor; als Astroblastom werden aber nur Tumoren mit überwiegend astroblastomatösem Phänotyp bezeichnet. Die genetischen Veränderungen (vor allem chromosomale Zugewinne auf 19 und 20q) scheinen typisch zu sein und sind bei Astrozytomen und Ependymomen nicht so häufig (Brat et al. 2000 b).

Chordoide Gliome des 3. Ventrikels

Das chordoide Gliom des 3. Ventrikels ist ein langsam wachsender (Grad II WHO), solider, kontrastmittelanreichernder Tumor des Erwachsenenalters (Brat et al. 1998; Reifenberger et al. 1999). Diese Tumoren wurden zunächst als Meningeome mit ungewöhnlicher GFAP-Expression beschrieben, dann aber als Gliome reklassifiziert.

Histologisch sieht man epitheloide Tumorzellen mit eosinophilem Zytoplasma und monomorphem rundovalem Kern, die kleine Verbände und Trabekeln bilden und in ein muzinöses, basophiles Stroma mit reichlich lymphozytären Infiltraten eingelagert sind. *Immunhistochemisch* sind die Tumoren positiv für GFAP, Vimentin und CD34, teilweise auch für S-100-Protein, EMA und Zytokeratine. Die Ki-67/MIB1-Proliferationsrate liegt unter 5%, meist unter 2%.

Wesentliche numerische chromosomale Veränderungen oder Mutationen in Tumorsuppressor-Genen oder Onkogenen, die bei Gliomen häufig involviert sind, scheinen nicht zu bestehen (Reifenberger et al. 1999).

Granularzelltumoren

Der Granularzelltumor (GZT), früher auch als „Granularzellmyoblastom" oder „Choristom" bezeichnet, zeigt ein großes, gut abgrenzbares Zytoplasma mit zahlreichen eosinophilen, PAS-positiven Granula lysosomalen Ursprungs.

Im Nervensystems wird der Begriff für unterschiedliche Tumoren verwendet. Der GZT der Neurohypophyse wird meist von den lokalen Gliazellen (Pituizyten) abgeleitet und entspricht histologisch den (nicht raumfordernden und asymptomatischen) „tumorettes", die bei bis zu 17% der Autopsien im Hypophysenhinterlappen, Hypophysenstiel oder Infundibulum nachweisbar sind (Nishioka 1993).

Die intrazerebralen Varianten sind überwiegend maligne, meist GFAP-positiv und astrozytärer Genese; dies wird auch durch die gelegentlich nachweisbare granularzellige Komponente in Astrozytomen und Glioblastomen unterstützt (Geddes et al. 1996).

Schließlich werden die histologisch gleichartigen GZT außerhalb des ZNS (z. B. in peripheren Nerven, Skelettmuskulatur, Zunge, Haut) von den Schwann-Zellen abgeleitet (Ordonez u. Mackay 1999).

Gliomatosis cerebri

Bei der Gliomatosis cerebri (diffuse Gliomatose) besteht makroskopisch eine Auftreibung des Gehirns bei insgesamt erhaltener Konfiguration ohne umschriebene Tumormasse. Histologisch sind die graue und weiße Substanz beider Großhirnhemisphären, seltener auch zusätzlich Kleinhirn, Hirnstamm und Rückenmark, diffus von Gliazellen durchsetzt. Obwohl kleine, bipolare, relativ schwach GFAP-positive Astrozyten überwiegen, können Oligodendrozyten und Mikrogliazellen am neoplastischen Prozess beteiligt sein, äußerst selten auch einmal die alleinige neoplastische Population stellen.

Die proliferative Aktivität ist unterschiedlich, meist aber relativ hoch. In den stärker betroffenen Arealen kommen Markscheidenabblassungen und Nekrosen vor. Pathologische Blutgefäße finden sich im Allgemeinen nicht. Die Grenzen zwischen einem breitflächig diffus infiltrierenden Astrozytom und einer Gliomatosis cerebri sind fließend; einheitliche Kriterien fehlen. Auch wenn die meisten Fälle autoptisch diagnostiziert worden sind und die Diagnose allein aufgrund einer Biopsie nicht gestellt werden kann, ermöglicht die typische Histologie in Verbindung mit dem MRT doch mit hoher Wahrscheinlichkeit die Diagnosestellung (Reich et al. 2000).

Sonstige

Heterotope Gliome gehen von versprengtem Gliagewebe aus. Bei *meningealen Gliomen* (Gliomatosen) handelt es sich um lokalisierte (oder diffus ausgebreitete), meist astrozytär, seltener oligodendroglial differenzierte Tumoren von Erwachsenen in den Leptomeningen (Ng u. Poon 1998), wobei eine primär meningeale Lokalisation nur autoptisch und bei fehlender Infiltration des Zentralnervensystems gesichert werden kann.

So genannte *nasale Gliome* sind Ansammlungen von Astrozyten, z. T. auch von anderen Gliazellen, Nervenzellen und leptomeningealem Gewebe im Bereich der Nasenwurzel (Gambini et al. 2000).

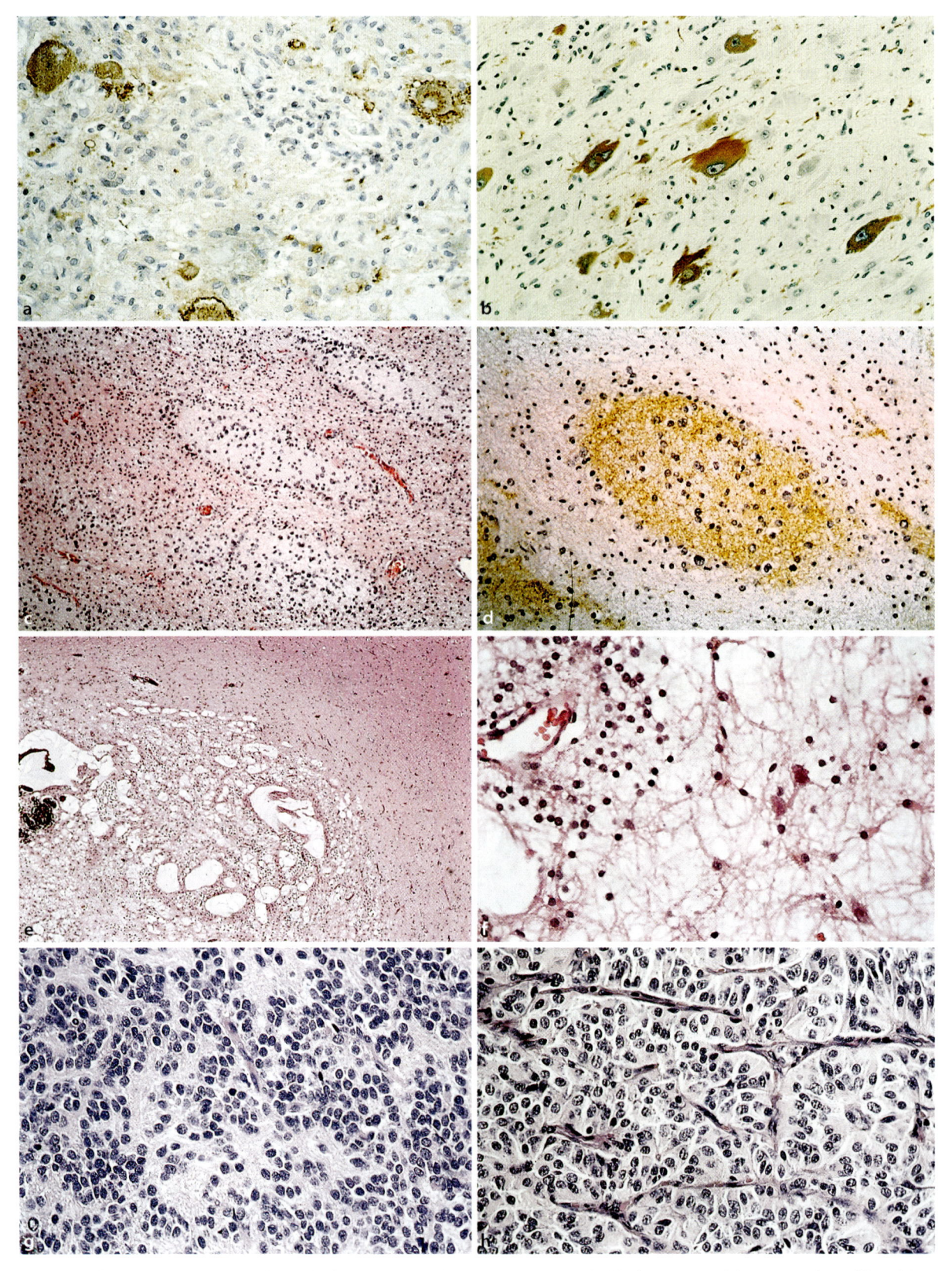

Abb. 16.8 a–h. Neuronale Tumoren. **a, b** Gangliogliom mit perizellulär betonter Immunreaktivität für Synaptophysin (**a**) und zytoplasmatischer Expression von Neurofilament (**b**) in den polymorphen neuronalen Tumorzellen. **c, d** Glioneuronaler Rosettentumor mit multiplen, scharf abgegrenzten Inseln (**c**), die positiv sind für Synaptophysin (**d**). **e, f** Dysembryoplastischer neuroepithelialer Tumor (DNT) mit nodulärem Herd (**e**) und glioneuronalem Element (**f**). **g** Neurozytom mit monomorphen Kernen und Neuropilinseln. **h** Paragangliom mit Zellballenstruktur

16.3.7 Neuronale und glioneuronale Tumoren

■ Gangliogliome

Gangliogliome (Grad I oder II WHO; Abb. 16.8 a,b) sind gemischt glial-neuronale Tumoren junger Patienten (Mittel 10–20 Jahre). Klinisch bestehen meist Krampfanfälle. Die Tumoren bevorzugen den mediobasalen Temporallappen, sind aber auch häufig in anderen Großhirnlappen, in Kleinhirn, Hirnstamm und Rückenmark lokalisiert.

Makroskopisch sind sie typischerweise knotig, derb, hellfarben, oft zystisch und nicht raumfordernd. *Mikroskopisch* überwiegt zumeist die gliale Komponente nach Art eines fibrillären oder pilozytischen Astrozytoms; andere Gliakomponenten sind extrem selten. Eingestreut sind abnorme Nervenzellen, die sich von ortsständigen, „überrannten" Neuronen durch ungeordnete Lagerung, irreguläre Ausrichtung der Fortsätze oder atypische Größe und Form unterscheiden; eine einzelne doppelkernige Nervenzelle ist aber für die Diagnose nicht ausreichend. Die neoplastischen Neuronen zeigen häufig Nissl-Substanz und eine zytoplasmatische Vakuolisierung. Elektronenmikroskopisch wurden „dense core vesicles" wie bei sympathischen Ganglienzellen, immunhistologisch neuronale Antigene wie Synaptophysin, Neurofilament oder Chromogranin A, seltener Enzyme der Katecholaminbiosynthese nachgewiesen (Diepholder et al. 1991).

Häufiger als bei normalen Neuronen ist eine zytoplasmatische oder intensive perizelluläre Synaptophysinimmunreaktivität, die aber nicht spezifisch ist (Quinn 1998) (Abb. 16.8a). Charakteristisch sind Verkalkungen, angiomatoide Formationen, Lymphozyteninfiltrate und Bindegewebsstränge, die neuronale Zellnester septieren.

Leider gibt die WHO-Klassifikation keine Kriterien vor, welche Tumoren als I und welche als II zu gradieren sind. Sinnvoll erscheint es, sich an der astrozytären Komponente zu orientieren (pilozytisch: Grad I, fibrillär: Grad II); die klinische Relevanz dieser Gradierungen ist aber unklar.

■ Gangliozytome

Beim Gangliozytom (Grad I WHO) steht die neuronale Komponente deutlich im Vordergrund, während die Gliakomponente fehlt oder auf spärliche, nicht sicher neoplastische Astrozyten beschränkt ist.

■ Dysplastisches Gangliozytom des Kleinhirns

Das dysplastische Gangliozytom des Kleinhirns (Grad I WHO; Syn.: Purkinjeom, Lhermitte-Duclos-Krankheit) tritt überwiegend in der 2.–4. Lebensdekade auf. Es wird z.T. als Hamartom aufgefasst; allerdings sind Rezidive nach mehreren Jahren bekannt. In mindestens der Hälfte der Fälle ist es Teil des autosomal-dominant vererbten *Cowden-Syndroms*, bei dem es aufgrund einer Keimbahnmutation des PTEN/MMAC1-Tumorsuppressor-Gens zu multiplen zerebralen und extrazerebralen Fehlbildungen und Tumoren kommt (Megalenzephalie, Heterotopien, Polydaktylie, Leontiasis ossea, gastrointestinale Polypose, orale Papillomatose, Tricholemmome im Gesicht, Keratosen, Schilddrüsentumoren, Mammakarzinome) (Nelen et al. 1999; Robinson u. Cohen 2000); dabei kann das dysplastische Gangliozytom die erste Manifestation des Cowden-Syndroms sein.

Computertomographisch imponiert eine unscharf abgrenzbare, nicht Kontrastmittel aufnehmende, fokal oft kalkhaltige und teils raumfordernde Kleinhirnläsion. *Makroskopisch* sind einzelne Kleinhirnläppchen oder ganze Lobuli deutlich verbreitert und aufgetrieben.

Histologisch finden sich in der Körnerzellschicht abnorm große und relativ zytoplasmareiche, oft säulenartig angeordnete Neuronen; diese greifen auf die Molekularschicht über, die abnorm reich an parallel oder senkrecht zur Oberfläche verlaufenden myelinisierten Axonen ist und eine Spongiose und fokale Verkalkungen aufweisen kann. Regelrechte Körner- und Purkinje-Zellen fehlen in den betroffenen Arealen ebenso wie die Bergmann-Glia mit ihren radialen Fortsätzen. Die angrenzende Markzunge ist verschmälert. Ultrastruktur und axonale Ausrichtung der abnormen Neuronen entsprechen den Körnerzellen, doch reagieren die größeren Formen immunhistologisch wie Purkinje-Zellen (Leu-4, L7, PEP19).

■ Anaplastische Gangliogliome

Beim sehr seltenen anaplastischen Gangliogliom (Grad III oder IV WHO) entspricht die gliale Komponente einem malignen Gliom; die Wahrscheinlichkeit der Verwechslung mit einem infiltrierenden malignen Gliom ist hoch.

Das äußerst seltene *Ganglioglioneuroblastom* beinhaltet unreife neuronale Elemente.

■ Papilläre glioneuronale Tumoren

Der papilläre glioneuronale Tumor ist typischerweise ein makroskopisch gut abgegrenzter, zystischer Tumor der Großhirnhemisphären bei Jugendlichen oder jüngeren Erwachsenen (Komori et al. 1998). Histologisch sieht man pseudopapilläre Formationen mit hyalinisierten Blutgefäßen, die von GFAP-positiven einreihigen Astrozyten überkleidet werden, sowie teils monomorphe, neurozytomartige, teils polymorphe neuronale Tumorzellen. Histologische Malignitätszeichen fehlen; Rezidive sind bislang nicht bekannt.

■ Glioneuronale Rosettentumoren

Der glioneuronale Rosettentumor (Abb. 16.8 c, d) ist ein supratentorieller Tumor der Großhirnhemisphären bei jüngeren Erwachsenen mit Epilepsie (Teo et al. 1999). Histologisch handelt es sich um Grad-II- oder Grad-III-Astrozytome, in die multiple, neuronal differenzierte (z. B. Synaptophysinexpression) Inseln eingelagert sind.

Die wallartige Abgrenzung der neuronalen Tumorzellinseln hat Anlass zu der Bezeichnung „Rosettentumor" gegeben; dieser Ausdruck ist griffig und einprägsam, aber etwas irreführend, da „Rosette" in der Neuroonkologie bereits durch mehrere andere histologische Strukturen belegt ist. Der Tumor ist einer der wenigen glioneuronalen Tumoren, die histologisch und klinisch maligne sein können.

■ Das *desmoplastische infantile Gangliogliom* wurde bereits beim desmoplastischen infantilen Astrozytom abgehandelt (s. 16.3.1).

■ Neurozytome

Das Neurozytom (Syn.: zentrales Neurozytom; Grad II WHO) ist im Seitenventrikel (selten im 3. Ventrikel) lokalisiert und oft am Septum pellucidum angeheftet. Es macht 0,2–0,5% aller Hirntumoren und knapp die Hälfte aller supratentoriellen intraventrikulären Tumoren aus. Klinisch bestehen bei Jugendlichen und jüngeren Erwachsenen (mittleres Alter 29 Jahre) Hirndrucksymptome aufgrund eines obstruktiven Hydrozephalus. In der Bildgebung sind sie gut umschrieben, hyper- oder isodens mit multiplen hypodensen Arealen, mäßig homogen Kontrastmittel aufnehmend und oft kalkhaltig. Lange rezidivfreie Verläufe (Nachbeobachtung bis zu 19 Jahren) sind häufig; es gibt aber Rezidive innerhalb der ersten postoperativen Jahre (Yarsagil et al. 1992).

Histologisch sieht man monomorphe kleine rundovale Kerne mit fein gesprenkeltem Chromatin inmitten optisch leerer, seltener schwach eosinophiler Zytoplasmaräume (Honigwabenstruktur). Kernfreie, fibrilläre, häufig perivaskulär lokalisierte Neuropilinseln, eine Septierung in Zellnester oder Reihen, einzelne Mitosen und Verkalkungen kommen vor (Abb. 16.8 g). Charakteristisch sind eine auch histologisch scharfe Abgrenzung und ein prominentes, fein verzweigtes kapilläres Netzwerk.

Eine immunhistologisch (Expression von Synaptophysin, Klasse-III-β-Tubulin oder mikrotubuliassoziierten Proteinen) oder elektronenmikroskopisch (Synapsen, dense core vesicles, klare Vesikel, Mikrotubulibündel) nachweisbare neuronale Differenzierung ist ein wichtiges Kriterium für die Abgrenzung des Tumors vom Oligodendrogliom und klarzelligen Ependymom. Selten sind GFAP-positive Tumorzellen, ganglioide Zellen mit Expression von Neurofilament oder Homer-Wright-Rosetten erkennbar (Hassoun et al. 1993). Die meisten, früher diagnostizierten „Ependymome des Foramen Monroi" waren wohl Neurozytome.

Die seltene *anaplastische (oder atypische) Variante* des Neurozytoms zeigt zahlreiche Mitosen, Nekrosen und pathologische Gefäße; die Prognose ist dabei im Durchschnitt ungünstiger, insbesondere bei gesteigerter proliferativer Aktivität (Mackenzie 1999).

So genannte *extraventrikuläre Neurozytome* (Großhirnmarklager, Kleinhirn, Rückenmark etc.) sind nicht nur atypisch lokalisiert, sondern oft auch histologisch ungewöhnlich (z. B. weit fortgeschrittene neuronale oder astrozytäre Differenzierung: „Ganglioglioneurozytom" o. Ä.) und sollten deshalb von der klinisch-pathologischen Kerngruppe der (zentralen) Neurozytome abgegrenzt werden (Brat et al. 2001).

■ Zerebelläre Liponeurozytome

Das zerebelläre Liponeurozytom (Grad I oder II WHO) ist ein wenig proliferierender Tumor des Erwachsenenalters (Ki-67/MIB1 meist <5%) aus isomorphen rundlichen Zellen mit neuronaler (immunhistochemische Expression von Synaptophysin, MAP-2 etc.) und fokaler lipomatöser Differenzierung. Der Tumor wurde früher u. a. als Neurozytom/Lipom, Medullozytom oder lipomatöses Medulloblastom bezeichnet (Soylemezoglu et al. 1996).

■ Dysembryoplastische neuroepitheliale Tumoren

Der dysembryoplastische neuroepitheliale Tumor (DNT; Grad I WHO) manifestiert sich im Alter von 1–19 Jahren (Mittel 9 Jahre) durch schwer therapierbare, vor dem 20. Lebensjahr beginnende partielle Anfälle ohne neurologische Ausfälle (Daumas-Duport et al. 1988a). Neuroradiologisch finden sich supratentorielle, hypodense, „pseudozystische" Läsionen der Großhirnrinde ohne Raumforderung.

Die verbreiterte Rinde ist vom sog. spezifischen glioneuronalen Element durchsetzt (Abb. 16.8 f), einem mukoid aufgelockerten Gefüge aus Neuronen, Astrozyten und Oligodendrozyten, wobei an deutlich erkennbaren, senkrecht zur Hirnoberfläche verlaufenden Kapillaren Oligodendrozytenfortsätze ansetzen und teils rosettenartige Strukturen bilden. Daneben sieht man heterogene knotenförmige Herde („Noduli") aus Oligodendrozyten, Astrozyten und Neuronen, die anderen niedriggradigen Gliomen oder glioneuronalen Tumoren ähneln (Abb. 16.8 e). Zelluläre Atypien sind allenfalls diskret; vereinzelt trifft man auf zweikernige Neurone.

Der DNT unterscheidet sich vom Oligoastrozytom durch irregulär eingestreute abnorme Neurone und das geringere Alter, vom Gangliogliom durch das Vorherrschen der Oligodendroglia und das Fehlen von polymorphen Neurone, lymphozytären Infiltraten und kräftigem Bindegewebsstroma und von beiden Tumoren durch die intrakortikale Lokalisation, die multinoduläre Struktur und eine oft zusätzlich vorliegende fokale kortikale Dysplasie mit irregulärer neuronaler Schichtung.

Leider haben uneinheitliche Beschreibungen der Histologie und eine Ausdehnung des Tumorspektrums auf „einfache" Formen (ohne Noduli, aber mit glioneuronalem Element) oder gar „unspezifische" Formen (ohne Noduli und ohne glioneuronales Element; Daumas-Duport et al. 1999) zu einer unscharfen Abgrenzung geführt. Entgegen der zwischenzeitlichen Empfehlung der Erstbeschreiberin, alle kortikalen Tumoren junger Patienten mit typischer Klinik als DNT zu betrachten, wird die neuropathologische Diagnose im Allgemeinen neuropathologisch (aufgrund der typischen, „komplexen" Histologie) und nicht klinisch gestellt.

Der DNT ist fast immer operativ kurabel; eine maligne Progression ist extrem selten (Hammond et al. 2000).

Neuronale Hamartome

Neuronale Hamartome des Hypothalamus-Hypophysen-Bereichs bestehen aus großen, ausdifferenzierten Nervenzellen, die ortsständigen Neuronen ähneln und in reichlich Neuropil eingestreut sind. Mindestens zwei verschiedene klinisch-pathologische Gruppen werden unter diesem Begriff zusammengefasst.
- Tumoren am Boden des 3. Ventrikels, die mit Lachanfällen oder Pubertas praecox einhergehen (Deonna u. Ziegler 2000);
- hypothalamische, suprasselläre oder intraselläre Tumoren (auch als Gangliozytome bezeichnet) mit Produktion eines hypothalamischen Releasing-Hormons, häufig mit einem Hypophysenadenom assoziiert (Geddes et al. 2000).

Daneben gibt es das *hypothalamische Hamartoblastom* im Rahmen des Pallister-Hall-Syndroms (Hypophysenagenesie, Hypopituitarismus, Gesichtsdeformitäten, Polydaktylie, anorektale Atresie, pulmonale, kardiale und renale Fehlbildungen); die Nervenzellen sind undifferenzierter als beim Hamartom, aber nicht mitotisch aktiv.

Polare Spongioblastome

Das äußerst seltene und heterogene polare Spongioblastom zeigt Zellzüge paralleler spindeliger Zellen mit langen bipolaren Fortsätzen und einer ausgeprägten Palisadenstellung der Kerne wie beim Neurinom, allerdings mit einer mehr oder weniger deutlichen, nur immunhistochemisch oder elektronenmikroskopisch nachweisbaren neuronalen Differenzierung. Die Zellen sollen den fetalen Spongioblasten gleichen.

Da histologisch gleichartige Strukturen selten herdförmig in Neuroblastomen, aber auch in Astrozytomen, Ependymomen, Oligodendrogliomen, Neurozytomen und Medulloblastomen beobachtet werden können, wurde die Eigenständigkeit des polaren Spongioblastoms bezweifelt (Schiffer et al. 1993) und der Tumor aus der aktuellen WHO-Klassifikation (Kleihues u. Cavenee 2000) entfernt. Früher wurden auch pilozytische Astrozytome als (polare) Spongioblastome bezeichnet; dies ist heute obsolet.

Zerebrale Neuroblastome

Als primär zerebrale Neuroblastome werden in der Literatur typische Neurozytome („differenzierte Neuroblastome"), Neurozytome mit gesteigerter Proliferation („atypische Neurozytome") und (meist supratentorielle) primitive neuroektodermale Tumoren mit ausgeprägter neuronaler Differenzierung bezeichnet. Aufgrund dieser uneinheitlichen Terminologie und des fehlenden Nachweises der molekulargenetischen Marker des Nebennierenneuroblastoms (Amplifikation des MYCN-Onkogens, Deletion des Chromosoms 1p) bei den meisten zerebralen Tumoren erscheint es sinnvoll, den Ausdruck „primär zerebrales Neuroblastom" zu vermeiden.

Ästhesioneuroblastome

Das Ästhesioneuroblastom (Syn.: olfaktorisches Neuroblastom) wird vom olfaktorischen Epithel abgeleitet, dessen basale Zellen sich auch noch bei Erwachsenen zu Epithelien oder neurosensorischen Rezeptoren ausdifferenzieren. Es tritt bevorzugt im 2. oder 6. Dezennium (Mittel 41 Jahre) am Dach der Nasenhöhlen auf, hat bei Diagnosestellung in 25% der Fälle durch die Lamina cribrosa nach intrakraniell infiltriert und kann dann primär zentralnervöse Symptome verursachen. Metastasen bestehen in 10–40% der Fälle. Die 5-Jahres-Überlebensrate liegt bei 50–80%; jahrzehntelange Verläufe kommen vor.

Neben den histologischen, immunhistologischen und elektronenmikroskopischen Charakteristika des Neuroblastoms können (besonders bei älteren Patienten) epitheliale Strukturen dominieren („Ästhesioneuroepitheliome") und Übergänge zu neuroendokrinen (kleinzelligen) Karzinomen, Karzinoiden oder Adenokarzinomen auftreten. Die Tumoren sind positiv für neuronale Antigene (Synaptophysin, Chromogranin, Neurofilamente). Vereinzelt wird GFAP exprimiert. Der Nachweis von Zytokeratinen geht meist mit einer histologisch erkennbaren epithelialen Differenzierung einher (Banerjee et al. 1992).

Genetische Veränderungen, die typisch sind für periphere primitive neuroektodermale Tumoren und Ewing-Tumoren – t(11;22)(q24;q12), EWS-Gen-Rearrangement, Expression des MIC2-Antigens – oder für das klassische Neuroblastom (1p-Deletion, MYCN-Amplifikation), finden sich bei Ästhesioneuroblastomen nicht.

■ **Paragangliome**

Hierbei handelt es sich im Allgemeinen um gutartige, abgekapselte Tumoren der autonomen Ganglien (Lack 1997). Die Tumoren, die der Neuropathologe meist antrifft, sind parasympathisch („Chemodektome") und entstammen 2 Lokalisationen: Zum einen können sie vom Glomus jugulare ausgehen und sich vom Mittelohr über das Felsenbein nach intrakraniell in den Kleinhirnbrückenwinkel ausdehnen, zum anderen treten sie nicht selten auch in der Cauda equina auf. Andere Lokalisationen (Sella, Pinealis, Orbita) sind Raritäten.

Histologisch entsprechen Paragangliome Phäochromozytomen in ihrer nesterförmigen Struktur („Zellballen", Abb. 16.8h), den runden bis polygonalen Zellen, dem Gefäßreichtum, versilberbaren Granula, dem nicht seltenen Auftreten von Mitosen und Kernpolymorphie, der Expression von Synaptophysin, Chromogranin und Neuropeptiden sowie den S-100-Protein-positiven und selten auch GFAP-positiven Sustentakularzellen. Die Tumoren der Cauda equina (Grad I WHO) zeigen oft eine gangliozytäre Komponente.

Bis zu 50% der Tumoren rezidivieren lokal. Die maligne Variante mit lokaler Invasion und Fernmetastasierung kann zahlreiche Mitosen, Nekrosen, Gefäßeinbrüche oder Fehlen der Sustentakularzellen aufweisen, z. T. aber von Tumoren mit gutartigem Verlauf histologisch nicht unterschieden werden.

16.3.8 Primitive neuroektodermale Tumoren

Als primitive neuroektodermale Tumoren (PNET; Syn.: embryonale Tumoren) wird eine Gruppe histologisch hochmaligner (Grad IV WHO), klein-, rund- und dichtzelliger (Abb. 16.9b), meist mitose- und nekrosereicher Tumoren zusammengefasst, die überwiegend wenig differenziert sind, z. T. eine histologisch deutlich erkennbare, häufiger eine immunhistologisch nachweisbare neuroepitheliale, nicht selten zusätzlich eine mesenchymale Differenzierung erkennen lassen.

Das PNET-Konzept basiert auf der Erkenntnis, dass unterschiedlich lokalisierte und bezeichnete Tumoren (Medulloblastom, zerebrales Neuroblastom, Pineoblastom) histologisch weitgehend gleichartig sind und dasselbe Differenzierungsspektrum (neuronal, astrozytär, ependymal, melanotisch, mesenchymal etc.) zeigen können.

Das PNET-Konzept hat die neuropathologischen Gemüter erhitzt und in Befürworter („lumpers"; Rorke 1983) und Gegner („splitters"; Rubinstein 1985) gespalten. Letztere, d. h. die Verfechter der klassischen Terminologie, berufen sich auf die Hypothese, dass jeder Tumor ein bestimmtes Differenzierungspotential und eine eigene Histogenese aufweist: So soll das Medulloblastom der äußeren Körnerzellschicht entstammen. Außerdem würde das PNET-Konzept klinische Entitäten verwischen, eine nachlässige histologische Diagnostik begünstigen und das unterschiedliche Ansprechen auf die Therapie bei unterschiedlich lokalisierten PNET nicht berücksichtigen (Rubinstein 1985). Unzweifelhaft ist, dass es unter den embryonalen Tumoren Formen mit distinkter Histologie gibt (Ependymoblastom, polares Spongioblastom, Medulloepitheliom).

■ **Medulloblastome**

Das Medulloblastom (Grad IV WHO; Syn.: PNET der hinteren Schädelgrube) tritt überwiegend bei Kindern, selten bei Erwachsenen (Mittel: 13 Jahre, Gipfel: 3–8 Jahre) in der wurmnahen Kleinhirnregion (Abb. 16.9a), seltener in einer Kleinhirnhemisphäre (dies häufiger bei Erwachsenen), in Brücke oder Mittelhirn auf. Die Anamnese mit Hirndruckzeichen oder zerebellären Symptomen ist kurz. Nach Operation, Bestrahlung und Chemotherapie liegt die 5-Jahres-Überlebensrate inzwischen bei 50–80%. Rezidive nach mehr als 5 Jahren sind selten.

Makroskopisch sind Medulloblastome unscharf begrenzt, grau und weich. Eine leptomeningeale Aussaat äußert sich in einer zuckergussartigen

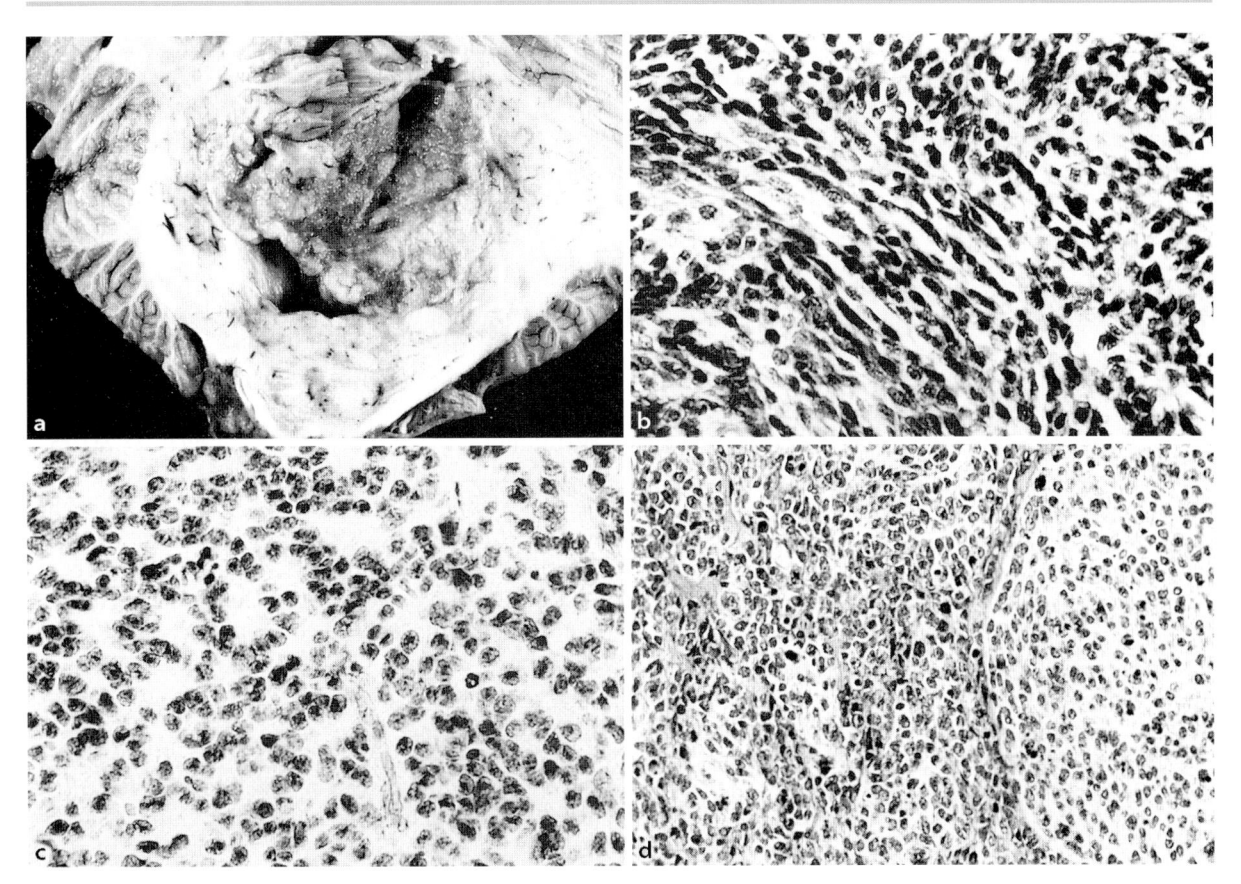

Abb. 16.9 a–d. Medulloblastom. **a** Charakteristische Lokalisation im Bereich des Kleinhirnwurms; **b** kleinzelliger, zelldichter, chromatinreicher Tumor; **c** Formation von Homer-Wright-Rosetten; **d** desmoplastisches Medulloblastom mit zelldichter bindegewebsreicher Komponente (*links*) und hellem, zell- und bindegewebsärmerem Läppchenanteil (*rechts*)

Trübung. Spinale Liquormetastasen bestehen in 15–40%, extraneurale Metastasen (besonders Knochen und Lymphknoten) in 4% der Fälle. *Histologisch* liegen rundliche bis rübchenförmige chromatinreiche Kerne vor, ohne dass in der Regel lichtmikroskopisch deutlichere Zellleiber sichtbar wären (Abb. 16.9 b). Neben flächenhaften Nekrosen sieht man zahlreiche disseminierte Einzelzellnekrosen.

Zelldichte und Mitoserate sind sehr hoch. Tumoren mit großen blasigen Kernen und prominenten Nukleolen sollen besonders aggressiv sein (großzellige Variante) (Giangaspero et al. 1992). Bei etwa einem Drittel besteht eine ringförmige Anordnung der Kerne um ein fibrilläres Zentrum (Homer-Wright-Rosetten, Abb. 16.9 c), im Längsschnitt als Zellreihen imponierend; dies wird als neuroblastische Differenzierung aufgefasst. In weniger als 6% der Fälle werden atypische, aber reif erscheinende Ganglienzellen angetroffen (neuronale Differenzierung).

Immunhistologisch findet man bei adäquater Fixation in nahezu allen Fällen eine Positivität für neuronale Antigene (Synaptophysin, β-Tubulin und/oder Neuropeptide). In zahlreichen Untersuchungen schwankte der Anteil von Tumoren mit GFAP-positiven Tumorzellen zwischen 0% und 100% (Mittel etwa 30%), abhängig vor allem von der Interpretation positiver Zellen. Je nach Studie wurde ein günstiger, ein ungünstiger oder (meist) kein Einfluss einer glialen, neuronalen oder neuroblastischen Differenzierung auf die Prognose beschrieben.

Beim *desmoplastischen Medulloblastom* werden helle große Zellen läppchenartig von dunklen Zellsträngen mit eingewobenen Retikulinfasern eingefasst (Abb. 16.9 d). Das durchschnittliche Alter ist höher (Mittel 18 Jahre). Oft ist die laterale Kleinhirnhemisphäre betroffen. GFAP- und Synaptophysinpositivität werden besonders bei den hellen Zellinseln beobachtet (Katsetos et al. 1989).

Als weitere Tumorzelldifferenzierungen können sehr selten quer gestreifte Muskulatur (*Medullomyoblastom*), andere mesenchymale Elemente (z. B. Knorpel) und Melanin (*melanotisches Medulloblastom*) beobachtet werden.

■ Zerebrale oder spinale PNET

Hierbei handelt es sich um zentralnervöse Tumoren außerhalb der hinteren Schädelgrube, die dem Medulloblastom histologisch gleichen. Eine neuroblastische Differenzierung besteht häufig bei Kleinkindern, eine Positivität für GFAP mit unscharfer Grenze zum kleinzelligen Glioblastom oftmals bei Erwachsenen.

■ Medulloepitheliome

Das Medulloepitheliom (Grad IV WHO) ist ein äußerst seltener und aggressiver zerebraler Tumor ganz überwiegend des Kleinkindesalters. Er besteht aus tubulären, papillären oder bandförmigen Strukturen mehrschichtiger, zylindrischer oder kubischer Zellen, die einer Basalmembran aufsitzen und das Medullarepithel des embryonalen Neuralrohres imitieren. Mitosen sind häufig. Unreife mesenchymale Partien kommen vor. Eine histologisch erkennbare astrozytäre, ependymale oder neuronale Differenzierung besteht in etwa der Hälfte der Fälle.

Abzugrenzen sind Teratome (zusätzliche histologische Strukturen anderer Keimblätter, überwiegend in der Pinealisregion auftretend), Ependymome, Plexuspapillome und maligne Gliome mit epithelialer Metaplasie (Mork et al. 1988).

■ Atypische teratoide Tumoren

Atypische teratoide Tumoren (zerebrale Rhabdoidtumoren) treten ganz überwiegend (95%) bei unter 5-Jährigen in Groß- oder Kleinhirn, äußerst selten auch bei Erwachsenen auf. Sie werden wahrscheinlich häufig als Medulloblastom oder PNET fehldiagnostiziert; die Abgrenzung ist aber sehr wichtig, da atypische teratoide Tumoren eine im Durchschnitt wesentlich ungünstigere Prognose besitzen.

Histologisch ähneln sie den renalen Rhabdoidtumoren: großer blasiger Kern mit prominentem Nukleolus, reichlich eosinophiles Zytoplasma mit variablen, oft fehlenden perinukleären Einschlüssen (denen elektronenmikroskopisch Intermediärfilamentbündel entsprechen), hohe Zelldichte, zahlreiche Nekrosen, aggressiver Verlauf. Neben dieser rhabdoiden Komponente finden sich sehr häufig kleinzellige Anteile, die isoliert einem primitiven neuroektodermalen Tumor entsprechen, sowie seltener epitheliale und mesenchymale Differenzierungen (Ho et al. 2000).

Immunhistologisch sind die Tumoren positiv für Vimentin und epitheliales Membranantigen, variabel auch für Zytokeratin, GFAP, Neurofilamentprotein und Muskelaktin, nicht aber für Desmin. 90% der Tumoren zeigen Monosomie oder Deletionen von Chromosom 22. Verantwortlich ist das INI1-Tumorsuppressor-Gen auf 22q11.2, dessen Funktion gegenwärtig noch unklar ist (Biegel et al. 1999). Renale und zerebrale rhabdoide Tumoren können assoziiert sein; bei diesen Fällen findet sich meist, bei isolierten Rhabdoidtumoren manchmal, eine INI1-Keimbahnmutation. Einzelne rhabdoide Zellen können in mehreren Hirntumoren vorkommen und reichen für die Diagnose eines Rhabdoidtumors nicht aus.

16.3.9 Tumoren des Pinealisparenchyms

Tumoren der Pinealisregion machen etwa 1% aller Hirntumoren aus; davon entstammen etwa 25% den Parenchymzellen der Glandula pinealis (Zirbeldrüse, Epiphyse), während die anderen 75% Keimzelltumoren oder andere Hirntumoren (Astrozytome, Meningeome) darstellen. Das früher als „ektopisches Pinealom" bezeichnete Germinom sollte nicht mit dem Pineozytom verwechselt werden.

■ Pineozytome

Das Pineozytom (Pinealozytom; Grad II WHO) tritt meist bei Erwachsenen auf. Histologisch besitzt es monomorphe rundliche Kerne, ein eosinophiles Zytoplasma und häufig unipolare Zellfortsätze, die Rosetten oder größere, unregelmäßig geformte kernfreie fibrilläre Areale bilden („pineozytomatöse Rosetten") (Abb. 16.10). Die (nicht immer vorhandene) Lagerung in Zellnestern mit einem schmalen septierenden Bindegewebsstroma imitiert die Grundstruktur der Glandula pinealis.

Pineozytome wachsen verdrängend. Immunhistochemisch exprimieren die Tumorzellen Synaptophysin und NSE, z. T. auch andere neuronale Antigene, und mitunter GFAP oder photosensorische Proteine (Rhodopsin, retinales S-Antigen). Eine

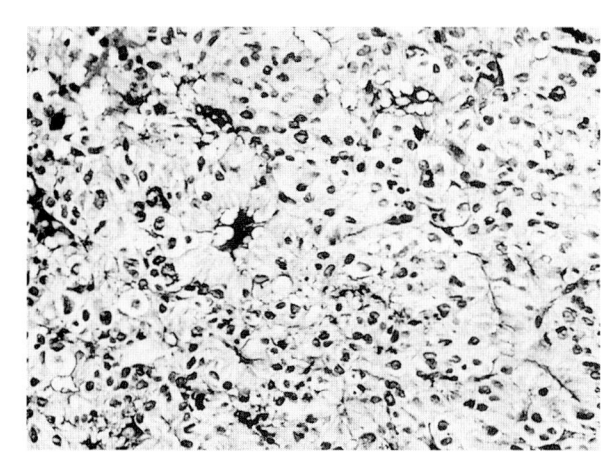

Abb. 16.10. Pineozytom mit angedeuteter Läppchenstruktur

neuronale oder astrozytäre Differenzierung kann gelegentlich schon in den Routinefärbungen erkennbar sein und Übergänge zum Gangliogliom zeigen. Eine papilläre Variante soll im Durchschnitt aggressiver verlaufen.

Pineoblastome

Das Pineoblastom (Pinealoblastom, PNET der Pinealisregion; Grad IV WHO) ist ein infiltrierender Tumor vor allem des Kindes- und Jugendalters. Histologisch handelt es sich um klein- und dunkelzellige, zelldichte, zytoplasmaarme und mitosereiche Tumoren. Homer-Wright-Rosetten, Nekrosen, Einblutungen und eine hohe Mitoserate sind charakteristisch. Die große Ähnlichkeit zum Medulloblastom bereitet differentialdiagnostische Schwierigkeiten, wenn sich ein Pineoblastom auf dem Liquorweg oder ein Medulloblastom nach anterior ausbreitet. Die Assoziation mit bilateralem Retinoblastom (trilateralem Retinoblastom) ist meist genetisch bedingt. Retinoblastische Differenzierungen (Flexner-Rosetten mit echtem Lumen, Photorezeptorproteine), selten auch ektomesenchymale und melanotische Differenzierungen können auftreten.

Tumoren mit intermediärer Differenzierung

Histologische Übergangsformen zwischen Pineozytom und Pineoblastom sind häufig und werden als „Tumoren des Pinealisparenchyms mit intermediärer Differenzierung" bezeichnet. Dabei kann eine Zunahme von Mitoserate und Nekrosen sowie das Fehlen einer Neurofilamentexpression mit einer schlechteren Prognose korreliert sein (Jouvet et al. 2000).

Echte Kombinationen (gemischte Pineozytome/Pineoblastome) wurden dagegen aus der aktuellen WHO-Klassifikation gestrichen, da sichere Exemplare offenbar noch niemals beobachtet wurden.

Sonstige

Seltene zystische Pineozytome sind zu unterscheiden von Teratomen, pilozytischen Astrozytomen, Epidermoidzysten, Arachnoidalzysten und den symptomatischen benignen Gliazysten der Glandula pinealis, den *Pinealiszysten* (Engel et al. 2000). Letztere haben einen Durchmesser von über 1 cm und sind mit einer goldgelben Flüssigkeit angefüllt. Die glatte Zystenwand besteht aus einer äußeren Bindegewebskapsel, einer zwischengeschalteten Lage nichttumorösen Pinealisparenchyms und einer schmalen inneren Schicht aus gliotischem Gewebe (Klein u. Rubinstein 1989).

16.3.10 Melanotische Tumoren

Intrazytoplasmatisches Melanin kann als eine sehr seltene Differenzierung in mehreren (wahrscheinlich in praktisch allen) Hirntumoren auftreten, so in Astrozytomen, Ependymomen, Plexuspapillomen, Gangliogliomen, Paragangliomen, primitiven neuroektodermalen Tumoren, Meningeomen und Nervenscheidentumoren. Elektronenmikroskopisch handelt es sich dabei entweder um melanosomales Melanin oder um Neuromelanin. Diese Tumoren unterstreichen die enge ontogenetische Beziehung zwischen den der Neuralleiste entstammenden Melanozyten und zerebralen neuroektodermalen Zellen.

Das primär intrakranielle *Melanozytom* ist dagegen ein echter melanozytärer Tumor, der vermutlich von den meningealen Melanozyten ausgeht, vor allem in der hinteren Schädelgrube sowie spinal auftritt und gerne rezidiviert. Es ähnelt dem kutanen blauen Nävus in seinen großen länglichen, melanosomales Melanin enthaltenden Zellen, die Züge und Wirbel ausbilden. Obwohl der duraadhärente Tumor makroskopisch einem Meningeom gleicht, unterscheidet er sich davon u. a. durch das Fehlen immunhistologischer (EMA) und elektronenmikroskopischer (Desmosomen, interdigitierende Fortsätze) Charakteristika der Meningothelien. Dagegen werden melanozytäre Antigene wie S-100-Protein und HMB-45 exprimiert.

Auch *maligne Melanome* und diffuse Formen kommen primär intrakraniell vor, müssen aber von einer Melanommetastase abgegrenzt werden.

Die *diffuse Melanozytose* (diffuse Melanose) manifestiert sich meist bei Kindern durch Krampfanfälle und Hirndruck und ist durch eine diffuse Verdickung und Verfärbung der Leptomeningen mit Infiltration der Virchow-Robin-Räume gekennzeichnet.

16.4 Mesenchymale Tumoren

16.4.1 Meningeome

Grad-I-Meningeome

Meningeome des Grades I (WHO) sind Tumoren der Meningothelien (Arachnoidaldeckzellen) und kommen in jedem Lebensalter vor, mit gewisser Bevorzugung der 5. und 6. Dekade. Frauen überwiegen (zerebral 2:1, spinal 4:1). Wegen des langsamen Wachstums bleiben die Patienten oft lange symptomlos. Vorzugssitze sind Falx, Tentorium, die Meningen der Großhirnkonvexität, Keilbein, Olfaktoriusrinne, Klivus, Kleinhirnbrückenwinkel, Foramen magnum, Optikusscheide und Spinalkanal sowie selten die Epiphyse und das intraventrikuläre Stroma des Plexus chorioideus. Ektope Lokalisationen wie Schädelknochen, Lunge, Finger u. a. sind Raritäten. In 2–8% der Fälle bestehen multiple Tumoren.

Makroskopisch sind Meningeome sehr derb, manchmal höckerig und von grauer Schnittfläche. Sie haften oft fest an der Innenseite der Dura mater, können diese und die Sinuswände durchwandern und in die Knochenmarkräume eindringen,

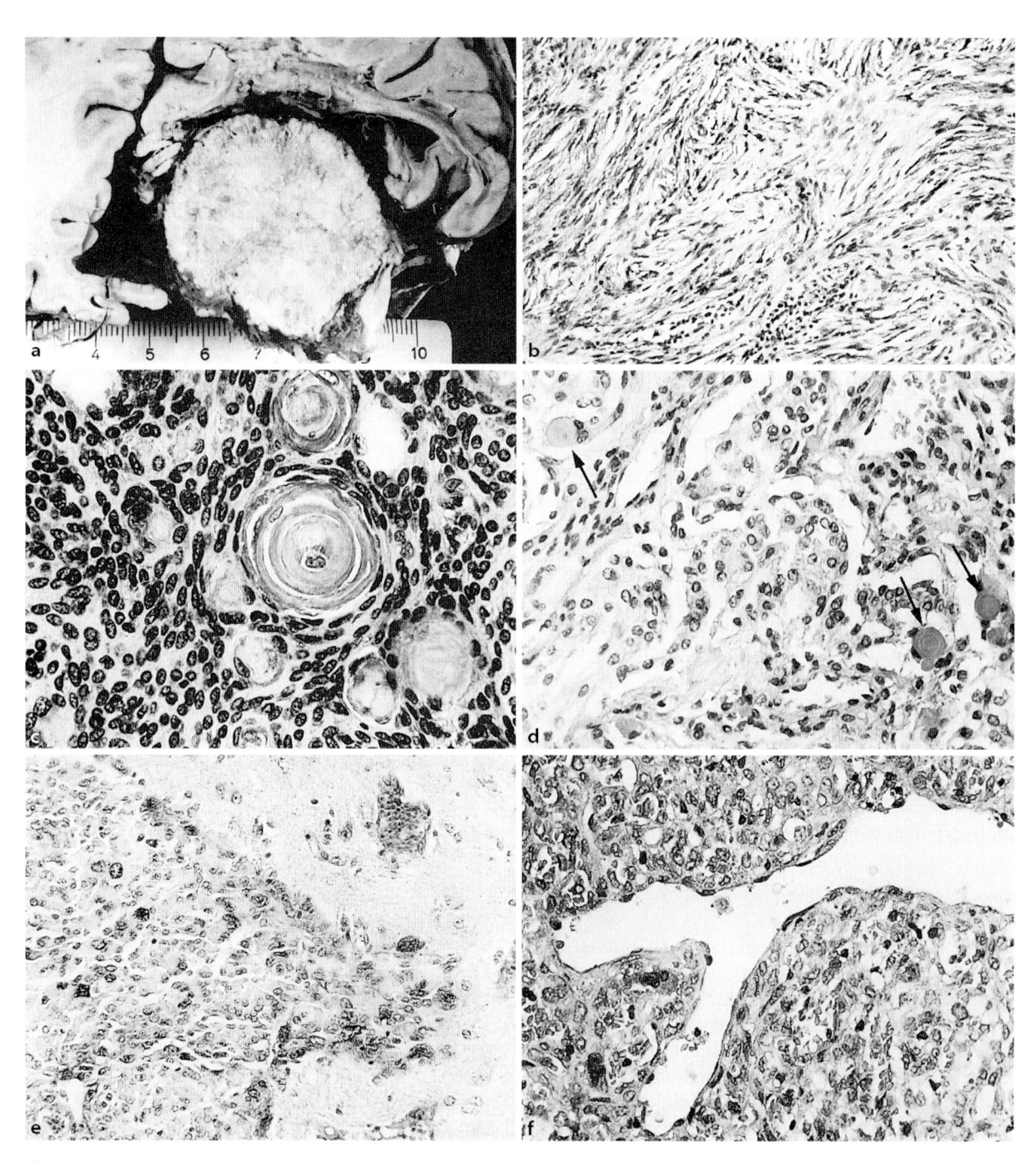

Abb. 16.11 a–f. Meningeale Tumoren. **a** Olfaktoriusmeningeom mit starker Verdrängung des basalen Frontallappens und sekundären Marknekrosen, **b** fibröses Meningeom, **c** meningotheliales Meningeom mit Zwiebelschalenformationen und Psammomkörpern, **d** sekretorisches Meningeom mit Pseudopsammomkörpern (*Pfeile*) und zellreichen Gefäßwänden, **e** Meningeom mit Hirninfiltration, **f** Hämangioperizytom der Meningen mit geweihartig verzweigtem Gefäß und zahlreichen Kapillaren

ohne destruierend zu sein. Sie wölben sich gegen das Hirn vor, sind aber meist gut davon abgegrenzt (Abb. 16.11 a).

Elektronenmikroskopisch können die interdigitierenden Zellfortsätze und die Desmosomen für die Meningeomdiagnose nützlich sein.

Immunhistologisch ist die für normale und neoplastische Arachnothelien charakteristische Kombination aus epithelialem Membranantigen (EMA) und Vimentin typisch (s. Tabelle 16.2). Stehen Gefrierschnitte zur Verfügung, ist auch die Positivität für demosomale Antigene wie Desmoplakin hilfreich.

Genetisch weisen etwa 60% der (sporadischen) Meningeome Mutationen des NF-2-Tumorsuppressor-Gens auf Chromosom 22q auf, meist mit der Folge eines trunkierten Merlin-Moleküls (fibröse und transitionale Meningeome 75%, meningotheliale Meningeome 25%). Aufgrund multipler, wiederkehrender chromosomaler Verluste und Zugewinne ist es sehr wahrscheinlich, dass mehrere Tumorsuppressor-Gene und Onkogene eine Rolle bei der Progression zum atypischen und anaplastischen Meningeom spielen; die molekulargenetische Grundlage der Progression ist aber bislang noch nicht aufgedeckt worden.

Da sich Meningeome histogenetisch von den Arachnoidaldeckzellen ableiten, ähnelt ihr histologisches Bild einerseits den physiologischerweise häufig vorkommenden Arachnoidaldeckzellnestern, unterstreicht aber andererseits das äußerst breite Differenzierungsspektrum dieses Zelltyps (Kepes 1982). Histologisch werden zahlreiche Subtypen unterschieden.

Meningothelialer Typ

Beim meningothelialen (endotheliomatösen) Typ (Abb. 16.11 c) imponieren Zellen mit reichlich eosinophilem Zytoplasma, das schlecht oder nicht abgrenzbar ist; dieser (pseudo)synzytiale Eindruck beruht auf einer nur ultrastrukturell erkennbaren intensiven fingerförmigen Verflechtung der Zellfortsätze. Die Kerne sind rundoval, besitzen eine deutliche Kernmembran, wenig fein verteiltes Chromatin und nicht selten rundliche Zytoplasmainvaginationen („Lochkerne"). Typisch sind einige mehrschichtige Wirbelbildungen spindeliger Zellen („Zwiebelschalenformationen"), von Bindegewebssträngen septierte Tumorzellknoten und Kalkkugeln, die oft konzentrisch geschichtet sind und meist von den Gefäßwänden ausgehen („Psammomkörper"). (NB: Die Bezeichnung „meningotheliales Meningeom" ist ein Pleonasmus, da alle Meningeome definitionsgemäß meningothelial differenziert sind, lässt sich aber wohl kaum mehr ausmerzen.)

Fibröser Typ

Der fibröse (fibroblastische) Typ als 2. Haupttyp besteht aus Zellzügen spindeliger Zellen mit längsovalen Kernen und bipolaren Fortsätzen (Abb. 16.11 b). Im Vergleich zum Neurinom sind die eingeflochtenen kollagenen Fasern dicker und in der Van-Gieson-Färbung kräftiger rot, die Kerne plumper und storiforme Strukturen häufiger.

Transitionale Meningeome

Beim transitionalen Meningeom kann es sich um das örtlich getrennte Auftreten der beiden Haupttypen innerhalb eines Tumors oder um eine einheitlich intermediäre Differenzierung handeln. Wirbelbildungen sollen zahlreich sein. Die Anwendung dieser Kriterien ist interindividuell sehr variabel; das transitionale Meningeom ist eine der unschärfsten Diagnosen in der Neuropathologie.

> Die Mehrzahl der übrigen, meist seltenen Typen der WHO-Klassifikation orientiert sich nicht an Zellform und Gewebsarchitektur, sondern an bestimmten Differenzierungen oder degenerativen Veränderungen, weshalb mehrere Typen innerhalb des selben Tumors auftreten können. Diese Typen werden dann diagnostiziert, wenn sie anteilsmäßig überwiegen und sehr deutlich vorhanden sind, während man ansonsten von einer Komponente sprechen kann (z. B. „fibröses Meningeom mit sekretorischer und mikrozystischer Komponente").

Psammomatöser Typ

Der psammomatöse Typ ist durch sehr zahlreiche Psammomkörper gekennzeichnet, die dem Tumor eine kalkharte Konsistenz verleihen. Er ist vor allem spinal lokalisiert.

Angiomatöser Typ

Der angiomatöse Typ zeigt zahlreiche dicht gelegene, weitlumige und fibrosierte Gefäße mit nur spärlich eingeschalteten Tumorzellen; daneben gibt es den mikrovaskulären Typ, der oft mit mikrozystischer Degeneration, Kernpolymorphie und schaumigen Zytoplasmen einhergeht und dadurch einem Hämangioblastom ähnelt (aber scharf davon abzugrenzen ist). Die Blutgefäße einschließlich der fibrosierten Areale machen wenigstens die Hälfte der gesamten Fläche aus. Der angiomatöse Typ sollte nicht mit dem gefäßreichen Tumornabel verwechselt werden.

Mikrozystische Meningeome

Sie zeigen sternförmige oder bipolare Tumorzellen, eine spongiös-retikuläre Auflockerung der Fortsätze, seröse Exsudate und können Astrozytome vortäuschen. Etwas unscharf ist die Abgrenzung vom *myxoiden Meningeom*, das eine an PAS- und alzianblaupositiven Glykosaminoglykanen reiche Extrazellulärmatrix und oft ein vakuoläres Zytoplasma besitzen soll.

Sekretorische Meningeome

Das sekretorische Meningeom ist definiert durch zahlreiche Pseudopsammomkörper (Abb. 16.11 d). Es handelt sich dabei um eosinophile, PAS-positive, rundlich-homogene oder schollig zerfallende, nicht kalkhaltige Körper, die ultrastrukturell in intra- oder extrazellulären Lumina gelegen sind, die auch Mikrovilli enthalten. Die dazugehörigen Tumorzellen sind positiv für Zytokeratine, IgA, IgG und CEA. In der Umgebung findet sich meist eine erhebliche Hyperplasie der Gefäßwandzellen. Ein massives peritumorales Ödem wurde mehrfach beschrieben.

Lymphozyten- und plasmazellreiche Meningeome

Beim lymphozyten- und plasmazellreichen Meningeom dominieren polyklonale reaktive Infiltrate das Bild, so dass nach der (ansonsten typischen) meningothelialen Komponente gesucht werden muss. Differentialdiagnostisch sind Plasmozytome und Plasmazellgranulome (entzündliche myofibrohistiozytäre Proliferationen) auszuschließen.

Metaplastische Meningeome

Das metaplastische Meningeom zeigt fokal ausgeprägte mesenchymale Differenzierungen (Knochen, Knorpel, Fett). Auch die noch relativ häufige xanthomatöse Degeneration (schaumige Zytoplasmen, die an Makrophagen erinnern) wird hierunter subsumiert.

> Neben den Grad-I-Meningeomen gibt es eine Reihe von Meningeomen der Grade II und III (WHO), die eine *höhere Rezidivneigung* aufweisen.

Grad-II-Meningeome

Klarzelliger Typ

Der klarzellige Typ zeigt ein ungefärbtes oder schwach eosinophiles, glykogenreiches, gut abgrenzbares Zytoplasma. Typisch sind ein unstrukturiertes („patternless") Wachstum sowie eine Bevorzugung des Kleinhirnbrückenwinkels und der Cauda equina. Besonders *intrakranielle Formen* rezidivieren häufiger und werden deshalb schon als Grad II (WHO) eingestuft.

Spinale Formen werden aber als I gradiert, sofern nicht die Kriterien des atypischen oder anaplastischen Meningeoms erfüllt sind (s. unten).

Chordoide Meningeome

Beim chordoiden Meningeom sieht man Zytoplasmavakuolen, Zellgruppierungen und eine myxoide Struktur wie beim Chordom sowie massive lymphoplasmazelluläre Infiltrate mit Keimzentren. Manche Patienten, besonders Kinder und Jugendliche, zeigen eine mikrozytäre Anämie, die sich nach der Resektion zurückbildet. Beziehungen zum Castleman-Syndrom werden diskutiert.

Atypische Meningeome

Atypische Meningeome rezidivieren im Durchschnitt häufiger und schneller als Grad-I-Meningeome, sind aber signifikant gutartiger als anaplastische Meningeome und stellen noch keine Indikation für eine Strahlentherapie dar.

> Ein atypisches Meningeom ist definiert durch mindestens eines der beiden folgenden histologischen Kriterien:
> - gesteigerte Mitoserate, d.h. mindestens 4 Mitosen pro 10 High-power-Felder (Gesichtsfeld von 0,16 mm^2 bei 400facher Vergrößerung);
> - mindestens 3 der folgenden 5 Eigenschaften: gesteigerte Zelldichte, kleine Zellen mit hohem Kern-Zytoplasma-Verhältnis, prominente Nukleolen, unstrukturiertes Wachstum („patternless", „sheet-like"), flächenhafte Nekrosen.

Bei der Beurteilung der Atypie oder Anaplasie benötigt man Angaben über eine evtl. präoperativ erfolgte therapeutische Embolisation; diese kann zu flächenhaften Nekrosen gleichen Alters, nekrobiotischen Arealen mit Kernpyknose und Zytoplasmaeosinophilie, mikrozystischer Auflockerung und perinekrotisch gesteigerter proliferativer Aktivität führen.

Grad-III-Meningeome

Papilläre Meningeome

Das papilläre Meningeom zeigt in den überwiegenden Tumorarealen perivaskuläre pseudopapilläre Strukturen. Es tritt überwiegend bei Kindern auf, infiltriert in 75% der Fälle das Gehirn, metastasiert in 20% und wird schon deswegen als Grad III (WHO) eingeordnet.

Rhabdoide Meningeome

Das rhabdoide Meningeom besteht überwiegend aus „rhabdoiden" Zellen, also aus rundlichen Tumorzellen mit exzentrischem Kern, prominenten Nukleolen und eosinophilen Einschlüssen aus Intermediärfilamenten. Meist sind weitere Zeichen der Anaplasie vorhanden. Meningeome mit einzelnen rhabdoiden Zellen sollten nicht als rhabdoide Meningeome bezeichnet werden.

Anaplastische Meningeome

> Anaplastische (maligne) Meningeome zeigen entweder eine eindeutig maligne Zytologie (die einem Karzinom, Sarkom oder Melanom entspricht), oder sie weisen eine sehr stark erhöhte Mitoserate auf, d. h. mindestens 20 Mitosen pro 10 High-power-Felder (Gesichtsfeld von 0,16 mm^2 bei 400facher Vergrößerung).

Die mediane Überlebenszeit liegt unter 2 Jahren. Die Hirninfiltration (Abb. 16.11 e), die früher als ein entscheidendes Malignitätskriterium angesehen wurde, wird nun als ein Zeichen einer höheren Rezidivwahrscheinlichkeit betrachtet, ohne dass aus der Hirninfiltration allein schon ein höherer Malignitätsgrad resultiert (Kleihues u. Cavenee 2000). Im Durchschnitt verhalten sich Meningeome mit Hirninfiltration wie atypische Meningeome (Perry et al. 1999).

16.4.2 Hämangioperizytome

Das Hämangioperizytom macht 0,5–7% (Mittel 2%) der meningealen Tumoren aus (mittleres Alter 43 Jahre), imponiert radiologisch und makroskopisch wie ein Meningeom, entspricht histologisch und ultrastrukturell aber dem Hämangioperizytom der Weichgewebe (Abb. 16.11 f), weshalb es auch nicht mehr als hämangioperizytotisches Meningeom bezeichnet wird.

Histologische Charakteristika sind hohe Zelldichte, sehr zahlreiche, häufig obliterierte Kapillaren, denen sich unmittelbar Tumorzellen mit ovalen oder länglichen Kernen und schlecht erkennbarem Zytoplasma anschließen, größere schlitzförmige und geweihartig verzweigte dünnwandige Gefäße und oft (aber nicht obligat) ein dichtes perizelluläres Retikulinnetzwerk, dem ultrastrukturell basalmembranähnliches Material entspricht. Anaplastische Formen (30%) wurden von differenzierten Formen abgegrenzt durch
- Nekrosen oder mehr als 5 Mitosen/10 HPF,
- mindestens zwei der Kriterien Einblutung, Kernatypien, höhere Zelldichte (Mena et al. 1991).

Bei extrakraniellen Hämangioperizytomen wird eine proliferative Aktivität von mindestens 4 Mitosen pro 10 HPF als wesentlicher prognostischer Faktor angesehen (Enzinger u. Weiss 1995). Es liegt nahe, entsprechende histologische Kriterien für die Gradierung nach II oder III zu verwenden, auch wenn die WHO-Klassifikation hier nicht eindeutig ist.

Meningeale Hämangioperizytome unterscheiden sich weiterhin von Meningeomen durch das Überwiegen von Männern (60%), eine schlechtere Prognose (5- bzw. 15-Jahre-Überlebensraten 65% und 21%, Rezidive in 26–91%, Metastasen in 10–68% der Fälle), einen häufigeren Sitz am Tentorium und in der hinteren Schädelgrube (33%), die immunhistochemische Negativität für epitheliales Membranantigen und Desmoplakin, die häufige Positivität für CD34 (33–100%) und das Fehlen von Inaktivierungen des NF-2-Gens.

16.4.3 Hämangioblastome

Das Hämangioblastom (Grad I WHO; Synonyme: kapilläres Hämangioblastom, Lindau-Tumor, Angioretikulom) macht 1,1–2,4% der Hirntumoren aus, ist ein in 10% der Fälle rezidivierender, aber benigner Tumor, der überwiegend bei Erwachsenen (Mittel: 42 Jahre), zu 6% multipel, meist im Kleinhirn (80%), retinal, selten zerebral, meningeal oder spinal, extrem selten auch in anderen Organen wie peripheren Nerven, Pankreas, Niere und Leber auftritt. In 9–40% der Fälle (Mittel: 25%) ist er eine Komponente der Hippel-Lindau-Krankheit (s. 16.10.3).

Makroskopisch sind die Tumoren zu 75% zystisch, fest und scharf abgegrenzt (Abb. 16.12 b). *Mikroskopisch* sieht man sehr zahlreiche, überwiegend kapilläre Gefäße neben weitlumigen, teils fibrosierten Gefäßen (Abb. 16.12 a). Die Retikulinfärbung demaskiert kollabierte Kapillaren. Zwischen den Gefäßen liegen die Stromazellen (interstitielle Zellen), entweder einzeln mit spindelig kleinem Zytoplasma (retikulärer Typ) oder in Nestern mit gut abgrenzbarem, fettig-schaumigem, seltener homogen-eosinophilem oder klarem Zytoplasma und zentralen, mitunter hyperchromatischen oder polymorphen Kernen (zellulärer Typ), einem Paragangliom ähnlich. *Elektronenmikroskopisch* lassen sich

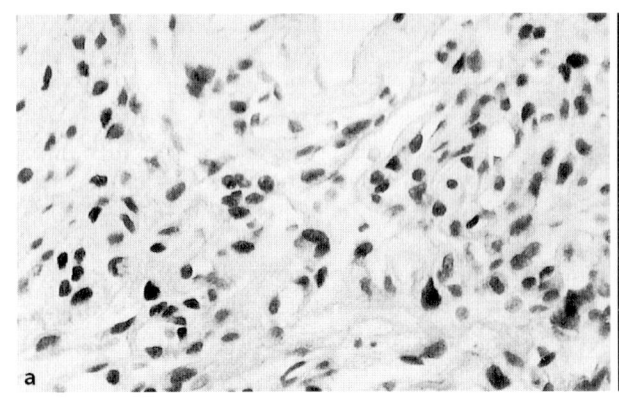

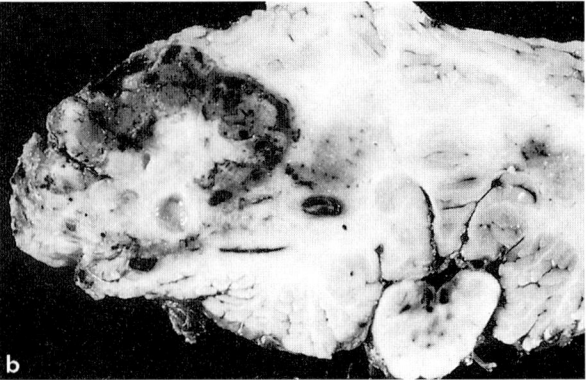

Abb. 16.12 a, b. Hämangioblastom. **a** Zahlreiche Gefäße unterschiedlichen Kalibers mit zwischengeschalteten Stromazellen; **b** zystischer Kleinhirntumor

Endothelzellen, Perizyten und Stromazellen differenzieren.

Immunhistochemisch sind die Stromazellen oft positiv für Vimentin und neuroendokrine Antigene (NCAM, NSE, Neuropeptide), aber negativ für epitheliale Antigene (EMA, Zytokeratine: Abgrenzung zum klarzelligen Nierenzellkarzinom!), endotheliale Antigene (CD31, CD34, Faktor-VIII-bezogenes Antigen) und GFAP. Die Ki-67/MIB1-Proliferationsrate liegt meist bei unter 1%.

Da ein nichtneoplastisches Analogon der Stromazelle unbekannt ist, hat man in zahlreichen immunhistologischen Untersuchungen die rätselhafte Histogenese dieses Tumors zu klären versucht. Dabei wurden u. a. eine endotheliale, histiozytäre, meningeale, undifferenziert mesenchymale, astrozytäre und neuroendokrine Natur favorisiert. Da die Stromazellen Erythropoetin produzieren, kann es selten zu einer sekundären Polyzytämie kommen.

16.4.4 Mesenchymale nichtmeningotheliale Tumoren

Prinzipiell können nahezu alle benignen und malignen Weichteiltumoren primär im Bereich des Zentralnervensystems oder seiner Hüllen auftreten. Intrakranielle Lipome (0,1–1,3% der Hirntumoren), die wie extrazerebrale Tumoren aus reifen Fettzellen bestehen, findet man in allen Altersstufen, zu 82% in der Mittellinie, besonders auf dem Balken (50%), aber auch in der Vierhügelregion, suprasellär/interpedunkulär und im Kleinhirnbrückenwinkel. Bei 0,1–0,2% aller Autopsien sind sie ein Zufallsbefund. Malignisierung ist nicht bekannt. Hirnfehlbildungen geringeren Grades liegen in 55% der Fälle vor.

Während die meisten spinalen Lipome intradural wachsen, ist das seltene Angiolipom (Angiomyolipom) auf den Epiduralraum beschränkt. Die spinale epidurale Lipomatose ist meist durch Steroide bedingt. Primär im ZNS oder in den Meningen entstehende Fibrome, Leiomyome, Rhabdomyome, Chondrome, Osteome, Myxome, epitheloide Hämangioendotheliome u. a. sind Raritäten.

Wenn maligne Meningeome, Hämangioperizytome, vom Knochen infiltrierende Tumoren und Metastasen ausgeschlossen werden, bleibt ein kleiner Rest primär intrazerebraler oder meningealer Sarkome (weniger als 0,1% der Hirntumoren). Histologisch werden sie wie Sarkome anderer Lokalisation klassifiziert (Enzinger u. Weiss 1995), wobei maligne fibröse Histiozytome (MFH) überwiegen, aber auch Rhabdo- und Leiomyosarkome, Fibrosarkome, Chondrosarkome (besonders mesenchymale), Angiosarkome, maligne Ektomesenchymome u. a. auftreten können (Paulus et al. 1991 b).

Gliosarkome sind nur durch eine komplette Gewebsaufarbeitung abzugrenzen. Die Unterscheidung zwischen einem primär intrakraniellen Sarkom und einer Metastase ist rein histologisch nicht möglich.

> Obsolet sind historische Begriffe, die ungenau oder unzutreffend sind, wie polymorphzelliges Sarkom und Xanthosarkom (= z. T. MFH), periadventitielles Sarkom und Retikulumzellsarkom (= maligne Lymphome), Arachnoidalsarkom (= desmoplastisches Medulloblastom) oder monstrozelluläres Sarkom (= Riesenzellglioblastom).

Die „primär meningeale Sarkomatose" ist definiert als ein auf die weichen Hirnhäute beschränktes, nicht umschriebenes, sondern extensiv und diffus wachsendes Sarkom. Bei den meisten der bisher beschriebenen Fälle handelt es sich wahrscheinlich um kleinzellige, maligne, nichtsarkomatöse Tumoren (Karzinome, Lymphome, PNET etc.) (Budka et al. 1975). Falls es die Entität „primär meningeale Sarkomatose" gibt, ist sie extrem selten.

16.4.5 Chordome

Es soll hier nur auf eine Variante, das neuropathologisch relevante *chondroide Chordom*, hingewiesen werden, das nahezu ausschließlich in der hinteren Schädelgrube auftritt und von der sphenookzipitalen Synchondrose ihren Ausgang nimmt. Histologisch besteht der Eindruck einer chordoiden und chondroiden Differenzierung. Immunhistologisch werden in der chordoiden wie in der chondroiden Komponente – wie auch bei anderen Chordomen – S-100-Protein, Vimentin und epitheliale Antigene (EMA, Zytokeratine) exprimiert. Die Prognose soll etwas günstiger als bei den echten Chordomen sein.

Als *Ecchordosis physaliphora* bezeichnet man präpontine (seltener sakrokokzygeale) gelatinöse Knötchen von unter 2 cm, die histologisch und immunhistologisch dem Notochord und dem Chordom entsprechen, bei 0,6–5% der Autopsien gefunden werden können und fast immer symptomlos sind (Sarasa u. Fortes 1991).

16.5 Periphere Nervenscheidentumoren

Sie leiten sich von den Hüllzellen der peripheren Nerven bzw. der Hirnnerven ab. Die Tumorzellen entsprechen daher meist Schwann-Zellen und können seltener auch ultrastrukturelle Charakteristika von Perineuralzellen und (insbesondere bei Neurofibromen) von Fibroblasten aufweisen.

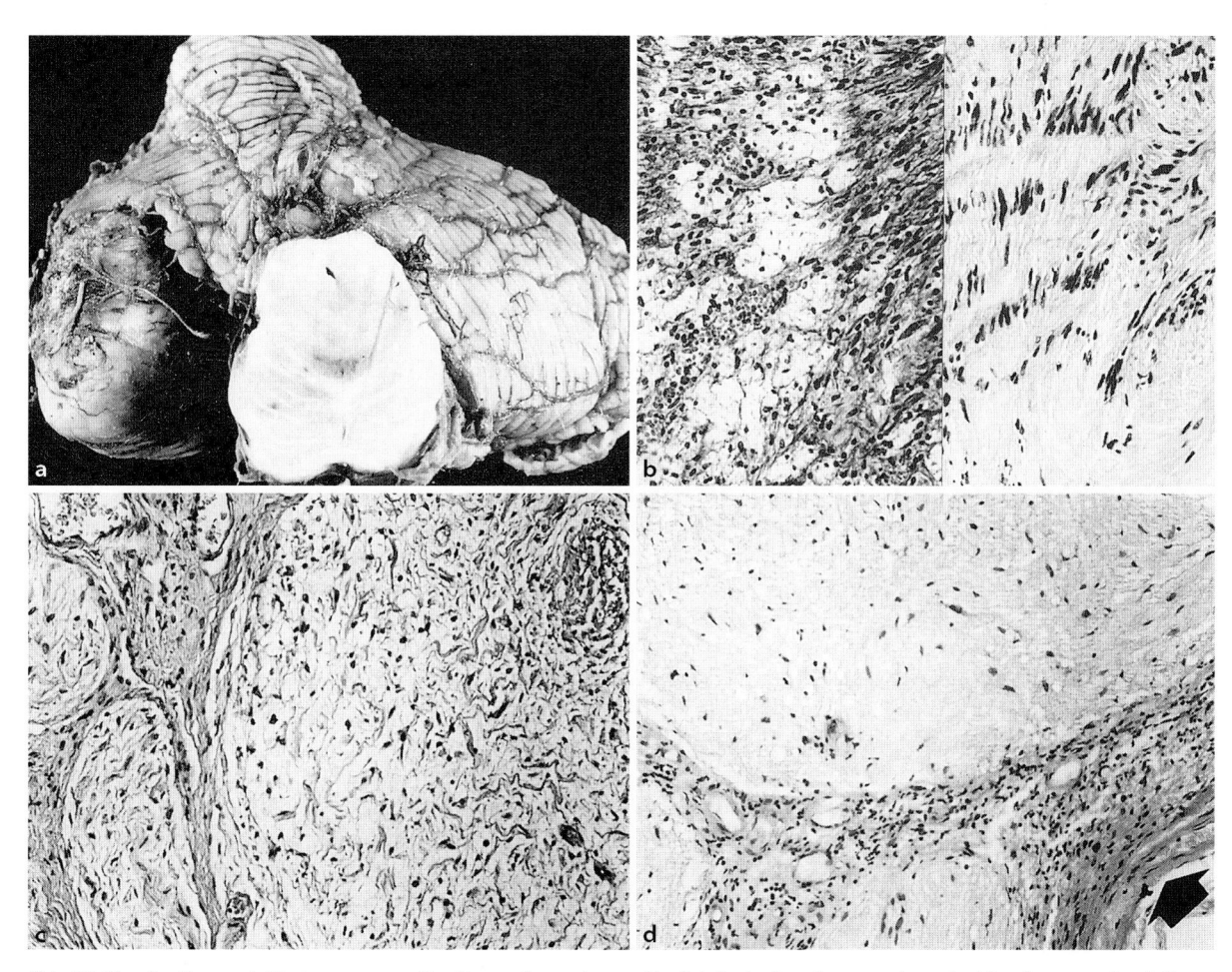

Abb. 16.13 a–d. Nervenscheidentumoren. **a** Akustikusneurinom im Kleinhirnbrückenwinkel mit starker Verdrängung einer Kleinhirnhemisphäre; **b** Neurinom mit Schaumzellbildung (*links*) und Palisadenstellung der Kerne (*rechts*); **c** plexifomes Neurofibrom mit Aufweitung der Faszikel durch ein zellarmes und matrixreiches Tumorgewebe; **d** Neurothekeom mit 3 myxoiden Läppchen und von der Kapsel (*Pfeil*) einstrahlenden Bindegewebssepten

16.5.1 Neurinome

Die Neurinome (Grad I WHO; Synonyme: Schwannome, Neurilemmome, Neurolemmome) sind gutartig; eine maligne Entartung ist extrem selten (McLean et al. 1990). Sie können prinzipiell an allen Hirnnerven, Nervenwurzeln und peripheren Nerven lokalisiert sein; am häufigsten sind sie jedoch im Kleinhirnbrückenwinkel anzutreffen (Abb. 16.13a): Diese „Akustikusneurinome" gehen vom vestibulären Teil des 8. Hirnnervs aus. An den spinalen Nervenwurzeln können Sanduhrgeschwülste mit intra- und extraspinalem Anteil bei erweitertem Foramen intervertebrale auftreten. Die seltenen Neurinome des zerebrospinalen Parenchyms werden von vaskulären Nervenästen abgeleitet (Casadei et al. 1993).

Makroskopisch sind die Neurinome in der Regel scharf abgegrenzt, gekapselt und derb. Auf dem Schnitt sind sie weiß, graurosa oder gelblich gefleckt und gelegentlich zystisch.

Mikroskopisch dominieren sich durchflechtende Zellzüge mit bipolar orientierten länglichen oder geschlängelten Kernen und langen Zellfortsätzen. Eingewobenes feines Kollagen zeigt in der Van-Gieson-Färbung ein zartes Orange und ist mit Retikulinfärbungen darstellbar. Auf dem Querschnitt erscheinen die Kerne klein und rund. Charakteristisch, aber nicht immer nachweisbar, ist eine Palisadenstellung der Kerne, wobei Kernreihen mit kernarmen Zellfortsatzbündeln alternieren (Abb. 16.13b). Dieses Muster (Zellzüge, längliche Kerne) wird als Antoni-A-Typ dem Antoni-B-Typ gegenübergestellt, bei dem die Fortsätze der eher sternförmigen Tumorzellen ein lockeres Geflecht ausbilden; insbesondere bei diesem retikulären Wachstumstyp können die Tumorzellen in eine wässrige Matrix eingelagert und herdförmig fettig degeneriert sein („Schaumzellnester", Abb. 16.13b).

Einzelne große, unregelmäßig geformte und hyperchromatische Kerne und gelegentlich auch flächenhafte Nekrosen können auftreten und sind nicht Zeichen einer malignen Entartung. Anteile des peripheren Nervs sind allenfalls am Rand des Tumors nachweisbar. Häufig trifft man in Neurinomen auf fibrosierte zellarme Gefäßwände und Ablagerungen von Hämosiderin. Selten findet man intrazelluläres Lipofuszin oder Melanin („melanotisches Neurinom"); kommen zum Melanin Psammomkörper hinzu, so handelt es sich bei etwa der Hälfte der Fälle um eine Manifestation des *Carney-Komplexes*, einer autosomal-dominant vererbten Kombination aus Gesichtspigmentation, kardialen Myxomen und endokriner Überaktivität (Cushing-Syndrom oder Akromegalie) aufgrund einer Mutation des Gens für die R1*a*-Untereinheit der Proteinkinase A (Carney 1990; Casey et al. 2000).

Immunhistologisch sind Neurinome typischerweise positiv für S-100-Protein, Vimentin und das HNK-1/Leu-7-Epitop, vereinzelt und kleinherdig auch für GFAP, im Gegensatz zu den Meningeomen aber negativ für Desmoplakin und etwas seltener als diese positiv für epitheliales Membranantigen.

Elektronenmikroskopisch findet man Charakteristika von Schwann-Zellen, wie eine perizelluläre Basallamina, seltener mesaxonähnliche Formationen und „long spacing collagen".

Genetisch bestehen bei 60% der sporadischen Neurinome Mutationen des NF-2-Tumorsuppressor-Gens; noch häufiger kommt es zu einem Verlust des NF-2-Genprodukts Merlin, offenbar auch durch andere Mechanismen.

16.5.2 Neurofibrome

Neurofibrome (Grad I WHO) können entweder als nicht gekapselte Hauttumoren oder als Tumoren der Nervenwurzeln, Spinalganglien, peripheren und autonomen Nerven auftreten. Plexiforme Neurofibrome größerer Nerven und multiple kutane Neurofibrome sind Kennzeichen der Neurofibromatose (NF-1). 5–10% der plexiformen Neurofibrome entarten.

Histologisch unterscheiden sich Neurofibrome von Neurinomen durch eine basophile, an Glykosaminoglykanen reiche Extrazellulärmatrix und kräftigere kollagene Faserbündel (Abb. 16.13c). Im Tumor treten häufig teils bemarkte Axone auf. Dichte Züge spindeliger Zellen alternieren mit ausgedehnten zellarmen und bindegewebsreichen Abschnitten. Seltener als in Neurinomen sind Zysten, Eisenpigment, Schaumzellen, fibrosierte Gefäße, eine Palisadenstellung der Kerne und eine elektronenmikroskopisch oder immunhistologisch (S-100-Protein) fassbare Schwann-Zell-Differenzierung. Seltene intermediäre Nervenscheidentumoren sind nicht eindeutig als Neurinom oder Neurofibrom klassifizierbar oder beinhalten beide Komponenten in getrennten Arealen.

Das plexiforme Wachstumsmuster (das auch selten bei Neurinomen beobachtet werden kann) zeigt eine fusiforme oder zylindrische Auftreibung des Nervs, der histologisch ein Auseinanderdrängen der Nervenfasern durch das matrixreiche Tumorgewebe entspricht (Abb. 16.13c). Daneben gibt es den bei Neurinomen vorherrschenden globulären Wachstumstyp an Nervenstämmen, der – zumindest bei solitären Tumoren – nicht mit der Neurofibromatose assoziiert ist.

Selten sind Stapel von Lamellen ausgebildet, die Tastkörperchen ähneln und ultrastrukturell aus Basallaminae, Kollagenfibrillen und Tumorzellfortsätzen bestehen. Sind diese Strukturen zahlreich, dann spricht man vom „Tastkörperchenneurofibrom".

16.5.3 Maligne periphere Nervenscheidentumoren

Die 5-Jahres-Überlebensrate von Patienten mit malignem peripherem Nervenscheidentumor (Grad III oder IV WHO; Synonyme: Neurofibrosarkom, neurogenes Sarkom) beträgt weniger als 30%. Bei einer Assoziation mit M. Recklinghausen (etwa 50%) ist die Prognose noch ungünstiger. Maligne periphere Nervenscheidentumoren entstehen entweder primär oder auf dem Boden eines (meist plexiformen) Neurofibroms. Am häufigsten sind kräftige periphere Nerven betroffen, die spindelförmig aufgetrieben sind.

Kriterien der Malignität sind Mitosen, erhöhte Zelldichte, Fehlen einer Kapsel bei infiltrativem Wachstum, ausgedehnte Nekrosen und häufig gesteigerte Polymorphie. Züge aus Spindelzellen durchflechten sich „fischgrätenartig". Wenn charakteristische neurinomatöse oder neurofibromatöse Strukturen nicht nachweisbar sind, müssen andere mesenchymale spindelzellige Tumoren, insbesondere ein Fibrosarkom, differentialdiagnostisch berücksichtigt werden. Für einen malignen peripheren Nervenscheidentumor sprechen ein geschlängelter Verlauf von Kernen und Zellfortsätzen sowie eine wechselnde Zelldichte. Die Tumoren können S-100-Protein (33–87%) und das HNK-1/Leu-7-Epitop (33–75%) exprimieren.

10% der malignen peripheren Nervenscheidentumoren enthalten Komponenten anderer Sarkomtypen (Ducatman u. Scheithauer 1984); die Kombination mit einem Rhabdomyosarkom bezeichnet man als malignen Triton-Tumor. Weitere seltene Differenzierungen sind tubuläre, teils muzinöse Strukturen (benigner oder maligner glandulärer Nervenscheidentumor), Melanin und neuroendokrine Dense-core-Granula.

Der *maligne epitheloide Nervenscheidentumor* zeigt ein Wachstum epithelartiger rundlicher Zellen in Nestern. Wenn der Tumor nicht in einem peripheren Nerv entstanden und nicht Teil eines charakteristischen malignen peripheren Nervenscheidentumors ist, kann die Abgrenzung von einem malignen Melanom unmöglich sein, zumal auch melanotische epitheloide periphere Nervenscheidentumoren und „neurotrope Melanome" beschrieben wurden.

Differentialdiagnostisch abzugrenzen sind:
- melanotische neuroektodermale Tumoren (melanotische Progonome, retinale Anlagetumoren), die meist im 1. Lebensjahr in Knochen (vor allem Kiefer) oder Weichteilen, selten auch in der Dura und im Gehirn auftreten und eine alveoläre Struktur sowie neuroblastische und melanozytäre Differenzierung zeigen;
- periphere primitive neuroektodermale Tumoren (Neuroepitheliome, periphere Neuroblastome), die bei älteren Kindern und jungen Erwachsenen an den Extremitäten, axial oder in der Lunge (Askin-Tumor) auftreten, zu einem Drittel von peripheren Nerven ausgehen und histologisch, immunhistologisch und elektronenmikroskopisch Neuroblastomen oder Medulloblastomen weitgehend gleichen;
- zelluläre (zellreiche) Neurinome, die als intermediäre Tumoren 3–5% der Nervenscheidentumoren ausmachen. Wie Neurinome sind sie gekapselt und wachsen in Zellzügen. Zelldichte, Mitoserate, Chromatinreichtum und Kernpolymorphie sind gesteigert, allerdings nicht so stark wie in malignen peripheren Nervenscheidentumoren. Trotz dieser Histologie rezidivieren sie in weniger als 5% der Fälle und metastasieren nicht, weshalb eine aggressive Therapie nicht indiziert ist (Casadei et al. 1995).

16.5.4 Seltene Nervenscheidentumoren

Neurothekeome

Neurothekeome (Nervenscheidenmyxome) imponieren als gutartige papulöse Hauttumoren. Die myxomatöse Form zeigt in einer basophilen muzinösen Matrix S-100-Protein-positive spindel- und sternförmige Zellen, die von Bindegewebssträngen läppchenartig septiert werden (Abb. 16.13 d). Die zelluläre Form besteht aus kompakten, zytoplasmareichen, S-100-Protein-negativen Epitheloid- und Spindelzellen und kann Kernatypien und Mitosen aufweisen.

Extrakutane Formen kommen vor, so auch an den spinalen Nervenwurzeln (Paulus et al. 1991a).

Perineuriome

Sie sind ausschließlich aus Perineurialzellen aufgebaut. Die benignen, zellarmen und häufig sklerosierten Weichteiltumoren bestehen aus spindeligen, geschlängelten Zellen mit dünnen Fortsätzen, die z. T. Wirbel ausbilden. Sie sind EMA-positiv, S-100-Protein-negativ und besitzen elektronenmikroskopisch eine inkomplette perizelluläre Basallamina sowie pinozytotische Vesikel (Giannini et al. 1997).

Diese Weichteilperineuriome (ohne Beziehung zu einem größeren Nerv) sind von den *intraneuralen Perineuriomen* zu unterscheiden, die meist in peripheren Nerven der Extremitäten auftreten und histologisch aus Perineurialzellen mit Zwiebelschalenformationen innerhalb des Endoneuriums aufgebaut sind (Emory et al. 1995).

Sonstige

Beim benignen, häufig kongenitalen *fibrolipomatösen Hamartom* sind Epi- und Perineurium eines Nervs, überwiegend der oberen Extremität, von fibroadipösem Gewebe überwachsen (Silverman u. Enzinger 1985).

Das *neuromuskuläre Hamartom* (benigner Triton-Tumor) tritt bei Kindern an großen Nervenstämmen auf und zeigt Ansammlungen reifer Nerven sowie quer gestreifter, seltener glatter Muskelfasern innerhalb der selben Perimysialscheide (Van Dorpe et al. 1997).

Myxomatöse Zysten (*Nervenscheidenganglien*) beruhen auf einer (wohl traumatischen) Degeneration der Nervenscheide, meist des N. peroneus. Sie entsprechen histologisch den Ganglien synovialen Ursprungs (Arnold et al. 1990).

Neurome sind keine Tumoren, sondern posttraumatische Regenerationen, die den peripheren Nerv spindelförmig auftreiben können und histologisch aus ungeordneten Proliferationen von Nervenfaszikeln mit teils bemarkten Axonen, teils zwiebelschalenartig angeordneten Schwann-Zellen und einer Fibrose bestehen.

16.6 Maligne Lymphome

16.6.1 Primäre Non-Hodgkin-Lymphome des ZNS

Die primären Lymphome des ZNS (PZNSL) treten bei immunkompetenten und bevorzugt bei immunsupprimierten Patienten auf (Aids, nach Organtransplantation). Die Inzidenz (früher 0,7–1,5% aller Hirntumoren, 0,7–2,0% aller extranodalen Lymphome) hat auch bei immunkompetenten Patienten in den letzten Jahren deutlich zugenommen. Rund 2,7–12,5% der Aids-Patienten entwickeln PZNSL. Das mittlere Manifestationsalter beträgt 57 Jahre (65% Männer) bei immunkompetenten bzw. 32 Jahre (>90% Männer) bei Aids-Patienten. Die 1- bzw. 5-Jahres-Überlebensraten immunkompetenter Patienten liegen bei 29–75% bzw. 3–45%.

Im CT sieht man umschriebene, homogen Kontrastmittel aufnehmende Läsionen im subkortikalen ventrikelnahen Marklager mit nur geringem Ödem. Daneben gibt es diffuse, subependymale oder meningeale Formen. Die Tumoren sind zu 60% supratentoriell gelegen (Hemisphären, Stammganglien, Balken), zu 30% (50–80% bei Aids) multilokulär. Metastasen treten in 10–22% der Fälle transliquoral, in 4–27% außerhalb des ZNS auf. In 5–20% der Fälle besteht eine Augenbeteiligung (Uveitis, Lymphom).

Makroskopisch (Abb. 16.14a, b) liegt oft eine bunte Schnittfläche wie bei einem Glioblastom vor; das Gewebe kann aufgetrieben, selten sogar unauffällig erscheinen.

Histologisch ist ein diffuses Wachstumsmuster sowie – besonders im Randbereich – ein angiozentrisches Infiltrationsmuster mit Tumorzellen innerhalb konzentrischer perivaskulärer Retikulinringe typisch. Teils bestehen dichte Zellverbände wie bei einer Karzinommetastase (Abb. 16.14c), teils eine lockere, enzephalitisähnliche Tumorzellinfiltration mit ausgeprägten reaktiven Veränderungen (T-Zellen, polymorphe gemästete Astrozyten, Spongiose) (Abb. 16.14d); bei geringer Zelldichte sieht man eine Mikrogliareaktion, bei höherer Zelldichte zahlreiche Makrophagen. Aids-assoziierte Lymphome sind oft von ausgedehnten Nekrosen durchsetzt. Das gemeinsame Leukozytenantigen (CLA) ist fast immer nachweisbar.

In mehr als 98% der Fälle handelt es sich um hochmaligne B-Zell-Lymphome, die CD20 exprimieren (Klon L26 arbeitet am Paraffinschnitt meist zuverlässig). T-Lymphome machen nur 1–3% der PZNSL aus. Bei Klassifikation nach der Working Formulation überwiegen diffuse großzellige (50%) und großzellige immunoblastische (20%) Formen.

Die relative Häufigkeit der Typen der Kiel-Klassifikation variierte in unterschiedlichen Serien stark (z. B. der Anteil niedrigmaligner Formen zwischen 0 und 75%); früher war das Immunozytom die häufigste Diagnose, während in den letzten Jahren der zentroblastisch-polymorphe Typ dominierte. Diese scheinbare Variabilität beruht wohl auf zytologischen Besonderheiten der meisten PZNSL, die einer sicheren Kiel-Klassifikation entgegenstehen (Jellinger u. Paulus 1992).

Niedrigmaligne Lymphome werden nicht selten durch eine intensive T-Lymphozytose oder relativ kleine Blasten vorgetäuscht. Nach der REAL- oder neuen WHO-Klassifikation können mehr als 98% der PZNSL als „diffus-großzellig" eingeordnet werden.

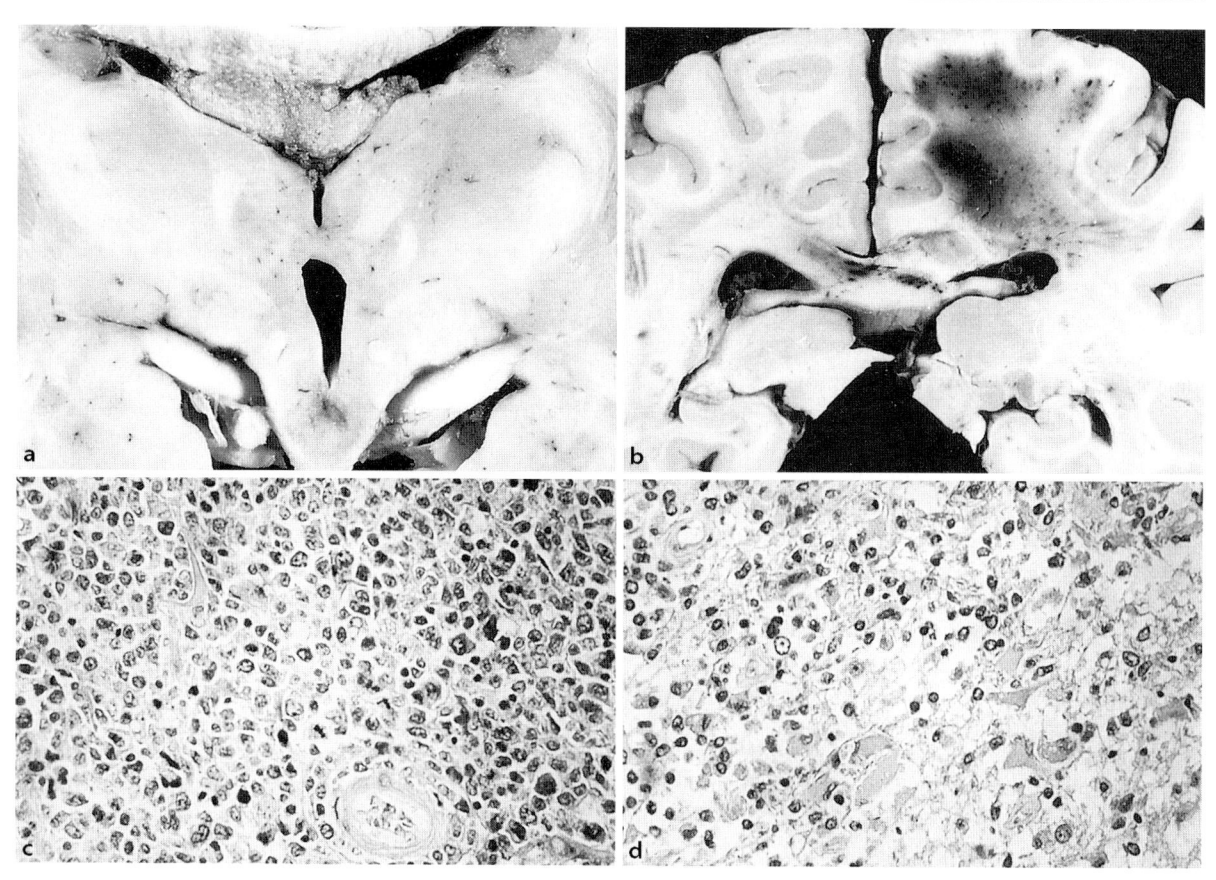

Abb. 16.14 a–d. Primär zerebrale Lymphome. **a** Umschriebenes Wachstum innerhalb des Balkens und des Septum pellucidum sowie in der Infundibularregion, **b** diffuses Wachstum mit hämorrhagischer Komponente; **c** kompakte (metastasenähnliche) Infiltration eines großzellig-blastischen Tumors, **d** lockere (entzündungsähnliche) Infiltration eines kleinzellig-blastischen Tumors mit Spongiose, Astrogliose, T-Lymphozytose und nur einzelnen Tumorzellen

Da eine kombinierte Strahlen- und Chemotherapie der PZNSL die Methode der Wahl ist, dient die bei klinisch-radiologischem Verdacht meist durchgeführte stereotaktische Biopsie zur Diagnosesicherung. Eine Steroidtherapie induziert in 40–80% der Fälle eine (temporäre) Regression („ghost tumor"), wobei histologisch dann nur Astrogliose und T-Lymphozyten zu sehen sind (Geppert et al. 1990).

Zur Abgrenzung von Entzündungen kann in Zweifelsfällen der immunhistologische (nur eine leichte Kette) und molekularbiologische (Rearrangement der Immunglobulin-Gene; mit Hilfe der PCR auch am Paraffinschnitt möglich) Nachweis der Monoklonalität zielführend sein. Der Nachweis von Tumorzellen im Liquor gelingt in 10–22% der Fälle, etwas häufiger bei zusätzlicher Immunzytologie.

Es ist unbekannt, warum Lymphome in einem Organ ohne ein reguläres lymphatisches System entstehen. Bei Lymphomen immundefizienter Patienten spielt eine chronische Stimulation durch das B-lymphotrope und potentiell onkogene Epstein-Barr-Virus wahrscheinlich eine Rolle. Für zerebrale Endothelien spezifische Adhäsionsmoleküle auf extrazerebral transformierten Lymphomzellen könnten das Angehen im Gehirn vermitteln.

16.6.2 Sonstige

Primär nodale Lymphome befallen das ZNS sekundär zu 8–27% (klinisch) bzw. 10–46% (autoptisch), insbesondere hochmaligne Formen mit leukämischer Aussaat. Betroffen sind dabei die Dura (15%), der spinale Epiduralraum mit oder ohne Kompression (2–8%) und die Leptomeningen (4–30% klinisch, 60–94% autoptisch), hier z. T. mit einer makroskopisch zuckergussähnlichen Verdickung und Trübung. Über die Virchow-Robin-Räume kann es zu perivaskulären Tumorzellinfiltraten kommen; isolierte intrazerebrale tumoröse Herde sind aber selten (9% der Fälle mit sekundärem ZNS-Befall). Besonders häufig (etwa 70%) ist eine Gehirnbeteiligung (meist zerebrale Tumorblutungen und/oder Meningeosis) bei akuten Leukämien. Intrakranielle Blutungen und ZNS-Infektionen bestehen in 14–37% und 16%.

Raritäten sind primär intrakranielle Hodgkin-Lymphome, großzellig-anaplastische (Ki-1-)Lymphome, angiotrope Lymphome („maligne Angioendotheliomatose"), lymphomatoide Granulomatosen und Plasmozytome (Jellinger u. Paulus 1992).

16.7 Keimzelltumoren

Sie machen 0,3–0,8% der Hirntumoren aus (in Japan und Taiwan aber 2,1–9,4%). Befallen sind die Pinealisregion (33–62%), die suprasellläre Region (30–43%) oder beide Regionen gleichzeitig (6%), seltener Ventrikel, Basalganglien oder Rückenmark. Zwei Drittel der Patienten sind männlich; 68% befinden sich in der 2. Lebensdekade. Diese Altersverteilung und das überwiegende Auftreten in regulatorischen Zentren für die Gonadotropinsekretion unterstreichen eine pathogenetische Rolle pubertärer neuroendokriner Ereignisse im Zusammenhang mit einer abnormen Keimzellmigration.

Die Histologie entspricht derjenigen der Ovarial- und Hodentumoren, desgleichen Immunhistologie, Ultrastruktur und Molekulargenetik (Huang et al. 1999; Rickert et al. 2000). Im Gehirn überwiegen Germinome (52–65%), Teratome (6–20%, reife, unreife und maligne Formen) und Mischtumoren (10–27%); reine Dottersacktumoren, Chorionkarzinome und embryonale Karzinome sind selten. Germinome sind prognostisch günstiger als die anderen Typen (5-Jahres-Überlebensraten 60–86% und 20–46%).

16.8 Zysten

Mehrere Zysten mit unterschiedlicher Histologie, Histogenese und Lokalisation können auftreten. Tabelle 16.3 gibt einen vereinfachten Überblick. Übergangsformen, Metaplasien, atypische Epithelien, ungewöhnliche Lokalisationen und degenerative oder entzündliche Veränderungen sind bei den meisten Formen nicht selten und haben in der Literatur zu Begriffsvielfalt und terminologischer Unklarheit geführt. Wahrscheinlich besitzen Kolloidzysten, enterogene und respiratorische Zysten eine gleichartige Histo- und Pathogenese, zeigen aber je nach Lokalisation eine bevorzugte Differenzierung.

Einige spinale extradurale Zysten können kompressionsbedingte neurologische Symptome verursachen, so Perineuralzysten (in Nervenwurzel oder Spinalganglion), meningeale Zysten (eigentlich epidurale Meningealdivertikel), Zysten des Lig. flavum oder Synovialzysten.

Mitunter ist für die exakte Klassifikation einer Zyste die elektronenmikroskopische Untersuchung weiterführend.

16.9 Kraniopharyngeome

Die benignen, suprasellären, seltener intrasellären Tumoren verursachen visuelle, endokrine und kognitive Störungen. Histogenetisch wurden Reste der Rathke-Tasche, metaplastische Hypophysenvorderlappenzellen und versprengtes Zahnleistengewebe diskutiert. Makroskopisch sind die knolligen Tumoren oft ausgedehnt und gut abgegrenzt (Abb. 16.15 c).

Es werden zwei klinisch-pathologische Typen unterschieden:

- Der *adamantinomatöse Typ* tritt in jedem Lebensalter, überwiegend aber bei Kindern und Jugendlichen auf. Makroskopisch bestehen oft Zysten mit motorölähnlichem Inhalt. Histologisch (Abb. 16.15 d) entsprechen die Tumoren den Adamantinomen (Ameloblastomen) oder den kalzifizierenden odontogenen Zysten des Kiefers mit dem mehrschichtigen Plattenepithel, einer palisadenartigen basalen Lage zylindrischer Zellen, Wirbelbildungen spindeliger Zellen sowie trabekulären und retikulären Tumorzellarchitekturen. Verhornungen und Verkalkungen, teils mit Fremdkörperreaktion (Abb. 16.15 e), sind typisch. Das die infiltrierenden Tumorzapfen umgebende Hirngewebe zeigt oft lymphozytäre Infiltrate und eine Gliose mit zahlreichen Rosenthal-Fasern (*cave*: Verwechslung mit pilozytischem Astrozytom!).
- Der seltenere *papilläre Typ* findet sich dagegen praktisch nur bei Erwachsenen (hier bis zu ein Drittel der Kraniopharyngeome), ist oft im 3. Ventrikel lokalisiert, radiologisch solide, besser umschrieben und neben den plattenepithelialen Papillen gekennzeichnet durch das Fehlen von Palisaden, Kalk, Hornknötchen und „Motoröl"; im Vergleich mit dem adamantinomatösen Typ (Rezidivrate 10–20%) sind Rezidive äußerst selten (Adamson et al. 1990).

Abzugrenzen von den Kraniopharyngeomen sind *Xanthogranulome der Sellaregion*. Diese bestehen histologisch aus wetzsteinförmigen Cholesterinablagerungen, Makrophagen (Xanthomzellen), Nekrosen, lymphozytären und fibrohistiozytären Infiltraten sowie Hämosiderin. Klinisch unterscheiden sie

Tabelle 16.3. Zysten im Bereich des Zentralnervensystems

	Vermutliche Histo-/Pathogenese	Lokalisation	Histologische Auskleidung	Zysteninhalt	Besonderheiten
Epidermoid-/Dermoidzyste [a]	Ektodermal; Keimzellen? Selten Trauma	Kleinhirnbrückenwinkel, parasellär, Schädel, spinal u. a.	Epidermis (Dermoid: mit Hautanhangsgebilden; Abb. 16.15f)	Geschichtete Hornlamellen (Dermoid: mit Haaren, Talg; Abb. 16.15f)	1% der Hirntumoren; selten karzinomatöse Entartung
Kolloidzyste [b]	Endodermal; paraphyseal? neuroektodermal?	Dach des 3. Ventrikels (Abb. 16.15a)	Kubisches Epithel, Zilien, einreihig (Abb. 16.15b)	Gallertig, histologisch homogen und eosinophil	1% der Hirntumoren; typischer CT-Befund (hyperdens)
Respiratorische Zyste [c]	Endodermal; Metaplasie von Meningothelien?	Hirnstamm, subarachnoidal	Respiratorisches Epithel	Gelatinös	
Enterogene (neurenterische) Zyste [d]	Endodermal	Spinal, zervikothorakal, intradural	Zylinderepithel („intestinal"), PAS-positiv	Gelatinös	30% Wirbelkörperanomalien; fakultativ Drüsen, Muskel, Knorpel etc.
Glioependymale Zyste [e]	Neuroektodermal	Vierhügelregion, retrozerebellär, intrazerebral u. a.	Ependym auf Astroglia oder Basalmembran	Klare Flüssigkeit	Ependymlage häufig nicht erhalten
Arachnoidalzyste [e]	Meningeal; Trauma, Entzündung oder Malformation	Sylvius-Fissur, Kleinhirnbrückenwinkel, spinal	Arachnoidalzellen und Kollagen	Klare Flüssigkeit	
Rathke-Zyste [f]	Rathke-Tasche	Intrasellär, selten suprasellär	Kubisches Epithel, z. T. Zilien	Dick- oder dünnflüssig, häufig klar	Asymptomatische Zysten bei 2–26% der Autopsien

[a] Bigner et al. 1988; [b] Lach et al. 1993; [c] Del Bigio et al. 1992; [d] Mackenzie u. Gilbert 1991; [e] Friede 1989; [f] Mukherjee et al. 1997.

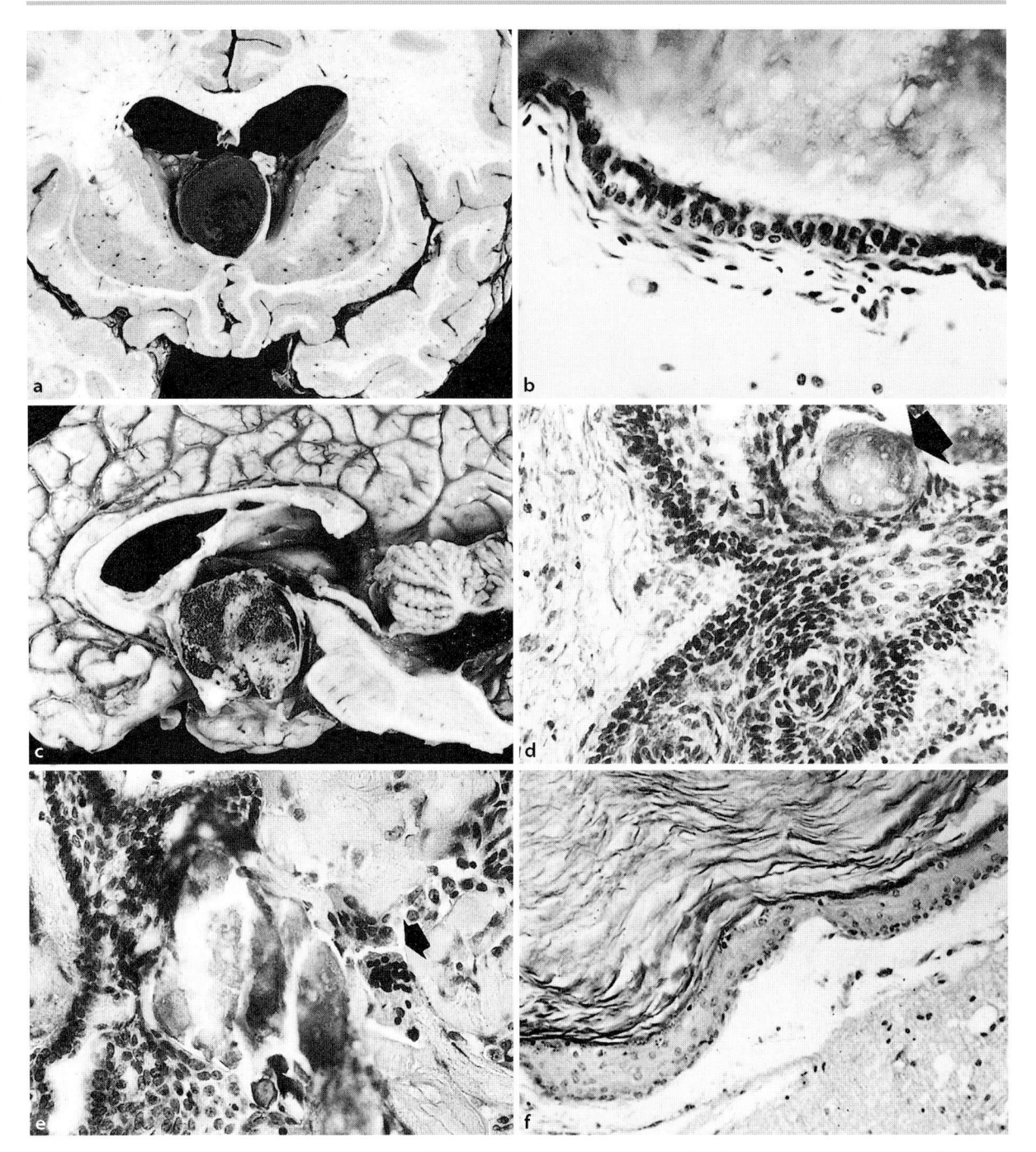

Abb. 16.15 a–f. Zysten und Kraniopharyngeome. **a** Kolloidzyste im 3. Ventrikel; **b** Epithellage einer Kolloidzyste mit azellulärem Inhalt; **c** Kraniopharyngeom; **d** adamantinomatöses Kraniopharyngeom mit Hornkugel (*Pfeil*) und pilozytischer Umgebungsgliose; **e** Kraniopharyngeom mit Verhornung, Verkalkung und Fremdkörperriesenzellen (*Pfeil*); **f** Epidermoidzyste mit abgeschilferten Hornlamellen als Zysteninhalt (*oben*), epidermalem Epithel, Keratohyalingranula und unmittelbar anliegendem Hirngewebe (*rechts unten*)

sich von den Kraniopharyngeomen durch häufigeres Auftreten im Jugend- oder jungen Erwachsenenalter, überwiegend intraselläre Lokalisation, ausgeprägtere endokrinologische Defizite und eine günstigere Prognose (Paulus et al. 1999).

16.10 Neurokutane Syndrome

Darunter werden überwiegend hereditäre, seltener auch sporadische, systemische Erkrankungen mit Fehlbildungen, Hamartomen und Tumoren der Haut, des Auges, des Zentralnervensystems und anderer Organe zusammengefasst. Historische Bezeichnungen für diese Gruppe sind u.a. Phakomatosen und neuroektodermale Dysplasien. Neben den hier besprochenen häufigsten Syndromen gibt es eine große Zahl weiterer, sehr seltener Syndrome (Gomez 1987; Kleihues u. Cavenee 2000).

16.10.1 Neurofibromatose

Typ 1 (NF-1)

Diese autosomal-dominant vererbte Form (periphere Neurofibromatose, Recklinghausen-Krankheit) ist relativ häufig (Inzidenz 1:3500). Sie beginnt meist im frühen Kindesalter mit Café-au-lait-Flecken der Haut, axillären oder inguinalen pigmentierten makulären Läsionen (Ruggieri 1999). Weitere Symptome sind multiple (meist plexiforme) Neurofibrome, pigmentierte Hamartome der Iris (Lisch-Knötchen), Skelettabnormitäten (Skoliose, osteolytische Fibrome, Wirbelkörper- und Keilbeindeformitäten) und eine Angiopathie mit Proliferation intimaler Myofibroblasten. Optikusgliome, Ependymome, Phäochromozytome und embryonale Rhabdomyosarkome treten gehäuft auf.

Ursächlich sind Mutationen des NF-1-Gens auf dem Chromosom 17q11, das für ein ubiquitär exprimiertes, Ras-GTPase-aktivierendes Protein (Neurofibromin) kodiert und eine hohe Spontanmutationsrate zeigt. Die Diagnose wird anhand klinischer Kriterien gestellt, während die direkte genetische Diagnose aufgrund der Komplexität des Gens und der Verschiedenheit der Mutationen sehr aufwendig ist (Rasmussen u. Friedman 2000).

Typ 2 (NF-2)

Diese ebenfalls autosomal-dominant vererbte Form (zentrale Neurofibromatose) ist seltener (Inzidenz 1:40 000). Beginn ist meist im Erwachsenenalter mit intrakraniellen und intraspinalen Neurinomen, Meningeomen und Gliomen (Ruggieri 1999). Charakteristisch sind bilaterale Akustikusneurinome und hamartomatöse Hirnläsionen wie Meningeoangiomatose, intramedulläre Schwannose und gliale Mikrohamartome (Wiestler et al. 1989). Katarakte und retinale Hamartome kommen vor.

Das verantwortliche Suppressor-Gen auf dem langen Arm des Chromosoms 22 kodiert für ein nahezu ubiquitär exprimiertes, mit dem Zytoskelett assoziiertes Protein der Zellmembran (Merlin/Schwannomin) (Gusella et al. 1999).

16.10.2 Tuberöse Sklerose

Die autosomal-dominant vererbte Krankheit (Syn.: Bourneville-Pringle-Syndrom; Inzidenz 1:10 000; Neumutationen 50–70%) beginnt in der Kindheit mit Oligophrenie und Krampfanfällen. 80% der symptomatischen Patienten sterben vor dem 20. Lebensjahr (Johnson u. Gomez 1991). Auf der anderen Seite sind subklinische Verläufe häufiger als früher vermutet.

Typische Hautveränderungen sind pigmentarme Flecken (90%), perinasale Angiofibrome („Adenoma sebaceum", 50–90%) und chagrinlederähnliche derbe Herde (fibröse Hamartome, 20–40%). Es kommt zu gingivalen, sub- und periungualen Fibromen (20%), Peri-, En- oder Exostosen, kardialen Rhabdomyomen (25–65%), renalen Angiomyolipomen (45–90%), pulmonalen Fibromyomen und Lymphangiomyomatosen, Hämangiomen von Leber und Milz sowie flachen retinalen Riesenzellastrozytomen (Phakomen, 20–50%). Hirnarterienaneurysmen sind häufig. Auch andere Fehlbildungen wie Syndaktylien oder Kolobome können auftreten.

Gegenwärtig wird die definitive, wahrscheinliche oder Verdachtsdiagnose einer tuberösen Sklerose anhand einer Kombination klinischer und/oder pathologischer Kriterien gestellt (Roach et al. 1998).

Neuropathologisch-makroskopisch und computertomographisch finden sich zahlreiche gegen das Lumen der Seitenventrikel vorwölbende, weißliche, derbe, glatt begrenzte, teils verkalkte, „kerzentropfenartige", subependymale Knoten, die in Marklager und Stammganglien übergehen (Abb. 16.16 c, d). Größere symptomatische Tumoren treten bei 5–20% der Patienten auf und werden als subependymale Riesenzellastrozytome bezeichnet (s. unter 16.3.1).

Analoge Veränderungen bestehen in der Großhirnrinde: Es handelt sich dabei um gut abgegrenzte, oft multiple, blasse, derbe, knotige Vorwölbungen der Oberfläche („Tuber") von bis zu einigen Zentimetern mit unscharfer Rinden-Mark-Grenze (Abb. 16.16 c). Histologisch bieten sie irregulär eingestreute große, teils monströse oder mehrkernige astrozytäre und/oder neuronale Zellen (wie beim subependymalen Riesenzellastrozytom), eine Aufhebung der regulären Rindenschichtung, einer Reduktion von Nervenzellen, Markscheiden und Synapsen, sowie eine Gliose („Sklerose"). Im Großhirnmarklager trifft man auf neuronale Heterotopien.

Verantwortlich sind Mutationen im TSC1-Gen auf Chromosom 9q oder (häufiger) im TSC2-Gen auf Chromosom 16p. TSC1 kodiert für Hamartin, das in zytoplasmatischen Vesikeln lokalisiert ist, und TSC2 für Tuberin, das mit Hamartin intera-

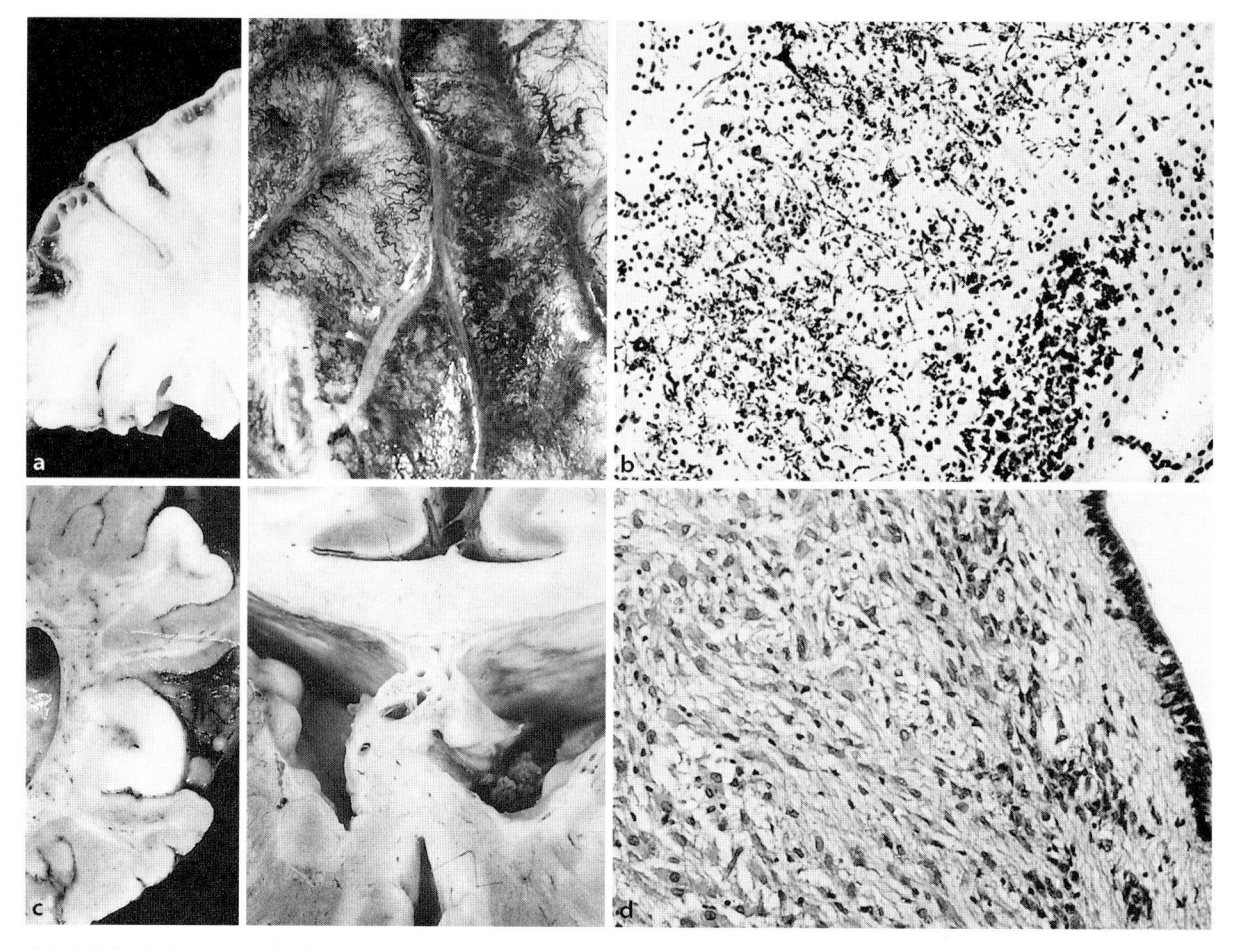

Abb. 16.16 a–d. Neurokutane Syndrome. **a** Sturge-Weber-Krankheit mit zystischer Rindendegeneration (*links*) und pathologischer Vaskularisation der frontalen Leptomeninx (*rechts*), **b** Sturge-Weber-Krankheit mit ausgedehnten Kalkkonkrementablagerungen in freier Form und gebunden an Nervenzellperikarya und Axone. **c** Tuberöse Sklerose mit weißlichen Rindenauftreibungen (Tubera, *links*) und gegen das Ventrikellumen sich vorwölbenden Knoten (*rechts*), **d** tuberöse Sklerose mit subependymalem Knoten aus lang gestreckter Glia

giert. Phänotypische Unterschiede zwischen TSC1- und TSC2-Fällen sind nicht bekannt (Niida et al. 1999).

16.10.3 Hippel-Lindau-Krankheit

Bei dieser autosomal-dominant vererbten Krankheit (Inzidenz 1:40 000) treten zerebelläre (56%) und spinale (14%) Hämangioblastome (in 41% der Fälle asymptomatisch), retinale „Angiome" (histologisch: Hämangioblastome; 44–57%), Nierenzellkarzinome (27%), Phäochromozytome (5–17%), Nierenzysten (45%), Zystadenome von Pankreas (30–41%) und Nebenhoden (15–26%), selten Inselzellkarzinome und Paragangliome auf (Couch et al. 2000). Diagnosekriterien sind entweder
- mindestens 2 Hämangioblastome (s. 16.4.3) *oder*
- ein Hämangioblastom mit zusätzlicher viszeraler Manifestation *oder*
- ein Hämangioblastom oder eine viszerale Manifestation bei positiver Familienanamnese.

Erste Symptome treten meist im frühen Erwachsenenalter auf (4–68 Jahre, Mittel 27 Jahre). Die mediane Lebenserwartung beträgt 49 Jahre; häufigste Todesursachen sind Nierenzellkarzinom (47%) und zerebelläres Hämangioblastom (41%).

Verantwortlich sind Mutationen des VHL-Gens auf Chromosom 3p25, das in verschiedenen Epithelien und im Gehirn vor allem in Neuronen exprimiert wird (Couch et al. 2000).

16.10.4 Sturge-Weber-Krankheit

Es handelt sich um eine kongenitale, überwiegend sporadisch auftretende, meist unilaterale kombinierte Gefäßfehlbildung (Synonyme: zerebrofaziale Angiomatose, zerebrotrigeminale Angiomatose), die sowohl bestimmte, vom N. trigeminus versorgte Areale der Gesichtshaut (Naevus flammeus) als auch herdförmig die ipsilaterale Hirnoberfläche, in 40% der Fälle die Aderhaut der Augen und sehr selten andere Organe befällt (Sujanski u. Conradi 1995). In der Leptomeninx sieht man kapilläre und venöse Teleangiektasien, in der darunter liegenden Rinde ausgeprägte Verkalkungen (Abb. 16.16 a, b), in der Umgebung Nervenzellausfälle und Gliosen.

16.11 Vaskuläre Hamartome

Sie bilden 3–9% der intrakraniellen Raumforderungen und verursachen 20–40% der intrakraniellen Blutungen. Auch wenn die Läsionen aufgrund von Mikroblutungen, Fibrosen, Gefäßdilatationen u.Ä. wachsen können, handelt es sich nicht um echte Tumoren, sondern um kongenitale Konglomerate abnormer Gefäße.

16.11.1 Kapilläre Teleangiektasien

Sie bestehen aus extrem weitgestellten Kapillaren, seltener auch Venolen und Venen mit manchmal leicht fibrosierter Wand. Zwischen den sich nicht unmittelbar berührenden ektatischen Gefäßen liegt Hirngewebe, selten mit leichter Gliose, einzelnen Siderophagen oder Verkalkungen. Meist handelt es sich um sehr kleine, oft makroskopisch kaum erkennbare oder wenige Millimeter messende Herde, die meist ein Zufallsbefund sind, selten aber auch Ursache tödlicher Massenblutungen sein können. 35% sind in der zentralen Brücke, 45% im Großhirn gelegen.

16.11.2 Kavernöse Angiome

Bei kavernösen Angiomen (Kavernomen) grenzen die meisten Gefäße ohne zwischengeschaltetes Hirngewebe aneinander (Abb. 16.17 d). Die abnormen Gefäße sind weitlumig, besitzen ein einreihiges Endothel und zeigen oft Fibrosen, Verkalkungen und Thrombosen. Elastisches Material und Muskelzellen sind nur selten nachweisbar. In der Umgebung trifft man auf reichlich Hämosiderin, Rosenthal-Fasern, Sphäroide und eine Gliose. Histologische Übergänge zu kapillären Teleangiektasien sind nicht selten (Rigamonti et al. 1991).

Kavernome bevorzugen das subkortikale Großhirnmarklager, die Stammganglien und die Brücke. In der Dura können sie makroskopisch ein Meningeom imitieren. Sie sind zu 16–25% multipel, meist 0,1–2 cm groß, können raumfordernd sein sowie Massenblutungen oder Krampfanfälle verursachen. Familiäre Formen kommen vor.

16.11.3 Arteriovenöse Malformationen

Arteriovenöse Malformationen (Abb. 16.17 a, b) zeigen die Charakteristika von Venen und Arterien, allerdings meist einen irregulären Wandaufbau mit variabler Ausprägung der einzelnen Wandschichten, Fibrosierung, aneurysmatischer Dilatation, Verkalkung, Thrombose und Rekanalisierung, selten auch arteriosklerotischen Plaques (Mandybur u. Nazek 1990). Oft ist der Gefäßtyp nicht erkennbar. Bei fehlenden Kapillaren bestehen arteriovenöse Kurzschlüsse, die zu periangiomatösen Ischämien mit Infarkten, Verlust oder Kalkinkrustation von Neuronen führen können. Hämosiderin, lymphozytäre Infiltrate und Gliosen sind häufig.

Betroffen sind alle Regionen des Zentralnervensystems, besonders aber die von der A cerebri media versorgten. Oft sind die ausgedehnten arteriovenösen Malformationen pyramidenförmig mit einer leptomeningealen Basis und einer nach innen reichenden Spitze. Mit einer Inzidenz von 0,2–0,6% sind sie die häufigsten zerebralen Gefäßmalformationen. Klinisch kommt es zu Krampfanfällen oder in 65% der Fälle zu Blutungen. Sie sind von traumatisch entstandenen arteriovenösen Fisteln im Sinus cavernosus zu unterscheiden.

Eine Variante der arteriovenösen Malformation manifestiert sich in zentralen Regionen im Kleinkindesalter. Dabei entwickeln sich massive Erweiterungen der Tentoriumsinus und der zur V. Galeni führenden Venen („Dysplasie der V. Galeni"), die zur Mittelhirnkompression, zu multizystischen Nekrosen sowie zur Herzinsuffizienz führen können (Abb. 16.17 c).

Venöse Malformationen bestehen aus einer oder mehreren hochgradig ektatischen Venen („Varizen") in Verbindung mit einer Gruppe kleinerer, aber immer noch ektatischer Venen. Die Gefäßwände sind schmal, besitzen Muskelzellen, aber keine Elastika, und zeigen oft degenerative Veränderungen. Bevorzugt lokalisiert sind sie im Großhirnmarklager, im Kleinhirn und in den Stammganglien. Den spinalen Formen liegen häufig arteriovenöse Durafisteln zugrunde.

Etwa 5% der vaskulären Hamartome sind *gemischte vaskuläre Malformationen*, die aus mehr als einem der oben erwähnten Typen bestehen (Awad et al. 1993).

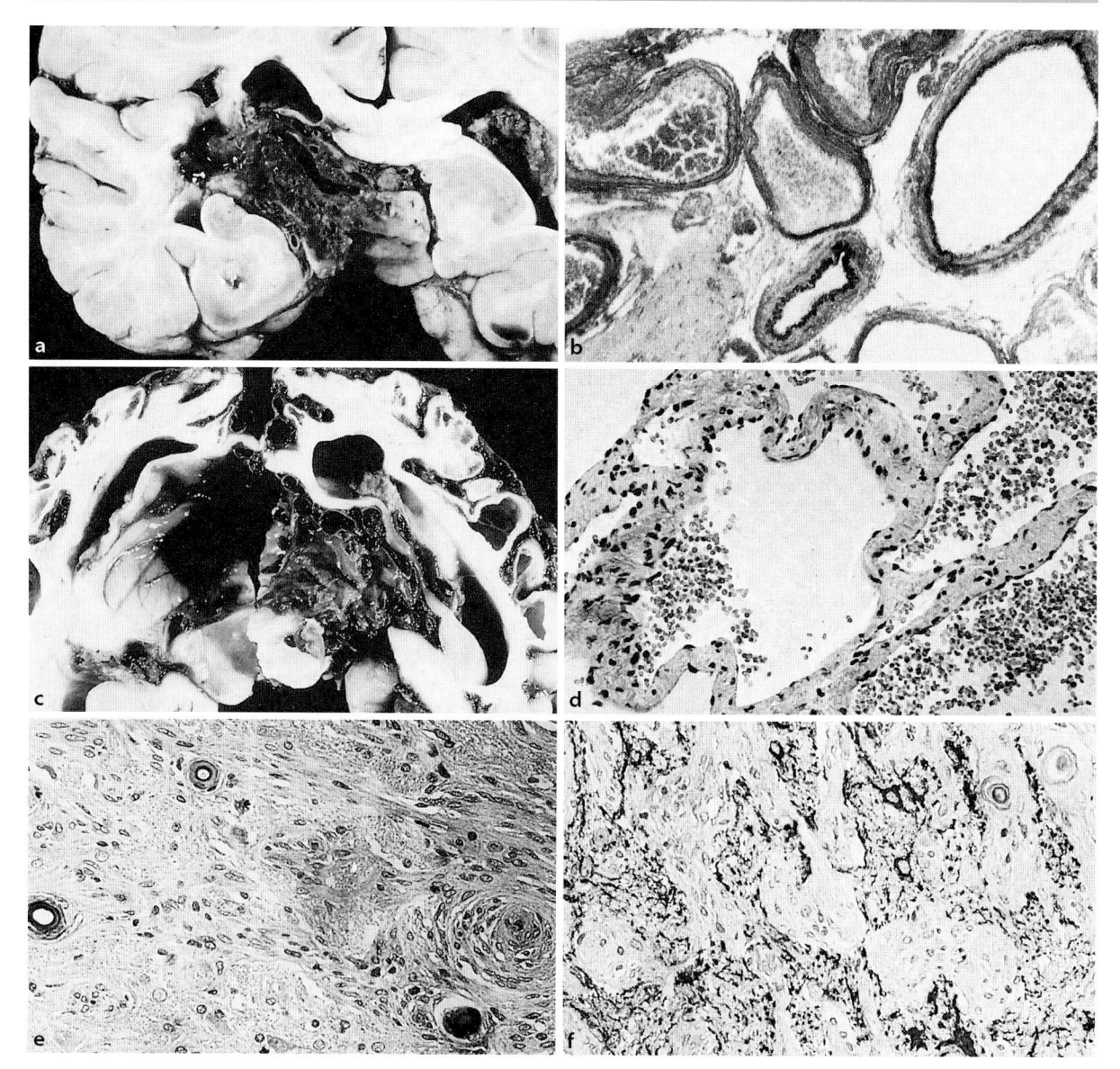

Abb. 16.17 a–f. Vaskuläre Hamartome. **a** Arteriovenöses Angiom, **b** arteriovenöses Angiom mit schmalem Band zentralnervösen Gewebes zwischen den angiomatösen Gefäßen; **c** Dysplasie der V. Galeni und der inneren Hirnvenen mit schweren Rinden- und Marknekrosen; **d** kavernöses Angiom mit unmittelbar aneinander grenzenden Gefäßen; **e** Meningeoangiomatose mit intrakortikalen perivaskulären Wirbelbildungen spindeliger Zellen und Psammomkörpern, **f** Meningeoangiomatose mit GFAP-negativen mesenchymalen abnormen Zellen und Gliose des ortsständigen Gewebes (Immunhistologie auf GFAP)

16.11.4 Meningeoangiomatosen

Bei der Meningeoangiomatose findet man in der Großhirnrinde proliferierte kleinkalibrige Gefäße, die von spindeligen Zellen umhüllt werden (Abb. 16.17 e, f); diese bilden in den Leptomeningen Wirbel und verkalkte Plaques und sind immunhistologisch vaskulären Fibroblasten oder Meningothelien zuzurechnen. Häufig besteht eine Neurofibromatose.

16.12 Metastasen

16.12.1 Metastasen von Hirntumoren

Eine Infiltration in die Meningen ist bei niedriggradigen Gliomen, besonders bei pilozytischen Astrozytomen und Oligodendrogliomen, nicht selten und nicht mit einem bösartigen Verlauf assoziiert. Dagegen findet man bei malignen neuroepithelialen Tumoren ein Abtropfen von Tumorzellen in den Liquor oder multifokale Liquormetastasen (5–77 %

der malignen Gliome und 15–50% der Medulloblastome), wobei sich die höheren Werte auf autoptische, die niedrigeren auf klinische Untersuchungen beziehen. Reaktive Meningealfibrosen sollten in diesen Fällen von desmoplastischen Medulloblastomen oder Gliosarkomen abgegrenzt werden. Neurale Reinvasionen oder Austapezierungen der ependymalen Oberfläche können vorkommen.

Im Gegensatz dazu entwickeln sich systemische Metastasen nur bei 0,4% aller neuroektodermaler Tumoren. 40% der Patienten sind Kinder. Bei den Tumoren handelt es sich vorwiegend um Medulloblastome (20–40% der Metastasen; 0,4–9% aller Medulloblastome), Glioblastome/Gliosarkome/anaplastische Astrozytome (25–30%; 0,5%) und Meningeome (20%). Hauptsitz der Metastasen sind bei Medulloblastomen Knochen (90%) und Lymphknoten, bei Gliomen Lunge und Lymphknoten und bei Meningeomen die Lunge. Die betroffenen Lymphknoten sind zervikal (60%), seltener hilär und/oder mediastinal (30%) lokalisiert; 75% der Knochenmetastasen bestehen in der Wirbelsäule. Todesursache ist meist der zerebrale Tumor, nicht die Metastase. (Nicht berücksichtigt sind hier primär zerebrale Lymphome, die autoptisch in 4–27% der Fälle extrakranielle Tumorherde aufweisen.)

Systemische Metastasen kommen spontan vor (8%), selten sogar als Erstmanifestation, doch tritt die Mehrzahl nach Operationen auf. Die Rolle therapeutisch angelegter Shunts wird kontrovers diskutiert. Als mögliche Gründe für die Seltenheit extraneuraler Hirntumormetastasen wurden angeführt: die fehlende Infiltrationsfähigkeit der Tumorzellen durch Basalmembranen und Endothel, die Struktur intrakranieller Venen (kräftige Bindegewebseinscheidung der duralen Sinus, Kollabieren zerebraler Venen bei benachbartem Tumor), eine rasche Nekrose von Tumorzellen im Blutstrom, das Nichtangehen neuralen Gewebes in anderen Organen, der relativ kurze klinische Verlauf, so dass es nicht mehr zur Metastasierung kommt, sowie das Fehlen eines regulären lymphatischen Systems im Gehirn (Pilkington 1997).

16.12.2 Hirnmetastasen

Autoptisch sind bei 10–20% der Karzinompatienten Hirnmetastasen nachweisbar. Die häufigsten Primärtumoren sind Bronchialkarzinome (54–72% der Hirnmetastasen), gefolgt von Mammakarzinomen (20–34%), malignen Melanomen und Nierenzellkarzinomen. Einige Tumoren metastasieren besonders häufig in das Gehirn, so Chorionkarzinome (9–83% der Tumoren), maligne Melanome (8–75%), Mamma- (18–37%) und Bronchialkarzinome (15–49%), andere dagegen nur selten, wie gastrointestinale, Gallengangs- und Uteruskarzinome (jeweils weniger als 2% der Tumoren), doch kann prinzipiell jeder maligne Tumor in das Gehirn metastasieren. Die 5-Jahres-Überlebensrate liegt bei 2%. Bei Kindern überwiegen Absiedelungen von Rhabdomyosarkomen und Keimzelltumoren.

Makroskopisch (Abb. 16.18a) handelt es sich um scharf abgegrenzte, solitäre oder multiple, unsystematisch verteilte Knoten mit gewisser Bevorzugung der Rinden-Mark-Grenze, der Grenzversorgungsgebiete der großen Hirnarterien und des Kleinhirns. Das Umgebungsödem kann massiv sein. Bei oberflächennahem Sitz oder auch primär kommt es zu einer Meningeosis carcinomatosa, z. T. mit einer zuckergussähnlichen Trübung, so dass bei der liquorzytologischen Untersuchung eine intravitale Diagnose möglich ist (75% Mamma-, Lungen- oder Magenkarzinome, Abb. 16.18b).

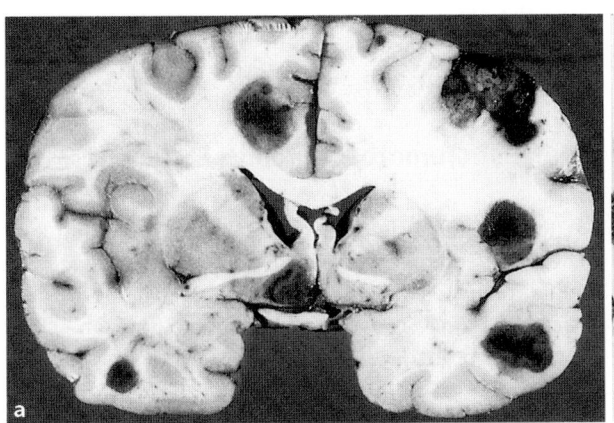

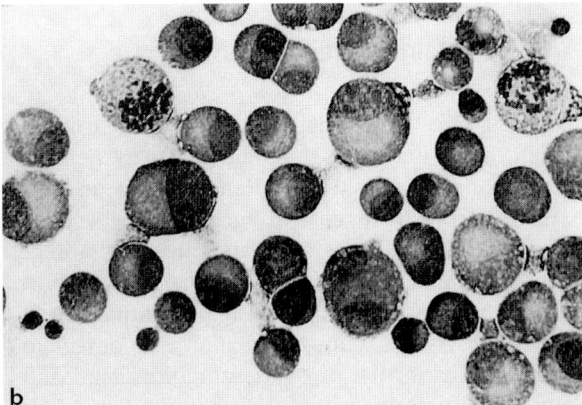

Abb. 16.18a, b. Hirnmetastasen. **a** Multiple Metastasen eines malignen Melanoms; **b** Liquorzellsediment mit ausgeprägter Meningeosis carcinomatosa bei Bronchialkarzinom und nur wenigen kleinen Lymphozyten (*links unten*)

Selten sind diffuse Hirnkarzinosen, die nur histologisch diagnostiziert werden können. Bei knotigen oder diffusen Durakarzinosen überwiegen Mamma- und Prostatakarzinome. Intramedulläre Rückenmarkmetastasen finden sich in 0,9% der Malignome, im Plexus chorioideus in 2,6–4,7%. Mehrfach wurde über Karzinommetastasen in Hirntumoren, vor allem in Meningeomen, berichtet.

16.13 Paraneoplasien und tumorbegleitende Läsionen

Karzinome, seltener andere Tumoren, können das Nervensystem nicht nur durch Metastasen oder Infiltration, sondern auch durch indirekte, überwiegend immunologische Mechanismen schädigen. Die neurologischen Symptome können der klinischen Manifestation des Primärtumors z.T. um Jahre vorausgehen. Diese paraneoplastischen Syndrome sind mit spezifischen Tumortypen assoziiert.

Pathogenetisch liegen wahrscheinlich gemeinsame Epitope zwischen Tumor und Hirngewebe zugrunde, so dass sich die Immunabwehr nicht nur gegen den extrazerebralen Tumor, sondern auch gegen das normale Hirngewebe richtet. Die bei einem Teil der Patienten nachgewiesenen Autoantikörper sind im Liquor in höherer Konzentration als im Serum vorhanden; neurologisch unauffällige Karzinompatienten und gesunde Kontrollpersonen zeigen die Antikörper im Allgemeinen nicht.

Man unterscheidet die im Folgenden aufgeführten paraneoplastischen Syndrome.

16.13.1 Kleinhirndegeneration

Sie zeigt eine ausgeprägte Lichtung der Purkinje-Zellen, die – im Unterschied zu den toxischen Degenerationen – diffus beide Hemisphären und den Wurm betrifft. Seltener sind auch die Körnerzellen reduziert. Entzündliche Infiltrate sind in der Regel nicht vorhanden. Klinisch imponieren subakute, massive zerebelläre Symptome bei Mamma-, Endometrium-, Ovarial- und Bronchialkarzinomen sowie M. Hodgkin. Bei den Patientinnen mit gynäkologischen Tumoren wurden Autoantikörper (Anti-Yo) gegen zytoplasmatische Purkinje-Zell-Antigene nachgewiesen.

16.13.2 Opsoklonus

Der Opsoklonus (unwillkürliche, ungerichtete, ständige rasche Augenbewegungen) ist meist mit Ataxie und Myoklonien verbunden und tritt bei Patienten mit Neuroblastomen, Mamma- und kleinzelligen Bronchialkarzinomen auf. Pathologisch wurden bisher nur spärliche mononukleäre Infiltrate, aber keine Nervenzellausfälle beschrieben. Patientinnen mit Mammakarzinomen können Autoantikörper (Anti-Ri) gegen Nervenzellkerne besitzen.

16.13.3 Enzephalomyelitis

Die Enzephalomyelitis kann unterschiedliche Regionen befallen, so den Hippokampus, die Amygdala und den Gyrus cinguli (klinisch: limbische Enzephalitis mit Amnesie, Verwirrtheit und Verhaltensstörungen), die Medulla oblongata (Hirnstammenzephalitis mit Schwindel, Nystagmus, Dysarthrie und Diplopie) und das Vorderhorn des Rückenmarks (motorische Neuropathie). Weitere Lokalisationen bilden die Spinalganglien (sensorische Neuropathie) und autonomen Ganglien (Dysautonomie). Meist (70%) sind mehrere dieser Regionen gleichzeitig betroffen.

Pathologisch trifft man auf perivaskuläre, überwiegend lymphozytäre Infiltrate (B und T), Nervenzellausfälle, Entmarkungen, Mikrogliareaktionen und Astrogliosen. In zerebralen Neuronen kann zytoplasmatisches und nukleäres IgG nachgewiesen werden. Meist bestehen kleinzellige Bronchialkarzinome (78%) oder testikuläre Tumoren sowie oft Autoantikörper (Anti-Hu, Anti-Ma, Anti-Ta), die mit den Kernen praktisch aller Neuronen im zentralen und peripheren Nervensystem und mit kleinzelligen Bronchialkarzinomen reagieren. Ein Großteil der zerebralen Infiltratlymphozyten erkennt das Hu-Antigen.

16.13.4 Tumorbegleitende Läsionen

Tumorbegleitende Läsionen, d.h. nichttumoröse Befunde, die weder paraneoplastisch noch therapieinduziert sind, findet man bei etwa der Hälfte der Autopsien mit extrazerebralen Tumoren. Dazu gehören koinzidentielle Läsionen (z.B. Trauma, M. Alzheimer) bei 6% der Malignomträger, agonale Veränderungen (z.B. akute Körnerzellnekrose) bei 11%, vaskuläre Defekte (z.B. Infarkte, Blutungen) bei 48%, Infektionen (z.B. bakterielle Meningitis, progressive multifokale Leukoenzephalopathie) bei 8% und metabolisch-toxische Läsionen (M. Wernicke, zentrale pontine Myelinolyse) bei 6%. Thrombosen, Angiitis und Gefäßverkalkungen, nicht aber Infarkte und M. Wernicke sind häufiger als bei Patienten ohne Malignom.

Die Natur einiger seltener Veränderungen ist noch ungeklärt, so eine pseudolaminäre Spongiose mit Astrogliose und Gefäßproliferaten in der Großhirnrinde. Autoptisch lässt sich häufig nicht sicher klären, ob eine ZNS-Läsion paraneoplastisch oder therapeutisch bedingt ist, ob der Tumor indirekt an der Pathogenese beteiligt war oder ob eine Koinzidenz vorliegt.

16.14 Hirnschädigungen durch Malignomtherapie

Bestrahlung und Chemotherapie haben, neben einer Optimierung der operativen Technik, in den letzten Jahren die Prognose mancher kindlicher Hirntumoren (z. B. des Medulloblastoms) dramatisch verbessert, in geringerem Ausmaß auch eine Lebensverlängerung bei adulten Patienten mit malignen Gliomen bewirkt.

> Dies wurde z. T. durch Nebenwirkungen der aggressiven Therapie am Zentralnervensystem erkauft; zudem treten wegen der längeren Überlebenszeit vermehrt Spätschäden auf.

16.14.1 Strahlennekrosen

An Strahlenreaktionen des Gehirns unterscheidet man *frühe Formen*, die schon nach 3 Monaten nachweisbar sind (pathologisch: kleinherdige Demyelinisierungen mit lymphoplasmazellulären Infiltraten wie bei Encephalomyelitis disseminata), und nach Monaten, Jahren, selten Jahrzehnten auftretende *späte Formen* (pathologisch: Koagulationsnekrose, Demyelinisierung, fibrinoide Nekrose der Gefäßwände, fibrinöse Exsudate mit fibröser Organisation, Gliose mit teils polymorphen Astrozytenkernen, wenig oder keine entzündlichen Infiltrate).

Die späte Strahlennekrose ist klinisch, radiologisch und auch makroskopisch nicht immer sicher von einem Tumorrezidiv zu unterscheiden.

16.14.2 Diffuse Leukoenzephalopathien

Die diffuse Leukoenzephalopathie (disseminierte nekrotisierende Leukoenzephalopathie) kann sich nach intrathekaler Chemotherapie (besonders Methotrexat), vor allem aber nach zusätzlicher Bestrahlung (über 24 Gy) entwickeln. Die Ätiologie ist allerdings nicht ganz geklärt, da gleichartige Veränderungen selten auch ohne Therapie auftreten können. Die Krankheit äußert sich in Krampfanfällen, Demenz und Ataxie, meist bei Leukämie- und Lymphompatienten.

Makroskopisch sieht man im Marklager des Großhirns, seltener des Kleinhirns, zahlreiche konfluierende, weiche, graubraune Herde. *Mikroskopisch* bestehen umschriebene Koagulationsnekrosen, Entmarkungen, z. T. verkalkte axonale Sphäroide, Spongiosen, eine Reduktion der Oligodendroglia bei astrozytärer Gliose und nur geringer lymphozytärer und makrophagozytärer Reaktion. Die Veränderungen können auf die Brücke, die Hirnschenkel, seltener das Rückenmark beschränkt sein und dann zahlreiche Sphäroide beinhalten (fokale spongiös-axonopathische Enzephalomyelopathie; Peiffer 1987). Diskrete Herde können nach intravenöser Gabe von Zytostatika beobachtet werden.

16.14.3 Zweittumoren

Mehrere Jahre (5 Monate bis 26 Jahre, Mittel 9 Jahre) nach Bestrahlung eines Hirntumors, einer Tinea capitis oder nach prophylaktischer Bestrahlung des Schädels bei ALL können Zweittumoren im Gehirn auftreten. Meist handelt es sich um Meningeome, Sarkome, Glioblastome, Astrozytome und Non-Hodgkin-Lymphome. Dabei lag die Strahlendosis zwischen 3 und 60 Gy (Mittel 37 Gy). Typische genetische Veränderungen wurden bei diesen Tumoren nicht gefunden (Brat et al. 1999).

Bei Retinoblastomen und wahrscheinlich auch bei ALL besteht eine genetische Prädisposition zur Entwicklung von Zweittumoren.

16.4.4 Sonstige

Die Bestrahlung führt, besonders bei Kindern, zu *kognitiven, neuropsychologischen und endokrinen Störungen*, so zu Intelligenzminderung, Pubertas praecox und (bei 80%) zu einem Mangel an Wachstumshormon aufgrund hypothalamischer Insuffizienz.

Gelegentlich wurden nach Bestrahlung Nervenzellausfälle in der Großhirnrinde, Rindenverbreiterung mit Riesenneuronen (Caccamo et al. 1989), eine Gliose des Marklagers, Dilatationen des 3. Ventrikels und Wandschädigungen großer Arterien mit Thrombosen, zerebralen und spinalen Blutungen (Allen et al. 1991) beschrieben. Eine Optikusatrophie ist nicht selten.

Die (erwünschte) Schädigung des Tumors nach Strahlen- und Chemotherapie äußert sich bei malignen Gliomen in einem gehäuften Auftreten von *mehrkernigen Riesenzellen* und monströsen, oft hyperchromatischen Kernen bei niedriger Mitoserate. Die Gefäßwände sind im Gegensatz zu den pathologischen Gliomgefäßen häufig zellarm, fibrosiert oder *fibrinoid nekrotisch*. Zusätzlich zu den scharf demarkierten strichförmigen Glioblastomnekrosen trifft man auf unscharf begrenzte, oft inkomplette und serös durchtränkte *Nekroseareale*, z. T. mit ausgeprägter mesenchymaler Organisation.

Literatur

Adamson TE, Wiestler OD, Kleihues P, Yasargil MG (1990) Correlation of clinical and pathological features in surgically treated craniopharyngiomas. J Neurosurg 73: 12–17

Allen JC, Miller DC, Budzilovich GN, Epstein FJ (1991) Brain and spinal cord hemorrhage in long-term survivors of malignant pediatric brain tumors: a possible late effect of therapy. Neurology 41: 148–150

Arnold PM, Oldershaw JB, McDonald LW, Langer BG (1990) Myxomatous cyst of the brachial plexus. J Neurosurg 73: 782–784

Awad IA, Robinson JR Jr, Mohanty S, Estes ML (1993) Mixed vascular malformations of the brain: clinical and pathogenetic considerations. Neurosurgery 33: 179–188

Banerjee AK, Sharma BS, Vashista RK, Kak VK (1992) Intracranial olfactory neuroblastoma: evidence for olfactory epithelial origin. J Clin Pathol 45: 299–302

Becker I, Roggendorf W (1989) Monoclonal antibody analysis of major histocompatibility complex expression in human meningiomas. J Neuroimmunol 25: 161–167

Biegel JA, Zhou JY, Rorke LB, Stenstrom C, Wainwright LM, Fogelgren B (1999) Germ-line and acquired mutations of INI1 in atypical teratoid and rhabdoid tumors. Cancer Res 59: 74–79

Bigner SH (1992) Cerebrospinal fluid cytology: current status and diagnostic applications. J Neuropathol Exp Neurol 51: 235–245

Bigner DD, McLendon RE, Bruner JM (Hrs) (1998) Russell & Rubinstein's pathology of tumors of the nervous system, 6th edn. Arnold, London

Bilzer T, Reifenberger G, Wechsler W (1989) Chemical induction of brain tumors in rats by nitrosoureas: molecular biology and neuropathology. Neurotoxicol Teratol 11: 551–556

Brat DJ, Scheithauer BW, Staugaitis SM et al. (1998) Third ventricular chordoid glioma: a distinct clinicopathologic entity. J Neuropathol Exp Neurol 57: 283–290

Brat DJ, James CD, Jedlicka AE et al. (1999) Molecular genetic alterations in radiation-induced astrocytomas. Am J Pathol 154: 1431–1438

Brat DJ, Giannini C, Scheithauer BW, Burger PC (2000) Primary melanocytic neoplasms of the central nervous systems. Am J Surg Pathol 23: 745–754

Brat DJ, Hirose Y, Cohen KJ, Feuerstein BG, Burger PC (2000) Astroblastoma: clinicopathologic features and chromosomal abnormalities defined by comparative genomic hybridization. Brain Pathol 10: 342–352

Brat DJ, Scheithauer BW, Eberhart CG, Burger PC (2001) Extraventricular neurocytomas. Pathologic features and clinical outcome. Am J Surg Pathol 25: 1252–1260

Budka H, Pilz P, Guseo A (1975) Primary leptomeningeal sarcomatosis. Clinicopathological report of six cases. J Neurol 211: 77–93

Caccamo DV, Herman MM, Urich H, Rubinstein LJ (1989) Focal neuronal gigantism and cerebral cortical thickening after therapeutic irradiation of the central nervous system. Arch Pathol Lab Med 113: 880–885

Cairncross JG, Ueki K, Zlatescu MC et al. (1998) Specific genetic predictors of chemotherapeutic response and survival in patients with anaplastic oligodendrogliomas. J Natl Cancer Inst 90: 1473–1479

Carney JA (1990) Psammomatous melanotic schwannoma. A distinctive, heritable tumor with special associations, including cardiac myxoma and the Cushing syndrome. Am J Surg Pathol 14: 206–222

Casadei GP, Komori T, Scheithauer BW et al. (1993) Intracranial parenchymal schwannoma. A clinicopathological and neuroimaging study of nine cases. J Neurosurg 79: 217–222

Casadei GP, Scheithauer BW, Hirose T, Manfrini M, Van Houton C, Wood MB (1995) Cellular schwannoma. A clinicopathologic, DNA flow cytometric, and proliferation marker study of 70 patients. Cancer 75: 1109–1119

Casey M, Vaughan CJ, He J et al. (2000) Mutations in the protein kinase A R1alpha regulatory subunit cause familial cardiac myxomas and Carney complex. J Clin Invest 106: R31–R38

Cerda-Nicolas M, Kepes JJ (1993) Gliofibromas (including malignant forms), and gliosarcomas. A comparative study and review of the literature. Acta Neuropathol 85: 349–361

Coons SW, Johnson PC (1993) Regional heterogeneity in the proliferative activity of human gliomas as measured by the Ki-67 labeling index. J Neuropathol Exp Neurol 52: 609–618

Couch V, Lindor NM, Karnes PS, Michels VV (2000) von Hippel-Lindau disease. Mayo Clin Proc 75: 265–272

Daumas-Duport C, Scheithauer BW, Chodkiewicz JP, Laws ER Jr, Vedrenne C (1988a) Dysembryoplastic neuroepithelial tumor: a surgically curable tumor of young patients with intractable partial seizures. Report of thirty-nine cases. Neurosurgery 23: 545–556

Daumas-Duport C, Scheithauer B, O'Fallon J, Kelly P (1988b) Grading of astrocytomas. A simple and reproducible method. Cancer 62: 2152–2165

Daumas-Duport C, Varlet P, Bacha S, Beuvon F, Cervera-Pierot P, Chodkiewicz JP (1999) Dysembryoplastic neuroepithelial tumors: nonspecific histological forms – a study of 40 cases. J Neurooncol 41: 267–280

Del Bigio MR, Jay V, Drake JM (1992) Prepontine cyst lined by respiratory epithelium with squamous metaplasia: immunohistochemical and ultrastructural study. Acta Neuropathol 83: 564–568

Deonna T, Ziegler AL (2000) Hypothalamic hamartoma, precocious puberty and gelastic seizures: a special model of „epileptic" developmental disorder. Epileptic Disord 2: 33–37

Diepholder HM, Schwechheimer K, Mohadjer M, Knoth R, Volk B (1991) A clinicopathologic and immunomorphologic study of 13 cases of ganglioglioma. Cancer 68: 2192–2201

Dix AR, Brooks WH, Roszman TL, Morford LA (1999) Immune defects observed in patients with primary malignant brain tumors. J Neuroimmunol 100: 216–232

Ducatman BS, Scheithauer BW (1984) Malignant peripheral nerve sheath tumors with divergent differentiation. Cancer 54: 1049–1057

Ebert C, von Haken M, Meyer-Puttlitz B et al. (1999) Molecular genetic analysis of ependymal tumors. NF2 mutations and chromosome 22q loss occur preferentially in intramedullary spinal ependymomas. Am J Pathol 155: 627–632

Emory TS, Scheithauer BW, Hirose T, Wood M, Onofrio BM, Jenkins RB (1995) Intraneural perineurioma. A clonal neoplasm associated with abnormalities of chromosome 22. Am J Clin Pathol 103: 696–704

Engel U, Gottschalk S, Niehaus L, Lehmann R, May C, Vogel S, Jänisch W (2000) Cystic lesions of the pineal region– MRI and pathology. Neuroradiology 42: 399–402

Enzinger FM, Weiss SW (1995) Soft tissue tumors, 3rd edn. Mosby, St. Louis

Fewings PE, Battersby RD, Timperley WR (2000) Long-term follow up of progesterone receptor status in benign meningioma: a prognostic indicator of recurrence? J Neurosurg 92: 401–405

Firlik KS, Martinez AJ, Lunsford LD (1999) Use of cytological preparations for the intraoperative diagnosis of stereotactically obtained brain biopsies: a 19-year experience and survey of neuropathologists. J Neurosurg 91: 454–458

Forsyth PA, Shaw EG, Scheithauer BW et al. (1993) Supratentorial pilocytic astrocytomas. A clinicopathologic, prognostic, and flow cytometric study of 51 patients. Cancer 72: 1335–1342

Franke FE, Schachenmayr W, Osborn M, Altmannsberger M (1991) Unexpected immunoreactivities of intermediate filament antibodies in human brain and brain tumors. Am J Pathol 139: 67–79

Friede RL (1989) Meningeal cysts. In: Friede RL (ed) Developmental neuropathology, 2nd edn. Springer, Berlin Heidelberg New York Tokyo, pp 209–230

Gambini C, Rongioletti F, Rebora A (2000) Proliferation of eccrine sweat ducts associated with heterotopic neural tissue (nasal glioma). Am J Dermatopathol 22: 179–182

Geddes JF, Thom M, Robinson SF, Revesz T (1996) Granular cell change in astrocytic tumors. Am J Surg Pathol 20: 55–63

Geddes JF, Jansen GH, Robinson SF, Gomori E, Holton JL, Monson JP, Besser GM, Revesz T (2000) 'Gangliocytomas' of the pituitary: a heterogeneous group of lesions with differing histogenesis. Am J Surg Pathol 24: 607–613

Geppert M, Ostertag CB, Seitz G, Kiessling M (1990) Glucocorticoid therapy obscures the diagnosis of cerebral lymphoma. Acta Neuropathol 80: 629–634

Giangaspero F, Rigobello L, Badiali M et al. (1992) Large-cell medulloblastoma. A distinct variant with highly aggressive behavior. Am J Surg Pathol 16: 687–693

Giannini C, Scheithauer BW, Jenkins RB et al. (1997) Soft-tissue perineurioma. Evidence for an abnormality of chromosome 22, criteria for diagnosis, and review of the literature. Am J Surg Pathol 21: 164–173

Giannini C, Scheithauer BW, Burger PC, Brat DJ, Wollan PC, Lach B, O'Neill BP (1999) Pleomorphic xanthoastrocytoma: what do we really know about it? Cancer 85:2033–2045

Glantz MJ, Burger PC, Herndon JE et al. (1991) Influence of the type of surgery on the histologic diagnosis in patients with anaplastic gliomas. Neurology 41: 1741–1744

Gomez MR (1987) Neurocutaneous diseases: a practical approach. Butterworths, London

Gottschalk J, Jautzke G, Paulus W, Goebel S, Cervos-Navarro J (1993) Immunomorphological differential diagnosis of choroid plexus tumor versus metastatic carcinoma. Cancer 72: 1343–1349

Gultekin SH, Rosenfeld MR, Voltz R, Eichen J, Posner JB, Dalmau J (2000) Paraneoplastic limbic encephalitis: neurological symptoms, immunological findings and tumour association in 50 patients. Brain 123: 1481–1494

Gusella JF, Ramesh V, MacCollin M, Jacoby LB (1999) Merlin: the neurofibromatosis 2 tumor suppressor. Biochim Biophys Acta 1423: M29–M36

Hamel W, Westphal M (2000) Growth factors in gliomas revisited. Acta Neurochir (Wien) 142: 113–137

Hammond RR, Duggal N, Woulfe JM, Girvin JP (2000) Malignant transformation of a dysembryoplastic neuroepithelial tumor. Case report. J Neurosurg 92: 722–725

Hassoun J, Söylemezoglu F, Gambarelli D et al. (1993) Central neurocytoma: a synopsis of clinical and histological features. Brain Pathol 3: 297–306

Hayostek CJ, Shaw EG, Scheithauer B et al. (1993) Astrocytomas of the cerebellum. A comparative clinicopathologic study of pilocytic and diffuse astrocytomas. Cancer 72: 856–869

Helseth A (1989) A population-based survey of neoplasms of the central nervous system in Norway. The Norwegian Cancer Registry, Oslo

Ho DM, Liu HC (1992) Primary intracranial germ cell tumor. Pathologic study of 51 patients. Cancer 70: 1577–1584

Ho DM, Hsu CY, Wong TT, Ting LT, Chiang H (2000) Atypical teratoid/rhabdoid tumor of the central nervous system: a comparative study with primitive neuroectodermal tumor/medulloblastoma. Acta Neuropathol 99: 482–488

Hsu DW, Efird JT, Hedley-Whyte ET (1998) MIB-1 (Ki-67) index and transforming growth factor-alpha (TGF alpha) immunoreactivity are significant prognostic predictors for meningiomas. Neuropathol Appl Neurobiol 24: 441–452

Huang H, Reis R, Yonekawa Y, Lopes JM, Kleihues P, Ohgaki H (1999) Identification in human brain tumors of DNA sequences specific for SV40 large T antigen. Brain Pathol 9: 33–44

Jänisch W, Schreiber D, Gerlach H (1980) Tumoren des Zentralnervensystems bei Feten und Säuglingen. G. Fischer, Jena

Jänisch W, Lammel H, Staneczek W (1986) Zur Epidemiologie der Geschwülste des Zentralnervensystems in der DDR. Zentralbl Pathol 132: 145

Jänisch W, Schreiber D, Güthert H (1988) Neuropathologie. Tumoren des Nervensystems. G. Fischer, Stuttgart

Jellinger K (1986) Vascular malformations of the central nervous system: a morphological overview. Neurosurg Rev 9: 177–216

Jellinger K, Machacek E (1982) Rare intracranial tumours in infancy and childhood. In: Voth D, Gutjahr P, Langmaid C (eds) Tumours of the central nervous system in infancy and childhood. Springer, Berlin Heidelberg New York, pp 44–52

Jellinger K, Paulus W (1992) Primary central nervous system lymphomas – an update. J Cancer Res Clin Oncol 119: 7–27

Johnson WG, Gomez MR (1991) Tuberous sclerosis and allied disorders: clinical, cellular and molecular studies. Ann NY Acad Sci 615: 1–397

Jouvet A, Saint-Pierre G, Fauchon F et al. (2000) Pineal parenchymal tumors: a correlation of histological features with prognosis in 66 cases. Brain Pathol 10: 49–60

Kaiser R (1999) Paraneoplastische neurologische Syndrome. Nervenarzt 70: 688–701

Katsetos CD, Herman MM, Frankfurter A et al. (1989) Cerebellar desmoplastic medulloblastomas. A further immunohistochemical characterization of the reticulin-free pale islands. Arch Pathol Lab Med 113: 1019–1029

Kepes JJ (1982) Meningiomas. Biology, pathology, and differential diagnosis. Masson, New York

Kepes JJ, Rubinstein LJ, Eng LF (1979) Pleomorphic xanthoastrocytoma: a distinctive meningocerebral glioma of young subjects with relatively favorable prognosis. Cancer 44: 1839–1852

Kirla R, Salminen E, Huhtala S et al. (2000) Prognostic value of the expression of tumor suppressor genes p53, p21, p16 and prb, and Ki-67 labelling in high grade astrocytomas treated with radiotherapy. J Neurooncol 46: 71–80

Kleihues P, Cavenee WK (2000) World health organization classification of tumours. Pathology and genetics. Tumours of the nervous system. IARC, Lyon

Kleihues P, Ohgaki H (2000) Phenotype vs genotype in the evolution of astrocytic brain tumors. Toxicol Pathol 28: 164–170

Klein P, Rubinstein LJ (1989) Benign symptomatic glial cysts of the pineal gland: a report of seven cases and review of the literature. J Neurol Neurosurg Psychiatry 52: 991–995

Komori T, Scheithauer BW, Anthony DC et al. (1998) Papillary glioneuronal tumor: a new variant of mixed neuronal-glial neoplasm. Am J Surg Pathol 22: 1171–1183

Kraus JA, Wenghoefer M, Schmidt MC et al. (2000) Long-term survival of glioblastoma multiforme: importance of histopathological reevaluation. J Neurol 247: 455–460

Krieger MD, Gonzalez-Gomez I, Levy ML, McComb JG (1997) Recurrence patterns and anaplastic change in a long-term study of pilocytic astrocytomas. Pediatr Neurosurg 27:1–11

Krouwer HGJ, Davis RL, Silver P, Prados M (1991) Gemistocytic astrocytomas: a reappraisal. J Neurosurg 74: 399–406

Lach B, Scheithauer BW, Gregor A, Wick MR (1993) Colloid cyst of the third ventricle. A comparative immunohistochemical study of neuraxis cysts and choroid plexus epithelium. J Neurosurg 78: 101–111

Lack EE (1997) Tumors of the Adrenal Gland and Extra-Adrenal Paraganglia. Atlas of Tumor Pathology. 3rd series, fascicle 19. AFIP, Washington

Langford LA, Barre GM (1997) Tanycytic ependymoma. Ultrastruct Pathol 21: 135–142

Lantos PL, VandenBerg SR, Kleihues P (1997) Tumours of the nervous system. In: Graham DI, Lantos PL (eds) Greenfield's neuropathology, vol II. Arnold, London, pp 583–879

Legler JM, Ries LA, Smith MA et al. (1999) Cancer surveillance series: brain and other central nervous system cancers: recent trends in incidence and mortality. J Natl Cancer Inst 91: 1382–1390

Lombardi D, Scheithauer BW, Meyer FB et al. (1991) Symptomatic subependymoma: a clinicopathological and flow cytometric study. J Neurosurg 75: 583–588

Lopes MB, Altermatt HJ, Scheithauer BW, Shepherd CW, VandenBerg SR (1996) Immunohistochemical characterization of subependymal giant cell astrocytomas. Acta Neuropathol 91: 368–375

Mackenzie IR (1999) Central neurocytoma: histologic atypia, proliferation potential, and clinical outcome. Cancer 85: 1606–1610

Mackenzie IR, Gilbert JJ (1991) Cysts of the neuraxis of endodermal origin. J Neurol Neurosurg Psychiat 54: 572–575

Mandybur TI, Nazek M (1990) Cerebral arteriovenous malformations. A detailed morphological and immunohistochemical study using actin. Arch Pathol Lab Med 114: 970–973

McLean CA, Laidlaw JD, Brownbill DSB, Gonzales MF (1990) Recurrence of acoustic neurilemoma as a malignant spindle-cell neoplasm. J Neurosurg 73: 946–950

Meis JM, Martz KL, Nelson JS (1991) Mixed glioblastoma multiforme and sarcoma. A clinicopathologic study of 26 radiation therapy oncology group cases. Cancer 67: 2342–2349

Mena H, Ribas JL, Pezeshkpour GH, Cowan DN, Parisi JE (1991) Hemangiopericytoma of the central nervous system: a review of 94 cases. Hum Pathol 22: 84–91

Min KW, Scheithauer BW (1997) Clear cell ependymoma: a mimic of oligodendroglioma: clinicopathologic and ultrastructural considerations. Am J Surg Pathol 21: 820–826

Mork SJ, Rubinstein LJ, Kepes JJ (1988) Patterns of epithelial metaplasia in malignant gliomas. Papillary formations mimicking medulloepithelioma. J Neuropathol Exp Neurol 47: 93–100

Moss TH, Nicoll JAR, Ironside JW (1997) Intra-operative Diagnosis of CNS Tumours. Arnold, London

Muenchau A, Laas R (1997) Xanthogranuloma and xanthoma of the choroid plexus: evidence for different etiology and pathogenesis. Clin Neuropathol 16: 72–76

Mukherjee JJ, Islam N, Kaltsas G et al. (1997) Clinical, radiological and pathological features of patients with Rathke's cleft cysts: tumors that may recur. J Clin Endocrinol Metab 82: 2357–2362

Müller MB, Schmidt MC, Schmidt O et al. (1999) Molecular genetic analysis as a tool for evaluating stereotactic biopsies of glioma specimens. J Neuropathol Exp Neurol 58: 40–45

Nelen MR, Kremer H, Konings IB et al. (1999) Novel PTEN mutations in patients with Cowden disease: absence of clear genotype-phenotype correlations. Eur J Hum Genet 7: 267–273

Ng HK, Poon WS (1998) Primary leptomeningeal astrocytoma. J Neurosurg 88: 586–589

Niida Y, Lawrence-Smith N, Banwell A et al. (1999) Analysis of both TSC1 and TSC2 for germline mutations in 126 unrelated patients with tuberous sclerosis. Hum Mutat 14: 412–422

Nishioka (1993) Immunohistochemical study of granular cell tumors and granular pituicytes of the neurohypophysis. Endocr Pathol 4: 140–145

Oehmichen M (1976) Cerebrospinal fluid cytology. An introduction and atlas. Thieme, Stuttgart

Oh D, Prayson RA (1999) Evaluation of epithelial and keratin markers in glioblastoma multiforme: an immunohistochemical study. Arch Pathol Lab Med 123: 917–920

Ordonez NG, Mackay B (1999) Granular cell tumor: a review of the pathology and histogenesis. Ultrastruct Pathol 23: 207–222

Parney IF, Farr-Jones MA, Chang LJ, Petruk KC (2000) Human glioma immunobiology in vitro: implications for immunogene therapy. Neurosurgery 46: 1169–1177

Paulus W (1998) Brain extracellular matrix, adhesion molecules, and glioma invasion. In: Mikkelsen T, Bjerkvig R, Laerum OD, Rosenblum ML (eds) Brain tumor invasion: biological, clinical, and therapeutic considerations. Wiley-Liss, New York, pp 301–322

Paulus W, Jänisch W (1990) Clinicopathologic correlations in epithelial choroid plexus neoplasms: a study of 52 cases. Acta Neuropathol 80: 635–641

Paulus W, Peiffer J (1989) Intratumoral histologic heterogeneity of gliomas. A quantitative study. Cancer 64: 442–447

Paulus W, Jellinger K, Perneczky G (1991a) Intraspinal neurothekeoma (nerve sheath myxoma). A report of two cases. Am J Clin Pathol 95: 511–516

Paulus W, Slowik F, Jellinger K (1991b) Primary intracranial sarcomas: histopathological features of 19 cases. Histopathol 18: 395–402

Paulus W, Schlote W, Perentes E et al. (1992) Desmoplastic supratentorial neuroepithelial tumours of infancy. Histopathology 21: 43–49

Paulus W, Bayas A, Ott G, Roggendorf W (1994) Interphase cytogenetics of glioblastoma and gliosarcoma. Acta Neuropathol 88: 420–425

Paulus W, Baur I, Beutler AS, Reeves SA (1996) Diffuse brain invasion of glioma cells requires β1 integrins. Lab Invest 75: 819–826

Paulus W, Honegger J, Keyvani K, Fahlbusch R (1999) Xanthogranulom of the sellar region: a clinicopathological entity different from adamantinomatous craniopharyngioma. Acta Neuropathol 97: 377–382

Peiffer J (1987) Encephalomyelopathies associated with extracerebral malignant tumors. Pathol Res Pract 182: 585–608

Perraud F, Yoshimura K, Louis B et al. (1992) The promoter of the human cystic fibrosis transmembrane conductance regulator gene directing SV40 T antigen expression induces malignant proliferation of ependymal cells in transgenic mice. Oncogene 7: 993–997

Perry A, Parisi JE, Kurtin PJ (1997) Metastatic adenocarcinoma to the brain: An immunohistochemical approach. Hum Pathol 28: 938–943

Perry A, Scheithauer BW, Stafford SL, Lohse CM, Wollan PC (1999) „Malignancy" in meningiomas: a clinicopathologic study of 116 patients, with grading implications. Cancer 85: 2046–2056

Pilkington GJ (1997) The paradox of neoplastic glial cell invasion of the brain and apparent metastatic failure. Anticancer Res 17: 4103–4105

Plate KH (1999) Mechanisms of angiogenesis in the brain. J Neuropathol Exp Neurol 58: 654–666

Prayson RA, Estes ML (1996) MIB1 and p53 immunoreactivity in protoplasmic astrocytomas. Pathol Int 46: 862–866

Quinn B (1998) Synaptophysin staining in normal brain: importance for diagnosis of ganglioglioma. Am J Surg Pathol 22: 550–556

Rasmussen SA, Friedman JM (2000) NF1 gene and neurofibromatosis 1. Am J Epidemiol 151: 33–40

Reich P, Walther EU, Liebetrau M et al. (2000) Gliomatosis cerebri. Nervenarzt 71: 481–484

Reifenberger G, Weber T, Weber RG et al. (1999) Chordoid glioma of the third ventricle: immunohistochemical and molecular genetic characterization of a novel tumor entity. Brain Pathol 9: 617–626

Reis RM, Hara A, Kleihues P, Ohgaki H (2001) Genetic evidence of the neoplastic nature of gemistocytes in astrocytomas. Acta Neuropathol 102: 422–425

Reis RM, Konu-Leblebicioglu D, Lopes JM, Kleihues P, Ohgaki H (2000) Genetic profile of gliosarcomas. Am J Pathol 156: 425–432

Reyes-Mugica M, Chou P, Byrd S et al. (1993) Nevomelanocytic proliferations in the central nervous system of children. Cancer 72: 2277–2285

Rickert CH (1999) Neuropathology and prognosis of foetal brain tumors. Acta Neuropathol 98: 567–576

Rickert CH, Simon R, Bergmann M, Dockhorn-Dworniczak B, Paulus W (2000) Comparative genomic hybridization in pineal germ cell tumors. J Neuropathol Exp Neurol 59: 815–821

Rigamonti D, Johnson PC, Spetzler RF, Hadley MN, Drayer BP (1991) Cavernous malformations and capillary telangiectasia: a spectrum within a single pathological entity. Neurosurgery 28: 60–64

Roach ES, Gomez MR, Northrup H (1998) Tuberous sclerosis complex consensus conference: revised clinical diagnostic criteria. J Child Neurol 13: 624–628

Robinson S, Cohen AR (2000) Cowden disease and Lhermitte-Duclos disease: characterization of a new phakomatosis. Neurosurgery 46: 371–383

Rorke LB (1983) The cerebellar medulloblastoma and its relationship to primitive neuroectodermal tumors. J Neuropathol Exp Neurol 42: 1–15

Rosenblum MK, Erlandson RA, Budzilovich GN (1992) The lipid-rich epithelioid glioblastoma. Am J Surg Pathol 15: 925–934

Rubinstein LJ (1985) Embryonal central neuroepithelial tumors and their differentiating potential. J Neurosurg 62: 795–805

Rubinstein LJ (1986) Immunohistochemical signposts – not markers – in neural tumour differentiation. Neuropathol Appl Neurobiol 12: 523–537

Rubinstein LJ, Herman MM (1989) The astroblastoma and its possible cytogenetic relationship to the tanycyte. An electron microscopic, immunohistochemical, tissue- and organ-culture study. Acta Neuropathol 78: 472–483

Ruggieri M (1999) The different forms of neurofibromatosis. Childs Nerv Syst 15: 295–308

Sarasa JL, Fortes J (1991) Ecchordosis physaliphora: an immunohistochemical study of two cases. Histopathology 18: 273–275

Sawamura Y, Shirato H, de Tribolet N (eds) (1998) Intracranial germ cell tumors. Springer, Wien

Scheithauer BW, Woodruff JM, Erlandson RA (1999) Tumors of the peripheral nervous system. Atlas of tumor pathology. Armed Forces Institute of Pathology, Washington/DC

Schiffer D (1996) Brain tumors. Biology, pathology and clinical references, 2nd edn. Springer, Berlin Heidelberg New York Tokyo

Schiffer D, Cravioto H, Giordana MT et al. (1993) Is polar spongioblastoma a tumor entity? J Neurosurg 78: 587–591

Schild SE, Scheithauer BW, Schomberg PJ et al. (1993) Pineal parenchymal tumors. Clinical, pathologic, and therapeutic aspects. Cancer 72: 870–880

Senner V, Sturm A, Baur I, Schrell UHM, Distel L, Paulus W: CD24 promotes invasion of glioma cells in vivo (1999) J Neuropathol Exp Neurol 58: 795–802

Shaw EG, Scheithauer BW, O'Fallon JR, Tazelaar HD, Davis DH (1992) Oligodendrogliomas: the Mayo experience. J Neurosurg 76: 428–434

Silverman TA, Enzinger FM (1985) Fibrolipomatous hamartoma of nerve: a clinicopathologic anaylsis of 26 cases. Am J Surg Pathol 9: 7–14

Smith JS, Perry A, Borell TJ et al. (2000) Alterations of chromosome arms 1p and 19q as predictors of survival in oligodendrogliomas, astrocytomas, and mixed oligoastrocytomas. J Clin Oncol 18: 636–645

Sonneland PRL, Scheithauer BW, Onofrio BM (1985) Myxopapillary ependymoma. A clinicopathologic and immunocytochemical study of 77 cases. Cancer 56: 883–893

Soylemezoglu F, Soffer D, Onol B, Schwechheimer K, Kleihues P (1996) Lipomatous medulloblastoma in adults. A distinct clinicopathological entity. Am J Surg Pathol 20: 413–418

Stevens A, Klöter I, Roggendorf W (1988) Inflammatory infiltrates and natural killer cell presence in human brain tumors. Cancer 61: 738–743

Sujansky E, Conradi S (1995) Outcome of Sturge-Weber syndrome in 52 adults. Am J Med Genet 57: 35–45

Taratuto AL, Monges J, Lylyk P, Leiguarda R (1984) Superficial cerebral astrocytoma attached to dura. Report of six cases in infants. Cancer 54: 2505–2512

Teo JG, Gultekin SH, Bilsky M, Gutin P, Rosenblum MK (1999) A distinctive glioneuronal tumor of the adult cerebrum with neuropil-like (including „rosetted") islands: report of 4 cases. Am J Surg Pathol 23: 502–510

Tihan T, Fisher PG, Kepner JL et al. (1999) Pediatric astrocytomas with monomorphous pilomyxoid features and a less favorable outcome. J Neuropathol Exp Neurol 58: 1061–1068

Tomokane N, Iwaki T, Tateishi J, Iwaki A, Goldman JE (1991) Rosenthal fibers share epitopes with αB-crystallin, glial fibrillary acidic protein, and ubiquitin, but not with vimentin. Am J Pathol 138: 875–885

Van Dorpe J, Sciot R, De Vos R, Uyttebroeck A, Stas M, Van Damme B (1997) Neuromuscular choristoma (hamartoma) with smooth and striated muscle component: case report with immunohistochemical and ultrastructural analysis. Am J Surg Pathol 21: 1090–1095

VandenBerg SR (1991) Desmoplastic infantile ganglioglioma: a clinicopathologic review of sixteen cases. Brain Tumor Pathol 8: 25–31

Wharton SB, Chan KK, Hamilton FA, Anderson JR (1998) Expression of neuronal markers in oligodendrogliomas: an immunohistochemical study. Neuropathol Appl Neurobiol 24: 302–308

Wiestler OD, von Siebenthal K, Schmitt HP, Feiden W, Kleihues P (1989) Distribution and immunoreactivity of cerebral micro-hamartomas in bilateral acoustic neurofibromatosis (neurofibromatosis 2). Acta Neuropathol 79: 137–143

Yasargil MG, von Ammon K, von Deimling A et al. (1992) Central neurocytoma: histopathological variants and therapeutic approaches. J Neurosurg 76: 32–37

Yoshida T, Kawano N, Oka H, Fujii K, Nakazato Y (2000) Clinical cure of glioblastoma. Two case reports. Neurol Med Chir 40: 224–229

Zülch KJ (1986) Brain tumors. Their biology and pathology, 3rd edn. Springer, Berlin Heidelberg New York Tokyo

Kapitel 17 Intoxikation*

M. Oehmichen

INHALT

17.1	**Grundlagen**	395
17.1.1	Typen toxischer Schädigungen des ZNS	395
17.2	**Metalle und Metalloide**	397
17.2.1	Aluminium	397
17.2.2	Arsen	398
17.2.3	Bismut	398
17.2.4	Blei und Bleiverbindungen	398
17.2.5	Cadmium	399
17.2.6	Gold	400
17.2.7	Lithium	400
17.2.8	Mangan	400
17.2.9	Phosphor und Phosphin	400
17.2.10	Platin	401
17.2.11	Quecksilber	401
17.2.12	Tellur	402
17.2.13	Thallium	402
17.2.14	Zinn	403
17.3	**Gase**	403
17.3.1	Kohlenmonoxid	403
17.3.2	Nitrosegase und Nitrite	404
17.3.3	Sauerstoff	405
17.3.4	Schwefelwasserstoff	405
17.3.5	Cyanwasserstoff und Cyanide	405
17.4	**Gifte in der Industrie (Lösungsmittel, Kohlenwasserstoffe u.a.)**	406
17.4.1	Kohlenstoffverbindungen	406
17.4.2	Phosphorsäureester	408
17.5	**Medikamente**	408
17.5.1	Meperidin	408
17.5.2	Diphenylhydantoin	409
17.5.3	Tryptophan	409
17.6	**Rauschdrogen**	409
17.6.1	Amphetamin und Kokain	409
17.6.2	Crack	410
17.6.3	Cannabinoide (Haschisch und Marihuana)	410
17.6.4	Lösungsmittel („glue sniffing")	410
17.6.5	Meskalin und LSD	410
17.6.6	Morphin und Heroin	411
17.7	**Antiprotozoenmittel**	411
17.7.1	Chloroquin	412
17.7.2	Clioquinol	412
17.8	**Zytostatika und Tuberkulostatika**	412
17.8.1	Methotrexat	412
17.8.2	Vincristin und Vinblastin	412
17.9	**Biologische Gifte**	413
17.9.1	Pflanzen	413
17.9.2	Tiere	413
17.9.3	Mikroorganismen (bakterielle Toxine)	413
	Literatur	414

17.1 Grundlagen

Generell ist festzustellen, dass vorsätzliche Vergiftungen durch dritte Hand heute eher selten sind und – auch in den rechtsmedizinischen Instituten – eine Rarität darstellen. Sie wurden in den letzten Jahren vor allem im Zusammenhang mit Giftbeibringung bei alten, hilflosen Patienten beobachtet, zum Teil offenbar um den Sterbeprozess zu verkürzen (aktive Sterbehilfe), zum Teil aus finanziellen Gründen (Oehmichen 1996; Oehmichen u. Meissner 2000). Die Mehrzahl der Vergiftungen bei Kindern erfolgt ferner im Sinne eines Unfallgeschehens, durch Umwelt oder iatrogene Überdosierung mit Medikamenten vor allem bei Kindern (Kruse u. Oehmichen 1994); im Vordergrund der gesellschaftlichen Diskussion stehen jedoch die Drogenintoxikationen bei Jugendlichen.

17.1.1 Typen toxischer Schädigungen des ZNS

Das Ausmaß jeder Vergiftung ist abhängig von der Löslichkeit, der Dosis, der Art der Beibringung, der Konzentration und der Resorption. Die Giftbeibringung erfolgt versehentlich (gewerbliche, ökologische oder medizinische Vergiftung) oder absichtlich (im Rahmen eines Suizids, einer Sucht oder eines Tötungsdelikts).

---

* In diesem Kapitel wird ausschließlich auf die Intoxikation des *Zentralnervensystems* eingegangen, während toxische Schädigungen der peripheren Nerven und der Muskulatur in Buchteil II und III aufgeführt werden. – Wegen der klinischen und pathologischen Bedeutung wird die Alkoholintoxikation gesondert abgehandelt (s. Kap. 18).

Der *Beweis einer Intoxikation* ist in der Regel nur durch eine chemisch-toxikologische Analyse gegeben. Diese ist u. a. auch lange Zeit nach der Giftbeibringung möglich, z. B. durch Untersuchung von Haaren (Frisch et al. 1997; Sachs 1997) oder Knochen (Rochholz et al. 1999). Der Verdacht ergibt sich einerseits bei Fehlen einer anderen Erklärung des Krankheits- oder Todesgeschehens, andererseits aber durch klinische Symptome bzw. auch durch morphologische Veränderungen, die der Pathologe/Neuropathologe erfassen kann. Besonders bei länger überlebten Vergiftungen können morphologische Veränderungen hinweisend sein oder sogar als Beweismittel dienen.

Für eine Großzahl von toxisch wirksamen Substanzen ist entweder das Nervensystem das Zielorgan, oder aber es wird sekundär geschädigt, so dass an diesem funktionellen System nahezu immer auch morphologische Veränderungen zu erwarten sind, unabhängig von der Art des Giftes und seinem primären Angriffspunkt.

Der Angriffspunkt neurotoxischer Substanzen ist unterschiedlich, wobei entsprechend der *Pathoklise* von Vogt und Vogt (1937) eine gewisse topische Spezifität besteht. Die Pathoklise ermöglicht auch, Krankheiten experimentell zu simulieren, die mit einer lokalen herdförmigen neuronalen oder axonalen Degeneration einhergehen (Ceccarelli u. Clementi 1979; Baumgarten u. Zimmermann 1992). Die morphologischen Folgeerscheinungen klinisch relevanter Intoxikationen sind jedoch – wenigstens zum Teil – von diesen Experimenten zu unterscheiden, da diese Substanzen weder in der Industrie noch in der Medizin Anwendung finden.

Morphologische Veränderungen

Folgende morphologische Veränderungen lassen den Verdacht auf eine Intoxikation aufkommen (Übersicht: Koestner u. Norton 1991; Herken u. Hucho 1992; Spencer u. Schaumburg 2000):
- *Hirnödem* (Johansson 1992; Oehmichen et al. 2000), abhängig von der Lipophilie der toxischen Substanz, der Molekülgröße, der Transportkapazität und dem Carriermechanismus (z. B. Kationisation oder Glykolysation). Dabei ist ein zytotoxisches Ödem infolge einer Membranschädigung (Schwermetalle, Triethylzinn) oder Schädigung des Enzymsystems in der Membran (Schwermetalle, Cyanid) von einem vaskulären Ödem (z. B. Alkohol) zu unterscheiden, wobei jedoch beide Ödemtypen einerseits auch kombiniert, andererseits auch sekundär auftreten können (s. auch Kap. 6).
- *Neuronale und axonale Schädigung* infolge einer Störung des Axoplasmatransportes (Müller u. Jeschke 1970), z. B. durch Aluminium, Acrylamid, Colchicin, Organphosphate und Alkohol.
- *Neuronale Schädigung* infolge einer Störung des Energiestoffwechsels (Kriegelstein u. Kuglisch 1992), vor allem durch Zyanide, Kohlenmonoxid, aber auch durch Äthanol und Organphosphate.
- *Schädigung der weißen Substanz* durch Triethylzinn, INH, Blausäure, Kohlenmonoxid, Kupfer, Diphtherietoxin sowie durch Zytostatika, Rauschdrogen und Umwelttoxine (Filley 1999).
- Entstehung von *herdförmigen Nekrosen*, z. B. durch Sauerstoff und Kohlenmonoxid, Methanol, Schwermetalle und Methotrexat.
- Schädigung und funktionale Störung des *cholinergen Systems* (Dolly 1992; Hörtnagel u. Hanin 1992), z. B. durch Phosphorsäureester, Chlostridium-, Botulinum- und Tetanustoxin, Colchicin, Alkohol, Aluminium.
- Schädigung und funktionale Störung des *noradrenergen Systems*, z. B. durch Alkohol, Amphetamin, Kokain, Cannabinoide.
- Einflussnahme auf das Transmittersystem (Dolly 1992), und besonders die *Rezeptoren*, wobei vor allem die exzitatorischen Rezeptoren betroffen sind, d. h. die GABA-Rezeptoren und die Acetylcholinrezeptoren, die in der Folge überwiegend mit funktionellen Veränderungen einhergehen.
- Einflussnahme auf das *optische System* (Merigan u. Weiss 1980), z. B. durch Methanol, Schwefelkohlenwasserstoff, Methylquecksilber und Organphosphate.
- *Teratogene Wirkung* auf das sich entwickelnde Nervensystem während der Pränatalperiode, z. B. durch Ethanol, Methylquecksilber.
- *Kanzerogene Wirkung*, z. B. durch Cadmium.

Funktionelle Differenzierung

Auf zellulärer Ebene lässt sich zusätzlich folgende funktionelle Differenzierung vornehmen (Haschek u. Rousseaux 1998):
- Störung des *neuronalen oxidativen Metabolismus* durch toxische Einwirkungen im Sinne einer Hypoxie oder Ischämie, wobei besonders die großen Nervenzellen sensitiv sind, im Gegensatz zur Hypoglykämie, bei der vor allem kleinere Nervenzellen betroffen sind; auch können toxische Substanzen zu einer Störung der Homöostase des Elektrolytgleichgewichtes führen;
- *Proteinsynthesehemmung*, z. B. durch Adriamycin;
- *Störung der Zytoskelettstruktur*, z. B. durch Platin;
- *Gliareaktion* auf toxische Substanzen (z. B. Astrozytenveränderungen bei Lebererkrankung, Oligodendrogliaveränderung bei Triethylzinnintoxikation);

- *Kapillarschädigung*, z. B. durch Schwermetalle wie Arsen oder durch Inhalation von Methylbromid.

17.2 Metalle und Metalloide

17.2.1 Aluminium (Aluminiumenzephalopathie)

Aluminium (Al) in oxidierter Form ist ubiquitär und findet vor allem in der Metall-verarbeitenden Industrie Anwendung. Als Antazidum wurde kolloidales Aluminium in der Therapie verwandt. Es wurde ein auf Aluminiumintoxikation zurückgeführtes Krankheitsbild beschrieben, bei dem durch *chronische Dialyse* mit aluminiumhaltiger Dialyseflüssigkeit Aluminium in den Körper gelangte, die sog. Aluminiumenzephalopathie (Alfrey et al. 1976; Elliot et al. 1978; Martyn et al. 1989).

Pathogenese. Durch erhöhten Aluminiumspiegel im Blut bei offenbar vorgeschädigter Blut-Hirn-Schranke (McDermott et al. 1978) gerät Aluminium in das Gehirn, wo es in erhöhter Konzentration nachweisbar ist (Crapper et al. 1983).

> Auf zellulärer Ebene ist bekannt, dass Aluminium den langsamen Transport von neurofilamentären Proteinen (NFP) stört, wodurch es zu einer Anreicherung von NFP am proximalen Ende des Axons kommt (Bizzi et al. 1984), mit Vermehrung der Neurofilamente im Perikaryon (Weinstein 1974).

Die Ähnlichkeit der klinischen Symptomatik sowie eine auch bei der Demenz vom Alzheimer-Typ erhöhte Aluminiumkonzentration im Gehirn (Crapper et al. 1983) ließ die Hypothese aufkommen, dass auch die Alzheimer-Krankheit durch eine Aluminumanreicherung im Gehirn entsteht (Martyn et al. 1989), ohne dass allerdings bisher eine Bestätigung gefunden werden konnte.

Klinik. Das Krankheitsbild ist durch eine *progressive Demenz* gekennzeichnet mit Sprachstörungen, Myoklonus, Epilepsie vom fokalen und/oder generalisierten Typ, Herdsymptomen und Bewusstseinsverlust. Es wird u. a. eine aluminiuminduzierte Degeneration der Motoneuronen von einer Dialyseenzephalopathie unterschieden. Differentialdiagnostisch muss an eine Alzheimer-Erkrankung gedacht werden. Die Krankheit kann tödlich enden.

Morphologie. Die morphologischen Veränderungen sind uncharakteristisch (McLaughlin et al. 1962). Es finden sich geschrumpfte Ganglienzellen, in der Regel aber ohne einen eindeutigen Ganglienzellverlust. Die neuronale Degeneration basiert z. T. auf Veränderungen des Zytoskeletts im Sinne einer desorganisierten Aggregation von 10-nm-Filamenten, die morphologisch nicht von Alzheimer-Fibrillenveränderungen zu unterscheiden sind (Scholtz et al. 1987). Unterschiede ließen sich u. a. *immunhistochemisch* nachweisen: Bei Aluminiumintoxikation reagieren Neuronen nicht mit Antikörpern gegen MAP-2, β-Tubulin oder Ubiquitin, während bei Alzheimer-Krankheit eine Immunreaktivität besteht (Strong et al. 1991). Gleichzeitig finden sich bei Aluminiumintoxikation eine Mikrogliavermehrung, eine Astrozytenproliferation sowie eine spongiforme Auflockerung des Neuropils in der 2. und 3. Rindenschicht.

Mit einer Versilberungstechnik gelang es Reusche und Seydel (1993), granulär in Nervenzellen abgelagertes Aluminium nachzuweisen (Abb. 17.1).

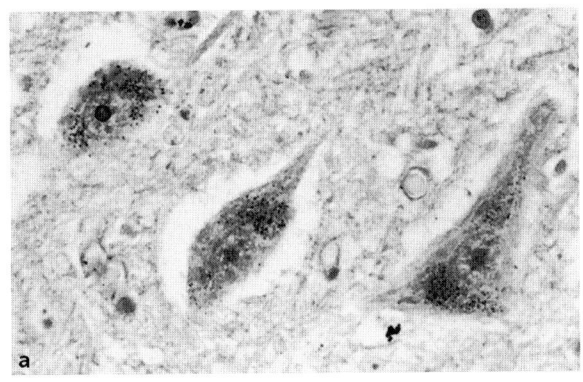

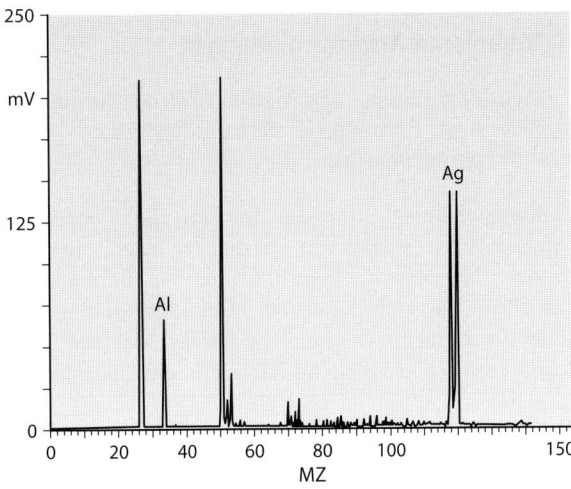

Abb. 17.1 a, b. Aluminiumenzephalopathie. **a** Granuläre neuronale Einschlüsse bei einer Aluminiumenzephalopathie, die sich mittels Versilberungsmethode nachweisen lassen. **b** Mit Hilfe der Lasermikrosonden-Massenanalyse (LAMMA) lässt sich nachweisen, dass es sich bei den Granula um Aluminiumeinschlüsse handelt (mit freundlicher Genehmigung von Prof. Dr. E. Reusche)

17.2.2 Arsen

Anorganische Arsenverbindungen

Anorganische Arsen-(As-)Verbindungen finden in der Glasmanufaktur, bei der Wollkonservierung und als Pestizid Anwendung. Immer wieder sind vorsätzliche akute oder auch chronische Intoxikationen im kriminellen Rahmen beschrieben worden.

Klinik. Klinisch finden sich bei der *akuten Intoxikation* vor allem gastrointestinale Symptome sowie ein Schocksyndrom. Bei Überleben entwickeln sich sensorische Ausfälle. Bei *chronischer Intoxikation* werden Zeichen einer peripheren Neuropathie deutlich (Le Quesne u. McLeod 1977), wobei gastrointestinale Störungen fehlen können. Gleichzeitig findet sich in der Regel eine Hyperkeratose an Händen und Füßen.

> Das Fortschreiten einer arseninduzierten Polyneuropathie lässt sich durch Applikation des wasserlöslichen 2,3-Dimercaptopropansulfonats (DMPS) verhindern.

Morphologie. Morphologisch ist das Krankheitsbild durch eine axonale Degeneration der peripheren, dicken Fasern gekennzeichnet (Hörtnagel u. Hanin 1992), offenbar z. T. kombiniert mit einer segmentären Demyelinisation (Crapper u. De Boni 1980) teilweise übergehend in ein Guillain-Barré-ähnliches Snydrom (Donofrio et al. 1987). Veränderungen des ZNS sind demgegenüber nicht bekannt.

Organische Arsenverbindungen

Anwendung fanden organische Arsenverbindungen vor allem im Rahmen der Behandlung von Syphilis und Trypanosomiadis.

Klinik. Klinisch sind die Zeichen einer Enzephalopathie und exfoliativen Dermatitis sowie eine periphere Neuropathie beschrieben. Die Behandlung mit BAL hat sich bewährt. Man geht davon aus, dass als Ursache weniger die direkt toxische Wirkung eine Rolle spielt als vielmehr ein allergisches Geschehen (Adams et al. 1986).

Morphologie. Morphologisch ist die Enzephalopathie durch perikapilläre Blutungen, vor allem im Mittelhirnbereich, gekennzeichnet (hämorrhagische Enzephalopathie) (Hurst 1959). Zum Teil äußert sich das Krankheitsbild in Form einer akuten hämorrhagischen Leukenzephalitis (Adams et al. 1986), die u. a. auf die allergisch-hyperergische Genese verweist. Schließlich wurde ein Guillain-Barré-ähnliches Syndrom beschrieben – als Folge einer Behandlung mit Melarsoprol (Gherardi et al. 1990).

17.2.3 Bismut

Bismut (Bi) findet im medizinischen Bereich bei Behandlung von Obstipation, Magengeschwüren sowie Verdauungsstörungen nach Dickdarmentfernung Anwendung.

Klinik. Klinisch dominieren gastrointestinale Ausfälle mit Durchfall und Blutungen. Die Hirnbeteiligung wird vor allem an psychischen Veränderungen wie Angst, Depression, Ataxie, Tremor und Demenz erkennbar. Am Ende des Krankheitsprozesses tritt ein Koma ein, das zum Tode führen kann.

Die *Pathogenese* ist ungeklärt. Auffällig ist, dass offenbar eine individuell unterschiedliche Sensibilität besteht.

Morphologie. Im Vordergrund steht ein Purkinje-Zell-Verlust sowie ein neuronaler Ausfall in der Ammonshornformation (Liessens et al. 1978). Es findet sich ferner ein neuronaler Verlust mit Mikrogliaproliferation auf Höhe der Basalganglien. Erhöhte Bismutspiegel konnten in der frontalen Rinde, auf Höhe der Basalganglien und – wie gesagt – in der Kleinhirnrinde beobachtet werden.

17.2.4 Blei und Bleiverbindungen (Encephalopathia saturnina)

Anorganische Bleiverbindungen

In den USA wird mit 12 000 bis 16 000 jährlichen Erkrankungsfällen und 200 Todesfällen gerechnet. Kinder sind besonders gefährdet. Pathologische Bleiwerte fanden sich bei 10–25% der Slumkinder (Ludwig 1977a).

Pathogenese. In Staub- und Dampfform oxidiert metallisches Blei (Pb) zu Bleioxid. Gefahrenquellen sind Arbeitsverfahren, bei denen Blei oder seine Verbindungen, insbesondere in Staub-, Rauch- oder Dampfform, auftreten. Früher spielten Bleifarben und bleihaltige Glasuren sowie wasserleitende Bleirohre eine große Rolle. Heute stellen Autoabgase und Exposition gegenüber Bleitetraethyl die wesentliche Ursache von Vergiftungen dar. Die Aufnahme von Blei erfolgt über die Lungen sowie den

Gastrointestinaltrakt. Der Bleigehalt des Gehirns ist abhängig von der Bleikonzentration im Blut.

Die Wirkung von Blei auf zellulärer Ebene ist weitgehend unbekannt. Blei wirkt einerseits auf die Blut-Hirn-Schranke, andererseits offenbar direkt toxisch auf die Membranen der Neuronen, wo es zur Beeinträchtigung der Kalium-Natrium-Pumpe kommt; gleichzeitig besteht ein Einfluss auf die Neurotransmitter, insbesondere auf das GABAerge System, dessen Beeinträchtigung für die Symptomatik der Bleienzephalopathie verantwortlich gemacht wird (Schwedenberg 1959). Es wird angenommen, dass Blei u. a. zu einem erhöhten Kupferspiegel führt, der die ATPase der Zellmembran hemmt, wodurch die Natrium-Kalium-Pumpe gestört wird und Blei in das Zellinnere gelangt (Niklowitz 1977). Damit erklärt sich einerseits die Durchbrechung der Blut-Hirn-Schranke, andererseits das häufigere Vorkommen von Bleivergiftungen mit Enzephalopathie bei Kindern.

Klinik. Die akute Vergiftung des Erwachsenen ist durch Darmkolik, Erbrechen und Durchfall gekennzeichnet, während Koma und Krämpfe eher selten sind; durch eine chronische Vergiftung des Erwachsenen entwickeln sich demgegenüber Zeichen der Obstipation, Hautblässe, Kopfschmerzen, Übelkeit und Terminalzeichen eines schweren organischen Psychosyndroms. Neben zentralnervösen Störungen treten Schädigungen der peripheren Nerven auf. Bei Kindern dominiert demgegenüber ein ausgeprägtes Hirnödem mit Hirndruckzeichen als Hinweis auf die Enzephalopathie.

Morphologie. Die Veränderungen durch Bleiintoxikation des Gehirns sind vielfältig, aber nicht konstant und nicht spezifisch (Kriegelstein u. Kuglisch 1992).

Makroskopisch finden sich bei der akuten Vergiftung vor allem Zeichen des Hirnödems und der Hyperämie; gelegentlich sieht man petechiale Blutungen in grauer und weißer Substanz. Großhirn- und Kleinhirnatrophien wurden beschrieben (Valpey et al. 1978).

Mikroskopisch sind bei der akuten Vergiftung Zeichen einer Störung der Blut-Hirn-Schranke mit perivaskulären, eiweißreichen Exsudationen erkennbar; in seltenen Fällen kann ein Marködem zu diffusen Entmarkungen und – in Verbindung mit lockeren Lymphozyteninfiltraten – zu einem der multiplen Sklerose (M. Schilder) ähnlichen Bild führen (s. Kap. 10).

Im Vordergrund der chronischen Vergiftungen steht die Proliferation von Kapillaren in Groß- und Kleinhirnrinde sowie eine Astrozytenproliferation und Vermehrung der Mikroglia in der Molekularschicht der Kleinhirnrinde neben Mikrogliaknötchen (Pentschew 1965). Der Purkinje-Zell-Bestand ist gelichtet, die Körnerzellen sind öfter atrophisch. Hyalinosen der Arteriolen werden ebenso wie Alzheimer-Fibrillenveränderungen beschrieben (Niklowitz u. Mandybur 1975).

Der Bleigehalt im Knochenmark korreliert mit dem Vorkommen relativ dicht liegender Kalkkonkremente innerhalb der Körnerzellen der Kleinhirnrinde und dem Pallidum (Tonge et al. 1977; Silbergeld 1983). Als offensichtlicher Ausdruck der Schädigung der peripheren Nerven vom Typ der Waller-Degeneration ist die zentrale Chromatolyse der Vorderhornzellen anzusehen (Eto u. Takeuchi 1978).

Organische Bleiverbindungen

In den 20er Jahren wurde Tetraethylblei als Additiv des Benzins verwendet. Heute finden sich Intoxikationen vor allem nach Sniffing von Benzin (s. 17.6.4).

Morphologie. Im Zentrum steht eine kortikale und zerebelläre Atrophie mit selektivem Verlust von Nervenzellen in Hippokampus und Kleinhirn sowie eine Chromatolyse in der Formatio reticularis (Valpey et al. 1978; Kaelan et al. 1986).

17.2.5 Cadmium

Eine Exposition von Cadmium (Cd) erfolgt immer in Kombination mit Zink und – gelegentlich – mit Blei. Heute ist es praktisch unmöglich, eine Cadmiumexposition zu vermeiden, da dieses Metall ubiquitär in der Umwelt vorhanden ist. Cadmium ist hochtoxisch und hat eine extrem lange biologische Halbwertszeit (15–20 Jahre), so dass es kumuliert. Es wirkt sterilisierend, teratogen, karzinogen und dürfte durch die Akkumulation auch eine Rolle im höheren Alter spielen (Bin u. Garfinkel 1994). Da Cd^{2+} die Blut-Hirn-Schranke nicht überwinden kann, ist davon auszugehen, dass der neurotoxische Effekt von Cadmium sekundär bedingt ist durch Interferenz von Cd^{2+} mit dem Zn-Stoffwechsel (Jin u. Nordberg 1998).

Pathogenese. Vermutlich bindet sich Cd^{2+} kompetitiv an Ca^{2+}-reiche Bindungsorte der Zelloberfläche und an intrazelluläre Kontaktstellen (Gabbiani et al. 1967). Diese Hypothese wird gestützt durch die

Beobachtung einer Hemmung der Endothelinbindungsaktivität durch Cd^{2+} (Wada et al. 1991).

■ **Morphologie.** Vor allem werden Lungenaffektionen beschrieben (akute Intoxikation: Pneumonie; chronische Intoxikation: Emphysem). In Japan kam es zu einer Serie von Cd^{2+}-Intoxikationen in den Jahren 1939–1945 mit der Folge eines klinischen Syndroms („Itai-Itai-Krankheit"), wobei u. a. Knochenschmerzen geschildert werden, die offenbar durch eine Beteiligung der Spinalganglien verursacht wurde (Murata 1971). Eine Cadmiumenzephalopathie wurde bei einem Jungen in Ostindien beschrieben (Provias 1994), mit Hirnschwellung, Herniation und perivaskulärem Ödem als Hinweis auf eine Störung der Blut-Hirn-Schranke (Übersicht: Schröder 2000).

17.2.6 Gold

Im Rahmen der Behandlung der chronischen Polyarthritis findet Gold (Au) in Form von *Aurothiomalat* bis auf den heutigen Tag Anwendung. Die Nebenwirkungen äußern sich in Dermatitis, Nierenschädigung mit Hämaturie sowie Störung der Blutbildung.

Neurologische Ausfälle sind eher selten und betreffen überwiegend das periphere Nervensystem. Eine Beteiligung der Hirnnerven, das Auftreten von Enzephalopathien und psychiatrischen Symptomen wurden beschrieben (Fam et al. 1984; Pery u. Jacobsen 1984). Morphologische Veränderungen des zentralen Nervensystems wurden demgegenüber bisher nicht bekannt.

17.2.7 Lithium

Lithium (Li) findet therapeutisch Anwendung bei manischen Psychosen, wobei nach einer Überdosierung Symptome der Diarrhö, des Erbrechens, des Schwindels sowie Tremor, Ataxie und Hyperkinesen aufgetreten sind. Lithium beeinträchtigt sowohl den Intermediärstoffwechsel als auch den DNA-Stoffwechsel auf unterschiedliche Weise (Dempsey u. Meltzer 1977). Gefährdet sind vor allem Patienten mit einer Nierenfunktionsstörung. *Morphologisch* werden spongiöse Veränderungen im Thalamus, Mittelhirn, Kleinhirn und Rückenmark beschrieben (Peiffer 1981).

17.2.8 Mangan (Braunsteinvergiftung)

Mangan (Mn) wird in Manganminen abgebaut (Chile, Marokko, Kuba) und findet Anwendung bei der Stahlherstellung sowie bei der Fabrikation elektrischer Batterien. Beschrieben wurden Vergiftungen vor allem bei Minenarbeitern in Marokko (Rodier 1955). Die Einnahme erfolgt oral (Nahrung, Wasser). Da sich Mangan an Transferrin bindet, kann es auch die Blut-Hirn-Schranke überwinden. Es kommt zu einer Akkumulation im Globus pallidus und in der Substantia nigra reticularis (Newland et al. 1989).

■ **Klinik.** Es dominieren zu Beginn der Intoxikation vor allem psychiatrische Ausfälle wie Erregungszustände, Störung des Schlaf-Wach-Rhythmus, Affektlabilität u. a.. Später treten extrapyrimedale Störungen auf, die dem Parkinson-Syndrom ähnlich sind: Akinesien, Dystonien usw. (Mena 1979).

■ **Pathogenese.** Pathogenetisch handelt es sich offenbar um eine Reduktion des Dopamin- und Homovanillinsäurespiegels im Striatum (Bonilla u. Diez-Ewald 1974) sowie um eine Reduktion des Adrenalins (Barbeau et al. 1976).

■ **Morphologie.** Es entwickelt sich eine Degeneration der Basalganglien, vor allem des medialen Segments des Globus pallidus, und der Substantia nigra reticularis (Barbeau et al. 1976; Wolters et al. 1982).

17.2.9 Phosphor und Phosphin

Heute findet weißer Phosphor (P) nur noch industriell als Zwischenprodukt Verwendung bei Anfertigung von Brandsätzen, Brandbomben usw. Vergiftungen kommen praktisch nur noch bei Suizid und Tötungsdelikten vor. Der weiße Phosphor ist leicht oxidierbar und lipidlöslich, dringt daher leicht in die Zelle ein, wo offenbar der oxidative Stoffwechsel beeinträchtigt wird. Vor allem die Leber stellt das Zielorgan dar.

Phosphin (PH_3) ist eine Wasserstoffverbindung des Phosphors, die bei der Schädlingsbekämpfung verwendet wird.

Klinisch dominieren gastrointestinale Störungen sowie Erbrechen von luminiszierendem Inhalt. Nach einem Intervall von 2–3 Tagen entwickeln sich Symptome der Leber und Nieren (Ikterus, Urämie) sowie des ZNS (Benommenheit, Delir). Die *morphologischen Veränderungen* des ZNS entsprechen einem Status spongiosus.

17.2.10 Platin

Platin (Pt) wurde in der chemischen Form des Cisplatins, in Kombination mit Cyclophosphamid, in den 70er Jahren in die Chemotherapie eingeführt. Nach intravenöser Applikation traten periphere Neuropathien und Hörstörungen auf. Nach intrakarotider Applikation wurden zentralnervöse Ausfallserscheinungen beobachtet (Feun et al. 1984).

■ **Morphologie.** Morphologisch lässt sich ein Axonverlust an großen myelinisierten und unmyelinisierten Fasern beobachten, zusammen mit einer Gliose im Bereich der Vorderhörner des Rückenmarks (Verity et al. 1975). Nach lokaler intraarterieller Injektion kommt es zu einer schweren Nervenzerstörung, offenbar durch die direkte neurotoxische Wirkung des Platins (Freedman et al. 1987).

17.2.11 Quecksilber

■ **Elementares Quecksilber und anorganische Quecksilberverbindungen**

Quecksilber (Hg) fand bei der Herstellung von Thermometern, Thermostaten, Quecksilberfarben usw. Anwendung. Anorganische Quecksilberverbindungen sind weit verbreitet als Imprägnier- und Konservierungsmittel von Holz, Rostschutzmittel, Verstärkung fotografischer Platten, als Desinfektionsmittel (Quecksilbercyanid). Quecksilber-1-chlorid wird als Arzneimittel verwendet. Hin und wieder erfolgte eine Quecksilberapplikation, überwiegend in Form einer Beibringung von Sublimat, im Rahmen eines Suizids oder einer Tötung (Geldmacher v. Mallinckrodt 1975).

Da Quecksilberdampf farb- und geruchlos ist, kann es versehentlich eingeatmet werden. Inzwischen kommen derartige Vergiftungsfälle infolge verbesserter Schutzmaßnahmen kaum noch vor. Neuerdings wird die Verwendung von Amalgam in der Zahnmedizin als toxisch diskutiert, ohne dass bisher stichhaltige Beweise für eine Toxizität erbracht worden sind.

Klinisch kennzeichnend sind Affektlabilität, Depression, Erethismus, Ataxie, und – selten – Tremor.

■ **Morphologie.** Bei einem Fall mit klassischen Zeichen einer Quecksilberintoxikation wurden *strukturelle Veränderungen* beschrieben (Escourolle et al. 1977). Makroskopisch und mikroskopisch konnten zwar kaum neuronale Ausfälle oder gliöse Reaktionen am Nervensystem beobachtet werden, jedoch fand sich Quecksilber in den lysosomalen „dense bodies" zahlreicher Nervenzellen sowie peripherer Nerven – auch noch nach Jahrzehnten (Hargreaves et al. 1988), wo das Metall konzentriert wird (Abb. 17.2). Es ist jedoch unklar, wie es zu den entsprechenden neurologischen und psychopathologischen Ausfallserscheinungen kommt.

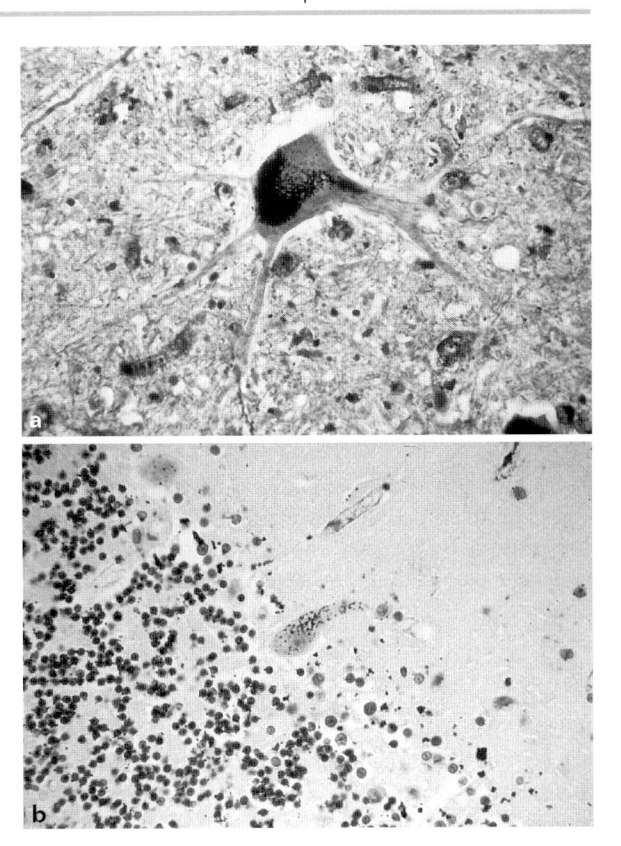

Abb. 17.2. Nachweis von Schwermetallgranula in den Purkinje-Zellen (**a**) sowie in einer Pyramidenzelle der Großhirnrinde (**b**) bei einem Patienten, der eine Kesselexplosion in einer Amalgamdestillation 41 Jahre mit hochgradiger Ataxie und Tremor überlebte. HE; Vergr. 500:1 (**a**), 1200:1 (**b**) (Beobachtung und Aufnahmen von Prof. Dr. H. Wiethölter)

■ **Pathogenese.** Aufgrund der Lipophilie durchdringen Quecksilber und seine Verbindungen unschwer die Blut-Hirn-Schranke (Chang 1980). Sie hemmen die Respiration von Mitochondrien und Synaptosomen (Verity et al. 1975), wodurch es zu einer Reduktion der zellulären Oxidation von Hirnzellen kommen kann (Grundt u. Baaken 1986). Der Energiezusammenbruch und die Verletzung der Zellmembran führt zu einer Zunahme des Kalziumgehalts in den Nervenendungen (Bano u. Hasan 1989), wodurch schließlich auch der Untergang von Neuronen verursacht werden kann.

Organische Quecksilberverbindungen

Bei unsachgemäßer Abfallbeseitigung oder Abfallaufarbeitung können große Mengen von organischen Quecksilberverbindungen entstehen. Da Mikroorganismen im Wasser in der Lage sind, anorganische Verbindungen in organische Verbindungen (Methylquecksilber) zu verwandeln, stellt das Verzehren von Meerestieren eine gewisse Gefahr dar. In Japan entwickelte sich die Minimata-Krankheit unter japanischen Fischern, die quecksilberverseuchte Fische in einer Bucht fingen, in die stark quecksilberhaltige Industrieabwässer eingeleitet worden waren (Eto u. Takeuchi 1978).

Da Methylquecksilber ein effektives Fungizid darstellt, fand es bei der Behandlung von Saatweizen Anwendung. Im Irak entwickelte sich eine ausgedehnte Vergiftungswelle, verursacht durch derart behandelten Weizen mit über 500 Todesfällen (Bakir et al. 1973).

Pathogenese. Grundlage für die Neurotoxizität ist die Überwindung der Blut-Hirn-Schranke durch organisches Quecksilber und die Möglichkeit zur Kumulation in den Neuronen bei ausgesprochen langer Halbwertszeit – über 70 Tage (Magos 1975). Offenbar beeinträchtigt Methylquecksilber die Proteinsynthese, so dass es zu einer reduzierten Inkorporation von Aminosäuren in die Proteine von sensorischen Ganglien und peripheren Nerven kommt. Nach Experimenten lässt sich annehmen, dass der primäre Effekt über eine unvollständige Phosphorylierung von Uridin zu einer Hemmung der RNS-Synthese führt (Sarafian u. Verity 1986).

Klinik. Bei der akuten Intoxikation stehen gastrointestinale Symptome im Vordergrund, während bei der chronischen Intoxikation Parästhesien, Müdigkeit, Schwindel und Ataxien auftreten. Es wurden ferner Gesichtsfeldausfälle beschrieben (Ludwig 1977b).

Methylquecksilber ist für die *Plazentaschranke* durchgängig und führt zu ausgeprägten Hirnentwicklungsstörungen (Marsh et al. 1980).

Morphologie. Das morphologische Bild ist durch einen neuronalen Verlust in der Großhirnrinde – insbesondere im Bereich der Kalkarina – und der Kleinhirnrinde gekennzeichnet. Bereits makroskopisch ist manchmal eine Rindenatrophie erkennbar.

Mikroskopisch findet sich eine spongiöse Auflockerung der Großhirnrinde unter Bevorzugung der 2.–4. Rindenschicht mit massiver Gliazellproliferation (Takeuchi et al. 1979).

> Das Kleinhirn ist durch einen Ausfall der Körnerzellen gekennzeichnet, der besonders in der Tiefe der Windungstäler ausgeprägt ist, während die Purkinje-Zellen gut erhalten sind. Axontorpedos werden häufig beobachtet. In der Kleinhirnrinde können stark ausgeprägte Dendritenveränderungen der Purkinje-Zellen mit Hirschgeweih- und Morgensternfiguren auftreten (Eto u. Takeuchi 1978).

Die Stammganglien sind in der Regel gut erhalten, während am Rückenmark Entmarkungen im Bereich der Hinterstränge (seltener im Bereich der Pyramidenseitenstränge) beobachtet werden.

17.2.12 Tellur

Tellur (Te) ist verwandt mit Selen und Schwefel und wird in der Industrie eingesetzt, wo es durch Einatmen von tellurhaltigen Dämpfen zu einer Exposition kommen kann. Zeitweise erfolgte auch eine Behandlung von Lepra, Syphilis usw. mit Tellur.

Klinisch dominieren gastrointestinale Veränderungen sowie Kopfschmerz, Müdigkeit und Übelkeit. Auffällig ist eine schwarze Verfärbung der exponierten Haut.

Das Gehirn enthält eher geringere Mengen an Tellur als die übrigen Organe. Die Neurotoxizität erwies sich vor allem im Tierexperiment als gravierend. Beim Menschen wurden periphere Neuropathien (Lampert et al. 1970) und eine neuronale Lipofuszinose (Duckett u. White 1974) beschrieben.

17.2.13 Thallium

Thallium (Tl) findet sich als Spurenelement ubiquitär im Erdboden und in der pflanzlichen Nahrung. Metallisches Thallium wird in der Industrie bei Speziallegierungen verwendet. Die größte toxikologische Bedeutung hat Thallium-1-sulfat, das in vielen Ratten- und Mäusegiften enthalten ist. Thalliumverbindungen sind zumeist farb-, geruch- und geschmacklos und fanden aus diesem Grunde häufig bei Tötungsdelikten und beim Suizid Anwendung (Moeschlin 1980). Thalliumverbindungen sind sowohl hepatotoxisch als auch neurotoxisch.

Pathogenese. Der Pathomechanismus ist offenbar im Rahmen der Proteinbiosynthese zu suchen: Durch eine Anreicherung von Thallium in den Mitochondrien soll es zu einer Reduktion der mitochondrialen oxidativen Phosphorylierung kommen (Melnick et al. 1976). Gleichzeitig entwickelt sich eine Störung des axonalen Transports mit der Folge einer „Dying-back-Neuropathie" (Cavanagh 1979).

Klinik. Bei der akuten Intoxikation dominieren gastrointestinale Symptome wie Durchfall und Erbrechen und krampfartige Bauchschmerzen. Bei chronischen Intoxikationen stellen Parästhesien das erste Symptom dar, es folgen Krämpfe, delirante Zustände und Koma. Daneben finden sich periphere Ausfälle, extrapyramidale und psychische Störungen (Bank 1980). Wesentliche sichtbare Symptome der chronischen Intoxikation sind der Haarausfall und Veränderungen der Nagelbetten (sog. Mees-Streifen; s. auch 17.2.2) (Geldmacher v. Mallinckrodt 1975).

Morphologie. Das Gehirn erscheint *makroskopisch* ödematös und zeigt im Marklager von Groß- und Kleinhirn disseminierte Blutungen (Cavanagh et al. 1974). *Mikroskopisch* lässt sich das Ödem ebenso nachweisen wie Nekrosen, betont in der subthalamischen Region, der Substantia nigra und auf Höhe der kortikospinalen Verbindungen (Ceccarelli u. Clementi 1979). Daneben werden primär degenerative Veränderungen der Nervenzellen in der Groß- und Kleinhirnrinde, den hypothalamischen Kernen, den Olivenkernen und dem Corpus striatum beobachtet, wobei das Fehlen einer Gliareaktion auffällt. Peripher treten vor allem Degenerationen der Nervenfasern auf mit der Folge einer Polyneuropathie vom „Dying-back-Typ" (Chromatolyse der Vorderhornneuronen) (Cavanagh et al. 1974).

17.2.14 Zinn

Triethylzinn

Metallisches Zinn (Sn) ist praktisch nicht toxisch, während organische Zinnverbindungen lipidlöslich sind, schnell resorbiert werden und auf das Nervensystem einwirken können. Organische Zinnverbindungen finden in der Kunststoffindustrie, als Desinfektionsmittel sowie als Fungizide und Insektizide Verwendung.

Triethylzinn wurde bekannt, als es 1953/54 in Frankreich 110 Todesfälle verursachte: Es wurde das Präparat *Stalinon* appliziert, das 10% Triethylzinn enthielt (Alajouanine et al. 1958).

Pathogenese. Triethylzinn hat eine besondere Affinität zum Myelin (Lock u. Aldridge 1975) und eine toxische Wirkung auf die Mitochondrien, in denen es zu einer Störung der oxidativen Phosphorylierung kommt (Doctor u. Fox 1983).

Klinik. Im Rahmen der Stalinonintoxikation konnte die Klinik beobachtet werden: Schwindel, Erbrechen, Kopfschmerz, Fotophobie und Sehstörungen traten ebenso auf wie zerebrale Anfälle, sensible Störungen und Verlust der Sphinkterkontrolle. Der Tod trat nach 4–10 Tagen ein.

Morphologie. Das morphologische Kennzeichen war ein ausgeprägtes Hirnödem mit Zeichen der Einklemmung. Auch histologisch konnte ausschließlich ein Ödem der weißen Substanz mit spongiöser Auflockerung – unter weitgehender Verschonung der Axone – nachgewiesen werden (Cossa et al. 1958; Gruner 1958).

Trimethylzinn

Es sind nur wenige Fälle einer Trimethylzinnintoxikation beschrieben worden (Besser et al. 1987), wobei wesentliche Symptome eine tiefe Depression, emotionelle Störungen, Vergesslichkeit und Libidoverlust waren (Ross et al. 1981).

Morphologie. Morphologisch fanden sich geschwollene Nervenzellen mit exzentrischem, teils pyknotischem Kern und Verlust der Nissl-Substanz mit zytoplasmatischen Einschlüssen im Mandelkern, in der temporalen Rinde, in den Basalganglien sowie in den pontinen Kernen (Besser et al. 1987).

17.3 Gase

17.3.1 Kohlenmonoxid

Kohlenmonoxid (CO) ist ein farbloses, geruchloses Gas mit einer der Luft ähnlichen Dichte (Übersicht: Bour et al. 1967; Pankow 1981). Es entsteht bei unvollständiger Verbrennung kohlenstoffhaltiger Substanzen, z.B. Kohle, Benzin usw. Überwiegend werden Vergiftungsfälle im Rahmen eines Unfallgeschehens – z.T. jedoch auch im Rahmen eines Suizids (Einleiten von Autoabgasen in das Fahrzeuginnere) – beobachtet. Das Stadtgas enthält auch heute noch CO, jedoch auf 3% reduziert, und kann allenfalls bei chronischer Belastung zum Tode führen.

> Pathogenetisch kommt es durch CO zu einer kompetitiven Hemmung des Sauerstofftransports: CO hat eine 250fach höhere Affinität zum Hämoglobin als Sauerstoff, so dass sich ein Komplex Kohlenmonoxidhämoglobin (CO-Hb) bildet. Sind 60–70% des Hämoglobins an CO gebunden, so ist die Konzentration mit Sicherheit tödlich. Die Folge ist eine Sauerstoffminderversorgung des Gehirns mit Ausbildung eines zytotoxischen Hirnödems. Als offenbar besonders vulnerabel erwies sich der Globus pallidus (Song et al. 1983).

Neben einer Schädigung als Folge des Sauerstoffmangels ist jedoch zusätzlich auch von einer direkt toxischen (zytotoxischen) Wirkung auszugehen (Ernst u. Zibrak 1998), die die klinischen und morphologischen Veränderungen – vor allem bei intervallären und/oder chronischem Verlauf – erklären (Übersicht: Oehmichen 2000). Es kommt offenbar zu einem Reperfusionsschaden durch das im Plasma gelöste CO (Yamada et al. 1986).

Man muss davon ausgehen, dass CO eine Degradation ungesättigter Fettsäuren verursacht und somit u. a. Entmarkungen in der weißen Substanz des Gehirns erklärt werden können (Thom 1990); zusätzlich verursacht CO einen oxidativen Stress an Zellen mit der vermehrten Produktion von O_2-Radikalen (Thom 1992; Zhang u. Pianfadosi 1992).

■ Akute CO-Intoxikation

■ **Klinik.** Die Klinik hängt von dem Prozentsatz gebundenen Kohlenmonoxids ab und reicht von Kopfschmerz (CO-Hb: 20%), Schwindel über Brechreiz und Benommenheit (CO-Hb: 30%) zur Bewusstlosigkeit (CO-Hb: 40%) und führt schließlich zur zentralen Atem- und Kreislauflähmung (Geldmacher v. Mallinckrodt 1975). Eine Handlungsunfähigkeit – und damit der Tod – setzt in der Regel akut bei einem CO-Hb von 30–40% ein.

■ **Morphologie.** Tritt der Tod akut ein, so fällt makroskopisch ausschließlich die hellrote Farbe des Blutes sowie die hellrote Farbe der Hirnschnitte bei der Obduktion – auch nach der Formalinfixierung – auf. Vereinzelt kann es bei massiver Stauung auch zu Blutaustritten kommen. Wird die akute Intoxikation überlebt, dann treten Veränderungen auf, die bei systemischem Sauerstoffmangel zu beobachten sind: laminäre Rindennekrosen, Nervenzellausfälle in der Hippokampusformation, Purkinje-Zell-Ausfall, Marknekrosen und bilaterale Pallidumnekrosen (Abb. 17.3; zur Differentialdiagnose der Pallidumnekrose vgl. Pankratz et al. 1988).

■ Intervallärer Verlauf der CO-Intoxikation

■ **Klinik.** Nach einem Koma von Tagen bis Wochen in der 1. Krankheitsphase tritt eine zunehmende Bewusstseinsklarheit auf, woraufhin – in einer 2. Phase – nach 10–30 Tagen alle Zeichen einer progressiven Enzephalopathie mit Demenz, Akinesien und Rigidität bis zum Koma beobachtet werden.

■ **Morphologie.** Morphologisch finden sich konfluierende Entmarkungsherde mit Schwellung der Oligodendrozyten und Proliferation der Astrozyten. Die Entmarkung ähnelt mit der kleinfleckigen Verteilung bei unscharfer Randbildung dem Muster der *multifokalen Leukoenzephalopathie*; es bestehen fließende Übergänge bis zur vollständigen Entmarkung („Grinker's disease"). Als Ursache wird ein Marködem mit Blutdruckabfall und Azidose angesehen (Bonilla u. Diez-Ewald 1974).

■ Chronische CO-Intoxikation

■ **Klinik.** Es können bei geringen CO-Konzentrationen der Atemluft vor allem Kopfschmerzen und Übelkeit auftreten. Durch stärkere Bindungsaffinität von CO an Hb sowie aufgrund der davon abhängigen geringeren Abatmung von CO kommt es zu einer Kumulation, wobei auch nach Tagen und Wochen schließlich alle Zeichen einer akuten Intoxikation auftreten können – bis zum Eintritt des Todes.

■ **Morphologie.** Morphologisch dominieren die oben beschriebenen Sauerstoffmangelschäden sowie Marknekrosen.

17.3.2 Nitrosegase und Nitrite

Nitrosegase entstehen beim Erhitzen von Salpetersäure bzw. bei Zusammentreffen dieser Säure mit Metallen oder organischen Substanzen, u. a. beim Schweißen. Vor allem NO_2 und N_2O_4 wirken auf Atemwege und können über ein Lungenödem zum Tode führen. Bei Einatmung entwickeln sich über Methämoglobin Atemnot, Zyanose, Erbrechen, Schwindel und Blutdruckabfall wie bei einer Nitritvergiftung.

Nitrite, besonders Natriumnitrit, finden in der Farbstoffindustrie Anwendung. Natriumnitrit wurde abzulagerndem Fleisch zugefügt, um ihm eine frische Farbe zu geben. Spinat enthält Nitrat, das

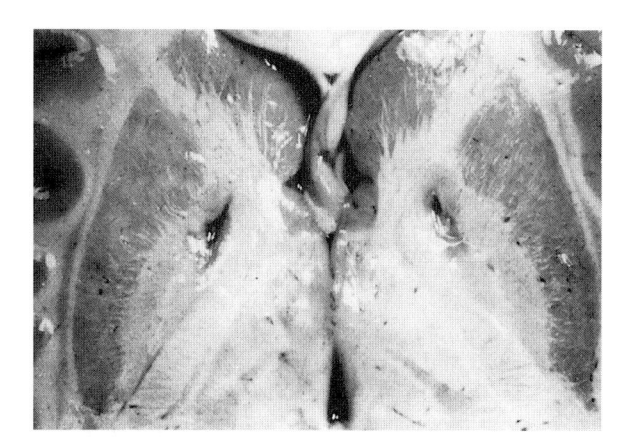

Abb. 17.3. Symmetrische Pallidumnekrose bei akuter Kohlenmonoxidintoxikation

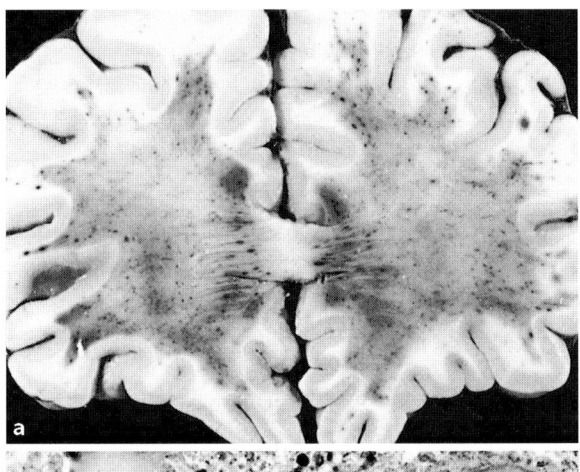

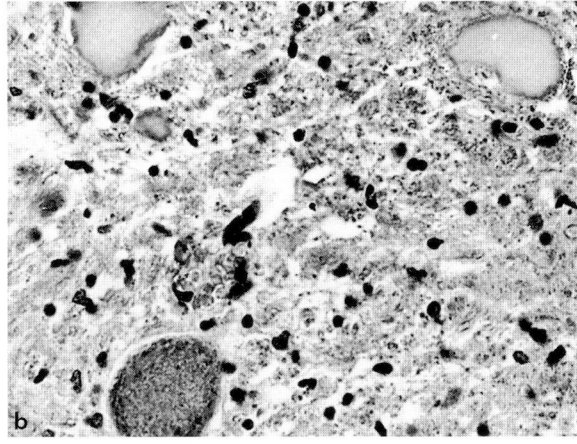

Abb. 17.4. a Purpura cerebri nach Vergiftung eines in geschlossenem Raum arbeitenden Elektroschweißers durch Nitrogase. **b** Axonschwellungen in den Hirnnervenkerngebieten nach Methotrexattherapie

in Nitrit umgewandelt werden kann. Kinder sind besonders gefährdet.

Pathogenese. Durch Oxidation des zweiwertigen Eisens im Hämoglobin zu dreiwertigem Eisen (Methämoglobin) entsteht eine ungenügende Sauerstofftransportkapazität, deren Folge ein zentraler Sauerstoffmangel ist.

Morphologie. Morphologisch ist sowohl bei Nitrosegasintoxikation als auch bei Nitritintoxikation jeweils die Folge des Sauerstoffmangels nachweisbar. Vereinzelt wurde eine Purpura cerebri beobachtet (Abb. 17.4a).

17.3.3 Sauerstoff

Lungenveränderungen bei erhöhtem Sauerstoff-(O_2-)Druck sind seit längerer Zeit bekannt, während ZNS-Veränderungen erst in den letzten Jahren beschrieben wurden. Sie wurden im Rahmen der Neonatologie, des Tiefseetauchens, der Behandlung von Dekompressionskrankheiten bzw. bei Clostridieninfektionen und im Rahmen des Raumfahrtprogramms in den Vereinigten Staaten beobachtet (Balentine 1982).

Klinisch ist das Krankheitsbild vor allem durch Krämpfe gekennzeichnet, die auch tödlich sein können. *Morphologisch* ist das Bild unspezifisch. Beim Menschen werden keine Nekrosen beobachtet, während im Tierversuch als Folge eines toxischen Effekts auf die Enzyme der Zellatmung in unterschiedlichen Organellen und in der Zellmembran Nekrosen auftreten (Balentine 1982).

17.3.4 Schwefelwasserstoff

Schwefelwasserstoff (H_2S) ist ein farbloses, brennbares, im Gemisch mit Sauerstoff explosionsfähiges, nach faulen Eiern riechendes Gas, das schwerer als Luft ist. Es kommt in vulkanischen Gegenden vor und entsteht bei Salz- und Schwefelsäureherstellung. Es tritt auch aus Hochöfen aus und entsteht überall dort, wo menschliche, tierische oder pflanzliche Materie in Fäulnis übergeht. Schwefelwasserstoffgas wird überwiegend durch Inhalation aufgenommen.

Pathogenese. Die Wirkungsweise von H_2S ist bisher unbekannt. Es wird u. a. vermutet, dass eine intrazelluläre Atemhemmung eintritt; eine eindeutige Klärung liegt bisher jedoch nicht vor.

Klinik. Klinisch werden zunächst Schleimhautreaktionen beobachtet, anschließend Kopfschmerzen, Schwindel, Ataxie, Dyspnoe, Blutdruckabfall, Krämpfe, Bewusstlosigkeit, Atem- und Herzstillstand. Werden akut hohe Dosen appliziert, so kommt es zu einem schlagartigen Atemstillstand innerhalb von Sekunden bzw. Minuten.

Morphologie. Morphologisch wurden im akuten Fall Kongestion sowie Ödem beschrieben (Osetowska 1971); bei längerer Überlebenszeit traten Zeichen eines generalisierten Sauerstoffmangels auf, bis hin zu einem intravitalen Hirntod (Bersch et al. 1974).

17.3.5 Cyanwasserstoff und Cyanide

Akute Cyanidvergiftungen finden sich heute allenfalls im Rahmen des Suizids bzw. der vorsätzlichen Tötung (u. a. Sterbehilfe). Chronische Vergiftungen durch cyanhaltige Fruchtkerne oder Pflanzen sind eher selten. Von größerer Bedeutung ist das Auftreten von Blausäure in Brandgasen beim Verschwelen stickstoffhaltiger Kunststoffe, wobei Mischintoxikationen zusammen mit Kohlenmonoxid auftreten können. Vereinzelt wurden Fälle beobachtet, die eine akute Intoxikation aufgrund intensivmedizinischer Maßnahmen überlebten.

> Die tödliche Dosis ist außerordentlich klein, und da der Tod in der Regel sofort eintritt, sind alle ärztlichen Maßnahmen in der Regel frustran. Die Dosis letalis liegt für
> - Blausäure bei 1–2 mg/kg;
> - Natrium- und Kaliumcyanid bei 2–3 mg/kg;
> - bittere Mandeln: 70 Stück für den Erwachsenen, 6–7 Stück für Kinder.

Pathogenese. Die Blausäure (Cyanwasserstoff, HCN) bzw. ihre Salze, die Cyanide, sind durch *Bittermandelgeruch* gekennzeichnet. Sie sind gut lipidlöslich und diffundieren schnell. Sie binden sich an das dreiwertige Eisen der Cytochromoxidase und hemmen dadurch die zelluläre Sauerstoffaufnahme. Die Folge ist eine histotoxische Anoxie mit „innerer" Erstickung.

Klinik. In Sekunden entwickelt sich ein Koma mit Krämpfen. Der Tod tritt mit allen Zeichen des Erstickens innerhalb von wenigen Sekunden ein.

Morphologie. Die Morphologie der *akuten Todesfälle* ist durch eine massive Kongestion gekennzeichnet, manchmal zusammen mit perivaskulären und subarachnoidalen Blutungen. Bei *längeren Überlebenszeiten,* die allerdings extrem selten beobachtet wurden, finden sich Purkinje-Zell-Ausfälle, Gliose der Großhirnrinde sowie disseminierte petechiale Blutungen, umschriebene Marknekrosen und bilaterale Pallidumnekrosen (Kim et al. 1982).

17.4 Gifte in der Industrie (Lösungsmittel, Kohlenwasserstoffe u.a.)

17.4.1 Kohlenstoffverbindungen

Acrylamid

Acrylamid wird industriell besonders bei der Papierherstellung und bei der Herstellung von Fasern und Farben angewandt. Es handelt sich um ein kumulatives Neurotoxin, d.h., erst bei Überschreitung eines Schwellenwertes treten Symptome auf. Die *klinischen Ausfälle* entsprechen einer peripheren Neuropathie, beginnend mit reversiblen Parästhesien, gefolgt von motorischer Schwäche und evtl. Ataxie (Kesson et al. 1977).

Aliphatische Kohlenwasserstoffe

Aliphatische Kohlenwasserstoffe finden als Lösungsmittel in der Klebstoffindustrie wie auch in der Mineralölindustrie Anwendung. Als besonders neurotoxisch erwiesen sich n-Hexan und Methyl-n-butylketon. Vergiftungen kommen durch orale Zufuhr (bei Kindern) vor wie auch bei der Aufnahme durch Schnüffeln von Lösungsmitteln.

Pathogenetisch kommt es durch die Lösungsmittel zu einer axonalen Schädigung, die über den Mechanismus eines „dying back" zu Ausfallserscheinungen vor allem am peripheren Nervensystem führt (McLean et al. 1980). *Morphologisch* werden distal aufsteigende Axonopathien beobachtet.

Halogenierte aliphatische Kohlenwasserstoffe

Auch die halogenierten aliphatischen Kohlenwasserstoffe werden überwiegend als Lösungs- und Kältemittel eingesetzt, heute vor allem in der Kunststoffindustrie. Sie werden über die Atemwege inkorporiert und sind wegen ihrer Lipidlöslichkeit für die Blut-Hirn-Schranke durchgängig.

Methylchlorid

Klinik. Bei dieser vor allem in der Kälteindustrie verwendeten Substanz tritt klinisch eine akute Vergiftung mit Kopfschmerzen, Übelkeit, Erbrechen, Schwindelgefühl, Tremor, unsicherem Gang und Blutdruckabfall auf (Thomas 1960). Chronische Vergiftungen führen zu Somnolenz und Ausfallserscheinungen des extrapyramidalen Systems und zu Polyneuropathien.

Morphologie. Morphologisch finden sich Nekrosen der Körnerzellschicht im Kleinhirn sowie Axontorpedos in der Körner- und Purkinje-Zellschicht. Die Nervenzellen im Bereich der Hinterstrangkerne sind durch ausgeprägte Chromatolyse und Vakuolisierung gekennzeichnet. Die Nervenzellen von Hinter- und Vorderhörnern enthalten beschichtete argentophile Einlagerungen. Durchgehend sind Zeichen der neuroaxonalen Dystrophie nachweisbar (Kolkmann u. Volk 1976).

Tetrachlorkohlenstoff

Die Intoxikation imponiert in Form eines rauschähnlichen Zustandes mit Übelkeit und Kopfschmerzen.

Morphologie. Beobachtet werden schwere Körnerzellnekrosen im Kleinhirn mit Bergmann-Glia-Wucherung und Degeneration der dendritischen Spines innerhalb der Molekularschicht (Diemer 1976). Ähnlich sind die Veränderungen bei Thiophenintoxikationen (Herndon 1968). Es entwickeln sich eine Aufsplitterung der Markscheiden und spongiöse Veränderungen im Marklager, vor allem subependymal sowie im Kleinhirnmarklager und den markreichen Fasern der Brücke und der Medulla oblongata (Tripier et al. 1981).

Trichlorethylen

Anwendung findet die Substanz als industrielles Reinigungsmittel sowie als Suchtmittel von Schnüfflern, was auch für die Substanz Toluol gilt (Niklowitz 1977). Klinisch entwickeln sich vor allem Koordinationsstörungen im Sinne von Ataxie und Dysarthrie (Baker 1958; Malm u. Lying-Tunell 1980) sowie Dysphagien und Trigeminus-Anästhesien (Lawrence u. Partyka 1981). Zum Teil kommt es zu vasomotorischen und gastrointestinalen Störungen. Morphologische Untersuchungen liegen ausschließlich aus der Klinik vor, in der Hirnatrophien beobachtet werden konnten (Juntunen et al. 1980).

Halogenierte zyklische Kohlenwasserstoffe

Hexachlorophen

Hexachlorophen (HCP) findet sich als Zusatz in Kosmetika und Seifen, wobei die Substanz wegen ihrer Bakterizidie Verwendung findet. Hexachlorophen wirkt auf die Markscheiden toxisch und führt zu einer vakuolären Enzephalopathie (Powell et al. 1973; Shuman et al. 1973a; Marinez et al. 1974), die durch eine Spongiose des Marklagers gekennzeichnet ist. Differentialdiagnostisch muss an eine Triethylzinnvergiftung gedacht werden.

Besonders betroffen sind Frühgeburten und Neugeborene mit desquamierenden Hautaffektionen. Unklar ist, ob Hexachlorophen auch eine Todesursache darstellen kann, da die damit behandelten Säuglinge in der Regel bereits aufgrund ihrer Unreife besonders gefährdet sind (Powell u. Lampert 1977).

Lindan

Lindan wird primär als Insektizid eingesetzt. In der Medizin wird die Substanz bei der äußeren Behandlung von Skabies und Pedikulose verwendet. Bei Überdosierung – sowohl durch massive kutane Resorption als auch bei oraler Aufnahme – kann es zu einer akuten Intoxikation mit Mydriasis, Hyperglykämie, Zyanose, Atemnot sowie Bewusstseinsstörung, Krampfanfällen und Herzversagen kommen. Bei chronischer Intoxikation werden neuropsychiatrische Ausfallserscheinungen deutlich.

Morphologisch wurde u. a. eine ausgedehnte Nekrose der kleinen Blutgefäße in Lungen, Nieren und Gehirn beschrieben (Velvart u. Moeschlin 1980).

Schwefelkohlenstoff

Intoxikationen kommen vor allem im Rahmen von Tätigkeiten vor, die mit der Behandlung von Gummi und Viskosefasern zu tun haben. Betroffen ist neben dem Nervensystem vor allem das kardiovaskuläre System.

Klinik. Die Klinik ist vor allem durch eine sensorische Neuropathie bestimmt, gefolgt von einer motorischen Schwäche in den distalen Extremitäten. Selten bilden sich eine akute Psychose wie auch neurologische Ausfälle im Sinne extrapyramidaler Störungen vom Parkinson-Typ aus (Peters et al. 1988).

Morphologie. Es wurden nur wenige Fälle beschrieben, die durch disseminierte neuronale Degeneration in der Großhirnrinde, den Basalganglien und dem Kleinhirn gekennzeichnet sind. Eine Gliose und Demyelination des Rückenmarks wurde beobachtet (Alpers u. Lewy 1940).

Methylalkohol

Methylalkohol ist eine farblose, etwas nach Weingeist riechende, aber nicht unangenehm schmeckende Flüssigkeit, die leicht entzündlich ist. Sie findet Verwendung als Frostschutzmittel in Motorkühlern, als Lösungsmittel für Farben, Klebstoff, Reinigungsmittel usw. Eingenommen wird Methylalkohol entweder im Rahmen einer Verwechselung von Methanol und Ethanol oder aber (z. B. während der Prohibition in Amerika) als Alkoholersatz. Einatmen und perkutane Aufnahme wurden beschrieben.

10 ml können schwere Vergiftungen, 30–100 ml tödliche Vergiftungen hervorrufen.

Morphologie. Das Gehirn ist durch Hyperämie und Ödem (Schmidt 1946; Orthner 1949) mit perivaskulärer Lokalisation von hämorrhagischen Nekrosen, Auftreten einer hämorrhagischen Leukenzephalopathie (Menne 1938; Henze et al. 1986; Phang et al. 1988) und bilateralen Nekrosen des Putamens mit zystischen Veränderungen (Erlanson et al. 1965) gekennzeichnet. Bei langsam eintretendem Tod werden u. a. neben symmetrischen Erweichungsherden im rostralen Anteil des Putamen neuronale Veränderungen im Sinne von Ganglienzellschwellung, Chromatolyse und Zelluntergängen in den Basalganglien, im Corpus geniculatum laterale, in der Marksubstanz und im Rückenmark beobachtet (Kolkmann u. Volk 1976).

Oleylanilide (toxisches Öl-Syndrom)

Im Frühjahr 1981 trat in Spanien eine Epidemie auf, die mit atypischer Pneumonie, Myalgien und Eosinophilie einherging. Im Vordergrund standen neurologische Symptome, vor allem Muskelschwäche, eine periphere Neuropathie und respiratorische Insuffizienz. Die Epidemie war verursacht durch Essen von Rapssamenöl, das Oleylanilid enthielt (Philen u. Posada 1993).

17.4.2 Phosphorsäureester

Insektizide

Phosphorsäureester finden als Schädlingsbekämpfungsmittel Anwendung. Intoxikationen entstehen im Rahmen akzidenteller oder suizidaler Giftaufnahme, selten auch bei Giftmord. Anwendung fand diese Substanzgruppe auch als „Kampfstoff" (s. unten).

Pathogenese. Phosphorsäureester unterschiedlicher Arten führen zu einer Hemmung der Cholinesterase, wobei manche direkt wirksam werden (Dichlorvos), andere indirekt: So wird u.a. Parathion (E 605) im Körper zu Paraoxon (E 600) metabolisiert; Paraoxon aber ist toxisch, während Parathion selber unwirksam ist.

Klinik. Die akute Vergiftung ist durch Angstgefühl, Kopfschmerz, Ataxie, Koma und Krämpfe sowie Muskelschwäche und fibrilläre Muskelzuckungen gekennzeichnet. Weitere Symptome sind Miosis, Speichelfluss und Durchfälle. Die Symptome treten innerhalb von 10 min bis 2 h auf; Todesursache ist ein zentraler Atemstillstand.

Morphologie. Im Gehirn werden ausschließlich eine Hyperämie und ein Ödem beobachtet (Oehmichen et al. 1983). Durch histochemischen Nachweis von Azetylcholinesterase lässt sich auch die Hemmung dieses Enzyms im Gehirn (Oehmichen u. Besserer 1982) sowie die Hemmung der unspezifischen Esterase der Monozyten im peripheren Blut (Oehmichen et al. 1984) nachweisen. Wird eine Vergiftung durch intensivmedizinische Maßnahmen überlebt, so werden Zeichen einer systemischen Hypoxie sichtbar.

Kampfstoffe

Im 2. Weltkrieg wurden chemische Kampfstoffe entwickelt, in England das *Diisopropyfluorphosphat* (DFP), in Deutschland das 10-mal toxischere *Tabun*. In der Folgezeit wurde zunächst das nochmals 5- bis 10-mal toxischere *Sarin* und schließlich der nochmals 5- bis 10-mal toxischere *Pinakolylester* (Soman) entwickelt. Alle Wirkstoffe gehören zur Gruppe der Phosphorsäureester (Schrader 1963).

Die Resorption erfolgt über Haut und Atmung; klinisch imponieren zunächst Atemstörungen und eine Miosis; danach entwickelt sich eine Krampfbereitschaft, die in einen Status epilepticus übergeht. Die Kampfstoffe sind z.T. wegen der extrem geringen Konzentrationen im Körper nicht nachweisbar; nachweisbar bleibt die Hemmung der Cholinesterase, die auch die pathophysiologische Wirkung erklärt.

Die Substanz *Sarin* wurde in den letzten Jahren durch den Anschlag der Aum-Sekte (1995) in der Tokioter U-Bahn weltbekannt, bei dem 12 Menschen starben. Auch der Gasanschlag von Matsumoto im Jahre 1994, bei dem 4 Menschen starben, ging offenbar auf die gleiche Sekte zurück.

17.5 Medikamente

Alle zu der Gruppe der *Sedativa, Hypnotica und Analgetika* gehörenden Medikamente (Barbiturate, Benzodiazepine, Brom, Methaqualon, Pyrazolderivate, Salizylderivate u.a.m.) wirken zwar auf das Zentralnervensystem, führen jedoch nicht zu morphologischen Veränderungen im Sinne einer primär neurotoxischen Wirkung.

> Alle diese Medikamente können jedoch sekundär über eine zentrale Atemlähmung zu einer systemischen Hypoxie führen, die ihrerseits morphologische Ausfallserscheinungen am Gehirn auslöst, im Sinne einer generalisierten Hypoxie.

17.5.1 Meperidin

Als synthetisches, narkotisch wirkendes Analgetikum wurde in den 70er Jahren Meperidin (1-Methyl-4-phenyl-1,2,3,6-tetrahydropyridin, Demorol) entwickelt. Es wurde illegal zusammen mit Heroin als Rauschmittel verwendet. Dieses Medikament, auch MPTP genannt, führte zu einem Parkinson-

Syndrom, das offenbar durch einen medikamentenbedingten neuronalen Ausfall in der Substantia nigra und im Striatum bedingt ist. MPTP ist in den Stoffwechsel katecholaminerger Neuronen involviert. Das Enzym Monaminoxidase B entwickelt einen toxischen Metaboliten, der sich in der Zelle anreichert und gespeichert wird.

17.5.2 Diphenylhydantoin

Der Wirkstoff Diphenylhydantoin (Phenytoin) findet seit Jahrzehnten Anwendung als Antiepileptikum. *Klinisch* treten bei chronisch überdosierter Applikation Tremor, Ataxie, Doppelbilder sowie Schwindel und Erbrechen auf. Diese Symptome sind reversibel.

Morphologisch kann bei Überdosierung eine Kleinhirnrindenatrophie mit Schwund der Purkinje- und Körnerzellen auftreten (Dam 1972), zusammen mit einer Gliose in der Molekularschicht (s. Kap. 7).

Bezüglich der *Pathogenese* wurde lange diskutiert, ob es sich ausschließlich um hypoxisch bedingte, im Krampfanfall entstandene Schäden handelt. Seit einiger Zeit geht man davon aus, dass das Diphenylhydantoin primär neurotoxisch wirksam ist (Volk et al. 1986).

17.5.3 Tryptophan

L-Tryptophan wurde u. a. zur Behandlung von Depressionen, prämenstruellen Syndromen und bei Entzugsbehandlung appliziert. 1989 wurden als Folgen der Einnahme schwere Myalgien und eine Eosinophilie beobachtet (eosinophiles Myalgiesyndrom), zusammen mit zahlreichen anderen Symptomen (Gesichtsödem, sklerodermieähnliche Hautveränderungen, Myopathie, pulmonale Manifestationen usw. (Bulpitt et al. 1990). Im Zentrum stehen Symptome einer Polyneuropathie.

17.6 Rauschdrogen

Rauschdrogen sind zunehmend verbreitet und stellen ein großes soziales, psychologisches und medizinisches Problem dar. Besonders die zunehmende Anzahl an jugendlichen Drogentoten führt zu erheblicher Diskussion in der Öffentlichkeit. Wenn auch im Folgenden jede Wirkstoffgruppe für sich beschrieben wird, so ist doch festzustellen, dass die meisten Drogenabhängigen Polytoxikomanen sind, d.h., sie nehmen als Drogen alles auf, was am Zentralnervensystem wirksam werden kann: anregende Substanzen wie Amphetamine, Kokain, sedierende Substanzen wie Alkohol, Codein, Morphin bzw. Heroin, Barbiturate, Benzodiazepine usw. – wie auch Halluzinogene wie LSD, Meskalin und zahlreiche andere Substanzen (Geschwinde 1998).

Bekannt ist ferner, dass besonders in der Substitutionsbehandlung verwendete Substanzen wie Methadon, Codein und Dihydrocodein selber toxisches Potential aufweisen und Drogenabhängige diese Substanzen in hochtoxischen Dosen aufnehmen, wobei u. a. die Kombination mit anderen, illegalen Drogen fatal wirken kann.

Da in der Neuropathologie jedoch immer nur der Endzustand erfasst wird, ist es praktisch nie möglich zu differenzieren, durch welche Substanz welche morphologische Veränderung entstanden ist. Tierversuche helfen in dieser Hinsicht vergleichsweise wenig. Überwiegend stellt sich in der Praxis ein morphologische Endbild als Mischbild aus den Folgen zahlreicher subletaler Intoxikationen dar. Nichtsdestotrotz soll an dieser Stelle versucht werden, anhand der einzelnen Rauschdrogen die toxischen Folgeveränderungen darzustellen.

17.6.1 Amphetamin und Kokain

Amphetamin und Kokain finden als (stimulierende) illegale Rauschdrogen Anwendung. Zum Teil erfolgte ihre Einführung zunächst als „Schlankheitsmittel" in Form von Appetitzüglern bzw. als Weckamine.

Pathogenese. Amphetamin wie auch Kokain setzen am peripheren und zentralen sympathischen Neuron an, wodurch es über eine Hemmung der Wiederaufnahme von Noradrenalin zu einer erhöhten Noradrenalinfreisetzung kommt, die eine Erregung des Zentralnervensystems wie auch des vegetativen Nervensystems zur Folge hat und die sich psychisch in einer Euphorie, erhöhter Risikobereitschaft, Omnipotenzgefühl und Enthemmung sowie somatisch in zahlreichen vegetativen Veränderungen äußert (Dominiak 1992). Während Amphetamin synthetisch hergestellt wird, handelt es sich bei Kokain um einen Extrakt aus Kokablättern.

> Intravenöse Applikation von hohen Dosen Amphetamin oder Kokain kann zum akuten Tod führen, wobei eine Korrelation zu der Toleranz und der Dosis besteht. Wie es zum Eintritt des Todes kommt, ist bisher im Einzelnen unbe-

kannt; am ehesten ist an eine Kreislaufdysregulation zu denken. Diese aber wird verstärkt, wenn gleichzeitig eine zusätzliche körperliche Belastung besteht, z. B. Diskothekenbesuch mit extremen Tanzzeiten und Dehydration. Häufig finden sich jedoch auch sekundäre Hirnveränderungen als Folge eines erhöhten Blutdrucks, z. B. eine intrazerebrale hypertone Massenblutung.

Klinik. Klinisch entsteht durch Missbrauch von Stimulanzien eine psychische Abhängigkeit. Als Folge kann eine akute Psychose auftreten, die große Ähnlichkeit mit der schizophrenen Psychose aufweist. Starkes Schwitzen, Blutdruckanstieg, Hyperaktivität, Erregungszustände, Krämpfe und Zyanose sind klinische Begleiterscheinungen. Es kann zur Entwicklung von Delir sowie zu Arrhythmien und zum Kollaps kommen.

Morphologie. Die Hirnveränderungen sind in der Regel unspezifisch und gekennzeichnet durch Ödem und Kongestion. In einzelnen Fällen kommt es zu Gehirnblutungen, die auf eine vorübergehende Blutdrucksteigerung zurückgeführt werden.

17.6.2 Crack

Eine Zunahme der Todesfälle wurde nach Einführung der *basischen Form* des sonst als Hydrochlorid benutzten Kokains, des „Crack", vor allem in den USA beobachtet (Levine et al. 1991). Nach Gebrauch von Crack wurde neben einer generellen *Zunahme von Todesfällen* mit unspezifischen Organveränderungen sowohl klinisch als auch morphologisch eine Vielzahl an zusätzlichen Veränderungen beobachtet, die sich allerdings durchgehend als gefäßbedingt erklären: Syndrome der vorderen Spinalarterien, der lateralen Medulla oblongata sowie ischämische Attacken im Versorgungsgebiet der A. cerebri media und der Basalarterie (Mody et al. 1988).

Beim Vergleich einer Gruppe von Konsumenten von Cocainhydrochlorid mit Konsumenten von Crack konnte festgestellt werden, dass in der ersten Gruppe vor allem hämorrhagische Infarkte auftraten, während in der zweiten Gruppe ischämische und hämorrhagische Infarkte gleichermaßen zu beobachten waren (Mody et al. 1988). Auffällig war in der ersten Gruppe, dass die Hälfte aller Fälle mit zerebraler Blutung eine Blutung aus einem Aneurysma aufwiesen.

17.6.3 Cannabinoide (Haschisch und Marihuana)

Der Wirkstoff Δ^9-Tetrahydrocannabinol wird vorwiegend durch Rauchen aufgenommen und führt zu einem vorübergehenden Rauschzustand. Dauerschäden des Zentralnervensystems wurden ebenso wenig morphologisch wie psychologisch nachgewiesen (Ray et al. 1979).

17.6.4 Lösungsmittel („glue sniffing")

Lösungsmittel sind u. a. in Benzin, Klebstoffen, Reinigungs- und Lösungsmitteln, Lacken usw. enthalten und im Handel unschwer käuflich erwerbbar. Es handelt sich vor allem um die Wirksubstanzen Benzin, Benzol, Toluol, Xylol, Styrene, Trichlorethylen. Werden diese Lösungsmittel eingeatmet, evtl. mittels einer über den Kopf gestülpten Plastiktüte, dann entwickeln sich rauschähnliche Zustände.

Die Lösungsmittel können zu einer Enzephaloneuropathie führen mit Persönlichkeitsänderung und Demenz, wobei sich zunächst ein psychoorganisches Syndrom entwickelt, bestehend aus Erinnerungsstörung, Störung von Intelligenz und Emotionen (Rosenberg et al. 1988; Pryor 1990).

Die Einatmung der Lösungsmittel kann unbeabsichtigt während eines Arbeitsprozesses stattfinden; zum Teil erfolgt die Einatmung jedoch willkürlich, um sich in einen Rauschzustand zu versetzen – im Sinne eines Lösungsmittelmissbrauchs.

Morphologie. Es liegen nur wenige Fallbeschreibungen vor, bei denen vor allem die Phänomene einer Leukenzephalopathie von Groß- und Kleinhirn mit Entmarkung im Vordergrund stehen (Kornfeld et al. 1994).

17.6.5 Meskalin und LSD

Beide Substanzen werden von Drogenabhängigen verwendet, wirken auf das Zentralnervensystem und entwickeln eine zunehmende Toleranz. Primäre Todesfälle infolge einer Intoxikation sind bisher nicht bekannt geworden. Allerdings kann infolge der Halluzinogene eine Fehlhandlung erfolgen, die zum Tode führt („Ich kann fliegen", woraufhin der Intoxierte vom Balkon springt).

Neuropathologische Veränderungen wurden nicht beschrieben.

17.6.6 Morphin und Heroin

Morphin findet aufgrund des analgetischen Effekts vor allem im Rahmen der ambulanten und stationären Behandlung von schwersten Schmerzzuständen Anwendung. Heroin entspricht chemisch Diacetylmorphin und ist in der Wirkung dem Morphin ähnlich, wobei der analgetische Effekt geringer, der euphorisierende Effekt jedoch größer ist. Beide Substanzen können oral und parenteral eingenommen werden und sind relativ lange nachweisbar (Reiter et al. 2001).

Heroin wird vor allem von Drogenabhängigen als harte Droge (illegal) intravenös appliziert, wobei es u.a. durch unsauberes Spritzenbesteck ebenso wie durch Zugabe von Streckungsmitteln und „needle sharing" zu Infektionen (Hepatitis, HIV) einerseits, andererseits auch zu heroinunabhängigen Intoxikationen und Symptomen kommen kann. In Abhängigkeit von der individuellen und aktuellen Toleranz, der Schnelligkeit der Anflutung und der Dosis kann es akut zum Atemstillstand kommen.

■ **Pathogenese.** Der Pathomechanismus ist bisher nicht eindeutig geklärt. Offenbar werden bei Überflutung des Gehirns mit Morphin die Opiatrezeptoren des Atemzentrums akut blockiert, wodurch eine zentrale Atemlähmung ausgelöst wird. Der Rauschzustand wird über ein komplexes System hemmender und stimulierender Effekte auf das Transmittersystem erreicht (Dominiak 1992). Die Konzentration der Wirkstoffe im Gehirn entspricht weitgehend der Blutkonzentration. Bei akuten Todesfällen ist sie im Kleinhirn größer als in der Medulla oblongata, während sich bei längerer Agonie das Verhältnis umkehrt (Püschel 1992). Eine „letale" Dosis konnte bisher bei chronisch Drogenabhängigen nicht festgestellt werden, da extrem unterschiedliche Toleranzen bestehen; es ist aber davon auszugehen, dass Serumkonzentrationen oberhalb von 100 mg/ml tödlich sein können (Recker 1999).

■ **Morphologie.** Beim akuten Tod werden als direkte Folge der Heroineinnahme eine Kongestion sowie ein Hirnödem erkennbar (Richter et al. 1973). Erfolgte die Applikation eines Antidots (Nalorphin) oder eine künstliche Beatmung, so kann der Patient überleben, ohne geringste Zeichen von neurotoxischen Folgeveränderungen aufzuweisen.

> Bei längerer Überlebenszeit werden alle Zeichen einer *generalisierten Hypoxie* nachweisbar, z.T. mit Entmarkungsherden, so dass das Bild der intervallären Form der CO-Vergiftung ähnelt (Sudo 1968) – im Sinne einer hypoxischen Enzephalopathie (Makrigeorgi-Butera et al. 1996; Oehmichen et al. 1996). Immer wieder werden *symmetrische Pallidumnekrosen* beobachtet (Anderson u. Skullerud 1999), wie sie in gleicher Weise auch bei reiner CO-Intoxikation auftreten.

Neben diesen unspezifischen Folgeerscheinungen wird in Einzelfällen auch eine *Querschnittsmyelopathie* bei Heroinabhängigen beschrieben (Stodieck 1983; Kishorekumar et al. 1985). Überwiegend handelt es sich um schlaffe Paresen, die z.T. rückläufig sind. Ein morphologisches Äquivalent liegt nur in den seltensten Fällen vor: lokalisierte Auftreibung des Zervikalmarks (nachgewiesen im Myelogramm), unspezifische Nekrosen der grauen Substanz oder nekrotisierende Vaskulitis. Auffällig ist das Auftreten nach vorübergehendem Entzug, weshalb u.a. eine allergische Genese erörtert wird.

Eine besondere Form der Schädigung ist das Auftreten einer *Leukenzephalopathie*. Sie wird vor allem nach Inhalation von Heroin, z.B. zusammen mit Zigaretteninhalation, beobachtet und wurde ausschließlich in Europa beschrieben, nicht jedoch in den Vereinigten Staaten (Poulet-Perez et al. 1992; Oehmichen et al. 1996).

Bei chronischer i.v.-Drogenabhängigkeit lassen sich demgegenüber nahezu regelmäßig zahlreiche Folgeveränderungen antreffen, die für wiederholte Phasen eines Sauerstoffmangels sprechen. Hierbei handelt es sich vor allem um lokale Astrozyten- und Mikrogliavermehrungen, die besonders auffällig in der Hippokampusformation sind und die z.T. zusammen mit selektivem und segmentalem Nervenzellausfall in der CA_1-Region des Ammonshorns sowie der Purkinje-Zellschicht auftreten (Oehmichen et al. 1996).

Schließlich muss darauf hingewiesen werden, dass eine der häufigsten – auch tödlichen – Spätkomplikationen des intravenös Betäubungsmittelabhängigen die *HIV-Infektion* ist, die sich in unterschiedlicher Form manifestieren kann (s. Kap. 9).

17.7 Antiprotozoenmittel

17.7.1 Chloroquin

Die Chloroquin enthaltenden Pharmaka sind lysosomotrop und werden als Medikamente bei rheumatischen Erkrankungen und Malaria angewandt. Der amphiphile Charakter wirkt sich membranstabilisierend aus, ist aber auch Ursache einer Nebenwirkung, die das Chloroquin gemeinsam mit einer

Reihe anderer amphiphiler Substanzen hat, so den trizyklischen Neuroleptika, den Cholesterolsynthesehemmern (Triparanol), dem Appetitzügler Chlorphentermin und dem Herzmittel Perhexilin (Klinghard 1976; Drenckhahn u. Lüllmann-Rauch 1979).

■ **Klinik.** Es werden Zeichen einer Polyneuropathie erkennbar; bei akuten Intoxikationen wurden exogene Psychosen beobachtet, zusammen mit Zwangshandlungen und Phobien. Todesfälle wurden nicht beschrieben.

■ **Morphologie.** Charakteristisch ist die experimentelle Neurolipidose (Speicherungsdystrophie). Man findet in den Nervenzellen – mit Schwerpunkt Spinalganglien – membranöse Schichtungskörper vom Typ multilamellärer Körperchen oder auch lamellär oder hexagonal angeordnete kristalloide Einschlüsse (Klinghard 1976). Das Bild ähnelt der GM_2-Gangliosidose bzw. der neuroviszeralen Zeroidlipofuszinose.

17.7.2 Clioquinol

Clioquinol wurde medizinisch zur Behandlung von Diarrhöen durch Amöben, Lamblien und Shigellosen angewandt. In Japan wurden nach chronischer Behandlung von Diarrhöen Zeichen einer subakuten myelooptischen Neuropathie (SMON) beobachtet (Mamoli et al. 1975). Diese Krankheit trat epidemisch auf.

■ **Klinik.** Führende Symptome waren eine Abnahme des Sehvermögens, Hinterstrangataxie, Zeichen einer Pyramidenbahnläsion und sensomotorische Ausfälle zusammen mit Blasenstörungen.

■ **Pathogenese.** Es handelt sich um eine zentrale distale Axonopathie (Schaumburg u. Spencer 1980), wobei eine Störung des axonalen Transports als Ursache erörtert wird (Thomas et al. 1984).

■ **Morphologie.** Dominierend sind Ödemveränderungen in Groß- und Kleinhirn mit Gliose. Entmarkungsherde finden sich im N. opticus und im Bereich der Hinterstränge sowie der Vorder- und Seitenstränge des Rückenmarks.

17.8 Zytostatika und Tuberkulostatika

17.8.1 Methotrexat

Methotrexat ist ein Folsäureantagonist und wird als Zytostatikum, besonders bei der Behandlung von Leukämien, verwendet. Zur Heilung von Leukämien findet Methotrexat intrathekal Anwendung, in Kombination mit kranialer und kraniospinaler Bestrahlung. Durch die kombinierte Behandlung kann eine neurale Schädigung auftreten. Intravenöse Applikation von Methotrexat in ausreichend hohen Dosen kann für sich genommen neurotoxisch wirken.

■ **Klinik.** Akut können vorübergehend Zeichen der Verwirrtheit, Lethargie, Kopfschmerzen auftreten. Als Folge einer chronischen Behandlung werden Müdigkeit, Reizbarkeit, Ataxie und Verwirrtheit beobachtet und hin und wieder auch eine Spastik.

■ **Morphologie.** Nach intraventrikulärer Methotrexatapplikation kann eine Leukenzephalopathie beobachtet werden, die überwiegend periventrikulär lokalisiert ist und multifokal mit Koagulationsnekrosen (Shapiro et al. 1973) und Axonschwellungen einhergeht (Abb. 4b). Nach intrathekaler Applikation in Verbindung mit einer Bestrahlung kann eine Entmarkung auftreten sowie die Kombination einer disseminierten Nekrose mit extensiver Entmarkung, besonders im Centrum ovale (Rubinstein et al. 1975). Es ist auffällig, dass keine wesentliche Zellreaktion zu beobachten ist.

17.8.2 Vincristin und Vinblastin

Sowohl Vincristin als auch Vinblastin sind Spindelinhibitoren, die eine Störung der Zellteilung in der Metaphase bewirken. Durch gleichzeitige Affinität zu Mikrotubuli kommt es zu einer Hemmung des axoplasmatischen Transports (Chan et al. 1980), und es entwickelt sich eine Aggregation der Mikrotubuli innerhalb des Axons. Klinisch dominierend ist eine sensomotorische periphere Neuropathie, die besonders bei Applikation von Vincristin zu beobachten ist.

■ **Morphologie.** Überwiegend finden sich Zeichen einer axonalen Degeneration mit Vermehrung von Neurotubuli und Neurofilamenten. Bei intrathekaler Applikation treten Zeichen der primären Zellreizung und Zelltoxizität mit ausgeprägter Aggregation von Neurofilamenten auf und führen über ein subpiales und subependynäres Ödem – im Intervall – zum Tode (Williams et al. 1983; Slyter et al. 1980).

17.9 Biologische Gifte

17.9.1 Pflanzen

■ Pilze

Pflanzliche Gifte finden sich u.a. in *Pilzen*, deren Verzehr klinisch teils gastrointestinale, teils zentralnervöse Ausfälle hervorrufen kann; morphologische Befunde im Zentralnervensystem wurden jedoch bisher nicht bekannt. Die Differentialdiagnose der Pilzvergiftungen ist der Übersicht von Flammer (1980) zu entnehmen. Auf drei unterschiedliche Pilzarten sei verwiesen:

Der Genuss von *Risspilzen* oder *Faserköpfen* führt in wenigen Minuten bis zu einer Stunde zu einem Muskarinsyndrom mit starkem Schweißausbruch, Speichel- und Tränenfluss, Hitzegefühl, langsamem Pulsschlag, engen Pupillen und Sehstörungen. Differentialdiagnostisch muss an eine Vergiftung durch Phosphorsäureester gedacht werden.

Der *Fliegenpilz* ruft in wenigen Minuten bis zu 2 Stunden ein Pantherinasyndrom hervor, mit Müdigkeit, Taumel, Schwindel, Trübung des Bewusstseins bis zur Bewusstlosigkeit; die Patienten wirken insgesamt verlangsamt; zum Teil fühlen sie sich euphorisch, gleichgültig und gelöst wie in einem Rauschzustand. Innerhalb von 15–24 h kann der Tod infolge eines Kreislaufversagens eintreten. Differentialdiagnostisch muss an einen Alkoholrausch bzw. Einnahme von Opiaten gedacht werden.

Beim *Knollenblätterpilz* kommt es in der 1. Phase (innerhalb von 6–24 h) zu gastrointestinalen Störungen mit erheblichem Wasserverlust und Oligurie; in der 2. Phase treten alle Zeichen einer akuten Leberdystrophie ein.

■ Algen

Im Jahr 1987 erkrankten zahlreiche Einwohner in Kanada, nachdem sie gezüchtete Muscheln gegessen hatten. Hauptsymptome waren Kopfschmerzen, Verwirrtheit, Desorientiertheit und länger anhaltende Erinnerungsstörungen. Die Krankheit wurde durch Demoinsäure verursacht, wobei es sich um eine Aminosäure handelt, die durch die einzellige Alge Nitzschia pungens freigesetzt wurde und die angereichert in den Muscheln nachweisbar war (Perl et al. 1990).

Klinisch wurde in Einzelfällen eine Temporallappenepilepsie beobachtet (Cendes et al. 1995). *Neuropathologisch* konnten Schäden in der CA_3-Region des Hippokampus nachgewiesen werden, mit ausgeprägter bilateraler Sklerose nach neuronalem Verlust in der CA_1- und CA_3-Region (Carpenter 1990).

17.9.2 Tiere

Auch Intoxikationen durch tierische Gifte können zentralnervöse Symptome verursachen, ohne dass jedoch bisher neuropathologische Äquivalente nachweisbar waren.

■ Schlangen

Unter den Schlangen sind in Deutschland vor allem die *Kreuzotter* und die *Aspisviper* von Bedeutung, die im wesentlichen Toxalbumine freisetzen, d.h. Hämolysine, Neurotoxine, Hämorrhagene, Koaguline, Proteasen und andere Enzyme. Die klinischen Folgen sind starke Schmerzen an der Bissstelle, mit entstehendem Ödem und dunkler Verfärbung, die sich rasch ausbreitet. In der Folge entstehen Schocksymptome sowie alle Zeichen einer vermehrten Blutungsneigung mit blutigem Erbrechen, blutigen Durchfällen, Abfallen des Blutdrucks und Hämolyse.

■ Fische

Unter den Fischen sind aus Japan der *Kugelfisch* und der *Blowfish* bzw. Pufferfisch bekannt. Das Gift ist beim Kugelfisch vor allem in Galle und Leber (Tetrodotoxin) bzw. beim Pufferfisch in den Ovarien enthalten. Das Gift nimmt Einfluss auf die Natrium-Kalium-Pumpe in der Zellmembran und führt akut zu einer Unterbrechung der neuronalen Funktion mit Paralyse, Koma und Tod. Spezifische morphologische Veränderungen wurden nicht beschrieben. *Bienen*-Gift bildet offenbar in seltenen Einzelfällen eine Ausnahme und kann eine Neuropathie verursachen (Saida et al. 1977).

17.9.3 Mikroorganismen (bakterielle Toxine)

Vor allem anaerobe Sporenbildner (Chlostridium botulinum, Chlostridium tetani) bilden Toxine, die lebensgefährlich sein können. Von Bedeutung ist daneben das Diphterietoxin.

■ Botulismus

Chlostridium botulinum bildet ein Toxin, das bei 80°C inaktiviert wird. Die Aufnahme erfolgt oral über Nahrungsmittel oder über Hautwunden. Das Botulinustoxin bindet sich an die peripheren cholinergen, präsynaptischen Axonendigungen und blockiert die Freisetzung von Azetylcholin (Ochs 1992).

Klinisch werden Kopfschmerzen, Schwindel und Paresen der Hirnnerven beobachtet. Morphologische Veränderungen wurden bisher nicht beschrieben.

Tetanus

Chlostridium tetani produziert das Toxin Tetanospasmin, das bei 65 °C inaktiviert wird. Gerät das Toxin in Wunden, so kann es zur Toxämie kommen.

Klinisch werden Übelkeit, Reizbarkeit, Kopfschmerzen und Spasmen der Gesichtsmuskulatur (Risus sardonicus) beobachtet. Der Tod kann durch Schock oder Ateminsuffizienz eintreten.

Pathogenetisch handelt es sich um eine Bindung des Toxins an präsynaptischen Bindungsstellen cholinerger Synapsen (Price et al. 1975a,b), wobei das Toxin retrograd bis zu den Vorderhörnern gelangt (Walsh et al. 1982).

Morphologisch finden sich ausschließlich unspezifische Veränderungen. Als charakteristisch werden die Zytoplasmavakuolen motorischer Vorderhornzellen beschrieben (Müller u. Jeschke 1970).

Diphtherie

Das nicht Sporen bildende *Corynebacterium diphtheriae* bildet ein Toxin, das stereospezifisch an Membranrezeptoren gebunden und durch Endozytose in das Zellinnere transportiert wird (Walsh et al. 1982).

Klinisch entwickelt sich das Bild einer Polyneuropathie, in einigen Fällen als aufsteigende Lähmung von Guillain-Barré-Typ.

Morphologisch findet sich ein Markscheidenzerfall überwiegend im Bereich der peripheren Nerven bei relativ gut erhaltenen Axonen, ohne Zeichen der Entzündung – vor allem im Bereich der Spinalganglien der hinteren Wurzeln (Fisher u. Adams 1956; Kaplan 1980).

Literatur

Adams JH, Haller L, Boa FY, Doua F, Dago A, Konian K (1986) Human African trypanosomiasis (T. b. gambiense): a study of 16 fatal cases of sleeping sickness with some observations on acute reactive arsenical encephalopathy. Neuropathol Appl Neurobiol 12: 81–94

Alajouanine TH, Dérobert L, Thieffry S (1958) Etude clinique d'ensemble de 210 cas d'intoxication par les sels organiques d'étain. Rev Neurol 98: 85–96

Alfrey AC, LeGendre GR, Kaehny WD (1976) The dialysis encephalopathy syndrome. Possible aluminium intoxication. N Engl J Med 294: 184–188

Alpers BJ, Lewy FH (1940) Changes in the nervous system following carbon-disulfide poisoning in animals and in man. Arch Neurol Psychiatr 44: 725–739

Anderson SN, Skullerud K (1999) Hypoxic/ischaemic brain damage, especially pallidal lesions, in heroin addicts. Forensic Sci Int 102: 51–59

Baker AB (1958) The nervous system in trichlorethylene. J Neuropathol Exp Neurol 17: 649–655

Bakir F, Damluji S, Amin-Zaki L, Murtadha M et al. (1973) Methylmercury poisoning in Iraq. Science 181: 230–241

Balentine JD (ed) (1982) Pathology of oxygen toxicity. Academic Press, New York

Bank WJ (1980) Thallium. In: Spencer PS, Schaumburg HH (eds) Experimental and clinical neurotoxicology. Williams & Wilkins, Baltimore, pp 570–577

Bano Y, Hasan M (1989) Mercury induced time-dependent alterations in lipid profiles and lipid peroxidation in different body organs of cat-fish Heteropneustes fossilis. J Environ Sci Health B 24: 145–166

Barbeau A, Inoue N, Cloutier T (1976) Role of manganese in dystonia. In: Eldridge R, Fahn S (eds) Advances in neurology, vol 14. Raven, New York, pp 339–352

Baumgarten HG, Zimmermann B (1992) Cellular and subcellular targets of neurotoxins: the concept of selective vulnerability. In: Herken H, Hucho F (eds) Selective neurotoxicity. Springer, Berlin Heidelberg New York Tokyo, pp 1–27

Bernheimer H, Birkmayer W, Hornykiewicz O et al. (1973) Brain dopamine and the sndyromes of Parkinson and Huntington: Clinical, morphological and neurochemical correlations. J Neurol Sci 20: 415–455

Bersch W, Meinhof U, Ule G, Berlet H, Thiess AM (1974) Pathomorphologische und pathochemische Befunde bei akuter H_2S-Vergiftung. Verh Dtsch Ges Pathol 58: 502

Besser R, Krämer G, Thümler R, Bohl J, Gutmann L, Hopf HC (1987) Acute trimethyltin limbic-cerebellar syndrome. Neurology 37: 945–950

Bin OH, Garfinkel D (1994) The cadmium toxicity hypothesis of aging: A possible explanation for the zinc deficiency hypotheses of aging. Med Hypotheses 42: 380–384

Bizzi A, Crane RC, Autilio-Gambetti L, Gambetti P (1984) Aluminium effect on slow axonal transport: a novel impairment of neurofilament transport. J Neurosci 4: 722–731

Bonilla E, Diez-Ewald M (1974) Effect of l-DOPA on brain concentration of dopamine and homovanillic acid in rats after chronic manganese chloride administration. J Neurochem 22: 297–299

Bour H, Ledingham I (eds) (1967) Carbon monoxide poisoning. Elsevier, Amsterdam

Brucher JM (1966) Neuropathological problems posed by carbon monoxide poisoning and anoxia. Progr Brain Res 24: 75–100

Bulpitt KH, Verity MA, Clements PH, Paulus AG (1990) Association of L-tryptophan and an illness resembling eosinophilic fasciitis. Arth Rheum 33: 918–929

Carpenter S (1990) The human neuropathology of encephalopathic mussel toxin poisoning. Can Dis Weekly Rep 16: 73–74

Cavanagh JB (1979) The „dying back" process. A common denominator in many naturally occurring and toxic neuropathies. Arch Pathol Lab Med 103: 659–664

Cavanagh JB, Chen F C-K (1971) Amino acid incorporation in protein during the „silent phase" before organo-mercury and b-bromo-phenylacetylurea neuropathy in the rat. Acta Neuropathol 19: 216–224

Cavanagh JB, Fuller NH, Johnson HRM, Rudge P (1974) The effects of thallium salts, with particular reference to the nervous system changes. Quart J Med 43: 293–319

Ceccarelli B, Clementi F (eds) (1979) Neurotoxins: tools in neurobiology. Raven, New York

Cendes F, Andermann F, Carpenter S et al. (1995) Temporal lobe epilepsy caused by domoic acid intoxication: Evidence for glutamate receptor-mediated excitotoxicity in humans. Ann Neurol 37: 123–126

Chan SY, Worth R, Ochs S (1980) Block of axoplasmic transport in vitro by vinca alkaloids. J Neurobiol 11: 251–264

Chang LW (1980) Mercury. In: Spencer PS, Schaumburg HH (eds) Experimental and clinical neurotoxicology. Williams & Wilkins, Baltimore, pp 508–526

Cossa P et al. (1958) Encéphalopathies toxiques au Stalinon. Aspects anatomicliniques et electroencéphalographiques. Rev Neurol 98: 97–108

Crapper McLachlan DR, De Boni U (1980) Aluminium in human brain disease – an overview. Neurotoxicology 1: 3–16

Crapper McLachlan DR, Farnell B, Galin H, Karlik S, Eichhorn G, De Boni U (1983) Aluminium in human brain disease. In: Sarkar B (ed) Biological aspects of metals and metal-related diseases. Raven, New York, pp 209–225

Dam M (1972) The density and ultrastructure of Purkinje cells following diphenylhydantoin treatment in animals and man. Acta Neurol Scand Suppl 49: 3–65

Dempsey G, Meltzer HL (1977) Lithium toxicity: a review. In: Roizin L, Shiraki H, Grcevic N (eds) Neurotoxicology, vol 1. Raven, New York, pp 171–203

Diemer NH (1976) Number of Purkinje cells and Bergmann astrocytes in rats with CCl_4-induced liver disease. Acta Neurol Scand 55: 1–15

Doctor SV, Fox DA (1983) Immediate and long-term alterations in maximal electroshock seizure responsiveness in rats neonatally exposed to triethylin bromide. Toxicol Appl Pharmacol 68: 268–281

Dolly JO (1992) Peptide toxins that alter neurotransmitter release. In: Herken H, Hucho F (eds) Selective neurotoxicity. Springer, Berlin Heidelberg New York Tokyo, pp 681–717

Dominiak P (1992) Zur Pharmakologie von Suchtstoffen. Amphetamin, Cocain, Cannabis und Heroin. In: Oehmichen M, Pätzold D, Birkholz M (Hrsg) Drogenabhängigkeit. Schmidt-Römhild, Lübeck, S 67–90

Donofrio PD, Wilbourn AJ, Albers JW, Rogers L, Salanga V and Greenberg HS (1987) Acute arsenic intoxication presenting as Guillain-Barré-like syndrome. Muscle Nerve 10: 114–120

Drenckhahn D, Lüllmann-Rauch R (1979) Drug-induced experimental lipidosis in the nervous system. Neuroscience 4: 697–712

Duckett S, White R (1974) Cerebral lipofuscinosis induced with tellurium: electron dispersive x-ray spectrophotometry analysis. Brain Res 73: 205–214

Elliott HL, Dryburgh F, Fell S, Sabet S, Mac Dougall AI (1978) Aluminium toxicity during regular haemodialysis. BMJ 1: 1101–1103

Erlanson P, Fritz H, Hagstam KE et al. (1965) Severe methanol intoxication. Acta Med Scand 177: 393–408

Ernst A, Zibrak JD (1998) Carbon monoxide poisoning. New Engl J Med 339: 1603–1608

Escourolle R, Bourdon R, Galli A, Galle P, Jaudon MC, Hauw JJ, Gray F (1977) Etude neuropathologique et toxicologique de douze cas d'encéphalopathie bismuthique (EB). Rev Neurol 133: 153–163

Eto K, Takeuchi T (1978) A pathological study of prolonged cases of minamata disease. Acta Pathol Jap 28: 565–584

Fam AG, Gordon DA, Sarkozi J et al. (1984) Neurologic complications associated with gold therapy for rheumatoid arthritis. J Rheumatol 11: 700–706

Feun LG, Wallace S, Stewart DJ et al. (1984) Intracarotid infusion of cis-diaminedichloroplatinum in the treatment of recurrent malignant brain tumours. Cancer 54: 794–799

Filley CM (1999) Toxic leukoencephalopathy. Clin Neuropharmacol 22: 249–260

Fisher CM and Adams RD (1956) Diphtheritic polyneuritis – a pathological study. J Neuropathol Exp Neurol 15: 243–268

Flammer R (1980) Differentialdiagnose der Pilzvergiftungen. Fischer, Stuttgart

Freedman MS, Schneiderman JH, Turley J, DePetrillo AD (1987) Neurologic complications following intra-arterial cis-platinum chemotherapy. Can J Neurol Sci 14: 325–327

Frisch S, Keweloh T, Belz H-H, Kijewski H (1997) Untersuchung zur Einwanderung von organischen Verbindungen in Keratin und deren Konsequenzen für den Nachweis von Drogen und organischen Giften in Haaren. In: Kijewski H (Hrsg) Das Haar als Spur. Schmidt-Römhild, Lübeck (Research in legal medicine, vol 16) pp 13–29

Gabbiani G, Gregory A, Baic D (1967) Cadmium-induced selective lesions of sensory ganglia. J Neuropathol Exp Neurol 26: 498–506

Geldmacher v. Mallinckrodt M (1975) Forensische Toxikologie. In: Mueller B (Hrsg) Gerichtliche Medizin, Bd 2. Springer, Berlin Heidelberg New York, S 691–988

Geschwinde T (1998) Rauschdrogen. Marktformen und Wirkungsweisen. Springer, Berlin Heidelberg New York Tokyo

Gherardi RK, Chariot T, Vanderstigel F et al. (1990) Organic arsenic-induced Gullain-Barré-like syndrome due to melarsoprol: A clinical, electrophysiological study. Muscle Nerve 13: 637–645

Grundt IK, Bakken AM (1986) Adenine nucleotides in cultered brain cells after exposure to methyl mercury and triethyl lead. Acta Pharmacol Toxicol 59: 11–16

Gruner JE (1958) Lésions du névraxe secondaires à l'ingestion d'éthyl-étain (Stalinon). Rev Neurol 98: 109–116

Hargreaves RJ, Evans JG, Janota I, Magos L, Cavanagh JB (1988) Persistent mercury in nerve cells 16 years after metallic mercury poisoning. Neuropathol Appl Neurobiol 14: 443–452

Haschek WM, Rousseaux CG (1998) Fundamentals of toxicologic pathology. Academic Press, San Diego

Henze T, Scheidt P, Prange HW (1986) Methanol poisoning. Clinical, neuropathologic and computerized tomography findings. Nervenarzt 57: 658–661

Herken H, Hucho F (1992) Selective neurotoxicity. Springer, Berlin Heidelberg New York Tokyo

Herndon RM (1968) Thiophen induced granule cell necrosis in the rat cerebellum. An electron microscopic study. Exp Brain Res 6: 49–68

Hörtnagel H, Hanin J (1992) Toxic affecting the cholinergic system. In: Herken H, Hucho F (eds) Selective neurotoxicity. Springer, Berlin Heidelberg New York Tokyo, pp 293–332

Hurst EW (1959) The lesions produced in the central nervous system by certain organic arsenical compounds. J Pathol Bacteriol 77: 523–534

Jin T, Lu J, Nordberg M (1998) Toxicokinetics and biochemistry of cadmium with special emphasis on the role of metallothionein. Neurotoxicology 19: 529–535

Johansson BB (1992) Protective barriers in the nervous system against neurotoxic agents: the blood-brain barrier. In:

Herken H, Hucho F (eds) Selective neurotoxicity. Springer, Berlin Heidelberg New York Tokyo, pp 67–80

Juntunen H, Hernberg S, Eistola P, Hupli V (1980) Exposure to industrial solvents and brain atrophy. Eur Neurol 19: 366–375

Kaelan C, Harper C, Vieira BI (1986) Acute encephalopathy and death due to petrol sniffing: Neuropathological findings. Aust NZ J Med 16: 804–807

Kaplan JG (1980) Neurotoxicity of selected biological toxins. In: Spencer PS, Schaumburg HH (eds) Experimental and clinical neurotoxicology. Williams & Wilkins, Baltimore, pp 631–648

Kennedy P, Cavanagh JB (1976) Spinal changes in the neuropathy of thallium poisoning. J Neurol Sci 29: 295–301

Kesson CM, Baird AW, Lawson DH (1977) Acrylamide poisoning. Postgrad Med J 53: 16–17

Kim YH, Foo M, Terry RD (1982) Cyanide encephalopathy following therapy with sodium nitroprusside. Arch Pathol Lab Med 106: 392–393

Kishorekumar R, Yagnik P, Dhopesh V (1985) Acute myelopathy in a drug abuser following an attempted neck vein injection. J Neurol Neurosurg Psychiatry 48: 843–844

Klatzo J (1977) Pathologic aspects of the blood-brain barrier. In: Roizin L, Shiraki H, Grcevic N (eds) Neurotoxicology. Raven, New York, pp 577–584

Klatzo I, Wisniewski H, Streicher E (1965) Experimental production of neurofibrillary degeneration. I. Light microscopic observations. J Neuropathol Exp Neurol 24: 187–199

Klinghard GW (1976) Lysosomen bei experimenteller Speicherdystrophie durch chronische Intoxikation mit Chlorochin. Verh Dtsch Ges Pathol 60: 229–232

Koestner A, Norton S (1991) Nervous system. In: Haschek WM, Rousseaux CG (eds) Handbook of toxicologic pathology. Academic Press, San Diego, pp 625–674

Kolkmann FW, Volk B (1976) Über Körnerzellnekrosen bei der experimentellen Methylchloridvergiftung des Meerschweinchens. Exp Pathol 10: 298–308

Kornfeld M, Moser AB, Moser HW et al. (1994) Solvent vapor abuse leukoencephalopathy. Comparison to adenoleukodystrophy. J Neuropathol Exp Neurol 53: 389–398

Kriegelstein J, Kuglisch J (1992) Metabolic disorders as consequences of drug-induced energy deficits. In: Herken H, Hucho F (eds) Selective neurotoxicology. Springer, Berlin Heidelberg New York Tokyo, pp 111–139

Kruse K, Oehmichen M (eds) (1994) Vergiftungen im Kindesalter. Hansisches Verlagskontor, Lübeck

Lampert P, Garro F, Pentschew A (1970) Tellurium neuropathy. Acta Neuropathol 15: 308–317

Lawrence WH, Partyka EK (1981) Chronic dysphagia and trigeminal anesthesia after trichloroethylene exposure. Ann Intern Med 95: 710

Le Quesne PM, McLeod JG (1977) Peripheral neuropathy following a single exposure to arsenic. Clinical course in four patients with electrophysiological and histological studies. J Neurol Sci 32: 437–451

Levine SR, Brust JCM, Futrell N et al. (1991) A comparative study of the cerebrovascular complications of cocaine: Alkaloidal versus hydrochloride – a review. Neurology 41: 1173–1177

Liessens JL, Monstrey J, Vanden-Eeckhout E, Djudzman R, Martin JJ (1978) Bismuth encephalopathy. A clinical and anatomopathological report of one case. Acta Neurol Belg 78: 301–309

Lock EA, Aldridge WN (1975) The binding of triethyltin to rat brain myelin. J Neurochem 25: 871–876

Ludwig GD (1977a) Lead poisoning. In: Goldensohn ES, Appel SH (eds) Scientific approaches to clinical neurology. Lea & Febiger, Philadelphia, pp 1347–1373

Ludwig GD (1977b) Mercury poisoning. In: Goldensohn ES, Appel SH (eds) Scientific approaches to clinical neurology. Lea & Febiger, Philadelphia, pp 1380–1383

Magos L (1975) Mercury and mercurials. Br Med Bull 31: 241–245

Makrigeorgi-Butera M, Hagel C, Laas R, Püschel K, Stavrou D (1996) Comparative brain pathology of HIV-seronegative and HIV-infected drug addicts. Clin Neuropathol 15: 324–329

Malm G, Lying-Tunell U (1980) Cerebellar dysfunction related to toluene sniffing. Acta Neurol Scand 62: 188–190

Mamoli B, Thaler A, Heilig P, Siakos G (1975) Subakute Myelo-Optico-Neuropathie (S.M.O.N.) nach Clioquinolmedikation. J Neurol 209: 139–147

Marinez AJ, Boehm R, Hadfield MG (1974) Acute hexachlorphene encephalopathy: Clinico-neuropathological correlation. Acta Neuropathol 28: 93–103

Marsh DO, Myers GJ, Clarkson TW, Amin-Zaki L, Tikriti S, Majeed MA (1980) Fetal methylmercury poisoning: clinical and toxicological data on 29 cases. Ann Neurol 7: 348–353

Martyn CN, Barker LJP, Osmond C, Harris EC, Edwardson JA, Lacy RF (1989) Geographical relationship between Alzheimer's disease and aluminium in drinking water. Lancet I: 59–62

McDermott JR, Smith AI, Ward MK, Parkinson IS, Kerr DNS (1978) Brain-aluminium concentration in dialysis encephalopathy. Lancet I: 901–904

McLaughlin AIG, Kazantzis G, King E, Teare D, Porter RJ, Owen R (1962) Pulmonary fibrosis and encephalopathy associated with the inhalation of aluminium dust. Br J Indust Med 19: 253–263

McLean DR, Jacobs H, Mielke BW (1980) Methanol poisoning. A clinical and pathological study. Ann Neurol 8: 161–167

Melnick RL, Monti LG, Motzkin SM (1976) Uncoupling of mitochondrial oxidative phosphorylation by thallium. Biochem Biophys Res Commun 69: 68–73

Mena I (1979) Manganese poisoning. In: Vinken PJ, Bruyn GW (eds) Handbook of clinical neurology, vol. 36. North-Holland, Amsterdam, pp 217–237

Menne FR (1938) Acute methyl alcohol poisoning; report of 22 instances with postmortem examinations. Arch Pathol 26: 77–92

Merigan WH, Weiss B (eds) (1980) Neurotoxicity of the visual system. Raven, New York

Mody CK, Miller BL, McIntyre, Cobb SK, Goldberg MA (1988) Neurologic complications of cocaine abuse. Neurology 38: 1189–1193

Moeschlin S (1980) Thallium poisoning. Clin Toxicol 17: 133–146

Müller HA, Jeschke R (1970) Cytologische Befunde an den motorischen Vorderhornganglienzellen beim Tetanus. Verh Dtsch Path Ges 54: 650

Murata J (1971) Chronic entero-osteo-nephropathy due to cadmium („itai-itai" disease). J Jap Med Assoc 65: 15

Newland M, Ceckler T, Kordower J, Weiss B (1989) Visualizing manganese in the primate basal ganglia with magnetic resonance imaging. Exp Neurol 106: 251–258

Niklowitz WJ (1977) Subcellular mechanisms in lead toxicity: significance in childhood encephalopathy, neurological requelae and late dementias. In: Roizin L, Shiraki M, Grcevic N (eds) Neurotoxicology. Raven, New York, pp 289–298

Niklowitz WJ, Mandybur TI (1975) Neurofibrillary changes following childhood lead encephalopathy. J Neuropathol Exp Neurol 34: 445–455

Ochs S (1992) Kinetic and metabolic disorders of axoplasmic transport induced by neurotoxic agents. In: Herken H, Hucho F (eds) Selective neurotoxicity. Springer, Berlin Heidelberg New York Tokyo, pp 81–110

Oehmichen M (Hrsg) (1996) Lebensverkürzung, Tötung und Serientötung – eine interdisziplinäre Analyse der „Euthanasie". Schmidt-Römhild, Lübeck

Oehmichen M (2000) Hyperthermie, Brand und Kohlenmonoxid im rechtsmedizinischen Aufgabenspektrum. In: Oehmichen M (Hrsg) Hyperthermie, Brand und Kohlenmonoxid/Research in Legal Medicine. Schmidt-Römhild, vol 21, Lübeck, pp 15–25

Oehmichen M, Besserer K (1982) Forensic significance of acetylcholine esterase histochemistry in organophosphate intoxication. Z Rechtsmed 89: 149–165

Oehmichen M, Meissner C (2000) Life shortening and physician assistance in dying. Euthanasia from the viewpoint of German Legal Medicine. Gerontology 46: 212–218

Oehmichen M, Schlote W, Mallach MJ (1983) Hirnveränderungen bei Parathion-Vergiftung: Beobachtungen in 42 Fällen. Z Rechtsmed 90: 173–189

Oehmichen M, Pedal J, Besserer K, Gencic M (1984) Inhibition of nonspecific esterase activity. Absence of monocyte esterase activity due to phosphoric and thiophosphoric acid ester intoxication. Forensic Sci Int 25: 181–189

Oehmichen M, Meissner C, Reiter A, Birkholz M (1996) Neuropathology in non-human immunodeficiency virus-infected drug addicts: hypoxic brain damage after chronic intravenous drug abuse. Acta Neuropathol 91: 642–646

Oehmichen M, Ochs U, Meissner C (2001) Regional potassium distribution in the brain in forensic relevant types of intoxication. Morphometric evaluation using a histochemical method. Neurotoxicology 22: 99–107

Orthner H (1949) Neuartige Hirnbefunde bei Methyl-Alkohol-Vergiftung. Zentralbf Allg Pathol 85: 11–16

Osetowska E (1971) Gases. In: Minckler J (ed) Pathology of the nervous system. McGraw-Hill, New York, pp 1642–1655

Pankow D (1981) Toxikologie des Kohlenmonoxids. Volk und Gesundheit, Berlin

Pankratz M, Solnek M, v. Meyer L (1988) Symmetrische Linsenkernläsionen bei Vergiftungen. In: Bauer G (Hrsg) Festschrift für Wilhelm Holczabek. Deuticke, Wien, S 501–506

Peiffer J (1981) Clinical and neuropathological aspects of long-term damages to the CNS after lithium medication. Arch Psychiatr Nervenkr 231: 41–50

Pentschew A (1965) Morphology and morphogenesis of lead encephalopathy. Acta Neuropathol 5: 133–160

Perl TM, Védard L, Kosatzky T et al. (1990) An outbreak of toxic encephalopathy caused by eating mussels contaminated with domoic acid. New Engl J Med 322: 1775–1780

Pery RP, Jacobsen ES (1984) Gold induced encephalopathy: case report. J Rheumatol 11: 233–234

Peters HA, Levine RL, Matthews CG, Chapman LJ (1988) Extrapyramidal and other neurologic manifestations associated with carbon disulfide fumigant exposure. Arch Neurol 45: 537–540

Phang PT, Passerini L, Mielke V et al. (1988) Brain hemorrhage associated with methanol poisoning. Crit Care Med 16: 137–140

Philen RM, Posada M (1993) Toxic-oil syndrome and eosinophilia-myalgia syndrome. Semin Arthritis Rheum 23: 104–124

Poulet-Perez E, Maeder P, Rivier L, Deonna T (1992) Toxic leucoencephalopathy after heroin ingestion in a 2-year old child. Lancet 340: 729

Powell HC, Lampert PW (1977) Hexachlorophene neurotoxicity. In: Roizen L, Shiraki H, Grcevic N (eds) Neurotoxicology. Raven, New York, pp 381–389

Powell H, Swarner O, Gluck L, Lampert P (1973) Hexachlorophene myelinopathy in premature infants. J Pediat 82: 976–981

Price DL, Griffin J, Peck K (1975a) Tetanus toxin: evidence for binding at presynaptic nerve endings. Brain Res 121: 379–384

Price DL, Griffin J, Young A, Peck K, Stoks A (1975b) Tetanus toxin: direct evidence for retrograde axonal transport. Science 188: 945–947

Provias JP, Ackerley CA, Smith C, Becker LE (1994) Cadmium encephalopathy: A report with elemental analysis and pathological findings. Acta Neuropathol 88: 583–586

Pryor GT (1990) Assessing neurotoxic consequences of solvent abuse: A developing animal model for toluene-induced neurotoxicity. In: Spencer JW, Boren JJ (eds) Residual effects of abused drugs on behavior. Rockville/MD (NIDA Research Monograph 101)

Püschel K (1992) Drogenabhängigkeit aus rechtsmedizinischer Sicht. In: Oehmichen M, Patzelt D, Birkholz M (Hrsg) Drogenabhängigkeit. Schmidt-Römhild, Lübeck (Research in legal medicine, vol 4, pp 23–38)

Ray R, Prabhu GG, Mohan D, Nath LM, Neki JS (1979) Chronic cannabis use and cognitive functions. Indian J Med Res 69: 996–1000

Recker S (1999) Die Höhe der Morphinkonzentration im Blut von Heroinabhängigen. Inang.-Diss. Lübeck

Reiter A, Rohwer J, Friedrich HH, Oehmichen M (2001) Time of drug elimination in chronic drug abusers. Forens Sci Ind 119: 248–253

Reusche E, Seydel U (1993) Dialysis associated encephalopathy. Light and electron microscopic morphology and topography with evidence of aluminium by laser microprobe mass analysis. Acta Neuropathol 86: 249–258

Richter RW, Pearson J, Bruun B (1973) Neurological complications of addiction to heroin. Bull NY Acad Med 49: 3–21

Rochholz G, Fischer F, Schütz S, Ritz-Timme S, Kaatsch H-J (1999) Nachweis von Drogen und Medikamenten in humanem Knochengewebe. Rechtsmedizin 9: A84

Rodier J (1955) Manganese poisoning in Moroccan miners. Br J Indust Med 12: 21–35

Rosenberg NL, Stitz MC, Filley CM et al. (1988) Central nervous system effects of chronic toluene abuse – clinical, brain stem evoked response and magnetic resonance imaging studies. Neurotoxicol Teratol 10: 489–495

Ross WD, Emmett EA, Steiner J, Tureen R (1981) Neurotoxic effects of occupational exposure to organotins. Am J Psychiatry 138: 1092–1095

Rubinstein LJ, Herman MM, Long TF, Wilbur JR (1975) Disseminated necrotizing leukoencephalopathy: a complication of treated central nervous system leukemia and lymphoma. Cancer 35: 291–305

Sachs H (1997) Drogennachweis in Haaren. In: Kijewski H (Hrsg) Das Haar als Spur. Schmidt-Römhild, Lübeck (Research in legal medicine, vol 16) pp 119–133

Saida K, Mendell JR, Sahenk Z (1977) Peripheral nerve changes induced by local application of bee venom. J Neuropathol Exp Neurol 36: 783–796

Sarafian T, Verity MA (1986) Mechanism of apparent transcription inhibition by methylmercury in cerebellar neurons. J Neurochem 47: 625–631

Sasa M, Igarashi S, Miyazaki T, Miyazaki K, Nauno S, Matsuda I (1978) Equilibrium disorders with diffuse brain atro-

phy in long-term toluene sniffing. Arch Otolaryngol 221: 103–169
Schaumburg HH, Spencer PS (1976) Degeneration in central and peripheral nervous system produced by pure n-hexane: an experimental study. Brain 99: 183–192
Schaumburg HH, Spencer PS (2000) Clioquinol. In: Spencer PS, Schaumburg HH (eds) Experimental and clinical pathology. Oxford University Press, New York Oxford
Schmidt G (1946) Zur Klinik der akuten Methylalkoholvergiftung. Dtsch Med Wochenschr 71: 61–64
Scholtz CL, Swash M, Gray A, Kogeorgos J, Marsh F (1987) Neurofibrillary neuronal degeneration in dialysis dementia: a feature of aluminium toxicity. Clin Neuropathol 6: 93–97
Schrader G (1963) Die Entwicklung neuer insektizider Phosphorsäure-Ester. Verlag Chemie, Weinheim
Schröder JM (2000) Cadmium. In: Spencer PS, Schaumburg HH (eds) Experimental and chemical neurotoxicology. Oxford University Press, New York Oxford, pp 276–280
Schwedenberg TH (1959) Leukoencephalopathy following carbon monoxide asphyxia. J Neuropathol Exp Neurol 18: 597–608
Shapiro WR, Chernik NL, Posner JB (1973) Necrotizing encephalopathy following intraventricular instillation of methotrexate. Arch Neurol 28: 96–102
Shuman RM, Leech RW, Alvord EC (1973 a) Neurotoxicity of hexachlorophene in human infants: A histopathologic study of 250 infants. Amer J Pathol 70: 19a–20a
Shuman RM, Leech RW, Alvord EC, Sumi SM (1973 b) Experimental neurotoxicity of phisophex. J Neuropathol Exp Neurol 33: 195–201
Silbergeld EK (1983) Localization of metals: issues of importance to neurotoxicology of lead. Neurotoxicology 4: 193–200
Slyter H, Liwnicz B, Herrick MK, Mason R (1980) Fatal myelo-encephalopathy caused by intrathecal vincristine. Neurology 30: 867–871
Song SY, Okeda R, Funata N, Higoshino F (1983) An experimental study of the pathogenesis of the selective lesion of the globus pallidus in acute carbon monoxide poisoning in cats. Acta Neuropathol 61: 232–238
Spencer PS, Schaumburg HH (1974) A review of acrylamide neurotoxicity. Part I. Properties, uses and human exposure. Can J Neurol Sci 1: 151–169
Spencer PS, Schaumburg HH (eds) (2000) Experimental and chemical neurotoxicology. Oxford University Press, New York Oxford
Stodieck SRG (1983) Querschnittsmyelopathie bei Heroinabhängigkeit. Dtsch Med Wochenschr 108: 235–236
Strong MJ, Wolff AB, Wakayama I, Garruto RM (1991) Aluminium-induced chronic myelopathy in rabbits. Neurotoxicology 12: 9–21
Sudo K (1968) Über einen Fall mit ausgedehnten fleckförmigen Entmarkungen als Folge eines protrahierten Ödems nach akuter Morphium Intoxikation. Kyushu Neuropsychiatry 14: 198–206
Takeuchi T, Eto N, Eto K (1979) Neuropathology of childhood cases of methylmercury poisoning (Minamata disease) with prolonged symptoms, with particular reference to the decortication syndrome. Neurotoxicology 1: 1–20
Thom SR (1990) Carbon monoxide-mediated brain lipid peroxidation in the rat. J Appl Physiol 68: 997–1003
Thom SR (1992) Dehydrogenase conversion to oxidase and lipid peroxidation in brain after carbon monoxide poisoning. J Appl Physiol 73: 1584–1589
Thomas E (1960) Veränderungen des Nervensystems bei Vergiftungen mit niedrigen Halogenkohlenwasserstoffen. Dtsch Z Nervenheilkd 180: 530–561
Thomas PK, Schaumburg HH, Spencer PS, Kaeser HE, Pallis CA, Clifford RF, Wadia NH (1984) Central distal axonopathy syndromes: newly recognized models of naturally occurring human degenerative disease. Ann Neurol 15: 313–315
Tonge JI, Burry AF, Saal JR (1977) Cerebellar calcification: A possible marker of lead poisoning. Pathology 9: 289–300
Tripier MF, Bérard M, Toga M, Martin-Bouyer G, Le Breton R, Garat J (1981) Hexachlorophene and the central nervous system. Acta Neuropathol 53: 65–74
Ule G, Pribilla O (1962) Hirnveränderungen nach Cyankalivergiftung mit protrahiertem (intervallärem) klinischen Verlauf. Acta Neuropathol 1: 406–412
Valpey R, Sumi M, Copass MK, Goble GJ (1978) Acute and chronic progressive encephalopathy due to gasoline sniffing. Neurology 28: 507–510
Velvart J, Moeschlin S (1980) Insektizide. In: Moeschlin S (Hrsg) Klinik und Therapie der Vergiftungen. Thieme, Stuttgart, S 422–444
Verity MA (1997) Toxic disorders. In: Graham DI, Lantos PI (eds) Greenfield's neuropathology. Arnold, London, pp 755–797
Verity MA, Brown WJ, Cheung M (1975) Organic mercurial encephalopathy: in vivo and in vitro effects of methyl mercury on synaptosomal respiration. J Neurochem 25: 759–766
Vogt C, Vogt O (1937) Sitz und Wesen der Krankheit im Lichte der topistischen Hirnforschung und des Variierens der Tiere. J Psychol Neurol 47: 237–457
Volk B, Kirchgässner N, Detmar M (1986) Degeneration of granule cells following chronic phenytoin administration and electron microscopic investigation of the mouse cerebellum. Exp Neurol 91: 60–70
Vycudilik W (1988) Vergleichende Morphinbestimmungen an Gehirnteilen mittels kombinierter GC/MS. Eine Möglichkeit zur Eingrenzung der Überlebenszeit. Z Rechtsmed 99: 263–272
Wada K, Fujii Y, Watanabe H, Satoh M. Furuichi Y (1991) Cadmium directly acts on endothelin receptor and inhibits endothelin binding acticity. FEBS Lett 285: 71
Walsh TJ, Clark AW, Parhad IM, Green WR (1982) Neurotoxic effects of cisplatin therapy. Arch Neurol 39: 719–720
Weinstein L (1974) Diphteria. In: Winthrobe MM, Thorn GW, Adams RD, Braunwald E, Isselbacher KJ, Petersdorf RG (eds) Harrison's principles of internal medicine, 7th edn. McGraw-Hill, New York, pp 841–845
Williams ME, Walker AN, Bracikowski JP et al. (1983) Ascending myeloencephalopathy due to intrathecal vincristine sulfate. Cancer 51: 2041–2047
Wisniewski HM, Sturman JA, Shek JW (1979) Aluminium chloride induced neurofibrillary changes in the developing rabbit: a chronic animal model. Ann Neurol 8: 479–490
Wolters E, Wijngaarden G, Stam F et al. (1982) Leukoencephalopathy after inhaling heroin pyrolysate. Lancet II: 1233–1237
Yamada M, Ohno S, Okayasu I et al. (1986) Chronic manganese poisoning: A neuropathological study with determination of manganese distribution in the brain. Acta Neuropathol (Berlin) 70: 273–278
Zhang J, Piantadosi CA (1992) Mitochondrial oxidative stress after carbon monoxide hypoxia in the rat brain. J Clin Invest 90: 1193–1199

Kapitel 18 Alkoholschäden

M. Oehmichen

INHALT

18.1	**Grundlagen**	419
18.1.1	Epidemiologie	419
18.1.2	Metabolismus	419
18.1.3	Pharmakologie	421
18.2	**Klinik**	421
18.2.1	Akute Intoxikation	421
18.2.2	Chronische Intoxikation (Alkoholismus)	422
18.2.3	Entzugssyndrom	422
18.3	**Pathologie**	423
18.3.1	Akute Intoxikation	423
18.3.2	Chronische Intoxikation	423
18.3.3	Alkoholische Feto- und Embryopathie	429
	Literatur	429

18.1 Grundlagen

18.1.1 Epidemiologie

Bezogen auf die Bundesrepublik Deutschland geht man von 4,5 Millionen Alkoholabhängigen und ca. 40 000 Alkoholtoten im Jahr aus (Petersson et al. 1982; Oehmichen et al. 1992). Werden nur Personen ab dem 16. Lebensjahr berücksichtigt, so muss von 2–7% Alkoholikern bzw. von 16–47% starken Alkoholkonsumenten ausgegangen werden, im Vergleich zu 6–14% Abstinenten bzw. „fast" Abstinenten (Trojan 1980). Überwiegend handelt es sich um Männer im Alter zwischen 30 und 49 Jahren (Feuerlein u. Küfner 1977).

In Mortalitätsstudien konnte eine Übersterblichkeit von 113% im Vergleich zur Gesamtbevölkerung in Norwegen festgestellt werden (Sundby 1967). Als Todesursachen wurden nach Schmidt und de Lint (1972) festgestellt: Leberzirrhose, Krebserkrankungen des Magens und des oberen Verdauungstrakts, Apoplexie, Selbstmord und Unfall. Es gelten ferner folgende Zahlen:

- Die Mortalitätsrate ist bei Alkoholkranken 2,5- bis 4-mal größer als in der Vergleichspopulation (Garfield 1981; Taylor et al. 1983; Lithell et al. 1987).
- Die Gesamtmortalität von 1000 Personen pro Jahr betrug für Alkoholiker 25,9, für BTM-Abhängige 8,8 (Barr et al. 1984).
- In prospektiven katamnestischen Untersuchungen wurde nachgewiesen: 3 Jahre nach Untersuchung von 10 000 Männern im Alter von 46–48 Jahren starben 199, davon 61 (30,7%) an Alkoholfolgen (Petersson et al. 1982).
- Der Relativanteil von Alkoholtoten beträgt in rechtsmedizinischen Instituten 0,6–22% (Kringsholm 1976; Wiese et al. 1990).
- Der Prozentsatz an Todesfällen, deren Todesursache nicht geklärt werden kann, ist bei Alkoholikern doppelt so groß wie bei Kontrollfällen (Hansen u. Simonsen 1991).

18.1.2 Metabolismus

Der über den Magen-Darm-Trakt zugeführte Alkohol diffundiert aus dem gastrointestinalen Kompartiment in das Blutgefäßsystem. Der Abbau des Alkohols erfolgt enzymatisch über 4 Wege:
- Alkoholdehydrogenase,
- mikrosomales alkoholoxidierendes System,
- Katalase,
- Bindung an die Glukuronsäure.

Die *Alkoholdehydrogenase* (ADH) baut den Alkohol oxidativ zu Acetaldehyd ab, das seinerseits durch die Acetaldehyddehydrogenase oxidativ zu Essigsäure abgebaut wird. Der Hauptabbau des Alkohols läuft über diesen Weg, wobei die ADH-Familie eine größere Anzahl von Isoenzymen und ein atypisches Enzym umfasst (Wartburg et al. 1964). Der genetisch angelegte Enzymbesatz bestimmt ebenso wie die Enzymaktivität die Abbaurate. Bei Asiaten – im Vergleich zu Europäern – ist die atypische ADH bei bis zu 90% der Bevölkerung vertreten, womit eine deutlich geringere Alkoholverträglichkeit verbunden ist (Agarwal u. Goedde 1995).

Die ADH kommt überwiegend in der Leber vor, jedoch auch in anderen Organen – so u.a. im ZNS. Während die ADH stimulierbar ist (Raskin u. Sokoloff 1974) – sog. adaptive Abbaubeschleunigung –, ist die Acetaldehydhydrogenase in ihrer Adaptivität eingeschränkt. Insofern kommt es durch Erhöhung der Alkoholdosis vor allem zu einer Anreicherung von Acetaldehyd im Blut, das im Vergleich zum Alkohol als deutlich toxischer anzusehen ist.

Beim *mikrosomalen alkoholoxidierenden System* (microsomal ethanol oxidizing system, MEOS) (Ohnishi u. Lieber 1977) ist der Abbau oxidativ; die Aktivität dieses Systems ist stimulierbar, allerdings nicht nur durch Alkohol, sondern auch durch Medikamente, z.B. Barbiturate.

Die *Katalase* (Keilin u. Hartree 1936) und die *Bindung an die Glukuronsäure* (Besserer u. Schmidt 1983) tragen nur zu einem geringen Prozentsatz zur Elimination von Alkohol bei und sind insofern im Vergleich zu ADH und MEOS zu vernachlässigen.

Der Abbau von Alkohol im Körper erfolgt nahezu gradlinig und nicht exponentiell mit einer Geschwindigkeit von 0,15‰/h (Mallach 1987; Schmidt 1988), überwiegend in der Leber. Der Alkohol verteilt sich im Gehirn in wässriger Lösung und lässt sich dort in einer Konzentration nachweisen, die etwa der Blutalkoholkonzentration vergleichbar ist (Liquor des Menschen: Agapejev et al. 1992; Okzipitallappen und Zerebellum: Moore et al. 1997).

Da als wesentlicher toxischer Faktor das Aldehyd angesehen wurde (Pratt et al. 1990) und da bekannt ist, dass dieser Metabolit nur in sehr hoher Blutkonzentration auch die Blut-Hirn-Schranke überwinden kann (Hunt 1996), stellt sich die Frage, wie sich erhöhte Acetaldehydspiegel im Hirngewebe erklären. Im Gehirn konnte eine Isoform der ADH nachgewiesen werden, deren Aktivität – allerdings nur in den Hemisphären, nicht aber im Hirnstamm – induzierbar ist (Raskin u. Sokoloff 1974; Rout 1992); im Gehirn wurde ferner eine Aktivität der Katalase beobachtet (Cohen et al. 1980; Zimatkin u. Lindros 1996), wodurch u.a. auch als Metabolit Acetaldehyd entsteht (Smith et al. 1997). Ähnliche Verhältnisse gelten für MEOS, das ebenso im Gehirn nachweisbar ist (Zimatkin u. Dietrich 1997). Eine Anreicherung von lokal entstandenem Acetaldehyd kann danach durch lokale Dehydrogenase abgebaut werden (Spivak et al. 1987; Zimatkin et al. 1998).

Außer Äthylalkohol finden sich in den alkoholhaltigen Getränken (Wein, Bier, Cognac, Whisky usw.) *Begleitstoffe*, sog. Fuselöle, in unterschiedlicher und charakteristischer Konzentration, wobei es sich u.a. um Methanol, Propanol-1 und -2, Butanol-1 und -2, Isobutanol und Amylalkohol handelt (Bonte 1987), die überwiegend als toxisch gelten und die u.a. als ursächlich für Katererscheinungen („overhang") angesehen werden. Die Quantifizierung und Erfassung der Fuselöle wird u.a. unter forensischen Bedingungen zum Nachweis der Art konsumierter alkoholischer Getränke herangezogen, insbesondere bei Nachtrunkbehauptungen.

Alkohol, Acetaldehyd und Fuselöle wirken toxisch auf zahlreiche Organsysteme. Im Vordergrund stehen als Zielorgane die Leber und das kardiovaskuläre System (Altura u. Altura 1987), bei gleichzeitiger toxischer Wirkung auf Organe des Magen-Darm-Trakts und auf die Bauchspeicheldrüse (Oehmichen et al. 1992).

Der Tod kann jedoch auch ohne fassbare Organerkrankungen eintreten. Folgende Fallgruppen lassen sich unterscheiden:

- Alkohol kann einen zusätzlichen, evtl. additiven Faktor im Rahmen eines akut tödlichen Geschehens darstellen, das im Übrigen im Sinne einer physikalischen oder chemischen Traumatisierung (Schlag, Sturz, Stich, Verkehrsunfall, Unterkühlung) bzw. über reflektorische Mechanismen (Bolus, Ertrinken) oder über krankheitsbedingte Vorgänge (Koronarthrombose, Ruptur eines Hirnbasisaneurysmas usw.) zum Tode führt (Weston 1980). Hierzu gehören auch die Fälle einer kombinierten Drogen- bzw. Medikamenten- und Alkoholintoxikation (Geldmacher et al. 1976; King 1982).
- Der akute Tod eines Alkoholkranken kann ohne Alkoholintoxikation eintreten, aber mit chronischen Organveränderungen, die den Tod ausreichend erklären (z.B. Ösophagusvarizenblutung, Leberausfallskoma usw).
- Der akute Tod ist Folge einer akuten Alkoholintoxikation in Fällen, in deren Vorgeschichte kein Alkoholabusus bekannt ist.
- Der akute Tod ist Folge einer akuten Alkoholintoxikation, wobei ein chronischer Alkoholabusus bekannt ist.
- Der akute Tod eines Alkoholkranken tritt ohne Alkoholintoxikation ein, wobei zwar chronische Organveränderungen gefunden werden, die aber den Tod nicht ausreichend erklären. Als Todesursache wäre in diesen Fällen eine Asystolie infolge einer Herzrhythmusstörung bei alkoholischer Kardiomyopathie oder ein hirnorganischer Krampfanfall zu diskutieren.

Todesfälle einer akuten Alkoholvergiftung weisen einen Blutalkoholspiegel von 2,0–6,7‰ auf, in der Regel bei >4‰ (Kaye u. Haag 1957; Mallach et al.

1980). Die Folge ist eine (zentrale) Ateminsuffizienz und konsekutive Herzinsuffizienz infolge einer Hypoxämie und eines verminderten venösen Rückflusses (Polarczek-Kornecki et al. 1972). Immer wieder werden jedoch Alkoholabhängige auch tot aufgefunden, ohne dass eine akute Alkoholintoxikation vorhanden ist (Copeland 1985) wobei der Tod unerklärt bleibt.

18.1.3 Pharmakologie

Die Wirkung von Alkohol lässt sich in 3 Phasen einteilen: Stimulation, Desinhibition (Enthemmung) und Inhibition (Hemmung). Auf zellulärer Ebene setzt die Wirkung von Äthanol aufgrund seiner lipophilen und hydrophoben Eigenschaften möglicherweise an den neuronalen Membranen an, wodurch die Zusammensetzung der Lipide der Membranen verändert wird – u.a. im Sinne einer Verflüssigung (Kurella u. Genkina 1989; Gustavsson 1990). Mit der Verflüssigung geht die hypnotische Wirkung einher.

Im Übrigen ist der pharmakologische Effekt komplex und nicht durch ein einfaches Modell erklärbar, da der Alkohol auch membrangebundene Proteine, d.h. sowohl Neurotransmitter als auch Rezeptoren, beeinflusst (Eue u. Kemper 1992). Durch niedrige Alkoholspiegel entsteht ein verstärkter Umsatz von Noradrenalin, während bei hoher Alkoholkonzentration das Noradrenalin reduziert wird, ähnlich wie auch die Funktionen der cholinergen und GABAergen Transmittersysteme beeinträchtigt werden (Hörtnagl u. Hanin 1992). Die Funktionsänderung erfolgt offenbar über Glutamatrezeptoren in Hippocampus, Kortex, Striatum und Thalamus (Foster u. Wong 1987), wobei der N-Methyl-D-Aspartat-(NMDA-)Rezeptor (γ) der wichtigste ist: Eine akute Alkoholexposition führt zu einer Hemmung der NMDA-Rezeptor-Antwort, während eine chronische Exposition zu einer adaptiven Supersensitivität führt, im Sinne einer Abhängigkeit und Toleranz (Rudolph et al. 1997).

Gleichzeitig werden Rezeptoren unterschiedlicher Transmitter beeinflusst, ebenso wie die Übertragung von Neurotransmittern durch die Botenstoffe cAMP und cGMP. Im Gehirn werden zusätzlich Stickstoffoxid-(NO-)Metaboliten freigesetzt, die erhöht im Liquor cerebrospinalis von Alkoholikern nachweisbar sind (Neiman u. Benthin 1997). Das Stickstoffoxid seinerseits wird freigesetzt durch eine exzessive Glutamatstimulation der NMDA-Rezeptoren (Lancaster 1992).

Es kann ferner als gesichert angesehen werden, dass Alkohol die Synthese, die Metabolisierung und die Freisetzung von endogenen Opiaten beeinflusst (Riley u. Walker 1978). Bei Ratten kommt es zu einer Zunahme von Metenkephalin und β-Endorphin nach akuter Alkoholzufuhr, während durch chronische Alkoholzufuhr die Freisetzung reduziert wird; Alkohol beeinflusst zusätzlich die Bindung von Opiaten an ihren Rezeptoren (Übersicht bei Feuerlein 1989). Durch Applikation des Opioidantagonisten Naltrexon kann die Alkoholaufnahme von Ratten signifikant reduziert werden (Franck et al. 1988); hieraus kann u.a. geschlossen werden, dass die zentralen δ-Opioid-Rezeptoren die willkürliche Alkoholaufnahme bei Ratten modifizieren.

18.2 Klinik

18.2.1 Akute Intoxikation

Die akute Intoxikation ist gekennzeichnet durch den „einfachen Rausch", der sich in 3 Stadien einteilen lässt (Witter 1972):
1. Leichter Rausch, Blutalkoholkonzentration (BAK) 0,5–1,5‰ bzw. 10,8–32,5 mmol/l = 50–150 mg/dl: allgemeine Enthemmung, Herabsetzung der psychomotorischen Leistungsfähigkeit, Koordinationsstörungen – offenbar bedingt durch Einbeziehung polysynaptischer neuronaler Verbindungen in der Formatio reticularis des Hirnstamms, der Großhirnrinde und des Kleinhirns (Klemm 1979).
2. Mittelgradiger Rausch, BAK 1,5–2,5‰ bzw. 32,5–54,2 mmol/l = 150–250 mg/dl: euphorische Glücksstimmung oder aggressive Gereiztheit, Verminderung der Selbstkritik, Befriedigung triebhafter Bedürfnisse, Gefährdung des Straßenverkehrs.
3. Schwerer Rauschzustand, BAK: > 2,5‰ bzw. > 54,2 mmol/l = > 250 mg/dl: Bewusstseinsstörung, Verlust des realen Situationsbezuges, Desorientiertheit, illusionäre situative Verkennung, motivlose Angst, Erregung, Zeichen von Funktionsstörungen des Vestibularorgans und Kleinhirns wie Nystagmus, Doppelbilder, Sprachstörungen, Ataxie, Hypotension, Hypothermie usw.

Wie bereits erwähnt, wird eine *tödliche Intoxikation* bei Blutalkoholkonzentrationen von ca. 4‰ angenommen (Mallach et al. 1980; Davis u. Lipson 1986), wobei allerdings Mindestwerte zwischen 2,0 und 3,0‰ zugrunde gelegt werden können, Maximalwerte zwischen 4,5 und 5‰ (Johnson 1985; Kubo et al. 1991). Extrem selten sind demgegenüber

Beobachtungen von Konzentrationen, die über 5‰ im Blut liegen, etwa um 8‰ (Hammond et al. 1973; Lindblad u. Olsson 1976; Püschel et al. 1978).

18.2.2 Chronische Intoxikation (Alkoholismus)

Der chronische Alkoholmissbrauch lässt sich durch folgende Kriterien definieren (Feuerlein 1989):
- abnormes Trinkverhalten,
- somatische alkoholbezogene Schädigung,
- psychosoziale alkoholbezogene Schädigung,
- Entwicklung von Toleranz und Entzugssyndrom (körperliche Abhängigkeit),
- Entzugssymptom auf subjektiver Ebene (psychische Abhängigkeit).

Lange Zeit wurde der chronische Alkoholiker ausschließlich – und im Wesentlichen – durch sein Trinkverhalten und die damit verbundene soziale Veränderung gekennzeichnet. Klinische Ausfallserscheinungen treten zumeist erst später auf. Allerdings lassen sich zumeist auch im vorklinischen Stadium bereits Auffälligkeiten registrieren: z. B. Reduktion des Hirnstoffwechsels (Volkow et al. 1992) und EMG-Veränderungen als Vorläufer einer Polyneuropathie (Cohen et al. 1980).

Krankheitsbilder

Die *neurologischen Ausfallserscheinungen* sind durch folgende Krankheitsbilder charakterisiert:

Alkoholische Enzephalopathie. Dieses Krankheitsbild ist assoziiert mit Demenz sowie innerer und äußerer Hirnatrophie – vor allem mit einer Atrophie von Frontal- und Temporallappen, einer Kleinhirnatrophie sowie einer alkoholischen Epilepsie.

Wernicke-Korsakow-Syndrom. Etwa 3–5% der Alkoholiker sind durch dieses Krankheitsbild betroffen. Die Krankheit entwickelt sukzessive – allerdings in unterschiedlicher Reihenfolge – folgende Symptome:
- Augenmuskellähmung mit Pupillenstörung und Gangunsicherheit,
- leichte delirante Symptome,
- Korsakow-Psychose mit Verlust des Altgedächtnisses, Verminderung der Spontaneität, Konfabulation und Störung der Konzentration.

Delir und Halluzinose. In Kombination mit den genannten Störungen – aber auch unabhängig davon – kann es zur Ausbildung deliranter Zustände kommen (Besserer u. Schmidt 1983) wie auch zur Halluzinose mit Parästhesien bzw. taktilen Halluzinationen (Glass 1989a,b), wobei kleine fadenziehende Tiere beschrieben werden. Schließlich können sich schizophrenieähnliche Psychosen entwickeln.

Anfallsleiden. Die gehäuft bei Alkoholikern beobachteten hirnorganischen Anfälle (Grand mal) werden in 7,8% der Fälle (Wilkinson et al. 1971) bzw. in 5–35% der Fälle (Meyer u. Forst 1977) beschrieben und können sowohl nach exzessivem Alkoholgenuss wie auch im Entzug beobachtet werden (Bartolomei et al. 1997). Zum Teil ist das Anfallsleiden jedoch assoziiert mit zerebralen Folgen eines Schädel-Hirn-Traumas, das im Zusammenhang mit dem Alkoholismus entstanden sein kann.

Alkoholtoleranz

Eine spezielle Frage ist, wie sich auf molekularer Ebene das Phänomen der Toleranz erklärt. Geht man davon aus, dass Alkohol akut zu einer Zunahme der Fluidität der Membranlipide führt, dann ist auch anzunehmen, dass die neuronalen Membranen resistent gegenüber diesem Alkoholeffekt werden können (Chin u. Goldstein 1977; Harris et al. 1984).

Mindestens von gleicher Bedeutung aber dürfte der Einfluss von Alkohol auf das Rezeptorsystem sein, das die Ionenkanäle reguliert, insbesondere die Cl- und Ca-Kanäle. Alkohol reduziert den depolarisationsinduzierten Ca-Fluss in die neuronale Zelle. Eine Adaptation an diesen Effekt würde bedeuten, dass die Anzahl der Ca^{++}-Kanäle in der Zellmembran zunimmt (Hudspith et al. 1987; Rubin 1987). Der Alkoholentzug seinerseits führt zu einer neuronalen Funktionsstörung, vor allem zu einer überschießenden neuronalen Aktivität.

18.2.3 Entzugssyndrom

Nach akutem Alkoholentzug können sich folgende Symptome entwickeln (Gross et al. 1972):
- Symptome des perzeptiven/kognitiven Systems (zuzuordnen den kortikalen Strukturen): Nausea, Tinnitus, Sehstörungen, Parästhesien, optische, akustische oder taktile Halluzinationen, motorische Unruhe;
- affektive Störungen (dem limbischen System zuzuordnen): Tremor, vermehrte Schweißausbrüche, Depression, Angst;
- Störungen der Bewusstseinslage, des Kontakts, des Ganges usw. (dem Hirnstamm zuzuordnen);
- Anfallsleiden (s. oben);
- Delirium tremens (Taylor et al. 1983).

Das Delirium tremens ist definiert im Sinne einer akuten, vorübergehenden, generalisierten organischen Krankheit des höheren Nervensystems mit Einschränkung des Bewusstseins und der Aufmerksamkeit (ICD 10). Damit verbunden ist eine erhöhte Mortalität vor allem bei älteren Patienten (Trzepacz et al. 1985). Die Pathogenese ist nicht ausreichend geklärt. Es dürften generalisierte Stoffwechselstörungen kombiniert mit Kreislaufstörungen ursächlich sein, wobei u. a. Magnesiummangel und respiratorische Alkalose – als Folge einer Hyperventilation (Victor 1977) – oder auch erhöhtes Acetylcholin bzw. das gesamte cholinerge System eine Rolle spielen dürften (Ital u. Fink 1966; Taylor et al. 1983). Pathologisch-anatomische Studien liegen nur vereinzelt vor und zeigen unspezifische Veränderungen bzw. auch alkoholtypische Läsionen (Ikeda et al. 1993).

18.3 Pathologie

18.3.1 Akute Intoxikation

Die pathologisch-anatomischen Veränderungen nach akuter Alkoholzufuhr sind unspezifisch und gekennzeichnet durch ein Hirnödem sowie eine Kongestion. Der pathomechanische Ablauf lässt sich diesem morphologischem Bild zuordnen: Durch eine zentrale Atemlähmung infolge einer Alkoholintoxikation kommt es zu einem Rückstau in der rechten Herzkammer mit der Folge eines akuten Rechtsherzversagens (Oehmichen et al. 1992). Die Kongestion erklärt sich zusätzlich über eine Vasomotorenlähmung, die zu einer Hyperämie führt, wobei dieses Geschehen möglicherweise auch auf eine Anreicherung von Acetat im Gehirn zurückgeführt werden kann (Schwartz et al. 1993). Die Folgen sind neben der Stauung zusätzlich nachweisbare perivaskuläre Blutaustritte, insbesondere periventrikulär. Neuronale Veränderungen sind in der Regel nicht zu beobachten.

Während in einer Arbeit von Pfefferbaum et al. (1995) eine Störung der Blut-Hirn-Schranke im Rahmen einer akuten Alkoholintoxikation im Experiment nicht nachgewiesen werden konnte, besteht die empirische Beobachtung einer Hirnvolumenvermehrung (Powell et al. 1980; Harper 1982). Wesentlich erscheint in diesem Zusammenhang vor allem die durchgehende Beobachtung, dass die Kombination von akuter Alkoholintoxikation und Hirntrauma zu einem ausgedehnten perifokalen Ödem führt (Jurkovich et al. 1993; Zink et al. 1993). Eine wesentliche Verschlechterung der Prognose aber ist damit offenbar nicht verbunden, wie klinische (Kelly et al. 1995) und experimentelle Untersuchungen (Kelly et al. 2000) zeigen konnten, die dem Alkohol einen diesbezüglich eher protektiven Einfluss zusprechen.

18.3.2 Chronische Intoxikation

In einer groß angelegten Studie (Petersson et al. 1982; s. auch Torvik 1987) wurden bei 127 chronischen Alkoholikern neuropathologische Untersuchungen durchgeführt, wobei sich in rund 50% der Fälle ein alkoholassoziierter Befund erheben ließ: zerebellare Atrophie (37%), Wernicke-Enzephalopathie (14%), zweimal zentrale pontine Myelinolyse, einmal hepatogene Enzephalopathie. Diese Veränderungen traten bei Frauen und Männern gleichermaßen auf (Harper et al. 1990; Mann et al. 1992).

Neben den unten aufgeführten, eher spezifischen alkoholbedingten Veränderungen des Gehirns muss auf *sekundäre pathologische Prozessse* verwiesen werden, die für einen chronischen Alkoholiker ein erhöhtes Risiko darstellen:

Traumatische Hirnschäden können durch alkoholbedingte motorische Unsicherheit sowie auch durch das Milieu bedingt sein (Rönty et al. 1993).

Vaskuläre Schäden, insbesondere Schlaganfälle, werden bei Alkoholikern gehäuft beobachtet, wobei es sich jedoch offenbar überwiegend um ischämische Nekrosen – nicht jedoch um hämorrhagische Infarkte – handelt (Gorelick 1989; Hansagi et al. 1995).

Intrazerebrale Blutungen sind Folge eines erhöhten Blutdrucks und einer Leberfunktionsstörung mit Gerinnungsstörungen (Monforte et al. 1990).

> Die chronische Alkoholintoxikation stellt nahezu regelmäßig das Mischbild eines neurotoxischen Effekts von Alkohol in Kombination mit sekundären Struktur- und Funktionsstörungen dar – in der Regel als Folge gleichzeitiger Verdauungsstörungen mit konsekutivem Vitaminmangel. So stehen kausalgenetisch u. a. der Thiaminmangel sowie die zentralen Veränderungen im Rahmen einer hepatischen Enzephalopathie im Vordergrund der sekundären Folgeerscheinungen.

Der *Thiaminmangel* ist bedingt durch eine zu geringe oder falsche Nahrungsaufnahme, nicht ausreichende Absorption und/oder Abnahme der Phosphorylierung des Enzymkofaktors des Vitamins (Thiaminpyrophosphat, TPP). So lässt sich eine signifikante niedrigere Aktivität des TPP-abhängigen Enzyms im zerebellaren Wurm (Vermis) alkoholischer Patienten nachweisen (Butterworth et al. 1993).

Liegen Leberveränderungen im Sinne einer *Leberzirrhose* vor, so lassen sich nahezu regelmäßig morphologisch zumindest Astrozytenveränderungen beobachten, im Sinne einer Vermehrung der Alzheimer-II-Astrozyten im Putamen: Es handelt sich um Astrozyten mit vergrößertem, blassem, vakuolisiertem Kern und einer Verdichtung der Kernmembran. Vermehrt treten auch Alzheimer-I-Astrozyten auf, mit übergroßem, gelapptem Kern und deutlichem Nukleolus (Diemer 1978). Beide Zelltypen – besonders aber Typ II – charakterisieren die hepatische Enzephalopathie und sind Folge eines erhöhten Ammoniakspiegels im Blut (Haschek u. Rousseaux 1998). Es finden sich gleichzeitig erhöhte Konzentrationen der Glutaminsynthetase, die Glutamat zu Glutamin konvertiert, wozu als Substrat Ammoniak notwendig ist.

Eine Analyse der *alkoholspezifischen Hirnschädigung* erfolgte durch Harper (1998), der als primär alkoholtoxische Folgen beschreibt:
- Marklagerschädigung mit innerer und äußerer Hirnatrophie;
- Nervenzellverlust der Großhirnrinde, des Hypothalamus und des Kleinhirns (nicht aber des Hippokampus; Harding et al. 1997);
- Dendriten- und Synapsenschäden zusammen mit rezeptor- und transmitterbedingten Veränderungen als frühes Äquivalent funktioneller und kognitiver Defizite.

Diese Veränderungen treten in unterschiedlichem Ausmaß auf, überwiegend kombiniert, wobei auch die Kombinationen unterschiedlich sind. Als klinische Folge können u. a. Demenz und ataktischmotorische Störungen auftreten, – Symptome, die jedoch nicht in jedem Fall zu beobachten sind.

Offenbar ist jedoch eine Verstärkung des neuropathologischen Befundmusters durch zusätzlichen Thiaminmangel die Regel, wie u. a. die neuronalen Veränderungen der Großhirnrinde (Kril u. Homewood 1993) – unter weitgehender Aussparung der noradrenergen Neurone (Baker et al. 1994) – sowie die Marklagerschäden nahe legen (Langlais u. Zhang 1997).

Als strittig erwies sich die Frage, ob es im Hippokampus zu Schäden kommt: Von einigen Autorengruppen wurden neuronale Schäden beim Menschen beschrieben (Literatur bei Bengochea u. Gonzalo 1990), von anderen Autorengruppen verneint (Literatur bei Harding et al. 1997). Im Tierexperiment erwiesen sich vor allem Schädigungen von Synapsen im Stratum lucidum der CA_3-Region als gesichert (Lundqvist et al. 1994), desgleichen ein Verlust der hippokampalen Granulosa- und Pyramidenzellen (bevorzugt in der CA_3-Region) sowie eine Astrozytenreaktion (Franke et al. 1996). Die immer wieder beschriebenen Hirano-Körper, die u. a. in der CA_1-Region des Hippokampus auftreten können, müssen als unspezifisch bezeichnet werden (Laas u. Hagel 1994).

Anzumerken ist ferner, dass ein Teil der funktionellen Ausfälle sowie der morphologischen Veränderungen bei Entzugsbehandlung reversibel sein kann. Das gilt insbesondere für die Atrophie, weshalb auch davon ausgegangen wurde, dass es durch Rehydration, durch Regeneration oder durch einen erhöhten Kortikoidspiegel in der Entzugsbehandlung zu einer „Normalisierung" kommen könne (Peiffer 1985). Durch detaillierte Untersuchungen, unter Berücksichtigung des Schrifttums konnten Phänomene wie Dehydration (Harper et al. 1988) und Veränderung der Kortikoidkonzentrationen als Einflussfaktoren ausgeschlossen werden (Mann 1992).

> Am ehesten ist die Reversibilität offenbar durch eine partielle Regeneration erklärbar, im Sinne einer erneuten Dendritenaussprossung, Rearborisierung und Bildung neuer Synapsen (Riley u. Walker 1978), was offenbar auch innerhalb von 2 Wochen möglich ist (Mann 1992).

Bezogen auf die unterschiedlichen *Schädigungsmuster* unterscheidet Peiffer neuronotrope, gliovasotrope und myelinotrope Schädigungen des Gehirns von der Polyneuropathie und Myopathie (Peiffer 1985). Dieser morphogenen Systematisierung lassen sich die unspezifischen alkoholbedingten Veränderungen wie auch, besonders, die spezifischen klinischen Syndrome zuordnen, die mit lokalisierter und gewebespezifischer Strukturänderung kombiniert sind:
- diffuse Hirnveränderungen,
- Kleinhirnatrophie,
- Wernicke-Korsakow-Syndrom,
- zentrale pontine Myelinolyse,
- Marchiafava-Bignami-Syndrom,
- Myelopathie,
- Neuropathie des autonomen Nervensystems,
- Neuropathien des peripheren Nervensystems (Polyneuropathie),
- Myopathie.

Diffuse Hirnveränderungen

Es handelt sich um unspezifische Hirnveränderungen mit Atrophie von Rinde und weißer Substanz, woraus u. a. eine Gewichtsreduktion des Gehirns resultiert – von im Mittel 1433 g auf 1352 g beim

Mann (Harper u. Kril 1993). Wie gezeigt werden konnte, besteht eine Abhängigkeit der Atrophie von der Trinkmenge und der Dauer der Alkoholabhängigkeit (Harding et al. 1996).

Die Atrophie beruht einerseits auf einer Reduktion des präfrontalen Marklagers (Kril et al. 1997) sowie einer Reduktion u. a. des Corpus callosum (Harper u. Kril 1988). Es ist davon auszugehen, dass das Marklager generell vulnerabler als die graue Substanz ist (Hansen u. Simonsen 1991). Die Atrophie erwies sich jedoch prinzipiell als reversibel (s. oben), wobei u. a. jedoch auch eine bestimmte Dauer der Entzugsbehandlung Voraussetzung ist (Trabert et al. 1995).

Im Detail lässt sich zusätzlich eine Reduktion neuronaler Elemente in der Großhirnrinde nachweisen, die jedoch offensichtlich vor allem bei Patienten mit einem Wernicke-Korsakow-Syndrom (s. unten) besteht (Kril et al. 1997).

Harper et al. (1987) konnten morphometrisch eine Reduktion der Neurone im frontalen Kortex beobachten; offenbar waren vor allem die großen Pyramidenzellen betroffen (Harper u. Kril 1989). Gesichert ist ferner eine Reduktion der Dendritenverzweigungen in der 3. Nervenzellschicht (Harper u. Corbett 1990) sowie eine Abnahme der Dendriten-Spines in der 5. Nervenzellschicht (Ferrer et al. 1986). Außerdem zeigte sich, dass sowohl die Gesamtzahl der Purkinje-Zellen wie auch deren Dichte abnimmt und dass dieses Phänomen offenbar dosisabhängig ist (Karhunen et al. 1994).

Eine Abnahme der Nervenzelldichte im Hippokampus mit sekundärer Gliose wurde nur in Einzelfällen beobachtet (Harper et al. 1997). Die im Thalamus und Striatum nachweisbaren Alzheimer-I- und -II-Astrozyten weisen dabei weniger auf einen chronischen Alkoholkonsum hin als vielmehr auf eine gleichzeitig bestehende Leberfunktionsstörung mit konsekutiver Hirnbeteiligung (hepatische Enzephalopathie). Ein neuronaler Verlust war jedoch im Hypothalamus zu beobachten, insbesondere ein Verlust der vasopressinimmunreaktiven Neurone im magnozellulären Hypothalamus, Nucleus supraopticus und Nucleus paraventricularis (Harding et al. 1996).

Alkoholtoxische Kleinhirnatrophie

Mittels CCT konnte bei 39% bzw. 42% der chronischen Alkoholiker eine Kleinhirnatrophie gesichert werden (Abb. 18.1) (Haan 1986). Pathologisch-anatomisch fand sich eine Atrophie bei 26,8% der Alkoholiker (Torvik et al. 1982), wobei eine Schrumpfung vor allem des vorderen oberen Wurmes zu beobachten war. Die Atrophie beruhte auf einer Reduktion des Marklagers (Harding et al. 1998), einer Reduktion der Molekularschicht (Stratum moleculare) des Wurms und einer Abnahme der Purkinje-Zell-Dichte mit reaktiver Proliferation der Astrozyten, der Bergmann-Glia. Gleichzeitig lässt sich eine Reduktion der Dendritenverzweigung nachweisen (Ferrer et al. 1984).

Die Kleinhirnatrophie ist klinisch gekennzeichnet durch Ataxie und Koordinationsstörungen vor allem der unteren Extremitäten. Als wesentliche Ursache für die Kleinhirnatrophie wird der Thiaminmangel angesehen (Adams 1976).

Wernicke-Korsakow-Syndrom

Während sich klinisch die Symptome Somnolenz, Ataxie und Ophthalmoplegie dem Wernicke-Syndrom zurechnen lassen, ist das Korsakow-Syndrom (Abb. 18.2 a–c) vor allem durch Amnesie, Desorientiertheit und Suggestibilität mit Konfabulation gekennzeichnet. Keines der Syndrome stellt eine Enti-

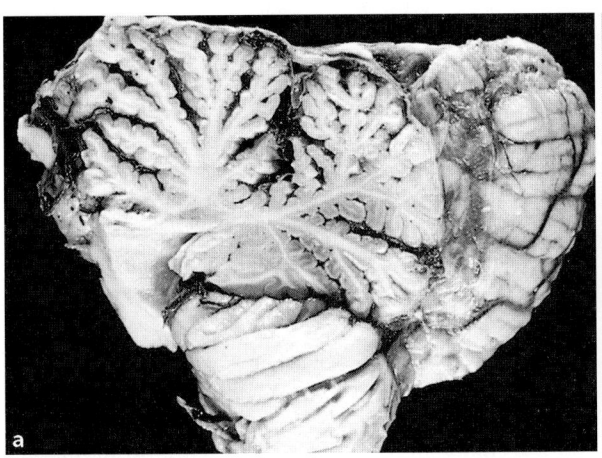

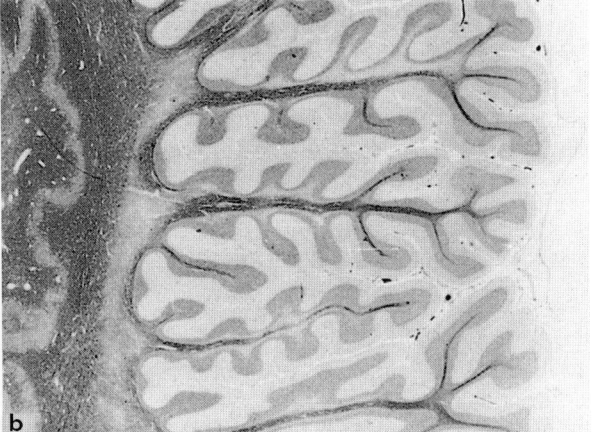

Abb. 18.1 a, b. Kleinhirnwurmatrophie bei chronischem Alkoholismus mit Rindenatrophie und Reduktion der Purkinje-Zellen (**a** makroskopisch; **b** mikroskopisch)

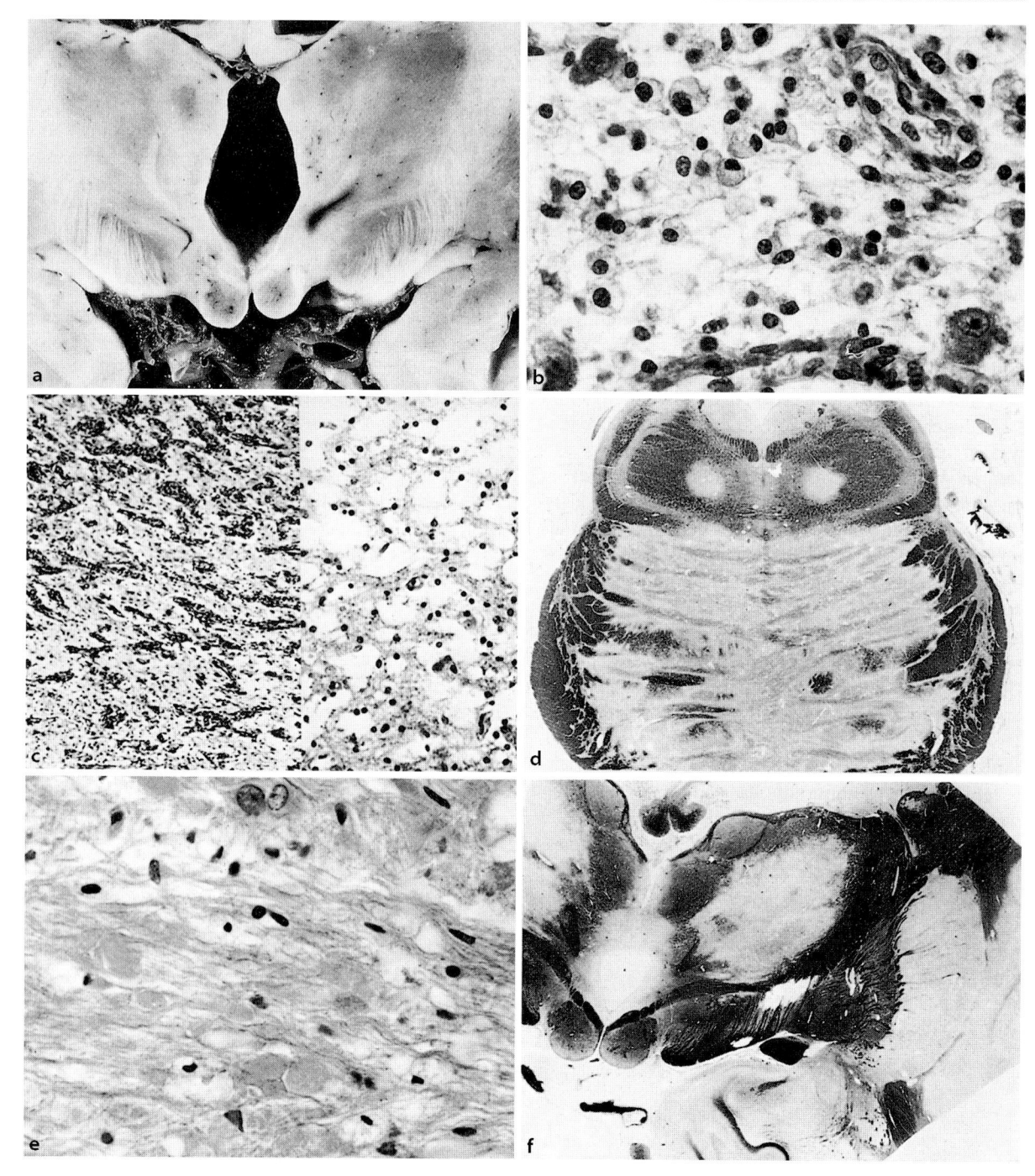

Abb. 18.2. a–c Korsakow-Syndrom. **a** Dunkelverfärbung der Corpora mamillaria sowie Ausweitung des 3. Ventrikels; **b** spongiöse Auflockerung mit Ansammlung einzelner Lipophagen bei noch gut erhaltenen Nervenzellen; **c** starke Kapillarproliferation und spongiöse Auflockerung innerhalb der Corpora mamillaria. **d–f** Zentrale pontine Myolinolyse. **d** Darstellung in der Übersicht nach Markscheibenfärbung; **e** Axonschwellungen im Zentrum der entmarkten Brückenanteile; **f** Ausweitung der Entmarkungsvorgänge auf die thalamischen Kerne und die hypothalamischen Regionen

tät dar, da sowohl klinischerseits als auch pathologisch-anatomischerseits die Übergänge fließend sind; beide Veränderungen müssen als Folge einer Alkoholintoxikation in Kombination mit Thiaminmangel erklärt werden (Butterworth 1989; Laforenza et al. 1990), ebenso wie eine Mikroglia- und Astrogliaaktivierung (Todd u. Butterworth 1999). Zu unterscheiden sind ein akuter und ein mehr chronischer Verlauf.

Der *akute Verlauf* ist durch eine Kombination von Desorientiertheit, Verwirrtheit und vegetativen Ausfällen gekennzeichnet, mit schlechter Prognose.

Makroskopisch wie mikroskopisch lassen sich frische, z.T. reaktionslose kapilläre Blutungen nachweisen, die betont in den Corpora mamillaria auftreten, jedoch ebenso in den paraventrikulären Nuklei, besonders im Nucleus supraopticus und in der Vierhügelplatte (Lamina quadrigemina) (Colmant 1965). Der akute Verlauf ist eher selten zu beobachten.

Im *chronischen Verlauf* treten die oben genannten klinischen Symptome auf. Morphologisch lassen sich folgende Veränderungen antreffen:

Makroskopisch dominieren atrophische, braun gefärbte Mamillarkörper sowie periventrikuläre Blutungen unterschiedlichen Alters auf Höhe des 3. und 4. Ventrikels sowie des Aquädukts.

Mikroskopisch findet sich eine Gewebeauflockerung mit Astrogliose und massiver Kapillarproliferation bei Nachweis von Siderophagen. Bei den Gefäßveränderungen handelt es sich um eine Gefäßdilatation und Schwellung der Endothelien sowie eine fibrinoide Degeneration, wobei selektiv Arteriolen und Kapillaren betroffen sind (Okeda et al. 1995). Die neuronalen Elemente sind überwiegend gut erhalten und zeigen nur zum Teil eine Schwellung mit Chromatolyse. In einem Großteil der Fälle finden sich neuronale Veränderungen auch in den thalamischen Kernen (53–100%; Harper u. Butterworth 1997), wobei u.a. perineuronale Vakuolen und offenbar degenerierende Neurone, z.T. mit eosinophiler Zellveränderung und Zytoplasmavakuolisierung, zu beobachten sind (Olney 1990; Meldrum u. Garthwaite 1991).

Alle genannten Veränderungen lassen sich experimentell u.a. durch eine Reduktion der Thiamin-(Vitamin-B_1-)Zufuhr erzeugen und sind bei chronischen Alkoholikern auf eine enterale Resorptionsstörung bei alkoholischer Gastroenteritis erklärbar.

Zentrale pontine Myelinolyse

Primär ursächlich ist offenbar nicht die Zytotoxizität von Alkohol allein, sondern eine sekundäre Elektrolytverschiebung im Sinne einer Hyponatriämie (Endo et al. 1981) – oder aber diese Veränderung tritt als Folge einer raschen klinischen Korrektur einer Hyponatriämie oder in einer Kombination mit anderen Faktoren auf (Bratzke u. Neumann 1989; Mundle et al. 1999). Insofern ist diese morphologische Veränderung nicht als spezifisch für eine Intoxikation durch Alkohol anzusehen. Es handelt sich morphologisch um einen gliös-myelinolytischen Prozess, der bevorzugt im rostralen zentralen Brückenfuß zu beobachten ist (Abb. 18.2d–f).

Makroskopisch ist das Geschehen durch eine scharf begrenzte symmetrische Entmarkung der zentralen pontinen Anteile, überwiegend in der Umgebung der Raphe, gekennzeichnet. *Mikroskopisch* handelt es sich um einen selektiven Entmarkungsprozess mit erhaltenen Neuronen und Axonen bei Schwund der Oligodendrozyten. Eine Vermehrung der Makrophagen in Kombination mit einer spongiösen Auflockerung ist erkennbar.

Klinisch im Vordergrund stehen pseudobulbär paralytische Symptome wie Dysphagie, Dysarthrie und Schlucklähmung. Das Krankheitsbild kann übergehen in Tetraparesen und eine Enthirnungsstarre (Berlet et al. 1983), wobei die kausalgenetische Diagnose klinischerseits meist nicht gestellt wird.

Marchiafava-Bignami-Syndrom

Es handelt sich um ein ausgesprochen seltenes Krankheitsbild, das ausschließlich bei Alkoholikern, insbesondere italienischen Rotweintrinkern, aber auch bei japanischen Reisweintrinkern zu beobachten ist (Bratzke u. Neumann 1989). *Makroskopisch* lässt sich zum Teil eine streifenförmige Grautönung des Balkens erkennen, mit einer Gewebeauflockerung, die ähnlich strukturiert ist wie bei der zentralen pontinen Myelinolyse. *Mikroskopisch* handelt es sich um eine Entmarkung im Balken mit Übergriff auch auf das tiefe frontoparietale Marklager.

Alkoholische Myelopathie

Es liegen nur Einzelfallbeschreibungen vor (Wieser 1965; Sage et al. 1984); aus klinischer Sicht stehen spastische Paraparesen und eine Blasenlähmung im Vordergrund. Nahezu regelmäßig sind Leberschäden nachweisbar, die auch für sich genommen ursächlich sein können. Sage et al. (1984) schildern jedoch auch Fälle ohne Leberschädigung und Vitaminmangel, so dass eine primär alkoholtoxische Wirkung zu erörtern ist.

Ursächlich wird neben der chronischen Alkoholintoxikation vor allem ein Vitamin-B_{12}- und Nikotinsäuremangel erörtert. Es entwickelt sich eine Degeneration der Vorderhornzellen, wobei u.a. auch – oder zusätzlich – Folgen einer aufsteigenden Waller-Degeneration bei primärer peripherer Neuropathie diskutiert werden (Victor et al. 1989).

Neuropathie des autonomen Nervensystems

Nach detaillierten Untersuchungen wurde in 16% von 30 untersuchten Fällen eine isolierte parasympathische Neuropathie und in 20% der Fälle eine kombinierte parasympathische und sympathische Neuropathie beobachtet (Barter u. Tanner 1987;

Johnson u. Robinson 1988). Morphologisch konnte eine signifikante Dichtereduktion myelinisierter Nervenfasern im distalen Anteil des N. vagus festgestellt werden, zusammen mit axonaler Degeneration und „Dying-back-Veränderungen" (Walsh u. McLeod 1970). Ein plötzlicher, unerwarteter Tod von Alkoholikern mit gleichzeitig bestehender Wernicke-Korsakow-Symptomatik kann u. a. bei Kombination mit diesen Veränderungen beobachtet werden (Johnson u. Robinson 1988).

■ Neuropathie des peripheren Nervensystems (Polyneuropathie)

Die Morphologie wird in Kap. 24 beschrieben. Hier sei nur darauf hingewiesen, dass die alkoholische Neuropathie eine der häufigsten klinischen Folgen eines chronischen Alkoholismus darstellt: Zwar fanden sich nur bei 9% von 1030 hospitalisierten Alkoholikern klinische Ausfallserscheinungen im Sinne einer Polyneuropathie (Victor et al. 1971), aber nach anderen Untersuchungen bestehen in 93% der Fälle bereits EMG-Veränderungen (D'Amour et al. 1991; D'Amour u. Butterworth 1994).

■ Alkoholische Myopathie

Die alkoholische Myopathie tritt bei etwa 46% ambulanter (Urbano-Marquez et al. 1989) bzw. 60% stationärer Patienten auf (Martin et al. 1985). Sie ist offensichtlich Folge einer direkten toxischen Einwirkung des Alkohols; die biochemischen Mechanismen sind unbekannt.

Akut kann es zu einer Muskelfasernekrose kommen (Haller u. Knochel 1984), wobei vor allem die proximalen Muskeln der Extremitäten (symmetrisch, asymmetrisch oder fokal) betroffen sind. Die Typ-I-Fasern sind offenbar selektiv vulnerabel. Subjektiv wird neben motorischen Störungen vor allem über Schmerzen geklagt.

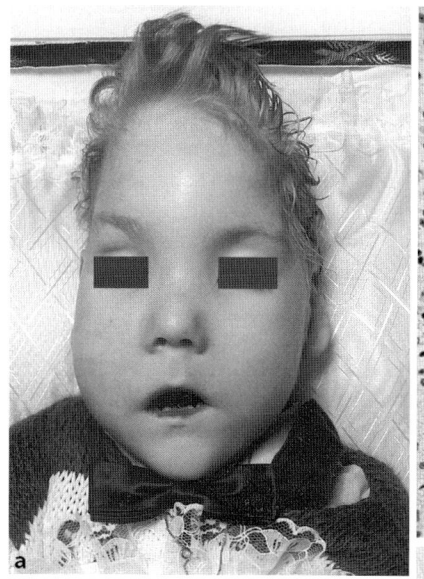

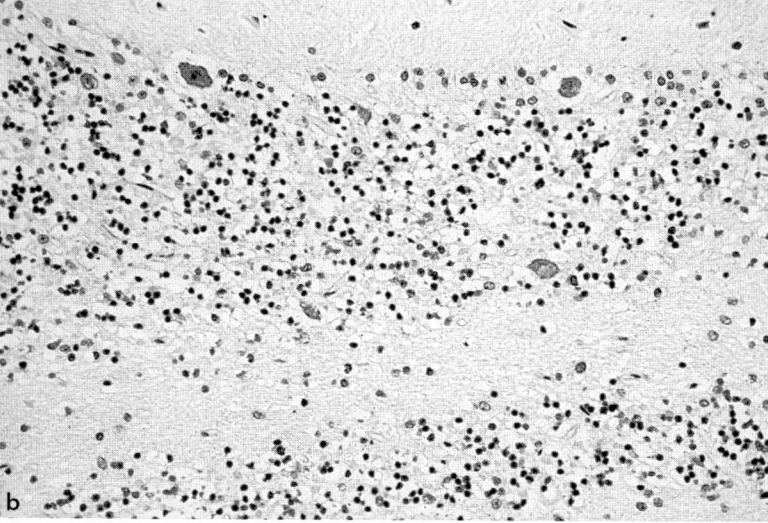

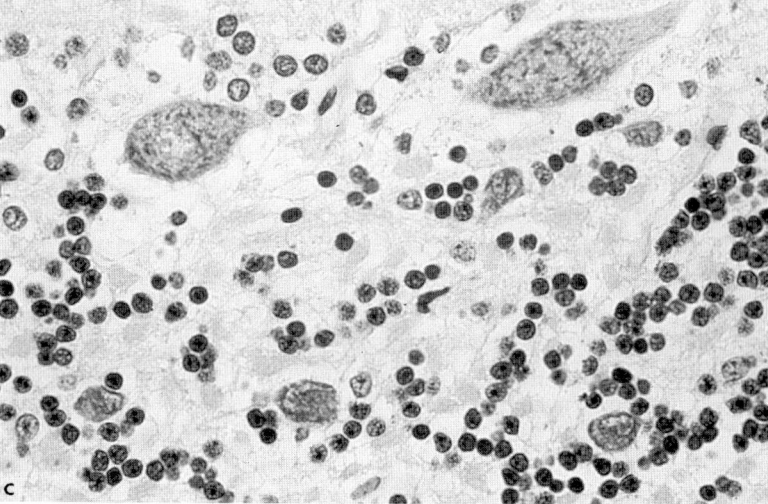

Abb. 18.3 a–c. Alkoholische Fetopathie. Fehlbildungen im Gesichts- und Hirnschädel (**a**) sowie zerebelläre Retardierung, insbesondere der Purkinje-Zellen (**b**), die infolge einer Migrationsstörung z. T. in der Körnerzellschicht gelegen sind (**c**)

Eine chronische Intoxikation führt vor allem zu einer Atrophie der Typ-II-Fasern, bei der Muskelschwäche und Atrophie im Vordergrund stehen (Haller u. Knochel 1984; Martin et al. 1985).

18.3.3 Alkoholische Feto- und Embryopathie

Alkohol kann zytotoxisch und neurotoxisch auch – und besonders – bei Embryonen und Feten wirksam werden, da der Alkohol die Blut-Plazenta-Schranke überschreitet und die Enzymsysteme beim Fetus bzw. beim Embryo noch nicht ausreichend ausgebildet sind (West et al. 1990). Die Folgen sind vielfältig, wobei eine Abhängigkeit vom Zeitpunkt der intrauterinen Schädigung besteht.

Als Folgen werden u.a. beschrieben: intrauterine Hypotrophie, kraniofaziale Dysmorphie, extrakranielle Skelettfehlbildungen (Clarren u. Smith 1978; Majewski 1979; Rosett u. Weiner 1984). Am Gehirn wurden Migrationsstörungen mit neuroglialen Heterotopien und Hydrocephalus internus festgestellt (Peiffer et al. 1979). In umfangreichen experimentiellen Untersuchungen fand man vor allem Migrationsstörungen am Kleinhirn (Volk 1980).

Wisniewski et al. (1983) beschreiben die neuropathologischen Veränderungen der alkoholischen Feto- und Embryopathie wie folgt (s. auch Abb. 18.3):
- Mikroenzephalopathie,
- Hydrozephalus,
- zerebellare Missbildungen,
- Agenesie des Balkens und der Commissura anterior,
- Hypoplasie des N. opticus,
- Verlust oder Mangel an retinalen Ganglienzellen,
- meningeale glioneuronale Heterotopie,
- neuronale Mikrodysplasie.

Zwischenzeitlich ist bekannt geworden, dass durch Alkohol – mindestens im Tierversuch – intrauterin ein massiver Zelltod mit Absterben von mehreren Millionen Nervenzellen eintritt; offenbar erfolgt der Nervenzelltod über die Blockierung des NMDA-Rezeptors und die Aktivierung des GABA-Rezeptors (Ikonomidou et al. 2000).

Literatur

Adams RD (1976) Nutritional cerebellar degeneration. Elsevier, Amsterdam

Agapejev S, Vassilieff I, Curi PR (1992) Alcohol levels in cerebrospinal fluid and bloood samples from patients under pathological conditions. Acta Neurol Scand 86: 496–500

Agarwal DP, Goedde HW (1995) Genetische Aspekte des Alkoholstoffwechsels und des Alkoholismus. In: Seitz HK, Lieber CS, Simanowski U (Hrsg) Handbuch Alkohol – Alkoholismus – Alkoholbedingte Organschäden. Barth, Leipzig

Altura BM, Altura BT (1987) Peripheral and cerebrovascular actions of ethanol, acetaldehyde, and acetate: relationship to divalent cations. Alcohol Clin Exp Res 11: 99–111

Baker KG, Halliday GM, Harper CG (1994) Effect of chronic alcohol consumption on the human locus coeruleus. Alcohol Clin Exp Res 18: 1491–1496

Barr HL, Antes D, Ottenberg DJ, Rosen A (1984) Mortalitiy of treated alcoholics and drug addicts. The benefit of abstinence. J Stud Alcohol 45: 440–452

Barter F, Tanner AR (1987) Autonomic neuropathy in an alcoholic population. Postgrad Med J 63: 1033–1036

Bartolomei F, Suchet L, Barrie M, Gastaut JL (1997) Alcoholic epilepsy: a unified and dynamic classification. Eur Neurol 37: 13–17

Bengochea O, Gonzalo LM (1990) Effect of chronic alcoholism on the human hippocampus. Histol Histopathol 5: 349–357

Berlet H, Quadbeck G, Ule G (1983) Chemische Krankheitsursachen und Nervensystem: Exogene Intoxikation. In: Berlet H, Noetzel H, Quadbeck G, Schlote W, Schmidt UP, Ule G (Hrsg) Pathologie des Nervensystems II: Entwicklungsstörungen – chemische und physikalische Krankheitsursachen. Springer, Berlin Heidelberg New York Tokyo (Spezielle pathologische Anatomie, Bd XIII/2, S 310–377)

Besserer K, Schmidt V (1983) Ein Beitrag zur renalen Ausscheidung von Äthylglukuronid nach oraler Alkoholaufnahme. ZBL Rechtsmed 25: 369

Böning J, Holzbach E (1987) Klinik und Pathophysiologie des Alkoholismus. In: Kisker KP, Lauter H, Meyer J-E, Müller C, Strömgren E (Hrsg) Abhängigkeit und Sucht. Springer, Berlin Heidelberg New York Tokyo (Psychiatrie der Gegenwart, Bd III) S 143–177

Bonte W (1987) Begleitstoffe alkoholischer Getränke. Schmidt-Römhild, Lübeck

Bratzke H, Neumann K (1989) Zentrale pontine Myelinolyse. Morphologie und forensische Bedeutung. Z Rechtsmed 102: 79–97

Brion S (1976) Marchiafava-Bignami syndrome. In: Vinken PJ, Bruyn GW (eds) Handbook of clinical neurology, vol 28. North Holland, Amsterdam, pp 317–329

Butterworth RF (1989) Effects of thiamine deficiency on brain metabolism: implications for the pathogenesis of the Wernicke-Korsakoff syndrome. Alcohol Alcoholism 24: 271–279

Butterworth RF, Kril JJ, Harper CG (1993) Thiamine-dependent enzyme changes in the brains of alcoholics: relationship to the Wernicke-Korsakoff syndrome. Alcoholism 17: 1084–1088

Charness ME, Simon RP, Greenberg DA (1989) Ethanol and the nervous system. New Engl J Med 321: 442–454

Chin JH, Goldstein DB (1977) Drug tolerance in biomembranes: a spin label study of the effects of ethanol. Science 196: 684–685

Clarren SK, Smith DW (1978) The fetal alcohol syndrome: A review of the world literature. New Eng J Med 298: 1063–1067

Cohen G, Sinet PM, Heikkila R (1980) Ethanol oxidation by rat brain in vivo. Alcohol Clin Exp Res 4: 366–372

Colmant HJ (1965) Encephalopathien bei chronischem Alkoholismus. Enke, Stuttgart

Copeland AR (1985) Sudden death in the alcoholic. Forensic Sci Int 29: 159–169

D'Amour ML, Butterworth RF (1994) Pathogenesis of alcoholic peripheral neuropathy: direct effect of ethanol or nutritional deficit? Metabol Brain 9: 133–140

D'Amour ML, Bruneau J, Butterworth RF (1991) Abnormalities of peripheral nerve conduction in relation to thiamine status in alcoholic patients. Can J Neurol 18: 126–128

Davis AR, Lipson AH (1986) Central nervous system tolerance to high blood alcohol levels. Med J Aust 144: 9–12

Diemer NH (1978) Glial and neuronal changes in experimental hepatic encephalopathy. Acta Neurol Scand 58, Suppl 71

Endo Y, Oda M, Hara M (1981) Central pontine myelinolysis. A study of 37 cases in 1000 consecutive autopsies. Acta Neuropathol 53: 145–153

Eue S, Kemper A (1992) Grundlagen der Neurochemie und Neurophysiologie akuter Alkoholwirkung und deren Bedeutung für den Ablauf von Reflextodmechanismen. In: Oehmichen M, Patzelt D, Birkholz M (Hrsg) Drogenabhängigkeit. Schmidt-Römhild, Lübeck, S 253–264

Ferrer I, Fabreques I, Pineda M, Gracia I, Ribalta T (1984) A Golgi study of cerebellar atrophy in human chronic alcoholism. Neuropathol Appl Neurobiol 10: 245–253

Ferrer I, Fabregues I, Rairiz J, Galofre E (1986) Decreased numbers of dendritic spines on cortical pyramidal neurons in human chronic alcoholism. Neurosci Lett 69: 115–119

Feuerlein W (1989) Alkoholismus – Missbrauch und Abgängigkeit. Thieme, Stuttgart

Feuerlein W, Küfner H (1977) Alkoholkonsum, Alkoholmißbrauch und subjektives Befinden: Ergebnis einer Repräsentativerhebung in der Bundesrepublik Deutschland. Arch Psychiat Nervenkr 224: 89–106

Foster AC, Wong EHF (1987) The novel anticonvulsant MK-801 binds to the activated state of the N-methyl-D-aspartate receptor in rat brain. Br J Pharmacol 91: 403–409

Franck J, Lindholm S, Raaschou P (1988) Modulation of volitional ethanol intake in the rat by central δ-opioid receptors. Alcohol Clin Exp Res 22: 1185–1189

Franke H, Kittner H, Berger P, Wirkner K, Schramek J (1996) The reaction of astrocytes and neurons in the hippocampus of adult rats during chronic ethanol treatment and correlations to behavioral impairments. Alcohol 14: 445–454

Garfield E (1981) Alcohol: are the benefits worth the risk? Curr Cont Life Sci 24/15: 5–13

Geldmacher JM, v. Mallinckrodt M, Zober A, Dumbach J, Geldmacher JM et al. (1976) Todesfälle durch kombinierte Wirkung von Alkohol und Medikamenten. Z Rechtsmed 78: 97–120

Glass IB (1989a) Alcoholic hallucinosis: a psychiatric enigma: 1. the development of an idea. Brit J Addict 84: 29–41

Glass IB (1989b) Alcoholic hallucinosis: a psychiatric enigma: 2. Follow-up studies. Brit J Addict 84: 151–164

Gorelick PB (1989) The status of alcohol as a risk factor for stroke. Stroke 20: 1607–1610

Gross MM, Rosenblatt SM, Malenkowski B, Broman M, Lewis E (1972) Classification of acute alcohol withdrawal syndromes. Q J Stud Alc 33: 400–407

Gustavsson L (1990) Brain lipid changes after ethanol exposure. Uppsala J Med Sci 48: 245–266

Haan J (1986) Zentralnervöse Komplikationen beim Alkoholismus. Kraniale Computertomographie und Neurophysiologie (VEP, BAEP, EEG) in Korrelation zur Klinik. Thieme, Stuttgart

Haller RG, Knochel JP (1984) Skeletal muscle disease in alcoholism. Med Clin North Am 68: 91–103

Hammond KB, Rumack BH, Rodgerson DO (1973) Blood ethanol: a report of unusually high levels in a living patient. J Am Med Ass 226: 63–64

Hansagi H, Romelsjö A, Gerhardsson de Verdier M, Andréasson S, Leifman A (1995) Alcohol consumption and stroke mortality. Stroke 26: 1768–1773

Hansen AU, Simonsen J (1991) The manner and cause of death in a forensic series of chronic alcoholism. Forensic Sci Int 49: 171–178

Hansen LA, Natelson BH, Lemere C et al. (1991) Alcohol-induced brain changes in dogs. Arch Neurol 48: 939–942

Harding AJ, Halliday GM, Ng JLF, Harper CG, Kril JJ (1996) Loss of vasopressin-immunoreactive neurons in alcoholics is dose-related and time dependent. Neuroscience 72: 699–708

Harding AJ, Wong A, Svoboda M, Kril JJ, Halliday GM (1997) Chronic alcohol consumption does not cause hippocampal neuron loss in humans. Hippocampus 7: 78–87

Harding AJ, Baker KG, Harper CG, Kril JJ, Halliday GM (1998) Cerebellar neuron loss in alcoholics. Eighteenth annual meeting of the Australian Neuroscience Society, Canberra, Australia. Australian Neuroscience Society

Harper CG (1982) Neuropathology of brain damage caused by alcohol. Med J Aust 2: 277–282

Harper C (1998) The neuropathology of alcohol-specific brain damage, or does alcohol damage the brain? J Neuropath Exp Neurol 57: 101–110

Harper CG, Butterworth R (1997) Nutritional and metabolic disorders. In: Graham DI, Lantos PL (eds) Greenfields's neuropathology. Arnold, London, pp 601–655

Harper CG, Corbett D (1990) A quantitative Golgi study of cortical neurons from alcoholic patients. J Neurol Neurosurg Psychiatry 53: 865–871

Harper CG, Kril JJ (1988) Corpus callosum thickness in alcoholics. Brit J Addict 83: 577–580

Harper C, Kril JJ (1989) Patterns of neuronal loss in the cerebral cortex in chronic alcoholic patients. J Neurol Sci 92: 81–89

Harper CG, Kril JJ (1990) Neuropathology of alcoholism. Alcohol Alcoholism 25: 207–216

Harper CG, Kril JJ (1993) Neuropathological changes in alcoholics. In: Hunt WJ, Nixon SJ (eds) Alcohol-induced brain damage. US Department of Health and Human Services, Washington/DC, pp 39–69

Harper CG, Kril JJ, Daly J (1987) Are we drinking our neurones away? BMJ 294: 534–536

Harper CG, Kril JJ, Daly JM (1988) Brain shrinkage in alcoholics is not caused by changes in hydration: a pathological study. J Neurol Neurosurg Psychiatry 51: 124–127

Harper CG, Smith NA, Kril JJ (1990) The effects of alcohol on the female brain: a neuropathological study. Alcohol Alcoholism 25: 445–448

Harper CG, Sheedy D, Lara A, Garrick T, Hilton J, Raisanen J (1997) Is thiamin supplementation useful in preventing Wernicke's encepholopathy? Brain Pathol 7: 1253–1255

Harris RA, Baxter DM, Mitchell MA et al. (1984) Physical properties and lipid composition of brain membranes from ethanol tolerant-dependent mice. Mol Pharmacol 25: 401–409

Haschek WM, Rousseaux CG (1998) Fundamentals of toxicologic pathology. Academic Press, San Diego

Hörtnagl H, Hanin I (1992) Toxins affecting the cholinergic system. In: Herken H, Hucho F (eds) Selective neurotoxicity. Springer, Berlin Heidelberg New York Tokyo, pp 293–332

Hudspith MJ, Brennan CH, Charles S, Littleton JM (1987) Dihydropyridine-sensitive Ca^{2+} channels and inositol phospholipid metabolism in ethanol physical dependence. In: Rubin E (ed) Alcohol and the cell. Ann NY Acad Sci 492: 156–170

Hunt WA (1996) Role of acetaldehyde in the actions of ethanol on the brain – a review. Alcohol 13: 147–151

Ikeda K, Mizutani Y, Kariya N, Kosaka K (1993) Neuropathological analysis of alcoholics with protracted delirium. Neurol Psychiat Brain Res 1: 217–219

Ikonomidou C, Bittigau P, Ishimaru MJ et al. (2000) Ethanol – induced apoptotic neurodegeneration and fetal alcohol syndrome. Science 287: 1056–1060

Illowsky Karp B, Laureno R (1993) Pontine and extrapontine myelonilysis: a neurologic disorder following rapid correction of hyponatremia. Medicine 72: 359–366

Ital T, Fink M (1966) Anticholinergic drug-induced delirium: experimental modification, quantitative EEG and behavioural correlations. J Nerv Ment Dis 143: 492–507

Jansson B, Jornvall M, Rydberg K, Terenius L, Vallee BL (eds) (1994) Toward a molecular basis of alcohol use and abuse. Birkhäuser, Basel

Johnson MRM (1985) At what blood levels does alcohol kill? Med Sci Law 25: 127–130

Johnson RH, Robinson BJ (1988) Mortality in alcoholics with autonomic neuropathy. J Neurol Neurosurg Psychiatry 51: 476–480

Jurkovich GJ, Rivara FP, Gurney JG et al. (1993) The effect of acute alcohol intoxication and chronic alcohol abuse on outcome from trauma. JAMA 270: 51–56

Karhunen PJ, Erkinjuntti T, Laipala P (1994) Moderate alcohol consumption and loss of cerebellar Purkinje cells. Brit Med J 308: 1663–16677

Kaye S, Haag HB (1957) Terminal blood alcohol concentration in ninety-four fatal cases of acute alcoholism. JAMA 165: 451–452

Keilin D, Hartree EF (1936) Coupled oxidation of alcohol. Proc R Soc Lond B 119: 141–159

Kelly DF, Herr DL, Kemmerle-Pierre C (1995) Effects of acute alcohol intoxication on outcome of head injury. Crit Care Med 23: A 245

Kelly DF, Kozlowski DA, Haddad E, Echiverri A, Hovda DA, Lee SM (2000) Ethanol reduces metabolic uncoupling following experimental head injury. J Neurotrauma 17: 261–272

King LA (1982) Effect of ethanol on drug levels in blood in fatal cases. Med Sci Law 22: 232–234

Klemm WR (1979) Effects of ethanol on nerve impulse activity. In: Majchrowicz E, Noble EP (eds) Biochemistry and pharmacology of ethanol, vol 2. Plenum, New York, pp 243–267

Kril JJ, Homewood J (1993) Neuronal changes in the cerebral cortex of the rat following alcohol treatment and thiamin deficiency. J Neuropathol Exp Neurol 52: 586–593

Kril JJ, Halliday GM, Svoboda MD, Cartwright H (1997) The cerebral cortex is damaged in chronic alcoholics. Neuroscience 79: 983–998

Kringsholm B (1976) Akute tödliche Alkoholvergiftung. Z Rechtsmed 78: 313–319

Kubo S-J, Dankwarth G, Püschel K (1991) Blood alcohol concentrations of sudden unexpected deaths in non natural deaths. Forensic Sci Int 52: 77–84

Kurella B, Genkina OA (1989) Psycho- und Neurophysiologie der Alkoholwirkung. In: Nickel, Morosov (Hrsg) Alkoholbedingte Krankheiten. Volk und Gesundheit, Berlin, S 111–127

Laas R, Hagel C (1994) Hirano bodies an chronic alcoholism. Neuropathol Appl Neurobiol 20: 12–21

Laforenza U, Patrini C, Gastaldi G, Rindi G (1990) Effects of acute and chronic ethanol administration on thiamine metabolizing enzymes in some brain areas and in other organs of the rat. Alcohol Alcoholism 25: 591–603

Lancaster FE (1992) Alcohol, nitric oxide, and neurotoxicity: Is there a connection? – A review. Alcohol Clin Exp Res 16: 539–541

Langlais PJ, Zhang SX (1997) Cortical and subcortical white matter damage without Wernicke's encephalopathy after recovery from thiamine deficiency in the rat. Alcohol Clin Exp Res 21: 434–443

Lindblad B, Olsson P (1976) Unusually high levels of blood alcohol? J Am Med Ass 236: 1600–1602

Lithell H, Aberg H, Selenius J, Hedstrand H (1987) Alcohol intemperance and sudden death. BMJ 294: 1456–1458

Lundqvist C, Volk B, Knoth R, Alling C (1994) Long-term effects of intermittent versus continuous ethanol exposure on hippocampal synapses of the rat. Acta Neuropathol 87: 242–249

Majewski F (1979) Die Alkoholembryopathie: Fakten und Hypothesen. Springer, Berlin Heidelberg New York Tokyo (Ergebnisse der Inneren Medizin und Kinderheilkunde, Bd 43, S 1–58

Mallach HJ (1987) Konzentrationsverlauf im Blut: Pharmakokinetik. In: Mallach HJ, Hartmann H, Schmidt V (Hrsg) Alkoholwirkung beim Menschen. Pathophysiologie, Nachweis, Intoxikation, Wechselwirkungen. Thieme, Stuttgart, S 13–34

Mallach HJ, Pedal I, Völz T (1980) Über tödliche Alkoholvergiftungen. Med Welt 31: 1657–1661

Mann K (1992) Alkohol und Gehirn. Springer, Berlin Heidelberg New York Tokyo

Mann K, Batra A, Günther A, Schroth G (1992) Do women develop alcoholic brain damage more readily than men? Alcohol Clin Exp Res 16: 1052–1056

Martin F, Ward K, Slavin G, Levi J, Peters TJ (1985) Alcoholic skeletal myopathy, a clinical and pathological study. QJM 55: 233–251

Meldrum B, Garthwaite J (1991) Excitatory amino acid neurotoxicity and neurodegenerative disease. Trends Pharmacol Sci 11: 54–62

Meyer JG, Forst R (1977) A psychometric evaluation of the acute tremolous state. J Neurol (Brux) 215: 127–133

Monforte R, Estruch R, Graus F, Nicolas JM, Urbano-Marquez A (1990) High ethanol consumption as risk factor for intracerebral hemorrhage in young and middle-aged people. Stroke 21: 1529–1532

Moore KA, Kunsman GW, Levine BS, Herman MM, Cervenak J, Hyde TM (1997) A comparison of ethanol concentrations in the occipital lobe and cerebellum. Forens Sci Int 86: 127–134

Mundle G, Friese S, Köhnke MD (1999) Central pontine myelinolysis in a normonatraemic alcoholic patient. Addict Biol 4: 351–354

Neiman J, Benthin G (1997) Nitric oxide is not increased in alcoholic brain. Alcohol Alcoholism 32: 551–553

Oehmichen M, Gerling I, Patzelt D (1992) Alkohol als tödliche Droge. In: Oehmichen M, Patzelt D, Birkholz M (Hrsg) Drogenabhängigkeit. Schmidt-Römhild, Lübeck, S 207–226

Ohnishi K, Lieber CS (1977) Reconstitution of the microsomal oxidizing system (MEOS): qualitative and quantitative changes of cytochrome P-450 after chronic ethanol consumption. J Biol Chem 252: 7124–7131

Okeda R, Taki K, Ikari R, Funata N (1995) Vascular changes in acute Wernicke's encephalopathy. Acta Neuropathol 89: 420–424

Olney J (1990) Excitotoxin-mediated death in youth and old age. Prog Brain Res 86: 37–51

Peiffer J (1985) Zur Frage atrophisierender Vorgänge im Gehirn chronischer Alkoholiker. Nervenarzt 56: 649–657

Peiffer J (1989) Neuropathologische Aspekte des chronischen Alkoholismus. In: Schied HW, Heimann H, Meyer K (Hrsg) Der chronische Alkoholismus. Fischer, Stuttgart, S 103–120

Peiffer J, Majewski F, Fischbach H, Bierich JR, Volk B (1979) Alcohol embryo- and fetopathy. J Neurol Sci 41: 125–137

Persson L, Rosengren L (1977) Increased blood-brain barrier permeability around cerebral stab wounds, aggravated by acute ethanol intoxication. Acta Neurol Scand 56: 7–16

Petersson B, Krantz P, Kristensson H, Trell E, Sternby NH (1982) Alcohol-related death: a major contributor to mortalitiy in urban middle-aged men. Lancet I: 1088–1090

Pfefferbaum A, Sullivan EV, Mathalon DH, Shear PK, Rosenbloom MJ (1995) Longitudinal changes in magnetic resonance imaging brain volumes in abstinent and relapsed alcoholics. Alcohol Clin Exp Res 19: 1177–1191

Phillips DE, Krueger SK, Wall KA, Smoyer-Dearing LH, Sikora AK (1997) The development of the blood-brain barrier in alcohol-exposed rats. Alcohol 14: 333–343

Poikolainen K (1984) Estimated lethal ethanol concentrations in relation to age, aspiration and drugs. Alcohol Clin Exp Res 8: 223–225

Polaczek-Kornecki T, Zelazny T, Walczak Z, Dendura S (1972) Experimentelle Untersuchungen über den Todesmechanismus bei akuter Alkoholvergiftung; die Rolle der Ateminsuffizienz. Anaesthesist 21: 266–270

Powell HC, Myers RR, Lampert PW (1980) Edema in neurotoxic injury. In: Spencer PS, Schaumburg HH (eds) Experimental and clinical neurotoxicology. Williams & Wilkins, Baltimore, pp 118–137

Pratt OE, Rooprai HK, Shaw GK, Thomson AD (1990) The genesis of alcoholic brain tissue injury. Alcohol Alcoholism 25: 217–230

Püschel K, Krüger A, Seifert H (1978) Todesfall mit extrem hoher Blutalkoholkonzentration. Blutalkohol 15: 421–424

Raskin NH, Sokoloff L (1968) Brain alcohol dehydrogenase. Science 162: 131–132

Raskin NH, Sokoloff L (1974) Changes in brain alcohol dehydrogenase activitiy during chronic ethanol ingestion and withdrawal. J Neurochem 22: 427–434

Riley JN, Walker DW (1978) Morphological alterations in hippocampus after longterm alcohol consumption in mice. Science 201: 646–648

Rönty H, Ahonen A, Tolonen U, Heikkilä J, Niemelä O (1993) Cerebral trauma and alcohol abuse. Europ J Clin Invest 23: 182–187

Rosett HL, Weiner L (1984) Alcohol and the fetus: a clinical perspective. Oxford University Press

Rout UK (1992) Alcohol dehydrogenases in the brain of mice. Alcohol Clin Exp Res 16: 286–289

Rubin E (ed) (1987) Alcohol and the cell. Ann NY Acad Sci, vol 492

Rudolph JG, Walker DW, Limuro Y, Thurman RG, Crews FT (1997) NMDA receptor binding in adult rat brain after several chronic ethanol treatment protocols. Alcohol Clin Exp Res 21: 1508–1519

Sage JI, Van Uitert RL, Lepore FE (1984) Alcoholic myelopathy without substantial liver disease. A syndrome of progressive dorsal and lateral column dysfunction. Arch Neurol 41: 999–1001

Schmidt V (1988) Blutalkoholspiegel und Leberdurchblutung unter enteraler und parenteraler Äthanolbelastung. Habilitationsschrift, Universität Tübingen

Schmidt W, de Lint J (1972) Causes of death of alcoholics. Q J Stud Alc 33: 171–185

Schwartz JA, Speed NM, Gross MD, Lucey MR, Bazakis AM, Hariharan M, Beresford TP (1993) Acute effects of alcohol administration on regional cerebral blood flow: the role of acetate. Alcohol Clin Exp Res 17: 1119–1123

Skullerud K, Andersen SN, Lundevall J (1991) Cerebral lesions and causes of death in male alcoholics. Int J Leg Med 104: 209–213

Smith BR, Aragon CM, Amit Z (1997) Catalase and the production of brain acetaldehyde: a possible mediator or the psychopharmacological effects of ethanol. Addict Biol 2: 277–289

Spivak K, Aragon CMG, Zalman A (1987) Alterations in brain aldehyde dehydrogenase activity modify ethanol-induced conditioned taste aversion. Alcohol Clin Exp Res 11: 513–519

Streissguth AP, Landesmann-Dwyer S, Martin JC, Smith DW (1980) Teratogenic effects of alcohol in humans and laboratory animals. Science 209: 353–361

Sundby P (1967) Alcohol and mortalitiy. Rutgers Center of Alcoholic Studies, New Brunswick/NJ

Taylor D, Lewis S (1993) Delirium. J Neurol Neurosurg Psychiatry 56: 742–751

Taylor JR, Combs-Orme T, Taylor DA (1983) Alcohol and mortality. Diagnostic considerations. J Stud Alcohol 44: 17–25

Todd KG, Butterworth RF (1999) Early microglial response in experimental thiamine deficiency: An immunohistochemical analysis. Glia 25: 190–198

Torvik A (1987) Brain lesions in alcoholics: Neuropathological observations. Acta Med Scand Suppl 717: 47–54

Torvik A, Lindboe CF, Rodge S (1982) Brain lesions in alcoholics. A neuropathological study with clinical correlations. J Neurol Sci 56: 233–248

Trabert W, Betz T, Niewald M, Huber G (1995) Significant reversibility of alcoholic brain shrinkage within 3 weeks of abstinence. Acta Psychiatr Scand 92: 87–90

Trojan A (1980) Epidemiologie des Alkoholkonsums und der Alkoholkrankheit in der Bundesrepublik Deutschland. Suchtgefahren 26

Trzepacz PT, Teague GB, Lipowski ZJ (1985) Delirium and other organic mental disorders in a general hospital. Gen Hosp Psychiatry 7: 101–106

Urbano-Marquez A, Estruch R, Navarro-Lopez F, Grau JM, Mont L, Rubin E (1989) The effects of alcoholism on skeletal and cardiac muscle. N Engl J Med 320: 409–415

Vallee BL, Bazzone TJ (1983) Isozymes of human liver-alcohol dehydrogenase. In: Rattazzi MC, Scandalios JG, Whitt GS (eds) Isozymes. Liss, New York (Current topics in biological and medical research, vol 8) pp 219–244

Victor M (1977) Some observations on the neurological effects of alcohol intoxication and withdrawal. In: Roizin L, Shiraki M, Grcevic N (eds) Neurotoxicology. Raven, New York, pp 517–531

Victor M, Adams RD, Collins GH (1971) The Wernicke-Korsakoff syndrome. A clinical and pathological study; 245 patients, 82 with post-mortem examinations. Contemp Neurol Ser 7: 1–206

Victor M, Adams RD, Collins GH (1989) The Wernicke-Korsakoff syndrome, 2nd edn. Davis, Philadelphia

Volk B (1980) Paired helical filaments in rat spinal ganglia following chronic alcohol administration: an electron microscopic investigation. Neuropathol Appl Neurobiol 6: 143–153

Volkow ND, Hitzemann R, Wang G-J et al. (1992) Decreased brain metabolism in neurologically intact healthy alcoholics. Am J Psychiatry 149: 1016–1022

Walsh JC, McLeod JG (1970) Alcoholic neuropathy. An electrophysiological and histological study. J Neurol Sci 10: 457–469

Wartburg JP v, Bethune JL, Vallee BL (1964) Human liver alcohol dehydrogenase. Kinetic and physiochemical properties. Biochemistry 3: 1775–1782

West JR, Goodlett CR, Bonthius DJ, Hamre KM, Marcussen B (1990) Cell population depletion associated with fetal alcohol brain damage: mechanisms of BAC-dependent cell loss. Alcohol Clin Exp Res 14: 813–818

Weston JT (1980) Alcohol's impact on man's activities. Am J Clin Pathol 74: 755–758

Wiese J, Maxeiner H, Stiebler M (1990) „Alkoholassoziierte" Todesfälle im rechtsmedizinischen Obduktionsgut der Freien Universität Berlin. Beitr Gerichtl Med 48: 535–541

Wieser S (1965) Alkoholismus II. Psychiatrische u. neurologische Komplikationen. Fortschr Neurol Psychiat 33: 349–409

Wieser S (1972) Das Trinkverhalten der Deutschen. Nicolaische Verlagsbuchhandlung, Herford

Wilkinson P, Kornaczewski A, Rankin JG, Santamaria JN (1971) Physical disease in alcoholism. Initial survey of 1000 patients. Med J Aust 1: 1217–1223

Wisniewski K, Dambska W, Sher JH, Qazi Q (1983) A clinical neuropathology study of the fetal alcohol syndrome. Neuropediatrics 14: 197–201

Witter H (1972) Die Beurteilung Erwachsener im Strafrecht. In: Göppinger H, Witter H (Hrsg) Handbuch der forensischen Psychiatrie. Springer, Berlin Heidelberg New York

Woodward JJ, Gonzales RA (1990) Ethanol inhibition of N-methyl-D-aspartate-stimulated endogenous dopamine release from rat striatal slices: Reversal by glycine. J Neurochem 54: 712–715

Zimatkin SM, Deitrich RA (1997) Ethanol metabolism in the brain. Addict Biol 2: 387–399

Zimatkin SM, Lindros KO (1996) Distribution of catalase in rat brain: aminergic neurons as possible targets for ethanol effects. Alcohol Alcoholism 31: 167–174

Zimatkin SM, Liopo AV, Deitrich RA (1998) Distribution and kinetics of ethanol metabolism in rat brain. Alcohol Clin Exp Res 22: 1623–1627

Zink BJ, Walsh RF, Feustel PJ (1993) Effects of ethanol in traumatic brain injury. J Neurotrauma 10: 275–283

Kapitel 19 Schizophrenie

A. Stevens

INHALT

19.1	Methodische Probleme	435
19.2	Volumetrische Befunde	435
19.2.1	Gehirn	436
19.2.2	Kortikale Regionen	436
19.2.3	Subkortikale Regionen	436
19.2.4	Marklager und Corpus callosum	436
19.2.5	Dynamik der morphologischen Auffälligkeiten	437
19.3	Neuronenzahl und Neuropil	437
19.4	Neurochemische Befunde	438
19.5	Fazit	438
	Literatur	439

Die Frage nach einem morphologischen Substrat der schizophrenen Psychose ist alt und wurde immer kontrovers diskutiert. In Deutschland stand die Münchner Schule mit W. Spielmeyer, W. Scholz und G. Peters mit ihrer weitgehenden Ablehnung eines morphologischen Substrats der Schule von O. Vogt gegenüber, die topistische wie zytologische Eigenarten in Gehirnen von Patienten mit schizophrener Psychose erkannte. Seither hat sich nicht nur die Datenerhebung – durch mikroskopisch bzw. makroskopisch quantitative Verfahren –, sondern vor allem die Befundauswertung grundlegend verändert. Während vormals die Zytologie (z. B. der „Schwundzelle") im Vordergrund stand, geringe Fallzahlen zur Untersuchung kamen und die Ergebnisse narrativ, ohne vergleichende Statistik vorgelegt wurden, spielt die Zytologie heute nur eine geringe Rolle; es dominieren statistisch aufwendige morphometrische Verfahren.

19.1 Methodische Probleme

Die Schwierigkeit, neuropathologische Befunde bei schizophrener Psychose zu definieren, ergibt sich aus 2 Problemen. Das erste liegt darin, geringfügige, aber u. U. bedeutsame Abweichungen von der „Norm" zu bemerken, die aufgrund ihrer geringen Effektstärke in Untersuchungen mit unzureichender Fallzahl oft fälschlich als „nicht vorhanden" übersehen werden. Das Nichtauffinden einer signifikanten Abweichung ist jedoch nicht gleichbedeutend mit dem Nachweis, dass keine Veränderung vorliegt.

Das zweite Problem besteht darin, die Auffälligkeiten mit befriedigender Gewissheit in ursächlichen Zusammenhang zur schizophrenen Psychose zu setzen. Gehirne von Patienten mit schizophrener Psychose gelangen selten zur Obduktion – es kommen akute tödliche Katatonien heute kaum noch vor. Darüber hinaus haben Verstorbene mit schizophrener Psychose in der Regel eine Vielzahl medikamentöser und anderer Behandlungsmaßnahmen (z. B. Elektrokrampftherapie) erfahren, und es kann auch mehrere Episoden von Substanzmissbrauch gegeben haben. Bei klassischen neuropathologischen Studien beeinflussen des Weiteren Fixierungs-, Einbettungs-, Färbe- und Morphometriemethode die Ergebnisse. Teilweise haben die neuen Verfahren neuroradiologischer Bildgebung hier Abhilfe geschaffen. Kritisch und für einen Teil der Befundheterogenität verantwortlich (s. unten) bleibt jedoch die Abgrenzung der Hirnstrukturen, sei dies manuell erfolgt oder mittels algorithmischer Zuordnung der Pixel zu Liquor, Mark und Kortex.

19.2 Volumetrische Befunde

Als klassisch anzusehen sind die Untersuchungen von G. Huber, der enzephalographisch vor allem beim „coenesthetischen Typ" der schizophrenen Psychose eine Ventrikelerweiterung (besonders des dritten Ventrikels) aufzeigte. Der Befund einer Hirnsubstanzminderung bei schizophrener Psychose ist inzwischen vielfach repliziert worden. Sie ist bereits bei Ersterkrankten nachweisbar, progredient und betrifft vor allem den frontalen und temporalen Kortex sowie den Thalamus. Nicht betroffen scheinen die übrigen Kortexareale, die weiße Substanz, die Stammganglien und der Hirnstamm. Die

Häufung der makroskopischen Auffälligkeiten spricht für eine dysontogenetische Ätiologie. Im Folgenden sind die Ergebnisse der wichtigsten Arbeiten, vor allem der Metaanalysen, dargestellt.

19.2.1 Gehirn

Nach der Metaanalyse von Ward et al. (1996), die magnetresonanz- und computertomographische sowie neuropathologische Studien umfasst, fanden 72% der Autoren eine Verminderung des intrakraniellen und des Hirnvolumens und schlossen aus diesen einer Mikrozephalie entsprechenden Befunden auf eine Störung der Ontogenese.

> Die Metaanalysen von Lawrie und Abukmeil (1998), Nelson et al. (1998) und Wright et al. (2000) quantifizierten die zerebrale Volumenänderung mit −3% für das gesamte Gehirn, −7,5% für die Temporallappen, −6% für den Amygdala-Hippokampus-Komplex und +40% für die Seitenventrikel.

Die Körpergröße der Patienten ist zwar im Durchschnitt geringer, jedoch übersteigt die zerebrale Volumenminderung den Unterschied in der Körpergröße erheblich. Daniel et al. (1991) zeigten, dass bei Patienten mit schizophrener Psychose eine unimodale Verteilung der Ventrikel-Gehirn-Ratio vorliegt und widersprachen damit Hubers Vorstellung, dass eine Ventrikelvergrößerung bevorzugt bei bestimmten Subtypen der Schizophrenie auftrete. Raz und Raz (1990) quantifizierten die Effektstärke der Ventrikelvergrößerung mit 43% Nichtüberlappung von Kontrollen und Patienten.

Der Befund einer Ventrikelerweiterung ist übrigens nicht spezifisch für schizophrene Psychosen, sondern wurde auch bei bipolaren affektiven Psychosen erhoben (Roy et al. 1998). Das gehäufte Fehlen der Adhäsio interthalamica und vermehrtes Auftreten von Zysten des Cavum septum pellucidum stützen ebenfalls das dysontogenetische Konzept der schizophrenen Psychose.

Ohne Anwendung morphometrischer Verfahren, also bei MR-tomographischer Routineuntersuchung, zeigten 31% der Ersterkrankten und 42% der chronischen Patienten Auffälligkeiten, jedoch nur 5% einer gesunden Vergleichsgruppe (Lewine et al. 1995).

19.2.2 Kortikale Regionen

Bei schizophrener Psychose ist das kortikale Volumen um 3–13% vermindert (Nelson et al. 1998; Sullivan et al. 1998a,b). Nur Zipursky et al. (1998) berichten über eine globale Reduktion des kortikalen Volumens bei Ersterkrankten. Konsistent scheint das Volumen des präfrontalen, des anterioren zingulären Kortex, des Temporallappens (dort des superioren temporalen Gyrus, des entorhinalen Kortex, des Hippokampus und der Amygdala) und des frontoparietalen Kortex gemindert.

Indirekte Hinweise auf eine Minderung der grauen Substanz ergaben neurochemische In-vivo-Untersuchungen mittels MR-tomographischer Spektroskopie. So wurde eine verminderte Konzentration von N-Acetyl-Aspartat (NAA), einem Membranbestandteil von Neuronen und Gliazellen, im Hippokampus sowie ein verminderter Energieumsatz dieser Regionen nachgewiesen. Zum Beispiel Bartha et al. (1999) widersprachen und führten die auffälligen Befunde auf eine ungenügende Differenzierung von Mark und Kortex zurück.

Wright et al. (1999) unterzogen die MR-tomographischen Volumina von 104 zerebralen Subregionen einer Hauptkomponentenanalyse. Dadurch sollten zerebrale Subsysteme identifiziert werden, deren Volumina kovariieren. Die Unterschiede zwischen Patienten und Kontrollen ließen sich auf 2 Faktoren abbilden:
- eine globale Volumenreduktion,
- eine hinzutretende temporofrontale Volumenminderung.

19.2.3 Subkortikale Regionen

Über eine Volumenminderung des Thalamus, speziell des mediodorsalen Thalamus, wird einheitlich berichtet (Buchsbaum et al. 1996; Portas et al. 1998; Gaser et al. 1999). Volumenzunahmen der Basalganglien, vor allem des Globus pallidus und Putamens, sind wiederholt beschrieben worden, scheinen aber auf neuroleptische Behandlung zurückzuführen zu sein. Bei Post-mortem-Material von Patienten, die vor der Neuroleptika-(NL-)Ära verstorben waren (Sammlung Vogt), bestand die Volumenzunahme nicht (Bogerts et al. 1985), ebenso wenig bei In-vivo-Untersuchung NL-naiver Patienten (Keshavan et al. 1998).

19.2.4 Marklager und Corpus callosum

Zu der Frage, ob die Ventrikelerweiterung auch auf Läsionen der weißen Substanz zurückzuführen ist, liegen heterogene Befunde vor. Volumenminderung, abnorme Faseranordnung und fleckige Signalintensitätsschwankungen (in MRT-Studien) des temporalen und präfrontalen Marklagers, aber auch des Balkens wurden beschrieben. Zipursky et al. (1998) und Sullivan et al. (1998b) fanden dagegen weder bei Erst- noch bei chronisch Erkrankten eine Markatrophie.

19.2.5 Dynamik der morphologischen Auffälligkeiten

Über kindliche schizophrene Psychosen liegt eine Reihe von Befunden vor. Prospektive kontrollierte Studien an 9- bis 17-Jährigen zeigten, dass innerhalb von 4 Jahren bei Gesunden das Volumen des frontalen und parietalen Kortex um 2,6% bzw. 4,1% abnahm. In der vor dem 12. Lebensjahr schizophren erkrankten Patientengruppe betrug die Volumenminderung dieser Regionen jedoch 10,9% und 8,5% im selben Zeitraum, zudem trat eine in der Vergleichsgruppe nicht beobachtete Volumenabnahme von temporalem Kortex und Mark auf (Frazier et al. 1996; Rapoport et al. 1997, 1999; Jacobsen et al. 1998). Andere Untersucher sahen bei schizophrenen Kindern auch eine Volumenminderung von Amygdala, temporalem Kortex und Corpus callosum.

DeLisi et al. (1995, 1997) fanden in einer prospektiven Studie ersterkrankter Erwachsener innerhalb von 4 bis 5 Jahren eine signifikant größere Volumenabnahme von Corpus callosum, superiorem Gyrus temporalis und beiden zerebralen Hemisphären gegenüber Kontrollen. Der Effekt war ausgeprägter bei Patienten, die nur unregelmäßig NL einnahmen.

Nach der Ursache der progredienten Volumenminderung (s. oben) und der vermehrten Inzidenz demenzieller Erkrankungen bei schizophrenen Patienten suchten zahlreiche Arbeitsgruppen. Jellinger und Gabriel (1999) fanden bei älteren, zu über 50% dementen Patienten mit schizophrener Psychose kein vermehrtes Vorliegen von histopathologischen Befunden, die eine Demenz vom Alzheimer-Typ (DAT) nahe legen würden. Dwork et al. (1998) fanden ebenfalls, dass DAT-typische Veränderungen bei schizophrener Psychose weder häufiger noch ausgeprägter waren, jedoch mit schwereren kognitiven Beeinträchtigungen korrelierten als vergleichbare morphologische Veränderungen bei Kontrollen. Quantitative Untersuchungen der Lewy-Körper-Dichte (ubiquitiniertes, aggregiertes α-Synuclein) und anderer „Zeugen" neurodegenerativer Prozesse in verschiedenen Kortexarealen ergaben keinen auffälligen Befund (Arnold et al. 1998).

Störungen der *zerebralen Asymmetrie* und geschlechtsspezifische Effekte wurden von der Mehrheit der Autoren und in maßgeblichen Metaanalysen nicht bemerkt (Nelson et al. 1998; Selemon u. Goldman-Rakic 1999; Wright et al. 2000).

19.3 Neuronenzahl und Neuropil

Um die historische Kontroverse bezüglich des Neuronenschwunds wieder aufzugreifen: Schizophrene Psychosen scheinen nicht notwendigerweise mit einer Abnahme von Nervenzellen in der Hirnrinde einherzugehen (Selemon u. Goldman-Rakic 1999). Übereinstimmend wird aber über Zellverluste in Thalamuskernen und über eine Reduktion des kortikalen Neuropils berichtet.

In zahlreichen Post-mortem-Untersuchungen wurde die Neuronenzahl und -dichte verschiedener kortikaler Regionen bestimmt. Benes et al. (1986) fanden normale Gesamtzelldichte (Neurone und Glia) im anterioren Gyrus cinguli sowie im primären motorischen und präfrontalen Kortex. Spätere Untersuchungen bestätigten normale Zelldichte, differenzierten jedoch, dass teilweise die Dichte der Pyramidenzellen vermehrt und die Dichte kleiner Neurone, mutmaßlich Interneurone, verringert sei (Beasley u. Reynolds 1997; Woo et al. 1997; Benes et al. 1998; Rajkowska et al. 1998). Eine Fülle von Publikationen beschrieb eine verringerte Gesamtdichte und -zahl von Neuronen in unterschiedlichen Hirnregionen – wobei fast allen Befunden widersprochen wurde.

Auch Studien, die nicht von Gewebsstichproben extrapolierten, sondern die Gesamtzahl der Neurone in ganzen Regionen bestimmten, kamen zu divergenten Ergebnissen (Falkai u. Bogerts 1986; Heckers et al. 1991; Krimer et al. 1997). Pakkenberg (1993) untersuchte die Neuronenzahl systematisch mit Hilfe von Serienschnitten des gesamten Neokortex und fand eine normale Gesamtzahl kortikaler Neurone. Mehrere Gruppen berichten, dass bei geringerer kortikaler Dicke die Dichte pyramidaler und nichtpyramidaler Neurone im mediodorsalen und dorsolateralen präfrontalen sowie okzipitalen Kortex vermehrt sei (Selemon et al. 1998).

Die Zunahme der Neuronendichte (bei normaler Neuronenzahl) ist möglicherweise auf eine Reduktion des Neuropils zurückzuführen: Glantz und Lewis (2000) fanden eine Verminderung der Anzahl synaptischer Kontakte und der Spine-Dichte im präfrontalen und anderen Kortexarealen und schlossen auf eine verminderte kortikokortikale Konnektivität.

Ultrastrukturelle Untersuchungen, die Art und Ausmaß einer Neuropilreduktion näher beschreiben würden, fehlen bzw. liegen nur für das Neostriatum vor, mit verminderter Größe dendritischer Spines bei schizophrener Psychose (Roberts et al. 1996).

Mit der Langzeitwirkung von Neuroleptika befasst sich ein Review von Harrison (1999). Demnach verändern atypische weniger als klassische Neuroleptika die Ultrastruktur und Verhältnisse synaptischer Subpopulationen im Nucleus caudatus, ferner die Dichte von Synapsen und Dendriten der Lamina IV des präfrontalen Kortex. Die Dichte der Neuronen und Gliazellen scheint durch Neuroleptika nicht beeinflusst zu werden.

19.4 Neurochemische Befunde

Mit zunehmender Einsicht in die modulare Organisation des Gehirns und in funktionelle „Schaltkreise" wie der thalamo-kortiko-striato-thalamischen Schleife stieg das Interesse, diese Systeme in Gehirnen von Patienten mit schizophrener Psychose zu untersuchen. Es liegt eine Fülle von Befunden vor, in denen eine Dysbalance der Transmitter und Rezeptoren in verschiedenen Hirnstrukturen beschrieben wird, woraus sich auf eine veränderte Funktion der betreffenden Subsysteme schließen lässt. Funktionelle bildgebende Verfahren haben abnorme aufgabenspezifische Aktivitätsmuster dieser Subsysteme nachgewiesen – aus Platzgründen können diese Untersuchungen hier nicht dargestellt werden. Das dysontogenetische Konzept der schizophrenen Psychose erfuhr durch den neurochemischen Nachweis abnormer Zelltypen Bestätigung.

Kalus et al. (1999) bemerkten im anterioren Gyrus cinguli eine höhere Dichte axoaxonaler Synapsen, die GABAergen Interneuronen vom „Chandelier"-Typ zugeordnet werden (sog. Axon-Cartridges). Die Axon-Cartridges befinden sich vornehmlich in den Laminae V und VI und regulieren die Efferenzen der Pyramidenzellen, weshalb die Autoren eine vermehrte Inhibition kortikokortikaler und kortikothalamischer Efferenzen vermuten. Pierri et al. (1999) wiesen eine Reduktion des GABA-Membran-Transporters (GAT-1) im dorsolateralen präfrontalen Kortex nach. Da auch die Neuronenzahl des zum präfrontalen Kortex projizierenden mediodorsalen Thalamus vermindert sein soll, mutmaßten die Autoren, dass verminderte thalamokortikale Afferenz sowohl die verminderte Aktivität des präfrontalen Kortex als auch reduzierte Aktivität und GAT-1-Dichte lokaler Interneuronen verursacht.

Weitere Hinweise auf eine verminderte kortikokortikale bzw. thalamokortikale Konnektivität wurden in der verminderten Konzentration synaptischer Proteine (rab3a, Synaptophysin) in Thalamus, Gyrus cinguli, Hippokampus und präfrontalem Kortex gesehen. Mittels immunhistochemischer Marker, wie NADPH-d, mikrotubulusassoziiertes Protein 2 (MAP-2), N-CAM105, 115, Wnt-1, wurden in unterschiedlichen Hirnregionen ektope Neurone von „embryonalem" Phänotyp beschrieben. Als mögliche Reste der kortikalen Subplatte könnten diese Zellen Hinweise für eine Störung der Kortikogenese sein. Unter dem Eindruck der humanen Fälle britischer boviner spongiformer Enzephalopathie (BSE) suchten Arnold et al. (1998) nach proteaseresistenten Proteinen in kortikalen und thalamischen Gewebsproben von Patienten mit sporadischer Schizophrenie – mit negativem Befund.

Die Dichte von Dopamin-1-(D1-)Rezeptoren wurde im präfrontalen Kortex NL-naiver Patienten vermindert gefunden (Okubo et al. 1997), ebenso die dopaminerge Innervation der Lamina VI des dorsomedialen präfrontalen Kortex (Akil et al. 1999). Auch andere Rezeptorsysteme (mesopontine Cholinacetyltransferase, Glutamatrezeptordichte und -subtypen, 5-HT-Rezeptoren) in Kortex und Stammganglien zeigten quantitative Abweichungen.

Seit dem Aufkommen der atypischen Neuroleptika, deren Wirkung sich teilweise und im Unterschied zu klassischen (D2-Rezeptor-antagonistischen) Neuroleptika über Serotonin-(5-HT$_{2a}$-)Rezeptoren entfalten soll, sind die 5-HT$_{2a}$-Rezeptoren Gegenstand zahlreicher Post-mortem-Untersuchungen gewesen. Laruelle et al. (1993) und Dean et al. (1998) fanden unabhängig von der Art der Neuroleptikabehandlung (klassisch oder atypisch) eine reduzierte Dichte von 5-HT$_{2a}$-Rezeptoren im frontalen und präfrontalen Kortex.

19.5 Fazit

Die Untersuchungen zeigen erstens – als positiven und wichtigen Befund – Heterogenität und zweitens, dass bei schizophrener Psychose signifikant häufiger als bei Kontrollen morphologische bzw. histochemische Auffälligkeiten des Gehirns zu finden sind. Diese bestehen recht einheitlich in Ventrikelerweiterung, Minderung des Kortex- und Thalamusvolumens, Minderung des kortikalen Neuropils bei erhaltener Zellzahl, ferner in Störungen der Transmitter- und Rezeptorkomposition.

Einheitlich wird in der Literatur auch darüber berichtet, dass die Substanzminderung ein dynamischer Prozess ist. Die neuropathologische Befundvielfalt erstaunt weniger, wenn man bedenkt, dass

„Schizophrenie" eine nicht pathogenetisch, sondern aufgrund auffälliger klinischer Symptomkonstellation definierte Krankheit ist – mit wahrscheinlich vielfältigen Ursachen. Neben genetischen Faktoren (die 70% des Erkrankungsrisikos erklären) sind z. B. auch perinatale Schädigungen und maternelle Infekte als Risikofaktoren bestimmt worden.

Die zur Diagnose führende Symptomatik ist wenig spezifisch, da auch funktionelle Störungen, z. B. durch Drogen- und Medikamente, vorübergehende schizophreniforme Syndrome hervorrufen können. Es wird daher ein Andauern der Symptome über 6 Monate gefordert (DSM IV, American Psychiatric Association 1994). Fasst man, dieser Definition folgend, die schizophrene Psychose als anhaltendes, vor allem *prozesshaftes* und häufig in Schüben verlaufendes *symptomatisch* definiertes Geschehen auf, ist ein breites Spektrum von Gewebsveränderungen, klinischen Erscheinungsbildern und Verläufen fast zu erwarten.

Die Struktur des Neuropils, konkret die Bildung und Degeneration dendritischer Spines, hängt von der neuronalen Aktivität ab (sowohl von ihrem Ausmaß als auch den zeitlichen Mustern; Van Rossum u. Hanisch 1999). Daher könnte ein subtiler intraneuronaler Regulationsdefekt, z. B. ein synaptisches Protein oder Second-messenger-System betreffend, weitreichende und anhaltende Auswirkungen haben und allmählich zu aktivitätsabhängigen, von weiteren Parametern überformten Veränderungen des Neuropils führen. Ab dem Überschreiten eines kritischen Bereichs würde das System möglicherweise instabil und die charakteristische schizophrene Symptomatik manifest. Die neuropathologische Forschung hätte demnach das Ergebnis unterschiedlicher Ursachen und individuell unterschiedlich verlaufender Prozesse vor sich, die zu heterogenen morphologischen Veränderungen führen.

Dieses *dynamische Konzept* der schizophrenen Psychose wird durch prospektive klinische Untersuchungen schizophreniegefährdeter Kinder gestützt, in denen ausnahmslos über schon frühe progrediente kognitive Auffälligkeiten berichtet wird, die dem Ausbruch der Erkrankung mit typischen Symptomen im jungen Erwachsenenalter um 8–12 Jahre vorausgehen (Häfner et al. 1992; Done et al. 1994), ferner durch die zitierten prospektiven morphometrischen Untersuchungen an bereits Erkrankten. Die Übereinstimmung der Befunde hinsichtlich z. B. Hirnvolumenminderung und Neuropilschwund könnte ihren Grund darin haben, dass die zur Diagnose führende, allen Fällen gemeinsame Psychopathologie ihre Entsprechung in eben diesen Hirngewebsveränderungen hat, unabhängig davon, welcher Prozess im Einzelfall dazu geführt haben mag.

Literatur

Akil M, Pierri JN, Whitehead RE, Edgar CL, Mohila C, Sampson AR, Lewis DA (1999) Lamina-specific alterations in the dopamine innervation of the prefrontal cortex in schizophrenic subjects. Am J Psychiatry 156: 1580–1589

American Psychiatric Association (1994) Diagnostic and statistical manual of mental disorders, 4th edn. American Psychiatric Association, Washington/DC

Arnold SE, Trojanowski JQ, Gur RE, Blackwell P, Han LY, Choi C (1998) Absence of neurodegeneration and neural injury in the cerebral cortex in a sample of elderly patients with schizophrenia. Arch Gen Psychiatry 55: 225–232

Arnold SE, Trojanowski JQ, Parchi P (1999) Protease resistant prion proteins are not present in sporadic „poor outcome" schizophrenia. J Neurol Neurosurg Psychiatry 66: 90–92

Bartha R, al Semaan YM, Williamson PC et al. (1999) A short echo proton magnetic resonance spectroscopy study of the left medial-temporal lobe in first-onset schizophrenic. Biol Psychiatry 45: 1403–1411

Beasley CL, Reynolds GP (1997) Parvalbumine reactive neurons are reduced in the prefrontal cortex of schizophrenia. Schizophr Res 24: 349–355

Benes FM, Davison J, Bird ED (1986) Quantitative cytoarchitectural studies of the cerebral cortex in schizophrenia. Arch Gen Psychiatry 43: 31–35

Benes FM, Kwok EW, Vincent SL, Todtenkopf MS (1998) A reduction of nonpyramidal cells in sector CA2 of schizophrenics and manic depressives. Biol Psychiatry 44: 88–97

Bogerts B, Meertz E, Schönfeldt-Bausch R (1985) Basal ganglia and limbic pathology in schizophrenia. Arch Gen Psychiatry 42: 784–791

Buchsbaum MS, Someyea T, Teng CY et al. (1996) PET and MRI of thalamus in never-medicated patients with schizophrenia. Am J Psychiatry 153: 191–199

Daniel DG, Goldberg TE, Gibbons RD, Weinberger DR (1991) Lack of a bimodal distribution of ventricular size in schizophrenia: a Gaussian mixture analysis of 1056 cases and controls. Biol Psychiatry 30: 887–903

Dean B, Hayes W, Hill C, Copolov D (1998) Decreased serotonin2A receptors in Brodmann's area 9 from schizophrenic subjects. A pathological or pharmacological phenomenon. Mol Chem Neuropathol 34: 133–145

DeLisi LE, Tew W, Xie S et al. (1995) A prospective follow-up study of brain morphology and cognition in first-episode schizophrenic patients: preliminary findings. Biol Psychiatry 38: 349–360

DeLisi LE, Sakuma M, Tew W, Kushner M, Hoff AL, Grimson R (1997) Schizophrenia as a chronic active brain process: a study of progressive brain structural change subsequent to the onset of schizophrenia. Psychiatry Res 74: 129–140

Done D, Crow TJ, Johnstone EC, Sacker A (1994) Childhood antecedents of schizophrenia and affective illness: social adjustment at age 7 and 11. BMJ 309: 699–703

Dwork AJ, Susser ES, Keilp J et al. (1998) Senile degeneration and cognitive impairment in chronic schizophrenia. Am J Psychiatry 155: 1536–1543

Falkai P, Bogerts B (1986) Cell loss in the hippocampus of schizophrenics. Eur Arch Psychiatry Neurol Sci 236: 154–161

Frazier JA, Giedd JN, Hamburger SD et al. (1996) Brain anatomic magnetic resonance imaging in childhood-onset schizophrenia. Arch Gen Psychiatry 53: 617–624

Gaser C, Volz HP, Kiebel S, Riehemann S, Sauer H (1999) Detecting structural changes in whole brain based on non-linear deformations-application to schizophrenia research. Neuroimage 10: 107–113

Glantz LA, Lewis DA (2000) Decreased dendritic spine density on prefrontal cortical pyramidal neurons in schizophrenia Arch Gen Psychiatry 57: 65–73

Häfner H, Riecher-Rössler A, Maurer K, Fätkenheuer B, Löffler W (1992) First onset and early symptomatology of schizophrenia. Eur Arch Psychiatry Clin Neurosci 42: 109–118

Harrison PJ (1999) The neuropathological effects of antipsychotic drugs. Schizophr Res 40: 87–99

Heckers S, Heinsen H, Geiger B, Beckmann H (1991) Hippocampal neuron number in schizophrenia. A stereological study. Arch Gen Psychiatry 48: 1002–1008

Jacobsen LK, Giedd JN, Castellanos FX et al. (1998) Progressive reduction of temporal lobe structures in childhood-onset schizophrenia. Am J Psychiatry 155: 678–685

Jellinger KA, Gabriel E (1999) No increased incidence of Alzheimer's disease in elderly schizophrenics. Acta Neuropathol 97: 165–169

Kalus P, Senitz D, Lauer M, Beckmann H (1999) Inhibitory cartridge synapses in the anterior cingulate cortex of schizophrenics. J Neural Transm 106: 763–771

Keshavan MS, Rosenberg D, Sweeney JA, Pettegrew JW (1998) Decreased caudate volume in neuroleptic-naive psychotic patients. Am J Psychiatry 155: 774–778

Krimer L, Herman MM, Saunders RC et al. (1997) A qualitative and quantitative analysis of the entorhinal cortex in schizophrenia. Cereb Cortex 7: 732–739

Laruelle M, Abi Dargham A, Casanova MF, Toti R, Weinberger DR, Kleinman JE (1993) Selective abnormalities of prefrontal serotonergic receptors in schizophrenia. A postmortem study. Arch Gen Psychiatry 50: 810–818

Lawrie SM, Abukmeil SS (1998) Brain abnormality in schizophrenia. A systematic and quantitative review of volumetric magnetic resonance imaging studies. Br J Psychiatry 172: 110–120

Lewine RR, Hudgins P, Brown F, Caudle J, Risch SC (1995) Differences in qualitative brain morphology findings in schizophrenia, major depression, bipolar disorder and normal volunteers. Schizophr Res 15: 253–259

Lim KO, Tew W, Kushner M, Chow K, Matsumoto B, DeLisi LE (1996) Cortical gray matter volume deficit in patients with first episode schizophrenia. Am J Psychiatry 153: 1548–1553

Nelson MD, Saykin AJ, Flashman LA, Riordan HJ (1998) Hippocampal volume reduction in schizophrenia as assessed by magnetic resonance imaging: a meta-analytic study. Arch Gen Psychiatry 55: 433–440

Okubo Y, Suhara T, Suzuki K et al. (1997) Decreased prefrontal D1 receptors in schizophrenia revealed by PET. Nature 385: 634–635

Pakkenberg B (1993) Total nerve cell number in neocortex in chronic schizophrenics and controls estimated using special optical detectors. Biol Psychiatry 34: 768–772

Pierri JN, Chaudry AS, Woo T-UW, Lewis DA (1999) Alterations in chandelier neuron axon terminals in the prefrontal cortex of schizophrenic subjects. Am J Psychiatry 156: 1709–1719

Portas CM, Goldstein IM, Shenton ME et al. (1998) Volumetric evaluation of the thalamus in schizophrenic male patients using magnetic resonance imaging. Biol Psychiatry 43: 649–659

Rajkowksa G, Selemon LD, Golgman-Rakic PS (1998) Neuronal and glial somal size in the prefrontal cortex: A postmortem study of schizophrenia and Huntingtons disease. Arch Gen Psychiatry 55: 215–224

Rapoport JL, Giedd J, Kumra S et al. (1997) Childhood-onset schizophrenia. Progressive ventricular change during adolescence. Arch Gen Psychiatry 54: 897–903

Rapoport JL, Giedd JN, Blumenthal J et al. (1999) Progressive cortical change during adolescence in childhood-onset schizophrenia. A longitudinal magnetic resonance imaging study. Arch Gen Psychiatry 56: 649–654

Raz S, Raz N (1990) Structural brain abnormalities in the major psychoses: a quantitative review of the evidence from computerized imaging. Psychol Bull 108: 93–108

Roberts RC, Conley R, Kung L, Peretti FJ, Chute DI (1996) Reduced striatal spine size in schizophrenia: a postmortem ultrastructural study. Neuroreport 7: 1214–1218

Roy PD, Zipursky RB, SaintCyr JA, Bury A, Langevin R, Seeman MV (1998) Temporal horn enlargement is present in schizophrenia and bipolar disorder. Biol Psychiatry 44: 418–422

Selemon LD, Goldman-Rakic (1999) The reduced neuropil hypothesis: A circuit based model of schizophrenia. Biol Psychiatry 45: 17–25

Selemon LD, Rajkowska G, Goldman Rakic PS (1998) Elevated neuronal density in prefrontal area 46 in brains from schizophrenic patients: Application of a three-dimensional, stereologic counting method. J Comp Neurol 392: 402–412

Sullivan EV, Lim KO, Mathalon D et al. (1998a) A profile of cortical gray matter volume deficits characteristic of schizophrenia. Cereb Cortex 8: 117–124

Sullivan EV, Mathalon DH, Lim KO, Marsch L, Pfefferbaum A (1998b) Patterns of regional cortical dysmorphology distinguishing schizophrenia and chronic alcoholism. Biol Psychiatry 43: 118–131

Van Rossum D, Hanisch UK (1999) Cytoskeletal dynamics in dendritic spines: direct modulation by glutamate receptors? TINS 22: 290–295

Ward KE, Friedman L, Wise A, Schulz SC (1996) Meta-analysis of brain and cranial size in schizophrenia. Schizophr Res 22: 197–213

Woo TU, Miller JL, Lewis DA (1997) Schizophrenia and the parvalbumin containing class of local circuit-neurons. J Comp Neurol 278: 344–352

Wright IC, Sharma T, Ellison ZR et al. (1999) Supra-regional brain systems and the neuropathology of schizophrenia. Cereb Cortex 9: 366–378

Wright IC, Rabe-Hesketz S, Woodruff PWR, David AS, Murray RM, Bullmore ET (2000) Meta-Analysis of regional brain volumes in schizophrenia. Am J Psychiatry 157: 16–25

Zipursky RB, Lambe EK, Kapur S, Mikulis DJ (1998) Cerebral gray matter volume deficits in first episode psychosis. Arch Gen Psychiatry 55: 540–546

Kapitel 20 Spongiöse Dystrophien und mitochondriale Enzephalopathien

W. Paulus

INHALT

20.1	**Spongiose**	441
20.1.1	Morphologische Elemente	441
20.1.2	Elektronenmikroskopische Befunde	442
20.2	**Klassifikation der spongiösen Dystrophien**	442
20.3	**Canavan-Krankheit**	442
20.4	**Mitochondriale Enzephalopathien**	445
20.4.1	Grundlagen	445
20.4.2	Leigh-Krankheit	447
20.4.3	Kearns-Sayre-Syndrom	448
20.4.4	MELAS und MERRF	449
20.4.5	Übergangsformen und weitere mitochondriale Krankheiten	450
20.5	**Alpers-Syndrom**	451
20.6	**Funikuläre Spinalerkrankung**	452
20.7	**Enzephalopathien bei Leber- und Nierenkrankheiten**	452
20.7.1	Hepatische Enzephalopathie	452
20.7.2	Pankreatische Enzephalopathie	453
20.7.3	Renale Enzephalopathie	454
20.8	**Enzephalopathien nach Organtransplantation**	455
	Literatur	455

20.1 Spongiose

Unter Spongiose versteht man eine lichtmikroskopisch erkennbare vakuoläre Auflockerung der grauen oder weißen Substanz des Zentralnervensystems. Es handelt sich dabei um eine sehr weit verbreitete Reaktionsform des Gewebes unterschiedlicher Pathogenese, die bei zahlreichen degenerativen, metabolischen, toxischen und traumatischen Läsionen beobachtet werden kann.

20.1.1 Morphologische Elemente

Die Veränderungen reichen von feinsten, etwa Nukleolengröße entsprechenden Hohlräumen (wie bei frischen Ödemzuständen in der grauen Substanz) bis hin zu wabenförmigen Auflockerungen (wie bei Alpers-Syndrom). Spongiosen sind in verschiedene Gewebsbilder eingebettet:

Spongiforme Veränderungen sind nach Masters und Richardson (1978) kleine rundovale, manchmal konfluierende Vakuolen innerhalb des Neuropils; sie sind nicht mit einer wesentlichen Astrogliose assoziiert. Sie sind elektronenmikroskopisch in Fortsätzen von Neuronen und Astrozyten zu sehen und sollen reversibel sein. Der Ausdruck „spongiforme Veränderung" wird hier nur bei den spongiformen Enzephalopathien verwendet (so im Frühstadium der Jakob-Creutzfeldt-Krankheit, s. Kap. 11), während bei gleichartigen feinvakuolären Veränderungen anderer Ätiologie die Bezeichnung „spongiöse Veränderung" vorzuziehen ist.

Demgegenüber soll es sich beim *Status spongiosus* um unterschiedlich große und geformte Hohlräume zwischen den Gliafasern als unspezifisches Endstadium einer gliotischen Narbe handeln (Masters u. Richardson 1978). Die klare Trennung von spongiformen bzw. spongiösen Veränderungen und Status spongiosus aufgrund lichtmikroskopischer Untersuchung ist oft schwierig; wir bevorzugen den Ausdruck „Status spongiosus" bei den grobspongiösen, wabenförmigen Veränderungen.

Lückenfelder sind lokal begrenzte Spongiosen, die meist von Sphäroiden (s. Kap. 12) und Entmarkungen begleitet sind (Abb. 20.1). Sie kommen bevorzugt im Bereich langer Bahnen vor (Hirnschen-

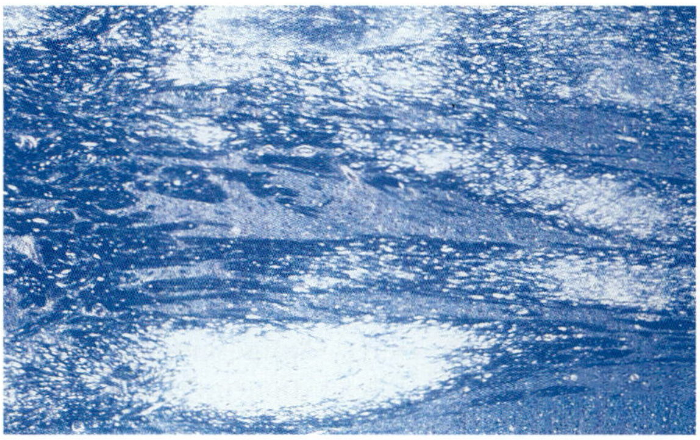

Abb. 20.1. Lückenfeld mit Spongiose und Entmarkung im Brückenfuß (Klüver-Barrera)

kel, Brücke, Hinterstränge) und sind meist toxisch bedingt (u. a. Zytostatika), treten aber auch bei der funikulären Spinalerkrankung und bei hepatogenen Läsionen auf.

Bei den *gliovasalen Dystrophien* (Jellinger u. Seitelberger 1977) ist die Spongiose assoziiert mit Kapillarsprossung, Markscheidenabblassung und astrozytärer Gliareaktion bei relativem Verschontbleiben der Neurone. Dieses Gewebssyndrom findet man bei Wernicke- und Leigh-Krankheit.

Von einer *spongiösen Umwandlung* kann gesprochen werden, wenn ein starker Neuronenverlust Ursache der Gewebsauflockerung ist.

Echte Spongiosen sind von *Buscaino-Körpern* zu unterscheiden, die bei Autolyse, inadäquater Fixation oder auch agonaler Hypoxie auftreten können. Es handelt sich dabei um glattwandige, rundovale oder traubenförmige Hohlräume von etwa 50 μm, die mit einem basophilen Material angefüllt sein können. Ultrastrukturell sieht man Markscheidenfragmente. Autolytische Veränderungen sind häufig perivaskulär und perineuronal akzentuiert.

▪ Für die diagnostische Zuordnung einer Spongiose kommt es auf das morphologische Gesamtbild, vor allem auch auf die Lokalisation an.

20.1.2 Elektronenmikroskopische Befunde

Das lichtmikroskopische Bild der Spongiose kann durch folgende ultrastrukturell fassbare Veränderungen hervorgerufen werden:
▪ eine Erweiterung der extrazellulären Räume durch Flüssigkeitseinlagerung (z. B. beim vasogenen Hirnödem);
▪ eine starke Reduktion der Dendriten, Neuriten oder Nervenzellperikarya (z. B. bei der Pick-Krankheit);
▪ eine intrazelluläre Schwellung von Astrozyten (postmortal, beim Hirnödem), Oligodendrozyten (bestimmte Intoxikationen) und Neuronen (spongiforme Enzephalopathien);
▪ Flüssigkeitsansammlungen innerhalb der Markscheiden (spongiöse Myelinopathien). Die Myelinlamellen sind dabei an den „intermediate dense lines" (minor dense lines) aufgespalten. In diese ätiologisch heterogene Gruppe gehören die infantile spongiöse Dystrophie, das Kearns-Sayre-Syndrom, die Leigh-Krankheit, das Reye-Syndrom sowie einige Aminosäurenstoffwechselstörungen und Intoxikationen. Häufig findet man morphologische Abnormitäten der Mitochondrien, ohne dass eine primäre Mitochondriopathie vorliegen muss.

Vielfach sind mehrere dieser Komponenten gleichzeitig vorhanden.

20.2 Klassifikation der spongiösen Dystrophien

▪ Spongiöse Dystrophien sind meist im Kindesalter beginnende, genetisch determinierte Erkrankungen mit dem morphologischen Leitsymptom einer Spongiose (häufig einer spongiösen Myelinopathie), der in unterschiedlichem Ausmaß Astrogliose, Neuronenverlust und Gefäßproliferate beigesellt sind.

Zu den „klassischen" spongiösen Dystrophien zählt man die *Canavan-Krankheit* (infantile spongiöse Dystrophie), die *Leigh-Krankheit* (subakute nekrotisierende Enzephalomyelopathie) und das *Alpers-Syndrom* (progressive infantile Poliodystrophie) (Jellinger u. Seitelberger 1977). Bei diesen Erkrankungen bestehen häufig morphologisch und/oder biochemisch fassbare mitochondriale Abnormitäten (ohne dass bei allen Erkrankungen ein mitochondrialer Defekt biochemisch oder molekulargenetisch gesichert wäre). Auf der anderen Seite zeigen die meisten (aber nicht alle) Enzephalomyopathien, bei denen ein mitochondrialer Genomdefekt nachgewiesen werden konnte (MELAS, Kearns-Sayre-Syndrom; DiMauro 2000), gleichartige oder ähnliche morphologische Veränderungen am Gehirn (Sparaco et al. 1993), so dass sie histologisch ebenfalls den spongiösen Dystrophien zuzurechnen sind. Obwohl sich beide Krankheitsgruppen nicht ganz decken, ist es wegen der engen Verflechtung gerechtfertigt, spongiöse Dystrophien und mitochondriale Enzephalopathien gemeinsam zu besprechen.

Schließlich gehören zu den spongiösen Dystrophien im weiteren Sinne einige metabolische Krankheitsbilder mit Spongiose, so die funikuläre Spinalerkrankung, die hepatische Enzephalopathie, die Wilson- und die Wernicke-Krankheit sowie die HIV-induzierte vakuoläre Myelopathie.

20.3 Canavan-Krankheit

▪ **Klinik.** Die autosomal-rezessiv vererbte Krankheit (Syn.: infantile spongiöse Dystrophie, Van-Bogaert-Bertrand-Krankheit; „spongy degeneration of the CNS in infancy") beginnt gewöhnlich zwischen dem 2. und 7. Lebensmonat und führt innerhalb von 1–4 Jahren zum Tod. Konnatale, spätinfantile, juvenile und protrahierte Verlaufsformen kommen aber vor (Zafeiriou et al. 1999). Gehäuft sind Saudiaraber sowie Aschkenasim-Juden aus der Westukraine und Ostpolen betroffen; die Häufigkeit der gesunden Gen-Träger (Carrier) liegt hier bei 1:50.

Stets steht eine ausgeprägte psychomotorische Retardierung im Vordergrund. Initial besteht eine Muskelhypotonie, die später durch Rigor und Spas-

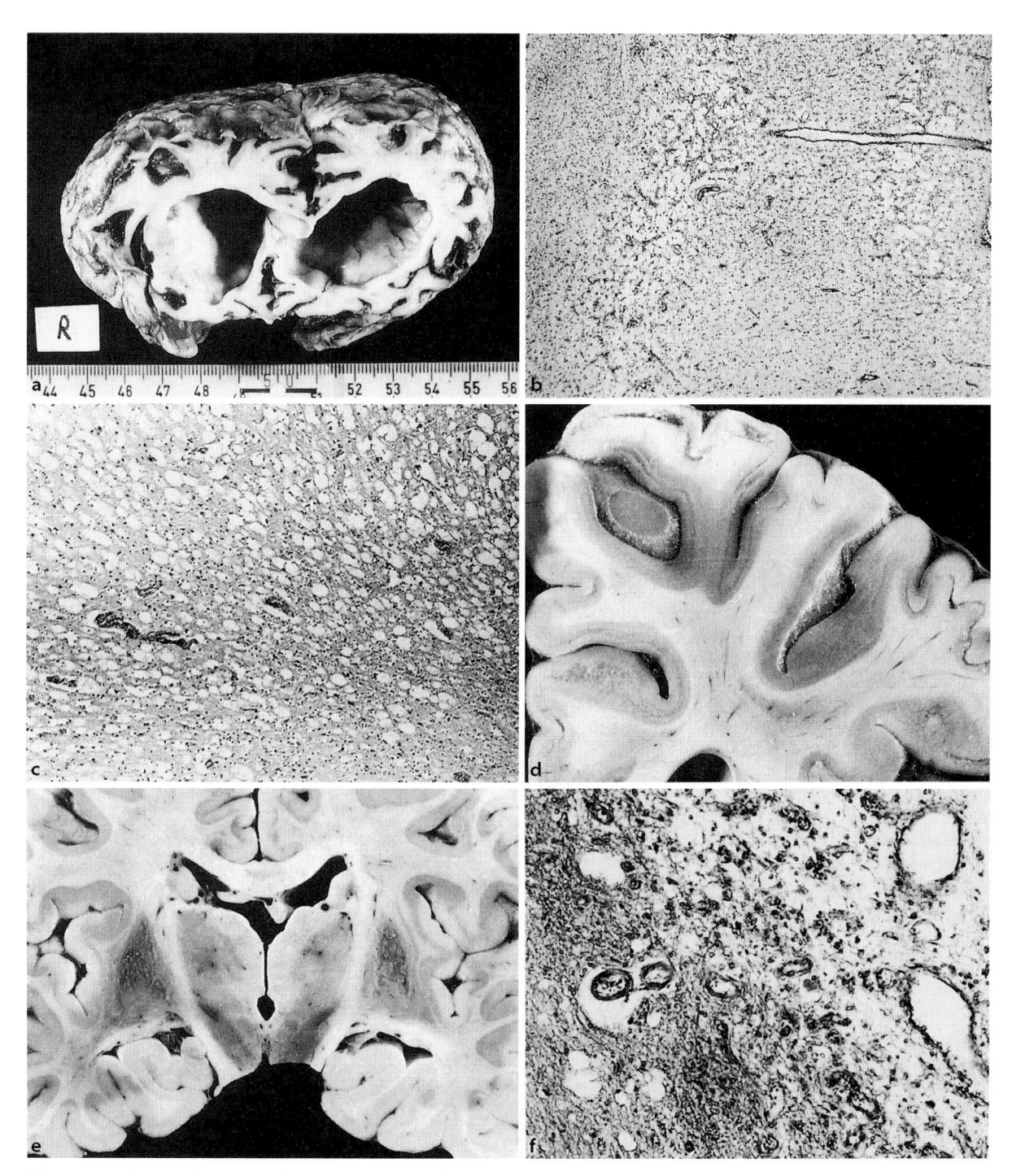

Abb. 20.2. a Alpers-Syndrom mit Rindenverschmälerung, Klaffen der Windungen und erweiterten Seitenventrikeln; **b** Alpers-Syndrom mit laminärer Spongiose, inkompletter Nekrose und prominenten Blutgefäßen der Großhirnrinde. **c** Canavan-Krankheit mit Spongiose der Großhirnrinde; **d** Canavan-Krankheit mit pseudolaminären bandförmigen Nekrosen innerhalb der Großhirnrinde. **e** Leigh-Krankheit mit dunkler Verfärbung der spongiös-nekrotischen Partien im Nucleus subthalamicus, in Putamen und Pallidum; **f** Leigh-Krankheit bei gut abgegrenztem Herd (*rechts*) mit Vermehrung ektatischer Gefäße, Spongiose und erhaltenen Neuronen (Tegmentum)

tik abgelöst wird. Etwa ein Drittel der Kinder leidet unter generalisierten Krampfanfällen. Die meisten Patienten erblinden aufgrund einer Optikusatrophie und zentraler Läsionen. Athetosen, Myoklonien, Vertikalnystagmus, Streckspasmen und Ertaubung kommen vor. Die meisten Kinder haben eine absolute oder relative *Makrozephalie* (Differentialdiagnose: Lipidosen, Alexander-Krankheit, Hydrocephalus internus), besonders während der ersten beiden Lebensjahre (Jellinger u. Seitelberger 1977; Gascon et al. 1990).

■ **Molekulargenetik, Ätiologie, Pathogenese.** Es besteht eine Mutation im *Aspartoacylase-Gen* (ASPA) auf Chromosom 17p13-ter. Bei Aschkenasim-Juden sind 2 Punktmutationen (E285A und Y231X) für 98% aller Fälle verantwortlich, während bei anderen Patienten die Art der Mutationen breiter gestreut ist (Kaul et al. 1994; Elpeleg u. Shaag 1999). Die ASPA-Mutation führt zu einer kompletten oder subtotalen Inaktivierung der Aspartoacylase (EC 3.5.1.15) (Kaul et al. 1994), die wiederum in vermehrter zerebraler Anreicherung und vermehrter Urinausscheidung von *N-acetyl-Aspartat* resultiert (Matalon et al. 1988). Die intrazerebrale Anhäufung von N-acetyl-Aspartat ist intravital mit Hilfe der Protonen-Magnetresonanzspektroskopie darstellbar (Wittsack et al. 1996).

N-acetyl-Aspartat wird ganz überwiegend von Nervenzellen synthetisiert, aber außerhalb von Nervenzellen durch die Aspartoacylase hydrolysiert. Im normalen Gehirn ist die Aspartoacylase oligodendroglial lokalisiert, myelinassoziiert und auf die weiße Substanz beschränkt (Baslow et al. 1999); sie spielt wahrscheinlich eine Rolle während der Myelinisierung. Die Spongiose beruht möglicherweise darauf, dass durch die defekte Aspartoacylase, die normalerweise als molekulare Wasserpumpe arbeitet, das in den Nervenzellen anfallende Wasser nicht verstoffwechselt werden kann (Baslow et al. 1999). Die Pathogenese der mitochondrialen Veränderungen ist noch unklar.

■ **Morphologie.** Manchmal findet sich bereits *makroskopisch* eine deutliche Lamellierung innerhalb der Großhirnrinde (Abb. 20.2 d). Kortex und Marklager sind schlecht abgrenzbar. Konsistenzminderungen in Marklager oder Stammganglien sind häufig. Die Ventrikel sind normal weit.

Mikroskopisch steht die Spongiose im Vordergrund (Abb. 20.2 c), bei der man alle Übergänge von feinmaschigen Veränderungen bis zum gröberen Status spongiosus finden kann. Die Nervenzellen in den geschädigten Regionen sind reduziert und können geschrumpft sein. Die Markscheiden sind in den betroffenen Regionen abgeblasst. Axonuntergänge kommen vor, seltener auch Sphäroide. Große faserbildende Astrozyten sowie Alzheimer II-Gliazellen sind häufig. Manchmal treten innerhalb der Spongiose bizarre Gliaformen auf, die an Alzheimer-I-Gliazellen erinnern (s. 20.7.1). Eine stärkere Fasergliose sieht man in fortgeschrittenen Stadien. Es kommt zu einem progredienten Verlust der Oligodendroglia.

Tabelle 20.1. Vorzugslokalisation und Histologie bei verschiedenen Prozessen mit spongiösen Hirnveränderungen

	Canavan-Krankheit	Leigh-Krankheit	Alpers-Syndrom	Lipidosen
■ **Lokalisation**				
Großhirnrinde	++	(+)	+++	++
Großhirnmark	+++	(+)	(+)	+
Stammganglien	+	++	+	++
N. opticus	(+)	(+)	–	(+)
Mesenzephalon	(+)	+	–	+
Tegmentum	+	+++	–	++
Untere Oliven	–	++	(+)	+
Kleinhirnrinde	+	–	+	++
Kleinhirnmark	++	(+)	–	++
Rückenmark	(+)	(+)	–	++
■ **Histologie**				
Spongiose	+++	++	++	++
Astrozytenvermehrung	++	++	+++	+
Gefäßproliferation	+	+++	+	–
Nervenzelluntergang	+	(+)	+++	+
Speicherungsvorgänge an Nervenzellen	–	–	–	+++

Die *Lokalisation* der Veränderungen variiert erheblich. Neben einer vorwiegenden Rindenschädigung unter Bevorzugung der mittleren Rindenschichten, manchmal unter Einschluss der Fibrae arcuatae, finden sich häufigere Fälle, bei denen die weiße Substanz des Groß- und Kleinhirns spongiös aufgelockert und entmarkt ist, wobei dann in geringer Menge auch Lipophagen angetroffen werden. Als charakteristische Lokalisation gilt die Rinden-Mark-Grenze des Großhirns. Weiterhin können Stammganglien, Balken, innere Kapsel, Brücke und Rückenmark betroffen sein. Fakultativ sind Kleinhirnrindenatrophien. Die peripheren Nerven können selten Waller-Degeneration zeigen; andere Organe sind nicht befallen (Jellinger u. Seitelberger 1977).

Elektronenmikroskopisch finden sich Schwellungen der Astrozyten, Dendriten und Axonen sowie eine spongiöse Myelinopathie (s. oben). Die Mitochondrien kortikaler Astrozyten sind abnorm vergrößert, elongiert und vielfach bizarr geformt mit kristallinen Einschlüssen oder einer zentral granulären Matrix mit randständig triangulären Cristae (Gambetti et al. 1969). Dementsprechend sieht man in Astrozyten gelegentlich eine vermehrte immunhistologische Reaktivität für mitochondriale Antigene (Paulus u. Peiffer 1990). In der Färbung auf basisches Myelinprotein zeigen die Vakuolen einen positiven Saum.

Differentialdiagnose. Mehrere Aminosäurenstoffwechselstörungen können ein gleichartiges klinisches und morphologisches Bild aufweisen und müssen biochemisch ausgeschlossen werden. Die morphologische Abgrenzung gegenüber der Leigh-Krankheit, dem Alpers-Syndrom und den Lipidosen geht aus der Tabelle 20.1 hervor.

Schwierigkeiten können dann entstehen, wenn bei der Canavan-Krankheit Charakteristika der Leigh-Krankheit auftreten, wie Gefäßproliferate oder ein bevorzugter Befall des Hirnstamms. Von 21 eigenen Autopsiefällen mit spongiöser Dystrophie waren 7 intermediär und konnten weder der Leigh-Krankheit noch der Canavan-Krankheit sicher zugeordnet werden (Paulus u. Peiffer 1990). Diese Variabilität spricht dafür, dass neben der biochemisch charakterisierten Kerngruppe morphologisch ähnliche Erkrankungen vorkommen, deren Ätiologie noch nicht geklärt ist; molekulargenetische Analysen werden hier weiterführen.

20.4 Mitochondriale Enzephalopathien

20.4.1 Grundlagen

Mitochondriale Enzephalopathien (Tabelle 20.2, Abb. 20.3) beruhen auf Defekten mitochondrialer oder nukleärer, für mitochondriale Proteine kodierender Gene. Meist, aber nicht immer findet man morphologische und biochemische Abnormitäten der Mitochondrien. Bei den mitochondrialen Krankheiten im engeren Sinne besteht ein Defekt der oxidativen Energiegewinnung.

Tabelle 20.2. Klinische und morphologische Differentialdiagnose mitochondrialer Enzephalopathien

	Kearns-Sayre-Syndrom	MELAS	MERRF
Klinische Symptome			
Beginn (Jahre)	2–20	0–15 (–46)	3–62
Familiäres Auftreten	–	+	+
Augenmuskelparesen	++	–	(+)
Muskelschwäche	++	++	++
Herzblock (AV)	++	–	–
Retinopathia pigmentosa	++	–	–
Hörminderung	+	+	+
Ataxie	++	+	++
Krampfanfälle	–	++	++
Myoklonien	–	(+)	++
Hirninfarkte	–	++	–
Geistige Retardierung	+	+	+
Laktatazidose	++	++	++
Mitochondriales Genom			
Deletion	++	–	–
Punkmutation	–	++	++
Heteroplasmie	++	++	++
Neuropathologische Befunde			
Spongiose	++	+	(+)
Atypisch lokalisierte zerebrale Infarkte	–	++	–
Leigh-Herde in Großhirn oder Hirnstamm	+	+	(+)
Verkalkungen in Stammganglien	++	++	(+)
Nervenzellausfälle in verschiedenen Hirnstammkernen	+	(+)	++
Atrophie der Kleinhirnrinde	++	++	++
Hinterstrangdegeneration	–	+	++
Ragged red fibers	++	++	++

++ Mehr als 80% der Fälle; + 20–80% der Fälle; (+) weniger als 20% der Fälle; – weniger als 2% der Fälle.

Genetik

Jedes menschliche Mitochondrion enthält 2–10 zirkuläre doppelsträngige DNA-Moleküle (mtDNA) von je 16 569 Basenpaaren (16,6 kb). Jedes Molekül kodiert für 13 Atmungskettenproteine, 2 ribosomale RNAs und 22 Transfer-RNAs, wobei Sequenz und Lokalisation aller Gene bekannt sind (Abb. 20.3 a). Die mtDNA hat ihren eigenen genetischen Code, enthält keine Introns und ist besonders empfänglich für Mutationen. Die weitaus größte Zahl der etwa 1000 mitochondrialen Proteine wird allerdings nukleär kodiert, an zytoplasmatischen Ribosomen translatiert und über einen komplizierten Mechanismus in das Mitochondrion eingeschleust.

Da das Spermium vor der Penetration der Eizelle den Mitochondrien enthaltenden Schwanz abwirft, ist bei hereditären Erkrankungen mit mitochondrialer Mutation häufig ein maternaler Vererbungsmodus anzutreffen. Da jede Zelle mehrere hundert Mitochondrien enthält, findet man meist sowohl abnorme als auch normale mtDNA innerhalb derselben Zelle (Heteroplasmie), wobei ein pathologischer Phänotyp nur dann auftritt, wenn der Anteil

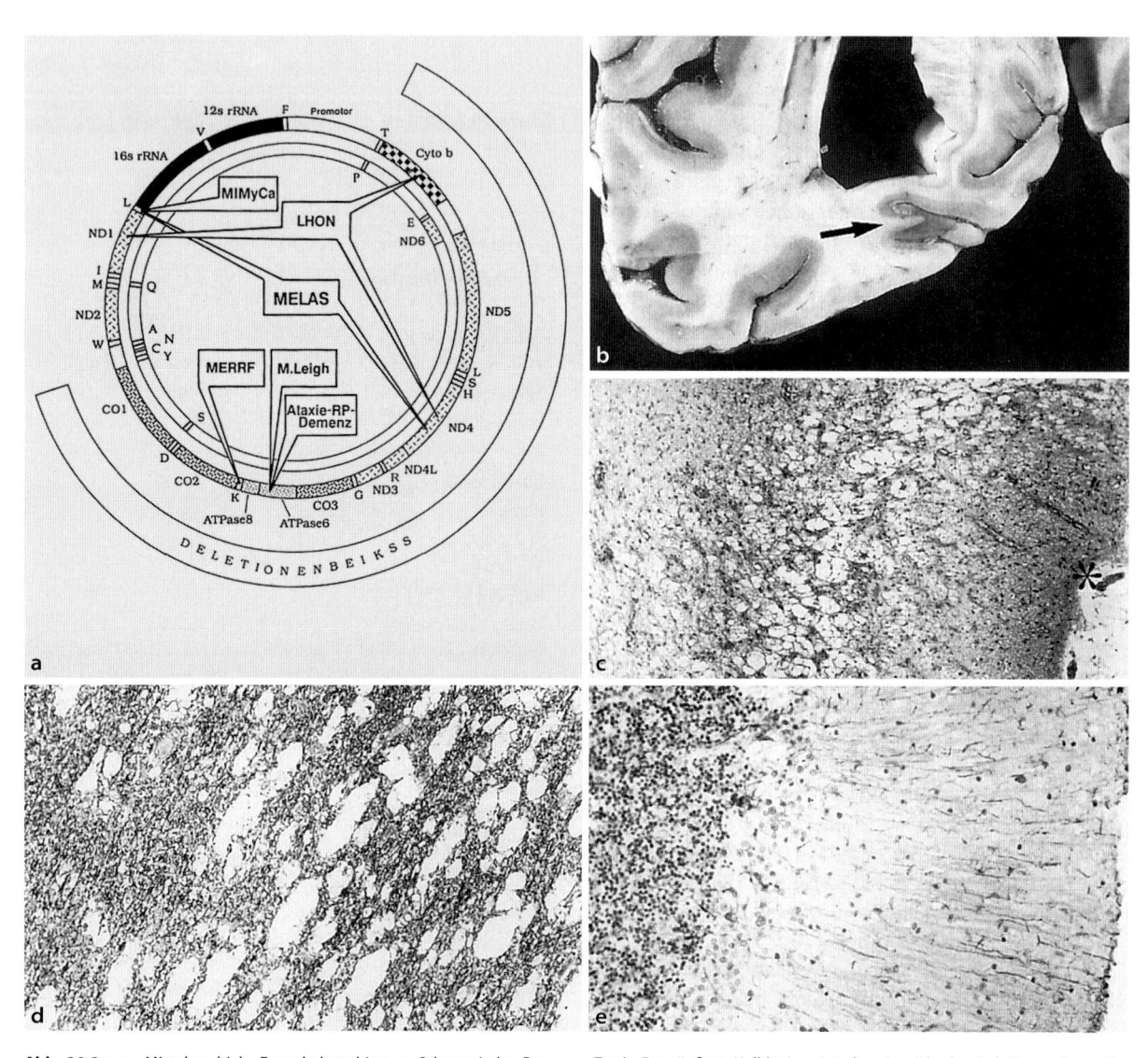

Abb. 20.3 a–e. Mitochondriale Enzephalopathien. **a** Schematische Darstellung der ringförmigen mitochondrialen DNA, die für 13 Atmungskettenproteine (7 von Komplex I = ND, 3 von Komplex IV = CO, 2 von Komplex V = ATPase und Apozytochrom b von Komplex III), 2 ribosomale RNAs (12s und 16s) und 22 Transfer-RNAs (ein Buchstabe für die jeweilige Aminosäure) kodiert. Die *Pfeile* innerhalb des Kreises weisen auf die Lokalisationen charakteristischer, aber nicht absolut spezifischer Punktmutationen bei verschiedenen Krankheiten hin (Erklärung der Abkürzungen im Text). Der *äußere Halbkreis* zeigt den Bereich der Deletionen beim Kearns-Sayre-Syndrom (*KSS*) an. **b** MELAS mit kleinem okzipitalem Infarkt (*Pfeil*). **c** MELAS mit laminärer Nekrose in der Großhirnrinde (*Stern:* Rindenoberfläche). **d** Kearns-Sayre-Syndrom mit grober Spongiose im Großhirnmarklager (Fall von Oldfors et al. 1990). **e** Kleinhirnrindenatrophie bei MERRF mit Ausfall der Purkinje-Zellen, Hyperplasie der Bergmann-Glia, radialem Gliastrauchwerk in der Molekularschicht und relativ gut erhaltener Körnerzellschicht (Immunhistochemie auf GFAP)

der abnormen mtDNA einen kritischen Wert erreicht. Erkrankungen mit Mutationen in nukleären Genen, die für mitochondriale Enzyme kodieren, zeigen meist einen autosomal-rezessiven Erbgang; allerdings wurden mitochondriale Deletionen als Folge eines autosomal-dominant vererbten nukleären Defekts beschrieben (Haltia et al. 1992).

Obwohl Skelettmuskulatur und Gehirn klinisch und pathologisch meist am stärksten betroffen sind, spricht man auch von „mitochondrialen Zytopathien", da andere Organe (Herz, Pankreas, Leber, Darm, Niere, Hormonsystem) und das periphere Nervensystem (Chu et al. 1997) häufig ebenfalls involviert sind. Eine sichere Korrelation zwischen Art des Enzymdefekts und klinisch-pathologischem Phänotyp liegt nicht vor, was möglicherweise mit einer Expression des Enzymdefekts nur in bestimmten Geweben zusammenhängt; auch besteht nur eine lockere Korrelation zwischen Mutation und Enzymdefekt. Dagegen finden sich bei mehreren klinischen Syndromen charakteristische Punktmutationen oder Deletionen des mitochondrialen Genoms (Abb. 20.3 a). Während die relativ geringe Größe der mtDNA die molekulargenetischen Fortschritte in den letzten Jahre bezüglich ihrer Mutationen begünstigt hat, sind die nukleär determinierten Mitochondriopathien molekulargenetisch weniger aufgeklärt.

Für detailliertere und aktuelle Informationen zu mitochondrialen Genen, Proteinen und Krankheiten sei auf verschiedene Datenbanken und Dienste verwiesen, die über das Internet zugänglich sind (Tabelle 20.3).

■ Ragged red fibers

Bei vielen mitochondrialen Enzephalopathien lassen sich elektronenmikroskopisch abnorme kristalline mitochondriale Einschlüsse und Vermehrungen der Mitochondrien in mehreren Muskelfasern nachweisen, die lichtmikroskopisch in der modifizierten Gomori-Trichromreaktion als „ragged red fibers" imponieren. Sie sind in Muskelbiopsaten diagnostisch wegweisend, falls sie mehr als 1% (0,1–1%) der Fasern ausmachen. Das Fehlen von Ragged red fibers, insbesondere wenn nur ein einzelner Muskel untersucht wurde, schließt eine mitochondriale Enzephalomyopathie aber nicht aus. Bei begründetem Verdacht sollte in diesen Fällen – neben der stets anzustrebenden biochemischen und molekulargenetischen Untersuchung – eine nochmalige Biopsie eines anderen Muskels oder evtl. eine Hautbiopsie zum Nachweis mitochondrialer Abnormitäten erwogen werden.

■ Probenversand

> Zur biochemischen Untersuchung (beispielsweise Aktivitätsmessung der Atmungskettenenzyme) sollte Gewebe sofort nach Entnahme tiefgefroren werden, im Optimalfall in flüssigem Stickstoff. Die gefrorene Probe (je nach Fragestellung 30–100 mg) kann anschließend auf Trockeneis versandt werden.

Die mtDNA-Analytik, besonders zur Suche nach Punktmutationen, ist im Prinzip aus 5–10 ml EDTA-Vollblut möglich, das ungekühlt auf normalem Postweg versandt werden kann. Allerdings gelingt der Nachweis von Punkmutationen im Muskelgewebe häufiger. Für die Suche nach Deletionen und Duplikationen der mtDNA ist im Allgemeinen Muskelgewebe erforderlich.

Vor der Biopsie sollte Kontakt mit dem untersuchenden Labor aufgenommen werden.

20.4.2 Leigh-Krankheit

■ Klinik. Die Leigh-Krankheit (Syn.: subakute nekrotisierende Enzephalomyelopathie) tritt bevorzugt im Laufe der ersten beiden Lebensjahre auf und führt innerhalb von 1–4 Jahren (seltener von Stunden oder Dekaden) zum Tode. Juvenile und adulte Fälle kommen vor. Appetitlosigkeit, psychomotorische Retardierung, Erbrechen, Saug- bzw. Schluckstörungen sowie eine Muskelhypotonie sind Initialsymptome, denen sich motorische (58%) oder mentale (37%) Entwicklungsverzögerung, Au-

Tabelle 20.3. Datenbanken und Dienste im Internet

■ MITOMAP (mitochondriale Genetik, mtDNA-Mutationen)	http://www.gen.emory.edu/mitomap.html
■ MITOP (mitochondrienassoziierte Gene, Proteine und Krankheiten)	http://websvr.mips.biochem.mpg.de/proj/medgen/mitop/
■ MITBASE (mitochondriale Genetik)	http://www3.ebi.ac.uk/Research/Mitbase/mitbase.pl
■ MITOSYN (Genetik, Pathologie und Klinik mitochondrialer Krankheiten)	http://www.neuro.wustl.edu/neuromuscular/mitosyn.html
■ MITONET (Netzwerk deutscher Ärzte und Wissenschaftler für Diagnostik und Therapie mitochondrialer Erkrankungen)	http://www.kms.mhn.de/mitonet/Default.htm

gensymptome (78%) wie Ophthalmoplegie (36%), Nystagmus (32%) oder Optikusatrophie (29%), Atemstörungen (69%), pyramidale (61%), zerebelläre (39%) oder extrapyramidale (24%) Symptome, Krampfanfälle (36%), Ertaubung (7%) und eine hypertrophe Kardiomyopathie anschließen können (Van Erven et al. 1987). Ein intermittierender Krankheitsverlauf mit Remissionsphasen ist nicht selten (28%). Laktatazidose, abnorme evozierte Hirnstammpotentiale sowie in der Bildgebung fassbare, symmetrische, im CT hypo- oder hyperdense, im MRT T2-hyperintense Areale in Stammganglien und Hirnstamm sind charakteristisch.

■ **Molekulargenetik und Biochemie.** Sie sind nicht einheitlich. Bei etwa 20% der Patienten findet sich ein schwerer und generalisierter Defekt der Zytochrom-C-Oxidase (CCO), doch kann auch die Aktivität verschiedener anderer mitochondrialer, nukleär kodierter Enzyme reduziert sein (Pyruvatkarboxylase, Pyruvatdekarboxylase, Pyruvat-Dehydrogenase-Komplex und Atmungskettenkomplex I). Bei 65–75% der Patienten mit CCO-Defizienz bestehen Mutationen in beiden Allelen des SURF1-Gens auf Chromosom 9q34, dessen Produkt Surf1 für die mitochondriale Assemblierung der 13 Untereinheiten der Zytochrom-C-Oxidase notwendig ist (Tiranti et al. 1999). Mutationen in den 10 nukleär und den 3 mitochondrial kodierten CCO-Genen wurden dagegen bislang nicht identifiziert.

In Einzelfällen wurden Punktmutationen der nukleär kodierten NDUFS7- oder NDUFS8-Untereinheit von Komplex I der Atmungskette beschrieben. Bei Fällen mit Pyruvatdehydrogenasedefizienz fand man Mutationen im Gen für die α-Untereinheit (PDHCE1α) auf dem X-Chromosom (Naito et al. 1997). Etwa 10% der Fälle beruhen auf Mutationen der mtDNA im ATPase-6-Gen (meist T8993G oder T8993C, seltener T9176C) (Abb. 20.3a), während mtDNA-Mutationen in tRNA-Genen noch seltener sind (Makino et al. 1998). Der Erbgang ist daher überwiegend autosomal-rezessiv (SURF1), kann aber auch X-chromosomal-rezessiv (PDHCE1α) oder maternal (mtDNA) sein.

■ **Morphologie.** Die häufig symmetrischen, paramedian gelegenen Herde sind *makroskopisch* gut umschrieben, vielfach dunkelbraun verfärbt und erweicht. Betroffen sind insbesondere der Boden des 4. Ventrikels, die Umgebung des Aquädukts, untere Oliven, Vierhügelregion, Brückenhaube und Stammganglien (Abb. 20.2e, Tabelle 20.1). Daneben können Großhirnrinde und Marklager, Balken, Hirnschenkel, Kleinhirnmark, N. opticus und Rückenmark einbezogen sein. Die Corpora mamillaria sind sehr selten befallen („infantile Wernicke-Enzephalopathie").

Histologisch entspricht das Schädigungsmuster demjenigen der Wernicke-Enzephalopathie: Bei relativem Verschontbleiben der Nervenzellen finden sich eine mit Spongiose verbundene Entmarkung, eine vorwiegend astrozytäre Gliareaktion sowie ein starkes Hervortreten teils zellreicher Kapillaren (Abb. 20.2f).

Ultrastrukturell wurden in Einzelfällen Vermehrungen von Mitochondrien und mitochondriale Einschlüsse in Neuronen der Großhirn- und Kleinhirnrinde, in Epithelien des Plexus choroideus, peripherem Nerv und Skelettmuskulatur beschrieben. Häufig besteht eine Vermehrung mitochondrialer Antigene in Gefäßwandzellen, Plexusepithelien, Astrozyten und verschiedenen Neuronen (Paulus u. Peiffer 1990).

Der Nachweis von Ragged red fibers in der Skelettmuskulatur gelingt nur ausnahmsweise, doch sind CCO-negative Fasern häufiger. In jeweils etwa der Hälfte der Fälle kann man eine hypertrophe Kardiomyopathie, eine Fettleber und eine mikrovesikuläre Degeneration der Tubulusepithelien der Niere finden (Agapitos et al. 1997).

20.4.3 Kearns-Sayre-Syndrom

■ **Klinik.** Obligate Symptome sind chronisch-progressive Ophthalmoplegie und eine Pigmentdegeneration der Retina (Tabelle 20.2). Oft beginnt die Erkrankung vor dem 20. Lebensjahr; häufig finden sich zerebelläre Symptome, Hörminderung, proximale Muskelschwäche, geringe Körpergröße, Herzblock und erhöhtes Liquorprotein. Gelegentlich können endokrine oder renale Symptome oder eine Anhidrose auftreten. Das Verhältnis von männlichen zu weiblichen Patienten beträgt etwa 2:1.

■ **Ätiologie und Pathogenese.** Das mitochondriale Genom zeigt meist (bei etwa 90% der Patienten) umfangreiche Deletionen von 1,3 bis zu 9,3 kb, wobei typischerweise die für Untereinheiten des Komplexes I der Atmungskette (NADH-Dehydrogenase) kodierenden Gene ND4, ND5 und ND6 betroffen sind und eine Deletion von 4977 bp („common deletion") am häufigsten ist (Abb. 20.3a) (Porteous et al. 1998). Üblicherweise ist die Aktivität mehrerer oder aller mitochondrial kodierter Enzyme reduziert; wenn der Anteil abnormer Mitochondrien gering ist, können die biochemischen Untersuchungen aber normal ausfallen. Die Deletionen finden sich auch in anderen Geweben, wobei der Anteil mutierter DNA bestimmt, ob Symptome auftreten.

■ **Morphologie.** In der weißen Substanz des Groß- und Kleinhirns, in Stammganglien, Hirnstamm und Rückenmark besteht in unterschiedlicher Ausprägung eine grobe Spongiose (Abb. 20.3 d) mit Markscheidenabblassung, erhaltenen Axonen und Astrogliose, makroskopisch als graue, konfluierende und unscharf begrenzte Herde erscheinend. Andere makroskopisch sichtbare graubräunliche weiche Läsionen in Linsenkern, Schweifkern und Hirnstamm können histologisch den Befunden bei der Leigh-Krankheit (Spongiose, Astrogliose, Gefäßproliferate) entspechen, allerdings zum Teil mit einem Verlust von Neuronen. Die Stammganglien zeigen Ablagerungen eines eisenhaltigen Pigmentes und gefäßgebundene Verkalkungen. Der Bestand an Purkinje-Zellen ist meist gelichtet. Elektronenmikroskopisch wurden eine spongiöse Myelinopathie und mitochondriale Einschlüsse in verschiedenen Neuronen beobachtet (Oldfors et al. 1990; Sparaco et al. 1993).

20.4.4 MELAS und MERRF

Dies sind Akronyme für die klinisch-pathologischen Hauptsymptome dieser beiden Syndrome, nämlich
■ MELAS: *m*itochondrial myopathy, *e*ncephalopathy, *l*actic *a*cidosis and *s*troke-like episodes,
■ MERRF: *m*yoclonus *e*pilepsy associated with *r*agged *r*ed *f*ibers (Fukuhara-Syndrom).

■ **Klinik.** MELAS beginnt im Kindesalter (Mittel: 5 Jahre), zumeist mit Wachstumsstörungen. Knaben sind etwas häufiger betroffen (60%). Die obligaten, reversiblen oder permanenten Attacken, die mit Hemiparesen, Hemianopsien oder Blindheit einhergehen, treten erstmals im Alter von 7–33 Jahren (Mittel: 15 Jahre) auf. Häufig sind Krampfanfälle (85%), geistige Retardierung (65%) und initiale Episoden von Kopfschmerzen und Erbrechen (93%). Die Muskelschwäche (88%) steht meist nicht im Vordergrund. Selten ist eine Kardiomyopathie (8%). Sehr selten treten intestinale, renale oder endokrinologische Manifestationen in den Vordergrund. Laktatazidose ist im Serum oder im Liquor immer nachweisbar (Goto et al. 1992) (Tabelle 20.2).

MERRF kann in nahezu jedem Lebensalter beginnen. Erste Symptome, die auch später das klinische Bild bestimmen, sind Myoklonien und eine zerebelläre Ataxie (Tabelle 20.2). Häufig sind Demenz und Hörverlust, seltener Optikusatrophie, Spastik, periphere motorische Läsionen, Kleinwuchs, Hohlfuß, multiple subkutane Lipome, Hypoventilation und endokrine Störungen. Die Krankheit kann sich über mehrere Jahrzehnte erstrecken, aber auch innerhalb weniger Jahre zum Tode führen; subklinische Verläufe bei Verwandten kommen vor. Viele der früher als Ramsay-Hunt-Syndrom beschriebenen Fälle sind wohl MERRF zu subsumieren (Berkovic et al. 1989).

■ **Ätiologie und Pathogenese.** Eine A/G-Punkmutation am Nukleotidpaar 3243, das für die mitochondriale Transfer-RNA für Leuzin kodiert, findet sich bei 80–85% der MELAS-Patienten, selten bei deren gesunden Geschwistern, aber nur vereinzelt bei den übrigen mitochondrialen Enzephalomyopathien und nicht bei gesunden Kontrollpersonen (Goto et al. 1990). Diese Punktmutation beeinflusst außerdem die Transkription der Gene für ribosomale RNA. Bei etwa 90% der MERRF-Patienten liegt eine A/G-Punktmutation der Position *8344* vor, die für die Lysin-Transfer-RNA kodiert (Shoffner et al. 1990). Die Punktmutationen bei MELAS- und MERRF-Patienten finden sich praktisch immer im Skelettmuskel (im Blut nur zu etwa 50%) und der Anteil der mutierten mtDNA im Muskel korreliert mit dem klinischen Schweregrad (Chinnery et al. 1997). Andere Punktmutationen (G1642A, T3271C, G13513A bei MELAS; A3243G, T8356C, G8363A bei MERRF) sowie Deletionen und Duplikationen des mitochondrialen Genoms wurden in Einzelfällen beschrieben. Biochemisch haben die meisten MELAS- und MERRF-Patienten Defekte von Atmungskettenenzymen, besonders der Komplexe I und IV (Abb. 20.3 a).

Die atypisch lokalisierten Infarkte bei MELAS beruhen möglicherweise auf einer mitochondrialen Angiopathie pialer Arteriolen und kleiner Arterien (Ohama et al. 1987). Die zum Teil diffusen neuropathologischen Veränderungen sprechen allerdings für eine zusätzliche metabolische Dysfunktion der Nervenzellen (Tanahashi et al. 2000). Die kortikalen Symptome bei Fehlen entsprechender neuropathologischer Veränderungen bei den MERRF-Patienten wurden in PET-Studien auf einen verminderten kortikalen Glukose- und Sauerstoffmetabolismus zurückgeführt (Berkovic et al. 1989).

■ **Morphologie.** Bei MELAS sind die Hirninfarkte vorzugsweise okzipital (Abb. 20.3 b) und temporoparietal, seltener frontal und zerebellär, gelegentlich im tiefen Großhirnmarklager, in Stammganglien und Hirnstamm lokalisiert; sie zeigen ein unterschiedliches Alter und lassen sich meist nicht einer versorgenden Hirnarterie zuordnen. Neben histologisch typischen Infarkten von Großhirnrinde und benachbartem Marklager sowie streifenförmigen (laminären) Nekrosen (Abb. 20.3 c) wie beim Alpers-Syndrom, die auch nur die Nervenzellen mit reaktiver Astrogliose betreffen können, treten Herde mit erhaltenen Nervenzellen, Astrogliose und Spongiose (wie bei der Leigh-Krankheit) auf. Andere Areale der Großhirnrinde können eine Atrophie (Verschmälerung, Gliose) zeigen.

Das Großhirnmarklager bietet eine mäßige Demyelinisierung und eine fibröse Gliose. Verkalkungen in und um die Gefäßwände bestehen in den Basalganglien, besonders im Pallidum, und sind oft im CT erkennbar. Ballonierte Neurone mit zentraler Chromatolyse findet man häufig in Kernen der Brücke und Medulla oblongata. Im Kleinhirn sind die Purkinje-Zellen und/oder die Körnerzellen reduziert, wobei die erhaltenen Purkinje-Zell-Dendriten kaktusartige Schwellungen aufweisen können. Im Rückenmark wurden Spongiose und Demyelinisierung der Hinter- und Seitenstränge sowie elektronenmikroskopisch kristalline filamentäre Einschlüsse in Oligodendrozyten beschrieben (Ohara et al. 1988). Ein onkozytäres Bild, d. h. eine auffallende granuläre Eosinophilie der vergrößerten Epithelien des Plexus chorioideus, kann bei MELAS, wie auch bei anderen mitochondrialen Enzephalomyopathien, schon lichtmikroskopisch den Verdacht auf eine Vermehrung von Mitochondrien begründen (Ohama u. Ikuta 1987; Peiffer et al. 1988). Mit Hilfe eines Antikörpers gegen die innere Mitochondrienmembran ist eine gesteigerte Immunreaktivität in verschiedenen Neuronen, in Ependymzellen, Plexusepithelien, leptomeningealen und zerebralen Gefäßwandzellen nachweisbar (Paulus u. Peiffer 1990). An extrazerebralen Befunden können hypertrophe Kardiomyopathie und Fettleber auftreten.

Bei MERRF erscheinen Hirnstamm und Bindearm makroskopisch verschmächtigt. Ausgeprägte Nervenzellausfälle mit intensiver Gliose treten im N. dentatus und im N. olivaris inferior, geringer auch im N. ruber, und inkonstant im N. subthalamicus, im Globus pallidus, in der Substantia nigra und in weiteren Hirnstammkernen auf. Das Kleinhirn zeigt eine geringe bis mäßige Atrophie, vor allem der Purkinje-Zellen (Abb. 20.3e). Im Kleinhirnmarklager und im Bindearm imponiert eine Gliose. Im Rückenmark sind die Hinterstränge und Hinterwurzeln stets und massiv, die kortikospinalen und spinozerebellären Bahnen inkonstant degeneriert; die Stilling-Clarke-Säule kann ausgeprägte, Vorder- und Hinterhörner sowie Spinalganglien können geringere Nervenzellverluste aufweisen.

Die peripheren Nerven können eine Reduktion bemarkter Fasern zeigen. Rinde und weiße Substanz des Großhirns sind unauffällig. Zusätzliche Veränderungen, die histologisch denen bei der Leigh-Krankheit gleichen, wurden in Großhirn, Stammganglien und Hirnstamm beschrieben. Vermehrte Mitochondrien können im Myokard und in Hepatozyten auftreten.

■ **Differentialdiagnose.** Differentialdiagnostisch kann MERRF aufgrund der topographischen Verteilung der Läsionen von anderen Systematrophien abgegrenzt werden (s. Kap. 13):
- Bei der Dentatum-Ruber-Pallidum-Luys-Degeneration sind Kleinhirn, Rückenmark und periphere Nerven intakt;
- bei der Joseph-Krankheit sind im Gegensatz zu MERRF Brückenkerne, Hirnnervenkerne und Vorderhörner degeneriert, während Kleinhirn und untere Oliven intakt sind;
- bei der Friedreich-Krankheit liegen die Hauptveränderungen in Rückenmark und peripheren Nerven.

20.4.5 Übergangsformen und weitere mitochondriale Krankheiten

Klinisch und pathologisch intermediäre Formen zwischen MELAS, MERRF und Leigh-Krankheit sind nicht selten (Jellinger u. Seitelberger 1977; Berkovic et al. 1989). Mitochondriale Enzephalopathien können klinisch und pathologisch unter dem Bild einer olivopontozerebellären Atrophie verlaufen (Kageyama et al. 1991).

Etwa die Hälfte der Patienten mit chronisch-progressiver Ophthalmoplegie und Ragged red fibers, aber ohne das Vollbild des Kearns-Sayre-Syndroms, zeigen ebenfalls umfangreiche Deletionen des mitochondrialen Genoms (Porteous et al. 1998).

Zwei neurologische Mitochondriopathien ohne Nachweis von Ragged red fibers weisen Punktmutationen von Atmungskettengenen auf, und zwar die Lebersche hereditäre Optikusneuroretinopathie, *LHON* (ein maternal vererbtes Leiden mit Optikusatrophie, Herzrhythmusstörungen und retinaler Mikroangiopathie), sowie ein Syndrom aus Neuropathie, Ataxie und Retinitis pigmentosa, Demenz und Krampfanfällen, *NARP* (Abb. 20.3a). Bei ersterem sind 3 Missense-Mutationen (C3460A, G11778A, T14484C) für 90% der Fälle verantwortlich, bei letzterem besteht eine T8993G-Mutation im ATPase-6-Gen, die auch seltener bei der Leigh-Krankheit zu finden ist (Abb. 20.3a). Eine Punktmutation im tRNA(Leu)-Gen, die derjenigen bei MELAS entspricht, fand man bei einem maternal vererbten Syndrom einer adulten Myopathie und Kardiomyopathie (MIMyCa, Abb. 20.3a).

Die autosomal-rezessiv vererbte mitochondriale neurogastrointestinale Enzephalomyopathie, *MNGIE* (Bardosi et al. 1997), gekennzeichnet durch gastrointestinale Motilitätsstörungen (meist als initiales Symptom), Ophthalmoplegie, periphere Neuropathie, mitochondriale Myopathie und verändertes

Signalverhalten in der weißen Substanz, beruht auf einem defekten Thymidinphosphorylase-Gen auf Chromosom 22q13.32-qter, das zu beeinträchtigter Replikation, partieller Depletion und multiplen Deletionen der mtDNA führt (Nishino et al. 1999).

Eine im Kindesalter tödlich verlaufende *Kardioenzephalomyopathie* mit Zytochrom-C-Oxidase-Defizienz beruht auf Mutationen im SCO_2-Gen, das ähnlich wie das SURF1-Gen bei der Leigh-Krankheit (s. oben) für die Assemblierung der Zytochrom-C-Oxidase-Untereinheiten notwendig ist (Papadopoulou et al. 1999).

Selten sind mitochondriale Zytopathien ohne neurologische Symptome, wie das *Pearson-Syndrom*, eine Kombination aus Panzytopenie, pankreatischer Dysfunktion und mitochondrialer Deletion (McShane et al. 1991). Entscheidend ist hier die Organverteilung der abnormen mtDNA: Beispielsweise kann die typische MELAS-Mutation bei entsprechender Verteilung ausschließlich zu Diabetes mellitus und Taubheit führen.

Bei verschiedenen neurodegenerativen Erkrankungen, so bei Parkinson-Krankheit, amyotropher Lateralsklerose und verschiedenen spinozerebellaren Atrophien, kommen Aktivitätsverluste mitochondrialer Enzyme und Deletionen des mitochondrialen Genoms vor, deren Ursache und Bedeutung für die Pathogenese noch unklar sind (s. Kap. 13).

Neben den hier besprochenen mitochondrialen Krankheiten im engeren Sinne gibt es Defekte mitochondrialer Proteine, die nicht unmittelbar in den Apparat der oxidativen Energiegewinnung involviert sind. Zu diesen mitochondrialen Krankheiten im weiteren Sinne gehören u. a. die Friedreich-Krankheit, die Wilson-Krankheit und die spastische Spinalparalyse. Die Defekte verschiedener weiterer Stoffwechselwege, die sich ganz oder teilweise mitochondrial abspielen (Steroid-, Harnstoff- und Hämsynthese, Aminosäurestoffwechsel, β-Oxidation), werden in Kap. 21 abgehandelt.

Bei einigen früher z. T. den mitochondrialen Enzephalomyopathien zugerechneten Krankheiten (Zellweger-Syndrom, Lowe-Syndrom) wurde inzwischen ein extramitochondrialer Basisdefekt aufgedeckt.

20.5 Alpers-Syndrom

Als Synonyme bzw. im angloamerikanischen Sprachraum gebräuchliche Bezeichnungen für die Alpers-Krankheit finden sich u. a. progressive infantile Poliodystrophie, Poliodystrophia progressiva corticalis, Poliodystrophia cerebri progressiva infantilis, polioencephalopathy, Poliodysplasia cerebri, progressive neuronal degeneration of childhood, diffuse progressive degeneration of the gray matter, late juvenile degeneration of the cerebral gray matter, diffuse cortical sclerosis, cortical encephalomalacia in infancy, spongy glio-neuronal dystrophy in infancy and childhood.

■ Das Alpers-Syndrom ist klinisch, pathologisch, pathogenetisch und terminologisch von den in diesem Kapitel behandelten Läsionen die am unschärfsten umschriebene.

■ **Klinik.** Die Krankheit beginnt im frühen Kindesalter, manchmal nach einigen Monaten normaler Entwicklung, mit Spastik, Erbrechen, zunehmender Demenz, später schweren und therapieresistenten Krampfanfällen, seltener Myoklonien und Optikusatrophie. Der Tod erfolgt nach wenigen Jahren in tiefer Demenz.

■ **Morphologie.** Man sieht *makroskopisch* Verschmälerungen, Sklerosen und kleinzystisch umgewandelte Rindennekrosen der Großhirnrinde, manchmal auf die Markzungen übergreifend (Abb. 20.2a).

Mikroskopisch bestehen ausgedehnte Nervenzelluntergänge in pseudolaminärer Verteilung mit Schwerpunkt in der Konvexitätsrinde (Abb. 20.2b) unter Bevorzugung der mittleren Rindenschichten (hier häufig Status spongiosus, starke Astrozytenvermehrung und vielfach deutliche Kapillarsprossung). Die Rindenschäden können herdförmig akzentuiert, seitenbetont oder halbseitig auftreten. Daneben finden sich Nervenzellausfälle auch in der Kleinhirnrinde, im Hirnstamm und in den Stammganglien, vor allem im Thalamus, bis hin zum Status marmoratus. Die weiße Substanz kann Demyelinisierung und Gliose zeigen (Jellinger u. Seitelberger 1977).

■ **Ätiologie und Pathogenese.** Das Auftreten bei Zwillingen und eine gelegentliche familiäre Häufung weisen auf eine genetische Komponente. Morphologisch abnorme Mitochondrien in Muskel, zerebralen Astrozyten und Neuronen, Aktivitätsminderungen verschiedener mitochondrialer Enzyme, Reduktion der mitochondrialen DNA sowie Defizienz der mitochondrialen DNA-Polymerase wurden beschrieben (Naviaux et al. 1999). Andererseits gibt es zahlreiche Fälle mit Prä- und Perinatalschädigungen sowie postnatalen Infektionen. Die Übertragung von Hirngewebe eines Patienten auf Hamster führte zu einer spongiformen Enzephalopathie wie bei der Jakob-Creutzfeldt-Krankheit (Manuelidis u. Rorke 1989).

Eine homogenere, wohl autosomal-rezessiv vererbte Untergruppe des Alpers-Syndroms geht mit

Fettleber, Leberzirrhose oder häufig mit einem verlaufsbestimmenden und oft durch Valproat induzierten Leberzellausfall einer (Alpers-Huttenlocher-Syndrom; Harding 1990). Eine Defizienz der Zytochrom-C-Oxidase wurde beschrieben (Castro-Gago et al. 1999).

Die verschiedenen ursächlichen Faktoren sprechen gegen eine Krankheitseinheit. Das Alpers-Syndrom umfasst wahrscheinlich eine Gruppe heterogener infantiler Läsionen der grauen Substanz mit ähnlicher Histologie, die gegenwärtig nicht genauer klassifiziert werden können. Idiopathische, symptomatische und atypische Formen wurden unterschieden (Jellinger u. Seitelberger 1977).

20.6 Funikuläre Spinalerkrankung

Ätiologie und Pathogenese. Der wesentliche pathogenetische Faktor der funikulären Spinalerkrankung (funikuläre Myelose, „subacute combined degeneration of spinal cord") ist eine B_{12}-Hypovitaminose, entweder aufgrund eines Mangels an Intrinsic-Faktor (perniziöse Anämie, seltener Magenkarzinom) oder einer Anomalie im Ileum (Zöliakie, M. Crohn, M. Whipple, Resektion, Fischbandwurm). Sehr selten sind Folsäuremangel und Malnutrition die Ursache. Die Reduktion der B_{12}-abhängigen Methioninsynthase und die dadurch beeinträchtigten Methylierungsreaktionen im Zentralnervensystem werden für die Demyelinisierung verantwortlich gemacht (Scalabrino 2001).

Klinik. Parästhesien, Hinterstrangsymptome, Spastik und abgeschwächte Muskeleigenreflexe sind neurologische Leitsymptome, die der megaloblastären Anämie vorausgehen können. Psychosen sind nicht selten. MR-tomographisch stellen sich die spinalen Herde hypointens (T1) bzw. hyperintens und Kontrastmittel anreichernd (T2) dar.

Morphologie. Unscharf begrenzte, zum Konfluieren neigende Herde finden sich in der weißen Substanz des Rückenmarks, können aber auch auf das Großhirn übergreifen; bevorzugt betroffen sind die Hinterstränge, die spinozerebellären und Pyramidenvorderstränge, insbesondere zervikal und thorakal, während die graue Substanz in der Regel verschont bleibt. Histologisch bestehen Markscheidenzerfall mit lange persistierenden Fettkörnchenzellen und im Zentrum ein spongiöses Lückenfeld mit Sphäroiden. Die Gliareaktion ist in frischeren Sta-

dien gering, doch können alte Herde fasergliotisch vernarben. In fortgeschrittenen Fällen kommt es durch Konfluieren der Einzelherde zu ausgedehnteren Strangdegenerationen (Erbslöh 1958). Die Spongiose beruht auf der Kombination einer spongiösen Myelinopathie mit einem interstitiellen Ödem (Tredici et al. 1998).

20.7 Enzephalopathien bei Leber- und Nierenkrankheiten

Bei bestimmten Leber- und Nierenkrankheiten kommt es häufiger zu zentralnervösen Symptomen und einer mehr oder weniger ausgeprägten Spongiose, weshalb sie zu den spongiösen Dystrophien gezählt werden können. Sie sollen deshalb im Anschluss an die spongiösen Dystrophien besprochen werden, auch wenn sie sich klinisch, pathogenetisch und morphologisch von den (überwiegend infantilen und mitochondrialen) spongiösen Dystrophien (unserer Definition) unterscheiden.

20.7.1 Hepatische Enzephalopathie

Pathogenese. Wenn die aus dem Darm stammenden Substanzen nicht mehr ausreichend von der Leber eliminiert werden können, wird das Gehirn von toxischen Konzentrationen von Ammoniak, Phenol- und Indolderivaten, kurzkettigen Fettsäuren, essentiellen Aminosäuren und Methioninsulfoxid über portokavale Shunts überflutet. Ein relatives Überwiegen der aromatischen über die verzweigtkettigen Aminosäuren im Serum führt zu veränderten Neurotransmitterkonzentrationen im Gehirn, insbesondere zu einer Zunahme von Glutamat und Serotonin sowie GABA- und Benzodiazepinrezeptoren (Albrecht u. Jones 1999).

Weiterhin wirken sich Hypoglykämie, Elektrolyt- und pH-Störungen ungünstig auf die Hirnfunktion aus, so dass die hepatische Enzephalopathie pathogenetisch ein multifaktorielles Geschehen ist. Für die astroglialen Veränderungen sind wahrscheinlich Ammoniak und Mangan verantwortlich (Hazell u. Butterworth 1999).

Klinik. Das Gehirn ist bei 15–30% der Leberkrankheiten beteiligt, insbesondere bei akuten Leberdystrophien verschiedener Genese und bei fortgeschrittener Leberzirrhose. Beim akuten Leberzerfall steht das rasch einsetzende Koma mit einer deliranten Initialsymptomatik und gelegentlichen

Krämpfen im Vordergrund. Bei den chronischen Hepatopathien dominieren psychische Veränderungen (Affekt-, Gedächtnis-, Orientierungs- und Antriebsstörungen), Flapping tremor („Flügelschlagen"), zerebelläre und extrapyramidale Störungen sowie charakteristische EEG-Veränderungen.

■ **Morphologie.** Grobspongiöse Veränderungen finden sich bei chronischen Hepatopathien bevorzugt im Neostriatum und im Zahnkern, aber auch in der Groß- und Kleinhirnrinde, besonders subpial und an der Rinden-Mark-Grenze. Bei akuter Leberschädigung ist die Spongiose meist Ausdruck eines zytotoxischen Ödems, das hier mit nur gering ausgeprägten Astrozytenveränderungen assoziiert ist (Watanabe et al. 1992).

Häufig findet sich *Alzheimer-II-Glia* (Leberglia): Diese für Hepatopathien typische, aber nicht spezifische Schädigungsform ist charakterisiert durch Vergrößerung, zentrale Hypochromasie und häufig Kernwandhyperchromatose des Astrozytenkerns (Abb. 20.4), der oval, nierenförmig oder gelappt sein kann. Intranukleär bestehen manchmal PAS-positive glykogenhaltige Einschlüsse, die von einer proteinhaltigen Kugelschale (Karyosphäridion) umgeben sein können (Altmann 1972). Durch das Auftreten prominenter, häufig randständiger Nukleolen können die Zellen kleinen Neuronen ähneln. Die Zellfortsätze fehlen oder sind stark verklumpt (Klasmatodendrose); das Zytoplasma ist oft lipofuszinreich. Die Alzheimer-II-Glia tritt typischerweise in Gruppen von 2 (bis 4) Zellen auf. Sie ist kräftig positiv für S-100-Protein, aber (im Gegensatz zu reaktiven Astrozyten) negativ oder nur schwach positiv für das saure Gliafaserprotein (GFAP) (Kimura u. Budka 1986). Man findet sie bevorzugt in den Stammganglien und in den unteren Schichten der Großhirnrinde, dagegen kaum in der weißen Substanz (diffuse gliale Poliodystrophie).

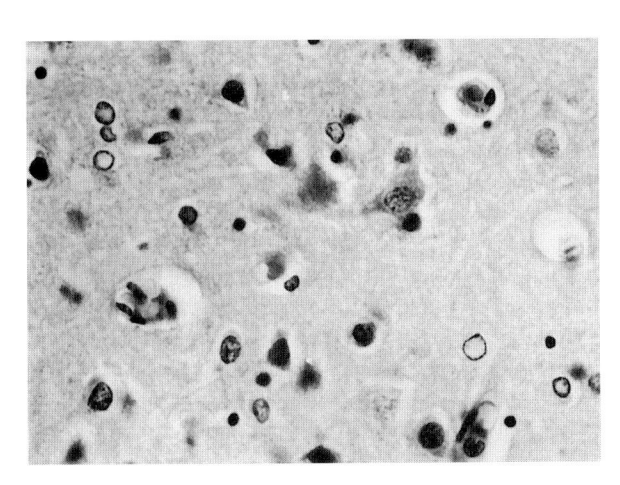

Abb. 20.4. Alzheimer-II-Glia bei hepatischer Enzephalopathie

Die *Alzheimer-I-Glia* unterscheidet sich von den in den Routinefärbungen „nackt" erscheinenden Kernen der Alzheimer-II-Glia durch ihr gut angefärbtes, deutlich erkennbares und GFAP-positives Zytoplasma. Häufig sind monströse Kerne und mehrkernige Zellen. Die Alzheimer-I-Glia kann auch bei einer Vielzahl von nichthepatogenen Läsionen auftreten.

Opalski-Zellen sind durch ein großes, ovales, feingranuläres oder gering schaumiges, PAS-positives und GFAP-positives Zytoplasma und einen kleinen, häufig peripher gelegenen Kern charakterisiert; es handelt sich wahrscheinlich um Degenerationsformen der Alzheimer-I-Glia. Sie treten insgesamt selten auf und sind am häufigsten im Thalamus, im Pallidum und in der Substantia nigra bei chronischen Hepatopathien, insbesondere bei der Wilson-Krankheit, zu sehen.

Die *Oligodendroglia* ist in ihrem Bestand gelichtet. Wie bei manchen beginnenden Entmarkungen sieht man elektronenmikroskopisch Filamentansammlungen, gelegentlich vermehrte Mikrotubuli und parakristalline Strukturen, den neuronalen Hirano-Körpern entsprechend. Im Tierexperiment zeigte sich ein 15%iger Verlust an Nervenzellen, besonders deutlich in der Purkinje-Zellschicht (Diemer et al. 1977).

Sonstige seltene Veränderungen umfassen spongiöse Strangdegenerationen im Rückenmark oder Entmarkungsprozesse am peripheren Nerv. Die besonders bei akuter Leberschädigung vorkommenden Ischämiezeichen in der Groß- und Kleinhirnrinde sowie die intrazerebralen Blutungen vom Purpurabild bis zur Massenblutung besitzen eine andere Pathogenese als die eigentliche hepatische Enzephalopathie und beruhen auf hepatogenen Gerinnungsstörungen und damit verbundenen Schockzuständen.

20.7.2 Pankreatische Enzephalopathie

Selten treten am 2.–5. Tag nach einer Pankreasnekrose eine symptomatische Psychose, Krampfanfälle, multifokale neurologische Ausfälle und schließlich Koma auf.

■ **Morphologie und Pathogenese.** Morphologisch besteht das Bild einer Purpura cerebri mit frischen perivaskulären Markscheidenauflockerungen und Ringblutungen mit Schwerpunkt im Marklager und in den Stammganglien. Gefäßwandnekrosen und reaktive Astrozyten kommen vor.

Die Pathogenese ist ungeklärt und wohl uneinheitlich, doch wurden zirkulierende pankreatische

Enzyme, toxische vasoaktive Peptide, Fettembolie und Mikrozirkulationsstörungen im Rahmen eines Schocksyndroms diskutiert (Schachenmayr 1987). Die Ergebnisse tierexperimenteller Untersuchungen lassen vermuten, dass verschiedene Zytokine wie TNF und Interleukin-6 an der Induktion eines vasogenen Hirnödems beteiligt sind (Farkas et al. 1998).

20.7.3 Renale Enzephalopathien

Es geht hier – sinnentsprechend im Anschluss an die hepatische Enzephalopathie – um zerebrale Veränderungen bei der Urämie und der Dialysetherapie. Die Angiopathien bei renaler Hypertonie und die urämische Polyneuropathie werden in den entsprechenden Kapiteln abgehandelt.

■ Urämische Enzephalopathie

■ **Pathogenese.** Eine eindeutige und als Hauptfaktor anzusehende Noxe ist nicht bekannt, doch unterstreicht die Besserung durch die Dialyse die Rolle niedermolekularer Substanzen. Von Bedeutung sind die verschlechterte Glukoseutilisation, eine Inaktivierung von Transmittern und zerebralen Enzymen, eine Beeinträchtigung der Blut-Hirn-Schranke sowie die verminderte Infektionsresistenz. Weitere pathogenetische Faktoren sind die Auswirkungen der chronischen Niereninsuffizienz auf Blutbildung, Gerinnung, Herzfunktion, Säure-Basen-Haushalt und Elektrolytregulation. Möglicherweise fungiert das Parathormon durch eine gesteigerte Aufnahme von Kalziumionen in die Zellen als Toxin. Beim akuten Nierenversagen sind Schockzustände zu beachten. Schließlich können sich Grunderkrankungen, die zur Urämie geführt haben, am Gehirn manifestieren, so z.B. der Diabetes mellitus oder Kollagenosen.

■ **Klinik.** Fluktuierende psychische Symptome (Desorientiertheit, Insomnie, Stupor, Koma), zerebelläre und extrapyramidale Störungen und Krampfanfälle dominieren das Bild (Burn u. Bates 1998).

■ **Morphologie.** Häufig besteht makroskopisch ein Hirnödem mit Hirndruckzeichen, gelegentlich eine Purpura cerebri und nicht selten ein Subduralhämatom. Mögliche histologische Veränderungen sind vakuoläre oder geschrumpfte Neurone mit Kernpyknose, Alzheimer-II-Glia, Schwellungen der Oligodendroglia und geringe perivaskuläre Entmarkungen im Marklager (beim akuten urämischen Ödem), eine metastatisch-septische Herdenzephalitis und Gliaknötchen (bei gesteigerter Infektionsbereitschaft), hyaline oder fibrinöse Thrombenbildungen in den kleinen Gefäßen (bei Hyperkoagulopathie) sowie Blutungen und Nekrosen (bei Hypertonie). Terminale Körnerzellnekrosen des Kleinhirns sind häufiger als bei Kontrollen. Sichere morphologische Veränderungen können bei der Urämie auch fehlen.

Insgesamt sind die histologischen Läsionen unspezifisch und inkonstant. Es scheint, als seien die Veränderungen sekundär; ein sicheres histologisches Korrelat der urämischen Enzephalopathie gibt es nicht.

■ Dialyseenzephalopathie

■ **Pathogenese.** Wahrscheinlich sind toxische Konzentrationen von Aluminium verantwortlich, das aus oral zugeführten Gelen oder dem Dialysat stammt. Von der Dialyseenzephalopathie abzugrenzen ist das Disequilibriumsyndrom, das auf einem Hirnödem bei schneller Dialyse beruht.

■ **Klinik.** Psychoorganische Symptome bis zur Demenz, Dysarthrie, Myoklonien, Krampfanfälle und typische EEG-Veränderungen treten frühestens 2 Jahre nach Beginn der Dialyse auf und führen ohne Nierentransplantation meist innerhalb von 18 Monaten zum Tode. Die Krankheit ist selten geworden (Burn u. Bates 1998).

■ **Morphologie.** Beschrieben wurden Spongiose der oberen Rindenschichten, vor allem in den operkulären Anteilen des Frontal- und Temporallappens (Winkelman u. Ricanati 1986), geschrumpfte Neuronen, vermehrt Lipofuszin, axonale Sphäroide, Alzheimer-II-Glia und Mikrogliareaktion. Diese Veränderungen sind relativ diskret, unspezifisch und inkonsistent; ob sie die Ursache der ausgeprägten klinischen Symptome sind, ist fraglich. Mit Hilfe verschiedener Silberimprägnationen fand man einerseits Neurofibrillenverklumpungen besonders in der Präzentralregion, im roten Kern, im Zahnkern und in der unteren Olive (Scholtz et al. 1987), andererseits aluminiumreiche granuläre Einschlüsse besonders in den Epithelien des Plexus chorioideus, daneben auch in Neuronen und in Gliazellen der grauen Substanz (Reusche et al. 1996).

20.8 Enzephalopathien nach Organtransplantation

Mehrere Faktoren sind an der Entstehung neurologischer Symptome und neuropathologischer Veränderungen beteiligt, so die zur Transplantation führende Grunderkrankung, neurotoxische und immunsuppressive Medikamente und eine Graft-versus-host-Reaktion.

Häufigkeit und Art neuropathologischer Veränderungen variieren in verschiedenen Autopsieserien sehr stark. Beispielsweise fand man nach *Knochenmarktransplantation* pathologische Gehirnbefunde zu 91% (Bleggi-Torres et al. 2000; 59% intrakranielle Blutungen, 9% Pilzinfektionen), 72% (Mohrmann et al. 1990; 39% Blutungen, 16% anoxische Schäden, 13% Infarkte, 9% Pilzinfektionen, 7% therapieinduzierte Leukoenzephalopathie) bzw. 9% (Schwechheimer u. Hashemian 1995; 6% Toxoplasmose).

Gründe für diese Variabilität können in unterschiedlichen Therapien, aber auch in unterschiedlichen diagnostischen Methoden und Kriterien liegen. In einer autoptischen Serie von 500 Patienten, die an der University of Pittsburgh transplantiert und einheitlich neuropathologisch untersucht wurden, gab es keinen signifikanten Unterschied der Häufigkeit neuropathologischer Befunde nach verschiedenen Organtransplantationen (Leber, Herz, Lunge, Niere, Knochenmark) (Martinez 1998). Zerebrovaskuläre Komplikationen waren am häufigsten und bei 44–59% der Patienten nachweisbar (Martinez 1998).

Seltene Läsionen sind primär zerebrale Lymphome, progressive multifokale Leukoenzephalopathie, Wernicke-Krankheit, Toxoplasmose, Vaskulitis und Sinusthrombose.

Literatur

Agapitos E, Pavlopoulos PM, Patsouris E, Davaris P (1997) Subacute necrotizing encephalomyelopathy (Leigh's disease): a clinicopathologic study of ten cases. Gen Diagn Pathol 142: 335–341

Albrecht J, Jones EA (1999) Hepatic encephalopathy: molecular mechanisms underlying the clinical syndrome. J Neurol Sci 170: 138–146

Altmann HW (1972) Glykogenhaltige Karyosphäriden in Gliakernen bei hepatogener Encephalopathie. Virchows Arch Cell Pathol 11: 263–267

Bardosi A, Creutzfeldt W, DiMauro S et al. (1987) Myo-, neuro-, gastrointestinal encephalopathy (MNGIE syndrome) due to partial deficiency of cytochrome-c-oxidase. A new mitochondrial multisystem disorder. Acta Neuropathol 74: 248–258

Baslow MH, Suckow RF, Sapirstein V, Hungund BL (1999) Expression of aspartoacylase activity in cultured rat macroglial cells is limited to oligodendrocytes. J Mol Neurosci 13: 47–53

Berkovic SF, Carpenter S, Evans A et al. (1989) Myoclonus epilepsy and ragged-red fibres (MERRF). 1. A clinical, pathological, biochemical, magnetic resonance spectrographic and positron emission tomographic study. Brain 112: 1231–1260

Bleggi-Torres LF, de Medeiros BC, Werner B et al. (2000) Neuropathological findings after bone marrow transplantation: an autopsy study of 180 cases. Bone Marrow Transplant 25: 301–307

Burn DJ, Bates D (1998) Neurology and the kidney. J Neurol Neurosurg Psychiatry 65:810–821

Castro-Gago M, Gonzalez-Conde V, Fernandez-Seara MJ et al. (1999) Early mitochondrial encephalomyopathy due to complex IV deficiency consistent with Alpers-Huttenlocher syndrome: report of two cases. Rev Neurol 29: 912–917

Chinnery PF, Howell N, Lightowlers RN, Turnbull DM (1997) Molecular pathology of MELAS and MERRF. The relationship between mutation load and clinical phenotypes. Brain 120: 1713–1721

Chu CC, Huang CC, Fang W, Chu NS, Pang CY, Wei YH (1997) Peripheral neuropathy in mitochondrial encephalomyopathies. Eur Neurol 37: 110–115

Diemer NK, Klee J, Schröder H, Klinken L (1977) Glial and nerve cell changes in rats with porto-caval anastomosis. Acta Neuropathol 39: 59–68

DiMauro S (2000) Mitochondrial encephalomyopathies (symposium). Brain Pathol 10: 419–472

Elpeleg ON, Shaag A (1999) The spectrum of mutations of the aspartoacylase gene in Canavan disease in non-Jewish patients. J Inherit Metab Dis 22: 531–534

Erbslöh F (1958) Funikuläre Spinalerkrankung. In: Scholz W, Lubarsch O, Henke F, Rössle R (Hrsg) Handbuch der speziellen pathologischen Anatomie und Histologie. Bd XIII/2B, Springer, Berlin Göttingen Heidelberg, S 1526–1601

Farkas G, Marton J, Nagy Z et al. (1998) Experimental acute pancreatitis results in increased blood-brain barrier permeability in the rat: a potential role for tumor necrosis factor and interleukin 6. Neurosci Lett 242: 147–150

Gambetti P, Mellman WJ, Gonatas NK (1969) Familial spongy degeneration of the central nervous system (Van Bogaert-Bertrand disease). An ultrastructural study. Acta Neuropathol 12: 103–115

Gascon GG, Ozand PT, Mahdi A et al. (1990) Infantile CNS spongy degeneration – 14 cases: clinical update. Neurology 40: 1876–1882

Goto Y, Nonaka I, Horai S (1990) A mutation in the tRNA-Leu(UUR) gene associated with the MELAS subgroup of mitochondrial encephalomyopathies. Nature 348: 651–653

Goto Y, Horai S, Matsuoka T et al. (1992) Mitochondrial myopathy, encephalopathy, lactic acidosis, and stroke-like episodes. A correlative study of the clinical features and mitochondrial DNA mutation. Neurology 42: 545–550

Haltia M, Suomalainen A, Majander A, Somer H (1992) Disorders associated with multiple deletions of mitochondrial DNA. Brain Pathol 2: 133–139

Harding BN (1990) Progressive neuronal degeneration of childhood with liver disease (Alpers-Huttenlocher syndrome): a personal review. J Child Neurol 5: 273–287

Hazell AS, Butterworth RF (1999) Hepatic encephalopathy: An update of pathophysiologic mechanisms. Proc Soc Exp Biol Med 222: 99–112

Jellinger K, Seitelberger F (1977) Spongy encephalopathies in infancy: spongy degeneration of CNS and progressive infantile poliodystrophy. In: Goldensohn ES, Appel SH (eds) Scientific approaches to clinical neurology. Lea & Febiger, Philadelphia, pp 363–386

Kageyama Y, Ichikawa K, Fujioka A et al. (1991) An autopsy case of mitochondrial encephalomyopathy with prominent degeneration in olivo-ponto-cerebellar system. Acta Neuropathol 83: 99–103

Kaul R, Gao GP, Aloya M et al. (1994) Canavan disease: mutations among Jewish and non-jewish patients. Am J Hum Genet 55:34–41

Kimura T, Budka H (1986) Glial fibrillary acidic protein and S-100 protein in human hepatic encephalopathy: immunocytochemical demonstration of dissociation of two glia-associated proteins. Acta Neuropathol 70: 17–21

Makino M, Horai S, Goto Y, Nonaka I (1998) Confirmation that a T-to-C mutation at 9176 in mitochondrial DNA is an additional candidate mutation for Leigh's syndrome. Neuromuscul Disord 8: 149–151

Manuelidis EE, Rorke LB (1989) Transmission of Alper's disease (chronic progressive encephalopathy) produces experimental Creutzfeldt-Jakob disease in hamsters. Neurology 39: 615–621

Martinez AJ (1998) The neuropathology of organ transplantation: comparison and contrast in 500 patients. Pathol Res Pract 194: 473–486

Masters CL, Richardson EP Jr (1978) Subacute spongiform encephalopathy (Creutzfeldt-Jakob disease). The nature and progression of spongiform change. Brain 101: 333–344

Matalon R, Michals K, Sebesta D et al. (1988) Aspartoacylase deficiency and N-acetylaspartic aciduria in patients with Canavan disease. Am J Med Genet 29: 463–471

McShane MA, Hammans SR, Sweeney M et al. (1991) Pearson syndrome and mitochondrial encephalomyopathy in a patient with deletion of mtDNA. Am J Hum Genet 48: 39–42

Mohrmann RL, Mah V, Vinters HV (1990) Neuropathologic findings after bone marrow transplantation: an autopsy study. Hum Pathol 21: 630–639

Naito E, Ito M, Yokota I et al. (1997) Biochemical and molecular analysis of an X-linked case of Leigh syndrome associated with thiamin-responsive pyruvate dehydrogenase deficiency. J Inherit Metab Dis 20: 539–548

Naviaux RK, Nyhan WL, Barshop BA et al. (1999) Mitochondrial DNA polymerase gamma deficiency and mtDNA depletion in a child with Alpers' syndrome. Ann Neurol 45: 54–8

Nishino I, Spinazzola A, Hirano M (1999) Thymidine phosphorylase gene mutations in MNGIE, a human mitochondrial disorder. Science 283: 689–692

Ohama E, Ikuta F (1987) Involvement of choroid plexus in mitochondrial encephalomyopathy (MELAS). Acta Neuropathol 75: 1–7

Ohama E, Ohara S, Ikuta F et al. (1987) Mitochondrial angiopathy in cerebral blood vessels of mitochondrial encephalomyopathy. Acta Neuropathol 74: 226–233

Ohara S, Ohama E, Takahashi H et al. (1988) Alterations of oligodendrocytes and demyelination in the spinal cord of patients with mitochondrial encephalomyopathy. J Neurol Sci 86: 19–29

Oldfors A, Fyhr IM, Holme E, Larsson NG, Tulinius M (1990) Neuropathology in Kearns-Sayre syndrome. Acta Neuropathol 80: 541–546

Papadopoulou LC, Sue CM, Davidson MM et al. (1999) Fatal infantile cardioencephalomyopathy with COX deficiency and mutations in SCO_2, a COX assembly gene. Nat Genet 23: 333–337

Paulus W, Peiffer J (1990) Intracerebral distribution of mitochondrial abnormalities in 21 cases of infantile spongy dystrophy. J Neurol Sci 95: 49–62

Peiffer J, Kustermann-Kuhn B, Mortier W et al. (1988) Mitochondrial myopathies with necrotizing encephalopathy of the Leigh type. Pathol Res Pract 183: 706–716

Porteous WK, James AM, Sheard PW et al. (1998) Bioenergetic consequences of accumulating the common 4977-bp mitochondrial DNA deletion. Eur J Biochem 257: 192–201

Reusche E, Koch V, Friedrich HJ, Nunninghoff D, Stein P, Rob PM (1996) Correlation of drug-related aluminum intake and dialysis treatment with deposition of argyrophilic aluminum-containing inclusions in CNS and in organ systems of patients with dialysis-associated encephalopathy. Clin Neuropathol 15: 342–347

Scalabrino G (2001) Subacute combined degeneration one century later. The neurotrophic action of cobalamin (vitamin B12) revisited. J Neuropathol Exp Neurol 60: 109–120

Schachenmayr W (1987) Pankreatitis-assoziierte Hirnbefunde: gibt es eine pankreatische Encephalopathie? Verh Dtsch Ges Pathol 71: 280–283

Scholtz CL, Swash M, Gray A, Kogeorgos J, Marsh F (1987) Neurofibrillary neuronal degeneration in dialysis dementia: a feature of aluminium toxicity. Clin Neuropathol 6: 93–97

Schwechheimer K, Hashemian A (1995) Neuropathologic findings after organ transplantation. An autopsy study. Gen Diagn Pathol 141: 35–39

Shoffner JM, Lott MT, Lezza AMS et al. (1990) Myoclonic epilepsy and ragged-red fiber disease (MERRF) is associated with a mitochondrial DNA tRNALys mutation. Cell 61: 931–937

Sparaco M, Bonilla E, DiMauro S, Powers JM (1993) Neuropathology of mitochondrial encephalomyopathies due to mitochondrial DNA defects. J Neuropathol Exp Neurol 52:1–10

Takeda S, Wakabayashi K, Ohama E, Ikuta F (1988) Neuropathology of myoclonus epilepsy associated with ragged-red fibers (Fukuhara's disease). Acta Neuropathol 75: 433–440

Tanahashi C, Nakayama A, Yoshida M, Ito M, Mori N, Hashizume Y (2000) MELAS with the mitochondrial DNA 3243 point mutation: a neuropathological study. Acta Neuropathol 99: 31–38

Tiranti V, Jaksch M, Hofmann S et al. (1999) Loss-of-function mutations of SURF-1 are specifically associated with Leigh syndrome with cytochrome c oxidase deficiency. Ann Neurol 46: 161–166

Tredici G, Buccellato FR, Cavaletti G, Scalabrino G (1998) Subacute combined degeneration in totally gastrectomized rats: an ultrastructural study. J Submicrosc Cytol Pathol 30: 165–173

Van Erven PMM, Cillessen JPM, Eekhoff EMW et al. (1987) Leigh syndrome, a mitochondrial encephalo(myo)pathy. A review of the literature. Clin Neurol Neurosurg 89: 217–230

Watanabe A, Shiota T, Tsuji T (1992) Cerebral edema during hepatic encephalopathy in fulminant hepatic failure. J Med 23: 29–38

Winkelman MD, Ricanati ES (1986) Dialysis encephalopathy: neuropathological aspects. Hum Pathol 17: 823–833

Wittsack HJ, Kugel H, Roth B, Heindel W (1996) Quantitative measurements with localized 1H MR spectroscopy in children with Canavan's disease. J Magn Reson Imaging 6: 889–893

Zafeiriou DI, Kleijer WJ, Maroupolous G et al. (1999) Protracted course of N-acetylaspartic aciduria in two non-Jewish siblings: identical clinical and magnetic resonance imaging findings. Brain Dev 21: 205–208

Kapitel 21 Genetische Stoffwechselstörungen von neuropathologischer Bedeutung

N. Breitbach-Faller, K. Harzer

INHALT

21.1	**Einführung**	457
21.1.1	Allgemeine Grundlagen	458
21.1.2	Klassifikationskriterien	459
21.2	**Lysosomale Krankheiten**	462
21.2.1	Metachromatische Leukodystrophie und Varianten	462
21.2.2	Krabbe-Krankheit (Globoidzellleukodystrophie)	465
21.2.3	GM_2-Gangliosidosen (Morbi Tay-Sachs, Sandhoff u. a.)	467
21.2.4	GM_1-Gangliosidose	469
21.2.5	Gaucher-Krankheit	470
21.2.6	Niemann-Pick-Krankheit mit Sphingomyelinasedefekt (Typen A und B)	471
21.2.7	Niemann-Pick-Krankheit ohne primären Sphingomyelinasemangel (Typ C)	473
21.2.8	Fabry-Krankheit	475
21.2.9	Farber-Krankheit	476
21.2.10	Sphingolipidosen durch Sphingolipidaktivatorprotein-Defekte	478
21.2.11	Mukolipidosen, Oligosaccharidosen, Glykoproteinosen	478
21.2.12	Mukopolysaccharidosen I–III (Morbi Pfaundler-Hurler, Hunter, Sanfilippo)	481
21.2.13	Mukopolysaccharidosen IV–VII (Morbi Morquio, Scheie, Maroteaux-Lamy, Sly-Neufeld)	482
21.2.14	Neuronale Zeroidlipofuszinosen	483
21.2.15	Okulozerebrorenales Syndrom (Lowe-Syndrom)	486
21.3	**Peroxisomale Krankheiten**	486
21.3.1	X-chromosomale Adrenoleukodystrophie und Adrenomyeloneuropathie	486
21.3.2	Peroxisombiogenesestörungen (Zellweger-Syndrom, neonatale Adrenoleukodystrophie, infantiles Refsum-Syndrom	488
21.3.3	Refsum-Krankheit vom herkömmlichen Typ (Heredoataxia polyneuritiformis)	489
21.4	**Mitochondriale Krankheiten**	490
21.4.1	Grundlagen	490
21.4.2	Störungen der oxidativen Phosphorylierung bzw. der Atmungskette	491
21.4.3	Störungen der mitochondrialen β-Oxidation der Fettsäuren und des assoziierten carnitinvermittelten Transports	494
21.4.4	Störungen des mitochondrialen Abbaus verzweigtkettiger und anderer Aminosäuren	495
21.4.5	Störungen des Pyruvatdehydrogenase-Komplexes und der Pyruvatcarboxylase	498
21.5	**Krankheiten mit mitochondrialer und/oder zytosolischer Funktionsstörung**	499
21.5.1	Störungen des Harnstoffzyklus mit seinen z. T. mitochondrialen Komponenten (Hyperammonämien im engeren Sinn)	499
21.5.2	Störungen des extramitochondrialen Aminosäurestoffwechsels	500
21.5.3	Weitere Stoffwechselstörungen von Aminosäuren, organischen Säuren bzw. Intermediaten	502
21.5.4	Galaktosämien und andere Monosaccharidstörungen	505
21.6	**Krankheiten mit Störungen von Makromolekülen**	506
21.6.1	Glykogenosen (Ablagerung oder Fehlbildung von Makromolekülen)	506
21.6.2	Amyloidosen (Ablagerung von Proteinaggregaten)	509
21.6.3	Kohlenhydratdefizientes Glykoproteinsyndrom (Fehlbildung von Glykoproteinen)	509
21.6.4	Morbus Pelizaeus-Merzbacher (Störung von Myelinfunktionsstrukturproteinen)	509
21.6.5	DNA-Reparaturstörungen	510
21.7	**Weitere Krankheiten**	511
21.7.1	Morbus Wilson (Kupferstoffwechselstörung)	511
21.7.2	Morbus Menkes (Kupfertransportstörung)	512
21.7.3	Störungen im Umkreis des Cholesterin- und Triglyzeridstoffwechsels	513
21.7.4	Ungeklärte Markstörungen	515
	Literatur	516

21.1 Einführung

Beim Titel dieses Beitrags war mit der Schwierigkeit zu kämpfen, dass durch Genstörungen hervorgerufene pathologische Befunde am Nervensystem zu einem umfangreichen Gebiet von epidemiologisch durchaus zu Buche schlagenden Krankheitsbildern gehören (Peiffer 1982, 1984; Friede 1989; Jänisch et al. 1990), bei denen folgende Frage zunächst offen bleibt: Sind die Krankheiten eigentlich nicht fast alle aufgrund einer Insuffizienz oder schädlichen Wirkung eines qualitativ oder quantitativ veränderten Genprodukts (Funktionsproteins) als Stoffwechselkrankheiten anzusehen?

Man spricht üblicherweise von neurogenetischen Krankheiten (Riess u. Schöls 1998) und betont ihre

Stoffwechselseite nur dann als krankheitskategorisierend (Tada et al. 1987; Adams u. Duchen 1992), wenn pathologische Stoffwechseleffekte auffällig bzw. genügend dokumentiert sind. Dennoch ist kaum eine neurogenetische Krankheit denkbar, bei der man gestörte Stoffwechselprozesse völlig ausschließen kann. So sind bei einem großen Anteil der neurogenetischen Krankheiten pathologische Stoffwechseleffekte schon länger bekannt, besser dokumentiert oder leichter erschließbar als bei anderen neurogenetischen Krankheiten, wo sie z. T. nur vermutet werden. Dem ersteren Anteil sollen hier „klassische" bzw. gut dokumentierte genetisch-neurometabolische Krankheiten zugeordnet werden. Diese neurometabolische Hauptgruppe ohne Anspruch auf ihre Vollständigkeit und, neben anderen Einschränkungen, unter vielleicht statthafter Bevorzugung der nach Ursachen und Befunden plausibel darstellbaren Krankheiten – ist wesentlicher Gegenstand dieses Beitrags. Am Ende des Einführungsteils soll jedoch an einigen Beispielen illustriert werden, wie eindrücklich die Stoffwechselabweichungen auch bei landläufig nicht den Stoffwechselkrankheiten des Nervensystems zugeordneten neurogenetischen Krankheiten sein können.

21.1.1 Allgemeine Grundlagen

Bei der Hauptgruppe neurometabolischer Krankheiten sind heute die zugrunde liegenden Genstörungen (meist Mutationen), die zu einem gestörten Funktionsprotein führen, in hohem Umfang bekannt. Die genaue Art der Mutationen bleibt in diesem Beitrag meist ausgespart, denn er ist vor allem an Kliniker und Pathologen gerichtet, für die wohl die genetischen Details weniger Bedeutung haben als das Wissen, dass das betroffene Gen tatsächlich oft für eine Sicherung der Diagnose und etwa als Basis für eine nachfolgende Pränataldiagnostik in einer betroffenen Familie untersuchbar ist.

Die Genstörungen werden autosomal-rezessiv, bisweilen X-chromosomal, ausnahmsweise dominant und teils maternal über die mitochondriale DNA (mtDNA) übertragen, dabei geht es fast nur um *monogenetische Erbgänge*, wenn man von der noch unklaren Wirkung krankheitsmodifizierender Gene absieht. Bei den autosomal-rezessiven Erbleiden haben die Patienten eher selten den molekularhomozygoten Zustand (identische Mutation auf jedem der beiden Allele) und eher häufig den zusammengesetzt („compound") heterozygoten Zustand, d. h., beide Allele tragen zwar Mutationen („Homozygotie" nach historischer Definition), aber eben verschiedene. Heterozygote Überträger der autosomal-rezessiven Störungen (Patienteneltern, Verwandte) sind im Allgemeinen gesund; das Produkt des einen, intakten Allels schützt vor Krankheit. Es gibt die Ausnahme, dass Symptome, wenn auch gegenüber dem Vollbild der Erkrankung mit schwächerer Ausprägung, bei Heterozygoten auftreten können.

Der *molekularbiologische Nachweis* einer ursächlichen Genveränderung ist heute oft noch zeit- und kostenaufwendiger und teils schwieriger als die Feststellung einer spezifischen metabolisch bedingten Anomalie mit biochemischen oder anderen Methoden. Schwierigkeiten bei der Gendiagnostik entstehen manchmal, wenn trotz weitreichender Gensequenzierung bestimmte Mutationsarten nicht oder nicht unmittelbar entdeckt werden oder der polymorphische Hintergrund eines Gens nicht genügend bekannt ist. Polymorphismen sind Genmuster, die bei Vergleichsprobanden zwar krankheitsunabhängig immer wieder vorkommen, aber bisweilen, evtl. in Kombination mit weiteren Genveränderungen, doch ein pathogenes Potenzial entwickeln.

Das pathogene Potenzial einer veränderten Genstruktur ist oft schwer abschätzbar, und eine bestimmte Mutation lässt bisweilen eine teils beträchtliche Schwankungsbreite der resultierenden biochemischen und klinischen Phänotypen zu, im Sinn einer lockeren Genotyp-Phänotyp-Korrelation. Modifikationen durch den gesamten genetischen Hintergrund des Individuums bzw. epigenetische Effekte sind anzunehmen.

Trotz der unverzichtbaren Möglichkeiten der molekularen Gendiagnostik zeichnen sich inzwischen deren Grenzen ab. Oft haben die klassischen, nicht molekularbiologischen Tests für Stoffwechselkrankheiten noch hohe Priorität: Bestimmungen enzymatischer oder anderer Aktivitäten der fraglichen Genprodukte oder der direkte substantielle Nachweis eines Genprodukts (das außer einem Enzym etwa ein Rezeptor, Transportfaktor, Ionenkanal oder ein anderes Membranprotein usw. sein kann) sowie Tests, die Nah- oder Fernwirkungen eines gestörten Genprodukts auf die Konzentration oder Lokalisation von Stoffwechselpartnern mit biochemischen, immunchemischen, morphologischen (Walter u. Goebel 1988; Ceuterick u. Martin 1992) und anderen Methoden erfassen, kommen in Frage.

Die Kenntnis der ursächlichen Gendefekte bei neurometabolischen Krankheiten sagt meist wenig über den genauen Ablauf der *Pathogenese* bei den Krankheiten aus. Die Defekte führen zu wirkungsgestörten oder unzureichend vorhandenen Funktionsproteinen, manche zu einem Zuviel an pathologischem Genprodukt (z. B. Anhäufung strukturdefekter Proteine bei Prozessen wie Amyloidosen, ferner M. Alzheimer und Prionenkrankheiten, soweit hier Genstörungen einen Teilaspekt darstellen), ohne dass der Ablauf der Zellschädigung oft wirklich klar ist. Funktionsgestörte Genprodukte führen zu Substrat- und Metabolitenungleichgewichten. Neben einem Zuviel an Metaboliten (etwa bei „Speicherkrankheiten" und Organazidopathien) führt ein Zuwenig zu Fehlregulationen angeschlossener Stoffwechselwege. Neben der Konzentration kann auch die Dynamik der Metaboliten sowie der Funktionsproteine, nämlich deren Transport, Sortierung und Lokalisierung, beeinträchtigt sein. Die verschiedenartigen Störungen können wiederum auf die Genebene zurückwirken und die Aktivität weiterer Gene pathologisch modifizieren.

21.1.2 Klassifikationskriterien

Der nächste Teil dieser Einführung bezieht sich auf Kriterien und Gestaltung der Gliederung dieses Beitrags. Einteilungen genetischer Stoffwechseldefekte bedienen sich konkurrierend klinischer, biochemischer (Funktionsprotein-, Metabolitentypen oder Stoffwechselpfade betreffender), zellbiologischer, molekularbiologischer, morphologischer und anderer Kriterien, die unvermeidlich zur Gruppenüberlappung führen. Als Kompromisslösung werden hier verschiedene Gliederungskriterien nebeneinander benützt und Überlappungen oder Aussparungen in Kauf genommen. Das zellbiologische Kriterium der *subzellulären, organellenbezogenen Lokalisation der gestörten Genprodukte* und/oder konzentrationsveränderten Enzymsubstrate bzw. Metaboliten ist oft recht eindeutig. Es führt in diesem Beitrag zur Gruppierung von Krankheiten nach der Lokalisation von erkennbaren Störungen in Zellkompartimenten wie Lysosomen, Peroxisomen, Mitochondrien (evtl. Plasmamembran) (Becker 1992; Kendall 1992). Als weniger brauchbar hat sich eine Gruppierung von Krankheiten nach der Lokalisation erkennbarer Störungen im Zytoplasma – ein zu umfassender Begriff – erwiesen.

■ Subzellulär-lokalisatorische Einteilung

Lysosomale Krankheiten

Paradebeispiele neurometabolischer Krankheiten sind die lysosomalen Störungen bzw. Speicherkrankheiten (Neufeld 1991). Bei diesen konnten schon früh die durch Enzymdefekte bedingten Substratanhäufungen im Nervengewebe mit verschiedenen Methoden nachgewiesen werden, und die Vorstellung, die neuronale oder gliale Zelle würde durch die geschwollenen und vermehrten Lysosomen eine fatale Größenzu- und Funktionsabnahme erleiden, dürfte noch immer bedingt richtig sein.

Die unter 21.2 abgehandelten Krankheiten beruhen meist, aber nicht immer, auf Defekten *lysosomaler Enzyme*. Oft finden sich nicht zerlegbare Substrate im hypertrophierten Lysosom angehäuft, können aber dieses und die geschädigte Zelle bisweilen verlassen und in Blut und Urin gelangen. Die Enzyme haben in der Regel ein saures, dem katabolen, lysosomalen Milieu folgendes pH-Optimum. Es gibt auch Störungen lysosomaler Enzyme, bei denen die Evidenz für die Anhäufung einer nicht zerlegbaren Substanz gering ist.

In den Abschnitten 21.2.1 bis 21.2.10 geht es um *Sphingolipidosen*, bei denen meist, aber nicht immer zuckerabspaltende Enzyme (alle Sphingolipide außer Sphingomyelin, Zeramid und bestimmten Subkomponenten enthalten Zucker), sondern teils andere Enzyme oder Funktionsproteine defekt sind. Je nach den Ortseigenschaften der beteiligten Sphingolipide können die Sphingolipidosen als Leukodystrophien, neuronale, neuroviszerale oder viszerale Lipidosen imponieren. Neben den Sphingolipidosen gibt es als nicht Sphingolipid speichernde lysosomale Lipidose z. B. die unter 21.7.3 erwähnte Saure-Lipase-Defizienz.

Ein anderer Teil lysosomaler Störungen beruht ebenfalls auf Defekten zuckerabspaltender Enzyme, wobei die Substrate selten lipidartig und meist kohlenhydratartig sind: Solche *lysosomalen Saccharidosen* (dieser Begriff ist im Einzelfall sehr zu differenzieren) werden unter 21.2.11 bis 21.2.13 und unter 21.6.1 (dort Glykogenose II) aufgeführt.

Der Abschnitt 21.2.14 befasst sich mit den *neuronalen Zeroidlipofuszinosen*. Einige, vielleicht alle Typen dieser Lipopigmentspeicherkrankheiten sind nach heutiger Kenntnis ebenfalls lysosomale Krankheiten und beruhen auf Defekten spezieller lysosomaler Proteasen. Die Lipopigmente scheinen aus der Umwandlung von gespeicherten Proteinen unter Assoziation verschiedener Substanzen hervorzugehen. Diagnostisch ist der bioptisch-ultrastrukturelle Zugang zu Zeroidlipofuszinosen noch führend, da die biochemischen bzw. molekulargenetischen Analysemöglichkeiten kaum etabliert sind.

Peroxisomale Krankheiten

Bei den peroxisomalen Krankheiten (unter 21.3) gehen Defekte peroxisomaler Funktionsproteine kaum mit speicherungsbedingter Hypertrophie der betroffenen Organellen einher. Die Peroxisomen sind ultrastrukturell nur bisweilen geschwollen, sonst unauffällig, auf Membranreste reduziert oder abwesend; pathologische Substratüberschüsse verweilen offenbar meist nicht in größeren Mengen am/im gestörten

Peroxisom, sondern finden sich teilweise, z. B. bei *Adrenoleukodystrophien* (Abschn. 21.3.1 und 21.3.2) oder bei *Refsum-Krankheit* (Abschn. 21.3.3), auch lysosomal, etwa in Makrophagen wieder, liegen frei im Zytoplasma oder werden in das Blut abgegeben.

Bestimmte peroxisomale Störungen haben, manchen primären lysosomalen Störungen nicht unähnlich, ein hohes „Leukodystrophiepotenzial" und, bei Konzentrationsveränderungen mehrerer von der Organellenfunktion abhängiger Metaboliten, „Dysmorphiepotenzial".

Mitochondriale Krankheiten

Aufgrund der Komplexität der mitochondrialen Funktionen und ihrer Verknüpfung mit zahllosen Stoffwechselwegen sind mitochondriale Krankheiten so heterogen, dass Untergruppierungen der mitochondrialen Störungen nötig sind (Jaksch-Angerer et al. 1999; Gempel et al. 1999). Das Mitochondrium lässt schon nach seinem ultrastrukturellen Aufbau verschiedene Funktionskompartimente vermuten. Tatsächlich sind z. T. Sublokalisationen der Störungen demonstrierbar, zur Untergruppierung werden aber auch andere Kriterien herangezogen.

Die Störungen lassen sich, wie unter 21.4.1 versuchsweise eingeführt und danach so weit als möglich berücksichtigt, bis heute trennen in solche noch unbekannter (s. 21.4.1) und solche bekannter Sublokalisation, wie etwa Störungen der Atmungskette bzw. der oxidativen Phosphorylierung, des Abbaus der Fettsäuren, organischen Säuren und vieler Aminosäuren (21.4.2 bis 21.4.4), sodann der Eintrittsstelle des Pyruvats in den Zitratzyklus (21.4.5) und in diesem selbst, ferner des mitochondrialen Anteils des Harnstoffzyklus (21.5.1). Dabei sind allerdings keineswegs alle Bereiche mitochondrialer Störungsmöglichkeiten abgedeckt.

Gemeinsamkeit des analytischen Zugangs

Überlagernd oder alternativ zu dem bisher besprochenen subzellulär-lokalisatorischen Gliederungskriterium wird auch das Kriterium der Gleichheit oder Ähnlichkeit der quantitativ gestörten Stoffwechselprodukte oder beeinträchtigten Stoffwechselwege sowie der gemeinsame analytische Zugang zu ihnen – teils behelfsmäßig – zur Bildung von Krankheitsgruppen herangezogen.

Was die Gemeinsamkeit des analytischen Zugangs betrifft, so geht ein Hauptteil aller Stoffwechselstörungen, darunter lysosomale, peroxisomale, mitochondriale und andere, mit starken Veränderungen wasserlöslicher bzw. niedermolekularer, verschiedenartigster Metaboliten (z. B. Aminosäurestoffwechselstörungen) einher, die sich in extrazelluläre Räume, Blutfraktionen, Urin, teils Liquor cerebrospinalis fortpflanzen. Die Stoffwechselprodukte werden heute oft hochtechnisiert durch Tandem-Massenspektrometrie in Körperflüssigkeiten und -proben gemeinsam erfasst, jedoch getrennt und hochspezifisch analysiert.

Der gemeinsame technische Zugang zu zahlreichen Stoffwechselstörungen wird in der Praxis oft, aber unzulässig als Zugang zu schlechthin allen Stoffwechselkrankheiten gesehen. Dennoch stellt das gleichzeitige, natürlich sehr vorteilhafte Erfassen sehr vieler, dabei völlig heterogener Krankheitstypen eine Art Gemeinsamkeit derselben her, der wir in der Gliederung unseres Beitrags etwas Rechnung tragen wollen: Die Krankheiten unter 21.4, 21.5 sowie 21.6.1 bis 21.6.3 entsprechen dieser Gemeinsamkeit. Diese aufeinander folgenden Abschnitte sollen daher eine breite Mitte des Beitrags einnehmen, und die darin besprochenen Krankheiten dürfen als eine metabolisch-genetisch zwar nicht schlüssige, praktisch aber einleuchtende große „Bearbeitungsgruppe" wenigstens hier in der Einführung zusammen gesehen werden. Die heterogene Gruppe hat eine kumulative Prävalenz von etwa 1:6000 und umfasst damit grob die Hälfte aller genetischen Stoffwechselstörungen.

Mit dem erwähnten analytischen Zugang wären übrigens noch einige außerhalb der genannten Abschnitte aufgeführten Krankheiten zu erfassen sowie viele aus Platzgründen kaum oder nicht erwähnte Stoffwechselstörungen. Diese sind etwa mit den unter 21.5 abgehandelten Gegenständen vergleichbar und betreffen den oft im Zytoplasma ablaufenden Umsatz von weiteren Aminosäuren, organischen Säuren, Sacchariden und anderen Intermediärprodukten.

Sonstige Einteilungskriterien

Gleichheit oder Ähnlichkeit von gestörten Stoffwechselprodukten oder -wegen, evtl. auch nur die ähnliche Größe der betroffenen Moleküle, stellen für viele der weiteren im Beitrag besprochenen Stoffwechselkrankheiten die Gruppierungskriterien dar.

Makromolekülstörungen

Die Makromolekülstörung (teils auf Substrat-, teils Genproduktebene, wobei die Konzentration, Struktur und/oder Funktion des Makromoleküls gestört sein kann) wurde als provisorisches Kriterium zur lockeren Zusammenfassung der Krankheitsgruppen unter 21.6 benutzt. Diese umfassen Glykogenosen, Amyloidosen, Proteinglykosylierungsstörungen, Myelinstrukturproteindefekte (nur am Beispiel des M. Pelizaeus-Merzbacher gezeigt; weitere wären

z. B. periphere Myelinproteindefekte) und DNA-Reparaturstörungen. Mukopolysaccharidosen und neuronale Zeroidlipofuszinosen reflektieren ebenfalls Makromolekülstörungen, scheinen aber bei den lysosomalen Störungen besser untergebracht.

Kupferstoffwechselstörungen

Kupferstoffwechselstörungen (s. 21.7.1 und 21.7.2) bereiten keine Schwierigkeiten bei ihrer Abgrenzung als Gruppe, sind dabei aber in einer bestimmten Weise auch mitochondriale oder zytoplasmatische Störungen durch die Kupferabhängigkeit mehrerer mitochondrialer und anderer Enzyme.

Cholesterinstoffwechselstörungen

Eine Reihe von Störungen in der Umgebung des Stoffwechsels von Cholesterin und anderen Neutrallipiden wird unter 21.7.3 sehr behelfsmäßig eher als eine Scheingruppe denn als metabolisch begründbare Einheit zusammengefasst: Die Störung bei der Tangier-Krankheit kann dem Mitochondrium zugeordnet werden, das Smith-Lemli-Opitz-Syndrom ist eine Cholesterinbiosynthesestörung, die zerebrotendinöse Xanthomatose eine Gallensäurebildungsstörung, die Wolman-Krankheit eine lysosomale Lipidose mit extremer Anhäufung von Cholesterinestern. Noch andere, teils unklare Störungen werden erwähnt.

Ungeklärte Markstörungen

Wenn unter 21.7.4. verschiedene Myelinstörungen aufgeführt werden, so spiegelt dies die Heterogenität der angesprochenen, nur morphologisch aufgrund der leukodystophischen Komponenten etwas zusammenführbaren Krankheiten wieder. Es gibt keinen gemeinsamen molekularen Nenner, metabolische Grundlagen zu den Krankheiten fehlen fast völlig. Dennoch ist der Verdacht auf neurometabolische Störungen groß, und genetische Ursachen sind durch Familienbeobachtungen meist außer Zweifel. Erwähnt werden M. Alexander (megalenzephale Leukodystrophie), „orthochromatische Leukodystrophien" (rein neuropathologischer Begriff, teilweise deckungsgleich mit dem der sudanophilen, d. h. durch neutralfetthaltige Makrophagen histochemisch gekennzeichneten Leukodystrophie) und einige Leukodystrophien mit vorläufiger Typisierung.

■ Weitere neurogenetische Krankheiten mit anzunehmender Ursache im Stoffwechsel

Nach der Vororientierung über Art und Einteilung der hier zu behandelnden Hauptgruppe neurometabolischer Krankheiten folgen nun einige Beispiele neurogenetischer Krankheiten, die noch außerhalb dieser Hauptgruppe liegen dürften. Die Beispiele sollen andeuten, dass neurogenetische Krankheiten eben (fast) immer auch neurometabolische Krankheiten sind, wobei die in die Zuordnung eingehende Bewertung der metabolischen Komponenten teils noch vorläufig ist und eher keine prinzipiellen Unterschiede berücksichtigt.

Trinukleotid-repeat-Krankheiten

Die Trinukleotid-repeat-Krankheiten (Riess u. Schöls 1998) sind primär eine Domäne der Molekulargenetik: Zu diesen Krankheiten gehören unter anderem die Chorea Huntington, verschiedene spinozerebelläre Ataxien (darunter Machado-Joseph-Krankheit, Dentatum-Ruber-Pallidum-Luysi-Atrophie), Friedreich-Ataxie, myotone Dystrophie, fragiles X-Syndrom. Das Genprodukt wird hier meist nicht durch Austausch einzelner regelhafter gegen falsche Aminosäuren (z. B. durch Punktmutationen) oder Fehlen bestimmter Proteinteilstücke (Deletionen) usw. gestört. Vielmehr erfolgen die Störungen durch teils extreme, monotone Wiederholungen von Trinukleotiden im Gen. Die Polytrinukleotide kodieren dabei entweder für Vervielfachungsketten üblicher Aminosäuren (z. B. für Polyglutamin), die in die Wildtypproteinsequenzen inseriert werden, oder sie stören die Funktion nichtkodierender Genbereiche, teils auch der Introns. Man stellt sich vor, dass die Polyaminosäureinsertionen das übrige, unveränderte Genprodukt, das durchaus auch enzymartige Funktionen haben kann, räumlich verbarrikadieren („loss of function").

Da die Trinukleotid-repeat-Krankheiten meist dominant vererbt werden (Friedreich-Ataxie jedoch autosomal-rezessiv, Fragiles-X-Syndrom X-chromosomal), also durch Heterozygotie auch die Gegenwart von normalem (Wildtyp-)Protein zulassen, überlegt man auch, ob die Polyaminosäuren (oder auf genetischer Ebene die Repeatketten selbst) evtl. räumliche Fernwirkungen ausüben, d. h. den etwa vorhandenen Wildtyppartner des Proteins (oder Gens) oder andere Proteine (Gene) aktiv („gain of function") stören können. Jedenfalls schützt die Gegenwart des Wildtypproteins des einen Allels, z. B. bei der Chorea Huntington in Form normalen Huntingtins (eines mitochondrialen Proteins), nicht vor der Krankheit, im Gegensatz zum Wildtypprotein bei heterozygoten Überträgern der rezessiv erblichen, diesen Beitrag beherrschenden Krankheiten.

Eine genetische Besonderheit ist die Antizipation, d. h., die Länge der Trinukleotidrepeats kann von Generation zu Generation wachsen („dynamische Mutation"): Wenn bei einem Elternteil eines Patienten eine gerade noch nicht kritische Länge erreicht ist, entwickelt sich bei diesem Patienten bereits eine krankheitserzeugende Länge, und bei seinen möglichen Nachkommen können sich noch größere Längen mit der Folge noch schwererer Krankheit ausbilden.

Hier sei noch die *Friedreich-Ataxie* betont als Beispiel dafür, dass neben dem Trinukleotidmechanismus auch die Kriterien einer traditionell definierten Stoffwechselkrankheit aufscheinen können: Bei der Krankheit kommen außer Trinukleotidmutationen auch Punktmutationen im FRDA-Gen vor, das für Frataxin kodiert. Defekte dieses mitochondrialen Proteins führen zu reduzierter oxidativer Phosphorylierung in Skelett- und Herzmuskel.

Spinale Muskelatrophien

Die neuromuskuläre Störung durch Verlust motorischer Vorderhornzellen z. B. bei M. Werdnig-Hoffmann beruht offenbar meist auf nukleären Stoffwechselstörungen, z. B. in der RNA-Transkription oder -spleißung, aufgrund von genetisch gestörtem Survival-motor-neuron-Protein mit seiner erniedrigten Konzentration im Zellkernplasma. Das Gen war vor dem Protein bekannt und zeigt bei der rezessiv-erblichen Krankheit meist Deletionen, selten Punktmutationen.

Hereditäre motorisch-sensorische Neuropathien

Der Morbus Charcot-Marie-Tooth (z. B. mit Hohlfuß- und Klauenhandbildung oder auch Drucklähmungsempfindlichkeit der Nerven) und andere demyelinisierende Neuropathien (mit bald 20 beteiligten Genorten) können heute z. T. als Stoffwechselstörungen durch Defekte oder duplikative Vermehrung von Proteinen des peripheren Myelins (Proteine P0 bzw. PMP22) oder, bei einer X-chromosomalen Form, durch Defekte des Connexins 32 (eines Gap-junction-Kanalproteins der Schwann-Zellen und Oligodendrozyten, daher auch zentralnervöse Beteiligung) oder gar durch Defekte im Transkriptionsfaktor EGR2 angesprochen werden.

Neurofibromatose I (M. Recklinghausen)

Bei diesem Extrembeispiel einer nichtklassischen Stoffwechselkrankheit zeigt sich nach Identifizierung des betroffenen Gens, dass das Genprodukt, Neurofibromin, offenbar enzymartige Eigenschaften hat, die bei der Krankheit durch Deletion entsprechend kodierender Genabschnitte fehlen.

Transmitterstoffwechselstörung bei Parkinson-Krankheit

Bei der Krankheit ist der lokal im Gehirn gestörte Dopaminstoffwechsel lange bekannt (Riess et al. 1999). Inzwischen kennt man familiäre Krankheitsformen und 4 Genorte sowie teils zugehörige stoffwechselaktive Genprodukte (z. B. α-Synuklein mit einer Rolle in präsynaptischen Endigungen, ferner Parkin), die bei Patienten mutiert sein können. Das α-Synuklein – mutiert oder unmutiert – kommt in den neuropathologisch nicht selten als Parkinson-assoziiert beschriebenen Lewy-Körpern sowie in Gehirnen bei Multisystematrophien und M. Alzheimer manchmal vermehrt vor. Ein wesentlicher Teil der Parkinson-Fälle scheint mitochondrial, durch Störung des Komplexes I der Atmungskette ausgelöst oder modifiziert zu werden (s. 21.4.1, 21.4.2).

Diese und weitere Beispiele genetischer, neuropathologisch bedeutungsvoller Krankheiten mit vermutetem oder aber gesichertem, die Aufnahme in den vorliegenden Beitrag eigentlich forderndem Stoffwechselbezug werden in anderen Kapiteln behandelt, so die neuroaxonalen Dystrophien (Kap. 12), die Systematrophien einschließlich amyotropher Lateralsklerose (Gendefekt vermutet), OPCA oder der dominant erblichen tuberösen Sklerose (s. Kap. 13), CADASIL (Kap. 6), Ionenkanalkrankheiten wie maligne Hyperthermie (Kap. 35), Neuropathien bei Porphyrien (Kap. 26) oder Muskelerkrankungen aufgrund nachgewiesener Genstörungen (Kap. 33).

21.2 Lysosomale Krankheiten

21.2.1 Metachromatische Leukodystrophie und Varianten

Die metachromatische Leukodystrophie (MLD) ist die klassische, biochemisch definierte Entmarkungskrankheit (Cervós-Navarro 1991; Lyon et al. 1996; Moser 1996; Scriver et al. 2001). Ursache sind, falls nicht bei Varianten anders angegeben, Mutationen im Arylsulfatase-A-Gen. MLD kann als Sulfatidlipidose bezeichnet werden.

Sulfatid ist ein sulfathaltiges Sphingolipid. Die Sulfatgruppe wird vom Sulfatidmolekül (Sulfogalaktosylzeramid) normalerweise durch die Arylsulfatase A (Sulfatidase) abgespalten, um den notwendigen Abbau des Sulfatids zu leisten. Bei der MLD fehlt die Aktivität der Arylsulfatase A, wodurch sich Sulfatid als eines der Hauptmyelinlipide anstaut. Der Anstau führt zum Zerfall der Markscheiden, deren stark sulfatidhaltige Trümmer schließlich von einwandernden Makrophagen („Myelophagen") aufgenommen werden.

Der Enzymdefekt bedingt in der Oligodendroglia- und Schwann-Zelle und damit in der Markscheide ein Sulfatidübergewicht, liegt aber in gleicher Weise in den Myelophagen vor, wo das vermehrte Sulfatid liegen bleibt und die positive histochemische Metachromasiereaktion (Metachromasie: Farbumschlag durch dicht gruppierte Sulfat- oder andere saure Gruppen) hervorruft. Metachromasie wird bei MLD auch in der zerfallenden Markscheide selbst, z. T. in Nervenzellen, ferner extraneural, z. B. in Nierentubuli sowie in den Gallenwegen (entsprechende klinische Symptome möglich!), teils in großen Mengen, aber auch ubiquitär, z. B. in histiozytären Zellen, gefunden: Sulfatid ist ein myelintypisches, auch nierentypisches und doch ubiquitäres Sphingolipid.

Die MLD, die als rezessiv-erbliche Krankheit Mutationen auf beiden Arylsulfatase-A-Allelen voraussetzt, tritt mit einer Frequenz von wohl bis zu 1:40 000 auf; damit beträgt die Heterozygotenfrequenz ca. 1:100.

■ **Klinik.** Das klinische Bild lässt sich grob in spätinfantile, juvenile und adulte (viel seltenere) (Baumann et al. 1991) Verläufe einteilen. Symptome sind z. B. am Beginn Gangstörung (spätinfantile MLD), Lern- und Schreibstörung (juvenile MLD), psychotiforme Bilder (adulte MLD). Später folgen gestörter Muskeltonus, Ataxie und spastische Tetraparese, begleitet von Abnahme der (insbesondere motorischen) Nervenleitgeschwindigkeit, evtl. Liquoreiweißerhöhung, eher selten epileptische Anfälle und schließlich Demenz, Kachexie und Enthirnungsstarre. Neuroradiologische Zeichen von Leukodystrophie sind teils sehr früh festzustellen.

■ **Diagnostik.** Die intravitale Diagnostik erfolgt durch biochemische Bestimmung der Arylsulfatase-A-Aktivität in Leukozyten aus EDTA-Blut oder gezüchteten Hautfibroblasten bzw. pränatalem Material. Der lipidbiochemische Nachweis der erhöhten Sulfatidausscheidung im Urin ist zusätzlich oft hilfreich.

Die *morphologische Biopsiediagnostik* aus markhaltigen Nerven wie dem N. suralis ist (nicht immer) aussagekräftig und zeigt degenerierte und rarefizierte Nervenfasern, dünne Markscheiden sowie scholliges metachromatisches Material (Abb. 21.1 c). Die feinstrukturell granuläre Form dieses Materials in Schwann-Zellen, endoneurialen und vor allem histiozytären Zellen löst sich ultrastrukturell teilweise in pseudokristalline Sulfatidablagerungen mit prismatischen Strukturen, „Fischgräten-" oder „Tuffsteinmustern" auf (Abb. 21.1 d–f).

In den Schwann-Zellen sind auch lysosomale Membranspeicherkörper, teils nach Art von „Myelinfiguren" oder Zebrakörpern, zu beobachten.

■ **Neuropathologie.** Die zerebrale Entmarkung (Abb. 21.1 a) spart typischerweise die U-Fasern aus, ist aber sonst diffus verteilt. Das grau verfärbte, sklerotische, dicht mit Gliafasern durchsetzte Marklager enthält große Mengen diffus verteilter Myelophagen (Abb. 21.1 b), die z. B. in der Hirsch-Peiffer-Färbung mit metachromatischen Granula gefüllt sind. In den Neuronen aller Kerngebiete können ultrastrukturell lysosomale Membrankörper – meist in nicht exzessiver Menge – gefunden werden, wohingegen kortikale und periphere Nervenzellen weitgehend ausgespart sind. Ubiquitäre histiozytäre Zellen können solche Membrankörper und Fischgräten- oder Tuffsteinmuster zeigen.

■ **Therapie.** Therapeutisch wird bei MLD manchmal die Knochenmarktransplantation versucht. Nur bei noch kaum neurosymptomatischen und eigentlich nicht bei infantilen, sondern bei langsameren Verläufen ist ein Hinauszögern des Endes möglich.

■ Mukosulfatidose

Die MLD hat Beziehung zu zwei weiteren, durch Mutationen auf anderen Genen verursachten lysosomalen Speicherkrankheiten, der Mukosulfatidose (multipler Sulfatasemangel) und der „MLD mit normaler Arylsulfatase-A-Aktivität" (Sulfatidaktivatormangel).

Die Mukosulfatidose kann als *MLD kombiniert mit Mukopolysaccharidose* aufgefasst werden; das mutierte Gen ist noch unbekannt, seine Funktion als Lieferant eines Faktors für die post- oder kotranslationale Modifikation fast aller Sulfatasen ist jedoch identifiziert. Bei der Krankheit zeigen neben der Arylsulfatase A die Arylsulfatase B und andere Sulfatasen eine verminderte Aktivität.

Klinisch treten dysmorphe Zeichen, Knochenstörungen, im Blutausstrich evtl. Alder-Granulationen, nicht selten Organvergrößerungen zu den Symptomen der MLD hinzu. Eventuell kommt es zur Ichthyosis der Haut (durch Defekt der Steroidsulfatase); die Krankheit ist dann eine der „Neuroichthyosen". Mukopolysaccharidurie ist möglich.

■ MLD mit normaler Arylsulfatase A

Die MLD mit normaler Arylsulfatase A beruht auf Mutationen im Prosaposin-Gen (s. 21.2.10), das für Saposinproteinsequenzen kodiert. Eine davon ist Saposin B, der Sulfatidaktivator, der das Sulfatid für den Angriff der Arylsulfatase A zugänglich

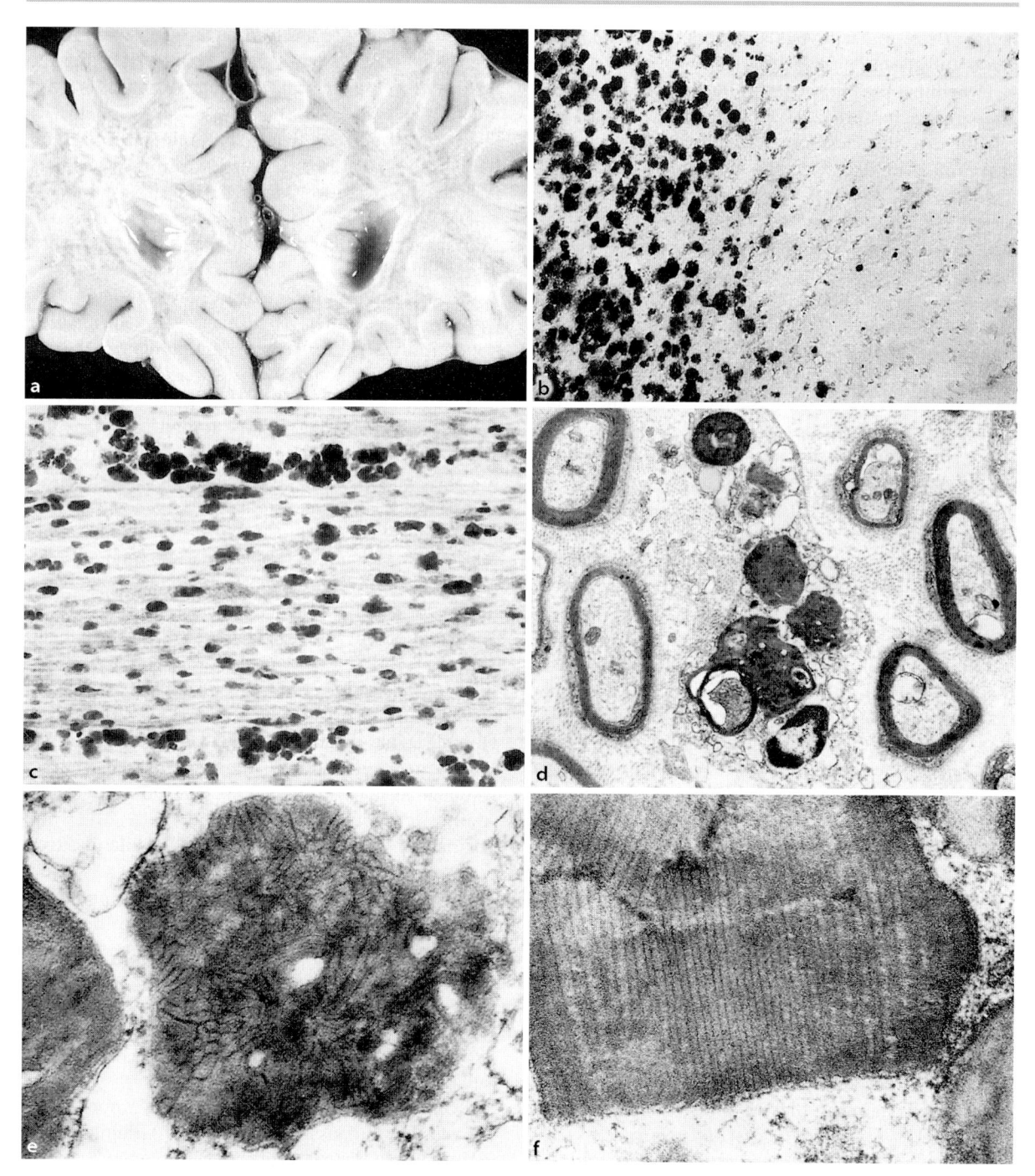

Abb. 21.1 a–f. Metachromatische Leukodystrophie. **a** Schwere Markdestruktion und erweiterte Vorderhörner. **b** Mark-Rinden-Grenze mit massiver Sulfatidablagerung in Myelophagen des Marklagers (*links*). Im Kortex (*rechts*) sind einzelne Makrophagen eingestreut (Pseudoisozyaninfärbung, Gefrierschnitt, Vergr. 40:1; Aufnahme von H.U. Benz). **c** Biopsie aus einem peripheren Nerv; Einlagerung metachromatischer Markscheidenzerfallsprodukte (essigsaure Kresylviolettfärbung, Gefrierschnitt; Vergr. 60:1). **d, e** Peripherer Nerv mit lysosomalen prismatischen Körpern in einem Makrophagen; Vergr. 4000:1 (**a**) bzw. 25000:1 (**b**) (Aufnahmen von R. Meyermann). **f** Fischgrätenmuster in lysosomalem Einschluss (Suralisbiopsie, Vergr. 100000:1; Aufnahme von H. Opitz)

macht („solubilisiert"), aber auch auf andere Sphingolipide in ähnlicher Weise wirkt.

Klinisch liegt im Wesentlichen das Bild der MLD vor, evtl. erweitert um eine stärkere neuronale Beteiligung, die z. B. ultrastrukturell in der Rektumbiopsie erfasst werden kann. Obwohl bisher nicht dokumentiert, dürften auch Nerv- und Hautbiopsie aussagekräftig sein.

Die *Diagnose* wird biochemisch durch Sulfatidumsatzstudien an lebenden Zellen sowie durch Nachweis erhöhter Sulfatidausscheidung im Urin angenähert, erfolgt dann immunbiochemisch mittels Antiserum gegen Sulfatidaktivator und endgültig molekulargenetisch.

Pseudo-Arylsulfatase-A-Mangel

Der Pseudo-Arylsulfatase-A-Mangel (Scriver 2001) löst keine Krankheit aus: Jeder 10.–20. Mensch hat, durch genetische Polymorphie im Arylsulfatase-A-Gen bedingt, eine niedrige oder sehr niedrige Arylsulfatase-A-Aktivität (z. B. 15% der normalen Aktivität oder weniger), ohne Symptome der MLD zu entwickeln, deren Auftreten an einen noch niedrigeren Aktivitätsspiegel gebunden ist. Es wird vermutet, dass die Kombination von heterozygotem Zustand für MLD und heterozygotem Zustand für Pseudo-Arylsulfatase-A-Mangel das Auftreten von Bildern begünstigen kann, die der multiplen Sklerose ähnlich sind.

21.2.2 Krabbe-Krankheit (Globoidzellleukodystrophie)

Der Morbus Krabbe ist neben der metachromatischen Leukodystrophie die zweite durch gestörten Sphingolipidabbau ausgelöste Leukodystrophie (Literatur: Cervós-Navarro 1991; Lyon et al. 1996; Moser 1996; Scriver et al. 2001). Wenn bei der metachromatischen Leukodystrophie die Speicherung des Sphingolipids Sulfatid bio- und histochemisch leicht gezeigt werden kann, so gelingt dies für das entsprechende myelintypische Lipid (formal das um die Sulfatgruppe verkürzte Sulfatid, das dann Galaktosylzeramid, auch Galaktozerebrosid heißt) bei der Krabbe-Krankheit nicht ohne weiteres. Die Vermehrungen von Galaktozerebrosid und Psychosin (s. unten) nachzuweisen, erfordert gewebslokale Feinanalysen bzw. empfindliche biochemische Methoden.

Dennoch ist es formal berechtigt, bei der Krabbe-Krankheit von *Galaktozerebrosidose* zu sprechen. Ursache sind Mutationen im GALC-(β-Galaktozerebrosidase-)Gen. Galaktozerebrosid wird bei seinem normalen Abbau von der β-Galaktozerebrosidase (einer spezifischen β-Galaktosidase, die von dem bei GM_1-Gangliosidose betroffenen Enzym verschieden ist; s. 21.2.4) in Galaktose und Zeramid zerlegt.

> Bei der Krabbe-Krankheit ist die β-Galaktozerebrosidase hochgradig inaktiv. Schon geringe Vermehrungen von Galaktozerebrosid, aber vor allem hohe Vermehrungsfaktoren – wenn auch absolut gesehen niedrig bleibende Mengen – eines zytotoxischen Spurenlipids (Galaktosylsphingosin: Psychosin vom Galaktosetyp, das ist seiner Fettsäure entblößtes Galaktozerebrosid) scheinen den nicht völlig geklärten Entmarkungsprozess in Gang zu bringen. Bei diesem treten aus einwandernden Makrophagen gebildete, evtl. PAS-positive Riesenzellen (Globoidzellen) auf, in denen Galaktozerebrosid vermehrt ist.

Die Krabbe-Krankheit tritt in Mittel- und besonders Nordeuropa mit einer Frequenz bis zu 1:50 000 auf (Heterozygotenfrequenz wohl etwas geringer als 1:100).

Klinik.
Bei der *früh einsetzenden* Form (ca. 90% der Fälle) der Krabbe-Krankheit kommt es meist um den 4. Lebensmonat (aber fast nie schon neonatal) zu einem erhöhten Muskeltonus bei abgeschwächten Eigenreflexen, zu Krampfbereitschaft, Schreiattacken und psychomotorischem Entwicklungsstillstand. Wenig später entwickeln sich Tetraspastik mit rückwärts überstrecktem Kopf sowie massives Krampfgeschehen. Die Liquoreiweißerhöhung auf das etwa 2- bis 10fache der Norm bei normaler Zellzahl und Verminderung der Nervenleitgeschwindigkeit sind diagnostisch zentrale Parameter. Optikusatrophie, zentrale Fieberschübe, schließlich Enthirnungsstarre gehen dem Tod im Alter von 1–3 Jahren voraus.

Die *spät einsetzende Form* der Krabbe-Krankheit (Lyon et al. 1996), bei der evtl. einige Prozent der normalen β-Galaktozerebrosidase-Aktivität biochemisch gerade noch nachweisbar sind, verläuft im Altersbereich von 2–15 Jahren (ganz selten auch adult). Am Beginn können Sehstörungen (okzipitaler Beginn der Entmarkung) und Gangstörungen stehen, später folgen generalisierte Ataxie, Spastik und Demenz. Wechselndes oder geringes Krampfgeschehen, Tetraparese und Kachexie kennzeichnen Spät- oder Endstadien, wobei scheinbar stabile Zwischenstadien eingeschaltet sein können. Die Liquoreiweißerhöhung kann auf eine Tendenz zu „hochnormalen" Konzentrationen reduziert sein, mittlere oder niedrige Normalwerte findet man eigentlich nie. Die Nervenleitgeschwindigkeit nimmt erst während des späteren Verlaufs ab.

Es gibt Einzelberichte über partiell erfolgreiche Knochenmarktransplantation bei Spätfällen der Krankheit.

Diagnostik.
Die intravitale Diagnostik erfolgt bei den obigen Symptomen und oft massiven, neuroradiologisch belegbaren Entmarkungszeichen durch biochemische Bestimmung der β-Galaktozerebrosi-

dase-Aktivität (in wenigen Speziallabors) in Leukozyten aus EDTA-Blut, gezüchteten Hautfibroblasten und pränatalem Material. Molekulargenetisch kennt man zwar häufige Mutationen (darunter eine große Deletion, die oft mit einem bestimmten, auf dem Gen aber distanten Polymorphismus kombiniert ist), aber auch ein großes Mutationsspektrum.

Die *elektronenmikroskopische Biopsiediagnostik* (Peiffer 1982, 1984) aus Haut (Nerv i. Allg. nicht erforderlich) zeigt in Schwann-Zellen markhaltiger Fasern, endoneuralen Histiozyten und oft ekkrinen Schweißdrüsen sog. Krabbe-Spieße (Abb. 21.2 d), das sind nadel-, sichel- oder bajonettförmige Gebilde, die oft Spalten umschließen und aus Galaktozerebrosid bestehen sollen.

■ **Neuropathologie.** Das hydrozephale und atrophische Gehirn (mit Kalkstippchen in den Basalganglien) ist meist extrem entmarkt (U-Fasern meist erhalten), das ehemalige Marklager ein graues, schmales, sklerotisch verhärtetes Band (Abb. 21.2 a). Dieses enthält bei kaum sudanophiler Reaktion lichtmikroskopisch die PAS-positiven Globoidzellen (Abb. 21.2 b), das sind mehrkernige Riesenzellen mit einer gewissen Gefäßbeziehung, die noch mehr bei einem weiteren PAS-positiven Zelltyp, den teils in Nestern angeordneten, einkernigen Epitheloidzellen, auffallen kann. Beide Zelltypen entsprechen der monozytären Reihe. Ein dichtes Gliafasernetz ersetzt die untergegangene Oligodendroglia. Der zerebrale Kortex samt Nervenzellen kann weitgehend unauffällig bleiben. Kerngebiete wie Dentatum und Nucleus olivaris zeigen sekundäre Lichtungen der Ganglienzellen, die selbst kein Lipid speichern.

Eine subklinische Generalisation der Krankheit ist ultrastrukturell durch Vorkommen von Krabbe-Spießen (s. oben) nicht nur in den globoiden, son-

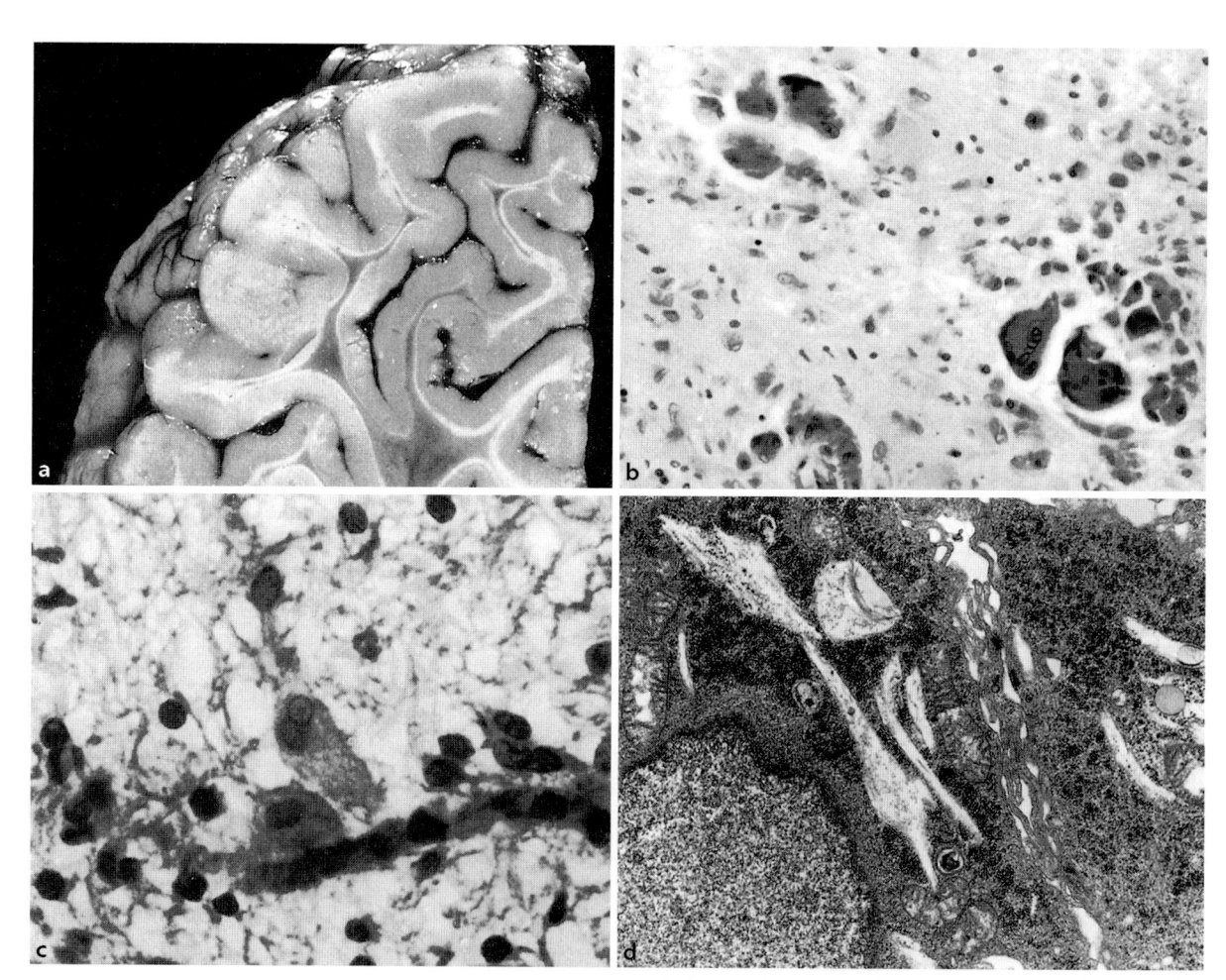

Abb. 21.2 a–d. Morbus Krabbe. **a** Spätform bei einem 6 Jahre alten Jungen (Globoidzellleukodystrophie). Das grau verfärbte Marklager ist fast vollständig abgebaut und sklerotisch (Aufnahme von N. Breitbach, Präparat von F. Gulotta). **b** Infantiler M. Krabbe mit Nestern von Globoidzellen im Marklager (PAS, Vergr. 150:1). **c** Fetaler M. Krabbe mit 2 perivaskulären Globoidzellen im Rückenmark (HE, Vergr. 550:1; Aufnahme von K. Harzer). **d** „Krabbe-Spieße": spieß-, sichel- und bajonettförmige membranumgrenzte Spalten mit Speichermaterial in 2 epithelialen Schweißdrüsenzellen der Haut (Vergr. 20000:1; Aufnahme von M. Elleder)

dern auch in viszeralen histiozytären und Epithelzellen (z. B. Nierentubuli, Schweißdrüsen) nachweisbar. Bei Feten mit Krabbe-Krankheit sind in der 20. Woche bereits Epitheloid- und Globoidzellen im Rückenmark (wegen der hier frühen Bemarkung) zu finden (Abb. 21.2 c). Gehirne von später einsetzenden Verlaufsformen enthalten bisweilen keine typischen Globoidzellen, bei kaum geringeren Entmarkungsgraden.

Bei einer frühinfantil tödlichen generalisierten Lipidose, Prosaposinmangel (s. 21.2.10), ist die β-Galaktozerebrosidase-Aktivität sekundär, aber vergleichbar stark erniedrigt wie bei Krabbe-Krankheit.

21.2.3 GM$_2$-Gangliosidosen (Morbi Tay-Sachs, Sandhoff u.a.)

Zu den GM$_2$-Gangliosidosen (Cervós-Navarro 1991; Lyon et al. 1996; Moser 1996; Scriver et al. 2001) gehört die klassische *neuronale Speicherkrankheit* mit dem veralteten Namen „infantile amaurotische Idiotie" (M. Tay-Sachs, s. unten). Das vor allem gespeicherte Gangliosid GM$_2$ ist ein Sphingolipid mit 4 Zuckeranteilen („Glykosphingolipid"): N-Acetylgalaktosamin (Hexosamin) plus Galaktose, an die in abzweigender Form eine N-Acetylneuraminsäure (Sialsäure: gangliosidspezifischer Zuckeranteil) gebunden ist, plus Glukose plus Zeramid. Das endständige Hexosamin, das mit dem restlichen Teil des Moleküls β-glykosidisch verbunden ist, wird von diesem normalerweise durch die β-Hexosaminidase A abgespalten, um den Abbau des GM$_2$-Gangliosids zu leisten.

■ Bei M. Tay-Sachs (Ursache: Mutationen im HEXA-Gen, das für die α-Untereinheit, nicht die β-Untereinheit der β-Hexosaminidase A kodiert) fehlt die Aktivität der β-Hexosaminidase A, wodurch sich GM$_2$-Gangliosid vor allem in den Nervenzellen anstaut. Der Anstau führt zur Blähung und schließlich zum Untergang der Nervenzellen.

Ganglioside sind neuronentypische, aber auch ubiquitäre Glykosphingolipide. Der Defekt der β-Hexosaminidase A tritt im homozygoten Zustand der Tay-Sachs-Krankheit bei der Aschkenasim-Bevölkerung mit einer Frequenz von ca. 1:3500 auf (Heterozygotenfrequenz damit ca. 1:30), bei der nichtjüdischen Bevölkerung nur mit ca. 1:350 000 (Heterozygotenfrequenz ca. 1:300).

Der Defekt der β-Hexosaminidase A in Kombination mit jenem der β-Hexosaminidase B löst eine der Tay-Sachs-Krankheit sehr ähnliche GM$_2$-Gangliosidose, den M. Sandhoff aus (GM$_2$-Gangliosidose, Variante 0; Ursache: Mutationen im HEXB-Gen, das für die β-Untereinheit der β-Hexosaminidase A, sowie für die β-Hexosaminidase B kodiert), die – nicht gehäuft unter der jüdischen Bevölkerung – eine Frequenz um 1:100 000 haben dürfte (Heterozygotenfrequenz ca. 1:160).

■ **Klinik.** Das klinische Bild zeigt am Beginn, im Alter von einigen Monaten, den Verlust erworbener Fähigkeiten wie Lächeln, Greifen, Kopfkontrolle (falls sie erreicht wurden). Gestörter, meist schlaffer Muskeltonus, epileptische Anfälle, Sehstörung mit Auftreten des „kirschroten Flecks" in der Macula lutea (Tabelle 21.1) werden meist bis zum Ende des 1. Lebensjahrs deutlich. Blindheit, Schluckstörung, Megalenzephalie (nicht immer), Krampfgeschehen, übersteigerte Reaktion auf Geräusche, Froschhaltung (angezogene Beine trotz überwiegender Muskelschlaffheit) begleiten die völlige Neurodegeneration. Der Tod tritt häufig im 2. und 3. Lebensjahr ein.

Spätinfantile, juvenile und adulte (seltene) Verläufe von GM$_2$-Gangliosidosen zeigen demenzielle

Tabelle 21.1. Krankheiten mit „kirschrotem Fleck" am Augenhintergrund (durch die atrophische Macula lutea rot, bei Farbigen eher schwarz durchscheinende Aderhaut)

Krankheit	Vorkommen
■ GM$_2$-Gangliosidosen (s. 21.2.3)	Infantil sehr häufig, juvenil und adult fast nie
■ GM$_1$-Gangliosidosen (s. 21.2.4)	Infantil oft, später kaum oder nicht
■ Niemann-Pick-Typen A und B (s. 21.2.6)	Infantil oft, später bisweilen in abgewandelter Form (Macular-halo-Syndrom)
■ Niemann-Pick-Typ C (s. 21.2.7)	Infantil manchmal, später kaum
■ M. Farber (s. 21.2.9)	Beim neurologisch progressiven Subtyp eher als bei anderen Subtypen
■ Sialidose, Galaktosialidose (s. 21.2.11)	Infantil nahezu immer, später nicht selten
■ Cherry-red-spot-myoclonus-Syndrom (s. 21.2.11)	Infantil nahezu immer, später nicht selten
■ Metachromatische Leukodystrophie (s. 21.2.1)	Selten

Außerdem kann der kirschrote Fleck bei Verschluss der A. centralis retinae, bei Berlin-Ödem und Zwischenhirnsyndrom auftreten.

Entwicklung, verschiedene Epilepsieformen, spinozerebelläre Symptome, teils mit Spastik, ferner bisweilen Augenbewegungsstörungen, jedoch geringe retinale Degeneration. Spätfälle können an die Friedreich-Ataxie oder amyotrophische Lateralsklerose erinnern. – Leichtere viszerale und evtl. kardiale Beteiligung am Speichergeschehen werden bei der Sandhoff-Krankheit beobachtet.

■ **Diagnostik.** Die intravitale Diagnostik erfolgt durch biochemische Bestimmung der Aktivitäten der β-Hexosaminidasen A und B in Leukozyten aus EDTA-Blut (auch Serum bzw. Plasma), gezüchteten Hautfibroblasten oder pränatalem Material. Der biochemische Nachweis einer erhöhten Ausscheidung von β-Hexosamin-tragenden Oligosacchariden im Urin ist bei der Sandhoff-Krankheit hilfreich.

Die *morphologische Biopsiediagnostik* aus der Haut zeigt ultrastrukturell z.B. in Schwann-Zellen oder terminalen Axonen konzentrisch oder parallel geschichtete lysosomale Membrankörper (etwa wie Abb. 21.6a). Bei der Sandhoff-Krankheit können weitere Zelltypen teils pleomorphe Einschlüsse enthalten.

Die *Rektumbiopsie*, obwohl diagnostisch meist nicht erforderlich, bietet eine Fundgrube lichtmikroskopischer, histochemischer und ultrastruktureller Speichereffekte in den submukösen oder besser myenterischen, geblähten Neuronen bei GM_2-Gangliosidosen. Die Ultrastruktur der „membranous cytoplasmic bodies" (s. unten) ist nachweisbar, z.T. auch in den geblähten Fortsätzen der Neurone („Meganeuriten").

Das nur bei der Tay-Sachs-Krankheit deutlich vergrößerte Gehirn (Gewicht bis zu 40% erhöht) ist von erhöhter Konsistenz, offenbar durch massive Gliafasereinlagerung nach generalisiertem Nervenzelluntergang, und zeigt dazu eine sekundäre diffuse Entmarkung. Der größte Teil der noch vorhandenen Nervenzellen ist gebläht (Abb. 21.3b) durch LFB- und sudanschwarzpositive lysosomale (Gangliosid-)Speichergranula (Abb. 21.3a). Im Paraffingewebe färbt die PAS-Reaktion das gliale, aber kaum das neuronale Speichermaterial.

Ultrastrukturell begegnet man den lysosomalen Speichergranula als oft konzentrisch geschichteten Membrankörpern (membranous cytoplasmic bodies) und findet sie auch in Astrogliazellen (sowie z.B. schon im Gehirn befallener, unter 20 Wochen alter Feten). Bei der Sandhoff-Krankheit ist der Nervenzellverlust (desgleichen die sekundäre Entmarkung) etwas geringer, die allgemeine Nervenzellblähung aber dem Befund bei Tay-Sachs-Krankheit vergleichbar. Bei den späteren, selteneren Formen der GM_2-Gangliosidose steht die allgemeine

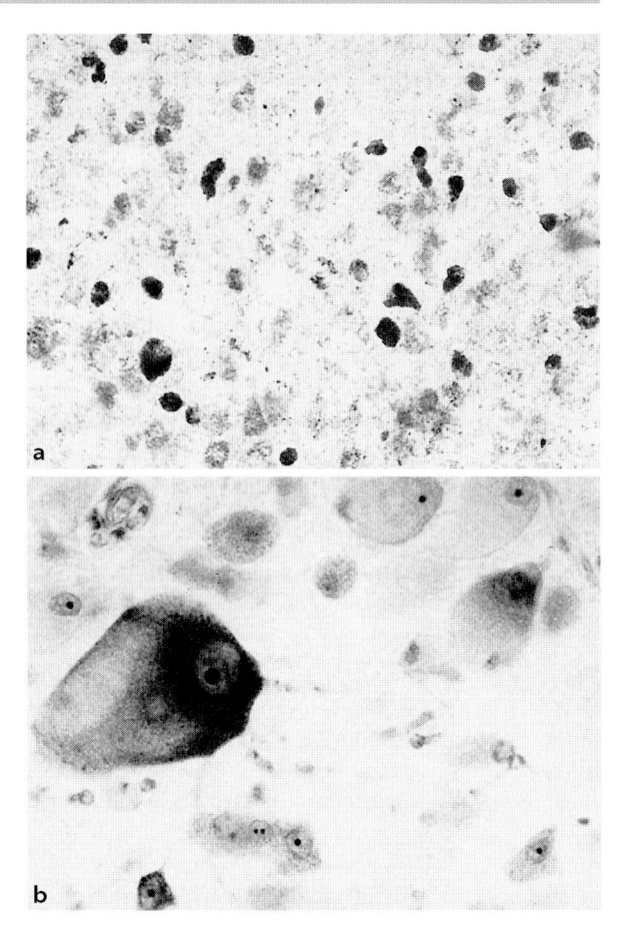

Abb. 21.3a, b. GM_2-Gangliosidose (Morbus Tay-Sachs). **a** Lipidspeicherung in kortikalen Neuronen (Sudanschwarz B, Gefrierschnitt, Vergr. 160:1). **b** Ballonierte Ganglienzellen (gleicher Fall wie **a**). Vergleiche die gering geblähten Neuronen am unteren Bildrand (Kresylviolett, Vergr. 400:1; Aufnahmen von N. Breitbach)

Hirnatrophie im Vordergrund, die feinstrukturellen Befunde gleichen aber jenen bei Tay-Sachs- und Sandhoff-Krankheit. Die Sandhoff-Krankheit ist (zwar in geringem Grad) durch viszerale, z.B. histiozytäre Speicherung generalisiert, wobei außer GM_2-Gangliosid weitere Lipid- und Saccharidsubstrate auftreten (durch zusätzlichen Defekt der β-Hexosaminidase B, s. oben).

Bei einer besonderen Form der GM_2-Gangliosidose („B_1-Variante") ist die Mutation des HEXA-Gens derart, dass nur eine Bindungsstelle für Enzymsubstrate an der β-Hexosaminidase A, anstatt sonst 2 Stellen, gestört ist, was für die Technik der Aktivitätsbestimmung berücksichtigt werden muss. Ferner existiert außer den HEXA- und HEXB-Genen noch ein drittes Gen (GM_2-Aktivator-Gen), dessen Mutation eine GM_2-Gangliosidose („AB-Variante"), jedoch mit normalen β-Hexosaminidase-Aktivitäten, auslöst. Das von diesem Gen kodierte spezielle, GM_2-Aktivator genannte Aktivatorprotein (s. 21.2.10) ist im Normalfall zur Verfügbarmachung des GM_2-Gangliosids für den Angriff der β-Hexosaminidase A unerlässlich, und seine Defizienz bedingt die GM_2-Gangliosidose vom Aktivatormangeltyp. Analog, jedoch durch Defekt eines anderen Aktivatorprotein-Gens, wird die metachromatische Leukodystrophie vom Aktivatormangeltyp ausgelöst (s. 21.2.1 und 21.2.10).

21.2.4 GM_1-Gangliosidose

Die GM_1-Gangliosidose („generalisierte Gangliosidose") ist eine klassische neuroviszerale Speicherkrankheit (Cervós-Navarro 1991; Lyon et al. 1996; Moser 1996; Scriver et al. 2001). Ursache sind Mutationen im β-Gal-Gen, das für β-Galaktosidase I kodiert (im Gegensatz zu β-Galaktosidase II, der β-Galaktozerebrosidase; Typ I im Folgenden nur β-Galaktosidase genannt).

Die neuronale Speicherung, die in ihrer Auswirkung derjenigen bei GM_2-Gangliosidosen vergleichbar ist, erfolgt im Wesentlichen durch GM_1-Gangliosid. Dieses ist ein sog. höheres Gangliosid. Es wird durch Abspaltung seiner endständigen Galaktose in GM_2-Gangliosid umgewandelt, das seinerseits durch Abspaltung des endständigen Hexosamins (s. 21.2.3) in GM_3-Gangliosid überführt wird. Vom GM_1-Gangliosid wird die Galaktose an ihrer Bindung zum Hexosamin der Zuckerkette normalerweise durch die lysosomale *β-Galaktosidase* abgespalten, um den Abbau des GM_1-Gangliosids zu leisten. Bei der GM_1-Gangliosidose fehlt Aktivität der β-Galaktosidase, wodurch sich GM_1-Gangliosid in Nervenzellen und teils viszeralen Organen anstaut, aber auch andere Lipid- und Nichtlipidsubstrate (galaktosebegrenzte Oligo- und Polysaccharide und Glykopeptide) vor allem extraneural angehäuft werden.

Obwohl die GM_1-Gangliosidose viele Symptome von Mukopolysaccharidosen und Sphingolipidosen vereinigt und damit ein Kriterium von „Mukolipidosen" (s. 21.2.11) bietet, wird sie im Allgemeinen nicht unter diesen geführt. Krankheiten durch β-Galaktosidase-Defizienz dürften mit einer Frequenz um 1:100 000 auftreten.

■ **Klinik.** Das klinische Bild der GM_1-Gangliosidose zeigt am Beginn, teils unmittelbar nach der Geburt, Leber-Milz-Vergrößerung (selten mit Aszites nach nichtimmunologischem Hydrops fetalis), Dysmorphie des Gesichts und des Schädels sowie Dysostose der Knochen (ähnlich wie bei Mukopolysaccharidose I, vgl. 21.2.12). Neurologisch kommen fehlende Blickfolge, stereotype Bewegungen, Muskelschlaffheit, selten Myoklonien oder Krampfanfälle und Ausbleiben der psychostatomotorischen Entwicklung zum Ausdruck. Der „kirschrote Fleck" (vgl. Tabelle 21.1) der Macula lutea wird in einem großen Teil der Fälle gefunden.

Der Verlauf gleicht in vielen Zügen dem der infantilen GM_2-Gangliosidose (21.2.3). Die Dystrophie infolge starker Leberbeteiligung, aber auch Herz- und Lungenbeteiligung können den Verlauf zusätzlich erschweren, bis zum Tod im Alter von 1–2 Jahren oder früher. Spätere, juvenile und (selten) adulte Verläufe der GM_1-Gangliosidose kommen vor. Viszerale und Knochenbeteiligung, also die generalisierte Speicherung, kann in den Hintergrund treten und somit einer Ähnlichkeit zu den Spätformen der GM_2-Gangliosidose Platz machen.

■ **Diagnostik.** Die intravitale Diagnostik erfolgt durch biochemische Bestimmung der Aktivität der β-Galaktosidase in Leukozyten aus EDTA-Blut, gezüchteten Hautfibroblasten oder pränatalem Material. Der Nachweis einer erhöhten Urinausscheidung von galaktosebegrenzten Oligosacchariden kann hilfreich sein und ist bei den früh verlaufenden Fällen fast immer positiv. Nicht deutlich erhöhte Ausscheidung kann auf eine milde Verlaufsform hinweisen.

Morphologisch geben ebenfalls, nur bei den frühen Verläufen, vermehrte Lymphozytenvakuolisierungen im Blutausstrich und vakuolenhaltige (etwa wie Abb. 21.6a) oder opake (bei Spätformen) Speichermakrophagen im Knochenmarkausstrich oft gute Hinweise. Die *Ultrastruktur der Hautbiopsie* kann teils Vakuolen, teils membranös geschichtete Speicherlysosomen in Fibroblasten, Makrophagen, Endothelien, Schweißdrüsen und Nervenendigungen zeigen, vor allem bei den früh verlaufenden Formen. Die *Rektumbiopsie*, obwohl kaum indiziert, ist so aufschlussreich wie bei GM_2-Gangliosidosen (21.2.3) und zeigt zusätzlich speichernde Histiozyten.

■ **Neuropathologie.** Die Neuropathologie des eher atrophischen, sekundär demyelinisierten Gehirns und des übrigen Zentralnervensystems (z. B. Vorderhorn des Rückenmarks) ist von jener der GM_2-Gangliosidosen in fein- und ultrastruktureller Hinsicht nicht zu unterscheiden. Die Generalisiertheit der Speicherung kann aber feinstrukturell selbst bei späteren Verläufen der GM_1-Gangliosidose nachgewiesen werden. Herz, Lunge, Haut, Viszeralorgane und Niere können makrophagische, fibrozytäre, endotheliale, vegetativ-neuronale und epitheliale Speicherphänomene mit Zytoplasmavakuolen oder ultrastrukturell mit teils lipid-membranös geschichteten Körpern (Speicherlysosomen) zeigen.

Die β-Galaktosidase hat zahlreiche natürliche Substrate, deren Umsatz bei verschiedenen Mutationen unterschiedlich gestört ist; der Unterschied kann so stark sein, dass der β-Gal-Defekt zu der am selben Gen ausgelösten Krankheit, der Mukopolysaccharidose IVB (21.2.13), führt. Bei dieser ist der Anstau von Keratansulfat (durch β-Galaktosidase abbaubares Mukopolysaccharid) höher als bei GM_1-Gangliosidose.

Andererseits gibt es einen nicht am β-Gal-Gen ausgelösten, tief greifenden Mangel an β-Galaktosidase-Aktivität bei der *Galaktosialidose*, das ist, vereinfacht, eine GM_1-Gangliosidose kombiniert mit Sialidose durch Defekt eines übergeordneten Proteins (21.2.11). Analysen des β-Gal-Gens ergaben keine eindeutige Korrelation der Mutationsspektren und klinischen Phänotypen (Riess u. Schöls 1998).

21.2.5 Gaucher-Krankheit

Bei M. Gaucher gibt es neben der klassischen retikulohistiozytären viszeralen Lipidose (Gaucher-Typ 1) zwei weitere Formen, die Typen 2 und 3, die das Zentralnervensystem einbeziehen (Literatur: Cervós-Navarro 1991; Lyon et al. 1996; Moser 1996; Scriver et al. 2001).

Ursache sind Mutationen im GBA-Gen, das für die β-Glukozerebrosidase (lysosomale β-Glukosidase) kodiert. Wenn Galaktozerebrosid (s. Krabbe-Krankheit, 21.2.2) ein myelintypisches Lipid ist, so ist Glukozerebrosid, das Gaucher-Lipid, ein Stammlipid ubiquitärer Sphingolipide, z. B. Blutzellglykolipide, aber auch Ganglioside. Glukozerebrosid wird bei seinem normalen Abbau von der β-Glukozerebrosidase, in Glukose und Zeramid zerlegt. Bei der Gaucher-Krankheit ist das Enzym weitgehend (in vitro mit noch 10–20% der normalen Aktivität), aber nicht absolut inaktiv. Dadurch kommt es zum Anstau von Glukozerebrosid bevorzugt in Makrophagen, die sich in „Gaucher-Zellen" (Hansen u. Graucob 1985) umwandeln (z. B. im Knochenmark, Abb. 21.4 a, und im gesamten retikulohistiozytären System), jedoch kaum zur Speicherung in Epithelien und Nervenzellen.

Die β-Glukosidase-Defizienz (Gaucher-Krankheit) tritt mit einer Frequenz von ca. 1:40 000 oder etwas häufiger auf (Heterozygotenfrequenz ca. 1:100), jedoch um eine Größenordnung seltener mit jenen Mutationen, die eine zentralnervöse Beteiligung bedingen. Umgekehrt hat die viszerale Form bei Aschkenasim eine um eine Größenordnung höhere Frequenz.

■ **Klinik.** Das klinische Bild der infantil-malignen („neuronopathischen") Gaucher-Krankheit (Typ 2)

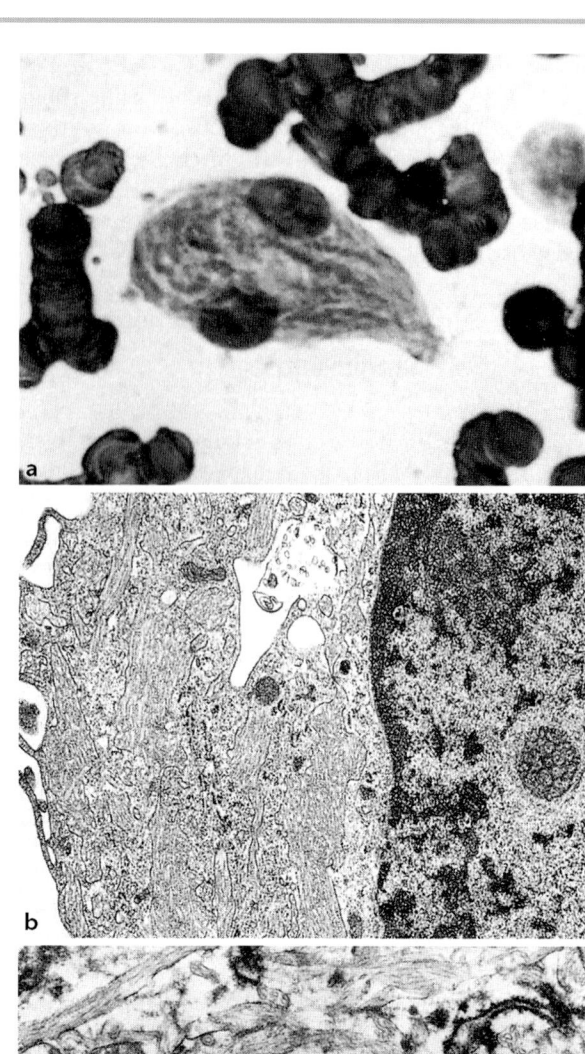

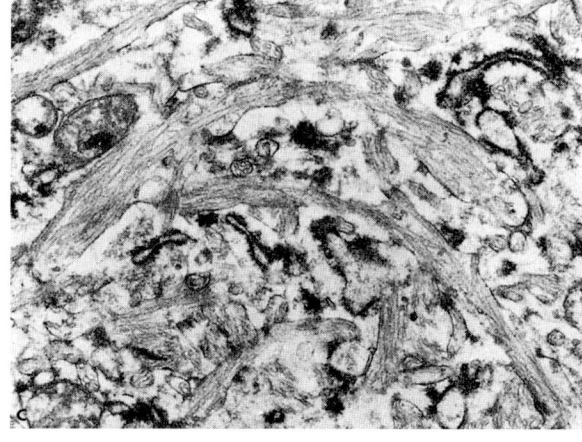

Abb. 21.4 a–c. Gaucher-Krankheit. **a** Gaucher-Zellen im Knochenmarkausstrich mit streifigem Zytoplasma, „geknittertes Seidenpapier" (Pappenheim, Vergr. 800:1; Aufnahme von S. Ziyeh; **b** M. Gaucher mit Zytoplasmaeinschlüssen (der Streifung in a entsprechend); ebenfalls Knochenmarkzelle (Vergr. 9000:1; Aufnahme von N. Breitbach). **c** Konnataler M. Gaucher mit Hydrops fetalis (Leber, Autopsiematerial). Verflochtene Mikrotubuli, „twisted tubules" (Vergr. 33 000:1; Aufnahme von J. Müller-Höcker)

beginnt intrauterin (z. B. mit nichtimmunologischem Hydrops fetalis und Ichthyosis), postpartal oder wenig später mit Leber-Milz-Vergrößerung, Hyperkinesien, Trismus, Strabismus; später folgen Opisthotonus, Myoklonien, generalisierte Krämpfe,

Hautschlaffheit, Stridor, Atemstörungen. Schwerste Retardierung und Dystrophie führt zu einem raschen Ende nach 1–2 Jahren, ohne dass klassische Gaucher-Symptome wie Anämie, Thrombo- und Leukopenie, Knochen- und Lungeninfiltration durch Gaucher-Zell-Massen, Minderwuchs, gelbgraues Hautkolorit bei dem rasch fatalen Verlauf viel zusätzliche Bedeutung gewinnen.

Diese Symptome erschweren jedoch das Bild der juvenil-neuronopathischen Form des M. Gaucher (Typ 3, in Schweden lokal gehäuft als „Norrbottnische Variante"), der nach frühem Beginn eher schleichend, z. B. mit Myoklonusepilepsie, Trismus, Ophthalmoplegie und Demenz, nach etwa 15 Jahren zum Tod führt.

Beim klassischen M. Gaucher (Typ 1) gibt es selten neurologische Einzelsymptome, die z. B. durch evtl. raumfordernde, zentralnervöse Gaucher-Zell-Infiltrate oder als Folge von kleinen Blutungen bei thrombopenischer Gerinnungsstörung erklärbar sind; weitere hämatologische Probleme, aber auch Knochenbeteiligung sind hier zu befürchten.

■ **Diagnostik.** Die intravitale Diagnostik erfolgt durch biochemische Bestimmung der β-Glukozerebrosidase-Aktivität (Speziallabor) in Leukozyten (EDTA-Blut), gezüchteten Hautfibroblasten und pränatalem Material.

Bei der morphologischen Diagnostik ist die *Knochenmarkzytologie* führend; der Geübte erkennt die Gaucher-Zellen mit gestreiftem oder geknittert seidenpapierartigem Zytoplasma (Abb. 21.4a,b). Die morphologische Untersuchung einer Hautbiopsie ist wenig aufschlussreich. Die Entnahme eines geschwollenen Lymphknotens, in dem histiozytäre Speicherzellen ultrastrukturell lysosomale Einschlüsse mit „twisted tubules" (teils aus Glukozerebrosid bestehend) zeigen können (wie Abb. 21.4c), kann in besonderen Fällen sinnvoll sein.

Makroskopisch ist beim Gaucher-Typ 2 das Gehirn evtl. leicht atrophisch. *Mikroskopisch* findet man unter den noch nicht verlorenen zahlreiche geschwollene Neurone (offenbar ohne dass sie biochemisch vermehrt Glukozerebrosid enthalten) und teils sekundäre Entmarkung. Adventitielle, teils PAS-positive Speicherinfiltrate werden gesehen und enthalten wie die Gaucher-Zellen gedrillte tubuläre Ultrastrukturen (wie in Abb. 21.4c), teils als lysosomale „Gaucher-Körper". Ein zytotoxischer, fettsäureloser Abkömmling des Glukozerebrosids (Psychosin vom Glukosetyp) scheint für den Nervenzelluntergang (z. B. im Dentatum) eine Rolle zu spielen (vgl. die Analogie bei Krabbe-Krankheit, 21.2.2). Beim Gaucher-Typ 3 finden sich geschwollene Neurone z. B. im Hirnstamm; sie zeigen in der Ultrastruktur membranöse Einschlüsse.

Unter den Mutationen der β-Glukozerebrosidase (Riess u. Schöls 1998) können einzelne eher dem neuronopathischen oder eher dem viszeralen klinischen Verlauf zugeordnet werden (partielle Genotyp-Phänotyp-Korrelation, ohne dass die messbaren enzymatischen Restaktivitäten korrelieren). Das Vorkommen eines nicht Enzym kodierenden Pseudogens neben dem eigentlichen Gen stellt ein gewisses molekulargenetisches Problem dar. Eine weitgehende Phänokopie des M. Gaucher Typ 3 beruht auf der Defizienz eines Sphingolipidaktivatorproteins, Saposin C (21.2.10), bei normaler β-Glukozerebrosidase. Eine annähernde Kopie des Gaucher-Typs 2 besteht bei der Prosaposindefizienz (21.2.10).

■ **Therapie.** Heute gibt es für die *viszerale Gaucher-Krankheit* (Typ 1) eine wirksame Substitutionsdauertherapie mit einem modifizierten β-Glukozerebrosidasepräparat (teuerstes Medikament überhaupt), das auf Dauer angewandt werden muss. Bei den neuronopathischen Typen der Krankheit werden damit fast nur die viszeralen Symptome beeinflusst. – Beim Gaucher-Typ 3 waren Knochenmarktransplantationen z. T. nachweislich wirksam.

21.2.6 Niemann-Pick-Krankheit mit Sphingomyelinasedefekt (Typen A und B)

Ursache der Niemann-Pick-Typen A und B sind Mutationen im ASM-Gen, das für die saure Sphingomyelinase kodiert (Lyon et al. 1996; Moser 1996; Scriver et al. 2001). Sphingomyelin besteht aus Phosphocholin und Zeramid und wird bei seinem normalen Abbau durch die Sphingomyelinase in diese Komponenten zerlegt.

> Bei der neuroviszeralen Sphingomyelinlipidose, Niemann-Pick-Typ A, ist die Sphingomyelinase praktisch inaktiv, bei der weitgehend nur viszeralen Sphingomyelinlipidose, Niemann-Pick-Typ B, hat sie noch eine geringe Restaktivität.

Sphingomyelin häuft sich in Viszeralorganen und fast ubiquitär in retikulohistiozytären, mesenchymalen Zellen, bei Typ A besonders auch in zentralen und peripheren Nervenzellen an. Da ein Untertyp des Sphingomyelins mit einer C_{24}-Fettsäure ein wichtiges Myelinlipid ist, beeinträchtigt seine Abbaustörung die Markscheide mit. Die Defizienz der Sphingomyelinase (Niemann-Pick A und B) tritt wohl seltener als 1:100000 auf, bei Aschkenasim-Juden jedoch etwas häufiger.

Klinik. Das klinische Bild des Typs A ähnelt dem der frühen GM$_1$-Gangliosidose, nur steht die muskuläre Hypotonie („floppy infant") mehr im Vordergrund, die Epilepsie evtl. mehr im Hintergrund. Der „kirschrote Fleck" der Macula lutea ist meist vorhanden (s. Tabelle 21.1); eine abortive oder modifizierte Form der Makulaveränderung ist bei juvenilen Typ-B-Verläufen manchmal die einzige erkennbare zentralnervöse Veränderung. Das Todesalter liegt bei Typ A meist unter 4 Jahren. Der

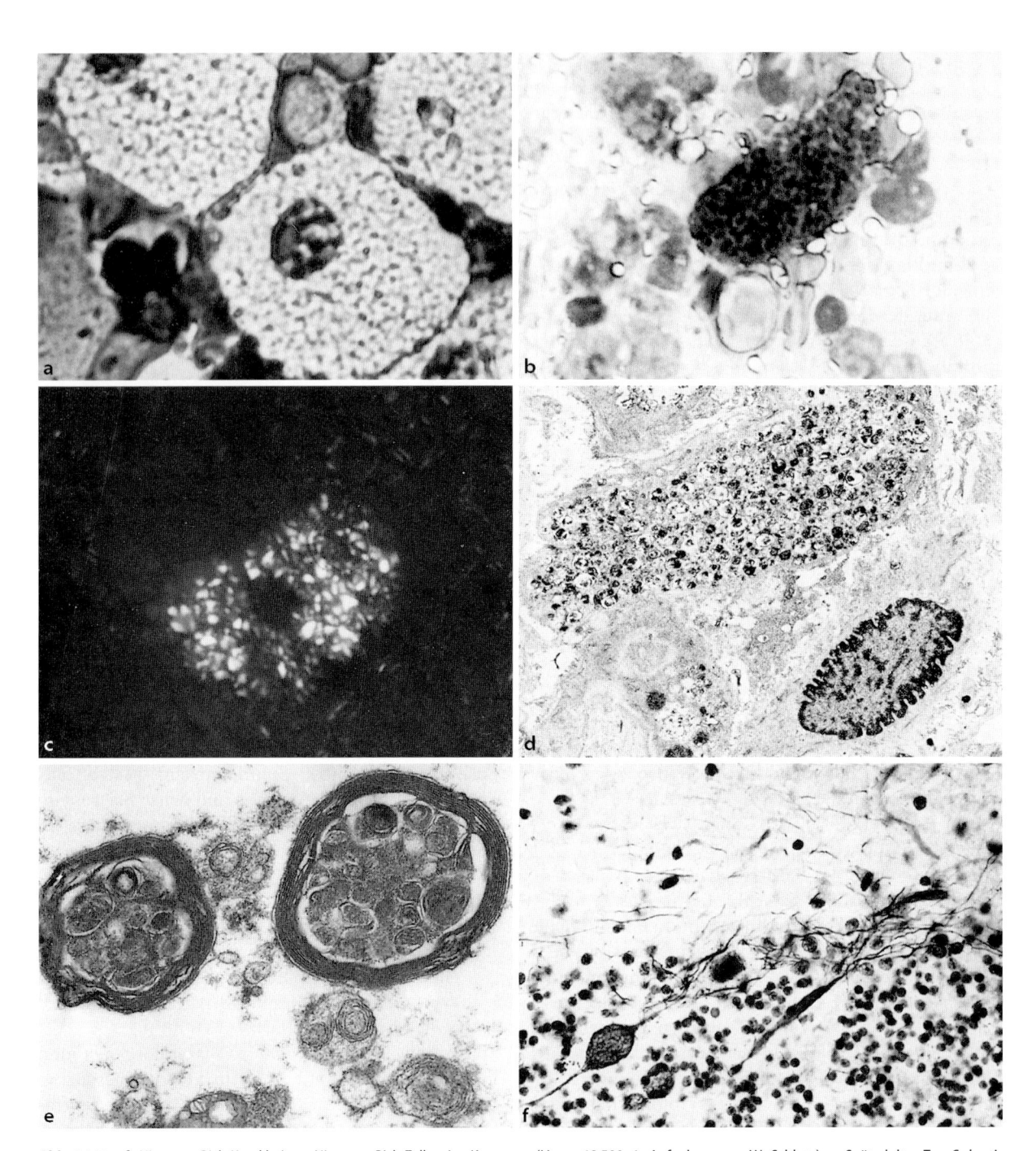

Abb. 21.5 a–f. Niemann-Pick-Krankheit. **a** Niemann-Pick-Zellen im Knochenmarkausstrich mit „vermikuliertem" Zytoplasma (Pappenheim, Vergr. 800:1). **b** Seeblauer Histiozyt bei Typ B (Knochenmarkausstrich, Pappenheim, Vergr. 800:1). **c** Speicherzelle mit doppelbrechendem Material in ungefärbtem Knochenmarkausstrich, ebenfalls Typ B (Vergr. 800:1; Aufnahmen von S. Ziyeh). **d** Typ C, Rektumbiopsat. Länglicher Zellanschnitt, Zytoplasma mit zahllosen pleomorphen Einschlusskörperchen (Vergr. 12500:1; Aufnahme von W. Schlote). **e** Spätadulter Typ C: kortikale Markfasern mit axonalem Speichermaterial und „dense bodies", daneben in Zellfortsätzen einige „Myelinfiguren" (Vergr. 25000:1; Aufnahme von L. Bianchi). **f** Typ C, Kleinhirn. *Links unten:* neuroaxonale Dystrophie mit Axonkugel; *Bildmitte:* Axonursprung an zugrunde gehender Purkinje-Zelle (Bodian, Vergr. 200:1; Aufnahme von J. Peiffer)

Typ B endet zwischen ca. 10 und 50 Jahren (manchmal auch darüber) durch viszerale (Lungeninfiltration, Leberzirrhose), hämatologische (Hypersplenismus) und sekundär kardiale und infektiöse Komplikationen ohne neurologische bzw. demenzielle Zeichen; es sei denn, hämatogene Speicherzellinfiltrate im Nervengewebe führen zu einzelnen Ausfällen.

■ **Diagnostik.** Die intravitale Diagnostik erfolgt im Vorfeld am besten über die Zytologie des Knochenmarkausstrichs (Hansen u. Graucob 1985). Dieser zeigt Speichermakrophagen vom Typ der Niemann-Pick-Zelle (Abb. 21.5a; schaumig-vakuoläres Zytoplasma) und, vor allem bei Typ B, vom Typ des „seeblauen Histiozyten" (Abb. 21.5b; durch Zeroideinlagerung umgewandelte Schaumzelle). Die letzteren Zellen kommen teils beim „Seeblaue-Histiozyten-Syndrom" unbekannter Ursache oder bei Leukämie vor. Zeigen die helleren Niemann-Pick-Zellen ungefärbter Ausstriche Doppelbrechung im polarisierten Licht (offenbar durch pseudokristalline Sphingomyelindepots; Abb. 21.5c), so deutet dies auf Niemann-Pick A oder B hin (mit geringen Ausnahmen).

Die Absicherung verlangt meist das Anlegen von *Hautfibroblastenkulturen*, wobei ein Teil der Hautbiopsie auch direkt ultrastrukturell (s. unten) untersucht werden kann. In den Kulturen (bei Bedarf in pränatalem Material) wird die Sphingomyelinase biochemisch untersucht (Speziallabor; Enzymbestimmungen aus Blutleukozytenfraktionen sind auch möglich). Ist die Aktivität nicht wesentlich vermindert, so ist die *β*-Galaktosidase-Aktivität zu messen, um die GM$_1$-Gangliosidose (21.2.4) auszuschließen, oder ein Test auf Niemann-Pick Typ C (21.2.7) zu veranlassen; in beiden Fällen würde allerdings die positive Doppelbrechung an den Speicherzellen fehlen. Im Zweifelsfall ist auch der M. Gaucher (21.2.5) noch enzymatisch auszuschließen.

In der *Hautbiopsie* kann ultrastrukturell (solange der Nachweis des Sphingomyelinasedefekts noch aussteht) nach feinlamellären (ähnlich wie bei Gangliosidosen), konzentrisch oder fast parallel geschichteten Membrankörpern in mesenchymalen und endothelialen Zellen sowie Schwann-Zellen gesucht werden. Auch die Ausführungsgangzellen ekkriner Schweißdrüsen können Einschlüsse enthalten.

Makroskopisch ist bei Niemann-Pick A das Gehirn in den Windungen atrophisch, das Marklager verfestigt und verschmälert, aber eher in zentralen Regionen. *Feinstrukturell* ist die weit verbreitete Neuronenblähung und -rarefizierung sowie Fasergliose (und auch gliale und histiozytäre Speicherung) den Befunden bei früh verlaufenden Gangliosidosen ähnlich, jedoch fehlt meist die PAS-Positivität. *Ultrastrukturell* sind lysosomale Membrankörper, wie bei der Hautbiopsie erwähnt, in Neuronen, aber auch in Speicherzellen des Plexus und der Meningen sowie in Endothelien zu sehen.

21.2.7 Niemann-Pick-Krankheit ohne primären Sphingomyelinasemangel (Typ C)

■ Der Morbus Niemann-Pick des Typs C – nur vom Phänotyp als neuroviszerale Lipidose her der Niemann-Pick-Gruppe zugeordnet – beruht in ca. 95% der Fälle auf Mutationen im NPC1-Gen, das für ein funktionell noch wenig aufgeklärtes integrales, lysosomenassoziiertes, u.a. den Cholesterinstoffwechsel regulierendes Membranprotein (NPC1-Protein) kodiert (Lyon et al. 1996; Moser 1996; Scriver et al. 2001).

Bestimmte lipidbiochemische Veränderungen in Viszeralorganen sind überraschend konstant: Das besondere viszerale Lipidmuster kommt am besten im Milzgewebe zum Ausdruck: Im Sinn einer Multisubstratlipidose treten hier stets mäßige Vermehrungen von freiem Cholesterin, Sphingomyelin und Bis(monoacylglycero)phosphat auf. Dazu kommt eine auffällige Vermehrung von Glukozerebrosid (also das Gaucher-Lipid), dessen Spiegel aber regelhaft dennoch unter jenem der Gaucher-Krankheit bleibt. Andere Glykolipide sind wechselnd vermehrt, Cholesterinester in Milz und Leber auffällig vermindert. Ein wichtiger viszeral-pathogenetischer Faktor scheint darin zu bestehen, dass plasmaabgeleitetes LDL-Cholesterin in Lysosomen und assoziierten Organellen zwar normal vom LDL-Apolipoprotein befreit, aber weder regelhaft aus diesen Organellen exportiert noch, z.B. unter Veresterung mit Fettsäure, prozessiert und rezykliert werden kann.

Die Cholesterinstörung zieht vermutlich die Störungen anderer Lipide nach sich. Als zerebralpathogenetisch darf jedoch Plasma-LDL kaum betrachtet werden, und man überlegt, ob hier Mikrozirkulierungsvorgänge des Cholesterins oder weitere, noch unbekannte Funktionen des NPC1-Proteins beeinträchtigt sind.

Die Frequenz des Niemann-Pick-Typs C dürfte bei ca. 1:50 000 liegen (Heterozygotenfrequenz ca. 1:110), die Krankheit stellt also keine hohe Rarität dar. Es scheint keine ethnische Häufung vorzuliegen.

■ **Klinik.** Das klinische Bild ist extrem heterogen. Eine Einteilung in pränatale, frühinfantile, spätinfantile, juvenil-adoleszente und adulte bis spätadulte Formen mag ein wenig orientieren. Der Niemann-Pick-Typ C ist auf der viszeralen Seite eine Erkrankung vor allem des retikulohistiozytären Systems, kann z. B. mit Lymphadenopathie einhergehen.

Intrauterin kann Hydrops fetalis vorliegen. Die *infantile Form* zeigt z. B. kongenital oder später eine deutliche Leber-Milz-Vergrößerung, Dystrophie, Icterus neonatarum prolongatus, Cholestase mit Bilirubinerhöhung, schwere Muskelhypotonie, finales Leberversagen im 1. Jahr. Extreme Retardierung, Tremor und Spastik, jedoch kaum epileptische Anfälle, begleiten den Hirnabbau bis zum Ende vor 5 Jahren.

Die *juvenile, häufigste Form* kann mit mäßiger (bisweilen schwer fassbarer oder fluktuierender) Leber-Milz-Vergrößerung, Gangstörung, statomotorischer Retardierung, evtl. kirschrotem Makulafleck, demenzieller und epileptischer Entwicklung schleichend einhergehen. Kataplexie, Kleinhirnataxie, Nystagmus, Dystonie und variable (supranukleäre) Ophthalmoplegie, Spastik und Myoklonie sowie verminderte Nervenleitgeschwindigkeit können das Bild bis zum Tod mit ca. 5–20 Jahren begleiten.

Die *adulten Formen* gehen mit psychotiformen bis katatonen und/oder schleichend demenziellen, z. B. mit Verlust der Selbstkontrolle kombinierten Bildern einher. Anfallsereignisse können eine untergeordnete Rolle spielen, zerebelläre und bulbäre Zeichen allmählich zunehmen. Alle psychiatrischen und neurologischen Zeichen können auch fehlen. Die Milzvergrößerung (selten Lebervergrößerung) kann fluktuieren und wird manchmal erst autoptisch verifiziert.

■ **Diagnostik.** Die intravitale Diagnostik sollte mit der Knochenmarkzytologie beginnen (vgl. hierzu die Niemann-Pick-Typen A und B unter 21.2.6). Der Nachweis von Niemann-Pick-Zellen, z. T. mit dunklen Einschlüssen oder auch hellen großen Vakuolen und, teils zunehmend mit dem Alter der Patienten, von seeblauen Histiozyten (beide Zelltypen etwa wie in Abb. 21.5a und b, jedoch ohne Doppelbrechung des Speichermaterials im polarisierten Licht) engt die Differentialdiagnose bereits sehr ein. Es folgen das Anlegen von Fibroblastenkulturen und in diesen die zytochemische Bestimmung lysosomaler Cholesterinanhäufung nach LDL-Provokation mit dem Fluoreszenzfarbstoff Filipin (im Speziallabor, am besten nach Ausschluss eines primären Sphingomyelinasedefekts, s. 21.2.6). Diese Bestimmung liefert aber in manchen, z. B. milden bzw. spät verlaufenden Krankheitsfällen kein sehr sicheres Ergebnis.

Biochemisch kann auch die Rate der Cholesterinveresterung gemessen und bei der Krankheit wegen der Cholesterinzirkulationsstörung (s. oben) erniedrigt gefunden werden. Im pränatalen Fall – am ehesten in Familien mit schweren, frühen Krankheitsformen – gelingen analoge Untersuchungen aus Chorionzotten (in Europa ist jedoch fast nur das Labor von Marie Vanier in Lyon genügend erfahren). Die molekulare Analyse des NPC1-Gens ist hilfreich, aber nur an wenigen Stellen verfügbar und wegen der Größe des Gens zeitaufwendig. Die *Lipidbiochemie der Milz oder Leber* ist bei genügend Erfahrung verlässlich (s. oben), wenn Biopsie- oder auch Splenektomiematerial (Formalinfixierung kein Ausschlussgrund!) vorliegt. Eine in Leberbiopsie zugängliche diagnostisch nutzbare Besonderheit der Erkrankung ist das sehr weitgehende Fehlen von Ferritinimmunoreaktivität in Viszeralorganen.

Die *morphologische Biopsiediagnostik* aus Haut, Rektum oder Konjunktiva ist Erfolg versprechend für den ultrastrukturellen Nachweis konzentrisch geschichteter lysosomaler Membrankörper teils mit dunklem Zentrum (Abb. 21.5d), aber auch weniger spezifischer „dense bodies", Myelinfiguren (Abb. 21.5e) und pleomorpher Körper in perivaskulärhistiozytären mesenchymalen Zellen, teils Schweißdrüsen- und evtl. Schwann-Zellen, sowie in markhaltigen und marklosen, teils dystrophisch aufgetriebenen Axonen.

■ **Pathologie.** *Neuropathologisch* sind äußere Hirnatrophie, wechselnde Entmarkung, Neuronenblähung inklusive Dendritenerweiterung (ultrastrukturelle Einschlüsse etwa wie bei Hautbiopsie) mit PAS-Positivität (Gefriergewebe) aufgrund unspezifischer Gangliosid- und Glykolipidvermehrung, sowie Neuronenverlust zu vermerken. Ein besonderes Zeichen ist die neuroaxonale Dystrophie, betont in den infratentoriellen Gehirnabschnitten, mit Auftreten zahlreicher „Axonkugeln" (aufgetriebene Axonen, Abb. 21.5f) oder axonaler Organellose in Markfasern (Abb. 21.5e). Im Kleinhirn sind die Purkinje-Zellen, soweit noch vorhanden, etwas gebläht, vor allem aber ihre Fortsätze in der Molekularschicht aufgedehnt.

Die *Pathologie der Leber* ist bei den sehr frühen Formen durch vakuolige Degeneration der Epithelien, Zeichen der Cholestase bis Zirrhose, lysosomale Speicherung in den Sinusendothelien und Kupffer-Zellen zu beschreiben. Bei den späteren und späten Formen gibt es z. T. nur Zirrhose, sonst sind evtl. nur die Kupffer-Zellen, wie das übrige retikulohistiozytäre System, stark betroffen, wobei die Ultrastruktur jener in der Haut ähnelt (s. oben).

In der *Milz* sind die Speicherhistiozyten gefüllt mit feinmembranösen konzentrischen lysosomalen Speicherkörpern.

■ **Typ-D-Variante.** Der Niemann-Pick-„Typ D" (Nova-Scotia-Variante) gehört zum Typ C und entspricht einem genetischen, geographischen Isolat einer besonderen Mutation im NPC1-Gen. Ein „NPC2-Gen" wurde jedoch indirekt einer sehr kleinen Gruppe von Fällen mit einer Niemann-Pick-C-Krankheit zugeordnet, die offensichtlich nicht am NPC1-Gen ausgelöst wird. Die Zellen dieser Fälle können, in Kultur fusioniert mit Zellen NPC1-defekter Fälle, den lysosomalen Cholesterinphänotyp letzterer Zellen – den sie selbst auch haben –, korrigieren, wie ihr eigener Phänotyp korrigiert wird. Man spricht von genetischer Komplementierung und hat den Effekt zweier alternativ aktiver Genprodukte vor sich. Das eine, NPC1-Protein, ist bekannt, das (oder mehrere) andere, „NPC2-Protein", wurde in seiner Existenz, nicht aber Identität gezeigt. „NPC2-Patienten" scheinen eine starke Lungenbeteiligung zu haben.

21.2.8 Fabry-Krankheit

Der Morbus Anderson-Fabry (die Hautmanifestation als Angiokeratoma corporis diffusum wird – pars pro toto – oft synonym gebraucht) ist die einzige X-chromosomal vererbte Sphingolipidose (Cervós-Navarro 1991; Lyon et al. 1996; Moser 1996; Scriver et al. 2001). Ursache sind Mutationen im α-Gal-Gen, das für die α-Galaktosidase A kodiert, die vor allem den Abbau der mit einem α-Galaktose-Rest endenden Sphingolipide katalysiert. Dabei assistiert übrigens essentiell das Saposin B (sonst auch als Sulfatidaktivator bekannt, s. 21.2.1 und 21.2.10).

> Der Mangel an Aktivität der α-Galaktosidase A bei der vaskulär-mesenchymal orientierten Lipidose Fabry führt zum lysosomalen Anstau der Sphingolipide Trihexosylzeramid und Digalaktosylzeramid (und anderer, z.B. blutgruppenrelevanter, α-Galaktose-begrenzter Sphingoglykolipide) in den Gefäßwänden, dem gefäßbezogenen Bindegewebe, der Kornea, dem Myokard, den Nierenglomerula und -tubuli, den kutanen angiomatösen Knötchen, geringgradig in den Nervenzellen, deutlich in der Leptomeninx und bis zu einem gewissen Grad ubiquitär in Makrophagen (wenn auch bei weitem nicht überall klinisch-symptomatisch).

Der Defekt der α-Galaktosidase A tritt im hemizygoten Zustand (Männer mit M. Fabry) mit einer Frequenz von wohl unter 1:100 000 auf. Heterozygote Konduktorinnen mit Teilmanifestation der Krankheit (bei der X-chromosomalen Vererbung durch „Lyonisierung" möglich) kommen vor.

■ **Klinik.** Das klinische Bild dürfte nur bei der knappen Mehrzahl der hemizygoten Männer „klassisch" sein. Sie beginnt im späten Adoleszenten- oder frühen Erwachsenenalter mit Glieder- und Kopfschmerzen – wohl teilweise entsprechend einer zerebralen Vaskulopathie – und manchmal anfallsartig auftretenden schweren Rumpf- und Gliederdysästhesien. Auf der auffällig schweißarmen Haut entstehen stammbetont viele oder nur zerstreute dunkle Papeln und/oder es entwickeln sich subkutane gefäßnahe schmerzhafte Verdickungen. Die Hornhaut kann zur Cornea verticillata (wirbelförmige Trübung) dystrophieren, die Bindehaut reichlich Gefäßschlängelung aufweisen.

Die kardiale und renale (teilweise auch intestinale) Beteiligung tritt schleichend auf, führt aber meist vor dem 40. Lebensjahr zum Tod. Jedes Symptom kann entweder fehlen oder sehr stark in den Vordergrund treten. Patienten mit lange tolerierter obstruktiver Kardiomyopathie (evtl. inklusive Rhythmusstörungen) als Hauptsymptom sind bis ca. 60 Jahre alt geworden. Renal akzentuierte Fälle verlaufen viel rascher. Außer den peripheren sensorisch-neurologischen Zeichen kann eine variable zentralnervöse Symptomatik vorkommen, jedoch kaum systemisch und ohne Demenz. Psychotiforme und suizidale Neigung, auch durch die aussichtslose Schmerzsituation, wurden beobachtet.

■ **Diagnostik.** Die intravitale Diagnostik erfolgt durch die Bestimmung der α-Galaktosidase A, deren Aktivität aus Leukozyten (EDTA-Blut; evtl. Serum/Plasma) und gezüchteten Hautfibroblasten (läsionsnahe Hautentnahme ermöglicht dabei gleichzeitig fein- und ultrastrukturellen Zugang, s. unten) sowie pränatalem Material gemessen werden kann. Allerdings erlaubt dieser Test keine zuverlässige Diagnose der (symptomatischen oder symptomfreien) Konduktorinnen, so sicher er auch die hemizygoten männlichen Patienten erfasst. Die *lipidchemische Urinanalyse* auf vermehrte Fabry-Lipide ist oft hilfreich, versagt aber manchmal bei Fehlen renaler Beteiligung und fast immer bei Konduktorinnen.

Die *morphologische Biopsiediagnostik* von Haut- oder subkutanen Läsionen zeigt die angiomatösen Veränderungen mit endothelial bis adventitiell (Abb. 21.6 a), aber auch in Fibroblasten und Makrophagen eingelagertem Speichermaterial (Abb. 21.6 b), das ultrastrukturell teils den Einschlüssen bei GM_2-Gangliosidosen (21.2.3) gleicht und bei

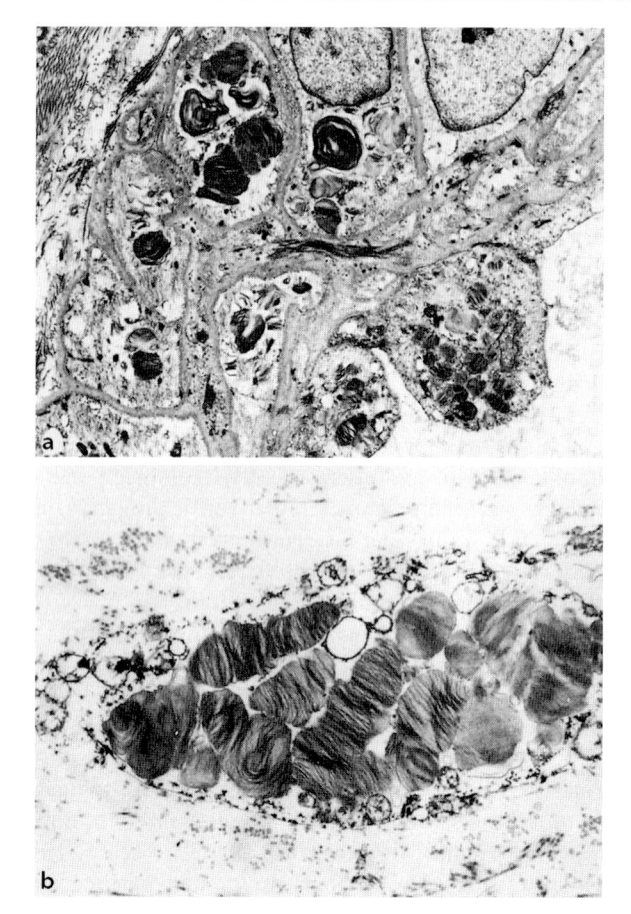

Abb. 21.6 a, b. Morbus Fabry. **a** Subkutane Arteriole mit parallel und konzentrisch lamellierten Speicherlysosomen („membranous cytoplasmatic bodies") in verschiedenen Wandabschnitten; die Endothelien (*rechts unten*) sind gegen das Lumen vorgewölbt (Hautbiopsie, Vergr. 5000:1; Aufnahme von H. Opitz). **b** Arachnoidalzelle der Leptomeninx mit geschichtetem Speichermaterial, an Zebrakörper erinnernd (vgl. Abb. 21.14 b). (Autopsiematerial, Vergr. 6300:1; Aufnahme von M. Elleder)

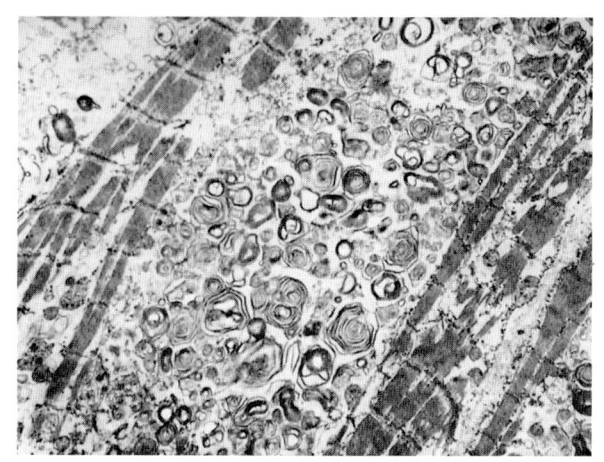

Abb. 21.7. Morbus Fabry. Breites Band von Speichermaterial im Herzmuskel, sog. Myelinfiguren (Vergr. 9000:1; Aufnahme von M. Elleder)

Überwiegen konzentrischer Lipidlamellen als „Myelinfiguren" missdeutet werden kann. Solche, teils auch gröber lamellierte Strukturen findet man auch in der Myokard- und der Nierenbiopsie, die aber, wenn nur die Diagnose *per se* in Frage steht, vermieden werden sollten. Im peripheren Nerven sind perineuriale Zellen befallen, jedoch die Schwann-Zellen frei.

■ **Pathologie.** Die *Neuropathologie* ist durch mäßige Windungsatrophien und eine wesentliche Beteiligung hirneigener Gefäße, öfters mit Infarkten und Blutungen, gekennzeichnet, die Endothelien oder ganze Gefäßwände sind vakuolig degeneriert, teils von Makrophagen durchsetzt. Neurone können zerstreut PAS-positives Material zeigen und etwas gebläht erscheinen (dabei ultrastrukturell lysosomale geschichtete Membrankörper enthalten); vegetative Rückenmarkzentren und autonome Ganglien sind deutlich betroffen; teilweise kommt es zum Nervenzelluntergang. Bei Meningenverdickung kann insbesondere die Leptomeninx (durazugewandte Zellschicht, dieser entstammt Abb. 21.6 b) an der Lipidspeicherung teilnehmen. Makroskopisch sind die Meningealgefäße teils auffallend geschlängelt und verdickt.

Organpathologisch können bei mäßiger bis starker Herzvergrößerung Subendokard und Myokard von Bändern ultrastruktureller Speicherlysosomen („Myelinfiguren") anstelle ehemaliger Muskelfasern durchzogen sein (Abb. 21.7). Die Niere zeigt schaumzellartig umgewandelte glomeruläre, tubuläre und interstitielle Zellen.

Therapeutisch ist eine Enzymsubstitution mit einer α-Galaktosidase-A-Präparation in naher Aussicht.

21.2.9 Farber-Krankheit

Der Morbus Farber (disseminierte Lipogranulomatose) ist eine besonders seltene Sphingolipidose, die extraneural generalisiert, aber auch neurodegenerativ und meist im Kindesalter fatal abläuft (Cervós-Navarro 1991; Lyon et al. 1996; Moser 1996; Scriver et al. 2001).

> Ursache sind Mutationen im neuerdings aufgeklärten Zeramidase-Gen. Der Rumpfanteil aller Sphingolipide, das *Zeramid*, kann bei der Krankheit durch Defekt der *Zeramidase* nicht oder fast nicht in seine Bestandteile Sphingosin (fettsäureähnlicher Aminoalkohol) und Fettsäure zerlegt werden und staut sich an.

■ **Klinik.** Das klinische Bild, mit mehreren Varianten, darunter einer neurologisch-progressiven (Moser 1996), umfasst nach der Geburt oft eine

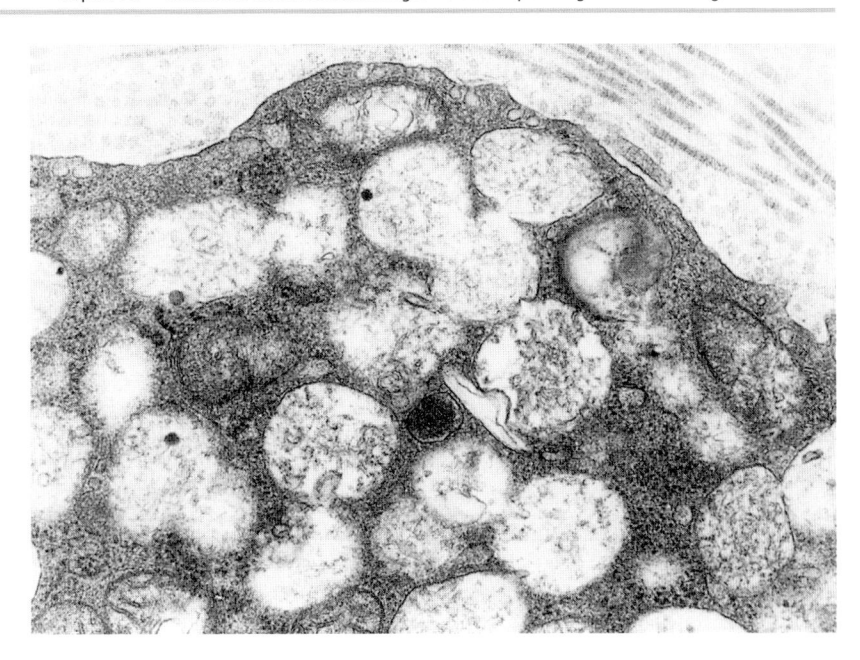

Abb. 21.8. Morbus Faber. Membranumgrenzte kurvilineare Profile in einem Fibrozyten (nicht vom Typ der Zeroidlipofuszinose, vgl. Abb. 21.13 e). (Hautbiopsie, Vergr. 31 000 : 1; Aufnahme von W. Roggendorf

monatelang wenig auffällige Phase; dann findet man nicht selten schmerzhafte Gelenkkontrakturen (kleine und große Gelenke befallen) mit lokaler oder disseminierter Bildung subkutaner Knötchen (Lipogranulome, die auch viszeral bzw. pulmonal auftreten, aber auch lange fehlen können). Weitere Symptome sind die tiefe, heisere Stimme mit lautem Atemgeräusch, interindividuell variable psychomotorische Retardierung, bei neurologischem Verlauf Muskelhypotonie (dennoch auch spastische Zeichen), tonisch-klonische Anfälle, leukodystrophe Zeichen, verlangsamte Nervenleitgeschwindigkeit, evtl. kirschroter Makulafleck, ferner bisweilen allgemeine Dystrophie, Lebervergrößerung, Fieberphasen und Knochenbeteiligung. Bis ins Adoleszentenalter protrahierte Fälle sind bekannt.

■ **Diagnostik.** Die intravitale Diagnostik bedient sich am besten der läsionsgezielten Hautbiopsie. Ein Teil wird zu Fibroblastenkulturen herangezüchtet, ein anderer inklusive der Subkutis der ultrastrukturellen Untersuchung (s. unten) zugeführt. In den Fibroblastenkulturen (evtl. auch in Blutleukozyten) kann die Aktivität der Zeramidase bestimmt werden, jedoch ist dieser Test besonders schwierig. Ein Beladungstest der kultivierten, lebenden Zellen mit radioaktivem Sphingolipid (z. B. Sphingomyelin) zur Bestimmung der nach Inkubation in das Zeramid übernommenen Radioaktivität kann alternativ eingesetzt werden.

Die *Ultrastruktur* der subkutanen Knötchen zeigt Schaumzellen (Makrophagen), gefüllt mit in Lysosomenmembranen gebundenen kurvigen Profilen (Abb. 21.8; vgl. die nur bedingte Ähnlichkeit mit den kurvilinearen Profilen bei Zeroidlipofuszinose in Abb. 21.13 e). Diese Zellen, aber auch Fibroblasten, Schwann- und Epidermiszellen enthalten evtl. zusätzlich weniger spezifische Einschlüsse („banana bodies" sowie annähernd rechtwinklig begrenzte Membranstapel).

■ **Neuropathologie.** Neuropathologisch steht im mäßig atrophisch-hydrozephalen Gehirn die Neuronenblähung mit zerebrokortikal unterschiedlicher Akzentuierung und kortikospinal zunehmender Intensität und PAS-Positivität (aufgrund der sekundären Einlagerung von Gangliosiden und Glykolipiden) im Vordergrund und ist begleitet von signifikantem Nervenzellverlust. Sonst können fast ubiquitär Speicherphänomene makroskopisch-nodulärer, fein- und ultrastruktureller Art nachgewiesen werden.

Bei einem bisher nur in wenigen Familien beobachteten kombinierten Defekt von Sphingolipidaktivatorproteinen infolge Prosaposinmangels (s. 21.2.10) ist die – genetisch hier unveränderte – Zeramidase insbesondere durch die Defizienz des Saposins D stark beeinträchtigt. Daraus resultiert u. a. Zeramidanstau wie bei M. Farber.

21.2.10 Sphingolipidosen durch Sphingolipidaktivatorprotein-Defekte

Sphingolipidspeicherkrankheiten, die ihre Ursache nicht in primären Enzymdefekten haben, sondern in Defekten der Sphingolipidaktivatorproteine (Hilfsproteine, die entweder die Sphingolipide für ihren normalen Abbau durch die intakten Enzyme aufbereiten bzw. solubilisieren oder die Enzyme selbst für ihre Abbautätigkeit in einen bestimmten Zustand bringen), sind extrem selten (Scriver et al. 2001). Diagnostisch geben Diskrepanzen zwischen wenig auffälligen Enzymaktivitäten und dennoch positiven Zeichen einer Sphingolipidose evtl. Hinweise. Bekannt sind *zwei Gene*, eines für den GM_2-Gangliosid-Aktivator, dessen Defekt zu einer der Tay-Sachs-Krankheit sehr ähnlichen GM_2-Gangliosidose führt (21.2.3), und eines für Prosaposin, aus dem physiologisch-proteolytisch die Saposine A, B, C und D ausgestanzt werden, bei Prosaposin-Gen-Defekten aber einzeln oder kombiniert defizient sein können.

Einzeldefizienzen der Saposine B bzw. C führen zu Sphingolipidosen mit Ähnlichkeit zur metachromatischen Leukodystrophie (21.2.1) bzw. Gaucher-Krankheit vom Typ 3 (21.2.5).

Der *kombinierte Mangel* der Saposine A–D bei Prosaposindefizienz bedingt eine integrale Sphingolipidose mit klinischen oder biochemischen Zeichen der Morbi Gaucher (Typ 2), Farber und Fabry, der metachromatischen Leukodystrophie, des M. Krabbe und anderer. Von dieser Multisphingolipidose wurden der Originalfall mit Tod im Alter von 16 Wochen und der ebenfalls befallene Geschwisterfetus beschrieben (Harzer et al. 1989). Bei mindestens zwei weiteren Familien mit ähnlich frühen Todesfällen ist die Manifestation der Krankheit gesichert, aber noch nicht publiziert.

21.2.11 Mukolipidosen, Oligosaccharidosen, Glykoproteinosen

Es handelt sich um lysosomale Speicherungen mit starker Kohlenhydrat-, jedoch in der Regel ohne Mukopolysaccharidkomponente.

> Der Begriff Mukolipidosen wurde geprägt, um manche bei bestimmten Speicherkrankheiten kombiniert auftretenden phänotypischen Merkmale von Mukopolysaccharidosen und Sphingolipidosen in einem Wort zu vereinen.

Es hat sich gezeigt, dass phänotypische Gemeinsamkeiten zwar zu einem relativ geringen Grad auch auf biochemischer Ebene bestehen. Nosologisch ist der Begriff Mukolipidose aber eher verwirrend als klärend. Die lysosomalen *Kohlenhydratstoffwechselstörungen* bei den angesprochenen Krankheiten (von denen nur die Mukolipidose IV wohl keine primäre Kohlenhydratstörung ist) sind so komplex, dabei die klinisch-pathologisch-anatomischen Bilder so überlappend, dass jegliche nicht metabolisch-kausale Einteilung zum Scheitern bestimmt ist. Eine kurze Zusammenfassung der Krankheiten wird hier wenigstens versucht. Sie dürften, zusammengenommen, eine Frequenz von etwa 1:50000 haben. (Literatur: Tada et al. 1987; Lyon et al. 1996; Moser 1996; Nyhan u. Ozand 1998; Scriver et al. 2001).

Mukolipidosen, Oligosaccharidosen und Glykoproteinosen haben folgende Einschlusskriterien:
- starke bis milde, auch nur fakultative äußere Dysmorphie;
- entsprechend abgestufte Viszeralorganvergrößerung;
- bisweilen Hydrops fetalis;
- mögliche Knochen-, Bindegewebs- und kardiale Beteiligung (oft nicht im Vordergrund);
- klinische Zeichen der Neurodegeneration, z.B. mit psychostatomotorischer Retardierung, zerebellarer Ataxie, Epilepsie (führend, mäßig oder bisweilen im Hintergrund);
- vermehrte Ausscheidung (von Ausnahmen abgesehen) spezifischer Oligosaccharide, anderer Kohlenhydrate, auch lipid-(gangliosid-), peptid-, proteingebunden (im Urin stark, schwach oder bei späteren als infantilen bis hin zu adulten Verläufen oft fehlend);
- lysosomale Einschlüsse in den speichernden Zellen: fein- und ultrastrukturell oft hell vakuolär („Mukolipidosevakuolen"), aber auch dicht membranös.

Der angesprochenen Krankheitsgruppe stehen auch die GM_1-Gangliosidose (s. 21.2.4), die Mukosulfatidose (gleichzeitig eine metachromatische Leukodystrophie und teils eine Heparansulfat-Mukopolysaccharidose), die GM_2-Gangliosidose (Variante 0; s. 21.2.3) und bis zu einem gewissen Grad die Glykogenose II (s. 21.6.1) nahe. Es bleiben die folgenden Krankheiten, deren Ursachen Mutationen in den Genen für die erwähnten Enzyme sind (falls nichts anderes angegeben) und die hier kurz charakterisiert werden sollen.

Sialidose: Es handelt sich um einen Defekt der α-N-Acetylneuraminidase (Sialidase), oft dramatisch mit den vorerwähnten Zeichen einhergehend (dann spricht man von Mukolipidose I), selten normomorph-adult. Neurologisch finden sich teilweise zusätzlich Myoklonien und Myoklonusepilepsie; ophthalmologisch sieht man oft den „kirschroten Makulafleck" wie bei Gangliosidosen und M. Niemann-Pick (s. 21.2.3 bis 21.2.7), selten eine leichte Hornhauttrübung; dermatologisch ist ein Angiokeratoma corporis diffusum (vgl. M. Fabry, 21.2.8) bei Spätfällen möglich. Im Knochenmark erscheinen hell- und feinvakuoläre Speicherzellen, bei infantilen Fällen stark vakuolisierte periphere Lymphozyten. Biochemisch tritt neben Oligosaccharidose auch Gangliosidose auf (Gangliosid GM_3 ist ein Sialidasesubstrat).

Bei der *Galaktosialidose* (Gen-Defekt und damit Störung des gemeinsamen Schutzproteins für β-Galaktosidase und Sialidase, so dass beide Enzyme indirekt stark aktivitätsgemindert sind) entspricht die Manifestation jener bei Sialidose, evtl. inklusive kutanes Angiokeratom (s. oben), oder bei GM_1-Gangliosidose (21.2.4). Der Begriff Cherry-red-spot-myoclonus-Syndrom (s. Tabelle 21.1) wird auf stark myoklonisch, meist nicht infantil verlaufende Fälle von Sialidose und Galaktosialidose angewandt. Nephrosialidose meint starke Nierenbeteiligung bei Sialidose, Galaktosialidose.

Die *Mukolipidose II* (Zellinklusionenkrankheit mit z. B. Vakuolenüberfluss in Fibroblasten, I-cell disease) als die frühe und die *Mukolipidose III* als die später auftretende Krankheit entstehen durch Fehllokalisation lysosomaler Enzyme wegen Defekt eines „Markierungsenzyms" (Phosphotransferase) für Vorläufermoleküle lysosomaler Enzyme. Das Enzym ist im endoplasmatischen Retikulum lokalisiert und überträgt Mannose-6-phosphat auf einen Teil dieser Moleküle. Die Mukolipidose II kann einen dramatischen Beginn und eine Manifestation wie Mukolipidose I (s. oben) und evtl. Herzbeteiligung und Hernienbildung zeigen.

Bei der *Mukolipidose III* (Pseudo-Hurler-Polydystrophie) als leichterer Verlaufsform entwickeln sich etwa Gliedersteifheit, Karpaltunnelsyndrom, Klauenhand, leichte Hornhauttrübung, Hautverdickung, Intelligenzminderung und Herzinsuffizienz bis ins Erwachsenenalter.

Die *Mukolipidose IV* tritt bei Aschkenasim-Juden auf und ist nach Ursache offenbar völlig und nach anderen Charakteristika weitgehend verschieden von den Mukolipidosen I–III (Defekt unbekannt; keine Oligosaccharidurie). Es besteht eine Sehbeeinträchtigung durch Hornhauttrübung (und retinal-zentral) sowie eine psychomotorische Retardierung. Man findet eine lysosomale Speicherung „durch alle Substanzklassen" mit erhöhtem („abbaufeindlichem") intralysosomalem pH-Wert; kultivierte Zellen zeigen reduzierten Gangliosidabbau. Die Speicherlysosomen haben fein- und ultrastrukturell nicht den „mukolipidoseüblichen" hellen vakuolären, sondern einen membranös-heterogenen, eher dunklen Anschein mit Autofluoreszenz (vgl. Zeroidlipofuszinosen, 21.2.14).

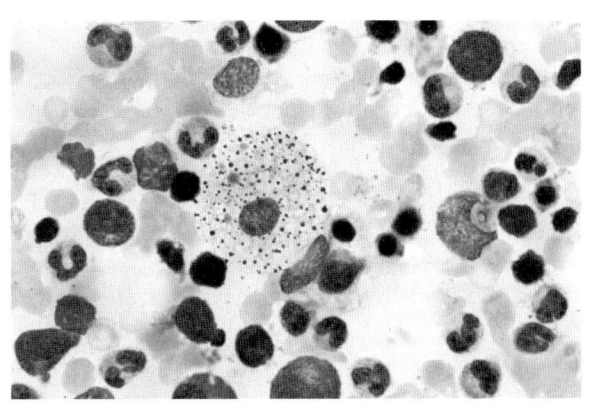

Abb. 21.9. Fukosidose (7 Jahre alt). Speicherzelle im Knochenmark mit dunkle Einschlüsse enthaltenden Vakuolen (Pappenheim, Vergr. 1000:1; Aufnahme von A. Bornemann)

Für die *Fukosidose* kennzeichnend ist der α-Fukosidase-Mangel bei Schweißneigung, Herzvergrößerung, Spastik; auch Erwachsenenfälle sind bekannt. Das Auftreten eines kutanen Angiokeratoms (s. oben bei Sialidose) ist möglich. Abbildung 21.9 zeigt eine Speicherzelle im Knochenmark.

Bei *Mannosidosen* (α- bzw. β-Mannosidase-Mangel) zeigen sich Katarkt, Taubheit und evtl. ein kutanes Angiokeratom.

Ursache der *Aspartylglukosaminurie* (finnische Krankheit) ist ein Defekt der Aspartyl-β-N-Acetylglukosaminidase. Kennzeichnend sind spätdemenzieller Verlauf und psychotisch aggressives Verhalten bei möglicher Hautlichtempfindlichkeit.

Der *Schindler-Kanzaki-Krankheit* liegt ein Defekt der α-N-Acetylgalaktosaminidase zugrunde. Teilweise kommt es zu neuroaxonaler Dystrophie; ein kutanes Angiokeratom trat in den späteren der wenigen beschriebenen Fälle auf.

Bei der *infantilen Sialsäurespeicherkrankheit* sowie der meist in späterem Alter auftretenden *Salla-Krankheit* (finnische Krankheit) häuft sich freie N-Acetylneuraminsäure (Sialsäure) lysosomal an (Abb. 21.10) und wird vermehrt im Urin ausgeschieden (das Symptom Sialurie ist nicht mit der Krankheit gleichen Namens mit primär zytosolischer Neuraminsäureanhäufung aufgrund eines dominant vererbten Defekts zu verwechseln). Diese lysosomale Monosaccharidose entsteht aus Mutationen im AST-Gen, das für Sialin, ein Sialsäure und Glukuronsäure transportierendes Protein aus der Familie der Anion-Kation-Symporter, kodiert. Der Transportdefekt bedingt die lysosomale Anhäufung und schließlich „überlaufende" Hochkonzentration der Sialsäure, die im Lysosom als normales Abbauprodukt anfällt. Die Manifestation entspricht jener der verschiedenen Formen der Sialidose (s. oben); ein Angiokeratom wurde jedoch nicht beschrieben.

■ Diagnostik. Die intravitale Diagnostik erfolgt enzymatisch aus kultivierten Hautfibroblasten, teils aus Blutleukozyten und Serum sowie aus pränatalem Material bei Sialidose, Galaktosialidose, Fukosidose, Aspartylglukosaminurie, Mannosidosen, Schindler-Krankheit, Mukolipidose II (Phosphotransferase in Speziallabor), ferner bei der Letzteren aus Serum, teils Fruchtwasser, durch Nachweis sekundärer extrazellulärer Aktivitätserhöhungen lysosomaler Enzyme bei Mukolipidose II, aber viel weniger deutlich bei Mukolipidose III.

Die intravitale biochemische Diagnostik geschieht weiter – nicht in allen Fällen gleich sicher – durch *Metabolitenbestimmungen*: Nachweis erhöhter Urinausscheidung von spezifischen (d.h. nicht abbaubare Zuckerreste tragenden) Oligosacchariden (teils auch Glykopeptiden) bei frühen Verlaufen von Mukolipidose I, Galaktosialidose, Mukolipidose II, Fukosidose, Mannosidosen, Schindler-Krankheit; Nachweis erhöhter Urinausscheidung von Aspartylglukosaminid (Monoglykomonopeptid aus der Proteoglykanverzweigungsstelle des vermehrten Keratansulfats vom Kornealtyp); Nachweis erhöhter Urinausscheidung und intrafibroblastischer Konzentration von freier Sialsäure bei Sialsäurespeicherkrankheit inklusive Salla-Krankheit.

In spezialisierten Labors ist z.B. bei Galaktosialidose die immunologische oder molekulargenetische Analyse des Schutzproteindefekts (s. oben) aus Zellkulturen möglich. Für Mukolipidose IV gibt es (in Israel) einen biochemischen Spezialtest in Hautfibroblasten. Natürlich können heute prinzipiell bei fast allen Krankheiten der Gruppe die Gendefekte – meist sehr zeit- und kostenaufwendig – nachgewiesen werden. Die Interessen- und Organisationslage ist aber in Deutschland noch ziemlich unbefriedigend.

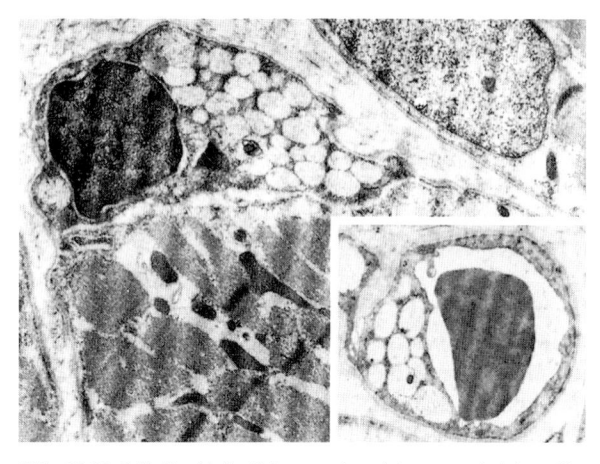

Abb. 21.10. Salla-Krankheit. Dicht gepackte, elektronenoptisch leere Vakuolen in einer Satellitenzelle bzw. Endothelzelle (*Inset*). (Muskelbiopsie, Vergr. 4000:1; Aufnahme von K. Wolburg-Buchholz)

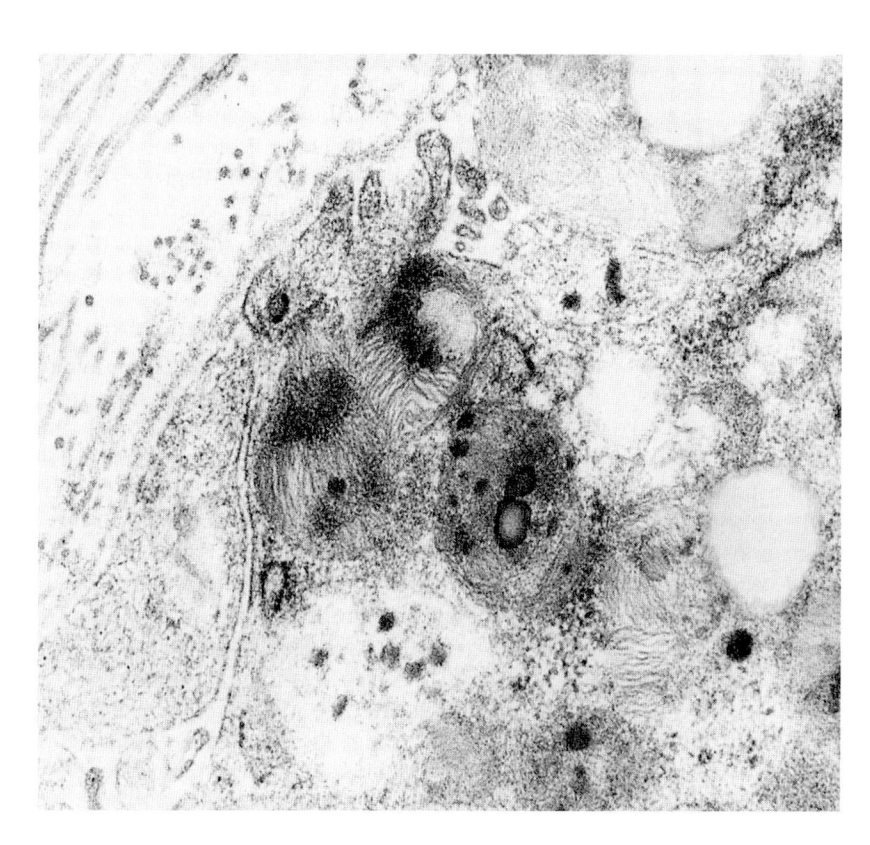

Abb. 21.11. Adulte Sialidose. Schwann-Zelle des Plexus submucosus mit membranösen Einschlüssen (Rektumbiopsie, Vergr. 9000:1; Aufnahme von W. Roggendorf)

Die intravitale morphologische *Hautbiopsiediagnostik* erlaubt bei vielen der angesprochenen Krankheiten den Nachweis lympho- oder histiozytärer, auch fibroblastischer Vakuolen oder granulärer Einschlüsse, die ultrastrukturell oft hell-vakuolär, aber auch membranös-konzentrisch wie bei Gangliosidosen, doch teils mit feineren Lamellen, sowie zebraartig, nicht so grob wie bei Mukopolysaccharidosen, erscheinen. Bei nicht dysmorphen Formen (z. B. normomorphe Sialidose) kann die invasivere *Rektumbiopsie* – und dort auch Nervengewebe – besondere Einschlüsse zu Tage bringen (Abb. 21.11).

■ **Neuropathologie.** Neuropathologisch sind die hier angesprochenen Krankheiten *makroskopisch* allenfalls durch leichte Verdickung der Hirnhäute, Verminderung oder Vermehrung (Mannosidose) der Hirnmasse und teils eines leichten Hydrozephalus internus auffällig. *Mikroskopisch* imponiert jedoch die Nervenzellballonierung teils starken, teils geringen Grades, wobei basale Kerne, z. B. Substantia nigra, auch ausgespart, jedoch spinale und autonome Zentren stark betroffen sein können.

Ultrastrukturell stellen sich die Speicherlysosomen ähnlich wie in der Hautbiopsie dar (s. oben). Die lose oder dicht gestapelten Membranen enthalten Ganglioside, andere Glykolipide und Substanzen. Allgemeinpathologisch sind starke oder diskrete hepatoviszerale, evtl. auch renale sowie mesenchymale Speichereffekte zu erkennen.

21.2.12 Mukopolysaccharidosen I–III (Morbi Pfaundler-Hurler, Hunter, Sanfilippo)

Mukopolysaccharidosen sind lysosomale Speicherkrankheiten aufgrund von Defekten solcher Enzyme, die im Normalfall von den Polysaccharidketten entweder endständige Glieder abspalten oder von diesen Gliedern seitenständige Sulfatgruppen entfernen (oder bei einem Schritt, der bei M. Sanfilippo C gestört ist, ein Glied erst seitenständig acetylieren, damit es bei dem folgenden Schritt in dieser Form abgetrennt werden kann). Ursache sind durchweg Mutationen in den enzymkodierenden Genen.

Mukopolysaccharide sind Seitenarme der Proteoglykane (der Proteinanteil ist das „Rückgrat"), die die Interzellularsubstanz der Binde- und Stützgewebe aufbauen helfen. Der lysosomale Abbau der Proteoglykane geschieht (für die extrazellulären Anteile nach Rückaufnahme in die Zelle) durch Zerlegung der Polysaccharid- und Proteinkomponenten; hier geht es um die Zerlegung der Ersteren. Die mindestens 7 Typen von Mukopolysaccharidosen werden hier versuchsweise unterteilt in neuronal stark oder deutlich (vorliegender Abschnitt) und in kaum neuronal (Abschnitt 121.2.13) mitmanifestierte Speicherprozesse. Die Differentialdiagnose muss bei der Überschneidung der klinischen Bilder allerdings biochemisch gestellt werden. Die Häufigkeit aller Mukopolysaccharidosen zusammen scheint deutlich geringer als die der unter 21.2.1 bis 21.2.10 aufgeführten Lipidosen zu sein. Die einzig bei M. Hunter bestehende X-chromosomale Vererbung ist zu erwähnen. (Literatur: Cervós-Navarro 1991; Lyon et al. 1996; Nyhan u. Ozand 1998; Scriver et al. 2001)

■ **Klinik.** Klinisch kann von einer Abnahme der starken äußeren Stigmata wie allgemeine und faziale Dysmorphie, Minderwuchs und Gargoylismus sowie der starken Knochenbeteiligung (Dysostosis multiplex, insbesondere Schädelhyperostose) bei M. Hurler zu geringeren Stigmata bei M. Hunter und noch geringeren bei M. Sanfilippo gesprochen werden, so dass beim letzteren wenig äußere Dysmorphie und nur eine Verdichtung des hinteren Schädeldachs übrig bleiben können. Mentale Funktionen weichen beim M. Hurler z. B. dem „Kretinismus", sind beim M. Hunter nur anfangs weniger gestört, gehen aber beim M. Sanfilippo nach zunächst leichterer Entwicklungsverzögerung so stark zurück (begleitet von Tetraparese und Epilepsie) wie z. B. bei der metachromatischen Leukodystrophie oder Spätformen der Gangliosidosen, wobei die Patienten häufig von Unruhe bzw. Erregtheit befallen sind.

Kursorisch gesprochen endet der M. Hurler vor dem 10., der M. Hunter vor dem 30. und der M. Sanfilippo vor dem 20. Lebensjahr tödlich. Hornhauttrübung, Lebervergrößerung, Herz- und Gefäßbeteiligung, Schwerhörigkeit, Hernienneigung sind zusätzliche Symptome bei M. Hurler und – teils weniger – M. Hunter.

■ **Diagnostik.** Die intravitale Diagnostik erfolgt zunächst durch den Nachweis der erhöhten Mukopolysaccharidausscheidung im Urin. Der einfache metachromasieabhängige Spot-Test nach Berry ist nicht sehr zuverlässig. Die biochemische Bestimmung der Gesamtfraktion und der chromatographisch differenzierten Polysaccharidtypen (Dermatansulfat und Heparansulfat) führt meist zum Erfolg. Es schließt sich die Aktivitätsbestimmung von bis zu 6 Enzymen meist aus gezüchteten Hautfibroblasten oder auch pränatalem Material an: α-Iduronidase für M. Hurler, Iduronatsulfatase für M. Hunter und bis zu 4 weitere für die Sanfilippo-Subtypen A bis D. Ein globaler Test bedient sich des Einbaus von radioaktivem Sulfat in Fibroblastenkulturen und dessen Abgabe aus den Kulturen. Erhöhter Einbau und verzögerte Abgabe sind bei den hier besprochenen und bei weiteren Typen von Mukopolysaccharidosen feststellbar. Alle biochemischen Tests sind Aufgabe von Speziallabors.

Die *morphologische Biopsiediagnostik* aus Haut zielt auf den Nachweis vakuolisierter Fibroblasten, histiozytärer heller Schaumzellen, evtl. auch ähnlich veränderter Zellen ekkriner Schweißdrüsen, Epithelien. *Ultrastrukturell* enthalten die Vakuolen wenig fibrillogranuläres Material, teilweise Zebramembranen (in Schwann-Zellen) und erscheinen sonst leer.

■ **Neuropathologie.** Auffällig sind die trüben, fibrös verdickten Leptomeningen sowie die Atrophie des Groß- und Kleinhirns (bei M. Sanfilippo manchmal geringeren Grades) mit Entmarkung und Hydrozephalus. Der Hydrozephalus kann durch leptomeningeale Speicherung oder ossär durch atlanto-okzipitale Störungen bedingt sein.

Mikroskopisch gibt es meningeale und perivaskuläre Schaumzellpolster, die z. B. intrazerebral die perivaskulären Räume aufdehnen (Abb. 21.12a) und Vakuolen wie in der Haut (s. oben), teils auch granulär-membranöse Einschlüsse enthalten. Die – soweit noch nicht zugrunde gegangenen – vielerorts gefundenen geblähten Neurone, einschließlich der Purkinje-Zellen samt Fortsätzen, enthalten z. T. PAS- und alzianblaupositive Speichergranula. Ein Teil davon erscheint ultrastrukturell als Zebrakörper (Abb. 21.12b) mit annähernd parallelen oder gekrümmten, etwas groben Lipidmembranstapeln durch sekundäre Gangliosid- und Glykolipidablagerung. Ein Anteil von Lipofuszingranula (mit lichtmikroskopischer Autofluoreszenz) kann die Abgrenzung gegen neuronale Zeroidlipofuszinosen erschweren. Vakuoläre sowie pleomorphe Körper werden ebenfalls gefunden.

Allgemeinpathologisch sind überall im Binde- und Stützgewebe, im Knochenmark und in parenchymatösen Organen histiozytäre, mesenchymale und teils epitheliale Zellvakuolisierungen und -blähungen nachweisbar, bei M. Sanfilippo eher geringen Grades.

Am Gen des M. Hurler wird bei anderen Mutationen der α-Iduronidase auch der M. Scheie (Mukopolysaccharidose V, s. 21.2.13) und, bei zusammengesetzt heterozygotem Zustand für Hurler und Scheie, eine zwischen beiden Morbi intermediäre Krankheitsform ausgelöst.

21.2.13 Mukopolysaccharidosen IV–VII (Morbi Morquio, Scheie, Maroteaux-Lamy, Sly-Neufeld)

Diese Mukopolysaccharidosen werden nur kurz gestreift, weil die zentralnervöse (kaum Demenz bedingende) und die sonstige neurale Beteiligung meist eher dysosteogen-mechanisch als neurozytär-metabolisch zu verstehen sind. Hornhauttrübung, Viszeromegalie, osteogene Hör- und Sehstörung, Karpaltunnelsyndrom, Herzvitien und Hernienbildungen können auftreten (Näheres bei Cervós-Navarro 1991; Lyon et al. 1996; Nyhan u. Ozand 1998; Scriver et al. 2001).

Beim *Morbus Morquio A* (N-Acetylgalaktosaminsulfatase-Defekt) kommt es ab dem 1.–2. Lebensjahr zum dysostotischen, disproportionierten (großer Schädel) Rumpfkleinwuchs. Die Rückenmarkkompression führt teilweise zu schwersten neurologischen und neuromuskulären Zeichen, auch zu

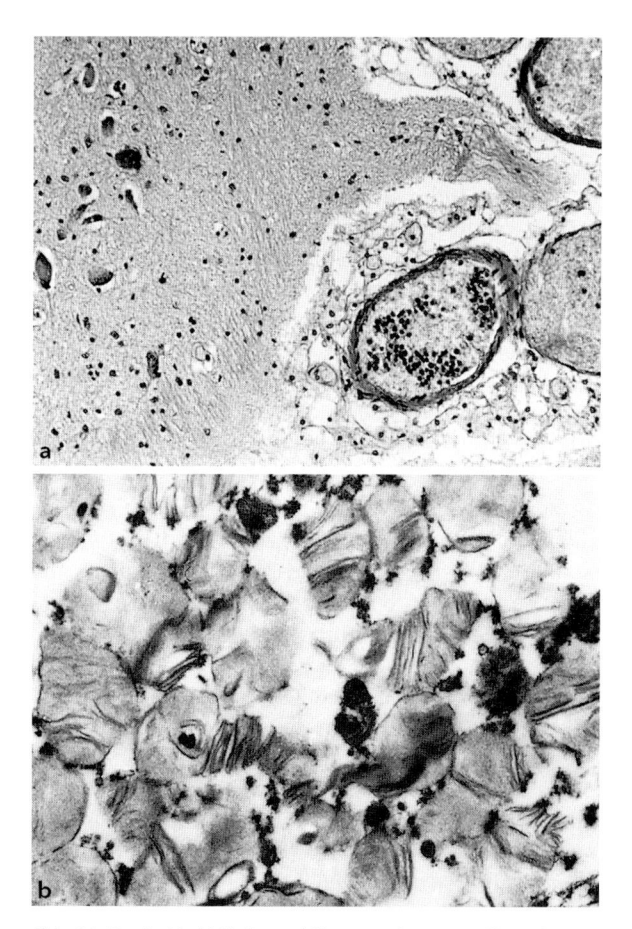

Abb. 21.12 a, b. Morbi Hurler und Hunter. **a** Stammganglienregion mit speichernden Makrophagen im perivaskulären Raum und Speicherneuronen (*linke Bildhälfte*) bei M. Hurler (HE, Vergr. 175:1). **b** Zebrakörperchen (Ganglienzelle der Parietalrinde) bei M. Hunter (Vergr. 15 000:1; Aufnahmen von N. Breitbach)

Querschnittslähmung. Bulbäre Kompression kann zu kardiorespiratorischem Versagen vor dem 20. Lebensjahr führen.

Der *Morbus Morquio B* (β-Galaktosidase-Defekt, s. auch GM$_1$-Gangliosidose, 21.2.4) verläuft meist etwas später und leichter, im Prinzip aber ähnlich, mit Überlebenszeiten bis 50 Jahre.

Der *Morbus Scheie* (Enzymdefekt wie bei M. Hurler, s. 21.2.12) kann dysosteogen oder durch spinale Duraverdickung neurosymptomatisch werden. Die leichte Dysmorphie ähnelt qualitativ jener bei M. Hurler. Der Verlauf erreicht bei adoleszentem Beginn fast normale Lebensdauer.

Der *Morbus Maroteaux-Lamy* (Arylsulfatase-B-Defekt) verläuft etwa wie Morquio A oder B, der Rumpfkleinwuchs ist weniger betont. Die Dysmorphie (Kopf, Thorax) kann schon postpartal auffallen.

Beim *Morbus Sly-Neufeld* (β-Glukuronidase-Mangel) fehlt die dysosteogene Neurosymptomatik; die teils schon postpartale Dysmorphie mit eigenartiger Fazies und z. B. Kielbrust sowie die im Allgemeinen leichtere mentale Retardierung unterliegen großer Variationsbreite, bis zum Tod z. B. im Adoleszentenalter an pulmokardialen Komplikationen. Extrem frühe, schwere Fälle (z. B. mit intrauterinem Hydrops) sowie sehr milde, fast dysmorphiefreie Spätfälle sind bekannt.

■ **Diagnostik.** Die intravitale Diagnostik erfolgt ganz analog wie bei den Mukopolysaccharidosen I–III (s. 21.2.12). Die Mukopolysaccharide des Urins sollten für den M. Morquio auch nach Keratansulfat und Chondroitinsulfat aufgeschlüsselt werden. Die Enzyme β-Galaktosidase, Arylsulfatase B und β-Glukuronidase können auch aus Blutleukozyten bestimmt werden. Der Test mit radioaktivem Sulfat in Fibroblastenkulturen (s. 21.2.12) ist nützlich.

Die *morphologische Untersuchung der Hautbiopsie* auf Vakuolisierung verschiedener Zelltypen, aber evtl. auch von Blut- und Knochenmarkausstrichen auf Lymphozyten- und Histiozytenvakuolen und Granulozyteneinschlüsse, ist sinnvoll. Die Vakuolisierung von ekkrinen Schweißdrüsen kann bei β-Glukuronidase-Mangel ultrastrukturell besonders eindrucksvoll sein.

■ **Neuropathologie.** Es gibt deutliche Kompressionseffekte am Rückenmark, evtl. leichte Hirnventrikelerweiterung und beim β-Glukuronidase-Mangel eine beträchtliche Hirnatrophie. Die Leptomeningen und die perivaskulären Räume intrazerebraler Gefäße können Schaumzellinfiltrate zeigen. PAS-positive Ballonierung (durch Vakuolenpakete etwa bei β-Glukuronidase-Mangel) und Verlust von Neuronen kommen begrenzt vor. Die Binde-, Stütz- und Knorpelgewebspathologie ist durchgängig vorhanden.

Die am Mausmodell der β-Glukuronidase-Defizienz gut etablierte Gentherapie ist auf dem humanen Sektor bisher nicht spruchreif.

21.2.14 Neuronale Zeroidlipofuszinosen

Zeroidlipofuszinosen sind fatale lysosomale *Lipopigmentspeicherkrankheiten* vor allem der Nervenzellen. Wegen des noch inkompletten Erforschungsstands und des bisher kaum geübten biochemischen oder molekularen Diagnosezugangs – die initiale Diagnostik verläuft bioptisch-ultrastrukturell – ist es noch unüblich, sie als besondere lysosomale Störungen anzusprechen (s. auch Goebel 1992; Lyon et al. 1996; Moser 1996; Scriver et al. 2001).

Die Ursachen verschiedener Krankheitstypen, soweit bekannt, liegen in Mutationen der CLN-(*c*eroid-*l*ipofuscinosis *n*umber-)Gene. Bisher wird von CLN1 bis CLN6 (Callagy et al. 2000) oder gar CLN7 gesprochen. Die Produkte dieser Gene sind offenbar mehrheitlich lysosomale, proteinspaltende oder -modifizierende Enzyme, so dass die Krankheiten teilweise primär von lysosomalen Proteinspeicherungen ausgehen dürften. Die pathologischen Pigmente entstehen durch allmähliche Umwandlung der angehäuften Proteine und mit diesen assoziierten Substanzen. Sie liegen meist innerhalb einer Membran sekundärer Lysosomen, die Proteinkomponenten (z. B. ATP-Synthetase-Komponente C, Aktivatorproteine), Dolichole (Isoprenoidalkohole) und anderes (Membranreste von Lysosomen, Golgi-Zonen?) enthalten. Die Pigmente sind stets autofluoreszierend, wohl ein Zeichen, dass sie chemisch speziell kondensiert sind. Sie sind nur teilweise in Lipidlösungsmitteln löslich.

Eine teils klinische, teils genetische Gliederung umfasst
- die infantile, ursprünglich nur finnische Form (M. Haltia-Santavuori; Ursache: Mutationen im CLN1-Gen für Palmitoylproteinthioesterase);
- die spätinfantile, verbreitete Form (M. Jansky-Bielschowsky-Batten; Mutationen im CLN2-Gen für pepstatininsensitive lysosomale Peptidase);
- die juvenile, ebenfalls verbreitete Form (M. Stengel-Batten-Spielmeyer-Vogt-Sjögren; CLN3-Gen für ein lysosomales Membranprotein);
- die viel seltenere adulte, kaum intravital diagnostizierbare Form (M. Kufs; noch hypothetisches CLN4-Gen) (Callagy et al. 2000).

An den Genen CLN5 (das bei einer finnischen Unterform betroffen ist und für ein weiteres lysosomales Membranprotein kodiert) und CLN6 ausgelöste Formen sind Sonderformen spätinfantiler

Zeroidlipofiszinosen; CLN7 gehört zu einer weiteren Sonderform. Die Häufigkeit der verbreiteten Formen zusammen mag bis zu 1:12 500 reichen.

■ **Klinik.** Zur Andeutung des klinischen Bilds werden zunächst die *spätinfantile und juvenile Form* zusammengenommen. Mit einem durchaus zutreffenden Begriff sprach man früher von juvenilen amaurotischen Idiotien. Demenz und Sehstörung in teils paralleler, teils zeitlich versetzter Entwicklung (Demenz bei frühen, Sehstörung bei späteren Fällen vorausgehend) kennzeichnen das Bild, das

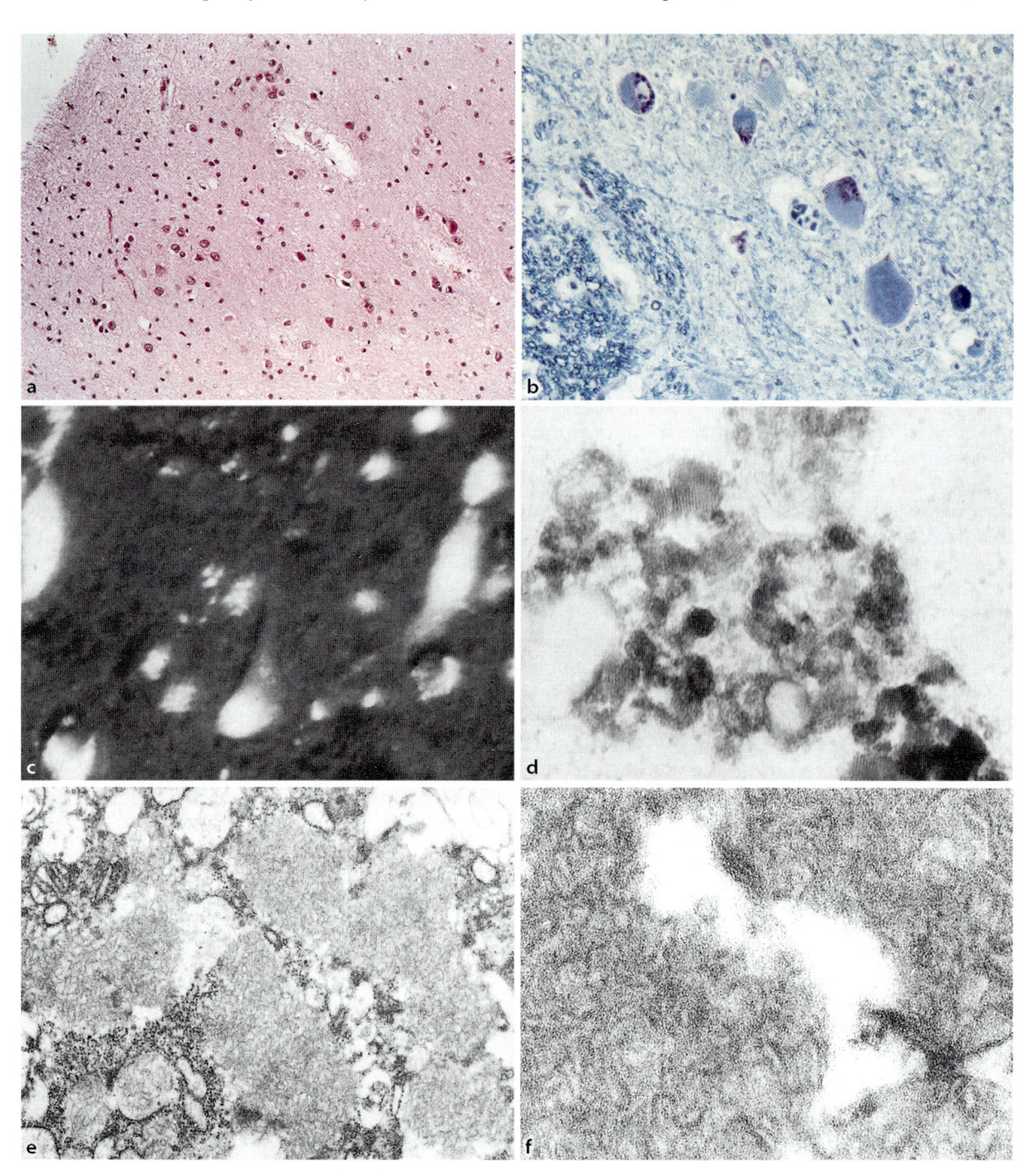

Abb. 21.13 a–f. Neuronale Zeroidlipofuszinosen. **a** Olivenkern, erhebliche Lichtung des Nervenzellbandes, wenige erhaltene Speicherneuronen; *oben:* Neuronophagie (HE, Aufnahme von J. Peiffer). **b** Adulte Form mit balloniertem Nervenzellleib (Klüver-Barrera; Aufnahme von J. Peiffer). **c** Adulte Form mit aufgetriebenen Nervenzellleibern und Axonspindeln durch autofluoreszierende Lipopigmente (Vergr. 250:1). **d** Frühjuvenile Form: pathologischer Lipopigmentkomplex in einem Lymphozyten mit mehreren Fingerprint-Mustern (Vergr. 17 000:1; Aufnahmen von H.-H. Goebel). **e,f** Spätinfantile Form mit kurvilinearen Profilen in Einschlusskörpern, deren lysosomale Membran nur stellenweise sichtbar ist; Vergr. 25 000:1 (**e**) bzw. 200 000:1 (**f**). (Aufnahmen von W. Schlote)

mehr von myoklonischen als von generalisierten Anfällen begleitet wird; letztere können jedoch Frühsymptom sein. Das Leitsymptom retinale Degeneration als *Retinopathia pigmentosa* mit Pigmentdiskontinuitäten (fleckförmige frühe Pigmentabnahme und spätere -zunahme) und Gefäßengstellungen schreitet fort, bis das Elektroretinogramm vollständig erloschen ist. Spezielle Makula- und Papillenanomalien (später jedoch evtl. Optikusatrophie sichtbar) sind dabei nicht führend. Extrapyramidale Störungen mit Tremor und Ataxie nehmen zu, Spastik bleibt jedoch eher diskret, bis zum Tod mit 6–20 (und mehr) Jahren an Dezerebration.

Die *adulte Form*, also M. Kufs (Callagy et al. 2000), ist klinisch schwer definierbar. Das meist völlige Fehlen der Sehstörung und Retinopathie bei teils schubartiger, zerebellärer bzw. Stammgangliensymptomatik und teils Epilepsie, aber auch ein langsam zunehmendes organisches Psychosyndrom sind vieldeutig, desgleichen Zeichen spinaler Muskelatrophie. Eine zusätzliche demenzielle Entwicklung kann dem Tod mit z. B. 50–60 Jahren dann um viele Jahre vorausgehen.

Der nicht immer nur infantil verlaufende, finnische, bei uns sporadische *M. Haltia-Santavuori* ist von den anderen Zeroidlipofuszinosen durchaus verschieden mit um das erste Lebensjahr evidenter psychomotorischer Retardierung, Muskelhypotonie, Reizbarkeit, Mikrozephalie, evtl. Stereotypien wie bei Rett-Syndrom (s. unten). Myoklonien, Ataxie, Choreoathetose, Anfälle und Spastik sowie fortschreitende Erblindung kommen hinzu. Der Fundus zeigt eher Pigmentarmut bei makulopapilloretinaler Degeneration. Die fortschreitende Dezerebration bei allmählichem Sistieren der aktiven Symptome führt mit 2–10 Jahren zum Tod.

Diagnostik. Die intravitale Diagnostik ist initial noch Domäne der *ultrastrukturellen Biopsieuntersuchung*. Die meisten Zeroidlipofuszinosen (jedoch kaum die Adultform M. Kufs mit offenbar deutlicher zerebraler Beschränkung; Abb. 21.13 b, c) führen zu Pigmentablagerungen in verschiedensten Geweben; für Biopsien am meisten eingebürgert sind Haut, Muskel und Konjunktiva sowie im Vorfeld evtl. Blutlymphozyten, wo sich in einzelnen oder vermehrten Vakuolen pathologische Pigmentstrukturen finden können. In der Haut wird man in den ekkrinen Schweißdrüsen, Schwann-Zellen und glatten Muskelzellen, im Muskel in den Fasern selbst, arteriolär in Perizyten und Endothelien fündig. Die Erkennung der Architektonik und Typisierung pathologischer lysosomal gebundener Lipopigmente ist schwierig: Die amorphen, oft tropfigen, hellen (Fett-)Anteile tragen im Allgemeinen nichts zur Differentialdiagnose bei.

Entscheidend sind die *elektronendichteren Lipofuszinstrukturen*. Unter diesen differenziert man
- „kurvilineare" Profile (Abb. 21.13 e, f; Schwerpunkt: spätinfantile Erkrankungen);
- „fingerabdruckartige" Profile (Abb. 21.13 d; Schwerpunkt: juvenile Formen);
- granuläre bis amorphe Profile (wenn zu Ballen zusammengelagert, typisch für M. Haltia-Santavuori; additiv bei den späten, evtl. auch adulten Formen);
- teils auch „rektilineare" Profile (im Muskel bei der spätinfantilen Form, evtl. bei M. Kufs).

Die Abgrenzung gegenüber normalem Lipofuszin ist wichtig; in Blutlymphozyten ist sie dem Erfahrenen vorbehalten.

Die *pränatale Diagnose* der Zeroidlipofuszinosen bedient sich aushilfsweise der Ultrastrukturuntersuchung pränataler Materialen auf pathologische Pigmente; sie muss besser – soweit möglich – molekulargenetisch und bei CLN1-Defekten biochemisch versucht werden.

Neuropathologie. Sie umfasst schwere bis leichtere allgemeine Hirnatrophie mit Windungsverschmälerung, Furchenvertiefung, Konsistenzvermehrung durch allgemeine, das sekundär geschwundene Marklager einbeziehende Fasergliose. Später oder adult verlaufende Fälle akzentuieren die Hirnstamm- und vor allem Kleinhirnatrophie.

Mikroskopisch sind die ubiquitäre oder basal betonte neuronale Schwellung (Abb. 21.13 a, b), Sudanophilie (auch Autofluoreszenz, Abb. 21.13 c) und neuroaxonale und dendritische (Purkinje-Zellen!) Distension durch Pigmentanhäufung bei PAS-Positivität hervorzuheben. Die Positivität für saure Phosphatase der Pigmentkörper bestätigt deren lysosomal gebundenen Charakter. Die Astroglia nimmt oft an dem Pigmentspeicherprozess teil, der auch – wechselnd – Neurone und Glia des Rückenmarks erfasst. Kortikobasale und bulbäre (Abb. 21.13 a) Nervenzellschrumpfung und -rarefizierung begleiten die teils nur mäßige Neuronenschwellung. Die Adultform M. Kufs ist selbst autoptisch manchmal schwer zu sichern. Der „lokale" Befall der großen Striatumneurone, der Lateralkernneurone des Thalamus, der Neurone des paraventrikulären Hypothalamuskerns sowie jener des Ammonshornendblatts unter Aussparung des Sommer-Sektors mögen Hinweise geben. Nicht selten treten „Alzheimer-Fibrillen" in diesen Regionen auf, während der übrige Kortex, auch hinsichtlich stärkerer neuronaler Anomalien, ausgespart bleiben kann.

> Es sei darauf hingewiesen, dass massive Anhäufungen von Lipofuszin mit Autofluoreszenz begleitend bei verschiedenen länger verlaufenden neuronalen Speicherkrankheiten (z. B. Mukopolysaccharidosen) vorkommen können.

Die neuronale und gliale Ultrastruktur zeigt aber nur bei den genetischen Zeroidlipofuszinosen die pathologischen Pigmente (s. oben), sonst normal strukturiertes Lipopigment.

Rett-Syndrom

Das nicht zu lysosomalen Störungen bwz. Lipopigmentspeicherkrankheiten gehörige Rett-Syndrom wird hier differentialdiagnostisch erwähnt. Frühstadien des fast nur bei weiblichem Geschlecht vorkommenden Syndroms haben große Ähnlichkeit mit dem Morbus Haltia-Santavuori bezüglich der schwindenden motorischen und mentalen Fähigkeiten und der Hand- und Fingerstereotypien („Handwaschbewegungen").

Später wird das Bild dieser retardierten, nicht selten von Atmungsstörungen betroffenen Mädchen, anders als bei der infantilen Zeroidlipofuszinose, pseudo-stationär nach scheinbarer Überwindung einer teils schweren, autistischen Phase, wenn auch epileptische Anfälle (die einer dendrito-synaptogenen Störung, aber auch einer fehlenden Exzitationshemmung der Frontallappen zugeordnet werden) auftreten. Noch später kommen, entsprechend dem Befall des zweiten Neurons, muskelatrophische spastische Para- bis Tetraparese, oft Skoliose bei deutlicher Wachstumsstörung hinzu.

Die Prävalenz des Rett-Syndroms nähert sich 1:10000. Ursächlich kennt man in ca. 80% der Fälle Mutationen in dem X-chromosomalen MECP2-Gen, das für ein an methylierte DNA bindendes Protein kodiert und bei der Transkription eine Rolle spielt. Bei männlichem Geschlecht wirkt Mutation in dem einen X-Chromosom offenbar früh-letal durch schwere Enzephalopathie.

Die neuropathologischen Veränderungen (Jellinger et al. 1988) sind unspezifisch, mit reduzierten Hirngewichten und Neuronengrößen, sowie minimaler bis deutlicher Astrogliose, verminderter bis fehlender Produktion von Nerve-growth-factor, Reduktion und Unterphosphorylierung von Neurofilamentproteinen.

21.2.15 Okulozerebrorenales Syndrom (Lowe-Syndrom)

Es handelt sich um eine lysosomale Störung des speziellen Phospholipidstoffwechsels (Cervós-Navarro 1991; Scriver et al. 2001).

Phosphatidylinositolphosphate (PIP) mit wechselnder Anzahl von Phosphatgruppen am Inositol sind in der Signaltransduktion aktive Phospholipide, die z. B. mit dem lysosomassoziierten Vesikeltransport, speziell den mit Clathrin ausgestatteten Vesikeln, zu tun haben. Der normale Abbau der PIP bedient sich verschiedener Phosphatasen, eine davon ist die vom OCRL-(Oculocerebrorenal-Lowe-)Gen auf dem X-Chromosom kodierte, dann lysosomal lokalisierte OCRL-Phosphatase mit Aktivität gegenüber verschiedenen PIP (als Lipidsubstraten) und Inositolphosphaten. OCRL-mutierte, d.h., den Lowe-Genotyp besitzende Zellen akkumulieren in vitro PIP im Sinn einer Lipidspeicherung.

Klinisch bietet das Lowe-Syndrom bei den minderwüchsigen Knaben kognitive Beeinträchtigungen, bestimmte repetitive Verhaltensstörungen, anfallsweise Temperaturerhöhung, Katarakt und andere Sehbeeinträchtigungen (später Blindheit) sowie ein renales Fanconi-Syndrom schon von Geburt an.

Laborchemisch sind verschiedene lysosomale Enzyme im Plasma erhöht, wohl als Zeichen eines gestörten Umsatzes von Lysosomenmembranen; Mukopolysaccharidveränderungen sind wohl inkonstant.

Neuropathologisch findet man Hydrozephalus, Balkenverschmälerung, meningeale Fibrose, Pachygyrie, Mikrogyrie, mikroskopisch rarefizierte Molekularschickt, Nervenzellschrumpfung, Alzheimer-II-Glia, auch fibrilläre Gliose, einzelne Entmarkungsherde, in den Stammganglien Gefäßproliferate mit lumenzugewandten Granulationen sowie Verkalkungen, im Kleinhirn Purkinje-Zell-Verlust, Gliaknötchen im Marklager, im Rückenmark geringfügige Entmarkung, evtl. starke Gliose.

Vermutlich beruhen nicht alle beschriebenen Fälle der Krankheit auf Mutationen im OCRL-Gen. Das Lowe-Syndrom nimmt wohl eine Sonderstellung bei den lysosomalen Störungen ein, obwohl es Analogien zu einigen Formen hat.

21.3 Peroxisomale Krankheiten

21.3.1 X-chromosomale Adrenoleukodystrophie und Adrenomyeloneuropathie

Von den diffus-disseminierten sudanophilen (Fettkörnchenzellen aufweisenden) Entmarkungsprozessen mit Verdacht auf entzündliche Genese (z.B. diffuse zerebrale Sklerose vom Typ Schilder) konnten Fälle abgetrennt werden, die mit einer zusätzlichen *Nebennierenrindenbeteiligung* bis zum Vollbild des

M. Addison einhergingen. Biochemisch wurde die entmarkungsbedingt vermehrte zerebrale Cholesterinesterfraktion hinsichtlich ihrer Fettsäurezusammensetzung untersucht und stark angereichert an überlangkettigen (Kettenlänge größer als 22 C-Atome) Fettsäuren (z. B. hoher C_{26}/C_{22}-Quotient) gefunden. Diese Fettsäureanomalie wurde auch in der atrophischen Nebennierenrinde teils in exzessivem Ausmaß und ubiquitär in vielen fettsäurehaltigen Lipiden inklusive Blutplasmalipiden festgestellt (s. auch Wanders et al. 1988; Molzer et al. 1992; Lyon et al. 1996; Moser 1996; Scriver et al. 2001).

> Da überlangkettige Fettsäuren in den Peroxisomen β-oxidiert werden, wurden für X-chromosomale Adrenoleukodystrophie (X-ALD) und Adrenomyeloneuropathie (X-AMN) peroxisomale Defekte angenommen. Dafür sprach auch die Anhäufung überlangkettiger Fettsäuren bei einem evidenten Peroxisomendefekt, nämlich dem Zellweger-Syndrom (s. 21.3.2), wo die Peroxisomen strukturell fehlen.

Ursache der X-ALD und der ebenfalls am ALD-Gen ausgelösten X-AMN sind Mutationen in diesem Gen, das für das ALD-Protein, ein in der Peroxisomenmembran ansässiges Mitglied aus der Kassette ATP-bindender Transportproteine (ABC-Kassette), kodiert. Das defekte Protein bedingt Aktivitätserniedrigung durch Fehlimport des sonst bei X-ALD nicht defekten peroxisomalen Enzyms „Sehr-langkettige-Fettsäuren-Acyl-CoA-Synthase", das überlangkettige Fettsäuren durch Übertragung des CoA-Rests für den β-oxidativen Abbau aktiviert. Im Normalfall kann das ALD-Protein als Einlasspforte für die peroxisomale β-Oxidation bezeichnet werden. Andere peroxisomale ABC-Transporter als ALD-Protein, z. B. das ziemlich ähnliche ALDR-Protein, können bei ihrer Überexpression in der Zellkultur den ALD-Proteindefekt recht gut kompensieren (künftige Therapie der X-ALD?).

Die X-ALD gilt als die *häufigste Entmarkungskrankheit bei Knaben*. Die Krankheitsfrequenz soll für X-ALD und X-AMN zusammen bis 1:25 000 betragen. Die X-AMN ist die eher spinozerebellär betonte Spätform der X-ALD bei Erwachsenen. X-ALD und X-AMN können in ein und derselben Familie vorkommen; eine auf die Mutationen bezogene Genotyp-Phänotyp-Korrelation fehlt weitgehend. Die Existenz autosomaler Krankheitsmodifizierungsgene wird diskutiert.

■ **Klinik.** Die *X-ALD* beginnt spätinfantil bis spätjuvenil z. B. mit Verhaltensstörung, Schulschwäche, Sehstörung, Mydriasis, Gangstörung. Später folgen Ataxie, Tetraparese, Blindheit, Taubheit. Bildgebende Verfahren zeigen die Entmarkung in peritrigonalen Bereichen und im Splenium des Balkens, von okzipital nach temporoparietal fortschreitend, manchmal auch mehr frontal. Die Nervenleitgeschwindigkeit ist wenig bis mäßig vermindert, das Liquoreiweiß wenig oder mäßig erhöht; Anfälle treten in späteren Stadien auf. Die adrenokortikale Insuffizienz und die gonadale Beteiligung bleiben nicht selten subklinisch, jedoch laborchemisch oft nachweisbar. Die Dezerebration führt zum Tod vor dem 20. Lebensjahr oder noch viel früher.

Die *X-AMN* beginnt um das 20. Jahr oder später, z. B. nach Steroidhormonsubstitution wegen manchmal früh manifester Addison-Symptomatik bei bronzefarbener Haut, mit Zeichen spastischer Paraparese, Neuropathie (Tanaka et al. 1985); Impotenz, Sphinkterstörungen, die über viele Jahre fortschreiten; zerebelläre Ataxie und leichte Demenz können hinzutreten. Noch spätere Verläufe zeigen evtl. psychotische Bilder und Kleinhirnataxie im Vordergrund. Fast blande Verläufe gibt es auch.

Heterozygote Frauen erkranken viel schwächer (wenn überhaupt) als hemizygote Männer, aber auffällige Ausnahmen sind möglich; die Symptome können sehr der X-ALD, kaum der X-AMN entsprechen.

■ **Diagnostik.** Die intravitale Diagnostik erfolgt bei Hemi- und Heterozygoten durch biochemische Bestimmung der überlangkettigen Fettsäuren (s. oben) aus Lipiden von Serum, Plasma, gezüchteten Hautfibroblasten, pränatalem Material, Blutzellen, Geweben sowie heute oft mutationsanalytisch aus DNA-Präparationen.

Die *morphologische Biopsiediagnostik* kann in Speichermakrophagen des Rektums (Tanaka et al. 1987) und in Schwann-Zellen, teils endoneurialen Zellen peripherer (Haut-)Nerven, Vakuolen oder – dann mit spezifischerer Aussage – ultrastrukturell spikuläre oder gestreckte Einschlüsse oft mit gepaarten Lipidlamellen, die helle Spalten begrenzen, darstellen. Eine Abgrenzung gegenüber den Einschlüssen bei M. Krabbe (s. 21.2.2) ist nicht immer möglich.

■ **Neuropathologie.** Neuropathologisch ist die okzipital oft stärkere, frontal asymmetrische Entmarkung (U-Fasern ausgespart) bei X-ALD umfangreich (bei X-AMN viel weniger) und bezieht Balken und Fornix, sodann die innere Kapsel, Hirnschenkel, Pons, Pyramiden, ferner im Rückenmark Seiten- und Hinterstränge (bei X-AMN ebenfalls diese, sowie andere Bahnen und teils das Kleinhirn) mit ein. Vor allem in den subkortikalen, frischen Herden, aber auch tiefer, selten auch bei X-AMN, fin-

eosinophile Zellen. Die fibrotischen Hoden weisen interstitielle Zellansammlungen und ultrastrukturell gestreckte Einschlüsse in den Leydig-Zellen auf. Der Thymus zeigt evtl. lymphoepitheliale Hyperplasie, die Haut Vermehrung von Melanin.

Pathogenetisch wird den überlangkettigen Fettsäuren eine Hauptrolle bei der Auslösung der Entmarkung und wohl immunologisch bedingten Entzündung zugeschrieben, sie ist aber keineswegs bewiesen. Therapeutische Versuche sind mit einer speziellen Fettdiät, die die Menge der überlangkettigen Fettsäuren beeinflusst („Lorenzos Öl", letztlich erfolglos), und mit Knochenmarktransplantationen unternommen worden.

21.3.2 Peroxisombiogenesestörungen (Zellweger-Syndrom, neonatale Adrenoleukodystrophie, infantiles Refsum-Syndrom)

Zellweger-Syndrom (ZS), neonatale Adrenoleukodystrophie (NALD) und infantiles Refsum-Syndrom (IRS), als Peroxisombiogenesestörungen zusammengefasst, sind meist (spät)infantil fatal endende neuro- und allgemein dysmetabolische Prozesse, die durch fast globale Ausfälle peroxisomaler Funktionen hervorgerufen werden (Wanders et al. 1988; Lyon et al. 1996; Nyhan u. Ozand 1998). Beim ZS (zerebrohepatorenales Syndrom, schwerste Peroxisombiogenese-Störung) und meist auch bei NALD (weniger schwer) und teils IRS (evtl. mild) sind normale peroxisomale Strukturen nicht vorhanden.

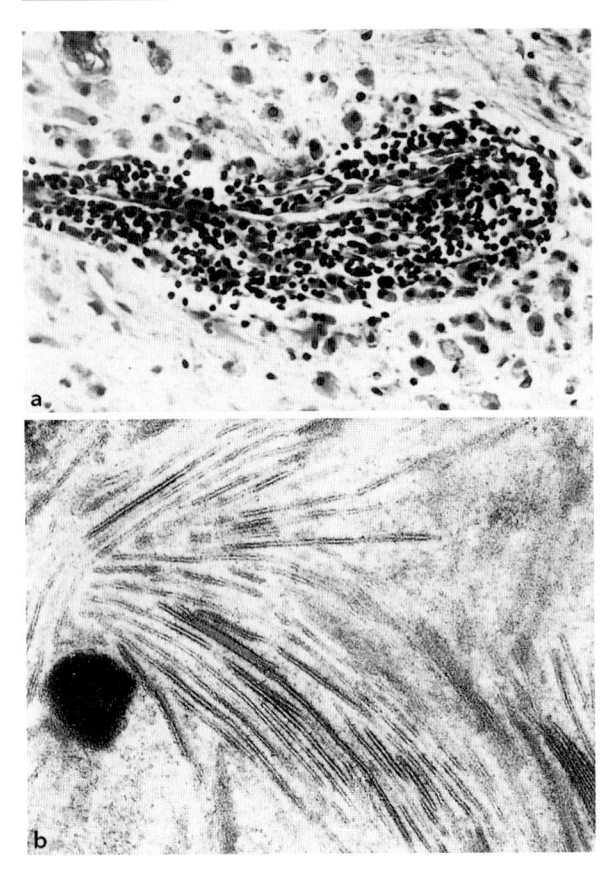

Abb. 21.14a,b. Adrenoleukodystrophie. **a** Dichtes perivaskuläres Lymphozyteninfiltrat, Makrophagen und reaktive Astrozyten im Hirnparenchym (HE, Vergr. 250:1; Aufnahme von H.U. Benz und J. Peiffer). **b** Hirnbiopsie (58-jähriger Mann): spezifische nadelartige, bilamellierte Einschlüsse im Zytoplasma eines perivaskulären Makrophagen (Vergr. 62000:1; Aufnahme von H. Opitz)

det man perivasale entzündliche Infiltrate von B- und T-Zellen. Makrophagen und PAS-positive Epitheloidzellen in diesen Infiltraten sind in ihrer Genese wohl den Globoidzellen bei M. Krabbe (21.2.2) ähnlich und dürften ehemaliges Markscheidenmaterial gespeichert enthalten (Abb. 21.14a). Immunchemisch wurde die Erhöhung verschiedener Immunglobuline nachgewiesen. Nervenzellverluste treten in der Hirnrinde kaum, in der Netzhaut deutlicher auf. Axonauftreibungen kommen vor.

Elektronenmikroskopisch sind die gestreckten, gepaarten, oft gruppierten Lamellen (Abb. 21.14b) eine Leitstruktur und sind in wie gestreift erscheinenden, speichernden Makrophagen, Astro- und Oligodendroglia (hier ohne umgebende Membran) und in Schwann-Zellen zu finden. – Die Rinde der atrophischen Nebenniere ist fast verschwunden, dagegen liegen Gruppen von Speichermakrophagen sowie teils entzündliche Infiltrate vor. Die restlichen Parenchymzellen enthalten (frei im Zytoplasma) wie die Makrophagen die beschriebenen Einschlüsse. Die Hypophyse zeigt einzelne große basophile und wenig

Ursache sind Mutationen in bis zu 12 Genen (PEX-Gene, bei ZS bisher 7 Gene, oft PEX1) für Faktoren, die zur Biogenese und Funktion der Peroxisomen notwendig sind (peroxisome assembly factors). Die Faktoren sind Proteine, die den Transport anderer Proteine in die Peroxisomen steuern und gehören teils zu einer bestimmten ATPasen-Familie.

Die *biochemischen Ausfälle* erstrecken sich z.B. auf die β-Oxidation überlangkettiger Fettsäuren inklusive der auf die Aktivierung (vgl. X-ALD/X-AMN) folgenden Schritte (Acyl-CoA-Oxidase, Bifunktionalenzym, β-Ketoacyl-CoA-Thiolase), auf die β-Oxidation der – immerhin noch teils β-oxidierbaren – Phytansäure, auf die durch Lipidanalyse oder Enzymbestimmung messbare Ätherlipid-(Plasmalogen-)Biosynthese (Schlüsselenzym: Dihydroxyacetonphosphatacyl-Transferase), auf den (z.B. den Lysinabbau tangierenden) Pipekolsäure-, Gallensäure- und Leukotrienstoffwechsel.

ZS, NALD und IRS dürften zusammen seltener als 1:100 000 vorkommen.

■ **Klinik.** Das klinische Bild des *ZS* (und teilweise jenes von NALD und IRS) umfasst bei meist postpartalem Beginn eine eigenartige kraniofaziale Dysmorphie, (schlaffes, „rechteckiges" Gesicht), deutliche Muskelhypotonie, Epilepsie, Hyporeflexie, tapetoretinale Degeneration (anfangs diskret), Hörstörung, Hepatomegalie, Dystrophie, evtl. Ichthyosis, patelläre und azetabuläre Kalkstippchen (Chondrodysplasie), schwerste neurologische Entwicklungsverzögerung, oft nephroglomeruläre Zysten (nicht bei NALD und IRS). Der Tod tritt mit einem Jahr oder auch Jahre später ein.

Bei der *NALD* tritt durch den langsameren Verlauf (meist bis 5 Jahre) das leukodystroph und adrenokortikal insuffizient geprägte Bild mehr in den Vordergrund (vgl. X-ALD), die Dysmorphie in den Hintergrund.

Das *IRS* ist etwa intermediär zwischen ZS und NALD anzusiedeln; Osteopenie und Taubheit, teils bei längerer Überlebenszeit, wurden beschrieben.

■ **Diagnostik.** Die intravitale Diagnostik bedient sich als Suchmethode der biochemischen Bestimmung der überlangkettigen Fettsäuren (s. 21.2.15) in verschiedenen (auch pränatalen) Materialien inklusive Serum/Plasma, erweitert um jene der Phytansäure darin. Ähnlich zuverlässig ist die Aktivitätsbestimmung der Dihydroxyacetonphosphatacyl-Transferase (s. oben) in Zellkulturen und Organgewebe. Im Urin trifft man z. B. auf erhöhte Gallensäuren vom Typ der Koprostanate u. a. sowie auf nicht regelrecht vom ω-Ende her β-oxidierte Leukotriene. Wegen der extremen Heterogenität der Krankheitsgruppe können bei Einzelpatienten sehr unterschiedliche biochemische Parameter festgestellt werden.

Auch morphologische Biopsiediagnostik, etwa mit ähnlichen wie den bei X-ALD/X-AMN erwähnten Befunden (s. 21.3.1), ist möglich. Der klinische Phänotyp der Peroxisombiogenesestörungen ist aber meist charakteristisch genug, um unmittelbar die biochemische Diagnostik anzusteuern. Das – nicht regelmäßige – Fehlen normaler Peroxisomen wird durch die Aktivitäts- oder besser immunzytochemische Abwesenheit der Katalase (peroxisomales Markerenzym) bzw. der sie tragenden Partikel in Leberbiopsie, kultivierten Fibroblasten und Chorionzotten nachgewiesen.

■ **Pathologie.** Die *Neuropathologie* des ZS umfasst (Pachy-)Mikropolygyrie, Groß- und Kleinhirnheterotopie des Zellbilds, dysplastische Oliven und andere Kerne. Lokale neuronale Lipidose (feinstrukturell wie gestreift erscheinende Neurone) und Axonauftreibungen kommen in der Clarke-Säule und im Nucleus cuneatus lateralis als primär neuronopathische Zeichen vor. Die Streifung entspricht einer doppelbrechenden Lipidspeicherung mit ultrastruktureller Spaltenbildung, im Wesentlichen also jener in Makrophagen (s. oben). Zu NALD und IRS gehören kaum Hirn- oder nur Kleinhirnzellheterotopien, zur NALD mehr mit Myelophagen (Ultrastruktur s. X-ALD, 21.3.1) bestückte Entmarkungsherde als zum ZS, wo eher von Dysmyelinisierung gesprochen wird.

Allgemeinpathologisch sind cholestatische und zirrhotische Leberveränderungen bei ZS und IRS (weniger bei NALD), adrenokortikale Atrophie mit Speichermakrophagen bei NALD (bei IRS ohne diese Zellen, bei ZS kaum vorkommend), ferner die nephrokortikalen Zysten (nur, aber nicht immer) bei ZS zu vermerken.

■ **Weitere Formen.** Klinische Phänokopien der globalen Peroxisomendefekte ZS und NALD liegen bei dem ZS-artigen Syndrom, sodann bei *Pseudo-ZS* und der *Pseudo-NALD* vor: Dabei entsprechen die klinischen Bilder von ZS und NALD keiner morphischen Abwesenheit von Peroxisomen, sondern einmal dem allgemeinen Defekt der peroxisomalen β-Oxidation, einmal dem speziellen Defekt der β-Ketoacyl-CoA-Thiolase und einmal jenem der Acyl-CoA-Oxidase (s. oben).

Die *rhizomele Form der Chondrodysplasia punctata* ist eine den abgehandelten Krankheiten nahe stehende Störung mit Minderwuchs, Extremitätenfehlbildung, fazialer Dysmorphie, Katarakten, Gelenkkontrakturen und mentaler Retardierung. Die Diagnose erfolgt über die Bestimmung der (nicht immer) vermehrten Phytansäure und der verminderten Ätherlipide oder Aktivität der Dihydroxyacetonphosphatacyl-Transferase (s. oben).

Die *Hyperpipekolazidämie* steht dem ZS sehr nahe, ist aber eher keine eigenständige Krankheit. – Akatalasämie und Hyperoxalurie (Typ I) sind weitere peroxisomale Krankheiten, jedoch ohne deutliche neurale Beteiligung.

21.3.3 Refsum-Krankheit vom herkömmlichen Typ (Heredoataxia polyneuritiformis)

Der extrem seltene Morbus Refsum (Moser 1996; Riess u. Schöls 1998) ist meist eine adulte Erkrankung, die auf *Diättherapie* anspricht (Entzug der Phytansäure bzw. ihrer Vorstufen). Ursache sind Mutationen im PAHX-Gen, das für das peroxisomale

Enzym Phytanoyl-CoA-α-Hydroxylase (Phytansäure-α-Hydroxylase) kodiert. Dieses Protein hat offenbar auch eine Rolle im Zusammenhang mit Immunophilin bindenden Proteinen. Die exogene Phytansäure ist eine verzweigtkettige Fettsäure, deren Stoffwechsel durch peroxisomale α-Oxidation aktiviert wird; ein Folgeprodukt, Pristansäure, wird dann durch peroxisomale β-Oxidation abgebaut.

■ **Klinik.** Das klinische (Voll-)Bild ist durch Nachtblindheit, Miosis, Hörstörung, Anosmie, retinale Pigmentdegeneration, Neuropathie mit verminderter Nervenleitgeschwindigkeit, starke Liquoreiweißerhöhung, EKG-Veränderungen, Ichthyosis, epiphysäre und metatarsale Knochenstörung sowie Kleinhirnataxie gekennzeichnet. Krankheitsbeginn und Tod (trotz Phytansäure-Entzugstherapie) liegen etwa zwischen der 1. (selten früher) und 6. Dekade. Unbehandelt kann die Erkrankung z. B. nach Virusinfekten neurologische Attacken nach Art des Guillain-Barré-Syndroms zeigen.

■ **Diagnostik.** Die intravitale Diagnostik erfolgt durch biochemische Bestimmung der Phytansäure in Serum/Plasma. Tests der Aktivität der α-Oxidation (s. oben) in gezüchteten Hautfibroblasten sind in Speziallabors möglich.

Die Hautbiopsie zeigt kaum verdächtige Strukturen, die *Nervenbiopsie* jedoch evtl. Teile des (autoptisch gefundenen) neuroradikulären Vollbilds der interstitiell-hypertrophen Neuropathie mit Zwiebelschalenbildung, vesikulärem Markzerfall und Nervenregeneraten. Die Schwann-Zellen können Vakuolen und lysosomale Restkörper enthalten. Pathogenetisch ist die ungehinderte Einschwemmung der exogenen Phytansäure in das neurale Kompartiment mit Störung des Myelin-Lipid-Gleichgewichts anzunehmen. Die Muskelbiopsie zeigt eine deutliche neurogene Atrophie.

■ **Neuropathologie.** Autoptisch-neuropathologisch wird ein buntes Bild gefunden. Es umfasst *makroskopisch* verdickte Meningen, kortikale Atrophie, auch des Kleinhirns, hypertrophische Nervenwurzeln (Feinstruktur s. Nervenbiopsie). Es bietet *mikroskopisch*, bei wechselnder Sudanophilie und PAS-Positivität, leicht vergrößerte kortikale und basale Nervenzellen mit Dendriten- und Axonauftreibungen, vermehrt perivaskuläre (auch meningeale) Makrophagen, lokale Entmarkung (z. B. im Grazilissystem) und „primäre Reizung" in den Vorderhornzellen. Es zeigt *ultrastrukturell* neuronale und dendritische sowie astrozytäre pleomorphe, sekundär lysosomale Einschlüsse, die Lipopigmenten, bilaminären oder polymembranösen Strukturen sowie (Lipid-)Vakuolen zu entsprechen scheinen.

21.4 Mitochondriale Störungen

21.4.1 Grundlagen

Mitochondriale Krankheiten sind als Begriff nicht scharf definiert. Mitochondriale Störungen können sich in fast alle Stoffwechselbereiche erstrecken (Nyhan u. Ozand 1998; Gempel et al. 1999; Jaksch-Angerer et al. 1999).

> Schon der komplizierte Bau des Mitochondriums mit Außenmembran, Intermembranraum, Innenmembran und Matrix legt eine Vielzahl von mitochondrialen Funktionsebenen nahe. Die etwa 1000 mitochondrialen Proteine werden genetisch größtenteils von der nukleären DNA, zu einem sehr kleinen, aber wichtigen Teil (viele Atmungskettenuntereinheiten) aber von der mitochondrieneigenen DNA (mtDNA) kodiert, die maternal-oozytär vererbt und intra-/interzellulär weitergegeben wird.

Unter *Heteroplasmie* versteht man eine Fluktuation der aktuellen Basensequenz der mtDNA (die relativ mutationsanfällig, aber evtl. teils autoselektiv gegen Mutationen ist) von Mitochondrium zu Mitochondrium (pro Zelle wenige bis Tausende Mitochondrien, abhängig vom Energiebedarf) innerhalb der Zelle und von Zelle zu Tochterzelle samt den funktionellen Auswirkungen.

Der Energiestoffwechsel erhält Zufluss aus der Glykogenolyse, der Glykolyse bis zum Pyruvat, benützt in seinen intramitochondrialen Zentralstationen die Reaktionswege des Pyruvatdehydrogenasekomplexes (21.4.5), des Zitronensäurezyklus und die in ATP-Bildung (oxidative Phosphorylierung) mündende Elektronentransportkette (Atmungskette). Im Pyruvat nutzenden Zitratzyklus und in der (nicht im Gehirn nutzbaren) Fettsäure-β-Oxidation entstehen Reduktionsäquivalente aus Wasserstoff, z. B. NADH. Die Letzteren benötigt die Atmungskette zur „Bildung von Wasser", d. h. zur Übertragung auf Sauerstoff unter Gewinnung energiereichen Phosphats (ATP). Störungen der Enzyme der Atmungskette erhöhen den Quotienten NADH/NAD$^+$, wodurch reziprok auch der Quotient Laktat/Pyruvat bzw. nur das Laktat in Blut und Liquor erhöht werden kann.

Grob gesprochen scheinen genetische Krankheiten dieses Energiestoffwechselbereichs dann oft sehr früh und besonders fatal zu verlaufen, auch mit besonderen, MR-tomographisch darstellbaren Läsionen in den Basalganglien einherzugehen (z. B. bei Leigh-Syndrom-artigen Fällen, vgl. 21.4.2 und

21.4.5), wenn die Mutationen in nukleären Genen liegen – z. B. bei Pyruvatdehydrogenasemangel (21.4.5) und Zytochrom-c-Oxidase-Mangel (21.4.2) nukleär-genetischen Ursprungs –, und langsamer bei mtDNA-Mutationen.

Das Spektrum mitochondrialer Defekte kann vereinfachend eingeteilt werden in
- Störungen des Elektronentransports in der Atmungskette mit ihren Komplexen I–IV und der damit eng verbundenen oxidativen Phosphorylierung im sog. Komplex V (ATP-Synthase),
- Störungen des β-oxidativen Fettsäurestoffwechsels,
- Störungen des Stoffwechsels des aus der Glykolyse stammenden Pyruvats und der Verwertung seiner Produkte im Zitratzyklus,
- Störungen des Stoffwechsels der verzweigtkettigen Aminosäuren mit Anschluss des Produkts Succinyl-CoA ebenfalls an den Zitratzyklus,
- Störungen des mitochondrial lokalisierten Anteils des Harnstoffzyklus.

Daneben gibt es noch eine bunte Reihe weiterer Stoffwechselstörungen.

Die zuerst genannten Störungen werden in den folgenden Abschnitten angesprochen; die letzteren werden heute einem „erweiterten Formenkreises" bzw. noch nicht speziell zugeordnet und signalisieren ein vorläufig sehr unübersichtliches Gebiet. Dieses wird im vorliegenden Beitrag hier vorab weitgehend ausgeklammert, jedoch nicht ohne einige Beispiele etwa hierher gehöriger mitochondrialer Störungen erweiterter bzw. noch fehlender näherer Zuordnung zu geben. Die folgende Aufzählung nennt jeweils nacheinander das defekte Gen für das betreffende Protein, ggf. eine mögliche Funktion und die zugehörigen Krankheit:
- FRDA1 für Frataxin (Friedreich-Ataxie);
- HD für Huntingtin (Chorea Huntington);
- DDP1 für Deafness-dystonia-Protein mit Rolle beim Proteinimport in das Mitochondrium (Taubheit-Dystonie-Syndrom);
- CPO für Coproporphyrin-III-Oxidase bei der dominant vererbten Koproporphyrie mit krisenartiger neurologischer Dysfunktion und Hautlichtempfindlichkeit;
- SPG7 für Paraplegin, eine mitochondriale Metalloprotease, bei Formen autosomal-rezessiver spastischer Paraplegie;
- TAZ (oder EFE2) für Tafazzin mit einer wahrscheinlichen Rolle bei der Phospholipidbiosynthese für die innere Mitochondrienmembran bei endokardialer Fibroelastose 2 (Barth-Syndrom);
- Gene für Proteine/Enzyme, welche die Häm- oder die Steroidbiosynthese steuern.
- unbekannte Gene für mitochondriale Proteine, die bei einem Teil des M. Parkinson eine Rolle spielen (s. 21.1.2);
- ABC7 für Eisentransporter an der inneren Mitochondrienmembran bei sideroblastischer Anämie mit Ataxie (ABC = ATP-bindende Kassette von Proteinen);
- ABC7B (oder ATP7B) bzw. MNK (wohl auch ein ABC) für Kupfertransporter bei M. Wilson bzw. M. Menkes (s. 21.7.1 und 21.7.2). Obwohl diese „kupferpumpenden ATPasen" vorwiegend im „späten Endosom" und ferner im Trans-Golgi-Netzwerk lokalisiert sind, kontrollieren sie auch stark das von einigen mitochondriale Enzymen benötigte Kupfer.

Im *Internet* sind Datenbanken für die Aufgliederung und Details des Riesenkomplexes mitochondrialer Störungen zugänglich (s. bei Jaksch-Angerer 1999).

21.4.2 Störungen der oxidativen Phosphorylierung bzw. der Atmungskette

Gegenstand dieses Abschnitts sind diejenigen Krankheiten mit Beteiligung stark energieabhängiger Organe und Gewebe, die früher fast gleichbedeutend mit dem Begriff der mitochondrialen Krankheit waren und auf Störungen des Energiestoffwechsels im Bereich der Atmungskette und der eng damit verbundenen ATP-Bildung beruhen (s. auch Nyhan u. Ozand 1998; Gempel et al. 1999; Jaksch-Angerer et al. 1999).

Eine Reihe dieser Energiestoffwechselkrankheiten ist unter den Akronymen CPEO, KSS, LHON, MELAS, MERRF, NARP (s. unten) bekannt. Sie betreffen oft das *Auge* mit Ptosis, Ophthalmoplegie, Optikusatrophie, Retinitis pigmentosa und Katarakt, das *Ohr* mit Innenohrschwerhörigkeit bis Taubheit, den *Muskel* mit Myopathie, Muskelhypotonie, Belastungsintoleranz, Rhabdomyolyse (auch „ragged red fibers", s. unten), das *ZNS* und das übrige Nervensystem in vielfältiger Form, z. B. Enzephalopathie, Myoklonusepilepsie, Demenz, periphere Neuropathie, Paraplegie, Schlaganfalläquivalenten („stroke-like episodes"), Basalganglienschädigung und -verkalkung, das *Herz* mit Kardiomyopathie und Reizleitungsstörungen, das *Endokrinium* mit Diabetes mellitus und Hyperparathyreoidismus, sowie andere Organsysteme.

Es sind die Krankheiten, bei denen die fachgemäße *Muskelbiopsie* (30–100 mg Gewebe, sofort im Isopentanbad in flüssigem Stickstoff eingefroren, dann nicht mehr als –80 °C zugelassen vor Untersuchung mitochondrialer Parameter) seit langem als entscheidende Laborvoraussetzung gilt, die aber für viele andere mitochondriale Krankheiten zu befolgen ebenfalls ratsam ist (DeVivo u. DiMauro 1990). Ansonsten erfolgen DNA- und mtDNA-Analysen aus 5–10 ml EDTA-Vollblut (Ausnahme: mtDNA bei CPEO, KSS und Pearson-Syndrom nur aus Muskel) sowie, nur manchmal Erfolg versprechende, biochemische Untersuchungen aus Fibroblastenkulturen nach den üblichen Präparationen.

Da Energiestoffwechselkrankheiten häufig zahlreiche Metaboliten beeinflussen, ist eine massenspektrometrische Analyse wasserlöslicher und anderer Metaboliten (organische Säuren usw.) als Screening und zur Vordiagnose aus Serum und Urin oft hilfreich.

Die angesprochenen Krankheiten haben eine vielschichtige *Genetik*, die in etwa 80% der Fälle nicht geklärt, aber vermutlich oft in Defekten nukleärer Gene zu suchen ist. Etwa 20% der Fälle sind nachweislich durch Mutationen (Deletion, Duplikation, Insertion, Punktmutation) der mtDNA bedingt und unterliegen dem Phänomen der Heteroplasmie (s. 21.4.1). Die mtDNA kodiert nicht nur für Polypeptide, sondern u. a., in besonders heteroplasmieanfälliger Weise, für Exemplare von tRNA (Aminosäure-Transfer-RNA), also für funktionelle, noch nicht proteinartige Komponenten der intramitochondrialen Biosynthese von Proteinen, z. B. Untereinheiten der 5 Atmungskettenenzymkomplexe (Jaksch-Angerer et al. 1999). Für die schwankenden Mutationsmuster und Phänotypen (bei weitgehend fehlender Genotyp-Phänotyp-Korrelation; ein und dieselbe mtDNA-Mutation kommt bei verschiedensten klinischen Bildern vor) der unten angesprochenen mtDNA-Krankheiten, die nur eine Auswahl darstellen, wird auf die Speziallitteratur verwiesen.

Therapeutisch ist eine somatische mtDNA-Gentherapie noch Theorie; Gaben von Vitaminen C, K, Koenzym Q, Carnitin (hohe Dosierung) sind bei mtDNA-Defekten manchmal vorübergehend wirksam.

Die *Pränataldiagnose* kann sich *nicht* der mtDNA-Analyse bedienen, weil die Heteroplasmie (21.4.1) oft große krankheitsprognostische Unsicherheit und vor allem falsch-negative Diagnosen bedingen würde. Analog ist auch ein normaler postnataler mtDNA-Befund aus *einem* Gewebe niemals krankheitsausschließend.

Einige bedeutsame, als klinische Entität beschriebene Krankheitsbilder sollen im Folgenden kurz charakterisiert werden (detailliertere Informationen u. a. bei Jaksch-Angerer et al. 1999; Gempel et al. 1999).

Das *Alpers-Syndrom* (progressive neuronale Degeneration, s. Kap. 20) und das Alpers-Huttenlocher-Syndrom (progressive neuronale Degeneration mit Leberbeteiligung) konnten teilweise den Enzephalopathien mit Atmungskettendefekt (z. B. Zytochrom-c-Oxidase) zugeordnet werden, bisher ohne Nachweis entsprechender Mutationen der mtDNA, jedoch bei Leberbeteiligung mit allgemeinem Defizit der Letzteren aufgrund des Defekts der nukleär kodierten mtDNA-Polymerase-γ. Das Syndrom, mit unbeeinflussbarer Epilepsie und, bei Leberbeteiligung, Valproatüberempfindlichkeit, scheint jedoch genetisch durchaus heterogen zu sein. Neuropathologisch ähnelt die kortikale Spongiose jener bei Prionenkrankheiten; ultrastrukturell sind die Mitochondrien der Leber ähnlich wie bei Hyperammonämien (21.5.1) oder noch stärker verändert.

Die durch *Aminoglykosidantibiotika induzierte Taubheit* resultiert aus Mutation von mtDNA-Genen zusätzlicher Art, die nämlich für eine ribosomale RNA (rRNA vom Typ 12S) kodieren, welche in den Ribosomen des Mitochondriums zur Proteinsynthese benötigt wird.

Die *chronisch-progressive externe Ophthalmoplegie* (CPEO) wird verursacht durch Deletionen in mtDNA-Genen für verschiedene tRNAs (auch die MELAS-assoziierte tRNA, s. unten), mit Auswirkungen auf Synthese und Funktion von Atmungskettenenzymen vor allem der Komplexe I, IV und V. Die der Bezeichnung CPEO entsprechenden Augenmuskelstörungen haben z. B. ein ultrastrukturelles Substrat als Mitochondrienanhäufung im Lidmuskel (Abb. 21.15).

Bei der *Common deletion* von etwa einem Drittel der mtDNA sind Gene für die Atmungskettenenzymkomplexe I, IV und V sowie 5 Gene für tRNAs betroffen, mit Auswirkungen wie bei CPEO, KSS und Pearson-Syndrom, evtl. überlappend.

Das *Kearns-Sayre-Syndrom* (KSS) ist bedingt durch Deletion mehrerer mtDNA-Gene mit Atmungskettenenzymstörung und geht mit Kardiomyopathie, Reizleitungsblock, Retinitis pigmentosa und evtl. gleichzeitig mit CPEO einher.

Bei der *Leber'schen hereditären Optikusatrophie* (LHON) findet sich in über 90% der Fälle eine von drei bestimmten Punktmutationen in mtDNA-Genen, die für Polypeptide des Atmungskettenkomplexes I (NADH-Dehydrogenase) kodieren. Die Mutationen entgehen in der Regel der Fluktuation durch Heteroplasmie (s. 21.4.1). Warum diese in allen Geweben vorkommende Mutationen sich hauptsächlich am Sehnerv bzw. ausschließlich als LHON auswirken, ist unklar. Unklar ist auch, weshalb ca. 85% der Erkrankten männlich sind. Klinisch be-

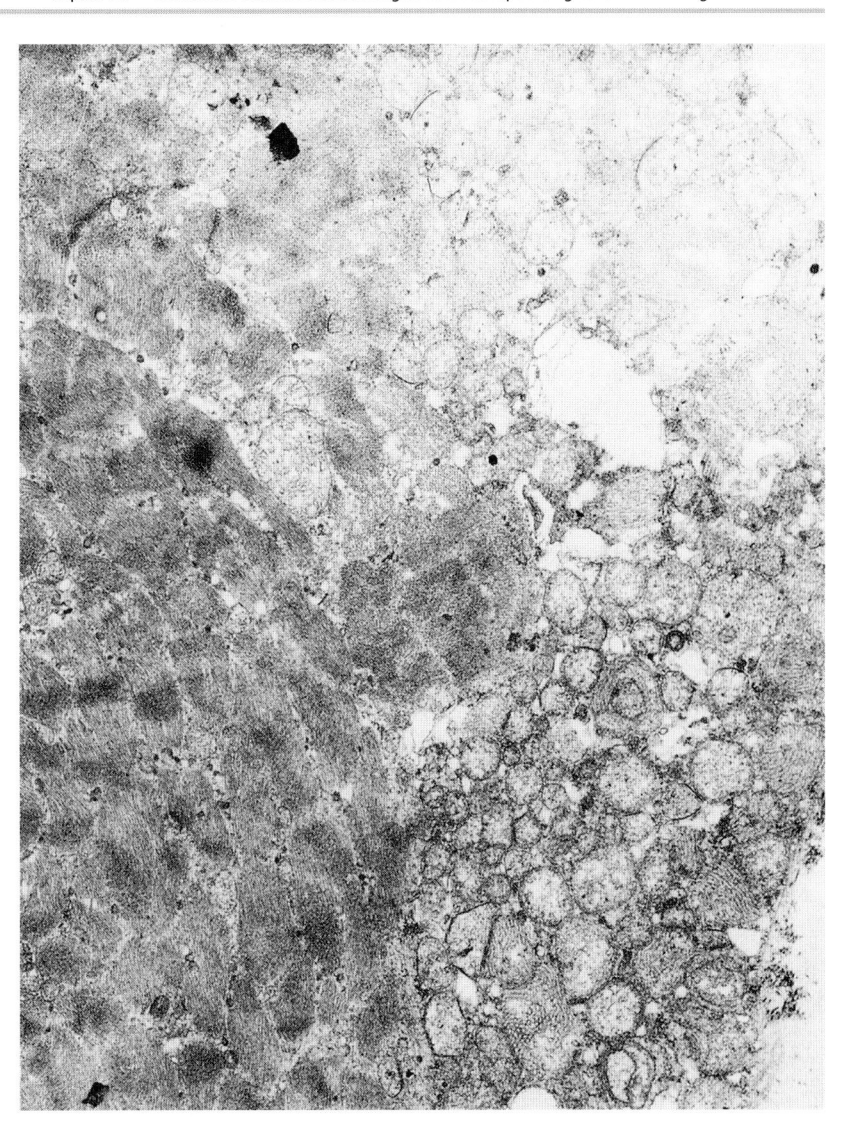

Abb. 21.15. Chronisch-progressive externe Ophtalmoplegie. Subsarkolemmales Polster von tubulär veränderten Mitochondrien; *linke Bildhälfte:* Myofibrillen (Lidbiopsie, Vergr. 12500:1; Aufnahme von N. Breitbach)

steht z. B. bei jungen Männern (bei weiblichen Fällen verzögert, schwächer) ein zentroretinaler Sehverlust mit geschwollener, von Teleangiektasien umgebener Sehnervenpapille. Die Skelettmuskulatur ist evtl. dann mit Myopathie und angedeuteten „ragged red fibers" (s. unten) mit betroffen, wenn ausnahmsweise die Atmungskettenkomplexe III und IV beeinträchtigt sind.

Dem *maternal vererbten Diabetes mellitus mit Taubheit* liegt die hier stark in ihrer Heteroplasmie modifizierte Hauptmutation von MELAS zugrunde.

MELAS (mitochondriale Enzephalomyopathie mit Laktazidose und Schlaganfalläquivalenten, s. 20.4.4) entsteht oft, aber nicht immer durch Mutation eines mtDNA-Gens für Leuzin transferierende tRNA mit Auswirkung auf Atmungskettenenzyme.

MERRF (Myoklonusepilepsie bei Ragged red fibers; s. 20.4.4) resultiert oft durch Punktmutation eines mtDNA-Gens für Lysin transferierende tRNA, mit Auswirkung auf Atmungskettenenzyme.

> Ragged red fibers sind durch subsarkolemmale, bei Gomori-Trichromfärbung rot gefärbte Ansammlungen atypischer Mitochondrien auffällige, „zerzauste" Muskelfasern, die bei MERFF häufig und anderen Mitochondriopathien nicht ganz selten auftreten.

MILS, das maternal vererbte Leigh-Syndrom (vgl. unten), und *NARP*, die neurogene Muskelschwäche mit Retinitis pigmentosa, werden beide durch Mutation des mtDNA-Gens für ATPase6 ausgelöst.

Als Beispiel variierender Phänotypen gilt das *Pearson-Syndrom* (sideroachrestische Anämie mit Panmyelophthise und exokriner Pankeasinsuffizienz), bei dem sich Mutationen wie bei KSS finden.

Schließlich sei hier noch auf das Krankheitsbild einer progressiven Myoklonusepilepsie und Taubheit bzw. *syndromischen Taubheit* verwiesen, bedingt durch Mutation eines mtDNA-Gens für Serin transferierende tRNA.

Wie oben angedeutet, sind Störungen der Atmungskette bzw. der oxidativen Phosphorylierung mit anscheinend intakter mtDNA wenig erforscht. Bekannt ist allerdings, dass ein Mangel an Aktivität der Zytochrom-c-Oxidase (COX), die im Komplex IV der Atmungskette residiert, die häufigste Atmungskettenstörung darstellt, wobei bisher fast nie Mutationen der nukleären DNA- oder mtDNA-Abschnitte, die als COX-Untereinheiten kodierend in Frage kommen, gefunden wurden.

Eine Ausnahme bildet ein Teil der Fälle des *Leigh-Syndroms* (subakute nekrotisierende Enzephalomyelopathie), das als wohl die häufigste neuropädiatrische Mitochondriopatie in Kap. 20 ausführlich besprochen wird. Dieser Teil (ca. 20% der Leigh-Fälle) geht mit biochemisch fassbarem Mangel an COX-Aktivität einher. Der Mangel ist autosomal-rezessiv erblich und beruht auf Mutationen im SURF-1-Gen, das für einen von drei Biogenese-Faktoren kodiert, die die Zusammenlagerung der COX aus ihren Untereinheiten steuern. (Übrigens können SURF-1-Mutationen auch zu „reiner" laktazidotischer Leukodystrophie führen). Andere Ursachen des Leigh-Syndroms sind Defekte der X-chromosomal kodierten Untereinheit E1 des Pyruvat-dehydrogenase-Komplexes und ebenfalls nukleär, aber autosomal kodierter Untereinheiten der Atmungskettenkomplexe I und II sowie Defekte der mtDNA bei MILS (siehe oben).

21.4.3 Störungen der mitochondrialen β-Oxidation der Fettsäuren und des assoziierten carnitinvermittelten Transports

Die hier angesprochenen Krankheiten sind, ähnlich wie die im vorigen Abschnitt behandelten, in erster Linie Energiestoffwechselkrankheiten, die aber in der Regel autosomal-rezessiv vererbt werden und nie von der mtDNA ausgehen (Hale et al. 1992; Nyhan u. Ozand 1998; Gempel et al. 1999).

> Bei der β-Oxidation von Fettsäuren werden Reduktionsäquivalente (FADH$_2$, NADH) für die Nutzung in der Atmungskette bereitgestellt, und schließlich wird Acetyl-CoA erzeugt, das an den ohnehin energierelevanten Zitratzyklus Anschluss findet.

Da das Gehirn nicht über den β-oxidativen Fettsäureabbau verfügt, versorgt es sich im Normalfall vor allem durch Glukose mit Energie bzw. Acetyl-CoA; da es auch nicht über die Glukoneogenese verfügt, versorgt es sich im Ernstfall vermehrt mit Energie aus den zugelieferten Ketonkörpern (Acetoacetat und β-Hydroxybutyrat). Bei Störung des Fettsäureabbaus wird in der Peripherie vermehrt Glukose gebraucht, weil zu wenig Acetyl-CoA anfällt, von dem auch die nur hepatisch mögliche Ketonkörperbildung abhängt. So kann sich die Energiebilanz des Gehirns durch Knappheit sowohl von Glukose als auch Ketonkörpern entscheidend verschlechtern. Bei Störung des Fettsäureabbaus kann sich die Energiebilanz selbst für die Leber verschlechtern, mit Auswirkung z. B. auf den Harnstoffzyklus (21.5.1) unter hyperammonischer Reaktion.

Die Fettsäureabbaustörungen führen oft schon im frühen Kindesalter zu schweren Stoffwechselkrisen mit schwachem Saugreflex, Muskelhypotonie, Azidose, Erbrechen, Krämpfen, Somnolenz bis Koma. Spätere Verläufe beinhalten rezidivierende, auch tödliche, azidotische oder hypoglykämische Krisen.

Da Energiestoffwechselkrankheiten häufig zahlreiche Metaboliten beeinflussen, ist wiederum eine massenspektrometrische Analyse meist wasserlöslicher Metaboliten (organische Säuren usw., s. 21.1) als Screening und zur Vordiagnose aus Serum und Urin oft hilfreich. Krankheitsspezifische Enzymbestimmungen und DNA-Analysen sind in Muskelbiopsie, gezüchteten Fibroblasten, teils pränatalen Materialien möglich.

Die mitochondriale β-Oxidation von Fettsäuren erfasst Säuren mit einer Kettenlänge von weniger als etwa 24 C-Atomen (für größere Längen ist das Peroxisom zuständig, s. 21.3). Der β-oxidative Fettsäureabbau setzt für mittlere bis große Kettenlängen eine carnitinabhängige, enzymatisch gesteuerte Translozierung der Säuren („Carnitin-Shuttle") bis in die mitochondriale Matrix hinein voraus. Carnitin (4-Trimethylamino-3-hydroxybutyrat) seinerseits wird vom Extrazellulärraum her über den Carnitintransporter der Plasmamembran aufgenommen und kann z. B. therapeutisch leicht substituiert werden. Die langen Fettsäuren, bereits prämitochondrial in ihre CoA-Ester überführt, werden von der Carnitinpalmitoyltransferase I (CPT-I) in der äußeren Mitochondrienmembran erfasst, in Carnitinester umgewandelt und durch die Membran geschleust. Die Fettsäure-Carnitin-Ester werden von der Carnitinacylcarnitin-Translokase durch die innere Mitochondrienmembran geschleust und an deren Innenseite von einer weiteren CPT (CPT-II) wieder in CoA-Ester (Acyl-CoA) überführt, die in die β-Oxidation an der mitochondrialen Matrix eingehen.

Auf den angedeuteten Stoffwechselwegen gibt es die im Folgenden aufgeführten krankheitserzeugenden Störungen durch Mutationen der bekannten Gene für die betroffenen Enzyme.

■ Carnitinmangelzustände

Bei primärem bzw. systemischem Carnitinmangel, z. B. durch Mutationen des plasmamembranären Carnitintransporters, leiden vor allem Herz- und Skelettmuskel, besonders aber wird der Nierentubulus unfähig, Carnitin rückzuresorbieren, das somit zunehmend verloren geht; klinische Folgen sind frühe Kardiomyopathie, Fettspeichermyopathie, Hypoglykämie und Hyperammonämie (Brenningstall 1990).

Bei sekundärem Carnitinmangel ist Carnitin im Zusammenhang mit verschiedenen Erkrankungen mit Erhöhung Carnitin-bindender Metaboliten (z. B. Organazidurien, s. 21.4.4), durch Valproattherapie und aufgrund von Dialyse oder Mangelernährung „systemisch" erniedrigt. Carnitin kann als metabolitenbindender, ausscheidungsfördernder „Entgifter" angesehen werden.

■ Carnitinpalmitoyltransferase-(CPT-) und Carnitinacylcarnitintranslocase-Mangel

CPT-I-Mangel (durch CPT-I-Mutation) der Leber findet sich bei Kindern mit Hypoglykämie und Hypoketonämie; Ähnliches gilt für den CPT-II-Mangel (durch CPT-II-Mutation) bei Kindern.

CPT-II-Mangel bei Erwachsenen (in der Muskulatur mit belastungsabhängiger Rhabdomyolyse) ist die häufigste Lipidspeichermyopathie mit (nicht auf CPT-II-Mangel beschränkter) muskelbioptisch erkennbarer PAS-Positivität, subsarkolemmaler und genereller Vakuolisierung, Fetteinlagerung und evtl. ultrastrukturellen (leichten) Mitochondrienabweichungen.

Beim *Carnitinacylcarnitintranslocase-Mangel* handelt es sich um eine schwere Krankeit mit nichtketotischer Hypoglykämie, Muskelschwäche und Kardiomyopathie.

■ Defekte der β-oxidativen Enzyme

Hierbei geht es um Defekte der β-oxidativen Enzyme selbst (*AD:* Acyl-CoA-Dehydrogenasen; *HAD:* 3-Hydroxyacyl-CoA-Dehydrogenasen), die verschiedene Fettsäurekettenlängen bevorzugen (*SC:* short chain, *MC:* medium chain, *LC:* long chain, *VLC:* very long chain):
- SCAD-Defekte sind selten (infantile, schwere, aber auch milde Phänotypen.
- MCAD-Defekte sind die *häufigsten* β-Oxidationsstörungen (Frequenz bis 1:10 000), mit hepatischer Störung der energierelevanten Ketogenese, Fastenintoleranz, Stoffwechselkrisen, Erbrechen, Hypoglykämie, Lethargie und Koma. In der Massenspektrometrie des Serums fallen Carnitinester der Fettsäuren mit z. B. 8–10 C-Atomen Länge auf. Neuropathologisch gibt es außer z. B. einem Hirnödem kaum ein Substrat für mögliche (an sich vermeidbare; s. unten) akut-tödliche zerebrale Episoden bei der erhöhten Vulnerabilität des Gehirns infolge einer primär extrazerebralen Stoffwechselstörung (Harpey u. Charpentier 1990).
- LCAD- und VLCAD-Defekte sind die annähernd *schwersten* β-Oxidationsstörungen, z. B. bei Neugeborenen mit fasteninduziertem Koma, sonst chronischer Kardiomyopathie, schlechter Prognose.
- LCHAD-Defekte sind häufige β-Oxidationsstörungen, mit frühinfantiler, nichtketotischer Hypoglykämie, Myo- und Kardiomyopathie. Schwangere mit HELLP-Syndrom (Hämolyse, Leberenzymerhöhung, Blutplättchenunterzahl) tragen nicht selten LCHAD-defiziente Feten. (SCHAD-Defekte treten sehr selten auf.)
- Elektronentransferflavoprotein-(ETF-)Defekte: ETF akzeptiert von den AD-Enzymen energiereiche Elektronen aus der β-Oxidation von Fettsäuren verschiedenster Kettenlängen und vermittelt die Elektronen an das Ubiquinon der Atmungskette. ETF-Defekte (früher als Typ-II-Glutarazidurie bezeichnet) führen zu fatalen neonatalen oder milderen Bildern mit Hypoglykämieanfällen, Azidose, Hepatomegalie und Muskelschwäche.

- Das Mortalitäts- und Morbiditätsrisiko der β-Oxidationsstörungen kann durch folgende Maßnahmen verringert werden, mit nicht selten guter Prognose: Vermeidung von Fasten, u. U. kontinuierliche Kohlenhydratzufuhr, bei Krisen Glukoseinfusion, hoch dosierte L-Carnitin-Substitution (diese ist jedoch nur selten entscheidend wirksam).

21.4.4 Störungen des mitochondrialen Abbaus verzweigtkettiger und anderer Aminosäuren

Entscheidende Abbauschritte der – von der „Ahornsirupkrankheit" bekannten – verzweigten Aminosäuren Leuzin, Isoleuzin und Valin sowie der Aminosäuren Lysin und Tryptophan erfolgen in der mitochondrialen Matrix (Nyhan u. Ozand 1998; Gempel et al. 1999). Die energiebildungsrelevanten Endprodukte sind Acetyl-CoA, Succinyl-CoA und Acetoacetat (Ketonkörper).

Auf dem Weg zu diesen Endprodukten gibt es eine Reihe von krankheitserzeugenden, durch Mutationen bedingte Enzymstörungen, die zu entsprechenden Veränderungen wasserlöslicher Metaboliten führen. Diese können wiederum durch massenspektrometrische Analyse als Screening und zur Vordiagnose aus Serum und Urin identifiziert und quantifiziert werden. In einigen Stoffwechselzentren werden diese im Neonatalscreening erfasst, was für die Prognose entscheidend ist. Oft sind dabei die Carnitinester (vgl. 21.4.3) der Aminosäurenmetaboliten hilfreiche Marker. Krankheitsspezifische Enzymbestimmungen und DNA-Analysen sind in gezüchteten Fibroblasten, teils in pränatalen Materialien möglich.

Es folgt eine Auswahl der wichtigsten (autosomal-rezessiv vererbten) Krankheiten.

■ Ahornsirupkrankheit

Die im Zytoplasma durch Transaminierung gebildeten 2-Oxo-Abkömmlinge (Oxosäuren) von Leuzin, Isoleuzin, Valin (sämtlich erhöht; bei „Teil-Ahornsirupkrankheiten" wie Hypervalinämie, Hyperleuzin-/Isoleuzinämie entsprechend etwas verschobenes Muster) treten in das Mitochondrium bis in die Matrix ein, können dort aber nicht oxidativ dekarboxyliert werden. Die Oxosäuren sind *neurotoxisch*, können und müssen durch kontrollierte diätetische Reduktion von Leuzin, Isoleuzin, Valin vor dem 7. Lebenstag (bei gleichzeitigem Ausgleich von etwa negativer Energiebilanz und Azidose) wirksam gesenkt werden.

Das *klinische Bild*, dessen Ursache durch den Uringeruch nach Ahornsirup (ähnlich Karamell) vermutet werden kann, ist in unbehandelten Fällen durch Atmungsstörung, Myoklonien, aufgeweitete Schädelnähte, Opisthotonus, Hypoglykämie, metabolische Azidose, Lethargie und Koma gekennzeichnet und führt nach einigen Wochen oder Monaten zu spastischer Zerebralparese und Tod. Bei den intermittierenden, intermediären, thiaminabhängigen und ophthalmoplegischen (mildesten) Formen treten die Symptome krisenhaft und später oder kaum auf.

Die oft akut notwendige *Metabolitendiagnostik* (s. oben) erfolgt meist, evtl. noch nicht immer im Rahmen des Neugeborenenscreenings. Im Liquor cerebrospinalis sind die Veränderungen teils noch deutlicher als im Serum. Laktazidäme und Hyperammonämie können hinzukommen und zeigen die Entgleisung angekoppelter Stoffwechselwege.

Neuropathologisch führendes Zeichen ist die spongiöse Degeneration (Abb. 21.16) vor allem in bereits myelinisierten Bezirken, speziell im Bereich des Pallidums und des Kleinhirns. Hirnödem, Migrationsstörungen und Nervenzelluntergänge, Kleinhirnkörnerschichtnekrosen, Oligodendrogliaverminderung, Bemarkungsstörung unter Einschluss des Rinden-Mark-Bereichs, jedoch ohne su-

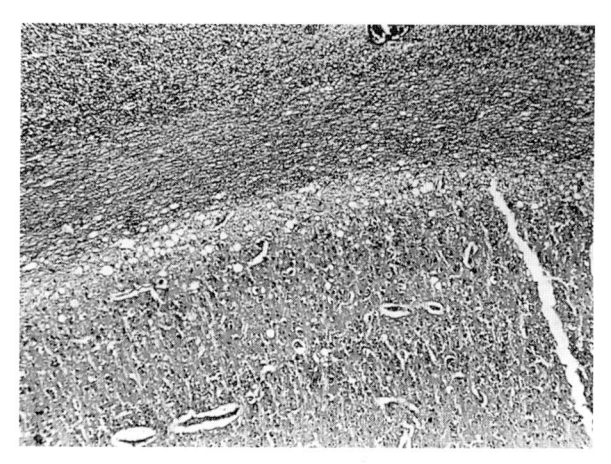

Abb. 21.16. Ahornsirupkrankheit mit spongiöser Gewebsauflockerung im Bereich der Mark-Rinden-Grenze (Vergr. 20:1; Aufnahme von J. Peiffer)

danophile Makrophagen, wurden beschrieben. Bei therapierten Fällen sind diese Veränderungen deutlich geringer.

Bei Krankheiten wie *Isovalerylazidurie* (Schweißgeruch der Patienten), *Hydroxymethylglutaryl-CoA-Lyase-Defizienz*, *β-Ketothiolase-Defizienz* können die genannten Oxosäuren zwar dekarboxyliert werden, aber die nachfolgenden enzymatischen Abbauschritte sind gestört. Die Lyasedefizienz resultiert im Darniederliegen der Bildung von energierelevanten Ketonkörpern (Acetoacetat kann nicht aus 3-Hydroxy-3-methyl-glutaryl-CoA entstehen) und tritt bei jedem 50 000. Säugling mit schwerer Hypoglykämie, Hypoketose, Azidose, Hyperammonämie, Erbrechen, Hemiplegie, Choreoathetose und Koma auf.

Sind die genannten Enzymreaktionen jedoch intakt, so können die im Folgenden genannten Krankheiten durch enzymatische Abbaustörungen des Nachfolgeprodukts *Propionyl-CoA* (das außerdem aus dem Abbau kohlenstoffungeradzahliger Fettsäuren anfällt) in Frage kommen.

■ Propionazidurie

Bei der Propionazidurie findet sich ein Aktivitätsmangel der Propionyl-CoA-Carboxylase (PCC), die im Normalfall die Umwandlung von Propionyl-CoA in Methylmalonyl-CoA leistet. Die PCC kann gestört sein durch Mutationen in ihrer α- oder β-Untereinheit, aber auch indirekt durch Mangel an Holocarboxylasesynthase und, wegen Biotinabhängigkeit der Letzteren, noch indirekter durch genetischen Mangel an Biotinidase. Dieses Enzym macht das Biotin aus der meist vorliegenden Vitaminform, Biocytin, verfügbar. Mutationen der PCC führen zum Syndrom der *ketotischen Hyperglyzinämie* mit schwerer Ketoazidose, Fettleber und Kleinhirnrindendegeneration. Ferner führen meist indirekte (biotinabhängige und -beeinflussbare) Störungen der Holocarboxylasesynthase zur multiplen Carboxylasedefizienz (Nyhan 1988) mit zusätzlicher oder alternativer Muskelhypotonie, Epilepsie, Hautveränderungen, Haarausfall, Entwicklungsretardierung.

Neben PCC und Pyruvatcarboxylase (s. 21.4.5) ist 3-Methyl-crotonyl-CoA-Carboxylase die dritte mitochondriale von der Holocarboxylasesynthase abhängige Karboxylase. Wenn sie durch Mutation isoliert ausfällt, ist die resultierende, teils an die spinale Muskelatrophie Werdnig-Hoffmann erinnernde Störung nicht durch Biotin beeinflussbar.

Laborchemisch ist Propionazidurie, neben anderen Veränderungen, durch starkes Vorkommen von *Propionylcarnitin* in der Serum- und Urinmassenspektrometrie (Gempel et al. 1999) gekennzeichnet. Wie unter 21.4.3 angedeutet, dient Carnitin zur „Entgiftung" nicht nur von Fettsäureüberschüssen.

■ Methylmalonazidurie

Zur Methylmalonazidurie kommt es, wenn Methylmalonyl-CoA in seiner Umlagerung zu Succinyl-CoA gestört ist. An der Umlagerung sind Methylmalonyl-CoA-Mutase und Vitamin B_{12} in Form seiner Derivate Adenosyl- und Methylcobalamin beteiligt. Störungen können Mutase-Apoenzym-Mutationen sein oder die Synthese der Cobalaminkoenzyme betreffen.

Bei einer Form ist die Synthese beider Koenzyme gestört, und Methylcobalamin fehlt dann auch als Kofaktor der *Methioninsynthase*, so dass Methylmalonazidurie mit Homozystinurie aufgrund von Methioninmangel (21.5.1) kombiniert auftritt.

Laborchemisch werden bei Methylmalonazidurie neben anderen Auffälligkeiten in Serum und Urin Carnitinester als Propionylcarnitin und Methylmalonylcarnitin gefunden.

■ Hyperglyzinämie

Die Hyperglyzinämie, sofern nicht begleitend bei Propionazidurie und Methylmalonazidurie, ist als nichtketotische Hyperglyzinämie eine eigenständige Krankheit. Bei dieser ist Glyzin auf einem mitochondrialen Weg (evtl. aber auch auf einem anderen; die einfachste Aminosäure Glyzin hat Beziehung zu vielen Stoffwechselwegen) in seinem desaminierenden oder dekarboxylierenden Abbau gestört, der normalerweise zu einem für die Bindung an Tetrahydrofolat bestimmten C_1-Fragment führt.

Das *klinische Bild* bietet postpartale Lethargie bei erhöhtem Muskeltonus, der aber bei Auftreten von Azidose – die dann abhängig von Proteinzufuhr ist – erschlafft. Krisen mit Erbrechen, Atemstörung und Thrombopenie können lebensbedrohlich sein. Bei der nichtazidotischen Verlaufsform sind psychomotorischer Rückstand, Spastik und Krampfanfälle auch bei juvenilen Fällen fatal.

Neuropathologisch finden sich Hirnödem und Bemarkungsstörung („graues Mark") besonders des Balkens; mikroskopisch sieht man feinspongiöse Veränderungen bei Myelinvakuolisierung durch alle Markbereiche, selbst des Rückenmarks, und vermehrt fettbeladene Astrozyten, jedoch keine Myelophagen. Bei Alkoholfixierung wird interstitielles Proteinmaterial zu doppelbrechenden Kristallen gefällt. Ultrastrukturell zeigen sich geblähte Dendriten und Oligodendrozyten, außerdem astrozytäre Fibrillose und Einschlüsse.

■ Glutarazidurie (Typ I)

Die Glutarazidurie I (Hoffmann 1997) resultiert, unabhängig vom Leuzin-Isoleuzin-Valin-Stoffwechsel, aus dem gestörten, intramitochondrialen Stoffwechsel eines Folgeprodukts der Aminosäuren Lysin, Hydroxylysin und Tryptophan, nämlich Glutaryl-CoA, durch Mutationen der Glutaryl-CoA-Dehydrogenase. Dieses Enzym reagiert in 2 Schritten: Glutaryl-CoA wird zunächst in Glutaconyl-CoA, dann aus diesem in Crotonyl-CoA überführt.

> Der Defekt des Enzyms verursacht ein schweres neurologisches Krankheitsbild mit dyston-dyskinetischer Bewegungsstörung und Makrozephalie. Akute enzephalopathische Krisen täuschen evtl. eine Enzephalitis vor, jedoch sind für die – oft gute – Prognose eine Diagnose (organische Säuren im Urin) und Therapie (Metabolitenelimination, Carnitinsubstitution, Diät, Infektinterventionsprogramm) *vor der ersten Krise* nötig.

Neben wechselnder Rumpfhypotonie, Zittrigkeit und Schreckhaftigkeit kann das frontal betonte, perzentilenflüchtige Kopfwachstum ein früher Krankheitshinweis sein. Frontotemporale Flüssigkeitsansammlungen in sonographischer, sodann neuroradiologischer Bildgebung entsprechen einer frontotemporalen Hirnatrophie (Abb. 21.17), bei der zerebrale Blutungen durch Brückenveneneinrisse leicht entstehen, mehrzeitige subdurale Hämatome und Hygrome folgen und als kindsmisshandlungsbedingt (Schütteltrauma) fehlgedeutet werden können.

Bei der ersten, evtl. einzigen, aber entscheidenden Stoffwechselkrise, die oft durch einen Infekt oder Fieberzustand eingeleitet wird und mit hoher spezifischer Organazidurie einhergeht, bei der aber, anders als bei anderen Organaziduriekrankheiten,

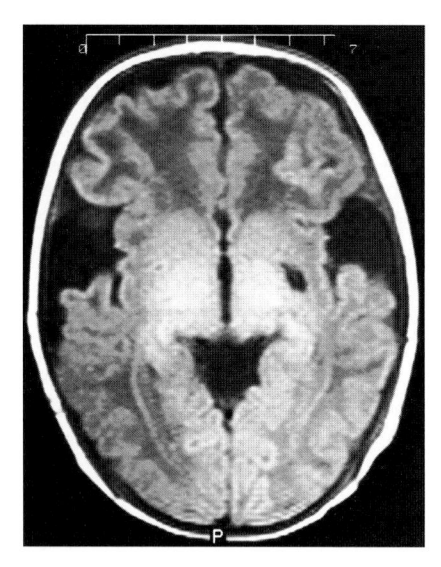

Abb. 21.17. Glutarazidurie I. Drei Monate altes Kind mit schon intrauterin bekannter und postnatal erfolgreich behandelter Krankheit. Frontotemporale Atrophie mit besonders erweiterter Sylvius-Furche. (MR-Tomogramm, TR 660, TE 20, Th 5,5 mm; Aufnahme von G.F. Hoffmann)

metabolische Azidose mit Laktazidose, Hypoglykämie, Laktazidose, Hyperammonämie durchaus selten sind, werden selektiv und minutenschnell *Neurone des Kaudatums und Pallidums zerstört* (später neuroradiologisch nachweisbar), mit der Folge schwerer Dystonie und Dyskinesie, auch dementsprechender Neuropathologie. Hinzu kommen Spongiose des Marklagers und Kleinhirnatrophie. Leichtere, mehr oder weniger krisenfreie Verläufe bei einer Patientenminderheit bieten die Symptome eventuell mit schleichender Ausprägung. Mit der Gefahr der Nicht- oder Spätdiagnose behaftet, haben diese Patienten keine günstige Prognose, sterben bei interkurrenten Krankheiten oder unter unbeeinflussbarer Hyperthermie.

Massenspektrometrisch sind in Serum und Urin erhöhte Konzentrationen von Glutarsäure, 3-Hydroxyglutarsäure, Glutaconsäure und Glutarylcarnitin nachweisbar, evtl. erst eindeutig bei Untersuchungswiederholung. – Die Frequenz der Typ-I-Glutarazidurie ist wahrscheinlich deutlich höher als 1:100 000.

■ Die hier behandelten Organazidurien neigen, ähnlich wie die unter 21.4.3 aufgeführten Krankheiten, stark zu akuten, lebensbedrohlichen Krisen, bei denen toxische Metaboliten sofort zu eliminieren sind. Die Prognose hängt von strikter, lebenslanger, spezifischer, für essentielle Aminosäuren balancierter Diät ab. Carnitinsubstitution ist fast immer angezeigt.

21.4.5 Störungen des Pyruvatdehydrogenase-Komplexes und der Pyruvatcarboxylase

Im Energiestoffwechsel spielen der Pyruvatdehydrogenase-Komplex (PDHC) und der metabolisch benachbarte Zitratzyklus zentrale Rollen. Genetische Störungen (Cervós-Navarro 1991; Lyon et al. 1996; Nyhan u. Ozand 1998; Scriver et al. 2001), die mit fetalem und postnatalem Leben überhaupt vereinbar sind, gibt es sowohl im PDHC mit seinen Komponenten E1–E3 und ihren Untereinheiten als auch im Zitratzyklus (hier z. B. als Fumarase- oder α-Ketoglutaratdehydrogenase-Defizienz) ausgesprochen selten. PDHC-Defekte sind im Zusammenhang mit dem *Leigh-Syndrom* – neben anderen Ursachen – erwähnt worden (s. 21.4.1 und 21.4.2). Der PDHC kann auch bei nicht als Leigh-Syndrom eingeordneten Krankheiten betroffen sein.

PDHC-Störungen (die meist Restaktivitäten zulassen) können als „angeborene Laktazidose" (Byrd et al. 1989), „intermittierende Ataxie", Dystonie und spinozerebelläre Degeneration in Erscheinung treten. Ein Defekt von E3 (Lipoamiddehydrogenase) kann sich entfernt ähnlich wie die Ahornsirupkrankheit (s. 21.4.4) auswirken.

Die Vermittlung von Pyruvat zum Zitratzyklus erfolgt nicht nur über den PDHC, sondern auch die *Pyruvatcarboxylase*. Diese ist, wie andere Karboxylasen, biotin- und biotinidaseabhängig (vgl. 21.4.4); ihre Störung (z. B. auch durch genetischen Biotinidasedefekt) erzeugt den PDHC-Störungen ähnliche, aber hypoglykämische Krankheitsbilder; und ihre Aufgabe ist es, Pyruvat zu Oxalazetat zu karboxylieren, das als eine Starterstation des Zitratzyklus, aber auch auf dem Weg zur Glukoneogenese, die sonst extramitochondrial abläuft, wichtig ist.

■ **Klinik.** Das klinische Bild der Pyruvatstoffwechselstörungen umfasst bei wechselnder (Lakt-)Azidose (Laktat manchmal nur im Liquor erhöht) im Kindesalter schwere motorische und mentale Retardierung, Mikrozephalie mit schmalem Schädel, Anfälle, episodische Atemstörung und Lethargie, Spastik (evtl. überdeckt durch starke periphere Muskelschwäche), Seh-, Hör- und Gedeihstörung, Optikusatrophie, intermittierende Ataxie und Choreoathetose, Torsionsdystonie, bei späteren Fällen spinozerebelläre Degeneration.

Komplizierte, biochemisch ausgerichtete Behandlungsversuche mit B-Vitaminen, Liponsäure, (körperfremdem) Dichloroazetat zur Aktivierung einer Rest-PDHC-Aktivität, Arginin zur Entlastung der mitochondrialen, harnstoffbildenden Ammoniakentgiftung (21.5.1), mit Leuzin, Isoleuzin, Valin (nur falls erniedrigt) als gehirngängigen Aminoquellen zum transaminierenden Pyruvatentzug sowie viele weitere Maßnahmen erlauben es eventuell, vorübergehend einem Stoffwechselgleichgewicht nahe zu kommen und die fatale Entgleisung (die sich z. B. auch in Leberverfettung zeigt) etwas hinauszuschieben.

■ **Diagnostik.** In der Magnetresonanztomographie sind teilweise ziemlich charakteristische Läsionen in den Basalganglien zu sehen (vor allem in Putamen und Pallidum, kaum im Thalamus); sonst sind Laktatbestimmungen in Blut, Urin und Liquor, in der zerebralen MR-Spektroskopie, evtl. auch nach Glukosebelastung, hilfreich.

Die Bestimmung der *PDHC-Aktivität* (meist teilerniedrigt) gelingt in Speziallabors evtl. durch Untersuchung frischer (die Mitochondrienpräparation erlaubender) oder eingefrorener Muskelbiopsie, weniger in kultivierten Hautfibroblasten.

■ **Neuropathologie.** Die Neuropathologie bei PDHC- und assoziierten Defekten beinhaltet Hirnatrophie, Hydrozephalus, evtl. Balkenmangel, verstreute oder zystische Veränderungen, Atrophie des Kleinhirnvorderwurms, symmetrische Schäden in den Pallida (und evtl. weiter kaudal, ähnlich wie bei Leigh-Syndrom, s. Kap. 20) sowie feinstrukturell Markscheidenmangel mit Status spongiosus, Gliose, Neuronenverluste (z. B. im Putamen), Migrationsstörungen, perivaskuläre Makrophagen, Proliferation der Gefäßendothelien in Putamen, Corpora mamillaria und Dentatum und evtl. Kapillarproliferationen in basalen Regionen.

21.5 Krankheiten mit mitochondrialer und/oder zytosolischer Funktionsstörung

25.5.1 Störungen des Harnstoffzyklus mit seinen z. T. mitochondrialen Komponenten (Hyperammonämien im engeren Sinn)

Die Quelle des Ammoniumions NH_4^+ ist ganz allgemein der Proteinstoffwechsel. Die Erhöhung des Ammoniakspiegels (Konzentration des NH_4^+ und seiner nicht ionisierten, die Blut-Hirn-Schranke umgehenden Form NH_3) führt im Nervengewebe zu teils massiven Veränderungen (Hirnödem, Status spongiosus, Astrogliaschwellung und -proliferation, Atrophie) (s. auch Lyon et al. 1996; Nyhan u. Ozand 1998; Scriver et al. 2001).

Bei genetischen, heute oft durch entsprechende Mutationen belegten Defekten der Enzyme des Harnstoffzyklus, dessen Funktion vor allem in der Ammoniumfixierung in Harnstoff besteht, werden viele intermediäre Metaboliten umreguliert. Die erhöhte Ammoniumkonzentration beeinträchtigt z. B. den Glutamat-(Transmitter-)Stoffwechsel und die Bereitstellung energiereichen Phosphats, löst aber auch eine kompensatorische Ammoniakentgiftung über intermediäre Metaboliten in Umgehung der Harnstoffbildung aus. Die vor allem 6 wichtigen enzymatischen Schritte der Harnstoffbildung (im Harnstoffzyklus selbst liegen eigentlich nur 4 davon) finden teils im Mitochondrium, teils im Zytoplasma statt. Das Mitochondrium kann bei Störungen der Harnstoffbildung direkte oder indirekte, teils ultrastrukturell erkennbare Schäden erleiden.

Die Hyperammonämie I beruht auf dem Defekt der in den Mitochondrien der Hepatozyten lokalisierten Carbamylphosphatsynthase. Die Hyperammonämie II entspricht der Defizienz der ebenfalls dort lokalisierten Ornithin-carbamyl-Transferase und wird X-chromosomal vererbt; auch bei einem Teil der Konduktorinnen (Heterozygoten) treten Symptome auf. Die Zitrullinämie resultiert aus dem Aktivitätsmangel (3 Typen mit unterschiedlicher Kinetik und Organausprägung) der zytoplasmatisch lokalisierten Argininosukzinatsynthase, die Argininosukzinaturie oder -ämie aus dem Defekt der ebenfalls zytosolischen Argininosukzinatlyase. Es gibt noch die Defizienzen der zytosolischen Arginase (mit teils mildem Verlauf) und der hepatomitochondrialen N-Acetylglutamatsynthase, deren Rolle in der Aktivierung der Carbamylphosphatsynthase liegt.

Eine Besonderheit ist das *HHH-Syndrom* (Lyon et al. 1996; Scriver et al. 2001), bei dem offenbar eine harnstoffzyklusassoziierte Transportstörung zu *H*yperornithinämie, *H*yperammonämie und *H*omozitrullinurie führt.

Eine nicht hyperammonämische, jedoch hyperornithinämische Störung des Harnstoffzyklus ist die *Atrophia gyrata* der Netz- und Aderhaut des Auges mit – teils mit Vitamin B_6 behandelbaren – Sehstörungen im (spät)adulten Alter, die auf verschiedenen, jedoch allelischen Defekten der Ornithinaminotransferase beruhen (Kennaway et al. 1989). Je nach Art der Mutation kann das (teil)defekte Enzymprotein durch Vitamin B_6 (Koenzym) zu einer wirksamen Restaktivität gebracht werden oder nicht.

Unter den genannten Störungen treten nur die Hyperammonämie II und die Argininosukzinaturie häufiger als 1:100 000 auf; die kumulative Häufigkeit für die Gesamtheit der Harnstoffzyklusdefekte wird auf 1:8000 geschätzt.

Klinik. Das klinische Bild kann postpartal nach wenigen Tagen ohne adäquate Therapie (wie Hämodialyse, selektive intravenöse Pharmaka zur Ausschleusung von Ammoniak und Überflussstickstoff über alternative Stoffwechselwege, hochkalorische proteinarme, mit essentiellen Aminosäuren angereicherte Diät) im *hyperammonämischen Koma* enden. Erbrechen, Atemstörung, Lethargie, in der zerebralen MR-Spektroskopie Glutaminerhöhung, Hypotonie, Fieber, Tremor, Ataxie und Epilepsie, später Spastik sowie Hepatomegalie und – eher selten – Ikterus zeichnen z.B. das Bild früh neurodegenerativ verlaufender Fälle.

Akzessorische Symptome sind Tachykardie, Haut- und Haarveränderungen, manchmal viszerale und Hirnblutungen. Im adulten Alter können psychomotorische Retardierung, Halluzinieren und schwere Psychosyndrome, aber auch teils spastische Paraparese auftreten.

Diagnostik. Die intravitale Diagnostik ist – wegen der vor dem ersten Koma bei Neugeborenen zwingenden Therapie – oft dringlich und geht vom Nachweis der teils extremen Hyperammonämie aus. Daran schließt sich eine massenspektrometrische Analyse von Metaboliten in Plasma und Liquor (Glutamin, Alanin, Zitrullin, Argininosukzinat) sowie Urin (Orotsäure) an, außerdem von Enzymaktivitäten aus bioptischem Lebergewebe, teils Erythrozyten und sehr begrenzt Fibroblastenkulturen nach einem bestimmten, Speziallabors vorbehaltenen Schema. Dabei wird gegen eine ganze Reihe genetisch-metabolisch definierter Krankheiten mit – meist geringergradiger – *sekundärer Hyperammonämie* differenziert, wie sie unter 21.4.2 bis 21.4.5 sowie 21.5.2 und 21.5.3 Erwähnung finden.

Pränatal gelingen Enzymbestimmungen aus gezüchtetem Fruchtmaterial nur bei Zitrullinämie und Argininosukzinaturie, da die sonst betroffenen Enzyme nur hepatisch exprimiert sind; entsprechende Genstörungen sind aber öfters der DNA-Analyse zugänglich.

Die *Morphologie der Leberbiopsie* ist unspezifisch. Es können sich Leberzellnekrosen und -infiltrate, feinvakuoläre Verfettung, ferner Veränderungen des endoplasmatischen Retikulums und der Mitochondrien (Schwellung, abnorme Cristae) finden.

Neuropathologie. Neuropathologisch sind die oben erwähnten, wenig spezifischen Veränderungen dahingehend zu ergänzen, dass akut schwellungsbedingte Ventrikelverengung, bei längeren Verläufen jedoch Ventrikelerweiterung, Rindenatrophie und -nekrosen, Ulegyrien, Einblutungen bzw. Infarkte, hochgradige spongiöse Auflockerung (bisweilen auch nur Ödem, bisweilen aber große Zysten, selbst extreme Hydrozephalie), Kernikterus und -nekrosen (z.B. im Dentatum) vorkommen. Feinstrukturell gibt es spongiös bis gliotische Bereiche mit Gefäßproliferaten, immer wieder durchsetzt mit protoplasmatischer Glia (Alzheimer-II-Glia mit ihren „leberzellkernartig" aufgeblasenen und aufgehellten Kernen) sowie teils akute Nervenzelluntergänge und elektive Parenchymnekrosen (z.B. im Kleinhirn). Herdförmige oder weit greifende Bemarkungsstörungen oder Entmarkung, teils mit Myelophagen, werden beschrieben. Ultrastrukturell lässt sich z.B. das astrozytäre Ödem in Form von Vakuolisierung nachweisen.

Terminologische Probleme. Hyperammonämische Krankheitsverläufe werden teilweise angesprochen als „Reye-artiges" Syndrom (in Abgrenzung vom nicht erblich bedingten *Reye-Syndrom*, das viral-infektiös ausgelöst wird und nicht sicher mit Azetylsalizylsäuremedikation korreliert ist, als zerebrohepatisches Syndrom auftritt und klinisch bei Hyperammonämie an Harnstoffzyklusstörungen, aufgrund von Transaminasenerhöhung und Laktazidose aber eher nicht an diese denken lässt). Wird die etwas fragliche Bezeichnung für eine der vielen oben angedeuteten hyperammonämischen Störungen, aber auch z.B. bei der sog. familiären lysinurischen Proteinintoleranz sowie beim Mangel der Fructose-1,6-Diphosphatase (s. 21.5.4) benützt, so ordnet man ihr außer der Hyperammonämie klinisch-chemisch Hypoglykämie (sowohl bei Hypoketose, als auch bei ketoazidotischer glukoneogenetischer Insuffizienz), Organazidurie sowie eine Neigung zur phasischen Wiederholung zu.

21.5.2 Störungen des extramitochondrialen Aminosäurestoffwechsels

Es handelt sich vor allem um Störungen des Homozystein-, Methionin- und Methylierungsstoffwechsels. Die schwefelhaltige Aminosäure Homozystein fällt nach Entmethylierung des wichtigsten Methylgruppendonators im Stoffwechsel, des Adenosylmethionins, an. Kann Homozystein durch Defekt der Zystathioninsynthase nicht zu Zystathionin weiterverwertet werden, so häufen sich Methionin und Homozystein in Blut und Urin an (Homozystinurie I; in der hier besprochenen Krankheitsgruppe relativ häufig), wobei das vermehrte Methionin durch Remethylierung des vermehrten Homozysteins entsteht. Bei intakter Zystathioninsynthetase, jedoch defekter Remethylierung (hierbei erniedrigtes Adenosylmethionin im Liquor) häufen sich Homozystein und Zystathionin an (Homozystinurie II), und es kommt zum Methioninmangel (der sich u. U. negativ auf die Bildung von Neurotransmittern auswirkt).

Die Remethylierung zum Methionin ist ein komplizierter Vorgang, der gleichzeitig Vitamin B_{12} und Folsäure (als N^5-Methyltetrahydrofolat) als Kofaktoren benötigt. Kann durch Defekt einer Reduktase das Methyltetrahydrofolat nicht aus Methylentetrahydrofolat bereitgestellt werden, so ist die Remethylierung des Homozysteins gestört (Lyon et al. 1996; Moser 1996; Scriver et al. 2001).

Die Störung liegt aber auch bei Inaktivität des Remethylierungsenzyms (Methioninsynthase) selbst vor. So gibt es 2 Formen der Homozystinurie II. Die zweite Form hat außer der Unterform mit mutiertem Protein der Methioninsynthase noch die Unterform mit Ausfall des Vitamin-B_{12}-abhängigen Synthasekoenzyms, die mit der B_{12}-abhängigen Methylmalonazidurie (21.4.4) kombiniert ist.

Neben der Remethylierung unterliegt Homozystein im Normalfall auch seiner Verkürzung um eine Methylengruppe zum Zystein hin in 2 Schritten. Sowohl der Schritt der Zystathioninsynthase, die Serin an Homozystein ankondensiert, als auch der Schritt der Lyase, die 2-Oxobutyrat vom gebildeten Zystathionin abspaltet, sind Vitamin-B_6-abhängig. Die Störung des ersten Schritts bedingt die Homozystinurie I, die des zweiten *Zystathioninurie* (bei der Zystathionin somit aus anderem Grund als bei Homozystinurie II erhöht ist).

Die Rolle der *Vitaminkofaktoren* bei der genannten Reihe von Störungen ist bedeutend. Ein hoch dosierter Substitutionsversuch (ggf. ergänzt durch Methyl lieferndes Betain) ist angezeigt, jedoch bei direkten Enzymmutationen nicht aussichtsreich. Die Analogie der Rollen von Pteridinkörpern (Tetrahydrofolat bzw. Tetrahydrobiopterin) bei Homozystinurie II und maligner Phenylketonurie (21.5.3) sei erwähnt.

■ **Klinik.** Die klinischen Bilder der im metabolischen Sinn einander benachbarten Störungen beinhalten mentale Retardierung starken oder verschwindenden Grades, Augenlinsenstörungen und andere, generalisierte (Marfan-Syndrom-artige) Bindegewebsstörungen, helle Haare und Hautflecken, Neigung zu Thrombembolie (Hirn, Herz, Lunge; angeblich auch bei Heterozygoten), teils psychotische Erregtheit, Bluthochdruck, Epilepsie und Dystonie. Gelten diese Symptome etwas bevorzugt für juvenile bis ältere Patienten mit Homozystinurie I, so zeigen solche mit Typ II entweder bereits postpartale Apnoe und generalisierte Krämpfe oder spätere Hyperkinesie und Spastik, oder sie erreichen mit geringeren Symptomen das Erwachsenenalter.

Beim Vitamin-B_{12}-abhängigen Typ II kommt oft die megaloblastische Anämie hinzu; die Epilepsie zeigt eher einen Petit-mal-Typ. Bei der Zystathioninurie (meist eher mild) sind Augen- und Ohrmissbildungen, auch Taubheit beschrieben worden.

■ **Diagnostik.** Die intravitale Diagnostik ergibt sich aus den erwähnten Metabolitenveränderungen in Plasma und Urin und sekundär aus dem klinischen Ansprechen auf substituierte Kofaktoren, für die auch die evtl. beeinträchtigte intestinale Resorption (z. B. von Vitamin B_{12}) zu berücksichtigen ist.

■ **Neuropathologie.** Sie umfasst – sehr unterschiedlich – Hirnatrophie, Balkenhypoplasie, Mikrogyrie, Sinusthrombosen, Infarkte und „perivasale Lücken". Feinstrukturell gibt es Erweichungen und Mikroentmarkungen (auch in den U-Fasern), ferner Endothelzellproliferation und Gefäßwandverdickung bis zur fibrinoiden Nekrose, teils auch allgemeine oder lokal starke Entmarkung (z. B. im Pallidum), teils bis ins Rückenmark reichende Spongiose. Ultrastrukturell sollen bei Homozystinurie II Hirano- und kristalloide Körper in kortikalen Neuronen bzw. Purkinje-Zellen vorkommen.

■ **Sonstige Störungen.** Völlig andere Stoffwechselstörungen aus dem Zysteinbereich sind die Zystinose und der Sulfitoxidasemangel (Sulfit entsteht über die neurotoxische Sulfinsäure aus Zystein bei dessen Abbau).

Die *Zystinose* zeigt einen Defekt des lysosomalen Zystinexports (Scriver et al. 2001), bei schweren Formen renale Rachitis, fatale Urämie, neuropathologisch Zystinkristalle in Plexus und Meningen, evtl. symmetrische Läsionen in der inneren Kapsel und Brückenarm.

Der *Sulfitoxidasemangel* mit klinischer Ähnlichkeit zur Homozystinurie I bedingt Rückstau von Sulfit ins Gewebe, stark erhöhtes, einfachem Test zugängliches Sulfit und erniedrigtes Sulfat im Urin. Meist ist die Sulfitoxidasedefizienz kombiniert mit den Defizienzen der Xanthindehydrogenase und Aldehydoxidase und beruht auf dem Mangel des den 3 Enzymen gemeinsamen Kofaktors (heißt dann genauer Molybdänkofaktormangel). Die genaue Metabolitenanalyse im Urin zeigt ein ziemlich typisches Spektrum. *Klinisch* treten in den ersten Lebenswochen refraktäre Anfälle, Hypomotilität auf; weitere Symptome sind faziale und orale Dysmorphien, Augenlinsendislokation, neuroradiologisch multiple Zysten (nicht zu verwechseln mit der periventrikulären Leukomalazie bei Frühgeborenen). Tritt kein Frühtod ein, so kommt es zu schwerer mentaler Retardierung, Pyramidenbahnzeichen, Choreoathetose. *Neuropathologisch* schließen die schweren Läsionen zystische Nekrosen im Marklager, Neuronenverlust und Gliose in der Rinde ein und finden sich evtl. asymmetrisch und auf das Kleinhirn ausgedehnt.

21.5.3 Weitere Stoffwechselstörungen von Aminosäuren, organischen Säuren bzw. Intermediaten

Dutzende von Störungen von biologischen, meist wasserlöslichen Intermediaten sind beschrieben worden. Grundsätzlich wird hier auf die Fachliteratur verwiesen (besonders Lyon et al. 1996; Scriver et al. 2001) und die folgende Auswahl eher exemplarisch gesehen. Die diagnostische Zugänglichkeit der betreffenden Metaboliten in Blutfraktionen und Urin dient hier weiterhin eher der Krankheitsgruppierung als die allenfalls mehrheitlich anzunehmende „zytoplasmatische Lokalisation" der defekten Enzyme.

■ Hyperphenylalaninämien

Die klassische, durch Diät behandelbare genetische Stoffwechselstörung ist die *Phenylketonurie* (PKU; Synonyme: M. Fölling, „Phenylbrenztraubensäure-Schwachsinn"). Sie kommt zusammen mit anderen Hyperphenylalaninämien häufiger als 1:10000 vor. Neugeborenenscreening, gefolgt von früher und konsequenter Therapie über Jahre, sind heute weitgehender Standard, so dass die schweren klinischen und neuropathologischen Bilder der PKU ausbleiben.

> Es gibt die klassische PKU (Phenylalaninhydroxylase-Apoenzym-Defekt), die maligne, dennoch behandelbare PKU (Hydroxylasekoenzym-Störungen: Mangel an Tetrahydrobiopterin-Kofaktor durch dessen fehlende reduktive Regeneration oder Synthese). Die maternale PKU (irreführender Name für die Schädigung des Fetus bei Schwangeren mit PKU) tritt auf, wenn nicht ab der Konzeption in der Schwangerschaft erneut diätetisch behandelt wird.

■ **Klinik.** Klinisch gilt es, bei der klassischen PKU (die z.B. pigmentarme Kinder betrifft und mit Erbrechen und Erregbarkeit einsetzen kann) vor allem die mentale Retardierung durch die strenge Diät zu vermeiden. Bei der malignen PKU werden durch zusätzliche *Substitution von Kofaktor* sowie Dopa und 5-Hydroxytryptophan (Transmittervorstufen, deren Synthese von dem jenseits der Blut-Hirn-Schranke wenig verfügbaren Kofaktor abhängt), Symptome wie Rigor, Myoklonien, Krampfanfälle, Temperaturstörungen sowie Demyelinisierungsbilder abgewendet.

■ **Diagnostik.** Die intravitale Diagnostik erfolgt durch massenspektrometrische Metabolitenbestimmung in Blut, Plasma und Urin. Die Phenylalaninhydroxylase ist nur in Leber, Niere und Pankreas exprimiert, kann aber natürlich aus verschiedensten DNA-Proben molekulargenetisch, so auch meist im heterozygoten und pränatalen Zustand untersucht werden.

■ **Neuropathologie.** Neuropathologisch dominierten bei unbehandelten Fällen die Verschmälerung des Marklagers zu erniedrigtem Hirngewicht, Mikrozephalie und evtl. Hydrozephalie. Feinstrukturell fand man neuronale Migrationsstörungen, Status spongiosus, verzögerte Myelinisierung und teils ausgeprägte Entmarkung (bei eher erhaltenen U-Fasern) mit Myelophagen, z.B. in der Sehstrahlung, auch im zervikalen Rückenmark, narbige Gliaveränderungen, Nervenzelldegenerationen, ferner ultrastrukturelle Einschlüsse in Oligodendrozyten.

■ Hypertyrosinämien

Typ I geht mit Leberzirrhose, Typ II (M. Richner-Hanhart) mit Keratosis corneopalmoplantaris einher; es finden sich meist psychomentale Retardierung und evtl. Spastik. Die Enzymdefekte liegen metabolisch in der Nähe des Phenylalaninstoffwechsels. Die Neuropathologie ist nicht bekannt.

■ Glutathionmangel (Oxoprolinurie) und Glutathionurie

Das glutamathaltige Tripeptid Glutathion ist wichtig wegen seines chemischen Reduktionspotentials (z.B. bei der Insulininaktivierung) und für den transmembranösen Aminosäuretransport. Zwei Enzyme des Glutathionaufbaus und eines des -abbaus können defekt sein (und daher kann Glutathionmangel bzw. -überschuss entstehen).
Klinische Zeichen sind psychomotorische Retardierung, Verhaltensstörung, spastische Parese, periphere Neuromyopathie, Azidose (bei Oxoprolinurie), evtl. hämolytische Anämie, spinozerebelläre Degeneration; *neuropathologisch* gibt es Kleinhirnatrophie, besonders der Körnerzellen, prä-, postzentrale und thalamische Infarkte, elektive Parenchymnekrosen.

Hyperprolinämie und Histidinämie

Bei der *Hyperprolinämie* sind zwei verschiedene Enzymdefekte bekannt. Es gibt zusätzliche Hyperglyzinämie. Auffällig sind Gesichtsausdruck, Nierenstörung, Hörstörung, Ichthyosis, (nicht immer) mentale Retardierung, Krämpfe. Darüber hinaus finden sich kortikaler Nervenzellverlust, Hypomyelinisierung und Spongiose.

Die *Histidinämie* resultiert aus einem spezifischen Enzymdefekt (Histidase). Oft sieht man mentale Retardierung, Dysarthrie, Krämpfe und Ataxie.

Homokarnosinose und Karnosinämie

Hierbei handelt es sich um Dipeptidosen aufgrund eines Defekts des zerlegenden Enzyms. Bei der *Homokarnosinose* finden sich Retardierung, Paraplegie, retinale Pigmentauffälligkeit und kortikale Atrophie.

Die *Karnosinämie* tritt meist bei Knaben auf, mit postpartaler Epilepsie, Symptomen kortikaler, basalganglionärer und bulbärer Beteiligung sowie peripherer Neuropathie.

Hartnup-Syndrom

Dem Hartnup-Syndrom liegt eine Transportstörung neutraler Aminosäuren (z.B. Tryptophan) zugrunde, mit deren Vermehrung auch im Urin. *Klinische Zeichen* sind intestinale und pellagraartige Hautstörungen, Lichtempfindlichkeit, Ataxie, Nystagmus, psychische Auffälligkeit, Tremor und koordinativ-dystone Bewegungsstörung. *Neuropathologisch* sieht man eine massive hydrozephale Hirnatrophie; daneben imponieren diffuser Nervenzellverlust, Entmarkung und Gliose (in den Sehbahnen akzentuiert) sowie Purkinje-Zell-Verlust und/oder -Dendriten-Auftreibung.

4-Hydroxybutyrazidurie

Sie beruht auf einer Vermehrung der 4-Hydroxybuttersäure als Ausweichreaktion bei gestörter Umwandlung der GABA (γ-Aminobuttersäure) in Sukzinat auf der Stufe der hier defekten Sukzinatsemialdehyd-Dehydrogenase. Kennzeichnend sind psychomotorische inklusive Sprachretardierung, Muskelhypotonie, selten Krämpfe, Ataxie und okuläre Dyspraxie.

Die Gabe von Vigabatrin erhöht die – nicht erniedrigte – GABA mit teils bessernder Wirkung (Verdrängung neurotoxischer Zwischenprodukte?).

Spongiöse Hirndystrophie

Die spongiöse Hirndystrophie (Syn.: M. Canavan-van-Bogaert-Bertrand; laborsprachlich auch Acetylasparturie) wird durch Mutationen der Aspartoacylase (unbekannter subzellulärer Lokalisati-

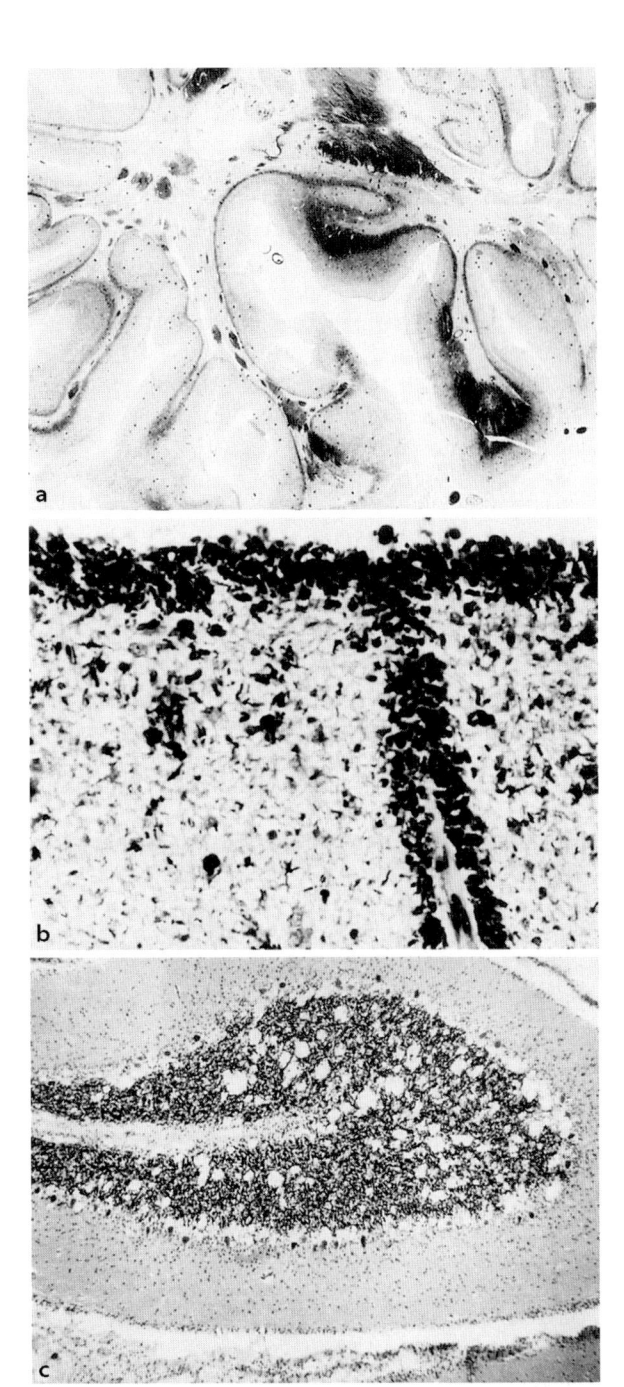

Abb. 21.18. a Morbus Pelizaeus-Merzbacher mit weitgehender Entmarkung bei erhaltenen Markinseln (Vergr. 3:1). **b** Morbus Alexander mit subpial und perivaskulär dichten Säumen von Rosenthal-Fasern (nur als dunkle Gebilde erkennbar; Vergr. 80:1). **c** Morbus Canavan mit ausgeprägtem Status spongiosus in der Körner- und Purkinje-Zellschicht des Kleinhirns (Vergr. 20:1; Aufnahmen von J. Peiffer)

on) ausgelöst, die N-Acetylaspartat (NAA) zerlegt. Die meist makrozephale Krankheit betrifft etwas bevorzugt jüdische Patienten; sie ist eine metabolisch definierte Leukodystrophie im weiteren Sinn (Einzelheiten sind Kap. 20 zu entnehmen).

Die Rolle des hoch wasserlöslichen NAA ist im Wesentlichen unklar. NAA ist heute ein öfters veränderter gefundener diagnostischer Marker in der zerebralen MR-Spektroskopie, der bei der Canavan-Krankheit um etwa 20% erhöht ist. Die Theorie der NAA-getriebenen Wasserpumpe geht davon aus, dass NAA intraneuronal anfallendes Wasser bindet, mit diesem („schwellungsverhindernd") die Zelle gegen die Übermacht extrazellulären Wassers verlässt, sodann aber auf noch unbekannte Art in den Oligodendrozyten – dem einzigen Ort im Gehirn, wo die Aspartoacylase exprimiert ist – gelangt, um dort durch Abbau inaktiviert zu werden. Bei der Krankheit mit defekter Aspartoacylase finden sich in Serum, Urin, ggf. Fruchtwasser hohe Konzentrationen von NAA.

Neuropathologisch können eine gelatinös-schwammige, evtl. okzipital betonte Entmarkung und evtl. ein auffälliger Status spongiosus (Abb. 21.18c) im Pallidum imponieren; bei wenig erhaltenen U-Fasern ist der Prozess oft an der Mark-Rinden-Grenze mit „lamellierter Rinde" betont. Die spongiöse Myelinopathie zeigt sich in länglichen Vakuolen, die sich am Faserverlauf orientieren und innerhalb der Myelinlamellen liegen. Die Letzteren sind ultrastrukturell entlang der Schicht, die der aufgewickelten Oligodendrozytenoberfläche entspricht, durch Ödem aufgespalten.

Die Canavan-Erkrankung kann sonographisch ein sehr markantes Bild zeigen (Abb. 21.19); insgesamt gibt es jedoch nur wenig Informationen über sonographische Befunde bei leukodystrophen Prozessen.

■ Lesch-Nyhan-Syndrom

Das Lesch-Nyhan-Syndrom (Hypoxanthin-Guanin-Phosphoribosyltransferase-Mangel) ist keine Aminosäure-, sondern eine Purinstoffwechselstörung, die X-chromosomal vererbt wird („juvenile Gicht" mit Harnsäurevermehrung in Blut und Urin, Nierenschaden). Der Dopaminstoffwechsel ist indirekt gestört. Bald nach der Geburt kommt es zu Wachstumsverzögerung und Choreoathetose, später zu Autoaggression und Selbstverstümmelung (Lippen-, Fingerbeißen). Zentralnervöse Symptome können fehlen. Der Verlauf kann lang sein, wenn nur ein Teildefekt des obigen Enzyms vorliegt.

Sonst finden sich kortikale Atrophie, herdförmige Entmarkungen, dabei hyalinofibrotische Gefäßveränderungen mit Kugelblutungen und perivaskuläre Harnsäurekristalle. Zerebelläre Körnerzelllichtung und Infarkte sowie Lipopigmentballonierung der Neuronen des Nucleus olivaris sind weitere neuropathologische Charakteristika.

■ Sjögren-Larssen-Syndrom

Das Sjögren-Larssen-Syndrom (Rizzo u. Craft 1991) entsteht (nicht immer) durch Mutationen der Fettsäurealkohol-NAD$^+$-Oxidoreduktase, genauer ihrer Fettsäurealdehyddehydrogenase-Untereinheit. Das Enzym kontrolliert den Spiegel von Fettsäurealkoholen (z.B. mit 16–18 C-Atomen), wie sie, in Monoestern gebunden, natürliche Hautwachse und in Acylglyceryläthern (Plasmalogenen) Lipidbestandteile des Myelins bilden. Bei der Krankheit sind die Alkohole im Plasma erhöht; frühe oder bis ins adulte Alter reichende Symptome sind Ichthyosis, mentale Retardierung, spastische Parese, evtl. „glitzernde" Netzhautflecke, Dysarthrie, Anfälle und leicht dysmorpher Minderwuchs. In Nordschweden beträgt die Prävalenz bis 1:12000, sonst wesentlich weniger.

Die Krankheit ist teilweise als „nichtlysosomale Neurolipidose" aufzufassen; in der MR-Spektroskopie kann in der periventrikulären weißen Substanz evtl. „freies Lipid" nachgewiesen werden. *Neuropathologisch* wurden sudanophile Entmarkung (vgl. 21.7.4) unter Einbeziehung zerebellärer und vestibulospinaler Bahnen sowie Atrophie von Brücke, Oliven und Kleinhirn beschrieben. Feinstrukturell

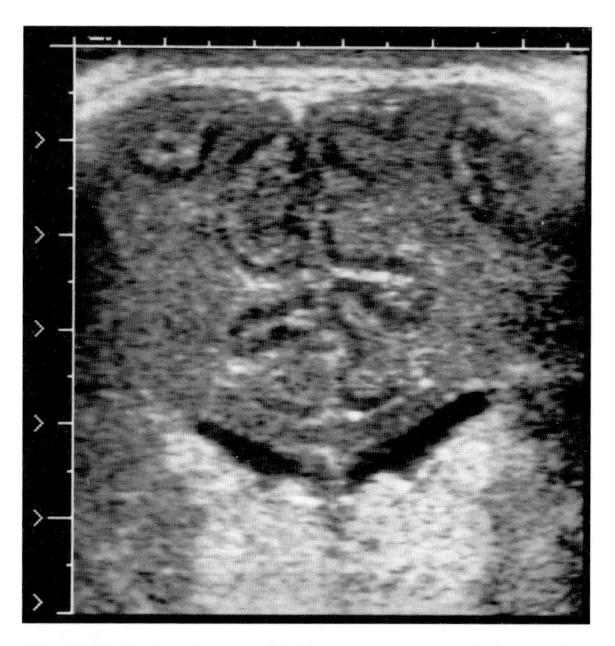

Abb. 21.19. Morbus Canavan. Schädelsonogramm eines 6 Monate alten Patienten. Das hypoechogene Band entspricht dem Kortex; das gesamte Marklager unter Aussparung des Balkens ist hyperechogen, die Stammganglienregion extrem echoreich (Aufnahme von J. Tröger, Heidelberg)

fielen Nervenzellausfälle im Bereich der Betz-Zellen und Basalganglien, im Kleinhirn solche der Purkinje- und Körnerzellen auf. Der periphere Nerv zeigte Axonschwund und teils Zwiebelschalenbildungen.

Das Syndrom ist ein Beispiel für „Neuroichthyosis": Neurokutane Bilder sind nicht ganz selten und bei multiplem Sulfatasemangel (s. 21.2.1; für die Ichthyosis zuständig ist der Steroidsulfatasemangel), Refsum-Krankheit (21.3.3) und anderen peroxisomalen Störungen beobachtet worden, ferner bei Rud-Syndrom (Ichtyosis, Hypogondasismus, Minderwuchs, mentale Retardierung, Epilepsie, Retinitis pigmentosa; heute nicht als Entität akzeptiert), Triglyzeridspeicherkrankheit (21.7.3) und M. Gaucher, Typ 2 (21.2.5).

Wegen der Namensähnlichkeit sei hier noch das vom Sjögren-Larssen-Syndrom durchaus abweichende, ungeklärte *Marinesco-Sjögren-Syndrom* erwähnt, das mit Katarakt, Oligophrenie, starken Kleinhirnzeichen bei entsprechender Neuropathologie und juveniler bis adulter Myo- oder Neuropathie einhergeht (Hagberg 1990). Fein- und ultrastrukturell finden sich schwere Muskelfaserveränderungen, dabei zentrale Kerne, eigenartige Kernmembranen, lysosomale Vakuolen u. a.

21.5.4 Galaktosämien und andere Monosaccharidstörungen

Für den Säugling ist die Umwandlung der aus dem Milchzucker stammenden Galaktose in das „ungiftige", glykolytisch abbaubare und nutzbare Glukose-1-phosphat unerlässlich. Für diese Umwandlung sind 3 Stoffwechselschritte kritisch:
- die Bildung von Galaktose-1-phosphat unter Wirkung der Galaktokinase;
- die Übertragung der Uridylyl-(Uridinmonophosphat-)Gruppe aus Uridyldiphosphat-(UDP-)Glukose (aktive Glukose) auf Galaktose-1-phosphat durch die vom GALT-Gen kodierte Uridylyltransferase unter Bildung von UDP-Galaktose;
- die Umwandlung von UDP-Galaktose in UDP-Glukose durch die Epimerase.

UDP-Glukose wird durch ein weiteres Enzym in Glukose-1-phosphat, das Anschluss an die Glykolysekette findet, verwandelt. Genetische Defekte betreffen selten die Galaktokinase, viel häufiger die Transferase (Größenordnung 1:10 000) und extrem selten die Epimerase (Lyon et al. 1996; Scriver et al. 2001).

Galaktosämien werden heute meist durch das *Neugeborenenscreening* erfasst und sofort durch Milch- bzw. Milchzuckerentzug behandelt. Dabei werden zwar die körperlichen Symptome weitgehend, aber psychomentale Retardierungen nicht unbedingt verhindert, wofür eine bereits intrauterin einsetzende Hirnschädigung verantwortlich zu sein scheint, die durch eine – bei Galaktosämierisiko durchaus zu empfehlende – *galaktosearme Diät der Schwangeren* evtl. gemildert werden kann. Eine Störung ovarieller Funktionen weiblicher Feten soll dadurch ebenfalls vermeidbar werden.

Klinisch zeigen sich beim unbehandelten *Transferasemangel* postpartal oder später Erbrechen, intrakranielle Drucksteigerung, Lebervergrößerung, Apathie, später Ikterus, Leberzirrhose bis zum Leberkoma, „Öltropfenkatarakt" der Augenlinse durch das Galaktosefolgeprodukt Galaktitol, Hämolyse, Galaktosurie, renale Aminoazidurie und Azidose, evtl. (bei protrahierten Fällen) mentale, extrapyramidale und zerebelläre Dysfunktionen. Auch behandelte Fälle erreichen fast nie einen normalen IQ. Der *Galaktokinasemangel* führt meist nur zur Katarakt, evtl. zu Muskelschwäche und Epilepsie. Der *Epimerasemangel* erscheint klinisch entweder stumm oder entspricht offenbar etwa dem Transferasemangel.

Die *spezifische Diagnostik* neonatal „gescreenter" Fälle erfolgt durch Enzymbestimmungen in Erythrozyten, Leukozyten und kultivierten Hautfibroblasten (teils pränatalem Material). Die Analyse der Transferase muss berücksichtigen, dass pathogene Mutationen im GALT-Gen (z. B. Allele Null, Duarte, Los Angeles u. a.) zu Transferasemolekülen nicht nur mit keiner oder geringer, sondern auch mit hoher Restaktivität, ja über normalhoher Aktivität in vitro führen können. Diese Variabilität macht die enzymaktivitätsbasierte Zuordnung (z. B. Patient oder nur heterozygoter Überträger) teilweise besonders schwierig, entspricht hoher genotypischer Heterogenität und erklärt auch einen Teil der bekannten Divergenz der klinischen Phänotypen. Elektrophoretisch können die dem Allelspektrum entsprechenden Enzymphänotypen nach ihrer Wanderungsgeschwindigkeit differenziert und dann getrennt auf ihre Aktivität untersucht werden. Heute ist natürlich die Erkennung des genetischen Transferasestatus durch Analyse des GALT-Gens in DNA-Proben oft sicher möglich, wenn auch nicht unbedingt einfacher.

Neuropathologisch kennt man beim Transferasemangel Mikrozephalie, diffuse Astrogliose und Entmarkung, fokale Nekrosen, Purkinje-Zell-Chromatolysen und -Verlust.

Fruktosestörungen

Während bei der Galaktosämie die gestörte Umwandlung von Galaktose zu Glukose allenfalls zu einem leichten Glukosedefizit führt, gibt es genetische Störungen des Fruktosestoffwechsels, bei denen die Hypoglykämie ein Hauptproblem darstellt.

Beim *Fructose-1,6-diphosphatase-Mangel* ist auf dem in der Glukoneogenese „umgekehrten Glykolyseweg" kurz vor dem Ziel die Glukoseentstehung weitgehend blockiert. Die Störung hat teilweise Ähnlichkeit mit den unter 21.4.3 abgehandelten Fettsäureoxidationsstörungen, geht jedoch mit Hyperketose (zu viel Acetoacetat und β-Hydroxybutyrat) einher, die zwar zur Energiegewinnung taugt (vgl. 21.4.3), aber (Lakt-)Azidose bedingt.

Eine klinisch ähnliche, evtl. noch schwerere Störung ist die Fruktoseintoleranz, der *Fructose-1,6-diphosphat-Aldolase-B-Mangel*. Bei diesem entsteht die Hypoglykämie durch fruktoseinduzierte Hemmung des oben genannten glukoneogenetischen Schritts und der Gykogenolyse (21.6.1).

Klinisch zeigen beide Fruktosestörungen schwere neurologische Dysfunktionen bei Neugeborenen mit Erbrechen, hypoglykämischen Krämpfen, evtl. Hepatomegalie und baldigem Koma, wenn nicht sofort durch Glukose- und Azidoseausgleich unter diätetischer Fruktosevermeidung behandelt wird. Gerade in den ersten Lebenstagen ist die Glukoneogenese energetisch völlig unentbehrlich, dementsprechend manifestieren sich die Fruktosestoffwechselstörungen sofort.

Transketolasestörung

Hier soll noch eine Störungsmöglichkeit auf einem Stoffwechselnebenweg, der ebenfalls mit Glukose zu tun hat, angesprochen werden. Im Pentosephosphat-Shunt bzw. -Zyklus werden aus Hexosen wie Glukose unter oxidativer CO_2-Bildung und Gewinnung wichtiger NADPH-Reduktionsäquivalente Pentosen für die Nukleinsäuren erzeugt. Aus Pentosen kann auch rückwärts auf angekoppeltem anderem Weg wieder Glukose entstehen.

Ein Schlüsselenzym ist die Transketolase. Ihre partielle Störung wurde beim Wernicke-Korsakoff-Syndrom oft diskutiert, jedoch scheint sie nur bei durch Alkoholmissbrauch und anderen mit Vitamin-B_1-Mangel einhergehenden Fällen vorzuliegen. Die Störung lässt sich dann leicht erklären – obligater Kofaktor der Transketolase ist Vitamin-B_1-Pyrophosphat –, ohne eine genetische Ursache zu fordern.

Klinisch zeigt das Wernicke-Korsakoff-Syndrom im akuten Stadium Ataxie, Ophthalmoplegie, Bewusstseinstrübung und im chronisch-psychotischen Stadium Verlust des Kurzzeitgedächtnisses und periphere Neuropathie. Ein *neuropathologisches Zeichen* ist neben der Atrophie der Corpora mammillaria evtl. die zentrale pontine Myelinolyse. Die Mammillaria lassen sich mit der modernen Bildgebung auch intravital quantitativ in ihrer Größe beurteilen.

21.6. Krankheiten mit Störungen von Makromolekülen

21.6.1 Glykogenosen (Ablagerung oder Fehlbildung von Makromolekülen)

Glykogen ist ein komplex und verzweigt strukturiertes Polysaccharid. Zahlreiche Enzyme sind an seinem Stoffwechsel beteiligt, dessen Störung zum Rückstau von normalem oder zur Bildung von pathologischem anstatt normalem Glykogen führt, was z. B. Anlass zu Hypoglykämien sein kann (s. auch Cervós-Navarro 1991; Lyon et al. 1996; Nyhan u. Ozand 1998; Scriver et al. 2001).

Hier werden Defekte von Enzymen (durch Mutationen der entsprechenden Gene bedingt) angesprochen, die zu etwa 10 Glykogenosetypen (im Folgenden mit I–X nummeriert und teilweise abgekürzt) gehören. Darunter sind Defekte (bei V, VI) von Schlüsselenzymen (Glykogenphosphorylasen) für den phosphorolytischen Glykogenabbau und Defekte (bei VIII) der Enzyme, die diese Schlüsselenzyme selbst durch Phosphorylierung aktivieren (Phosphorylasekinasen). Die kumulative Häufigkeit wird mit etwa 1:20 000 angegeben.

Bei *Glykogenose I* häuft sich wegen spezifischen Phosphatase- oder Phosphatase-Translokase-Mangels zunächst ein Monosaccharid (Glukose-6-phosphat) an, das seinerseits die Glykogensynthese stark stimuliert.

Bei *Glykogenose II* entspricht der Defekt der α-1-4-Glukosidase (saure Maltase) wegen deren lysosomaler Lokalisation dem Schema einer lysosomalen Speicherkrankheit und zeigt damit, dass u. a. ein lysosomaler Glykogenabbauweg existiert. Verschiedene Mutationen (mit wechselnder Enzymrestaktivität) scheinen die sehr unterschiedlichen Verläufe des Saure-Maltase-Mangels hervorzurufen.

Bei den *Glykogenosen III und IV* sind Enzyme defekt, die normalerweise den Abbau oder Aufbau der Glykogenverzweigungsstellen kontrollieren; es häufen sich unter- oder fehlverzweigte bzw. Rumpf- oder Entgleisungsglykogene an. Bei IV scheint eine

Art Ersatzverzweigerenzym-Aktivität dafür zu sorgen, dass kein reines Langkettenglykogen auftritt.

Bei den *Glykogenosen V, VI und VIII*, die direkt oder indirekt (VIII) alle durch zu geringe Glykogenphosphorylase-Aktivität bedingt sind, werden extrem divergierende Verläufe beobachtet. Eine Erklärung durch Ausfall verschiedener gewebsspezifischer Untereinheiten von Phosphorylase-Isoenzymen oder pathologische Zusammenlagerung von Untereinheiten bietet sich an. Bei Glykogenose VIII sind Isoenzyme der Phosphorylasekinase betroffen, die aus verschiedenen Untereinheiten bestehen. Eine Untereinheit (α, Phosphorylasekinase A2) hat ihr Gen auf dem X-Chromosom, und ihr Defekt führt zu der mit am *häufigsten X-chromosomalen Glykogenose*. Manche Fälle dieser Glykogenose haben in vitro (fast) normale Kinaseaktivität, nur nicht in Lebergewebe, und dennoch eine Mutation im Gen. Eine andere Untereinheit (γ, Phosphorylasekinase G2) hat ein autosomales Gen, und ihr Defekt führt zu einer phänotypisch teils verschiedenen Glykogenose.

Isoenzyme spielen auch bei der Phosphofruktokinase eine Rolle, und der *Phosphofruktokinasemangel des Muskels* (bei VII) lässt zu viel Fruktose- und Glukose-6-phosphat entstehen (Servidei et al. 1986), was die Glykogensynthese überstimuliert.

Bei den Glykogenosen kommt noch eine Reihe weiterer Enzymdefekte vor, z.B. jener der Phosphoglyceratmutase vom muskelspezifischen Typ bei X, der zu einer auch bei Heterozygoten evtl. symptomatischen metabolischen Myopathie führt.

■ **Klinik.** Zielorgane der Glykogenosen sind Leber, Muskulatur (z.B. mit CK-Erhöhung), Herz und primär eher nicht das Gehirn (Ausnahmen: teils Glykogenosen II, VIII), das aber bisweilen durch rekurrierende Hypoglykämien Schaden nimmt.

Bei *Glykogenose I* (M. Gierke) finden sich Hepato- und Nephromegalie, Nüchternhypoglykämie, Hyperlipidämie, Hyperurikämie.

Die *Glykogenose II* zeigt keine Hypoglykämien, aber in ihrer frühen, generalisierten Verlaufsform als M. Pompe hypertrophe Kardiomyopathie, Atemstörung, Muskelschwäche (teils neurogen), Lebervergrößerung, oft Makroglossie, und steht den Mukolipidosen nahe (21.2.11). Die späten, im Wesentlichen muskulären Verlaufsformen zeigen Muskelhypotonie, Hyporeflexie, statomotorische Retardierung, myotonieähnliche Entladungen im EMG, Sprach- und Schluckstörungen (bulbäre Symptome).

Bei *Glykogenose III* finden sich Hepatomegalie, Minderwuchs, mäßige Hypoglykämie und deutliche Krampfneigung; jedoch besteht eine relativ gute Prognose.

Die *Glykogenose IV* (M. Andersen) ist maligne mit Hepatosplenomegalie (ohne absolute Glykogenvermehrung!) und Leberzirrhose, auch Muskelhypotonie und -atrophie. Ein Adulttyp (M. Suzuki) mit Demenz und Neuro- bzw. Myopathie scheint zu existieren.

Die *Glykogenose V* (Myophosphorylasemangel, M. McArdle) ist eher benigne mit Muskelminderleistung und -steife und schmerzhaften, belastungsabhängigen Muskelkrämpfen. Die Laktatproduktion liegt darnieder, und es kann zur Myoglobinurie und (selten) damit zum Nierenversagen kommen.

Die *Glykogenose VI* gleicht sehr dem Typ I, vermehrt um eine Ketoazidurie.

Die *Glykogenose VII* ähnelt sehr dem Typ V; Hyperurikämie und „Hämolyse ohne Anämie" können aber vorkommen (Erstere wohl in Zusammenhang mit zu viel ATP-Abbau, Letztere durch Teilausfall der Erythrozytenphosphofruktokinase, der dabei die Muskelisoenzymuntereinheit fehlt). Offenbar gibt es einen fatalen infantilen Verlauf mit Gliederschwäche, Anfällen, Rindenblindheit, Hornhauttrübung, neuroaxonaler Dystrophie und auch Fälle mit Arthrogryposis.

Die *Glykogenose VIII* zeigt mehrere Phänotypen, oft nur Hepatomegalie und Minderwuchs; aber es gibt auch frühe Fälle mit postpartalen Trink- und Atemstörungen, spätere mit zerebellärer Ataxie, Retardierung, Blindheit und spastischer Tetraplegie. Manche Fälle gehen mit proximaler renaler tubulärer Azidose, manche mit Epilepsie, kognitiver und verbaler Retardierung sowie peripher sensorischer Neuropathie einher. Der Defekt der γ-Untereinheit (s. oben) scheint, obwohl relativ benigne, das Risiko für eine frühe Leberzirrhose deutlich zu erhöhen.

Glykogenose X ist vorwiegend eine Myopathie; auch bei Heterozygoten können Trainingsintoleranz und Muskelkrämpfe auffallen.

■ **Diagnostik.** Die intravitale Diagnostik gelingt bei Glykogenose II (fast) immer enzymatisch durch Bestimmung der α-Glukosidase in Leukozyten, kultivierten Hautfibroblasten und pränatalem Material, wobei unspezifische α-Glukosidasen teils abgetrennt werden müssen. Beim Glykogenosetyp III sind Enzymtests in Erythrozyten, bei Typ IV in Fibroblasten und pränatalen Zellen möglich. Sonst erfolgen biochemische und histochemische Tests (Glykogengehalts-, -struktur- und Enzymbestimmungen) aus Leber- und Muskelbiopsien. Der Glykogengehalt ist keineswegs regelmäßig erhöht, bei Typ IV aber auch in Erythrozyten zugänglich. Bei Typ II und VI können spezifische Oligosaccharide im Urin vermehrt sein.

Die *morphologische Biopsiediagnostik* (Leber, Muskel, Herz) hat über die Histochemie hinaus Be-

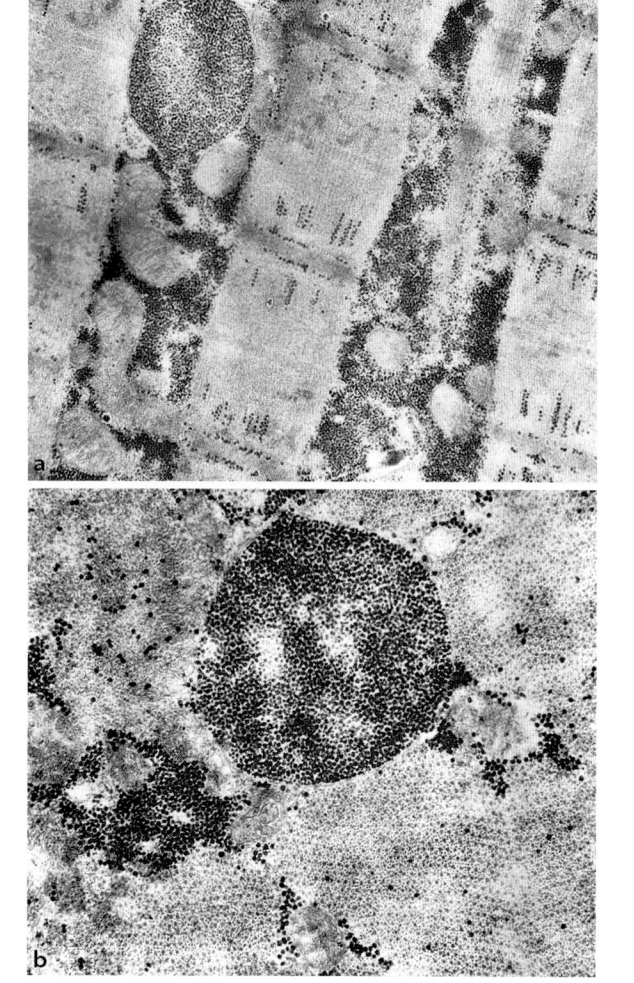

Abb. 21.20 a, b. Typ-II-Glykogenose. Membrangebundenes und frei zwischen den Myofibrillen liegendes Glykogen; Vergr. 41 000 : 1 (**a**) bzw. 96 000 : 1 (**b**). (Aufnahmen von N. Canal, L. Frattola, G. Pellegrini)

deutung, da Myopathiemuster lichtmikroskopisch und Glykogengranula ultrastrukturell fassbar sind (als kleine β-Partikel oder aus diesen oft rosettenartig zusammengesetzte große α-Partikel; Abb. 21.20). Die Verteilung der Granula zwischen zytoplasmatischem Raum und membrangebundenem lysosomalem Kompartiment spielt eine Rolle.

Lysosomales Glykogen kommt fast nur bei Glykogenose II vor und gilt hier als pathognomonisch, auch wenn daneben freies Glykogen vorliegt.

Neuropathologie.
Die *Glykogenose II* zeigt vor allem bei der infantilen und der juvenilen Form (wenig korrelierend mit der klinischen Auswirkung) oft schwere, „blasige" und regressive Nervenzellveränderungen mit Gliose in den Hirnnervenkernen, geringfügiger in den Basalganglien, evtl. wieder mehr in den spinalen Vorderhornzellen und Ganglien. Die durch das lysosomale und freie Glykogen bedingten Veränderungen erstrecken sich auch auf Astrozyten (vor allem im Kleinhirn), Ependymzellen, Schwann-Zellen und autonomes Nervensystem, alle in sehr wechselndem Grad und darüber hinaus fakultativ in fast jedem Zellsystem.

Bei *Glykogenose III* ist die Neuropathologie kaum bekannt. Beim *Typ IV* (Verzweigerenzymdefekt, Amylopektinose) findet man in den Astrozyten rundliche Polyglukosankörper. Diese basophilen Einschlüsse mit PAS- und Best-Karminpositivität sind bevorzugt im subkortikalen Marklager, aber auch perivaskulär und kortikal verstreut. Ultrastrukturell enthalten die Körper Fibrillen aus „Amylopektin" (Entgleisungsglykogen) in der Art eines geschlängelten Netzwerks. Allgemeinpathologisch findet man verschiedenartige Polyglukosankörper mit parenchymaler oder mesenchymaler Lokalisation. Der M. Suzuki (s. oben) zeigt kortikobasospinale Neuroatrophie und Myelodegeneration. Eine durch Polyglukosankörper bedingte neuroaxonale Dystrophie spart tatsächlich die Perikarya aus.

Bei *Glykogenose VII* besteht neben der Myo- die nicht obligate Neuropathologie teils in allgemeiner Hirnatrophie mit neuroaxonaler Dystrophie; Näheres ist nicht bekannt.

Die *Glykogenose VIII* führt manchmal zu starker, zerebellär betonter Hirnatrophie. Feinstrukturell gibt es Bodian- und PAS-positive Sphäroide (Polyglukosankörper) verschiedener Art und Größe in verschiedenen Zelltypen oder ihren Fortsätzen; bulbäre Neuronen sind auch betroffen. Ultrastrukturell finden sich nichtlysosomale Glykogenkörner (teils als Rosetten), die in neuronalen Fortsätzen meist größer als in Astrozytenfortsätzen und in Oligodendrozyten sind.

Weitere Befunde.
Hier seien einige metabolisch noch nicht näher definierte Krankheiten oder Befunde genannt, zu denen der lichtmikroskopische Nachweis von *Polyglukosankörpern* (vgl. Glykogenosen IV und VIII) gehört. Dieser Begriff wird bewusst allgemein verstanden und soll Variationen nach Lokalisation, Größe, Form, Fein- und Ultrastruktur zulassen. Die Körper bestehen aus Polysaccharid (z. B. vom Amylopektintyp) und Protein und sind offenbar keine Phagolysosomen. Den Corpora amylacea in Astrozytenfortsätzen des Altersgehirns wird keine direkte pathologische Bedeutung zugeschrieben.

Von *Lafora-Körpern* spricht man bei bestimmten Polyglukosaneinschlüssen, die eine der progressiven Myoklonusepilepsien (M. Lafora) begleiten. Diese Krankheitsgruppe kann extreme Myoklonien, Anfälle, Demenz, Spastik und extrapyramidale Symptome zeigen (M. Lafora, juvenil-adoleszent beginnend, nach wenigen Jahren fatal endend), aber auch milder verlaufen, (M. Unverricht-Lundborg; Ramsey-Hunt-Syndrom = Dyssynergia cerebellaris myoclonica). Die basophilen Lafora-Körper sind ubiquitär, auch in peripheren Biopsien, zerebral nur in der grauen Substanz und besonders in der Zentralregion, fast immer perikaryal, oft auch in großen Kerngebieten (z. B. Dentatum) zu finden. Sie können mehr als Zellkerngröße annehmen, sind oft doppelbrechend und zeigen helldunkle Schichtung.

Ähnliche, nicht perikaryale, sondern dendroaxonale und astrozytäre Polyglukosankörper gehören zu einer adulten, spinozerebralen, sensomotorischen „Polyglukosankörperkrankheit" mit vegetativer Störung und Demenz.

Bielschowsky-Körper sind polymorphe Polyglukosankörper (meist in Dendriten) des äußeren Pallidumglieds bei unklaren metabolischen Prozessen.

21.6.2 Amyloidosen (Ablagerung von Proteinaggregaten)

Amyloidosen (β-Fibrillosen) können als Proteinstoffwechselstörungen gelten. Die sehr heterogene Krankheitsgruppe hat eine sehr wechselnde, nur teilweise starke, oft rein vaskulär, aber auch interstitiell durch Amyloidablagerungen bedingte Neuropathologie, klinisch oft Polyneuropathie (darüber hinaus Veränderungen in Nieren, Darm, Herz). Ätiologisch können aus der Gruppe die neuropathischen Amyloidosen I–IV zunehmend auf Punktmutationen mit Aminosäurenaustausch im Präalbumin zurückgeführt werden, das damit unlöslich wird und sich zu β-Fibrillen niederschlägt (Literatur: Cervós-Navarro 1991; Lyon et al. 1996; Moser 1996; Riess u. Schöls 1998; Scriver et al. 2001).

Klinisch sieht man meist (spät-)adulte Verläufe mit dissoziierten Empfindungsstörungen und Lähmungen; Blasen-, Mastdarm-, Sexualstörungen; Magenulzera, maligne Nephropathie; eitrige Hornhautdystrophie, Glaskörpertrübung, Fazialisparese; Liquoreiweißerhöhung.

Diagnostisch ist der Amyloidnachweis mit Kongorot in Biopsien von Bedeutung. Lichtmikroskopisch sieht man fast ubiquitär kongorotpositive Ablagerungen, z. B. in Hirnnerven (Fazialisäste evtl. in Amyloid „umgewandelt"), subependymal und in peripheren Nerven.

Neuropathologisch erscheinen die Leptomeningen verdichtet (teils stark im spinalen und Spinalganglienbereich oder nur am Chorioidplexus). Amyloidbedingte Gefäßlumeneinengungen führen teils zu zerebralen und spinalen Infarkten. Kugelige Amyloidablagerungen finden sich im Endoneurium der Spinalganglien, -wurzeln und peripheren Nerven, mit axonaler „Kompression" vor allem markloser Fasern, daneben kommt es zu sekundärer Entmarkung. Ultrastrukturell lassen sich interstitielle Amyloidfibrillen (teilweise mit Beziehung zu Schwann-Zellen) darstellen.

Zahlreiche Amyloidoseformen und z. B. Amyloidome bleiben hier unberücksichtigt.

21.6.3 Kohlenhydratdefizientes Glykoproteinsyndrom (Fehlbildung von Glykoproteinen)

Die Krankheit wird als „CDG-Syndrom" abgekürzt; ihr Typ I ist die häufigste europäische Form. Es gibt die Untertypen Ia–c (z. B. bei Ia Mutation im PMM2-Gen für Phosphomannomutase). Ferner gibt es einen Typ II mit Mutationen im GnTII-Gen für N-Acetylglucosaminyl-Transferase II; die Typen III und IV sind noch wenig bekannt.

Der wichtigste *diagnostische Marker* ist die Fehlglykosylierung des Serumtransferrins zu Disialotransferrin; die Fehl- bzw. Unterglykosylierung anderer Glykoproteine ist pathogenetisch relevant.

Klinisch findet man bei den ca. 2- bis 50-jährigen Patienten eine eingeschränkte mentale Leistungsfähigkeit, Muskelhypotonie, periphere Neuropathie, Areflexie, Ataxie, Strabismus, Retinopathie, Anfälle und schlaganfallartige Ereignisse sowie Leber-, Nieren-, Knochen-, Perikardbeteiligung (Blennow et al. 1991). Pathologische Veränderungen verschiedener Art manifestieren sich am ZNS (olivopontozerebellare Atrophie) und am peripheren Nervensystem (Moser 1996; Nyhan u. Ozand 1998).

21.6.4 Morbus Pelizaeus-Merzbacher (Störung von Myelinfunktionsstrukturproteinen)

Die Theorie, dass die Myelinproteine die Organisation (z. B. die Insertion von Lipiden) des Myelinkomplexes steuern, ist einleuchtend und fand ihre Unterstützung in markdystrophen Tiermutanten, z. B. der „jimpy mouse" und der myelindefizienten Ratte mit X-chromosomal vererbten Defekten des Proteolipidproteins (s. auch Johnson et al. 1991; Schneider et al. 1992; Lyon et al. 1996; Moser 1996; Scriver et al. 2001).

Es gibt Anhaltspunkte, dass dieses nicht nur für das Myelin, sondern auch den Oligodendrozyten selbst unentbehrlich ist. So lag es nahe, humane

Markprozesse mit X-chromosomalem Erbgang auf Störungen des Proteolipidproteins zu untersuchen, und man wurde bei einer Untergruppe des M. Pelizaeus-Merzbacher (MPM) fündig, für die heute ursächlich Mutationen im Proteolipidprotein-Gen bekannt sind. Der MPM (mit später hinzu gekommenen Eponymen wie Seitelberger und Löwenberg-Hill für sehr früh bzw. sehr spät verlaufende Fälle, insgesamt 6 Typen) war, vor allem in seiner *X-chromosomal vererbten Form*, neuropathologisch aufgrund folgender Kriterien abgegrenzt worden:

- Man sieht ein eher fleckförmiges als diffuses Bild des Markdefekts (Abb. 21.18 a), der immer wieder fast normal strukturierte, nur zum Teil gefäßnahe, unscharf begrenzte Markinseln stehen lässt und die U-Fasern eher nicht verschont.
- Selbst bei manchmal weitreichendem Markmangel (frühe Fälle) finden sich nur geringe Zeichen eines aktiven Markabbaus und somit kaum Ansammlungen von Myelophagen; dieser negative Befund ließ schon früh an eine Störung des Aufbaus anstatt Abbaus des Marks denken.
- Weitgehend wird das periphere Nervensystems verschont (im Gegensatz zu den Neuropathien bei klassischen Leukodystrophien); dieses Zeichen ist heute verständlich, seit man weiß, dass die Schwann-Zelle teilweise genetisch andere Myelinproteine bildet als die Oligodendrogliazelle.

Klinik. Das klinische Bild der frühen bis mittelspäten Fälle des MPM kann postpartal bis infantil auftreten und (früh-)infantil bis frühadult tödlich enden. Es umfasst Retardierung, intermittierendes Kopfschütteln, Tremor, Nystagmus, Ataxie, extrapyramidale Störungen, teils starke Spastik, zunehmende Dezerebration, jedoch fast keine Anfälle. Heutzutage kann man das Bemarkungsdefizit durch die MRT zwar nicht wirklich pathognomonisch darstellen, kommt aber wenigstens in die Nähe einer intravitalen Diagnostik.

Die „adulte Form Löwenberg-Hill des MPM" dürfte in vieler Hinsicht distinkt sein, was schon aus der angenommenen autosomal-dominanten Vererbung hervorgeht. Epilepsie, Ataxie, Dysarthrie, psychotiforme Züge und evtl. Spastik kennzeichnen den etwa 10-jährigen Leidensweg nach Beginn im adulten Lebensalter.

Diagnostik. Der MPM ist mit Ausnahme der einkreisenden MR-tomographischen Diagnostik nur im Fall der X-chromosomal vererbten, das Proteolipidprotein-Gen betreffenden Form einer intravitalen molekulargenetischen Diagnose zugänglich, sonst aber einer *postmortalen neuropathologischen Diagnose*.

Einige Kriterien sind oben schon erwähnt worden. Das inhomogene, „tigerfellartige" Bild des Markmangels mit bemarkten Inseln erstreckt sich auf kortikale, telenzephale, zentrale, zerebelläre und spinale Markregionen. Dabei bleiben Nervenzellen und Axone meist gut erhalten. Sehr wenig Myelophagen, aber deutliche astrozytäre Gliose gehören dazu, kaum bemarkte wechseln sich mit besser bemarkten Axonen ab. Die Oligodendroglia ist spärlich vorhanden, teils aber hypertrophisch; man sieht ultrastrukturell z. T. Vakuolen, Lamellenkörper und Zytoplasmaverformungen. Rudimentäre Myelinprodukte („Markballen") zeigen eine atypische Periodik. Bei den sehr frühen Formen enthält die Oligodendroglia teils eosinophile Hirano-Körper. Wo es überhaupt zur Bemarkung kommt, erfolgt sie oft kurzstreckig, aber für mehrere nebeneinander liegende Axone unter Bildung kleiner Büschel.

Dagegen findet sich beim *M. Löwenberg-Hill* eine schwache Bemarkungsstörung, aber eine mehr axonale Schädigung. Die Markscheidenfärbung findet ein residuales, mottenfraßähnlich gestörtes Substrat vor. Die Astroglia ist dystroph im Sinn der Alzheimer-II-Glia, neigt eher mäßig zur Faserbildung.

Eine den Befunden bei MPM ähnliche tigerfellartige Bemarkungsstörung, dazu Stammganglien- und andere zerebrale Verkalkungen, gibt es beim *Cockayne-Syndrom* (s. unter 21.6.5).

21.6.5 DNA-Reparaturstörungen

Literatur zu den im Folgenden aufgeführten Störungen und Syndromen findet sich u.a. bei Lyon et al. (1996) und Scriver et al. (2001).

Ataxia teleangiectasia (Louis-Bar-Syndrom)

Ursache sind Mutationen im ATM-(ataxia-telangiectasia-mutated-)Gen, dessen Produkt Ähnlichkeit zu Phospholipidkinasen hat. Es resultiert eine DNA-Reparaturstörung.

Klinische Symptome sind Ataxie, Choreoathetose und Dysarthrie; später kommen spinale Muskelatrophie mit Faszikulation, Teleangiektasien an lichtexponierten Stellen, aber auch intrakorporal, und progeriaartige Hautatrophie hinzu. Des Weiteren finden sich IgA-Mangel, α-Fetoprotein-Erhöhung, Insulinresistenz, Thymusdefekt sowie meningeale, zerebrovaskuläre und spinale Gefäßdysplasien und Teleangiektasien; im rekombinanten Tiermodell entstehen abnorme Lymphozyten. Der Tod tritt aufgrund von Entzündungen oder Malignomen im Kindes- bis Erwachsenenalter ein.

Neuropathologische Zeichen sind Purkinje-Zell-Verlust, -Dysplasie und -Ektopie sowie die Degeneration basaler, zerebellärer und bulbärer Kerne; des Weiteren werden intraneuronale Lewy-Körper, spinale Nervenzelldegeneration, neuroaxonale Dystrophie und Entmarkung (Hinterstränge) vorgefunden. In peripheren Nerven kommt es zum Verlust langer Fasern und zur segmentalen Entmarkung.

■ **Xeroderma pigmentosum**

Bei dieser klassischen DNA-Reparaturstörung gibt es inzwischen 7 genetische Komplementierungsgruppen, d.h., (mindestens) 7 Gene sind beteiligt. Symptomatisch sind eine erhöhte UV-Empfindlichkeit kultivierter Fibroblasten sowie Lichtempfindlichkeit und Progerie der Haut.

Neuropathologisch zeigt sich in einem Fünftel der Fälle eine genetische Neuralrohrstörung (offenbar 2 Gene), die postnatal zu Mikrozephalie, Demenz, Anfällen, Spastik, zerebellärer Ataxie, Taubheit und Neuropathie führt. Weitere Zeichen sind Groß- und Kleinhirnatrophie sowie ein kortikaler, basaler und zerebellärer, aber auch spinaler Nervenzellverlust (Hinter- und Seitenhörner, Ganglien). Schließlich kommt es zur Entmarkung der Hinter- und Seitenstränge des Rückenmarks sowie im peripheren und autonomen Nervensystem zum Verlust bemarkter bzw. unbemarkter Fasern.

■ **Cockayne-Syndrom**

Das Cockayne-Syndrom weist eine Bemarkungsstörung und zerebrale Verkalkungen auf; zum Vollbild gehören eigenartige Gesichtsschädelveränderungen (Kinn, Nase), Minderwuchs, Kyphoskoliose, optikotapetoretinale Degeneration, Taubheit und Demenz mit Frühalterung und Lichtüberempfindlichkeit der Haut.

Die Zellen, in Kultur z.B. Fibroblasten, zeigen eine erhöhte Empfindlichkeit bei durch UV-Strahlen erzeugter Auslöschung der koloniebildenden Eigenschaften und der Erholungsfähigkeit der RNA-Synthese (übrigens gibt es eine UV-Überempfindlichkeit auch bei einzelnen MPM-Fällen). Die Hypomyelinisierung beim Cockayne-Syndrom betrifft wie bei MPM kaum das periphere Nervensystem.

Weitere Krankheiten

21.7.1 Morbus Wilson (Kupferstoffwechselstörung)

Die Wilson-Krankheit wurde auch hepatolentikuläre Degeneration oder Pseudosklerose genannt; die Begriffe sollen an die Beteiligung des Nucleus lentiformis bzw. an die multiple Sklerose erinnern. Kupfer wird über den Darm aufgenommen, an das kupferbindende, aber auch oxidoreduktaseartige, blau gefärbte Plasmaprotein Zäruloplasmin gebunden, durch dieses zur Zelle transportiert (wo es für kupferhaltige Enzyme, z.B. Zytochrome der Atmungskette, benötigt wird) und über die Galle und Niere ausgeschieden (Scriver et al. 2001).

■ Bei M. Wilson ist die Kupferbilanz positiv. Wie man aus Studien an dem Wilson-Tiermodell der Long-Evans-cinnamon-Ratte weiß, befindet sich das zu hoch toxischer Gewebskonzentration angehäufte Kupfer vor allem intralysosomal in unlöslicher Form – der M. Wilson ist also zum Teil eine lysosomale Krankheit –, ist aber auch zytosolisch an Metallothionein gebunden. Ursache des M. Wilson sind Mutationen im ATP7B-Gen, das für das im „späten Endosom" deutlicher als im Golgi-Apparat lokalisierte ATP7B-Protein, eine kupferpumpende ATPase, kodiert. Pathogenetisch scheint der unkontrollierte Kupfertransport zur Kupferanreicherung im Gewebe und zu einer Verminderung der Kupfereliminierung in die Galle zu führen.

■ **Klinik.** Die starke klinische Heterogenität des M. Wilson mit seiner Häufigkeit von wohl etwas mehr als 1:100 000 ist bisher kaum erklärbar. Neben der durch die verschiedenen ATP7B-Mutationen selbst bedingten Heterogenität wird die An- oder Abwesenheit eines teilweise schützenden Apolipoprotein-E-Genotyps und eines zugehörigen Proteinphänotyps (vgl. M. Alzheimer!) als Krankheitsmodifikator diskutiert.

Man unterscheidet eine vorwiegend abdominale, frühe oder spätere Form mit Lebervergrößerung, -funktionsstörung, -zirrhose und renaler tubulärdistaler Azidose, sodann die häufigste juvenile (hepatoneuromuskuläre) Form, ferner eine späte MS-artige oder parkinsonoide psychoorganopathologische Form (Dening u. Berrios 1989).

Von primär neurologischer Seite gliedert man auch in eine infantile, rigide, choreatische, dystone Form, sodann eine schleichende Form mit Rigor (teils jedoch auch Muskelhypotonie) und (Intentions-)Tremor, schließlich eine extrapyramidal-kortikale Form (evtl. auch eine zerebelläre Form) mit fakultativer Epilepsie und psychopathologischen Zeichen. Die neurologischen Symptome werden offenbar führend durch *Befall der extrapyramidal-motorischen Systeme* bestimmt (obwohl der erhöhte Kupfergehalt in anderen zerebralen Systemen ebenso nachweisbar ist). Ein klassisches, evtl. frühes, jedoch nicht obligates Symptom ist der Kayser-Fleischer-Ring der Kornea (Einlagerung von Kupfersalzen).

Die bildgebenden Verfahren zeigen neben geringen zerebralen und zerebellären Anomalien fast immer Veränderungen in den Basalganglien. Weitere fakultative Symptome sind Ikterus, Aszites, intestinale Beschwerden, Hypomimie, Speichelfluss, retrahierte Oberlippe, Dysarthrie, Gangstörung, Kontrakturen, rudernde Armbewegungen, Apathie und Demenz.

■ **Diagnostik.** Die intravitale Diagnose bedient sich der nicht unbedingt zuverlässig erniedrigten Plasmaspiegel von Kupfer und Zäruloplasmin (das Letztere ist manchmal nur um ca. 75% herunterreguliert), des Radiokupfertests und der penizillaminprovozierten Kupferausscheidung. DNA-analytisch können Mutationssuche im ATP7B-Gen und Bestimmung genflankierender Marker, auch bei Heterozygoten, erfolgreich sein.

Die oft schwierige Diagnose hat *therapeutische Konsequenzen*: Der medikamentöse Kupferentzug durch D-Penizillamin und Triäthylentetramin und die Kupferverdrängung im Darm durch Zinksulfat oder -azetat können viele Symptome langfristig bessern. Vor kurzem wurde die Penizillaminwirkung an der Leber des erwähnten Wilson-Tiermodells studiert. Die Droge entleert die lyosomalen Kupferdepots, deren Pathogenität wohl führend ist, lässt aber das zytosolisch gebundene Kupfer weitgehend unangetastet.

Neuerdings wird über Erfolge beim Kupferentzug durch Albumindialyse (Albumin in der Dialyseflüssigkeit bindet Kupfer) berichtet. Bei fortgeschrittener Zirrhose hilft die *Leberbiopsie einschließlich Gewebskupferbestimmung* in sonst aussichtslosen Fällen zu entscheiden, ob eine Lebertransplantation durchzuführen ist. Die Vermeidung höher kupferhaltiger Nahrung nach Diätvorschrift ist eine unterstützende Maßnahme.

■ **Neuropathologie.** Neuropathologisch ist die allgemeine Hirnatrophie nicht obligat, aber häufig findet sich die Inselregion eingesunken. Das Putamen ist oft verschmälert und etwas dunkel. Manchmal sieht man Erweichungsherde. Feinstrukturell gibt es Auffälligkeiten der Astroglia (Abb. 21.21; hyperplastischer bis „bizarrer" Opalski- und Alz-

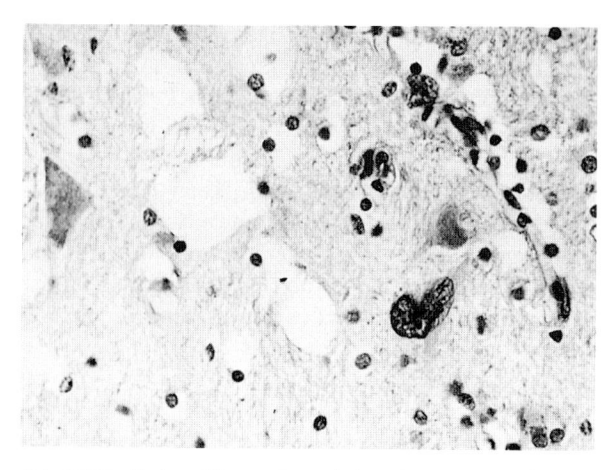

Abb. 21.21. Morbus Wilson mit atypischen Astrozyten im Thalamus (Vergr. 400:1; Aufnahme von J. Peiffer)

heimer-I-Typ, aber auch Alzheimer-II-Glia mit blasigem Kern) sowie verstreute und lokale spongiöse Auflockerungen (z. B. im Nucleus subthalamicus, Thalamus und Rubrum) mit wenig Lipophagen und dystrophischen, wuchernden Kapillaren, auch in den Erweichungen. Pallidum, Nigra und andere Kerne zeigen Phagozyten mit Metallpigment (Eisen, Kupfer). Im Kortex, Neostriatum und Dentatum sind die Nervenzellen rarefiziert, im Pallidum und in der Medulla teils verkalkt. Ultrastrukturell finden sich in der Alzheimer-II-Glia Lipofuszin- und Glykogenkörner, in der Opalski-Glia zahlreiche Lysosomen und Glukosankörper.

21.7.2 Morbus Menkes (Kupfertransportstörung)

Der Morbus Menkes hat einige Analogien zu M. Wilson und entsteht aus Störungen des Transports und der auf intrazelluläre Ziele gerichteten Sortierung von Kupfer. Die fatale neurodegenerative Krankheit wird X-chromosomal vererbt (Cervós-Navarro 1991; Lyon et al. 1996; Moser 1996; Scriver et al. 2001).

Ursache sind Mutationen im MNK- (oder ATP7A-)Gen, das für MNK-Protein, eine kupferpumpende ATPase mit 65%iger Homologie zu der bei Wilson-Krankheit defekten ATPase (s. 21.7.1), kodiert. Das normale MNK-Protein scheint zwischen Trans-Golgi-Netzwerk und Plasmamembran und von dieser abgeleiteten Vesikeln zu zirkulieren und bei der Ankunft von Kupfer an plasmamembranösen Kompartimenten Überschüsse eindringenden Kupfers unmittelbar wieder auszuschleusen. Fehler oder Fehlen des MNK-Proteins scheinen intrazelluläre, evtl. nur lokale störende Kupferüberschüsse hervorzurufen. Das Menkes-äquivalente Tiermodell der scheckigen („brindled, mottled, macular") Maus zeigt in Astrozytenkulturen, denen Kupfer gefüttert wird, dass die Astroglia extrem viel Kupfer anhäuft.

Bei der Krankheit wird vermutlich von der Glia zu wenig Kupfer an die Neuronen für die Ausstattung einer Reihe teils mitochondrial lokalisierter kupferabhängiger Enzyme vermittelt (Zytochrome, Zytochromoxidase, Monoaminoxidase, Superoxiddismutase). Funktionell adäquat lokalisiertes Kupfer fehlt offenbar auch mesenchymalen, ossären, vaskulären, muskulären, renalen und ektodermalen Zellsystemen. Unter den Letzteren sind die Haare zu erwähnen, deren oft helle, geknickt-gedrehte (kinky hair; Pili torti) oder drahtbürstig-stoppelige (steely hair) Erscheinung der humanen Krankheit zu dem Namen *Trichopoliodystrophie* verholfen hat. Die Störung anderer kupferabhängiger Enzyme wie Lysinoxidase, Tyrosinase und scheint zusätzlich eine Rolle zu spielen.

■ **Klinik.** Das klinische Bild der Menkes-Krankheit ist äußerlich durch diverse Binde- und Stützgewebsstörungen (evtl. kurzes Kinn, Pes equinovarus u. a.) sowie die erwähnten Haarveränderungen gezeichnet. Neurologisch werden innerhalb weniger Lebensmonate psychomotorische Retardierung und fokale bis generalisierte Krampfanfälle beobachtet. Dazu kommen Spastik, Horizontalnystagmus, evtl. Optikusatrophie und Hypothermie, bis zum Tod mit knapp 1–3 (oder mehr) Jahren. EEG-Veränderungen vom Typ FIRDA (frontal intermittierende, rhythmische Deltaaktivität, das sind exogen unbeeinflussbare Extremspindeln) sind bekannt.

■ **Diagnostik.** Die intravitale Diagnose bedient sich – wie bei M. Wilson – der bei M. Menkes zuverlässig niedrigen Plasmaspiegel von Kupfer und Zäruloplasmin. Ein Kupferfixationstests an gezüchteten Fibroblasten und pränatalen Zellen, bei dem Menkes-Zellen exogen appliziertes Kupfer vermehrt fixieren, ist schwierig und bleibt Speziallabors vorbehalten. In post- oder pränatal erhaltenenen DNA-Proben sind z. T. die Mutationen des MNK-Gens nachweisbar. Die radiochemische Neutronenaktivierungsanalyse kann pränatal erhöhtes Kupfer in Chorionzotten zeigen, jedoch ist die Methode kontaminationsanfällig.

■ **Neuropathologie.** Neuropathologisch können eine meningozerebrale Beteiligung bei allgemeiner Angiodysplasie mit stark geschlängelten Gefäßen (die mikroskopisch intimale Verdickungen und Strukturdefekte der Elastica interna aufweisen können) sowie subdurale Hämatome und Rindennekrosen auffallen. Eine starke Hirnatrophie mit Konsistenzvermehrung des (poly)mikrogyrischen Kortex sowie Hydrozephalie sind die Regel. Feinstrukturell ist Nervenzellausfall weit verbreitet (z. B. kortikal und retinal, sodann in Thalamus und Rubrum, sehr stark in den Corpora geniculata, in der Kleinhirnkörnerzellschicht, spinal in der Clarke-Säule). Astrozytenproliferation mit Faserbildung und Status mikrospongiosus ergänzen das Bild.

Die rarefizierten Purkinje-Zellen erscheinen an ihren Grenzen verwaschen, denn ultrastrukturell tragen sie zahllose, die verdickten Synapsen einbeziehende Dornen, und zeigen zellleibnahe oder dendritische, zum Zellleib hin gebogene Sprosse („Trauerweidenmuster") sowie dendritoaxonale Auftreibungen. Experimentell kann man durch pharmakologischen Kupferentzug bei Ratten Axonschwellungen erzeugen.

Das auch als *Ehlers-Danlos (Typ IX)* bezeichnete Syndrom mit psychomotorischer Retardierung, Muskelatrophie, Bindegewebshyperelastizität und okzipitalen Exostosen kann als Abortivform der Menkes-Krankheit mit extraneuraler Betonung aufgefasst werden.

Viele intraneurale kupferabhängige Funktionen scheinen bei neurodegenerativen Prozessen (etwa M. Alzheimer) bisweilen gestört zu sein. Nicht nur bei den Krankheiten mit defekten kupferpumpenden ATPasen scheinen Kupfertransportstörungen vorzuliegen. Der Kupferfluss scheint in verschiedenen Zellen des Intestinums, der Glia, Muskulatur, Chorionzotten bei Defekten verschiedener Transportfaktoren unter Anhäufung des Kupfers unterbrochen werden zu können. Das in diesen „Kupferinseln" festgehaltene Metall fehlt an anderer Stelle, z. B. in den Neuronen.

So erklären sich *Therapieversuche* bei der Menkes-Krankheit: Abwechselnd soll Kupfer durch orales Penicillamin einmal entzogen und einmal durch intramuskuläres Kupferhistidin (liquorgängiger Komplex) den Neuronen zugeführt werden.

21.7.3 Störungen im Umkreis des Cholesterin- und Triglyzeridstoffwechsels

Hier werden ätiologisch völlig verschiedene Krankheitsbilder gestreift, die nur die Gemeinsamkeit der Konzentrationsveränderung neutraler Fettstoffe haben. Bei den Krankheiten ist z. B. indirekte, zentralnervöse Beteiligung, Retinopathie, teils periphere Neuropathie (Hagberg 1990) möglich (s. auch Scriver et al. 2001).

Die *primäre Speicherung freien Cholesterins* durch spezifischen metabolischen Defekt scheint nur bei M. Niemann-Pick Typ C (21.2.7) vorzukommen.

Bei der *Cholesterinbiosynthesestörung* (Smith-Lemli-Opitz-Syndrom) sind Mutationen im Δ-7-Sterol-Reduktase-Gen die Ursache (evtl. nicht in allen Fällen), das als morphogenesesteuernd aufgefasst werden kann. Klinisch zeigt sich ein variables Bild mit Fehlbildungen, spezieller Gesichtsdysmorphie, Mikrozephalie, Gaumenspalte, mentaler Retardierung, Mittellinienfehlbildungen und Syn- oder Polydaktylie. Das Plasmacholesterin ist erniedrigt, 7-Dehydrocholesterin erhöht.

Cholesterinxanthogranulome des Chorioidplexus, evtl. auch des Balkens, Mittelhirns und Kleinhirnbrückenwinkels sind bis zentimetergroß und entstehen teils reaktiv auf Cholesterinkristalle aus zerfallenden Arachnoidalschaumzellen. Ob Hypercholesterinämien ursächlich wichtig sind, ist unklar. Die im Alter zunehmenden Granulome können neurologische Zeichen, Psychosyndrome und zentrale Hormonstörungen hervorrufen. – „Banale" Ablagerungen freien Cholesterins und seiner Ester, teils als Xanthelasmen und Xanthome, gehören zu den Hypercholesterinämien und als Plaques zur Atherosklerose, teilweise auch zu diabetischen Folgeerscheinungen.

Die *Speicherung von Cholesterinestern in Makrophagen* (Lipophagen, Myelophagen) neuraler Gewebe ist eine Antwort auf primäre oder sekundäre Abbauprozesse zentral- oder periphernervöser Substanz. In Frage kommen „sudanophile Leukodystrophien" (21.7.4) und Poliodystrophien, metabolische Enzephalopathien, multiple Sklerose, zirkulatorische Schäden u. a.

Die spezifische *Speicherung von Cholesterinestern und Anhäufung von Triglyzeriden* resultiert aus dem Defekt der lysosomalen sauren Lipase bei *M. Wolman* (einer infantil fatalen Lipidose mit extremer viszeraler, auch adrenaler, oft histiozytärer Speicherung) und dessen Variante, der juvenilen bis adulten chronischen spezifischen Cholesterinesterspeicherkrankheit (CESD, mit Magen-Darm-Beschwerden, Hepatomegalie, Ikterus). Die Krankheiten werden hier und nicht unter den lysosomalen Neurolipidosen (s. 21.2.1 bis 21.2.10) geführt, auch wenn das zentrale Nervensystem u. U. bei frühen Fällen mit einbezogen werden kann. Zentrales, peripheres und autonomes Nervensystem sind aber mit vaskulär orientierten Speicherphänomenen, Glia- und Schwann-Zellen mit ultrastrukturellen Lipidvakuolen morphisch beteiligt. M. Wolman tritt in den ersten Lebenswochen mit Erbrechen, Dystrophie, Hepatosplenomegalie, Anämie, Hyperlipidämie (Typ II) und Nebennierenverkalkung auf.

Das Knochenmark zeigt grobvakuoläre Speicherzellen mit doppelbrechendem Inhalt (bei CESD oft als seeblaue Histiozyten). Die saure Lipase kann in Leukozyten und Zellkulturen (auch pränatal) untersucht werden.

Die *spezifische Speicherung von des Cholesterinestern mit überlangkettigen Fettsäuren* erfolgt in den Myelophagen und ubiquitären Makrophagen bei peroxisomalen Erkrankungen (21.2.14 und 21.2.15) wie Adrenoleukodystrophien und Zellweger-Syndrom, insbesondere auch in der Nebennierenrinde, teils mit typischer Ultrastruktur.

Die *Speicherung von Cholesterinestern in retikulohistiozytären Geweben* (Speichermakrophagen in Tonsillen, Leber, Milz, Darm und andernorts) gehört zur Tangier-Krankheit (Name nach der Insel Tangier), einer *An-a-Lipoproteinämie* (AI/II-Apolipoprotein-Mangel mit Fehlen oder Erniedrigung von HDL-Cholesterin). Ursache sind Mutationen im TD-Gen für den ATP-bindenden Transporter 1 (ABC1; aus der im Beitrag mehrfach erwähnten ATP-bindenden Kassette von Proteinen) in der Plasmamembran, der den zellulären, apolipoproteinvermittelten Cholesterinefflux steuert und bereits bei Mutation eines Allels seine Funktionsstörung mäßig stark zu erkennen gibt (Heterozygotie mit nicht vollgradig ausgeprägter Symptomatik, bei der das Wildtypallel den normalen Funktionsanteil und das mutierte Allel den gestörten Funktionsanteil verantwortet). Das AI-Apolipoprotein und andere Apoproteine sind an sich intakt, unterliegen aber einem Hyperkatabolismus, der das sehr niedrige Plasma-HDL bedingt. Die auch bei Nahrungskarenz persistierenden Chylomikronen können an der transportdefekten Zellmembran nicht verarbeitet werden. Oft geringe neurologische Symptome stehen im Gegensatz zu teils auffälligen vakuolären, sektorförmigen Neutralfett- sowie Lipopigmentanhäufungen in spinalen Vorderhornzellen und Ganglien. Ferner finden sich peripher endoneurale Fibrose, Faserverlust, stark speichernde Schwann-Zellen mit scharf konturierten Vakuolen (diese auch in vegetativen Plexus). – Die Tangier-Krankheit bietet neben den „orangen Tonsillen" und der Neigung zu koronarer Herzkrankheit neurologisch wechselnde Neuropathie (z. B. dissoziierte Empfindungsstörung), evtl. Muskelatrophie und Parese, ausgehend von den unteren Motoneuronen des Rückenmarks.

Die *Cholesterinestergranulomatose* vom Typ der Histiozytose X (M. Hand-Schüller-Christian und andere Eponyme) ist neoplastisch aufzufassen. Die ossären, retrobulbären, hypothalamischen, subduralen und anderen Herde bestehen aus Granulomen von histiozytären Schaumzellen und lymphoiden Zellen, die zerebral in älteren disseminierten Entmarkungsherden zugunsten einer gliös-mesenchymalen Mischreaktion wieder verschwinden. Dabei treten makrophagische Phänokopien der Globoidzellen auf (vgl. 21.2.2).

Cholesterinmetaboliten vom Typ der Cholestanole (sowie Cholesterin) werden bei der zerebrotendinösen Xanthomatose in Knotenbildungen der Sehnen und xanthomatösen, teils perivaskulären, infiltrierenden und entmarkenden Herden des Gehirns gefunden (z.B. in Kleinhirnmark und Hirnschenkel). Die histiozytären Speicherzellen sind durchmischt mit extrazellulären Lipidkristallnadeln und bedingen zerebral eine auch herdfern „fortgeleitete" massive Gliose. Der periphere Nerv zeigt De- und Remyelinisierung (ohne „Zwiebelschalen"). Ursache ist ein erblicher Defekt einer mitochondrialen Steroid-26-hydroxylase auf dem Stoffwechselweg zur Bildung von Gallensäuren, so dass diese nicht genügend gebildet werden können. Der Defekt bedingt eine Umleitung des Cholesterinstoffwechsels zu den Cholestanolen hin sowie indirekt eine starke Vermehrung von B-Apolipoprotein (die Stoffe können z.B. die Feten befallener Schwangerer schädigen). Chenodesoxycholsäure hat therapeutischen Effekt. – *Diagnostisch* werden das Plasmacholestanol, sowie konjugierte Gallenalkohole im Urin auf Vermehrung untersucht. Die Krankheit entwickelt oft im Lauf der ersten Jahre, jedoch mit sehr langem Verlauf, ein Anfallsleiden bei Mikrozephalie, juvenile Katarakt, Ptosis, Strabismus, Retinopathie, leichte Demenz, leichten Rigor oder Spastik, eher sensorische als motorische Neuropathie, leichte Kleinhirnsymptome sowie evtl. die (Achilles-)Sehnenknoten.

Bei der *spinalen Cholesterinose* (einer adulten Myelopathie, evtl. mit Xanthomen, mit Ataxie, Cauda-equina-Syndrom und evtl. spastischer Parese mit Neuropathie) werden Cholesterin und mehr noch Triglyzeride vermehrt gefunden. Ursache scheint eine nicht typisierbare Hypertriglyzeridämie zu sein. – Das gelblich verfärbte, konsistenzverminderte Rückenmark und verlängerte Mark zeigen histologisch ein zwar nicht herdförmiges, aber sonst der zerebrotendinösen Xanthomatose ähnliches Bild.

Bei der *A-β-Lipoproteinämie (M. Bassen-Kornzweig) und Hypo-β-Lipoproteinämie* – dies sind gleichzeitig teils stark neurosymptomatische (z.B. Vitamin-E-)Malabsorptionssyndrome – entweichen vorwiegend Triglyzeride mangels entsprechender LDL-Transportproteine (B-Apoproteine) ungezielt in das Gewebe, vor allem Darmwand, Leber, Endothelien. Die erblichen Defekte (möglicherweise peroxisomaler Art) verhindern die normale Chylomikronenbildung in der Darmmukosa. Aus den Chylomikronen rekrutiert sich normalerweise das Triglyzerid-LDL (das wiederum die B-Apoproteine benötigt), aus dem die Fette an den Bedarfsorten gezielt entnommen werden können. Bei den Krankheiten führt das ungezielt verteilte Fett zur postprandialen tropfigen Verfettung der Leber- und Endothelzellen. Daraus folgende, langzeitige Vorgänge scheinen Hepatozirrhose und Zeroidpigmentablagerungen in Herz- und Skelettmuskel sowie eine makroskopisch braune Verfärbung der spinalen Vorderhörner zu bedingen. Die Letzteren sowie zerebelläre Kerne verlieren einen Teil ihrer Neuronen. Die spinalen Hinterstränge, teils spinozerebelläre und bisweilen pyramidale Bahnen werden entmarkt; periphere Markscheiden und Schwannzellen erleiden Veränderungen. *Klinisch* zeigt das Bassen-Kornzweig-Syndrom Steatorrhö, Retinopathia pigmentosa, Nystagmus und im Blutbild Akanthozytose. Die spinozerebelläre Degeneration ist ähnlich wie bei M. Friedreich (s. 21.1.2), ebenfalls mit Fehlen der tiefen Sehnenreflexe. Eine Sensibilitätsstörung im Sinn der „sensorischen Ataxie" liegt vor.

Multisystemische Triglyzeridspeicherungen unklarer Ätiologien gehören zu Syndromen mit tapetoretinaler Degeneration, interstitieller Nephropathie, Ichthyosis, Hepatosplenomegalie, psychomotorischer Retardierung, Taubheit in der 2.–4. Dekade (bei Spätfällen auch Muskelschwäche, Ataxie und Nystagmus; Liquoreiweißerhöhung). Mesenchymale, parenchymale und neurale Zellen zeigen Fettvakuolen, ultrastrukturell teils ohne Grenzmembran.

Triglyzeridverfettungen der Leber, des Herzens und/oder der Muskulatur (teils auffallend solitär) treten bei mitochondrialen Defekten der Acyl-CoA-Dehydrogenasen (z.B. bei Lipidspeichermyopathie), der Pyruvatdehydrogenase, des Carnitinsystems und der Atmungskette auf (s. 21.5.4, 21.6.3, 21.6.4) und sind durch die Defekte direkt oder indirekt biochemisch erklärbar.

21.7.4 Ungeklärte Markstörungen

Morbus Alexander

Hierbei handelt es sich um eine meist X-chromosomale, *makrozephale*, bisher nicht metabolisch geklärte Leukodystrophie (Springer et al. 2000). Makrozephalie kommt auch bei anderen leukodystrophen Bildern vor: M. Canavan (s. 21.5.2), Glutarazidurie I (s. 21.4.4) und Van-der-Knaap-Krankheit (s. unten).

Vor allem frühinfantilen Fällen von Alexander-Krankheit werden klinisch obligate Epilepsie, Hydrozephalus mit intrakranieller Drucksteigerung, erhöhtes Liquoreiweiß, neuroradiologisch schwere, frontal betonte Schädigung der weißen Substanz, periventrikuläres Kontrastenhancement und eine Beteiligung von Basalganglien und Kleinhirn zugeordnet. Nur spätere (selten adulte) Fälle scheinen neurologisch auch deutliche Spastik oder Ataxie zu entwickeln. Postmortal ist evtl. ein der zerebralen Substanzvermehrung (Megalobarenzephalie) entsprechendes hohes Hirngewicht zu beobachten. Bei weicher Konsistenz sinkt das graue Marklager vor allem an frontalen Schnitten ein. Die – nicht immer vorhandene – Hydrozephalie wird teils durch Ependymschädigung als okklusiv bedingt erklärt.

Das Gehirn ist in subpialen, subependymalen und perivaskulären Bereichen von z. T. dichten Beeten und Säumen aus Rosenthal-Fasern (ultrastrukturell elektronendichtes granuläres Material zwischen Faserfragmenten) durchsetzt (Abb. 21.18b). Die Fasern sind wurmförmig verdickte Fortsätze von wohl nach Hyperproliferation zugrunde gegangenen Astrozyten. Der Markfasermangel, ohne Zeichen aktiven Markabbaus, liegt herdförmig bis diffus vor. Makroskopisch sind manchmal Zysten zu erkennen. Pathogenetisch denkt man an einen Astrozytendefekt mit Störung der Blut-Hirn-Schranke (neuroradiologisch zugänglich).

■ Orthochromatische bzw. sudanophile Leukodystrophien

Bei ungeklärten Leukodystrophien wird das neuropathologisch-histochemisch „orthochromatische" Verhalten bzw. das Zeichen der Sudanophilie (vor allem in neutralfettpositiven Myelophagen) oft noch zur Scheinklassifizierung herangezogen (vgl. jedoch geklärte sudanophile Leukodystrophien z. B. bei ALD-Formen unter 21.3.1 und 21.3.2; Sjögren-Larsson-Syndrom unter 21.5.3). Spezifische Lipidveränderungen fehlen; die Vermehrung von Cholesterinestern und evtl. Triglyzeriden (z. B. bei sog. Neutralfettleukodystrophie) sowie die Verminderung von marktypischen Lipiden sind vieldeutig.

Leukodystrophie in Kombination mit perivaskulären, PAS-positiven, Eisenpigment tragenden Zellen gilt als „Pigmentleukodystrophie" (Taniike et al. 1992). Unklare Leukodystrophien gibt es im Zusammenhang mit leptomeningealer Angiomatose, aber auch mit polyzystischen Ovarien.

„Begleitende Leukodystrophien" sieht man bei mitochondrialen Störungen (z. B. betont in Basalganglien und Hirnstamm bei MELAS, KSS, Leigh-Syndrom; vgl. 21.4.2), Amino- und Organoazidurien, Hyperammonämien und nicht selten beim Niemann-Pick-Typ C (21.2.7).

■ Sonstige

Die Gruppe um M.S. van der Knaap (Universität Amsterdam) hat sich mit der Abgrenzung weiterer Leukodystrophieformen beschäftigt. Unter „vakuolisierender Leukoenzephalopathie van der Knaap" versteht man eine infantile, evtl. megalenzephale, neuroradiologisch besondere Art von Markstörung oder -schwellung mit subkortikalen Zysten, wobei im Wesentlichen Basalganglien und Hirnstamm verschont bleiben. Die Autoren konnten molekulare Störungen der mitochondrialen Atmungskette teilweise aufzeigen.

Ferner wurde bei einer „Leukoenzephalopathie mit schwindender weißer Substanz", offenbar eher einer Axono- als Myelinopathie, eine deutliche Glyzinerhöhung im Liquor mit metabolischer Nähe zur nichtketotischen Hyperglyzinämie (21.4.4) beschrieben; auch wurde eine „autosomal-dominante diffuse Leukoenzephalopathie mit Axonkugeln" charakterisiert.

Schließlich haben die Autoren einen Einzelfall als „Leukoenzephalopathie mit Polyol-Stoffwechselstörung" (und peripherer Neuropathie) dargestellt. Dieser Fall ist interessant, weil Störungen von Zuckeralkoholen, hier Arabitol und Ribitol, wenig bekannt, aber der massenspektrometrischen Analyse in Körperflüssigkeiten zugänglich sind.

Literatur

Adams JH, Duchen LW (eds) (1992) Greenfield's neuropathology, 5th edn. Arnold, London

Baumann N, Federico A, Suzuki K (1991) Late onset neurometabolic genetic disorders. Dev Neurosci 13: 185–376

Becker LE (1992) Lysosomes, peroxisomes and mitochondria: function and disorder. Am J Neuroradiol 13: 609–620

Blennow G, Jaeken J, Wiklund LM (1991) Neurological findings in the carbohydrate-deficient glycoprotein syndrome. Acta Paediatr Scand Suppl 375: 14–20

Brenningstall GN (1990) Carnitine deficiency syndromes. Pediatr Neurol 6: 75–81

Byrd DJ, Krohn HP, Winkler L et al. (1989) Neonatal pryuvate dehydrogenase deficency with lipoate responsive lactic acidaemia and hyperammonaemia. Eur J Pediatr 148: 543–547

Callagy C, O'Neill G, Murphy SF, Farrell MA (2000) Adult neuronal ceroid lipofuscinosis (Kufs' disease) in two siblings of an Irish family. Clin Neuropathol 19: 109–118 (enthält Literatur-Review)

Cervós-Navarro J (1991) Degenerative und metabolische Erkrankungen. Springer, Berlin Heidelberg New York Tokyo (Spezielle pathologische Anatomie, Bd XIII/5)

Ceuterick C, Martin JJ (1992) Electron microscopic features of skin in neurometabolic disorders. J Neurol Sci 112: 15–29

Dening TR, Berrios GE (1989) Wilson's disease. Psychiatric symptoms in 195 cases. Arch Gen Psychiatry 46: 1121–1134

DeVivo DC, DiMauro S (1990) Mitochondrial defects of brain and muscle. Biol Neonate 58 (Suppl 1): 54–69

Friede RL (1989) Developmental neuropathology, 2nd edn. Springer, Berlin Heidelberg New York Tokyo, pp 405–560

Gempel K, Bauer MF, Gerbitz K-D (1999) Mitochondriale Erkrankungen. Dtsch Ärztebl 96: A-3035–3042

Goebel HH (1992) Neuronal ceroid-lipofuscinoses: the current status. Brain Dev 14: 203–211

Hagberg G (1990) Polyneuropathies in paediatrics. Eur J Pediatr 149: 296–305

Hale DE, Bennett MJ (1992) Fatty acid oxidation disorders: a new class of metabolic diseases. J Pediatr 121: 1–11

Hansen HG, Graucob E (1985) Hematologic cytology of storage diseases. Springer, Berlin Heidelberg New York Tokyo

Harpey JP, Charpentier C (1990) Sudden infant death syndrome and inherited disorders of fatty acid β-oxidation. Biol Neonate 58 (Suppl 1): 70–80

Harzer K, Paton BC, Poulos A et al. (1989) Sphingolipid activator protein deficiency in a 16 week old atypical Gaucher disease patient and his fetal sibling: biochemical signs of combined sphingolipidoses. Eur J Pediatr 149: 31–39

Hoffmann GF (1997) Glutarazidurie Typ I. Eine schwere neurologische Erkrankung im frühen Kindesalter. Dtsch Ärztebl 94: A-981–986

Jaksch-Angerer M, Hofmann S, Bauer MF, Gempel K, Obermaier-Kusser B, Paetzke I, Gerbitz K-D (1999) Mitochondriale Erkrankungen. Dtsch Ärztebl 96: A-2972–2981

Jänisch W, Schreiber D, Warzog R (1990) Neuropathologie. Pathomorphologie und Pathogenese neurologischer Krankheiten. Fischer, Stuttgart

Jellinger K, Armstrong D, Zoghbi HY, Percy AK (1988) Neuropathology of Rett syndrome. Acta Neuropathol 76: 142–158

Johnson VP, Carpenter MJ, Kelts KA (1991) Pelizaeus-Merzbacher disease: clinical and DNA-like study of an extended family. Am J Med Genet 41: 355–361

Kendall BE (1992) Disorders of lysosomes, peroxisomes, and mitochondria. Am J Neuroradiol 13: 621–653

Kennaway NG, Stankova L, Wirtz MK, Weleber RG (1989) Gyrate atrophy of the choroid and retina: characterization of mutant ornithine aminotransferase and mechanism of response to vitami B_6. Am J Hum Genet 44: 344–352

Lyon G, Adams RD, Kolodny EH (eds) (1996) Neurology of hereditary metabolic diseases of children, 2nd edn. McGraw-Hill, New York

Molzer B, Stöckler S, Bernheimer H (1992) Peroxisomale neurologische Krankheiten und M. Refsum: Überlangkettige Fettsäuren und Phytansäure als diagnostische Marker. Wien Klin Wochenschr 104: 665–670

Moser HW (ed) (1996) Neurodystrophies and neurolipidoses. In: Vinken PJ, Bruyn GW (eds) Handbook of clinical neurology, vol 66. Elsevier, Amsterdam

Neufeld EF (1991) Lysosomal storage diseases. Ann Rev Biochem 60: 257–280

Nyhan WL (1988) Multiple carboxylase deficiency. Int J Biochem 20: 363–370

Nyhan WL, Ozand PT (eds) (1998) Atlas of metabolic diseases. Chapman & Hall, London

Peiffer J (1982) Angeborene Stoffwechselstörungen mit bevorzugter Lokalisation im Zentralnervensystem. Verh Dtsch Ges Pathol 66: 213–233

Peiffer J (1984) Angeborene Stoffwechselkrankheiten. In: Remmele W (Hrsg) Pathologie, Bd IV. Springer, Berlin Heidelberg New York Tokyo, S 479–533

Riess O, Schöls L (eds) (1998): Neurogenetik. Springer, Berlin Heidelberg New York Tokyo

Riess O, Krüger R, Schöls L, Kösel S, Graeber MB (1999) Zur Genetik und Pathogenese des Morbus Parkinson. Dtsch Ärztebl 96: A-2739–2748

Rizzo WB, Craft DA (1991) Sjörgen-Larsson syndrome. J Clin Invest 88: 1643–1648

Schneider A, Montague P, Griffiths I et al. (1992) Uncoupling of hypomyelination and glial cell death by a mutation proteolipid protein gene. Nature 358: 758–761

Scriver CR, Beaudet AL, Sly WS, Valle D (eds) (2001) The metabolic and molecular bases of inherited disease, 8th edn. McGraw-Hill, New York

Servidei S, Bonilla E, Diedrich RG et al. (1986) Fatal infantile form of muscle phosphofructokinase deficiency. Neurology 36: 1465–1470

Springer S, Erlewein R, Naegele T, Becker I, Auer D, Grodd W, Krägeloh-Mann I (2000) Alexander disease – classification revisited and isolation of a neonatal form. Neuropediatrics 31: 86–92

Tada K, Colombo JB, Desnick RJ (1987) Recent advances in inborn errors of metabolism. Enzyme 38: 7–327

Tanaka K, Koyama A, Koike R et al. (1985) Adrenomyeloneuropathy: report of a family and electron microscopial findings in peripheral nerve. J Neurol 232: 73–78

Tanaka K, Yamano T, Shimada M et al. (1987) Electronmicroscopic study on biopsied rectal mucosa in adrenoleukodystrophy. Neurology 37: 1012–1015

Taniike M, Fujimura H, Kogaki S et al. (1992) A case of pigmentary type of orthochromatic leukodystrophy with early onset and global cells. Acta Neuropathol 83: 427–433

Walter S, Goebel HH (1988) Ultrastructural pathology of dermal axons and Schwann cells in lysosomal diseases. Acta Neuropathol 76: 489–495

Wanders RJA, Heymans HSA, Schutgens RBH et al. (1988) Peroxisomal disorders in neurology. J Neurol Sci 88: 1–39

II Peripheres Nervensystem

Kapitel 22 Anatomisch-physiologische Grundlagen und Technik der Gewebsentnahme

J. M. Schröder

INHALT

22.1	**Normale Strukturen peripherer Nerven**	522
22.1.1	Nervenfasern	522
22.1.2	Axone	523
22.1.3	Markscheiden	524
22.2	**Funktionelle Aspekte**	524
22.3	**Einführung in die Untersuchungstechniken**	525
22.3.1	Auswahl eines Nervs zur Biopsie	526
22.3.2	Zur Technik der Nervenbiopsie	526
22.3.3	Morphologische Untersuchungstechniken	527
22.3.4	Indikationen zur Nervenbiopsie	527
22.3.5	Komplikationen	528
	Literatur	528

Alle deutlich erkennbaren Lebensäußerungen werden über die peripheren Nerven vermittelt, von der Motorik, einschließlich der Mimik und Gestik, bis zu den vegetativen Funktionen wie Schweißsekretion, Erröten, Darmfunktionen u.a. Entsprechend zahlreich sind die Funktionsstörungen, die durch periphere Neuropathien ausgelöst werden. Dazu gehören einerseits Reizsymptome wie Schmerzen und andererseits Ausfallssymptome wie Lähmungen und Gefühlsstörungen, namentlich Unempfindlichkeit gegenüber Berührungen, Schmerz und Temperatur.

> In der *Arzneimittelstatistik* rangieren Schmerz- und Rheumamittel mit Abstand an erster Stelle, und in einer neurologischen Praxis steht die Zahl der Behandlungsfälle mit Krankheiten aus dem Bereich des sensorischen und neuromuskulären Systems vor anderen Erkrankungen, insbesondere den in der *Todesursachenstatistik* an erster Stelle stehenden Kreislaufstörungen. Daraus wird die praktische Bedeutung des peripheren motorischen und sensorischen Nervensystems ersichtlich.

Es gibt 158 mit einem Namen versehene periphere Nerven, die zumeist paarig angelegt sind, und 434 Muskeln, die jeweils mit motorischen Nervenfasern versorgt sind, und eine bis zu den feinsten Muskelfasern, Tastkörperchen und Endaufzweigungen verteilte Auffächerung des peripheren Nervensystems, so dass eine umfassende morphologische Untersuchung der peripheren Nerven schier unmöglich ist. Die verschiedenen motorischen, sensorischen und vegetativen Komponenten weisen weitläufige topographische und funktionelle Bezüge auf. Dennoch lassen sich viele Erkrankungen des peripheren Nervensystems durch eine einfache Biopsie aus einem einzigen betroffenen peripheren Nerv morphologisch zweifelsfrei diagnostizieren.

Historisches zur Nomenklatur: Die „peripheren Neuropathien" wurden früher den „zentralen Neuropathien" als somatischen Erkrankungen des Nervensystems und den „Psychopathien" als rein psychischen Erkrankungen gegenübergestellt. Daher ist auch heute noch die umständliche Bezeichnung der Erkrankungen der peripheren Nerven als „periphere Neuropathien" üblich. Häufig wird aber einfach, wie auch im vorliegenden Text, von „Neuropathien" gesprochen, wenn die „peripheren Neuropathien" gemeint sind.

In einer *internationalen Klassifikation* der neuromuskulären Krankheiten der „Research Group on Neuromuscular Diseases of the World Federation of Neurology" sind insgesamt 809 Positionen aufgeführt (Walton et al. 1994). Davon sind 271 Positionen den Formen und Ursachen peripherer Neuropathien, 163 den spinalen Muskelatrophien, 28 den Erkrankungen der motorischen Endplatte und 347 den eigentlichen Myopathien, genauer gesagt: den primären Erkrankungen der Skelettmuskulatur selbst zugeordnet.

Neuropathien lassen sich nach verschiedenen Aspekten klassifizieren. Die internationale Klassifikation orientiert sich, wie auch die vorliegende Darstellung, an *ätiologischen Gesichtspunkten* (Schröder 1999). In vielen Fällen ist jedoch die Ursache einer Erkrankung, also die Ätiologie, unbekannt, so dass speziell bei der Untersuchung von Nervenbiopsien eine Klassifikation nach allgemeinpathologischen, d.h. nach strukturellen Aspekten im Sinne einer Organ-, Zell- oder Organellenpathologie zu bevorzugen ist (Schröder 1987).

Tabelle 22.1. Topographische Ausfallsmuster peripherer neuronaler Systeme

■ **A: Motorisch**		
I.	Peripher	Spinale Muskelatrophien
II.	Zentral	Spastische Spinalparalyse
III.	Peripher und zentral	Amyotrophische Lateralsklerose
■ **B: Motorisch-sensorisch-autonom**		
I.	Axonal	Distal akzentuiert („dying back") mit Regenerationsmöglichkeit; häufigster Typ der peripheren Neuropathien
II.	Neuronal	Axon inkl. Perikaryon degeneriert; schließlich ohne Regenerationsmöglichkeit; Musterbeispiel: alkoholische Neuropathie
III.	Demyelinisierend	Musterbeispiele: HMSN (Typ I und III), MLD, Guillain-Barré-Syndrom
■ **C: Sensorisch-autonom**		
I.	Peripherer und zentraler Fortsatz distal betroffen	Häufigster Typ; kongenital, hereditär oder erworben; Musterbeispiel: HSAN (Typ I und II)
II.	Peripherer Fortsatz proximal betroffen	Erworben, z. B. toxisch durch IDPN
III.	Zentraler Fortsatz distal betroffen	z. B. toxisch durch Clioquinol („SMON")

Klassifikation der Neuropathien nach strukturellen Aspekten: In der Regel unterscheidet man dabei Erkrankungen des *Interstitiums* von denen des eigentlichen *Parenchyms*, d. h. der Neurone, insbesondere im Bereich des Perikaryons (Neuronopathien) bzw. ihrer Axone (Axonopathien) und der Schwann-Zellen bzw. der von ihnen gebildeten Markscheiden (Myelinopathien). Dabei können einzelne Nerven betroffen sein (Mononeuropathie) oder mehrere einzelne Nerven (Multiplextyp der Neuropathie bzw. der Mononeuropathie: Mononeuropathia multiplex) oder die Nervenwurzeln (Radikulopathien) oder viele Nerven in annähernd symmetrischer Verteilung (Polyneuropathien).

Eine derartige Einteilung der Erkrankungen peripherer Nerven nach dem Befall des Interstitiums oder des Parenchyms, eines einzelnen oder mehrerer Nerven ist zu ergänzen durch Angaben über die bevorzugte Beteiligung jeweils des *motorischen, sensiblen (sensorischen)* oder *autonomen Neuronensystems* und der zentralen und/oder peripheren *Zellabschnitte* bzw. *-fortsätze* der peripheren Neurone (Perikaryon; Fortsätze zentral und/oder peripher; Axon proximal, distal) (Tabelle 2.1) sowie der intraneuralen *Zellorganellen* andererseits (Zellkerne, Nukleolen; Lysosomen, Peroxisomen, Mitochondrien, Neurofilamente, Mikrofilamente, Mikrotubuli, endoplasmatisches oder axoplasmatisches Retikulum u. a.).

In einem Allgemeinkrankenhaus bleiben wegen der Vielzahl der Ursachen, der Schwierigkeit der Diagnostik und Unspezifität der meisten Veränderungen etwa 40% der Erkrankungen des peripheren Nervensystems ätiologisch ungeklärt, in einem Spezialkrankenhaus sind es noch etwa 13% (Mc Leod et al. 1984).

22.1 Normale Strukturen peripherer Nerven

Die peripheren Nerven bestehen aus *Nervenfasern* (Abb. 23.2 a, 26.3 a–c), *Blutgefäßen* und *Bindegewebe*. Sie werden von einer zellulären und bindegewebigen Hülle umgeben (Peri- und Epineurium). Die Nervenfasern sind zusammengesetzt aus einem Axon und differenzierten *Schwann-Zellen*, die einzelne (markhaltige Nervenfasern) oder mehrere Axone (marklose Nervenfasern = Remak-Fasern) in regelmäßigen Abständen umschließen. Die Axone sind Fortsätze der Perikaryen von Zellen, die entweder innerhalb der grauen Substanz der Lamina ventralis des Hirnstammes oder der Vorderhörner des Rückenmarks liegen oder in den sensorischen Ganglien der Hirnnerven und Spinalnerven oder in den Ganglien des autonomen Nervensystems lokalisiert sind.

Die Nervenzellen stehen entweder in synaptischem Kontakt mit anderen Neuronen in den Hinterhörnern des Rückenmarks oder in autonomen Ganglien, oder sie stehen mit sekretorischen oder muskulären Effektorzellen in Verbindung, während die sensorischen Axonen entweder freie terminale Verzweigungen aufweisen oder in spezialisierten eingekapselten Endorganen endigen. Im Folgenden werden die Komponenten des peripheren Nervs beschrieben; Einzelheiten bezüglich der Zellsomata und der Nervenendigungen sind der Speziallite-ratur zu entnehmen (Peters et al. 1991; Dyck et al. 1993).

22.1.1 Nervenfasern

Die Nervenfasern werden aufgrund ihrer Kaliber in 3 Gruppen eingeteilt:
- Die *Gruppe A* umfasst die größeren Fasern mit den schnellsten Leitungsgeschwindigkeiten (somatische markhaltige afferente und efferente Nervenfasern).
- Zur *Gruppe B* gehören die markhaltigen präganglionären Fasern des autonomen Nervensystems.
- Die *Gruppe C* umfasst die Nervenfasern mit den kleinsten Durchmessern und mit langsamer Lei-

tungsgeschwindigkeit, die marklosen viszeralen und marklosen somatischen afferenten Nervenfasern sowie die postganglionären marklosen efferenten Fasern.

Fasern der Gruppe A werden entsprechend ihrem Kaliber und ihrer Funktion unterteilt in die afferenten Gruppen I, II und III sowie in die efferenten Gruppen *a*, *β* und *γ* (zur physiologischen Nervenfaserklassifikation s. Dyck et al. 1993) Fasern der Gruppe I umfassen die primären sensorischen Fasern der Muskelspindeln und Sehnenorgane, die der Gruppe II die Fasern der sekundären sensorischen Endigungen in den Muskelspindeln und von kutanen afferenten Rezeptoren; zur Gruppe III gehören Fasern, die für die nozizeptive und einige andere Aspekte der kutanen Sensibilität zuständig sind. Die efferenten *a*-Fasern sind ausschließlich skeletomotorische Fasern; zu den *β*-Fasern gehören kombiniert sowohl skeletomotorische als auch fusimotorische; die *γ*-Fasern sind ausschließlich fusimotorische (die Muskelspindeln innervierende) Nervenfasern. Die Durchmesser der marklosen Nervenfasern reichen von 0,2 bis 3 µm; sie zeigen im normalen N. suralis eine unimodale Verteilung mit einem Häufigkeitsgipfel bei ungefähr 1,5 µm. Die Kaliber (äußeren Faserdurchmesser) der markhaltigen Nervenfasern betragen im normalen menschlichen Nerv 3–15 µm.

Die *markhaltigen Nervenfasern* werden im Verhältnis 1:1 von *Schwann-Zellen* umhüllt, diejenigen der *marklosen* im Verhältnis 1:2–1:16 von histogenetisch gleichartigen Zellen, die aber von manchen nach dem Erstbeschreiber der marklosen Nervenfasern als *Remak-Zellen* bezeichnet werden.

■ Endo-, Peri- und Epineurium

Zwischen den einzelnen Nervenfasern liegen längsorientierte Kollagenfibrillen, Elaninkomponenten und eine amorphe extrazelluläre Substanz, die zusammen mit den Nervenfasern das *Endoneurium* bilden. Darin sind außerdem *Kapillaren* und einige andere Zellen enthalten, zu denen einerseits *Fibroblasten* gehören, die das endoneurale Bindegewebe bilden, andererseits einzelne *Makrophagen* hämatogenen Ursprungs und *Mastzellen*. Eine spezielle Bedeutung perikapillärer Zellkomponenten („Perizyten") wird diskutiert. Diese verschiedenen Komponenten des Endoneuriums werden durch eine spezialisierte mehrschichtige Scheide eingehüllt, die aus alternierenden flachen Schichten von Perineuralzellen, Kollagenfibrillen und elastischen Fasern gebildet wird, das *Perineurium*. Große Nervenstämme bestehen aus mehreren *Nervenfaszikeln* (Funiculi), die jeweils von einem eigenen Perineurium umhüllt werden. Diese Nervenfaszikel werden oft wiederum durch perineurale Septen unvollständig in 2 oder mehr Faszikel unterteilt. Einzelne oder mehrere Faszikel werden von einem *Epineurium internum* und *externum* umhüllt, in dem die zuführenden Blut- und Lymphgefäße verlaufen und das zusammen mit Fettgewebe eine mechanische Stabilisierung und Abgrenzung gegen benachbarte Arterien, Venen, Lymphbahnen und Muskelfaszien, Gelenke und Ligamente gewährleistet.

22.1.2 Axone

Die Axonen werden von einer speziellen Zellmembran, dem *Axolemm,* umhüllt, das im Bereich der Ranvier-Schnürringe eine Spezialisierung mit einer charakteristischen subaxolemalen Verdichtungszone aufweist. Im Axoplasma sind verschiedene Komponenten des Zytoskeletts zu unterscheiden, darunter die 5–7 nm dünnen *Mikrofilamente,* die mit einem Durchmesser von 8–12 nm deutlich dickeren *Neurofilamente,* die als NF-Triplet aus 3 Untereinheiten zusammengesetzt sind (NF-L mit 68 kD, NF-M mit 145 kD und NF-H mit 200 kD) sowie die 23–25 nm messenden *Mikrotubuli* („Neurotubuli"). Die Mikrotubuli sind aus 13 globulären Untereinheiten mit einem Durchmesser von jeweils 4 nm zusammengesetzt und bestehen im Wesentlichen aus dem Protein *a*- und *β*-Tubulin sowie weiteren mikrotubulusassoziierten Proteinen (MAPs) wie MAP1 (350 kD), MAP2 (280 kD) und einer Gruppe von nahe verwandten Proteinen mit wesentlich niedrigerem Molekulargewicht mit der Bezeichnung *τ*-(Tau-)Proteine (50–70 kD). Die axonalen *Mitochondrien* sind etwa 0,1–0,3 µm im Durchmesser groß und bis zu 10 µm lang.

Das glatte endoplasmatische Retikulum, auch als *axoplasmatisches Retikulum* bezeichnet, besteht aus einem dreidimensional entwickelten kontinuierlichen Netz, das vom Perikaryon bis in die distalen Verzweigungen des Axons reicht. Das axoplasmatische Retikulum bildet die sekretorischen Vesikel im Bereich der Nervenendigungen. Doch gibt es Vesikel mit einem Durchmesser zwischen 40 und 100 nm auch im gesamten Verlauf der peripheren Axone, insbesondere an den Ranvier-Schnürringen. Sekundäre *Lysosomen* und endozytotische „*Coated*"-*Vesikel* kommen ebenfalls vor, denen insbesondere an der neuromuskulären Endplatte und den Ranvier-Schnürringen eine Bedeutung beim Transport extrazellulärer Substanzen von der Axonoberfläche zu dem glatten endoplasmatischen Retikulum oder den synaptischen Vesikeln zukommt.

In den Axonen findet ein sogar *langsamer intraaxonaler Transport* mit einer Geschwindigkeit von 0,25–4 mm pro Tag und ein *rascher Transport* mit Geschwindigkeiten von über 400 mm/Tag statt; doch ist auch ein *Transport mit intermediären Geschwindigkeiten* um 100 mm/Tag beschrieben worden. Ein *retrograder Transport* findet mit Geschwindigkeiten von etwa 200 mm/Tag statt. Bewegungen von Organellen entlang der Mikrotubuli wird nach distal durch *Kinesin* und nach proximal durch *Dynein* bewirkt (Schnapp et al. 1990). Kinesin soll auch bei der Bewegung der Mikrotubuli gegeneinander und somit am langsamen axonalen Transport beteiligt sein. Bestimmte Substanzen werden vermutlich innerhalb des kontinuierlichen glatten endoplasmatischen Retikulums transportiert (Droz et al. 1979).

22.1.3 Markscheiden

Die Schwann-Zellen bilden die Markscheiden, die in regelmäßigen Abständen mit einer Länge von 200–250 μm bis etwa 1500 μm in sog. *Internodien* oder internodalen Segmenten der markhaltigen peripheren Nervenfasern angeordnet sind. Kürzere, sog. *interkalierte Markscheidensegmente,* kommen gelegentlich als Folge einer Nervenschädigung im „normalen" Nerven vor. Die Dicke der Markscheiden hängt vom Axonkaliber ab, wobei dickere Nervenfasern in der Regel auch breitere Markscheiden aufweisen.

Die Relation zwischen Axondurchmesser (d) und Faserdurchmesser (D) wird in der Literatur durch die *Relation d/D oder g* (Schmitt u. Bear 1937) ausgedrückt. Die Werte für g sind bei den kleineren Nervenfasern größer als bei den dickeren; bei letzteren erreichen sie etwa den Wert 0,6. In den dorsalen und ventralen Spinalnervenwurzeln haben die größeren Fasern in der Regel eine verhältnismäßig dünne Markscheide mit einem g-Wert über 0,7 (Thomas et al. 1997). Da sich diese Verhältnisse nach einer De- und Regeneration oder Demyelinisation und Remyelination ändern, besondere Verhältnisse an den Initialsegmenten der Spinalganglienzellen bestehen und auch während der Entwicklung Veränderungen auftreten, ist anzunehmen, dass das Verhältnis zwischen Axonkaliber und Markscheidendicke von der Oberfläche des Axolemms abhängt, mit dem die Schwann-Zelle in Kontakt steht. Die Abhängigkeiten von Nervenleitungsgeschwindigkeit, Entladungsfrequenz (Friede 1984) und Widerstand der Markscheide sowie elektrischer Kapazität in Relation zur Dicke und Länge (Volumen) von Axon und Markscheide sind noch nicht in allen Einzelheiten geklärt (Schröder et al. 1988).

Die Markscheiden stehen an den *Ranvier-Schnürringen* über spezielle Kontakte der einzelnen, spiralig um das Axon gewundenen Markscheidenlamellen mit desmosomenähnlichen Verbindungen untereinander und über sog. transversale Bänder mit dem Axon in dichtem Kontakt, so dass der adaxonale Raum zwischen Axon und Markscheide und der nodale Raum weitgehend voneinander isoliert sind. Doch kontaktieren nicht alle Markscheidenlamellen dicker Nervenfasern das Axon im Paranodium; manche sind in das kompakte Myelin verlagert und bilden die sog. Dornen auf den „double bracelet de Nageotte" (Berthold 1978; Bertram u. Schröder 1993).

Innerhalb der Markscheiden sind Zytoplasmaeinschübe an der Stelle der sog. größeren dichten Linien vorhanden, die einerseits einen kompletten Ring um das Axon im Bereich der innersten Lamelle der spiraligen Markscheiden-Membran-Duplikatur bis hin zum Schnürring und andererseits im kompakten Bereich der Markscheide bilden, wo sie in aufeinander folgenden Lamellen eingelagert sein können und hier das feinstrukturelle Korrelat der lichtmikroskopisch erkennbaren *Schmidt-Lanterman-Inzisuren* (oder -Einkerbungen) bilden. Die Markscheidenlamellen sind hier nicht kompaktiert wie in den übrigen Anteilen der Markscheide. Die Kontinuität der Lamellen bleibt zwar aufrechterhalten, aber die größere dichte Linie wird durch eine kontinuierliche Zytoplasmaspirale aufgespalten, wodurch das äußere, abaxonale, nukleäre und das innere, adaxonale Schwann-Zell-Kompartiment miteinander verbunden wird und die *Spirale von Golgi-Rezzonico* der Lichtmikroskopie entsteht. Auch die intraperiodische Linie der Markscheiden beiderseits der zytoplasmatischen Spirale teilt sich im Bereich der Inzisuren auf, so dass eine potentielle spiralige extrazelluläre Verbindung zwischen dem Endoneurium und dem periaxonalen Raum (zwischen Axon und Markscheide) besteht.

22.2 Funktionelle Aspekte

Die elektrophysiologischen Parameter peripherer Nerven werden von Alter, Geschlecht und anthropometrischen Faktoren (Größe, Gewicht) beeinflusst (Stetson et al. 1973). Zur Funktionsprüfung des peripheren Nervensystems dienen
- die *Elektromyographie*, mit der die elektrische Aktivität der Muskelfasern abgeleitet wird;
- die *Neurographie*, durch die motorische und sensible Nervenfasern im Hinblick auf Nervenerre-

gungsleitungsgeschwindigkeit (NLG), motorische Antwortpotentiale, Latenzzeit, Amplitude und Dauer der Potentiale untersucht werden.

Die Berechnung *der motorischen Nervenleitgeschwindigkeit (v)* erfolgt nach der Formel v = s:t aus der Latenzzeitdifferenz (*t*) und der Distanz zwischen den Reizpunkten (*s*). Die motorischen Nervenleitungsgeschwindigkeiten liegen am Unterarm normalerweise bei 50–60 m/s, am Unterschenkel bei 40–50 m/s; in proximalen Nervenabschnitten sind die Nervenleitgeschwindigkeiten physiologischerweise etwas höher (Stöhr 1992; Verdugo u. Ochoa 1992).

Die *sensiblen Nervenleitgeschwindigkeiten* werden an der oberen Extremität an den Nn. medianus, ulnaris und radialis, an der unteren Extremität an den Nn. peroneus und suralis untersucht, wobei auch hier Latenz, Amplitude, Dauer und Phasenzahl bestimmt werden. Aus der gemessenen Latenzzeit (zum 1. positiven Gipfel) und der Distanz zwischen Reiz und Ableitelektrode lässt sich die sensible Nervenleitgeschwindigkeit errechnen. Dabei ist die Temperaturabhängigkeit der sensiblen Nervenleitgeschwindigkeit zu berücksichtigen und die Haut auf mindestens 34,5 °C zu erwärmen. Der am häufigsten pathologisch veränderte neurophysiologische Parameter ist die *Latenzverzögerung* nach einem *Doppelreiz* am N. suralis (Stöhr 1992).

Diese motorischen und sensiblen Nervenleitgeschwindigkeitsmessungen erfassen nur die *distalen* Gliedmaßenabschnitte; zur Erfassung weiter *proximal* gelegener Nervenläsionen müssen Nervenleitgeschwindigkeitsmessungen mit *Reflex*- und *F-Wellenmessungen* kombiniert werden. Dadurch wird die gesamte Verlaufsstrecke des untersuchten Nerven, einschließlich der Nervenplexus und Nervenwurzeln, in die Funktionsprüfung einbezogen.

- *F-Antworten* erfolgen durch rekurrente Erregung einzelner α-Motoneurone mit konsekutiver Impulsaussendung über dasselbe Axon zum Muskel. Dort lässt sich die eintreffende Erregung als sog. F-Antwort registrieren. Da die Impulswelle die Gesamtstrecke der motorischen Nervenfaser annähernd zweimal durchläuft, wirken sich Impulsleitungsverzögerungen im Sinne einer verstärkten Latenzverlängerung dieser Antwort aus.
- Der *H-Reflex* (nach Hoffmann benannt) ist ein elektrisch ausgelöster monosynaptischer Eigenreflex, bei dem die elektrische Stimulation am N. tibialis in Höhe der Kniekehle, die Ableitung des Reflexpotentials vom M. soleus erfolgt. Dabei läuft eine aszendierende Impulswelle über den N. tibialis, den N. ischiadicus, den Beinplexus und die Wurzel S1 zum Hinterhorn und wird dann auf α-Motoneuronen im Vorderhorn umgeschaltet, deren Erregung zur Aussendung der Reflexantwort führt. Krankhafte Veränderungen im afferenten oder efferenten Schenkel des Reflexbogens bedingen damit eine Latenzzunahme und/oder Amplitudenminderung des Reflexpotentials.

Für differenziertere Messungen im Hirnnervenbereich wird der *Orbicularis-oculi-Reflex* verwendet. Stimuliert wird der N. supraorbitalis. Die Impulswelle verläuft über den ersten Trigeminusast zur Brücke und wird dort auf den gleichseitigen Fazialiskern umgeschaltet. Eine zweite Reflexbahn verläuft über die laterale Medulla oblongata nach mehreren synaptischen Umschaltungen zum ipsi- und kontralateralen Fazialiskern. Der ipsilaterale Fazialiskern wird somit zweimal aktiviert und sendet eine frühe und eine spätere Reflexantwort aus, die im M. orbicularis oculi mit einer Latenz von etwa 10–30 ms erscheint (Stöhr 1992). Im kontralateralen M. orbicularis oculi ist lediglich die spätere Reflexkomponente registrierbar. Dadurch sind krankhafte Veränderungen im N. trigeminus, N. facialis sowie in der Brücke und der lateralen Medulla oblongata nachweisbar.

Zur Testung der Temperaturempfindlichkeit (Verdugo u. Ochoa 1992) und vegetativer Funktionsstörungen (Appenzeller 1990; Vinken u. Bruyn 1999) gibt es weitere differenzierte Methoden.

22.3 Einführung in die morphologischen Untersuchungstechniken

Voraussetzung für eine differenzierte morphologische Untersuchung der peripheren Nerven ist eine einwandfreie Exzisions- und Fixationstechnik, da die peripheren Nerven außerordentlich artefaktanfällig sind. Die eindrucksvollen Fortschritte in der Diagnostik der peripheren Neuropathien während der vergangenen 30 Jahre sind nur möglich geworden durch Einführung differenzierter Untersuchungsverfahren mit Kunststoffeinbettung und Elektronenmikroskopie sowie Zupfpräparation einzelner Nervenfasern, Morphometrie, Immunhistochemie und Molekularbiologie. Diese Techniken sind allerdings optimal aussagefähig nur bei lege artis durchgeführter Exzisions-, Fixations- und Präparationstechnik, Einbettung oder Tiefkühlung und DNA-Asservierung.

22.3.1 Auswahl eines Nervs zur Biopsie

■ Am häufigsten wird der sensible und autonome Komponenten enthaltende *N. suralis* an der Grenze zwischen dem mittleren und unteren Drittel des Unterschenkels untersucht.

Die übliche Exzisionsstelle liegt kurz oberhalb des Malleolus lateralis der Fibula. An dieser Stelle ist der Nerv bereits durch die Faszie hindurchgetreten, liegt relativ oberflächlich unter dem subkutanen Fettgewebe und zeigt die geringsten Variationen hinsichtlich der Faszikel- und Nervenfaserzahl: ca. 9–16 (21) Faszikel, 4600–9600 markhaltige und 19 000–68 000 marklose Nervenfasern (Schröder u. Gibbels 1977). Nach Jacobs und Love (1985) sind es 3360–7950 markhaltige und 10 500–45 500 marklose pro Nerv, 4080–25 890 markhaltige pro mm^2 und 17 300–193 200 marklose pro mm^2, je nach Alter, wobei die Querschnittsfläche von der Geburt bis zum Alter von 77 Jahren zwischen 0,20 und 1,20 mm^2 liegt. Der N. suralis ist in qualitativer und quantitativer Hinsicht zweifellos der bestuntersuchte Nerv des Menschen, wobei auch für verschiedene Altersstufen hinreichend Kontrollwerte zur Verfügung stehen (Schröder et al. 1978; Ouvrier et al. 1987; Schröder et al. 1988; Dyck et al. 1993).

Andere sensorische Nerven wie der *N. peroneus superficialis*, Hautäste des *N. peroneus profundus* am Fuß, der *N. saphenus*, der *N. radialis superficialis* und der *N. auricularis major* lassen sich in besonderen Fällen ebenfalls untersuchen; doch sind die Kontrollwerte weniger konstant und die Ausfälle oder Narben gravierender. Im Übrigen sind die Ausfälle generell in proximalen Nervenabschnitten wegen des häufig distal akzentuierten Befalls der Nerven geringer und morphologisch in der Regel entsprechend schwieriger zu klassifizieren.

In Einzelfällen sind sogar *Spinalganglien* bioptisch untersucht worden (Malinow et al. 1986; Griffin et al. 1990).

Unter den gemischt sensorisch-motorischen Nerven ist der *N. musculocutaneus* (Hall et al. 1992) oder der laterale Anteil vom Endast des *N. peroneus profundus* zu bioptischen Untersuchungen des motorischen Systems herangezogen worden (Dyck u. Lofgren 1966). Im letzteren Fall werden laterale Faszikel oberhalb des Fußgelenks exzidiert mit der Konsequenz von Ausfällen im M. extensor digitorum brevis; doch zeigt dieser Muskel schon im frühen Alter Fasertypengruppierungen als Hinweis auf „physiologischerweise" auftretende Nervenfaserausfälle. Der Nerv zum M. peroneus brevis eignet sich wegen seiner größeren Länge noch besser; doch darf man ihn selbstverständlich nur exzidieren, wenn seine Funktion ohnehin ausgefallen ist und der Fuß nicht mehr gehoben werden kann.

22.3.2 Zur Technik der Nervenbiopsie

■ **Präparation.** Während der Nervenexzision müssen einerseits Quetsch- und Zerrungsartefakte an den empfindlichen Nervenfasern vermieden und andererseits dem Patienten Unannehmlichkeiten erspart werden. (Details zur Lokalanästhesie und operativen Technik bei Stevens et al. 1973.) Die Biopsie kann ambulant durchgeführt werden.

■ **Durchführung.** Zu exzidieren ist ein etwa 5 cm (3–9 cm) langer Nervenabschnitt, von dem ein 3 cm langer Teil möglichst innerhalb weniger Minuten in eine geeignete Fixationslösung aus gepuffertem Glutaraldehyd (z.B. 3,9% Glutaraldehyd in 0,1 mol Phosphatpuffer nach Sørensen) eingebracht werden muss. Zur *optimalen Längsorientierung* kann man

■ den zu exzidierenden Nervenabschnitt in situ proximal und distal im Abstand von ca. 3 cm *an ein steriles Holzstäbchen* (z.B. das hintere Ende eines Wattestäbchens) *binden* und nach der Exzision durch vorsichtiges Auseinanderschieben der Fäden am Stäbchen (das entsprechend wenige Millimeter länger sein muss) noch 2–4 mm strecken, wobei man dem Zug der längsorientierten elastischen Fasern im Nerven entgegenwirken muss, um eine optimale Streckung der Nervenfasern zu erreichen.

■ Oder man kann ein geeignetes Gewicht mit einem kleinen Haken an das distale Ende hängen und das proximale Ende mit einem Faden am Korken der Flasche mit der Fixationslösung befestigen, wie es Dyck und Lofgren (1966) am Beispiel einer sog. Faszikelbiopsie illustriert haben, bei der nur einzelne Faszikel eines Nerven in einer Länge von ca. 3 cm entnommen werden.

■ Oder der Nerv lässt sich *auf einem festen Papier- oder Pappstreifen aufgrund der Eigenklebrigkeit des Gewebes* unter leichtem Zug so *auflegen*, dass die Eigenelastizität des Nerven einigermaßen ausgeglichen und die Nervenfasern anschließend in gestrecktem Zustand in der oben genannten Fixationslösung fixiert werden können.

■ Die übliche 4%ige Formaldehyd-(Formol-, 10%ige Formalin-)Lösung (ohne Puffer usw.) eignet sich *nicht* für die Fixation peripherer Nerven. Sie führt zu groben Artefakten vor allem an den Markscheiden.

Ein weiterer, je nach Bedarf unterschiedlich langer Nervenabschnitt sollte für immunhistochemische, enzymhistochemische und evtl. biochemische und molekulargenetische Untersuchungen unfixiert bleiben und in flüssigem Stickstoff tiefgefroren werden.

22.3.3 Morphologische Untersuchungstechniken

Die Aufteilung des ca. 3 cm langen Nervenabschnitts erfolgt nach der Exzision und Fixation so bald wie möglich im Labor. Von dem 3 cm langen Nervenabschnitt ist mindestens 1 cm für Zupfpräparate, 1 cm für die Plastikeinbettung (für Semidünnschnitte und Elektronenmikroskopie) und der Rest für die Paraffineinbettung vorzusehen. *Bei der Einbettung des Nervs sowohl in Paraffin als auch in Epoxydharz ist eine optimale Quer- und Längsorientierung erforderlich.*

Zur adäquaten Auswertung müssen auch *morphometrische Methoden* für die Bestimmung der Zahl und Größe der (lichtmikroskopisch am besten in Semidünnschnitten bestimmbaren) markhaltigen und der (nur elektronenmikroskopisch sicher quantifizierbaren) marklosen Nervenfasern sowie der (planimetrisch oder mit dem Messokular oder mit interaktiven Bildanalysegeräten auswertbaren) Nervenquerschnittsflächen verfügbar sein, damit in Zweifelsfällen pathologische von normalen Befunden, insbesondere auch im kritischen Grenzbereich der altersentsprechenden Norm, abgegrenzt werden können. Echte (nichtpathologische) Kontrollfälle in verschiedenen Lebensaltersstufen sind aus ethischen Gründen in der Regel nur aus dem Obduktionsgut verfügbar.

> *Versand:* Kann der exzidierte und fixierte Nerv nicht unmittelbar am Ort weiterverarbeitet werden, so sollte er so bald wie möglich in der oben erwähnten gepufferten Glutaraldehydlösung an ein geeignetes Speziallabor mit den genannten Untersuchungsmöglichkeiten versandt werden. Der unfixierte tiefgefrorene Nervenabschnitt muss in einem Kühlgefäß zusammen mit genügend Trockeneis verschickt werden, ohne dass die Kühlkette unterbrochen wird.

Der N. suralis eignet sich auch für eine *kombinierte Nerv-Muskel-Biopsie* zusammen mit dem M. peroneus brevis. Durch eine solche kombinierte Biopsie erhält man Einblicke sowohl in das sensorische als auch in das motorische Nervensystem. In der klinischen Praxis sind jedoch Muskelbiopsien etwa 3-mal so häufig wie Nervenbiopsien indiziert.

Manche Krankheiten des peripheren Nervensystems, speziell der kleinen Nervenfasern, lassen sich schon durch eine *Hautbiopsie* (z.B. bei der Polyglukosankörperkrankheit) an den darin stets enthaltenen, relativ spärlichen vegetativen und sensiblen Nervenfasern und -faszikeln diagnostizieren (Ceuterick u. Martin 1992; Kennedy et al. 1996; Ceuterick-deGroote u. Martin 1998; McArthur et al. 1998), evtl. auch durch die einfachere *Konjunktivalbiopsie*. Wenn Ganglienzellen mit ihren Perikaryen für die Diagnose erforderlich sind, hilft oft eine *Rektumbiopsie* (z.B. beim Hirschsprung-Syndrom, bei Gangliosidosen und Amyloidosen), die aber tief genug reichen muss, um Ganglienzellen des Plexus mucosus (Meissner) oder sogar des Plexus myentericus (Auerbach) zu erhalten.

22.3.4 Indikationen zur Nervenbiopsie

Die Indikationen zur Nervenbiopsie sind heute einigermaßen gut umrissen (Schaumburg et al. 1992; Asbury u. Thomas 1995; Midroni u. Bilbao 1995; Schröder 1998, 1999).

Die Biopsie ist besonders hilfreich bei der Diagnose bestimmter systemischer Krankheiten, die zu Neuropathien vom Multiplextyp (multiple Mononeuropathiesyndrome) führen, so z.B. bei *Angiitiden und Amyloidose*.

Lysosomale Stoffwechselstörungen, wie die metachromatische Leukodystrophie, die Krabbe-Krankheit, die Fabry-Krankheit u.a., gehen zwar mit pathognomischen Veränderungen im peripheren Nerven einher, doch lassen sie sich in der Regel leichter durch biochemische Blutanalysen diagnostizieren. Ausnahmen bilden evtl. Fälle mit juveniler oder adulter metachromatischer Leukodystrophie, bei denen der biochemische Nachweis des inkompletten Arylsulfatasemangels schwierig sein kann. In zunehmender Zahl sind heute bei hereditären Neuropathien molekulargenetische Analysen zugrunde liegender DNA-Mutationen verfügbar; doch hilft eine vorausgehende Nervenbiopsie vielfach bei der Eingrenzung der zu analysierenden Gene (s. unten).

Weitere Indikationen sind die *Riesenaxonneuropathie* und die *infantile neuroaxonale Dystrophie*.

Auch *demyelinisierende Neuropathien* lassen sich zuverlässig mit Hilfe einer Nervenbiopsie diagnostizieren, insbesondere wenn Zupfpräparate mit untersucht werden können, d.h. isolierte, einzelne Nervenfasern mit mehreren aufeinander folgenden Internodien, wie man sie nach Osmierung und Glyzerinisierung peripherer Nerven gewinnen kann.

Schnittpräparate von längsorientierten Nervenabschnitten sind in dieser Hinsicht nur aufschlussreich, wenn ungleichmäßig dick myelinisierte, aufeinander folgende Internodien nachweisbar sind. Querorientierte Schnittpräparate von Nerven sind auf eine demyelinisierende Form der Neuropathie verdächtig (nicht beweisend), wenn einzeln liegende, in Relation zum Axonkaliber unverhältnismäßig dünn myelinisierte Nervenfasern vorkommen; sog. Zwiebelschalenformationen (s. unten) sind jedoch in der Regel beweisend.

Biopsien sind auch gerechtfertigt bei der *Analyse generalisierter „kryptogenetischer" Neuropathien*, bei denen sorgfältige klinische Analysen nicht zur Aufklärung der Ursachen geführt haben. Krankheitsbilder, die sich in untypischer Weise als distale Axonopathien manifestieren (chronische demyelinisierende Neuropathien, Vaskulitis oder Sarkoidose, Lymphominfiltration), werden gelegentlich erst durch die Biopsie erkannt. Sofern die Diagnose klinisch einigermaßen gesichert ist (Diabetes mellitus, Alkoholismus, Porphyrie, Urämie, Guillain-Barré-Syndrom, metabolisch-toxische Erkrankungen mit gesicherter Ätiologie), ist eine Biopsie nicht erforderlich.

Distale symmetrische axonale Neuropathien, wie sie meistens mit metabolischen oder toxischen Ursachen verbunden sind, zeigen in der Regel unspezifische morphologische Veränderungen, so dass die Biopsie weniger aufschlussreich ist als sorgfältige klinische Untersuchungen. Allerdings weist die Synchronizität der Veränderungen im peripheren Nerv häufig auf eine zeitlich begrenzte exogene Schädigung hin, so dass langsam progressive, genetisch bedingte Neuropathien ausgeschlossen werden können. Manchmal ist auch schon der Ausschluss einer Miterkrankung wichtig, z. B. der Ausschluss einer amyotrophischen Lateralsklerose durch den Nachweis eines Befalls des sensorischen Nervensystems über eine Suralisbiopsie (wobei zu betonen ist, dass der N. suralis in aller Regel ein rein sensibler Nerv ist).

Wenn auch vielfach pathognomonische (pathognostische) Veränderungen in Nervenbiopsien nachweisbar sind, muss man doch oft damit rechnen, dass nur krankheitsgruppenspezifische (z. B. „entzündliche", axonale oder myelinopathische) Veränderungen zu finden sind, evtl. auch nur unspezifische Faseratrophien und mehr oder weniger selektive Nervenfaserausfälle usw. In letzterem Falle ist aber in der Regel noch eine Aussage über den Schweregrad und das Stadium der Schädigung sowie über die Akuität (Progredienz) des Prozesses und über das Ausmaß der Regeneration oder Restitution möglich.

22.3.5 Komplikationen

Detaillierte Untersuchungen über die subjektiven Symptome während und nach Suralisbiopsien bei 97 Patienten haben Dyck et al. (1993) und Neundörfer et al. (1990) mitgeteilt. Während der Durchschneidung des Nervs (oder einzelner Nervenfaszikel) in Lokalanästhesie kommt es für 1 oder 2 s zu einem scharfen stechenden und brennenden *Schmerz*. Die späteren Symptome waren geringfügig bei 30% und störend bei 10% (Schmerzen und Parästhesien). Die Sensibilität in der primär anästhetischen Zone hatte sich fast vollständig normalisiert.

Asbury und Gilliatt (1987) weisen auf *Wundinfektionen*, schmerzhafte *Neurombildungen* im proximalen Stumpf, persistierende *Dysästhesien* an der Ferse und am lateralen Fußrand sowie auf eine lokale *Thrombophlebitis* als mögliche Komplikationen hin. Bleibende Dysästhesien aufgrund eines Neuroms oder aufgrund von Wundheilungsstörungen fanden sich jedoch nur selten.

In den nächsten Kapiteln folgt eine kurze Darstellung der wichtigsten Veränderungen und Krankheiten der peripheren Nerven, die sich auf eine ebenfalls im Springer-Verlag erschienene ausführlichere Abhandlung der Themen stützt (Schröder 1999). Die Veränderungen an den Nervenzellkörpern (am Perikaryon) werden in Zusammenhang mit den Zellveränderungen im Zentralnervensystem aufgeführt.

Literatur

Appenzeller O (1990) The autonomic nervous system. An introduction to basic and clinical concepts. Elsevier, Amsterdam

Asbury AK, Gilliatt RW (1987) Peripheral nerve disorders. A practical approach. Butterworth, London

Asbury AK, Thomas PK (1995) Peripheral nerve disorders. Butterworth-Heinemann, Oxford

Berthold CH (1978) Morphology of normal peripheral axons. In: Waxman SG (ed) Physiology and pathology of axons. Raven, New York, pp 3–63

Bertram M, Schröder JM (1993) Developmental changes at the node and paranode in human sural nerves: morphometric and fine-structural evaluation. Cell Tissue Res 273: 499–509

Ceuterick C, Martin JJ (1992) Electron microscopic features of skin in neurometabolic disorders. J Neurol Sci 112: 15–29

Ceuterick-deGroote C, Martin JJ (1998) Extracerebral biopsy in lysosomal and peroxisomal disorders. Ultrastructural findings. Brain Pathol 8: 121–132

Droz B, Koenig HL, Di Giamberardino L, Couraud JY, Chretien M, Souyri F (1979) The importance of axonal transport and endoplasmic reticulum in the function of cholinergic synapse in normal and pathological conditions. Prog Brain Res 49: 23-44

Dyck PJ, Lofgren EP (1966) Method of fascicular biopsy of human peripheral nerve for electrophysiologic and histologic study. Mayo Clin Proc 41: 778-784

Dyck PJ, Thomas PK, Griffin JW, Low PA, Poduslo JF (1993) Peripheral neuropathy, 3rd edn. Saunders, Philadelphia

Friede RL (1984) Cochlear axon calibres are adjusted to characteristic frequencies. J Neurol Sci 66: 193-200

Griffin JW, Cornblath DR, Alexander E, Campbell J, Low PA, Bird S, Feldman EL (1990) Ataxic sensory neuropathy and dorsal root ganglionitis associated with Sjögren's syndrome. Ann Neurol 27: 304-315

Hall SM, Hughes RA, Atkinson PF, McColl I, Gale A (1992) Motor nerve biopsy in severe Guillain-Barré syndrome. Ann Neurol 31: 441-444

Jacobs JM, Love S (1985) Qualitative and quantitative morphology of human sural nerve at different ages. Brain 108: 897-924

Kennedy WR, Wendelschafer-Crabb G, Johnson T (1996) Quantitation of epidermal nerves in diabetic neuropathy. Neurology 47: 1042-1048

Malinow K, Yannakakis GD, Glusman SM et al. (1986) Subacute sensory neuronopathy secondary to dorsal root ganglionitis in primary Sjögren's syndrome. Ann Neurol 20: 535-537

McArthur JC, Stocks EA, Hauer P, Cornblath DR, Griffin JW (1998) Epidermal nerve fiber density: normative reference range and diagnostic efficiency (see comments). Arch Neurol 55: 1513-1520

McLeod JG, Tuck RR, Pollard JD, Cameron J, Walsh JC (1984) Chronic polyneuropathy of undetermined cause. J Neurol Neurosurg Psychiatry 47: 530-535

Midroni G, Bilbao JM (1995) Biopsy diagnosis of peripheral neuropathy. Butterworth-Heinemann, Oxford

Neundörfer B, Grahmann F, Engelhardt A, Harte U (1990) Postoperative effects and value of sural nerve biopsies: a retrospective study. Eur Neurol 30: 350-352

Ouvrier RA, McLeod JG, Conchin T (1987) Morphometric studies of sural nerve in childhood. Muscle Nerve 10: 47-53

Peters A, Palay SL, Webster H (1991) The fine structure of the nervous system, 3rd edn. Saunders, Philadelphia

Schaumburg HH, Berger AR, Thomas PK (1992) Disorders of peripheral nerves, 2nd edn. Davis, Philadelphia

Schmitt FO, Bear RS (1937) The optical properties of vertebrate nerve axons as related to fiber size. J Cellul Comp Physiol 9: 261-273

Schnapp BJ, Crise B, Sheetz MP, Reese TS, Khan S (1990) Delayed start-up of kinesin-driven microtubule gliding following inhibition by adenosine 5'-(beta,gamma-imido)triphosphate. Proc Natl Acad Sci USA 87: 10053-10057

Schröder JM (1987) Pathomorphologie der peripheren Nerven. In: Neundörfer B, Schimrigk K, Soyka K (Hrsg) Polyneuritiden und Polyneuropathien. VCH, Weinheim (Neurologie, Bd 2, S 11-104)

Schröder JM (1998) Recommendations for the examination of peripheral nerve biopsies. Virchows Arch 432: 199-205

Schröder JM (1999) Pathologie peripherer Nerven. 862 S. In: Doerr W, Seifert G (Hrsg) Spezielle pathologische Anatomie, Bd XIII/8. Springer, Berlin Heidelberg New York Tokyo

Schröder JM, Gibbels E (1977) Marklose Nervenfasern im Senium und im Spätstadium der Thalidomid-Polyneuropathie: quantitativ-elektronenmikroskopische Untersuchungen. Acta Neuropathol (Berl) 39: 271-280

Schröder JM, Bohl J, Brodda K (1978) Changes of the ratio between myelin thickness and axon diameter in the human developing sural nerve. Acta Neuropathol (Berl) 43: 169-178

Schröder JM, Bohl J, von Bardeleben U (1988) Changes of the ratio between myelin thickness and axon diameter in human developing sural, femoral, ulnar, facial, and trochlear nerves. Acta Neuropathol (Berl) 76: 471-483

Stetson DS, Albers JW, Silverstein BA, Wolfe RA (1992) Effects of age, sex, and anthropometric factors on nerve conduction measures (see comments). Muscle Nerve 15: 1095-1104

Stevens JC, Löfgren EP, Dyck PJ (1973) Histometric evaluation of branches of peroneal nerve: technique for combined biopsy of muscle nerve and cutaneous nerve. Brain Res 52: 37-59

Stöhr (M) 1992. Elektromyographie und Elektroneurographie. Urban & Schwarzenberg, München

Thomas PK, Landon DN, King RHM (1997) Diseases of the peripheral nerves. In: Graham DI, Lantos PL (eds) Greenfield's neuropathology, vol 2. Arnold, London, pp 367-487

Verdugo R, Ochoa JL (1992) Quantitative somatosensory thermotest. A key method for functional evaluation of small calibre afferent channels. Brain 115: 893-913

Vinken PJ, Bruyn GW (eds) (1999) The autonomic nervous system, part I. Elsevier, Amsterdam (Handbook of clinical neurology, vol 74)

Walton J, Rowland LP, McLeod JG (1994) World Federation of Neurology Research Group on Neuromuscular Disorders. J Neurol Sci 124 (Suppl): 109-130

KAPITEL 23 Physikalische Schädigungen

J. M. SCHRÖDER

INHALT

23.1	**Allgemeine Reaktionen**	531
23.2	**Spezielle Läsionen**	537
23.2.1	Kompression und Perkussion	537
23.2.2	Kontinuitätsunterbrechung	537
23.2.3	Spinalwurzelausriss	538
23.2.4	Nervenüberstreckung	538
23.2.5	Frost- und Hitzeschäden	538
23.2.6	Strahlen- und Stromschädigung	538
	Literatur	538

Zu diesem Thema gibt es aufgrund von Kriegsverletzungen, Verkehrsunfällen und anderen Ursachen von Nervenverletzungen eine besonders umfangreiche Literatur (Seddon 1943, 1975; Krücke 1974; Sunderland 1978; Mackinnon u. Dellon 1988; Samii 1990).

23.1 Allgemeine Reaktionen

Zum Verständnis der allgemeinen Reaktionen der peripheren Nerven ist eine Darstellung der Reaktionen nach mechanischen Verletzungen aufschlussreich (Tabelle 23.1 und Abb. 23.1). Je nach dem Schweregrad einer peripheren Nervenquetschung oder -zerrung oder einer Verletzung mit Kontinuitätsunterbrechung des Nervs kommt es zu unter-

Tabelle 23.1. Traumatische Nervenläsionen

Form der Schädigung	Folgen und Komplikationen der Restitutition
■ **Veränderungen der Markscheide**	
Paranodale Demyelinisation	Interkalierte Segmente
Einfache segmentale Demyelinisation („Neurapraxie")	1. Verkürzung der Internodien nach Remyelinisation auf ca. 300 μm [a]
	2. Reduktion der Markscheidendicke
Rezivierende segmentale Demyelinisation und Remyelinisation	1. Zwiebelschalenformationen
	2. „Hypertrophie" des Nervs
	3. Sekundäre axonale Degeneration
	4. Reaktive endoneurale Bindegewebsvermehrung
■ **Axonale Veränderungen**	
Kompression	Distal: Atrophie; proximal: Auftreibung
Unterbrechung nur der Axone („Axonotmesis")	1. Waller-Degeneration des distalen Nervenabschnitts mit Ausbildung von Büngner-Bändern (proliferierte Schwann-Zellen)
	2. Folgen bei verhinderter oder frustraner Regeneration:
	a) Retrograde Atrophie mit Synapsenverlust am Motoneuron
	b) Retrograde Degeneration von Neuronen
	3. Folgen bei optimal ausgerichteter Regeneration:
	a) Regeneration ca. 1 mm/Tag
	b) Überschüssige Aussprossung von Axonen
	c) Verkürzung der neugebildeten Internodien
	d) Reduktion der Markscheidendicke
Unterbrechung der Kontinuität des gesamten Nervenquerschnitts („Neurotmesis")	1. Ungeordnete Regeneration mit Neurombildung und Minifaszikeln
	2. Aberrierende Regeneration
	3. Motorische und sensorische Fehlinnervation (Kausalgien, Phantomschmerzen, -empfindungen, Mitbewegungen fehlinnervierter Muskeln)

[a] Remyelinisation beginnt nach 3 Wochen.

Segmentale Demyelinisation

Sekundäre Degeneration

Neurotmesis

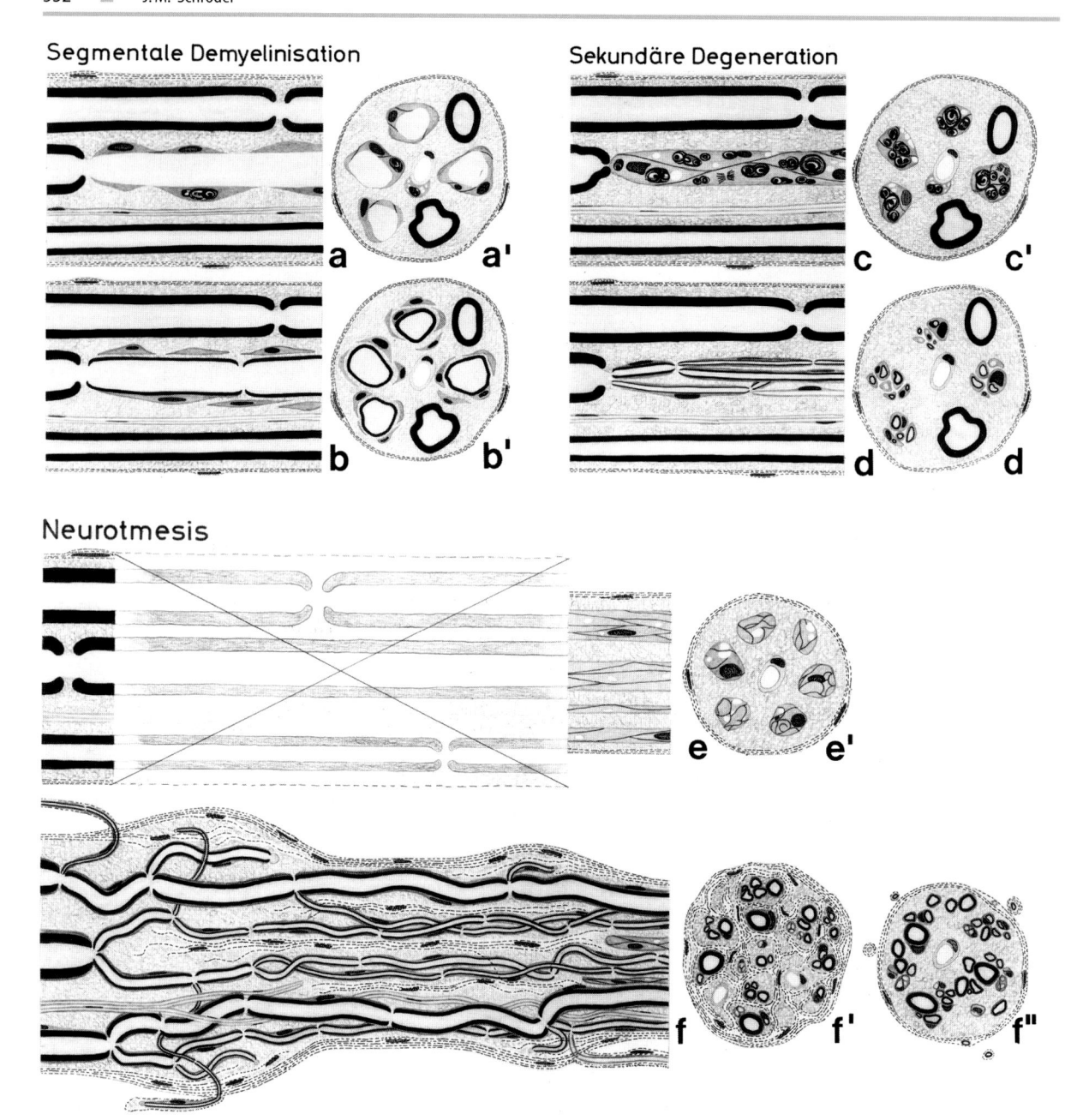

Abb. 23.1 a–f. Schema der drei wichtigsten Schädigungsformen des peripheren Nervs mit den entsprechenden Ausheilungsbildern. **a, a'** Längs- und Querschnittsbild eines Nervs mit einem bzw. mehreren segmental demyelinisierten Axonen, die in ihrer Kontinuität nicht unterbrochen sind. Die Schwann-Zellen der betroffenen Internodien sind proliferiert und enthalten noch einzelne Markscheidenabbauprodukte. **b, b'** Längs- und Querschnitte der zugehörigen Ausheilungsbilder. Die demyelinisierten Axone werden dünn remyelinisiert. Die neugebildeten Internodien sind verkürzt. Einzelne überschüssig proliferierte Schwann-Zellen liegen in einigem Abstand meistens schalenförmig angeordnet neben den remyelinisierten Nervenfasern. **c, c'** Längs- und Querschnittbild von degenerierenden Nervenfasern, deren Kontinuität vollständig unterbrochen ist. In den proliferierenden Schwann-Zellen und eingewanderten Makrophagen liegen reichlich Markscheidenabbauprodukte. **d, d'** Die aus der unterbrochenen Nervenfaser aussprossenden multiplen Nervenfaserregenerate liegen bei erhaltenem Endoneurium bündelförmig an der Stelle der degenerierten Nervenfaser. Die regenerierten Nervenfasern sind unterschiedlich dick und bleiben z. T. unbemarkt. **e, e'** Distal einer kompletten Unterbrechung des gesamten Nervs bleiben die proliferierten Schwann-Zellen an der Stelle der degenerierten Nervenfasern in Gestalt der Büngner-Bänder im Endoneurium longitudinal orientiert liegen, auch wenn sie nicht wieder reinnerviert werden. **f, f', f''** Der bindegewebig organisierte Nervendefekt oder das Transplantat wird „neuromatös" reinnerviert, wobei kleine Bündel regenerierter dünner Nervenfasern durch ein neu gebildetes Perineurium (*gestrichelt*) von dem Bindegewebe der Umgebung isoliert werden (Minifaszikel) (**f, f'**). Einzelne Nervenfaserzweige biegen lateralwärts ab, rekurrieren oder endigen frei im Bindegewebe. Andere erreichen den distalen Nervenfaszikel (**f''**) und finden Anschluss an die Büngner-Bänder. Die Nervenfaserbündel werden hier nicht mehr von neu gebildeten Perineuralzellen, sondern vom präexistenten Perineurium des ursprünglichen Faszikels gegenüber der Umgebung abgegrenzt. Einzelne aberrante Faszikel liegen, von einem separaten Perineurium umhüllt, im Epineurium des distalen Nervenabschnittes

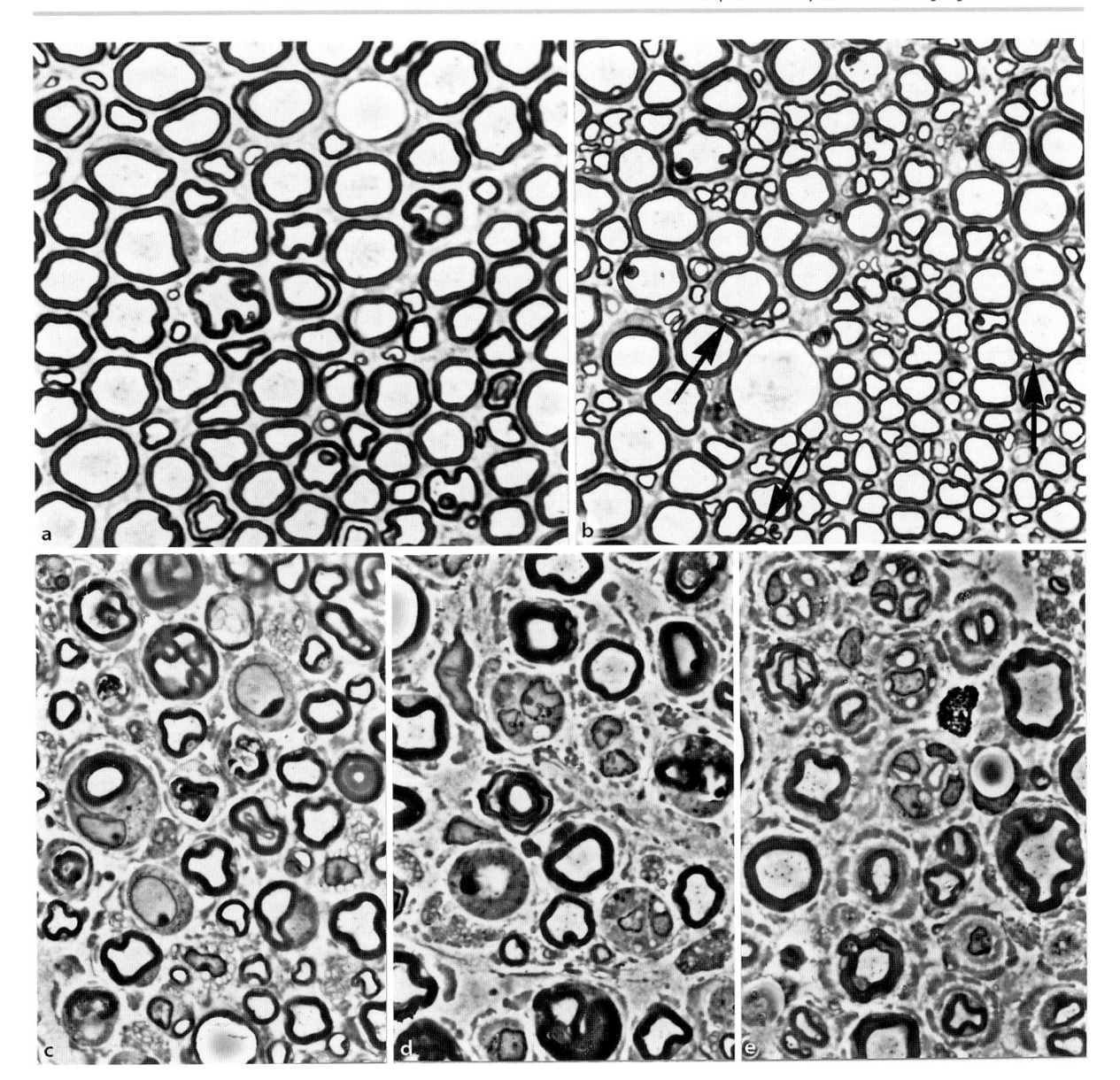

Abb. 23.2 a–e. Repräsentative Ausschnitte aus dem N. ischiadicus (Ratte). **a** Kontrollnerv. **b** 12 Monate nach einem Quetschtrauma (distal der Quetschzone). Die größten regenerierten Nervenfasern werden von (in Relation zum Axonkaliber) disproportioniert dünnen Markscheiden umgeben. Die *Pfeile* weisen auf atrophische Nervenfasern hin. **c–h** Experimentelle Isoniazidneuropathie. N. ischiadicus verschiedener Ratten: **c** 4 Tage, **d** 3 Wochen, **e** 7 Wochen nach Beginn der INH-Intoxikation

schiedlichen funktionellen und morphologischen Störungen (Tabelle 23.1).

Die 1943 von Seddon vorgeschlagene Klassifikation der peripheren Nervenverletzungen umfasste
- Neurapraxie,
- Axonotmesis,
- Neurotmesis.

Mit der *Neurapraxie* war ein lokalisierter Leitungsblock bei Erhaltung der distalen Nervenleitung gemeint. Dabei kommt es zu einer vollständigen Restitution der Funktion innerhalb von 6–8 Wochen, da diesem Typ der Nervenfaserschädigung lediglich eine *segmentale* (Abb. 23.1 a) oder *paranodale Demyelinisation* zugrunde liegt. Diese ist durch einen selektiven Zerfall der Markscheiden entweder nur in der Nachbarschaft des Ranvier-Schnürringes (paranodal) oder in einem gesamten, ca. 0,3–1,5 mm langen, jeweils von einer einzigen Schwann-Zelle gebildeten Markscheidensegment (Internodium) gekennzeichnet (Abb. 23.1 a, a'). Sie wird durch die nach etwa 3 Wochen einsetzende Remyelinisation funktionell weitgehend ausgeglichen, wenn auch strukturell aufgrund der verkürzten neugebildeten und etwa um das Dreifache vermehrten Internodien und der Verschmälerung

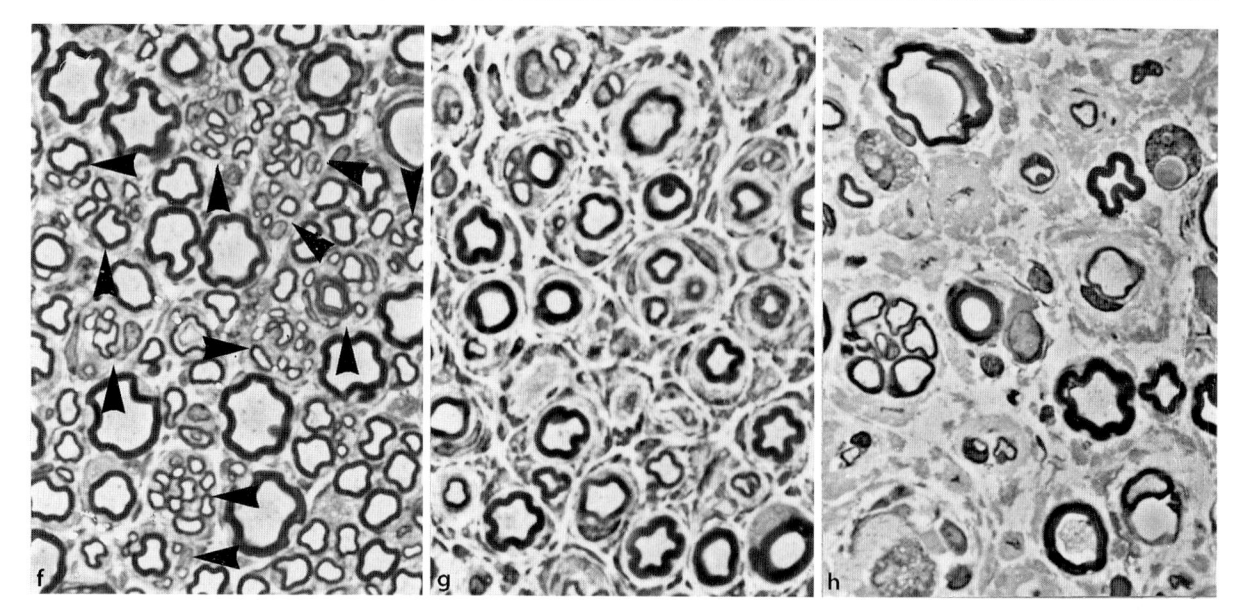

Abb. 23.2 f–h. f Nach 3-monatiger und **g** nach 24-monatiger Überlebenszeit im Anschluss an eine kurzfristige INH-Intoxikation. Die Zahl der im Überschuss regenerierten Nervenfasern und der proliferierten Schwann-Zellen hat sich nach 2 Jahren deutlich zurückgebildet, das endoneurale Bindegewebe ist aber deutlich vermehrt. **h** Kontrollratte im relativ hohen Alter von 3,5 Jahren mit den verschiedensten Formen spontaner Nervenfaserveränderungen: Degeneration und Regeneration, Demyelinisation und Remyelinisation, Büngner-Bänder, Ödem und Vermehrung des endoneuralen Bindegewebes. (**a, b, f, g**: Vergr. 720:1; **c–e**: 1000:1; **h**: 690:1)

der Markscheiden keine Restitutio ad integrum erreicht wird (Abb. 23.1 b, b').

Demgegenüber ist die *Axonotmesis*, z. B. nach einer Quetschung, durch eine selektive Unterbrechung der Axone bei erhaltenem Bindegewebsgerüst des peripheren Nervs charakterisiert. Die Folge ist eine 2–3 Tage später einsetzende Degeneration (nicht einfach Nekrose) des distalen Nervenfaserabschnittes nach dem Waller-Gesetz (Waller-Degeneration) (vgl. Abb. 23.1 c, c'). Dabei werden Axone und Markscheiden durch die proliferierenden, d.h. sich um das 6- bis 8fache vermehrenden Schwann-Zellen unter Mitwirkung von Makrophagen innerhalb und außerhalb der ursprünglichen Basallamina der jeweiligen Nervenfaser bis in die Peripherie abgebaut (Seiler u. Schröder 1970). Übrig bleiben an der Stelle der degenerierten Nervenfasern die sog. *Büngner-Bänder* (Abb. 23.1 c, c'; 23.2 c, d), die zumindest teilweise noch nach Monaten und Jahren von proximal aussprossende Axone (Abb. 23.1 d, d'; 23.2 e–g; 23.3; 23.4 g) wieder exakt an ihren adäquaten Zielort leiten können.

Als *Neurotmesis* (Abb. 23.1 e) bezeichnete Seddon die vollständige Unterbrechung des peripheren Nervs, die allerdings im Unterschied zur Axonotmesis aufgrund der gestörten Schienung der regenerierenden Axonen zu einem weniger befriedigenden Regenerationsergebnis führt (Abb. 23.1 f, f'; 23.4 g). Demgegenüber sind die Regenerationsergebnisse nach der Axonotmesis zufrieden stellend (Abb. 23.2 b), sofern die Regenerationsstrecke oder das Endgebiet nicht bereits fibrosiert sind, was nach einem Zeitraum von etwa 2 Jahren zu erwarten ist. Im Übrigen wird das Regenerationsergebnis negativ vom Alter (Tanaka et al. 1992) und positiv von Wachstumsfaktoren wie dem Nervenwachstumsfaktor (NGF, nerve growth factor) (vgl. Blexrud et al. 1990; Raivich et al. 1990) und deren Rezeptoren sowie vor allem durch örtliche Durchblutungsverhältnisse und nach dem Aussprossen von sog. Pionierfasern (1. Stadium der Regeneration) in einem 2. Stadium durch den Kontakt

Abb. 23.3 a–d. Regenerierende Nervenfasern bei der Isoniazidneuropathie. **a–c** Zupfpräparate von regenerierenden Nervenfasern 6 Wochen nach Beginn der Isoniazidapplikation. **a** Umfangreiche Markscheidenabbauprodukte liegen neben einer dünn myelinisierten Nervenfaser (Vergr. 620:1). **b** Zahlreiche Schwann-Zell-Kerne (*Pfeilköpfe*) und ein μ-Granulum (*Pfeil*) in einem Büngner-Band, das durch eine kleine markhaltige Nervenfaser mit kurzen Internodien reinnerviert worden ist (*R* Ranvier-Schnürringe) (Vergr. 620:1). **c** Bündel mit verwundenen dünnen regenerierenden Nervenfasern neben einer Faser mit inkomplett remyelinisierten Internodien, deren Kerne durch *Pfeilköpfe* gekennzeichnet sind (Vergr. 620:1). **d** Bündel von 7 regenerierenden Nervenfasern (mit den Ziffern *1–7*) in einem Büngner-Band, 3 Monate nach kontinuierlicher Isoniazidapplikation. Das größte Axon (*1*) ist durch nur 2 kompaktierte Markscheidenlamellen remyelinisiert. Zwei andere (*5* und *7*) enthalten zahlreiche vesikuläre Strukturen und mehrere Mitochondrien. Der *Pfeil* weist auf 2 weitere Fortsätze, bei denen es sich möglicherweise um degenerierende Axonsprossen handelt. Die Schwann-Zell-Fortsätze enthalten vermehrte intermediäre Filamente und Mikrotubuli sowie Fetttropfen, die offenbar während der Einbettung partiell extrahiert worden sind. Die Kollagenfilamente zwischen den reinnervierten Schwann-Zellen sind dünner als im umgebenden Endoneurium. (Vergr. 16 500:1)

Kapitel 23 Physikalische Schädigungen 535

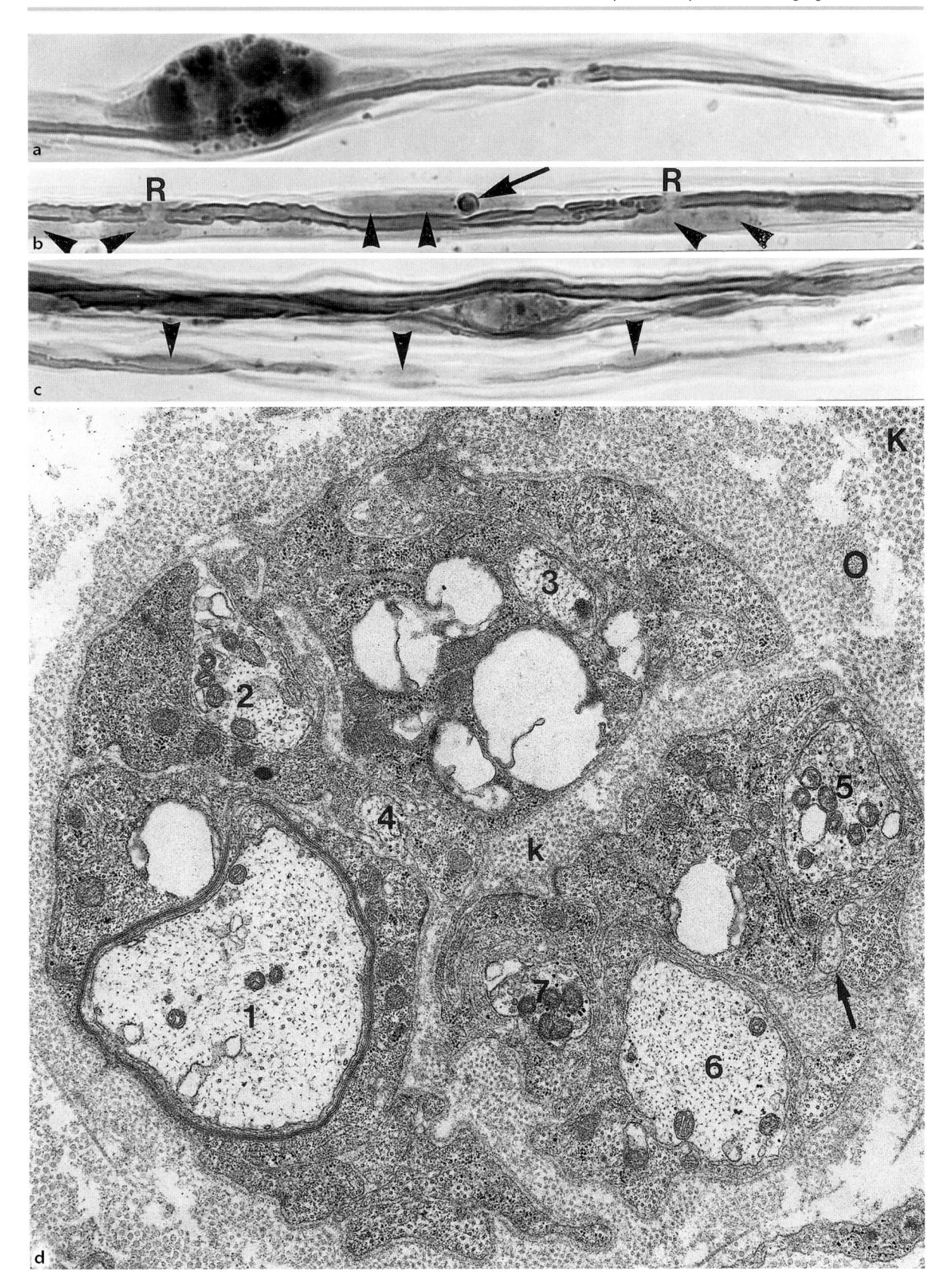

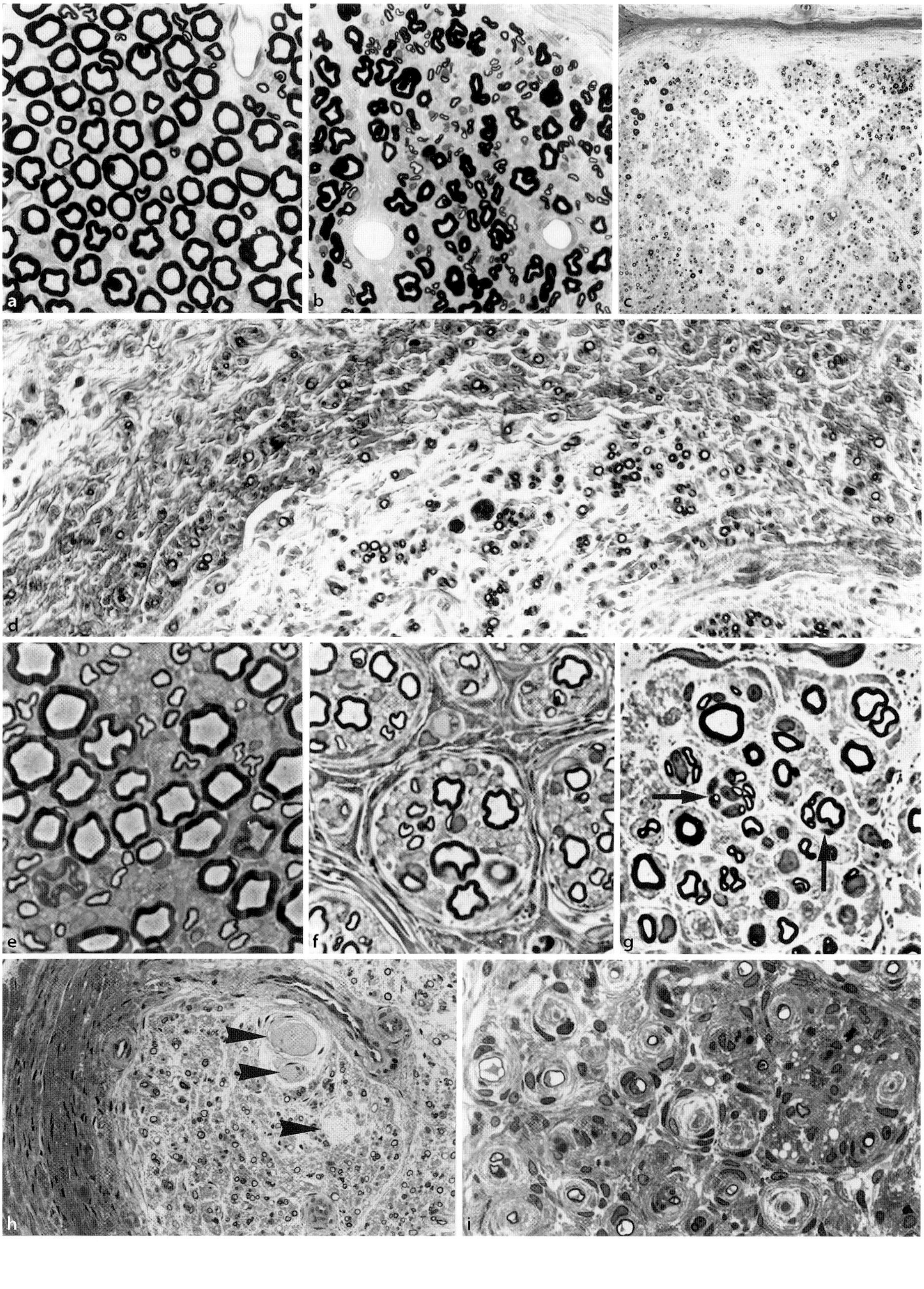
a
b
c
d
e
f
g
h
i

regenerierender Nervenfasern mit adäquaten Endorganen (Weis u. Schröder 1989) beeinflusst.

23.2 Spezielle Läsionen

23.2.1 Kompression und Perkussion

Durch eine *Quetschung* werden die Axone komprimiert oder unterbrochen, sofern die Quetschung lang und stark genug ist (Gallant 1992). Durch eine *starke Erschütterung* des Nervs (Perkussionsverletzung), z. B. durch Schlag mit einem stumpfen Gegenstand und Kompression des Nervs gegen darunter liegende knöcherne Strukturen, kommt es zu einer Kombination von segmentalen Demyelinisationen mit periaxonalem und intramyelinischem Ödem sowie axonaler Unterbrechung.

Bei *chronischer Nervenkompression* und Einklemmung resultiert eine Schwellung der Axone und des Nervs proximal der Kompressionsstelle mit leichter Verdickung des Perineuriums und in späten Stadium nach Monaten und Jahren eine Entwicklung von *Renaut-Körpern* (Abb. 23.4 h). Das sind ovale oder rundliche Anhäufungen endoneuraler Bindegewebselemente, die neben mukoiden Substanzen, Kollagen und Tenazsin auch reichlich Oxytalanfasern (filamentöser Anteil elastischer Fasern) und in Richtung Perineuralzellen differenzierte endoneurale Fibroblasten enthalten (Weis et al. 1993). Schließlich resultiert eine paranodale Markscheidenintussuszeption, segmentale Demyelinisation (mit Remyelinisation) und axonale Degeneration (mit Regeneration) (Ochoa et al. 1972). Derartige Veränderungen sind bei subklinischer Einklemmung des N. medianus am Handgelenk (Karpaltunnelsyndrom), des N. ulnaris am Ellenbogen und an anderen Nerven festgestellt worden.

Vermutlich ist auch am Fuß die *Morton-Metatarsalgie* (Abb. 23.4 h) vor allem Folge einer Druckwirkung, wobei jeweils eine druckbedingte Ischämie als pathogentischer Faktor mit zu berücksichtigen ist.

23.2.2 Kontinuitätsunterbrechung

Nach einer *partiellen oder vollständigen Nervendurchschneidung* im Bereich offener Wunden oder Verletzungen wachsen die Axone am proximalen Nervenende aus und führen durch multiple, sich verzweigende und aberrierende Axonsprossen (Abb. 23.1 d) zu einer Auftreibung, die als *Neurom* bezeichnet wird (Sonderfall: Amputationsneurom nach Amputation einer Extremität, evtl. mit sog. Phantomschmerzen).

Ein Neurom besteht aus regenerierten Axonen, Schwann-Zellen, perineuralen Hüllen um die zahlreichen neu entstandenen kleinen Nervenfaszikel (Minifaszikel; Schröder u. Seifert 1970) (Abb. 23.4 d, f) und vermehrtem epineuralen Bindegewebe mit Blut- und Lymphgefäßen. Aus dem proximalen Stumpf wachsen Schwann-Zellen aus, die nur teilweise mit den Büngner-Bändern im distalen Nervenabschnitt in Verbindung treten. Es resultiert eine *anisomorphe Reinnervation („Neurotisation")* mit inkompletter Reinnervation des distalen Nervenabschnittes und in der Regel unbefriedigendem Heilungsergebnis (Schmerzen, Kausalgien). Die fehlgeleiteten, aberrierenden Nervenfasern, die keine adäquaten motorischen, sensorischen oder vegetativen Kontakte herstellen können, atrophieren im Laufe von Monaten (Abb. 23.4 b) oder Jahren (Abb. 23.4 c) und degenerieren schließlich mit ihren Perikaryen (retrograde Atrophie und Degeneration).

Abb. 23.4. a Normaler und b retrograd veränderter N. ischiadicus vom Hund, 6 Monate nach der Implantation eines homologen, ineffektiven, ca. 10 cm langen Nerventransplants distal von b. Die Axone in b sind größtenteils geschrumpft, die Markscheiden mehr oder weniger stark kollabiert, ohne dass es schon zur Degeneration gekommen wäre (Vergr. 380:1). c Retrograde Nervenfaserausfälle im N. ischiadicus eines 46-jährigen Mannes, der bereits im Alter von 4 Jahren beinamputiert worden war. Fast alle großen markhaltigen Nervenfasern sind retrograd degeneriert. Übrig geblieben sind überwiegend kleine regenerierte markhaltige Nervenfasern (Vergr. 96:1). d 2,5 cm langes frisches allogenes Nerventransplantat 1 Jahr nach der Implantation. Zahlreiche regenerierte Nervenfasern scheinen mitten im Bindegewebe zu liegen; nur *rechts unten* ist noch ein größerer Faszikel getroffen (Vergr. 220:1). e Proximal von **f**, einem 3,2 cm langen tiefgekühlten homologen Nerventransplantat, erscheinen die Nervenfasern und die Architektur des Endoneuriums (in diesem Ausschnitt) völlig normal. In **f** liegen mehrere, z. T. sehr kleine Faszikel („Minifaszikel") eng nebeneinander. Die regenerierten Nervenfasern sind darin wesentlich dünner als proximal. g Distal eines 3,1 cm langen cialitkonservierten Nerventransplantats 1/2 Jahr nach der Implantation. Die reichlich regenerierten, unterschiedlich großen, überwiegend dünn myelinisierten, z. T. atrophischen Nervenfasern haben teilweise zu einer „Hyperneurotisation" der Büngner-Bänder geführt (*Pfeile*) (Vergr. 770:1). **h** Kompressionsneuropathie; sog. Metatarsalgie (Morton) bei einer 51-jährigen Patientin. Das Perineurium ist stark verbreitert. Die Zahl der markhaltigen Nervenfasern ist reduziert, und es finden sich nur noch dünne, regenerierte Nervenfasern. Die *Pfeilköpfe* weisen auf Renaut-Körper in unterschiedlichen Stadien der Entwicklung hin (Vergr. 156:1). **i** Perineuriom im N. radialis eines 5-jährigen Jungen. Unverhältnismäßig dünn myelinisierte, demyelinisierte oder degenerierte Nervenfasern werden komplett von einzelnen oder mehreren Schichten von Perineuralzellen umhüllt (Vergr. 450:1)

23.2.3 Spinalwurzelausriss

Durch Überstreckung eines Nervenstammes, des Nervenplexus und der spinalen Nervenwurzeln kann es zu irreparablen Nervenwurzelausrissen am Rückenmark kommen (Livesey u. Fraher 1992), bei denen die motorischen Axone im peripheren Nerv degenerieren, während die distalen sensorischen Axone mit ihren Zellkörpern trotz Ausfalls der Sensibilität erhalten bleiben, da die Läsion zentral der Spinalganglien lokalisiert ist (Schröder 1985).

23.2.4 Nervenüberstreckung

Eine leichte Überstreckung führt zu einem reversiblen Erregungsleitungsblock (Seddon 1943). Die dann auftretende Paralyse bildet sich innerhalb von Stunden zurück; die Erklärung für eine derartige Paralyse ist unklar, da der Zeitraum für eine De- und Remyelinisation zu kurz ist. Bei stärkeren Graden der Streckung resultiert eine Axonunterbrechung, schließlich auch mit Zerreißung des neuralen Bindegewebes, was u.a. zu intraneuralen Blutungen führen kann. Eine intraneurale Fibrose behindert dann die Regeneration.

23.2.5 Frost- und Hitzeschäden

Bei Exposition gegenüber Temperaturen von unter 10 °C kommt es zur Schädigung der peripheren Nerven, die vulnerabler sind als das übrige Gewebe, wobei die Axone der markhaltigen Nervenfasern zuerst geschädigt werden (Kennett u. Gilliat 1991). Möglicherweise ist wie beim Hitzetrauma (Hoogeveen et al. 1992) eine Schädigung der Blut-Nerven-Schranke entscheidend. Das resultierende ausgeprägte endoneurale Ödem führt zu erhöhtem intraneuralen Druck, der wegen des Fehlens endoneuraler Lymphgefäße und der dadurch bedingten mangelhaften Abflussmöglichkeit zur Schädigung der peripheren Nervenfasern führt.

23.2.6 Strahlen- und Stromschädigung

Eine Strahlenspätschädigung der peripheren Nerven (Stoll u. Andrews 1966; Seddon 1975; Vujaskovic 1997) ist selten, tritt bevorzugt im Bereich des Plexus brachialis auf, z.B. als Folge einer Bestrahlung eines Mammakarzinoms, und entwickelt sich nach einem Zeitraum von zumeist 3–4 Jahren im Anschluss an die Bestrahlung, in keinem Fall früher als 6 Monate danach. Mikroskopisch steht eine Fibrose im Vordergrund (Fritzemeier 1985). Im Anschluss an eine Bestrahlung ist die Myelinisationsfähigkeit der Schwann-Zellen beeinträchtigt (Love u. Gomez 1984).

Auch Stromschäden an peripheren Nerven manifestieren sich erst nach langer Latenz (Farrell u. Starr 1968).

Literatur

Blexrud MD, Lee DA, Windebank AJ, Brunden KR (1990) Kinetics of production of a novel growth factor after peripheral nerve injury. J Neurol Sci 98: 287–299
Farrell DF, Starr A (1968) Delayed neurological sequelae of electrical injuries. Neurology 18: 601–606
Fritzemeier CU (1985) Tierexperimentelle Untersuchungen über den Einfluß von ionisierenden Strahlen auf autologe Nerventransplantate. Habilitationsschrift, Berlin
Gallant PE (1992) The direct effects of graded axonal compression on axoplasm and fast axoplasmic transport. J Neuropathol Exp Neurol 51: 220–230
Hoogeveen JF, Troost D, Wondergem J, van der Kracht AH, Haveman J (1992) Hyperthermic injury versus crush injury in the rat sciatic nerve: a comparative functional, histopathological and morphometrical study. J Neurol Sci 108: 55–64
Kennett RP, Gilliatt RW (1991) Nerve conduction studies in experimental non-freezing cold injury: I. Local nerve cooling. Muscle Nerve 14: 553–562
Krücke W (1974) Pathologie der peripheren Nerven. Springer, Berlin, Heidelberg, New York (Handbuch der Neurochirurgie, Bd VII/3, S 1–267)
Lindholm D, Thoenen H (1990) Role of neurotrophic factors in peripheral nerve regeneration. In: Samii M (ed) Peripheral nerve lesions. Springer, Berlin Heidelberg New York Tokyo, pp 29–31
Livesey FJ, Fraher JP (1992) Experimental traction injuries of cervical spinal nerve roots: a scanning EM study of rupture patterns in fresh tissue. Neuropathol Appl Neurobiol 18: 376–386
Love S, Gomez S (1984) Effects of experimental radiation-induced hypomyelinating neuropathy on motor end-plates and neuromuscular transmission. J Neurol Sci 65: 93–109
Mackinnon SE, Dellon AL (1988) Surgery of the peripheral nerve. Thieme, Stuttgart
Ochoa J, Fowler TJ, Gilliatt RW (1972) Anatomical changes in peripheral nerves compressed by a pneumatic tourniquet. J Anat 113: 433–455
Raivich G, Hellweg R, Graeber MB, Kreutzberg GW (1990) The expression of growth factor receptors during nerve regeneration. Restor Neurol Neurosci 1: 217–223
Samii M (ed) (1990) Peripheral nerve lesions. Springer, Berlin Heidelberg New York Tokyo
Schröder JM (1985) Degeneration und Regeneration nach Plexus-brachialis-Verletzung. In: Hase U, Reulen H-J (Hrsg) Läsionen des Plexus brachialis. De Gruyter, Berlin, S 65–70
Schröder JM (1987) Pathomorphologie der peripheren Nerven. In: Neundörfer B, Schimrigk K, Soyka K (Hrsg) Polyneuritiden und Polyneuropathien. VCH, Weinheim (Praktische Neurologie, Bd 2, S 11–104)

Schröder JM, Seiffert KE (1970) Die Feinstruktur der neuromatösen Neurotisation von Nerventransplantaten. Virchows Arch B Cell Pathol 5: 219–235

Seddon HJ (1943) Three types of nerve injury. Brain 66: 237–288

Seddon HJ (1975) Surgical disorders of the peripheral nerves, 2nd edn. Churchill Linvingstone, Edinburgh

Seiler N, Schröder JM (1970) Beziehungen zwischen Polyaminen und Nucleinsäuren. II. Biochemische und feinstrukturelle Untersuchungen am peripheren Nerven während der Wallerschen Degeneration. Brain Res 22: 81–103

Stoll BA, Andrews JT (1966) Radiation-induced peripheral neuropathy. BMJ 1: 834–837

Sunderland S (1978) Nerves and nerve injuries. Churchill Livingstone, Edinburgh

Tanaka K, Zhang QL, Webster HD (1992) Myelinated fiber regeneration after sciatic nerve crush: morphometric observations in young adult and aging mice and the effects of macrophage suppression and conditioning lesions. Exp Neurol 118: 53–61

Vujaskovic Z (1997) Structural and physiological properties of peripheral nerves after intraoperative irradiation. J Periph Nerv Sys 2: 343–349

Weis J, Alexianu ME, Heide G, Schröder JM (1993) Renaut bodies contain elastic fiber components. J Neuropathol Exp Neurol 52: 444–451

Weis J, Schröder JM (1989) Differential effects of nerve, muscle, and fat tissue on regenerating nerve fibers in vivo. Muscle Nerve 12: 723–734

Kapitel 24 Nutritive und toxische Neuropathien

J. M. Schröder

INHALT

24.1	**Nutritive Neuropathien**	541
24.1.1	Vitaminmangelneuropathien	541
1.1.2	Alkoholische Neuropathie	542
24.2	**Toxische Neuropathien**	543
24.2.1	Gewerbe- und Umweltgifte	544
24.2.2	Medikamentös-toxisch bedingte Polyneuropathien	548
	Literatur	550

24.1 Nutritive Neuropathien

24.1.1 Vitaminmangelneuropathien

■ Vitamin-B_1-Mangel

Die bekannteste, wenn auch nicht ausschließlich durch Thiaminmangel verursachte Vitaminmangelkrankheit ist *Beriberi* bei thiaminarmer, kohlenhydratreicher Kost aus geschältem Reis. Zu unterscheiden sind eine schnellverlaufende, nasse Form, die durch kardiale Symptome gekennzeichnet ist und häufiger Kinder befällt, und die chronische, trockene Form, die durch eine akrodistal betonte symmetrische sensomotorische Polyneuropathie charakterisiert ist.

Eine pathogenetische Bedeutung des Thiaminmangels wird auch beim Strachan-Syndrom (Hinterstrangataxie, Optikusatrophie, Schwerhörigkeit, Polyneuropathie), bei der primären Degeneration des Corpus callosum (Marchiafava-Bignami) und bei der Kleinhirndegeneration vermutet. Ebenso ist die Wernicke-Enzephalopathie Folge eines Vitamin-B_1-Mangels; das dabei auftretende amnestische Syndrom in Verbindung mit einer Polyneuropathie wird auch als Korsakow-Symptomenkomplex bezeichnet, wobei dieser in der Regel alkoholisch bedingt ist. Doch kann ein Vitamin-B_1-Mangel auch im Zusammenhang mit gastrointestinalen Erkrankungen, insbesondere Malresorption, chronischen Infektionen und bei allgemeiner Mangelernährung auftreten. Prädisponierend ist möglicherweise ein genetisch bedingter Transketolasemangel, der bei normaler Diät nicht auffällt, bei Fehlernährung aber zum Vitaminmangel führt.

■ **Morphologie.** Am häufigsten sind die Nerven in den distalen Gliedmaßenabschnitten, der Vagus und N. phrenicus betroffen. Im Vordergrund steht eine *axonale Degeneration* mit distal betontem Ausfall. *Segmentale Demyelinisationen* sind proximal beobachtet worden und werden deshalb eher als sekundär angesehen. Eine *Chromatolyse* der Ganglienzellen in den Spinalganglien und in den Vorderhörnern begleitet die distale Degeneration von Axonen. Im Tractus gracilis des Rückenmarks sind ebenfalls Nervenfaserdegenerationen nachweisbar, so dass die Verteilung der Schäden einer zentralen und peripheren distalen Axonopathie entspricht. Die kleinen markhaltigen und marklosen Axonen erscheinen relativ gut erhalten, wobei allerdings ein ausgeprägtes intrafaszikuläres Ödem besteht (Ohnishi et al. 1980).

Elektronenmikroskopisch lässt sich eine Anhäufung abgeflachter membrangebundener Vakuolen sowie eine Verminderung der Neurofilamente und Mikrotubuli in den distalen Abschnitten peripherer Axone und in zentralwärts orientierten Axonen primärer sensorischer Neuronen nachweisen (Prineas 1970).

■ **Pathogenese.** Es ist unklar, ob der Thiaminmangel die Neuropathie allein oder zusammen mit anderen Vitaminmangelzuständen verursacht. Im Experiment ist es nicht einfach, durch Thiaminmangel eine Neuropathie hervorzurufen.

■ Vitamin-B_2-Komplex-Mangel

Zu diesem Komplex gehören Riboflavin, Nikotinamid, Nikotinsäure sowie Folsäure und Pantothensäure. Die Nikotinsäure wurde früher auch Niacin genannt. Riboflavinmangel gemeinsam mit Niacinmangel verursachen die *Pellagra*. Da Vitamin B_2 bei der Umwandlung von Pyridoxinhydrochlorid in Pyridoxalphosphat eine Rolle spielt, sind Vitamin-B_2- und -B_6-Mangel miteinander verknüpft.

Die Pellagra ist gekennzeichnet durch eine Kombination von Hautveränderungen, gastroinstestinalen Störungen und Symptomen vonseiten des Nervensystems. Zu den letzteren gehören Verhaltensstörungen, Demenz, Erkrankungen des Rückenmarks und eine unterschiedlich ausgeprägte periphere Neuropathie. Die pathologischen Veränderungen bestehen in einer Degeneration und einem Ausfall von Nervenfasern, wenn auch detaillierte Studien mit neueren morphologischen Methoden fehlen. Die Pellagra soll auf einen Mangel an Niacin und seinem Vorläufer, dem Tryptophan, beruhen; doch sind die Zusammenhänge nicht gesichert (Neundörfer 1987).

Eine Neuropathie nach *Pantothensäuremangel* ist nur selten beobachtet worden (Bean et al. 1955).

Vitamin-B_6-Mangel

Die Vitamin-B_6-Gruppe, Pyridoxin, Pyridoxal und Pyridoxamin, spielt bei der Synthese von Neurotransmittern (GABA, Dopamin, Noradrenalin, Serotonin) und auch für den Protein- und Lipidmetabolismus eine Rolle. Der Vitamin-B_6-Mangel ist einerseits von Bedeutung bei der Entstehung der alkoholischen Polyneuropathie (s. unten); zum anderen interferiert Isoniazid (s. dort) mit dem Pyridoxinmetabolismus. Isoniazid verbindet sich mit dem Kofaktor Pyridoxalphosphat und bildet eine inaktive Substanz. Durch eine Pyridoxinmangeldiät lässt sich im Experiment eine periphere Neuropathie hervorrufen; auch bei Freiwilligen, die den Antagonisten Desoxipyridoxin eingenommen hatten, trat eine Neuropathie auf.

Von besonderem Interesse in diesem Zusammenhang ist, dass eine *Überdosierung* von Vitamin B_6 neurotoxisch wirkt (Krinke et al. 1985). Bei dieser Neuropathie schreitet die Wirkung auch nach Absetzen des Vitamins fort (Coasting-Phänomen) (Berger et al. 1992).

Vitamin-B_{12}-Mangel

Beim Vitamin-B_{12}-Mangel resultiert eine symmetrische, überwiegend sensorische Polyneuropathie im Sinne einer Axonopathie ohne oder mit Myelopathie (funikuläre Spinalerkrankung oder funikuläre „Myelose"), Optikusatrophie und Demenz (Fine et al. 1990). Die zentralen Fortsätze der primären sensorischen Neurone erscheinen dabei vulnerabler als die peripheren sensorischen Axone.

Vitamin-E-Mangel

Beim Vitamin-E-Mangel kommt es zu einer distalen Axonopathie, die sowohl zentral als auch peripher nachweisbar ist. Das neurologische Syndrom, das in Verbindung mit der Abetalipoproteinämie auftritt, beruht wahrscheinlich auf einem Mangel an diesem Vitamin, da eine Behandlung mit Vitamin E zur Besserung führt. Doch gibt es auch ein idiopathisches Vitamin-E-Mangel-Syndrom (Yokota et al. 1987).

24.1.2 Alkoholische Neuropathie

Die alkoholische Neuropathie durch Ethanol (Ethylalkohol) ist neben der diabetischen wahrscheinlich die häufigste Neuropathie überhaupt; sie steht in Zusammenhang mit einem Mangel an Vitamin B_1, B_6 und Folsäure. Ein zusätzlicher, direkt toxischer Effekt durch Alkohol lässt sich nicht ausschließen.

Epidemiologie. Der Alkoholkonsum hat in der Bundesrepublik Deutschland von 3 l reinem Ethanol pro Kopf und Jahr auf 12 l zugenommen. Die Zahl der Suchtkranken ist schwer zu bestimmen; doch seien es 1,5–2 Mio. Alkoholkranke (Rommelspacher et al. 1989). Im Jahr 1987 wurden in den Ländern der alten BRD 32 Mrd. DM für alkoholische Getränke ausgegeben. Die Bundesanstalt für Straßenwesen verzeichnete allein im Jahr 1985 durch alkoholbedingte Verkehrsunfälle 37 Mrd. DM Folgekosten.

Die Häufigkeit der alkoholischen Polyneuropathie exakt zu bestimmen ist schwierig, da die Kriterien festgelegt werden müssen, wonach ein Patient bereits an einer Neuropathie leidet oder nicht. Doch erkranken etwa 10% der Alkoholsüchtigen an einer Neuropathie; eine schwere Polyneuropathie ist bei 10–25% der Patienten nachweisbar, die wegen ihres chronischen Alkoholismus in ein Krankenhaus eingeliefert werden.

Es ist unklar, warum es nur bei einem Teil der Alkoholiker zu einer Neuropathie kommt. Einige Patienten benötigen mehr Vitamin B_1; die Transketolase, ein thiaminabhängiges Enzym, das aus Fibroblasten dieser Patienten zu gewinnen ist, zeigt eine abnorme Apoenzym-Koenzym-Dissoziation, die genetisch vorgegeben ist (Blass u. Gibson 1977). Bemerkenswert ist die Alkoholunverträglichkeit vieler Asiaten, denen die normale Alkoholdehydrogenase in der Leber fehlt.

Klinik. Zur Definition des Alkoholikers gehört, dass sein Alkoholkonsum
- das Maß der Trinkgewohnheit der Gesellschaft übersteigt,
- seine Gesundheit schädigt,

- seine zwischenmenschlichen Beziehungen und/oder
- seine Lebensqualität beeinträchtigt.

> Die alkoholische Neuropathie entwickelt sich nach chronischem und in der Regel schwerem Alkoholmissbrauch; sie entwickelt sich zumindest anfänglich langsam und besteht aus einer distalen symmetrischen sensomotorischen Neuropathie, die schmerzhaft sein kann.

Die Beschwerden, Schwäche und Muskelkrämpfe, sind häufig. Neben motorischen Symptomen treten Sensibilitätsverlust, Parästhesien in Gestalt reißend-ziehender Spontanschmerzen und Druckschmerzhaftigkeit auf. Pallästhesie und Lagesinn werden eher gestört als die Qualitäten der Oberflächensensibilität, wobei die Tiefensensibilitätsstörung im Sinne einer „Pseudotabes alcoholica" im Vordergrund stehen kann. Die Störungen sind distal akzentuiert (strumpf- und handschuhförmig). Vegetative Störungen mit Hyperhidrose, marmorierte Haut und Störungen des Nagelwachstums an den Füßen gehören zu einer schweren alkoholischen Polyneuropathie, während Störungen der Blasen- und Mastdarmfunktionen nur selten auftreten. Brennendes Gefühl an den Fußsohlen ist ebenfalls häufig. Eine akute oder subakute alkoholische Neuropathie kann gelegentlich ein Guillain-Barré-Syndrom imitieren (Tabaraud et al. 1990). Ein direkter toxischer Effekt des Alkohols, der zur distalen axonalen Degeneration beiträgt, ist im Experiment festgestellt worden (Bosch et al. 1979).

Histopathologie. Die wichtigsten Veränderungen bestehen in einer distal akzentuierten Degeneration von Axonen. Anzeichen einer segmentalen Demyelinisation sind nur gelegentlich mitgeteilt worden und wahrscheinlich als sekundäre segmentale Demyelinisation aufgrund einer axonalen Atrophie zu interpretieren.

Pathogenese. Die Ähnlichkeiten zwischen klinischen und pathologischen Veränderungen bei der alkoholischen Neuropathie und Beriberi haben zur Vermutung geführt, dass die alkoholische Neuropathie überwiegend das Ergebnis eines Vitamin-B-Mangels ist und *nicht* auf direkte toxische Wirkungen des Alkohols zurückzuführen ist (Windebank 1993). Eine direkte toxische Wirkung lässt sich jedoch nicht ausschließen, wenn auch Versuche zur experimentellen Reproduktion einer alkoholischen Neuropathie bei Makaken (Hallett et al. 1987) trotz langfristiger Alkoholapplikation zu keiner Neuropathie geführt haben und die Untersuchungsergebnisse bei kleineren Tieren nicht eindeutig sind.

Eine direkte Applikation von Alkohol am peripheren Nerv führt zu einer charakteristischen subperineuralen axonalen Degeneration mit wahrscheinlich nur retrograden Formen einer paranodalen und segmentalen Demyelinisation (Schröder 1999).

In der Leber wird Alkohol durch die Alkoholdehydrogenase des Zytosols, durch die Katalase der Peroxisomen sowie durch das mikrosomale ethanoloxidierende System des glatten endoplasmatischen Retikulums oxidiert. Dabei entsteht Acetaldehyd, der in einem weiteren Schritt zu Acetyl-CoA weiter oxidiert wird. Dieses wird zur Synthese verwendet oder im Zitratzyklus, meist in der Muskulatur, zu CO_2 und H_2O abgebaut. Der toxische Alkoholmetabolit, der Acetaldehyd, scheint zumindest für die Leberschädigung verantwortlich zu sein, insbesondere für die Leberverfettung, der Vitamin-B_1-Mangel aber für das Wernicke-Korsakow-Syndrom.

Wegen der häufigen Unterernährung der Alkoholiker sind andere Ursachen, wie Eiweiß- und weitere Vitaminmangelzustände im Rahmen einer allgemeinen Malnutrition als Ursachen schwer abgrenzbar.

24.2 Toxische Neuropathien

Die Kenntnis der exogen-toxischen Neuropathien und ihre Abgrenzung von hereditären oder endogen-metabolisch bedingten Neuropathien spielt u. a. bei der Begutachtung von Berufskrankheiten eine wichtige Rolle. Zu derartigen Begutachtungen sind Spezialkenntnisse erforderlich, die der aktuellen neurowissenschaftlichen Originalliteratur und zusammenfassenden Werken (Dyck et al. 1993; Vinken u. Bruyn 1994, 1995; Spencer u. Schaumburg 2000) sowie den arbeitsmedizinischen Informationen zu entnehmen sind.

Viele Neurotoxine haben sich als sehr nützlich für die neurobiologische Forschung erwiesen (z. B. Tetrodotoxin, das sich irreversibel mit den Natriumkanälen verbindet und diese blockiert). Andere Neurotoxine dienen als Modelle zur Aufklärung von pathologischen Reaktionsmustern im peripheren Nervensystem (z. B. Isoniazid, dessen neurotoxischer Effekt bei der Behandlung der Tuberkulose als dosislimitierend gilt; vgl. Abb. 23.2 c–d, 23.3). Eines der stärksten Neurotoxine überhaupt wird sogar zur lokalen Injektionsbehandlung eingesetzt (Botulinustoxin bei Dystonien) (vgl. Schröder et al. 1992).

Auch die diphtherische Neuropathie ist nicht primär infektiös und entzündlich, sondern toxisch bedingt, wobei das *Toxin des Corynebacterium diphtheriae* die Proteinsynthese in den Schwann-Zellen hemmt, einschließlich der Synthese des basischen Markscheidenproteins und Proteolipids (s. S. 586).

Im Folgenden werden die Wirkungen einiger ausgewählter Neurotoxine besprochen, die Modellcharakter haben und vielfach zur Erweiterung unserer Kenntnisse von der Pathogenese peripherer Neuropathien geführt haben.

24.2.1 Gewerbe- und Umweltgifte

Metalle

Arsen

Eine periphere Neuropathie ist die Hauptmanifestation der neurologischen Symptome bei der Intoxikation durch anorganische Arsenverbindungen und stellt die häufigste Komplikation nach Mord- und Suizidversuchen mit Arsen dar. Es dient auch heute noch als Rattengift. Chronische Vergiftungen können im Umgang mit arsenhaltigen Farben, Konservierungs- und Schädlingsbekämpfungsmitteln auftreten.

Klinik. Eine Neuropathie kann akut auftreten nach massiver Arsenaufnahme oder langsam nach chronischen niedrigen Dosen oder wiederholter Exposition. Gastrointestinale Störungen treten nach akuter Intoxikation auf. Bei chronischer Gabe sind Hautpigmentierungen und eine Hyperkeratose zu beobachten. In beiden Fällen entwickelt sich eine distal akzentuierte, bevorzugt sensorische Neuropathie, die manchmal von stark schmerzhaften Dysästhesien begleitet wird.

Histopathologie. Histopathologisch ist in Biopsien bei Fällen mit akuter Intoxikation und bei chronischen Fällen ein Ausfall von Axonen festzustellen, wobei es zum Ausfall markhaltiger Nervenfasern aller Größenklassen kommt, während die marklosen Axone ausgespart bleiben und nur spärliche segmentale Demyelinisationen vorkommen. Die Analyse einer Nervenbiopsie 3 Jahre nach einer Arsenintoxikation ergab reichlich regenerierte markhaltige und marklose Axone. Durch Lasermikroproben-Massenanalyse ließ sich das Arsen nur in der 1. Biopsie nachweisen. Darin fielen auch membrangebundene Vakuolen in verschiedenen endoneuralen Zellen auf, wie sie in ähnlicher Form nach der Applikation hochmolekularer Substanzen wie Polyvinylpyrrolidon oder Dextranen nachweisbar sind.

Ein Guillain-Barré-ähnliches Syndrom ist nach der Applikation der organischen Arsenverbindung Melarsoprol aufgetreten.

Blei

Blei kann als Beispiel für ein Neurotoxin gelten, das ganz verschiedene Krankheitsbilder induziert (Thomas et al. 1997).
- Bei *erwachsenen Menschen* führt die Bleiintoxikation zu einer bevorzugten Erkrankung des motorischen Systems, wobei die oberen Extremitäten stärker betroffen sind als die unteren, so dass es zu einer Schwäche und Atrophie der Extensoren des Handgelenks und der Finger kommt mit Fallhand und herabfallenden Füßen.
- Bei *Embryonen, Säugetieren und Kindern* besteht der überwiegende Effekt von Blei in einer hämorrhagischen Enzephalopathie, die auf eine Schädigung der Blutgefäße im Zentralnervensystem zurückzuführen ist.
- Im Experiment führt Blei nach oraler Gabe bei Ratten zu einer selektiven segmentalen Demyelinisation, ähnlich wie sie schon von Gombault (1880) in seiner klassischen Beschreibung der segmentalen Demyelinisation nach der experimentellen Bleiintoxikation von Meerschweinchen beschrieben worden ist.
- Bei erwachsenen Meerschweinchen kommt es zu einer Kombination einer segmentalen Entmarkung mit axonaler Degeneration.

Demnach führt Blei unter verschiedenen Umständen, je nach den äußeren und inneren Bedingungen, zu einer *Myelinopathie, Axonopathie, Neuronopathie* oder *Vaskulopathie*.

Bei der Entwicklung der Neuropathie spielt ein endoneurales Ödem eine wichtige Rolle. Bei chronischer oraler Applikation von 4%igem Bleikarbonat erreicht die Bleikonzentration im Nerv einen Gipfel nach 3–5 Wochen. Zu diesem Zeitpunkt setzt die segmentale Demyelinisation ein. Zwar gibt es eine Blut-Nerven-Barriere gegenüber Blei; doch bei chronischer Aufnahme tritt das Blei in das Endoneurium ein und häuft sich dort an. Das Blei bindet sich an Myelin.

Quecksilber

Die wichtigste neurotoxische Wirkung von organischem wie auch von anorganischem Quecksilber richtet sich gegen das zentrale Nervensystem; doch kann auch eine sensorische Neuropathie auftreten. Der primäre Angriffspunkt des Quecksilbers ist in den Spinalganglien zu suchen. Quecksilber übt seine zelluläre Wirkung durch Bindung an Sulfhydrylgruppen aus (Thomas et al. 1997).

Thallium

Thallium wird heute vor allem als Ratten- und Mäusegift verwendet, kann aber auch bei der Produktion von sog. Hütten- und Hochofenzement frei werden. Intoxikationen sind am häufigsten bei Selbstmord- und Mordversuchen mit Rattengift beobachtet worden, können aber auch beim Einatmen von thalliumhaltigem Staub oder durch Resorption über die Haut bei Verwendung thalliumhaltiger Haarentferner auftreten. Das Gift wird aber vornehmlich über den Magen-Darm-Trakt aufgenommen.

■ **Klinik.** Klinisch ist eine vorwiegend sensorische und häufig schmerzhafte distale Polyneuropathie festzustellen, der später distale motorische Symptome folgen. Gastrointestinale Störungen werden durch die akute Intoxikation induziert; wenn größere Mengen gegeben werden, kommt es zu Verwirrtheitszuständen, Koma und Krampfanfällen. Charakteristisch ist eine Alopezie, die sich aber nicht vor 2–4 Wochen nach der Einnahme entwickelt.

Nachuntersuchungen 11 Monate nach einer akuten Thalliumvergiftung ergaben eine gute Rückbildung der Symptome nach anfänglich erheblicher Leitungsgschwindigkeitsreduktion der rascheren Fasern (Yokoyama et al. 1990).

Cadmium

Eine Cadmiumintoxikation führt zu einer schmerzhaften Neuropathie, die im Japanischen „Itai-Itai"-Krankheit genannt wird (analog unserem Schmerzensausruf: „Aua-aua") (Tischner u. Schröder 1972; Schröder 2000a). Durch die experimentelle Cadmiumintoxikation sind unsere Kenntnisse über die Entstehungsweise bestimmter topographischer Ausfallsmuster im peripheren sensorischen Nervensystem erweitert worden. So führt die akute Cadmiumintoxikation aufgrund der besonderen Feinstruktur der Kapillaren und Venolen in den kranialen und spinalen sensorischen Ganglien – sie gehören anders als die Kapillaren im Zentralnervensystem und in den peripheren Nerven dem fenestrierten Typ an – zu *lokalen Hämorrhagien in den Spinalganglien*. Es handelt sich also nicht um eine besondere, inhärente Vulnerabilität der sensorischen Neurone selbst, die zu diesem speziellen topographischen Erkrankungsmuster des peripheren Nervensystems führt, sondern um eine Besonderheit der Blut-Ganglien-Schranke.

Ähnliches gilt für Adriamycin und Cisplatin bzw. Platin.

Platin

Platin ist in Form von cis-Diamin-Dichlorplatin II (Cisplatin) weitläufig als *Zytostatikum* in Gebrauch, speziell bei der Behandlung des Ovarialkarzinoms. Histopathologisch ist eine sensorische Neuropathie nachweisbar, die vor allem die großen Fasern betrifft. Autoptisch ist auch eine Degeneration der Hinterstränge festzustellen. Im Experiment ließ sich morphometrisch eine leichte Reduktion der Größe der Spinalganglienzellen feststellen mit Linksverschiebung im Faserspektrum der peripheren Nervenfasern, ohne dass jedoch schwer wiegende Nervenfaserausfälle auftraten (Cavaletti et al. 1992). Neurographisch ist eine Reduktion der Amplitude des sensorischen Nervenaktionspotentials sowie eine Verlängerung der sensorischen Latenzen nachweisbar (Riggs et al. 1988).

Im Experiment ließ sich die Neuropathie bemerkenswerterweise durch gleichzeitige subkutane Gabe des humanen rekombinanten Nervenwachstumsfaktors (NGF, nerve growth factor) verhindern oder verzögern (Apfel et al. 1992).

Gold

Eine periphere Neuropathie tritt bei 0,5–1% der Patienten mit rheumatoider Arthritis auf, die Injektionen von Goldsalzen erhalten (Chrysotherapie); doch müssen die verschiedenen anderen möglichen Ursachen einer Neuropathie bei der rheumatoiden Arthritis abgegrenzt werden (s. Abschn. 28.2.2).

■ Nichtmetallische Verbindungen

Aliphatische Kohlenwasserstoffe

Acrylamid

Unter den aliphatischen Kohlenwasserstoffen ist das Acrylamid als monomere Substanz hoch neurotoxisch, als polymere Substanz, wie sie bei der Papierbehandlung und als Festiger z.B. in der Farbenindustrie verwendet wird, aber nicht toxisch. Es wird über den Magen-Darm-Trakt, die Luftwege und die Haut in den Organismus aufgenommen und führt zu einer *zentralen und peripheren distalen Axonopathie*. Bevorzugt sind die langen und großen markhaltigen Nervenfasern in den peripheren Nerven und in den Hintersträngen betroffen, wie ausführliche experimentelle Untersuchungen ergeben haben (Spencer u. Schaumburg 2000).

Die Suralnervenbiopsie im Restitutionsstadium hat einen Ausfall großer markhaltiger Nervenfasern ergeben. In fortgeschrittenen Stadien sind in zunehmendem Maße auch die dünnen markhaltigen Fasern betroffen. Die marklosen Nervenfasern sind nur bei starker Intoxikation geschädigt. Die frühesten Veränderungen bestehen in multifokaler Anhäufung paranodaler Neurofilamente; distal davon kommt es zur axonalen Degeneration.

Hexakarbone

Die Hexakarbone sind eine Gruppe aliphatischer Kohlenwasserstoffe, die als Lösungsmittel in der Industrie verwendet werden. Dabei dient n-Hexan als Lösungsmittel für Klebemittel und Methyl-n-Butylketon (MBK) zur Herstellung von PVC. Beide werden metabolisiert zu 2,5-Hexandion (2,5-HD), das unter diesen Substanzen am stärksten neurotoxisch wirkt. Zu Vergiftungen kommt es einerseits in der Schuhindustrie und andererseits beim Missbrauch durch süchtiges Einatmen derartiger Lösungsmittel („Schnüfflerneuropathie").

Es kommt zu einer *langsam progressiven distalen sensomotorischen Neuropathie* mit einem eigentümlichen klinischen Phänomen, dem schon in Zusammenhang mit der Pyridoxinüberdosierung erwähnten „coasting", das in einer Progression der Neuropathie bis zu 4 Monaten nach Beendigung der Exposition besteht.

Nervenbiopsien von Patienten zeigen einen Verlust der größeren markhaltigen Nervenfasern. Bei noch erhaltenen Fasern finden sich Veränderungen im Sinne von Riesenaxonen mit fokalen Auftreibungen, die vermehrte Neurofilamente enthalten und zu einer lokalen Verschmälerung der Markscheide führen. Ähnliche Riesenaxone sind auch im Fasciculus gracilis bei einem Autopsiefall festgestellt worden (Schaumburg et al. 1992). Die experimentellen Veränderungen ähneln denen nach Acrylamid und Schwefelkohlenstoff, bei denen ebenfalls eine distale multifokale Riesenaxonneuropathie auftritt, die anfänglich die präterminalen Anteile der größeren und längeren markhaltigen Nevenfasern betrifft.

Der *Pathomechanismus* ist nicht völlig geklärt; doch ist anzunehmen, dass eine Wechselwirkung mit der Glykolyse auftritt, indem das Enzym Glyceraldehyd-3-phosphat-Dehydrogenase gehemmt wird, wie es auch nach Acrylamid- und Schwefelkohlenstoffintoxikation zu finden ist. Eine weitere Hypothese besagt, dass es zu einer abnormen Querverbindung zwischen den axonalen Neurofilamenten kommt. Eine Interferenz des Acrylamids mit der Phosphorylierung von Neurofilamenten wird ebenfalls als Ursache der Neuropathie diskutiert (Spencer u. Schaumburg 2000).

Kohlenmonoxid

Nach einem Koma aufgrund einer Kohlenmonoxidvergiftung treten Kompressionsschäden, möglicherweise mitbedingt durch eine Hypoxie oder Bedingungen wie bei der Neuropathie durch intensivmedizinische Behandlung (s. dort), auf. Symmetrische Neuropathien sind jedoch ebenfalls beschrieben worden. Im Experiment fanden sich axonale und paranodale Markscheidenveränderungen.

Weitere nichtmetallische organische Substanzen

Ethylenoxid

Ethylenoxid ist ein weit verbreitetes gasförmiges Sterilisationsmittel, das bei chronischer Exposition zu einer *Polyneuropathie* führen kann. Im Vordergrund stehen aber Haut- und Schleimhautläsionen, Lungenödem sowie zentralnervöse Störungen. In der Suralisbiopsie findet sich ein Ausfall markhaltiger Nervenfasern und stellenweise eine feinvesikuläre Schwellung paranodaler Markscheidenlamellen (Kuzuhara et al. 1983; Schröder et al. 1985).

Dimethylaminoproprionitril

Das Dimethylaminoproprionitril (DMAPN), das als Katalysator für Polymerisationsprozesse in der Kunststoffherstellung dient, führt zu einer *distalsensorischen Neuropathie* in den Beinen mit zusätzlichen sensorischen Symptomen in den unteren sakralen Dermatomen, Blasenstörungen und Impotenz. Die Suralisnervenbiopsie hat einen Ausfall an markhaltigen und marklosen Nervenfasern mit unspezifischen axonalen Veränderungen ergeben.

Iminodiproprionitril

Noch ausführlicher sind die Veränderungen beim b,b'-Iminodiproprionitril (IDPN) untersucht worden. Diese Substanz führt im Experiment durch Beeinträchtigung des langsamen axonalen Transportes zu massiven Anhäufungen von Neurofilamenten in proximalen Axonabschnitten mit riesigen *Axonauftreibungen* analog denen bei der Riesenaxonneuropathie des Menschen und den toxischen Neuropathien aufgrund von 2,5-Hexandion, Kohlenstoffdisulfid und Aluminium (Griffin et al. 1982; Hoffmann u. Griffin 1993).

Organische Phosphorverbindungen

Alkylphosphate, von denen mehr als 60 000 synthetisiert worden sind, werden vor allem als Insektizide, aber auch als Vertilgungsmittel von Milben und Nematoden eingesetzt (sog. Pestizide). Die bekanntesten sind *Paraxon (E 600)* und *Parathion (E 605)* sowie die *Nervenkampfgifte* („C-Waffen": Tabun, Sarin, Soman und viele andere) und die *Triarylphosphate* (Triorthokresylphosphat), die u.a. in der Kunststoffindustrie sowie als Schmiermittel für Maschinen und Motoren Verwendung finden. Diese Substanzen haben einerseits akute cholinesterasehemmende Wirkungen, anderseits aber auch später auftretende neurotoxische Wirkungen; Paraxon und Parathion zeigen vornehmlich die ersteren Nebenwirkungen, die Triarylphosphate dagegen mehr neurotoxische Schädigungen, die mit einer gewissen Verzögerung von etwa 3 Wochen nach der Giftaufnahme einsetzen, während das Triorthokresylphosphat keine cholinesterasehemmenden Wirkungen aufweist, aber stark neurotoxisch wirkt. Beim sog. intermediären Syndrom (IMS), das nach 4–5 Tagen auftritt, sind beide Wirkungsweisen kombiniert (De Bleecker et al. 1992).

Am bekanntesten ist das *Triorthokresylphosphat*, das im Jahr 1959 zu einer Massenvergiftung in Marokko geführt hat. Autoptische Untersuchungen ergaben eine zentrale und periphere distale Axonopathie, die auch im Experiment nachgewiesen werden konnte, wobei die größeren und längeren Fasern bevorzugt betroffen sind. Am Anfang stehen Vermehrungen des axoplasmatischen Retikulums.

Pathogenese. Die meisten organischen Phosphorsäureester hemmen einerseits die *Acetylcholinesteraseaktivität*, andererseits hemmen sie eine Esterase, die sich von der Acetylcholinesterase unterscheidet und als „neurotoxische" oder „Neuropathy-target-Esterase" (NTE) bezeichnet wird (Johnson 1990), deren normale Funktion noch nicht bekannt ist. Diese Organophosphate führen zur Phosphorylierung der NTE, wonach ein zweiter Pathomechanismus einsetzt, der eine „Alterung" des Phosphorylesterasekomplexes bewirkt; dieser sei verantwortlich für die verzögerte neurotoxische Wirkung der Organophosphate. Wechselwirkungen zwischen organischen Phosphorverbindungen mit dem Lipidstoffwechsel, lysosomalen Funktionen, insbesondere der sauren Phosphatase und 2′,3′-zyklischer Nukleotid-3′-Phosphohydrolase oder Proteinen sind jedoch nicht auszuschließen, darunter auch die Ca^{++}/Calmodulinkinase II (Abou-Donia u. Lapadula 1990; vgl. De Bleecker et al. 1992).

Chlorierte Kohlenwasserstoffe

Trichlorethylen

Trichlorethylen ist ein Lösungsmittel und ein Anästhetikum, das zu einer *kranialen Neuropathie* mit Bevorzugung des 5. und 7. Hirnnervs führt. Autoptisch ließ sich eine axonale Degeneration im N. trigeminus und in den Wurzeln feststellen. Im Anschluss an eine Exposition gegenüber einem Abbauprodukt, dem Dichloracetylen, trat ein orofazialer Herpes simplex auf. So lässt sich vermuten, dass die ungewöhnliche Lokalisation der neurotoxischen Wirkung auf einer Aktivierung von Herpesviren beruhen könnte (Cavanagh u. Buxton 1989).

Tetrachlorkohlenstoff

Tetrachlorkohlenstoff wird in der Industrie als Fettlösungsmittel eingesetzt. Sowohl die akute wie die chronische Vergiftung führen zu Leber- und Nierenschäden und zentralnervösen Störungen. Eine symmetrisch-sensible, später motorische Neuropathie ist bei chronischer Exposition gelegentlich beobachtet worden (Stevens u. Forster 1953).

Dichlorbenzol und Pentachlorphenol

Dies sind Schädlingsbekämpfungsmittel, die nach chronischer Exposition – allerdings in Kombination mit DDT – in seltenen Fällen zu einer symmetrisch-sensiblen Polyneuropathie geführt haben.

Hexachlorophen

Hexachlorophen findet als Desinfektionsmittel und Deodorant Verwendung. Bei früh- und neugeborenen Kindern, die zur Desinfektion in einer entsprechenden Lösung gebadet wurden, ist es zu zentralnervösen Störungen u. a. mit Krampfanfällen und Koma gekommen. Es gelangt über die Haut oder über den Magen-Darm-Trakt in den Organismus und führt zu einer spongiösen Myelopathie, die vor allem im zentralen Nervensystem auftritt; aber auch im peripheren Nerv kommt es zu einer Vakuolisierung des internodalen Myelins, auf die eine segmentale Entmarkung folgt. Die Axone schwellen paranodal an, wobei auch im Experiment eine überwiegende Markscheidenschädigung nachweisbar ist (De Jesus u. Pleasure 1973).

Polychlorierte Biphenyle

Polychlorierte Biphenyle (PCBs) wie *Chlorophen*, *Phenochlor*, *Apochlor* und *Kanachlor 400* sind sehr stabile Fettlösemittel, die in der Elektrotechnik als Transformatorenöle sowie in der Farbstoff- und Kunststoffindustrie verwendet werden. Im Experiment konnte ein Ausfall großer markhaltiger Nervenfasern festgestellt werden (Ogawa 1971).

DDT

DDT (*D*ichlor*d*iphenyl*t*richlorethan) war eines der am weitesten verbreiteten Kontaktinsektizide, bevor chlorhaltige Insektizide wegen ihrer mangelnden biologischen Abbaubarkeit durch organische Phosphorverbindungen u. a. ersetzt worden sind (s. oben). Beim Menschen kommt es durch Hautkontakt, Einatmung von Puder oder unbeabsichtigte perorale Aufnahme zu Vergiftungen.

Sowohl bei akuten als auch bei chronischen Vergiftungen sind das zentrale und das periphere Nervensystem betroffen. Die Polyneuropathie ist durch Sensibilitätsstörungen mit Parästhesien, Spontanschmerzen und Muskelkrämpfen gekennzeichnet.

Die motorischen Ausfälle sind an den unteren Extremitäten distal betont, greifen aber auch auf die oberen Extremitäten über.

Dichlorphenoxyessigsäure

Die 2,4-Dichlorphenoxyessigsäure (2,4-D) ist ebenfalls ein Pflanzenschutzmittel, das in der Landwirtschaft benutzt wurde und zu einer vorwiegend symmetrisch-sensiblen Polyneuropathie mit Sensibilitätsstörungen auch im Trigeminusbereich und sensomotorischen Ausfällen an den unteren und geringeren Grades auch an den oberen Extremitäten geführt hat (Literatur s. Neundörfer 1987).

Toxic-oil-Syndrom

Das Toxic-oil-Syndrom (TOS) wurde 1981 in Spanien nach Genuss von mineralölverunreinigtem Rapskeimöl beobachtet, in dem man Aniline und saure Acetanilide fand (Kilbourne et al. 1983; Slutsker et al. 1990; Swygert et al. 1990).

Klinisch im Vordergrund standen anfangs Fieber, Dyspnoe, Lungenödem, Arthralgien, Myalgien, Hautefflorszenzen, Pruritus, generalisierte Lymphadenopathie, Splenomegalie und Eosinophilie. Im zweiten Stadium dominierten Hepatomegalie, abdominelle Symptome, Erbrechen, Durchfälle, Dysphagie, Leukozytose, Eosinophilie und Thrombozytopenie. Als Spätfolgen traten schwere Neuromyopathien mit sklerodermieartigen Hautveränderungen, Gelenkkontrakturen, Raynaud-Phänomen, Sicca-Syndrom und pulmonaler Hypertonie auf. *Histopathologisch* fanden sich Zeichen einer generalisierten nichtnekrotisierenden Vaskulitis (Mateo et al. 1984).

Trotz intensiver, internationaler Forschungsarbeiten ist die Pathogenese des TOS nach wie vor ungeklärt.

24.2.2 Medikamentös-toxisch bedingte Polyneuropathien

Unter der großen Zahl neurotoxisch wirkender Medikamente werden im Folgenden nur einzelne mit charakteristischen Veränderungen im peripheren Nervensystem beschrieben. Bezüglich weiterer Einzelheiten sei auf die Spezialliteratur verwiesen (Neundörfer 1987; Spencer u. Schaumburg 2000).

▪ Anästhetika

Nach der Injektion der Lokalanästhetika *2-Chloroprocain*, *Tetracain*, *Procain*, *Itidocain* oder *Mepivacain* in das Bindegewebe oder die Faszie in der Umgebung eines Nervs kommt es zu einem subperineuralen, interstitiellen und perivaskulären Ödem mit axonaler Degeneration und Demyelinisation, Degranulierung von Mastzellen, Proliferation von Fibroblasten und Aktivierung von Makrophagen (Kalichman et al. 1988). Das Perineurium wird dabei penetriert und das Barrierensystem geschädigt. Das endoneurale Ödem wird durch den Gehalt der Anästhetika an Natriumbisulfid, das den Lösungen als Antioxidans beigegeben wird, verstärkt, aber nicht dadurch allein ausgelöst.

▪ Chloroquin

Das Chloroquin (Resochin), das ursprünglich als Antimalariamittel und gegen Amöbiasis und Leishmaniosis eingesetzt wurde, findet allgemein als antiphlogistisches Mittel bei der Behandlung rheumatischer Erkrankungen sowie in der Dermatologie Anwendung. Die neurotoxischen Wirkungen entwickeln sich nach Langzeitbehandlung in Gestalt von Reizleitungsstörungen am Herzen, Depigmentierungen der Haare, Veränderungen der Kornea und Retina sowie einer Neuromyopathie.

Histopathologisch und *elektronenmikroskopisch* ist eine Ablagerung markscheidenähnlicher, sog. membranöser zytoplasmatischer Körperchen sowohl in den Muskelfasern als auch in den Nervenfasern (Axonen und Schwann-Zellen), Endothelzellen und anderen Komponenten der peripheren Nerven nachweisbar. Am stärksten sind derartige Phospholipidproteine im Perikaryon der Ganglienzellen abgelagert, so dass die Veränderungen im Sinne einer Lipidthesaurismose analog einer Gangliosidose gedeutet worden sind.

Pathogenetisch kommt es zu einer Hemmung der Neuraminidaseaktivität in den Lysosomen (Klinghardt 1974; Schröder u. Himmelmann 1992).

▪ Isonikotinsäurehydrazid (INH)

Das Isonikotinsäurehydrazid (Isoniazid) ist auch heute noch als Tuberkulostatikum das Mittel der Wahl. Durch eine Interferenz des INH mit dem Vitamin-B$_6$-Metabolismus kommt es zu Komplikationen vonseiten des zentralen und peripheren Nervensystems mit *distal akzentuierter sensomotorischer Neuropathie* (Schröder 2000b). Bei hoch dosierter Intoxikation im Experiment resultiert eine Störung der Blut-Nerven-Schranke mit starkem endoneuralen Ödem und evtl. Erythrodiapedesen (Schröder 1970a-c). Trotz fortgesetzter Isoniazidapplikation tritt eine intensive Regeneration ein (Schröder 1968), an deren Beispiel erstmalig feinstrukturell kurzfristige und langfristige Regenerationsphänomene im peripheren Nerv im Anschluss an eine Intoxikation untersucht werden konnten (Abb. 23.2 e–g).

Durch zusätzliche Gabe von 50–100 mg *Pyridoxin* täglich kann die Erkrankungsrate beim Menschen erheblich gesenkt werden; doch sind andererseits Überdosierungseffekte mit *neurotoxischen Wirkungen durch Überdosierung des Pyridoxins selbst* zu vermeiden (s. oben).

Amiodaron

Die Substanz wird als Antiarrhythmikum verwendet und führt gelegentlich nach längerer Medikation zu einer sensomotorischen Neuropathie. Die Suralisbiopsie ergibt einen Ausfall markhaltiger Nervenfasern aller Größen, wahrscheinlich auch der marklosen Axonen. Die Lysosomen enthalten besondere lamelläre Substanzen in den Schwann-Zellen, Fibroblasten und Perineuralzellen, aber ebenso in den Muskelfasern (Meier et al. 1979). Der Jodgehalt des Gewebes ist stark erhöht. Die Lipidspeicherung in Nerv und Muskel wird als sekundäre Folge der Anhäufung der Substanz und ihrer Metaboliten im Gewebe gedeutet.

Thalidomid

Fälle mit bevorzugt sensorischer Polyneuropathie sind bei dieser lange Zeit weitläufig als harmloses Schlafmittel verwendeten Substanz beobachtet worden, allerdings nur bei relativ wenigen Patienten, so dass eine besondere Disposition angenommen werden muss. Außerdem waren gelegentlich Anzeichen einer Schädigung des Tractus corticospinalis nachweisbar. Nervenbiopsien in der Restitutionsphase haben einen Ausfall der großen markhaltigen Nervenfasern und eine Vermehrung der Zahl kleiner markhaltiger Fasern als Zeichen einer Regeneration ergeben (Krücke et al. 1971). Im Experiment kommt es bei langfristiger Gabe zu einer Reduktion der Axonkaliber- und Markscheidendickenzunahme während der postnatalen Entwicklung (Schröder u. Matthiesen 1985).

Thalidomid verursacht jedoch bei Einnahme während der Schwangerschaft Fehlbildungen, insbesondere Phokomelien und Amelien der oberen Extremitäten, und wird seither als Schlafmittel nicht mehr verwendet. Doch wird es jetzt als *Immunsuppressivum* bei der Behandlung des Erythema nodosum leprosum, einer Komplikation der lepromatösen Lepra, und bei HIV-Infizierten mit Mundulzera eingesetzt (Günzler 1992). Es wirkt hemmend auf die Zellproliferation während der Waller-Degeneration (Schröder et al. 1995).

Taxol

Dieses pflanzliche Alkaloid, eine antimitotische Substanz, welche die Mikrotubuli stabilisiert und deren Synthese fördert, wird als Zytostatikum speziell beim Ovarialkarzinom verwendet und aus Eiben (Taxus = Eibe) gewonnen. Es verursacht eine dosisabhängige *sensorische Neuropathie*. Das Taxol bindet sich an Tubulin und bewirkt eine Anhäufung von Mikrotubuli. Wenn es intraneural in den Nerv injiziert wird, bilden sich tubuläre Aggregate sowohl in den Axonen als auch in den Schwann-Zellen (Röyttä u. Raine 1986). Eine Anhäufung von Mikrotubuli ist sogar zwischen den Markscheidenlamellen und in den Schmidt-Lanterman-Inzisuren sowie den paranodalen Markschlingen nachweisbar (Vuorinen u. Röyttä 1990). Auch multinukleäre Schwann-Zellen kommen vor, die mit einer großen Zahl zytoplasmatischer Mikrotubuli gefüllt sind. Die Myelinisation der regenerierenden Axonsprosse ist nach lokaler Taxolinjektion verzögert, ebenso ist die Zahl der Schwann-Zellen durch Hemmung der Mitose und der Zellmigration reduziert.

Innerhalb von 2 Wochen nach der Quetschung des Nervs und einer lokalen Injektion von Taxol entstehen Riesenaxonknospen, von denen eine zweite Welle regenerierender Axonen ausgeht, die aus dünnen, in verschiedenen Richtungen gewundenen axonalen Zweigen bestehen und keine Schwann-Zell-Umhüllung aufweisen.

Beim Menschen entwickelt sich die Neuropathie nach Dosen, die über 200 mg/m^2 liegen (Lipton et al. 1989).

Tryptophan

Seit dem Frühjahr 1989 erkrankten Patienten nach der Einnahme des Sedativums L-Tryptophan an einem bis dahin unbekannten Beschwerdebild, das als *Eosinophilie-Myalgie-Syndrom (IMS)* bezeichnet wird. Bis August 1990 wurden über 1530 Fälle in den USA registriert, darunter 27 Todesfälle; in der Bundesrepublik waren es bis März 1990 84 Fälle; im eigenen Untersuchungsgut sind es unter ca. 1000 Muskelbiopsien 3 Fälle, wovon eine Patientin über 5 Monate täglich 1000 mg L-Tryptophan erhielt.

Charakteristisch sind eine diffuse Fasziitis in der Regel, wenn auch nicht immer, mit Beteiligung eosinophiler Granulozyten, eine interstitielle Myositis, Bluteosinophilie, Polyneuropathie und zusätzliche Kardiomyopathie (Bartz-Bazzanella et al. 1992).

Histopathologie. Relativ charakteristisch ist eine nichtnekrotisierende Vaskulitis, die überwiegend als Venolitis auftritt, teilweise okklusiv ist und in der Regel größere Arterien oder Arteriolen ausspart. Im Nerv findet man eine Epi- und Perineuritis peripherer Nervenfaszikel mit axonaler Degeneration (Smith u. Dyck 1990). Die entzündlichen Infiltrate bestehen überwiegend aus mononukleären Zellen (Makrophagen und Lymphozyten) sowie vereinzelten Eosinophilen. Obwohl sich elektrophysiologisch häufig Befunde wie bei einer gemischten sensomotorischen Polyneuropathie von teils demyelinisierendem, teils axonalem Typ ergeben, konnte histopathologisch bisher keine Demyelinisierung dokumentiert werden (Seidman et al. 1991).

Pathogenese. Die Veränderungen ähneln denen bei der sog. eosinophilen Fasziitis (Shulman-Syndrom), deren Pathogenese ungeklärt ist. Epidemiologische Daten haben ergeben, dass eine starke Assoziation zwischen dem L-Tryptophan-Produkt *eines* Herstellers, der rund 80% des in den USA verkauften L-Tryptophans produziert, und der Entwicklung des Eosinophilie-Myalgie-Syndroms besteht (Lehnert 1990; Slutsker et al. 1990; Bartz-Bazzanella et al. 1992). Mittels Hochdruckflüssigkeitschromatographie ließ sich ein L-Tryptophan-Dimer in der mit gentechnischen Methoden produzierten Substanz nachweisen, die das potentielle Agens darstellen könnte. Andererseits entwickelt sich nur bei einem kleinen Prozentsatz der Patienten, die dieses L-Tryptophan-Produkt einnehmen, das typische Krankheitsbild (Swygert et al. 1990).

Die errechnete Inzidenz beträgt 1,4/1000, was auf individuelle disponierende Kofaktoren schließen lässt oder eine sehr ungleichmäßige Verteilung der potentiellen Noxe voraussetzt. Auch ein veränderter intestinaler Tryptophanmetabolismus wird als Ursache diskutiert. Das epidemieähnliche Auftreten des Eosinophilie-Myalgie-Syndroms und zahlreiche klinische Symptome sowie die histopathologischen Veränderungen erinnern an das Toxic-oil-Syndrom (s. oben).

Heroin

Bei einer Reihe von Patienten ist im Abstand von Stunden bis zu einem Tag nach einer i.v.-Injektion von Heroin nach langwährendem Abusus oder nach Wiederaufnahme von Injektionen eine *Mononeuritis multiplex* mit Ausfällen entweder im Bereich des Armplexus oder des Lumbosakralplexus beschrieben worden (Challenor et al. 1973). In einigen Fällen trat auch eine *Polyradikuloneuritis* vom Guillain-Barré-Typ auf, deren neuroallergische Genese in diesem Zusammenhang diskutiert wird, aber noch nicht erwiesen ist (Smith u. Wilson 1975).

Multiples Chemikalien-Sensitivitäts (MCS)-Syndrom

Von zunehmender Bedeutung ist heute das durchaus umstrittene sog. *Multiple Chemikalien-Sensitivitäts („Multiple chemical sensitivity"; MCS)-Syndrom*, das insbesondere nach chronischer minimaler Exposition gegenüber Kohlenwasserstoff-haltigen Lösungsmitteln und Pestiziden jeder Art berichtet wird, von manchen Autoren aber dem Phänomen der Pseudotoxizität im Rahmen subjektiver Verhaltensstörungen zugerechnet wird (Spencer u. Schaumburg 2000).

Literatur

Abou-Donia MB, Lapadula DM (1990) Mechanisms of organophosphorus ester-induced delayed neurotoxicity: type I and type II. Annu Rev Pharmacol Toxicol 30: 405–440

Apfel SC, Arezzo JC, Lipson L, Kessler JA (1992) Nerve growth factor prevents experimental cisplatin neuropathy. Ann Neurol 31: 76–80

Bartz-Bazzanella P, Genth E, Pollmann HJ, Schröder JM, Völker A (1992) Eosinophilie-Myalgie-Syndrom mit Fasziitis und interstitieller Myositis nach L-Tryptophan-Einnahme. Z Rheumatol 51: 3–13

Bean WB, Hodges RE, Daum KE (1955) Panthothenic acid deficiency induced in human subjects. J Clin Investig 34: 1073–1084

Berger AR, Schaumburg HH, Schroeder C, Apfel S, Reynolds R (1992) Dose response, coasting, and differential fiber vulnerability in human toxic neuropathy: a prospective study of pyridoxine neurotoxicity. Neurology 42: 1367–1370

Blass JP, Gibson GE (1977) Abnormality of a thiamine-requiring enzyme in patients with Wernicke-Korsakoff syndrome. N Engl J Med 297: 1367–1370

Bosch EP, Pelham RW, Rasool CG et al. (1979) Animal models of alcoholic neuropathy: morphologic, electrophysiologic, and biochemical findings. Muscle Nerve 2: 133–144

Cavaletti G, Tredici G, Marmiroli P, Petruccioli MG, Barajon I, Fabbrica D (1992) Morphometric study of the sensory neuron and peripheral nerve changes induced by chronic cisplatin (DDP) administration in rats. Acta Neuropathol (Berl) 84: 364–371

Cavanagh JB, Buxton PH (1989) Trichloroethylene cranial neuropathy: is it really a toxic neuropathy or does it activate latent herpes virus? J Neurol Neurosurg Psychiatry 52: 297–303

Challenor YB, Richter RW, Bruun B, Pearson J (1973) Nontraumatic plexitis and heroin addiction. Jama 225: 958–961

De Bleecker JL, De Reuck JL, Willems JL (1992) Neurological aspects of organophosphate poisoning. Clin Neurol Neurosurg 94: 93–103

De Jesus PV Jr, Pleasure DE (1973) Hexachlorophene neuropathy. Arch Neurol 29: 180–182

Dyck PJ, Thomas PK, Griffin JW, Low PA, Poduslo JF (1993) Peripheral neuropathy, 3rd edn. Saunders, Philadelphia

Fine EJ, Soria E, Paroski MW, Petryk D, Thomasula L (1990) The neurophysiological profile of vitamin B12 deficiency. Muscle Nerve 13: 158–164

Goebel HH, Schmidt PF, Bohl J, Tettenborn B, Kramer G, Gutmann L (1990) Polyneuropathy due to acute arsenic intoxication: biopsy studies. J Neuropathol Exp Neurol 49: 137–149

Gombault A (1880) Contribution a l'étude anatomique de la névrite parenchymateuse subaigue ou chronique. – Névrite segmentaire péri-axile (suite). Arch Neurol (Paris) I: 177–190

Griffin JW, Gold BG, Cork LC, Price DL, Lowndes HE (1982) IDPN neuropathy in the cat: coexistence of proximal and distal axonal swellings. Neuropathol Appl Neurobiol 8: 351–364

Günzler V (1992) Thalidomide in human immunodeficiency virus (HIV) patients. A review of safety considerations. Drug Saf 7: 116–134

Hallett M, Fox JG, Rogers AE et al. (1987) Controlled studies on the effects of alcohol ingestion on peripheral nerves of macaque monkeys. J Neurol Sci 80: 65–71

Hoffmann PN, Griffin JW (1993) The control of axonal caliber. In: Dyck PJ, Thomas PK (eds) Peripheral neuropathy, vol 1. Saunders, Philadelphia, pp 389–402

Johnson MK (1990) Organophosphates and delayed neuropathy – is NTE alive and well? Toxicol Appl Pharmacol 102: 385–399

Kalichman MW, Powell HC, Myers RR (1988) Pathology of local anesthetic-induced nerve injury. Acta Neuropathol (Berl) 75: 583–589

Kilbourne EM, Rigau-Perez JG, Heath CW Jr et al. (1983) Clinical epidemiology of toxic-oil syndrome. Manifestations of a new illness. N Engl J Med 309: 1408–1414

Klinghardt GW (1974) Das Perineurium als Diffusionsbarriere gegenüber Peroxydase bei epi- und endoneuraler Applikation. Acta Neuropathol (Berl) 28: 117–41

Krinke G, Naylor DC, Skorpil V (1985) Pyridoxine megavitaminosis: an analysis of the early changes induced with massive doses of vitamin B6 in rat primary sensory neurons. J Neuropathol Exp Neurol 44: 117–129

Krücke W, Hartrott HHv, Schröder JM, Thomas E, Gibbels E, Scheid W (1971) Licht- und elektronenmikroskopische Untersuchungen zum Spätstadium der Thalidomidneuropathie. Fortschr Neurol Psychiatr Grenzgeb 39: 15–50

Kuzuhara S, Kanazawa I, Nakanishi T, Egashira T (1983) Ethylene oxide polyneuropathy. Neurology 33: 377–380

Lehnert H (1990) Eosinophilie-Myalgie-Syndrom und Einnahme L-Tryptophan-haltiger Arzneimittel. Dt Ärztebl 87: C-1255–C-11257

Lipton RB, Apfel SC, Dutcher JP et al. (1989) Taxol produces a predominantly sensory neuropathy. Neurology 39: 368–373

Mateo IM, Izquierdo M, Fernandez-Dapica MP, Navas J, Cabello A, Gomez-Reino JJ (1984) Toxic epidemic syndrome: musculoskeletal manifestations. J Rheumatol 11: 333–338

Meier C, Kauer B, Müller U, Ludin HP (1979) Neuromyopathy during chronic amiodarone treatment. A case report. J Neurol 220: 231–239

Neundörfer B (1987) Polyneuritiden und Polyneuropathien. In: Neundörfer B, Schimrigk K, Soyka D, (Hrsg) Praktische Neurologie, Bd 2. VCH, Weinheim

Ogawa M (1971) Electrophysiological and histological studies of experimental chlorobiphenyl poisoning. Fukuoka Acta Med 62: 74–78

Ohnishi A, Tsuji S, Igisu H et al. (1980) Beriberi neuropathy. Morphometric study of sural nerve. J Neurol Sci 45: 177–190

Prineas J (1970) Peripheral nerve changes in thiamine-deficient rats. An electron microscope study. Arch Neurol 23: 541–548

Riggs JE, Ashraf M, Snyder RD, Gutmann L (1988) Prospective nerve conduction studies in cisplatin therapy. Ann Neurol 23: 92–94

Rommelspacher H, Wanke K, Caspari D, Topel H (1989) Alkoholismusforschung im internationen Vergleich. Dt Ärztebl 86: B-2197–2204

Röyttä M, Raine CS (1986) Taxol-induced neuropathy: chronic effects of local injection. J Neurocytol 15: 483–496

Schaumburg HH, Berger AR, Thomas PK (1992) Disorders of peripheral nerves, 2nd edn. Davis, Philadelphia

Schröder JM (1968) Die Hyperneurotisation Büngnerscher Bänder bei der experimentellen Isoniazid-Neuropathie: Phasenkontrast- und elektronenmikroskopische Untersuchungen. Virch Arch Abt B Zellpath 1: 131–156

Schröder JM (1970a) Zur Feinstruktur und quantitativen Auswertung regenerierter peripherer Nervenfasern. Proceedings of the VIth International Congress of Neuropathology, Paris 1970, pp 628–646

Schröder JM (1970b) Zur Pathogenese der Isoniazid-Neuropathie. I. Eine feinstrukturelle Differenzierung gegenüber der Wallerschen Degeneration. Acta Neuropathol 16: 301–323

Schröder JM (1970c) Zur Pathogenese der Isoniazid-Neuropathie. II. Phasenkontrast- und elektronenmikroskopische Untersuchungen am Rückenmark, an den Spinalganglien und Muskelspindeln. Acta Neuropathol 16: 324–341

Schröder JM (2000a) Cadmium. In: Spencer PS, Schaumburg HS (eds) Experimental and clinical neurotoxicology. Oxford University Press, pp 276–280

Schröder JM (2000b) Isoniazid. In: Spencer PS, Schaumburg HS (eds) Experimental and clinical neurotoxicology. Oxford University Press, pp 690–697

Schröder JM, Himmelmann F (1992) Fine structural evaluation of altered Schmidt-Lanterman incisures in human sural nerve biopsies. Acta Neuropathol (Berl) 83: 120–133

Schröder JM, Matthiesen T (1985) Experimental thalidomide neuropathy: the morphological correlate of reduced conduction velocity. Acta Neuropathol (Berl) 65: 285–92

Schröder JM, Hoheneck M, Weis J, Deist H (1985) Ethylene oxide polyneuropathy: clinical follow-up study with morphometric and electron microscopic findings in a sural nerve biopsy. J Neurol 232: 83–90

Schröder JM, Huffmann B, Braun V, Richter HP (1992) Spasmodic torticollis: severe compression neuropathy in rami dorsales of cervical nerves C1–6. Acta Neuropathol (Berl) 84: 416–424

Schröder JM, Sellhaus B, Wöhrmann T, Kögel B, Zwingenberger K (1995) Inhibitory effects of thalidomide on cellular proliferation, endoneurial edema and myelin phagocytosis during early wallerian degeneration. Acta Neuropathol (Berl) 89: 415–419

Seidman RJ, Kaufman LD, Sokoloff L, Miller F, Iliya A, Peress NS (1991) The neuromuscular pathology of the eosinophilia-myalgia syndrome. J Neuropathol Exp Neurol 50: 49–62

Slutsker L, Hoesly FC, Miller L, Williams LP, Watson JC, Fleming DW (1990) Eosinophilia-myalgia syndrome associated with exposure to tryptophan from a single manufacturer. Jama 264: 213–217

Smith BE, Dyck PJ (1990) Peripheral neuropathy in the eosinophilia-myalgia syndrome associated with L-tryptophan ingestion (see comments). Neurology 40: 1035–40

Smith W, Wilson AF (1975) Guillan-Barre syndrome in heroin addiction. Jama 231: 1367–1368

Spencer PS, Schaumburg HH (eds) (2000) Experimental and clinical neurotoxicology, 2nd edn. Oxford University Press

Stevens H, Forster FM (1953) Effect of carbon tetrachloroide on the nervous system. AMA Arch Neurol Psychiatry 70: 635–649

Swygert LA, Maes EF, Sewell LE, Miller L, Falk H, Kilbourne EM (1990) Eosinophilia-myalgia syndrome. Results of National Surveillance. JAMA 264: 1698–1703

Tabaraud F, Vallat JM, Hugon J, Ramiandrisoa H, Dumas M, Signoret JL (1990) Acute or subacute alcoholic neuropathy mimicking Guillain-Barré syndrome. J Neurol Sci 97: 195–205

Thomas PK, Landon DN, King RHM (1997) Diseases of the peripheral nerves. In: Graham DI, Lantos PL (eds) Greenfield's neuropathology, vol 2. Arnold, London, pp 367–487

Tischner KH, Schröder JM (1972) The effects of cadmium chloride on organotypic cultures of rat sensory ganglia. A light and electron microscope study. J Neurol Sci 16: 383–399

Vinken PJ, Bruyn GW (eds) (1994/1995). Intoxications of the nervous system. Elsevier, Amsterdam (Handbook Clin Neurol, vol 64/65)

Vuorinen VS, Röyttä M (1990) Taxol-induced neuropathy after nerve crush: long-term effects on Schwann and endoneurial cells. Acta Neuropathol (Berl) 79: 653–662

Windebank A (1993) Polyneuropathy due to nutritional deficiency and alcoholism. In: Dyck P, Thomas P, Griffin J, Low P, Poduslo J (eds) Peripheral neuropathy. Saunders, Philadelphia, pp 1310–1321

Yokota T, Wada Y, Furukawa T, Tsukagoshi H, Uchihara T, Watabiki S (1987) Adult-onset spinocerebellar syndrome with idiopathic vitamin E deficiency. Ann Neurol 22: 84–87

Yokoyama K, Araki S, Abe H (1990) Distribution of nerve conduction velocities in acute thallium poisoning. Muscle Nerve 13: 117–120

Kapitel 25 Neuropathien bei systemischen Stoffwechselstörungen

J. M. Schröder

INHALT

25.1	Diabetische Neuropathie	553
25.2	Urämische Polyneuropathie	554
25.3	Neuropathien bei Lebererkrankungen	554
25.4	Neuropathien bei Hypothyreose	555
25.5	Neuropathien bei Akromegalie	555
25.6	Neuropathien bei intensivmedizinischer Behandlung (Critical-illness-Polyneuropathie)	555
	Literatur	555

25.1 Diabetische Neuropathie

Die diabetische Neuropathie ist neben der alkoholischen Polyneuropathie die weitaus häufigste periphere Neuropathie.

Klinik. Zu unterscheiden sind
- eine symmetrische Polyneuropathie,
- eine bevorzugt sensorische oder autonome Form,
- fokale sowie multifokale Neuropathien.

Zu den letzteren gehören Hirnnervenausfälle, insbesondere im Bereich des III. und VII. Nervs sowie eine thorakoabdominale Neuropathie, ein fokaler Befall der Gliedergürtelnerven und das Syndrom einer proximalen motorischen Neuropathie (diabetische Amyotrophie) (Thomas et al. 1997; Bolton u. Breuer 1999).

Histopathologie. Bei der symmetrischen Polyneuropathie ist ein Ausfall sowohl der markhaltigen als auch der marklosen Axone nachgewiesen worden, der distal betont ist, aber bevorzugt die dorsalen Nervenwurzeln betrifft. Dazu gehört ein Ausfall von Ganglienzellen in den Spinalganglien und den Vorderhörnern des Rückenmarks. Als Substrat des dabei akut auftretenden Schmerzes wird ein aktiver Nervenfaseruntergang angesehen, der insbesondere in Zupfpräparaten nachweisbar ist (Archer et al. 1983); bei chronischen Schmerzen dominiert die regenerative Aktivität. Entsprechend dem Ausfall sensorischer Ganglienzellen kommt es zu Degenerationen von Fasern in den Hintersträngen. Demnach liegt eine zentrale und periphere distale Axonopathie vor.

Bei der sog. *diabetischen pseudosyringomyelischen Neuropathie* findet sich ein bevorzugter Ausfall der kleinen markhaltigen und marklosen Axone. Vermutlich gibt es ein Spektrum zwischen Fällen mit bevorzugtem Ausfall kleiner Fasern und solchen mit bevorzugtem Ausfall großer markhaltiger Fasern.

Segmentale Demyelinisationen kommen vor, sind aber vermutlich sekundärer Art und treten proximal von distal degenerierenden Axonen auf. Kleine Zwiebelschalenformationen kommen ebenfalls vor als Hinweis auf eine rekurrierende Demyelinisation und Remyelinisation, doch ist die Korrelation zwischen dem Schweregrad der axonalen Ausfälle und der Demyelinisation nicht strikt, so dass eine unabhängige Wirkung der diabetischen Stoffwechsellage auf die Funktion der Axone und Schwann-Zellen anzunehmen ist (Behse et al. 1977). Bei unbehandeltem Diabetes sollen segmentale Demyelinisations- und Remyelinisationsvorgänge stärker ausgeprägt sein.

Eine *Vermehrung von π-Granula* in den Schwann-Zellen ist beschrieben worden, aber nicht quantitativ erwiesen. Eine Verdickung der Basalmembranen der Schwann-Zellen kommt gelegentlich vor, ist aber an den Blutgefäßen wesentlich stärker ausgeprägt.

Das *autonome System* zeigt degenerative Veränderungen an den autonomen Ganglien und vermehrte Einlagerungen PAS-positiver Substanzen in Ganglienzellen des sympathischen Systems. Die Zahl der Nervenfasern in den Arteriolen der unteren Extremitäten ist reduziert, auch sind Anomalien der Innervation der Blasenwand und der Corpora cavernosa berichtet worden.

Die eingangs erwähnten *fokalen und multifokalen Nervenläsionen* beruhen auf einem unterschiedlichen Verlust von Nervenfasern in den verschiedenen Nervenfaszikeln bei multifokaler Neuropathie.

Veränderungen, die bei einer multiplen Mononeuropathie im Sinne einer ischämischen Veränderung interpretiert worden waren, haben sich als Renaut-Körper erwiesen (Thomas et al. 1997). Doch sind fokale Läsionen wahrscheinlich demyelinisierender Art in einem mit Hilfe von Serienschnitten untersuchten isolierten III. Hirnnerv beschrieben worden.

Das *endoneurale Bindegewebe* ist oft vermehrt. Die Basalmembran der Perineuralzellen ist verdickt (Bradley et al. 1994), und es sind Kalzifikationen im Perineurium nachweisbar, die häufiger sind als bei anderen Neuropathien (King et al. 1989).

Seit langem sind *Verdickungen und Hyalinisierungen der Wand kleiner Blutgefäße im Nerv* bekannt, die teilweise auf eine Vermehrung und Reduplikation der Basallamina zurückzuführen sind. Eine starke Vermehrung und Verbreiterung der Basalmembranen endoneuraler Blutgefäße ist bei chronischen Neuropathien häufig, aber statistisch signifikant häufiger bei Diabetikern anzutreffen. Eine Vermehrung verschlossener endoneuraler Kapillaren beim Vergleich mit altersentsprechenden Kontrollen soll mit dem Schweregrad der Neuropathie korrelieren (Dyck et al. 1985), doch ist dieser Befund bisher in anderen Serien nicht bestätigt worden (Thomas et al. 1997).

Durch *Insulinüberdosierung* kann es zur Hypoglykämie und dadurch bedingtem Ausfall von Vorderhornzellen mit konsekutivem Verlust von Motoneuronen einschließlich ihrer peripheren Axonen kommen.

Pathogenese. Die klinische Heterogenität der diabetischen Neuropathie lässt auf eine multifaktorielle Genese schließen. Einige fokale Veränderungen wie die des III. Hirnnervs könnten ischämischer Natur sein. Eine ischämische Ursache sämtlicher Formen der diabetischen Neuropathie ist unwahrscheinlich. Eine abnorme Empfindlichkeit gegenüber äußeren Druckwirkungen erklärt zumindest einige fokale Ausfälle.

Die symmetrischen Polyneuropathien haben wahrscheinlich eine metabolische Grundlage. Eine Verminderung der Natrium- und Kalium-ATPase-Aktivität sekundär zur reduzierten Konzentration von Myoinositol, wozu auch erhöhte neurale Sorbitolwerte beitragen mögen, wird als Ursache dieser symmetrischen Polyneuropathieformen beim Diabetes mellitus diskutiert. Diese Veränderungen können mit dem axonalen Transport interferieren.

Im Übrigen kann eine *Hypoglykämie* zu einem Ausfall motorischer Vorderhornzellen als Ursache einer peripheren Neuropathie führen. Bei einer Kombination einer diabetischen Stoffwechsellage mit einer hereditären motorisch-sensorischen Neuropathie vom Typ Ia (HMSN Ia; s. unten) addieren oder potenzieren sich die pathogenetischen Faktoren, so dass die Neuropathie wesentlich stärker und weniger typisch ausgeprägt ist als bei einer unkomplizierten HMSN Ia (Thiex u. Schröder 1998; Beckmann u. Schröder 2000).

25.2 Urämische Polyneuropathie

Bei ausgeprägter Niereninsuffizienz kann es zu einer symmetrischen distalen sensomotorischen Polyneuropathie kommen, die vermutlich auf gestaute Metaboliten zurückzuführen ist. Autoptisch ist eine distal akzentuierte axonale Degeneration mit Chromatolyse in den Vorderhornzellen zu finden.

Zusätzlich zu dem Ausfall von Axonen ist jedoch eine sekundäre segmentale Demyelinisation festzustellen, die bei der urämischen Neuropathie erstmalig als solche durch statistische Analysen an gezupften Einzelfasern beschrieben und definiert werden konnte (Dyck et al. 1971; Thomas et al. 1971). Bei milder verlaufenden Fällen dominiert ein Ausfall nur der großen markhaltigen Nervenfasern, während die kleinen und die marklosen Axonen relativ ausgespart sind.

Im Rahmen einer rapid progressiven Glomerulonephritis im Anschluss an eine Streptokokken-Typ-A-Infektion kann es zu einer extrem ausgeprägten Neuropathie kommen (Sommer u. Schröder 1992).

25.3 Neuropathien bei Lebererkrankungen

Bei Patienten mit akuter oder chronischer Lebererkrankung kommt es in der Regel nicht zur peripheren Neuropathie, nur beim Alkoholismus, der seinerseits eine Neuropathie verursachen kann, oder wenn ein Guillain-Barré-Syndrom auf eine akute virale Hepatitis folgt.

Auch kann es bei primärer biliärer Zirrhose zu einer Neuropathie kommen. Bei letzterer kann sich eine sensorische Neuropathie entwickeln; die Nervenbiopsie zeigt dann xanthomatöse Ablagerungen im Perineurium (Thomas u. Walker 1965). Doch gibt es auch Patienten mit primärer biliärer Zirrhose und Neuropathie ohne xanthomatöse Infiltrate, wobei dann eine immunologische Ursache der Neuropathie zu diskutieren ist (Charron et al. 1980).

25.4 Neuropathien bei Hypothyreose

Die häufigste Form einer peripheren Neuropathie beim Hypothyreoidismus ist eine fokale Kompressionsneuropathie, in der Regel im Karpaltunnel. Selten entwickelt sich eine symmetrische sensorimotorische Polyneuropathie, die sich bei der Behandlung des Hypothyreoidismus zurückbildet. Nervenbiopsien ergaben Anzeichen einer segmentalen Demyelinisation, vermehrte Glykogenablagerungen sowohl im Zytoplasma von Schwann-Zellen als auch in den Axonen (Pollard et al. 1982). Nach eigenen Untersuchungen sind die Basallaminae um die Kapillaren ungewöhnlich stark verbreitert, wobei mukoide Substanzen, die in früheren Mitteilungen beschrieben worden sind, im Sinne eines Ödems zu deuten sind.

25.5 Neuropathien bei Akromegalie

Am häufigsten tritt ein Karpaltunnelsyndrom auf. Eine generalisierte Neuropathie kann sich ebenfalls entwickeln, die unabhängig von einem Diabetes ist (Thomas et al. 1997). Die Nervenquerschnittsfläche ist verbreitert, das subperineurale und endoneurale Bindegewebe vermehrt und die Dichte der markhaltigen und marklosen Axonen reduziert. In Zupfpräparaten ist eine Kombination einer axonalen Degeneration mit einer segmentalen Demyelinisation zu finden.

25.6 Neuropathien bei intensivmedizinischer Behandlung (Critical-illness-Polyneuropathie)

Eine gemischte motorische und sensorische Polyneuropathie kann sich auf der Intensivstation bei Patienten mit Sepsis und Multiorganversagen entwickeln. Diese manifestiert sich in der Regel erst, wenn versucht wird, den Patienten vom Ventilator unabhängig zu machen. Nervenbiopsien ergaben eine axonale Degeneration. Die Ursache ist nicht geklärt, aber vermutlich vielfältig, wahrscheinlich vor allem toxisch und hypoxisch (Bolton u. Breuer 1999).

Literatur

Archer AG, Watkins PJ, Thomas PK, Sharma AK, Payan J (1983) The natural history of acute painful neuropathy in diabetes mellitus. J Neurol Neurosurg Psychiatry 46: 491–499

Beckmann A, Schröder JM (2000) Screening for Charcot-Marie-Tooth type 1A and hereditary neuropathy with liability to pressure palsy in archival nerve biopsy samples by direct-double-differential PCR. Acta Neuropathol 100: 459–463

Behse F, Buchthal F, Carlsen F (1977) Nerve biopsy and conduction studies in diabetic neuropathy. J Neurol Neurosurg Psychiatry 40: 1072–1082

Bolton CF, Breuer AC (1999) Critical illness polyneuropathy. Muscle Nerve 22: 419–424

Bradley JL, Thomas PK, King RH, Watkins PJ (1994) A comparison of perineurial and vascular basal laminal changes in diabetic neuropathy. Acta Neuropathol (Berl) 88: 426–432

Charron L, Peyronnard JM, Marchand L (1980) Sensory neuropathy associated with primary biliary cirrhosis. Histologic and morphometric studies. Arch Neurol 37: 84–87

Dyck PJ, Hansen S, Karnes J, O'Brien P, Yasuda H, Windebank A, Zimmerman B (1985) Capillary number and percentage closed in human diabetic sural nerve. Proc Natl Acad Sci USA 82: 2513–2517

Dyck PJ, Johnson WJ, Lambert EH, O'Brien PC (1971) Segmental demyelination secondary to axonal degeneration in uremic neuropathy. Mayo Clin Proc 46: 400–431

King RH, Llewelyn JG, Thomas PK, Gilbey SG, Watkins PJ (1989) Diabetic neuropathy: abnormalities of Schwann cell and perineurial basal laminae. Implications for diabetic vasculopathy. Neuropathol Appl Neurobiol 15: 339–355

Pollard JD, McLeod JG, Honnibal TG, Verheijden MA (1982) Hypothyroid polyneuropathy. Clinical, electrophysiological and nerve biopsy findings in two cases. J Neurol Sci 53: 461–471

Sommer C, Schröder JM (1992) Immune-mediated neuropathy and myopathy in post-streptococcal disease: electronmicroscopical, morphometrical and immunohistochemical studies. Clin Neuropathol 11: 77–86

Thiex R, Schröder JM (1998) PMP-22 gene duplications and deletions identified in archival, paraffin-embedded sural nerve biopsy specimens: correlation to structural changes. Acta Neuropathol 96: 13–21

Thomas PK, Walker JG (1965) Xanthomatous neuropathy in primary biliary cirrhosis. Brain 88: 1079–1088

Thomas PK, Hollinrake K, Lascelles RG et al. (1971) The polyneuropathy of chronic renal failure. Brain 94: 761–780

Thomas PK, Landon DN, King RHM (1997) Diseases of the peripheral nerves. In: Graham DI, Lantos PL (eds) Greenfield's neuropathology, vol 2. Arnold, London, pp 367–487

KAPITEL 26 Hereditäre Neuropathien

J. M. SCHRÖDER

INHALT

26.1 Hereditäre Neuropathien
 mit spezifischen metabolischen Störungen 557
26.1.1 Amyloidneuropathien 557
26.1.2 Porphyrien 560
26.1.3 Lipidstoffwechselstörungen 560
26.1.4 Peroxisomale Stoffwechselstörungen 565
26.1.5 Oxalosen 566
26.1.6 Mukopolysaccharidosen 566
26.1.7 Glykogenstoffwechselstörungen 566
26.1.8 Erkrankungen mit defekter DNA-Reparatur 567
26.1.9 Neuropathien bei mitochondrialen Erkrankungen . . 567
26.2 Hereditäre Neuropathien ohne bekannte
 biochemische Stoffwechselstörungen 568
26.2.1 Hereditäre motorisch-sensorische Neuropathien
 (HMSN) vom Charcot-Marie-Tooth-Typ 568
26.2.2 Hereditäre sensorische und autonome
 Neuropathien (HSAN) 575
26.2.3 Friedreich-Ataxie 577
26.2.4 Infantile neuroaxonale Dystrophie und
 Riesenaxonneuropathie 577
 Literatur 579

Eine Neuropathie als ein wichtiges Symptom kann bei einer großen Zahl bekannter Erbkrankheiten auftreten. Zweckmäßigerweise werden diese unterteilt in hereditäre Neuropathien mit oder ohne bekannte spezifische metabolische Störung.

26.1 Hereditäre Neuropathien mit spezifischen metabolischen Störungen

26.1.1 Amyloidneuropathien

Amyloid ist ein „stärkeähnliches" hyalines Material mit Glykoproteincharakter, das systemisch oder lokal im Extrazellulärraum abgelagert wird. Es gibt zahlreiche verschiedene Amyloidarten, die pathogenetisch und in ihrer chemischen Zusammensetzung verschieden sind. Gemeinsam sind ihnen die sog. β-Fibrillen sowie ein wechselnder Gehalt eines Glykoproteins mit der Bezeichnung *Amyloid-P-Komponente* (AP), die auch im Serum vorkommt (SAP) und dem C-reaktiven Protein der akuten Entzündungsphase entspricht.

Eine Beteiligung des peripheren Nervensystems (Abb. 26.1) tritt sowohl bei der sog. *„primären"* *Amyloidose*, d. h. der Amyloidose als Folge eines Myeloms (Plasmozytom) bzw. der Waldenström-Makroglobulinämie oder bei den sog. benignen Gammopathien, als auch bei *hereditären Amyloidosen* auf. Bei Letzteren ist die Neuropathie das wichtigste Symptom (Reilly u. Staunton 1996).

Bei den primären Amyloidosen wird Immunoamyloid vom Leichtkettentyp abgelagert (AL-Typ der Amyloidose; Sommer u. Schröder 1989); bei den familiären Formen (AF-Typ) ist es entweder Transthyretin (TTR, ein verändertes Präalbumin), beginnend an den oberen Extremitäten (Andrade-Typ, beschrieben auch als Portugal-, Mittelmeer-, Schweden-, Irland-, Japan-Form etc.) oder beginnend an den unteren Extremitäten (Rukavina-Typ; beschrieben auch als schweizerische/Indiana- und deutsche/Maryland-Form), bei beiden Typen aber später zu einer generalisierten Polyneuropathie führend, oder mutiertes Apolipoprotein AI (Van-Allen-Typ, beschrieben in Iowa, USA).

Diese unterschiedlichen Amyloidoseformen lassen sich durch entsprechende, z. T. bereits kommerziell erhältliche Antikörper immunhistochemisch unterscheiden und spezifisch diagnostizieren. Die Vorläufersubstanzen des Amyloids unterliegen einer physikochemischen Veränderung, die innerhalb von Zellen oder außerhalb induziert durch Makrophagen (Zellen des retikuloendothelialen Systems) abläuft und zur Ausfällung β-geschichteter Strukturen führt. Die β-geschichtete Molekularstruktur bewirkt eine charakteristische Färbung des Amyloids durch Kongorot mit grünlicher Fluoreszenz (sog. Dichroismus) im polarisierten Licht.

Feinstrukturell bestehen die Amyloidablagerungen bei allen Amyloidosen in gleicher Weise aus

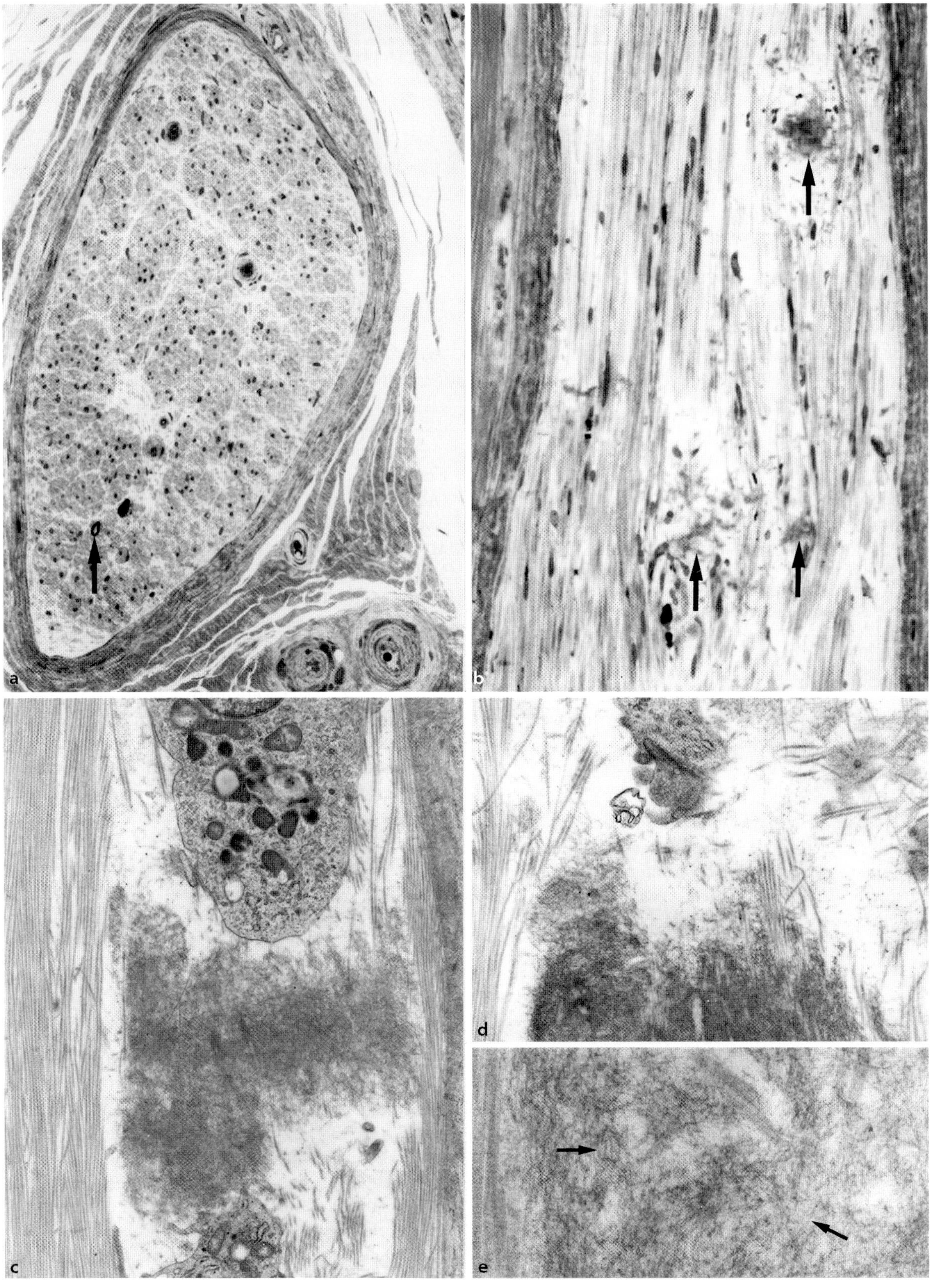
a
b
c
d
e

7,5–8,0 nm dünnen unverzweigten steifen Fibrillen, die entweder irregulär angeordnet sind oder zu parallelen oder fächerförmigen oder manchmal sternförmigen Ablagerungen der Bündel von Filamenten führen (Abb. 26.1). Die Ablagerungen enthalten regelmäßig kleine Mengen einer sekundären Komponente, der *P-Komponente* (AP). Sie besteht aus 9 nm dicken pentagonalen Scheibchen, wenn man Extrakte der Amyloidablagerungen untersucht. Diese sind identisch mit dem zirkulierenden *a-Glykoprotein* (Serumamyloidprotein, SAP), das unspezifisch an die Amyloidablagerungen adsorbiert wird zusammen mit anderen Substanzen wie Polysacchariden, Komplementkomponenten, Lipoprotein und Fibrinogen.

Familiäre Amyloidosen

Klinik. Mindestens 7 Typen der hereditären Amyloidneuropathie sind heute bekannt. Alle werden dominant vererbt.

- Typ I wurde ursprünglich von Andrade beschrieben und kommt häufig in Portugal vor. Die klinischen Symptome gleichen denen bei der sporadischen primären Amyloidose. Ähnliche Fälle sind in Schweden, Irland, Japan, im Mittelmeerraum und an anderen Orten beschrieben worden. Diese Form der Amyloidose beruht auf einer Variante des Transthyretins (TTR) mit einer Valin-Leucin-Transposition an Position 30 des Moleküls.
- Typ II (Indiana- oder Rukavina-Form) manifestiert sich durch ein Karpaltunnelsyndrom, dem später eine generalisierte Neuropathie folgt. Dieser Typ wird verursacht durch eine Variante des TTR mit einer Serin-Isoleucin-Substitution an Position 84.
- Typ III (Van-Allen- oder Iowa-Form) ist gekennzeichnet durch eine symmetrische Polyneuropathie, die häufig von Duodenalgeschwüren und Niereninsuffizienz begleitet wird. Der Krankheit liegt eine Variante des Apolipoproteins AI zugrunde.
- Davon unterscheidet sich der Typ IV (finnische oder Meretoja-Form) durch eine kraniale Neuropathie, eine netzförmige Korneadystrophie und nur geringe Beteiligung der Glieder. Das Amyloid stammt vom Plasmagelsolin ab.
- Die klinischen Aspekte der 3 anderen Formen, insbesondere vom Typ V (jüdisch), Typ VI (appalachisch) und Typ VII (deutsch) sind weniger detailliert beschrieben worden. Bei allen stammt das Amyloid vom TTR ab (bezüglich weiterer Details s. Staunton 1991).

Histopathologie. Amyloidablagerungen kommen bei allen diesen Krankheiten vor. Beim Typ I der hereditären Amyloidneuropathie (wie bei einigen Fällen mit Myelom) beginnt die Erkrankung mit einem Karpaltunnelsyndrom, was auf Amyloidablagerungen im Retinaculum carpi über der Flexorenloge zurückzuführen ist. Ausgedehnte Amyloidablagerungen kommen vor in den peripheren Nerven, in den Plexus der Gliedergürtel und den sensorischen und autonomen Ganglien. Eine diffuse Infiltration der peripheren Nerven besteht auch bei einigen (nicht hereditären) Fällen mit Myelom oder Waldenström-Makroglobulinämie, wobei die Neuropathie allerdings in den meisten Fällen mit dieser Erkrankung nicht auf eine Amyloidose, sondern auf humorale Wirkungen vonseiten der Immunglobuline zurückzuführen ist, die bei diesen Krankheiten zirkulieren.

Im peripheren Nerven ist das Amyloid im Epineurium und Endoneurium und in den Blutgefäßwänden nachweisbar. *Elektronenmikroskopisch* sind die Amyloidfibrillen im Endoneurium oft mit der Basallamina der Schwann-Zellen verbunden.

Anfangs fallen bevorzugt die kleinen markhaltigen und marklosen Axonen aus. Später resultiert ein diffuser Nervenfaserausfall. In Zupfpräparaten dominiert die axonale Degeneration; doch ist gelegentlich eine segmentale Demyelinisation und Remyelinisation nachweisbar. In den sensorischen und autonomen Ganglien liegen die Amyloidablagerungen im Bindegewebe oder in den Blutgefäßwänden. In den sensorischen Ganglien können die Kapselzellen von Amyloid umgeben sein, insbesondere die der kleinen Nervenfasern.

Pathogenese. Wie es zum Nervenfaserausfall kommt, ist nicht in allen Einzelheiten geklärt. Möglicherweise spielt die Ischämie durch perivaskuläre Ablagerungen von Amyloid eine gewisse Rolle; doch ist die mechanische Wirkung der oft umfangreichen Ablagerungen möglicherweise von größerer Bedeutung. Die enge Anlagerung der Amyloidfibrillen an die Basallamina der Schwann-Zellen lässt eine direkte metabolische Einwirkung

Abb. 26.1 a–e. Amyloidneuropathie bei einem 64-jährigen Mann (Patient von M. Kerschensteiner, Siegen). Die Amyloidose konnte aufgrund der Geringfügigkeit der Ablagerungen aus der Rektumbiopsie nicht diagnostiziert und immunologisch nicht näher charakterisiert werden. **a** Die Zahl der markhaltigen (und marklosen) Nervenfasern ist hochgradig reduziert. Im Bildausschnitt ist nur noch eine große Faser (*Pfeil*) übrig geblieben (Vergr. 155:1). **b** Perikollagenes Amyloid in einem Nervenfaszikel (*Pfeilköpfe*; Vergr. 170:1). **c–e** Elektronenmikroskopischer Nachweis von endoneuralem Amyloid, in **c** zwischen endoneuralen Kollagenfaserbündeln und 2 Fibroblasten (im Bild *oben* und *unten*; Vergr. 5800:1). **d** Verflechtung von endoneuralen Kollagenfibrillen und Amyloid (Vergr. 6900:1). **e** Die einzelnen Amyloidfibrillen sind erst bei höherer Auflösung zu erkennen (*Pfeile*; Vergr. 32900:1)

auf die Schwann-Zellen vermuten. Doch ist nicht auszuschließen, dass die nur in wenigen Fällen durch eine Autopsie erwiesene Ablagerung von Amyloid in den spinalen und autonomen Ganglien den Hauptschädigungsfaktor darstellt.

■ **Ätiologie.** Die familiären Formen der Amyloidneuropathie sind Proteinopathien, die durch genetisch verändertes Transthyretin (TTR; Präalbumin), Apolipoprotein oder Gelsolin bedingt sind. Die dem abnormen Transthyretin, Apolipoprotein und Gelsolin zugrunde liegenden Aminosäuresubstitutionen und die den abnormen Proteinen wiederum zugrunde liegenden *Punktmutationen der DNA* werden in einer ständig zunehmenden Zahl aufgeklärt (vgl. z. B. Brett et al. 1999).

■ **Primäre Amyloidose**

Die Neuropathie aufgrund einer primären Amyloidose (Paramyloidose) tritt in der Regel langsam progressiv auf mit distaler symmetrischer *sensomotorischer Polyneuropathie*, die an den unteren Extremitäten beginnt. Häufig besteht ein Spontanschmerz. Die sensorischen Ausfälle treten vor den motorischen Symptomen auf und betreffen in der Regel stärker die Schmerz- und Temperaturempfindung als die Modalitäten der großen Fasern. Oft besteht gleichzeitig eine autonome Neuropathie. Distale motorische Symptome treten später auf. Die peripheren Nerven können verdickt sein. Bei Patienten mit einem Myelom kann am Anfang ein Karpaltunnelsyndrom stehen.

Die unterschiedlichen Amyloidtypen lassen sich, wie eingangs erwähnt, immunhistochemisch unterscheiden. Im Ganglion Gasseri können sich *Amyloidome* entwickeln, die stets auf Amyloidosen vom λ-Leichtketten-Typ beruhen (Laeng et al. 1998).

■ **Weitere Formen der Amyloidose**

Eine Neuropathie fehlt bei der sog. sekundären Amyloidose mit Ablagerung von AA-Amyloid, das als Folge chronisch-entzündlicher Erkrankungen gebildet wird. Gleiches gilt für die Gruppe der sog. lokalisierten Amyloidosen (senile, endokrine, Hämodialyse- und andere Amyloidosen).

26.1.2 Porphyrien

Die peripheren Nerven können betroffen sein bei den *hepatischen Porphyrien*, sowohl bei der akuten intermittierenden Form als auch bei der Porphyria variegata, oder der wesentlich selteneren *hereditären Koproporphyrie* und dem δ-*Aminolävulinsäure-(ALA)-Dehydratase-Mangel* (Mercelis et al. 1990), wobei alle etwa gleiche Symptome aufweisen.

■ **Klinik.** Porphyrische Attacken können bevorzugt mit motorischen Ausfällen verbunden sein, die proximal oder distal lokalisiert oder generalisiert auftreten, manchmal in den oberen Extremitäten, manchmal fokal oder asymmetrisch. Eine sensorische Symptomatik ist eher am Stamm als an den Extremitäten nachweisbar; sie kann mit autonomen Symptomen und Bauchschmerzen, Erbrechen, Tachykardie und Hypertension verbunden sein. Verhaltensstörungen sind ebenfalls häufig. Die Attacken werden häufig durch bestimmte Medikamente, insbesondere Barbiturate, ausgelöst. Die Erholung setzt langsam ein und ist oft inkomplett.

■ **Histopathologie.** Es dominiert eine distale Axonopathie vom „Dying-back"-Typ. Ausfälle von motorischen Vorderhornzellen können vorkommen, ebenso eine Chromatolyse in Zellen des Ganglion coeliacum.

■ **Pathogenese.** Die hepatischen Porphyrien sind mit Ausnahme des ALA-Dehydratasemangels, der autosomal-rezessiv vererbt wird, sämtlich *autosomal-dominant* erblich. Sie sind auf Störungen der Häm-Synthese zurückzuführen. Die akute intermittierende Porphyrie beruht auf einem Mangel an Uroporphyrin-I-Synthetase und die hereditäre Koprophorphyrie auf einem Defekt der Koproporphyrinogenoxidase. Bei der Porphyria variegata besteht ein Mangel an Protoporphyrinogenoxidase. Wie es durch die Anhäufung der Häm-Vorläufer oder anderer sekundärer Folgeerscheinungen der Stoffwechselstörung zu neuronalen Funktionsstörungen kommt, ist nicht geklärt.

26.1.3 Lipidstoffwechselstörungen

■ **Lysosomal, autosomal-rezessiv erblich**

Metachromatische Leukodystrophie

Die metachromatische Leukodystrophie (Sulfatidlipidose) kann als Musterbeispiel einer lysosomalen Stoffwechselkrankheit des Nervensystems gelten. Im Vordergrund steht eine Demyelinisation sowohl im zentralen als auch im peripheren Nervensystem, die auf einen Mangel an Arylsulfatase A zurückzuführen ist (vgl. Abschn. 21.2.1).

■ **Klinik.** Alle Formen der metachromatischen Leukodystrophie sind durch Ausfälle vonseiten des zentralen Nervensystems charakterisiert, bei einigen Fällen ist aber klinisch und elektrophysiologisch eine periphere Neuropathie nachweisbar, die gelegentlich im Vordergrund steht.

■ **Histopathologie.** Die pathologischen Veränderungen in den peripheren Nerven sind bei allen Formen der metachromatischen Leukodystrophie ähnlich; doch kommen geringe Unterschiede vor, die wahrscheinlich auf die unterschiedliche Chronizität der Erkrankungen zurückzuführen ist. Das gilt sowohl für die übliche Form als auch für die Variante mit multiplem Sulfatasemangel wie für die Aktivatormangelvariante.

Bei der häufigsten Form, der spätinfantilen Variante, zeigen die peripheren Nerven eine Verminderung der Zahl markhaltiger Nervenfasern und Anzeichen für eine segmentale Demyelinisation und Remyelinisation. Der Ausfall von Fasern ist weniger auffällig bei den Fällen mit juvenilem und adultem Beginn. Es kommt zu fortschreitender Demyelinisation und Remyelinisation mit Anzeichen einer hypertrophischen Neuropathie.

Charakteristisch ist die Anhäufung von im Durchmesser 0,5–1 μm großen Granula in der perinukleären Region der Schwann-Zellen; diese färben sich mit saurem Kresylviolett oder Toluidinblau metachromatisch braunrötlich. Die Granula können im Zytoplasma der Schwann-Zellen sowohl markhaltiger als auch markloser Axonen sowie in Makrophagen vorkommen.

Elektronenmikroskopisch findet sich eine Lamellierung der membrangebundenen Einschlüsse mit einer Periodizität von 5,6–5,8 nm. Diese sind saure-Phosphate-positiv und daher als Lysosomen zu identifizieren. Derartige Substanzen können auch in prismatischen Stapeln, in „Tuffstein-Körpern", die vulkanischem Gestein ähneln, und in „Zebrakörpern" vorkommen (Abb. 26.2e). Myelinähnliche Figuren mit konzentrischem lamellären Material und einer größeren Periodizität von 8 nm finden sich ebenfalls in Schwann-Zellen markhaltiger Axonen; diese stammen aber vermutlich von Markscheidenabbauprodukten ab.

■ **Pathogenese.** Das Ausmaß der Demyelinisation ist nicht mit der Ablagerung metachromatischer Substanzen in den Schwann-Zellen korreliert. Diese Einschlüsse kommen auch in Schwann-Zellen markloser Axonen und in fetalen Nerven vor, bevor eine Demyelinisation einsetzt, so dass sie nicht auf Markscheidenabbauprodukte zurückgeführt werden können. Eine mögliche Ursache der Demyelinisation besteht in abnormen Markscheidenbestandteilen oder in zytotoxisch wirksamen, abnormen Substanzen wie der Sulphogalaktosylsphingosine (Dulaney u. Moser 1978).

Globoidzellige Leukodystrophie

Diese ebenfalls autosomal-rezessive Erkrankung (Synonyme: Krabbe-Krankheit, Galaktosylzeramidlipidose) wird beherrscht von zentralnervösen Symptomen (s. Abschn. 21.2.2); eine begleitende periphere Neuropathie ist jedoch die Regel. Die meisten Fälle beginnen in der frühen Kindheit; spätinfantile, juvenile und sogar Fälle mit Beginn im Erwachsenenalter kommen gelegentlich vor.

■ **Histopathologie.** Man findet eine Verminderung der Zahl normal dicker markhaltiger Nervenfasern. Vielfach dominiert eine segmentale Demyelinisation und Remyelinisation. Die Schwann-Zellen sowohl der markhaltigen als auch der marklosen Nervenfasern enthalten in verschiedenen Richtungen orientierte gerade oder gekrümmte prismatische oder tubuläre Einschlüsse im Zytoplasma (Abb. 26.2b), wie sie auch in Makrophagen beobachtet werden. Diese Einschlüsse ähneln denen in den Globoidzellen des Zentralnervensystems. Bei spät auftretender Krabbe-Krankheit (Matsumoto et al. 1996) kommen kurvilineare lamelläre zytoplasmatische Einschlüsse in Schwann-Zellen und Fibroblasten vor; im Vordergrund steht dann eine Hypomyelinisation statt einer segmentalen Demyelinsation wie bei der infantilen Krabbe-Krankheit.

■ **Pathogenese.** Die Erkrankung beruht auf einem Mangel an Galaktozerebrosid-β-Galaktosidase, die Galaktozerebrosid in Ceramid und Galaktose aufspaltet. Die Schädigung der Oligodendrozyten und Schwann-Zellen beruht vermutlich direkt auf der Anhäufung der Galaktozerebroside oder ihres Vorläufers, des Psychosins.

Niemann-Pick-Krankheit

Die Niemann-Pick-Krankheit stellt eine klinisch und biochemisch heterogene Gruppe von *Sphingomyelinlipidosen* mit autosomal-rezessivem Erbgang dar. Diese werden unterteilt in biochemisch unterscheidbare Entitäten:
■ Typ I (früher A und B) mit einem primären Sphingomyelinasemangel,
■ Typ II (früher C und D) mit sekundären Veränderungen der Sphingomyelinaseaktivität.

Der *Typ I* ist durch eine Hepatosplenomegalie mit progressiver Verschlimmerung und Tod vor dem 2. Lebensjahr charakterisiert, wobei Ablagerungen in peripheren Nerven zwar vorkommen, die Symp-

562   J. M. Schröder

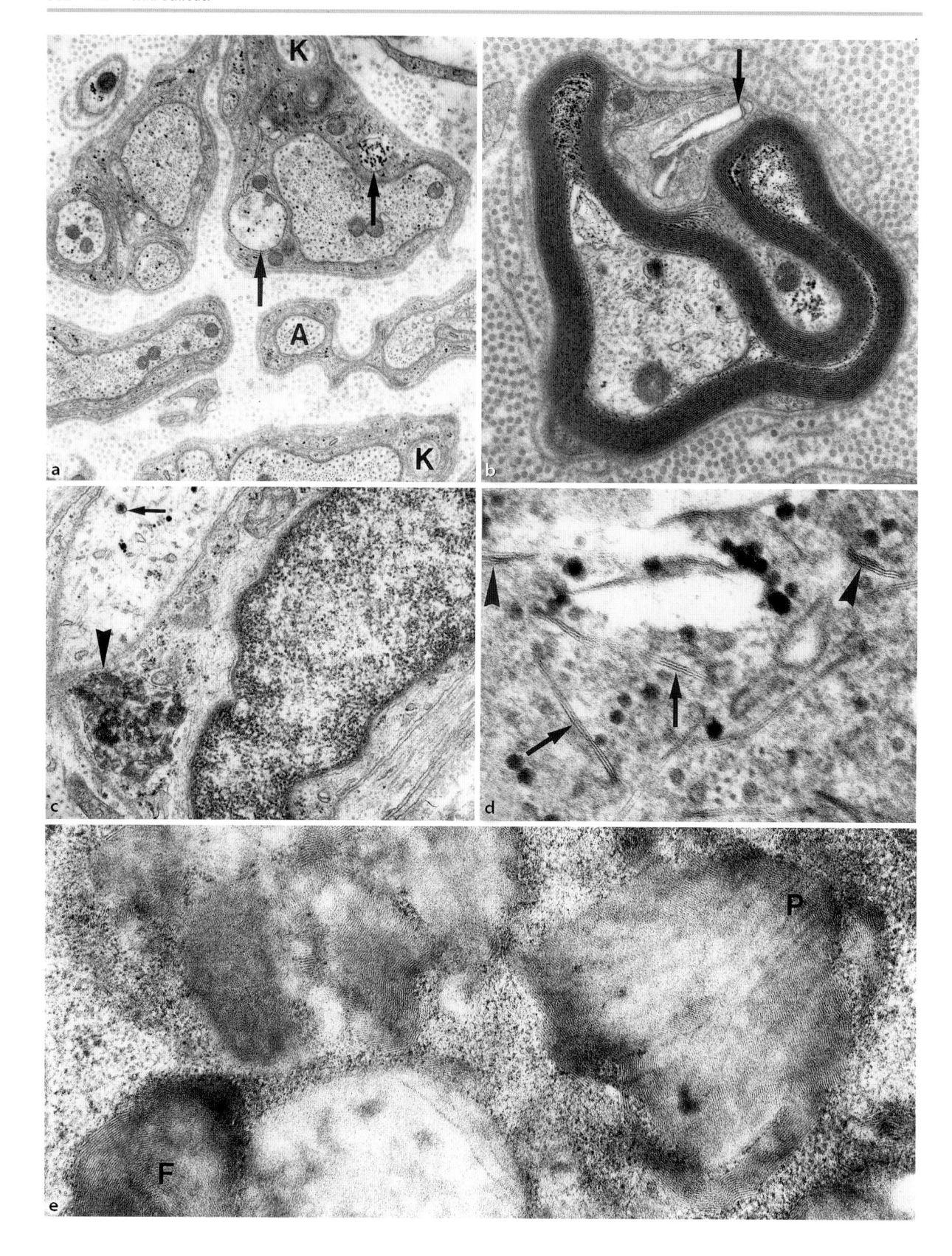

tome vonseiten des zentralen Nervensystems aber stark dominieren (s. Abschn. 21.2.7). Über eine periphere Neuropathie beim Typ I (=Typ A) der Niemann-Pick-Krankheit berichten Landrieu und Said (1984). In der Nervenbiopsie zeigen isolierte Fasern eine segmentale Demyelinisation und zahlreiche osmiophile Körper in den Schwann-Zellen. *Elektronenmikroskopisch* lassen sich zwei verschiedene Einschlüsse nachweisen:

- lysosomale Einschlüsse, wie sie üblicherweise bei der Niemann-Pick-Krankheit in den Ganglienzellen vorkommen;
- Einschlüsse in den Markscheiden, die mit der Markscheide in Verbindung stehen, als Zeichen einer schweren Myelinopathie.
- Im Axoplasma sind ebenfalls myelinähnliche Figuren nachweisbar.

Die Neuropathie beim klinisch und genetisch heterogenen *Typ II* (=Typ C) ist wesentlich weniger stark ausgeprägt und durch sog. seeblaue Makrophagen gekennzeichnet, die u. a. auch im Nerv vorkommen können (Schröder 1999). Die Gefäßendothelien weisen kurvilineare Strukturen auf, die aber nicht denen entsprechen, die für bestimmte Zeroidlipofuszinosen typisch sind (Ceuterick u. Martin 1994). Außerdem sind pleomorphe osmiophile lamelläre Einschlüsse in Hautfibroblasten und perivaskulären Histiozyten nachweisbar, die sich schon in einer Hautbiopsie identifizieren lassen.

Pathogenetisch handelt es sich um eine lysosomale Multisubstratlipidose aufgrund einer Sequestrierung endozytosierten LDL-(low-density-lipoprotein-)gebundenen Cholesterins mit Anreicherung von Cholesterin, Sphingomyelin und bis-(monoacyl)-Glycerophosphat (Vanier u. Suzuki 1998; Chen et al. 1999).

Abb. 26.2 a–e. Pathognostische Schwann-Zell-Einschlüsse. **a** Die Mukopolysaccharidvakuolen (*Pfeile*), z.T. mit Glykogengranula, bei einem 8-jährigen Mädchen mit Sanfilippo-Krankheit (Typ A) sind von den marklosen Axonen (*A*) und Kollagentaschen (*K*) zweifelsfrei zu unterscheiden (Vergr. 8000:1). **b** Prismatische oder nadelförmige Schwann-Zell-Einschlüsse (*Pfeil*) bei Krabbe-Leukodystrophie (Vergr. 14700:1). **c** Kurvilineares Zytosom (*Pfeilkopf*) bei Zeroidlipofuszinose in einer Rektumbiopsie. Ein Katecholamingranulum ist durch einen *dünnen Pfeil* gekennzeichnet (Vergr. 16100:1). **d** Adrenoleukodystrophie mit Neuropathie von überwiegend demyelinisierendem Typ bei einer 41-jährigen Frau, deren Sohn ebenfalls erkrankt ist. Die trilaminären, d. h. 3fach (*Pfeile*) oder mehrfach (*Pfeilköpfe*) geschichteten Strukturen (Membrankomplexe) liegen in einzelnen Schwann-Zellen in großer Zahl, unterschiedlich orientiert, nebeneinander (Vergr. 64700:1). **e** Fingerabdruck- (*F*) und prismatisch geschichtete Körper (*P*) in einer Schwann-Zelle bei metachromatischer Leukodystrophie einer 32-jährigen Patientin (Vergr. 57050:1)

Cockayne-Syndrom

Diese rezessiv erbliche Krankheit ist durch eine Wachstumsverlangsamung, Progerie, kutane Photosensitivität, Mikrozephalie, mentale Retardierung, Pigmentatrophie der Retina, Taubheit und Ataxie gekennzeichnet. Die zerebralen Veränderungen entsprechen denen einer Leukodystrophie. In den Nervenbiopsien dominiert eine Demyelinisation. Granuläre lysosomale Einschlüsse kommen in Schwann-Zellen vor (Ohnishi et al. 1987).

Seltene Lipidstoffwechselstörungen

Periphere Neuropathien sind gelegentlich bei einer Reihe seltener Lipidstoffwechselstörungen beschrieben worden. Dazu gehören die zerebrotendinöse Xanthomatose (Cholestanolosis, Farber-Krankheit) (Donaghy et al. 1990), die membranöse Lipodystrophie (Nasu-Hakola-Krankheit) (Iannaccone et al. 1992) und die Lipomatosen (Chalk et al. 1990).

Charakteristische histologische und ultrastrukturelle Anomalien sind auch bei verschiedenen anderen Krankheiten zu beobachten, die in der Regel nicht mit einer peripheren Neuropathie einhergehen. Dazu gehören die GM_1- und die GM_2-Gangliosidose (Hund et al. 1997), die Zeroidlipofuszinosen (Abb. 23.4c), die Gaucher- und die Wolman-Krankheit (s. Kap. 21).

■ Lysosomal, X-chromosomal-rezessiv erblich

Fabry-Krankheit

Diese X-chromosomal-rezessiv erbliche Krankheit (Synonyme: Glykosphingolipidlipidose; Angiokeratoma corporis diffusum) beruht auf einem Mangel an α-Galaktosidase.

- *Homozygote Männer* entwickeln bei dieser Krankheit teleangiektatische Veränderungen am unteren Stamm und am Gesäß sowie dilatierte konjunktivale Blutgefäße, eine Korneadystrophie und zerebrale, kardiale und renale Veränderungen. Zum Krankheitsbild gehört eine sensorische und autonome Neuropathie, die von schweren paroxysmalen Schmerzanfällen in den Extremitäten begleitet wird (Fabry-Krisen). Diese treten in der Kindheit oder während der Adoleszenz auf.
- *Heterozygote Frauen* können eine leichtere Manifestationsform der Krankheit aufweisen, entwickeln in der Regel aber keine neuropathischen Symptome.

Histopathologie. In Nervenbiopsien lassen sich ein bevorzugter Ausfall kleiner markhaltiger und markloser Axonen sowie lamellierte Einschlüsse in den

Perineuralzellen, aber auch in den Endothelzellen nachweisen. Diese Substanzen bestehen aus Glykosphingolipiden, die *elektronenmikroskopisch* alternierende helle und dunkle Linien mit einer Periodizität von etwa 5 nm aufweisen. Diese Einschlüsse kommen entweder als flache Stapel oder konzentrische lamellierte Körper vor. *Autoptisch* ließ sich eine Speicherung dieser Substanzen in den Ganglienzellen der Spinalganglien nachweisen, hier allerdings in geringerer Zahl (Ohnishi u. Dyck 1974).

Proteolipidanomalien (autosomal-rezessiv erblich)

Analphalipoproteinämie (Tangier-Krankheit)

Die Tangier-Krankheit wird benannt nach einer Insel in der Chesapeake-Bucht. Das wichtigste klinische Symptom besteht, abgesehen von einem Befall der peripheren Nerven, in einer *Ablagerung von Cholesterinestern* in Makrophagen verschiedener Gewebe, insbesondere in den Tonsillen, die dadurch vergrößert und gelb gefärbt sind, in der Milz, im Knochenmark, in Lymphknoten der intestinalen Submukosa und in der Haut. Darauf ist auch das hohe Risiko einer koronaren Herzerkrankung in einem Teil der Familien zurückzuführen. Etwa die Hälfte der Fälle entwickeln eine Neuropathie, die 3 verschiedene Formen annehmen kann:

- Die 1. Form ist durch ein pseudosyringomyelisches Syndrom mit Beginn im Erwachsenenalter gekennzeichnet. Die betroffenen Individuen entwickeln eine Schwäche der Gesichtsmuskulatur und der kleinen Handmuskeln, eine allgemeine Sehnenareflexie und einen Sensibilitätsverlust, der den Stamm und die proximalen Anteile der Gliedmaßen betrifft, wobei am Anfang vor allem die Schmerz- und Temperaturempfindung betroffen ist.
- Die 2. Form besteht in einer rekurrierenden multifokalen Neuropathie.
- Die 3. Form in einer distalen sensomotorischen Neuropathie.

Die Serumkonzentration der High-density-Lipoproteine (HDL) ist stark reduziert, und die geringen Mengen, die noch übrig geblieben sind, sind abnorm strukturiert. Die Plasmacholesterinwerte sind in der Regel reduziert, die Triglyzeridwerte jedoch normal oder erhöht.

Die Erkrankung ist auf Mutationen im Gen, das den humanen ATP-Kassetten-bindenden Transporter 1 (ABC1) kodiert, auf Chromosom 9q31 zurückzuführen (Rust et al. 1999). Bis heute ist ungewiss, ob sich die 3 klinischen Formen genetisch unterscheiden, auch wenn dies wahrscheinlich ist.

Histopathologie. In Nervenbiopsien vom pseudosyringomyelischen Typ fand sich ein erheblicher Ausfall an marklosen Axonen, aber auch von markhaltigen Fasern, insbesondere der kleinkalibrigen. Zupfpräparate haben eine deutliche segmentale Demyelinisation ergeben. Der Hauptbefund besteht in einer Anhäufung zahlreicher Lipidtropfen und pleomorpher Einschlüsse im Zytoplasma der Schwann-Zellen. Diese bestehen aus Neutralfetten und Cholesterinestern.

Pathogenese. Die Ursache für die Anhäufung der Substanzen in den Schwann-Zellen ist nicht geklärt; möglicherweise beruht sie auf einem gestörten Transport der Lipide vom Golgi-Komplex zur Plasmamembran (Orso et al. 2000). Nervenbiopsien mit multifokaler Neuropathie zeigen eine ausgeprägte Demyelinisation und Remyelinisation bei Begrenzung der Lipidtropfen auf Schwann-Zellen mit marklosen Axonen.

Abetalipoproteinämie

Die neurologischen Symptome dieser autosomal-rezessiv erblichen Krankheit (Synonyme: Bassen-Kornzweig-Syndrom, Neuroakanthozytose) bestehen in einer spinozerebellären Degeneration mit symmetrischer distaler peripherer Neuropathie und Pigmentdegeneration der Retina. Die Symptome treten innerhalb der ersten 2 Dekaden auf und sind verbunden mit einer intestinalen Malabsorption und abnormen Erythrozyten (Akanthozytose).

Genetik. Die Abetalipoproteinämie ist eine extrem seltene, autosomal-rezessiv erbliche Krankheit, die charakterisiert ist durch einen defekten Aufbau und eine gestörte Sekretion von Plasmaapolipoprotein B enthaltenden Lipoproteinen. Die Krankheit beruht auf Mutationen im Gen, das ein mikrosomales Triglyzeridtranferprotein kodiert (Wang u. Hegele 2000).

Histopathologie. Eine Demyelinisation und ein Ausfall von Axonen in den peripheren Nerven ist beschrieben worden, ebenso ein inkonstanter Ausfall von Vorderhornzellen; doch bestehen heute gute Anhaltspunkte dafür, dass die neurologischen Symptome teilweise sekundär auf einen *ausgeprägten Vitamin-E-Mangel* zurückzuführen sind, der wiederum auf einer intestinalen Resorptionsstörung beruht (Thomas et al. 1997). Doch bestand eine große Variation in der Progression und dem Schweregrad des klinischen Phänotyps trotz adäquater Behandlung mit hohen Dosen fettlöslicher Vitamine; das Vorkommen einer schweren Retinopathie und Neuropathie korrelierte nicht mit dem Typ und der Position der Mutation, sondern eher mit dem Alter zum Zeitpunkt der Diagnose und dem Beginn der Behandlung mit fettlöslichen Vitaminen. Demnach modulieren genetische und nichtgenetische Faktoren die klinische Ausprägung der Erkrankung.

26.1.4 Peroxisomale Stoffwechselstörungen

Die Peroxisomen wirken mit bei der Synthese der Plasmalogene und der Gallensäuren sowie beim Abbau der sehr langkettigen Fettsäuren, der Pipekolinsäure und der Phytansäure. Unter den peroxisomalen Erkrankungen werden solche unterschieden, bei denen multiple Enzyme oder nur einzelne Enzyme betroffen sind (Powers 1995). Dazu gehören:
- das zerebrohepatorenale Syndrom (Zellweger-Syndrom),
- das Pseudo-Zellweger-Syndrom und das Zellweger-ähnliche Syndrom,
- die infantile Refsum-Krankheit und die hyperpipekolische Azidämie,
- möglicherweise die adulte Refsum-Krankheit,
- die neonatale Adrenoleukodystrophie und die pseudoneonatale Adrenoleukodystrophie,
- die X-chromosomal gebundene Adrenoleukodystrophie einschließlich der Adrenomyeloneuropathie,
- die rhizomelische Chondroplasia punctata und die primäre Hyperoxalurie vom Typ I.

Im Folgenden werden nur die mit einer peripheren Neuropathie verbundenen Erkrankungen beschrieben: die Adrenoleukodystrophie, die Adrenomyeloneuropathie und die infantile sowie die (möglicherweise nicht peroxisomal bedingte) adulte Refsum-Krankheit (s. unten).

Adrenoleukodystrophie und Adrenomyeloneuropathie

Zu unterscheiden sind als Hauptformen:
- die klassische Adrenoleukodystrophie, die in der *Kindheit* auftritt,
- die im *Erwachsenenalter* bei milderem Verlauf auftretende Adrenomyeloneuropathie.

Darüber hinaus lassen sich verschiedene Untertypen differenzieren, wozu kindliche, adoleszente, adulte, zerebrale, präsymptomatische und asymptomatische Formen gehören sowie die sich nur als Addison-Krankheit manifestierende Form. Doch gibt es verschiedene Untertypen bei ein und derselben Sippe (Lake 1992; Schröder et al. 1996).

Klinik. Bei der *Adrenoleukodystrophie* handelt es sich um eine X-chromosomal vererbte Krankheit (Ausnahme neonatale ADL), bei der sowohl das Nervensystem als auch die Nebennierenrinde betroffen sind. In typischen Fällen kommt es nicht zu klinischen Anzeichen einer peripheren Neuropathie, obwohl charakteristische Einschlüsse in den Schwann-Zellen nachweisbar sind.

Bei anderen Fällen dominieren Rückenmark- und periphere Nervensymptome gegenüber zerebralen Ausfallserscheinungen. Diese Krankheit wird daher als *Adrenomyeloneuropathie* von der eigentlichen Adrenoleukodystrophie abgegrenzt.

Histopathologie. Die peripheren Nerven zeigen bei allen Fällen einen langsam progredienten Ausfall sowohl an markhaltigen als auch an marklosen Axonen mit Anzeichen einer Demyelinisation und Remyelinisation sowie Andeutungen von hypertrophischen Veränderungen (Zwiebelschalenformationen).

Elektronenmikroskopisch lassen sich charakteristische, zumeist trilaminäre Einschlüsse in den Schwann-Zellen nachweisen (Abb. 26.2 d), deren Lamellen aus 3 oder mehr parallelen elektronendichten, 2–5 nm dicken Schichten bestehen, die ihrerseits wieder von einem hellen 2–7 nm breiten Spalt getrennt werden.

Pathogenese. Die wichtigste Veränderung besteht in einer biochemisch nachweisbaren Anhäufung sehr langkettiger Fettsäuren, speziell des Hexakosanats, einer 26 Kohlenhydrate langen unverzweigten Fettsäure. Diese lässt sich im Gehirn und in der Nebenniere sowie in kultivierten Hautfibroblasten nachweisen. Die zugrunde liegende Stoffwechselstörung beruht auf einer mangelhaften β-Oxidation sehr langkettiger Fettsäuren durch die Peroxisomen, wobei jedoch eine Beteiligung der Mitochondrien noch nicht auszuschließen ist.

Refsum-Krankheit

Die wichtigsten neurologischen Symptome bei dieser autosomal-rezessiv erblichen Krankheit (Synonyme: Phytansäurespeicherkrankheit, Heredopathia atactica polyneuritiformis) besteht in einer chronischen distalen symmetrischen sensomotorischen Neuropathie in Verbindung mit einer Ataxie und Pigmentdegeneration der Retina. Die Symptome treten in der Regel in der 2.–3. Dekade auf. Die peripheren Nerven können tastbar vergrößert sein. Eine sensorineurale Taubheit, Ichthyose und eine Kardiomyopathie können zusätzlich vorhanden sein. Die Erkrankung verläuft langsam progressiv oder rekurrierend und remittierend. Im Serum und im Gewebe häuft sich eine langkettige Fettsäure an: die 3-,7-,11-,15-Tetramethylhexadekaonsäure (Phytansäure). Sie entstammt dem Phytol der Nahrung und häuft sich an, da ein Block bei der α-Oxidation zu α-Hydroxyphytansäure besteht.

Autoptisch lässt sich eine Hypertrophie der Nerven nachweisen, die in den proximalen Abschnitten maximal ausgeprägt ist, am deutlichsten in dem Nervenplexus der Gliedergürtel. Die Verdickung der Nerven kann diffus oder knotenförmig sein und die spinalen Nervenwurzeln sowie die sensorischen Ganglien einschließen.

Histopathologie. Das Endoneurium ist verbreitert und kann mukoide Substanzen enthalten. Die Zahl der markhaltigen Nervenfasern ist reduziert, und hypertrophische Veränderungen (sog. Zwiebelschalenformationen), manchmal extremen Ausmaßes, kommen vor. Doch sind diese Veränderungen nicht immer sehr ausgeprägt. Im N. suralis überwiegt manchmal der Verlust an markhaltigen Nervenfasern in Verbindung mit Bündeln regenerierter Nervenfasern (Abb. 43.3 g,h) (Gelot et al. 1995). Die anfangs als pathognomonisch beschriebenen parakristallinen Einschlüsse in den Mitochondrien der Schwann-Zellen haben sich als unspezifische Veränderungen erwiesen, die bei zahlreichen verschiedenen Neuropathien auftreten (Schröder u. Sommer 1991).

Pathogenese. Während der Nachweis einer peroxisomalen Stoffwechselstörung bei der Erwachsenenform der Refsum-Krankheit bisher nicht gelang, sondern, wie eingangs erwähnt, nur vermutet wird, ist die genetisch differente, autosomal-rezessive infantile Form, bei der sowohl die Phytansäure als auch die Pipekolinsäure und die sehr langkettigen Fettsäuren im Gewebe angehäuft sind, auf einen peroxisomalen Defekt zurückzuführen. Diese peroxisomale Erkrankung ist daher als *infantile Refsum-Krankheit* abgegrenzt worden. Eine periphere Neuropathie tritt dabei aber nicht regelmäßig auf.

> Die Erwachsenenform der Refsum-Krankheit ist eine der wenigen hereditären Stoffwechselleiden, die sich effektiv behandeln lässt, und zwar durch eine gemüsearme Diät, wodurch eine Reduktion des Phytols, des Vorläufers der Phytansäure, in der Nahrung erzielt wird.

26.1.5 Oxalosen

Unter den primären Hyperoxalurien werden 2 Erkrankungen des Glyoxalatmetabolismus unterschieden. Die häufigere Form ist die glykolische Azidurie, bei der es zu einer massiven Ablagerung von Oxalaten in den Geweben einschließlich der peripheren Nerven kommt. Die Neuropathie kann vorwiegend motorisch, häufiger aber sensorisch sein und ist dann durch eine Kombination segmentaler Demyelinisationen und axonaler Ausfälle gekennzeichnet. Die Oxalatkristalle sind in der Wand epineuraler Arterien, in sensorischen Ganglien und sympathischen Ganglien sowie in peripheren Nervenstämmen nachweisbar. Kristalle sind auch innerhalb von Axonen zu finden (Hall et al. 1976). Bei der primären Hyperoxalurie vom Typ 1 ist der zugrunde liegende Stoffwechseldefekt bekannt: Es besteht ein Mangel an dem peroxisomalen Enzym Alanin-Glyoxylat-Aminotransferase (Galloway et al. 1998).

Eine kombinierte Leber- und Nierentransplantation führt zu einer Besserung der Neuropathie.

26.1.6 Mukopolysaccharidosen

Bei den Mukopolysaccharidosen werden Glukosaminoglykane (Mukopolysaccharide) aufgrund einer rezessiv erblichen Stoffwechselstörung in den Lysosomen verschiedener Gewebe abgelagert. Im Vordergrund kann eine Kompressionsneuropathie stehen, so beim Hurler- und beim Scheie-Syndrom, gelegentlich aber auch eine Friedreich-Ataxie-Symptomatik (Jellinger et al. 1990). Schwann-Zell-Einschlüsse können ohne klinisch manifeste Neuropathie vorkommen; sie werden bei der Hurler- und bei der Hunter-Krankheit, insbesondere aber beim Sanfilippo-Syndrom beobachtet (Abb. 26.2 a), ebenso bei der I-Zell-Krankheit.

Beim *α- und β-Mannosidase-Mangel* (Levade et al. 1994) sind ähnliche intrazytoplasmatische Vakuolen nachweisbar wie bei den Mukopolysaccharidosen.

26.1.7 Glykogenstoffwechselstörungen

Diese sind in der Regel nur mit geringen Ablagerungen von Glykogen in den Ganglienzellen und Schwann-Zellen verbunden, die keine spezifische Diagnose erlauben. Nur bei der *Glykogenose vom Typ IV* (Anderson-Krankheit) sind mehr oder weniger zahlreiche charakteristische Polyglukosankörper in Axonen, Schwann-Zellen, Perineuralzellen und glatten Muskelzellen u. a. auch der Vasa nervorum eingelagert (Goebel et al. 1992; Schröder et al. 1993 b). Die Polyglukosankörper sind etwa 2–6 µm groß und bestehen aus Filamenten, die durch das abnorm langkettige Glykogen gebildet werden, und, sofern sie nicht in Lysosomen sequestriert und von einer Membran umgeben werden wie bei der Lafora-Krankheit (Busard et al. 1987, 1990), aus einer granulären Komponente (Glykogengranula).

Nicht nur bei der im Kindesalter auftretenden Anderson-Krankheit, sondern auch bei der adulten Polyglukosankörperkrankheit finden sich Mutationen im Gen des Glykogen-branching-Enzyms auf Chromosom 3 mit entsprechend variabler Reduktion der Aktivität dieses Enzyms (Ziemssen et al. 2000).

26.1.8 Erkrankungen mit defekter DNA-Reparatur

Die Symptome bei der *Ataxia telangiectatica* (Louis-Bar-Syndrom) sind am ausgeprägtesten im zentralen Nervensystem. Bei dieser Erkrankung, wie auch beim *Xeroderma pigmentosum* (Desantis-Cacchione-Syndrom), dominiert ein Ausfall der großen sensorischen Fasern in den peripheren Nerven zusammen mit einem entsprechenden Verlust der größeren Zellen in den Spinalganglien (Thrush et al. 1974). Ein Zusammenhang zwischen der defekten DNA-Reparatur und der Entwicklung der neurologischen Ausfälle wird diskutiert (Malandrini et al. 1990).

26.1.9 Neuropathien bei mitochondrialen Erkrankungen

Mitochondriale Erkrankungen bilden eine heterogene Gruppe von Krankheiten, die durch strukturelle, numerische oder funktionelle Anomalien der Mitochondrien gekennzeichnet sind. Mittlerweile gibt es ca. 60 Syndrome oder Symptomkombinationen aufgrund von ca. 146 identifizierten Punktmutationen, großen und kleinen Deletionen, Duplikationen, Tandemduplikationen, Kombinationen von Deletionen mit Duplikationen und multiplen Deletionen der mitochondrialen DNA (mtDNA), die jeweils vierteljährlich in der Zeitschrift *Neuromuscular Disorders* zusammen mit den Literaturzitaten und OMIM-Ziffern aufgelistet werden (Stand März 2000). Multiple Deletionen treten vor allem bei primär nukleären Genmutationen zumeist unbekannter Art mit mendelschem Erbgang auf, während die Mutationen der mtDNA maternal vererbt werden oder sporadisch auftreten. Diese werden zumindest teilweise bei den Skelettmuskelkrankheiten beschrieben.

■ **Klinik.** Zwischen den klinisch oder genetisch durch Anomalien der mitochondrialen DNA abgrenzbaren Krankheitsbildern gibt es Übergänge, d. h., Patienten mit MELAS (mitochondriale Enzephalopathie mit Laktazidose und schlaganfallähnlichen Episoden) können KS- (Kearns-Sayre-) oder MERRF-Symptome (Myoklonusepilepsie mit Ragged-red-Fasern im Muskel) oder andere Zeichen einer mitochondrialen Myopathie aufweisen (s. dort) (Peiffer et al. 1988; Ciafaloni et al. 1992; Goto et al. 1992; Hirano et al. 1994).

■ Leitsymptom bei vielen mitochondrialen Erkrankungen sind die äußeren Augenmuskellähmungen mit entsprechenden Blickparesen.

Eine periphere Neuropathie kann beim KSS besonders ausgeprägt sein. Doch auch bei MELAS und MERRF kommen neben vorwiegend zentralnervösen Symptomen Neuropathien vor. Bei NARP (Neuropathie, Ataxie und Retinitis pigmentosa) gehört die Neuropathie zur Definition, bei LHON (Lebersche hereditäre Opikusneuroretinopathie) bildete die Neuropathie eine Untergruppe in der gängigen Klassifikation der HMSN (Typ VI lt. Dyck et al. 1993). Beim M. Leigh sind die Markscheiden in Relation zum Axonkaliber zu dünn (Jacobs et al. 1990). Auch beim Ekbom-Syndrom, das mit Lidlipomen, Ataxie und Myoklonusepilepsie assoziiert ist, gehört eine Neuropathie zum Krankheitsbild (Calabresi et al. 1994), ebenso bei der myo-, neuro-, gastrointestinalen Enzephalopathie (MNGIE) (Bardosi et al. 1987; Uncini et al. 1994), die nukleär kodiert wird (Nishino et al. 2001), und seltenen anderen Mitochondriopathien (Schröder 1999).

■ **Histopathologie.** Die Mitochondriopathien sind oft mit einer Neuropathie vom überwiegend neuronalen/axonalen Typ mit mehr oder weniger starken Ausfällen, aber relativ häufig auch mit unverhältnismäßig dünn myelinisierten Axonen verbunden. Die vor allem im Zytoplasma der Schwann-Zellen markloser Axonen nachweisbaren Mitochondrien mit granulär hexagonal-parakristallinen und amorphen Einschlüssen sind unspezifisch und können bei zahlreichen verschiedenartigen Neuropathien auftreten; in den Schwann-Zellen markhaltiger Nervenfasern sind abnorme Mitochondrien mit verbreiterter Matrix und atypisch angeordneten Cristae jedoch von diagnostischer Bedeutung (Schröder u. Sommer 1991; Schröder 1993). *Elektronenmikroskopisch-morphometrisch* erscheint die Zahl und Größe der Mitochondrien in den Vasa nervorum bei Mitochondriopathien erhöht (Molnar et al. 1995); doch ist dies im Einzelfall nur manchmal evident.

■ **Pathogenese.** Die bevorzugte Expression der mtDNA-Mutationen im Nervensystem und in der Muskulatur (Skelett- und Herzmuskulatur) ist nicht verwunderlich, da diese Gewebe weitgehend von der mitochondrialen Energieversorgung abhängen und ihr Parenchym aus postmitotischen, terminal differenzierten Zellen besteht, die keiner physiologischen Mauserung unterliegen und somit keine Möglichkeit zur Eliminierung der mutierten mtDNA haben.

26.2 Hereditäre Neuropathien ohne bekannte biochemische Stoffwechselstörungen

26.2.1 Hereditäre motorisch-sensorische Neuropathien (HMSN) vom Charcot-Marie-Tooth-Typ

Diese werden nach dem bevorzugten Befall des motorischen, sensorischen oder autonomen Systems in Verbindung mit dem Erbmodus klassifiziert. Die mittlerweile bekannten nukleären DNA-Mutationen oder Genloci sind in Tabelle 26.1 aufgelistet. Dabei ist es zweckmäßig,

Tabelle 26.1. Hereditäre periphere Neuropathien, ihre Genorte und Genprodukte (nach *Neuromuscular Disorders* 10: VII–VIII, 2000, ergänzt)

Krankheit	Erbgang	Genlocus	Symbol (Genprodukt)	Ziffern nach McKusick
Hereditäre motorisch-sensorische Neuropathien (HMSN)				
HMSN mit Neigung zu Drucklähmungen	AD	17p11.2	PMP22	162 500
Charcot-Marie-Toth-(CMT-)Neuropathie				
Typ Ia	AD	17p11.2	PMP22	118 220
Typ Ib	AD	1q21–23	CMT1B	118 200
			PMP0	
Typ II, axonal	AD	1p35–36	CMT2A *KIF1B beta*	118 210
mit Hyperkeratose	AD	8p21	NF-L	
Axonale HMSN mit Taubheit und mentaler Retardierung	AR	Xq24–26	CMT2X	
Typ III (Dejerine-Sottas)	AD	17q11.21	PMP22	145 900
	AD	1q21–23	P0	145 900
Typ IV	AR	8q	CMT4A *(GDAP1)*	214 400
	AR	11q22	CMT4B *(MTMR2)*	601 382
	AR	5q23–33	CMT4C	
	AD/AR	10q21	CMT4E *(ERG2)*	
Typ I oder III	AR	19q13	CMT4F *(Prx)*	
X-chromosomal gebunden	XD	Xq13	CMXT	302 800
HMSN L (=Lom; mit Taubheit)	AR	8q24	NDGR1	601 455
Distale HMN II	AD	12q24	HMN2	158 590
Amyloidneuropathien				
Familiäre Amyloidneuropathie	AD	18q11.2–q12.1	PALB	176 300
Amyloidose IV	AD	11q23–qter	APOA1	107 680
Amyloidose V	AD	9q33	GSN	105 120
Hereditäre sensorische und autonome Neuropathien (HSAN)				
HSAN I	AD	9q22–q22.3	HSAN1	
HSAN III	AR	9q31–q33	HSAN3	223 900
HSAN IV	AR	1q21–1q22	NTRK1	
Hereditäre Ataxien mit sensorischer Neuropathie				
Friedreich-Ataxie	AR	9cen–q21	FA (Frataxin)	229 300
Friedreich-Ataxie mit selektivem Vit.-E-Mangel	AR	8q	AVED = αTTP	277 460

APOA1 Apolipoprotein A1; *ERG* early growth response; *GSN* Gesolin; *GDAP1* Gangliosid-induced differentiation-associated protein 1; *MTM* myotubularin-related protein; *NDGR* N-myc downstream regulated gene; *NF-L* neurofilament-light gene; *NTRK* N-Tyrosinkinaserezeptor; *PMP* peripheres Myelinprotein; *Prx* Periaxion; *TTP* Tocopheroltransferprotein.

die kongenitalen Formen, die mit einer Entwicklungsstörung einhergehen und kaum progredient sind, z. B. eine kongenitale Amyelinisation (Schröder u. Bohl 1978) oder das kongenitale Fehlen großer markhaltiger Fasern (Sabatelli et al. 1998; Müller et al. 2000) oder sämtlicher markhaltiger Nervenfasern (Schröder et al. 1993a), von solchen zu unterscheiden, die sich erst im Laufe des Lebens manifestieren und üblicherweise (im Unterschied zu exogenen oder entzündlichen Formen einer Neuropathie) langsam progredient sind. Sind zusätzliche Symptome zu den Anzeichen einer peripheren Neuropathie vorhanden (z. B. vonseiten des zentralen Nervensystems), spricht man von „komplizierten" oder komplexen Neuropathien, die in der Regel rezessiv erblich und schwerer ausgeprägt sind als die dominant erblichen.

■ **Nomenklatur und Genetik.** Typ I und II sind in der Regel autosomal-dominant erblich und auch als peroneale oder neurale Muskelatrophie oder *Charcot-Marie-Tooth-(CMT-)Krankheit* bekannt. Typ III (*Dejerine-Sottas-Syndrom*; DSS) ist in der Regel rezissiv erblich. Doch sind alle 3 Typen heterogen.

> Genetiker verwenden die Abkürzung CMT, Kliniker das Akronym HMSN zur Klassifikation der auf Mutationen in 16 verschiedenen Genen und 30 Genloci zurückzuführende Formen der Neuropathien vom Charcot-Marie-Tooth-Typ und verwandter Systematrophien im peripheren Nervensystem (Tabelle 26.1).

Man unterteilt diese Neuropathien in demyelinisierende (Typ I) und neuronale/axonale Formen (Typ II), wobei die Grenzen unscharf sind und Genmutationen, die primäre Markscheidenproteine betreffen, aus unklaren Gründen zu klinisch und morphologisch axonalen Formen einer Neuropathie führen können, z. B. Mutationen im Connexin-32- und P0-Gen (Senderek et al. 1999b, 2000).

Der *Typ I* ist z. T. mit der Duffy-Blutgruppe auf dem Chromosom 1 gekoppelt (HMSN Ia), während andere Fälle keine Kopplung aufweisen (HMSN Ib). Diese Typisierung (Ia und Ib) ist beibehalten worden, obwohl inzwischen erwiesen ist, dass der wesentliche Unterschied auf Mutationen in verschiedenen Genen beruht (Typ Ia: PMP22-Duplikationen, Typ Ib: P0-Mutationen; s. unten). Ähnliche Erkrankungen können jedoch auch autosomal-rezessiv oder X-chromosomal-dominant (s. unten) sein, manchmal verbunden mit Taubheit oder Friedreich-Ataxie. Molekulargenetisch sind beim Typ Ia Punktmutationen oder eine Duplikation der 1,5-Megabasen-DNA-Region für das periphere Myelinprotein P22 (PMP22) am Genort 17p11.2 festgestellt worden. Die Duplikation lässt sind durch Fluoreszenz-in-situ-Hybridisierung im Interphasenkern lymphoblastoider Zellen der Patienten mit Hilfe spezieller Cosmide direkt nachweisen.

Bei der *tomakulösen Neuropathie* (Neuropathie mit Neigung zu Drucklähmungen bzw. „pressure palsies", HNPP; Abb. 26.5c) liegt demgegenüber eine Deletion dieses Genortes vor, so dass diese beiden eindeutig verschiedenen Krankheiten als Ergebnis „reziproker Produkte ungleichen Crossovers" angesehen werden.

Mutationen am Genort 17p11.2 sind bemerkenswerterweise auch bei Heterozygoten der als rezessiv erblich geltenden *HMSN III* (Dejerine-Sottas-Syndrom; DSS; s. unten) zu finden. Beim Typ Ib der HMSN ist die chromosomale Region 1q21–23 und das zugehörige periphere Nervenprotein P0 (PMP0) betroffen (Senderek et al. 2000).

Die autosomal-dominant erbliche neuronale Form der HMSN, *HMSN II*, ist demgegenüber mehreren Chromosomen (Tabelle 26.1) und die X-chromosomale Form, *HMSN X*, dem Genort des Connexin 32 (auf Xq13) zuzuordnen, wobei, wie eingangs erwähnt, Mischformen zwischen Typ I und II bestehen, z. B. bei Cx32- und P0-Mutationen.

■ HMSN I

Unter den hereditären motorischen und sensorischen Neuropathien werden nach Dyck et al. (1984) der *hypertrophische Typ (HMSN I)* und das *Roussy-Levy-Syndrom*, das zusätzlich durch eine Ataxie und Tremor gekennzeichnet ist, zusammengefasst. Die „Hypertrophie" ist auf eine zwiebelschalenförmige Anordnung der proliferierten Schwann-Zellen aufgrund wiederholter De- und Remyelinisation zurückzuführen (Abb. 26.3e, 26.4).

HMSN Ia

Dies ist mit ca. 70% die häufigste Form der Charcot-Marie-Tooth-Krankheitsformen; sie beruht in der Regel auf einer Duplikation des peripheren Markscheidenproteins mit dem Molekulargewicht von 22 kD (PMP22) (Literatur s. Nelis et al. 1996, 1999). Sie beginnt zumeist in der 1. oder 2. Lebensdekade mit Fußdeformitäten und Gehbehinderung. Neurologisch lässt sich eine distale Schwäche und Atrophie an den Unterschenkeln („Storchenbeine") feststellen mit Verlust der Sehnenreflexe, geringen distalen („strumpfförmigen") Sensibilitätsstörungen und Hohlfuß. Später sind auch die oberen Extremitäten betroffen. Einige Fälle zeigen Ataxie und Armhaltetremor („Roussy-Levy-Syndrom") und

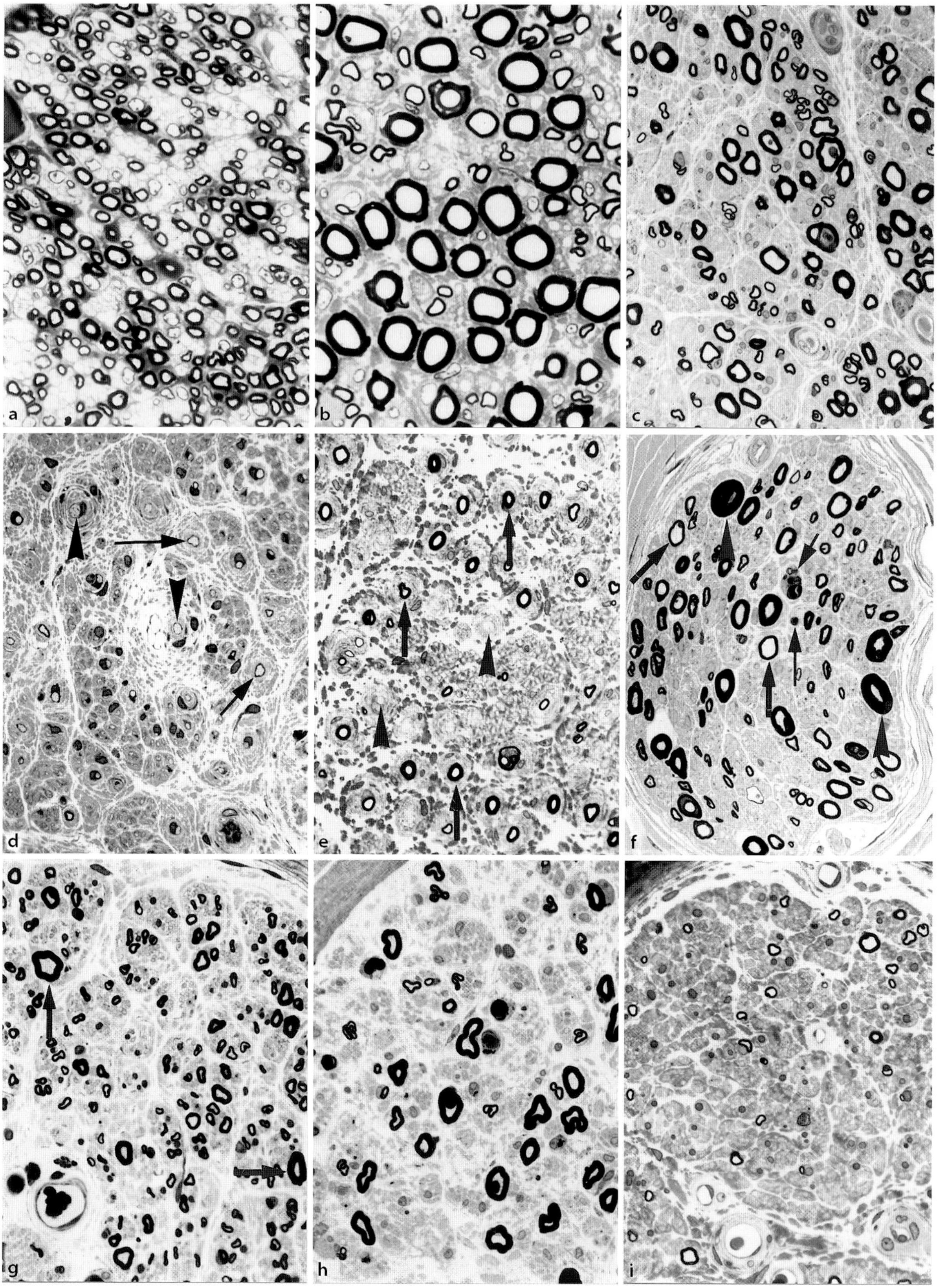
a
b
c
d
e
f
g
h
i

evtl. eine Skoliose. Die Nervenleitgeschwindigkeit ist erheblich reduziert.

■ **Histopathologie.** Es finden sich ein zunehmender Ausfall von Nervenfasern und wiederholte ausgeprägte segmentale Demyelinisationen und Remyelinisationen („Zwiebelschalenformationen", Abb. 26.4a,b) mit Vermehrung der Schwann-Zellen und des endoneuralen Kollagens (Abb. 26.3e), was zu einer tastbaren „Hypertrophie" des Nervs führen kann. *Autoptisch* ließ sich ein gewisser Ausfall von Vorderhornzellen und Spinalganglienzellen nachweisen bei Chromatolyse der erhaltenen Zellen, verbunden mit einer Degeneration von Nervenfasern in den Hintersträngen, insbesondere im Fasciculus gracilis.

HMSN Ib und Ic

Die *Form Ib* ist klinisch nicht vom Typ Ia zu unterscheiden, beruht aber auf Mutationen im Markscheidenprotein P0 (myelin protein zero; MPZ) (Warner et al. 1996; Senderek et al. 2000).

Weitere autosomal-dominant erbliche Neuropathien vom demyelinisierenden Typ werden dem

Typ Ic (non-a-non-b) zugeordnet (Keller u. Chance 1999).

■ HMSN II

Die dominant erblichen neuronalen Formen der motorisch-sensorischen Neuropathien, bei denen distal bevorzugt die Axone degenerieren (und regenerieren), werden der heterogenen Gruppe HMSN II zugeordnet. Unterschieden werden je nach dem betroffenen Genlocus die Formen *HMSN IIA–IID*, wobei klinisch der Typ B durch evtl. Ulzerationen, der Typ C durch zusätzliche Zwerchfell- und Stimmbandlähmung und der Typ D durch Beginn in den kleinen Handmuskeln zu unterscheiden sei. Während bei den meisten HMSN II-Formen bisher nur der Genort, nicht aber das krank machende Gen bekannt ist, sind bei zwei Formen schon die Gene identifiziert, in denen Mutationen mit der Krankheit assoziiert sind, nämlich das „Neurofilament-light-Gen" (*NF-L*) auf Chromosom 8 (Mersiyanova et al. 2000) und das *KIF1B beta* aus der Kinesin-Superfamilie (Zhao et al. 2001).

■ **Klinik.** Die klinischen Symptome ähneln denen bei den *dominant erblichen* Fällen mit HMSN I; doch treten sie in der Regel *später* in Erscheinung und zeigen eine weniger starke Beteiligung der oberen Extremitäten, eine geringere Ataxie, geringere Sehnenreflexabschwächungen und Sensibilitätsausfälle. Die Skelettdeformitäten sind ebenfalls weniger auffällig, was vermutlich auf dem späteren Beginn der Erkrankung beruht. Die Nervenleitgeschwindigkeit liegt entweder im Normbereich oder ist nur mäßiggradig reduziert (> 38 m/s).

Autosomal-rezessiv erbliche Fälle sind in der Regel stärker betroffen. Das gilt insbesondere für die Fälle, die bereits in der Kindheit erkranken (Ouvrier et al. 1981).

■ **Histopathologie.** Nervenbiopsien ergaben einen Ausfall an Nervenfasern mit nur geringen Zeichen der Demyelinisation. Neben den ausgefallenen Nervenfasern sind jedoch charakteristischerweise reichlich Bündel *regenerierter Nervenfasern* nachweisbar. Die Zahl der marklosen Nervenfasern ist bei einigen Fällen reduziert. Das endoneurale Bindegewebe ist normal oder leicht vermehrt. Zwiebelschalenformationen („hypertrophische" Veränderungen) sind jedoch nicht zu finden.

Autoptisch findet sich eine Chromatolyse und ein Ausfall von Vorderhornzellen mit zahlreichen Corpora amylacea in den Vorderhörnern sowie von Spinalganglienzellen mit distal akzentuiertem Ausfall von Axonen in den Spinalwurzeln und peripheren Nerven. Ausfälle im Zentralnervensystem sind

---

Abb. 26.3 a–i. Repräsentative querorientierte Ausschnitte aus dem N. suralis. **a** 8 Tage alter, **b** 7 Jahre alter Junge; **c** 87-jähriger Greis. Die Nervenfasern weisen im Alter von (5–)7 Jahren die größten Axonkaliber auf. Im Alter gibt es vielfältige regressive Veränderungen. **d** Fortgeschrittene, autosomal-rezessiv erbliche Neuropathie vom ausgeprägt demyelinisierenden Typ (Dejerine-Sottas) bei einem 8-jährigen Mädchen mit extrem verlangsamter NLG (2,5 m/s). Die Axone sind innerhalb der Zwiebelschalenformationen noch relativ gut erhalten, aber teils demyelinisiert (*Pfeilköpfe*), teils zu dünn remyelinisiert (also nicht primär „hypomyelinisiert") (*dünne Pfeile*). Das endoneurale Bindegewebe ist stark vermehrt. Eine vakuolisierte Zelle liegt im Zentrum. **e** Autosomal-dominant erbliche hypertrophische Neuropathie (Charcot-Marie-Tooth) mit zahlreichen Zwiebelschalenformationen um relativ dick myelinisierte (*dünne Pfeile*) oder demyelinisierte (*Pfeilköpfe*) Axone. Die Nervenfasern sind durch die proliferierten Schwann-Zellen, das vermehrte endoneurale Kollagen und ein endoneurales Ödem stark dissoziiert. Ein erheblicher Teil der großen und kleinen markhaltigen Nervenfasern ist ausgefallen. **f** Tomakulöse Neuropathie mit stark verdickten Markscheiden (*Pfeilköpfe*), hypomyelinisierten Nervenfasern (*dicke Pfeile*) und Markscheidenabbauprodukten (*dünne Pfeile*). **g** Friedreich-Ataxie mit Ausfall nahezu sämtlicher großer markhaltiger Nervenfasern; nur noch 2 sind übrig geblieben (*Pfeile*), davon ist eine atrophisch, während die dünnen markhaltigen Nervenfasern nahezu sämtlich erhalten, wenn auch z. T. ebenfalls atrophisch sind. Eindeutige Regenerationsgruppen sind nur selten zu sehen. **h** Bevorzugter Ausfall der kleinen markhaltigen Nervenfasern bei sensomotorischer Neuropathie nach 50 kg Gewichtsverlust durch Appetitzügler (Amiodaron). Die relativ zahlreichen Markscheidenabbauprodukte weisen auf die rasche Progredienz der Neuropathie hin. **i** Fortgeschrittene hereditäre, autosomal-rezessive sensorisch-autonome Neuropathie (HSAN II) mit Ausfall nahezu sämtlicher markhaltiger Nervenfasern bei einem 9-jährigen Jungen, dessen Bruder ebenfalls erkrankt ist. Die marklosen Axone sind (nach dem elektronenmikroskopischen Befund) ebenfalls stark betroffen (**a–i** Vergr. 370:1)

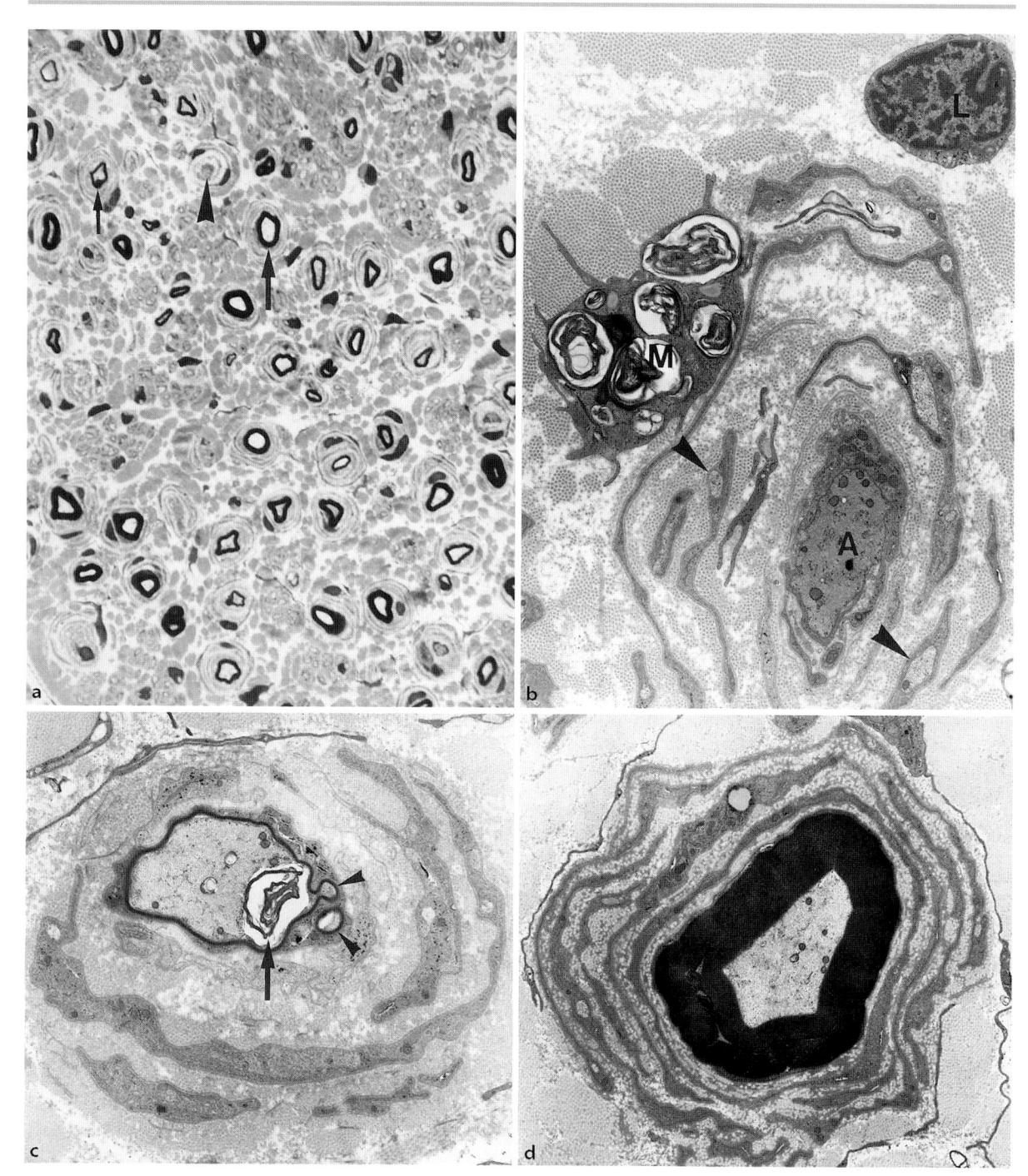

Abb. 26.4a–d. Demyelinisierende hypertrophische Neuropathie vom Typ der HMSN Ia bei einer 10-jährigen Patientin. **a** Ausgeprägte Zwiebelschalenformationen um dick (*dicker Pfeil*) oder dünn (*dünner Pfeil*) remyelinisierte oder demyelinisierte (*Pfeilkopf*) Nervenfasern. Das endoneurale Bindegewebe ist vermehrt (Vergr. 648:1). **b** Zwiebelschalenformation um ein demyelinisiertes Axon (*A*). In den schalenförmig um dieses Axon angeordneten Schwann-Zell-Fortsätzen sind wiederholt marklose Axone nachweisbar (*Pfeilköpfe*). Dazwischen liegen fingerförmige Zellfortsätze vermutlich von Makrophagen, die nicht von einer Basallamina umgeben werden. Daneben liegt ein größerer Makrophage mit Markscheidenabbauprodukten (*M*) und ein Lymphozyt (*L*). Zwischen den Schwann-Zell-Fortsätzen sind reichlich Kollagenfilamente eingelagert (Vergr. 5800:1). **c** Dünn remyelinisierte Nervenfaser mit Markschlingen (*Pfeilköpfe*) und einem adaxonalen membranösen zytoplasmatischen Körperchen (*Pfeil*), umgeben von Schwann-Zell- und Fibroblastenfortsätzen (Vergr. 5900:1). **d** Dick myelinisierte Nervenfaser mit 3–5 schalenartig angeordneten Schwann-Zell-Fortsätzen, die bemerkenswert dicht liegen und von basallaminaähnlichem Material sowie Kollagenfibrillen voneinander getrennt werden (Vergr. 4800:1)

zumeist nicht vorhanden, von Axonen in den Hintersträngen des Rückenmarks abgesehen, die sekundär auf den Verlust an Spinalganglienzellen zurückzuführen sind.

▪ Die Ausfälle sind am stärksten in der Lumbosakralregion und in den Fasciculi graciles ausgeprägt (Berciano et al. 1986).

HMSN III

Die anfänglich als autosomal-rezessiv erblich angesehene, hypertrophische, demyelinisierende Form der hereditären motorischen und sensorischen Neuropathie ist heterogen und wird als *Dejerine-Sottas-Syndrom* (DSS) bezeichnet (Ouvrier et al. 1987).

Fälle mit kongenitaler Hypomyelinisationsneuropathie (CH) (Guzetta et al. 1982) sind möglicherweise nur Varianten dieser Erkrankungsform. Durch molekulargenetische Untersuchungen ist klar geworden, dass sowohl das DSS als auch die CH auf Punktmutationen im P0-Gen beruhen kann (Warner et al. 1996). Das EGR-2-(early-growth-response-2-)Gen (=Krox-20-Gen) kann ebenfalls zu einer CH oder aber nur zum Phänotyp einer HMSN I führen (Warner et al. 1998). Das DSS kann außerdem durch Punktmutationen im PMP22-Gen oder im Periaxin-Gen verursacht sein (De Jonghe et al. 1997).

▪ **Klinik.** Im Vordergrund steht eine sensomotorische Neuropathie, die oft mit einer Ataxie und Skelettdeformitäten sowie stark verdickten peripheren Nerven verbunden ist. Die Krankheit verläuft rascher als die HMSN I, die Nervenleitungsgeschwindigkeit ist stark reduziert.

▪ **Histopathologie.** Nervenbiopsien ergeben beim DSS abnorm dünne oder fehlende Markscheiden, wobei Fasern sämtlicher Durchmesser betroffen sind (Abb. 26.3 d). Die Demyelinisation führt regelmäßig zu einer Schrumpfung der Axondurchmesser. Um die zu dünn oder noch nicht remyelinisierten Axone sind Schwann-Zellen zwiebelschalenförmig in einzelnen oder mehreren Schichten angeordnet. Dazwischen liegen Kollagenfibrillen, die den Hauptanteil der Hypertrophie des Nervs bewirken. Da nicht das Parenchym des Nervs selbst, sondern das Bindegewebe vermehrt ist, handelt es sich nicht um eine echte Hypertrophie, sondern um eine *Pseudohypertrophie*.

Fälle mit einer *kongenitalen Hypomyelinisationsneuropathie* zeigen eine höhere Anzahl von „Zwiebelschalenformationen", die aus mehreren Schichten von Basalmembranen bestehen, deren Schwann-Zell-Fortsätze offensichtlich zugrundegegangen sind.

Kongenitale Amyelinisation

Die nosologische Beziehung der HMSN III zu Fällen mit raschem letalen Verlauf und einer kongenitalen Hypomyelinisationsneuropathie oder einem vollständigen Fehlen der Markscheiden (Amyelinisation) nur im peripheren Nervensystem (Charnas et al. 1998) oder mit einem Fehlen der Markscheiden sowohl im peripheren als auch im zentralen Nervensystem mit Arthrogryposis congenita (Schröder u. Bohl 1978) ist bisher nicht geklärt.

HMSN IVb (kongenitale Hypo- und Hypermyelinisationsneuropathie)

Die ebenfalls autosomal-rezessiv erbliche HMSV IVb mit exzessiver Markschlingenbildung (Ohnishi et al. 1989) ist offenbar identisch mit der von Vallat et al. (1987) beschriebenen kongenitalen Hypo- und Hypermyelinisationsneuropathie (Abb. 26.5 d).

Dabei kommen neben Nervenfasern mit unverhältnismäßig dünnen Markscheiden und demyelinisierten Nervenfasern auch Nervenfasern mit ausgedehnten Markschlingen vor, die das Niveau der Nervenfaserkontur überragen. Zwiebelschalenformationen sind dabei ebenfalls nachweisbar. Im Unterschied zur tomakulösen Neuropathie (Abb. 26.5 c) sind die Markscheiden jedoch nicht rings um das Axon herum verdickt, sondern in Form von Markschlingen ein- oder mehrseitig vorgewölbt; doch gibt es offensichtlich Zwischenformen (Gabrëels-Festen et al. 1990). – Diese als HMSN IVb (CMT4B) klassifizierte Neuropathie ist auf Mutationen im „Myotubularin-related-protein-2-Gen" (MTMR2) auf Chromosom 11 zurückzuführen (Bolino et al. 2000).

HMSN IVa und IVc

Weitere schwere, autosomal-rezessiv erbliche Neuropathien werden als Typ *HMSN IVa*, vorerst nur in Tunesien beobachtet mit einem Genlocus auf Chromosom 8q13–q21, und *HMSN IVc*, vorerst nur in Algerien beobachtet mit einem Genlocus auf Chromosom 5q23–q33, klassifiziert (Tabelle 26.1).

HMSN V

Als HMSN V wird die Kombination einer peripheren Neuropathie vom Charcot-Marie-Tooth-Typ in Kombination mit einer spastischen Spinalparese bezeichnet (Dyck et al. 1993). Doch kommen manchmal schon bei der HMSN vom Typ I oder II elektrophysiologisch fassbare Symptome vonseiten der Pyramidenbahn vor (Claus et al. 1990). Im N. suralis waren dabei vor allem die großen mark-

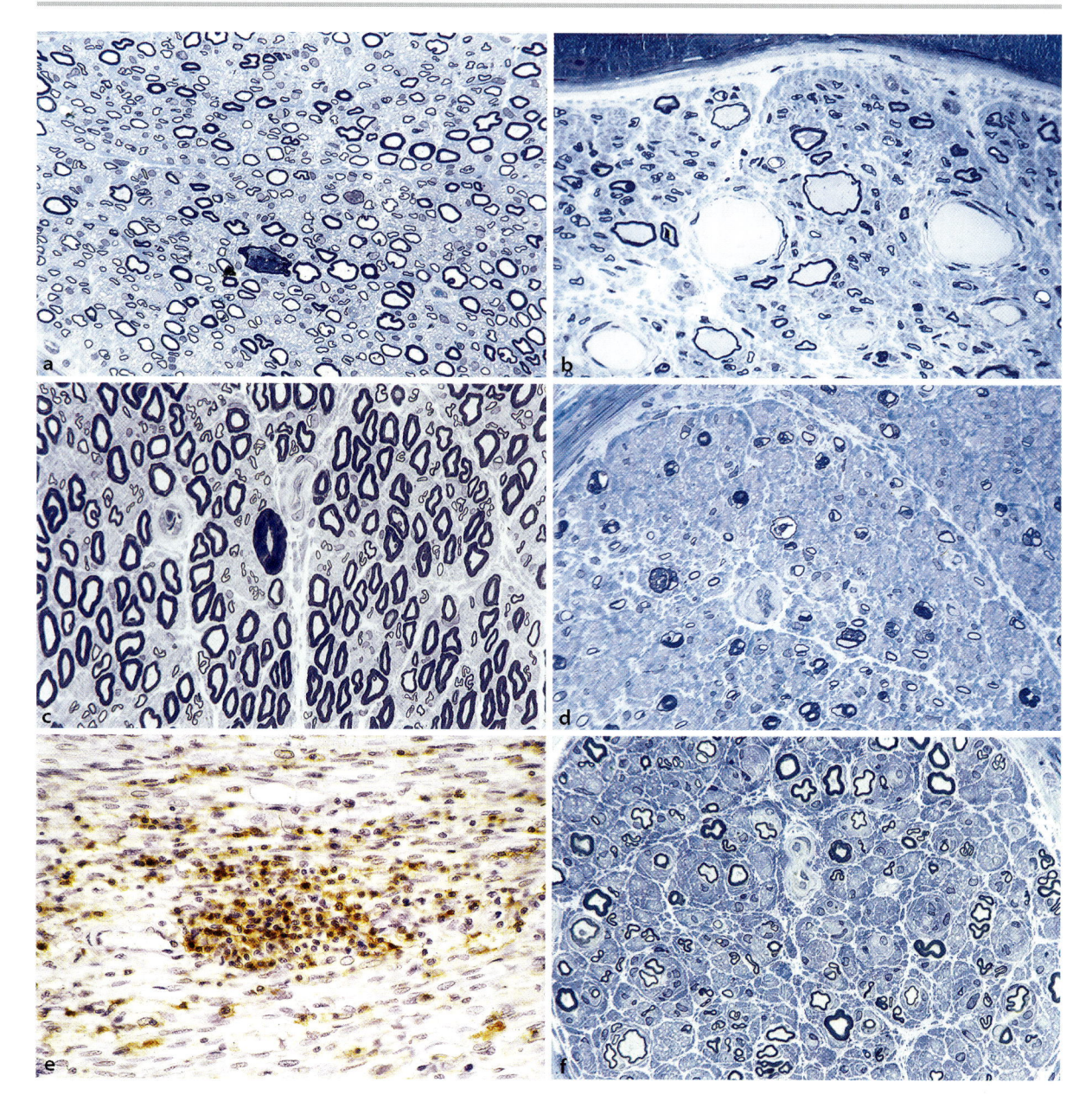

Abb. 26.5. a Neuroaxonale Dystrophie bei einem 3-jährigen türkischen Jungen mit nur wenigen, lichtmikroskopisch erkennbar dystrophischen Axonen und vielen relativ dünnen Markscheiden. Die Zahl der Nervenfasern ist nicht wesentlich reduziert. **b** Riesenaxonneuropathie bei einem 11 Monate alten türkischen Mädchen mit extrem aufgetriebenen Axonen, die von abnormen Neurofilamenten ausgefüllt sind. Die Markscheiden um einige derartiger Axone fehlen oder sind stark verdünnt. **c** Tomakulöse Neuropathie (Neuropathie mit Neigungen zur Drucklähmung; HNPP) bei einer 48-jährigen Frau, wobei nur eine einzelne Nervenfaser eine typische tomakulöse Nervenfaser mit 3facher Markscheidendicke aufgrund einer Intussuszeption der Markscheide aufweist, während die meisten anderen Nervenfasern weitgehend unauffällig erscheinen, von einzelnen unverhältnismäßig dünn myelinisierten Axonen abgesehen. **d** Autosomal-rezessiv erbliche schwere Hypo-/Hypermyelinisationsneuropathie (Neuropathie mit exzessiven Markschlingen) bei einem 11-jährigen Jungen. Die Zahl der Nervenfasern ist stark reduziert. Die erhaltenen Nervenfasern weisen vielfach ausgeprägte Markschlingen auf; andere Nervenfasern sind demyelinisiert oder zu dünn remyelinisiert (**a–d** Toluidinblau). **e** Guillain-Barré-Syndrom (GBS) bei einem 33-jährigen Mann nach aktiver Hepatitis-B-Schutzimpfung. Reaktion mit Antikörpern gegen T-Lymphozyten. **f** Chronische inflammatorische demyelinisierende Polyneuropathie (CIDP) bei einem 51-jährigen Mann. Nebeneinander finden sich teils unverhältnismäßig dünn remyelinisierte, isoliert liegende große Axone mit angedeuteten Zwiebelschalenformationen, teils kleine Gruppen mit regenerierten Nervenfasern, die eng zusammenliegen. Insgesamt ist die Zahl der markhaltigen Nervenfasern erheblich reduziert

haltigen Nervenfasern ausgefallen, mit wenigen oder stark ausgeprägten Zwiebelschalenformationen (Gemignani et al. 1992).

HMSN L

Eine schwere, ebenfalls autosomal-rezessiv erbliche, überwiegend demyelinisierende Neuropathie, die erstmalig bei Zigeunern in der bulgarischen Stadt Lom (HMSN L) festgestellt worden ist, beruht auf Mutationen im „N-myc downstream regulated gene 1" (NDRG1) auf Chromosom 8 (Baethmann et al. 1998; Kalaydjieva et al. 1998, 2000).

Tomakulöse Neuropathie

Die ursprünglich als *familiäre Neuropathie mit Neigung zu Drucklähmungen* (HNPP; Molekulargenetik s. oben) bezeichnete Neuropathie ist dominant erblich und histopathologisch durch segmentale oder paranodale De- und Remyelinisationsvorgänge, insbesondere aber durch Verdoppelungen und Verdreifachungen der Markscheidendicke in umschriebenen Markscheidensegmenten, gekennzeichnet (Abb. 26.3f; 26.5c) (Meier u. Moll 1982). Die Krankheit ist im eigenen Untersuchungsgut häufiger als nach der Zahl der Veröffentlichungen zu erwarten (in 10 von 1000 kombinierten Nerv-Muskel-Biopsien). Auffällig häufig bleiben die inneren Marklamellen an remyelinisierten Nervenfasern nicht kompaktiert (Abb. 26.5d). Vereinzelt sind ähnliche, zumindest auffällige Markschlingen auch bei paraproteinämischen Neuropathien beschrieben worden (Rebai et al. 1989).

HMSN X

Bei der X-chromosomal-dominanten HMSN (*HMSN X1*) ähneln die klinischen Aspekte denen der HMSN I, doch sind überwiegend Männer betroffen. Konduktorinnen weisen nur geringe oder subklinische Erkrankungsformen auf. Nervenbiopsien ergeben einen Verlust sowohl an markhaltigen als auch an marklosen Axonen, Bündel regenerierter Nervenfasern und eine weniger stark ausgeprägte De- und Remyelinisation mit auffällig vielen großen Axonen, die unverhältnismäßig dünn myelinisiert sind (Literatur s. Senderek et al. 1999b). Unklar ist, weshalb bei das Markscheidenprotein Cx32 betreffenden Mutationen eine überwiegend axonale Form der Neuropathie auftritt. Ein Tremor im Sinne des Roussy-Levy-Syndroms und Hörstörungen können damit ebenfalls verbunden sein.

Auch eine X-chromosomal-rezessiv erbliche Form der HMSN X (*HMSN X2*) kommt vor (Ionasescu et al. 1992).

Neue HMSN-Formen

Weitere HMSN-Formen werden gegenwärtig in zunehmender Zahl durch molekulargenetische Untersuchungsmethoden entdeckt und neu beschrieben, wobei morphologische Untersuchungen vielfach noch ausstehen. Dass letztere jedoch auch heute noch zu neuen Entitäten führen können, ist aus unseren Beschreibungen einer schweren, vermutlich autosomal-rezessiven Neuropathie mit immunhistochemisch durch die EMA-Reaktion und elektronenmikroskopisch erfassbaren dysplastischen Perineuralzellen, Katarakt und mentaler Retardierung (Schröder et al. 1999a) sowie einer Neuropathie mit osmiophilen membrangebundenen zytoplasmatischen Einschlüssen in Schwann-Zellen (Schröder et al. 1999b) ersichtlich. Auch die eingangs erwähnte autosomal-rezessive Neuropathie mit entwicklungsbedingtem Fehlen großer markhaltiger Nervenfasern, mentaler Retardierung, Taubheit und Epilepsie (Müller et al. 2000) ist bisher ausschließlich morphologisch definiert; die molukulargentische Zuordnung steht noch aus.

Außerdem gibt es eine große Zahl erblicher Krankheiten, bei denen eine periphere motorisch-sensorische Neuropathie manchmal oder regelmäßig als komplizierender *Nebenbefund* vorkommt, so bei der myotonischen Dystrophie, der okulopharyngealen Muskeldystrophie, der Merosin-Mangel-Myopathie, bei distalen Myopathien u.a. (Einzelheiten und Literatur s. Schröder 1999).

Hereditäre motorische Neuropathien (HMN)

Spinale Muskelatrophien, die distal akzentuiert sind, werden von einigen Autoren, wenn sie hereditär sind, den sog. hereditären motorischen Neuropathien zugerechnet (HMN) (Timmerman et al. 1992, 1996; De Jonghe et al. 1998). Ähnliches gilt für die hereditäre neuralgische Amyotrophie (HNA), die auf Veränderungen im Plexus brachialis beruhen soll (Stögbauer et al. 1997).

26.2.2 Hereditäre sensorische und autonome Neuropathien (HSAN)

> Seltene hereditäre Neuropathien, bei denen *ausschließlich oder überwiegend das sensorische und/oder autonome System, nicht aber oder kaum das motorische Neuronensystem betroffen* ist, werden dieser ebenfalls heterogenen Krankheitsgruppe zugerechnet. Sie sind zu unterscheiden von akuten Formen der sensorischen

Neuropathie (Windebank et al. 1990), die nicht hereditär, sondern in der Regel immunologisch, angiopathisch oder toxisch bedingt sind. Ähnliches gilt für die akute Pandysautonomie, die eine Sonderform des Guillain-Barré-Syndroms darstellt (s. unten). Einige kongenitale Formen der HSAN beruhen offensichtlich auf Entwicklungsstörungen markloser (HSAN IV und V, s. unten) oder markhaltiger Nervenfasern.

HSAN I (autosomal-dominant)

Diese Krankheit wurde ursprünglich als *hereditäre sensorische radikuläre Neuropathie* beschrieben (Denny-Brown 1951). Sie ist dominant erblich und dem Chromosom 9q22.1–22.3 zuzuordnen; das Gen konnte noch nicht isoliert werden (Nicholson et al. 1996).

Klinik. Die Symptome beginnen in der 2., 3. oder 4. Lebensdekade mit Sensibilitätsverlust, insbesondere gegenüber Schmerzen und Temperaturen, wobei anfänglich die distalen unteren Gliedmaßenanteile und erst später die oberen betroffen werden. Spontanschmerz kann als lästiges Symptom auftreten, und neuropathische Ulzerationen und Atrophien können folgen. Eine geringe distale Muskelschwäche und -atrophie ist oft nachweisbar. Außerdem besteht eine distale Anhidrose in den Gliedmaßen, aber die autonomen Funktionen sind sonst erhalten. Der Erbgang ist autsomal-dominant.

Histopathologie. Nervenbiopsien haben einen Verlust an Axonen ohne wesentliche Anzeichen einer segmentalen Demyelinisation ergeben. Marklose und kleine markhaltige Nervenfasern sind stärker betroffen als große Fasern bei distaler Akzentuierung in den Gliedmaßen. Die Spinalganglienzellen fallen progressiv aus (Denny-Brown 1951), wobei auch die Nervenfasern, die in das Rückenmark eindringen, insbesondere im Lissauer-Trakt vermindert sind.

Das ebenfalls autosomal-dominant erbliche sog. *Burning-feet-Syndrom ist von der HSAN II abzugrenzen.* Dabei sind Nervenfaserausfälle und sogar entzündliche Infiltrate im (sensorischen) Suralnerven nachweisbar (Schröder 1999; Stögbauer et al. 1999).

HSAN II (autosomal-rezessiv)

Diese Krankheit tritt kongenital auf und ist autosomal-rezessiv erblich. Es besteht ein Sensibilitätsverlust für alle Modalitäten. Die Krankheit ist langsam progressiv und führt zu distalen Mutilationen. Autonome Funktionsstörungen bestehen in einer Anhidrose und in gustatorischem Gesichtsschwitzen.

Histopathologie. Die Suralisnervenbiopsie ergibt eine ausgeprägte Faszikelatrophie mit hochgradigem Ausfall an markhaltigen Nervenfasern aller Größen bei relativer Erhaltung der marklosen Axonen (Abb. 26.3i) (Nukada et al. 1982). Große vakuolisierte Fibroblasten können im Endoneurium auffallen (Asbury et al. 1971); doch kommen sie nicht nur bei dieser Erkrankung vor.

Pathogenese. Eine Transplantation der Nervenfaszikel von Patienten mit HSAN II in den N. ischiadicus von Mäusen ergab eine normale Myelinisation der regenerierenden Axone durch die Schwann-Zellen des Patienten (Dyck et al. 1979). Demnach ist das Fehlen markhaltiger Axone bei den Patienten mit dieser Erkrankung wahrscheinlich auf einen Defekt in der Entwicklung von Axonen oder auf eine axonale Degeneration in utero zurückzuführen und nicht auf eine Störung der Funktion der Schwann-Zellen.

X-chromosomal-rezessive sensorische Neuropathie

Diese Form ist bisher nur bei 5 Mitgliedern einer Familie mit neuropathischen Deformierungen und Ulzerationen an den Füßen beschrieben worden (Jestico et al. 1985).

HSAN III

Diese Krankheit (Synonyme: Riley-Day-Syndrom, familiäre Dysautonomie) wird ebenfalls rezessiv vererbt und tritt kongenital auf, am häufigsten unter Aschkenasi-Juden.

Klinik. Bereits während der Kindheit bestehen Schwierigkeiten beim Füttern. Es kommt zu wiederholtem Erbrechen und zu Lungeninfektionen, neben einer Reihe autonomer Funktionsstörungen wie verminderter Tränenbildung, gestörter Temperaturregulation, episodischer Hypertension, lageabhängiger Hypotension sowie Hautfleckung und exzessivem Schwitzen bei emotionaler Erregung. Die Sehnenreflexe sind erloschen und ein Verlust der Schmerzempfindlichkeit besteht von Geburt an. Die fungiformen Papillen der Zunge entwickeln sich nicht. Eine Kyphoskoliose kann vorhanden sein. Die sensorischen Modalitäten der großen Nervenfasern sind erst bei älteren Patienten betroffen.

Pathomorphologie. Es besteht eine Aplasie der kleinen sensorischen und autonomen Neurone, wobei das sympathische System stärker betroffen ist als das parasympathische; doch fallen auch postnatal noch Neurone aus. Biopsien der sensorischen

Nerven haben einen Ausfall der kleinen markhaltigen Axone mit einem geringeren Verlust an großen markhaltigen Nervenfasern ergeben (Aguayo et al. 1971). Die Zahl der Neurone ist in den sensorischen Ganglienzellen und im Lissauer-Trakt reduziert (Pearson u. Pytel 1978 b). Die *sympathischen Ganglien* enthalten weniger Neurone, während die präganglionären Neurone im Rückenmark kaum betroffen sind. Die *parasympathischen Ganglien* sind in unterschiedlichem Ausmaß betroffen (Pearson u. Pytel 1978 a). Die kleinen Vorderhornzellen im Rückenmark können ebenfalls reduziert sein (Dyck et al. 1978).

■ HSAN IV (kongenitale sensorische Neuropathie mit Anhidrose)

Ebenfalls autosomal-rezessiv erblich und auf Mutationen im N-Tyrosin-Kinase-Rezeptor-1-Gen (NTRK1) auf Chromosom 1 zurückzuführen (Mardy et al. 1999; Greco et al. 2000) ist diese seltene Erkrankung, die sich bereits wenige Monate nach der Geburt durch einen Verlust des Antriebs, verminderte motorische Entwicklung und unerklärliche Fieberanfälle zu erkennen gibt. Die Kinder reagieren nicht normal auf schmerzhafte Reize. Hautulzerationen, Knochenfrakturen und Selbstverstümmelungen können auftreten. Verminderte Sehnenreflexe und ein ausgedehnter Verlust der Schmerz- und Temperaturempfindung sowie in geringerem Ausmaß auch der Berührungsempfindlichkeit sind nachweisbar. Die Schweißbildung fehlt oder ist stark reduziert. Die kleinen Ganglienzellen in den Spinalganglien und die dünnen Fasern in den Hinterwurzeln sowie im Lissauer-Trakt fehlen. Die spinale Bahn des N. trigeminus ist schmächtig. In den peripheren sensorischen Nerven fehlen die marklosen Nervenfasern fast vollständig (Vital et al. 1998).

Eine als *HSAN V* bezeichnete Neuropathie hat sich als identisch mit der HSAN IV erwiesen.

■ Kongenitale sensorische Neuropathie mit selektivem Verlust der kleinen markhaltigen Nervenfasern

Fälle mit ausgedehntem oder generalisiertem Fehlen von Antworten auf schmerzhafte Reize, die sonst keine klinischen Anzeichen für eine Neuropathie aufweisen, werden auch als kongenitale *Indifferenz gegenüber Schmerzen* oder *Asymbolie für Schmerzen* bezeichnet. Einige dieser Fälle sind den sensorischen Neuropathien zuzurechnen. Bei einem der Fälle war eine starke Verminderung der Zahl von A-δ-Fasern und eine geringe Reduktion der C-Fasern im N. suralis festzustellen (Dyck et al. 1983). Außerdem waren sudomotorische Funktionsstörungen zu beobachten. Ähnliche Fälle sind von anderen beschrieben worden (Low et al. 1978; Donaghy et al. 1987). Das Erhaltenbleiben der großkalibrigen sensorischen Fasern bedeutet, dass die sensorischen Nervenaktionspotentiale, sofern man sie mit den üblichen Techniken bestimmt, normal sind.

26.2.3 Friedreich-Ataxie

Die autosomal-rezessiv erbliche Friedreich-Ataxie wird in Zusammenhang mit den *spinalen Heredoataxien* besprochen (s. dort). Sie ist durch einen stark bevorzugten Ausfall der großen markhaltigen Nervenfasern im N. suralis gekennzeichnet (Abb. 26.3 g), der auf einen entsprechenden Ausfall großer Spinalganglienzellen zurückzuführen und mit einer Hinterstrangdegeneration verbunden ist. Das motorische System ist in geringerem Ausmaß mitbetroffen.

26.2.4 Infantile neuroaxonale Dystrophie und Riesenaxonneuropathie

Die *infantile neuroaxonale Dystrophie* manifestiert sich durch dystrophische Axonveränderungen am peripheren (Abb. 26.5 a) und zentralen Nervensystem (Kimura et al. 1987); deshalb wird das Krankheitsbild in Zusammenhang mit den zentralnervösen Symptomen beschrieben (s. dort).

Die wahrscheinlich autosomal-rezessiv erbliche *Riesenaxonneuropathie* ist durch Neurofilamentanhäufungen in Axonen (Abb. 26.5 b, 26.6), aber Vermehrungen von intermediären Filamenten auch in anderen Zellen gekennzeichnet. Die Filamentanhäufungen führen zu histopathologisch gut erkennbaren Axonauftreibungen. Die Filamente unterscheiden sich von normalen Neurofilamenten durch das Fehlen von Seitenarmen und Ablagerung amorpher Substanzen (Donaghy et al. 1988; Sabatelli et al. 1992). In den meisten Fällen findet sich eine charakteristische Rille in den Haaren, die eine Diagnose erlaubt (Abb. 26.6 e).

Weitere Krankheiten mit hereditären Störungen des autonomen Nervensystems finden sich in der Speziallliteratur, z. B. bei Störungen der Orthostase, bei der infantilen hypertrophischen Pylorusstenose, beim Hirschsprung- und Walker-Warburg-Syndrom, beim Adie-Syndrom, der reflexsympathetischen Dystrophie (RSD), bei Miktions- und Defäkationsstörungen usw. (Schröder 1999).

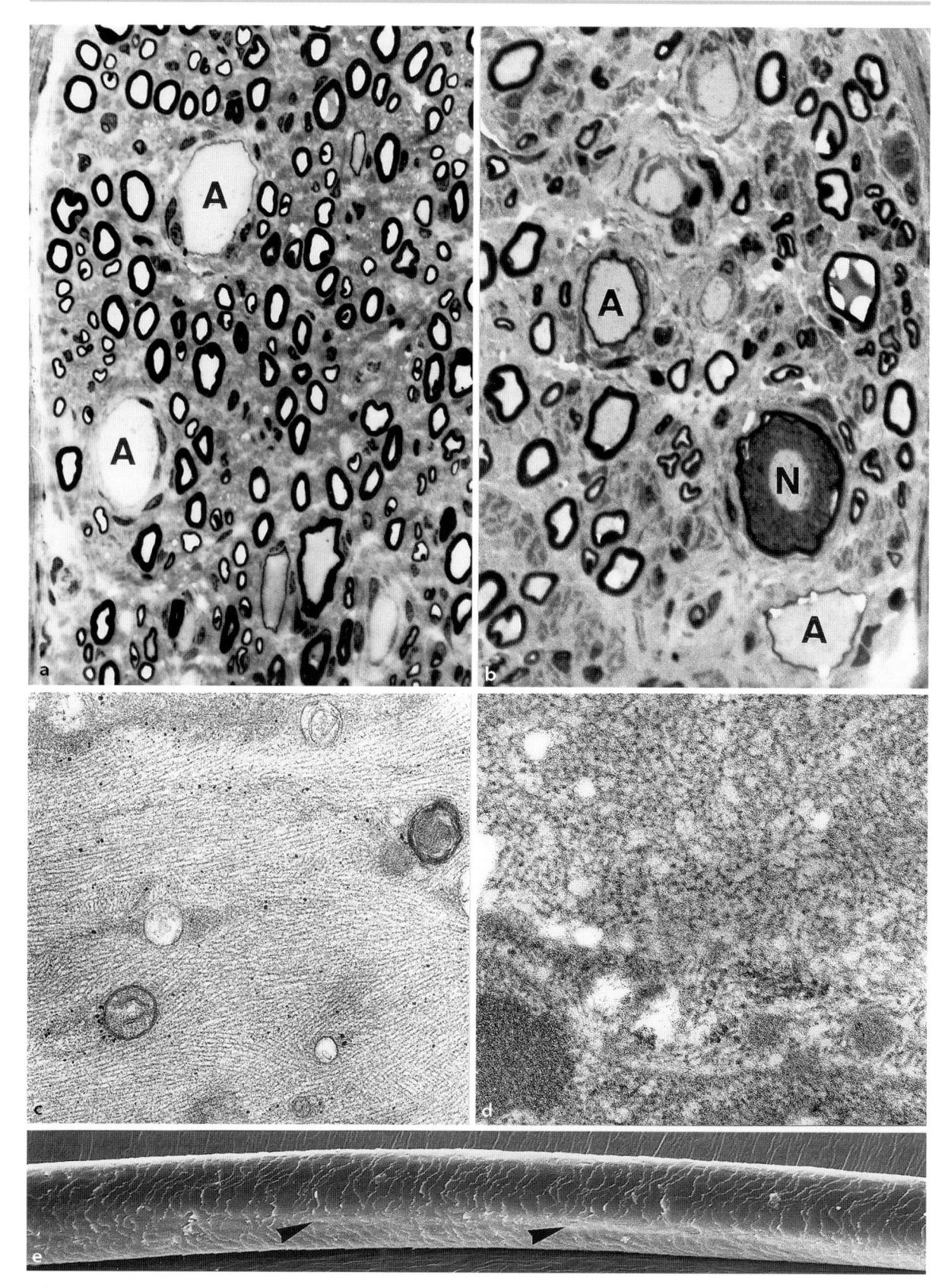

Abb. 26.6 a–e. Riesenaxonneuropathie bei einem 11 Monate alten Mädchen. Die Axone sind hochgradig aufgetrieben (*A* in **a, b**). Deren Markscheiden sind z. T. extrem dünn, doch kommt auch eine Nervenfaser mit unverhältnismäßig dicker Markscheide vor (*N* in **b**). (Vergr. **a** 674:1, **b** 1022:1). **c** Die Neurofilamente sind in den Riesenaxonen an Zahl erheblich vermehrt (Vergr. 38 200:1). **d** Mikrotubuli sind zwischen den vermehrten Neurofilamenten in diesem Bildausschnitt nicht enthalten (Vergr. 81 200:1). **e** Rasterlektronenmikroskopische Aufnahmen eines einzelnen Haares mit einer durch *Pfeilköpfe* markierten pathognostischen Rille

Literatur

Aguayo AJ, Nair CP, Bray GM (1971) Peripheral nerve abnormalities in the Riley-Day syndrome. Findings in a sural nerve biopsy. Arch Neurol 24: 106–116

Asbury AK, Cox SC, Baringer JR (1971) The significance of giant vacuolation of endoneurial fibroblasts. Acta Neuropathol 18: 123–131

Baethmann M, Göhlich-Ratmann G, Schröder JM, Kalaydjieva L, Voit T (1998) HMSNL in a 13-year-old Bulgarian girl. Neuromusc Disord 8: 90–94

Bardosi A, Creutzfeldt W, DiMauro S et al. (1987) Myo-, neuro-, gastrointestinal encephalopathy (MNGIE syndrome) due to partial deficiency of cytochrome-c-oxidase. A new mitochondrial multisystem disorder. Acta Neuropathol (Berl) 74: 248–258

Behse F, Buchthal F, Carlsen F, Knappeis GG (1972) Hereditary neuropathy with liability to pressure palsies. Electrophysiological and histopathological aspects. Brain 95: 777–794

Berciano J, Combarros O, Figols J, Calleja J, Cabello A, Silos I, Coria F (1986) Hereditary motor and sensory neuropathy type II. Clinicopathological study of a family. Brain 109: 897–914

Bolino A, Muglia M, Conforti FL et al. (2000) Charcot-Marie-Tooth type 4B is caused by mutations in the gene encoding myotubularin-related protein-2. Nat Genet 25: 17–19

Brett M, Persey MR, Reilly MM et al. (1999) Transthyretin Leu12Pro is associated with systemic, neuropathic and leptomeningeal amyloidosis. Brain 122: 183–190

Busard HL, Gabreels-Festen A, Renier WO, Gabreels FJ, Stadhouders AM (1987) Axilla skin biopsy: a reliable test for the diagnosis of Lafora's disease. Ann Neurol 21: 599–601

Busard H, Gabreels-Festen A, Van t'Hof M, Renier W, Gabreels F (1990) Polyglucosan bodiesin sural nerve biopsies. Acta Neuropathol (Berl) 80: 554–557

Calabresi PA, Silvestri G, DiMauro S, Griggs RC (1994) Ekbom's syndrome: lipomas, ataxia, and neuropathy with MERRF (see comments). Muscle Nerve 17: 943–945

Ceuterick C, Martin JJ (1994) Nerve biopsy findings in Niemann-Pick type II (NPC) (letter; comment). Acta Neuropathol (Berl) 88: 602–603

Chalk CH, Mills KR, Jacobs JM, Donaghy M (1990) Familial multiple symmetric lipomatosis with peripheral neuropathy. Neurology 40: 1246–1250

Charnas L, Trapp B, Griffin J (1988) Congenital absence of peripheral myelin: abnormal Schwann cell development causes lethal arthrogryposis multiplex congenita. Neurology 38: 966–974

Chen CS, Patterson MC, Wheatley CL, O'Brien JF, Pagano RE (1999) Broad screening test for sphingolipid-storage diseases (see comments). Lancet 354: 901–905

Ciafaloni E, Ricci E, Shanske S et al. (1992) MELAS: clinical features, biochemistry, molecular genetics. Ann Neurol 31: 391–398

Claus D, Waddy HM, Harding AE, Murray NM, Thomas PK (1990) Hereditary motor and sensory neuropathies and hereditary spastic paraplegia: a magnetic stimulation study. Ann Neurol 28: 43–49

De Jonghe P, Timmerman V, Nelis E, Martin JJ, Van Broeckhoven C (1997) Charcot-Marie-Tooth disease and related peripheral neuropathies. J Periph Nerv Sys 2: 370–387

De Jonghe P, Timmerman V, De Visser M et al. (1998) Classification and diagnostic guidelines for Charcot-Marie-Tooth type 2 (CMT2-HMSNII) and distal hereditary motor neuropathy (distal HMN-spinal CMT). 2nd Workshop of the European CMT-Consortium, 53rd ENCM International Workshop, 26–28 September 1997, Naarden, Niederlande. J Periph Nerv Sys 3: 283–307

Denny-Brown D (1951) Hereditary sensory radicular neuropathy. J Neurol Neurosurg Psychiatr 14: 237–252

Donaghy M, Hakin RN, Bamford JM et al. (1987) Hereditary sensory neuropathy with neurotrophic keratitis. Description of an autosomal recessive disorder with a selective reduction of small myelinated nerve fibres and a discussion of the classification of the hereditary sensory neuropathies. Brain 110: 563–583

Donaghy M, King RH, Thomas PK, Workman JM (1988) Abnormalities of the axonal cytoskeleton in giant axonal neuropathy. J Neurocytol 17: 197–208

Donaghy M, King RH, McKeran RO, Schwartz MS, Thomas PK (1990) Cerebrotendinous xanthomatosis: clinical, electrophysiological and nerve biopsy findings, and response to treatment with chenodeoxycholic acid. J Neurol 237: 216–219

Dulaney JT, Moser HW (1978) Sulfatide lipidosis: metachromatic leukodystrophy. In: Stanbury JB, Wyngaarden JB, Fredrickson DS (eds) The metabolic basis of inherited disease, vol 4. McGraw-Hill, New York

Dyck PJ, Lambert EH (1969) Dissociated sensation in amyloidosis. Compound action potential, quantitative histologic and teased-fiber, and electron microscopic studies of sural nerve biopsies. Arch Neurol 20: 490–507

Dyck PJ, Kawamura Y, Low PA, Shimono M, Solovy JS (1978) The number and sizes of reconstructed peripheral autonomic, sensory and motor neurons in a case or dysautonomia. J Neuropathol Exp Neurol 37: 741–755

Dyck PJ, Lais AC, Sparks MF, Oviatt KF, Hexum AL, Steinmuller D (1979) Nerve xenografts to apportion the role of axon and Schwann cell in myelinated fiber absence in hereditary sensory neuropathy, type II. Neurology 29: 1215–1221

Dyck PJ, Low PA, Stevens JC (1983) „Burning feet" as the only manifestation of dominantly inherited sensory neuropathy. Mayo Clin Proc 58: 426–429

Dyck PJ, Thomas PK, Griffin JW, Low PA, Poduslo JF (1993) Peripheral neuropathy, 3rd edn. Saunders, Philadelphia

Gabreels-Festen AA, Joosten EM, Gabreels FJ, Stegeman DF, Vos AJ, Busch HF (1990) Congenital demyelinating motor and sensory neuropathy with focally folded myelin sheaths. Brain 113: 1629–1643

Galloway G, Giuliani MJ, Burns DK, Lacomis D (1998) Neuropathy associated with hyperoxaluria: improvement after combined renal and liver transplantations. Brain Pathol 8: 247–251

Gelot A, Vallat JM, Tabaraud F, Rocchiccioli F (1995) Axonal neuropathy and late detection of Refsum's disease. Muscle Nerve 18: 667–670

Gemignani F, Guidetti D, Bizzi P, Preda P, Cenacchi G, Marbini A (1992) Peroneal muscular atrophy with hereditary spastic paraparesis (HMSN V) is pathologically heterogeneous. Report of nerve biopsy in four cases and review of the literature. Acta Neuropathol (Berl) 83: 196–201

Goebel HH, Veit S, Dyck PJ (1980) Confirmation of virtual unmyelinated fiber absence in hereditary sensory neuropathy type IV. J Neuropathol Exp Neurol 39: 670–675

Goebel HH, Shin YS, Gullotta F et al. (1992) Adult polyglucosan body myopathy. J Neuropathol Exp Neurol 51: 24–35

Goto Y, Horai S, Matsuoka T, Koga Y, Nihei K, Kobayashi M, Nonaka I (1992) Mitochondrial myopathy, encephalopathy, lactic acidosis, and stroke-like episodes (MELAS): a correlative study of the clinical features and mitochondrial DNA mutation. Neurology 42: 545–550

Greco A, Villa R, Fusetti L, Orlandi R, Pierotti MA (2000) The Gly571Arg mutation, associated with the autonomic and sensory disorder congenital insensitivity to pain with anhidrosis, causes the inactivation of the NTRK1/nerve growth factor receptor. J Cell Physiol 182: 127–133

Guilbot A, Williams A, Ravise N, Verny C, Brice A, Sherman DL, Brophy PJ, LeGuern E, Delague V, Bareil C, Megarbane A, Claustres M (2001) A mutation in periaxin is responsible for CMT4F, an autosomal recessive form of Charcot-Marie-Tooth disease. Hum Mol Genet 10: 415–421

Guzzetta F, Ferriere G, Lyon G (1982) Congenital hypomyelination polyneuropathy. Pathological findings compared with polyneuropathies starting later in life. Brain 105: 395–416

Hahn AF, Brown WF, Koopman WJ, Feasby TE (1990) X-linked dominant hereditary motor and sensory neuropathy. Brain 113: 1511–1525

Hall BM, Walsh JC, Horvath JS, Lytton DG (1976) Peripheral neuropathy complicating primary hyperoxaluria. J Neurol Sci 29: 343–9

Hirano M, Cleary JM, Stewart AM, Lincoff NS, Odel JG, Santiesteban R, Santiago Luis R (1994) Mitochondrial DNA mutations in an outbreak of optic neuropathy in Cuba (see comments). Neurology 44: 843–845

Hund E, Grau A, Fogel W et al. (1997) Progressive cerebellar ataxia, proximal neurogenic weakness and ocular motor disturbances: hexosaminidase A deficiency with late clinical onset in four siblings. J Neurol Sci 145: 25–31

Iannaccone S, Ferini-Strambi L, Nemni R, Marchettini P, Corbo M, Pinto P, Smirne S (1992) Peripheral motor-sensory neuropathy in membranous lipodystrophy (Nasu's disease): a case report. Clin Neuropathol 11: 49–53

Ionasescu VV, Trofatter J, Haines JL, Summers AM, Ionasescu R, Searby C (1992) X-linked recessive Charcot-Marie-Tooth neuropathy: clinical and genetic study. Muscle Nerve 15: 368–373

Jacobs JM, Gregory R (1991) Uncompacted lamellae as a feature of tomaculous neuropathy. Acta Neuropathol (Berl) 83: 87–91

Jacobs JM, Harding BN, Lake BD, Payan J, Wilson J (1990) Peripheral neuropathy in Leigh's disease. Brain 113: 447–462

Jellinger K, Paulus W, Grisold W, Paschke E (1990) New phenotype of adult alpha-L-iduronidase deficiency (mucopolysaccharidosis I) masquerading as Friedreich's ataxia with cardiopathy. Clin Neuropathol 9: 163–169

Jestico JV, Urry PA, Efphimiou J (1985) An hereditary sensory and autonomic neuropathy transmitted as an X-linked recessive trait. J Neurol Neurosurg Psychiatry 48: 1259–1264

Kalaydjieva L, Nikolova A, Turnev I et al. (1998) Hereditary motor and sensory neuropathy–Lom, a novel demyelinating neuropathy associated with deafness in gypsies. Clinical, electrophysiological and nerve biopsy findings. Brain 121: 399–408

Kalaydjieva L, Gresham D, Gooding R et al. (2000) N-myc downstream-regulated gene 1 is mutated in hereditary motor and sensory neuropathy-Lom. Am J Hum Genet 67: 47–58

Keller MP, Chance PF (1999) Inherited neuropathies: from gene to disease. Brain Pathol 9: 327–341

Kimura S, Sasaki Y, Warlo I, Goebel HH (1987) Axonal pathology of the skin in infantile neuroaxonal dystrophy. Acta Neuropathol (Berl) 75: 212–215

Laeng RH, Altermatt HJ, Scheithauer BW, Zimmermann DR (1998) Amyloidomas of the nervous system: a monoclonal B-cell disorder with monotypic amyloid light chain lambda amyloid production. Cancer 82: 362–374

Lake BD (1992) Lysosomal and perioxisomal disorders. In: Adams JH, Duchen LW (eds) Greenfield's neuropathology, 5th edn. Arnold, London

Landrieu P, Said G (1984) Peripheral neuropathy in type A Niemann-Pick disease. A morphological study. Acta Neuropathol (Berl) 63: 66–71

Levade T, Graber D, Flurin V et al. (1994) Human beta-mannosidase deficiency associated with peripheral neuropathy. Ann Neurol 35: 116–119

Low PA, Burke WJ, McLeod JG (1978) Congenital sensory neuropathy with selective loss of small myelinated fibers. Ann Neurol 3: 179–182

Madrid R, Bradley WG (1975) The pathology of neuropathies with focal thickening of the myelin sheath (tomaculous neuropathy). Studies on the formation of the abnormal myelin sheath. J Neurol Sci 25: 415–448

Malandrini A, Guazzi GC, Alessandrini C, Federico A (1990) Peripheral nerve involvement in ataxia telangiectasia: histological and ultrastructural studies of peroneal nerve biopsy in two cases. Clin Neuropathol 9: 109–114

Mardy S, Miura Y, Endo F et al. (1999) Congenital insensitivity to pain with anhidrosis: novel mutations in the TRKA (NTRK1) gene encoding a high-affinity receptor for nerve growth factor. Am J Hum Genet 64: 1570–1579

Matsumoto R, Oka N, Nagahama Y, Akiguchi I, Kimura J (1996) Peripheral neuropathy in late-onset Krabbe's disease: histochemical and ultrastructural findings. Acta Neuropathol (Berl) 92: 635–639

Meier C, Moll C (1982) Hereditary neuropathy with liability to pressure palsies. Report of two families and review of the literature. J Neurol 228: 73–95

Mercelis R, Hassoun A, Verstraeten L, De Bock R, Martin JJ (1990) Porphyric neuropathy and hereditary delta-aminolevulinic acid dehydratase deficiency in an adult. J Neurol Sci 95: 39–47

Mersiyanova IV, Perepelov AV, Polyakov AV et al. (2000) A new variant of Charcot-Marie-Tooth disease type 2 is probably the result of a mutation in the neurofilament-light gene (see comments). Am J Hum Genet 67: 37–46

Molnar M, Neudecker S, Schröder JM (1995) Increase of mitochondria in vasa nervorum of cases with mitochondrial myopathy, Kearns-Sayre syndrome, progressive external ophthalmoplegia and MELAS. Neuropathol Appl Neurobiol 21: 432–439

Müller HD, Mugler M, Ramaekers VT, Schröder JM (2000) Hereditary motor and sensory neuropathy with absence of large myelinated fibers due to absence of large neurons in dorsal root ganglia and anterior horns, clinically associated with deafness, mental retardation, and epilepsy (HMSN-ADM). J Periph Nerv Sys 5: 1–11

Nelis E, Van Broeckhoven C, De Jonghe P et al. (1996) Estimation of the mutation frequencies in Charcot-Marie-Tooth disease type 1 and hereditary neuropathy with liability to pressure palsies: a European collaborative study. Eur J Hum Genet 4: 25–33

Nelis E, Haites N, Van Broeckhoven C (1999) Mutations in the peripheral myelin genes and associated genes in inherited peripheral neuropathies. Hum Mutat 13: 11–28

Nicholson GA, Dawkins JL, Blair IP et al. (1996) The gene for hereditary sensory neuropathy type I (HSN-I) maps to chromosome 9q22.1-q22.3. Nat Genet 13: 101–104

Nishino I, Spinazzola A, Hirano M (2001) MNGIE: from nuclear DNA to mitochondrial DNA. Neuromuscul Disord 11: 7–10

Nukada H, Pollock M, Haas LF (1982) The clinical spectrum and morphology of type II hereditary sensory neuropathy. Brain 105: 647–665

Ohnishi A, Dyck PJ (1974) Loss of small peripheral sensory neurons in Fabry's disease. Archiv Neurol 31: 120–127

Ohnishi A, Mitsudome A, Murai Y (1987) Primary segmental demyelination in the sural nerve in Cockayne's syndrome. Muscle Nerve 10: 163–167

Ohnishi A, Murai Y, Ikeda M, Fujita T, Furuya H, Kuroiwa Y (1989) Autosomal recessive motor and sensory neuropathy

with excessive myelin outfolding. Muscle Nerve 12: 568–575
Ohta M, Ellefson RD, Lambert EH, Dyck PJ (1973) Hereditary sensory neuropathy, type II. Clinical, electrophysiologic, histologic, and biochemical studies of a Quebec kinship. Arch Neurol 29: 23–37
Orso E, Broccardo C, Kaminski WE et al. (2000) Transport of lipids from golgi to plasma membrane is defective in tangier disease patients and Abc1-deficient mice. Nat Genet 24: 192–196
Ouvrier RA, McLeod JG, Morgan GJ, Wise GA, Conchin TE (1981) Hereditary motor and sensory neuropathy of neuronal type with onset in early childhood. J Neurol Sci 51: 181–197
Ouvrier RA, McLeod JG, Conchin TE (1987) The hypertrophic forms of hereditary motor and sensory neuropathy. A study of hypertrophic Charcot-Marie-Tooth disease (HMSN type I) and Dejerine-Sottas disease (HMSN type III) in childhood. Brain 110: 121–148
Palix C, Coignet J (1978) Un cas de polyneuropathie périphérique néo-natale par amyélinisation. Pédiatrie 33: 201–207
Pearson J, Pytel B (1978a) Quantitative studies of ciliary and sphenopalatine ganglia in familial dysautonomia. J Neurol Sci 39: 123–130
Pearson J, Pytel B (1978b) Quantitative studies of sympathetic ganglia and spinal cord intermedio-lateral gray columns in familial dysautonomia. J Neurol Sci 39: 47–59
Peiffer J, Kustermann-Kuhn B, Mortier W et al. (1988) Mitochondrial myopathies with necrotizing encephalopathy of the Leigh type. Pathol Res Pract 183: 706–716
Powers JM (1995) The pathology of peroxisomal disorders with pathogenetic considerations. J Neuropathol Exp Neurol 54: 710–719
Rebai T, Mhiri C, Heine P, Charfi H, Meyrignac C, Gherardi R (1989) Focal myelin thickenings in a peripheral neuropathy associated with IgM monoclonal gammopathy. Acta Neuropathol (Berl) 79: 226–232
Reilly MM, Staunton H (1996) Peripheral nerve amyloidosis. Brain Pathol 6: 163–177
Rust S, Rosier M, Funke H et al. (1999) Tangier disease is caused by mutations in the gene encoding ATP-binding cassette transporter 1 (see comments). Nat Genet 22: 352–355
Sabatelli M, Bertini E, Servidei S, Fernandez E, Magi S, Tonali P (1992) Giant axonal neuropathy: report on a case with focal fiber loss. Acta Neuropathol (Berl) 83: 543–546
Sabatelli M, Mignogna T, Lippi G et al. (1998) Hereditary motor and sensory neuropathy with deafness, mental retardation, and absence of sensory large myelinated fibers: confirmation of a new entity. Am J Med Genet 75: 309–313
Schröder JM (1993) Neuropathy associated with mitochondrial disorders. Brain Pathol 3: 177–190
Schröder JM (1999) Pathologie peripherer Nerven. In: Doerr W, Seifert G (Hrsg) Spezielle pathologische Anatomie, Bd XIII/8. Springer, Berlin Heidelberg New York Tokyo
Schröder JM, Bohl J (1978) Altered ratio between axon caliber and myelin thickness in sural nerves of children. In: Canal N (ed) Peripheral neuropathies. Elsevier, Amsterdam, pp 49–62
Schröder JM, Sommer C (1991) Mitochondrial abnormalities in human sural nerves: fine structural evaluation of cases with mitochondrial myopathy, hereditary and non-hereditary neuropathies, and review of the literature. Acta Neuropathol (Berl) 82: 471–482
Schröder JM, Heide G, Ramaekers V, Mortier W (1993a) Subtotal aplasia of myelinated nerve fibers in the sural nerve. Neuropediatrics 24: 286–291
Schröder JM, May R, Shin YS, Sigmund M, Nase-Hüppmeier S (1993b) Juvenile hereditary polyglucosan body disease with complete branching enzyme deficiency (type IV glycogenosis). Acta Neuropathol (Berl) 85: 419–430
Schröder JM, Mayer M, Weis J (1996) Mitochondrial abnormalities and intrafamilial variability of sural nerve biopsy findings in adrenomyeloneuropathy. Acta Neuropathol (Berl) 92: 64–69
Schröder JM, Rollnik JD, Schubert M, Dengler R (1999a) Demyelinating sensorimotor neuropathy with congenital cataract, mental retardation, and unique, dysplastic perineurial cells within the endoneurium. Acta Neuropathol 98: 421–426
Schröder JM, Wang JF, Sindern E, Malin JP (1999b) Polyneuropathy with osmiophilic membrane-bound, cytoplasmic inclusions in Schwann cells (POMCIS). Acta Neuropathol 98: 427–432
Senderek J, Hermanns B, Bergmann C et al. (1999a) X-Linked dominant Charcot-Marie-Tooth neuropathy: clinical, electrophysiological, and morphological phenotype in four families with different connexin32 mutations. J Neurol Sci 167: 90–101
Senderek J, Hermanns B, Hartmann C, Schröder JM (1999b) P0 point mutations in Charcot-Marie-Tooth neuropathy type 2: Two novel amino acid substitutions (TYR119CYS; ASP61GLY) and a possible „hot spot" on THR124MET (Abstract). J Peripher Nerv Syst 4: 301–302
Senderek J, Hermanns B, Lehmann U et al. (2000) Charcot-Marie-Tooth neuropathy type 2 and P0 point mutations: two novel amino acid substitutions (Asp61Gly; Tyr119Cys) and a possible „hotspot" on Thr124Met. Brain Pathol 10: 235–248
Sommer C, Schröder JM (1989) Amyloid neuropathy: immunocytochemical localization of intra- and extracellular immunoglobulin light chains. Acta Neuropathol (Berl) 79: 190–199
Staunton H (1991) Familial amyloid polyneuropathies. Elsevier, Amsterdam (Handbook Clin Neurol, vol 8, pp 89–115)
Stögbauer F, Young P, Timmerman V, Spoelders P, Ringelstein EB, Van Broeckhoven C, Kurlemann G (1997) Refinement of the hereditary neuralgic amyotrophy (HNA) locus to chromosome 17q24–q25. Hum Genet 99: 685–687
Stögbauer F, Young P, Kuhlenbaumer G et al. (1999) Autosomal dominant burning feet syndrome. J Neurol Neurosurg Psychiatry 67: 78–81
Taratuto AL, Sevlever G, Saccoliti M, Caceres L, Schultz M (1990) Giant axonal neuropathy (GAN): an immunohistochemical and ultrastructural study report of a Latin American case. Acta Neuropathol (Berl) 80: 680–683
Thomas PK, Landon DN, King RHM (1997) Diseases of the peripheral nerves. In: Graham DI, Lantos PL (eds) Greenfield's neuropathology, vol 2. Arnold, London, pp 367–487
Thrush DC, Holti G, Bradley WG, Campbell MJ, Walton JN (1974) Neurological manifestations of xeroderma pigmentosum in two siblings. J Neurol Sci 22: 91–104
Timmerman V, Raeymaekers P, Nelis E et al. (1992) Linkage analysis of distal hereditary motor neuropathy type II (distal HMN II) in a single pedigree. J Neurol Sci 109: 41–48
Timmerman V, De Jonghe P, Simokovic S et al. (1996) Distal hereditary motor neuropathy type II (distal HMN II): mapping of a locus to chromosome 12q24. Hum Mol Genet 5: 1065–1069
Trockel U, Schröder JM, Reiners KH, Toyka KV, Goerz G, Freund HJ (1983) Multiple exercise-related mononeuropathy with abdominal colic. J Neurol Sci 60: 431–442
Uncini A, Servidei S, Silvestri G et al. (1994) Ophthalmoplegia, demyelinating neuropathy, leukoencephalopathy, myopathy, and gastrointestinal dysfunction with multiple deletions of mitochondrial DNA: a mitochondrial multisystem disorder in search of a name. Muscle Nerve 17: 667–674

Vallat JM, Gil R, Leboutet MJ, Hugon J, Moulies D (1987) Congenital hypo- and hypermyelination neuropathy. Two cases. Acta Neuropathol (Berl) 74: 197–201

Vanier MT, Suzuki K (1998) Recent advances in elucidating Niemann-Pick C disease. Brain Pathol 8: 163–174

Vital A, Fontan D, Julien J et al. (1998) Congenital insensitivity to pain with anhydrosis. Report of two unrelated cases. J Peripher Nerv Syst 3: 125–132

Wang J, Hegele RA (2000) Microsomal triglyceride transfer protein (MTP) gene mutations in Canadian subjects with abetalipoproteinemia. Hum Mutat (Online) 15: 294–295

Warner LE, Hilz MJ, Appel SH et al. (1996) Clinical phenotypes of different MPZ (P0) mutations may include Charcot-Marie-Tooth type 1B, Dejerine-Sottas, congenital hypomyelination. Neuron 17: 451–460

Warner LE, Mancias P, Butler IJ, McDonald CM, Keppen L, Gene Koob K, Lupski JR (1998) Mutations in the early growth response 2 (EGR2) gene are associated with hereditary myelinopathies. Nat Genet 18: 382–384

Windebank AJ, Blexrud MD, Dyck PJ, Daube JR, Karnes JL (1990) The syndrome of acute sensory neuropathy: clinical features and electrophysiologic and pathologic changes (see comments). Neurology 40: 584–591

Yoshikawa H, Dyck PJ (1991) Uncompacted inner myelin lamellae in inherited tendency to pressure palsy. J Neuropathol Exp Neurol 50: 649–657

Zhao C, Takita J, Tanaka Y, Setou M, Nakagawa T, Takeda S, Yang HW, Terada S, Nakata T, Takei Y, Saito M, Tsuji S, Hayashi Y, Hirokawa N (2001) Charcot-Marie-Tooth disease type 2A caused by mutation in a microtubule motor KIF1B beta. Cell 105: 587–597

Ziemssen F, Sindern E, Schröder JM et al. (2000) Novel missense mutations in the glycogen-branching enzyme gene in adult polyglucosan body disease. Ann Neurol 47: 536–540

KAPITEL 27 Entzündliche Neuropathien

J. M. SCHRÖDER

INHALT

27.1	**Neuropathien bei infektiösen Erkrankungen**	583
27.1.1	Herpes zoster	583
27.1.2	Aids-Neuropathie	584
27.1.3	Lepröse Neuropathie	584
27.1.4	Chagas-Krankheit	585
27.1.5	Lyme-Borreliose	585
27.1.6	Postdiphtherische Neuropathie	586
27.2	**Immunologisch bedingte Neuropathien**	586
27.2.1	Guillain-Barré-Syndrom	586
27.2.2	Chronische rekurrierende oder chronisch-progressive entzündliche (inflammatorische) demyelinisierende Polyneuropathie	587
27.3	**Vaskulitiden und Neuropathien**	587
27.4	**Perineuritis**	588
27.5	**Perineuriom**	588
	Literatur	588

In dieser klinisch besonders wichtigen, weil häufigen und therapierbaren Gruppe von Neuropathien sind die *infektiösen Neuropathien*, die bei Herpes zoster, Aids, der in unseren Breitengraden seltenen Lepra, der Chagas-Krankheit und Lyme-Borreliose auftreten, zu unterscheiden von den hier wesentlich häufigeren *entzündlichen Erkrankungen*, bei denen *keine Erreger* nachweisbar sind und die daher vielfach als Autoaggressionskrankheiten des peripheren Nervensystems interpretiert werden.

Zu den letztgenannten gehören die Polyneuritiden, namentlich die akute idiopathische entzündliche Polyradikuloneuritis (Guillain-Barré-Syndrom), die chronische rekurrierende oder chronisch-progressive inflammatorische (entzündliche) demyelinisierende Polyneuropathie (CIDP) und eine Vaskulitis, die auf das periphere Nervensystem begrenzt ist. Auch systemische entzündliche Erkrankungen der Gefäße der peripheren Nerven sind im eigenen Untersuchungsgut häufig (s. unten: ca. 20 primäre und 24 sekundäre Vaskulitisformen!), ebenso Neuropathien aufgrund von Erkrankungen des lymphoretikulären Systems bzw. bei Dysproteinämien (einschließlich der Paraproteinämien). Wesentlich seltener sind entzündliche Neuropathien, die bei der Sarkoidose und der sensorischen Perineuritis auftreten.

27.1 Neuropathien bei infektiösen Erkrankungen

27.1.1 Herpes zoster

Die primäre Infektion mit einem Varizella-Zoster-Virus verursacht *Windpocken*, in der Regel bei Kindern, während der *Zoster* (Herpes zoster = Gürtelrose) als Folge der Reaktivierung des Virus anzusehen ist, das in den sensorischen Ganglienzellen latent erhalten geblieben ist.

Klinik. Der Herpes zoster ist eine Krankheit, die durch einen Kranz von Vesikeln im Dermatom eines sensorischen Nervs gekennzeichnet ist, dem in der Regel 4–5 Tage des Krankseins und von Schmerzen vorausgehen. Die Vesikel bleiben etwa 7 Tage erhalten, trocknen dann aus und hinterlassen Narben sowie postherpetische Schmerzen, die bei Patienten im Alter über 40 Jahren für Monate anhalten können.

Das Dermatom eines jeden sensorischen Nervs kann betroffen sein, meistens ist es jedoch der V. Hirnnerv und der 3.–10. Thorakalnerv. Gelegentlich werden die sensorischen Symptome von motorischen Zeichen begleitet; selten tritt eine akute Myelitis auf.

Histopathologie. Entzündung, Nekrose und Hämorrhagie in den Spinalganglien sind beim Zoster schon früh beschrieben worden. Das Virus wird bei den Windpocken nach der primären Infektion des Nasopharynx entlang den sensorischen Nerven retrograd in den Axonen zu den spinalen oder kranialen Ganglien transportiert (ähnlich dem Herpes-simplex-Virus). Eine Immunsuppression bei Erkrankungen wie Lymphomen oder zytotoxische Medikamente können den Zoster auslösen.

Nach der Reaktivierung in den Ganglien breitet sich das Virus *zentrifugal* in den sensorischen Nerven in Richtung auf die Haut aus und kann dann sowohl in den Ganglien als auch in den Nerven elektronenmikroskopisch oder immunfluoreszenzmikroskopisch nachgewiesen werden (Esiri u. Tomlinson 1972). Durch Southern-blot-Hybridisierung ist die Varizella-Zoster-Virus-DNA in infizierten Sakralganglien und in normalen Trigeminusganglien bei menschlichen Autopsiefällen nachgewiesen worden (Gilden et al. 1987). Im latenten Zustand ist das Varizella-Zoster-Virus auch in nichtneuronalen Zellen der menschlichen Spinalganglien identifiziert worden, während das latente Herpes-simplex-Virus primär in Neuronen lokalisiert ist (Croen et al. 1988). Eine *zentripetale Ausbreitung* kann die Hinterwurzeln und die Hinterhörner des Rückenmarks erfassen, wodurch eine Myelitis entsteht.

Die vielfältigen Komplikationen der Varicella-Zoster-Virus-Infektion sind von Kennedy (1987) zusammengefasst worden.

27.1.2 Aids-Neuropathie

■ Von entzündlichen bzw. infektiösen Neuropathien des peripheren Nervensystems ist eine beträchtliche Zahl HIV-infizierter Personen betroffen. Klinische Anzeichen einer Neuropathie bestehen etwa bei der Hälfte der Patienten, pathologische Veränderungen sind jedoch in etwa 90% der Fälle mit Aids nachweisbar.

■ **Klinik.** Klinisch sind verschiedene Formen einer Neuropathie beschrieben worden. Eine relativ benigne Form und eine der frühesten, die im Verlauf der HIV-Infektion auftritt, in der Regel während der Patient sonst noch asymptomatisch ist, besteht in einer akuten oder subakuten rekurrierenden *demyelinisierenden Neuropathie* (Lipkin et al. 1985; Cornblath et al. 1987). Dabei handelt es sich um eine segmentale Demyelinisation, die mit einer variablen axonalen Schädigung sowie perivaskulären mononukleären Zellinfiltraten im Endo- und Perineurium verbunden ist.

Die Grundlage dieser Erkrankung ist vermutlich ein *Autoimmunprozess* im Sinne eines Guillain-Barré-Syndroms. In der Prä-Aids-Phase der Infektion können auch eine Mononeuritis multiplex und Hirnnervenerkrankungen auftreten. Bei einigen dieser Fälle ist eine Vaskulitis beschrieben worden, die auf eine Immunkomplexerkrankung zurückgeführt wird (Gherardi et al. 1989). Nach Manifestation von Aids findet sich als häufigste Form einer klinischen Neuropathie ein distaler Sensibilitätsverlust mit Schmerzen.

■ **Histopathologie.** Histopathologisch dominiert eine „Dying-back"-Form der axonalen Degeneration, aber einige segmentale Demyelinisationen und entzündliche Veränderungen können ebenfalls vorhanden sein. In einzelnen Fällen ist ein HIV-Nachweis im Nerv gelungen (Bailey et al. 1988). Eine sensorische Ganglionitis mit Ataxie und Radikuloneuritis aufgrund einer Zytomegalievirus-(CMV-)Infektion kann dabei zu einem Cauda-equina-Syndrom führen (Dalakas 1988). Schließlich ist eine autonome Neuropathie abzugrenzen, die in den Aids-Endstadien auftritt (Craddock et al. 1987). Pathologische Veränderungen in autonomen Nerven sind auch in der Darmwand asymptomatischer HIV-infizierter Patienten zu finden, ebenso bei solchen mit Aids (Griffin et al. 1988).

27.1.3 Lepröse Neuropathie

Eine Infektion mit dem *Mycobacterium leprae* manifestiert sich vor allem an der Haut, an den Schleimhäuten und an den peripheren Nerven. Die sehr lange Inkubationszeit beträgt 4–15 Jahre oder mehr, wobei die Symptome bei der tuberkuloiden Lepra früher beginnen als bei der lepromatösen Form. Anfangs stehen Hautveränderungen im Vordergrund, seltener die periphere Neuropathie.

Die Klassifikation der Lepra beruht auf Unterschieden in der immunologischen Reaktion. Diese umfasst ein Spektrum zwischen geringer zellulärer Immunität (*lepromatöse Lepra*), bei der die Bakterien in den infizierten Zellen proliferieren und nur wenige entzündliche Reaktionen auftreten, bis zu starken zellulären Immunreaktionen (*tuberkuloide Lepra*), bei denen eine starke entzündliche Reaktion stattfindet und nur wenige Erreger nachweisbar sind.

Zwischen diesen beiden Extremen gibt es Grenzfälle, die wiederum unterschieden werden in eine *lepromatöse Übergangsform*, eine *intermediäre* und eine *tuberkuloide Übergangsform*. Auch gibt es eine unbestimmte Gruppe von frühen Fällen, die noch nicht die charakteristischen Veränderungen der polaren Typen aufweisen. Sie können sich in beide Richtungen entwickeln. Übergänge von der einen in die andere Form kommen vor.

Der *Leprominhauttest* ist bei der tuberkuloiden Lepra positiv, bei der lepromatösen aber negativ.

Lepromatöse Lepra

Die Nerven erscheinen anfänglich relativ gut erhalten, doch besteht eine intensive entzündliche Reaktion, die überwiegend das Epineurium und Perineurium betrifft. Dadurch kommt es zur Verdickung des Nerven. Die einzelnen Nervenfaszikel sind recht unterschiedlich stark betroffen. Eine *lymphozytäre Vaskulitis* ist sowohl epineural als auch perineural und endoneural nachweisbar, doch sind Gefäßverschlüsse selten.

Die *Bazillen* sind in großer Zahl vorhanden; sie liegen in epineuralen und endoneuralen Fibroblasten, Perineuralzellen, Zellen der Makrophagen-/Histiozytenreihe, in Schwann-Zellen und in Endothelzellen. Sie ließen sich in den Schwann-Zellen nicht nachweisen, wenn nicht auch andere Zellen in ihrer Nachbarschaft betroffen waren. Die Fibroblasten proliferieren erheblich, die Infektion der Zellen breitet sich offensichtlich vom Perineurium auf das Endoneurium aus, wobei die bindegewebigen Septen und Blutgefäße als Eintrittspforte dienen. Nur selten sind Bazillen in Axonen beobachtet worden. Sie sind dann von einer Doppelmembran eingehüllt, was auf eine Umhüllung durch das Zytoplasma von Schwann-Zellen schließen lässt. Die Bazillen werden in Schwann-Zellen und Makrophagen von hellen Räumen umgeben, die in Makrophagen große Vakuolen bilden können und das charakteristische lichtmikroskopische Bild der schaumigen Leprazellen verursachen.

In der Nachbarschaft der entzündlichen Reaktionen kommt es zu *Demyelinisationen* und *Ausfällen von Axonen*, die von Fall zu Fall variieren. Die Demyelinisation ist möglicherweise auf eine Infektion und Degeneration der Schwann-Zellen zurückzuführen. Sie kann aber auch auf einer Abgabe von Proteasen und Wasserstoffsuperoxid durch aktivierte Makrophagen beruhen. Der selektive Verlust von Schmerz- und Temperaturempfindung und die Anhidrose lassen vermuten, dass die kleinen markhaltigen und marklosen Nervenfasern bevorzugt betroffen sind, was jedoch morphometrisch nur schwer nachweisbar ist, da die Läsionen fleckförmig auftreten.

Endoneural sind in frühen Stadien ein Ödem, später eine dichte Fibrose nachweisbar. Letzteres ist vermutlich auf eine Aktivierung der Fibroblasten durch Interleukin 1 und den Tumornekrosefaktor bedingt, die wiederum durch aktivierte Makrophagen abgegeben werden (Said 1990). Das Perineurium wird ebenfalls von vakuolisierten Makrophagen infiltriert, wobei es zur Zerstörung von Perineuralzellen kommt, so dass die normale perifaszikuläre Grenzschicht zerstört wird.

Tuberkulöse Lepra

Bei der tuberkuloiden Lepra ist der Verlauf benigner und weniger rasch progredient. Die Hautnerven können lokal unregelmäßig verdickt sein. Im Vordergrund steht ein entzündliches Granulom, das aus epitheloiden Zellen (Makrophagen), mehrkernigen Riesenzellen und Lymphozyten besteht, wobei die letzteren in der Regel an der Peripherie der Granulome liegen. Bazillen sind nur selten nachweisbar, auch wenn Antigene des M. leprae festzustellen sind. Solche Granulome finden sich überwiegend in *kutanen und subkutanen Nerven* nahe den Hautveränderungen; sie sind mit einer starken Auflösung der neuralen Architektur verbunden. Einige Faszikel sind vollständig zerstört mit nur wenigen erhaltenen Nervenfasern; andere benachbarte Faszikel können relativ normal erscheinen. Eine zentrale Nekrose kann in den Granulomen vorkommen und führt zur Bildung verkäsender Abszesse. Schließlich resultiert eine ausgedehnte Endoneuralfibrose.

27.1.4 Chagas-Krankheit

Diese Krankheit beruht auf einer Infektion durch *Trypanosoma cruzi* und ist in Brasilien endemisch. In der Kindheit tritt in der Regel ein akutes septikämisches Stadium auf. Das chronische Stadium ist meist das Ergebnis einer Zerstörung der Ganglienzellen im peripheren autonomen System, die während des akuten Stadiums erfolgt. Vermutlich ist diese Zerstörung auf eine Freisetzung von Neurotoxinen aus den Parasiten zurückzuführen.

Die *klinischen Auswirkungen* sind auf Störungen der parasympathischen Innervation von Herz- sowie Magen-Darm- und Urogenitaltrakt zurückzuführen. Folgen sind ein Megaösophagus und ein Megakolon, während andere Anteile des Gastrointestinaltrakts weniger oft betroffen sind. Die Veränderungen sind speziell im Hinblick auf den Plexus myentericus beschrieben (Smith 1964).

27.1.5 Lyme-Borreliose

Die Spirochäte *Borrelia burgdorferi* verursacht eine infektionsbedingte Multisystemerkrankung. Der Erreger wird übertragen durch Zeckenbiss. Das Hauptreservoir des Erregers bildet das Damwild.

Typischerweise tritt die Krankheit in 3 Stadien auf:
1. Am Anfang steht das Erythema migrans.
2. Es folgen Karditis, Arthritis und Meningopolyneuritis.
3. Die chronischen Veränderungen bestehen in einer Akrodermatitis chronica atrophicans und in arthritischen und neurologischen Manifestationen.

Die *peripheren Nerven* erkranken im 2. Stadium in verschiedener Weise und umfassen Hirnnervenbeteiligungen, insbesondere des N. facialis, eine Plexopathie, eine multifokale Neuropathie und selten eine akute generalisierte Neuropathie, die einem Guillain-Barré-Syndrom ähnelt. Im 3. Stadium können eine milde distale sensomotorische Neuropathie und ein Karpaltunnelsyndrom als häufige Manifestationsform auftreten.

■ **Histopathologie.** In Nervenbiopsien sind perivaskuläre Infiltrate von Lymphozyten und Plasmazellen um einige endoneurale, perineurale und epineurale Blutgefäße nachweisbar. Eine Endarteriitis obliterans ist gelegentlich vorhanden, nicht aber eine eindeutig nekrotisierende Vaskulitis. Eine axonale Degeneration ist häufig. Spirochäten sind in peripheren Nerven nicht nachgewiesen worden (Meier u. Grehl 1988; Meier et al. 1989), sie sind aber wahrscheinlich in geringer Zahl vorhanden, da sie in anderen Geweben, wenn auch selten, identifiziert worden sind. *Autoptisch* sind durch Lymphozyten und Plasmazellen infiltrierte autonome Ganglien beobachtet worden.

■ **Pathogenese.** Die Ursache der Neuropathie ist nicht klar. Offensichtlich spielt die Gefäßerkrankung als Ursache des multifokalen Musters der Erkrankung eine Rolle. Kreuzreagierende Serum-IgM mit Antigenen der Borrelia burgdorferi und axonalen Antigenen sind vorhanden, doch ist ihre Bedeutung unklar (Sigal u. Tatum 1988).

27.1.6 Postdiphtherische Neuropathie

Die diphtherische Neuropathie wird durch das Exotoxin des *Corynebacterium diphtheriae* verursacht, so dass es sich *nicht* um eine entzündliche Polyneuritis im Sinne einer durch Zellinfiltrate charakterisierten Neuropathie handelt. Sie entwickelt sich nur bei manifester Rachen- oder Wunddiphtherie. Wegen der in unseren Breiten üblichen Impfung im Kindesalter kommt sie hier nur noch selten vor; doch treten immer wieder lokale Epidemien auf.

■ **Klinik.** Die Symptome beginnen in der Regel zwischen 3 und 14 Tagen nach der Infektion. Zuerst kommt es zu einem Hirnnervensyndrom, das seinen Höhepunkt um den 45. Tag hat und von einem Tetraplegiesyndrom mit einem Höhepunkt um den 90. Tag gefolgt wird. Bei leichteren Fällen entwickeln sich lediglich Hirnnervenausfälle; Lähmungen der Atemmuskulatur erreichen ihren Kulminationspunkt zwischen dem 30. und 60. Tag. Die Rückbildung der Symptome findet in der Reihenfolge des Eintretens statt und ist nach etwa 4 Monaten abgeschlossen.

■ **Histopathologie.** Die diphtherische Neuropathie ist von besonderer Bedeutung, da eine der wichtigsten und häufigsten allgemeinpathologischen Reaktionen des peripheren Nervs, nämlich die *segmentale Demyelinisation*, erstmalig in einem menschlichen peripheren Nerv bei der diphtherischen Neuropathie beschrieben worden ist (Meyer 1881), während Gombault (1880) kurz vorher das lichtmikroskopische Bild der segmentalen Demyelinisation erstmalig bei der experimentellen Bleineuropathie des Meerschweinchens beschrieben hatte. Die primäre segmentale Demyelinisation ist auf eine Störung der Schwann-Zell-Funktion oder des Myelins selbst zurückzuführen.

Die experimentelle diphtherische Neuropathie wurde später mehrfach als Modell der segmentalen Demyelinisation untersucht (Webster et al. 1961). Dabei löst sich die helikale Zytoplasmaschicht des Myelins vom Axolemm ab, und das Myelin retrahiert sich, so dass eine Erweiterung des nodalen Spaltraumes entsteht. Die Markscheiden lösen sich zuerst am Schnürring auf (*paranodale Demyelinisation*) oder das gesamte Internodium ist betroffen; schließlich bleibt das entmarkte Axon übrig, das von kleinen Myelinovoiden in Schwann-Zell-Fortsätzen umgeben wird oder extrazellulär innerhalb der Basallamina liegt. Der Nerv wird dann von Makrophagen infiltriert, welche die Markscheidenabbauprodukte zumindest teilweise aufnehmen. Gleichzeitig proliferieren die Schwann-Zellen, die den Hauptteil des Myelinabbaus besorgen.

27.2 Immunologisch bedingte Neuropathien

27.2.1 Guillain-Barré-Syndrom (GBS)

Es handelt sich um eine akute oder subakute monophasische Krankheit, bei der klinisch vorwiegend das motorische System betroffen erscheint (Hughes 1990).

Klinik. Die Verteilung der Schwäche kann proximal, distal oder generalisiert sein. Eine Atemlähmung kann eine künstliche Beatmung erforderlich machen. Häufig ist eine Fazialisschwäche und eine Mitbeteiligung der bulbären Nerven (Fisher-Syndrom). Sensorische Symptome sind weniger auffällig. Autonome Störungen können sich zusätzlich entwickeln, dazu gehören eine atonische Blasenschwäche, Herzrhythmusstörungen, eine arterielle Hypertension oder eine orthostatische Hypotonie, ebenso eine distale Anhidrose. Im Liquor fällt ein erhöhter Proteingehalt bei gering vermehrter Zellzahl auf („dissociation cyto-albuminique"). Die Nervenerregungsleitungsgeschwindigkeit ist reduziert.

Histopathologie. Die Erkrankung ist durch eine entzündliche Invasion des Endoneuriums mit mononukleären Zellen (Abb. 26.5 e), durch Demyelinisation und Schwann-Zell-Proliferation gekennzeichnet. Die Axone sind in variablem Ausmaß mitbetroffen. *Elektronenmikroskopisch* ist aufgrund der Invasion der peripheren Nerven durch mononukleäre Zellen eine fokale Auflösung der Markscheiden, gelegentlich mit Aufspaltung der einzelnen Lamellen durch Makrophagen, zu beobachten. Betroffen sind insbesondere motorische Nerven (Hall et al. 1992).

Ätiologie. Die Ursache des GBS ist nicht gesichert, doch sind etwa 2 Drittel der Patienten ca. 2–3 Wochen vorher an einer Infektion erkrankt, bei der das Zytomegalievirus, das Epstein-Barr-Virus, Mykoplasmen oder am häufigsten Erreger eine Rolle spielen, die zu einfachen Erkrankungen des Respirations- und Gastrointestinaltrakts (Campyobacter) führen (molekulares Mimikry). Die Krankheit tritt nicht nur postinfektiös, sondern auch postvakzinal auf, nach Operationen oder Behandlungen mit Hyperthermie, gelegentlich auch beim M. Hodgkin. Eine Verbindung mit besonderen HLA-Antigenen ist bisher nicht gesichert (Hughes 1990). Dennoch besteht eine Disposition zur Entwicklung eines GBS, wenn bestimmte Mutationen im Gen des TNF-α vorhanden sind (Ma et al. 1998). Auch bestimmen IgG-Rezeptor-IIa-Allele die Empfänglichkeit für das GBS und den Schweregrad des GBS (Van der Pol et al. 2000).

Pathogenese. Vermutlich handelt es sich um eine T-Zell-ausgelöste Immunreaktion, da eine ähnliche Erkrankung, die experimentell allergische Neuritis, im Experiment durch Injektion von spezifischen, gegen das P2-Protein der peripheren Nerven gerichtete T-Zellen ausgelöst werden kann. Humorale Faktoren und Makrophagen spielen jedoch vermutlich zusätzlich eine wichtige Rolle. Je stärker die Entzündung im Nerven ausgeprägt ist, desto mehr Axone werden geschädigt und degenerieren (axonal Typ des GBS).

Eine Variante des GBS ist durch eine *akute motorische axonale Neuropathie* (AMAN) gekennzeichnet (Hafer-Macko et al. 1996).

27.2.2 Chronische rekurrierende oder chronisch-progressive entzündliche (inflammatorische) demyelinisierende Polyneuropathie (CIDP)

Diese Krankheit ähnelt klinisch der akuten entzündlichen Polyradikuloneuritis, zeichnet sich aber durch einen chronisch rekurrierenden oder chronisch progressiven Verlauf aus. Die chronisch rekurrierenden Fälle weisen eine Assoziation mit dem HLA-CW7-Haplotyp auf.

Histopathologisch können fokale entzündliche Infiltrate vorkommen, diese werden aber meistens vermisst. Im Vordergrund steht eine ausgedehnte segmentale Demyelinisation und Remyelinisation mit sog. hypertrophischen Veränderungen, d. h. Zwiebelschalenformationen, die als unspezifische Folge einer chronischen demyelinisierenden Neuropathie auftreten, wobei die proliferierten Schwann-Zellen aber größtenteils erhalten bleiben. Regelmäßig sind auch Nervenfaserausfälle nachweisbar, so dass die Abgrenzung gegenüber einer hereditären Form der demyelinisierenden Neuropathie (HMSN I oder III; s. oben) schwierig sein kann (Abb. 26.5 f). Doch sind die Veränderungen bei der CIDP eher fokal als gleichmäßig über alle Faszikel verteilt ausgeprägt wie bei den hereditären Formen einer demyelinisierenden Neuropathie.

27.3 Vaskulitiden und Neuropathien

Entzündliche Zellinfiltrate in der Gefäßwand oder perivaskulär erfüllen das histopathologische Kriterium einer Vaskulitis, sofern es sich nicht um akut, während einer protrahierten Exzision (Biopsie) auftretende Leukodiapedesen von Ganulozyten handelt („chirurgische Infiltrate").

Eine Vaskulitis kann vorkommen
- in Zusammenhang mit dem als primäre, organspezifische entzündliche Erkrankung der peripheren Nerven angesehenen Guillain-Barré-Syndrom;

- als eigenständige Vaskulitis, die nur auf das periphere Nervensystem begrenzt sein soll (Dyck et al. 1987);
- bei den oben erwähnten infektiösen Neuropathien;
- bei den zahlreichen bekannten, vielfach nur klinisch unterscheidbaren, etwa 20 primären und 24 sekundären Vaskulitiden, die eigenständig oder in Verbindung mit einer chronischen Krankheit aus dem Formenkreis der Kollagenosen (Gefäß-Bindegewebs-Krankheiten) auftreten.

> Je nach Schnittebene, Verlaufsstadium und Schweregrad der Krankheit können verschiedene Bilder bei gleicher Grundkrankheit auftreten und andererseits gleiche histopathologische Bilder verschiedenen Grundkrankheiten zuzuordnen sein. Das macht eine spezifische histopathologische Diagnose im Einzelfall schwierig, zumal wenn nur unspezifische Veränderungen im Sinne einer chronischen Vaskulitis (im Intervallstadium) mit mehr oder weniger spärlichen entzündlichen mononukleären Zellinfiltraten vorliegen. Auf das häufige Vorkommen falsch-negativer Befunde sei hier ausdrücklich hingewiesen, mit denen bei N.-suralis-Biopsien wegen des fokalen Charakters der entzündlichen Gefäßveränderungen in etwa 43% der Fälle zu rechnen ist (Schröder 1999).

Details zu den verschiedenen Formen der Vaskulitis werden bei den infektiösen Neuropathien, den immunologisch bedingten Neuropathien und bei den Gefäßerkrankungen beschrieben (s. Abschn. 28.2).

27.4 Perineuritis

In seltenen Fällen wird eine Perineuritis beobachtet, die entweder nur das sensorische System betrifft (Asbury et al. 1972) oder, was nach eigenen Beobachtungen sehr selten einmal vorkommt, sowohl das sensorische als auch das motorische System befällt. *Klinisch* dominieren Schmerzen als hervorstechendes Symptom. Bei der Berührung betroffener Nerven lässt sich das Tinel-Zeichen nachweisen.

Histopathologie. Es besteht eine chronische entzündliche zelluläre Infiltration des Perineuriums mit einem unterschiedlich stark ausgeprägten Verlust von Nervenfasern in den betroffenen Faszikeln. Vereinzelt sind Riesenzellen beobachtet worden.

Pathogenese. Eine tuberkuloide Lepra oder eine Sarkoidose, bei denen bekanntermaßen eine perineuritische Zellinfiltration vorkommt, ließ sich bei den wenigen mitgeteilten Fällen mit sog. sensorischer Perineuritis nicht nachweisen. Auch dürfen enzündliche Infiltrate um ein das Perineurium penetrierendes Gefäß nicht mit einer eigenständigen Perineuritis verwechselt werden. Die Veränderungen ähneln denen beim sog. spanischen toxischen Ölsyndrom.

27.5 Perineuriom

Eine fokale Verdickung der peripheren Nerven kann selten einmal auf eine umschriebene Veränderung zurückzuführen sein, die als Perineuriom („lokalisierte hypertrophische Neuropathie", „hypertrophische Mononeuritis") bezeichnet wird. Dabei erscheinen hyperplastische Perineuralzellen (wie bei den Zwiebelschalenformationen die Schwann-Zellen) um die markhaltigen oder demyelinisierten oder degenerierten Nervenfasern, aber gelegentlich auch um endoneurale Kapillaren schalenartig proliferiert (Abb. 23.4i). Im Unterschied zu den üblichen Zwiebelschalenformationen werden die Nervenfasern jedoch, ähnlich den Minifaszikeln im Neurom, komplett von EMA-positiven, S-100-negativen Perineuralzellen umhüllt (Chou 1992). Dabei liegt im Zentrum eines solchen Kompartiments, anders als in den Minifaszikeln, jeweils nur eine einzelne, zumeist in Relation zum Axonkaliber unverhältnismäßig dünn myelinisierte („hypomyelinisierte") Nervenfaser.

Pathogenese. Ob es sich um eine autonome Proliferation der Perineuralzellen mit oder ohne Neurofibromatose oder um eine fokale Variante der generalisierten hypertrophischen Neuropathie oder um eine Kompressionsfolge handelt, ist noch nicht geklärt. Dass Blutgefäße wie Nervenfasern von Perineuralzellen umgeben werden, spricht eher für die erstgenannte Hypothese, ebenso das Vorkommen in Zusammenhang mit einer Neurofibromatose (Chou 1992).

Literatur

Allt G, Cavanagh JB (1969) Ultrastructural changes in the region of the node of ranvier in the rat caused by diphtheria toxin. Brain 92: 459–468

Asbury AK, Gale MK, Cox SC, Baringer JR, Berg BO (1972) Giant axonal neuropathy – a unique case with segmental neurofilamentous masses. Acta Neuropathol (Berl) 20: 237–247

Bailey RO, Baltch AL, Venkatesh R, Singh JK, Bishop MB (1988) Sensory motor neuropathy associated with Aids. Neurology 38: 886–891

Berger JR, Gallo B (1998) Chronic inflammatory polyradiculoneuropathy associated with alopecia universalis. Muscle Nerve 21: 124–125

Chou SM (1992) Immunohistochemical and ultrastructural classification of peripheral neuropathies with onion-bulbs. Clin Neuropathol 11: 109–114

Cornblath DR, McArthur JC (1988) Predominantly sensory neuropathy in patients with Aids and Aids-related complex. Neurology 38: 794–796

Cornblath DR, McArthur JC, Kennedy PG, Witte AS, Griffin JW (1987) Inflammatory demyelinating peripheral neuropathies associated with human T-cell lymphotropic virus type III infection. Ann Neurol 21: 32–40

Craddock C, Pasvol G, Bull R, Protheroe A, Hopkin J (1987) Cardiorespiratory arrest and autonomic neuropathy in Aids. Lancet 2: 16–18

Croen KD, Ostrove JM, Dragovic LJ, Straus SE (1988) Patterns of gene expression and sites of latency in human nerve ganglia are different for varicella-zoster and herpes simplex viruses. Proc Natl Acad Sci USA 85: 9773–9777

Dalakas MC (1988) Morphologic changes in the muscles of patients with postpoliomyelitis neuromuscular symptoms. Neurology 38: 99–104

Dyck PJ, Benstead TJ, Conn DL, Stevens JC, Windebank AJ, Low PA (1987) Nonsystemic vasculitic neuropathy. Brain 110: 843–853

Esiri MM, Tomlinson AH (1972) Herpes Zoster. Demonstration of virus in trigeminal nerve and ganglion by immunofluorescence and electron microscopy. J Neurol Sci 15: 35–48

Gherardi R, Lebargy F, Gaulard P, Mhiri C, Bernaudin JF, Gray F (1989) Necrotizing vasculitis and HIV replication in peripheral nerves (letter). N Engl J Med 321: 685–686

Gilden DH, Rozenman Y, Murray R, Devlin M, Vafai A (1987) Detection of varicella-zoster virus nucleic acid in neurons of normal human thoracic ganglia. Ann Neurol 22: 377–380

Gombault A (1880) Contribution a l'étude anatomique de la névrite parenchymateuse subaiguë ou chronique. Névrite segmentaire péri-axile (suite). Arch Neurol (Paris) I: 177–190

Griffin GE, Miller A, Batman P, Forster SM, Pinching AJ, Harris JR, Mathan MM (1988) Damage to jejunal intrinsic autonomic nerves in HIV infection. Aids 2: 379–382

Hafer-Macko C, Hsieh ST, Li CY et al. (1996) Acute motor axonal neuropathy: an antibody-mediated attack on axolemma. Ann Neurol 40: 635–644

Hall SM, Hughes RA, Atkinson PF, McColl I, Gale A (1992) Motor nerve biopsy in severe Guillain-Barré syndrome. Ann Neurol 31: 441–444

Hartung HP, Pollard JD, Harvey GK, Toyka KV (1995) Immunopathogenesis and treatment of the Guillain-Barré syndrome. Part II. Muscle Nerve 18: 154–164

Hughes RAC (1990) Guillain-Barré syndrome. Springer, Berlin Heidelberg New York Tokyo

Kennedy PGE (1987) Neurological complications of varicella-zoster virus. In: Kennedy PGE, Johnson RT (eds) Infections of the nervous system. Butterworths, London, pp 177–208

Lamb NL, Patten BM (1991) Clinical correlations of anti-GM1 antibodies in amyotrophic lateral sclerosis and neuropathies. Muscle Nerve 14: 1021–1027

Linington C, Wekerle H (1984) LiP2/A: A permanent P2 protein-specific T lymphozyte line mediating experimental allergic neuritis in the Lewis rat. Neurology 34: 260

Lipkin WI, Parry G, Kiprov D, Abrams D (1985) Inflammatory neuropathy in homosexual men with lymphadenopathy. Neurology 35: 1479–1483

Ma JJ, Nishimura M, Mine H, Kuroki S, Nukina M, Ohta M, Saji H, Obayashi H, Kawakami H, Saida T, Uchiyama T (1998) Genetic contribution of the tumor necrosis factor region in Guillain-Barre syndrome. Ann Neurol 44: 815–818

Meier C, Grehl H (1988) Vaskulitische Neuropathie bei Garin-Bujadoux-Bannwarth-Syndrom. Ein Beitrag zum Verständnis der Pathologie und Pathogenese neurologischer Komplikationen bei Lyme-Borreliose. Dtsch Med Wochenschr 113: 135–138

Meier C, Grahmann F, Engelhardt A, Dumas M (1989) Peripheral nerve disorders in Lyme-Borreliosis. Nerve biopsy studies from eight cases. Acta Neuropathol (Berl) 79: 271–278

Meyer P (1881) Anatomische Untersuchungen über diphterische Lähmung. Virchows Arch Pathol Anat 85: 181–226

Oomes PG, Jacobs BC, Hazenberg MP, Banffer JR, van der Meché FG (1995) Anti-GM1 IgG antibodies and Campylobacter bacteria in Guillain-Barré syndrome: evidence of molecular mimicry. Ann Neurol 38: 170–175

Ricoy JR, Cabello A, Rodriguez J, Téllez I (1983) Neuropathological studies on the toxic syndrome related to adulterated rapeseed oil in Spain. Brain 106: 817–835

Said G (1990) Studies in the mechanisms of nerve lesions in leprous neuropathy. N Neurosci 2: 85–94

Schröder JM (1999) Pathologie peripherer Nerven. Springer, Berlin Heidelberg New York Tokyo (Spezielle pathologische Anatomie, Bd XIII/8)

Sigal LH, Tatum AH (1988) Lyme disease patients' serum contains IgM antibodies to Borrelia burgdorferi that cross-react with neuronal antigens. Neurology 38: 1439–1442

Smith B (1967) The myenteric plexus in Chagas' disease. J Pathol Bacteriol 94: 462–463

Stewart JD, McKelvey R, Durcan L, Carpenter S, Karpati G (1996) Chronic inflammatory demyelinating polyneuropathy (CIDP) in diabetics. J Neurol Sci 142: 59–64

Van der Pol WL, van den Berg LH, Scheepers RH et al. (2000) IgG receptor IIa alleles determine susceptibility and severity of Guillain-Barre syndrome. Neurology 54: 1661–1665

Vital A, Lagueny A, Julien J et al. (2000) Chronic inflammatory demyelinating polyneuropathy associated with dysglobulinemia: a peripheral nerve biopsy study in 18 cases. Acta Neuropathol (Berl) 100: 63–68

Webster Hd, Spiro D, Waksman B, Adams RD (1961) Phase and electron microscopic studies of experimental demyelination. II. Schwanncell changes in guinea pig sciatic nerves during experimental diphteritic neuritis. J Neuropathol Exp Neurol: 5–34

Yuki N, Sato S, Itoh T, Miyatake T (1991) HLA-B35 and acute axonal polyneuropathy following Campylobacter infection (see comments). Neurology 41: 1561–1563

Yuki N, Takahashi M, Tagawa Y, Kashiwase K, Tadokoro K, Saito K (1997) Association of Campylobacter jejuni serotype with antiganglioside antibody in Guillain-Barré syndrome and Fisher's syndrome. Ann Neurol 42: 28–33

Kapitel 28 Neuropathien aufgrund peripherer Gefäßveränderungen

J. M. Schröder

INHALT

28.1	Allgemeine Histopathologie der Gefäßveränderungen	591
28.2	Neuropathien bei Vaskulitiden	592
28.2.1	Panarteriitis nodosa	593
28.2.2	Rheumatoide Arthritis	593
28.2.3	Systemischer Lupus erythematodes	593
28.2.4	Progressive systemische Sklerose	593
28.2.5	Sjögren-Syndrom	594
28.2.6	Wegener-Granulomatose	594
	Literatur	594

Neuropathien gibt es bei zahlreichen verschiedenartigen peripheren Gefäßerkrankungen (s. Abb. 30.2). *Ischämien* entstehen durch
- Verschlüsse großer Arterien bei Arteriosklerose, Embolien und Vaskulitiden, z. B. Panarteriitis nodosa oder Thrombangiitis obliterans (Winiwarter-Buerger),
- Kompressionen (Traumen, Tumoren, Tourniquets),
- Kompartmentsyndrome (z. B. Tibialis-anterior-Syndrom).

Während einige Autoren einen Verlust markhaltiger Nervenfasern, insbesondere der großen, beschrieben haben, fanden andere ausgedehnte segmentale Demyelinisationen und Remyelinisationen. Die experimentelle Embolisation mit Arachidonsäure hat aber vor allem eine axonale Degeneration ergeben, wobei die kleinen markhaltigen und die nichtmyelinisierten Axone vulnerabler sind (Parry u. Brown 1982). Die experimentelle Mikroembolisation mit Polystyrenkugeln (mit einem Durchmesser von 15 μm ± 0,8) führt zu Nervenfaserdegenerationen, wobei das Zentrum der Faszikel zuerst betroffen ist. Dabei bedarf es, vermutlich wegen der besonders reichlichen Versorgung des Nerven mit Kollateralen, einer wesentlich größeren Zahl an Emboli (ca. 6 Mio.; Nukada u. Dyck 1984), um im N. ischiadicus der Ratte Nervenfaserdegenerationen hervorzurufen, als um im Muskel der hinteren Extremitäten von Ratten Muskelfasernekrosen auszulösen (ca. 1 Mio. pro A. iliaca communis; Schröder 1982).

28.1 Allgemeine Histopathologie der Gefäßveränderungen

Die *Basallaminae* der endo- und epineuralen Kapillaren können durch Degeneration und Regeneration der Endothelzellen vermehrt, aber auch vermutlich durch metabolische oder Permeabilitätsstörungen verbreitert sein, vor allem beim Diabetes mellitus (Powell et al. 1984, 1985; Yasuda u. Dyck 1987). Die Verbreiterung der Basallaminae ist zumindest im Perineurium reversibel (Beggs et al. 1989). Im Sinne eines regressiven Phänomens sind dabei Verdichtungen des Zytoplasmas und der Kerne von Perizyten und anderen Gefäßwandzellen zu werten. Andererseits gibt es an endoneuralen Kapillaren auch eine Vermehrung von Endothelzellen und im Epineurium eine Abdissoziation glatter Muskelzellen von der Gefäßwand in das umgebende Epineurium (Abb. 30.2 d) (Schröder 1986).

Fenestrationen endoneuraler Kapillaren sind ausnahmsweise bei makroglobulinämischer Neuropathie und beim Diabetes mellitus beschrieben worden; in frühen Stadien der Waller-Degeneration, 2–6 Tage nach Durchschneidung des N. phrenicus der Maus, sind Fenestrationen häufig nachweisbar. Sonst grenzen die Endothelzellen der endoneuralen Kapillaren mit Zonulae occludentes („tight junctions") dicht aneinander (morphologisches Substrat der Blut-Nerven-Schranke). Bei der Maus besteht allerdings normalerweise eine Durchlässigkeit der Kapillaren für Albumin.

Ein *endoneurales Ödem* aufgrund von Plasmaexsudaten und gesteigerter Gefäßpermeabilität bis hin zu Erythrodiapedesen gibt es bei zahlreichen akuten Neuropathien (z. B. bei der Isoniazidneuropathie, s. oben). Bei bestimmten experimentellen Neuropathien lässt sich durch direkte Messung ein gesteigerter endoneuraler Druck nachweisen (Lundborg et al. 1983). Der erhöhte Druck vermindert offenbar die Durchblutung der Nervenfaszikel.

Die *epineuralen Blutgefäße* haben bei der relativ großen Zahl der von uns untersuchten Nervenbiopsien nur ausnahmsweise (so bei einem Fall mit Polyglukosankörpermyopathie) massive Mediaverkalkungen sowie feinere Kalksalzausfällungen auch in anderen Wandabschnitten aufgewiesen. Selbst bei einem Fall mit schwerer Mönckeberg-Mediaverkalkung in weiter proximal gelegenen größeren Arterien fanden sich distal, in den Blutgefäßen des Suralnerven, keine Verkalkungen. Feinere Kalksalzablagerungen kommen jedoch häufiger vor.

Epineurale Kapillarproliferationen fallen manchmal in Zusamenhang mit massiven epineuralen entzündlichen Infiltraten und angiitischen Gefäßstenosen oder -verschlüssen bei rheumatoider Arthritis, Kryoglobulinämien und granulomatösen Entzündungsprozessen auf (Schröder 1986; Schütz u. Schröder 1997). Die endoneuralen Kapillaren beteiligen sich an dieser Vermehrung jedoch nicht (Mawrin et al. 2001). Im Übrigen gibt es bei der rheumatischen Arthritis ein breites Spektrum entzündlicher Gefäßveränderungen von einer Vaskulitis bzw. Kapillaritis bis zu ausgeprägten Formen der Panarteriitis.

Die große Zahl möglicher degenerativer, reaktiver, regenerierender, entzündlicher, metabolischer und blastomatöser Gefäßveränderungen in peripheren Nerven ist nur unvollständig dokumentiert. Sie unterscheiden sich aber wohl nicht wesentlich von denen in manchen anderen Organen. Einige wurden bereits erwähnt. Diagnostisch von Bedeutung sind möglicherweise Vermehrungen intermediärer Filamente in den Endothelzellen endoneuraler Kapillaren bei verschiedenartigen Erkrankungen, so auch bei Dysglobulinämien.

Bemerkenswert und charakteristisch, wenn auch nicht absolut pathognostisch, sind die pleomorphen, laminierten, hexagonalen und anderen Endothelzelleinschlüsse bei der *Fabry-Krankheit* (Kocen u. Thomas 1970; Ohnishi u. Dyck 1974). Auch bei der *Sandhoff-Krankheit* lassen sich nach eigenen Beobachtungen charakteristische Endothelzelleinschlüsse nachweisen (Schröder 1999). Pathognomisch sind jedoch granuläre Ablagerungen an glatten Muskelzellen epineuraler und anderer Gefäße bei CADASIL (Schröder et al. 1995).

28.2 Neuropathien bei Vaskulitiden

Die peripheren Nerven sind besonders gut vaskularisiert; dennoch kann es bei Gefäßveränderungen aufgrund einer der bekannten etwa 20 primären und 24 sekundären Vaskulitiden (Peter 1991) eigenständig oder in Verbindung mit einer Grundkrankheit aus dem Formenkreis der Kollagenosen (Gefäßbindegewebskrankheiten) zu Ausfällen oder Schädigungen von Nervenfasern, selten sogar einmal zu einer Art Infarkt (mit erhaltenem Bindegewebe) kommen (Bouch et al. 1986; Said et al. 1988; Kissel et al. 1989). Relativ häufig sind im Spätstadium Eisenablagerungen perivaskulär nachweisbar (Adams et al. 1989).

Pro Querschnitt sind im N. suralis $57{,}7 \pm 16{,}2$ überwiegend kleinere epineurale Blutgefäße zu zählen (Schütz u. Schröder 1997), die in einer Nervenbiopsie zusätzlich zu den Veränderungen an den Nervenfasern selbst sehr gut ausgewertet werden können, zumal sie größtenteils longitudinal orientiert sind. Der klinische Verdacht auf eine Vaskulitis als Ursache einer Neuropathie bildet im eigenen Krankheitsgut die häufigste Indikation zur Nervenbiopsie.

Klinisch resultiert eine Mononeuropathie oder Mononeuropathia multiplex (Multiplextyp der Neuropathie). Am häufigsten ist eine Neuropathie bei der Panarteriitis nodosa nachweisbar. Asbury und Johnson (1978) haben 11 verschiedene Vaskulitiden zusammengestellt, die mit einer peripheren Neuropathie verbunden sein können:
- die Panarteriitis nodosa,
- die allergische Granulomatose (Churg-Strauss-Syndrom),
- die Hypersensitivitätsangiitis,
- die Vaskulitis bei chronischer rheumatoider Arthritis,
  - bei systemischem Lupus erythematodes,
  - bei progressiver systemischer Sklerose,
  - beim Sjögren-Syndrom und
  - bei Wegener-Granulomatose,
- die kraniale (Riesenzell-)Arteriitis,
- die Köhlmeier-Degos-Arteriitis (Papulosis atrophicans maligna),
- die Mikrovaskulitis der Nerven mit Ganglionitis als paraneoplastisches Phänomen bei Karzinomen (s. Kapitel 30).

Zu dieser Liste lassen sich noch
- die vaskulitischen Veränderungen beim neuromuskulären Syndrom als Folge der Einnahme gealterten Rapsöls in Spanien,
- die vaskulitischen Veränderungen bei der gemischten Kryoglobulinämie sowie
- die vaskulitischen Veränderungen beim hypereosinophilen Syndrom nach Einnahme von Tryptophan hinzufügen.

Ob es bei den verschiedenartigen Vaskulitiden über eine Ischämie und/oder über immunologische Pathomechanismen zur Nervenfaserschädigung kommt, ist im Einzelfall schwer zu entscheiden.

28.2.1 Panarteriitis nodosa

Hierbei sind die Arterien des Nervs in 76% der Fälle betroffen, während z. B. die Muskelbiopsie nur in 27% der klinischen Verdachtsfälle einen positiven Befund ergibt.

In der Regel dominieren Nervenfaserausfälle im Sinne der Waller-Degeneration, ohne Bevorzugung eines bestimmten Fasertyps. Auch kann es zu einem neuromatösen Umbau von Nervenfaszikeln kommen, wahrscheinlich als Folge einer ischämisch bedingten elektiven Parenchymnekrose.

■ **Klinik.** Als charakteristisches klinisches Bild resultiert eine *progressive multifokale periphere Neuropathie*, die sowohl die motorischen als auch die sensorischen Funktionen umfasst und oft von Schmerzen begleitet wird („Mononeuritis multiplex"). Die Symptome können plötzlich oder allmählich auftreten und sich bilateral aufaddieren, so dass schließlich ein symmetrisches Bild resultiert.

■ **Histopathologie.** Es findet sich eine nekrotisierende Arteriitis der Vasa nervorum, wie sie auch in anderen Körperteile zu beobachten ist. In der Regel sind mittelgroße Arterien betroffen; in manchen Schnittebenen finden sich jedoch ausschließlich geringfügige perivaskuläre Zellinfiltrate um kleinere Blutgefäße. Im *Endoneurium* dominiert eine mehr oder weniger akut verlaufende axonale Degeneration, die Fasern aller Größen betrifft, auch die marklosen Axone (Vital u. Vital 1985). Demyelinisationsherde ohne Verlust von Axonen sollen ebenfalls vorkommen. Eindeutige frische Nerveninfarkte sind jedoch nicht beschrieben worden.

■ **Churg-Strauss-Syndrom**

Hierbei handelt es sich um eine *Variante* der Panarteriitis nodosa. Wichtigstes klinisches Kennzeichen ist die ausgeprägte eosinophile Leukozytose mit Beteiligung der Lungen, spät auftretendem Asthma und extravaskulären Granulomen (Hawke et al. 1991). Von den 13 ursprünglich von Churg und Strauss (1951) mitgeteilten Fällen hatten 9 eine Neuropathie, bei denen die Vasa nervorum vermutlich mit betroffen waren.

28.2.2 Rheumatoide Arthritis

Bei dieser Krankheit können die peripheren Nerven in verschiedener Weise betroffen sein. Ein Karpaltunnelsyndrom kann sekundär auf eine Tendosynoviitis und Arthritis der Karpaltunnelknochen zurückzuführen sein; doch kommen auch andere Kompressionsneuropathien aufgrund von Gelenkveränderungen vor. Dazu gehören digitale Mononeuropathien und eine relativ benigne distale sensorische Neuropathie, die vor allem die unteren Extremitäten betrifft. Die stärkste Ausprägung einer Neuropathie findet sich in Form einer *progressiven multifokalen Neuropathie*, die derjenigen bei der Panarteriitis nodosa ähnelt. Sie ist nicht notwendigerweise mit schweren oder aktiven Gelenkerkrankungen verbunden.

Histopathologisch gibt es ein Spektrum von Gefäßveränderungen, das von einer akuten nekrotisierenden Vaskulitis bis zu geringen Intimaproliferationen mit Erhaltenbleiben der Elastica interna und partiellem oder vollständigem Verschluss des Gefäßlumens reicht (Abb. 30.2 a). Andere Gefäße zeigen eine geringfügige entzündliche Infiltration mit Ablagerung von etwas fibrinoidem Material. In Serienschnitten lassen sich lokalisierte Areale mit Nervenfaserausfällen vor allem im Zentrum der Faszikel nachweisen, die an den größeren Nerven im mittleren Oberschenkelbereich und mittleren Oberarmbereich beginnen und zu einer mehr diffusen Form der axonalen Degeneration weiter distal führt.

Als Ursache der Ausfälle wird eine ischämische Schädigung angenommen, die sich an den Grenzgebieten der Blutgefäße (im Bereich der Wasserscheide) manifestiert; eindeutige Infarkte sind jedoch nicht festgestellt worden (Thomas et al. 1997).

28.2.3 Systemischer Lupus erythematodes (SLE)

Diese Erkrankung kann ebenfalls mit verschiedenen, unterschiedlich ausgeprägten Formen einer peripheren Neuropathie verbunden sein, wenn auch das periphere Nervensystem weniger häufig betroffen ist als bei der rheumatoiden Arthritis.

Die häufigste Manifestationsform ist eine *progressive multifokale Neuropathie*, die auf eine Vaskulitis zurückzuführen ist. Eine symmetrische distale sensomotorische Neuropathie und eine akute, überwiegend motorische Neuropathie mit Aspekten eines Guillain-Barré-Syndroms sind ebenfalls beschrieben worden, wenn auch die histopathologische Grundlage dafür nicht näher definiert ist (Thomas et al. 1997).

28.2.4 Progressive systemische Sklerose

Bei der Sklerodermie findet sich nur selten eine Neuropathie; doch können fokale oder multifokale Ausfälle auftreten, wobei wiederum die Arteriitis als Ursache in Frage kommt. Als unspezifisches Zeichen einer Angiopathie lassen sich dabei auch Abdissoziationen glatter Muskelzellen nachweisen (Schröder 1986) (Abb. 30.2 d).

28.2.5 Sjögren-Syndrom

Dieses Syndrom umfasst die Kombination einer Keratoconjunctivitis sicca und/oder eine Sklerodermie mit rheumatoider Arthritis, SLE oder anderen Gefäßbindegewebskrankheiten. Dabei kann eine symmetrische sensomotorische oder sensorische Neuropathie auftreten, die mit einer Trigeminus- oder autonomen Neuropathie vergesellschaftet ist.

Nervenbiopsien zeigen eine axonale Degeneration und perivaskuläre entzündliche Infiltrate (Mellgre et al. 1989). Bei Fällen mit einer ataktischen sensorischen und autonomen Neuropathie hat die Biopsie von Spinalganglien ergeben, dass Nervenzellen ausfallen und eine Infiltration durch T-Lymphozyten mit fokaler Anhäufung um Neurone vorliegt (Griffin et al. 1990).

28.2.6 Wegener-Granulomatose

Granulome im Respirationstrakt, eine Arteriitis und eine Nephropathie mit *anti*neutrophilen *cyto*plasmatischen Antikörpern (ANCAs) kennzeichnen diese Krankheit (Kafka et al. 1994). Die peripheren Nerven können durch Granulome betroffen sein, oder es tritt eine diffuse multifokale Neuropathie auf, ähnlich wie man sie bei der Panarteriitis sieht.

Literatur

Adams CW, Buk SJ, Hughes RA, Leibowitz S, Sinclair E (1989) Perls' ferrocyanide test for iron in the diagnosis of vasculitic neuropathy. Neuropathol Appl Neurobiol 15: 433–439

Asbury AK, Johnson PC (1978) Pathology of peripheral nerve. Major Probl Pathol 9: 1–311

Beggs JL, Johnson PC, Olafsen AG, Watkins CJ, Targovnik JH, Koep LJ (1989) Regression of perineurial cell basement membrane in a human diabetic following isogenic pancreas transplant. Acta Neuropathol (Berl) 79: 108–112

Bouche P, Leger JM, Travers MA, Cathala HP, Castaigne P (1986) Peripheral neuropathy in systemic vasculitis: clinical and electrophysiologic study of 22 patients. Neurology 36: 1598–1602

Churg J, Strauss L (1951) Allergic granulomatosis, allergic angiitis and periarteritis nodosa. Am J Pathol 27: 277

Griffin JW, Cornblath DR, Alexander E, Campbell J, Low PA, Bird S, Feldman EL (1990) Ataxic sensory neuropathy and dorsal root ganglionitis associated with Sjogren's syndrome. Ann Neurol 27: 304–315

Hawke SH, Davies L, Pamphlett R, Guo YP, Pollard JD, McLeod JG (1991) Vasculitic neuropathy. A clinical and pathological study. Brain 114: 2175–2190

Kafka SP, Condemi JJ, Marsh DO, Leddy JP (1994) Mononeuritis multiplex and vasculitis. Association with antineutrophil cytoplasmic autoantibody (see comments). Arch Neurol 51: 565–568

Kissel JT, Riethman JL, Omerza J, Rammohan KW, Mendell JR (1989) Peripheral nerve vasculitis: immune characterization of the vascular lesions (see comments). Ann Neurol 25: 291–297

Kocen RS, Thomas PK (1970) Peripheral nerve involvement in Fabry's disease. Arch Neurol 22: 81–88

Lundborg G, Myers R, Powell H (1983) Nerve compression injury and increased endoneurial fluid pressure: a „miniature compartment syndrome". J Neurol Neurosurg Psychiatry 46: 1119–1124

Mawrin C, Schütz G, Schröder JM (2001) Correlation between the number of epineurial and endoneurial blood vessels in diseased human sural nerves. Acta Neuropathol (Berl) 102: 364–372

Mellgren SI, Conn DL, Stevens JC, Dyck PJ (1989) Peripheral neuropathy in primary Sjogren's syndrome. Neurology 39: 390–394

Nukada H, Dyck PJ (1984) Microsphere embolization of nerve capillaries and fiber degeneration. Am J Pathol 115: 275–287

Ohnishi A, Dyck PJ (1974) Loss of small peripheral sensory neurons in Fabry's disease. Archiv Neurol 31: 120–127

Parry GJ, Brown MJ (1982) Selective fiber vulnerability in acute ischemic neuropathy. Ann Neurol 11: 147–154

Peter HH (1991) Vasculitiden. In: Gerok W, Hartmann F, Schuster HP (Hrsg) Klinische Immunologie. Urban & Schwarzenberg, München (Innere Medizin der Gegenwart, Bd 9)

Powell HC, Rodriguez M, Hughes RA (1984) Microangiopathy of vasa nervorum in dysglobulinemic neuropathy. Ann Neurol 15: 386–394

Powell HC, Rosoff J, Myers RR (1985) Microangiopathy in human diabetic neuropathy. Acta Neuropathol (Berl) 68: 295–305

Said G, Lacroix-Ciaudo C, Fujimura H, Blas C, Faux N (1988) The peripheral neuropathy of necrotizing arteritis: a clinicopathological study. Ann Neurol 23: 461–465

Schröder JM (1982) Pathologie der Muskulatur. Springer, Berlin Heidelberg New York (Spezielle pathologische Anatomie, Bd XV)

Schröder JM (1986) Proliferation of epineurial capillaries and smooth muscle cells in angiopathic peripheral neuropathy. Acta Neuropathol (Berl) 72: 29–37

Schröder JM (1999) Pathologie peripherer Nerven. Springer, Berlin Heidelberg New York Tokyo (Spezielle pathologische Anatomie, Bd XIII/8)

Schröder JM, Sellhaus B, Jörg J (1995) Identification of the characteristic vascular changes in a sural nerve biopsy of a case with cerebral autosomal dominant arteriopathy with subcortical infarcts and leukoencephalopathy (CADASIL). Acta Neuropathol (Berl) 89: 116–121

Schütz G, Schröder JM (1997) Number and size of epineurial blood vessels in normal and diseased human sural nerves. Cell Tissue Res 290: 31–37

Thomas PK, Landon DN, King RHM (1997) Diseases of the peripheral nerves. In: Graham DI, Lantos Pl (eds) Greenfield's neuropathology, vol. 2. Arnold, London, pp 367–487

Vital A, Vital C (1985) Polyarteritis nodosa and peripheral neuropathy. Ultrastructural study of 13 cases. Acta Neuropathol (Berl) 67: 136–141

Yasuda H, Dyck PJ (1987) Abnormalities of endoneurial microvessels and sural nerve pathology in diabetic neuropathy. Neurology 37: 20–28

KAPITEL 29 Tumoren peripherer Nerven
J.M. Schröder

Tumoren werden ausführlich in Kap. 16 dargestellt. Eine ausführliche, reichlich mit farbigen lichtmikroskopischen und mit elektronenmikroskopischen Aufnahmen ausgestattete monographische Darstellung ist in der AFIP-Serie erschienen (Scheithauer et al. 1999). Genetische Aspekte der Tumoren sind ebenfalls in aktueller Form zusammengefasst (Kleihues u. Cavenee 2000). Eine deutschsprachige Darstellung der Tumoren des peripheren Nervensystems ist in einer 50-seitigen Kurzfassung verfügbar (Schröder 1999).

Dazu gehören die *Paragangliome* oder *Chemodektome* als Tumoren der parasympathischen Neuronen; die *Sympathikogoniome*, *Neuroblastome*, *Gangliozytome* und *Ganglioneurome* als Tumoren der Neurone des sympathischen Nervensystems; die *Phäochromozytome* als Tumoren der chromaffinen Zellen des Nebennierenmarks; die *Karzinoide* (im Magendarmtrakt) und *ASKIN-Tumoren* (im Bronchialsystem) als Tumoren des diffusen neuroendokrinen Zellsystems (das Amine aufnehmen und dekarboxylieren kann: „*amine precursor uptake and decarboxylation*" oder APUD-System).

Neurome sind demgegenüber auf eine regenerative Aktivität des peripheren Nervs, nicht jedoch auf ein autonomes Wachstum zurückzuführen (s. Kap. 23). Auch die Renaut-Köper, die im Nerv erhebliche Volumina einnehmen können, sind keine Neoplasmen, sondern Folge chronischer Druckwirkungen (Weis et al. 1993).

Bei *Perineuriomen* wird die Zugehörigkeit zur Neurofibromatose diskutiert (s. Kap. 27).

Zu den wichtigsten Tumoren der peripheren Nerven gehören die in der Regel gutartigen *Neurinome* (Schwannome, Neurilemmome) und *Neurofibrome*, die bei der Neurofibromatose zur sog. neurofibromatösen Neuropathie führen können (Thomas et al. 1990). In der Peripherie, d. h. in der Haut, entstehen die *Merkel-Zell-Tumoren*.

Zu den malignen peripheren Nervenscheidentumoren (MPNST) gehören die *malignen Neurinome* und die *Neurofibrosarkome*, die relativ häufig bei der Neurofibromatose aus Neurofibromen hervorgehen.

Im Übrigen sind *Hämangiome*, *Kavernome*, *Hämangioblastome*, *Myxome*, *Myxofibrome*, *Epidermoide* und *Granularzelltumoren* zu erwähnen, die primär in peripheren Nerven entstehen können, sowie Tumoren, die auf das periphere Nervensystem übergreifen.

Zu den letzteren gehören auch die *Zysten* oder Pseudozysten („Ganglien"), die von benachbarten Gelenkkapseln ausgehen und zur operativ schwer behandelbaren „Neuropathia pseudocystica" führen können (Krücke 1974).

Literatur

Kleihues P, Cavenee WK (2000) Pathology and genetics: Tumours of the nervous system. International Agency for Research on Cancer, Lyon

Krücke W (1974) Pathologie der peripheren Nerven. Springer, Berlin Heidelberg New York (Handbuch der Neurochirurgie, Bd VII/3, pp 1–267)

Scheithauer BW, Woodruff JM, Erlandson RA (1999) Tumors of the peripheral nervous system. Armed Forces Institute of Pathology, Washington

Schröder JM (1999) Pathologie peripherer Nerven. Springer, Berlin Heidelberg New York Tokyo (Spezielle pathologische Anatomie, Bd XIII/8)

Thomas PK, King RH, Chiang TR, Scaravilli F, Sharma AK, Downie AW (1990) Neurofibromatous neuropathy (see comments). Muscle Nerve 13: 93–101

Weis J, Alexianu ME, Heide G, Schröder JM (1993) Renaut bodies contain elastic fiber components. J Neuropathol Exp Neurol 52: 444–451

KAPITEL 30 Paraneoplastische Neuropathien

J. M. SCHRÖDER

INHALT

30.1	Karzinomatöse Neuropathien	597
30.2	Neuropathien bei lymphoretikulären u. a. Erkrankungen	598
30.2.1	Lymphome	598
30.2.2	Leukämien	598
30.2.3	Myelome (Plasmozytome)	598
30.2.4	Polycythaemia vera rubra	599
30.3	Neuropathien bei Dys- und Paraproteinämien	599
30.3.1	Benigne monoklonale Paraproteinämien	599
30.3.2	Waldenström-Makroglobulinämie	601
30.3.3	Kryoglobulinämie	601
	Literatur	603

Neben einer direkten Invasion der Spinalwurzeln, der großen Nervenplexus oder isolierter peripherer Nerven durch Karzinome gibt es periphere Neuropathien, die paraneoplastisch entstehen, also nicht auf eine direkte Invasion durch maligne Zellen zurückzuführen sind. Diese treten speziell bei kleinzelligen Bronchialkarzinomen auf und können unterteilt werden in eine subakute sensorische Neuropathie und seltenere Fälle einer sensomotorischen Neuropathie (McLeod 1993; Wang u. Schröder 1998). Letztere können weiter unterteilt werden in akute, subakute und chronische Formen; rekurrierende Formen sind ebenfalls beobachtet worden. Es handelt sich um symmetrische Polyneuropathien, die in der Regel distal akzentuiert sind.

30.1 Karzinomatöse Neuropathien

■ **Histopathologie.** Bei der sensorischen Neuropathie findet sich ein Ausfall von Nervenfasern in den sensorischen Nervenwurzeln sowie in den peripheren Nerven. Dieser Ausfall von Nervenfasern kann in den sensorischen Nerven nahezu komplett sein, während in den gemischten Nerven ein inkompletter Ausfall vorliegt, der auf das Erhaltenbleiben der motorischen Nervenfasern zurückzuführen ist (Wang u. Schröder 1998). Die Veränderungen in den Vorderhornzellen des Rückenmarks und in den Vorderwurzeln sind gering.

In den *Spinalganglien* kommt es zu einem ausgeprägten Verlust der Ganglienzellen und zu einer Proliferation von Kapselzellen mit Bildung von Nageotte-Residualknötchen an der Stelle degenerierter Neurone. Perivaskuläre, lymphozytäre Infiltrate kommen in den meisten betroffenen Ganglien vor; diese breiten sich aber nicht auf die Nervenwurzeln aus. Die zervikalen und lumbalen sensorischen Ganglien sind stärker betroffen als die der thorakalen Region. Einzelne Ganglien sind manchmal ausgespart. In den Hintersträngen des Rückenmarks ist eine sekundäre axonale Degeneration nachweisbar. Eine begleitende entzündliche Infiltration des Zentralnervensystems in Verbindung mit einer karzinomatösen Ganglioradikuloneuritis kann zu einer limbischen Enzephalitis, einer diffusen Enzephalomyelitis oder einer umschriebenen Myelitis führen. Der auslösende Tumor ist in der Regel ein kleinzelliges Bronchialkarzinom.

Bei Patienten mit *karzinomatöser sensomotorischer Neuropathie* besteht die wichtigste Veränderung der peripheren Nerven ebenfalls in einem Verlust an Axonen, wobei gelegentlich eine segmentale Demyelinisation beschrieben worden ist. Entzündliche Infiltrate kommen vereinzelt vor. In den Spinalganglien fallen Ganglienzellen aus, aber nicht in gleichem Maße wie bei der karzinomatösen sensorischen Neuropathie. Außerdem ist eine Degeneration in den Hintersträngen nachweisbar sowie eine Degeneration von Vorderhornzellen.

■ **Pathogenese.** Der Pathomechanismus der nicht durch eine direkte Invasion bedingten karzinomatösen Neuropathie ist unklar. Zirkulierende antineurale Antikörper sind bei Patienten mit kleinzelligem Bronchialkarzinom festgestellt worden; sie würden mit Schwann-Zellen und Tumorzellen kreuzreagieren; diese Antikörper sind jedoch nicht eindeutig mit dem Auftreten paraneoplastischer

Syndrome korreliert (Grisold et al. 1987, 1989; Grisold u. Drlicek 1999).

Andererseits haben Graus et al. (1985) einen *polyklonalen, komplementbindenden Antikörper* („Anti-Hu") festgestellt, der regelmäßig im Serum und im Liquor von Patienten mit kleinzelligen Bronchialkarzinomen und subakuter sensorischer Neuropathie nachzuweisen ist. Dieser reagiert mit einem 35- bis 38-kD-Protein aus dem Gehirn und ist identisch mit einem Antigen im Tumor. Demnach könnte es sich um eine immunologisch ausgelöste sensorische Ganglionitis handeln (Drlicek et al. 2000).

30.2 Neuropathien bei lymphoretikulären Erkrankungen

30.2.1 Lymphome

Die Hirnnerven und die spinalen Nervenwurzeln können direkt durch Lymphomzellen infiltriert sein, sofern auch die Leptomeningen von einem Lymphom infiltriert sind; gleiches gilt für die Nervenplexus und einzelne periphere Nervenstämme (Zuber et al. 1987). Die Spinalwurzeln können auch durch eine Kompression aufgrund meningealer Ablagerungen oder Wirbelzusammenbrüche geschädigt werden (Gherardi et al. 1986; Vital et al. 1989b; Dubas et al. 1990; Thomas et al. 1990; Levin u. Lutz 1996; Solders et al. 1999).

Darüber hinaus gibt es jedoch wie beim Karzinom eine Reihe *nichtmetastatischer Neuropathien*, die in eine subakute Neuropathie, eine akute oder chronische rekurrierende demyelinisierende Neuropathie und eine subakute motorische Neuropathie eingeteilt werden können.

Eine *subakute sensorische Neuropathie* ist nur selten mit einem Lymphom vergesellschaftet, doch ähneln die klinischen und pathologischen Symptome denen bei der karzinomatösen sensorischen Neuropathie (Latov et al. 1988; Notermans et al. 1994; Vallat et al. 1996). Bei Patienten mit einem Hodgkin-Lymphom kann entweder eine akute demyelinisierende Neuropathie mit klinischen und pathologischen Symptomen wie bei einem Guillain-Barré-Syndrom vorkommen oder eine chronische rekurrierende demyelinisierende Neuropathie.

Eine *subakute motorische Neuropathie* tritt selten, dann aber mit einem charakteristischen klinischen Verlauf in Erscheinung. Autoptisch lässt sich eine neuronale Degeneration der Vorderhornzellen feststellen bei nur geringer Degeneration von Nervenfasern in den Hintersträngen.

30.2.2 Leukämien

In der Regel kommt es sowohl bei akuten wie bei chronischen lymphatischen Leukämien zu einer direkten Invasion der Spinalwurzeln oder der peripheren Nerven (Vital et al. 1993). Einzelne Fälle ohne eine solche Erklärungsmöglichkeit und mit Symptomen ähnlich einem Guillain-Barré-Syndrom sind jedoch mitgeteilt worden. Dabei kann es zu einer nekrotisierenden Vaskulitis im Epineurium mit extrem ausgeprägtem Nervenfaserausfall kommen (eigene Beobachtung).

30.2.3 Myelome (Plasmozytome)

Eine Miterkrankung der peripheren Nerven erfolgt wesentlich häufiger bei Myelomen als bei anderen malignen Tumoren und kann in verschiedenen Formen auftreten (Nakanishi et al. 1984; Schenone et al. 1989; Monaco et al. 1990; Nemni et al. 1990, 1991; Moorhouse et al. 1992; Nobile-Orazio et al. 1994; Solders et al. 1999). Einerseits ist eine Kompression der Hirnnerven und der Spinalwurzeln durch ein Plasmozytom oder sekundär als Folge einer Wirbelfraktur, aber auch eine geringe endoneurale Infiltration durch Plasmazellen möglich. Andererseits kann es bei einem Myelom zu einer Amyloidose kommen, die zu einer generalisierten Neuropathie oder zur Kompression des N. medianus im Karpaltunnel führt. Eine sensomotorische Neuropathie mit bevorzugter distaler Degeneration von Axonen kann ebenfalls auftreten und ist dann als nichtmetastatische, paraneoplastische Fernwirkung aufzufassen. Eine chronische demyelinisierende Neuropathie, die vorwiegend das motorische Nervensystem betreffen soll, ist manchmal Folge eines osteosklerotischen Myeloms (Kelly et al. 1987, 1988).

Die Kombination eines Plasmozytoms mit einer vorwiegend demyelinisierenden *Polyneuropathie*, *Organomegalie*, *Endokrinopathie*, mit vermehrtem monoklonalem (*M*-)Protein und Haut-(*Skin*-)Veränderungen wird kurz als *POEMS*- oder Crow-Fukase-Syndrom (Polyneuropathie, Anasarka, Pigmentierung, Endokrinopathie, Dysglobulinämie und Organomegalie) bezeichnet (Nakanishi et al. 1984; Jacobs u. Scadding 1990; Umehara et al. 1990; Jacobs 1996; Saida et al. 1997). Die endokrine Funktionsstörung ist offenbar auf Antikörper zurückzuführen, die gegen die Hypophyse gerichtet sind. Die meisten derartigen Fälle sind in Japan beobachtet worden.

30.2.4 Polycythaemia vera rubra

Diese Erkrankung ist gelegentlich mit einer generalisierten sensomotorischen Neuropathie verbunden (Yiannikas et al. 1983).

30.3 Neuropathien bei Dys- und Paraproteinämien

Bei Dysproteinämien (Störungen der quantitativen Zusammensetzung der normalen Immunglobuline) und Paraproteinämien (abnorme Immunglobuline bei proliferativen Erkrankungen der Plasmazellen oder B-Zellen) sowie bei sog. „benignen monoklonalen Gammopathien", bei denen zumindest im Stadium der Untersuchung weder ein Myelom noch ein Lymphom nachweisbar ist, kann es zu *pathologischen Immunglobulinablagerungen* im peripheren Nerven kommen. Die kleineren Immunglobuline IgA (MG 160 000), IgG (MG 140 000) sowie die Leichtketten vom λ- und κ-Typ (MG 22 000) werden von der normalen Blut-Nerven-Schranke, vermutlich aufgrund eines aktiven Transports durch Pinozytosevesikel, wie er für die Peroxidase (MG 40 000) nachgewiesen worden ist, in geringen Mengen hindurchgelassen, während IgM (MG 900 000) und andere größere Eiweißmoleküle zumindest normalerweise nicht im Endoneurium anzutreffen sind (Liebert et al. 1985). Unter pathologischen Bedingungen, wenn die Blut-Nerven-Schranke durchlässig wird, dringen u.a. Immunglobuline in das Endoneurium ein, ohne dass man daraus eine Immunopathie ableiten könnte.

> Als Regel gilt: Im akuten Stadium einer Immunopathie ist (vorübergehend) IgM nachweisbar, im chronischen Stadium IgG und IgA, so bei „allergischen" Krankheiten, einschließlich Thrombangiitis und „Immunvaskulitis", Urticaria und Purpura allergica Schoenlein-Henoch.

Bei einer Entzündung wird prinzipiell die gesamte Komplementkaskade aktiviert; doch wird C1q sehr schnell, C3b und C3d mittelschnell und C9 nur sehr langsam abgebaut. Entsprechend ist C1q nur im floriden Stadium der Entzündung, das langlebige C9 aber wie IgG vor allem im chronischen Stadium nachweisbar (Schröder 1999).
Die Leichtketten können durch Proteolyse zu kleineren Polypeptidketten abgebaut werden, die sich zu einer β-Faltblattstruktur zusammenlegen und Amyloid (s. dort) bilden. Leichtketten können aber auch im Gewebe abgelagert werden, ohne dass sich die färberischen und ultrastrukturellen Eigenschaften des Amyloids entwickeln. *Elektronenmikroskopisch* sind die Leichtkettenablagerungen durch feine Granula charakterisiert, die zu größeren Haufen aggregieren können, oder sie bilden parallele Fibrillen mit einem Durchmesser von 11–14 nm, so dass sie sich von den 7,5–8,0 nm dicken unverzweigen Amyloidfilamenten unterscheiden.

30.3.1 Benigne monoklonale Paraproteinämien

Bestimmte Paraproteinämien, die auch als „*monoklonale Gammopathien unbekannter Signifikanz*" (MGUS) bezeichnet werden, sind in den vergangenen Jahren in zunehmendem Maße (bei 27–70% der Patienten) als Ursache einer spät auftretenden Polyneuropathie erkannt worden. Sie sind zumeist mit einer IgM-Paraproteinämie verbunden (Bollensen et al. 1988; Nobile-Orazio 1994), in der Regel aufgrund von κ-Leichtketten. Meistens sind Männer betroffen.

▪ **Klinik.** Es entwickelt sich eine chronische distale sensomotorische Neuropathie mit Tremor und Ataxie. Die Nervenleitgeschwindigkeit ist stark reduziert.

▪ **Histopathologie.** Man sieht einen Ausfall markhaltiger Nervenfasern und Anzeichen für eine chronische Demyelinisation und Remyelinisation mit Zwiebelschalenformationen.
Elektronenmikroskopisch fällt an einzelnen, vermutlich neugebildeten Markscheiden ein sog. lockeres Myelin mit Aufweitung der intraperiodischen Linie (an der Stelle des ehemaligen Extrazellulärraumes) auf, wobei es zu einer doppelt so breiten Lamellenperiodizität wie in den normalen Markscheiden kommt (Abb. 30.1 a–c) (King u. Thomas 1984; Jacobs 1996). Die Zahl der marklosen Axone ist nicht reduziert. Entzündliche oder Plasmazellinfiltrate sind nicht nachweisbar.

▪ **Pathogenese.** Bei bestimmten Fällen konnte eine Reaktivität der Paraproteine mit peripherem Nervenmyelin festgestellt werden (Latov et al. 1988). Dabei ist das myelinassoziierte Glykoprotein (MAG) ein Zielantigen (Braun et al. 1984; Kelly et al. 1988; Latov et al. 1988; Trapp et al. 1989; Jacobs u. Scadding 1990; Baig et al. 1991; Olsson et al. 1993; Bain et al. 1996; Meucci et al. 1999; Ritz et al. 1999; Nobile-Orazio et al. 2000). Eine Reaktion der Parapro-

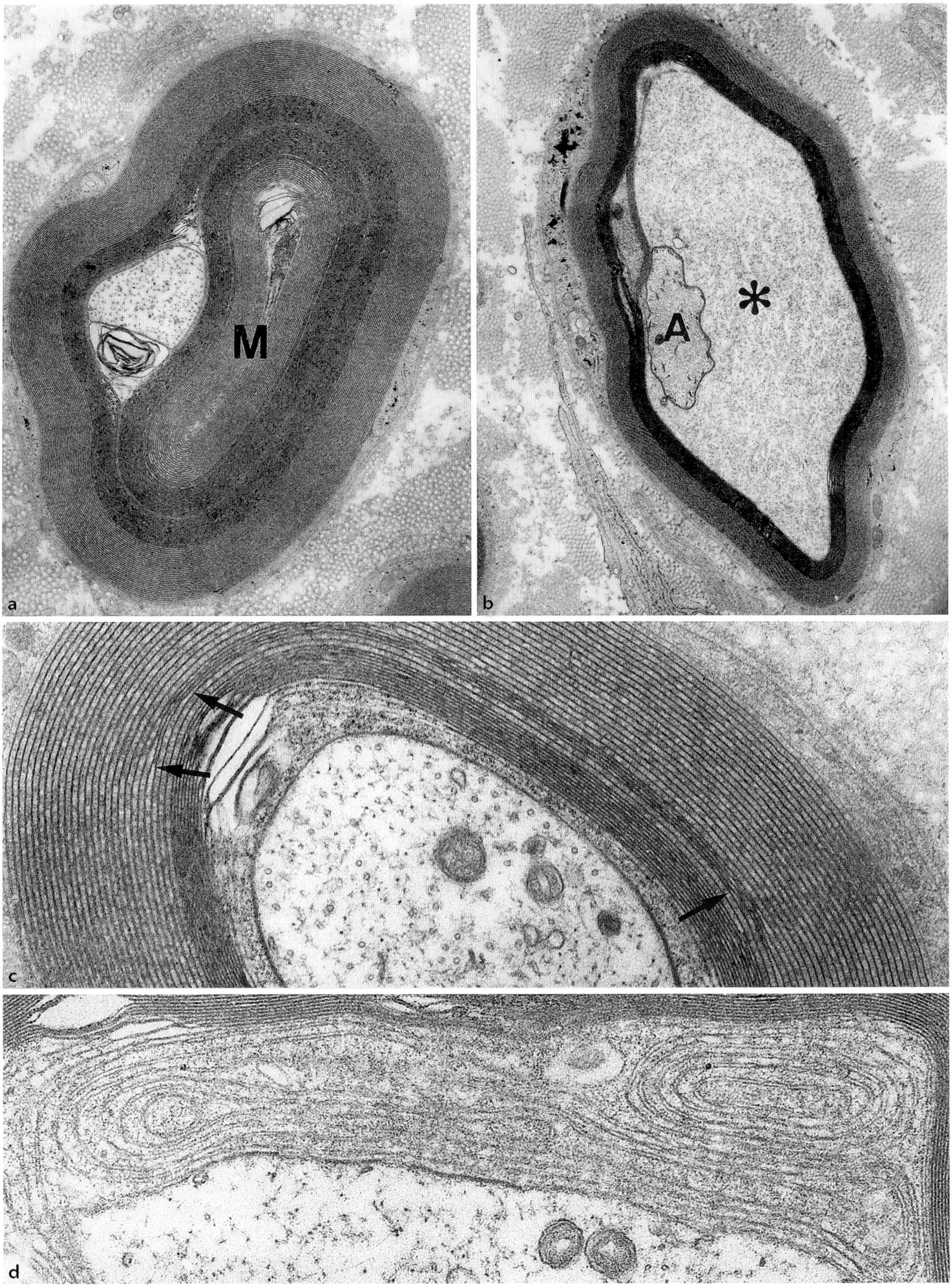
M
a
A
*
b
c
d

teine mit anderen peripheren Nervenantigenen ist jedoch ebenfalls möglich. IgM-Ablagerungen am Ranvier-Schnürring sind mit einem multifokalen Leitungsblock in Verbindung gebracht worden (Santoro et al. 1990, 1992).

Wegen der in vielen Fällen jedoch ungewissen pathogenetischen Beziehung zwischen der monoklonalen Gammopathie einerseits und der Polyneuropathie andererseits ist das bereits erwähnte Akronym „MGUS" in Gebrauch (Donofrio u. Kelly 1989). Umso bemerkenswerter sind dann charakteristische sog. *immunotaktoide* Ablagerungen im Endoneurium einschließlich der Gefäßlumina, die bei einer monoklonalen IgG-κ-Gammopathie gefunden worden sind und aus massenhaft mikrotubulären Aggregaten bestehen (Moorhouse et al. 1992). Die Demyelinisation sei komplementabhängig (Monaco et al. 1990).

Fokale Markscheidenverdickungen, ähnlich den Tomakula bei der hereditären Neuropathie mit Neigung zu Drucklähmungen, sind gelegentlich, wie bereits erwähnt, bei paraproteinämischen Neuropathien festgestellt worden (Vital et al. 1989a), manchmal in größerer Zahl (Rebai et al. 1989), wobei diese eher auf vermehrte Markschlingen als auf eine echte Intussuszeption durch Hypermyelinisation in Längsrichtung wie bei der tomakulösen Neuropathie (s. dort) zurückzuführen sind.

Monoklonale Antikörper, die mit GM_1- und GD_{1b}-Gangliosiden reagieren und zu motorischen Neuropathien bzw. Neuronopathien führen, sind ebenfalls beschrieben worden (Pestronk 1991). Im Experiment lässt sich eine axonale Form des Guillain-Barré-Syndroms durch Sensibilisierung mit GM1-Gangliosiden hervorrufen (Yuki et al. 2001).

Eine *demyelinisierende Form der Polyneuropathie* kann ebenfalls bei Patienten mit benignen monoklonalen IgG-Gammopathien auftreten (Di Troia et al. 1999). Die Symptome ähneln denen der CIDP. Aber die Beziehungen zwischen der Neuropathie und dem Paraprotein sind nicht geklärt. Monoklonale IgG-κ-Leichtketten sollen sich auch mit Neurofilamenten verbinden können (Nemni et al. 1990); doch ist bei derartigen immunhistochemischen Untersuchungsergebnissen stets mit unspezifischen Bindungen zu rechnen (Sommer u. Schröder 1988).

Neuropathien bei *IgA-Paraproteinen* sind seltener (Suarez u. Kelly 1993). Gelegentlich tritt bei Patienten mit benigner IgG- oder mit monoklonaler IgA-Gammopathie das dermatoendokrine Crow-Fukase-Syndrom auf (s. Abschn. 30.2.3).

30.3.2 Waldenström-Makroglobulinämie

Hierbei handelt es sich um eine chronische lymphoretikuläre proliferative Erkrankung, die mit zirkulierenden monoklonalen IgM-Paraproteinen verbunden ist, welche evtl. im Endoneurium ausgefällt sein können (Vital u. Vital 1993). In der Regel ist ein der Erkrankung zugrunde liegendes Lymphom oder Plasmozytom nachweisbar. Dabei kann eine chronische distale sensomotorische Neuropathie mit entweder überwiegend axonaler Degeneration oder segmentaler Demyelinisation auftreten. Im Endoneurium können herdförmige lymphozytäre Infiltrate oder einzelne Plasmazellen vorhanden sein, ebenso Ablagerungen von IgM, insbesondere über dem Myelin. Bei einigen Fällen ist auch lockeres Myelin mit abnormer Periodizität der Markscheidenlamellen durch Verbreiterung der intermediären Linien festzustellen (Jacobs u. Scadding 1990) (vgl. Abb. 30.1c). In den erweiterten Zwischenräumen ist immunelektronenmikroskopisch IgM nachweisbar (Lach et al. 1993).

30.3.3 Kryoglobulinämie

Sowohl bei der essentiellen als auch bei den sekundären Kryoglobulinämien kann eine Neuropathie an den unteren Extremitäten auftreten (Vital et al. 1988; Thomas et al. 1992; Khella et al. 1995). Eine Vaskulitis, welche die Vasa nervorum betrifft, ist dabei möglicherweise auf Kryoglobulinablagerungen mit Aktivierung von Komplement zurückzuführen.

Eine Ischämie der Nerven durch intravaskuläre Kryoglobulinablagerungen ist zu vermuten, da bei einem Fall mit einem Myelom (Vallat et al. 1980) Ablagerungen dicht gepackter tubulärer Strukturen im Endoneurium, in den Wänden der Vasa nervo-

Abb. 30.1a–d. Rekurrierende Polyradikuloneuritis nach dreimaligem Rezidiv (auch schon vor 6 und 2 Jahren) bei einer 32-jährigen Frau. **a** „Lockeres" Myelin in der äußeren Schicht der internodalen Markscheide, aber auch in der inneren Schicht der einwärts gestülpten Markschlinge (*M*). Das Axon ist dünn, jedoch gemessen an der Dichte der Neurofilamente, nicht erkennbar komprimiert (Vergr. 7560:1). **b** Der Raum zwischen Axon und Markscheide ist stark dilatiert und mit einem feinflockigen plasmaähnlichen Material gefüllt (*Sternchen*). Das Axon (*A*) erscheint, gemessen an einer erhöhten Neurofilamentdichte, erheblich geschrumpft; die äußeren Markscheidenlamellen sind „locker" angeordnet, aber auch ein umschriebenes Segment der inneren (Vergr. 5740:1). **c** Das kompakte Myelin geht an den gekennzeichneten Stellen in „lockeres" Myelin über (*Pfeile*). Der Abstand zwischen den Myelinlamellen beträgt im kompakten Bereich 13 nm, im „lockeren" 26 nm. Die dünneren intraperiodischen Linien (ursprünglich extrazellular) sind stellenweise um eine Linie vermehrt (im Foto gerade nicht mehr erkennbar; Vergr. 29 300:1). **d** Tomakulöse Neuropathie mit abdominalen Koliken. „Nichtkompaktiertes" Myelin mit Zytoplasma zwischen den komplex eingefalteten adaxonalen Oberflächenmembranen der Schwann-Zelle (Vergr. 25 200:1)

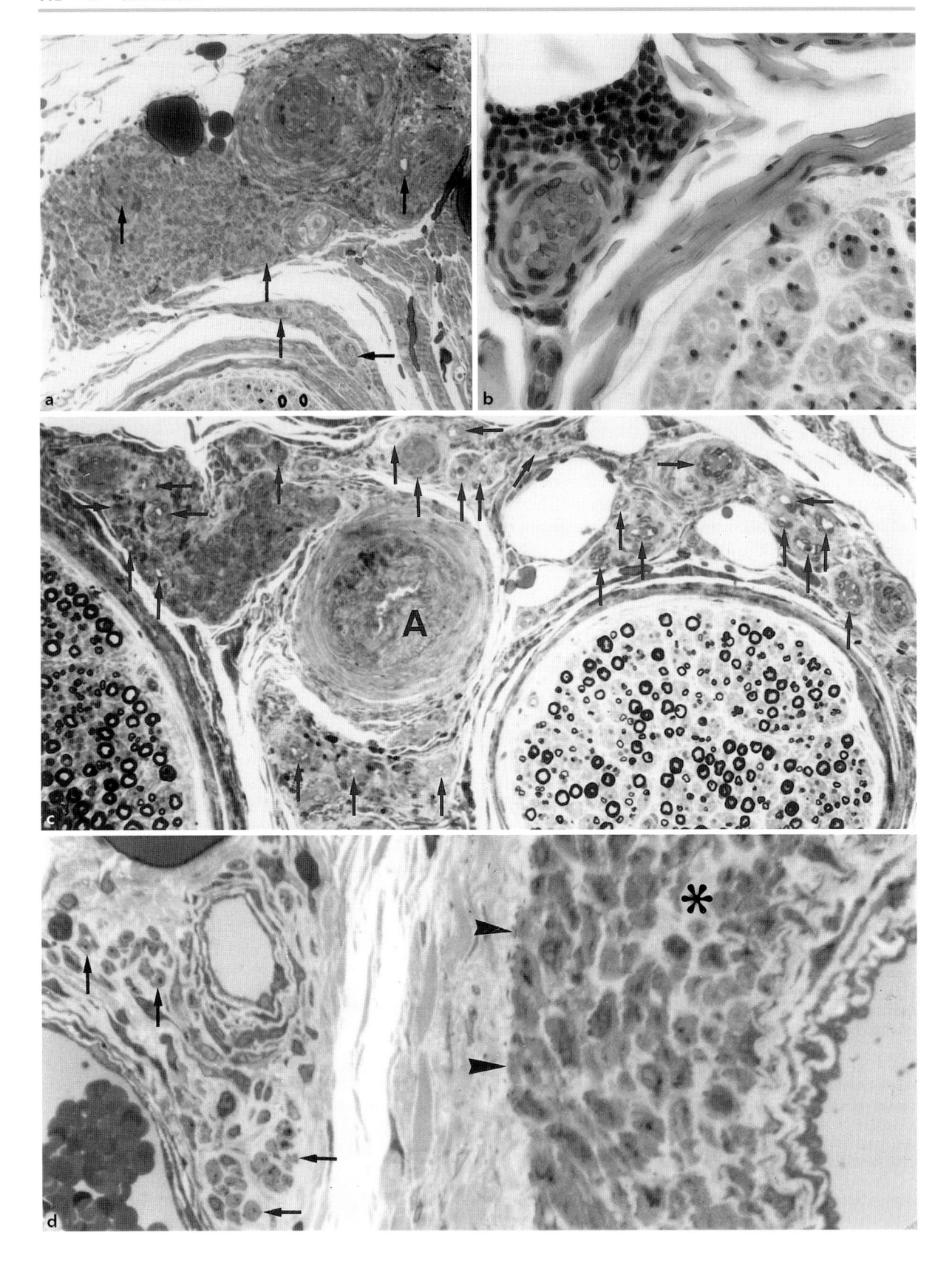
a
b
A
c
d
*

rum und im Lumen einzelner Gefäße ähnlich den immunotaktoiden Ablagerungen bei einer MGUS-Neuropathie (Moorhouse et al. 1992) beobachtet worden sind, wie sie auch in Kryopräzipitaten aus dem Serum nachweisbar sind. Die in Abb. 30.2 c dargestellten Kapillarproliferationen im Epineurium sind offensichtlich kompensatorisch als Folge von Gefäßverschlüssen aufgetreten. Bei einem IgM-κ produzierenden Lymphom zeigten die intravaskulären Präzipitate charakteristische Fingerabdruckmuster (Prior et al. 1992). Eine Perineuritis kann ebenfalls vorkommen.

Literatur

Baig S, Yu-Ping J, Olsson T, Cruz M, Link H (1991) Cells secreting anti-MAG antibody in patients with polyneuropathy associated with M component. Brain 114: 573–583

Bain PG, Britton TC, Jenkins IH, Thompson PD, Rothwell JC, Thomas PK, Brooks DJ, Marsden CD (1996) Tremor associated with benign IgM paraproteinaemic neuropathy. Brain 119: 789–799

Bollensen E, Steck AJ, Schachner M (1988) Reactivity with the peripheral myelin glycoprotein P0 in serum from patients with monoclonal IgM gammopathy and polyneuropathy. Neurology 38: 1266–1270

Braun PE, Frail DE, Latov N (1982) Myelin-associated glycoprotein is the antigen for a monoclonal IgM in polyneuropathy. J Neurochem 39: 1261–1265

Di Troia A, Carpo M, Meucci N et al. (1999) Clinical features and anti-neural reactivity in neuropathy associated with IgG monoclonal gammopathy of undetermined significance. J Neurol Sci 164: 64–71

Donofrio PD, Kelly JJ, Jr. (1989) AAEE case report 17: Peripheral neuropathy in monoclonal gammopathy of undetermined significance. Muscle Nerve 12: 1–8

Drlicek M, Bodenteich A, Setinek U, Tucek G, Urbanits S, Grisold W (2000) T cell-mediated paraneoplastic ganglionitis – an autopsy case. Acta Neuropathol (Berl) 99: 599–602

Dubas F, Saint-Andre JP, Pouplard-Barthelaix A, Delestre F, Emile J (1990) Intravascular malignant lymphomatosis (so-called malignant angioendotheliomatosis): a case confined to the lumbosacral spinal cord and nerve roots. Clin Neuropathol 9: 115–120

Gherardi R, Gaulard P, Prost C et al. (1986) T-cell lymphoma revealed by a peripheral neuropathy. A report of two cases with an immunohistologic study on lymph node and nerve biopsies. Cancer 58: 2710–2716

Graus F, Cordon-Cardo C, Posner JB (1985) Neuronal antinuclear antibody in sensory neuronopathy from lung cancer. Neurology 35: 538–543

Grisold W, Drlicek M (1999) Paraneoplastic neuropathy. Curr Opin Neurol 12: 617–625

Grisold W, Drlicek M, Popp W, Jellinger K (1987) Antineuronal antibodies in small cell lung carcinoma–a significance for paraneoplastic syndromes? Acta Neuropathol (Berl) 75: 199–202

Grisold W, Drlicek M, Jellinger K, Popp W (1989) Sensorische Neuronopathie bei kleinzelligem Bronchuskarzinom. Fallbericht und neuroimmunologische Befunde. Akt Neurol 16: 15–20

Jacobs JM (1996) Morphological changes at paranodes in IgM paraproteinaemic neuropathy. Microsc Res Tech 34: 544–553

Jacobs JM, Scadding JW (1990) Morphological changes in IgM paraproteinaemic neuropathy. Acta Neuropathol (Berl) 80: 77–84

Kelly JJ, Kyle RA, Latov N (1987) Polyneuropathies associated with plasma cell dyscrasias. Nijhoff, Boston

Kelly JJ, Adelman LS, Berkman E, Bhan I (1988) Polyneuropathies associated with IgM monoclonal gammopathies. Arch Neurol 45: 1355–1359

Khella SL, Frost S, Hermann GA, Leventhal L, Whyatt S, Sajid MA, Scherer SS (1995) Hepatitis C infection, cryoglobulinemia, and vasculitic neuropathy. Treatment with interferon alfa: case report and literature review. Neurology 45: 407–411

King RH, Thomas PK (1984) The occurrence and significance of myelin with unusually large periodicity. Acta Neuropathol (Berl) 63: 319–329

Lach B, Rippstein P, Atack D, Afar DE, Gregor A (1993) Immunoelectron microscopic localization of monoclonal IgM antibodies in gammopathy associated with peripheral demyelinative neuropathy. Acta Neuropathol (Berl) 85: 298–307

Latov N, Hays AP, Sherman WH (1988) Peripheral neuropathy and anti-MAG antibodies. Crit Rev Neurobiol 3: 301–332

Levin KH, Lutz G (1996) Angiotropic large-cell lymphoma with peripheral nerve and skeletal muscle involvement: early diagnosis and treatment. Neurology 47: 1009–1111

Liebert UG, Seitz RJ, Weber T, Wechsler W (1985) Immunocytochemical studies of serum proteins and immunoglobulins in human sural nerve biopsies. Acta Neuropathol 68: 39–47

McLeod JG (1993) Paraneoplastic neuropathies. In: Dyck PJ, Thomas PK (eds) Peripheral neuropathy, vol 2. Saunders, Philadelphia, pp 1583–1590

Meucci N, Baldini L, Cappellari A, Di Troia A, Allaria S, Scarlato G, Nobile-Orazio E (1999) Anti-myelin-associated glycoprotein antibodies predict the development of neuropathy in asymptomatic patients with IgM monoclonal gammopathy. Ann Neurol 46: 119–122

Monaco S, Bonetti B, Ferrari S et al. (1990) Complement-mediated demyelination in patients with IgM monoclonal gammopathy and polyneuropathy. N Engl J Med 322: 649–652

Moorhouse DF, Fox RI, Powell HC (1992) Immunotactoid-like endoneurial deposits in a patient with monoclonal gammopathy of undetermined significance and neuropathy (see comments). Acta Neuropathol (Berl) 84: 484–494

Abb. 30.2. **a** Chronische rheumatoide Arthritis bei einer 65-jährigen Frau (Patientin von U. Beneicke, Duisburg). Ausgeprägte Angiitis mit granulierender Reaktion im Epineurium. Erhebliche Proliferation von Kapillaren (*Pfeile*) und massenhaft, z. T. regressiv veränderte (pyknotische) Infiltratzellen bei Aurodetoxintherapie. Fortgeschrittene Neuropathie vom neuronalen Typ (Vergr. 137:1). **b** Umschriebene epineurale Vaskulitis unklarer Genese mit Neuropathie vom überwiegend axonalen Typ (HE-Färbung, Vergr. 300:1). **c** Ausgeprägte Vaskulitis bei Kryoglobulinämie (41-jährige Patientin). Im Epineurium fallen außer entzündlichen (mononukleären) Zellinfiltraten starke Kapillarproliferationen auf; die Zahl der Kapillaren ist erheblich vermehrt (*Pfeile*). Die Neuropathie ist dem neuronalen Typ zuzurechnen und noch verhältnismäßig geringgradig ausgeprägt (Vergr. 160:1). **d** Sklerodermie (67-jährige Patientin). Die epineuralen Blutgefäße zeigen eine Auflockerung und Sklerosierung der Wand mit herdförmiger adventitieller Abdissoziation von glatten Muskelzellen (*Pfeile*), die nicht mit entzündlichen Zellinfiltraten verwechselt werden dürfen (Vergr. 488:1)

Nakanishi T, Sobue I, Toyokura Y et al. (1984) The Crow-Fukase syndrome: a study of 102 cases in Japan. Neurology 34: 712–720

Nemni R, Feltri ML, Fazio R, Quattrini A, Lorenzetti I, Corbo M, Canal N (1990) Axonal neuropathy with monoclonal IgG kappa that binds to a neurofilament protein. Ann Neurol 28: 361–364

Nemni R, Mamoli A, Fazio R et al. (1991) Polyneuropathy associated with IgA monoclonal gammopathy: a hypothesis of its pathogenesis. Acta Neuropathol (Berl) 81: 371–376

Nobile-Orazio E, Manfredini E, Carpo M et al. (1994) Frequency and clinical correlates of anti-neural IgM antibodies in neuropathy associated with IgM monoclonal gammopathy. Ann Neurol 36: 416–424

Nobile-Orazio E, Meucci N, Baldini L, Di Troia A, Scarlato G (2000) Long-term prognosis of neuropathy associated with anti-MAG IgM M-proteins and its relationship to immune therapies. Brain 123: 710–717

Notermans NC, Wokke JH, Lokhorst HM, Franssen H, van der Graaf Y, Jennekens FG (1994) Polyneuropathy associated with monoclonal gammopathy of undetermined significance. A prospective study of the prognostic value of clinical and laboratory abnormalities. Brain 117: 1385–1393

Olsson T, Sun JB, Solders G, Xiao BG, Höjeberg B, Ekre HP, Link H (1993) Autoreactive T and B cell responses to myelin antigens after diagnostic sural nerve biopsy. J Neurol Sci 117: 130–139

Pestronk A (1991) Invited review: motor neuropathies, motor neuron disorders, and antiglycolipid antibodies. Muscle Nerve 14: 927–936

Prior R, Schober R, Scharffetter K, Wechsler W (1992) Occlusive microangiopathy by immunoglobulin (IgM-kappa) precipitation: pathogenetic relevance in paraneoplastic cryoglobulinemic neuropathy. Acta Neuropathol (Berl) 83: 423–426

Rebai T, Mhiri C, Heine P, Charfi H, Meyrignac C, Gherardi R (1989) Focal myelin thickenings in a peripheral neuropathy associated with IgM monoclonal gammopathy. Acta Neuropathol (Berl) 79: 226–232

Ritz M-F, Erne B, Ferracin F, Vital A, Vital C, Steck AJ (1999) Anti-MAG IgM penetration into myelinated fibers correlates with the extent of myelin widening. Muscle Nerve 22: 1030–1037

Saida K, Kawakami H, Ohta M, Iwamura K (1997) Coagulation and vascular abnormalities in Crow-Fukase syndrome. Muscle Nerve 20: 486–492

Santoro M, Thomas FP, Fink ME et al. (1990) IgM deposits at nodes of Ranvier in a patient with amyotrophic lateral sclerosis, anti-GM1 antibodies, and multifocal motor conduction block (see comments). Ann Neurol 28: 373–377

Santoro M, Uncini A, Corbo M, Staugaitis SM, Thomas FP, Hays AP, Latov N (1992) Experimental conduction block induced by serum from a patient with anti-GM1 antibodies. Ann Neurol 31: 385–390

Schenone A, Primavera A, De Martini I, Bianchini D, Mancardi GL (1989) Amyloid neuropathy in light chain multiple myeloma (see comments). Clin Neuropathol 8: 156–157

Schröder JM (1999) Pathologie peripherer Nerven. Springer, Berlin Heidelberg New York Tokyo (Spezielle pathologische Anatomie, Bd XIII/8)

Solders G, Nennesmo I, Ernerudh J, Cruz M, Vrethem M (1999) Lymphocytes in sural nerve biopsies from patients with plasma cell dyscrasia and polyneuropathy. J Peripher Nerv Syst 4: 91–98

Sommer C, Schröder JM (1988) Binding of swine IgM immunoglobulins to peripheral nerve myelin sheaths in electron microscopic immunocytochemistry. Acta Neuropathol (Berl) 77: 100–103

Suarez GA, Kelly JJ Jr (1993) Polyneuropathy associated with monoclonal gammopathy of undetermined significance: further evidence that IgM-MGUS neuropathies are different than IgG-MGUS. Neurology 43: 1304–1308

Thomas FP, Vallejos U, Foitl DR et al. (1990) B cell small lymphocytic lymphoma and chronic lymphocytic leukemia with peripheral neuropathy: two cases with neuropathological findings and lymphocyte marker analysis. Acta Neuropathol (Berl) 80: 198–203

Thomas FP, Lovelace RE, Ding XS et al. (1992) Vasculitic neuropathy in a patient with cryoglobulinemia and anti-MAG IGM monoclonal gammopathy. Muscle Nerve 15: 891–898

Trapp BD, Andrews SB, Wong A, M OC, Griffin JW (1989) Co-localization of the myelin-associated glycoprotein and the microfilament components, F-actin and spectrin, in Schwann cells of myelinated nerve fibres. J Neurocytol 18: 47–60

Umehara F, Izumo S, Zyounosono M, Osame M (1990) An autopsied case of the Crow-Fukase syndrome: a neuropathological study with emphasis on spinal roots. Acta Neuropathol (Berl) 80: 563–567

Vallat JM, Desproges-Gotteron R, Leboutet MJ, Loubet A, Gualde N, Treves R (1980) Cryoglobulinemic neuropathy: a pathological study. Ann Neurol 8: 179–185

Vallat JM, Jauberteau MO, Bordessoule D, Yardin C, Preux PM, Couratier P (1996) Link between peripheral neuropathy and monoclonal dysglobulinemia: a study of 66 cases. J Neurol Sci 137: 124–130

Vital A, Vital C (1993) Immunoelectron identification of endoneurial IgM deposits in four patients with Waldenstrom's macroglobulinemia: a specific ultrastructural pattern related to the presence of cryoglobulin in one case. Clin Neuropathol 12: 49–52

Vital C, Deminiére C, Lagueny A et al. (1988) Peripheral neuropathy with essential mixed cryoglobulinemia: biopsies from 5 cases. Acta Neuropathol (Berl) 75: 605–610

Vital A, Vital C, Julien J, Baquey A, Steck AJ (1989a) Polyneuropathy associated with IgM monoclonal gammopathy. Immunological and pathological study in 31 patients. Acta Neuropathol (Berl) 79: 160–167

Vital A, Vital C, Radl J, Zurcher C (1989b) Inflammatory demyelinating neuropathy in C57BL/KaLwRij mice. Neuropathol Appl Neurobiol 15: 543–548

Vital A, Vital C, Ellie E et al. (1993) Malignant infiltration of peripheral nerves in the course of acute myelomonoblastic leukaemia: neuropathological study of two cases. Neuropathol Appl Neurobiol 19: 159–163

Wang JF, Schröder JM (1998) Morphometric evaluation of paraneoplastic neuropathies associated with carcinomas, lymphomas, and dysproteinemias. J Peripher Nerv Syst 3: 259–266

Yiannikas C, McLeod JG, Walsh JC (1983) Peripheral neuropathy associated with polycythemia vera. Neurology 33: 139–143

Yuki N, Yamada M, Koga M, Odaka M, Susuki K, Tagawa Y, Ueda S, Kasama T, Ohnishi A, Hayashi S, Takahashi H, Kamijo M, Hirata K (2001) Animal model of axonal Guillain-Barré syndrome induced by sensitization with GM1 ganglioside. Ann Neurol 49: 712–720

Zuber M, Gherardi R, Imbert M, Gaulard P, Kuentz M, Poirier J (1987) Peripheral neuropathy with distal nerve infiltration revealing a diffuse pleiomorphic malignant lymphoma. J Neurol 235: 61–62

III Skelettmuskulatur

Kapitel 31 Anatomisch-physiologische Grundlagen und Technik der Gewebsentnahme

J. M. Schröder

INHALT

31.1	**Normale Muskulatur**	607
31.1.1	Faserkaliber	607
31.1.2	Entwicklung der Muskelfasern	607
31.1.3	Feinstruktur normaler Muskelfasern	609
31.1.4	Die wichtigsten histochemischen Muskelfasertypen .	610
31.1.5	Nervöse Versorgung der Muskulatur	611
31.1.6	Stütz- und Bindegewebe des Muskels	612
31.2	**Technik der Muskelbiopsie**	612
	Literatur	613

31.1 Normale Muskulatur

Das Gewicht der quergestreiften Muskulatur macht beim Erwachsenen etwa 40–45% des Körpergewichtes aus, beim Neugeborenen sind es etwa 24%. Beim Menschen lassen sich nicht weniger als 434 Muskeln zählen. Insgesamt soll es etwa 250 Mio. quergestreifte Muskelfasern im menschlichen Körper geben. Jede Muskelfaser ist eine große vielkernige Riesenzelle, deren Länge und Breite von einem Muskel zum anderen erheblich variieren kann. Die längste isolierte Muskelfaser aus dem längsten Muskel des Menschen, einem 52 cm langen M. sartorius, war 34 cm lang (Adams et al. 1965).

Die spindelförmige Gestalt der meisten Muskeln ist einerseits durch die Form der Einzelfasern und andererseits durch eine größere Zahl von Muskelfasern im Muskelbauch bedingt, während an den Muskelenden weniger Muskelfasern vorhanden sind.

Am Sehnenende eines Muskels geht die einzelne Muskelfaser in eine Sehnenfibrille über, die sich mit den Fibrillen anderer Muskelfasern zur Bildung der Sehne vereinigt.

31.1.1 Faserkaliber

Das Muskelfaserkaliber hängt von der Art des untersuchten Muskels, dem Trainingszustand, Alter und Geschlecht des Patienten sowie von der Untersuchungstechnik ab (Abb. 31.1). In der Regel gelten Fasern mit einem Kaliber unter 20 μm als *atrophisch*; doch kommen derartig dünne Muskelfasern normalerweise bereits in den äußeren Augenmuskeln sowie überall in den Muskelspindeln vor (Lit. s. Schröder 1982). Im M. masseter sind die Typ-2-Fasern im Mittel nur 17,9 μm dick, die Typ-1-Fasern aber 33,2 μm (Porro et al. 1969). Als *hypertrophisch* müssen andererseits z.B. im M. quadriceps Fasern mit einem Durchmesser von über 80 μm gelten. Zur Bestimmung einer Atrophie oder Hypertrophie von Muskelfasern eignen sich am besten Faserhistogramme (Faserkaliberspektren; Abb. 31.1 a, c, d).

Für die spezielle Muskeldiagnostik ist eine genaue Kenntnis des Faserkaliberspektrums eines jeden untersuchten Muskels erforderlich (Johnson et al. 1973; Polgar et al. 1973; Farkas-Bargeton et al. 1977; Schröder et al. 1982).

■ Ohne Kenntnis des Entnahmeortes und ohne Bestimmung der Muskelfaserkaliber kann man sich in der Muskeldiagnostik grob irren.

31.1.2 Entwicklung der Muskelfasern

Schon bei den niederen Wirbeltieren (Zyklostomen und Fischen) muss man bei der Körpermuskulatur zwischen einer *Stammuskulatur* für Rumpf und Extremitäten und einer *viszeralen Muskulatur* für den Kopf und die Kiemenregion unterscheiden (Clara 1959). Aus dem nichtsegmentierten Mesoderm entstehen die quergestreiften Muskeln des Kopfes, des Halses einschließlich der Halseingeweide, des Beckenausganges und der Haut (sowie der Herzmuskulatur und aller glatten Muskelzellen, mit Ausnahme der Irismuskeln und der myoepithelialen Ele-

608 ■ J.M. Schröder

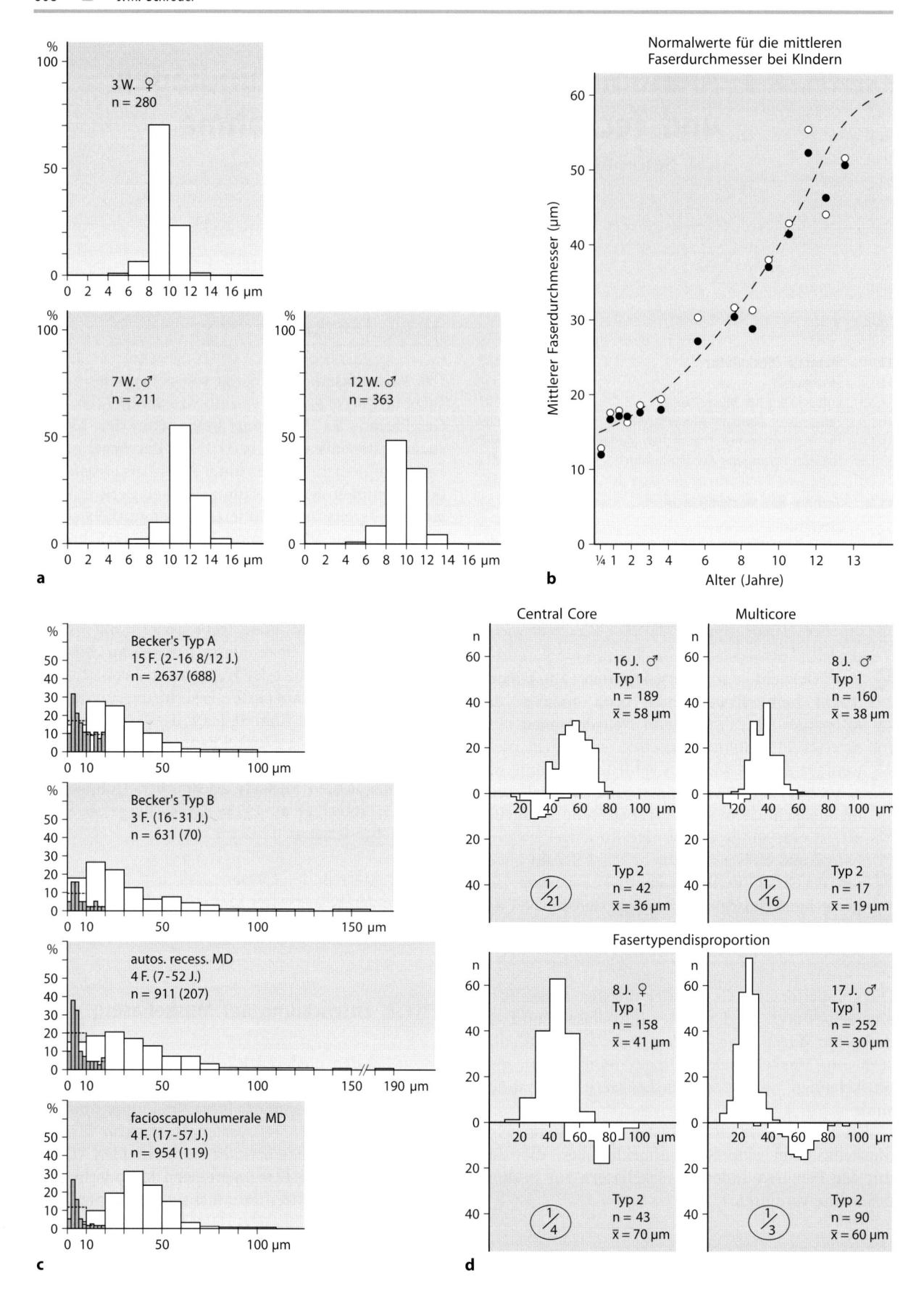

mente der Schweißdrüsen, die ektodermalen Ursprungs sind).

In den ersten Wochen des Embryonallebens bestehen die Zellhaufen, aus denen sich die Myotome entwickeln, aus eng liegenden Zellen von spindelförmiger Gestalt. Mit fortschreitender Entwicklung können 2 Zelltypen unterschieden werden: Der eine Typ nimmt die Gestalt sich teilender Bindegewebszellen an, der andere Typ zeigt die stärker granulierten Kerne der primitiven Muskelzellen. Die letzteren werden *Myoblasten* genannt und vermehren sich durch mitotische Teilung. In der 7.–9. Woche verlängern sich die Zellen und werden vielkernig (*Myozyten*). Dabei entstehen die Myozyten durch Fusion von Myoblasten. In der 9. Woche bilden sich in der Peripherie der Myozyten die ersten *Myofibrillen,* d.h., die Myozyten werden zu *Myotuben.* Schließlich entwickeln sich die *Muskelfasern* mit vollständig ausgebildeter Querstreifung und Kernen, die an der Peripherie unter dem Sarkolemm angeordnet sind.

> Als wichtige Regenerationsreserve bleiben unter der Basallamina der Muskelfasern sog. Satellitenzellen liegen, die undifferenzierten Vorstufen von Myoblasten entsprechen. Diese Satellitenzellen können unter pathologischen Bedingungen proliferieren und Myoblasten bilden, die wiederum analog den Verhältnissen während der Entwicklung zu Myozyten fusionieren und zur weiteren Entwicklung in Myotuben und Muskelfasern führen können.

Zum Zeitpunkt der Geburt zeigen die Typ-1- und -2-Fasern im M. vastus lateralis mittlere Kaliber von 12–13 μm im Kryostatschnitt (Farkas-Bargeton et al. 1977) (Abb. 31.1b).

31.1.3 Feinstruktur normaler Muskelfasern

Die Muskelfasern sind vielkernige Riesenzellen, die neben den zellüblichen Organellen, wie Kernen (Wilson 2000), Golgi-Komplexen, Lysosomen, Mitochondrien, Lipidtropfen, Glykogengranula, Mikrotubuli u.a., spezifisch differenzierte Zellbestandteile enthalten (Dalakas et al. 2000; Abb. 31.2):

- die charakteristischen quergestreiften Myofibrillen
  – mit Komponenten des Zytoskeletts: Desmin, Titin, αB-Crystallin, Plektin, Vinculin, Talin (Ozawa et al. 1995) und ein der NO-Synthetase homologes Protein (Grozdanovic et al. 1997);
  – mit Komponenten der Membranproteine: Dystrophin, α- und β-Dystroglycan, α-, β-, γ- und δ-Sarcoglycan, wobei α-Sarcoglycan identisch ist mit Adhalin, das von dem arabischen Wort *Adhal* für Muskel abgeleitet ist (Fardeau et al. 1993); des Weiteren Integrine, Lektine und Caveolin (McNally et al. 1998), wobei diese mit den Lamininen in der Basallamina verbunden sind und α2-Laminin dem Merosin entspricht (Wewer u. Engvall 1996);
- zwei verschiedene Membransysteme:
  – das mit dem Sarkolemm in direkter Verbindung stehende transversale tubuläre System (T-System),
  – das sarkoplasmatische Retikulum.

Das lösliche Enzym Calpain 3 (kalziumaktivierte neutrale Protease, CANP3) gehört zur Familie der nichtlysosomalen Cysteinproteasen, denen auch Ubiquitin sowie das μ- und m-Calpain (jetzt Calpain-1 und -2 genannt) zugeordnet werden. Die Funktion oder das Substrat des Calpains sind nicht bekannt; doch wurde ein spezifische Bindung an Titin festgestellt (Sorimachi et al. 1995).

Sarkoplasma und Organellen sind an der Oberfläche von einer feinen Plasmamembran, dem Sarkolemm, umhüllt, das von einer Basalmembran (besser: Basallamina) an der Außenseite bedeckt ist. Ursprünglich umfasste der Begriff „Sarkolemm" 4 Schichten: das Plasmalemm, die Basalmembran, ein 30 nm breites feines Flechtwerk von Kollagenfibrillen und eine äußere Schicht feiner Filamente variabler Dicke.

Das T-System steht mit den *Terminalzisternen* des sarkoplasmatischen Retikulums an der Stelle der Triaden in Höhe der A-I-Band-Grenze in einer Art synaptischem Kontakt. Auf diese Weise kann es bei einer Erregung der Muskelfasermembran über das T-System zu einer annähernd synchronen Anregung des sarkoplasmatischen Retikulums mit Abgabe von Kalziumionen im Bereich der Terminalzisternen und damit zur annähernd simultanen Auslösung des *Kontraktionsmechanismus* über den gesamten Muskelfaserquerschnitt kommen. Die *Erschlaffungsphase* wird durch die Rückresorption

Abb. 31.1a–d. Muskelfaserkaliberspektren. **a** Kaliberspektren im M. quadriceps von infantilen Kontrollfällen. **b** Mittlere Muskelfaserkaliber in Kryostatschnitten während der Entwicklung; *weiße Kreise* Typ-1-Fasern, *schwarze Kreise* Typ-2-Fasern (nach Dubowitz u. Brooke 1973). **c** Kaliberspektren zu Fällen mit Muskeldystrophien und **d** zu Fällen mit „Central-core-" und „Multicore-Krankheiten" sowie mit kongeitaler Fasertypendisproportion (nach Schröder 1982). Das Alter in Wochen (*W*) oder Jahren (*J*), Geschlecht, Zahl (*n*) der gemessenen Typ-1- (oben) und Typ-2-Fasern (unten), das mittlere Faserkaliber (*x*) beider Fasertypen, die Zahl der untersuchten Fälle (*F*) und das zahlenmäßige Verhältnis von Typ-2- zu Typ-1-Fasern pro Areal (*eingekreist*) sind in den einzelnen Abbildungen angegeben. Beckers Typ A ist identisch mit der Duchenne-Muskeldystrophie

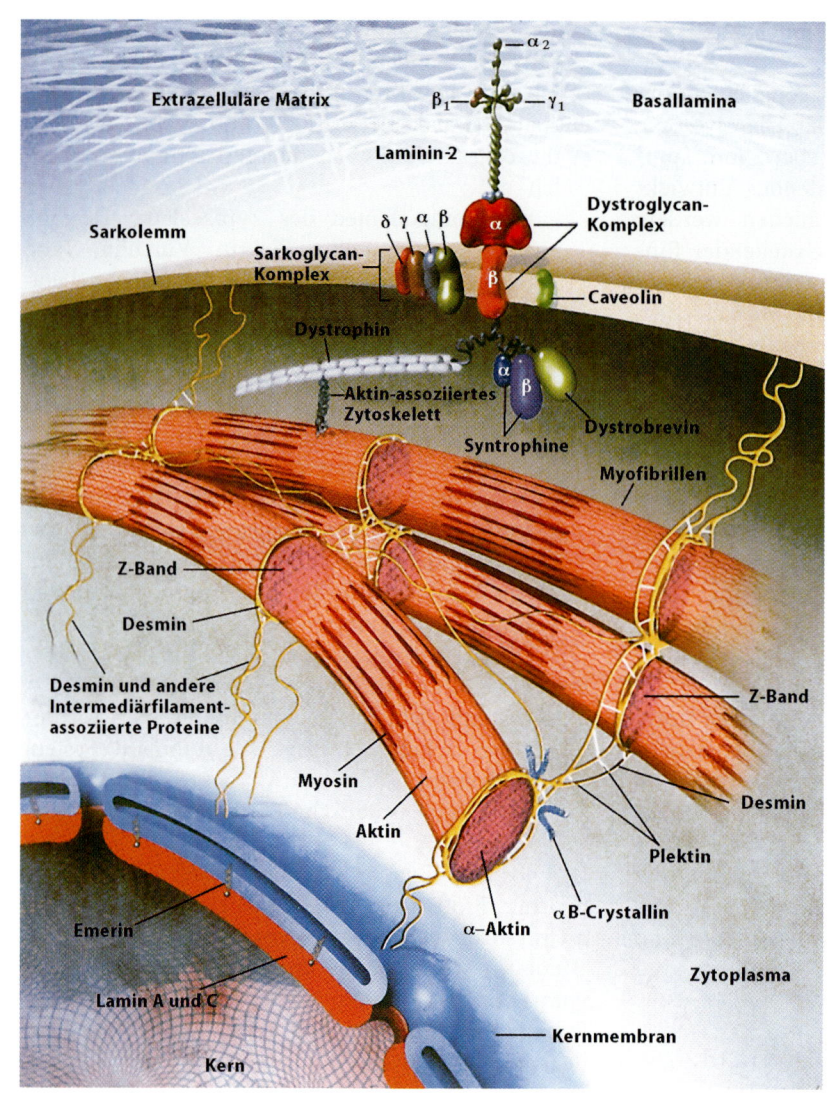

Abb. 31.2. Diagramm der wichtigsten intermediären Filamente und Zytoskelettproteine, welche die extrazelluläre Matrix mit den strukturellen Muskelproteinen verbinden und aufgrund von Mutationen zu Myopathien der Skelett- und Herzmuskulatur führen können. Die Z-Bänder halten die Aktinfilamente zusammen und sind von entscheidender Bedeutung für die Übertragung der Spannung entlang den Myofibrillen. Die Desminfilamente sind 10 nm dünne intermediäre Filamente und umhüllen die Z-Bänder; sie sind mit ihnen und untereinander durch Plektinfilamente verbunden. Desmin bindet die benachbarten Myofibrillen aneinander und an das Sarkolemm sowie an die Kerne (zusammen mit den Proteinen, die den intermediären Filamenten assoziiert sind). Das Hitzeschockprotein αB-Crystallin schützt als Chaperon die Desminfilamente vor stressinduzierten Schädigungen. Mutationen von Desmin, αB-Crystallin und Plektin verursachen eine erhöhte Fragilität der Myofibrillen und führen zu ihrer Zerstörung infolge repetitiver mechanischer Beanspruchung. Auch Mutationen der anderen Proteine (Dystrophin, Aktin, Sarcoglycankomplex, Kernprotein Emerin und intermediäre Kernfilamente Lamin A und C sowie Caveolin und Laminin 2 oder Merosin) führen zu Myopathien (mod. nach Dalakas et al. 2000)

der Kalziumionen in die longitudinale Komponente des sarkoplasmatischen Retikulums eingeleitet.

Während der aktiven Kontraktion werden die Aktinfilamente durch eine Art zyklischer Ruderbewegungen der Myosinquerbrücken in die Zwischenräume der Myosinfilamente hineingezogen.

31.1.4 Die wichtigsten histochemischen Muskelfasertypen

Im Allgemeinen wird die myofibrilläre ATPase-Reaktion im Säugermuskel als das wichtigste und konstanteste histochemische Unterscheidungsmerkmal der enzymhistochemischen Muskelfasertypen angesehen, wobei die Kontraktionsgeschwindigkeit einer Muskelfaser und die Aktivität ihrer myofibrillären Adenosintriphosphatase (ATPase) direkt miteinander korrelieren.

In *schnellen Muskelfasern* ist die ATPase dreimal so aktiv wie in langsamen; außerdem ist sie in schnellen Zuckungsfasern alkalistabil und säurelabil, während sie in *langsamen Muskelfasern* umgekehrt säurestabil und alkalilabil ist.

Viele Säugermuskeln sind zusammengesetzt aus einer Mischung dieser beiden Haupttypen von Muskelfasern. Fasern mit säurestabiler Aktomyosin-ATPase überwiegen in langsamen Muskeln, während diejenigen mit alkalistabiler ATPase in schnellen Muskeln überwiegen.

Die *extrafusalen Muskelfasern* (außerhalb der Muskelspindeln gelegen) besitzen über die gesamte Länge der Fasern nur eine einzige Form des Enzyms, während *intrafusale Muskelfasern* in verschiedenen Abschnitten jeweils eine andere Aktomyosin-ATPase enthalten können.

Durch bestimmte Puffer kann man eine „Umkehr der ATPase-Reaktion" in den Muskelfasern (die routinemäßig bei pH 9,4 durchgeführt wird) erreichen, indem man den pH-Wert auf 4,6 und 4,2 einstellt bzw. die Kryostatschnitte in einer entsprechenden Pufferlösung präinkubiert. Die Muskelfasern lassen sich danach relativ leicht und zuverlässig in die Typen 1, 2A, 2B und 2C einteilen (Brooke u. Kaiser 1974).

- Die *Typ-1-Fasern* mit säurestabiler ATPase-Reaktion (schwache Reaktion bei pH 9,4) zeigen eine starke Nukleotidadenin-Dinukleotid-Tetrazolium-Reduktase- und Succinatdehydrogenase-Reaktion (d.h. eine starke oxidative Aktivität), aber eine geringe α-Glyzerophosphat-, PAS- und Phosphorylase-Reaktion (d.h. eine geringe glykolytische Aktivität).
- Die *Typ-2A-Fasern* weisen dagegen eine starke ATPase-Reaktion bei pH 9,4, schwache oxidative Reaktionen, aber starke glykolytische Aktivitäten auf.
- Für die *Typ-2B-Fasern* gilt das Gleiche; doch zeigen sie im Gegensatz zu den Typ-2A-Fasern nach Präinkubation bei pH 4,6 eine relativ starke ATPase-Reaktion. Erst nach Präinkubation im stark sauren Bereich, d.h. bei pH 4,2, zeigen sowohl Typ-2A- als auch Typ-2B-Fasern eine annähernd gleich schwache Reaktion. Ihre ATPase ist also im stark sauren Bereich instabil.
- Die *Typ-2C-Fasern* sind intermediäre, noch undifferenzierte, d.h. unreife oder unausgereifte reinnervierte Muskelfasern, die sowohl bei pH 9,4 als auch nach Präinkubation bei pH 4,6 und pH 4,2 noch eine relativ starke Reaktion zeigen.

Zu unterscheiden sind die Muskelfasern auch mit Hilfe der immunhistochemisch nachweisbaren schweren Myosinketten (myosin heavy chain, MyHC), wobei Fasern mit nur einem Myosintyp (MyHC-I, MyHC-fetal oder MyHC-cardial α) und solche mit verschiedenen Myosintypen („hybride" Fasern) zumindest in der daraufhin analysierten Kaumuskulatur differenziert worden sind (Korfage et al. 2000). Die Typ-I-Fasern sind hier normalerweise größer als die Typ-II-Fasern (so dass man hier keine selektive Typ-2-Muskelfaseratrophie diagnostizieren darf, vgl. Tabelle 34.2). Außerdem sind hier wie in vielen anderen Muskeln intramuskuläre Unterschiede der Faserzusammensetzung zu berücksichtigen.

Bemerkenswert sind einzelne rasche Fasern mit starker oxidativer und glykolytischer Aktivität (histochemische „Superfasern").

> Generell gilt, dass Zuckungsgeschwindigkeit und Ausdauer einer Muskelfaser im Prinzip unabhängige Variable sind, die weitgehend durch die Aktivität der Motoneurone determiniert werden. Der Myosintyp wird außerdem durch unterschiedlich lange Kontraktionsstrecken bestimmt (Korfage et al. 2000).

31.1.5 Nervöse Versorgung der Muskulatur

Die *alphamotorischen Nervenfasern* verzweigen sich innerhalb eines Muskels vielfältig, bevor sie die einzelnen Muskelfasern innervieren. In der äußeren Augenmuskulatur versorgt jeweils eine motorische Nervenfaser nur etwa 2 tonische und 36 Zuckungsfasern, während dieses Verhältnis im M. triceps surae etwa 1:2000 betragen soll, wenn man die Zahl der Nervenfasern mit der Zahl der Muskelfasern in Beziehung setzt. Während die alphamotorischen Nervenfasern, welche die extrafusalen Muskelfasern versorgen und zur eigentlichen Kontraktion des Muskels führen, bei der Katze nur etwa 19% der gesamten somatischen Nervenversorgung eines Muskels ausmachen, erhalten die Rezeptoren (Muskelspindeln, Golgi-Rezeptoren, Pacini-Körperchen und andere sensorische Endorgane) einen wesentlich größeren Teil an Nervenfasern eines motorischen Nervs. Außerdem gibt es marklose vegetative und sensorische Axone (Schmerz- und Temperaturfasern), die als freie Nervenendigungen unter anderem an den Muskelgefäßen sowie im Fett- und Bindegewebe enden (Boyd u. Davey 1968; Barker 1974).

Die *motorischen Nervenendigungen* sind an den langsamen Zuckungsfasern weniger komplex und differenziert strukturiert als an den raschen Zuckungsfasern (Zacks 1973; Lit. s. Schröder 1982).

Molekularbiologisch sind an der motorischen Endplatte von Bedeutung:
- der Acetylcholinrezeptor (AchR);
- die muskelspezifische Rezeptortyrosinkinase (MuSK);
- Agrin (Meier et al. 1997), das zur extrazellulären Matrix hin orientiert ist, die Entwicklung der neuromuskulären Endplatte kontrolliert und die Anreicherung des AChRs in der Muskelfasermembran unter der Nervenendigung bestimmt;
- Rapsyin (Gillespie et al. 1996), das auf der zytoplasmatischen Seite der postsynaptischen Membran mit dem Rezeptor assoziiert ist und für die Anreicherung des AChRs an der neuromuskulären Endplatte essentiell ist;
- β-Dystroglycan, Utrophin und der Syntrophinkomplex (Worton 1995);
- Dystrobrevin, das mit Syntrophin und Dystrophin verbunden und an der Bildung und Erhaltung der neuromuskulären Endplatte beteiligt ist (Sadoulet-Puccio et al. 1997a,b);
- Laminin β2.

Auf 50–75 μm dicken Kryostatschnitten lässt sich die terminale Aufzweigung der motorischen Axone bestimmen. Demnach zeigen nur etwa 10% der subterminalen Nervenfasern Aufzweigungen; die meisten der verzweigten Nervenfasern innervieren 2 Muskelfasern, nur wenige 3 oder gar 4. Unter pathologischen Bedingungen kann sich diese terminale Innervationsrelation (TIR) aber verändern.

Die *Muskelspindeln* enthalten prinzipiell 2 unterschiedlich differenzierte, dünne, „intrafusale" Muskelfasern, die von einer perineuriumähnlichen Kapsel umgeben werden und mit 3 verschiedenen, spezifisch differenzierten motorischen und 2 verschiedenen sensorischen Nervenendigungen in komplexer Verbindung stehen (Barker 1974). Das zahlenmäßige Verhältnis zwischen den Kernketten- und den Kernhaufenfasern beträgt beim Menschen 0–10:1–4 (Durchmesser: 11–14 bzw. 21–28 μm). Die motorischen Nervenfasern, welche die intrafusalen Muskelfasern innervieren, werden als gammamotorische Fasern bezeichnet; die wenigen Nervenfasern, die sowohl intra- als auch extrafusale Muskelfasern versorgen, als betamotorische (Barker 1974).

31.1.6 Stütz- und Bindegewebe des Muskels

Jede Muskelfaser wird von einer bindegewebigen Hülle umgeben, welche die einzelnen Fasern in Bündeln (Faszikeln) bis zu mehreren hundert Fasern zusammenfasst. Mehrere dieser Bündel vereinigen sich und bilden die sekundären und tertiären Faszikel.

Die bindegewebige Hülle des Muskels wird *Epimysium* genannt. Von ihm aus ziehen Ausläufer zwischen die primären, sekundären und tertiären Faszikel. Sie bilden das *Perimysium* und bestehen aus unterschiedlichen Mengen von kollagenem, retikulärem und elastischem Bindegewebe, zusammen mit Fettzellen. Die Blut- und Lymphgefäße sowie die Nervenfaszikel liegen in dieser bindegewebigen Scheide. Ein feines Netz von Bindegewebsfasern umhüllt schließlich jede einzelne Muskelfaser. In diesem, dem *Endomysium*, liegen Kapillaren, Nervenfasern, Fibroblasten, Histiozyten und Mastzellen.

31.2 Technik der Muskelbiopsie

Entscheidend für die Fortschritte der Myopathologie sind vor allem *adäquate muskelbioptischen Untersuchungsmethoden* gewesen, so dass an dieser Stelle ein Hinweis auf die optimale, in der Regel unerlässliche, lege artis erforderliche Biopsietechnik und Präparation angezeigt erscheint.

Bei der Auswahl des Muskels für die Biopsie sollte man vermeiden, Gewebe aus hochgradig paretischen oder atrophischen Muskelgruppen zu entnehmen, da hier möglicherweise nur uncharakteristische Befunde zu erheben sind. Das Muskelgewebe kann vollständig durch Fett- oder Bindegewebe ersetzt sein. Andererseits ist es unzweckmäßig, einen Muskel zu untersuchen, der klinisch nicht betroffen erscheint.

> Für eine Biopsie ist deshalb am besten ein Muskel geeignet, der leichte bis mittelschwere klinische Symptome aufweist (Schwäche, Schmerzen, Atrophie, Hypertrophie, Schwellung u.a.). Am häufigsten werden bei proximaler Prozesslokalisation die Mm. quadriceps femoris, biceps brachii und deltoideus für eine Biopsie in Frage kommen, bei distalen Prozessen die Mm. tibialis anterior, gastrocnemius und peroneus. Letzterer eignet sich auch für die Untersuchung zusammen mit dem rein sensorischen N. suralis.

Hinsichtlich der *chirurgischen Technik* empfiehlt es sich, in Lokalanästhesie zu operieren, dabei aber den Muskel nicht im Exzisionsbereich selbst, sondern in dessen Umgebung mit dem Lokalanästhetikum zu infiltrieren. Der Hautschnitt über dem Muskelbauch muss etwa 3–5 cm lang und parallel zum Muskelfaserverlauf ausgerichtet sein.

- Erstens wird *für Semidünnschnitte und elektronenmikroskopische Untersuchungen* nach der Inzision der Faszie ein schmales Muskelfaserbündel von etwa 2,5 cm Länge und einem Durchmesser von ca. 0,5 cm stumpf an den Längsseiten isoliert und mit 2 Fäden im Abstand von 2 cm so umstochen, dass die Fäden das Bündel umfassen und so eine optimale Orientierung des Muskelgewebes gewährleisten. Dieses wird an einem aufgelegten sterilen, etwa 3 cm langen und 2 mm dicken Holzstäbchen (z. B. dem rückwärtigen Ende eines Wattestäbchens) durch 2 Ligaturen befestigt und unter größter Schonung des Muskelgewebes (d. h. unter Vermeidung von Traumatisierungen des mittleren Abschnittes) entnommen.

  Vor der anschließenden Fixation sollte der entnommene Muskelstreifen leicht gestreckt werden, indem man die beiden Ligaturen in Richtung des jeweiligen Stabendes leicht auseinander zieht. Dadurch werden die Sarkomere gestreckt, so dass die feinstrukturelle Beurteilung erleichtert wird. Anschließend wird dieser Gewebeteil für die Semidünnschnitt- und elektronenmikroskopische Untersuchung sofort in gepuffertem Glutaraldehyd (z. B. 6%ig mit 0,1-molarem Phosphatpuffer nach Sorensen) fixiert.

- Zweitens wird ein etwa $2 \times 0,5 \times 0,5$ cm großes Gewebsstück exzidiert und für die *Paraffineinbettung* in 4%igem neutralem Formaldehyd fixiert.

- Drittens ist ein Muskelabschnitt, der bei Erwachsenen mindestens 1 cm^3 groß sein sollte, für *histochemische, biochemische* und *molekulargenetische Untersuchung* zu entnehmen, der aber nicht fixiert werden darf, sondern sofort bzw. innerhalb von ca. 30 min in flüssigem Stickstoff tiefgefroren werden muss.

  Dieser Muskelabschnitt kann anschließend zusammen mit reichlich Trockeneis (es sind ca. 5 kg pro Tag Aufbewahrungs- bzw. Transportzeit in einer Styroporbox erforderlich) an entsprechend eingerichtete Speziallaboratorien zur weiteren enzym- und immunhistochemischen, biochemischen und molekulargenetischen Untersuchung weitergeleitet bzw. versandt werden. Einzelne Enzyme reagieren auch ohne Tieffrieren, aber Kühlung oberhalb des Gefrierpunktes, noch bis etwa 24 h nach der Entnahme (z. B. die myofibrilläre ATPase nach Präinkubation bei pH 4,2).

- Langsames Einfrieren auf Trockeneis etc. oder eine Unterbrechung der Kühlkette führt zu groben Artefakten durch Eiskristallbildung in den Muskelfasern und ist daher kontraindiziert.

Nadelbiopsien haben den Vorteil, dass sie perkutan ausgeführt werden können (Porro et al. 1969; Edwards et al. 1975), doch besteht die Gefahr, dass fokale Veränderungen, z. B. bei myositischen Prozessen, übersehen werden und dass relativ mehr Exzisionsartefakte auftreten. Bei Verlaufsstudien können sie die Belastung des Patienten durch eine offene Biopsie vermeiden helfen und von Nutzen sein.

Die *Präparation motorischer Endplatten* erfordert eine Darstellung der motorischen Innervationszone jeweils im Muskelbauch („Motor-point"-Biopsie, s. Engel 1970).

Literatur

Adams RD, Denny-Brown D, Pearson CM (1965) Diseases of muscle. A Study in pathology, 2nd edn. Harper & Row, New York

Barker D (1974) The morphology of muscle receptors. Springer, Berlin Heidelberg New York (Handbook of sensory physiology, vol III/2, pp 1–190)

Boyd IA, Davey MR (1968) Composition of peripheral nerves. Churchill Livingstone, Edinghurgh

Brooke MH, Kaiser KK (1974) Trophic functions of the neuron. II. Denervation and regulation of muscle. The use and abuse of muscle histochemistry. Ann NY Acad Sci 228: 121–144

Clara M (1959) Das Nervensystem des Menschen, 3. Aufl. Barth, Leipzig

Dalakas MC, Park KY, Semino-Mora C, Lee HS, Sivakumar K, Goldfarb LG (2000) Desmin myopathy, a skeletal myopathy with cardiomyopathy caused by mutations in the desmin gene. N Engl J Med 342: 770–780

Edwards RH, Jones DA, Maunder C, Batra GJ (1975) Needle biopsy for muscle chemistry. Lancet 1: 736–740

Engel AG (1970) Locating motor end plates for electron microscopy. Mayo Clin Proc 45: 450–454

Fardeau M, Matsumura K, Tome FM, Collin H, Leturcq F, Kaplan JC, Campbell KP (1993) Deficiency of the 50 kDa dystrophin associated glycoprotein (adhalin) in severe autosomal recessive muscular dystrophies in children native from European countries. CR Acad Sci III 316: 799–804

Farkas-Bargeton E, Diebler MF, Arsenio-Nunes ML, Wehrle R, Rosenberg B (1977) Histochemical, quantitative and ultrastructural maturation of human fetal muscle. J Neurol Sci 31: 245–259

Gillespie SK, Balasubramanian S, Fung ET, Huganir RL (1996) Rapsyn clusters and activates the synapse-specific receptor tyrosine kinase MuSK. Neuron 16: 953–962

Grozdanovic Z, Christova T, Gosztonyi G, Mellerowicz H, Blottner D, Gossrau R (1997) Absence of nitric oxide synthase I despite the presence of the dystrophin complex in human striated muscle. Histochem J 29: 97–104

Johnson MA, Polgar J, Weightman D, Appleton D (1973) Data on the distribution of fibre types in thirty-six human muscles. An autopsy study. J Neurol Sci 18: 111–129

Korfage JAM, Brugman P, An Eijden TMGJ (2000) Intermuscular and intramuscular differences in myosin heavy chain composition of the human masticatory muscles. J Neurol Sci 178: 95–106

McNally EM, de Sa Moreira E, Duggan DJ et al. (1998) Caveolin-3 in muscular dystrophy. Hum Mol Genet 7: 871–877

Meier T, Hauser DM, Chiquet M, Landmann L, Ruegg MA, Brenner HR (1997) Neural agrin induces ectopic postsynaptic specializations in innervated muscle fibers. J Neurosci 17: 6534–6544

Ozawa E, Yoshida M, Suzuki A, Mizuno Y, Hagiwara Y, Noguchi S (1995) Dystrophin-associated proteins in muscular dystrophy. Hum Mol Genet 4: 1711–1716

Polgar J, Johnson MA, Weightman D, Appleton D (1973) Data on fibre size in thirty-six human muscles. An autopsy study. J Neurol Sci 19: 307–318

Porro RS, Webster HF, Tobin W (1969) Needle biopsy of skeletal muscle: a phase and electron microscopic evaluation of its usefulness in the study of muscle dsease. J Neuropathol Exp Neurol 28: 229–242

Ringqvist M (1974) Size and distribution of histochemical fibre types in masseter muscle of adults with different states of occlusion. J Neurol Sci 22: 429–438

Sadoulet-Puccio HM, Feener CA, Schaid DJ, Thibodeau SN, Michels VV, Kunkel LM (1997a) The genomic organization of human dystrobrevin. Neurogenetics 1: 37–42

Sadoulet-Puccio HM, Rajala M, Kunkel LM (1997b) Dystrobrevin and dystrophin: an interaction through coiled-coil motifs. Proc Natl Acad Sci USA 94: 12413–12418

Schröder JM (1982) Pathologie der Muskulatur. Springer, Berlin Heidelberg New York

Sorimachi H, Kinbara K, Kimura S et al. (1995) Muscle-specific calpain, p94, responsible for limb girdle muscular dystrophy type 2 A, associates with connectin through IS2, a p94-specific sequence. J Biol Chem 270: 31158–31162

Wewer UM, Engvall E (1996) Merosin/laminin-2 and muscular dystrophy. Neuromuscul Disord 6: 409–418

Wilson KL (2000) The nuclear envelope, muscular dystrophy and gene expression. Trends Cell Biol 10: 125–129

Worton R (1995) Muscular dystrophies: diseases of the dystrophin-glycoprotein complex (comment). Science 270: 755–756

Zacks SI (1973) The motor endplate. Krieger, Huntington/NY

KAPITEL 32 Klassifikation der Muskelerkrankungen

J. M. SCHRÖDER

INHALT

32.1 Allgemeine pathologische Nomenklatur 615
32.2 Genetisch determinierte Erkrankungen 620
     Literatur 620

Die Diagnostik der Skelettmuskelerkrankungen hat in den Jahren 1970–1990 außerordentliche Fortschritte erfahren, die vor allem auf die Entwicklung neuer Methoden in der Histochemie, Immunhistochemie, Zytochemie, Biochemie und Elektronenmikroskopie beruhen. Seit etwa 1987 sind durch die Entwicklung und relativ leichte Verfügbarkeit molekularbiologischer, insbesondere molekulargenetischer Methoden – Western Blot, Southern Blot, Northern Blot, Polymerasekettenreaktion (PCR) mit anschließender automatisierter DNA-Sequenzierung – grundlegende Kenntnisse zur Vererbung und Pathogenese hinzugekommen, die heute unerlässlich für eine differenzierte Diagnostik zahlreicher hereditärer neuromuskulärer Krankheiten sind (s. Abb. 31.2 und Tabelle 32.1). Sie sind daher unerlässlich in Laboratorien, die auf die Diagnostik neuromuskulärer Krankheiten spezialisiert sind.

Die von einer internationalen Forschergruppe unter der Federführung von Lord Walton erstellte Klassifikation sämtlicher bekannter neuromuskulärer Krankheiten umfasst mehr als 809 Erkrankungen oder Schädigungsformen, bei denen die Skelettmuskulatur primär oder sekundär betroffen ist, darunter 347 eigenständige Muskelerkrankungen (Rowland u. McLeod 1994).

32.1 Allgemeine pathologische Nomenklatur

Zu unterscheiden sind Erkrankungen der Skelettmuskulatur selbst (sog. primäre Myopathien) von Erkrankungen der Muskulatur, die als Folge von endokrinen, traumatischen, ischämischen, entzündlichen und anderen nichtneurogenen Einwirkungen auftreten. Abzugrenzen sind diese wiederum von Erkrankungen der motorischen Endplatte (z.B. Myasthenien) und von neurogenen Muskelveränderungen, namentlich der neurogenen Muskelatrophie (s. Übersicht). Letzere ist die häufigste Erkrankung der Skelettmuskulatur, ohne in der ICD 10 als solche aufgeführt zu sein. Sie wird verursacht durch Erkrankungen der peripheren oder zentralen moto-

Allgemeine Reaktionen der Skelettmuskulatur

- Kaliberänderungen
  Atrophie (DD: Hypoplasie)
  Hypertrophie (DD: Pseudohypertrophie)
- Charakteristische Strukturveränderungen
  Ringbinden und sarkoplasmatische Massen
  Central-core- und Target-Fasern
  Nemalinkörper und Z-Band-Strömen
  Kernvermehrung und zentrale Kernreihen
  Mitochondriale Veränderungen
  Glykogen- und Fettspeicherung
  Proliferationen des sarkoplasmatischen Retikulums
  Schwellungen des T-Systems (DD: Mitochondrienschwellungen; Artefakt u.a.)
  Sarkolemminvaginationen
  Aufsplitterungen
- Formen der Muskelfasernekrose
  Hyaline Degeneration
  Fokale Degeneration und Lipophanerose
  Myophagie
- Muskelfaserregeneration
  – Satellitenzellproliferation
  – Differenzierung zu Myoblasten, Myozyten, Myotuben, Muskelfasern
- Entzündliche Erkrankungen des Muskels
  Autoimmunprozesse
  Infektionen
- Fibrose und Fettvakatwucherung
- Tumoren
- Muskeldefekte
- Veränderungen der motorischen Endplatte
- Veränderungen der Muskelspindeln

Tabelle 32.1. Hereditäre Myopathien mit definierten Gendefekten oder Genorten (modifiziert u. ergänzt nach Kaplan u. Fontaine 2000; Literatur s. OMIM oder PubMed) (Die Symbole für Gene sind in Großbuchstaben, die für klonierte Gene kursiv und die Genprodukte in Klammern gesetzt.)

Krankheit	Vererbungs-modus	Genort	Symbol (Genprodukt)	OMIM	Schlüsselzitate
■ **Muskeldystrophien**					
Duchenne/Becker	XR	Xp21.2	*DMD* (=*DYS*) (Dystrophin)	310200	Monaco et al. (1986), Burghes et al. (1987), Hoffman et al. (1987, 1988), Koenig et al. (1987, 1988)
Emery-Dreifuss, X-gebunden	XR	Xq28	*EMD* (Emerin)	310300	Hodgson et al. (1986), Romeo et al. (1988), Bione et al. (1994, 1995), Klauck et al. (1995), Nigro et al. (1995)
Emery-Dreifuss, autosomal-dominant	AD	1q11–q23	*EDMD-AD* (=*LMNA*) (Lamin A/C)	181350	Bonne et al. (1999)
Fazioskapulohumerale MD	AD	4q35	FSHD	158900	Wijmenga et al. (1990, 1991, 1992, 1993), Upadhyaya et al. (1990, 1992), Wright et al. (1993), Van Deutekom et al. (1993)
Gliedergürtel-MD, dominant	AD	5q22–q34	LGMD1A (Myotilin)	159000	Speer et al. (1992) Hauser et al. (2000)
	AD	3p25	*LGMD1C* (=*CAV3*) (Caveolin 3)	601253	Minetti et al. (1998), McNally et al. (1998)
	AD	7q	LGMD1E	603511	Speer et al. (1999)
Autosomal-dominante Gliedergürtel-MD mit kardialem Befall	AD	1q11–21	*LGMD1B*=*LMNA* (Lamin A/C)	159001	Muchir et al. (2000)
Familiäre ausgedehnte Kardiomyopathie mit Haltungsschwäche und Gliedergürtel-MD zu Beginn des Erwachsenenalters	AD	6q23	LGMD1D (FDC-CDM)	602087	Messina et al. (1997)
Stimmband- und Rachenschwäche mit autosomal-dominanter distaler Myopathie	AD	5q31	VPDMD	158580	Feit et al. (1998)
Gliedergürtel-MD, rezessiv	AR	15q15.1–q21.1	*LGMD2A* (=*CAPN3*) (Calpain 3)	253600	Beckmann et al. (1991), Young et al. (1992), Richard et al. (1995, 1997)
	AR	2p13	*LGMD2B* (Dysferlin; s. auch Miyoshi-Myopathie)	603009	Bashir et al. (1994, 1998), Liu et al. (1998)
	AR	13q12	*LGMD2C* (=*SGCG*) (γ-Sarcoglycan)	253700	Ben Othmane et al. (1992), Azibi et al. (1993), Noguchi et al. (1995), McNally et al. (1996), Piccolo et al. (1996)
	AR	17q12–q21.33	*LGMD2D* (=*SGCA*) (Adhalin=α-Sarcoglycan)	600119	Roberds et al. (1994), Piccolo et al. (1995), Passos-Bueno et al. (1995), Ljunggren et al. (1995), Carrié et al. (1997)
	AR	4q12	*LGMD2E* (=*SGCB*) (β-Sarcoglycan)	253700	Lim et al. (1995), Bönnemann et al. (1995, 1996)
	AR	5q33–q34	*LGMD2F* (=*SGCD*) (δ-Sarcoglycan)	253700	Passos-Bueno et al. (1996), Nigro et al. (1996)
	AR	17q11–q12	*LGMD2G* (Telethonin)	253700	Moreira et al. (1997), Moreira et al. (2000)
	AR	19q13.3	LGMD2I	–	Driss et al. (2000)
Gliedergürtel-MD vom Typ Hutterite	AR	9q31–q34.1	LGMD2H	254110	Weiler et al. (1998)

Tabelle 32.1 (Fortsetzung)

Krankheit	Vererbungs-modus	Genort	Symbol (Genprodukt)	OMIM	Schlüsselzitate
Distale Myopathien					
Distale rezessive Myopathie (Miyoshi-Myopathie)	AR	2p12–14	MM (Dysferlin; s. auch LGMD2B)	254130	Bejaoui et al. (1995), Bashir et al. (1998), Liu et al. (1998)
Distale Myopathie mit geränderten Vakuolen	AR	9p1–q1	DMRV (IBM2)	600737	Ikeuchi et al. (1997)
Hereditäre Einschlusskörpermyopathie, rezessiv	AD	9p1–q1	HIBM (IBM2)	601073	Mitrani-Rosenbaum et al. (1996), Argov et al. (1997)
Autosomal-dominante distale Myopathie	AD	14	MPD1	160500	Laing et al. (1995a)
Tibiale MD (Udd)	AD	2q31	TMD	600334	Haravuori et al. (1998)
Andere Myopathien					
Autosomal-dominante Myopathie mit proximaler Muskelschwäche und frühem Befall der respiratorischen Muskulatur (Edström)	AD	2q24–31	MPRM1	603689	Nicolao et al. (1999)
	AD	2q31	MPRM2	603689	Xiang et al. (1999)
Bethlem-Myopathie	AD	21q22.3	COL6A1-COL6A2 (Kollagen VI, Untereinheit $\alpha1$ oder $\alpha2$)	158810	Jöbsis et al. (1996)
	AD	2q37	COL6A3 (Kollagen VI, Untereinheit $\alpha3$)	158810	Speer et al. (1996), Bertini et al. (1998), Pan et al. (1998)
Okulopharyngeale MD	AD	14q11.2–q13	OPMD (=PABPP2) (Poly-(A-)bindendes Protein 2)	164300	Brais et al. (1995, 1998)
Epidermolysis bullosa simplex in Verbindung mit spät einsetzender MD	AR	8q24–qter	MD-EBS (Plektin)	226670	Gache et al. (1996), Smith et al. (1996), Wuyts et al. (1996)
Desminbezogene Myopathie	AD	11q22	DRM (=CRYAB) ($\alpha\beta$-Crystallin)	123590	Vicart et al. (1998)
	AD, AR	2q35	DES (Desmin)	601419	Goldfarb et al. (1996), Munoz-Marmol (1998)
Myopathie mit exzessiver Autophagie	XR	Xq28	MEAX	310440	Saviranta et al. (1988)
Kongenitale Myopathien					
Myotubuläre Myopathie	XR	Xq28	MTMX (Myotubularin)	310400	Thomas et al. (1987), Laporte et al. (1996, 1997)
Central-core-Myopathie	AD	19q13.1	CCD (=RYR1) (Ryanodinrezeptor)	11700	Kausch et al. (1991), Zhang et al. (1993), Quane et al. (1993)
Nemaline Myopathie	AD	1q21–q23	NEM1 (=TPM3) (α-Tropomyosin)	161800	Laing et al. (1992, 1995b)
	AR	2q21.2–q22	NEM2 (Nebulin)	256030	Wallgren-Pettersson et al. (1995), Pelin et al. (1999)
	AD	1q42.1	ACTA1 (α-Aktin, Skelettmuskel)	101800	Nowak et al. (1999)
Kongenitale Myopathie mit Überschuss an dünnen Myofilamenten	AR	1q42.1	ACTA1 (α-Aktin, Skelettmuskel)	256030	Nowak et al. (1999)
Kongenitale MD vom Typ Fukuyama	AR	9q31–q33	FCMD (Fukutin)	253800	Toda et al. (1993), Kobayashi et al. (1998)
Kongenitale MD mit Merosinmangel	AR	6q2	LAMA2 (Laminin-$\alpha2$-Merosinkette)	156225	Tomé et al. (1994), Hillaire et al. (1994), Helbling Leclerc et al. (1995), Allamand et al. (1997)

Tabelle 32.1 (Fortsetzung)

Krankheit	Vererbungsmodus	Genort	Symbol (Genprodukt)	OMIM	Schlüsselzitate
Kongenitale MD mit sekundärem Merosinmangel	AR	1q42	CMD1B	–	Brockington et al. (2000)
Kongenitale MD mit Integrinmangel	AR	12q13	*ITGA7* (Integrin $\alpha 7$)	600536	Hayashi et al. (1998)
Kongenitale MD mit steifer Wirbelsäule	AR	1p35–36	RSMD-1	602771	Moghadaszadeh et al. (1998)
■ Myotonische Syndrome					
Myotonische Dystrophie (Steinert)	AD	19q13	*DM* (Myotoninproteinkinase)	160900	Renwick et al. (1971), Friedrich et al. (1987), Harley et al. (1992), Buxton et al. (1992), Aslanidis et al. (1992), Mahadevan et al. (1992), Fu et al. (1992), Brook et al. (1992)
Myotonische Dystrophie vom Typ 2	AD	3q	DM2	602608	Ranum et al. (1998)
Myotonie, dominant (Thomsen)	s. unter Ionenkanalkrankheiten				
Myotonie, rezessiv (Becker)	s. unter Ionenkanalkrankheiten				
Rippling-Muskelkrankheit	AD	1q41	RMD	–	Stephan et al. (1994)
Schwartz-Jampel-Syndrom	AR	1p34–p36.1	SJS	255800	Nicole et al. (1995)
Brody-Krankheit	AR	16p12	*SERCA1* (Sarkoplasmische-Retikulum-Ca^{2+}-ATPase)	108730	Odermatt et al. (1996)
■ Ionenkanalkrankheiten der Muskulatur					
– Chloridkanal					
Myotonie, dominant (Thomsen)	AD	7q35	*CLC-1* (Muskelchloridkanal)	160800	Koch et al. (1992b), George Jr et al. (1993)
Myotonie, rezessiv (Becker)	AR	7q35	*CLC-1* (Muskelchloridkanal)	255700	Koch et al. (1992b)
– Natriumkanal					
Hyperkaliämische periodische Lähmung	AD	17q23	*SCN4A* (Natriumkanal-α-Untereinheit)	170500	Fontaine et al. (1990), Patacek et al. (1991a), Rojas et al. (1991), Bulman et al. (1999)
Paramyotonia congenita	AD	17q23	*SCN4A* (Natriumkanal-α-Untereinheit)	168300	Ebers et al. (1991), Koch et al. (1992a), McClatchey et al. (1992), Ptacek et al. (1991b, 1993)
Kaliumverstärkte Myotonie		17q23	*SCN4A* (Natriumkanal-α-Untereinheit)	168300	Heine et al. (1993), Lerche et al. (1993), Ptacek et al. (1994a)
– Kalziumkanal					
Hypokaliämische periodische Paralyse	AD	1q31q–q32	*CACNL1A3* (Kalziumkanal = Dihydropyridin-Rezeptor)	170400	Fontaine et al. (1994)
■ Maligne Hyperthermie					
Maligne Hyperthermie, autosomal-dominant	AD	19q31.1	*MHS1 (=RYR1)* (Ryanodinrezeptor)	180901	MacLennan et al. (1990), McCarthy et al. (1990), Fujii et al. (1991), Gillard et al. (1991, 1992), Quane et al. (1993, 1994), Keating et al. (1994)
	AD	17q11.2–q24	MHS2 (vielleicht SCN4A?)	154275	Levitt et al. (1992), Moslehi et al. (1998)
	AD	7q21–q22	MHS3 (vielleicht CACNL2A?)	154276	Iles et al. (1994)
	AD	3q13.1	MHS4	600467	Sudbrak et al. (1995)
	AD	1q31–q32	*MHS5 (=CACNL1A3)* (Kalziumkanal = Dihydropyridinrezeptor)	601887	Monnier et al. (1997)
	AD	5p	MHS6		Robinson et al. (1997)

Tabelle 32.1 (Fortsetzung)

Krankheit	Vererbungs-modus	Genort	Symbol (Genprodukt)	OMIM	Schlüsselzitate
Metabolische Myopathien					
– Glykogenosen					
Typ II (Pompe)	AR	17q23	GAA (α-Glukosidase)	232300	Hers (1963)
Typ V (McArdle)	AR	11q13	PYGM (Muskeltyp-Phosphorylase)	232600	Mommaerts et al. (1959), Schmidt und Mahler (1959), Lebo et al. (1984), Tsujino et al. (1993a)
Typ VII (Tarui)	AR	1cenq32	PFKM (Muskeltyp-Phosphofruktokinase)	232800	Tarui et al. (1965), Vora et al. (1982), Nakajima et al. (1991)
Typ IX	XR	Xq13	PGK1 (Phosphoglyzeratkinase)	311800	DiMauro et al. (1981a, 1983), Rosa et al. (1982)
Typ X	AR	7p12–p13	PGAMM (Muskel-Phosphoglyzerat-Mutase)	261670	DiMauro et al. (1981b), Edwards et al. (1989), Castella-Escola et al. (1990), Tsujino et al. (1993b)
Typ XI	AR	11p15.4	LDHA (Laktatdehydrogenase)	150000	Kanno et al. (1980), Scrable et al. (1990)
– Krankheiten des Lipidmetabolismus					
Carnitin-Palmitoyltransferase-Mangel	AR	1p32	CPT2	255110	DiMauro und Melis-DiMauro (1973), Finocchiaro et al. (1991), Taroni et al. (1993), Gerella et al. (1994)
Primärer systemischer Carnitinmangel	AR	5q31	CDSP (=OCTN2) (Na$^+$-abhängiger Carnitintransporter)	212140	Nezu et al. (1999)
Kongenitale myasthenische Syndrome					
Slow-channel-Syndrome	AD	2q24–q32	CHRNA (AChRα-Untereinheit)	100690	Sine et al. (1995), Engel et al. (1996b), Croxen et al. (1997)
	AD	17p11–p12	CHRNB1 (AChRβ-Untereinheit)	100710	Engel et al. (1996b), Gomez et al. (1996)
	AD	17p13	CHRNE (AChRε-Untereinheit)	100725	Ohno et al. (1995), Gomez et al. (1995), Engel et al. (1996b)
Fast-channel-Syndrome	AR	17p13	CHRNE (AChRε-Untereinheit)	100725	Ohno et al. (1996)
Acetylcholinrezeptor-Mangel	AR	17p13	CHRNE (AChRε-Untereinheit)	100725	Engel et al. (1996a)
Familiäre infantile Myasthenie	AR	17pter	FIM	254210	Christodoulou et al. (1997)
Kongenitales myasthenisches Syndrom mit Endplatten-Acetylcholin-Esterase-Mangel (Typ 1c)	AR	3p24.2	COLQ (Kollagen Q)	603033	Donger et al. (1998), Ohno et al. (1998)
Spinale Muskelatrophien					
Spinale Muskelatrophie vom Typ Werdnig-Hoffmann	AR	5q11–q13	SMA=SMN (Überlebens-Motoneuronprotein)	253300	Gilliam et al. (1990), Melki et al. (1990a, 1994), Lefebvre et al. (1995), Bussaglia et al. (1995), Rodrigues et al. (1995), Roy et al. (1995), Hahnen et al. (1997)
Spinale Muskelatrophie vom Typ Kugelberg-Welander	AR	5q11–q13	SMA=SMN	253400	Brzustowicz et al. (1990), Melki et al. (1990b), Lefebvre et al. (1995)
Distale spinale Muskelatrophie mit Prädominanz der oberen Gliedmaßen	AD	7p	SMAD1	600794	Christodoulou et al. (1995)
Diaphragmatische spinale Muskelatrophie mit Atemnot		11q13–q21	SMARD1	604320	Grohmann et al. (1999)

Tabelle 32.1 (Fortsetzung)

Krankheit	Vererbungsmodus	Genort	Symbol (Genprodukt)	OMIM	Schlüsselzitate
Familiäre amyotrophische Lateralsklerose	AD	21q22	ALS1 (=SOD1) (Cu/Zn-Superoxid-Dismutase)	105400	Siddique et al. (1991), Rosen et al. (1993)
	AR	2q33–q35	ALS2	205100	Hentati et al. (1994a)
Kennedy-Krankheit	XR	Xq13	SBMA (Androgenrezeptor)	313200	Fischbeck et al. (1986), La Spada et al. (1991)

rischen Neurone, gelegentlich auch in Kombination mit Störungen der zentralen und peripheren Tonusregulation.

Der Begriff „Myopathie" wird manchmal als Oberbegriff für die Gesamtheit aller Muskelkrankheiten, oft aber auch eingeengt gebraucht im Sinne einer Abgrenzung gegenüber primär neurogenen Muskelatrophien und Myositiden. Die von einer deutschen Forschergruppe erarbeitete und mit dem angloamerikanischen Sprachgebrauch verglichene Nomenklatur der neuromuskulären Krankheiten wurde in einer ergänzungsfähigen Kurzform zusammengefasst (s. Schröder et al. 1989).

32.2 Genetisch determinierte Erkrankungen

Unter den Erkrankungen, die nach dem derzeitigen Kenntnisstand auf Veränderungen an den Muskelfasern selbst zurückzuführen sind, sind an erster Stelle die genetisch determinierten Krankheiten zu nennen. Häufiger sind allerdings die entzündlichen Erkrankungen, die in einer repräsentativen Serie von 1000 Muskelbiopsien etwa ein Drittel (28%) aller Fälle ausmachten (Schröder 1982).

Eine umfassende Darstellung des aktuellen Kenntnisstandes hinsichtlich der Erbkrankheiten des Menschen, einschließlich der neuromuskulären Krankheiten, findet sich im Internet unter „Online Mendelian Inheritance in Man (OMIM)" (s. Literatur), wobei die Fortschritte auf diesem Gebiet so rasch sind, dass zusammenfassende Darstellungen nicht mit der Entwicklung Schritt halten können.

Jeweils die neuesten Ergebnisse auf dem Gebiet der hereditären neuromuskulären Krankheiten werden regelmäßig in der Zeitschrift *Neuromuscular Disorders* veröffentlicht (s. Tabelle 32.1).

Hereditär und somit genetisch determiniert sind nicht nur die Muskeldystrophien, sondern auch ein Großteil der sog. kongenitalen Myopathien und der mitochondrialen Myopathien, die myotonischen Erkrankungen, familiären periodischen Paralysen, Störungen des Kohlenhydrat- und Lipidstoffwechsels sowie in der Regel die maligne Hyperthermie, einige Myoglobinurien und die Myositis ossificans generalisata. Auch ein Teil der Fehlbildungen gehört in diese Gruppe. Die Häufigkeit erblicher neuromuskulärer Krankheiten wird auf mindestens 1:3000 geschätzt (Emery 1991a,b).

Literatur

Emery AE (1991a) Population frequencies of inherited neuromuscular diseases – a world survey. Neuromusc Disord 1: 19–29
Emery AE (1991b) Population frequencies of neuromuscular diseases. II. Amyotrophic lateral sclerosis (motor neurone disease). Neuromusc Disord 1: 323–325
Kaplan JG, Fontaine B (2000) s. Neuromusc Disord 10: I–IV
OMIM (Online Mendelian Inheritance in Man): http://www.ncbi.nlm.nih.gov/omim
PubMed: http://www.ncbi.nlm.nih.gov/PubMed
Rowland LP, McLeod JG (1994) Classification of neuromuscular disorders. J Neurol Sci 124 (Suppl): 109–130
Schröder JM (1982) Pathologie der Muskulatur. Springer, Berlin Heidelberg New York
Schröder JM, Hopf HC, Wagner G, Amelung F (Hrsg) (1989) Neuromuskuläre Krankheiten. Springer, Berlin Heidelberg New York Tokyo

KAPITEL 33 Muskeldystrophien

J. M. SCHRÖDER

INHALT

33.1 X-chromosomal vererbte Erkrankungen 621
33.1.1 Duchenne-Muskeldystrophie 621
33.1.2 Becker-Muskeldystrophie 625
33.1.3 Emery-Dreifuss-Muskeldystrophie 625
33.1.4 Kalimo-Myopathie 626
33.1.5 Weitere Formen 626
33.2 Fazioskapulohumerale Muskeldystrophie 626
33.3 Muskeldystrophien vom Gliedergürteltyp 628
33.3.1 Autosomal-dominant erbliche Formen 629
33.3.2 Autosomal-rezessiv erbliche Formen 629
33.3.3 Weitere genetisch identifizierbare Myopathien aufgrund defekter Proteine 630
33.4 Distale Myopathien 631
33.5 Okuläre Syndrome 631
33.5.1 Autosomal-dominante okulopharyngeale Muskeldystrophie 633
33.5.2 Autosomal-rezessive okulopharyngeale Muskeldystrophie 633
33.6 Kongenitale Muskeldystrophien 633
33.6.1 Walker-Warburg-Syndrom 634
33.6.2 Arthrogryposis multiplex congenita 634
Literatur 635

Die Muskeldystrophien sind eine heterogene Gruppe genetisch determinierter Erkrankungen mit progressivem Skelettmuskelschwund, bei denen entsprechende Veränderungen am zentralen oder peripheren Nervensystem fehlen.

Die verschiedenen Formen der Muskeldystrophie unterscheiden sich hinsichtlich Erbgang, Krankheitsbeginn, Pathomorphologie, Topik und Verlauf voneinander.

33.1 X-chromosomal vererbte Erkrankungen

33.1.1 Duchenne-Muskeldystrophie

Die von Duchenne de Boulogne beschriebene und nach ihm benannte Muskeldystrophie ist nach der zystischen Fibrose mit einem Fall auf etwa 3500 männliche Lebendgeborene die häufigste Erbkrankheit mit progredientem malignen Verlauf im Kindesalter.

Sie ist auch, von einigen anderen, z. T. definierten Stoffwechselleiden abgesehen, die schwerste Form einer erblichen Muskelerkrankung. Das Synonym „pseudohypertrophische Muskeldystrophie" ist unzweckmäßig, da die Pseudohypertrophie (der Waden) bei sonst typischen Fällen fehlen kann und auch bei anderen Formen neuromuskulärer Krankheiten vorkommt.

■ **Genetik.** Der Erbgang ist X-chromosomal-rezessiv, d. h., die Übertragung erfolgt durch heterozygote Frauen (Konduktorinnen) auf durchschnittlich 50% ihrer Söhne. Das defekte Gen ist auf dem kurzen Arm des X-Chromosoms lokalisiert (Xp21) und mit 2,3 Megabasen eines der größten bekannten Gene. Die deshalb auch *Xp21-Dystrophie* genannte Muskeldystrophie kann aufgrund von Chromosomentranslokationen und -anomalien selten einmal bei Mädchen sowie beim Turner-Syndrom (z. B. bei den Chromosomenanomalien X0, X/XX etc.) auftreten. Ein Drittel der Fälle ist auf Spontanmutationen zurückzuführen. Konduktorinnen lassen sich heute relativ zuverlässig mit der quantitativen Multiplex-Polymerasekettenreaktion identifizieren (Ioannou et al. 1992).

Durch die revolutionäre Entdeckung von *Dystrophin* als dem Produkt des abnormen Gens durch Hoffman et al. (1987) und Koenig et al. (1987, 1988) mit Methoden der reversen Gentechnik ist die Erforschung der neuromuskulären Krankheiten in ein neues Stadium getreten. Dystrophin ist ein Zytoskelettprotein mit hohem Molekulargewicht, das die Muskelplasmamembran im Zytoskelett verankert.

Mit Southern-blot-Analysen oder der Polymerasekettenreaktion sind bei etwa 65% der Jungen mit der Muskeldystrophie vom Typ Duchenne-Dystrophin-Gendeletionen oder Duplikationsmutationen oder, wenn auch nur selten, Punktmutationen nachgewiesen worden, welche die Synthese des

Dystrophins hemmen oder auch nur partiell behindern (wobei bisher unklar ist, worauf die Erkrankung bei den übrigen 35% der erkrankten Jungen zurückzuführen ist) (Clemens et al. 1992).

Pathogenese. Pathogenetisch steht die Hypothese eines primären Plasmamembrandefekts aufgrund des Mangels an Dystrophin im Zentrum der Diskussion. Man spricht deshalb auch von *Dystrophinopathien* und meint damit die verschiedenen genetischen Varianten einschließlich der allelen Becker-Dystrophie (s. 33.1.2). Dadurch kann es zu einem abnormen Kalziumeinstrom in die Muskelfaser und zu herdförmigen Destruktionsherden an der Oberfläche der Faser mit nachfolgender segmentaler Nekrose kommen. Ein nachgewiesener 42–61%iger Mangel an *Vinculin*, einem weiteren Zytoskelettprotein, spielt zumindest bei der Dystrophie vom Typ Duchenne möglicherweise eine zusätzliche Rolle (Minetti et al. 1992).

Von den Xp21-Dystrophien abzugrenzen sind Fälle mit Anomalien dystrophinassoziierter Glykoproteine, die eine Duchenne-ähnliche Muskeldystrophie verursachen können, aber autosomal-rezessiv erblich sind (Zatz et al. 1994) (vgl. Abb. 31.2 und Tabelle 32.1; s. unten).

Klinik. Die ersten Symptome treten zumeist während des Stehen- und Gehenlernens vor dem 3. Lebensjahr auf. Die Atrophien manifestieren sich vor allem im Bereich des Beckengürtels, des Rumpfes, später auch des Schultergürtels und generalisieren schließlich.

Die Serumkreatinphosphokinase-(CK-)Aktivität ist so hoch wie bei kaum einer anderen neuromuskulären Erkrankung (um 10 000 IE und mehr). Auch die Serumpyruvatkinase kann erhöht sein, kaum jedoch die anderen Serumenzyme. Eine ausgeprägte Kreatinurie kommt häufig vor.

Morphologie. Die histopathologischen Veränderungen im Muskel hängen stark vom untersuchten Stadium der Erkrankung ab.

Entscheidend für die Diagnose ist der immunhistochemische Nachweis eines Fehlens von Dystrophin an der Oberfläche der (unfixierten, uneingebetteten) Muskelfasern im Kryostatschnitt (Abb. 33.2 a).

Dystrophinpositive Fasern kommen jedoch bei 40% der Duchenne-Patienten vor, wenn auch nicht häufiger als in 0,01–6,81% der Fasern (Fanin et al. 1992); sie sind normotroph und werden als Zeichen einer „somatischen Reversion der Mutation" interpretiert („revertierte Fasern"; Abb. 33.2 a). Sind mehr Fasern immunreaktiv gegenüber Dystrophinantikörpern, handelt es sich vermutlich um mildere Formen des Xp21-Dystrophie (Becker-Typ). Eine Korrelation zwischen der Zahl der revertierten Fasern und den zugrunde liegenden Deletionen ließ sich nicht nachweisen (Wang et al. 1999).

Anfangs bestehen die Veränderungen hauptsächlich aus einer Variabilität der Faserkaliber mit fokalen Arealen degenerierender oder regenerierender Fasern (Abb. 31.1c, 33.1 a, 33.2 a).

In späteren Stadien nehmen die Faserkalibervariationen zu, ebenso das Ausmaß der Degeneration oder Regeneration. Es kommen in charakteristischer Weise abgerundete, opake Fasern vor mit sog. Deltaläsionen (Mokri u. Engel 1975), d. h. keilförmig unter dem defekten Sarkolemm gelegenen myofibrillären Destruktionsherden. Außerdem finden sich sog. „myoballs", zentrale Kerne, aufgesplitterte Fasern sowie Proliferationen des Binde- und Fettgewebes (Mastaglia u. Walton 1992).

Mit *weiterem Fortschreiten* der Erkrankung erscheint die regenerative Aktivität weniger ausgeprägt (Jennekens et al. 1991) und es kommt zu einem zunehmenden Verlust an Muskelfasern, zu einem Ersatz durch Bindegewebe und später auch durch Fettgewebe. In den *Endstadien der Erkrankung* ist das Muskelgewebe weitgehend durch Fettgewebe mit übrig bleibenden Inseln von Muskelfasern ersetzt (Abb. 33.1 b).

Histochemisch fällt anfangs eine Prädominanz der Typ-1-Fasern und später eine häufigere Atrophie der Typ-1-Fasern als der Typ-2-Fasern (Wang et al. 1999) sowie der relative Verlust einer Differenzierung der verschiedenen Fasertypen nach der myofibrillären ATPase-Reaktion bei pH 9,4 auf. Bemerkenswert ist auch eine Zunahme der Satellitenzellen sowie eine Vergrößerung der Muskelfaserkerne.

Die mittlere Kapillargröße zwischen den Muskelfasern ist ebenfalls erhöht, ihre Basalmembranen erscheinen redupliziert und verbreitert. Im Bereich der motorischen Endplatten findet sich eine fokale Atrophie der postsynaptischen Falten, aber kein Hinweis auf eine Degeneration der Nervenendigungen.

Das *Herz* ist bei 50–80% aller Fälle mit progressiver Muskeldystrophie mit beteiligt, wobei es bei der Duchenne-Muskeldystrophie am häufigsten und am schwersten betroffen ist. Bei 7 von 8 autoptisch untersuchten Fällen fand sich eine beträchtliche myokardiale Fibrose; davon zeigten 5 eine ausgeprägte Fibrose des epimyokardialen Anteils der freien Wand des linken Ventrikels. Demnach ist die Duchenne-Muskeldystrophie eine generalisierte Herz- und Skelettmuskelkrankheit (Frankel u. Rosser 1976).

Intelligenzstörungen sind wiederholt beschrieben worden; sie seien auf eine Störung der Hirnent-

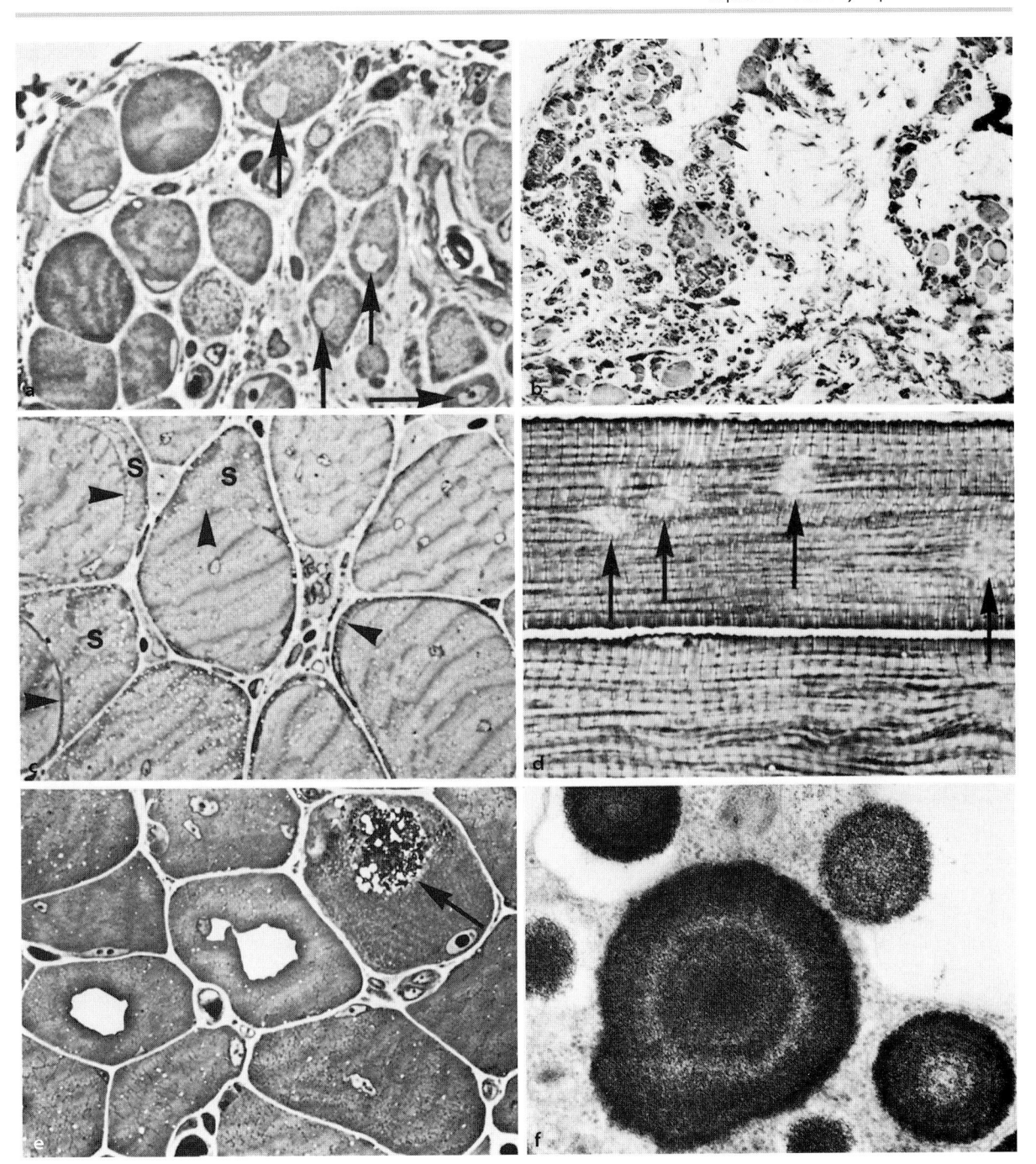

Abb. 33.1. a Duchenne-Muskeldystrophie. M. vastus lateralis eines 22 Monate alten Knaben. Ausgeprägte Muskelfaserkaliberschwankungen mit Störungen der Myofibrillenarchitektur und auffällig große, zentralverlagerten Kernen (*Pfeile*). Das endomysiale Bindegewebe zwischen den Muskelfasern ist deutlich vermehrt (Vergr. 720:1). **b** Fortgeschrittenes Stadium der Duchenne-Muskeldystrophie bei einem 21-Jährigen. Das Fett- und Bindegewebe ist im Sinne einer Vakatwucherung stark vermehrt. Die meisten Muskelfasern sind atrophisch und von Bindegewebe ummauert, nur wenige sind normal dick. Keine hypertrophischen Fasern (Stadium der Dekompensation) (HE; Vergr. 63:1). **c** Myotonische Dystrophie. M. peroneus longus einer 56-jährigen Frau. Typische Ringbinden (*Pfeilköpfe*) mit sarkoplasmatischen Massen (s) und ausgeprägten Kernvermehrungen sowie -zentralverlagerungen (Vergr. 510:1). **d** Familiäre „Multicore-Krankheit". 6-jähriger Junge. M. quadriceps mit fokalen Myofibrillendefekten (*Pfeile*) (Vergr. 1120:1). **e** Hypokaliämische periodische Paralyse. M. vastus lateralis eines 47-jährigen Mannes, der seit dem 17. Lebensjahr an Stunden bis 2 Tage andauernden Lähmungsanfällen litt. Die Muskelfasern enthalten einzelne oder mehrere Vakuolen, die untereinander in Verbindung stehen können. Die Sarkolemmkerne sind vermehrt und vielfach zentralverlagert. Die Faserkalibergröße variiert erheblich. In einer Faser *oben rechts* sind Kalziumsalze ausgefällt (*Pfeile*) (Vergr. 540:1). **f** Elektronenmikroskopische Vergrößerung der in **e** abgebildeten Faser mit Kalziumablagerungen: charakteristische konzentrische Präzipitate in Gestalt von Liesegang-Ringen (Ausfällungsmuster in gesättigten kolloidalen Lösungen). Ein Teil der elektronendichten Ablagerungen wird von Membranen des sarkoplasmatischen Retikulums umgeben (Vergr. 32 000:1)

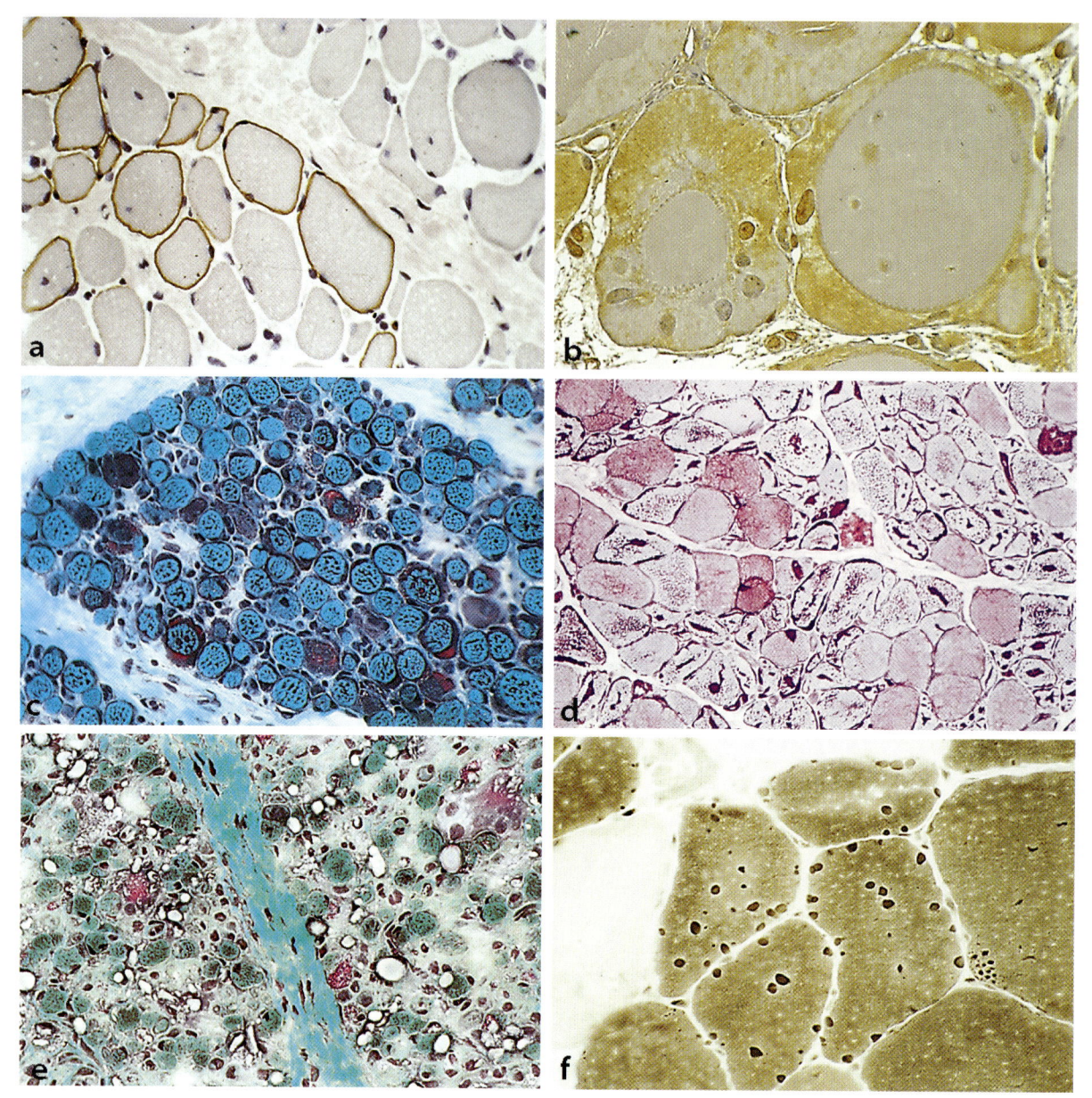

Abb. 33.2. a Duchenne-Muskeldystrophie. Immunhistochemische Reaktion auf Dystrophin (Dys-2). Das Dystrophin fehlt an der Oberfläche der meisten Muskelfasern, nicht aber an der Oberfläche der sog. revertierten Muskelfasern („revertant fibers"). **b** Myotonische Dystrophie. Eine immunhistochemische Reaktion mit Antikörpern gegen Desmin weist eine deutliche Expression im Bereich der sarkoplasmatischen Massen auf, während die zentralen Anteile mit regulär orientierten Myofibrillen keine wesentlichen Reaktionen aufweisen. Typisch für die myotonische Dystrophie sind auch die vielen mehr oder weniger zentralständigen Kerne und die starken Muskelfaserkaliberdifferenzen. **c** Ausgeprägte infantile mitochondriale Myopathie nach Trichromfärbung. Die starke Vermehrung der Mitochondrien ist aus den fuchsinophilen (rötlichen) Ablagerungen unter dem Sarkolemm und zwischen den Myofibrillen ersichtlich. **d** Polyglukosankörpermyopathie im PAS-Präparat. Viele Muskelfasern weisen herdförmige PAS-positive Einlagerungen auf, bei denen es sich um die pathognostischen Polyglukosankörper handelt. **e** Infantile Form einer Polyglukosankörpermyopathie mit extrem starker Anhäufung ungefärbter rundlicher Ablagerungen in den Muskelfasern. Das endomysiale und perimysiale Bindegewebe ist erheblich vermehrt. **f** Hyaline Einschlusskörpermyopathie, wobei die Einschlusskörper nach der ATPase-Reaktion bei pH 4,2 in den dunklen Muskelfasern stark angefärbt sind

wicklung während des Fetallebens zurückzuführen, aber nicht immer nachweisbar (Rapaport et al. 1992). Doch haben die meisten pathologisch-anatomischen Untersuchungen am Gehirn keine konstante Anomalie ergeben (Dubowitz u. Crome 1969). Dystrophin ist auch in der Membran von Nervenzellen nachweisbar, so dass bei „Dystrophinopathien" grundsätzlich mit einer Beteiligung des Nervensystems zu rechnen ist.

Verlauf und Prognose.
Die Patienten erreichen nicht das fortpflanzungsfähige Alter. Im Unter-

schied zur milder verlaufenden Xp21-Muskeldystrophie vom Becker-Typ (s. unten) ist mit Rollstuhlabhängigkeit (bzw. Verlust der Gehfähigkeit ohne Gehhilfen) bereits im Alter von bis zu 13 Jahren zu rechnen (Jennekens et al. 1991; Miller 1992); die mittlere Lebenserwartung liegt auch bei optimaler Betreuung unter 20 (18–25) Jahre.

33.1.2 Becker-Muskeldystrophie

Diese Krankheit wird wie die Duchenne-Muskeldystrophie durch einen X-chromosomalen geschlechtsgebundenen Mechanismus übertragen (Becker u. Kiener 1972). Auch verhält sich diese Form der Muskeldystrophie hinsichtlich des klinischen Bildes und der Verteilung der Muskelschwäche ähnlich wie der Typ Duchenne, doch ist die Erkrankung weniger stark ausgeprägt und der Verlauf langsamer.

Die Erkrankung beginnt meistens erst im Alter von 7 Jahren. Gehen ist noch jenseits des 20.–30. Lebensjahres möglich. Die CK-Werte im Serum sind beträchtlich erhöht. Etwa 50% der Patienten weisen Symptome vonseiten des Herzens auf, manchmal bevor die Skelettmuskulatur auffällt.

Herztransplantationen haben bei 2 von 5 erfolgreich operierten Patienten zur beruflichen Reintegration geführt (Becker u. Kiener 1972).

■ **Muskelbiopsie.** Die histopathologischen und histochemischen Befunde entsprechen einer Kombination der Befunde bei der Duchenne-Muskeldystrophie und denen einer Gliedergürteldystrophie (s. 33.3) (Leyten et al. 1993).

Die *Dystrophinreaktionen* fallen sehr variabel aus, entweder schwächer als im Normalen oder völlig negativ oder aber inkomplett (Nicholson et al. 1990, 1993), so dass manchmal erst die Immunoblotuntersuchung zum Nachweis des abnormen Dystrophins oder die DNA-Analyse zur endgültigen Diagnose führt (Bornemann u. Anderson 2000).

In allen Biopsien fand sich eine Zunahme der *Kaliberschwankungen* (Abb. 31.1c). Neben vielen kleinen, atrophischen Fasern lassen sich auch mäßig hypertrophische Fasern nachweisen. Große abgerundete opake Fasern kommen in der Hälfte der Fälle vor.

Die *Fasertypendifferenzierung* ist nicht beeinträchtigt, während dies bei der Duchenne-Dystrophie häufig der Fall ist. Ein zahlenmäßiges Überwiegen der Typ-1-Fasern wurde ebenfalls nicht beobachtet. Zentrale Kerne und aufgesplitterte Fasern kommen reichlich vor, eine Veränderung, die sonst häufiger bei der Gliedergürteldystrophie als bei der Duchenne-Dystrophie beobachtet wird.

Basophile Fasern liegen als Zeichen der Regeneration in allen Präparaten vor; kleine Gruppen basophiler Fasern sind jedoch seltener als bei der Duchenne-Dystrophie anzutreffen. Besondere myofibrilläre Architekturstörungen sind nur selten zu finden.

Eine *Fibrose* ist in der Regel nachweisbar, meist in Abhängigkeit vom Stadium der Erkrankung. Auch pyknotische Kernhaufen in atrophischen Fasern sind gelegentlich zu beobachten, was sonst eher bei neurogenen Muskelatrophien zu finden ist.

Das *Faserspektrum* ist unimodal, doch liegen gelegentlich atrophische Fasern in kleinen Gruppen von 3–5 Fasern zusammen, die eher dystophinnegativ sind als die großen Fasern. Die Spinalwurzeln und die Vorderhornzellen sind bei dieser Erkrankung bisher keiner eingehenden morphometrischen Analyse zugeführt worden.

33.1.3 Emery-Dreifuss-Muskeldystrophie

Die X-chromosomale Muskeldystrophie vom Typ Emery-Dreifuss (EDMD) ist durch eine langsam progressive Schwäche mit Schwund der skapulohumeralen, tibialen sowie peronealen Muskulatur mit frühen Kontrakturen an den Ellenbeugen, den Achillessehnen und den dorsalen Halsmuskeln, evtl. bevor es zu einer Muskelschwäche kommt, gekennzeichnet. Häufig tritt eine Kardiomyopathie auf, die mit Überleitungsstörungen verbunden ist (Funakoshi et al. 1999). Die CK-Werte im Serum sind normal bis auf das 10fache erhöht. Konduktorinnen können klinisch manifeste myopathische Veränderungen und Herzrhythmusstörungen aufweisen, die wie bei den manifest erkrankten männlichen Patienten zum plötzlichen Tod führen können, ohne dass eine Skelettmuskelschwäche besteht.

■ **Genetik.** Die Krankheit ist in der Regel, wenn auch nicht immer (Taylor et al. 1998), auf Mutationen im EDMD-Gen zurückzuführen, das ein Protein mit der Bezeichnung *Emerin* – nach dem englischen Genetiker A.E.H. Emery – kodiert (Yates et al. 1999; Wilson 2000). Das Emerin ist in der Kernmembran lokalisiert. Einige Patienten mit einem skapuloperonealen oder „Rigid-spine-Syndrom" sind möglicherweise als EDMD-krank zu klassifizieren (s. dort).

Histopathologisch sind myopathische Veränderungen, *immunhistochemisch* das pathognostische Fehlen des Emerins in den Kernen der Muskelfasern und *elektronenmikroskopisch* Defekte in der Kernmembran nachweisbar (Fidzianska et al. 1998; Squarzoni et al. 1998; Ognibene et al. 1999).

Außerdem gibt es eine *autosomal-dominante Form der Emery-Dreifuss-Muskeldystrophie*, die mit Defekten von Lamin A/C in der Kernmembran verbunden ist (Bonne et al. 1999, 2000; Muchir et al. 2000; Raffaele et al. 2000), allerdings ohne dass es dafür schon einen immunhistochemischen Nachweis gäbe (s. unten).

33.1.4 Kalimo-Myopathie

Eine weitere X-chromosomal-rezessiv erbliche Muskeldystrophie ist durch das Vorkommen zahlreicher granulovakuolärer Einschlüsse gekennzeichnet (Kalimo et al. 1988; Saviranta et al. 1988). Diese Vakuolen sind auf der Innenseite von einer Basalmembran bedeckt und neigen zur exozytotischen Abgabe ihres Inhaltes an den Extrazellulärraum. Die Veränderungen ähneln denen bei der Danon-Krankheit, bei der es sich um eine Glykogenose handelt, die aber nicht X-chromosomal vererbt wird (s. Abschn. 36.1.3).

33.1.5 Weitere Formen

Die X-chromosomal erbliche *myotubuläre Myopathie* wird unter den sog. kongenitalen Myopathien beschrieben (s. Kap. 34), die ebenfalls X-chrosomal erbliche *bulbospinale Muskelatrophie* (Kennedy-Krankheit) unter den neurogenen Muskelatrophien (s. Kap. 43).

Das ebenfalls X-chromosomal erbliche *Barth-Syndrom* (kardioskeletale Myopathie mit Kleinwuchs, Neutropenie und abnormen Mitochondrien sowie 3-Methylgluconacidurie und erniedrigten Blutcholesterolwerten) beruht auf Mutationen im G4.5-Gen und führt zu Veränderungen des Proteins mit der Bezeichnung Taffazin (Orrel u. Griggs 1999).

33.2 Fazioskapulohumerale Muskeldystrophie

Dies ist die dritthäufigste Muskeldystrophie mit einer Prävalenz von 1:20000. Sie ist dominant erblich, offensichtlich heterogen, aber in der Regel dem Chromosomenort 4q35 zugeordnet (Galuzzi et al. 1999), wobei jetzt eine molekulargenetische Diagnose durch Bestimmung der im Krankheitsfall reduzierten Repeatlänge mit einer Restriktionsenzymverdaumethode möglich ist (Orrel et al. 1999; Vielhaber et al. 2002).

■ **Lokalisation, Klinik, Verlauf.** Bei dieser *autosomal-dominanten Muskeldystrophie* (Details zur Genetik s. Tabelle 32.1) sind vorwiegend der Schultergürtel und das Gesicht betroffen. Die faziale Schwäche kann der skapulohumeralen vorausgehen. Darauf hatte bereits Duchenne (1872) hingewiesen, der auch eine ausführliche Beschreibung dieser Erkrankung einige Jahre vor Landouzy und Dejerine (1894) lieferte, obwohl der Name der letztgenannten Autoren in der Regel mit dieser Erkrankung verbunden wird (Literatur s. Schröder 1982).

Die Erkrankung beginnt in der Regel während der Pubertät, doch auch jederzeit zwischen Kindheit und Erwachsenenalter. Häufig kommen abortive und mild erkrankte Fälle vor. Die Muskelschwäche breitet sich in der Regel innerhalb von 20–30 Jahren vom Gesicht und dem Schultergürtel auf die Beckenmuskulatur aus. Selten tritt eine schwere Behinderung auf. Die Patienten bleiben aktiv und erreichen ein normales Lebensalter. Die *CK-Werte* sind bei jungen Patienten mit nur geringen klinischen Symptomen in der Regel leicht erhöht, während sie nach der 5. Dekade in der Regel auf normale Werte absinken.

■ **Morphologie.** Das histopathologische Bild der faszioskapulohumeralen Dystrophie variiert stark in Abhängigkeit vom klinischen Verlauf. Im Vordergrund steht eine *erhöhte Variabilität der Größe beider Fasertypen*. Das Faserkaliberspektrum ist entsprechend verbreitert (Abb. 31.1c). Auffallend häufig kommen isoliert liegende atrophische Fasern vor. Diese Fasern können von reichlich Bindegewebe umgeben sein (Abb. 33.3a). Das gilt für sog. lobulierte und aufgesplittete Fasern (Abb. 33.3b). Gelegentlich ist auch einmal eine Ringbinde zu finden, allerdings ohne sarkoplasmatische Massen. Die Z-Streifen sind in einzelnen Fasern multifokal geringfügig verbreitert; zytoplasmatische Körperchen liegen gelegentlich in deren Nachbarschaft. Vereinzelt sind Fasernekrosen nachweisbar, ebenso Myophagien und basophile Fasern.

■ Es besteht häufig eine Diskrepanz zwischen den relativ geringfügigen pathologischen Veränderungen und der ausgeprägten klinischen Schwäche desselben Muskels.

Zellinfiltrate kommen häufig vor; dabei ist es schwierig, Formen der Myositis mit fazioskapulohumeraler Verteilung oder mit Befall der fazialen und distalen Muskulatur voneinander abzugrenzen. Kernveränderungen sind nicht auffällig. Einige zentralständige Kerne kommen jedoch vor. Fleck- oder wirbelförmig veränderte Typ-1-Fasern sind gelegentlich zu finden. Eine Fibrose ist seltener; sie erreicht nie stärkere Grade.

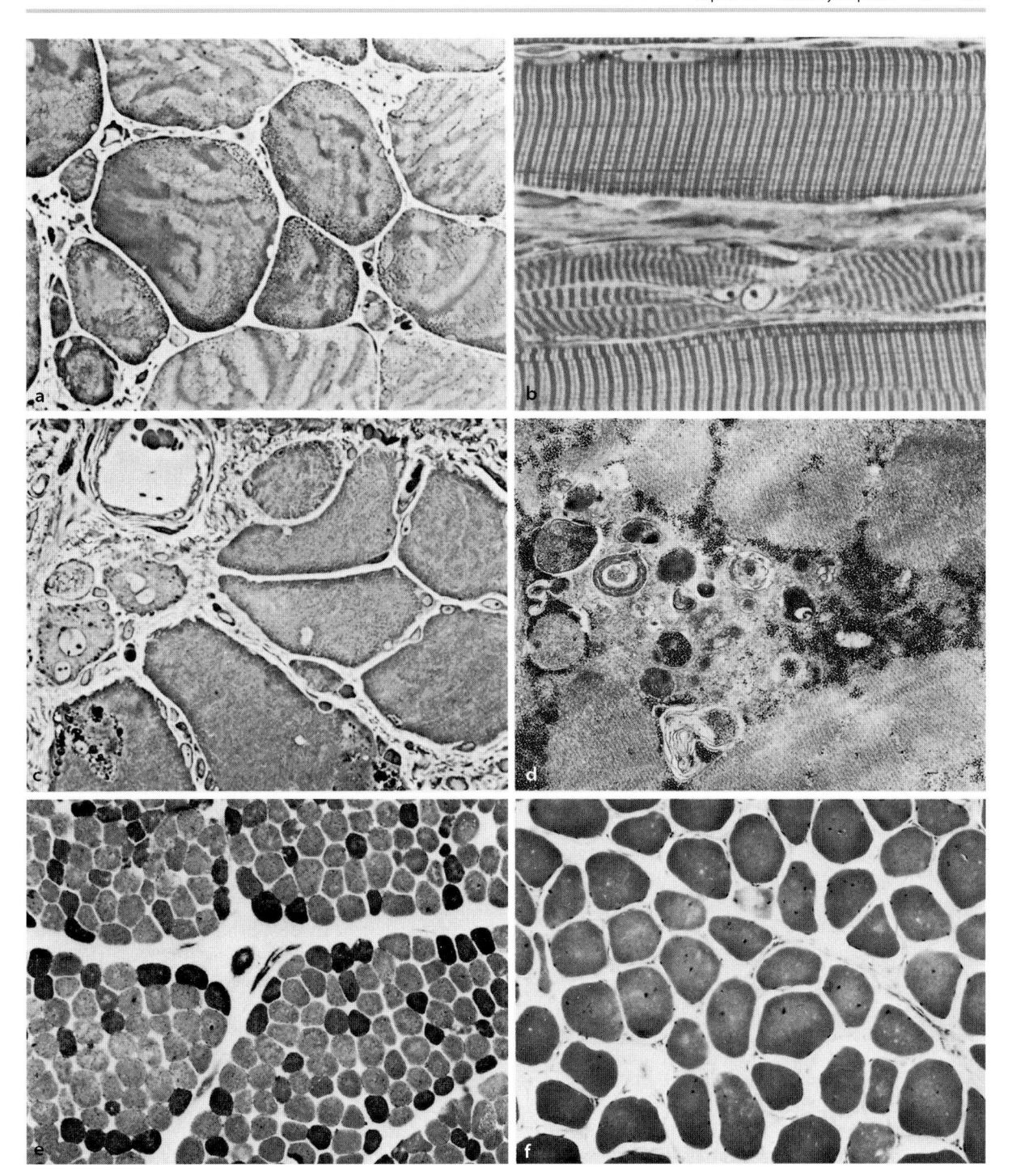

Abb. 33.3. a Faszioskapulohumerale Muskeldystrophie. M. deltoideus eines 17-jährigen Jungen. Herdförmige Faserveränderungen mit fokalen Vermehrungen des Bindegewebes um die veränderten Fasern. In Relation zur Schwere des Krankheitsbildes bemerkenswert geringe Veränderungen (Vergr. 590:1). **b** Gleicher Fall wie in **a**. Longitudinale Faseraufspaltung mit herdförmiger Kernvermehrung, sonst regelrechte Myofibrillenstruktur (Vergr. 700:1). **c** Familiäre okulopharyngeale Muskeldystrophie. M. tibialis anterior einer 61-jährigen Frau. Starke Kaliberschwankungen mit vermehrten Kernen und fokalen Degenerationsherden vor allem in subsarkolemmalen Regionen. Das Bindegewebe ist um die (in manchen Regionen auch gruppenförmig angeordneten) atrophischen Muskelfasern deutlich vermehrt (Vergr. 420:1). **d** Gleicher Fall wie in **c**. Fokale Degradation mit myelinähnlichen Figuren, autophagischen Vakuolen und vermehrtem Glykogen, das z.T. von Vakuolen eingeschlossen ist (Vergr. 16000:1). **e** Autosomal-rezessive distale Myopathie. M. vastus lateralis eines 22-jährigen Mannes. Die Faserkalibergröße variiert beträchtlich. Zahlenmäßig dominieren die Typ-1-Fasern. Myofibrilläre ATPase-Reaktion nach Präinkubation bei pH 9,4 (Vergr. 53:1). **f** Gleicher Fall wie in **e**. Die Sarkolemmkerne sind stark vermehrt und vielfach zentralständig. Eine abgeflachte Faser im Bild *links* ist atrophisch. Ein leerer Sarkolemmschlauch und eine akute Fasernekrose sind ebenfalls zu erkennen (HE; Vergr. 120:1)

Histochemisch lässt sich weder eine gruppierte Atrophie noch eine Fasertypengruppierung nachweisen; es überwiegen gelegentlich die Typ-2-Fasern gegenüber den Typ-1-Fasern. Auffällig war bei einer schweren Verlaufsform eine Überexpression des Fibroblastenwachstumsfaktors FGF und seines Rezeptors (Saito et al. 2000).

■ **Differentialdiagnose.** Abzugrenzen ist gegenüber der fazioskapulohumeralen Muskeldystrophie das *skapuloperoneale Syndrom*, das mit einem Muskelschwund und einer Muskelschwäche proximal an den oberen Extremitäten und zugleich distal an den untern Extremitäten einhergeht und sowohl neurogenen als auch myogenen Ursprungs sein kann. Dabei gibt es sporadische, autosomal-dominante und X-chromosomal-rezessive Erbgänge, so dass die differentialdiagnostische Abklärung einer ausführlichen histopathologischen, histochemischen, klinischen und genetischen Analyse bedarf (Schröder 1982).

■ **Sonstiges.** Die sog. *krikopharyngeale Dysphagie*, die auf eine Obstruktion des Schlundes durch den M. cricopharyngeus zurückzuführen ist, ist hinsichtlich ihrer Ätiologie und Pathogenese wahrscheinlich nicht einheitlich (Cruse et al. 1979). Ein autosomal-dominanter Erbgang ist beschrieben worden (Tabelle 32.1) (Feit et al. 1998). Die histopathologisch beobachteten Zeichen der Degeneration und Regeneration mit interstitieller Fibrose sind nach den bisherigen Untersuchungen zu uncharakteristisch, um eine genauere Klassifikation dieser Erkrankung zuzulassen.

33.3 Muskeldystrophien vom Gliedergürteltyp

■ **Biochemische Grundlagen.** Zum Verständnis der Wechselwirkungen zwischen Dystrophino- und Sarkoglykanopathien sowie der Calpaino- und α2-Lamininopathie sind einige Hinweise zu der normalen Anordnung der Zytoskelettproteine erforderlich, welche die extrazelluläre Matrix mit den strukturellen Muskelproteinen verbinden. *Dystrophin* liegt an der zytoplasmatischen Seite der Plasmamembran und bildet mit mehreren Proteinen und Glykoproteinen (dystrophinassoziierte Glykoproteine, DAGs) den Dystrophin-(Glyko-)Proteinkomplex (DGK). Zu diesem Komplex gehören außer Dystrophin 3 Subkomplexe:
■ der Dystroglykankomplex mit α- und β-Dystroglykan,
■ der Sarkoglykankomplex (SGK) mit α-, β-, γ- und δ-Sarkoglykan,
■ der Syntrophinkomplex mit α-, β1- und β2-Syntrophin.

Der DGK wiederholt sich in Perioden von etwa 130 nm entlang dem Sarkolemm. Außerdem dürfte Dystrophin auch am Zusammenhalt der kontraktilen Proteine mit dem Sarkolemm im Bereich der Z-Linie beteiligt sein; dies ist aus der rippenförmigen Wiederholung immunzytochemischer Reaktionen entlang dem Sarkolemm im Z-Linien-Bereich – mit Perioden von etwa 2250 nm – zu vermuten.

Dystrophin ist am N-terminalen Ende mit der filamentösen Aktinkomponente des Zytoskeletts und am C-terminalen Ende mit β-Dystroglykan verbunden. Möglicherweise ist es auch mit γ-Sarkoglykan verbunden. γ-Sarkoglykan kann über α-, β- und δ-Sarkoglykan eine Verbindung zum β-Dystroglykan ermöglichen, das extrazellulär über α-Dystroglykan und α2-Laminin (Merosin) die Basalmembranen kontaktiert.

■ **Terminologie.** Die Gliedergürtelformen der Muskeldystrophie werden nach der englischen Bezeichnung „limb girdle muscular dystrophy" mit dem Akronym LGMD versehen und dem Typ 1 zugeordnet, sofern sie autosomal-dominant vererbt werden (*LGMD 1A–E*). Die autosomal-rezessiv vererbten Formen werden als *LGMD 2A–I* klassifiziert (Tabelle 32.1).

■ **Klinik und Genetik.** Die Muskeldystrophien vom Gliedergürteltyp manifestieren sich meist primär im Beckengürtel bzw. Oberschenkelbereich mit späterem Aufsteigen in den Schultergürtel. Die Manifestation erfolgt im frühen und späten Erwachsenenalter und seltener in den ersten Lebensjahren (Yamanouchi et al. 1995).

Charakteristisch ist der *autosomal-dominante oder -rezessive* Erbgang; dadurch ist der pelvifemorale Typ (Leyden-Möbius) vom X-chromosomal-rezessiven Becker-Typ der Muskeldystrophie zu unterscheiden. Benigne spinale Muskelatrophien und verschiedene andere kongenitale Myopathien sowie Fälle mit einer Polymyositis mit ähnlicher Lokalisation müssen von diesen autosomal erblichen Krankheitsbildern abgegrenzt werden.

■ **Morphologie.** Muskelbioptisch finden sich ausgeprägte Kaliberschwankungen mit Faserdurchmessern zwischen 2 und 100 µm. Doch kommen auch extrem hypertrophische Fasern mit Durchmessern über 250 µm vor. Die atrophischen Fasern liegen bei der Schultergürtelform wie bei der fazioskapulohumeralen Form vielfach einzeln. Eine bevorzugte Atrophie eines bestimmten Fasertyps ist nicht nachweisbar. Atrophische Fasergruppen mit mehr als 5 Fasern sind auf eine neurogene (spinale) Muskelatrophie verdächtig. Häufig dominieren Typ-1-Fasern. Bei einigen Fällen fehlen die 2-B-Fasern.

Zentralständige Kerne sind häufig nachweisbar, darunter auch bläschenförmige Kerne. Fasernekrosen kommen ebenfalls häufig vor, doch liegen diese zumeist einzeln. Basophile Fasern und Myophagien finden sich seltener als bei der Duchenne-Dystrophie. Gefleckte oder wirbelförmig veränderte Fasern sind besonders häufig zu finden und als diagnostischer Hinweis auf eine Gliedergürteldystrophie zu werten. Auch Ringbinden kommen bei über der Hälfte der Patienten vor. Eine Fibrose und Fettvakatwucherung ist bei fortgeschrittenen Fällen teilweise recht ausgeprägt. Entzündliche Zellinfiltrate können gelegentlich zu einer Verwechslung mit einer Polymyositis führen.

Bei der *Diagnose* müssen klinische und genetische Aspekte berücksichtigt werden, da der immunhistochemische Nachweis nicht immer gelingt (so z.B. beim Mangel an Caveolin oder Calpain) (Bornemann u. Anderson 2000).

■ **Verlauf und Prognose.** Der Schweregrad der Erkrankung variiert erheblich. Einige Fälle erkranken früh und zeigen eine rasche Progression; bei anderen Fällen, die in der Kindheit erkranken, verläuft die Krankheit sehr langsam progressiv, so dass die Patienten bis ins Erwachsenenalter gehfähig bleiben. Die CK-Werte sind in der Regel deutlich erhöht.

33.3.1 Autosomal-dominant erbliche Formen

Die *LGMD 1A* beruht auf Mutationen im Myotilin-Gen auf Chromosom 5q31 (Hauser et al. 2000).

Die *LGMD 1B* ist offenbar identisch mit der autosomal-dominanten Form der Emery-Dreifuss-Muskeldystrophie (s. dort), beruht auf einem Mangel an Lamin A/C (Bonne et al. 1999b; Muchir et al. 2000) und ist mit einer Kardiomyopathie verbunden. Muskelbioptisch ist eine erhöhte Muskelfaserkalibervariabilität nachweisbar, ebenso vermehrt zentral liegende Kerne, Faseraufsplitterungen und eine leichte Fett- und Bindegewebsvermehrung sowie einzelne Nekrosen.

Die *LGMD 1C* (CAV 3) beruht auf einen Mangel an Caveolin 3. Muskelbioptisch ist immunhistochemisch und im Western Blot eine deutliche Verminderung von Caveolin 3 nachweisbar. Doch reicht die immunhistochemische Reaktion zur Diagnose nicht aus; zur definitiven Feststellung ist eine Western-blot-Untersuchung erforderlich (Bornemann u. Anderson 2000).

Bemerkenswerterweise finden sich auch bei der sog. *Rippling-Muskelkrankheit*, die durch abnorme, elektrisch stumme Kontraktionen gekennzeichnet ist, Mutationen im Caveolin-3-Gen (Betz et al. 2001). Elektronenmikroskopisch lassen sich Unregelmäßigkeiten und ein Mangel an Pinocytose-Vesikeln im Sarkolemm nachweisen, während die Endothelzellen massenhaft derartige Vesikel enthalten (eigene unveröffentlichte Beobachtungen).

Die *LGMD 1D* (FDC-CDM) und die *LGMD 1E* sind wohl einem Genlocus, aber noch keinem bestimmten Gen zugeordnet; sie lassen sich auch immunhistochemisch nicht differenzieren (Tabelle 32.1).

33.3.2 Autosomal-rezessiv erbliche Formen

Die *LGMD 2A* (CAPN 3) entspricht klinisch weitgehend einer juvenilen skapulohumeralen Form der Muskeldystrophie. Die Muskelfasern haben regelhaft ein lobuliertes Aussehen. Der zugrunde liegende Calpainmangel lässt sich immunhistochemisch bisher nicht nachweisen; es ist dazu eine Western-blot-Untersuchung erforderlich (Bornemann u. Anderson 2000).

Die *LGMD 2B* ist offenbar identisch mit einer autosomal-rezessiv erblichen Myopathie (Kuhn u. Schröder 1981), die in Japan erstmalig beschrieben worden ist (Miyoshi-Myopathie; Goto et al. 1973), und beruht auf einem Mangel an Dysferlin (Bashir et al. 1998; Liu et al. 1998), dessen Fehlen muskelbioptisch-immunhistochemisch und durch Western Blot nachweisbar ist.

Die *LGMD 2C* (γ-Sarkoglykanopathie) hat einen klinischen Phänotyp ähnlich dem der Duchenne-Muskeldystrophie. Auch muskelbioptisch ist sie durch einen dystrophischen Prozess ähnlich wie bei der Duchenne-Form charakterisiert. Im späteren Stadium nehmen auch die Typ-1-Muskelfasern an Zahl bis auf 60–90% zu. Immunhistochemisch lässt sich ein Fehlen des γ-Sarkoglykans nachweisen. Das Dystrophin ist sekundär vermindert. Außerdem kommt es sekundär zu einem totalen, intermediären oder leichten Mangel an α-, β- und δ-Sarkoglykan.

Die *LGMD 2D* (α-Sarkoglykanopathie, Adhalinmangel) zeigt muskelbioptisch ebenfalls ausgeprägte dystrophische Veränderungen. Immunhistochemisch ist ein Fehlen des α-Sarkoglykans nachweisbar, das in der Regel auch mit einem Fehlen von β- und δ-Sarkoglykan verbunden ist; jedoch ist γ-Sarkoglykan vorhanden. Dystrophin ist vermindert oder normal (Duggan u. Hoffman 1996; Duggan et al. 1996).

Die *LGMD 2E* beruht auf einem Mangel an β-Sarkoglykan (Duclos et al. 1998), dessen Fehlen zusammen mit den übrigen Sarkoglykanen immunhistochemisch in der Muskelbiopsie nachweisbar ist. Die immunhistochemische Expression von Dystrophin, β-Dystroglykan und δ2-Lamin erschien normal, während die von α-, γ- und δ-Sarkoglykan stark und die von α-Dystroglykan bei Mitgliedern einer Amish-Familie deutlich vermindert war.

Die *LGMD 2F* (δ-Sarkoglykanopathie) ist immunhistochemisch durch das Fehlen aller 4 Sarkoglykane, speziell aber des δ-Sarkoglykans, zu diagnostizieren (Nigro et al. 1996; Passos-Bueno et al. 1996; Vainzof et al. 1996).

Die *LGMD 2G* beruht auf einem histochemisch und durch Immunoblots nachweisbaren Mangel an Telethonin, das ein sarkomerisches Protein ist (Moreira et al. 2000).

Die *LGMD 2H* (Moreira et al. 2000) und *LGMD 2I* (Driss et al. 2000) sind noch keinem bestimmten Gen zugeordnet und lassen sich immunhistochemisch noch nicht spezifisch nachweisen.

33.3.3 Weitere genetisch identifizierbare Myopathien aufgrund defekter Proteine

Desmin

Die Desminmyopathien oder Desminopathien (Goebel 1997; Goebel et al. 1997) gehören zu dem Spektrum der genetisch identifizierbaren Myopathien der Skelett- und Herzmuskulatur mit Defekten in Proteinen wie die der Extrazellulärmatrix, des Dystroglykankomplexes, des Dystrophins, der Sarkomere, weiterer intermediärer Filamente und der Komponenten der Kernwand (Lamin A und C, Emerin) (Dalakas et al. 2000). Sie sind eine Untergruppe der myofibrillären Myopathien (De Bleecker et al. 1996), einer heterogenen Gruppe schwerer, dominant erblicher Myopathien der Muskulatur, die oft begleitet werden von Kardiomyopathien, die aufgrund von Überleitungsstörungen im Herzen zu synkopalen Episoden oder plötzlichem Tod führen können. Sie sind schwer zu erkennen, da sie klinisch recht heterogen sind (sowohl von einer Familie zur anderen als auch innerhalb der Familien) und da sie nicht immer spezifische diagnostische Befunde (Desminablagerungen) in den Muskelbiopsien aufweisen. In der Regel sind verschiedene andere Proteine mit betroffen, darunter Dystrophin, Vimentin, β-Spectrin und Gelsolin.

Desmin ist das wichtigste intermediäre Filament der Skelett- und Herzmuskulatur und hat ein Molekulargewicht von 52 kD. Es gewährleistet die strukturelle und funktionelle Integrität der Myofibrillen und wirkt als Zytoskelettprotein, das die Z-Bänder an die Plasmamembran bindet.

Genetik und Histopathologie. Im Desmin-Gen sind Missense-Mutationen nachzuweisen (Goldfarb et al. 1998; Munoz-Marmol et al. 1998; Dalakas et al. 2000) (Tabelle 32.1). *Histopathologisch* sind neben verschiedenartigen myopathischen Veränderungen sog. zytoplasmatische Körper oder Sphäroidkörper (Goebel et al. 1978) und *immunhistochemisch* eine Anhäufung von Desmin nachweisbar (Schröder et al. 1990; De Bleecker et al. 1996; Goebel 1997; Goebel et al. 1997) und wie bei einer besonderen Variante mit amorphen Desminablagerungen (Rappaport et al. 1988) auch eine Desminvermehrung im Western Blot.

Plektin

Eine spät auftretende autosomal-rezessive Gliedergürtelform der Muskeldystrophie resultiert aus einem Mangel an Plektin (Banwell et al. 1999), das *immunhistochemisch* durch die fehlende Expression von Plektin am Sarkolemm mit monoklonalen Antikörpern nachgewiesen werden kann (Gache et al. 1996). Plektin ist mit den intermediären Filamenten assoziiert und stellt ein Bindungsprotein dar, das Desmin an die Z-Bänder bindet (Hijikata et al. 1999).

Die Krankheit ist mit einer Epidermolysis bullosa simplex verbunden, da Plektin auch in den basalen Keratinozyten der Haut fehlt. Plektin bindet in der Haut mit dem häufigsten humanen intermediären Filament, nämlich dem *Keratin*.

Sonstige

αB-Crystallin: Dieses schützt die Desminfilamente vor stressinduzierten Schäden und verursacht im Fall einer Mutation seines Gens eine Myopathie, die der Desminmyopathie ähnelt (Vicart et al. 1998).

Aktin: Eine exzessive Anhäufung von Aktinfilamenten in den Muskelfasern ist bei einer kongenitalen Myopathie (s. dort) schon lichtmikroskopisch erkennbar (Bornemann et al. 1996), was auf inzwischen identifizierte Mutationen im zugehörigen Gen zurückzuführen ist (Tabelle 32.1). Im Kern und im Sarkoplasma können (so auch bei einem eigenen unveröffentlichten Fall) elektronenmikroskopisch Nemalin-ähnliche Korpuskel nachweisbar sein.

Kollagen VI: Zwei Myopathien, die auch als Bethlem-Myopathie bezeichnet werden, sind durch Mutationen im Gen des Kollagens VI, Untereinheit α1 oder α2 und α3 gekennzeichnet (Jobsis et al. 1996a, b; Speer et al. 1996).

Weitere Myopathien, die durch das Fehlen oder die Ablagerung von *Myotubularin, Ryanodin-Rezeptor, α-Tropomyosin, Nebulin, Fukutin, Merosin* und *α7-Integrin* gekennzeichnet sind, werden wenigstens teilweise unter den kongenitalen Myopathien oder kongenitalen Muskeldystrophien beschrieben (weitere Einzelheiten s. Tabelle 32.1).

33.4 Distale Myopathien

Die meisten bisher beschriebenen distalen Myopathien sind seltene, autosomal-dominant erbliche Erkrankungen, bei denen die Muskelschwäche zuerst entweder an den Füßen oder an den Händen auftritt und nur langsam oder überhaupt nicht fortschreitet. Manche dieser Fälle sind allerdings, gemessen an den neueren Untersuchungsmethoden, unvollständig untersucht, so dass eine neurogene Pathogenese nicht immer mit Sicherheit auszuschließen ist; denn in der Regel sind distale Muskelatrophien bzw. -paresen auf üblicherweise distal akzentuierte Polyneuropathien verschiedenster Genese zurückzuführen.

Zu unterscheiden sind folgende Formen:
- kongenitale distale Myopathie,
- distale Myopathie mit Beginn in der Kindheit,
- Myopathia distalis juvenilis hereditaria (Biemond 1955) (wahrscheinlich neurogen bedingt),
- Myopathia distalis tarda hereditaria (Welander 1951).

Letztere, die autosomal-dominant erbliche *Welander-Krankheit*, ist am eingehendsten untersucht. Die Erkrankung beginnt zumeist im Alter von 50 Jahren, seltener vor dem 40. Lebensjahr. Das Leiden ist langsam progressiv und hat keinen Einfluss auf die Lebenserwartung. *Mikroskopisch* finden sich anfangs mäßige Vermehrungen des interstitiellen Bindegewebes sowie Kaliberschwankungen, wobei langsame Zuckungsfasern dominieren und neurogene Einflüsse ein Rolle spielen (Thornell et al. 1984). Als Besonderheit sind die sog. zytoplasmatischen (oder sarkoplasmatischen) Körper mit intermediären Filamenten (Desmin) nachweisbar (Edström et al. 1980; Thornell et al. 1980). Die Muskelfasern erscheinen z. T. abgerundet, die Zahl der Kerne ist vermehrt; zentrale Kerne kommen nur gelegentlich vor. In späteren Stadien werden die Muskelfasern fast vollständig vom Bindegewebe umhüllt. Die Kaliberschwankungen der Muskelfasern werden ausgeprägter, wobei zwischen extrem dünnen bis zu hypertrophischen Fasern alle Übergänge vorkommen. Auch Faseraufsplitterungen und Vakuolen sind gelegentlich zu finden. Eine Fettinfiltration ist vor allem in den Beinmuskeln nachweisbar. Myophagien sind in der Regel vorhanden. Gelegentlich sind auch perivaskuläre Rundzellen nachweisbar, die als reaktive Veränderungen zu sehen sind. In den Endstadien dominiert das Bindegewebe; gelegentlich ist eine Lipomatose nachweisbar, insbesondere in der Beinmuskulatur (Edström 1975). Auch ist eine periphere Neuropathie nachweisbar (Borg et al. 1989).

Eine *hereditäre distale Myopathie mit Beginn in der frühen Kindheit* ist ebenfalls beschrieben worden, auch eine schwere *juvenile autosomal-rezessive Form* ohne (Abb. 33.3e, f) (vgl. LGMD 2B) oder mit autophagischen Vakuolen (Mizusawa et al. 1987a, b, Sunohara et al. 1989; Ikeuchi et al. 1997) sowie eine vermutlich identische „sporadische" Form mit granulären Einschlüssen und Vakuolen (Swash et al. 1988).

Die dominant (Eisenberg et al. 1999) und rezessiv erblichen (Amato u. Shebert 1998) *Einschlusskörpermyopathien* sind lichtmikroskopisch durch autophagische Vakuolen („rimmed vacuoles") und elektronenmikroskopisch durch membranöse zytoplasmatische Körper in den Vakuolen und daneben oder in Kernen liegende tubulofilamentöse Einschlüsse mit einem Durchmesser von ca. 15–20 nm gekennzeichnet, wie sie auch bei der Einschlusskörpermyositis vorkommen (Abb. 33.4a). Doch können die familiären Einschlusskörpermyopathien sowohl proximal als auch distal ausgeprägt sein (Askanas u. Engel 1998; Hermanns et al. 2000).

Eine dominant erbliche *Tibialis-Muskeldystrophie*, bei der nahezu ausschließlich der M. tibialis anterior degeneriert, wurde von Udd et al. (1993, 1998) und Haravuori et al. (1998) beschrieben.

33.5 Okuläre Syndrome

Eine Schwäche der äußeren Augenmuskeln kann allein oder in Verbindung mit einer generalisierten neuromuskulären Erkrankung oder als Teil komplexer Syndrome mit Beteiligung auch anderer Systeme auftreten.

Ursächlich kommen Veränderungen im Kerngebiet der Augenmuskelnerven, im Nerv selbst, an der neuromuskulären Endplatte oder im Muskel in Frage.

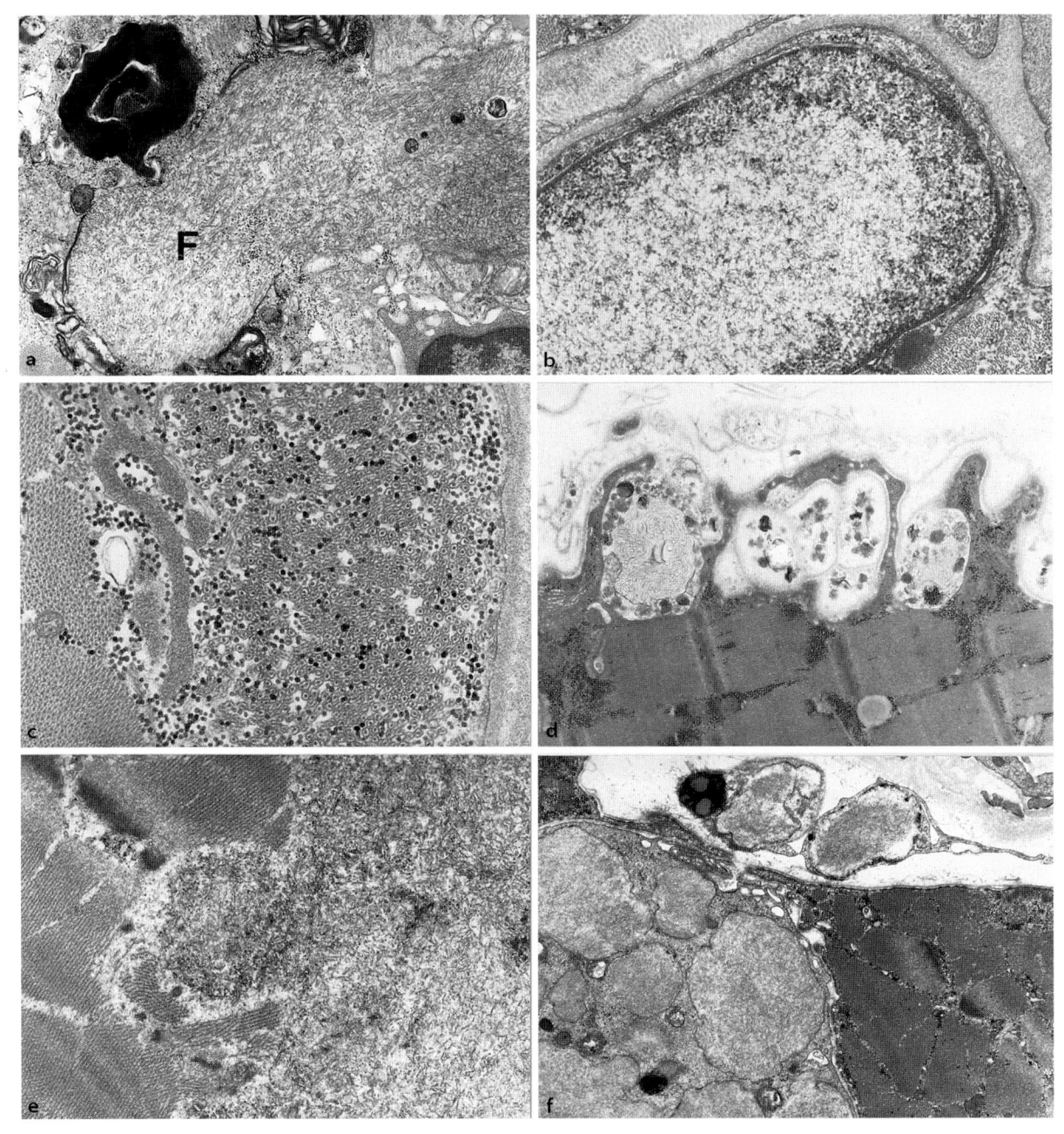

Abb. 33.4 a–f. Pathognostische, nur elektronenmikroskopisch differenzierbare Muskelfaserveränderungen bei verschiedenartigen Myopathien. **a** Tubulofilamentöse Muskelfasereinschlüsse (*F*) bei der sog. Einschlusskörpermyositis. Der Durchmesser der einzelnen Filamente beträgt ca. 15–21 nm; sie liegen hier in unmittelbarer Nachbarschaft von membranösen zytoplasmatischen (myelinähnlichen) Körpern, die in Kryostatschnitten zu dem Bild der autophagischen Vakuolen („rimmed vacuoles") führen. Die myelinähnlichen Korpuskel lösen sich im Kryostatschnitt größtenteils aus dem Sarkoplasma und hinterlassen artifizielle Hohlräume (Vergr. 10 000 : 1). **b** Okulopharyngeale Muskeldystrophie mit typischem Kerneinschluss, in dem 8,5-nm-Filamente in verschiedenen Richtungen orientiert sind (Vergr. 175 000 : 1). **c** Myopathie mit besonderen tubulären Aggregaten. Die einzelnen Tubuli sind ca. 30 nm breit und enthalten ihrerseits wieder feinere tubulofilamentöse Einschlüsse mit einem Durchmesser von ca. 17 nm. An der Grenze zu den normalen Myofibrillen liegt auf der linken Seite eine lang gestreckte, leicht gebogene Terminalzisterne. Zwischen den einzelnen Tubuli sind stark bleizitratkontrastierte Glykogengranula eingestreut (Vergr. 29 000 : 1). **d** Myopathie mit granulovakuolären Einschlüssen, die hier am Rand der Muskelfaser getroffen sind. Sie sind von einer Basallamina ausgekleidet und zeigen eine exozytotische Tendenz. Neben granulären Komponenten sind auch feinvesikuläre und membranöse Strukturen in den Vakuolen enthalten (Vergr. 12 000 : 1). **e** Randzone eines Polyglukosankörpers, der nicht von einer Membran umgeben ist und aus teils granulären, teils filamentösen Komponenten besteht (Vergr. 13 000 : 1). **f** Membrangebundene Polyglukosankörper innerhalb eines Makrophagen, der in einer aufgespaltenen Muskelfaser liegt, aber noch von einer mit der Muskelfaser gemeinsamen Basalmembran eingeschlossen wird. Darüber und angrenzend an eine im Bild *rechts oben* getroffene Kapillare liegen fibroblastenähnliche Fortsätze, die ebenfalls membrangebundene Polyglukosankörper enthalten (Vergr. 6100 : 1)

Eine äußere Augenmuskellähmung (Ophthalmoplegia externa) und Ptosis gehört nicht zu der Duchenne-, der Gliedergürtel- oder der faszioskapulohumeralen Muskeldystrophie oder zu den spinalen Muskelatrophien. Sie kommt jedoch häufig bei der Myasthenia gravis vor, bei der sie das einzige klinische Symptom sein kann, gelegentlich als Symptom auch bei der myotonischen Dystrophie sowie bei verschiedenen kongenitalen Myopathien wie der myotubulären Myopathie und den mitochondrialen Myopathien (s. unten).

Bei der *differentialdiagnostischen Abgrenzung* der verschiedenen Ursachen einer Erkrankung der äußeren Augenmuskeln ist es wichtig, auf das Ausmaß der Augenbeteiligung zu achten, auf eine Verbindung mit Pupillenveränderungen, die eher auf eine neurale als auf eine myopathische Ursache hinweisen, auf die Verbindung mit einer Retinitis pigmentosa oder andere Pigmentstörungen der Retina, die Mitbeteiligung anderer Hirnnerven oder anderer Muskeln, das Vorhandensein einer Kardiomyopathie und die Verbindung mit Alterationen des Nervensystems oder anderer Systeme (s. Kearns-Sayre-Syndrom, Ophthalmoplegia plus, mitochondriale Myopathien).

In diesem Rahmen ist auch an weitere Ursachen der Ophthalmoplegie zu denken, so z. B. an Abetalipoproteinämie, Refsum-Syndrom (s. Abb. 43.3 g, h), bestimmte familiäre Ataxien und spastische Tetraplegien sowie an die sog. lysosomale Neuromyopathie, von der bisher nur wenige Fälle diagnostiziert worden sind. Letztere ist durch massenhaft sekundäre lysosomale Einschlüsse in den Muskelfasern charakterisiert (Literatur s. Schröder 1982).

33.5.1 Autosomal-dominante okulopharyngeale Muskeldystrophie

Bei diesem seltenen, eigenständigen, autosomal-dominant erblichen Krankheitsbild ist die okuläre Myopathie mit einer Dysphagie verbunden (Brais et al. 1995, 1998; Xie et al. 1998; Blumen et al. 1999).

Molekulargenetisch liegt der Krankheit eine kurze Expansion von 8–13 GAG-Trinukleotiden im Gen für das Poly(A)-Bindungsprotein 2 (PABP2) zugrunde (Tabelle 32.1). Die *klinische Ausprägung* des Krankheitsbildes ist allerdings so variabel, dass Fälle vorkommen, die nur eine Dysphagie oder nur eine okuläre Symptomatik aufweisen. Einige Fälle haben eine Ptose ohne äußere Ophthalmoplegie, andere haben gleichzeitig eine Skelettmuskelschwäche.
Muskelbioptisch fallen fokale Degradationsherde mit Vakuolen und reichlich myelinähnlichen lamellierten Zytoplasmakörperchen auf (Abb. 33.3 c, d). In etwa 5% der Kerne kommen bei der dominant erblichen Form spezifische filamentöse Einschlüsse vor, die sich nur elektronenmikroskopisch nachweisen lassen und sich von denen bei der Einschlusskörpermyositis unterscheiden: Ihr Durchmesser ist mit 8,5 mm nur etwa halb so dick wie bei letzterer (Tomé u. Fardeau 1980) (Abb. 33.4 b).

Die *autosomal-dominant erbliche Myopathie mit kongenitalen Kontrakturen, Ophthalmoplegie und autophagischen Vakuolen* (Darin et al. 1998) geht zwar ebenfalls mit okulären Symptomen einher, doch wird sie bei den kongenitalen Myopathien mit Kern- oder Kernstellungsanomalien beschrieben (s. Kap. 34).

33.5.2 Autosomal-rezessive okulopharyngeale Muskeldystrophie

Eine familiäre, offensichtlich autosomal-rezessiv erbliche Form der Muskeldystrophie mit vorwiegend okulärer und pharyngealer Symptomatik, aber zusätzlicher distaler Muskelbeteiligung und besonderen Kerneinschlüssen, die sich von denen bei der dominant erblichen Form unterscheiden, ist ebenfalls beschrieben worden (Schröder et al. 1995). Diese Kerneinschlüsse bestehen aus kompakten Bündeln von parallel ausgerichteten geraden oder helikal umeinander gewundenen 2–4 nm dünnen Filamenten, deren äußerer Durchmesser etwa 12–15 nm und deren Periodizität in Längsrichtung etwa 15 beträgt. Abnorme Mitochondrien mit parakristallinen Einschlüssen kommen wie bei der dominant erblichen Form der okulopharyngealen Muskeldystrophie vor. Die Abgrenzung gegenüber einer als rezessiv erblich imponierenden dominant erblichen Form der okulopharyngealen Muskeldystrophie (Orrel u. Griggs 1999) ist vorerst nur elektronenmikroskopisch möglich.

33.6 Kongenitale Muskeldystrophien

Die kongenitalen Muskeldystrophien (vgl. Tabelle 32.1; molekularbiologische Details s. Orrel u. Griggs 1999) sind eine heterogene Gruppe von Erkrankungen, die sich zum Zeitpunkt der Geburt durch eine ausgeprägte Hypotonie und Muskelschwäche der Extremitäten, des Stammes und des Gesichtes manifestieren. Bei einem Großteil der Fälle bestehen Kontrakturen (s. 33.6.2) in verschiedenen Muskeln bereits zum Zeitpunkt der Geburt, bei anderen entwickeln sich die Kontrakturen erst später. Intellektuelle Störungen und Herzveränderungen kommen häufig vor und dienen zur genaueren Klassifikation (s. unten), soweit diese heute möglich ist. Die Schwäche ist relativ stationär, und bei einigen Fällen kommt es sogar zu einer Besserung. Gehen ist evtl. nicht vor einem Alter von 2 Jahren möglich.

Leyten et al. (1993) haben noch 4 Formen oder Schweregrade unterschieden, wobei in zunehmendem Maße eine genauere Definition auf der Basis molekulargenetischer Befunde möglich wird und eine Abgrenzung dieser Gruppe von den sog. kongenitalen Myopathien (s. Kap. 34) problematisch sein kann:
- eine „reine" kongenitale Muskeldystrophie (KMD);
- eine KMD mit normaler (oder subnormaler) Intelligenz und hypodenser weißer Substanz im CT, auch als „okzidentaler Typ der zerebromuskulären KMD" bezeichnet (OKMD);
- eine KMD mit Fehlbildungen im Zentralnervensystem, auch „Fukuyama-Typ der KMD" (FKMD) genannt, heute als Folge eines Gendefekts mit Fukutinmangel identifiziert, wobei Defekte der Basallamina der Muskelfasern und an der Membrana gliae limitans nachweisbar sind (Weiler et al. 1998; Belpaire-Dethiou et al. 1999; Matsubara et al. 1999; Saito et al. 1999; Kumada et al. 2000);
- eine KMD mit Beteiligung des ZNS und der Augen, die sog. Muskel-Augen-Gehirn-Krankheit („muscle, eye and brain disease", MEBD).

Früher wurden relativ benigne (Typ Batten-Turner) und maligne Verlaufsformen (Typ De Lange) der kongenitalen Muskeldystrophie unterschieden, die zwar klinisch, aber nicht zweifelsfrei morphologisch zu unterscheiden waren.

Muskelbioptisch entsprechen die Veränderungen einem dystrophischen Prozess. Ein auffälliger Befund bei vielen Biopsien ist die ausgeprägte Fettvakatwucherung und die Proliferation des Bindegewebes, deren Ausmaß in der Regel von der Dauer der Erkrankung abhängt.

- Die Muskelbiopsie macht einen bösartigeren Eindruck, als es nach dem klinischen Bild zu erwarten wäre. Daher kann das Biopsiebild nicht zur Bestimmung des Schweregrades der Erkrankung oder für die Prognose herangezogen werden.

Die Faserkaliber variieren beträchtlich. Fasernekrosen, Myophagien oder regenerierende Fasern finden sich jedoch nur vereinzelt. *Immunhistochemisch* ließen sich im Hinblick auf den Dystrophin-, Vimentin- und Desmingehalt keine sicheren Abweichungen von der Norm feststellen (Leyten et al. 1993), obwohl andere Autoren bei einigen Fällen eine abnorme Dystrophinexpression beschrieben haben. Doch ist dabei zu beachten, dass regenerierende Fasern, wie sie bei nahezu allen Muskeldystrophien vorkommen, grundsätzlich eine vermehrte Expression zumindest von Desmin und Vimentin aufweisen (Gallanti et al. 1992).

33.6.1 Walker-Warburg-Syndrom

Das Walker-Warburg-Syndrom (WWS) ist ein seltenes autosomal-rezessiv vererbtes Krankheitsbild, das charakterisiert wird durch eine Typ II-Lissenzephalie mit Agyrie, zerebellärer Malformation, obstruktivem Hydrozephalus, Retinadysplasie und kongenitaler Muskeldystrophie. Da sich die Symptome des WWS partiell mit dem Fukuyama-Typ der kongenitalen Muskeldystrophie (FKMD) und der Muskel-Augen-Gehirn-Krankheit überlappen, war es bisher ungewiss, ob die genannten Krankheiten auf einen gemeinsamen pathogenetischen Mechanismus zurückzuführen sind. Doch ist inzwischen geklärt, dass die FKMD auf einem Gendefekt beruht, der bei dem typischen WWS nicht nachweisbar ist (Chadani et al. 2000). Die FKMD weist ein weites Spektrum unterschiedlicher klinischer Schweregrade auf, so dass es manchmal schwer ist, zwischen ausgeprägten Fällen mit FKMD und dem WWS zu unterscheiden.

33.6.2 Arthrogryposis multiplex congenita

- Dieses durch kongenitale Gelenkversteifungen charakterisierte Krankheitsbild ist keine eigenständige Krankheit, sondern ein Syndrom, das in der Mehrzahl der Fälle auf eine Erkrankung der Vorderhornzellen des Rückenmarks zurückzuführen ist und seltener auf einer primären Myopathie, einer Radikulopathie oder einer Entwicklungsstörung des Gehirns bzw. des Rückenmarks beruht.

Banker (1994) unterscheidet 15 neurogene und 3 myopathische Formen. Dabei ist sowohl eine dominante als auch eine rezessive Vererbung beobachtet worden; die Mehrzahl der Fälle tritt sporadisch auf. Typisches Kennzeichen sind symmetrische Kontrakturen, wobei die distalen Gelenke stärker betroffen sind als die proximalen. Am häufigsten findet sich ein Klumpfuß in Equinovarusstellung oder eine Flexionsdeformität der Handgelenke. Kyphoskoliose, Brustkorbdeformitäten, abnorme Kopfhaltung und Adduktionsstellung der Gliedmaßen kommen hinzu.

Ebenso ist der *kongenitale Klumpfuß* (Talipes) auf eine Vielzahl von Ursachen zurückzuführen.

Der als *Sprengel-Deformität* (angeborener Schulterhochstand) beschriebene, zumeist einseitige Schulterhochstand ist, wie der kongenitale Klumpfuß, ebenfalls von uneinheitlicher Pathogenese.

Literatur

Amato AA, Shebert RT (1998) Inclusion body myositis in twins (see comments). Neurology 51: 598–600

Askanas V, Engel WK (1998) Sporadic inclusion-body myositis and hereditary inclusion-body myopathies: current concepts of diagnosis and pathogenesis. Curr Opin Rheumatol 10: 530–542

Banker BQ (1994) Congenital deformities. In: Engel AG, Franzini-Armstrong C (eds) Myology, vol 2. McGraw-Hill, New York, pp 1905–1937

Banwell BL, Russel J, Fukudome T, Shen XM, Stilling G, Engel AG (1999) Myopathy, myasthenic syndrome, and epidermolysis bullosa simplex due to plectin deficiency. J Neuropathol Exp Neurol 58: 832–846

Bashir R, Britton S, Strachan T et al. (1998) A gene related to Caenorhabditis elegans spermatogenesis factor fer-1 is mutated in limb-girdle muscular dystrophy type 2B. Nat Genet 20: 37–42

Becker PE, Kiener F (1972) Eine neue X-chromosomale Muskeldystrophie. Arch Psychiat Z Neur 193: 427–448

Belpaire-Dethiou MC, Saito K, Fukuyama Y et al. (1999) Congenital muscular dystrophy with central and peripheral nervous system involvement in a Belgian patient. Neuromusc Disord 9: 251–256

Betz RC, Schoser BG, Kasper D, Ricker K, Ramirez A, Stein V, Torbergsen T, Lee YA, Nothen MM, Wienker TF, Malin JP, Propping P, Reis A, Mortier W, Jentsch TJ, Vorgerd M, Kubisch C (2001) Mutations in CAV3 cause mechanical hyperirritability of skeletal muscle in rippling muscle disease. Nat Genet 28: 218–219

Biemond A (1955) Moypathia distalis juvenilis hereditaria. Acta Psychiatr Scand 30: 25

Blumen SC, Brais B, Korczyn AD et al. (1999) Homozygotes for oculopharyngeal muscular dystrophy have a severe form of the disease. Ann Neurol 46: 115–118

Bonne G, Di Barletta MR, Varnous S et al. (1999a) Mutations in the gene encoding lamin A/C cause autosomal dominant Emery-Dreifuss muscular dystrophy. Nat Genet 21: 285–288

Bonne G, Mercuri E, Muchir A et al. (2000) Clinical and molecular genetic spectrum of autosomal dominant Emery-Dreifuss muscular dystrophy due to mutations of the lamin A/C gene. Ann Neurol 48: 170–180

Borg K, Solders G, Borg J, Edstrom L, Kristensson K (1989) Neurogenic involvement in distal myopathy (Welander). Histochemical and morphological observations on muscle and nerve biopsies. J Neurol Sci 91: 53–70

Bornemann A, Anderson LV (2000) Diagnostic protein expression in human muscle biopsies. Brain Pathol 10: 193–214

Bornemann A, Petersen MB, Schmalbruch H (1996) Fatal congenital myopathy with actin filament deposits. Acta Neuropathol (Berl) 92: 104–108

Brais B, Xie YG, Sanson M et al. (1995) The oculopharyngeal muscular dystrophy locus maps to the region of the cardiac alpha and beta myosin heavy chain genes on chromosome 14q11.2-q13. Hum Mol Genet 4: 429–434

Brais B, Bouchard JP, Xie YG et al. (1998) Short GCG expansions in the PABP2 gene cause oculopharyngeal muscular dystrophy. Nat Genet 18: 164–167 (published erratum in Nat Genet 19: 404)

Chadani Y, Kondoh T, Kamimura N et al. (2000) Walker-Warburg syndrome is genetically distinct from fukuyama type congenital muscular dystrophy. J Neurol Sci 177: 150–153

Clemens PR, Ward PA, Caskey CT, Bulman DE, Fenwick RG (1992) Premature chain termination mutation causing Duchenne muscular dystrophy. Neurology 42: 1775–1782

Cruse JP, Edwards DA, Smith JF, Wyllie JH (1979) The pathology of a cricopharyngeal dysphagia. Histopathology 3: 223–232

Dalakas MC, Park KY, Semino-Mora C, Lee HS, Sivakumar K, Goldfarb LG (2000) Desmin myopathy, a skeletal myopathy with cardiomyopathy caused by mutations in the desmin gene. N Engl J Med 342: 770–780

Darin N, Kyllerman M, Wahlstrom J, Martinsson T, Oldfors A (1998) Autosomal dominant myopathy with congenital joint contractures, ophthalmoplegia, and rimmed vacuoles. Ann Neurol 44: 242–248

De Bleecker JL, Engel AG, Ertl BB (1996) Myofibrillar myopathy with abnormal foci of desmin positivity. II. Immunocytochemical analysis reveals accumulation of multiple other proteins. J Neuropathol Exp Neurol 55: 563–577

Driss A, Amouri R, Ben Hamida C, Souilem S, Gouider-Khouja N, Ben Hamida M, Hentati F (2000) A new locus for autosomal recessive limb-girdle muscular dystrophy in a large consanguineous Tunisian family maps to chromosome 19q13.3. Neuromusc Disord 10: 240–246

Dubowitz V, Crome L (1969) The central nervous system in Duchenne muscular dystrophy. Brain 92: 805–808

Duclos F, Broux O, Bourg N et al. (1998) Beta-sarcoglycan: genomic analysis and identification of a novel missense mutation in the LGMD2E Amish isolate. Neuromusc Disord 8: 30–38

Duggan DJ, Hoffman EP (1996) Autosomal recessive muscular dystrophy and mutations of the sarcoglycan complex. Neuromusc Disord 6: 475–482

Duggan DJ, Fanin M, Pegoraro E, Angelini C, Hoffman EP (1996) alpha-Sarcoglycan (adhalin) deficiency: complete deficiency patients are 5% of childhood-onset dystrophin-normal muscular dystrophy and most partial deficiency patients do not have gene mutations. J Neurol Sci 140: 30–39

Edström L (1975) Histochemical and histopathological changes in skeletal muscle in late- onset hereditary distal myopathy (Welander). J Neurol Sci 26: 147–157

Edström L, Thornell LE, Eriksson A (1980) A new type of hereditary distal myopathy with characteristic sarcoplasmic bodies and intermediate (skeletin) filaments. J Neurol Sci 47: 171–190

Eisenberg I, Thiel C, Levi T et al. (1999) Fine-structure mapping of the hereditary inclusion body myopathy locus. Genomics 55: 43–48

Fanin M, Danieli GA, Vitiello L, Senter L, Angelini C (1992) Prevalence of dystrophin-positive fibers in 85 Duchenne muscular dystrophy patients. Neuromuscul Disord 2: 41–45

Feit H, Silbergleit A, Schneider LB et al. (1998) Vocal cord and pharyngeal weakness with autosomal dominant distal myopathy: clinical description and gene localization to 5q31. Am J Hum Genet 63: 1732–1742

Fidzianska A, Toniolo D, Hausmanowa-Petrusewicz I (1998) Ultrastructural abnormality of sarcolemmal nuclei in Emery-Dreifuss muscular dystrophy (EDMD). J Neurol Sci 159: 88–93

Frankel KA, Rosser RJ (1976) The pathology of the heart in progressive muscular dystrophy: epimyocardial fibrosis. Hum Pathol 7: 375–386

Funakoshi M, Tsuchiya Y, Arahata K (1999) Emerin and cardiomyopathy in Emery-Dreifuss muscular dystrophy. Neuromuscul Disord 9: 108–114

Gache Y, Chavanas S, Lacour JP, Wiche G, Owaribe K, Meneguzzi G, Ortonne JP (1996) Defective expression of plectin/HD1 in epidermolysis bullosa simplex with muscular dystrophy. J Clin Invest 97: 2289–2298

Gallanti A, Prelle A, Moggio M, Ciscato P, Checcarelli N, Sciacco M, Comini A, Scarlato G (1992) Desmin and vimentin as markers of regeneration in muscle diseases. Acta Neuropathol 85: 88–92

Galluzzi G, Deidda G, Cacurri S et al. (1999) Molecular analysis of 4q35 rearrangements in fascioscapulohumeral muscular dystrophy (FSHD): application to family studies for a correct genetic advice and a reliable prenatal diagnosis of the disease. Neuromusc Disord 9: 190–198

Goebel HH (1997) Desmin-related myopathies. Curr Opin Neurol 10: 426–429

Goebel HH, Muller J, Gillen HW, Merritt AD (1978) Autosomal dominant „spheroid body myopathy". Muscle Nerve 1: 14–26

Goebel HH, D'Agostino AN, Wilson J et al. (1997) Spheroid body myopathy revisited. Muscle Nerve 20: 1127–1136

Goldfarb LG, Park KY, Cervenakova L et al. (1998) Missense mutations in desmin associated with familial cardiac and skeletal myopathy. Nat Genet 19: 402–403

Goto I, Hayakawa T, Miyoshi T, Ino K, Kusunoki R (1973) Case of oculo-pharyngo-distal myopathy with cardiopathy. Rinsho Shinkeigaku 13: 529–536

Haravuori H, Makela-Bengs P, Udd B, Partanen J, Pulkkinen L, Somer H, Peltonen L (1998) Assignment of the tibial muscular dystrophy locus to chromosome 2q31. Am J Hum Genet 62: 620–626

Hauser MA, Horrigan SK, Salmikangas P, Torian UM, Viles KD, Dancel R, Tim RW, Taivainen A, Bartoloni L, Gilchrist JM, Stajich JM, Gaskell PC, Gilbert JR, Vance JM, Pericak-Vance MA, Carpen O, Westbrook CA, Speer MC (2000) Myotilin is mutated in limb girdle muscular dystrophy 1A. Hum Mol Genet 9: 2141–2147

Hermanns B, Molnar M, Schröder JM (2000) Peripheral neuropathy associated with hereditary and sporadic inclusion body myositis: confirmation by electron microscopy and morphometry. J Neurol Sci 179: 92–102

Hijikata T, Murakami T, Imamura M, Fujimaki N, Ishikawa H (1999) Plectin is a linker of intermediate filaments to Z-discs in skeletal muscle fibers. J Cell Sci 112: 867–876

Hoffman EP, Brown RH Jr, Kunkel LM (1987) Dystrophin: the protein product of the Duchenne muscular dystrophy locus. Cell 51: 919–928

Ikeuchi T, Asaka T, Saito M et al. (1997) Gene locus for autosomal recessive distal myopathy with rimmed vacuoles maps to chromosome 9. Ann Neurol 41: 432–437

Ioannou P, Christopoulos G, Panayides K, Kleanthous M, Middleton L (1992) Detection of Duchenne and Becker muscular dystrophy carriers by quantitative multiplex polymerase chain reaction analysis. Neurology 42: 1783–1790

Jeanpierre M, Carrie A, Piccolo F et al. (1996) From adhalinopathies to alpha-sarcoglycanopathies: an overview. Neuromusc Disord 6: 463–465

Jennekens FG, ten Kate LP, de Visser M, Wintzen AR (1991) Diagnostic criteria for Duchenne and Becker muscular dystrophy and myotonic dystrophy (see comments). Neuromusc Disord 1: 389–391

Jobsis GJ, Bolhuis PA, Boers JM, Baas F, Wolterman RA, Hensels GW, de Visser M (1996a) Genetic localization of Bethlem myopathy. Neurology 46: 779–782

Jobsis GJ, Keizers H, Vreijling JP, de Visser M et al. (1996b) Type VI collagen mutations in Bethlem myopathy, an autosomal dominant myopathy with contractures. Nat Genet 14: 113–115

Kalimo H, Savontaus ML, Lang H et al. (1988) X-linked myopathy with excessive autophagy: a new hereditary muscle disease. Ann Neurol 23: 258–265

Koenig M, Hoffman EP, Bertelson CJ, Monaco AP, Feener C, Kunkel LM (1987) Complete cloning of the Duchenne muscular dystrophy (DMD) cDNA and preliminary genomic organization of the DMD gene in normal and affected individuals. Cell 50: 509–517

Koenig M, Monaco AP, Kunkel LM (1988) The complete sequence of dystrophin predicts a rod-shaped cytoskeletal protein. Cell 53: 219–226

Kuhn E, Schröder JM (1981) A new type of distal myopathy in two brothers. J Neurol 226: 181–185

Kumada S, Tsuchiya K, Takahashi M et al. (2000) The cerebellar and thalamic degeneration in Fukuyama-type congenital muscular dystrophy. Acta Neuropathol (Berl) 99: 209–213

Leyten QH, ter Laak HJ, Gabreels FJ, Renier WO, Renkawek K, Sengers RC (1993) Congenital muscular dystrophy. A study on the variability of morphological changes and dystrophin distribution in muscle biopsies. Acta Neuropathol 86: 386–392

Liu J, Aoki M, Illa I et al. (1998) Dysferlin, a novel skeletal muscle gene, is mutated in Miyoshi myopathy and limb girdle muscular dystrophy. Nat Genet 20: 31–36

Mastaglia FL, Walton SJ (1992) Skeletal muscle pathology, 2nd edn. Churchill Livingstone, Edinburgh

Matsubara S, Mizuno Y, Kitaguchi T, Isozaki E, Miyamoto K, Hirai S (1999) Fukuyama-type congenital muscular dystrophy: close relation between changes in the muscle basal lamina and plasma membrane. Neuromusc Disord 9: 388–398

Miller G (1992) Diagnostic criteria for Duchenne and Becker muscular dystrophy (letter; comment). Neuromusc Disord 2: 225

Minetti C, Tanji K, Bonilla E (1992) Immunologic study of vinculin in Duchenne muscular dystrophy. Neurology 42: 1751–1754

Mizusawa H, Kurisaki H, Takatsu M, Inoue K, Mannen T, Toyokura Y, Nakanishi T (1987a) Rimmed vacuolar distal myopathy: a clinical, electrophysiological, histopathological and computed tomographic study of seven cases. J Neurol 234: 129–136

Mizusawa H, Kurisaki H, Takatsu M, Inoue K, Mannen T, Toyokura Y, Nakanishi T (1987b) Rimmed vacuolar distal myopathy. An ultrastructural study. J Neurol 234: 137–145

Mokri B, Engel AG (1975) Duchenne dystrophy: electron microscopic findings pointing to a basic or early abnormality in the plasma membrane of the muscle fiber. Neurology 25: 1111–1120

Moreira ES, Wiltshire TJ, Faulkner G et al. (2000) Limb-girdle muscular dystrophy type 2G is caused by mutations in the gene encoding the sarcomeric protein telethonin. Nat Genet 24: 163–166

Muchir A, Bonne G, van der Kooi AJ et al. (2000) Identification of mutations in the gene encoding lamins A/C in autosomal dominant limb girdle muscular dystrophy with atrioventricular conduction disturbances (LGMD1B). Hum Mol Genet 9: 1453–1459

Munoz-Marmol AM, Strasser G, Isamat M et al. (1998) A dysfunctional desmin mutation in a patient with severe generalized myopathy. Proc Natl Acad Sci USA 95: 11312–11317

Nicholson LV, Johnson MA, Gardner-Medwin D, Bhattacharya S, Harris JB (1990) Heterogeneity of dystrophin expression in patients with Duchenne and Becker muscular dystrophy. Acta Neuropathol 80: 239–250

Nicholson LV, Johnson MA, Bushby KM, Gardner-Medwin D (1993) Functional significance of dystrophin positive fibres in Duchenne muscular dystrophy. Arch Dis Child 68: 632–636

Nigro V, de Sa Moreira E, Piluso G et al. (1996) Autosomal recessive limb-girdle muscular dystrophy, LGMD2F, is caused by a mutation in the delta-sarcoglycan gene. Nat Genet 14: 195–198

Ognibene A, Sabatelli P, Petrini S et al. (1999) Nuclear changes in a case of X-linked Emery-Dreifuss muscular dystrophy. Muscle Nerve 22: 864–869

Orrel RW, Griggs RC (1999) Muscular dystrophies: Overwiew of clinical and molecular approaches. In Schapira AHV, Griggs RC (eds) Muscle diseases, vol 24. Butterworths-Heinemann, Oxford, pp 59–82

Orrell RW, Tawil R, Forrester J, Kissel JT, Mendell JR, Figlewicz DA (1999) Definitive molecular diagnosis of facioscapulohumeral dystrophy. Neurology 52: 1822–1826

Passos-Bueno MR, Moreira ES, Vainzof M, Marie SK, Zatz M (1996) Linkage analysis in autosomal recessive limb-girdle muscular dystrophy (AR LGMD) maps a sixth form to 5q33-34 (LGMD2F) and indicates that there is at least one more subtype of AR LGMD. Hum Mol Genet 5: 815–820

Raffaele Di Barletta M et al. (2000) Different mutations in the LMNA gene cause autosomal dominant and autosomal recessive Emery-Dreifuss muscular dystrophy. Am J Hum Genet 66: 1407–1412

Rapaport D, Passos-Bueno MR, Takata RI et al. (1992) A deletion including the brain promoter of the Duchenne muscular dystrophy gene is not associated with mental retardation. Neuromuscul Disord 2: 117–120

Rappaport L, Contard F, Samuel JL, Delcayre C, Marotte F, Tome F, Fardeau M (1988) Storage of phosphorylated desmin in a familial myopathy. FEBS Lett 231: 421–425

Saito Y, Murayama S, Kawai M, Nakano I (1999) Breached cerebral glia limitans-basal lamina complex in Fukuyama-type congenital muscular dystrophy. Acta Neuropathol 98: 330–336

Saito A, Higuchi I, Nakagawa M et al. (2000) An overexpression of fibroblast growth factor (FGF) and FGF receptor 4 in a severe clinical phenotype of facioscapulohumeral muscular dystrophy. Muscle Nerve 23: 490–497

Saviranta P, Lindlof M, Lehesjoki AE et al. (1988) Linkage studies in a new X-linked myopathy, suggesting exclusion of DMD locus and tentative assignment to distal Xq. Am J Hum Genet 42: 84–88

Schröder JM (1982) Pathologie der Muskulatur. Springer, Berlin Heidelberg New York

Schröder JM, Sommer C, Schmidt B (1990) Desmin and actin associated with cytoplasmic bodies in skeletal muscle fibers: immunocytochemical and fine structural studies, with a note on unusual 18- to 20-nm filaments. Acta Neuropathol 80: 406–414

Schröder JM, Krabbe B, Weis J (1995) Oculopharyngeal muscular dystrophy: clinical and morphological follow-up study reveals mitochondrial alterations and unique nuclear inclusions in a severe autosomal recessive type. Neuropathol Appl Neurobiol 21: 68–73

Speer MC, Tandan R, Rao PN et al. (1996) Evidence for locus heterogeneity in the Bethlem myopathy and linkage to 2q37. Hum Mol Genet 5: 1043–1046

Squarzoni S, Sabatelli P, Ognibene A et al. (1998) Immunocytochemical detection of emerin within the nuclear matrix. Neuromusc Disord 8: 338–444

Sunohara N, Nonaka I, Kamei N, Satoyoshi E (1989) Distal myopathy with rimmed vacuole formation. A follow-up study. Brain 112: 65–83

Swash M, Schwarz MS, Thompson A, Cox E, Gray A (1988) Distal myopathy with focal granular degenerative change in vacuolated type 2 fibers. Clin Neuropathol 7: 249–253

Taylor J, Sewry CA, Dubowitz V, Muntoni F (1998) Early onset, autosomal recessive muscular dystrophy with Emery-Dreifuss phenotype and normal emerin expression. Neurology 51: 1116–1120

Thornell LE, Edstrom L, Eriksson A, Henriksson KG, Angqvist KA (1980) The distribution of intermediate filament protein (skeletin) in normal and diseased human skeletal muscle – an immunohistochemical and electron-microscopic study. J Neurol Sci 47: 153–170

Thornell LE, Edstrom L, Billeter R, Butler-Browne GS, Kjorell U, Whalen RG (1984) Muscle fibre type composition in distal myopathy (Welander). An analysis with enzyme- and immuno-histochemical, gel-electrophoretic and ultra-structural techniques. J Neurol Sci 65: 269–292

Tomé FM, Fardeau M (1980) Nuclear inclusions in oculopharyngeal dystrophy. Acta Neuropathol 49: 85–87

Udd B, Partanen J, Halonen P et al. (1993) Tibial muscular dystrophy. Late adult-onset distal myopathy in 66 Finnish patients. Arch Neurol 50: 604–608

Udd B, Haravucri H, Kalimo H et al. (1998) Tibial muscular dystrophy – from clinical description to linkage on chromosome 2q31. Neuromusc Disord 8: 327–332

Vainzof M, Passos-Bueno MR, Canovas M et al. (1996) The sarcoglycan complex in the six autosomal recessive limb-girdle muscular dystrophies. Hum Mol Genet 5: 1963–1969

Vicart P, Caron A, Guicheney P et al. (1998) A missense mutation in the alphaB-crystallin chaperone gene causes a desmin-related myopathy. Nat Genet 20: 92–95

Vielhaber S, Jakubiczka S, Schröder JM, Sailer M, Feistner H, Heinze HJ, Wieacker P, Bettecken T (2002) Facioscapulohumeral muscular dystrophy (FSHD) with EcoRI/BlnI fragment size of more than 32 kb. Muscle Nerve (in Druck)

Wang JF, Forst J, Schröder S, Schröder JM (1999) Correlation of muscle fiber type measurements with clinical and molecular genetic data in Duchenne muscular dystrophy. Neuromusc Disord 9: 150–158

Weiler T, Greenberg CR, Zelinski T et al. (1998) A gene for autosomal recessive limb-girdle muscular dystrophy in Manitoba Hutterites maps to chromosome region 9q31-q33: evidence for another limb-girdle muscular dystrophy locus. Am J Hum Genet 63: 140–147

Welander L (1951) Myopathia distalis tarda hereditaria. 249 examined cases in 72 pedigrees. Acta Med Scand 141 (Suppl): 265

Wilson KL (2000) The nuclear envelope, muscular dystrophy, and gene expression. Trends Cell Biol 10: 125–129

Xie YG, Rochefort D, Brais B et al. (1998) Restriction map of a YAC and cosmid contig encompassing the oculopharyngeal muscular dystrophy candidate region on chromosome 14q11.2-q13. Genomics 52: 201–214

Yamanouchi Y, Arikawa E, Arahata K, Ozawa E, Nonaka I (1995) Limb-girdle muscular dystrophy: clinical and pathologic reevaluation. J Neurol Sci 129: 15–20

Yates JR, Bagshaw J, Aksmanovic VM et al. (1999) Genotype-phenotype analysis in X-linked Emery-Dreifuss muscular dystrophy and identification of a missense mutation associated with a milder phenotype. Neuromusc Disord 9: 159–165

Zatz M, Matsumura K, Vainzof M, Passos-Bueno MR, Pavanello RC, Marie SK, Campbell KP (1994) Assessment of the 50-kDa dystrophin-associated glycoprotein in Brazilian patients with severe childhood autosomal recessive muscular dystrophy. J Neurol Sci 123: 122–128

Kapitel 34 Kongenitale Myopathien

J. M. Schröder

INHALT

34.1 Myopathien mit Kern- oder Kernstellungsanomalien 640
34.1.1 Myotubuläre Myopathien 640
34.1.2 Hereditäre Einschlusskörpermyopathien 641
34.1.3 Nukleodegenerative Myopathie (Marinesco-Sjögren-Syndrom) 641
34.1.4 Granuläre Kerneinschlusskörperkrankheit 641
34.2 Myofibrilläre Myopathien 641
34.2.1 Central-core-Krankheit 642
34.2.2 Multicore-(Minicore-)Krankheit 642
34.2.3 Nemalinmyopathie 642
34.2.4 Myopathie mit exzessiver Anhäufung von Aktinfilamenten 642
34.2.5 Sphäroidkörpermyopathie 643
34.2.6 Neuromyopathie mit myofibrillären Zytoplasmakörpern 643
34.2.7 Myopathie mit fokalen Myofibrillendefekten 643
34.2.8 Myopathie mit subsarkolemmaler segmentaler Myofibrillolyse („Kappen-Myopathie") 643
34.2.9 Myopathie mit selektiver Auflösung der Myosinfilamente 643
34.2.10 Myopathie mit fetalen Muskelfasern 644
34.2.11 Neuromuskuläre Krankheit mit trilaminären Muskelfasern 644
34.3 Kongenitale Fasertypendisproportion 644
34.4 Mitochondriale Myopathien 644
34.5 Myopathien mit tubulären Aggregaten 645
34.6 Myopathien mit besonderen feinstrukturellen Veränderungen bei einzelnen Patienten oder Familien 645
34.6.1 Fingerabdruckkörpermyopathie 645
34.6.2 Sarkotubuläre Myopathie 646
34.6.3 Zebrakörpermyopathie 646
34.6.4 Myopathie mit intrasarkoplasmatischer Akkumulation granulofilamentöser Strukturen 646
34.6.5 Reduktionskörpermyopathie 646
34.6.6 Myopathie mit zylindrischen Spiralen 646
34.6.7 Myopathie mit tubulomembranösen Einschlüssen .. 646
34.6.8 Myopathie mit beschichteten Vesikeln und tubulären Massen 646
34.7 Myopathie mit minimalen Veränderungen („minimal change myopathy") 647
Literatur 647

Mit der Entwicklung elektronenmikroskopischer und enzym- sowie immunhistochemischer Methoden in der Muskelbiopsiediagnostik ist es gelungen, aus dem „Sammeltopf" unspezifischer klinischer Diagnosen wie „Amyotonia congenita", „Myatonie" (Oppenheim), „Myosklerose", „Arthrogryposis multiplex congenita", „kongenitale Muskeldystrophie", „universale Muskelhypoplasie", „benigne kongenitale Hypotonie" etc. eine Vielzahl klar definierter Myopathien mit spezifischen oder charakteristischen strukturellen Veränderungen im Muskel abzugrenzen (Tabelle 32.1).

> Es ist wahrscheinlich zweckmäßig, den Begriff „kongenitale Myopathie" für die Gruppe als Ganzes aufrechtzuerhalten, obwohl nicht alle Fälle bereits Symptome zum Zeitpunkt der Geburt aufweisen und viele wesentlich später klinisch manifest erkranken. Wegen des angeblichen Fehlens struktureller Veränderungen im zentralen oder peripheren Nervensystem müssten diese Erkrankungen als Myopathien betrachtet werden, doch gibt es Hinweise darauf, dass einige strukturelle Veränderungen im Muskel das Ergebnis eines neuralen Pathomechanismus und nicht einer primären Muskelkrankheit darstellen. Diese Myopathien sind in der Regel wenig progressiv, doch gibt es Ausnahmen mit eindeutiger und manchmal relativ rascher Progression der Schwäche.

Genetik. Vielfach ist eine hereditäre Belastung nachweisbar, die in der Regel einem autosomal-dominanten Muster folgt; doch kommen häufig sporadische Fälle vor, gelegentlich auch autosomal-rezessive und X-chromosomale (Tabelle 32.1). Die mitochondrialen Erkrankungen werden in der Regel maternal vererbt, sofern es sich nicht um größere mitochondriale DNA-Deletionen handelt, die nukleär, also nach Mendel-Regeln, übertragen werden oder sporadisch auftreten (s. 36.2).

Klinik. Klinisch lassen sich die verschiedenen kongenitalen Myopathien vielfach nicht unterscheiden, da sie sich alle in einer ähnlichen, unspezifischen Weise manifestieren. Die Krankheit kann als hypotones Syndrom zum Zeitpunkt der Geburt oder in der frühen Kindheit oder später in Form einer Muskelschwäche auftreten. Bei einigen Kindern betrifft die Schwäche überwiegend die proximale Muskulatur und den Gliedergürtel, bei anderen ist die Schwäche mehr generalisiert und betrifft auch die Gesichtsmuskulatur. Bei einigen, wie den mitochondrialen Myopathien und der myotubulären Myopathie, sind die Augenmuskeln häufig mitbetroffen. Andere Myopathien, wie die Nemalinmyopathie, zeigen häufig, wenn auch nicht regelmäßig, dysmorphe Aspekte als Begleitsymptom, wie z. B. Skelettdeformitäten. Die Serumenzyme sind häufig normal, insbesondere auch die CK.

Der empfohlene Weg zur richtigen Diagnose ist die *Muskelbiopsie*, wobei jedoch häufig eine ausführliche Untersuchung mit histochemischen und elektronenmikroskopischen Methoden – bei den mitochondrialen Myopathien und mehreren anderen evtl. zusätzlich mit mitochondrialer oder nukleärer (chromosomaler) DNA-Analyse – erforderlich ist, da die Veränderungen in routinemäßig hergestellten histologischen Präparaten nach Paraffineinbettung und HE-Färbung leicht übersehen werden.

Differentialdiagnose. Abzugrenzen sind diese Erkrankungen von den sog. kongenitalen Muskeldystrophien, Glykogenosen und Lipidspeicherungskrankheiten, spinalen Muskelatrophien und peripheren Neuropathien sowie perinatalen Hirnschäden und anderen Syndromen mit früher Hypotonie wie Down-Syndrom, okulozerebrorenalem Syndrom, zerebrohepatorenalem Syndrom und perinatalen Rückenmarkverletzungen.

Die kongenitalen Myopathien sind *keineswegs alle selten*. Insbesondere die Mitochondriopathien werden in zunehmender Häufigkeit diagnostiziert, zumal es zwischen noch „normalen", vermutlich altersbedingten strukturellen Anomalien der Mitochondrien und schweren kongenitalen mitochondrialen Myopathien offenbar fließende Übergänge gibt. Die Kenntnis der Central-core-Erkrankung ist wegen der gelegentlichen Verbindung mit einer malignen Hyperthermie (Denborough et al. 1973) auch von besonderem praktischen Interesse, da die Patienten aufgrund der Applikation von Anästhetika an einer Hyperthermie sterben können.

34.1 Myopathien mit Kern- oder Kernstellungsanomalien

Zu dieser Gruppe von Myopathien gehören die *myotubulären* oder *zentronukleären Myopathien*, die durch eine Zentralständigkeit der Sarkolemmkerne charakterisiert sind. Die Bezeichnung „myotubuläre" Myopathie beruht auf der Annahme, dass die Muskelfasern während der Entwicklung im Stadium der Myotuben stehen bleiben, obwohl das Dickenwachstum der Muskelfasern fortschreitet. Ausgeprägte qualitative Kernveränderungen treten manchmal bei der *Marinesco-Sjögren-Krankheit* (s. 34.1.3) sowie bei der (nichthereditären also auch nichtkongenitalen) Einschlusskörpermyositis und der dominant oder rezessiv erblichen *Einschlusskörpermyopathie* (s. 34.1.2) sowie bei der okulopharyngealen Muskeldystrophie (s. 33.5) auf. Bei der X-chromosomal erblichen *Muskeldystrophie vom Typ Emery-Dreifuss* (s. 33.1.3) ist erwiesenermaßen primär der Kern betroffen.

34.1.1 Myotubuläre Myopathien

X-chromosomal rezessive und autosomal-dominante Formen der myotubulären Myopathie sind häufiger als sporadische adulte Formen (Misra et al. 1992). Die erblichen und sporadischen Formen haben klinische und strukturelle Gemeinsamkeiten. Die X-chromosomale Form konnte inzwischen auf Mutationen im Myotubularin-Gen zurückgeführt werden (Blondeau et al. 2000).

Histopathologisch sind sie gekennzeichnet durch zentralständige Kerne, kleine Typ-1- oder Typ-2-Fasern, zahlenmäßige Prädominanz der Typ-1-Fasern und gelegentlich vollständiges Ausbleiben einer Differenzierung von Typ-2-Fasern. Die Zytoarchitektur der Muskelfasern bleibt im Hinblick auf die intermediären Filamente Desmin und Vimentin auf dem Stadium 8–15 Wochen alter fetaler Myotuben sowohl bei X-chromosomalen Fällen als auch nachgewiesenermaßen bei zumindest einem sporadischen Fall stehen.

Myotubuläre Myopathie mit Typ 1-Faserhypotrophie

Bei dieser der zentronukleären Myopathie verwandten Myopathie sind, wie der Name sagt, ausschließlich die Typ-1-Fasern betroffen, die zusätzlich hypotrophisch bzw. atrophisch sind (Askanas et al. 1979). Die *Prognose* war bei einzelnen Fällen infaust, bei anderen aber günstig. Bei einzelnen Familien sind Beziehungen zur vorher beschriebenen zentronukleären bzw. myotubulären Myopathie festgestellt worden.

Auch gibt es eine kongenitale Typ-1-Faserhypotrophie ohne vermehrte zentralständige Kerne (Lo et al. 1990). Diese ist dann nicht sicher abgrenzbar von einer kongenitalen Fasertypendisproportion (Banwell et al. 1999) (s. 34.3).

34.1.2 Hereditäre Einschlusskörpermyopathien

Diese heterogene, dominant oder rezessiv erbliche Gruppe von Myopathien (familiäre „inclusion body myopathy") ist wie die sporadische, entzündliche Form der Einschlusskörpermyositis („inclusion body myositis") (s. dort) durch *tubulofilamentöse Kern- und Sarkoplasmaeinschlüsse* gekennzeichnet, wobei die nur elektronenmikroskopisch nachweisbaren tubulofilamentösen Strukturen Durchmesser von 15–21 nm aufweisen; doch fehlen zumindest in der Regel entzündliche Zellinfiltrate und die Krankheit tritt familiär auf (Griggs et al. 1995). Sonst gleichen sich die klinischen und histopathologischen Befunde in vieler Hinsicht (Hermanns et al. 2000).

Autosomal dominant erbliche Myopathie mit kongenitalen Kontrakturen, Ophthalmoplegie und autophagischen Vakuolen

Diese Sonderform der familiären Einschlusskörpermyopathie ist erst kürzlich als eigenständiges Krankheitsbild mit proximaler Muskelschwäche abgegrenzt worden (Darin et al. 1998). *Feinstrukturell* sind reichlich autophagische Vakuolen („rimmed vacuoles") und Filamente sowohl im Zytoplasma als auch in den Kernen mit teils helikaler, teils tubulärer Struktur nachweisbar. Der Durchmesser der Filamente beträgt 15–21 nm ähnlich wie bei der Einschlusskörpermyopathie. Diese Krankheit könnte auch unter den kongenitalen Muskeldystrophien aufgeführt werden (s. 33.6).

34.1.3 Nukleodegenerative Myopathie (Marinesco-Sjögren-Syndrom)

Bei der Marinesco-Sjögren-Krankheit, einer kongenitalen, nicht progressiven Myopathie mit Kleinwuchs, Katarakt und Schwachsinn fanden sich in einer beträchtlichen Zahl von Muskelfasern auffällig umschriebene Degenerationsherde mit („myelinähnlichen") Phospholipidmembranausfällungen, in die häufig auch die Kerne miteinbezogen waren. Die Lamina fibrosa der Kernwand erschien dabei partiell separiert und verbreitert (Schröder 1982). Ähnliche Veränderungen sind auch bei einem weiteren Fall mit Marinesco-Sjögren-Syndrom beschrieben worden (Sewry et al. 1988), wenn auch spätere, feinstrukturell untersuchte Muskelbiopsien bei einer größeren Familie nur geringfügige Phospholipidausfällungen in unmittelbarer Nachbarschaft von Muskelfaserkernen aufwiesen (Zimmer et al. 1992) und offensichtlich nicht alle Muskelbiopsien die typischen Kernveränderungen zeigen (Suzuki et al. 1997).

34.1.4 Granuläre Kerneinschlusskörperkrankheit

Hierbei handelt es sich um eine sehr seltene langsam progrediente Multisystemkrankheit des Erwachsenenalters mit Befall der Skelettmuskulatur sowie des zentralen und peripheren Nervensystems. Diese Krankheit ist feinstrukturell durch homogene, „hyaline" granuläre Kerneinschlüsse gekennzeichnet (Schröder 1982; Schröder et al. 1985) und weist Ähnlichkeiten mit einer „ausgedehnten Kerneinschlusskörper-Krankheit" auf, die als Residuum einer alten Herpesvirusinfektion gedeutet worden ist (Lindenberg et al. 1968).

Die Einschlusskörper können als 5–10 µm große homogene, lichtmikroskopisch erkennbare Produkte zwischen den Muskelfasern liegen, ohne dass noch eine Kernmembran erhalten ist. Sie unterscheiden sich von den *filamentösen* Kerneinschlussen, die bei der neuronalen intranukleären hyalinen Einschlusskrankheit (Sung et al. 1980) und in ähnlicher Form bei den spinozerebellären Heredoataxien (s. dort) zu finden sind.

34.2 Myofibrilläre Myopathien

In dieser Gruppe lassen sich mindestens 10 verschiedene kongenitale Myopathien differenzieren, von denen einige offenbar sehr selten auftreten und erst bei einzelnen Personen diagnostiziert worden sind.

34.2.1 Central-core-Krankheit

Die charakteristischen Muskelfaserveränderungen bestehen bei dieser heterogenen, zumeist autosomal-dominanten, dann auf Mutationen im Ryanodinrezeptor zurückzuführenden (Zhang et al. 1993), gelegentlich auch autosomal-rezessiven oder sporadischen Krankheit in fokalen, mehr oder weniger zentralen Läsionen, in denen die Mitochondrien und Anteile der Myofibrillen fehlen. Aufgrund der zumeist zentralen Anordnung dieser Herde hat die Erkrankung ihren Namen „central core disease" (core: Kern, Mark, Innerstes) erhalten (Shy u. Magee 1956). Am besten sind die Veränderungen in Gestalt herdförmiger Aufhellungen nach oxidativen Enzymreaktionen zu erkennen.

In einzelnen Fällen bestehen die Muskeln fast ausschließlich aus Typ-1-Fasern. Gelegentlich sind nur noch vereinzelt atrophische Typ-2-Fasern zwischen den besser erhaltenen Typ-1-Fasern zu finden (Abb. 31.1 d). Daraus lässt sich ableiten, dass die Typ-2-Motoneurone bei dieser Erkrankung geschädigt oder verändert sein müssen (Isaacs et al. 1975). Bei einigen Fällen sind auch Stäbchen-(Nemalin-)Körper beobachtet worden.

Die Vermutung, dass die Nemalinmyopathie und die Central-core-Erkrankung verschiedene Manifestationen derselben Krankheit sein könnten, ist durch die Zuordnung zu Mutationen in unterschiedlichen Genen widerlegt (Tabelle 32.1); allerdings sind beide gekennzeichnet durch einen *progressiven Verlust der Typ-2-Fasern*. Gelegentlich tritt bei Fällen mit Central core-Erkrankung, wie schon erwähnt, eine maligne Hyperthermie auf (s. 35.3.7).

34.2.2 Multicore-(Minicore-)Krankheit

Bei dieser Krankheit finden sich statt einzelner, zentral angeordneter Läsionen mehrere kleine mit herdförmig fehlenden Mitochondrien, fokalem Z-Band-Strömen oder herdförmiger Auflösung zuerst der Z-Streifen, später auch der übrigen Myofibrillenanteile (Abb. 31.1 d, 33.1 d). Besonders augenfällig sind die Herde nach oxidativen Enzymreaktionen (Succinatdehydrogenase, NADH, Zytochromoxidase u. a.).

Auch findet sich eine fokale Verminderung des Glykogengehaltes sowie der Phosphorylaseaktivität. Die Veränderungen sind allerdings nicht spezifisch; vereinzelt findet man ähnliche Herde auch bei den verschiedenen Formen der Muskeldystrophie, bei maligner Hyperthermie, bei Endokrinopathien, entzündlichen Myopathien und in bestimmten Stadien der Denervationsatrophie, außerdem nach Emetin- oder Glukokortikoidmedikation.

34.2.3 Nemalinmyopathie

Wegen des Vorkommens charakteristischer stäbchen- oder fadenförmiger Muskelfasereinschlüsse haben Shy et al. (1963) diese heterogene Myopathie (Wallgren-Petterson et al. 1999) nach dem griechischen Wort „Nema" = Faden bezeichnet (Gonatas et al. 1966). Wegen der auch Stäbchen („rods") genannten Einschlüsse ist ebenso der Begriff Stäbchenkörpermyopathie („rod body myopathy") gebräuchlich. Die Einschlüsse sind auch als Myogranula („myogranules") bezeichnet worden. Eine dominant erbliche Form ist auf Mutationen im α-Tropomyosin-Gen zurückzuführen (Tan et al. 1999), eine rezessiv erbliche auf Mutationen im Nebulin-Gen (Pelin et al. 1999) und eine dominant oder rezessiv erbliche Form auf Mutationen im α-Aktin-Gen (Nowak et al. 1999).

Während die meisten Formen der Nemalinmyopathie als kongenital und nicht progressiv beschrieben worden sind, finden sich Nemalinkörper gelegentlich auch bei Patienten mit spätem Auftreten einer Muskelschwäche, die mit oder ohne Anzeichen einer andersartigen Muskelerkrankung verbunden sein kann.

Nach histochemischen, chemischen und ultrastrukturellen Kriterien ähneln die Stäbchen hinsichtlich ihrer Struktur und Zusammensetzung weitgehend den Z-Streifen. Die längsorientierten Stäbchen stehen mit Aktinfilamenten in Verbindung, in der Regel von I-Bändern der angrenzenden Sarkomere. Nach autoptisch-morphometrischen Untersuchungen an Vorderhornzellen des Rückenmarks eines Falles mit Nemalinmyopathie sind die Häufigkeitsgipfel der großen und intermediären Neurone im Histogramm in Richtung kleinerer Durchmesser verlagert; die Zahl der Neurone weicht jedoch nicht von derjenigen der Kontrollfälle ab (Robertson et al. 1978).

34.2.4 Myopathie mit exzessiver Anhäufung von Aktinfilamenten

Diese kongenitale Myopathie ist, wie bereits bei den Myopathien aufgrund besonderer Proteinveränderungen erwähnt, durch eine exzessive Anhäufung von Aktinfilamenten in den Muskelfasern charakterisiert (Bornemann et al. 1996; Goebel et al. 1997a; Goebel u. Warlo 2000), was auf inzwischen identifizierte Mutationen im zugehörigen Gen zurückzuführen ist (Nowak et al. 1999) (Tabelle 32.1). Allerdings sind in einzelnen Fällen auch Nemalinkörper nachweisbar, so dass eine Beziehung zu dieser Form der Nemalinmyopathie besteht.

34.2.5 Sphäroidkörpermyopathie

> Das entscheidende diagnostische Kriterium für diese dominant erbliche Krankheit ist der morphologische Nachweis der sog. Sphäroidkörper, die hauptsächlich, aber nicht ausschließlich in den Typ-1-Fasern vorkommen und großenteils aus Desmin bestehen (Goebel et al. 1997a). Man kann sie deshalb auch den *Desminopathien* zuordnen (s. 33.3.3).

Die meisten Sphäroidkörper liegen als kugelförmige Gebilde in subsarkolemmaler Position. Sie sind in der Regel rundlich bis oval konfiguriert, 2–15 mm groß und gegenüber den angrenzenden Sarkomeren mehr oder weniger scharf abgegrenzt. Sie bestehen aus *intermediären Filamenten* mit einem Durchmesser von etwa 10 nm, wenn auch Aktin- und Myosinfilamente inkorporiert sein können, so dass die Abgrenzung von den sog. „myofibrillären Zytoplasmakörpern" (s. unten) bei einigen Korpuskeln problematisch ist und sich mindestens 4 verschiedene Formen filamentöser Zytoplasmakörper unterscheiden lassen (Schröder et al. 1990).

34.2.6 Neuromyopathie mit myofibrillären Zytoplasmakörpern

> Diese Erkrankung ist auch als „Myopathie mit myofibrillären Aggregaten" bezeichnet worden (Kinoshita et al. 1975). Die myofibrillären Zytoplasmakörper, deren fokale Anhäufung für diese Myopathie charakteristisch ist, bestehen aus 3 konzentrischen Zonen, dem zentralen Körper, dem intermediären Saum und der äußeren Hülle.

Elektronenmikroskopisch lassen sich diese Körperchen hypothetisch aus der Z-Scheibe ableiten, wobei ein dichtes filamentöses Zentrum und ein umgebender heller Ring mit vielfach radiär orientierten dünnen Filamenten nachweisbar ist. Dabei sind selektiv die Typ-2-Fasern betroffen. Die zytoplas-

matischen Körperchen sind allerdings *nicht spezifisch* für eine bestimmte Erkrankung; vereinzelt kommen sie auch bei anderen Erkrankungen (z. B. bei myotonischer Dystrophie, periodischen Paralysen, neurogenen Muskelatrophien u.a.) vor (Schröder 1982). Nach immunhistochemischen Untersuchungen enthalten sie wie die Sphäroidkörper auch intermediäre Filamente (Desmin) (Schröder et al. 1990).

34.2.7 Myopathie mit fokalen Myofibrillendefekten

Diese Erkrankung ist charakterisiert durch eine segmentförmige Auflösung der Myofibrillen an der Peripherie der betroffenen Fasern (Schröder 1982). Es handelt sich hier um Typ-1-Muskelfasern. Die Zonen der Myofibrillolyse erscheinen elektronenmikroskopisch homogen und mit einem fein-granulären Material gefüllt. Sie färben sich im PAS-, Trichrom- und Phosphorwolframsäurepräparat nur blass, während die Myofibrillen stark gefärbt sind. Bei einzelnen Fällen sollen diese Veränderungen auch in Typ-2-Fasern vorkommen.

34.2.8 Myopathie mit subsarkolemmaler segmentaler Myofibrillolyse („Kappenmyopathie")

Diese Myopathie ist durch segmentförmige subsarkolemmale, scharf begrenzte Herde charakterisiert (cap myopathy = „Kappenmyopathie"; Fidzianska et al. 1981), in denen die Myofibrillen fragmentiert und disorientiert, aber noch nicht völlig aufgelöst erscheinen (Schröder 1982). Die *Ätiologie* dieser Myopathie ist noch nicht geklärt, doch bestehen bei einigen (auch eigenen) Fällen offensichtlich pathogenetische Beziehungen zur Nemalinmyopathie (Gibbels et al. 1992).

34.2.9 Myopathie mit selektiver Auflösung der Myosinfilamente

Bei einer bestimmten kongenitalen Myopathie sind selektive, zumeist zentrale Defekte der Myosinfilamente nachgewiesen worden (Yarom u. Shapira 1977). Doch haben wir ähnliche Veränderungen auch bei einer ätiologisch ungeklärten interstitiellen Myositis beobachtet (Schröder 1982). Der selektive Verlust der dicken Filamente lässt auf eine Aktivierung unspezifischer proteolytischer Enzyme analog denjenigen für die Z-Bänder schließen (s. Abschn. 37.4).

34.2.10 Myopathie mit fetalen Muskelfasern

Bei einzelnen hypotonen Kindern fiel ein subsarkolemmaler Saum ohne mitochondriale Dehydrogenaseaktivität in der Faserperipherie und ein zahlenmäßiges Überwiegen der Typ-2-Fasern bei weitgehendem Fehlen der Myofibrillen in der Faserperipherie auf (Farkas-Bargeton et al. 1978). Ob es sich um eine eigenständige Erkrankung handelt, ist noch nicht geklärt.

34.2.11 Neuromuskuläre Krankheit mit trilaminären Muskelfasern

Diese nur bei 2 verschiedenen Fällen beschriebene (Ringel et al. 1978; Schröder 1982), klinisch schwere Form einer Myopathie ist durch sog. trilaminäre Muskelfasern gekennzeichnet. Darin zeigt die innerste Zone dichte Ansammlungen von Mitochondrien, Glykogen und elektronendichtes Material sowie einzelne Filamente. Die mittlere Zone besteht aus Myofibrillen mit auffälligem Z-Band-Strömen. Die äußere Zone ist fast frei von Myofibrillen.

34.3 Kongenitale Fasertypendisproportion

Definitionsgemäß zeichnen sich hier Muskelbiopsien dadurch aus, dass die Kaliber der histochemischen Hauptmuskelfasertypen in unterschiedlicher Weise von der Norm abweichen (Brooke u. Engel 1969 a–c); der Unterschied der mittleren Fasergröße beträgt mindestens 12%, meist aber wesentlich mehr (Dubowitz u. Brooke 1973). In der Regel liegen die durchschnittlichen Kaliber der Typ-1-Fasern nicht wesentlich unter den Normwerten der entsprechenden Altersstufe, wobei auch einzelne atrophische Typ-1-Fasern vorkommen. Demgegenüber sind die Typ-2-Fasern beträchtlich vergrößert (Abb. 31.1 d); das gilt insbesondere für die Typ-2B-Fasern.

Diese sog. Fasertypendisproportion ist keine eigenständige Myopathie, sondern heterogen, d. h., sie kann viele verschiedene Ursachen haben (Tabel-

Tabelle 34.1. Muskelfasertypendisproportion. Klinische und/oder histologische Diagnosen in 103 Fällen

Erkrankung	Fallzahl
Reine Fasertypendisproportion	
Wahrscheinlich kongenitale Fasertypendisproportion (KFTD; < 30 Jahre alt)	33
Fasertypendisproportion (FTD; ≥ 30 Jahre alt)	26
Gut definierte myopathische Erkrankungen	
Mitochondriale Myopathien	3
Myotonische Dystrophie	2
Maligne Hyperthermie	2
Central-core- und Minicore-Myopathie	2
Gliedergürteldystrophie	1
Neurogene Erkrankungen	
Neurogene Atrophie	7
Neuropathie, axonaler Typ	7
Neuropathie, demyelinisierender Typ	3
Hydromyelie und Syringomyelie	2
Neurofibromatose	1
Entzündliche Erkrankungen	
Dermatomyositis	4
Vaskulitis	2
Verschiedene	
Glykogenosen	3
Crampus-Syndrom	2
Eales-Syndrom	1
Wallenberg-Syndrom	1
Prader-Willi-Syndrom	1

le 34.1); sie ist gewissermaßen das Kehrbild der *selektiven Typ-2-Muskelfaseratrophie*, die ebenfalls viele verschiedene Ursachen haben kann (Tabelle 34.2). Sie darf auch nicht verwechselt werden mit der selektiven Typ-1-Faseratrophie, die mit eindeutigen Faseratrophien verbunden ist und ebenfalls verschiedene Ursachen haben kann, so z. B. eine Immobilisation der Gelenke oder eine rheumatoide Arthritis.

■ Es ist wichtig, diese Patienten von denen mit einer Werdnig-Hoffmann-Krankheit zu unterscheiden, da sie eine wesentlich bessere Prognose haben.

34.4 Mitochondriale Myopathien

Aufgrund der ungewöhnlich raschen Fortschritte bei der Erforschung der mitochondrialen Myopathien werden diese, anders als noch vor Jahren, nicht mehr in der ätiologisch und pathogenetisch weniger genau bestimmten Gruppe der „kongenita-

Tabelle 34.2. Selektive Muskelfaseratrophien

Typ 1	Typ 2 [a]
Familiäre Typ-1-Atrophie	Unbehandelte Gefäß-Bindegewebserkrankungen (einschl. Polymyositis/Dermatomyositis)
Kongenitale Fasertypendisproportion	Cushing-Syndrom (chronische Kortikoidintoxikation)
Myotubuläre Myopathie	Parkinson-Krankheit
Nemalinmyopathie	Pyramidenbahnläsionen
Evtl. bei Werdnig-Hoffmann-Krankheit	Perinatale Hirnschäden
Störungen des Reflexbogens	Inaktivität, Immobilisation, Kachexie
Plötzliche, kurzdauernde Gelenkschmerzen	Altersatrophie
Zerebral geschädigte Kinder	Anorexia nervosa
Resektion des 1. und 2. sensorischen Kortexareals	Myasthenia gravis
Spinozerebelläre Heredoataxie	Central-core-Erkrankung (mit zahlenmäßiger Reduktion der Typ-2-Fasern)
Metachromatische Leukodystrophie	Myopathie mit tubulären Aggregaten
Globoidzellige Leukodystrophie	Karzinoid
Rigid-spine-Syndrom	Hypothyreose, Hypoparathyreoidismus, Tetanie
Myotonische Dystrophie	Primärer und sekundärer Hyperparathyreoidismus
Welander-Krankheit	Diabetische Amyotrophie, Vitamin-E-Mangel, Hämophilie

[a] Typ 2 B: Polymyalgia rheumatica (3 von 7 Fällen); evtl. bei Erkrankung von zentralen Motoneuronen; parathyreoprive Tetanie.

len Myopathien", sondern in der Gruppe der genetisch und biochemisch z. T. sehr genau analysierten mitochondrialen Myopathien und Lipidspeicherungsmyopathien aufgeführt (s. 36.2).

auch als Folge medikamentöser Einwirkungen oder z. B. einer subklinischen alkoholischen Myopathie vor (Chui et al. 1975).

34.5 Myopathien mit tubulären Aggregaten

Einzelne tubuläre Aggregate unterschiedlicher Form als Derivate vermutlich des sarkoplasmatischen Retikulums kommen bei zahlreichen verschiedenen Myopathien, insbesondere bei myotonischen Krankheiten vor (Schröder u. Adams 1968; Chariot et al. 1993; Tulinius et al. 1996; Furui et al. 1997; Alonso-Losada et al. 1998). Doch in größerer Zahl können diese Veränderungen als pathognostisches Kennzeichen einer seltenen, offensichtlich eigenständigen, dominant (Cameron et al. 1992; Martin et al. 1997) oder vermutlich rezessiv erblichen (De Groot u. Arts 1982) Myopathie gelten, die klinisch manchmal nur durch Steifheit und Myalgien auffällt, wobei auch eine dominant erbliche Sonderform tubulärer Aggregate mit 1–21 feineren tubulofilamentösen Einschlüssen innerhalb der Tubuli vorkommt (Müller et al. 2001; Vielhaber et al. 2001).

Die tubulären Aggregate sind eindeutig erst elektronenmikroskopisch zu identifizieren, oft aber schon aufgrund der starken NADH- und Adenosinmonophosphatdeaminase-(AMPDA-)Reaktion zu vermuten. Allerdings kommen tubuläre Aggregate

34.6 Myopathien mit besonderen feinstrukturellen Veränderungen bei einzelnen Patienten oder Familien

Feinstrukturell charakteristische oder spezifische Veränderungen, die bisher nur bei einzelnen Patienten oder in einzelnen Sippen beschrieben worden sind, gibt es in immer noch, wenn auch langsamer wachsender Zahl.

▪ Lichtmikroskopisch sind diese Myopathien nicht oder nicht mit Gewissheit zu diagnostizieren.

34.6.1 Fingerabdruckkörpermyopathie

Eine benigne kongenitale Muskelerkrankung mit zahlreichen intrasarkoplasmatischen, fingerabdruckähnlichen Einschlüssen haben Engel et al. (1972) erstmalig beschrieben. Später fanden andere Autoren ähnliche Einschlüsse bei verschiedenartigen anderen Muskelerkrankungen (Jadro-Santel et al. 1980); doch besteht im Einzelfall an der Eigenständigkeit eines derartigen Krankheitsbildes kaum noch ein Zweifel (Fardeau et al. 1976; Curless et al. 1978; Goebel 1998).

Die Fingerabdruckkörper liegen subsarkolemmal in Typ-1-Fasern. Sie bestehen aus feinen Lamellen mit einer Dicke von etwa 30 nm, die in fingerabdruckähnlichen Mustern gewunden zusammenliegen. Sie werden nicht von einer Membran umgeben. Vermutlich handelt es sich um Proteine.

34.6.2 Sarkotubuläre Myopathie

Eine kongenitale, nicht progressive Myopathie mit vakuolig veränderten Muskelfasern, die elektronenmikroskopisch durch erweiterte und konfluierte Komponenten des sarkotubulären Systems gekennzeichnet sind, haben Jerusalem et al. (1973) beschrieben. Inwieweit die beschriebenen Dilatationen des T-Systems spezifisch sind, bleibt zu diskutieren (De Palma et al. 2000).

34.6.3 Zebrakörpermyopathie

Diese Myopathie ist durch eine ungewöhnliche Anhäufung von sog. Zebrakörpern charakterisiert (Goebel 1998), bei denen es sich um die seit langem bekannten Leptomerfibrillen handelt. Letztere kommen normalerweise in intrafusalen und extraokulären Muskelfasern sowie in Herzmuskelfasern vor, intrafusal manchmal in exzessiver Menge und atypischer Form (Schröder et al. 1990).

34.6.4 Myopathie mit intrasarkoplasmatischer Akkumulation granulofilamentöser Strukturen

Das bei diesen teils familiären, teils sporadischen kongenitalen Myopathien in charakteristischer Weise subsarkolemmal zusammen mit Dystrophin angehäufte, bei elektronenmikroskopischer Untersuchung granulofilamentöse Material (Fardeau et al. 1978) konnte inzwischen immunhistochemisch als Vorstufe muskelspezifischer intermediärer Filamente, d.h. als Desmin, identifiziert werden (Prelle et al. 1992) (s. Abschn. 33.3.3).

34.6.5 Reduktionskörpermyopathie

Bei dieser mehr oder weniger schwer verlaufenden Myopathie findet sich eine große Zahl besonderer Sarkoplasmaeinschlüsse, die eine reduzierende Aktivität gegenüber der menadiongebundenen Tetrazoliumreduktase aufweisen.

Elektronenmikroskopisch sind die reduzierenden Muskelfasereinschlüsse rundlich oder oval gestaltet; sie bestehen aus dicht liegenden, mäßig elektronendichten Partikeln, in denen Hohlräume vorkommen, die mit Glykogengranula gefüllt sind. Ihre Spezifität ist durch ihr Vorkommen auch beim kindlichen Saure-Maltase-Mangel in Zweifel gezogen (Jay et al. 1992), aber immer wieder diskutiert worden.

34.6.6 Myopathie mit zylindrischen Spiralen

In Muskelbiopsien von Patienten mit recht verschiedenartigen Erkrankungen sind charakteristische „zylindrische Spiralen" beschrieben worden. Diese Spiralen bestehen im Querschnitt aus Membranprofilen, die alternierend dunkle und helle Ringe aufweisen. Vermutlich handelt es sich um eine spiralig angeordnete membrangebundene Zisterne. Die einzelnen Zylinder sind etwa 1 µm breit und bis zu 10 µm lang. Ihre Ansammlungen sind 10–30 µm groß. Dadurch lassen sie sich bereits lichtmikroskopisch lokalisieren. Nach der modifizierten Trichromfärbung erscheinen sie hellrot auf dem Querschnitt und blau getönt, wenn sie schräg angeschnitten werden.

34.6.7 Myopathie mit tubulomembranösen Einschlüssen

Eine langsam progressive Myopathie mit „tubulomembranösen" Speicherkörpern, deren Lamellen eine Periodizität von 8,5–9 nm aufweisen, ist ebenfalls feinstrukturell definiert (Fukuhara et al. 1981).

34.6.8 Myopathie mit beschichteten Vesikeln und tubulären Massen

Eine weitere chronische, milde, nichtprogressive Myopathie ist durch eine fokale Anhäufung irregulär orientierter und mehr oder weniger dilatierter

Tubuli des T-Systems gekennzeichnet. Darin ist osmiophiles Material eingelagert. Die Tubuli stehen mit Sarkolemminvaginationen sowie beschichteten Vakuolen („coated vesicles") in Verbindung (Carpenter et al. 1992). Die Veränderungen ähneln teilweise denen bei der X-chromosomalen Kalimo-Myopathie mit exzessiver Autophagie (s. 33.1.4), wobei allerdings bei der letzteren Verkalkungen oder „coated vesicles" nachweisbar sind, oder der Danon-Krankheit (s. 36.1.1).

34.7 Myopathie mit minimalen Veränderungen („minimal change myopathy")

Da sich auch nach dem Einsatz des gesamten Arsenals diagnostischer Methoden manche offensichtlich kongenitale Myopathien nicht differenzieren lassen, hat Dubowitz (1978) vorgeschlagen, für diese Gruppe, analog dem bewährten Begriff der „minimal change nephropathy" die Bezeichnung „minimal change myopathy" einzuführen. *Muskelbioptisch* sind keine oder nur geringe Veränderungen wie Faserkaliberschwankungen oder unspezifische elektronenmikroskopische Anomalien wie ein Verlust von Myofibrillen nachweisbar.

Offensichtlich handelt es sich um *Myopathien*, die sich morphologisch nicht eindeutig manifestieren und einer molekularbiologischen Analyse bedürfen.

Literatur

Alonso-Losada G, Cimas I, Pego R, La Torre P, Teijeira S, Navarro C (1998) Isolated progressive muscle weakness with tubular aggregates. Clin Neuropathol 17: 50–54

Askanas V, Engel WK, Reddy NB et al. (1979) X-linked recessive congenital muscle fiber hypotrophy with central nuclei: abnormalities of growth and adenylate cyclase in muscle tissue cultures. Arch Neurol 36: 604–609

Banwell BL, Becker LE, Jay V, Taylor GP, Vajsar J (1999) Cardiac manifestations of congenital fiber-type disproportion myopathy. J Child Neurol 14: 83–87

Bertini E, Salviati G, Apollo F, Ricci E, Servidei S, Broccolini A, Papacci M, Tonali P (1994) Reducing body myopathy and desmin storage in skeletal muscle: morphological and biochemical findings. Acta Neuropathol 87: 106–112

Blondeau F, Laporte J, Bodin S, Superti-Furga G, Payrastre B, Mandel JL (2000) Myotubularin, a phosphatase deficient in myotubular myopathy, acts on phosphatidylinositol 3-kinase and phosphatidylinositol 3-phosphate pathway. Hum Mol Genet 9: 2223–2229

Bornemann A, Petersen MB, Schmalbruch H (1996) Fatal congenital myopathy with actin filament deposits. Acta Neuropathol (Berl) 92: 104–108

Bove KE, Iannaccone ST, Hilton PK, Samaha F (1980) Cylindrical spirals in a familial neuromuscular disorder. Ann Neurol 7: 550–556

Brooke MH, Neville HE (1972) Reducing body myopathy. Neurology 22: 829–40

Brooke MH, Engel WK (1969a) The histographic analysis of human muscle biopsies with regard to fiber types. 1. Adult male and female. Neurology 19: 221–233

Brooke MH, Engel WK (1969b) The histographic analysis of human muscle biopsies with regard to fiber types. 2. Diseases of the upper and lower motor neuron. Neurology 19: 378–393

Brooke MH, Engel WK (1969c) The histographic analysis of human muscle biopsies with regard to fiber types. 3. Myotonias, myasthenia gravis, and hypokalemic periodic paralysis. Neurology 19: 469–477

Brooke MH, Engel WK (1969d) The histographic analysis of human muscle biopsies with regard to fiber types. 4. Children's biopsies. Neurology 19: 591–605

Buj-Bello A, Biancalana V, Moutou C, Laporte J, Mandel JL (1999) Identification of novel mutations in the MTM1 gene causing severe and mild forms of X-linked myotubular myopathy. Hum Mutat 14: 320–325

Cameron CH, Allen IV, Patterson V, Avaria MA (1992) Dominantly inherited tubular aggregate myopathy. J Pathol 168: 397–403

Cancilla PA, Kalyanaraman K, Verity MA, Munsat T, Pearson CM (1971) Familial myopathy with probable lysis of myofibrils in type I fibers. Neurology 21: 579–585

Carpenter S, Karpati G, Robitaille Y, Melmed C (1979) Cylindrical spirals in human skeletal muscle. Muscle Nerve 2: 282–287

Carpenter S, Karpati G, Holland P (1985) New observations in reducing body myopathy. Neurology 35: 818–827

Carpenter S, Karpati G, Holland P (1992) A chronic myopathy with coated vesicles and tubular masses. Neuromuscul Disord 2: 209–216

Chariot P, Benbrik E, Schaeffer A, Gherardi R (1993) Tubular aggregates and partial cytochrome c oxidase deficiency in skeletal muscle of patients with AIDS treated with zidovudine. Acta Neuropathol 85: 431–436

Chui LA, Neustein H, Munsat TL (1975) Tubular aggregates in subclinical alcoholic myopathy. Neurology 25: 405–412

Curless RG, Payne CM, Brinner FM (1978) Fingerprint body myopathy: a report of twins. Dev Med Child Neurol 20: 793–798

Darin N, Kyllerman M, Wahlstrom J, Martinsson T, Oldfors A (1998) Autosomal dominant myopathy with congenital joint contractures, ophthalmoplegia, and rimmed vacuoles. Ann Neurol 44: 242–248

De Groot JG, Arts WF (1982) Familial myopathie with tubular aggregates. J Neurol 227: 35–41

De Palma L, Chillemi C, Albanelli S, Rapali S, Bertoni-Freddari C (2000) Muscle involvement in rheumatoid arthritis: an ultrastructural study. Ultrastruct Pathol 24: 151–156

Denborough MA, Dennett X, Anderson RM (1973) Central-core disease and malignant hyperpyrexia. BMJ 1: 272–273

Dobkin BH, Verity MA (1978) Familial neuromuscular disease with type 1 fiber hypoplasia, tubular aggregates, cardiomyopathy, and myasthenic features. Neurology 28: 1135–1140

Dubowitz V, Brooke MH (1973) Muscle biopsy. A modern approach. Saunders, London

Engel AG (1999) Myofibrillar myopathy. Editorial. Ann Neurol 46: 681–683

Engel WK, Bishop DW, Cunningham GG (1970) Tubular aggregates in type II muscle fibers: ultrastructural and histochemical correlation. J Ultrastruct Res 31: 507–525

Engel AG, Gomez MR, Groover RV (1971) Multicore disease. A recently recognized congenital myopathy associated with multifocal degeneration of muscle fibers. Mayo Clin Proc 46: 666–681

Engel AG, Angelini C, Gomez MR (1972) Fingerprint body myopathy, a newly recognized congenital muscle disease. Mayo Clin Proc 47: 377–388

Fardeau M, Tome FM, Derambure S (1976) Familial fingerprint body myopathy. Arch Neurol 33: 724–725

Fardeau M, Godet-Guillain J, Tome FM, Collin H, Gaudeau S, Boffety C, Vernant P (1978) A new familial muscular disorder demonstrated by the intra-sarcoplasmic accumulation of a granulo-filamentous material which is dense on electron microscopy. Rev Neurol (Paris) 134: 411–425

Farkas-Bargeton E, Aicardi J, Arsenio-Nunes ML, Wehrle R (1978) Delay in the maturation of muscle fibers in infants with congenital hypotonia. J Neurol Sci 39: 17–29

Fidzianska A, Badurska B, Ryniewicz B, Dembek I (1981) „Cap disease": new congenital myopathy. Neurology 31: 1113–1120

Figarella-Branger D, Putzu GA, Bouvier-Labit C, Pouget J, Chateau D, Fardeau M, Pellissier JF (1999) Adult onset reducing body myopathy. Neuromusc Disord 9: 580–586

Fukuhara N, Kumamoto T, Hirahara H, Tsubaki T (1981) A new myopathy with tubulomembranous inclusions. J Neurol Sci 50: 95–107

Furui E, Fukushima K, Sakashita T, Sakato S, Matsubara S, Takamori M (1997) Familial limb-girdle myasthenia with tubular aggregates. Muscle Nerve 20: 599–603

Gibbels E, Henke U, Schadlich HJ, Haupt WF, Fiehn W (1983) Cylindrical spirals in skeletal muscle: a further observation with clinical, morphological, and biochemical analysis. Muscle Nerve 6: 646–655

Gibbels E, Kellermann K, Schadlich HJ, Adams R, Haupt WF (1992) Follow-up studies in a case of unusual congenital myopathy, suggestive of nemaline type. Acta Neuropathol 83: 371–378

Goebel HH (1998) Congenital myopathies with inclusion bodies: a brief review. Neuromuscul Disord 8: 162–168

Goebel HH, Muller J, Gillen HW, Merritt AD (1978) Autosomal dominant „spheroid body myopathy". Muscle Nerve 1: 14–26

Goebel HH, Anderson JR, Hubner C, Oexle K, Warlo I (1997a) Congenital myopathy with excess of thin myofilaments. Neuromusc Disord 7: 160–168

Goebel HH, D'Agostino AN, Wilson J, Cole G, Foroud T, Koller D, Farlow M, Azzarelli B, Muller J (1997b) Spheroid body myopathy revisited. Muscle Nerve 20: 1127–1136

Goebel HH, Warlo I (2000) Gene-related protein surplus myopathies. Mol Genet Metab 71: 267–275

Gonatas NK, Shy GM, Godfrey EH (1966) Nemaline myopathy. The origin of nemaline structures. N Engl J Med 274: 535–539

Gordon AS, Rewcastle NB, Humphrey JG, Stewart BM (1974) Chronic benign congenital myopathy: fingerprint body type. Can J Neurol Sci 1: 106–113

Goto Y, Komiyama A, Tanabe Y, Katafuchi Y, Ohtaki E, Nonaka I (1990) Myopathy in Marinesco-Sjogren syndrome: an ultrastructural study. Acta Neuropathol 80: 123–128

Griggs RC, Askanas V, DiMauro S, Engel A, Karpati G, Mendell JR, Rowland LP (1995) Inclusion body myositis and myopathies. Ann Neurol 38: 705–713

Hermanns B, Molnar M, Schröder JM (2000) Peripheral neuropathy associated with hereditary and sporadic inclusion body myositis: confirmation by electron microscopy and morphometry. J Neurol Sci 179: 92–102

Hübner G, Pongratz D (1981) Reducing body myopathy – ultrastructure and classification. Virchows Arch Pathol Anat 392: 97–104

Isaacs H, Heffron JJ, Badenhorst M (1975) Central core disease. A correlated genetic, histochemical, ultramicroscopic, and biochemical study. J Neurol Neurosurg Psychiatry 38: 1177–1186

Jadro-Santel D, Grcevic N, Dogan S, Franjic J, Benc H (1980) Centronuclear myopathy with type I fibre hypotrophy and „fingerprint" inclusions associated with Marfan's syndrome. J Neurol Sci 45: 43–56

Jay V, Christodoulou J, Mercer-Connolly A, McInnes RR (1992) „Reducing body"-like inclusions in skeletal muscle in childhood-onset acid maltase deficiency. Acta Neuropathol 85: 111–115

Jerusalem F, Engel AG, Gomez MR (1973) Sarcotubular myopathy. A newly recognized, benign, congenital, familial muscle disease. Neurology 23: 897–906

Kausch K, Lehmann-Horn F, Janka M, Wieringa B, Grimm T, Muller CR (1991) Evidence for linkage of the central core disease locus to the proximal long arm of human chromosome 19. Genomics 10: 765–769

Kinoshita M, Satoyoshi E, Suzuki Y (1975) Atypical myopathy with myofibrillar aggregates. Arch Neurol 32: 417–420

Kiyomoto BH, Murakami N, Kishibayashi J, Sunohara N, Nonaka I (1995) Reducing bodies in distal myopathy with rimmed vacuole formation. Acta Neuropathol 89: 109–111

Kiyomoto BH, Murakami N, Kobayashi Y, Nihei K, Tanaka T, Takeshita K, Nonaka I (1995) Fatal reducing body myopathy. Ultrastructural and immunohistochemical observations. J Neurol Sci 128: 58–65

Korenyi-Both A, Korenyi-Both I (1987) Congenital myopathies with „diagnostic" pathological features. J Med 18: 93–107

Kuzuhara S, Nakanishi T (1984) Tubulomembranous and fingerprint-like inclusions in biopsied muscle of distal myopathy with rimmed vacuoles. Acta Neuropathol 62: 194–200

Laing NG, Wilton SD, Akkari PA et al. (1995) A mutation in the alpha tropomyosin gene TPM3 associated with autosomal dominant nemaline myopathy NEM1. Nat Genet 10: 249

Lake BD, Wilson J (1975) Zebra body myopathy. Clinical, histochemical and ultrastructural studies. J Neurol Sci 24: 437–446

Laporte J, Biancalana V, Tanner SM et al. (2000) MTM1 mutations in X-linked myotubular myopathy. Hum Mutat 15: 393–409

Laporte J, Hu LJ, Kretz C et al. (1996) A gene mutated in X-linked myotubular myopathy defines a new putative tyrosine phosphatase family conserved in yeast. Nat Genet 13: 175–182

Lazaro RP, Fenichel GM, Kilroy AW, Saito A, Fleischer S (1980) Cramps, muscle pain, and tubular aggregates. Arch Neurol 37: 715–717

Lindenberg R, Rubinstein LJ, Herman MM, Haydon GB (1968) A light and electron microscopy study of an unusual widespread nuclear inclusion body disease. A possible residuum of an old herpesvirus infection. Acta Neuropathol (Berl) 10: 54–73

Lo WD, Barohn RJ, Bobulski RJ, Kean J, Mendell JR (1990) Centronuclear myopathy and type-1 hypotrophy without central nuclei. Distinct nosologic entities? Arch Neurol 47: 273–276

Martin JJ, Ceuterick C, Van Goethem G (1997) On a dominantly inherited myopathy with tubular aggregates. Neuromuscul Disord 7: 512–520

Meyers KR, Gilden DH, Rinaldi CF, Hansen JL (1972) Periodic muscle weakness, normokalemia, and tubular aggregates. Neurology 22: 269–279

Misra AK, Menon NK, Mishra SK (1992) Abnormal distribution of desmin and vimentin in myofibers in adult onset myotubular myopathy. Muscle Nerve 15: 1246–1252

Mizuno Y, Komiya K (1990) A serial muscle biopsy study in a case of congenital fiber-type disproportion associated with progressive respiratory failure. Brain Dev 12: 431–436

Müller HD, Vielhaber S, Brunn A, Schröder JM (2001) Dominantly inherited myopathy with novel tubular aggregates containing 1-21 tubulofilamentous structures. Acta Neuropathol 102: 27–35

Muller-Felber W, Schlotter B, Topfer M, Ketelsen UP, Muller-Hocker J, Pongratz D (1999) Phenotypic variability in two brothers with sarcotubular myopathy (letter). J Neurol 246: 408–411

Nakashima N, Tamura Z, Okamoto S, Goto H (1970) Inclusion bodies in human neuromuscular disorder. Arch Neurol 22: 270–278

Nomizu S, Person DA, Saito C, Lockett LJ (1992) A unique case of reducing body myopathy. Muscle Nerve 15: 463–466

Nowak KJ, Wattanasirichaigoon D, Goebel HH et al. (1999) Mutations in the skeletal muscle alpha-actin gene in patients with actin myopathy and nemaline myopathy. Nat Genet 23: 208–212

Oh SJ, Meyers GJ, Wilson ER Jr, Alexander CB (1983) A benign form of reducing body myopathy. Muscle Nerve 6: 278–282

Pelin K, Hilpela P, Donner K et al. (1999) Mutations in the nebulin gene associated with autosomal recessive nemaline myopathy. Proc Natl Acad Sci USA 96: 2305–2310

Pellengahr C, Krodel A, Muller-Hocker J, Pongratz D (1998) Rapidly progredient scoliosis associated with multicore disease. Arch Orthop Trauma Surg 117: 411–414

Prelle A, Moggio M, Comi GP et al. (1992) Congenital myopathy associated with abnormal accumulation of desmin and dystrophin. Neuromusc Disord 2: 169–175

Rapuzzi S, Prelle A, Moggio M et al. (1995) High serum creatine kinase levels associated with cylindrical spirals at muscle biopsy. Acta Neuropathol 90: 660–664

Reyes MG, Goldbarg H, Fresco K, Bouffard A (1987) Zebra body myopathy: a second case of ultrastructurally distinct congenital myopathy. J Child Neurol 2: 307–310

Ringel SP, Neville HE, Duster MC, Carroll JE (1978) A new congenital neuromuscular disease with trilaminar muscle fibers. Neurology 28: 282–289

Robertson WC Jr, Kawamura Y, Dyck PJ (1978) Morphometric study of motoneurons in congenital nemaline myopathy and Werdnig-Hoffmann disease. Neurology 28: 1057–1061

Rohkamm R, Boxler K, Ricker K, Jerusalem F (1983) A dominantly inherited myopathy with excessive tubular aggregates. Neurology 33: 331–336

Schröder JM (1982) Pathologie der Muskulatur. Springer, Berlin Heidelberg New York

Schröder JM (1988) Muskel- und Nervenbiopsien. In: Schliack H, Hopf JC (Hrsg) Diagnostik in der Neurologie. Thieme, Stuttgart, S 147-148

Schröder JM (1996) Congenital fiber type disproportion. In: Lane JM (ed) Handbook of muscle disease. Marcel Dekker, New York, pp 195–221

Schröder JM, Adams RD (1968) The ultrastructural morphology of the muscle fiber in myotonic dystrophy. Acta Neuropathol (Berl) 10: 218–241

Schröder JM, Becker PE (1972) Anomalien des T-Systems und des sarkoplasmatischen Retikulums bei der Myotonie, Paramyotonie und Adynamie. Virchows Arch A 357: 319–344

Schröder JM, Kramer KG, Hopf HC (1985) Granular nuclear inclusion body disease: fine structure of tibial muscle and sural nerve. Muscle Nerve 8: 52–59

Schröder JM, Sommer C, Schmidt B (1990) Desmin and actin associated with cytoplasmic bodies in skeletal muscle fibers: immunocytochemical and fine structural studies, with a note on unusual 18- to 20-nm filaments. Acta Neuropathol 80: 406–414

Sewry CA, Voit T, Dubowitz V (1988) Myopathy with unique ultrastructural feature in Marinesco-Sjogren syndrome. Ann Neurol 24: 576–580

Shy GM, Magee KR (1956) A new congenital non-progressive myopathy. Brain 79: 610–621

Sung JH, Ramirez-Lassepas M, Mastri AR, Larkin SM (1980) An unusual degenerative disorder of neurons associated with a novel intranuclear hyaline inclusion (neuronal intranuclear hyaline inclusion disease). A clinicopathological study of a case. J Neuropathol Exp Neurol 39: 107–130

Suzuki Y, Murakami N, Goto Y, Orimo S, Komiyama A, Kuroiwa Y, Nonaka I (1997) Apoptotic nuclear degeneration in Marinesco-Sjögren syndrome. Acta Neuropathol (Berl) 94: 410–415

Tan P, Briner J, Boltshauser E, Davis MR, Wilton SD, North K, Wallgren-Pettersson C, Laing NG (1999) Homozygosity for a nonsense mutation in the alpha-tropomyosin slow gene TPM3 in a patient with severe infantile nemaline myopathy. Neuromusc Disord 9: 573–579

Taratuto AL, Matteucci M, Barreiro C, Saccolitti M, Sevlever G (1991) Autosomal dominant neuromuscular disease with cylindrical spirals. Neuromuscul Disord 1: 433–441

Tomé FM, Fardeau M (1975) Congenital myopathy with „reducing bodies" in muscle fibres. Acta Neuropathol 31: 207–217

Tulinius MH, Lundberg A, Oldfors A (1996) Early-onset myopathy with tubular aggregates. Pediatr Neurol 15: 68–71

Vielhaber S, Schröder R, Winkler K, Weis S, Sailer M, Feistner H, Heinze HJ, Schröder JM, Kunz WS (2001) Defective mitochondrial oxidative phosphorylation in myopathies with tubular aggregates originating from sarcoplasmic reticulum. J Neuropathol Exp Neurol 60: 1032–1040

Wallgren-Pettersson C, Pelin K, Hilpela P et al. (1999) Clinical and genetic heterogeneity in autosomal recessive nemaline myopathy. Neuromusc Disord 9: 564–572

Wilton SD, Eyre H, Akkari PA, Watkins HC, MacRae C, Laing NG, Callen DC (1995) Assignment of the human a-tropomyosin gene TPM3 to 1q22 → q23 by fluorescence in situ hybridisation. Cytogenet Cell Genet 68: 122–124

Yarom R, Shapira Y (1977) Myosin degeneration in a congenital myopathy. Arch Neurol 34: 114–115

Zhang Y, Chen HS, Khanna VK et al. (1993) A mutation in the human ryanodine receptor gene associated with central core disease. Nat Genet 5: 46–50

Zimmer C, Gosztonyi G, Cervos-Navarro J, von Moers A, Schröder JM (1992) Neuropathy with lysosomal changes in Marinesco-Sjogren syndrome: fine structural findings in skeletal muscle and conjunctiva. Neuropediatrics 23: 329–335

Kapitel 35 Myotonische Erkrankungen und Ionenkanalkrankheiten

J. M. Schröder

INHALT

35.1	Grundlagen	651
35.2	Myotonische Dystrophie	652
35.3	Ionenkanalkrankheiten	653
35.3.1	Myotonia congenita (Thomsen)	653
35.3.2	Rezessive generalisierte Myotonie (Becker)	653
35.3.3	Kaliumverstärkte Myotonie	653
35.3.4	Chondrodystrophische Myotonie	653
35.3.5	Paramyotonia congenita	653
35.3.6	Hypokaliämische periodische Paralyse	654
35.3.7	Maligne Hyperthermie	654
	Literatur	655

35.1 Grundlagen

Die myotonischen Erkrankungen bestehen aus einer Gruppe von heterogenen, zumeist erblichen Krankheiten, denen das Symptom Myotonie gemeinsam ist. Einige davon werden jetzt den Ionenkanalkrankheiten zugerechnet, nämlich die dominant und die rezessiv erbliche *Myotonia congenita*, die *Paramyotonia congenita* und die *hyper-* und die *hypokaliämische periodische Paralyse*, wobei auch letztere mit myotonen Symptomen kombiniert sein können. Darüber hinaus gibt es eine weitere, lebensgefährliche Muskelkrankheit, die wiederum als Ionenkanalkrankheit identifiziert werden konnte, die aber nicht mit myotonischen Symptomen verbunden ist, nämlich die *maligne Hyperthermie*. Demgegenüber beruht die *myotonische Dystrophie* auf einem Defekt der Myotoninproteinkinase, nicht aber primär auf einer Ionenkanalstörung.

Als *aktive Myotonie* wird eine verzögerte Erschlaffung der Muskulatur nach einer willkürlichen Kontraktion bezeichnet. Diese Myotonie lässt sich mechanisch durch Beklopfen des Muskels oder elektrisch durch Muskel- oder Nervenreizung auslösen. Die myotonische Muskelstarre löst sich langsam durch wiederholte Muskelkontraktionen und verschwindet schließlich – wenn auch nur vorübergehend – ganz (Übungseffekt).

Demgegenüber wird als *paradoxe Myotonie* eine Muskelstarre bezeichnet, die nach wiederholten Kontraktionen keinen Übungseffekt zeigt, sondern sich verstärkt.

Eine besondere Form der paradoxen Myotonie ist die *Paramyotonie*; sie wird durch Kälte ausgelöst.

Abzugrenzen sind weiter die *Pseudomyotonien* oder *myotonoiden Kontraktionen*, die beim Myxödem und bei der Typ-II-Glykogenose vorkommen, sowie die *Neuromyotonien*, die auf Störungen wahrscheinlich der terminalen Innervation der Muskelfasern und auf demyelinisierende Krankheiten zurückzuführen sind.

Das myotonische Phänomen ist im Experiment durch Gabe von 20,25-Diazacholesterin und andere Cholesterinantagonisten sowie durch 2,4-Dichlorphenoxyazetat reproduzierbar; außerdem kommt es bei myotonischen Ziegen vor. Die Myotonie ist durch verlangsamte Kontraktionen charakterisiert, die auf einer elektrischen Nachaktivität beruhen. Dieser Übererregbarkeit liegen verschiedene Mutationen bzw. Störungen zugrunde (Tabelle 32.1):

- eine reduzierte *Chloridionenkanaldurchlässigkeit* bei der dominant (Thomsen) und rezessiv erblichen (Becker) Myotonia congenita (wie auch bei myotonischen Ziegen);
- eine veränderte *Natriumionenkanaldurchlässigkeit* bei der hyperkaliämischen periodischen Paralyse, der Paramyotonia congenita und bei der sog. kaliumverstärkten („potassium aggravated") Myotonie;
- Störungen der *Kalziumionenkanaldurchlässigkeit* bei der hypokaliämischen periodischen Paralyse.

Verspätete Öffnungen der Natriumionenkanäle bei normaler Chloridionendurchlässigkeit finden sich beim beim Schwartz-Jampel-Syndrom; demgegenüber sind Störungen der sarkoplasmatischen Retikulum-Kalziumionen-ATPase (SERCA1) bei der Brody-Krankheit nachweisbar.

Eine abnorme *Kaliumionendurchlässigkeit* ist bei verschiedenen QT-Überleitungsstörungen im Herzen nachweisbar, worauf hier jedoch nicht näher eingegangen werden kann.

35.2 Myotonische Dystrophie

Diese Erkrankung (Curschmann-Steinert-Krankheit) ist eine Multisystemerkrankung, die außer durch eine klinisch und/oder elektromyographisch nachweisbare Myotonie und einen progressiven Muskelschwund regelhaft auch durch eine Katarakt, Stirnglatze, Hodenatrophie und verschiedene endokrine Störungen, Kardiomyopathie mit Überleitungsstörungen und eine verminderte Intelligenz oder Demenz gekennzeichnet ist.

■ **Genetik.** Das Leiden ist autosomal-dominant erblich. Genetisch liegt der Krankheit eine Expansion instabiler DNA-Sequenzen in dem Genfragment 19q13 zugrunde, nämlich eine Trinukleotid-(CTG-)Repetition an dem 3'-Ende einer nichtkodierenden Region eines Transkripts, das eine Proteinkinase kodiert. Die Länge der Trinukleotidrepetition korreliert mit dem bei der myotonischen Dystrophie sehr variablen klinischen Schweregrad der Krankheit, wobei diese bereits pränatal diagnostiziert werden kann (Brook et al. 1992; Crow et al. 1992; Fu et al. 1992; Harley et al. 1992 a, b; Mahadevan et al. 1992; Reardon et al. 1992; Brugnoni et al. 1998; Gharehbaghi-Schnell et al. 1998; Eriksson et al. 1999).

Neuerdings wird eine *myotonische Dystrophie des Typs 2* (DM2) abgegrenzt (Day et al. 1999), die identisch ist mit einigen Fällen der sog. *proximalen myotonischen Dystrophie* (PROMM); doch kommen Fälle mit PROMM vor, die nicht dem Genort der DM2 auf Chromosom 3q zugeordnet werden können (Kress et al. 2000). Die DM2 wird verursacht durch eine CCTG-Expansion mit durchschnittlich 5000 Wiederholungen im Intron 1 des Zink-Finger-Protein 9 (ZNF9)-Gens (Liquori et al. 2001). Vermutlich führen die Expansionen in der RNA zu den multisystemischen Aspekten der DM1 und DM2. Histopathologische Untersuchungen zu diesen Fällen gibt es bisher nur in wenigen Fällen; bei 2 Schwestern konnten wir erhebliche Kaliberdifferenzen der Muskelfasern mit stark vermehrten Kernen und vollständig atrophische Muskelfasern mit pyknotischen Kernhaufen feststellen, aber keine sarkoplasmatischen Massen und Ringbinden, wie sie typischerweise bei der Dystrophia myotonica vom Typ 1 (DM1) vorkommen.

■ **Epidemiologie, Klinik, Prognose.** Die Häufigkeit wird auf 1:20000–1:40000 geschätzt. Die Erkrankung beginnt oft zwischen dem 20. und 40. Lebensjahr, in mehr als der Hälfte der Fälle aber bereits im Kindesalter, nicht selten sogar im 1. Lebensjahr oder bald nach der Geburt, Letzteres jedoch nur bei mütterlicher Übertragung.

Es kommt zu Atrophien der distalen Muskelgruppen an der Hand, am Vorderarm und am Unterschenkel. Der Befall der Gesichtsmuskulatur (Ptose, Fazialisschwäche, gelegentlich äußere Ophthalmoplegie), besonders des M. temporalis, führt zum Bild der Facies myopathica, des sog. „Jammergesichtes". Die CK-Werte können bei Erwachsenen erhöht sein; in der Regel sind sie bei kongenitalen Fällen normal. Die Herzmuskulatur ist häufig mit betroffen. Im EKG sind Überleitungs- und Rhythmusstörungen nachweisbar. Die meisten Patienten sterben um das 45.–50. Lebensjahr.

■ **Morphologie.** *Muskelbioptisch* finden sich ausgeprägte Kaliberdifferenzen mit besonders auffälligen und starken Vermehrungen der Sarkolemmkerne, die vielfach in langen Ketten hintereinander angeordnet sind, außerdem Ringbinden, sarkoplasmatische Massen an der Peripherie der Fasern mit fehlorientierten und zerstörten Myofibrillen (s. Abb. 33.1 c, 33.2 b) und eine geringe Anzahl nekrotischer bzw. degenerierender Fasern (Schröder u. Adams 1968). Das Binde- und Fettgewebe ist in wechselndem Ausmaß und in Abhängigkeit vom Stadium der Erkrankung proliferiert. Bei subklinischen und kongenitalen Fällen lässt sich anfangs eine selektive Atrophie der Typ-1-Fasern nachweisen, die zentrale Kerne aufweisen können (Wang u. Schröder 1999). Die Komponenten des sarkoplasmatischen Retikulums und des tubulären Systems sind in den Muskelfasern vermehrt und/oder vergrößert; ausnahmsweise kommen hier sog. anulierte Lamellen vor; in den Kernen sind selten einmal tubulofilamentöse Einschlüsse mit einem Durchmesser von ca. 20 nm (ähnlich denen bei der Einschlusskörpermyositis und -myopathie) nachweisbar (Dieler u. Schröder 1990).

Die *motorischen Endplatten* sind bei einigen Fällen deutlich vergrößert. In einigen Muskelbiopsien sind enorme Vermehrungen der *intrafusalen Muskelfasern* (bis zu 150 Fasern pro Spindel) beobachtet worden (Heene 1973; Maynard et al. 1977; Dieler u. Schröder 1990).

Ursache der *geistigen Defekte* bei der myotonischen Dystrophie sei eine pränatal erworbene Dysgenesie des Gehirns (Rosman u. Rebeiz 1967). In Abhängigkeit vom Ausmaß der mit der myotonischen Dystrophie einhergehenden Demenz finden sich Pachygyrien und neuronale Heterotopien. Das Ventrikelsystem des Gehirns ist erweitert.

Die *Motoneurone des Rückenmarks* zeigten jedoch keine signifikante Verminderung der Gesamtzahl, wenn auch die Zahl der Gliazellen bei Fällen mit myotonischer Dystrophie signifikant erhöht war. Bei 2 Patienten war die Fläche der Zellkörper der Motoneurone beim Vergleich mit den Kontrollfällen reduziert (Walton et al. 1977).

Die Angaben über die Beteiligung der *peripheren Nerven* sind bisher widersprüchlich. In der Regel gehört eine periphere Neuropathie nicht zum Krankheitsbild (Pollock u. Dyck 1976; Borenstein et al. 1977); doch ist sie in einem Viertel der Fälle ausgeprägt (Dieler u. Schröder 1990).

35.3 Ionenkanalkrankheiten

Hierzu gehören, wie bereits erwähnt, die *Myotonia congenita* (dominant und rezessiv erblich), die *Paramyotonia congenita* (weitgehend identisch mit der hyperkaliämischen periodischen Paralyse oder Adynamia episodica hereditaria) und die *maligne Hyperthermie*. Eine ausführliche Darstellung findet sich bei Rüdel et al. (1999) (vgl. Tabelle 32.1).

Ergänzend erwähnt seien hier als weitere Ionenkanalstörungen Krankheiten der *neuromuskulären Endplatte*, Krankheiten des *Zentralnervensystems*, nämlich episodische Ataxien, eine hemiplegische Migräne und einige Formen von Epilepsie, eine abnorme *Kaliumionendurchlässigkeit* bei verschiedenen QT-Überleitungsstörungen im Herzen sowie *renale Ionenkanalkrankheiten*, auf die hier nur am Rande verwiesen sei.

35.3.1 Myotonia congenita (Thomsen)

Diese regelmäßig autosomal-dominant erbliche Krankheit kann sich bereits in der Kindheit manifestieren, manchmal kurz nach der Geburt. Bei vielen Patienten ist eine Muskelhypertrophie vorhanden, die einen athletischen Aspekt hervorruft. Die Patienten haben eine normale Lebenserwartung. Die Häufigkeit wird auf 1:150000 bis 1:300000 geschätzt. Die zugrunde liegende Störung beruht auf Mutationen im Gen für den Chloridkanal, wobei die dominant und die rezessiv erbliche Form der Myotonia congenita auf unterschiedlichen Mutationen in diesem Gen beruhen (Koch et al. 1992).

Muskelbioptisch finden sich hypertrophische Fasern mit etwas vermehrten Kernen, vereinzelte Vakuolen und gelegentlich aufgespaltene Fasern. Enzymhistochemisch ist gelegentlich ein vollständiges Fehlen der Typ-2B-Fasern gefunden worden. Die beobachteten feinstrukturellen Veränderungen sind wahrscheinlich unspezifisch.

35.3.2 Rezessive generalisierte Myotonie (Becker)

An dem Vorkommen einer rezessiven Form der Myotonia congenita bestehen seit den Untersuchungen von Becker keine Zweifel (Kuhn et al. 1976). Diese Myotonie tritt im Unterschied zur dominanten Form nicht kongenital auf, sondern manifestiert sich erst im Alter von 5–15 Jahren, ist aber ebenfalls auf Veränderungen im Natriumkanal zurückzuführen (Iazzio et al. 1991; Koch et al. 1992). Sie ist häufiger als die dominante Form (1:23000 bis 1:50000). Die histopathologischen Veränderungen sind bei der rezessiven Form graduell stärker ausgeprägt als bei der dominanten Form (Schröder u. Becker 1972).

35.3.3 Kaliumverstärkte Myotonie

Hier sind eine Mytonia fluctuans und Myotonia permanens zu erwähnen, die aufgrund genetischer und molekularbiologischer Kriterien zu unterscheiden sind. Sie beruhen, wie bereits erwähnt, auf Mutationen im Gen für den muskulären Natriumkanal (s. oben) (Rüdel et al. 1999).

35.3.4 Chondrodystrophische Myotonie

Diese autosomal-rezessiv erbliche (Nicole et al. 1995), mit Zwergwuchs, Skelettdeformitäten, ungewöhnlichen Gesichtsanomalien und Blepharospasmen einhergehende Erkrankung (Schwartz-Jampel-Syndrom) ist bisher nur in relativ wenigen Fällen beschrieben worden (Cao et al. 1978; Pavone et al. 1978; Spranger et al. 2000).

35.3.5 Paramyotonia congenita

Bei dieser seltenen, autosomal-dominant erblichen Krankheit folgt der kälteinduzierten Muskelstarre eine Adynamie. Die Krankheit ist auf eine erhöhte

Na$^+$-Permeabilität und ebenso wie die hyperkaliämische periodische Paralyse auf Mutationen im Natriumkanal-Gen für die gleiche α-Untereinheit zurückzuführen (Ebers et al. 1991; Ptacek et al. 1991, 1993), die je nach Mutation unterschiedlich schwer verlaufen und mit einer Myotonie verbunden, also heterogen sind. Die früheren Meinungsverschiedenheiten über die Abgrenzung gegenüber den familiären Paralysen, insbesondere gegenüber der Adynamia episodica hereditaria, sind dadurch beigelegt.

Muskelbioptisch finden sich teilweise ausgeprägte Muskelfaserkaliberschwankungen. Neben hypertrophischen Fasern kommen auch reichlich völlig atrophische Fasern vor. Letztere liegen oft einzeln, z. T. aber auch in kleinen Gruppen zwischen den normal großen Fasern. Manche sind nicht abgerundet, sondern auf dem Querschnitt abgeflacht. Das endomysiale Bindegewebe ist geringgradig vermehrt; die subsarkolemmalen Kerne und die Bindegewebszellkerne sind zahlreicher als im normalen Muskel; auch kommen in unterschiedlichem Ausmaß vermehrte zentralständige Kerne in den Muskelfasern vor. Einige atrophische Fasern enthalten irregulär angeordnete Myofibrillen und mehrere Kerne. In anderen Muskelfasern kommen leere und zentral angeordnete Vakuolen vor. Vereinzelt nur sieht man myofibrillenfreie sarkoplasmatische Massen in der Peripherie der Fasern und Aufsplitterungen einzelner Fasern. Ringbinden sind nicht zu beobachten, akute Fasernekrosen nur ausnahmsweise (Schröder u. Becker 1972).

35.3.6 Hypokaliämische periodische Paralyse

Die sog. periodischen Paralysen sind heterogene (vgl. Tabelle 32.1) seltene nichtneurogene Erkrankungen der Skelettmuskulatur, bei denen die Patienten unter episodenhaft (nicht eigentlich periodisch) auftretender Muskelschwäche (nicht unbedingt Paralyse) der Extremitätenmuskulatur und in geringem Maß auch der übrigen Muskeln leiden. Die Patienten erholen sich von derartigen Anfällen in der Regel vollständig; doch kann sich langsam eine bleibende Muskelschwäche entwickeln.

Histopathologisch finden sich einzelne oder mehrere, zumeist zentral liegende charakteristische Vakuolen in den Muskelfasern (Engel 1970; Schröder 1982) (Abb. 33.1 e, f). Außerdem kommen aufgespaltene Fasern vor. Die Vakuolen sind unterschiedlich weit und überwiegend auf Erweiterungen des T-Systems zurückzuführen. Sie sind zumeist leer oder mit einem granulären oder hyalinen Material gefüllt. Während anfangs angenommen wurde, dass sich die Vakuolen in den Muskelfasern nur während der Anfälle entwickeln und in den anfallsfreien Intervallen zurückbilden, haben spätere Autoren eine anhaltende vakuoläre Myopathie bei Patienten beobachtet, die nach wiederholten paralytischen Anfällen eine andauernde Muskelschwäche entwickelten. Bei einigen Patienten jedoch, die eine anhaltende Muskelschwäche aufwiesen, fanden sich im paralysierten Muskel keine Vakuolen (Engel 1970). Die Vakuolen sind deshalb eher als Zeichen der andauernden Myopathie denn als Korrelat der akuten Lähmung anzusehen.

Elektronenmikroskopisch fanden sich außerdem Erweiterungen des sarkoplasmatischen Retikulums, Proliferationen der longitudinalen Komponenten des sarkoplasmatischen Retikulums (tubuläre Aggregate) und honigwabenartig proliferierte Netze des T-Systems. In einzelnen Fasern kommen von Membranen des sarkoplasmatischen Retikulums umgebene, konzentrisch geschichtete Kalksalz- bzw. Apatitablagerungen vor (Abb. 33.1 f). Allerdings sind die verschiedenen, molekulargenetisch unterscheidbaren Formen der hypokaliämischen periodischen Paralyse (Rüdel et al. 1999) noch nicht vergleichend pathomorphologisch untersucht worden.

Normokaliämische periodische Paralyse

Es handelt sich um eine Variante der hyperkaliämischen periodischen Paralyse (Rüdel et al. 1999). Bei den wenigen untersuchten Fällen mit dieser Krankheit fanden sich muskelbioptisch Erweiterungen der longitudinalen Komponenten des sarkoplasmatischen Retikulums, vermehrtes Glykogen und tubuläre Aggregate, nicht aber die zahlreichen, bei der hypokaliämischen periodischen Paralyse beobachteten Vakuolen bzw. Erweiterungen des T-Systems.

Periodische Paralysen bei Thyreotoxikose

Die bei der Thyreotoxikose auftretende periodische Paralyse ist ebenfalls mit Vakuolen, tubulären Aggregaten und anderen unspezifischen Veränderungen in den Muskelfasern verbunden, doch können diese Veränderungen auch fehlen (Resnick et al. 1979; Bergman et al. 1970).

35.3.7 Maligne Hyperthermie

Die maligne Hyperthermie ist eine familiäre, dominant erbliche Erkrankung, bei der meist tödlich verlaufende Hyperthermieanfälle mit Myoglobulinurie durch Narkosemittel, insbesondere Halothane und Suxamethonium (Succinylcholin), ausgelöst werden („postoperativer Hitzschlag") (Denborough u. Lowell 1960; Denborough et al. 1973).

Die Häufigkeit der Anästhesiezwischenfälle aufgrund einer malignen Hyperthermie beträgt etwa 1:15000 bei Kindern und 1:50000 bei Erwachsenen.

■ **Klinik.** Während einer Allgemeinnarkose kommt es zu einem raschen und anhaltenden Temperaturanstieg (bis 43 °C), der mit einer generalisierten Muskelrigidität, Tachykardie, Tachypnoe, ausgeprägtem Schwitzen und Zyanose verbunden ist. Während des Anfalls steigt die Serum-CK auf Werte bis zu 50000 IE/l oder mehr an.

Zu den *Komplikationen* gehören eine Verbrauchskoagulopathie, Nierenfunktionsstörungen durch schwere Myoglobinurie, kardiale Arrhythmien und Herzstillstand.

Die *Mortalität* der malignen Hyperthermie während oder unmittelbar nach einer Episode beträgt 63–73% (Eng et al. 1978); durch Dantrolenmedikation lassen sich derartige Anfälle jedoch beherrschen.

■ **Morphologie.** *Muskelbioptisch* haben sich im Intervall bei den meisten Fällen bisher keine spezifischen strukturellen Veränderungen nachweisen lassen. Doch gibt es einige Patienten mit Central-core-Krankheit, bei denen es zur malignen Hyperthermie nach einer Narkose gekommen ist (Eng et al. 1978).

> Während zwischen den Anfällen nur minimale, unspezifische myopathische Veränderungen bestehen, finden sich nach einem Anfall disseminierte Muskelfasernekrosen und, je nach dem Zeitpunkt der Untersuchung, regenerierende Fasern und verschiedene „degenerative" Veränderungen wie tubuläre Aggregate, myelinähnliche Figuren, Lipidkörper und herdförmige Glykogenansammlungen.

Feinstrukturell ließen sich im akuten Stadium Defekte der Plasmamembran mit Austritt der Glykogengranula in das Interstitium nachweisen. Gefrierätzuntersuchungen (Schmalbruch 1979) ergaben Anhäufungen intramembranöser Partikel in der Plasmamembran. Einige Membranareale waren frei von Partikeln und pinozytotischen Caveolae. Die E-Fläche zeigte irreguläre Erhebungen mit korrespondierenden Defekten auf der P-Fläche.

Die *Diagnose* muss wegen der Unspezifität der strukturellen Veränderungen durch einen In-vitro-Kontraktionstest (Halothan-Koffein-Test) verifiziert werden, der allerdings nicht absolut verlässlich ist.

■ **Genetik und Pathogenese.** Der Erbgang ist autosomal-dominant mit variabler Penetranz. Die Disposition zur malignen Hyperthermie beruht in einem Teil der Fälle auf Mutationen im *Gen für den Ryanodinrezeptor*, ein großes Protein, bei dem es sich um einen der beiden Kalziumkanäle im Muskel handelt, der dem sarkoplasmatischen Retikulum zugeordnet ist (Rüdel et al. 1999; Tabelle 32.1). In anderen Fällen ist das Gen für Untereinheiten des sog. Dihydropyridin-(DHP-)Rezeptors im T-System mutiert (Monnier et al. 1997; Robinson et al. 1997). Der Membrandefekt führt zu einem erhöhten Kalziumeinstrom in die Muskelfasern und dadurch, wie bei vielen anderen nekrotisierenden Myopathien, zur Aktivierung von Proteinasen als wesentlichem zellzerstörenden Faktor.

Das Ryanodinrezeptor-Gen ist auf dem Chromosom 19 in enger Nachbarschaft zu dem Gen lokalisiert, das für die *Central-core-Krankheit* verantwortlich ist, was die häufige Assoziation dieser Erkrankungen erklärt. Doch tritt die maligne Hyperthermie auch bei anderen neuromuskulären Krankheiten auf, so bei der *Duchenne-Muskeldystrophie*, beim *King-Denborough-Syndrom*, das durch eine langsam progressive Myopathie, Kleinwuchs, Trichterbrust, Kryptorchismus, Kyphoskoliose und charakteristische Gesichtsanomalien gekennzeichnet ist, etc.

Auch beim sog. *malignen neuroleptischen Syndrom* spielt eine erhöhte Empfindlichkeit des sarkoplasmatischen Retikulums eine wichtige Rolle (Araki et al. 1988), obwohl dieses Syndrom, wie der Name sagt, zentral durch Neuroleptika ausgelöst wird.

Literatur

Araki M, Takagi A, Higuchi I, Sugita H (1988) Neuroleptic malignant syndrome: caffeine contracture of single muscle fibers and muscle pathology (see comments). Neurology 38: 297–301

Bergman RA, Afifi AK, Dunkle LM, Johns RJ (1970) Muscle pathology in hypokalemic periodic paralysis with hyperthyroidism. II. A light and electron microscopic study. Johns Hopkins Med J 126: 100–118

Borenstein S, Noel P, Jacquy J, Flamentdurand J (1977) Myotonic dystrophy with nerve hypertrophy. Report of a case with electrophysiological and ultrastructural study of the sural nerve. J Neurol Sci 34: 87–99

Brook JD, McCurrach ME, Harley HG et al. (1992) Molecular basis of myotonic dystrophy: expansion of a trinucleotide (CTG) repeat at the 3′ end of a transcript encoding a protein kinase family member. Cell 69: 385

Brugnoni R, Morandi L, Brambati B, Briscioli V, Cornelio F, Mantegazza R (1998) A new non-radioactive method for the screening and prenatal diagnosis of myotonic dystrophy patients. J Neurol 245: 289–293

Cao A, Cianchetti C, Calisti L, de Virgiliis S, Ferreli A, Tangheroni W (1978) Schwartz-Jampel syndrome. Clinical,

electrophysiological and histopathological study of a severe variant. J Neurol Sci 35: 175–187
Crow SR, Harley HG, Brook JD, Rundle SA, Shaw DJ (1992) Insertion/deletion polymorphism at D19S95 associated with the myotonic dystrophy CTG repeat. Hum Mol Genet 1: 451
Day JW, Roelofs R, Leroy B, Pech I, Benzow K, Ranum LP (1999) Clinical and genetic characteristics of a five-generation family with a novel form of myotonic dystrophy (DM2). Neuromusc Disord 9: 19–27
Denborough MA, Dennett X, Anderson RM (1973) Central-core disease and malignant hyperpyrexia. BMJ 1: 272–273
Denborough MA, Lowell RRH (1960) Anesthetic death in a family. Lancet II: 45
Dieler R, Schröder JM (1990) Lacunar dilatations of intrafusal and extrafusal terminal cisternae, annulate lamellae, confronting cisternae and tubulofilamentous inclusions within the spectrum of muscle and nerve fiber changes in myotonic dystrophy. Pathol Res Pract 186: 371–382
Ebers GC, George AL, Barchi RL et al. (1991) Paramyotonia congenita and hyperkalemic periodic paralysis are linked to the adult muscle sodium channel gene. Ann Neurol 30: 810–816
Eng GD, Epstein BS, Engel WK, McKay DW, McKay R (1978) Malignant hyperthermia and central core disease in a child with congenital dislocating hips. Arch Neurol 35: 189–197
Engel AG (1970) Evolution and content of vacuoles in primary hypokalemic periodic paralysis. Mayo Clin Proc 45: 774–814
Eriksson M, Ansved T, Edstrom L, Anvret M, Carey N (1999) Simultaneous analysis of expression of the three myotonic dystrophy locus genes in adult skeletal muscle samples: the CTG expansion correlates inversely with DMPK and 59 expression levels, but not DMAHP levels. Hum Mol Genet 8: 1053–1060
Fu YH, Pizzuti A, Fenwick RG Jr et al. (1992) An unstable triplet repeat in a gene related to myotonic muscular dystrophy. Science 255: 1256–1258
Gharehbaghi-Schnell EB, Finsterer J, Korschineck I, Mamoli B, Binder BR (1998) Genotype-phenotype correlation in myotonic dystrophy. Clin Genet 53: 20–26
Harley HG, Brook JD, Rundle SA et al. (1992a) Expansion of an unstable DNA region and phenotypic variation in myotonic dystrophy (see comments). Nature 355: 545–546
Harley HG, Rundle SA, Reardon W et al. (1992b) Unstable DNA sequence in myotonic dystrophy. Lancet 339: 1125–1128
Heene R (1973) Histological and histochemical findings in muscle spindles in dystrophia myotonica. J Neurol Sci 18: 369–372
Iaizzo PA, Franke C, Hatt H, Spittelmeister W, Ricker K, Rudel R, Lehmann-Horn F (1991) Altered sodium channel behaviour causes myotonia in dominantly inherited myotonia congenita. Neuromusc Disord 1: 47–53
Koch MC, Steinmeyer K, Lorenz C et al. (1992) The skeletal muscle chloride channel in dominant and recessive human myotonia. Science 257: 797–800
Kress W, Mueller-Myhsok B, Ricker K et al. (2000) Proof of genetic heterogeneity in the proximal myotonic myopathy syndrome (PROMM) and its relationship to myotonic dystrophy type 2 (DM2). Neuromusc Disord 10: 478–480
Kuhn E, Fiehn W, Seiler D, Schröder JM (1979) The autosomal recessive (Becker) form of myotonia congenita. Muscle Nerve 2: 109–117
Liquori CL, Ricker K, Moseley ML, Jacobsen JF, Kress W, Naylor SL, Day JW, Ranum LP (2001) Myotonic dystrophy type 2 caused by a CCTG expansion in intron 1 of ZNF9. Science 293: 864–867
Mahadevan M, Tsilfidis C, Sabourin L et al. (1992) Myotonic dystrophy mutation: an unstable CTG repeat in the 3′ untranslated region of the gene. Science 255: 1253–1255
Maynard JA, Cooper RR, Ionaescu VV (1977) An ultrastructure investigation of intrafusal muscle fibers in myotonic dystrophy. Virchows Arch A 373: 1–13
Monnier N, Procaccio V, Stieglitz P, Lunardi J (1997) Malignant-hyperthermia susceptibility is associated with a mutation of the alpha 1-subunit of the human dihydropyridine-sensitive L-type voltage-dependent calcium-channel receptor in skeletal muscle (see comments). Am J Hum Genet 60: 1316–1325
Nicole S, Ben Hamida C, Beighton P et al. (1995) Localization of the Schwartz-Jampel syndrome (SJS) locus to chromosome 1p34–p36.1 by homozygosity mapping. Hum Mol Genet 4: 1633–1636
Pavone L, Mollica F, Grasso A, Cao A, Gullotta F (1978) Schwartz-Jampel syndrome in two daughters of first cousins. J Neurol Neurosurg Psychiatry 41: 161–169
Pollock M, Dyck PJ (1976) Peripheral nerve morphometry in myotonic dystrophy. Arch Neurol 33: 33–39
Ptacek LJ, Trimmer JS, Agnew WS, Roberts JW, Petajan JH, Leppert M (1991) Paramyotonia congenita and hyperkalemic periodic paralysis map to the same sodium-channel gene locus. Am J Hum Genet 49: 851–854
Ptacek LJ, Gouw L, Kwiecinski H et al. (1993) Sodium channel mutations in paramyotonia congenita and hyperkalemic periodic paralysis. Ann Neurol 33: 300–307
Reardon W, Harley HG, Brook JD, Rundle SA, Crow S, Harper PS, Shaw DJ (1992) Minimal expression of myotonic dystrophy: a clinical and molecular analysis. J Med Genet 29: 770–773
Resnick JS, Dorman JD, Engel WK (1969) Thyrotoxic periodic paralysis. Am J Med 47: 831–836
Robinson RL, Monnier N, Wolz W et al. (1997) A genome wide search for susceptibility loci in three European malignant hyperthermia pedigrees. Hum Mol Genet 6: 953–961
Rosman NP, Rebeiz JJ (1967) The cerebral defect and myopathy in myotonic dystrophy. A comparative clinicopathological study. Neurology 17: 1106–1112
Rüdel R, Hanna, MG, Lehmann-Horn F (1999) Muscle channelopathies: malignant hyperthermia, periodic paralyses, paramyotonia, and myotonia. In: Schapira AHV, Griggs RC (eds) Muscle diseases, vol 24. Blue Books of Practical Neurology, pp 135–175
Schmalbruch H (1979) A freeze-fracture study of the plasma membrane of muscle fibres of a patient with chronic creatine kinase elevation suspected for malignant hyperthermia. J Neuropathol Exp Neurol 38: 407–418
Schröder JM (1982) Pathologie der Muskulatur. Springer, Berlin Heidelberg New York
Schröder JM, Adams RD (1968) The ultrastructural morphology of the muscle fiber in myotonic dystrophy. Acta Neuropathol (Berl) 10: 218–241
Schröder JM, Becker PE (1972) Anomalien des T-Systems und des sarkoplasmatischen Retikulums bei der Myotonie, Paramyotonie und Adynamie. Virchows Arch A Pathol Pathol Anat 357: 319–344
Spranger J, Hall BD, Hane B, Srivastava A, Stevenson RE (2000) Spectrum of schwartz-jampel syndrome includes micromelic chondrodysplasia, kyphomelic dysplasia, burton disease. Am J Med Genet 94: 287–295
Walton JN, Irving D, Tomlinson BE (1977) Spinal cord limb motor neurons in dystrophia myotonica. J Neurol Sci 34: 199–211
Wang J-F, Schröder JM (1999) Comparative morphometric evaluation of peripheral nerves and muscle fibers in myotonic dystrophy. Acta Neuropathol 99: 39–47
Wedel DJ (1992) Malignant hyperthermia and neuromuscular disease. Neuromusc Disord 2: 157–164

Kapitel 36 Metabolisch und hormonell bedingte Myopathien

J. M. Schröder

INHALT

36.1 **Kohlenhydratstoffwechselstörungen** 657
36.1.1 Glykogenosen 657
36.1.2 Polyglukosankörperspeicherkrankheiten 659
36.1.3 Danon-Krankheit 659
36.2 **Mitochondriale Myopathien** 659
36.3 **Lipidspeichermyopathien** 663
36.3.1 Sonderformen 663
36.4 **Myopathien bei endokrinen Erkrankungen** ... 664
36.4.1 Erkrankungen der Schilddrüse 664
36.4.2 Hyper- und Hypoparathyreoidismus 664
36.4.3 Hypophysenfunktionsstörungen 664
36.4.4 Diabetes mellitus 664
Literatur 665

36.1 Kohlenhydratstoffwechselstörungen

36.1.1 Glykogenosen

Die Glykogenspeicherkrankheiten oder Glykogenosen bilden eine Gruppe erblicher Stoffwechselkrankheiten, deren systematische Nummerierung durch Cori (1957) sich weitgehend durchgesetzt hat, aber inzwischen ergänzt worden ist (Typ I–XII; vgl. Tabellen 32.1 und 36.1). Weitere mögliche Formen einer Glykogenose sind auf Enzymdefekte der Phosphoglyceratkinase (Typ IX) und -mutase (Typ X), der Laktatdehydrogenase (Typ XI), der Aldolase A (Typ XII) oder auf multiple Enzymdefekte zurückzuführen (DiMauro u. Haller 1999). Dabei können unterschiedliche Mutationen des zugrunde liegenden Gens zu einer unterschiedlichen klinischen Ausprägung des Krankheitsbildes, z. B. der Phosphoglyceratkinase (Schröder et al. 1996) führen.

Tabelle 36.1. Glykogenosen

Typ	Enzymdefekt	Bezeichnungen	Symptome von Seiten der Skelettmuskulatur	Befall anderer Gewebe
I	Glukose-6-Phosphatase	Gierke-Krankheit	–	Leber, Niere
II	Saure Maltase (saure α-1,4-Glukosidase)	Pompe-Krankheit	*Schwere Form:* generalisiert, ähnlich der infantilen spinalen Muskelatrophie; *milde Form:* ähnlich der Gliedergürteldystrophie	Herz, Nervensystem, Niere, Leukozyten
III	Amylo-1,6-Glukosidase („debranching enzyme")	Grenzdextrinose, Forbes-Krankheit, Cori-Krankheit	Infantile Hypotonie; geringe Schwäche	Hepatische Hypoglykämie, Ketose, Leukozyten
IV	Amylo-1,4–1,6-Transglukosidase („branching enzyme", α-1,4 Glukan-6-Glykosyltransferase)	Amylopektinose, Anderson-Krankheit oder Polyglucosankörperkrankheit	In der Regel keine Muskelsymptome, bei weniger Schwäche oder Schwund	Hepatosplenomegalie, Leberzirrhose
V	Muskelphosphorylase	McArdle-Krankheit	Belastungsintoleranz, Muskelkrämpfe, Ermüdbarkeit, Myoglobinurie	–
VI	Leberphosphorylase	Hers-Krankheit	–	–
VII	Phosphofruktokinase	Tarui-Krankheit	Belastungsintoleranz, Muskelkrämpfe, Ermüdbarkeit, Myoglobulinurie	Erythrozyten

Davon befallen mindestens 8 klar definierte Glykogenosen die Skelettmuskulatur, nämlich die Typen II, III, IV, V, VII, IX, X, XI und XII. Da es im Skelettmuskel keine Glukose-6-Phosphatase (Hexokinase) gibt, kann es beim Typ I, der Gierke-Krankheit, nicht zur Glykogenspeicherung im Muskel kommen. Gleiches gilt für den Leberphosphorylasemangel (Typ VI). Alle sind rezessiv erblich. Die Genorte und Genprodukte sind in der Tabelle 32.1 aufgelistet.

Außerdem gibt es eine Reihe von Fällen mit ausgeprägter Glykogenvermehrung im Muskel, bei denen bisher kein Enzymdefekt nachgewiesen werden konnte.

Beim *infantilen Saure-Maltase-Mangel* (sog. Pompe-Krankheit) finden sich die ausgeprägtesten Glykogenablagerungen im Muskel, weniger bei den spätinfantilen, juvenilen und adulten Verlaufsformen (Schröder 1992). Im Erwachsenenalter können die Patienten klinisch unauffälig (asymptomatisch) sein (Ausems et al. 2000). Die Ausscheidung der sauren Maltase im Urin ist vermindert, auch bei heterozygoten Genträgern.

Am häufigsten ist die *Typ-III-Glykogenose* (Amylo-1,6-Glukosidase-Mangel) (Abb. 36.1 a, b).

Der *Muskelphosphorylasemangel* (McArdle-Krankheit) und der *Phosphofruktokinasemangel* lassen sich sowohl biochemisch als auch enzymhistochemisch (in Kryostatschnitten) nachweisen. *Klinisch* gehören belastungsabhängige, durch den Ischämietest auslösbare Schmerzen, evtl. Myoglobinurien und elektromyographisch stumme Kontrakturen zum Krankheitsbild. Beide Glykogenspeicherkrankheiten sind *histopathologisch* vor allem durch subsarkolemmale, letztere auch durch inter-

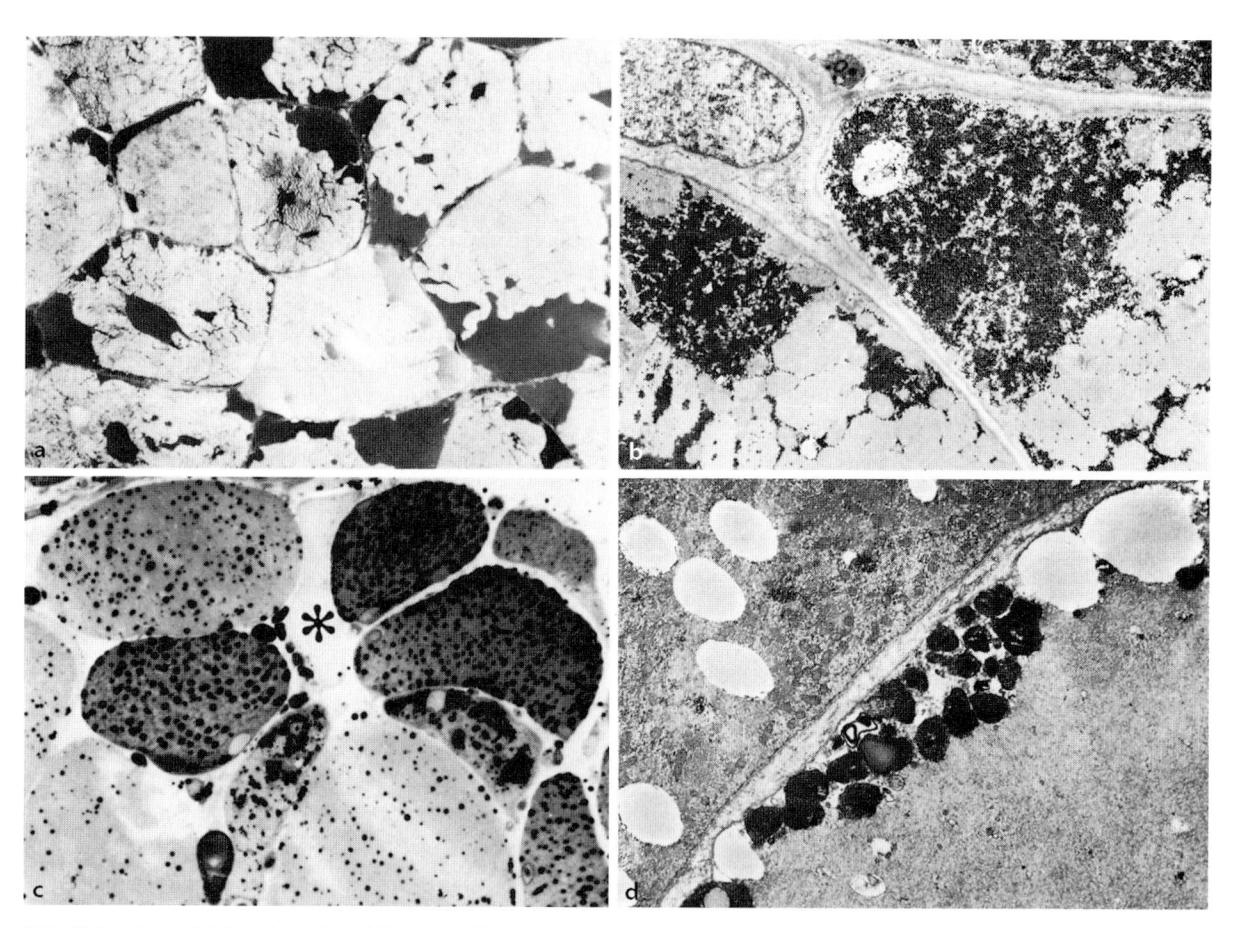

Abb. 36.1. a Amylo-1,6-Glukosidase-Mangel (Forbes-Krankheit; Glykogenose vom Typ III). M. vastus lateralis eines 21-jährigen Mannes. Subsarkolemmal und intermyofibrillär massenhaft Glykogen, das nach der PAS-Reaktion im Semidünnschnitt intensiv rot gefärbt ist (Vergr. 270:1). **b** Gleicher Fall wie in **a**. Das subsarkolemmal und intermyofibrillär gespeicherte Glykogen ist ganz überwiegend diffus und frei, nicht vakuolär gebunden abgelagert (Vergr. 6700:1). **c** Lipidspeichermyopathie. Skelettmuskulatur eines 74-jährigen Mannes, der 15 Tage nach der Biopsie an einer Aspirationspneumonie gestorben ist. Viele Fasern weisen reichliche, manche Fasern exzessive Mengen an Neutralfett auf. Die Neutralfetttropfen sind im Durchmesser bis zu 4 µm groß. Zwischen diesen Fasern liegt ein leerer Sarkolemmschlauch (*Stern*). Ausgeprägte Kaliberdifferenzen (Vergr. 480:1). **d** Gleicher Fall wie in **c**. Nekrotische Muskelfaser *unten rechts* mit subsarkolemmalen Lipofuszinkörpern und einzelnen großen Vakuolen, die durch Extraktion der Neutralfette während der Präparation entstanden sind. Die Faser *oben links* enthält ebenfalls abnorm zahlreiche Lipidvakuolen (Vergr. 8800:1)

und intramyofibrilläre Glykogenablagerungen gekennzeichnet.

36.1.2 Polyglukosankörperspeicherkrankheiten

Polyglukosankörperkrankheiten sind gekennzeichnet durch Ablagerungen von abnormen Glukosepolymeren in Verbindung mit einer zusätzlichen Eiweißkomponente in verschiedenen Geweben und Organen (Abb. 33.2 d, e) (Goebel et al. 1992; Schröder et al. 1993). Die Polyglukosankörper gleichen denen bei der Lafora-Krankheit, den Corpora amylacea in Gliafortsätzen und den Ablagerungen bei der sog. basophilen Degeneration der Herzmuskelfasern und den Einschlüssen bei der Typ-IV-Glykogenose (s. oben). Bei der infantilen und juvenilen Form der Polyglukosankörperkrankheit fehlt wie bei der Typ-IV-Glykogenose das Branching-Enzym (Tabelle 36.1) aufgrund von Mutationen im zugehörigen Gen (Lossos et al. 1998; Ziemssen et al. 2000). Zu unterscheiden sind folgende Formen:
- die infantile und juvenile Polyglukosankörperkrankheit (Abb. 33.2 e),
- die adulte Polygluklosankörperkrankheit (Abb. 33.2 d),
- die Myoklonuskörperepilepsie (Lafora).

Die klinischen Symptome hängen vom Stadium der Erkrankung ab und werden dominiert von der Myopathie, Antriebsmangel, Leberzirrhose, Herzinsuffizienz mit Kardiomegalie und evtl. Neuropathie, je nachdem, um welche Form der Erkrankung es sich handelt.

■ **Histopathologie.** Bei diesen seltenen Krankheiten sind neben uncharakteristischen, z. T. myopathischen, z. T. neurogenen Veränderungen charakteristische histochemische und feinstrukturelle Ablagerungen in den Muskelfasern zu beobachten: basophile, etwa 2–4 µm große ovale Körper, die sich nach der PAS-Reaktion intensiv anfärben und durch Diastase nicht abgebaut werden.

Elektronenmikroskopisch bestehen die Korpuskeln aus verzweigten, etwa 6–8 nm dünnen Filamenten, bei denen es sich um abnorm lange, unverzweigte Glukoseketten handelt, und größeren osmiophilen Granula, die den β-Partikeln des normalen Glykogens entsprechen (Abb. 33.4 e, f). Bei der Lafora-Krankheit sind die Polyglukosankörper im Muskel wie in den zentralen Neuronen membranbegrenzt, d. h., sie liegen innerhalb von Lysosomen (Autophagolysosomen) und bestehen dann fast ausschließlich aus der filamentösen Komponente („Sequesterspeicherung"). Bei den anderen Polyglukosankörperkrankheiten ist auch eine granuläre Komponente nachweisbar, die offensichtlich in den Lysosomen, nicht aber im freien Sarkoplasma abgebaut wird.

■ **Differentialdiagnose.** Die Polyglukosankörper sind elektronenmikroskopisch bei besonderen kongenitalen, schweren Formen offenbar dieser Erkrankung, die hier im polarisierten Licht ungewöhnlicherweise doppelbrechend sind (Abb. 33.2 e), nicht leicht von sog. hyalinen Einschlusskörpern bei der sog. *Myopathie mit hyalinen Einschlusskörpern* (Barohn et al. 1994) zu unterscheiden. Letztere zeigen bei den myofibrillären ATPase-Reaktionen im Unterschied zu den Polyglukosankörpern eine positive Reaktion (Abb. 33.2 f).

36.1.3 Danon-Krankheit

Eine vakuoläre Myopathie mit Herzmuskelbeteiligung (Kardiomyopathie) und mentaler Retardierung, auch als „Glykogenose ohne Saure-Maltase-Mangel" oder Danon-Krankheit bezeichnet, ist auf einen primären Defekt des lysosomenassoziierten Membranproteins 2 (LAMP-2) zurückzuführen (Nishino et al. 2000). Die Vakuolen enthalten spärliche Glykogengranula, osmiophile amorphe Substanzen und membranöse Körper und sind durch eine partielle Auskleidung mit einer Basallamina, durch Saure-Phosphatase-Aktivität und exozytotische Vesikeln gekennzeichnet, ähnlich wie die Vakuolen bei der X-chromosomal erblichen Kalimo-Krankheit (s. 33.1.4).

Bemerkenswert ist in diesem Zusammenhang, dass LAMP-2 auch in den Vakuolen der Einschlusskörpermyositis und der distalen Myopathie mit „rimmed vacuoles", das sind weit verbreitete autophagische Vakuolen mit membranösen („myelinähnlichen") zytoplasmatischen Körperchen, überexprimiert ist (Tsuruta et al. 2001).

36.2 Mitochondriale Myopathien

■ **Molekularbiologische Grundlagen.** Mitochondrien haben ihr eigenes Genom, das ungefähr 1% der gesamten zellulären DNA ausmacht. Sie enthalten jeweils 2–10 Kopien eines kleinen doppelsträngigen zirkulären DNA-Moleküls mit 16 569 bp, das ausschließlich maternal vererbt wird (Literatur s. Di-Mauro 1992, 2000; Schapira u. DiMauro 1994). Die humane mitochondriale DNA (mtDNA) ist komplett sequenziert; sie enthält 37 Gene und kodiert 2 ribosomale RNAs, 22 Transfer-RNAs (tRNA) und 13 Untereinheiten der mitochondrialen Atmungskette und des oxidativen Phosphorylierungssystems: 7 Untereinheiten vom Komplex I (NADH-Dehydrogenase); eine Untereinheit im Zytochrom-b-Komplex III; Untereinheit I–III der Zytochrom-c-Oxidase (COX; Komplex IV) und Untereinheit 6 und 8 der ATP-Synthetase. Mehr als 80 mitochondriale Proteine werden nukleär (nDNA) kodiert.

Während inzwischen mehr als 100 Mutationen in den Genen der mtDNA bekannt sind, befindet sich die Aufklärung der Mutationen nukleär kodierter mitochondrialer Proteine erst in den Anfängen. Diese sind essentiell für die Transkription, Translation und Replikation der mtDNA.

Diagnostik. Die mitochondrialen Zytopathien sind eine heterogene Gruppe von Erkrankungen, die durch strukturell, numerisch oder funktionell abnorme Mitochondrien gekennzeichnet sind.

> Sie sind gentechnisch bzw. molekularbiologisch durch den Nachweis mitochondrialer DNA-Mutationen oder licht- oder elektronenmikroskopisch durch strukturell abnorme, vergrößerte, vermehrte und irregulär angeordnete Mitochondrien in zumeist nur einzelnen Typ-1-Muskelfasern zu diagnostizieren. Die meisten sind mit einer Mitochondrienvermehrung und Lipidspeicherung in den Muskelfasern (Ragged-red-Fasern), viele mit einer Ophthalmoplegia externa und einige mit zerebralen Symptomen im Sinne einer Enzephalomyopathie verbunden.

Genetik. Eine Liste von Erkrankungen, bei denen inzwischen 190 verschiedene Mutationen (Deletionen oder Punktmutationen) im mitochondrialen Genom nachgewiesen werden konnten, sind in der Zeitschrift *Neuromuscular Disorders* aufgelistet (jeweils etwa zweimonatlich aktualisiert); die wichtigsten sind hier in einer Übersicht und in Tabelle 36.2 wiedergegeben, wobei allerdings nur solche aufgeführt sind, die mit der Synthese von Adenosintriphosphat in Verbindung stehen (nicht aber solche des Uratzyklus, der Ketonkörperbildung und des Katabolismus der verzweigten Fettsäuren, die vor allem die Leber betreffen).

Umfangreiche Deletionen der mitochondrialen DNA (mtDNA) mit oder ohne Translokationen sind auf die Erkrankungen begrenzt, die mit einer mitochondrialen Myopathie (Holt et al. 1988), einer chronischen progressiven externen Ophthalmoplegie (CPEO) sowie Multisystemerkrankungen, dem Kearns-Sayre-Syndrom (KSS) (s. unten) und dem seltenen Pearson-Syndrom (sideroblastische Anämie mit exokriner Pankreasinsuffizienz, Tod in der Regel vor dem 3. Lebensjahr; De Vries et al. 1992) einhergehen. *Mutationen der tRNA-Gene* sind in der Regel mit Multisystemkrankheiten verbunden, selten aber auch einmal mit dem Befall nur einer Gewebsart, meistens der Muskulatur, vor allem der Atemmuskulatur (DiMauro u. Andreu 2000). *Punktmutationen* sind vor allem bei den folgenden 6 Syndromen festgestellt worden (s. auch Tabelle 36.2):

- bei der mitochondrialen Enzephalomyopathie mit Laktazidose und schlaganfallähnlichen Episoden (MELAS);
- bei der Myoklonusepilepsie mit Ragged-red-Fasern (MERRF);

Biochemische Klassifikation mitochondrialer Myopathien

■ **Defekte im Carnitin-Acyl-Carnitin-Transportsystem**
– Primärer Muskelcarnitinmangel
– Primärer systemischer Carnitinmangel
– Sekundärer Carnitinmangel (über 25 Syndrome)
– Carnitinpalmitoyltransferasemangel (CPT I und II)

■ **Defekte der Pyruvatoxidation (in der Regel mit M. Leigh)**
– Pyruvatdekarboxylase-(E_1-)Mangel
– Dihydrolipoamidacetyltransferase-(E_2-)Mangel
– Protein-X-Mangel
– Dihydrolipoamiddehydrogenase-(E_3-)Mangel
– Pyruvatdehydrogenasephosphatase-Mangel
– Phospho-E_1-Phosphatase-Mangel

■ **Defekte der Fettsäureoxidation (β-Oxidation)**
– Langketten-Acyl-CoA-Dehydrogenase-Mangel
– Mittelketten-Acyl-CoA-Dehydrogenase-Mangel
– Kurzketten-Acyl-CoA-Dehydrogenase-Mangel
– Langketten-3-Hydroxyacyl-CoA-Dehydrogenase-Mangel
– Multipler Acyl-CoA-Dehydrogenase-Mangel
– Riboflavinresponsiver multipler Acyl-CoA-Dehydrogenase-Mangel

■ **Krebs-Zyklus-Enzyme**
– Fumarasemangel
– Dihydrolipoamiddehydrogenase-(E_3-)Mangel

■ **Defekte in der Atmungskette**
– NADH-CoQ-Reduktase-Mangel (Komplex I)
– CoQ-Zytochrom-bc_1-Reduktasekomplex (Komplex II)
– CoQ-Zytochrom-c-Reduktase-Mangel (Komplex III)
– Zytochrom-c-Oxidase-Mangel (Komplex IV)
– Multipler Atmungsenzymmangel

■ **Defekte der Energieübertragung**
– Hypermetabolische mitochondriale Myopathie (Luftkrankheit)
– H^+-ATPase-Mangel (Komplex V)

Tabelle 36.2. Die wichtigsten mitochondrialen Erkrankungen mit Befall des neuromuskulären Systems

Deletionen mitochondrialer DNA (mtDNA)	Punktmutationen der mtDNA (maternal vererbt)
■ **Einzelne Deletionen** (in der Regel sporadisch) CPEO KSS	■ **Punktmutationen von mtDNA-RNA-Genen** MELAS MERRF KSS
■ **Multiple Deletionen** (autosomal-dominant oder -rezessiv erblich) CPEO KSS CPEO mit Muskelschwäche	CPEO MIMyCa M. Leigh
	■ **Punktmutationen proteinkodierender mtDNA** LHON NARP

CPEO chronische progressive externe Ophthalmoplegie; *KSS* Kearns-Sayre-Syndrom; *LHON* Lebersche hereditäre Optikusneuroretinopathie; *MELAS* mitochondriale Enzephalomyopathie mit Laktatazidose und schlaganfallähnlichen Episoden; *MERRF* Myoklonusepilepsie mit Ragged-red-Fasern im Muskel; *MIMyCa* maternal vererbte Myopathie und Kardiomyopathie; *NARP* Neuropathie, Ataxie und Retinitis pigmentosa.

- bei einer maternal vererbten („inherited") Myopathie und Kardiomyopathie (MIMyCa);
- bei der Leberschen hereditären Optikusneuroretinopathie (LHON) (Holt et al. 1988);
- bei der Neuropathie mit Ataxie und Retinitis pigmentosa (NARP);
- bei der nekrotisierenden Enzephalopathie vom Typ Leigh.

Dabei verursachen Punktmutationen der *mtDNA-RNA-Gene* eine mitochondriale Enzephalopathie mit Ragged-red-Fasern im Skelettmuskel wie bei MELAS, MERRF, KSS, CPEO und MIMyCa, während Punktmutationen der *proteinkodierenden mtDNA-Gene* überwiegend zu Enzephalopathien führen wie beim maternal vererbten Leigh-Syndrom (MILS), bei LHON und NARP. Punktmutationen werden in der Regel maternal vererbt, während umfangreiche und multiple Deletionen mit Umstellungen der mtDNA entweder sporadisch auftreten oder nach den Mendel-Gesetzen, also nukleär kodiert werden (autosomal-dominant oder autosomal-rezessiv). Etwa 20% der Erwachsenen mit einer mitochondrialen Myopathie haben ähnlich betroffene Verwandte, wobei das Verhältnis von maternaler zu paternaler Vererbung 9:1 beträgt (Harding 1991).

Mutationen nukleärer Gene können zu Erkrankungen aufgrund intergenomischer Signalstörungen führen, welche die Zahl und Erhaltung der mtDNA direkt oder indirekt kontrollieren, z.B. bei der dominant erblichen (Zeviani et al. 1989) progressiven externen Ophthalmoplegie (PEO) mit multiplen mtDNA-Deletionen oder der autosomal-rezessiven PEO mit Multisystemerkrankung (Carozzo et al. 1998).

Eine spezielle autosomal-rezessive Multisystemkrankheit sowohl mit einer Depletion als auch mit multiplen Deletionen der mtDNA ist die mitochondriale neurogastrointestinale Enzephalopathie (MNGIE), bei der die PEO von ausgeprägten gastrointestinalen Problemen mit Kachexie begleitet wird (Bardosi et al. 1987; Hirano et al. 1994). Inzwischen sind Mutationen im (nukleären) Thymidinphosphorylase-Gen als Ursache der MNGIE identifiziert worden (Nishino et al. 1999).

■ **Klinik.** Unter der Bezeichnung okulokraniosomatische neuromuskuläre Krankheit haben Olson et al. (1972) eine *progressive Ophthalmoplegia externa* beschrieben, die auch mit anderen Symptomen verbunden sein kann – deshalb als „Ophthalmoplegia plus" (Drachman 1968) oder Kearns-Sayre-Syndrom (Kearns u. Sayre 1958) bezeichnet –, insbesondere mit bestimmten neurodegenerativen Veränderungen wie Kleinhirnataxie, Pigmentdegeneration der Retina („Retinitis pigmentosa"), Optikusatrophie, Herzüberleitungsstörungen, Funktionsstörungen von Seiten des VIII. Hirnnervs (Hypakusis), Spastizität, vestibulären Anomalien, Dysphonien, Dysphagien, Heiserkeit, Fazialisschwäche, Mikroglossie, abnormem EEG, proximaler Gliedergürtelschwäche, distaler Schwäche, Sensibilitätsstörungen etc.

Die Laktat- und Pyruvatwerte im Serum sind aufgrund der insuffizienten Mitochondrienfunktion zumeist schon in Ruhe erhöht; insbesondere der Laktatwert steigt z.B. beim Ischämietest unter Fahrradergometerbelastung abnorm an (detaillierte Werte s. Jerusalem u. Zierz 1991). Dabei ist ein fehlender Laktat- oder Pyruvatanstieg kein sicheres Ausschlusskriterium für eine mitochondriale Myopathie, weil die Mitochondrien u. U. nur in einzelnen Muskelfasern und evtl. nur in einzelnen Segmenten der Muskelfasern betroffen sind (Heteroplasmie) und die Funktionsstörung unterschwellig bleibt.

■ **Häufigkeit, Verlauf, Prognose.** Bei Erwachsenen im arbeitsfähigen Alter kommen Krankheiten aufgrund mutmaßlicher mtDNA-Mutationen mit einer Häufigkeit von 6,57/100 000 vor (Chinnery et al. 2000), was erstaunlich gut mit der Häufigkeit mitochondrialer Erkrankungen in der eigenen Datenbank übereinstimmt (759 Fälle unter 11 354 Muskelbiopsien = 6,68%), obwohl es sich dabei um ein ausgewähltes Krankengut handelt. Die meisten mitochondrialen Myopathien sind nicht oder nur wenig progressiv, doch gibt es auch tödlich verlaufende infantile mitochondriale Myopathien mit einem Mangel an Zytochrom-c-Oxidase oder des NADH-Dehydrogenase-CoQ-Zytochrom-b-Komplexes.

Eine *pränatale Diagnose* ist bei MELAS und MERRF wegen mitotischer Segregation problematisch, bei maternal vererbtem Leigh-Syndrom jedoch aussichtsreich (DiMauro u. Andreu 2000).

■ **Morphologie.** In Paraffin eingebetteten HE-Präparaten werden die mitochondrialen Myopathien leicht übersehen; doch lassen sie sich aufgrund der charakteristischen, im Trichrompräparat vor allem subsarkolemmal, aber auch intermyofibrillär vermehrten fuchsinophilen (rot gefärbten) Mitochondrien („ragged-red"-Fasern. RRF; Engel 1971) (Abb. 33.2c, 36.2a) und aufgrund der oxidativen histochemischen Enzymreaktionen bereits vermutungsweise diagnostizieren. Die RRF reagieren stark mit der Succinatdehydrogenase-(SDH-)Reaktion, wobei die SDH ausschließlich nukleär und nicht mitochondrial kodiert wird, während die RRF sich nur schwach oder gar nicht anfärben nach der Zytochromoxidase-(COX-)Reaktion; denn von den 13 Untereinheiten der COX werden nur 3 mitochondrial kodiert, die übrigen nukleär. Ausnahme von dieser Regel ist das MELAS-Syndrom, bei dem die COX-Reaktion in der Regel positiv ausfällt, weil der Schwellenwert nicht unterschritten wird (DiMauro u. Andreu 2000). Betroffen sind meist nur etwa 1–5 %, manchmal 8–18% der Fasern, wobei beide Hauptfasertypen alteriert sein können. Die veränderten Fasern liegen in der Regel isoliert und enthalten herdförmig, überwiegend subsarkolemmal angehäufte oxidative Enzymaktivitäten. Die Zytochromoxidasereaktion fällt in Fasern bei Fällen mit Zytochromoxidasemangel manchmal nur in bestimmten Segmenten negativ aus, da der mitochondriale Gendefekt oft nur einen Teil der Mitochondrien betrifft (Haginoya et al. 1990; Hammans et al. 1991). Die Fasern sind zumeist kleiner als normale Fasern und oft auffällig eingedellt und unregelmäßig konturiert; daran sind sie bereits in HE-Präparaten verdachtsweise zu erkennen.

Die *Sicherung der Diagnose* erfolgt durch den elektronenmikroskopischen Nachweis abnormer Mitochondrien, die abnorme Konfigurationen mit irregulär angeordneten Cristae und parakristallinen oder amorphen rundlichen homogenen osmiophilen Einschlüssen aufweisen (Abb. 33.2c, 36.2a,b).

■ Der Versuch eines molekulargenetischen Bestimmung von Mutationen des mitochondrialen Genoms (Punktmutationen, einzelne oder multiple Deletionen, Duplikationen, partielle oder vollständige Depletionen und Translokationen der mtDNA) sollte wegen des damit verbundenen erheblichen Aufwandes erst erfolgen, wenn das Vorhandensein einer Mitochondriopathie pathomorphologisch gesichert ist.

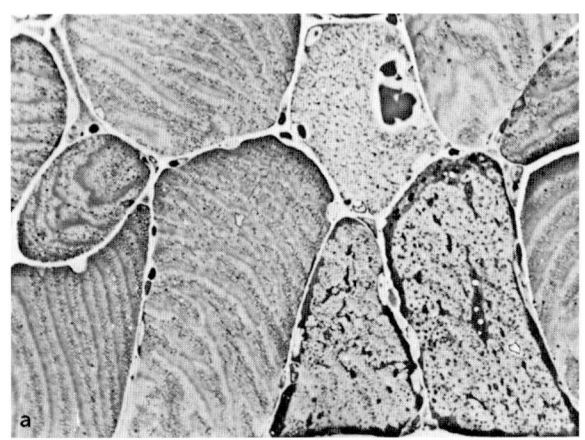

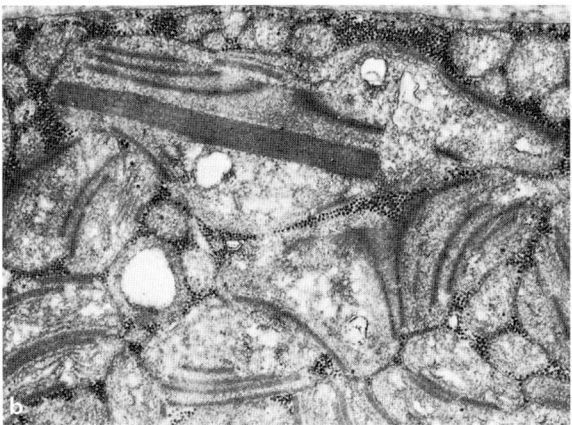

Abb. 36.2 a,b. Mitochondriale Myopathie. M. biceps brachii eines 47-jährigen Mannes. **a** Die beiden Fasern im Bild *rechts unten* enthalten zwischen den Myofibrillen und vor allem subsarkolemmal die in **b** abgebildeten Mitochondrien mit parakristallinen Einschlüssen. Die darüber gelegene Faser enthält 2 unterschiedlich große zytoplasmatische Körperchen, die aus einer zentralen Verdichtungszone und peripheren, radiär ausgerichteten Filamenten bestehen. Stark abgeflachte, atrophische Faser im Bild *oben links* (Vergr. 430:1.) **b** Gleicher Fall wie in **a**. Subsarkolemmale Anhäufung von vermehrten und vergrößerten Mitochondrien mit parakristallinen Einschlüssen und einzelnen Vakuolen. Sarkolemm mit Basalmembran *am oberen Bildrand*. Zwischen den Mitochondrien reichlich Glykogengranula (Vergr. 17 800:1)

Die parakristallinen Einschlüsse beruhen auf Ausfällungen eines Proteins, der mitochondrialen Kreatinkinase (Literatur s. Smeitink et al. 1992). Wegen der auffälligen Größe und der vermehrten Zahl der Mitochondrien führten Shy et al. (1966) die Bezeichnung „megaconial" und „pleoconial myopathy" ein. Wegen der gleichzeitigen Anhäufung von Lipiden und Glykogen bei bestimmten Formen dieser Erkrankungen sind auch deskriptive Bezeichnungen wie „Mitochondrien-Lipid-Glykogen-Erkrankungen des Muskels" (Jerusalem et al. 1973) oder „sudanophile mitochondriale Erkrankung" (Gullotta et al. 1976) vorgeschlagen worden.

Vereinzelt kommen parakristalline mitochondriale Einschlüsse in Abhängigkeit vom Alter auch bei normalen Kontrollpersonen (Hammersen 1980) vor, insbesondere in den äußeren Augenmuskeln (Zintz 1966) oder sekundär aufgrund anderer Erkrankungen (Weis u. Schröder 1998; Schröder et al. 1996; Molnar u. Schröder 1998); nur eine deutliche Vermehrung und Vergrößerung derartiger abnormer Mitochondrien zeigt einen pathologischen Prozess an.

36.3 Lipidspeichermyopathien

Schon in Ruhe, insbesondere aber bei langdauernder Belastung sowie beim Fasten, wenn die Glykogenreserven in der Leber und im Muskel erschöpft sind, wird der Energiebedarf des Skelettmuskels vor allem durch den Lipidstoffwechsel gedeckt (DiMauro et al. 1980; Trevisan et al. 1985).

Sowohl der COX- als auch der Muskelcarnitin- und Carnitinpalmityltransferasemangel lässt sich den mitochondrialen Myopathien zuordnen (Mastaglia u. Walton 1992) (vgl. Liste S. 660). Doch kommen auch andere, biochemisch bisher z. T. noch nicht näher charakterisierte Fälle mit einer Lipidspeichermyopathie vor, bei denen kein Carnitinmangel nachweisbar ist (Bradley et al. 1969). Die Unterscheidung ist wichtig, weil beim Plasmacarnitinmangel eine orale L-Carnitin-Therapie wirksam sei (so Campos et al. 1993).

Carnitinpalmitoyltransferase-(CPT-)I- und -II-Mangel sind häufig Ursache einer Myoglobinurie, die durch Schmerzen charakterisiert ist und durch Fasten oder Muskelarbeit ausgelöst wird (DiMauro u. DiMauro 1973), aber nicht mit einer Lipidspeicherung in den Muskelfasern verbunden und daher histopathologisch nicht zu verifizieren ist. Auch die Muskelcarnitinwerte sind normal. Daher ist eine biochemische Untersuchung der Muskelbiopsie oder der Nachweis von Mutationen im CPT-Gen (Verderio et al. 1995; Kaufmann et al. 1997) zur Diagnose erforderlich.

In der Regel sind Lipidspeichermyopathien auf mitochondriale Stoffwechselstörungen zurückzuführen. Unter den bekannten metabolischen Störungen des Fettsäurekatabolismus ist der *primäre Muskelcarnitinmangel* (Engel u. Angelini 1973) mit einer Schwäche und einer Triglyceridakkumulation in den Muskelfasern verbunden. Er ist auf Mutationen im Gen für den natriumabhängigen Carnitintransporter zurückzuführen (Nezu et al. 1999).

Der *Mittelketten-Acyl-CoA-Dehydrogenase-(MACD-)Mangel* und der *Kurz-(„Short"-)Ketten-Acyl-CoA-Dehydrogenase-(SCAD-)Mangel* (DiDonato et al. 1989; Tein et al. 1991) sowie die *Glutarsäureazidurie* sind ebenfalls mit einer Triglyceridakkumulation in den Muskelfasern verbunden.

Bei enzymhistochemisch nachweisbarem, nur einige Muskelfasern betreffenden *partiellen Zytochrom-c-Oxidase-(COX-)Mangel* kann ebenfalls eine ausgeprägte Lipidspeichermyopathie vorkommen, wobei die Lipidspeicherung auch die Magenschleimhaut und das vegetative Nervensystem (starke Magenschmerzen!) im Sinne einer Multisystemkrankheit mit betrifft (Schröder et al. 1991).

Mikroskopisch finden sich bei den typischen Lipidspeicherkrankheiten in nahezu allen histochemischen Typ-1-Fasern zahlreiche 1–4 µm große, mit Neutralfett gefüllte „Vakuden". Etwa ein Drittel dieser Fasern ist deutlich atrophisch und leicht entrundet. Wenn ein Lipidlösungsmittel bei der Färbung verwendet wird, erscheinen die Räume optisch leer, so dass der Eindruck einer „vakuolären Myopathie" entsteht. Einige Fasern sind durch Lipidtropfen in exzessiver Menge charakterisiert (Abb. 36.1 c,d). Doch sei hier noch einmal betont, dass bei dem Carnitinpalmitoyltransferasemangel keine Lipidspeicherung im Muskel nachweisbar ist, obwohl es sich um eine Störung des Lipidkatabolismus handelt. Dieser ist dann ausschließlich biochemisch zu verifizieren.

36.3.1 Sonderformen

Für einige Sonderformen einer Lipidspeicherungsmyopathie gibt es bisher keine biochemischen Analysen und keine weiteren Angaben zur Pathogenese, so z. B. für eine Erkrankung, die als *multisystemische Lipidspeichermyopathie mit Ichthyosis und Steatorrhö* (Chanarin-Krankheit; Chanarin et al. 1975) bezeichnet worden ist, oder für eine sog. *myotubuläre Lipidspeicherungsmyopathie mit Verkalkungen* (Schröder 1982).

Abnorme Ablagerungen von Gangliosiden in Satellitenzellen sind bei der *GM_1-Gangliosidose* beschrieben worden (Tomé u. Fardeau 1976); bei der *Fabry-Krankheit* auch abnormes Speichermaterial in den Skelettmuskelfasern (Tomé et al. 1977) und, wie auch bei der Sandhoffkrankheit, in Gefäßwandzellen (Schröder 1999).

Eine abnorme Vermehrung von Zeroidpigment in den quer gestreiften Muskelfasern fand sich bei der *Abetalipoproteinämie* (Kott et al. 1977) und vor allem auch bei der *Zeroidlipofuszinose* (Goebel 1975). Letztere Krankheit lässt sich durch eine Saure-Phosphatase-Reaktion, spezifisch allerdings erst durch eine elektronenmikroskopische Untersuchung der Muskelbiopsie, namentlich durch den Nachweis der sog. kurvilinearen Körperchen, diagnostizieren, neuerdings molekulargenetisch (s. Kap. 21).

36.4 Myopathien bei endokrinen Erkrankungen

Myopathien kommen bei verschiedenartigen endokrinen Erkrankungen vor. Die Muskelbeteiligung ist vielfach nur eine Nebenlokalisation der Erkrankung; in anderen Fällen stehen die Muskelsymptome im Vordergrund und können zur Diagnose der zugrunde liegenden Krankheit, z. B. einer Thyreotoxikose, führen. Eine Behandlung der hormonellen Grundkrankheit führt in der Regel zu einer vollständigen Wiederherstellung der Muskelfunktion (Literatur s. Adams 1975; Schröder 1982; Anagnos et al. 1997).

36.4.1 Erkrankungen der Schilddrüse

Mehr oder weniger schwere Myopathien können sowohl bei der Thyreotoxikose als auch beim Myxödem vorkommen:
- bei der *Thyreotoxikose*
  - eine chronische und akute Myopathie,
  - eine Myasthenia gravis,
  - eine periodische Paralyse und
  - eine exophthalmische Ophthalmoplegie (Adams 1975);
- beim *Myxödem*
  - eine Gliedergürtelmyopathie,
  - das Kocher-Debré-Semelaigne-Syndrom (sowie das davon nicht immer abgrenzbare Hoffmann-Syndrom) und
  - eine Neuromyopathie (Schröder 1982).

Bei der *hypothyreotischen Myopathie* ließen sich mit Hilfe perkutaner Nadelbiopsien aus dem M. vastus lateralis eine selektive Typ-2-Faseratrophie und eine zahlenmäßige Reduktion dieses Fasertyps sowie eine vermehrte Anzahl zentraler Kerne nachweisen. Sowohl die Typ-2-Faseratrophie als auch die zahlenmäßige Verringerung der Typ-2-Fasern und die vermehrte Zahl zentralständiger Kerne bildeten sich während der Behandlung mit L-Thyroxin in Richtung der Normalwerte zurück (McKeran et al. 1980). Gelegentlich kann es auch zu einer ausgeprägten peripheren Neuropathie mit entsprechenden Zeichen einer Denervationsatrophie im Muskel kommen.

Bei der *Hyperthyreose* sind die muskeloptischen Befunde uncharakteristisch und in der Regel wenig ausgeprägt.

36.4.2 Hyper- und Hypoparathyreoidismus

Auch beim primären und sekundären Hyperparathyreoidismus ließ sich eine selektive Typ-2-Faseratrophie nachweisen (Patten et al. 1974).

Beim tertiären Hyperparathyreoidismus wurden feinstrukturell im muskulären Abschnitt der motorischen Endplatte Ablagerungen von Kalziumsalzen beobachtet (Schröder et al. 1981).

Die Veränderungen beim Hypoparathyreoidismus einschließlich der Tetanie sind nur unvollständig untersucht (Verminderung des Glykogengehaltes und der Phosphorylaseaktivität); sie sind reversibler Art.

36.4.3 Hypophysenfunktionsstörungen

Sie sind oft mit Störungen der Nebennierenrindenfunktion verbunden, so dass die Myopathie beim Cushing-Syndrom, bei der Addison-Krankheit und der Steroidtherapie manchmal schwer abzugrenzen sind. Während es bei der *Hypophysenunterfunktion* zu einer allgemeinen Muskelatrophie kommt, ohne weitere Zeichen einer Myopathie, sind bei der *Hypophysenüberfunktion* (Hyperpituitarismus) verschiedene Zeichen einer Myopathie beobachtet worden. Bei der *Kortikosteroidmyopathie* findet sich u. a. eine selektive Typ-2-Faseratrophie (Pleasure et al. 1970; Clark u. Vignos 1979) (vgl. Abschn. 37.4).

Die experimentelle Applikation von *Testosteron* und *Anabolika,* die zum Doping im Sport verwendet werden, führt vor allem zu einem raschen Anstieg der Gesamtmengen an kontraktilem Protein bei deutlicher Vermehrung der Ribosomen. Eine *Kastration* verursacht demgegenüber im Experiment vor allem eine Verminderung der paranukleären Ribosomen (Hanzlikova u. Gutmann 1978).

36.4.4 Diabetes mellitus

Die sog. diabetische Amyotrophie ist überwiegend als Folge einer diabetischen Polyneuropathie anzusehen; doch gibt es experimentelle Hinweise auf eine unmittelbar diabetisch bedingte Myopathie (Vassilopoulos et al. 1976; Bestetti et al. 1981; Weis et al. 1995). Auch sind hier die auffälligen Verbreiterungen der Basallamina um die Muskelkapillaren als Ausdruck der diabetischen Angiopathie zu nennen, da sie bereits lichtmikroskopisch (zumal in Semidünnschnitten) gut zu erkennen sind.

Perikapilläre Basallaminaverbreiterungen und -reduplikationen sind allerdings nicht spezifisch; sie kommen bei zahlreichen verschiedenen Prozessen vor, insbesondere bei entzündlichen Erkrankungen, namentlich Gefäßbindegewebserkrankungen, bei Hypothyreose, Alkoholismus sowie spinalen und neuralen Muskelatrophien (Schröder 1992), sind aber wichtige Indikatoren einer Mikroangiopathie.

Literatur

Adams RD (1975) Diseases of muscle. A study in pathology, 3rd edn. Harper & Row, New York

Anagnos A, Ruff RL, Kaminski HJ (1997) Endocrine neuromyopathies. Neurol Clin 15: 673–696

Ausems MG, ten Berg K, Beemer FA, Wokke JH (2000) Phenotypic expression of late-onset glycogen storage disease type II: identification of asymptomatic adults through family studies and review of reported families. Neuromusc Disord 10: 467–471

Bardosi A, Creutzfeldt W, DiMauro S et al. (1987) Myo-, neuro-, gastrointestinal encephalopathy (MNGIE syndrome) due to partial deficiency of cytochrome-c-oxidase. A new mitochondrial multisystem disorder. Acta Neuropathol 74: 248–258

Barohn RJ, Brumback RA, Mendell JR (1994) Hyaline body myopathy. Neuromusc Disord 4: 257–262

Bestetti G, Zemp C, Probst D, Rossi GL (1981) Neuropathy and myopathy in the diaphragm of rats after 12 months of streptozotocin-induced diabetes mellitus. A light-, electron- microscopic, morphometric study. Acta Neuropathol 55: 11–20

Bradley WG, Hudgson P, Gardner-Medwin D, Walton JN (1969) Myopathy associated with abnormal lipid metabolism in skeletal muscle. Lancet 1: 495–498

Campos Y, Huertas R, Lorenzo G et al. (1993) Plasma carnitine insufficiency and effectiveness of L-carnitine therapy in patients with mitochondrial myopathy. Muscle Nerve 16: 150–153

Carrozzo R, Hirano M, Fromenty B et al. (1998) Multiple mtDNA deletions features in autosomal dominant and recessive diseases suggest distinct pathogeneses. Neurology 50: 99–106

Chanarin I, Patel A, Slavin G, Wills EJ, Andrews TM, Stewart G (1975) Neutral-lipid storage disease: a new disorder of lipid metabolism. BMJ 1: 553–555

Chinnery PF, Johnson MA, Wardell TM et al. (2000) The epidemiology of pathogenic mitochondrial DNA mutations. Ann Neurol 48: 188–193

Clark AF, Vignos PJ Jr (1979) Experimental corticosteroid myopathy: effect on myofibrillar ATPase activity and protein degradation. Muscle Nerve 2: 265–273

De Vries DD, Buzing CJ, Ruitenbeek W et al. (1992) Myopathology and a mitochondrial DNA deletion in the Pearson marrow and pancreas syndrome. Neuromusc Disord 2: 185–195

DiDonato S, Gellera C, Peluchetti D, Uziel G, Antonelli A, Lus G, Rimoldi M (1989) Normalization of short-chain acylcoenzyme A dehydrogenase after riboflavin treatment in a girl with multiple acylcoenzyme A dehydrogenase-deficient myopathy. Ann Neurol 25: 479–484

DiMauro S (1992) Mitochondrial encephalomyopathies. Brain Pathol 2: 111–112

DiMauro S (2000) Introduction: mitochondrial encephalomyopathies. Brain Pathol 10: 419–421

DiMauro S, Andreu AL (2000) Mutations in mtDNA: are we scraping the bottom of the barrel? Brain Pathol 10: 431–441

DiMauro S, DiMauro PM (1973) Muscle carnitine palmityltransferase deficiency and myoglobinuria. Science 182: 929–931

DiMauro S, Haller RG (1999) Metabolic myopathies: substrate use defects. Butterworth-Heinemann, Oxford

DiMauro S, Trevisan C, Hays A (1980) Disorders of lipid metabolism in muscle. Muscle Nerve 3: 369–388

Drachman DA (1968) Ophthalmoplegia plus. The neurodegenerative disorders associated with progressive external ophthalmoplegia. Arch Neurol 18: 654–674

Engel WK (1971) „Ragged-red fibers" in ophthalmoplegia syndromes and their differential diagnosis. Excerpta Medica, Amsterdam (Int Congr Ser 237)

Engel AG, Angelini C (1973) Carnitine deficiency of human skeletal muscle with associated lipid storage myopathy: a new syndrome. Science 179: 899–902

Engel WK, Cunningham CG (1963) Rapid examination of muscle tissue: An improved trichrome stain method for fresh-frozen biopsy sections. Neurology 13: 919–923

Goebel HH, Zeman W, Pilz H (1975) Significance of muscle biopsies in neuronal ceroid-lipofuscinoses. J Neurol Neurosurg Psychiatry 38: 985–993

Goebel HH, Shin YS, Gullotta F et al. (1992) Adult polyglucosan body myopathy. J Neuropathol Exp Neurol 51: 24–35

Gullotta F, Stefan H, Mattern H (1976) Pseudodystrophic muscle glycogenosis in adults (acid maltase deficiency syndrome). J Neurol 213: 199–216

Haginoya K, Miyabayashi S, Iinuma K, Tada K (1990) Mosaicism of mitochondria in mitochondrial myopathy: an electronmicroscopic analysis of cytochrome c oxidase. Acta Neuropathol 80: 642–648

Hammans SR, Sweeney MG, Brockington M, Morgan-Hughes JA, Harding AE (1991) Mitochondrial encephalopathies: molecular genetic diagnosis from blood samples (see comments). Lancet 337: 1311–1313

Hammersen F, Gidlof A, Larsson J, Lewis DH (1980) The occurrence of paracrystalline mitochondrial inclusions in normal human skeletal muscle. Acta Neuropathol 49: 35–41

Hanzlikova V, Gutmann E (1978) Effect of castration and testosterone administration on the neuromuscular junction in the levator ani muscle of the rat. Cell Tissue Res 189: 155–166

Harding AE (1991) Neurological disease and mitochondrial genes. Trends Neurosci 14: 132–138

Hirano M, Silvestri G, Blake DM et al. (1994) Mitochondrial neurogastrointestinal encephalomyopathy (MNGIE): clinical, biochemical, genetic features of an autosomal recessive mitochondrial disorder. Neurology 44: 721–727

Holt IJ, Harding AE, Morgan-Hughes JA (1988) Deletions of muscle mitochondrial DNA in patients with mitochondrial myopathies. Nature 331: 717–719

Jerusalem F, Zierz S (1991) Muskelkrankheiten. Klinik – Therapie – Pathologie, 2. Aufl. Thieme, Stuttgart

Jerusalem F, Angelini C, Engel AG, Groover RV (1973) Mitochondria-lipid-glycogen (MLG) disease of muscle. A morphologically regressive congenital myopathy. Arch Neurol 29: 162–169

Kaufmann P, el-Schahawi M, DiMauro S (1997) Carnitine palmitoyltransferase II deficiency: diagnosis by molecular analysis of blood. Mol Cell Biochem 174: 237–239

Kearns TP, Sayre GP (1958) Retinitis pigmentosa, external ophthalmoplegia, and complete heart block: Unusual syndrome with histologic study in one of two cases. Arch Ophthalmol 60: 280

Kott E, Delpre G, Kadish U, Dziatelovsky M, Sandbank U (1977) Abetalipoproteinemia (Bassen-Kornzweig syndrome). Muscle involvement. Acta Neuropathol (Berl) 37: 255–258

Lossos A, Meiner Z, Barash V et al. (1998) Adult polyglucosan body disease in Ashkenazi Jewish patients carrying the Tyr329Ser mutation in the glycogen-branching enzyme gene. Ann Neurol 44: 867–872

Mastaglia FL, Walton SJ (1992) Skeletal muscle pathology, 2nd edn. Churchill Livingstone, Edinburgh

McKeran RO, Slavin G, Ward P, Paul E, Mair WG (1980) Hypothyroid myopathy. A clinical and pathologaical study. J Pathol 132: 35–54

Miranda A, DiMauro S, Eastwood A et al. (1979) Lipid storage myopathy, ichthyosis, and steatorrhea. Muscle Nerve 2: 1–13

Molnar M, Schröder JM (1998) Pleomorphic mitochondrial and different filamentous inclusions in inflammatory myopathies associated with mtDNA deletions. Acta Neuropathol (Berl) 96: 41–51

Nezu J, Tamai I, Oku A et al. (1999) Primary systemic carnitine deficiency is caused by mutations in a gene encoding sodium ion-dependent carnitine transporter. Nat Genet 21: 91–94

Nishino I, Fu J, Yamada T et al. (2000) Primary LAMP-2 deficiency causes vacuolar cardiomyopathy, myopathy and mental retardation (Danon's disease). Nature 406: 906–910

Nishino I, Spinazzola A, Hirano M (1999) Thymidine phosphorylase gene mutations in MNGIE, a human mitochondrial disorder. Science 283: 689–692

Olson W, Engel WK, Walsh GO, Einaugler R (1972) Oculocraniosomatic neuromuscular disease with „ragged-red" fibers. Arch Neurol 26: 193–211

Patten BM, Bilezikian JP, Mallette LE, Prince A, Engel WK, Aurbach GD (1974) Neuromuscular disease in primary hyperparathyroidism. Ann Intern Med 80: 182–193

Pleasure DE, Walsh GO, Engel WK (1970) Atrophy of skeletal muscle in patients with Cushing's syndrome. Arch Neurol 22: 118–25

Schapira AHV, DiMauro S (1994) Mitochondrial disorders in neurology. Butterworth-Heinemann, Oxford

Schröder JM (1982) Pathologie der Muskulatur. Springer, Berlin Heidelberg New York

Schröder JM (1993) Neuropathy associated with mitochondrial disorders. Brain Pathol 3: 177–190

Schröder JM (1999) Pathologie peripherer Nerven. Springer, Berlin Heidelberg New York Tokyo

Schröder JM, Krämer G, Rothmund M, Hopf HC (1981) Selektive Kalksalzablagerungen in der motorischen Endplatte bei Hyperparathyreoidismus. Akt Neurol 8: 124–126

Schröder JM, Weber R, Weyhenmeyer S, Lammers-Reissing A, Meurers B, Reichmann H (1991) Adult onset lipid storage in gastric mucosa and skeletal muscle fibers associated with gastric pain, progressive muscle weakness and partial deficiency of cytochrome C oxidase. Pathol Res Pract 187: 85–95

Schröder JM, May R, Shin YS, Sigmund M, Nase-Hüppmeier S (1993) Juvenile hereditary polyglucosan body disease with complete branching enzyme deficiency (type IV glycogenosis). Acta Neuropathol 85: 419–430

Schröder JM, Dodel R, Weis J, Stefanidis I, Reichmann H (1996) Mitochondrial changes in muscle phosphoglycerate kinase deficiency. Clin Neuropathol 15: 34–40

Shy GM, Gonatas NK, Perez M (1966) Two childhood myopathies with abnormal mitochondria. Brain 89: 133–158

Smeitink J, Stadhouders A, Sengers R, Ruitenbeek W, Wevers R, ter Laak H, Trijbels F (1992) Mitochondrial creatine kinase containing crystals, creatine content and mitochondrial creatine kinase activity in chronic progressive external ophthalmoplegia. Neuromusc Disord 2: 35–40

Tein I, De Vivo DC, Hale DE et al. (1991) Short-chain L-3-hydroxyacyl-CoA dehydrogenase deficiency in muscle: a new cause for recurrent myoglobinuria and encephalopathy. Ann Neurol 30: 415–419

Tomé FM, Fardeau M (1976) Ultrastructural study of a muscle biopsy in a case of GM1 gangliosidosis type I. Pathol Eur 11: 15–25

Tomé FM, Fardeau M, Lenoir G (1977) Ultrastructure of muscle and sensory nerve in Fabry's disease. Acta Neuropathol (Berl) 38: 187–194

Trevisan CP, Reichmann H, DeVivo DC, DiMauro S (1985) Beta-oxidation enzymes in normal human muscle and in muscle from a patient with an unusual form of myopathic carnitine deficiency. Muscle Nerve 8: 672–675

Tsuruta Y, Furuta A, Furuta K, Yamada T, Kira J-I, Iwaki T (2001) Expression of the lysosome-associated membrane proteins in myopathies with rimmed vacuoles. Acta Neuropathol 101: 579–584

Vassilopoulos D, Lumb EM, Corrall RJ, Emery AE (1976) Muscle karyometry in diabetic neuropathy. J Neurol 213: 257–261

Verderio E, Cavadini P, Montermini L et al. (1995) Carnitine palmitoyltransferase II deficiency: structure of the gene and characterization of two novel disease-causing mutations. Hum Mol Genet 4: 19–29

Weis J, Schröder JM (1988) Adult polyglucosan body myopathy with subclinical peripheral neuropathy: case report and review of diseases associated with polyglucosan body accumulation. Clin Neuropathol 7: 271–279

Weis J, Dimpfel W, Schröder JM (1995) Nerve conduction changes and fine structural alterations of extra- and intrafusal muscle and nerve fibers in streptozotocin diabetic rats. Muscle Nerve 18: 175–184

Zeviani M, Servidei S, Gellera C, Bertini E, DiMauro S, DiDonato S (1989) An autosomal dominant disorder with multiple deletions of mitochondrial DNA starting at the D-loop region. Nature 339: 309–311

Ziemssen F, Sindern E, Schröder JM et al. (2000) Novel missense mutations in the glycogen-branching enzyme gene in adult polyglucosan body disease. Ann Neurol 47: 536–540

Zintz R (1966) Dystrophische Veränderungen in den äußeren Augenmuskeln und Schultermuskeln bei der sog. progressiven Graefeschen Ophthalmoplegie. In: Kuhn E (Hrsg) Progressive Muskeldystrophie, Myotonie, Myasthenie. Springer, Berlin Heidelberg New York, pp 109–114

Kapitel 37 Myoglobinurien, Myositis ossificans, nutritiv-toxische und paraneoplatische Myopathien, Amyloidosen

J. M. SCHRÖDER

INHALT

37.1	**Myoglobinurien**	667
37.1.1	Idiopathische Rhabdomyolyse	667
37.2	**Myositis ossificans**	667
37.3	**Nutritive Myopathien**	668
37.4	**Toxische Myopathien**	668
37.5	**Paraneoplastische Myopathien**	670
37.6	**Amyloidosen**	670
	Literatur	671

37.1 Myoglobinurien

Myoglobin im Urin weist auf eine schwere Muskelschädigung hin, deren morphologisches Substrat in der Regel aus mehr oder weniger zahlreichen segmentalen oder ausgedehnteren Einzelfasernekrosen (Rhabdomyolyse) besteht. Das Myoglobin (MG 17 000) ist normalerweise in der I-Band-Region lokalisiert, kann aber unter pathologischen Bedingungen auch im erweiterten Lumen des inneren Membransystems und frei im Sarkoplasma zu finden sein (Kawai et al. 1991). Von dort wird es in den extrazellulären Raum abgegeben und als relativ kleines Molekül gut durch die Niere ausgeschieden; doch können übergroße Mengen an Myoglobin zu einer tubulären Insuffizienz führen.

Eine Myoglobinurie tritt in der Regel erst etwa 24 h nach einer akuten Muskelschädigung in Erscheinung. Nach stärkeren Belastungen kann sie auch schon einmal beim Muskelgesunden vorkommen.

■ **Ätiologie und Pathogenese.** Bei einigen Fällen von Myoglobinurie sind die Ursachen bekannt (metabolische, toxische, traumatische oder ischämische Faktoren), bei anderen sind die auslösenden Ursachen nicht ersichtlich (paroxysmale Myoglobinurie oder idiopathische Rhabdomyolyse) (Schröder 1982).
■ Eine *metabolische Myoglobinurie* findet sich sowohl bei bestimmten Glykogenosen (Typ V und VII) als auch bei Lipidstoffwechselstörungen, mitochondrialen Myopathien, insbesondere dem Carnitinpalmitoyltransferase-I- und -II-Mangel, und bei der malignen Hyperthermie sowie gelegentlich einmal bei einer Gliedergürteldystrophie.
■ *Toxische Myoglobinurien* sind bei der epidemisch aufgetretenen Haffkrankheit und vor allem auch nach Alkohol beobachtet worden, außerdem nach Barbituraten, Heroin, Kohlenmonoxid, Amphotericin B, Hornissengift u. a. (s. unten).
■ *Traumatische Myoglobinurien* sind erstmalig in Zusammenhang mit Quetschverletzungen nach Luftangriffen beschrieben worden.
■ *Ischämische Myoglobinurien* finden sich als Folge eines arteriellen Gefäßverschlusses.

37.1.1 Idiopathische Rhabdomyolyse

Diese kommt bei einem Teil der Patienten in einer familiären Form vor, wobei wiederum eine anstrengungsbedingte („exerzitionelle") von einer toxischen Form unterschieden werden kann.

Mikroskopisch finden sich im akuten Stadium segmentale oder ausgedehntere Nekrosen einzelner Muskelfasern, die ungleichmäßig verteilt zwischen den intakten Muskelfasern liegen. Verschiedene Stadien der Nekrose sowie der Regeneration und Phagozytose (Myophagie) sind nebeneinander nachweisbar. Doch sollte in jedem Fall nach spezifischen zugrunde liegenden Stoffwechselstörungen gesucht werden.

37.2 Myositis ossificans

Diese ungewöhnliche Erkrankung ist durch eine *Knochenbildung im Bindegewebe des Muskels* gekennzeichnet. Es handelt sich weder um eine Myopathie noch um eine Entzündung (Becker u. Kiener 1974).

Zu unterscheiden sind 2 Formen:
- eine lokalisierte Form, die in der Regel traumatisch bedingt ist,
- eine generalisierte Form, die spontan auftritt (generalisierte „pseudomaligne" Myositis ossificans progressiva; Münchmeyer-Krankheit).

Bei der letzteren handelt es sich wahrscheinlich um eine generalisierte Bindegewebserkrankung; denn betroffen sind nicht nur das interstitielle Gewebe der Muskeln, sondern auch der Sehnen, Ligamente, Faszien und sogar der Haut („Fibrodysplasia ossificans mutliplex progressiva") (Becker u. Kiener 1964; Azmy et al. 1979; Schröder 1982). Die Krankheit ist dominant erblich; ein zugehöriger Genort konnte schon bestimmt werden (Feldman et al. 2000).

Histopathologie. Histopathologisch findet sich nichtblastomatöses neugebildetes Knochengewebe im interfaszikulären Bindegewebe des Muskels. Der Pseudotumor ist durch verschiedene Zonen gekennzeichnet: Die *innere Zone* besteht aus proliferierenden Fibroblasten, die *mittlere* aus Osteoid und die *äußere* aus reifem Knochengewebe. Die Knochenbälkchen sind dabei nicht notwendigerweise konzentrisch angeordnet, doch liegen die zellulären Areale in der Regel zentral, während die knöcherne Schale peripher angeordnet ist. Das Interstitium enthält in der Regel junges Bindegewebe mit massenhaft Grundsubstanz, die reich an sauren Mukopolysacchariden ist, und spärliche Infiltrate aus Histiozyten, Plasmazellen und vor allem Lymphozyten (Lagier u. Cox 1975; Azmy et al. 1979; Enzinger u. Weiss 1995).

Differentialdiagnose. Differentialdiagnostisch sind die
- noduläre Fasziitis (oder pseudosarkomatöse Fasziitis) und die
- proliferative Myositis

abzugrenzen, gutartige Veränderungen, die nicht mit Sarkomen verwechselt werden dürfen (Schröder 1982; Enzinger u. Weiss 1995).

37.3 Nutritive Myopathien

Ätiologie und Pathogenese. Aufgrund verschiedenartiger Diätmangelsituationen kann es zu ernährungsbedingten Myopathien kommen. Myopathien, die durch einen Mangel an Kalium, Magnesium, Phosphat, Thiamin und Vitamin C hervorgerufen werden, sind sowohl bei Menschen als auch bei Tieren beobachtet worden. Experimentell lassen sich außerdem Myopathien durch Mangel an Vitamin E, Cholin oder Biotin, Selen oder Jod und schwefelhaltigen Aminosäuren, namentlich Methionin und Zystin, hervorrufen (Rosman et al. 1978).

Die praktisch wichtigste und häufigste ernährungsbedingte Myopathie ist nach der Hungeratrophie zweifellos die akute und chronische *alkoholische Myopathie* oder Muskelatrophie (Faris u. Reyes 1971; Juntunen et al. 1979).

Histopathologie. Histopathologisch findet sich bei der akuten alkoholischen Myopathie ein gleichförmiges Bild mit Muskelfasernekrosen und interstitiellen Reaktionen.

Im chronischen Stadium überwiegen neurogene Muskelfaseratrophien und andere Veränderungen aufgrund einer alkoholischen Polyneuropathie.

37.4 Toxische Myopathien

Zu den toxischen Substanzen, die eine Myopathie auslösen können, gehören vor allem Alkohol (s. Kap. 18) und zahlreiche Medikamente (Tabelle 37.1). Schwere medikamentös ausgelöste Myopathien sind selten; dazu gehören die rasch progredienten Myopathien bei intensivmedizinisch mit zahlreichen Medikamenten, vor allem aber Kortikoiden, behandelten Patienten („critically ill") (Barohn et al. 1994). Doch kommen mildere Erkrankungsformen vermutlich häufiger vor, als allgemein angenommen wird, z.B. nach Glukokortikoidgabe (Massa et al. 1992).

Auch medikamentös bedingte Neuropathien führen zu einer Muskelschwäche. Außerdem gibt es Substanzen, die sowohl eine Neuropathie als auch eine Myopathie, also eine Neuromyopathie, induzieren (z.B. Chloroquin, Vincristin, Perhexilinmaleat, Alkohol u.a.) (Lane u. Mastaglia 1978; Schröder 1982).

Eine *fokale Myopathie* lässt sich auch durch intramuskuläre Injektionen auslösen („Nadelmyopathie"). Eine fokale Muskelfibrose mit Kontrakturen kann aus der Injektion von Opiaten und Antibiotika resultieren. Muskelfasernekrosen und -degenerationszeichen werden nach Clofibrat, Epilsonaminokapronsäure, Emetin, Heroin, Statinen (z.B. Lipobay) und Alkohol beobachtet. Eine vakuoläre Myopathie mit Nekrosen und Regenerationszeichen lässt sich durch Diuretika, Purgativa, Süßholzextrakte, Carbenoxolon und Amphotericin B auslösen. Kortikosteroide führen zu einer Typ-2-Faseratrophie evtl. mit Myosinfilament-Verlust (Massa et

Tabelle 37.1. Medikamentös bedingte Myopathien

Erkrankung	Pharmaka	Klinische Symptome	Serumenzyme	Myoglobinurie	Histopathologie
■ Fokale Myopathie, Muskelfibrose mit Kontrakturen	Intramuskuläre Injektion; Pethidin (Opiate und andere Suchtmittel), Antibiotika	Indurationsnarbe und Kontraktur im injizierten Muskel	Leicht erhöht; in der Regel normal	–	Fokale Nekrosen („Nadelmyopathie"); ausgeprägte Fibrose und myopathische Veränderungen in der injizierten Region
■ Akute/subakute schmerzhafte proximale Myopathie	Clofibrat, E-Aminokapronsäure, Emetin, Heroin, Alkohol	Muskelschmerz, Schlaffheit, proximale oder generalisierte Schwäche; Reflexe erhalten	Mäßig erhöht		Nekrosen, Regeneration
	Vincristin	Proximale Schmerzen, Atrophie, Schwäche; Reflexe fehlen	?		
	Hypokalämieauslösende Pharmaka: Duretika, Purgativa, Süßholzextrakte, Carbenoxolon, Amphotericin B	Evtl. periodische Schwäche; Reflexe können vermindert sein oder fehlen	Mäßig erhöht	+/–	Vakuoläre Myopathie, Nekrosen/Regeneration
	Clofibrid, Isotherin, Danazol, Cimetidin, Metolazon, Bumetanid, Lithium, Zytotoxine	Myalgien, Muskelkrämpfe, Myokymien, Schwäche	?	?	?
■ Akute Rhabdomyolyse	Heroin, Amphetamin, Statine, Phencyclidin, Alkohol	Starke Muskelschmerzen, Schlaffheit, Schwellungen, schlaffe Tetraparese, Areflexie, starke Myoglobinurie, Niereninsuffizienz	Stark erhöht	+++	Muskelfasernekrosen/Regeneration
■ Subakute/chronische Myopathie	Kortikosteroide	Vorwiegend proximale Muskelschwäche	Normal	–	Typ-2-Faseratrophie
■ Proximale Myopathie	Chloroquin, Alkohol, Heroin, Perhexilin	Reflexe können ausgefallen sein aufgrund einer gleichzeitigen Neuropathie	Normal	–	Vakuoläre Myopathie, unspezifische myopathische Veränderungen
	Medikamente, die eine Hypokaliämie verursachen	Evtl. periodische Schwäche, Reflexe können abgeschwächt sein oder fehlen	Mäßig erhöht	+/–	Vakuoläre Myopathie, Nekrosen/Regeneration
■ Myasthenische Syndrome	Aminoglykoside, Polymyxine, Tetrazycline, Succinylcholin, D-Penizillamin, Propranolol, Practolol; andere Betablocker? Phenytoin, Chlorpromazin, Procainamid, Trimethadon	Postoperative Apnoe; okulobulbäre und Extremitätenparalyse; typische Myasthenia gravis; Auslösung einer klassischen Myasthenia gravis	Normal	–	?
■ Polymyositis/Dermatomyositis	D-Penizillamin	Proximale Muskelschmerzen, Schwäche, Hautveränderungen	Mäßig erhöht	–	Nekrosen, Regeneration, entzündliche Infiltrate
■ Myotonisches Syndrom	20,25-Diazacholesterin, Suxamethonium, Propranolol (u.a. Betablocker?), 2,4-Dichlorphenoxyacetat	Myotonie	Normal	–	Einzelfasernekrosen u.a.
■ Maligne Hyperthermie	Suxamethonium, Halothan, Diethyläther, Zyklopropan, Chloroform, Methoxyfluran, Ketamin, Enfluran, Psychotropica	Rigidität, Hyperpyrexie, Azidose, Hyperkaliämie, disseminierte intravaskuläre Koagulation, Nierenversagen	Stark erhöht (leicht erhöht bei Risikopatienten)	+++	Nekrosen (verschiedenartige Anomalien bei Risikopatienten, z.B. „central cores")

al. 1992; Barohn et al. 1994). Eine mitochondriale Myopathie wird durch Zidovudin ausgelöst (Schröder et al. 1992, 1996).

Myasthenische Syndrome sind durch Aminoglykoside, Polymyxin, Tetrazycline, Succinylcholin, D-Penizillamin, Propranolol, Practolol und andere Betablocker auszulösen. Ein myotonisches Syndrom lässt sich durch 20,25-Diazacholesterin, Suxamethonium, Propranolol und 2,4-Dichlorphenoxyazetat auslösen. *Mikroskopisch* lassen sich dabei u. a. unspezifische Einzelfasernekrosen feststellen. (Auf die Auslösung einer malignen Hyperthermie durch Anästhetika wurde bereits oben hingewiesen.)

37.5 Paraneoplastische Myopathien

Bestimmte neuromuskuläre Syndrome sind auf nichtmetastatische Karzinomwirkungen unbekannter Art zurückzuführen. Die häufigste Muskelkrankheit, die in Verbindung mit einem Karzinom auftritt, ist wahrscheinlich das *pseudomyasthenisch-myopathische Syndrom* (Lambert-Eaton-Myasthenie-Syndrom, LEMS) (Lambert et al. 1956). Dabei sind die histopathologischen Veränderungen im Muskel unspezifisch und geringgradig im Verhältnis zur klinischen Funktionsstörung. Pathogenetisch ist die kalziumabhängige Acetylcholinabgabe durch Nervenimpulse gestört (s. dort). Gleichzeitig oder unabhängig davon kann eine paraneoplastische *Kleinhirndegeneration* auftreten (Clouston et al. 1992).

Das gleichzeitige Vorkommen einer destruktiven Muskelläsion zusammen mit einer *Dermatomyositis* bei malignen Neoplasmen ist ebenfalls beobachtet worden (s. dort), gelegentlich auch eine *denervationsbedingte Atrophie*. Davon abzugrenzen sind Fälle mit *akuter nekrotisierender Myopathie* (Shy u. Silverstein 1965; Urich u. Wilkinson 1970).

Eine gesicherte Erklärung für die ätiologische Verknüpfung zwischen Karzinom und Myopathie oder Neuropathie gibt es bisher nicht (s. Kap. 30).

37.6 Amyloidosen

Die Skelettmuskulatur wird in der Regel nur von der seltenen, sog. primären (beim Myelom oder bei benignen Gammopathien bzw. der Waldenström-Paraglobulinämie oder Paramyloidose auftretenden) und lediglich ausnahmsweise einmal von der häufigeren sog. sekundären (bei chronischen Entzündungsprozessen auftretenden) Amyloidose betroffen (Glenner u. Page; Spuler et al. 1996). Bei den verschiedenen familiären Formen der Amyloidose ist die Muskulatur durch die im Vordergrund stehende Erkrankung des peripheren Nervensystems, d. h. durch eine Denervationsatrophie, mitbetroffen.

Die *primäre Amyloidose* tritt sporadisch auf. Sie befällt das mesodermale Gewebe in den peripheren Nerven, im kardiovaskulären System, die glatte und die quer gestreifte Muskulatur sowie die Lymphknoten und Lungen.

Demgegenüber befällt die *sekundäre Amyloidose* vor allem Leber, Milz, Nieren und Nebennieren. – Davon sind die *Amyloidtumoren* (Amyloidome) abzugrenzen (Schröder 1999).

■ **Morphologie.** Der wichtigste histopathologische Befund besteht in der generalisierten Ablagerung von Amyloid im interstitiellen Gewebe der Muskulatur. Das Ausmaß der Amyloidablagerungen variiert von Fall zu Fall und hängt auch von der Sorgfalt ab, mit der man danach sucht (Adams 1975; Spuler et al. 1998). Der färberische Nachweis gelingt vor allem durch die *Kongorotfärbung*, die das Amyloid blassrot darstellt und im polarisierten Licht zu einem charakteristischen, pathognostischen grünlichen Farbwechsel (Dichroismus) führt. Das Amyloid ist fleckförmig oder diffus im retikulären und kollagenen Bindegewebe des Muskels abgelagert. Dadurch kommt es zu einer Dissoziation der Muskelfasern. Auch knötchenförmige Amyloidmassen können vorkommen. In den meisten Fällen ist die Ablagerung des Amyloids zwischen den glatten Muskelfasern der Media kleiner Arterien, Arteriolen und kleiner Venen ausgeprägter als im endomysialen Bindegewebe.

Die Amyloidfibrillen zeigen eine charakteristische, elektronenmikroskopisch nachweisbare Feinstruktur: Amyloidfilamente mit einem Durchmesser von etwa 7,5–8 nm, die aus Amyloidprotofibrillen (2,5–3,5 nm breit) und Amyloidsubprotofibrillen (1–1,5 nm breit) bestehen (Shirahama u. Cohen 1967).

Die *Pathogenese* der Paramyloidose aufgrund von Myelomen und deren molekulargenetische Entstehungsbedingungen (chromosomale Rearrangements: Translokationen, Deletionen etc. im Genom der B-Lymphozyten) können hier nicht weiter erörtert werden (vgl. Morozova-Roche et al. 2000 u. a.). Bezüglich der monoklonalen Gammopathien unbekannter Signifikanz (MGUS) sei auf den entsprechenden Abschnitt im Buchteil über die peripheren Nerven verwiesen.

Literatur

Adams RD (1975) Diseases of muscle. A study in pathology, 3rd edn. Harper & Row, New York

Azmy A, Benstedt JPM, Eckstein HB (1979) Myositis ossificans progressiva. Z Kinderchir 26: 252–258

Barohn RJ, Jackson CE, Rogers SJ, Ridings LW, McVey AL (1994) Prolonged paralysis due to nondepolarizing neuromuscular blocking agents and corticosteroids. Muscle Nerve 17: 647–654

Becker PE, Kiener F (1964) Myopathien. Thieme, Stuttgart

Clouston PD, Saper CB, Arbizu T, Johnston I, Lang B, Newsom-Davis J, Posner JB (1992) Paraneoplastic cerebellar degeneration. III. Cerebellar degeneration, cancer, and the Lambert-Eaton myasthenic syndrome. Neurology 42: 1944–1950

Enzinger FM, Weiss SW (1995) Soft tissue tumors, 3rd edn. Mosby, St. Louis

Faris AA, Reyes MG (1971) Reappraisal of alcoholic myopathy. Clinical and biopsy study on chronic alcoholics without muscle weakness or wasting. J Neurol Neurosurg Psychiatry 34: 86–92

Feldman G, Li M, Martin S et al. (2000) Fibrodysplasia ossificans progressiva, a heritable disorder of severe heterotopic ossification, maps to human chromosome 4q27–31. Am J Hum Genet 66: 128–135

Glenner GG, Page DL (1976) Amyloid, amyloidosis, and amyloidegenesis. In: Richter GW, Epstein MA (eds) International review of experimental pathology. Academic Press, New York, pp 1–92

Juntunen J, Teravainen H, Eriksson K, Larsen A, Hillbom M (1979) Peripheral neuropathy and myopathy. An experimental study of rats on alcohol and variable dietary thiamine. Virchows Arch A 383: 241–252

Kawai H, Sebe T, Nishino H, Nishida Y, Saito S (1991) Light and electron microscopic studies on localization of myoglobin in skeletal muscle cells in neuromuscular diseases. Muscle Nerve 14: 342–347

Lambert EH, Eaton LM, Rooke ED (1956) Defect of neuromuscular conduction associaated with malignant neoplasms. Am J Physiol 187: 612–613

Lagier R, Cox JN (1975) Pseudomalignant myositis ossificans. A pathological study of eight cases. Hum Pathol 6: 653–665

Lane RJ, Mastaglia FL (1978) Drug-induced myopathies in man. Lancet 2: 562–566

Massa R, Carpenter S, Holland P, Karpati G (1992) Loss and renewal of thick myofilaments in glucocorticoid-treated rat soleus after denervation and reinnervation. Muscle Nerve 15: 1290–1298

Morozova-Roche LA, Zurdo J, Spencer A et al. (2000) Amyloid fibril formation and seeding by wild-type human lysozyme and its disease-related mutational variants. J Struct Biol 130: 339–351

Rosman NP, Schapiro MB, Haddow JE (1978) Muscle weakness caused by an iodine-deficient diet: investigation of a nutritional myopathy. J Neuropathol Exp Neurol 37: 192–211

Schröder JM (1982) Pathologie der Muskulatur. Springer, Berlin Heidelberg New York

Schröder JM (1999) Pathologie peripherer Nerven. Springer, Berlin Heidelberg New York Tokyo

Schröder JM, Bertram M, Schnabel R, Pfaff U (1992) Nuclear and mitochondrial changes of muscle fibers in AIDS after treatment with high doses of zidovudine. Acta Neuropathol 85: 39–47

Schröder JM, Kaldenbach T, Piroth W (1996) Nuclear and mitochondrial changes of co-cultivated spinal cord, spinal ganglia and muscle fibers following treatment with various doses of zidovudine. Acta Neuropathol (Berl) 92: 138–149

Shirahama T, Cohen AS (1967) High-resolution electron microscopic analysis of the amyloid fibril. J Cell Biol 33: 679–708

Shy GM, Silverstein I (1965) A study of the effects upon the motor unit by remote malignancy. Brain 88: 515–528

Spuler S, Emslie-Smith A, Engel AG (1998) Amyloid myopathy: an underdiagnosed entity. Ann Neurol 43: 719–728

Urich H, Wilkinson M (1970) Necrosis of muscle with carcinoma: myositis or myopathy? J Neurol Neurosurg Psychiatry 33: 398–407

Kapitel 38 Fehlbildungen

J. M. Schröder

INHALT

38.1 Angeborene Muskeldefekte oder -aplasien 673
38.2 Hetero- oder Ektopien quergestreifter Muskelfasern 673
Literatur 673

38.1 Angeborene Muskeldefekte oder -aplasien

Sie sind zu unterscheiden von inkonstant vorkommenden Muskeln wie z. B. dem Palmaris longus oder dem Achselbogen von Langer in der Axilla (Daniels u. Della Rovere 2000) oder dem M. abductor digiti minimi accessorius (Curry u. Kuz 2000) und anderen überzähligen Muskeln (Nogueira et al. 2000) (sog. Muskelvarietäten), die sich funktionell nicht bemerkbar machen, aber bei chirurgischen Interventionen von Bedeutung sein können.

Angeborene Muskeldefekte treten in der Regel einseitig und fast immer sporadisch auf. Am häufigsten fehlt der M. pectoralis. Doch kann nahezu jeder Muskel fehlen (Becker u. Kiener 1964). Meist fehlt nur ein Teil des Muskels. Defekte der Bauchmuskulatur und des Zwerchfells können schwer wiegende Folgen haben. Echte Defekte sind in der Regel einseitig und meistens als Aplasien anzusehen; doppelseitige „Defekte" beruhen vermutlich auf fetalen Atrophien. Vereinzelt sind *familiäre Fälle* beschrieben worden. Angeborene Defekte im Bereich der Gesichtsmuskulatur können, müssen aber nicht auf einer Aplasie der zugehörigen motorischen Hirnnervenkerne beruhen (s. Möbius-Syndrom, S. 706).

Verschiedene Muskeldefekte sind gelegentlich mit anderen Fehlbildungen vergesellschaftet (z. B. einseitiges Fehlen der Mamma bei Aplasie des M. pectoralis; Adams et al. 1965). Im Übrigen gibt es eine große Zahl von Mitteilungen über die molekularen Grundlagen der Entwicklungsstörungen von Muskelfasern (siehe z. B. Nogueira et al. 2000), auf die hier nicht näher eingegangen werden kann.

38.2 Hetero- oder Ektopien quergestreifter Muskelfasern

Sie kommen nur selten vor und bleiben asymptomatisch, wenn sie nicht in Verbindung mit Rhabdomyomen oder Rhabdomyosarkomen auftreten. So sind quergestreifte Muskelfasern z. B. in den Leptomeningen beobachtet worden.

Als *Ursprungsgewebe* werden undifferenzierte perivaskuläre Mesenchymzellen diskutiert, oder man nimmt einen „dysembryogenetischen" Prozess bzw. eine Metaplasie aus glatten Muskelzellen an (Schröder 1982). Es ist sogar gelungen, aus neuronalen Stammzellen Muskelfasern zu züchten (Galli et al. 2000).

Literatur

Adams RD, Denny-Brown D, Pearson CM (1965) Diseases of muscle. A Study in Pathology, 2nd edn. Harper & Row, New York
Becker PE, Kiener F (1964) Myopathien. Thieme, Stuttgart
Curry B, Kuz J (2000) A new variation of abductor digiti minimi accessorius. J Hand Surg Am 25: 585–587
Daniels IR, della Rovere GQ (2000) The axillary arch of Langer – the most common muscular variation in the axilla. Breast Cancer Res Treat 59: 77–80
Galli R, Borello U, Gritti A et al. (2000) Skeletal myogenic potential of human and mouse neural stem cells. Nat Neurosci 3: 986–991
Nogueira A, Martinez MJ, Iglesias F (2000) Supernumerary muscle belly in ulnar artery forearm flap elevation (letter). Br J Plast Surg 53: 82–83
Schröder JM (1982) Pathologie der Muskulatur. Springer, Berlin Heidelberg New York

Kapitel 39 Traumatische und ischämische Muskelläsionen

J. M. Schröder

INHALT

- 39.1 Muskelkater 675
- 39.2 Muskelquetschung 675
- 39.3 Muskelriss 676
- 39.4 Anämischer Muskelinfarkt 676
- 39.5 Claudicatio intermittens 676
- 39.6 Ischämische (Volkmann-)Kontraktur ... 676
- 39.7 Torticollis (Schiefhals) 678
- Literatur 678

39.1 Muskelkater

Die häufigste mechanische Muskelschädigung stellt wahrscheinlich der sog. Muskelkater dar. Die herrschende Auffassung, der Muskelkater sei auf eine Anhäufung von sauren Stoffwechselprodukten im Muskel nach einer Überanstrengung zurückzuführen, ist überholt; denn die anfallenden Salze der Milchsäure verschwinden spätestens nach 1 h vollständig aus dem Muskel und aus dem zirkulierenden Blut.

■ Der typische Muskelkater tritt 24–48 h nach einer meist relativ starken Muskelbeanspruchung auf, und zwar vorwiegend bei untrainierten Personen. Dabei ist eine unkoordinierte Kontraktion der einzelnen Muskelfasern offenbar die Ursache für kleinste Verletzungen der Fasern selbst oder wenigstens des sie begleitenden Bindegewebes.

Für die letztere Auffassung spricht die Tatsache, dass bei ausgeprägtem Muskelkater im Urin eine vermehrte Ausscheidung von Prolin und Hydroxyprolin nachweisbar ist als Zeichen für eine gesteigerte Bindegewebstransformation im Sinne von Heilungsprozessen (Abraham 1977), wobei vermutlich ischämische Faktoren eine Rolle spielen (Barlas et al. 2000).

Jede Mikroverletzung ist vermutlich mit einem umschriebenen Ödem, entzündlichen Zellinfiltraten (MacIntyre et al. 2000) und reaktiven Spasmen der umgebenden Muskelfasern verbunden, was wiederum zu Versteifungen und Schmerzen in der betroffenen Muskelgruppe führen muss.

39.2 Muskelquetschung

Durch eine Muskelquetschung kann es zu einer fokalen Nekrose kommen, in deren Nachbarschaft sich sog. Kontraktionsknoten aus kontrahierten Myofibrillen im angrenzenden Abschnitt der geschädigten Muskelfaser ausbilden. Der nekrotische Bezirk wird anschließend von „Entzündungszellen" infiltriert und phagozytiert.

■ Nachdem in den *ersten 2 Tagen* die Hauptteile des nekrotischen Materials abtransportiert worden sind, finden sich Zeichen einer regenerativen Aktivität. Ein Teil der „Entzündungszellen" entsteht durch mitotische Teilung der Satellitenzellen an der Peripherie der Muskelfasern.

■ Bereits *3–4 Tage* nach einer Verletzung sind in diesen Zellen verschiedene Stadien der Myofibrillenneubildung zu erkennen.

In der Nachbarschaft der Läsionen erscheinen die Kerne der Muskelfasern vergrößert; sie zeichnen sich durch einen großen Nukleolus aus. Anhaltspunkte für eine Neubildung von Kernen im perinukleären Sarkoplasma bestehen nicht; bisher sind keine Mitosen der Muskelfaserkerne, sondern nur *Mitosen der Satellitenzellen* beobachtet worden (Shafiq et al. 1967).

Die aus den Satellitenzellen entstandenen *Myoblasten* vermehren sich weiter mitotisch und bilden innerhalb von 3–4 Tagen nach der Verletzung durch Fusion vielkernige *Myotuben*, die sich wiederum durch Fusion der Plasmamembranen mit der geschädigten, präexistenten Muskelfaser verbinden (Reznik 1969; Schmalbruch 1976; Schmalbruch u. Hellhammer 1976).

Die *Vermehrung der Muskelfasernkerne* in den Sarkoplasmaknospen am Rand einer Schädigungszone ist durch Wanderung und nicht durch eine amitotische Kernvermehrung zu erklären; denn pro Millimeter finden sich schon normalerweise etwa 80–90 Kerne in einer Muskelfaser; davon gehören etwa ein Zehntel zu den Satellitenzellen.

Wenn die Ausdehnung der Nekrose nicht zu groß ist, verbinden sich viele der auswachsenden Muskelknospen der einen Seite mit denen der anderen Seite der Lücke, *so dass nach 3 Wochen ein großer Teil der Verletzung ausgeheilt ist.* Wenn die Kontaktführung durch die endomysialen Schläuche, d. h. durch die Basalmembranen mit dem umgebenden endomysialen Bindegewebe, gestört ist, resultiert eine Beeinträchtigung der regenerierenden Muskelfasern. Mehrere Sprosse können sich durch die Lücke hindurch mit der Gegenseite verbinden. Wenn solche Fasern reifen, entsteht der Eindruck einer Aufsplitterung in Tochterfasern. Die erfolgreichen Zweige der Muskelknospen füllen sich mit Myofibrillen, während erfolglose Zweige degenerative Veränderungen zeigen und vakuolisiert werden, Kernpyknosen aufweisen und resorbiert werden (Adams 1975).

Nach 6 Wochen ist die mittlere Größe der neugebildeten Muskelfasern normal; doch ist die Abweichung der Faserdurchmesser vom Mittelwert erhöht, und zentrale Kerne sowie Aufsplitterungen und Verzweigungen bleiben als Zeichen einer vorausgegangenen Schädigung bestehen.

39.3 Muskelriss

Muskelrisse treten am häufigsten nach stärkeren Belastungen untrainierter Personen oder bei heftigen Kontraktionen bestimmter Muskeln auf (Abb. 39.1 e, f). Durch die Vorwölbung des Muskelbauches bei einem Riss in der darüber gelegenen Faszie und im Epimysium können Muskelhernien entstehen, die sich als ein weicher elastischer Tumor unter der Haut bemerkbar machen (Adams 1975).

39.4 Anämischer Muskelinfarkt

Ein Infarkt des Skelettmuskels allein, ohne Gangrän, ist ausgesprochen selten, vermutlich wegen der reichlichen Kollateralgefäßversorgung des Muskels (Banker u. Chester 1973). *Klinisch* stehen ein plötzlicher Schmerz und eine Schwellung des infarzierten Muskels im Vordergrund.

Mikroskopisch finden sich im ischämischen Herd nekrotische Muskelfasern mit abgeblassten und zerfallenden Kernen sowie fragmentierten Myofibrillen. Auch die Kerne des Endomysiums gehen zugrunde, während das Bindegewebsgerüst aus Basalmembranen und kollagenen Fasern erhalten bleibt. Auf die Nekrose folgt ein Ödem des endomysialen Gewebes und später eine Invasion durch eine große Zahl neutrophiler Leukozyten und einiger Histiozyten. Die Zellinfiltrate treten zuerst an der Grenze zwischen nekrotischem und normalem Muskel auf. Es folgt eine massive Phagozytose der kontraktilen Substanzen der abgestorbenen Muskelfasern und eine Proliferation der Fibroblasten. Die neuen Muskelfasern wachsen entlang der endomysialen Schläuche vor und ersetzen die abgestorbenen in gleichem Maße, wie diese aufgelöst und phagozytiert werden.

> Die longitudinale Wachstumsgeschwindigkeit der regenerierenden Fasern wird mit 1–1,5 mm/Tag angegeben (Adams 1975).

39.5 Claudicatio intermittens

In Muskelbiopsien aus den unteren Extremitäten von Patienten mit Claudicatio intermittens fanden sich vielfach hypertrophische, atrophische, nekrotische und phagozytierte Fasern sowie andere Formen mikroskopisch erkennbarer Faserdegenerationen nebeneinander. Der Schweregrad der pathologischen Veränderungen korrelierte mit dem klinischen Schweregrad der Claudicatio (Mäkiti u. Teräväinen 1977; Teräväinen u. Mäkiti 1977).

39.6 Ischämische (Volkmann-) Kontraktur

Die sog. ischämische Kontraktur (Volkmann-Kontraktur) wird auf eine Unterbrechung der arteriellen Blutversorgung durch enge Bandagen oder Schienen zurückgeführt. Sie sei selten und träte nur bei 8 unter 21 000 Frakturen auf, würde dann aber häufig verkannt. Auch venöse Gefäßverschlüsse sind als Ursache diskutiert worden (Literatur s. Schröder 1982).

Am häufigsten ist der M. tibialis anterior betroffen. Der Muskel ist allseitig von Knochen bzw. Faszien umschlossen. Man spricht daher auch von *Muskellogensyndrom* (Abb. 39.1 c, d).

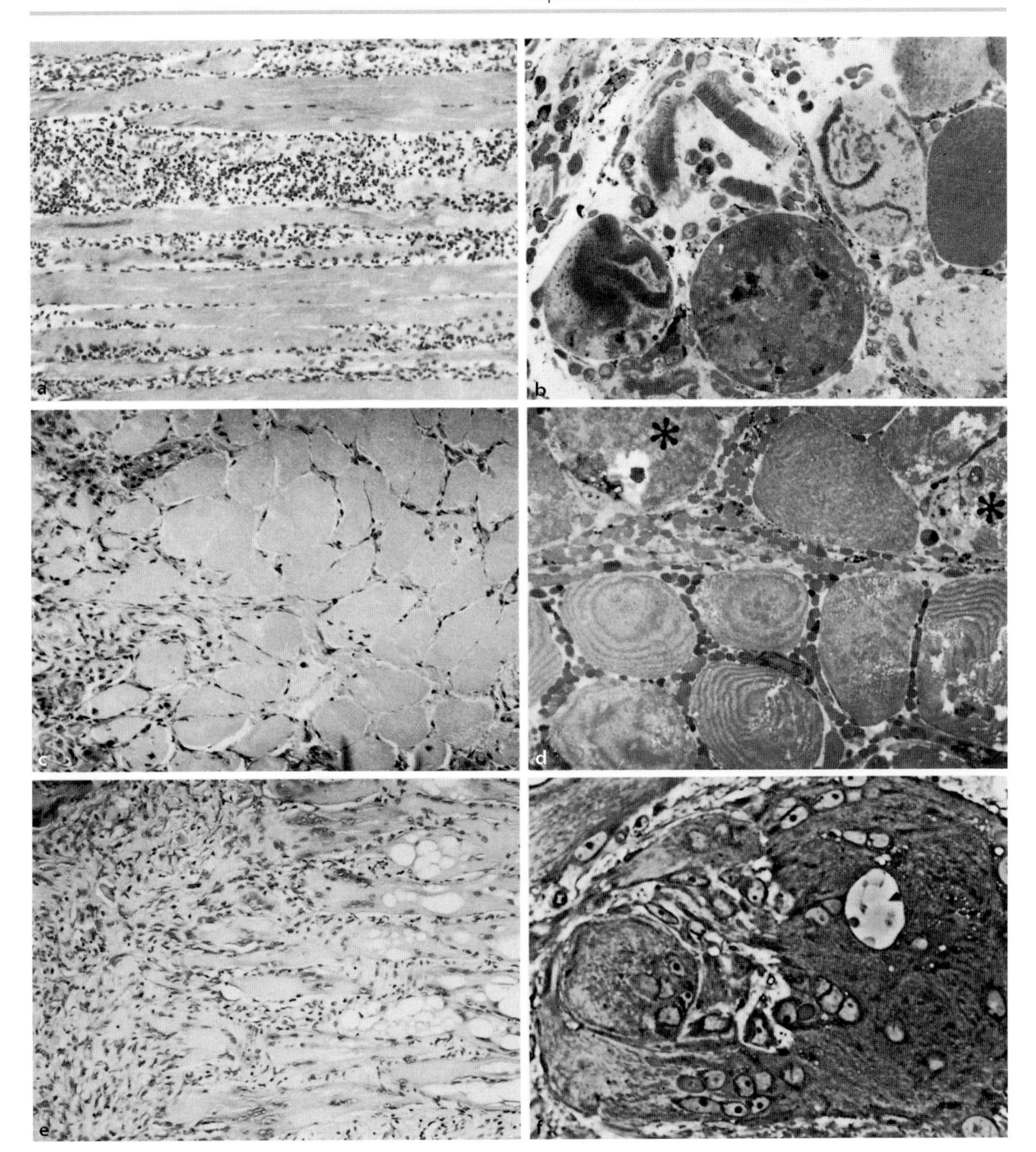

Abb. 39.1. a Eosinophile Myositis. Im Interstitium und auf die Muskelfasern übergreifend stellenweise massive granulozytäre Infiltrate, die ganz überwiegend aus Eosinophilen bestehen (Vergr. 230:1). **b** Gleicher Fall wie in **a**. Muskelfasern in verschiedenen Stadien der Nekrose und Infiltration mit eosinophilen Granulozyten (Vergr. 430:1). **c** Tibialis-Anterior-Syndrom. M. tibialis anterior eines 24-jährigen Mannes mit fraglicher Venenthrombose 16 Tage nach einem Trauma. Am Rand der Muskelnekrose Proliferation des endomysialen Bindegewebes mit zellreichen Kapillaren zwischen nekrotischen Muskelfasern; die Kerne der letzteren aufgelöst oder entfärbt. Am *Bildrand unten* bereits myophagische Reaktionen (HE; Vergr. 128:1). **d** Gleicher Fall wie in **c**. Zwischen den nekrotischen Muskelfasern in einer hämorrhagischen Zone reichlich Erythrozyten. In 2 Fasern beginnende myophagische Reaktion (*Sterne*) (Vergr. 300:1). **e** Muskelriss im M. vastus lateralis eines 22-jährigen Mannes ca. 1 Monat nach einem Trauma. Frustran gegen eine Barriere von Granulationsgewebe regenerierende Muskelknospen mit zahlreichen Kernen und Vakuolen (HE; Vergr. 104:1). **f** Gleicher Fall wie in **e**. Eine Muskelknospe mit zahlreichen Kernen, irregulär angeordneten Myofibrillen und einer Vakuole (Vergr. 416:1)

39.7 Torticollis (Schiefhals)

Auch der Torticollis ist in seiner kongenitalen Form vermutlich auf einen arteriellen oder venösen Gefäßverschluss zurückzuführen, mit Infarktnekrose des Muskels und späterer Fibrose. Doch gibt es zahlreiche andere Ursachen für die Entstehung eines Schiefhalses (Schonhaltung, Affektionen der Halswirbelsäule, Tumoren des Nervensystems, psychogener Schiefhals, Torticollis spasmodicus etc.) (Bolthauser 1976).

Bemerkenswert häufig sind beim Torticollis spasmodicus die zur Therapie neurochirurgisch exzidierten dorsalen Halsnerven druckgeschädigt (Schröder et al. 1992; Schröder 1999).

Literatur

Abraham WM (1977) Factors in delayed muscle soreness. Med Sci Sports 9: 11–20

Adams RD (1975) Diseases of muscle. A study in pathology, 3rd edn. Harper & Row, New York

Banker BQ, Chester CS (1973) Infarction of thigh muscle in the diabetic patient. Neurology 23: 667–677

Barlas P, Walsh DM, Baxter GD, Allen JM (2000) Delayed onset muscle soreness: effect of an ischaemic block upon mechanical allodynia in humans. Pain 87: 221–225

Bolthauser E (1976) Differentialdiagnose des Torticollis im Kindesalter. Schweiz Med Wschr 106: 1261–1264

MacIntyre DL, Reid WD, Lyster DM, McKenzie DC (2000) Different effects of strenuous eccentric exercise on the accumulation of neutrophils in muscle in women and men. Eur J Appl Physiol 81: 47–53

Mäkitie J, Teräväinen H (1977) Histochemical changes in striated muscle in patients with intermittent claudication. Arch Pathol Lab Med 101: 658–663

Reznik M (1969) Thymidine-3H uptake by satellite cells of regenerating skeletal muscle. J Cell Biol 40: 568–571

Schmalbruch H (1976) The morphology of regeneration of skeletal muscles in the rat. Tissue Cell 8: 673–692

Schmalbruch H, Hellhammer U (1976) The number of satellite cells in normal human muscle. Anat Rec 185: 279–287

Schröder JM (1982) Pathologie der Muskulatur. Springer, Berlin Heidelberg New York

Schröder JM (1999) Pathologie peripherer Nerven. Springer, Berlin Heidelberg New York Tokyo

Schröder JM, Huffmann B, Braun V, Richter HP (1992) Spasmodic torticollis: severe compression neuropathy in rami dorsales of cervical nerves C1-6. Acta Neuropathol 84: 416–424

Shafiq SA, Gorycki MA, Milhorat AT (1967) An electron microscopic study of regeneration and satellite cells in human muscle. Neurology 17: 567–574

Teräväinen H, Mäkitie J (1977) Striated muscle ultrastructure in intermittent claudication. Arch Pathol Lab Med 101: 230–235

Kapitel 40 Entzündliche Myopathien

J.M. Schröder

INHALT

40.1	**Infektiöse Myositiden**	679
40.1.1	Virusmyositiden	679
40.1.2	Bakterielle Myositiden	680
40.1.3	Myositiden durch Parasiten	680
40.2	**Wahrscheinlich immunogenetische „idiopathische" Myositiden**	681
40.2.1	Polymyositis, Dermatomyositis, Einschlusskörpermyositis und interstitielle Myositiden	681
40.2.2	Fokale Myositis	684
40.2.3	Myositis orbitalis (Pseudotumor orbitae)	684
40.2.4	Eosinophile Polymyositis	685
40.2.5	Polymyalgia rheumatica	685
40.3	**Granulomatöse Myositiden**	685
40.3.1	Morbus Boeck	685
40.4	**Proliferative Myositis**	685
	Literatur	686

Unter den entzündlichen Erkrankungen der Skelettmuskulatur sind die *infektiösen*, durch Viren, Bakterien, Parasiten und andere Erreger bedingten von den wesentlich häufigeren, offenkundig *nichtinfektiösen*, im Rahmen von Autoaggressionskrankheiten oder anderen immunogenetischen Erkrankungen auftretenden Prozessen zu unterscheiden (Polymyositis, Einschlusskörpermyositis und Dermatomyositis; interstitielle Myositiden bei Vaskulitiden, Gefäßbindegewebserkrankungen bzw. Kollagenosen; fokale Myositis, Myositis orbitalis, eosinophile Myositis, Polymyalgia rheumatica u. a.).

Außerdem sind seltene, granulomatöse Entzündungen und andere, mit entzündlichen Begleitphänomenen einhergehende Erkrankungen ungeklärter Ätiologie (proliferative Myositis) abzugrenzen, die zumindest histopathologisch wohl definiert sind.

40.1 Infektiöse Myositiden

40.1.1 Virusmyositiden

Neben zweifelsfrei durch Virusinfektionen ausgelösten Myositiden (Bornholm-Krankheit bzw. Coxsackie-Virus-B-Infektion, Influenzavirusmyositis) gibt es solche, bei denen zwar Viren oder virusähnliche Korpuskeln elektronenmikroskopisch nachgewiesen worden sind, bei denen aber die Virusgenese der Myositis nicht erwiesen ist, wie bei den „Einschlusskörpermyositiden":

- Myositiden mit filamentösen Einschlüssen:
  – Myxoviren (Chou 1967),
  – Paramyxoviren (Fidzianska 1973);
- Myositiden mit granulären Einschlüssen:
  – Papovaviren (Banker 1975),
  – Picornaviren (Fukuhara 1979).

Bis heute ist bei diesen fraglichen Viruskrankheiten kein Virus durch Isolation, Immunfluoreszenz, wiederholte Tierpassagen oder Gewebekulturen identifiziert worden.

Bei Aids-Patienten ist bemerkenswert häufig (in 46% der Fälle nach etwa 2-jähriger Krankheitsdauer) eine *Zytomegalievirusinfektion* von Muskel und Nerv nachweisbar (Conford et al. 1992); diese wird evtl. von einer neurogenen Muskelatrophie aufgrund der zytomegaliebedingten peripheren Neuropathie und oft zusätzlich von einer therapeutisch induzierten Myopathie durch Zidovudine (Azidothymidin, AZT) überlagert (Schröder et al. 1992). Immunhistochemisch und durch die Polymerasekettenreaktion (PCR) konnte auch eine *HTLV-1-Infektion* (und vorher von anderen Autoren bereits eine kombinierte HIV- und HTLV-1-Infektion) im Muskel wahrscheinlich gemacht werden (Dickoff et al. 1993).

40.1.2 Bakterielle Myositiden

Das normale Muskelgewebe ist gegenüber einer bakteriellen Infektion resistent, so dass eitrige Myositiden selten sind. Auch hämatogene Abszesse bei Septikämie bzw. durch septische Emboli sind im Muskel im Unterschied zu den Abszessen in zahlreichen anderen Organen extrem selten. Andererseits können sich durchaus eitrige Myositiden in der Nachbarschaft eines Dekubitus oder infizierter Wunden entwickeln. Spritzenabszesse sind in der Regel auf Staphylokokken oder Streptokokken zurückzuführen (Adams 1975).

Mikroskopisch findet sich im akuten Stadium einer eitrigen Myositis ein Ödem mit zelliger Infiltration vor allem durch neutrophile Leukozyten. Später treten zunehmend mehr Lymphozyten und Plasmazellen hinzu, vereinzelt auch eosinophile Leukozyten, außerdem Makrophagen, proliferierende Fibroblasten und Kapillaren. Der entzündliche Prozess kann sich phlegmonös als eitrige interstitielle Entzündung ausbreiten, oder es kommt durch bindegewebige Kapselbildung zu einem Abszess, der gegenüber dem benachbarten Muskelgewebe abgegrenzt ist.

Sonderformen

Als Sonderformen einer bakteriellen Myositis sind die *tuberkulöse*, die *lepromatöse* und *syphilitische Myositis* sowie die *Myositis bei M. Whipple* abzugrenzen. Als weitere bakterielle, durch anaerobe Klostridien ausgelöste schwere Erkrankungen mit Beteiligung des Skelettmuskels sind neben *Gasbrand* (Clostridium perfringens, Novyi et septicum) der *Tetanus* (Clostridium tetani) und der *Botulismus* (Clostridium botulinum) zu nennen.

Das Toxin des Clostridium tetani wirkt wahrscheinlich vorwiegend auf die Vorderhörner des Rückenmarks, das Toxin des Clostridium botulinum auf die neuromuskuläre Endplatte (s. unten).

> Sowohl der Tetanus als auch der Botulismus sind aber im Unterschied zum Gasbrand *nicht* mit einer Myositis verbunden. Beide Erkrankungen sind auf Wirkungen des von den jeweiligen Klostridien unter anaeroben Bedingungen abgegebenen Toxins zurückzuführen.

40.1.3 Myositiden durch Parasiten

Am häufigsten ist die durch einen Fadenwurm (Nematodenart), die Trichinella spiralis, verursachte Trichinose.

Trichinose

Epidemiologie. Erkrankungen an Trichinose sind in Deutschland selten geworden, seit auf Virchows Betreiben (1877) die *Trichinenschau* gesetzlich obligat geworden ist. Dennoch trat im letzten Jahrhundert etwa in jedem Dezennium eine kleinere oder größere Epidemie auf (etwa 23 Erkrankungen pro Jahr) (Kurup et al. 2000).

Das Wildschwein stellt das größte Infektionsreservoir für die Menschen dar (Stumpf et al. 1978).

Ätiologie und Pathogenese. Die Trichinen werden durch rohes, geräuchertes oder gesalzenes (nicht aber durch gekochtes oder gebratenes) Fleisch *oral übertragen*. Im Magensaft lösen sich die Kapseln auf. Im Darm entwickeln sich innerhalb von 2 Tagen die geschlechtsreifen Würmer, wobei die Weibchen mit 3–4 mm Länge größer sind als die 1,5 mm langen Männchen. Nach der Begattung dringt die Trichine in die Darmwand, von wo aus die Larven in die Chylusgefäße, in den Blutstrom und wieder in den Muskel gelangen. Weshalb die Trichinen bevorzugt in das Muskelgewebe eindringen, ist nicht geklärt.

Klinik. Die Inkubationszeit beträgt etwa 5–31 Tage. Im Erkrankungsfall kommt es zu einem rheumatismusähnlichen Muskelschmerz, typhusähnlicher gastrointestinaler Symptomatik und anderen Symptomen. Etwa 30% der Erkrankungen verlaufen tödlich.

Morphologie. Die wichtigste Methode für die endgültige Diagnose ist der *histopathologische Nachweis* der eingedrungenen oder eingekapselten Trichinella-spiralis-Larven im Skelettmuskel. Zusätzlich zu den üblichen histopathologischen Schnitten lassen sich auch Quetschpräparate vom Muskel verwenden. In der Regel sind Trichinenkonzentrationen von mehr als 1000/g Muskelgewebe tödlich (Davis et al. 1976).

Die Trichinen sind *mikroskopisch* an ihrer spiraligen Struktur gut zu erkennen. Sie werden von einer durch den Wirtsorganismus gebildeten Kapsel umhüllt, die im Verlaufe von Monaten verkalken kann. Dann sind die Trichinen bereits *makroskopisch* sichtbar. Um die Kapsel finden sich stellenweise geringfügige entzündliche Zellinfiltrate mit einzelnen Fremdkörperriesenzellen.

> Beim Menschen bleibt die Larve lange Zeit am Leben; autoptisch sind lebende Larven noch 31 Jahre nach einer Infektion beobachtet worden.

Sonstige Muskelparasitosen

Gelegentlich kann es zu einem Befall des Muskels durch besondere Sporozoen kommen (Sarcosporidien); die Erkrankung wird als Sarcosporidiose bezeichnet. Sie weist Beziehungen zur Toxoplasmose auf. Auch die durch Trypanosomen auslösbare Chagas-Krankheit ist hier zu erwähnen (Adams 1975).

40.2 Wahrscheinlich immunogenetische „idiopathische" Myositiden

> Die idiopathischen Myositiden sind eine heterogene Gruppe von systemischen rheumatischen Erkrankungen, die durch eine chronische Muskelschwäche und mononukleäre Zellinfiltrate im Muskel gekennzeichnet sind.

Zu dieser relativ häufigen Gruppe von Erkrankungen, die etwa ein Siebtel des üblichen muskelbioptischen Untersuchungsgutes ausmacht, gehören einerseits die Polymyositis, Dermatomyositis und Einschlusskörpermyositis sowie die interstitiellen Myositiden, die bei verschiedenen Kollagenosen als muskuläre Begleiterkrankung auftreten können, und andererseits seltenere Erkrankungen, die als fokale Myositis, Myositis orbitalis, eosinophile Myositis und Polymyalgia rheumatica bezeichnet werden.

40.2.1 Polymyositis, Dermatomyositis, Einschlusskörpermyositis und interstitielle Myositiden

Klinische und pathogenetische Charakteristika

Klinik. Während die Patienten mit einer Einschlusskörpermyositis bioptisch zu diagnostizieren und durch signifikant häufigere asymmetrische und distale Muskelschwäche, Fallneigung und Atrophie gekennzeichnet sind, unterscheiden sich die verschiedenen anderen Myositiden klinisch signifikant nur durch wenige Symptome. Bei letzteren sei deshalb der serologische (immunogenetische) Autoantikörperstatus, der durch den Nachweis myositisspezifischer Antikörper bestimmt wird, besser zu einer Abgrenzung geeignet (Love et al. 1991):

- Patienten mit *Antiaminoacyl-tRNA-Synthetase-Autoantiköpern* – Histidyl-(Jo1-), Alanyl-(PL12-), Isoleucyl-(OJ-), Threonyl-(PL7-), Glycyl-(EJ-) und andere tRNA-Synthetasen – haben signifikant häufiger einen akuten Krankheitsbeginn, Arthritis, Fieber, eine interstitielle Lungenkrankheit mit Dyspnoe bei Anstrengungen, Arthritis, „Mechanikerhände", sind HLA-DR3- und -DRw52-positiv, benötigen höhere Kortikoiddosen, erhalten häufiger Zytostatika und weisen eine höhere Sterberate auf.
- Patienten mit *Antisignalrekognitionspartikel-(SRP-)Antikörpern* waren durch ein abruptes Auftreten einer ausgeprägten Schwäche mit Zittern, Herzbeteiligung, Myalgien, positivem HLA-DRw52 und häufig -DRw5, Behandlungsresistenz mit schlechter Prognose und ebenfalls höhere Todesrate gekennzeichnet.
- Patienten mit *Anti-Mi2-Antikörpern* hatten klinisch eine Dermatomyositis, häufig „V-Ausschnitt-" und „Schal-Erytheme" („rash"), Hautverdickungen, waren HLA-DR7- sowie -DRw53-positiv und reagierten gut auf die Therapie.
- Patienten mit *Anti-MAS-Antikörpern* hatten klinisch eine Polymyositis und waren die einzigen, deren Myositis sich im Anschluss an eine alkoholische Rhabdomyolyse entwickelte und die einen insulinabhängigen Diabetes aufwiesen bei positivem HLA-B60, -C3, -DR4 und -DRw53.
- Patienten mit Antikörpern gegen weitere Autoantiköper (KJ, FER, JP u.a.) ließen sich bisher nicht einer bestimmten HLA-Gruppe zuordnen.

Der Phänotyp und die Aktivierungsmarker der mononukleären Zellen im peripheren Blut unterscheiden sich bei der Polymyositis und der Einschlusskörpermyositis nicht, während bei der Dermatomyositis ein erhöhter Anteil von $CD20^+$- und $CD20^+DR^+$- sowie ein verminderter Anteil an $CD3^+DR^+$- und $TLiSA1^+$-Zellen vorkommt (Miller et al. 1990). Bei *klinisch aktiver Krankheit* haben die Myositispatienten signifikant erniedrigte Anteile von $CD8^+$-Zellen und einen größeren Anteil mononukleärer Zellen, die mit Antikörpern gegen DR, $CD3^-DR$, $CD14^-DR$, Interleukin-2-Rezeptoren und die T-Zell-Spätaktivierungsmarker CD26 und TLiSA1 reagieren. Bei *verminderter Krankheitsaktivität* ist der Anteil der Zellen reduziert, die MHC-II-Antigene und den späten T-Zell-Aktivierungsmarker aufweisen.

Ätiologie und Pathogenese. Zahlreiche Befunde sprechen dafür, dass bei einigen dieser Erkrankungen gestörte Immunmechanismen im Sinne einer Autoaggressionskrankheit eine Rolle spielen. Die häufig positive Reaktion auf eine Behandlung mit Kortikosteroiden und Immunsuppressiva zumindest bei der Dermatomyositis und der Polymyositis, wenn auch nicht bei der Einschlusskörpermyositis, sowie der Zusammenhang mit Gefäßbindegewebskrankheiten unterstützten diese Hypothese. Die experimentelle Reproduktion eines myositischen Prozesses mit Lymphozyteninfiltraten durch die Immunisierung mit heterologem Muskelgewebe, zusammen mit Freund-Adjuvans (Dawkins 1965), und der Nachweis, dass Lymphozyten solcher Tiere (Kakulas 1966) und von Patienten mit Polymyositis in Gewebekulturen Muskelgewebe zerstören (Haas u. Arnason 1974) sowie die Übertragbarkeit dieser experimentell allergischen Polymyositis durch Lymphozyten aus dem Ductus thoracicus auf normale Ratten des gleichen Stammes sind direktere Anhaltspunkte dafür, dass zumindest bei der Polymyositis ein *zellgebundener Immunmechanismus* zugrunde liegt.

Als Auslöser der experimentell allergischen Myositis wirkt zumindest bei dem SJL/J-Mäusestamm die sog. *Myosin-B-Fraktion* von Kaninchenmuskeln, die Aktin, Myosin, Tropomyosin und viele andere Proteine enthält, zusammen mit Freund-Adjuvans (Matsubara et al. 1993). Diese Form der Myositis könne auf gesunde Mäuse durch Injektion von Serum-IgG übertragen werden.

Bei der Einschlusskörpermyositis („inclusion body myositis", IBM) werden pathogenetisch persistierende klonale Restriktionen des T-Zell-Rezeptors, nämlich der Vβ6-Gen-Familie, in der CDR3 determinierenden Region der autoinvasiven CD8$^+$-T-Zellen als Ursache der anhaltenden entzündlichen Infiltrate diskutiert (Amemiya et al. 2000).

Analogien des von einigen Autoren bei der IBM in den Muskelfasern nachgewiesenen Amyloids mit dem Amyloid bei der Alzheimer-Krankheit (Askanas u. Engel 1998; Askanas et al. 2000) sind bisher von anderen Autoren nicht aufgegriffen worden.

Morphologische Aspekte

Polymyositis

Histopathologisch ist die Polymyositis durch mononukleäre Zellinfiltrate und Invasion nichtnekrotischer Muskelfasern durch derartige Zellen sowie eine Nekrose mit oder ohne Regeneration von einzelnen Muskelfasern innerhalb der Faszikel (nicht perifaszikulär) charakterisiert (Carpenter et al. 1978). Viele Infiltratzellen sind immunreaktiv für Lymphotoxin, einige auch für Perforin und Fas-Liganden (Liang et al. 2000; De Bleecker et al. 2001); mononukleäre Zellen im umgebenden Endomysium sind hauptsächlich positiv für Lymphotyxin-mRNA und sind CD4-positiv, während die Zellen, die nichtnekrotische Muskelfasern infiltrieren, ebenfalls Lymphotoxin-mRNA enthalten, aber CD8-positiv sind.

Die Polymyositis ist im Unterschied zur Dermatomyositis nicht mit einer Verminderung der Zahl der Kapillaren verbunden, und in den Endothelien sind keine „undulierenden Tubuli" zu finden.

Dermatomyositis

Im Unterschied zur Polymyositis ist die Dermatomyositis muskelbioptisch weniger durch entzündliche Infiltrate als durch ein abnormes Kapillarnetz mit aktiver Destruktion der Gefäße charakterisiert (Carpenter et al. 1978). Nahezu alle Fälle haben elektronenmikroskopisch nachweisbare „undulierende Tubuli" in den Endothelzellen.

Die Dermatomyositis tritt im Kindesalter, aber auch im Erwachsenenalter auf, häufiger bei Frauen als bei Männern. Im Kindesalter fällt häufig ein perifaszikuläres Muster der Muskelfaseratrophien auf (Bäumli u. Mumenthaler 1977). Die herdförmige Verteilung der Muskelfaserschäden spricht für progressive Ischämieeffekte. Ähnliche Kapillardegenerationen wie bei der Dermatomyositis sind beim Magenkarzinom und bei disseminierter intravaskulärer Koagulation (DIC) beobachtet worden, wobei diese Veränderungen wie bei der Dermatomyositis mit einer starken Reduktion der Thrombomodulinexpression in kleinen Blutgefäßen und Kapillaren im Bereich der perifaszikulären Atrophie verbunden sind (Higuchi et al. 2000). Auch die bei älteren Patienten in Zusammenhang mit malignen Tumorerkrankungen auftretende Dermatomyositis weist derartige Veränderungen auf (Fujii et al. 2000).

In manchen kindlichen Dermatomyositisfällen tritt eine massive *Calcinosis cutis* auf, so dass die Patienten wie in einem Panzer eingeschlossen erscheinen (Genth et al. 1985). Nicht alle Patienten mit Hautveränderungen müssen myopathische Symptome aufweisen (Plamondon u. Dent 2000).

Einschlusskörpermyositis

Demgegenüber finden sich bei der sog. IBM („inclusion body myositis") zusätzlich zu zytotoxischen CD8$^+$-T-Zellen, die nichtnekrotische, MHC-I-Antigen exprimierende Muskelfasern umgeben und diese infiltrieren, in den Muskelfasern abnorme intranukleäre und auch intrasarkoplasmatische tubulofilamentöse Einschlüsse mit einem Durchmesser von 15–20 nm (Carpenter 1996; Molnar u. Schröder 1996).

Diese Einschlüsse sind nicht völlig spezifisch; sie kommen ganz vereinzelt auch einmal in einem Kern bei der myotonischen Dystrophie und unter anderen Bedingungen vor (Dieler u. Schröder 1990). Außer-

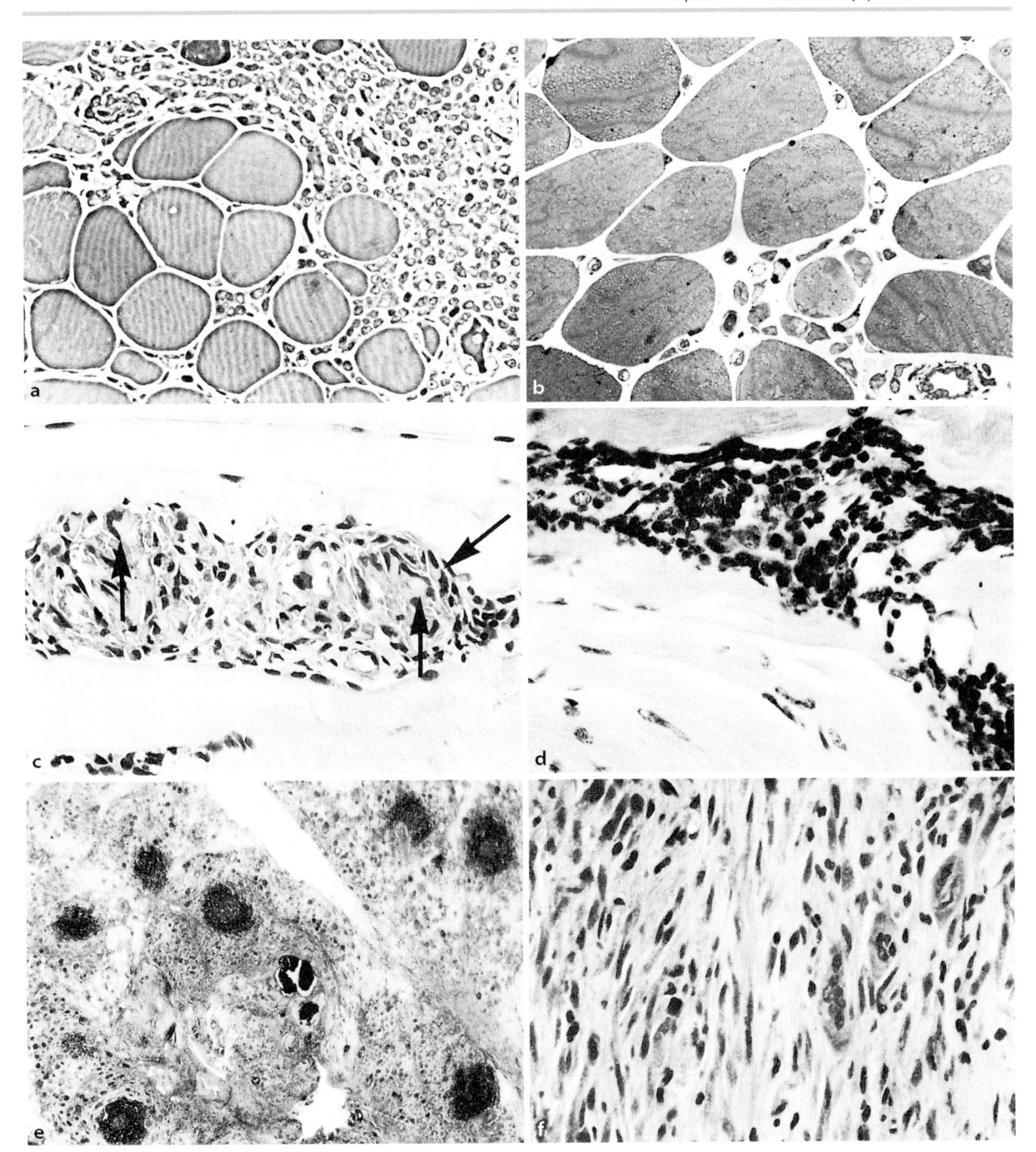

Abb. 40.1. a Dermatomyositis. M. biceps brachii eines 59-jährigen Mannes. Ausgeprägte perivaskuläre und endomysiale mononukleäre Zellinfiltrate mit Schädigung, Infiltration oder Atrophie einzelner benachbarter Muskelfasern (Vergr. 150:1). **b** Interstitielle Myositis im M. quadricpes eines 66-jährigen Patienten. Spärliche perivaskuläre mononukleäre Zellinfiltrate, stellenweise auch zwischen den Muskelfasern. Letztere sind aber nur vereinzelt geschädigt. Perizyten des Gefäßes im Bild *unten rechts*, z.T. pyknotisch (Vergr. 480:1). **c** Granulomatöse Myositis bei M. Boeck. Im Interstitium ein Granulom mit spärlichen Lymphozyten, einzelnen Plasmazellen und reichlich Epitheloidzellen; einzelne Riesenzellen vom Langhans-Typ sind durch *Pfeile* gekennzeichnet (Vergr. 260:1). **d** Lymphoblastisches Lymphom. 5-jähriges Mädchen mit multiplen bläulichen subkutanen Herden und Muskelschmerzen. Interstitielle Infiltrate aus lymphoblastischen Zellelementen mit recht unterschiedlich großen und verschieden dichten Kernen zwischen gut erhaltenen Muskelfasern (Vergr. 240:1). **e** Hämangiom vom gemischten Typ mit kleinen und großen Gefäßen in der Oberschenkelmuskulatur eines 8-jährigen Mädchens. Zwischen dissoziierten Muskelfasern unterschiedlich große Blutgefäße, reichlich Fettzellen und mehrere große Lymphfollikel (Vergr. 58:1). **f** Embryonales Rhabdomyosarkom in der Orbita eines 6-jährigen Jungen. Ausgeprägte Zellpolymorphie mit überwiegend länglichen oder spindelförmigen Zellen, oft in Zügen verschiedener Richtung angeordnet. Vereinzelt mehrkernige Tumorzellen. Querstreifung nur elektronenmikroskopisch nachweisbar (Vergr. 330:1)

dem sind die filamentösen Einschlüsse morphologisch nicht alle einheitlich; neben den typischen lassen sich auch offensichtlich helikal umeinander gewundene oder parallel ausgerichtete Bündel nachweisen, während die typischen Filamente irregulär, wirr angeordnet sind und manchmal ein helles Zentrum innerhalb des einzelnen Filaments aufweisen. Mit einiger Regelmäßigkeit kommen in den Muskelfasern abnorme Mitochondrien mit parakristallinen Einschlüssen vor (Oldfors et al. 1995; Molnar u. Schröder 1998; Schröder u. Molnar 1997). Nicht zum Bild gehören degenerierende Kapillaren und „undulierende Tubuli" in den Endothelien, wie sie für die Dermatomyositis charakteristisch sind. Die Zahl der Kapillaren ist, wenn auch nicht immer, vermehrt. In der Regel sind neurogene Muskelfaseratrophien aufgrund einer begleitenden peripheren Neuropathie vorhanden (Schröder u. Molnar 1997; Hermanns et al. 2000).

Die Einschlusskörpermyositis sei die häufigste Muskelkrankheit im Alter von über 50 Jahren (so Amemiya et al. 2000), obwohl im eigenen Untersuchungsgut Vaskulitiden unterschiedlicher Art mit Abstand an erster Stelle stehen. Die Erkrankung ist in der Regel langsam progredient (Peng et al. 2000) und nicht mit malignen Neoplasmen korreliert. Das männliche Geschlecht ist bevorzugt betroffen. Es besteht eine starke Assoziation mit Allelen der HLA-DR- und -DQ-Haplotypen und häufig mit anderen Autoimmunerkrankungen (Koffman et al. 1998a,b). Hauptsymptom ist die Schwäche ohne Schmerzen. Eine Dysphagie ist nur bei einzelnen Fällen beobachtet worden. Hautveränderungen oder andere Zeichen einer Gefäßbindegewebserkrankung oder immunologischen Veränderung kommen nicht vor, und Kortikoide sind unwirksam (Carpenter et al. 1978).

Interstitielle Myositis

Im Unterschied zu diesen 3 verschiedenen „idiopathischen" Myositisformen sind die sog. interstitiellen Myositiden durch perivaskuläre entzündliche Zellinfiltrate gekennzeichnet, die nicht auf die Muskelfasern übergreifen und somit auf das Interstitium begrenzt sind (Abb. 40.1b). Sie sind in der Regel nichtmuskelspezifischen Autoimmunerkrankungen zuzuordnen, namentlich dem systemischen Lupus erythematodes, dem rheumatischen Fieber, der rheumatoiden Arthritis, der progressiven Sklerodermie, der Polyarteriitis nodosa, dem Sjögren-Syndrom usw.

In einer Zusammenstellung von Peter (1991) sind 20 primäre und 24 sekundäre Vaskulitiden aufgeführt, bei denen die Muskulatur allein betroffen oder im Sinne einer „interstitiellen Myositis" beteiligt sein könnte. Die interstitiellen Zellinfiltrate bestehen überwiegend aus perivaskulären mononukleären Zellen, vorwiegend Lymphozyten, Monozyten und Plasmazellen (s. auch Abschn. 27.3 u. 28.2).

40.2.2 Fokale Myositis

Unter dieser Bezeichnung wird eine klar von der Myositis ossificans und der proliferativen Myositis abgrenzbare klinisch-pathologische Krankheitseinheit bezeichnet, die durch einen benignen entzündlichen Pseudotumor des Skelettmuskels charakterisiert ist.

Histopathologisch finden sich lymphozytäre Infiltrate in den perimysialen und endomysialen Spalträumen, disseminierte Fasernekrosen und -regenerationen sowie in fortgeschrittenen Stadien eine interstitielle Fibrose. Der Prozess bleibt auf eine einzelne Region begrenzt, Zeichen einer Systemerkrankung werden nicht beobachtet. *Makroskopisch* können Verwechslungen mit Tumoren vorkommen. Der Prozess rekurriert nicht.

Die *Ätiologie* ist unklar (Heffner et al. 1977; Heffner u. Barron 1980; 1981; Isaacson et al. 1991).

40.2.3 Myositis orbitalis (Pseudotumor orbitae)

Der entzündliche Prozess ist hier selten auf die Muskeln begrenzt. Meistens sind sämtliche Gewebsanteile der Orbita befallen, einschließlich des Fettgewebes, der Muskelhüllen, der extraokulären Nerven und des N. opticus, gelegentlich sogar die Sklera und die uvealen Anteile des Auges.

Histopathologisch kommt es darauf an, den gutartigen entzündlichen Pseudotumor von den nach eigenen Erfahrungen unter den Orbitatumoren keineswegs seltenen primären malignen Lymphomen der Orbita zu unterscheiden. Wenn (eosinophile) Granulozyten und Plasmazellen im Zentrum des Prozesses zu finden sind, ist eher ein Pseudotumor als ein malignes Lymphom anzunehmen. Außerdem ist an die hyperthyreotische Ophthalmoplegie zu denken, die auch mit lymphatischen Zellinfiltraten in der Orbita einhergehen kann und pathogenetisch von der Myositis orbitalis wahrscheinlich schwer abgrenzbar ist.

40.2.4 Eosinophile Polymyositis

Ungewöhnlich zahlreiche Muskelfasernekrosen und regenerierende Fasern mit massenhaft eosinophilen Granulozyten (Abb. 39.1 a, b) finden sich gelegentlich ohne irgendeinen Hinweis auf eine parasitäre Erkrankung beim „hypereosinophilen Syndrom" (Schröder 1982), das zumindest in einem Teil der Fälle auf eine Tryptophanmedikation zurückzuführen ist (Bartz-Bazzanella et al. 1992) (s. unter 24.2.2).

40.2.5 Polymyalgia rheumatica

Dieses nosologisch unklare Krankheitsbild wird heute als ätiologisch ungeklärte entzündliche, gut auf Kortikoide ansprechende, gutartige, verschiedene Organe befallende Erkrankung des Präseniums und Seniums angesehen, die häufig mit einer klinisch inapparenten oder manifesten Riesenzellarteriitis (Arteriitis temporalis, entzündliches Aortenbogensyndrom) einhergeht.

Muskelbioptisch sind in aller Regel keine entzündlichen Gefäßveränderungen nachweisbar, doch kommen ausgeprägte perikapilläre Basalmembranverdickungen sowie eine selektive Typ-2- (manchmal nur 2B-) Faseratrophie vor (Dubowitz u. Brooke 1973; s. Tabelle 34.2, S. 645).

40.3 Granulomatöse Myositiden

Grundsätzlich können alle granulomatösen Entzündungsprozesse auf den Muskel übergreifen; die tuberkulöse, lepromatöse und syphilitische Myositis wurden bereits bei den bakteriellen Myositiden erwähnt. Ebenso sind Pilzgranulome und eine Myositis bei M. Whipple zu nennen.

40.3.1 Morbus Boeck

Doch gibt es eine nicht durch bekannte Erreger ausgelöste granulomatöse Myositis, die durchaus und manchmal sogar bevorzugt den Muskel befällt: Das Boeck-Sarkoid (Sarkoidose, Boeck-Besnier-Schaumann-Krankheit) ist charakterisiert durch die Bildung knötchenförmiger oder plaqueähnlicher Herde unter anderem auch im Muskel. Die Sarkoidose des Muskels ist relativ häufig, doch kann sie klinisch inapparent verlaufen. Die Läsionen sind spärlich verteilt, so dass Serienschnitte erforderlich sein können, um ein Granulom nachzuweisen. Neben asymptomatischen Formen und Formen mit tastbaren Knötchen gibt es Myopathien mit oder ohne Beteiligung anderer Organe (Adams 1975).

Histopathologisch bestehen die typischen Granulome aus gut abgegrenzten Knötchen mit Histiozyten und Epitheloidzellen, die von Bindegewebe umgeben sind. Eine Lymphozyteninfiltration ist in der Regel vorhanden, aber geringfügig. Langhans-Riesenzellen sind häufig, aber Verkäsungsherde, wie sie bei der Tuberkulose gefunden werden, und Tuberkelbazillen sind nicht nachweisbar (Hewlett u. Brownell 1975). Die Granulome liegen im Bindegewebe des Muskels und verdrängen die Muskelfasern (Abb. 40.1 c). Degenerative Muskelfaserveränderungen sind nur gelegentlich nachweisbar.

40.4 Proliferative Myositis

Ähnlich der Fasciitis nodularis gibt es auch im Muskelgewebe einen Prozess, der ein *tumorartiges Wachstumsmuster* aufweist (Hewlett u. Brownell 1975). Es finden sich

- fibroblastenähnliche Zellelemente, die meist spindelförmig gestaltet oder sternförmig verzweigt sind, und
- charakteristische große Zellen: einkernige oder doppel- bzw. mehrkernige Riesenzellen mit breitem, deutlich basophilen Zytoplasma und einem Kern, der bei relativ heller Chromatinstruktur einen meist prominenten Nukleolus aufweist („ganglioide Zellen").

Monströse Riesenzellen kommen nicht vor, Mitosen nur ganz vereinzelt. Auffällig sind perivaskulär akzentuierte Lymphozyteninfiltrate, die bei den verschiedenen Fällen in wechselnder Zahl auftreten. Die interzelluläre Grundsubstanz zeigt im PAS-Astrablaupräparat eine deutliche Blaufärbung als Zeichen einer ausgeprägten Schleimbildung. Es sind sowohl neutrale als auch saure Mykopolysaccharide vermehrt. In der Peripherie ist gelegentlich eine Zone osteoiden Gewebes mit guter Differenzierung und organoidem Aufbau zu erkennen (Schröder 1982). Eine histogenetische Ableitung der charakteristischen Zellen, insbesondere der Riesenzellen, aus Myoblasten ist bisher nur vermutungsweise möglich (Stiller u. Katenkamp 1975). Andere Autoren nehmen einen fibroblastischen Ursprung an. Wie bei der nodulären Fasziitis werden auch Myofibroblasten als typische Zellkomponenten diskutiert (Wirman 1976). Eine kombinierte Vimentin- und α-S-Aktin-Expression ist immunhistochemisch in den Zellen nachweisbar (Alex et al. 1998).

Der Prozess ist gutartig und kommt von selbst zum Stillstand. Wichtig ist vor allem die Abgrenzung gegenüber einem mehr oder weniger differenzierten Sarkom, das radikal operiert werden müsste. Pathogenetisch sollen Traumen eine Rolle spielen.

Literatur

Adams RD (1975) Diseases of muscle. A study in pathology, 3rd edn. Harper & Row, New York
Alex O, Wiethege T, Müller KM (1998) Myositis proliferans: a pseudosarcomatous lesion in soft tissue. Pathologe 19: 308–312
Amemiya K, Granger RP, Dalakas MC (2000) Clonal restriction of T-cell receptor expression by infiltrating lymphocytes in inclusion body myositis persists over time: studies in repeated muscle biopsies. Brain 123: 2030–2039
Askanas V, Engel WK (1998) Sporadic inclusion-body myositis and hereditary inclusion-body myopathies: current concepts of diagnosis and pathogenesis. Curr Opin Rheumatol 10: 530–542
Askanas V, Engel WK, Alvarez RB, Frangione B, Ghiso J, Vidal R (2000) Inclusion body myositis, muscle blood vessel and cardiac amyloidosis, and transthyretin Val122Ile allele. Ann Neurol 47: 544–549
Banker BQ (1975) Dermatomyostis of childhood, ultrastructural alterations of muscle and intramuscular blood vessels. J Neuropathol Exp Neurol 34: 46–75
Bartz-Bazzanella P, Genth E, Pollmann HJ, Schröder JM, Volker A (1992) Eosinophilie-Myalgia-Syndrome mit Fasziitis und interstitieller Myositis nach L-Tryptophan-Einnahme (see comments). Z Rheumatol 51: 3–13
Bäumli HP, Mumenthaler M (1977) The perifascicular atrophy factor. An aid in the histological diagnosis of polymyositis. J Neurol 214: 129–136
Carpenter S (1996) Inclusion body myositis, a review. J Neuropathol Exp Neurol 55: 1105–1114
Carpenter S, Karpati G, Heller I, Eisen A (1978) Inclusion body myositis: a distinct variety of idiopathic inflammatory myopathy. Neurology 28: 8–17
Chou SM (1967) Myxovirus-like structures in a case of human chronic polymyositis. Science 158: 1453–1455
Cornford ME, Ho HW, Vinters HV (1992) Correlation of neuromuscular pathology in acquired immune deficiency syndrome patients with cytomegalovirus infection and zidovudine treatment. Acta Neuropathol 84: 516–529
Davis MJ, Cilo M, Plaitakis A, Yahr MD (1976) Trichinosis: severe myopathic involvement with recovery. Neurology 26: 37–40
Dawkins RL (1965) Experimental myositis associated with hypersensitivity to muscle. J Pathol Bacteriol 90: 619–625
De Bleecker JL, Meire VI, Van Walleghem IE, Groessens IM, Schröder JM (2001) Immunolocalization of FAS and FAS ligand in inflammatory myopathies. Acta Nerupathol (Berl) 101: 572–578
Dickoff DJ, Simpson DM, Wiley CA, Mendelson SG, Farraye J, Wolfe DE, Wachsman W (1993) HTLV-1 in acquired adult myopathy. Muscle Nerve 16: 162–165
Dieler R, Schröder JM (1990) Lacunar dilatations of intrafusal and extrafusal terminal cisternae, annulate lamellae, confronting cisternae and tubulofilamentous inclusions within the spectrum of muscle and nerve fiber changes in myotonic dystrophy. Pathol Res Pract 186: 371–382
Dubowitz V, Brooke, MH (1973) Muscle biopsy: a modern approach. Saunders, Philadelphia
Fidzianska A (1973) Virus-like structures in muscle in chronic polymyositis. Acta Neuropathol 23: 23–31
Fujii K, Moriya Y, Fujita S, Akasu T, Miyake H, Nakanishi Y, Saito T (2000) Dermatomyositis accompanied by rectal cancer: report of a case. Surg Today 30: 302–304
Fukuhara N (1979) Electron microscopical demonstration of nucleic acids in virus-like particles in the skeletal muscle of a traffic accident victim. Acta Neuropathol (Berl) 47: 55–59
Genth E, Kaufmann S, Schröder JM, Hartl PW (1985) Zum Krankheitsbild der juvenilen Dermatomyositis. medwelt 36: 1302–1311
Haas DC, Arnason BG (1974) Cell-mediated immunity in polymyositis. Creatine phosphokinase release from muscle cultures. Arch Neurol 31: 192–196
Heffner RR Jr, Barron SA (1980) Denervating changes in focal myositis, a benign inflammatory pseudotumor. Arch Pathol Lab Med 104: 261–264
Heffner RR Jr, Barron SA (1981) Polymyositis beginning as a focal process. Arch Neurol 38: 439–442
Heffner RR Jr, Armbrustmacher VW, Earle KM (1977) Focal myositis. Cancer 40: 301–306
Hermanns B, Molnar M, Schröder JM (2000) Peripheral neuropathy associated with hereditary and sporadic inclusion body myositis: confirmation by electron microscopy and morphometry. J Neurol Sci 179: 92–102
Hewlett RH, Brownell B (1975) Granulomatous myopathy: its relationship to sarcoidosis and polymyositis. J Neurol Neurosurg Psychiatry 38: 1090–1099
Higuchi I, Niiyama T, Uchida Y et al. (2000) Microvascular endothelial abnormality in skeletal muscle from a patient with gastric cancer without dermatomyositis. Acta Neuropathol (Berl) 100: 718–722
Isaacson G, Chan KH, Heffner RR Jr (1991) Focal myositis. A new cause for the pediatric neck mass. Arch Otolaryngol Head Neck Surg 117: 103–105
Kakulas BA (1966) Destruction of differentiated muscle cultures by sensitised lymphoid cells. J Pathol Bacteriol 91: 495–503
Koffman BM, Rugiero M, Dalakas MC (1998a) Immune-mediated conditions and antibodies associated with sporadic inclusion body myositis. Muscle Nerve 21: 115–117
Koffman BM, Sivakumar K, Simonis T, Stroncek D, Dalakas MC (1998b) HLA allele distribution distinguishes sporadic inclusion body myositis from hereditary inclusion body myopathies. J Neuroimmunol 84: 139–142
Kurup A, Yew WS, San LM, Ang B, Lim S, Tai GK (2000) Outbreak of suspected trichinosis among travelers returning from a neighboring island. J Travel Med 7: 189–193
Liang Y, Inukai A, Kuru S, Kato T, Doyu M, Sobue G (2000) The role of lymphotoxin in pathogenesis of polymyositis. Acta Neuropathol (Berl) 100: 521–527
Love LA, Leff RL, Fraser DD, Targoff IN, Dalakas M, Plotz PH, Miller FW (1991) A new approach to the classification of idiopathic inflammatory myopathy: myositis-specific autoantibodies define useful homogeneous patient groups. Medicine (Baltimore) 70: 360–374
Matsubara S, Shima T, Takamori M (1993) Experimental allergic myositis in SJL/J mice immunized with rabbit myosin B fraction: immunohistochemical analysis and transfer. Acta Neuropathol 85: 138–144

Miller FW, Love LA, Barbieri SA, Balow JE, Plotz PH (1990) Lymphocyte activation markers in idiopathic myositis: changes with disease activity and differences among clinical and autoantibody subgroups. Clin Exp Immunol 81: 373–379

Molnar M, Schröder JM (1998) Pleomorphic mitochondrial and different filamentous inclusions in inflammatory myopathies associated with mtDNA deletions. Acta Neuropathol (Berl) 96: 41–51

Oldfors A, Moslemi AR, Fyhr IM, Holme E, Larsson NG, Lindberg C (1995) Mitochondrial DNA deletions in muscle fibers in inclusion body myositis. J Neuropathol Exp Neurol 54: 581–587

Peng A, Koffman BM, Malley JD, Dalakas MC (2000) Disease progression in sporadic inclusion body myositis: observations in 78 patients. Neurology 55: 296–298

Peter HH (1991) Vaskulitiden. In: Gerok W, Hartmann F, Schustger HP (Hrsg) Klinische Immunologie. Urban & Schwarzenberg, München (Innere Medizin der Gegenwart, Bd 9)

Plamondon S, Dent PB (2000) Juvenile amyopathic dermatomyositis: results of a case finding descriptive survey. J Rheumatol 27: 2031–2034

Schröder JM (1982) Pathologie der Muskulatur. Springer, Berlin Heidelberg New York

Schröder JM, Molnar M (1997) Mitochondrial abnormalities and peripheral neuropathy in inflammatory myopathy, especially inclusion body myositis. Mol Cell Biochem 174: 277–281

Schröder JM, Bertram M, Schnabel R, Pfaff U (1992) Nuclear and mitochondrial changes of muscle fibers in AIDS after treatment with high doses of zidovudine. Acta Neuropathol 85: 39–47

Stiller D, Katenkamp D (1975) The subcutaneous fascial analogue of myositis proliferans: electron microscopic examination of two cases and comparison with myositis ossificans localisata. Virchows Arch A 368: 361–371

Stumpf J, Kaduk B, Undeutsch K, Landgraf H, Gofferje H (1978) Trichinose: Epidemiologie, Klinik und Diagnose. Dtsch Med Wochenschr 103: 1556–1558, 1561–1562

Wirman JA (1976) Nodular fasciitis, a lesion of myofibroblasts: an ultrastructural study. Cancer 38: 2378–2389

KAPITEL 41 Tumoren

J. M. Schröder

INHALT

41.1	**Tumoren der Muskelzellen**	689
41.1.1	Rhabdomyome	689
41.1.2	Rhabdomyosarkome	690
41.1.3	Granularzelltumoren	691
41.1.4	Alveoläre Weichteilsarkome	691
41.2	**Tumoren des interstitiellen Gewebes**	691
41.2.1	Hämangiome	693
41.2.2	Desmoide	693
41.3	**Metastasen**	693
	Literatur	693

Unter den Muskeltumoren sind die Tumoren der Muskelzellen selbst von Tumoren des interstitiellen Binde-, Gefäß-, Fett- und Nervengewebes sowie von den hier extrem seltenen Metastasen zu unterscheiden.

Obwohl die Skelettmuskulatur etwa 45% des Körpergewichtes ausmacht, ist die Zahl der vom quergestreiften Muskelgewebe selbst ausgehenden Tumoren unverhältnismäßig gering. Unter 83 000 Biopsien wurden nur 30 Tumoren gezählt, die von der Skelettmuskulatur ausgegangen waren (McClemont u. Webb 1976).

Andererseits zählen maligne Tumoren mit quergestreiften Muskelfasern (Rhabdomyosarkome), wenn man auch die hinzurechnet, die nicht in der Skelettmuskulatur entstehen, zu den häufigsten bösartigen Tumoren des mesenchymalen Gewebes im Alter unter 20 Jahren (Enzinger u. Shiraki 1969).

41.1 Tumoren der Muskelzellen

Unter den Tumoren der quergestreiften Muskelfasern lassen sich die seltenen benignen Rhabdomyome von den malignen Rhabdomyosarkomen unterscheiden. Ob auch die Granularzelltumoren („Granularzellmyoblastome") hierher gehören, ist umstritten; sie wurden zeitweise als Abkömmlinge von Schwann-Zellen angesehen. Gleiches gilt für die „malignen Granularzelltumoren", die auch als alveoläre Weichteilsarkome bezeichnet werden, doch sind sie nach molekulargenetischen Untersuchungen myogenen Ursprungs (s. u.).

41.1.1 Rhabdomyome

Die Rhabdomyome bilden eine sehr seltene Gruppe benigner Tumoren, die nur ausnahmsweise dort zu finden sind, wo man sie eigentlich erwartet, nämlich in der Skelettmuskulatur (Adams 1975). Sie können vorkommen in der Lippe, in der Zunge, im weichen Gaumen, in der Nackenmuskulatur und im Herzen, hier öfter im Rahmen der *tuberösen Sklerose*, sowie an Stellen, die zum Teil gar kein quergestreiftes Muskelgewebe enthalten, so in Blase, Niere, Hoden, Prostata, Vagina, wahrscheinlich im Uterus, im Gastrointestinaltrakt, im Ösophagus und im Nasen-Rachen-Raum. Außerdem sind sie gelegentlich in Teratomen zu finden.

Histopathologisch sind sie durch unterschiedlich gestaltete und verschieden große Zellen charakterisiert, die im Bereich differenzierter Areale Bündel parallel ausgerichteter oder verflochtener quergestreifter Muskelfasern enthalten (Scrivner u. Meyer 1980).

Eine *Sonderstellung* nehmen die *kongenitalen Rhabdomyome des Herzens* ein, die als Missbildungstumoren aufzufassen sind, die auf Mutationen im TSC1-Gen zurückzuführen sind (Smith u. Sperling 1999). Sie sind durch große Zellen mit vakuolisiertem Zytoplasma charakterisiert, die durch die Herauslösung umfangreicher Glykogenanhäufungen während der üblichen histologischen Bearbeitung entstehen. Quergestreifte Myofibrillen sind gelegentlich konzentrisch um den Kern herum oder zwischen den Vakuolen angeordnet („Spinnenzellen") (Adams 1975).

41.1.2 Rhabdomyosarkome

Die Rhabdomyosarkome gelten als die häufigsten bösartigen Tumoren der Weichteilgewebe von Kindern, Jugendlichen und jungen Erwachsenen. Molekulargenetische und immunhistochemische Untersuchungen zur Differenzierung helfen bei der Differenzierung (Bridge et al. 2000; Dias et al. 2000).

Für die *Lokalisation* gilt das Gleiche wie für die Rhabdomyome, d. h. sie kommen auch an Stellen vor, an denen keine quergestreiften Muskelfasern vorhanden sind. Vermutlich entstehen sie aus undifferenzierten Mesenchymzellen.

Alters- und Geschlechtsverteilung. Eine Untersuchung von Kindern ergab eine *doppelgipfelige Altersverteilung*: ein Gipfel kurz nach der Geburt und ein weiterer zwischen dem 15. und 19. Lebensjahr. Der erste Gipfel beruht vorwiegend auf Tumoren im Bereich des Kopfes, des Nackens und des Urogenitaltraktes; der Gipfel im späten Adoleszentenalter ist demgegenüber auf Tumoren der Hoden und benachbarter Strukturen zurückzuführen. Rhabdomyosarkome des Magens sind sehr selten und überzufällig häufig mit einem Adenokarzinom des Magens kombiniert (Fox et al. 1990).

Die *Geschlechtsverteilung* beträgt bei Tumoren des Urogenitaltrakts 2,0 (m/w) und bei den Rhabdomyosarkomen im Kopf-Nacken-Bereich 1,2. An den Extremitäten scheint die Häufigkeit in Relation zur Muskelmasse zu stehen (Miller u. Dalager 1974).

Klassifikation. Die Rhabdomyosarkome lassen sich in eine embryonale, eine alveoläre und eine pleomorphe Tumorform einteilen, wobei das juvenile Rhabdomyosarkom dem embryonalen und alveolären Typ und das adulte dem pleomorphen Rhabdomyosarkom entspricht. Allerdings kommen embryonale Formen auch im Erwachsenenalter vor (Waring u. Newland 1992).

Morphologie. Das makroskopische Erscheinungsbild der Rhabdomyosarkome ist uncharakteristisch und durch den anatomischen Sitz bestimmt. Sie wachsen diffus infiltrierend, haben auf der Schnittfläche eine grauweißliche Farbe und eine je nach Fasergehalt unterschiedlich feste Konsistenz. Submukös in Hohlorganen wachsende Tumoren, so z. B. im Urogenitaltrakt, im Gallengang, im Pharynx, in der Nasenhöhle, in der Orbita und im Hörkanal, können traubenförmig-polypös wachsen; das hat zu der Bezeichnung *botyroides Sarkom* geführt.

Prognose. Der juvenile und der adulte Typ des Rhabdomyosarkoms unterscheiden sich zwar im Hinblick auf die Lokalisation und das histologische Erscheinungsbild, kaum jedoch hinsichtlich der Malignität. Beide führen in der Regel zum Tod.

Metastasen kamen nach Enzinger u. Shiraki (1969) bei 94 von 110 beobachteten Fällen vor. 74 der 94 Patienten sind während des ersten Jahres gestorben, meistens mit Metastasen in den regionalen Lymphknoten und in der Lunge.

Als wichtigstes prognostisches Kriterium des alveolären Rhabdomyosarkoms gilt das Alter der Patienten und eine Lymphknotenmetastasierung (Reboul-Marty et al. 1991).

Entsprechend zeigt der *embryonale Typ* des Rhabdomyosarkoms einen frühen Mortalitätsgipfel – besonders früh, wenn der Tumor im Bereich des Urogenitaltrakts auftritt (im Vergleich zur primären Lokalisation am Kopf und im Nacken). Die mittlere Überlebenszeit betrug 8,75 Monate.

Juveniles Rhabdomyosarkom

Histopathologisch ist diese Form des Rhabdomyosarkoms durch ein alveoläres oder embryonales Wachstumsmuster gekennzeichnet (in Hohlorganen auch traubenförmig-polypös, „botryoid", wachsend). Die alveolären Rhabdomyosarkome bestehen aus differenzierten Rhabdomyoblasten und multinukleären Riesenzellen mit randständigen Kernen. Solide und medulläre Anteile eines undifferenzierten Tumors können malignen Lymphomen ähneln, was etwa in der Hälfte der Fälle vorkommt.

Charakteristisches diagnostisches Kennzeichen ist das pseudoalveoläre Wachstumsmuster.

In der Mehrzahl der Fälle ist es vorhanden; doch gelegentlich wird es durch eine ausgedehnte Fibrose überlagert, die zu einem dichten, schwammartigen Netzwerk hyalinisierter fibröser Gewebsteile führt. Ein solides Wachstumsmuster geht vermutlich dem pseudoalveolären voraus.

Weniger charakteristisch, wenn auch wichtig für die Diagnose, ist das Vorkommen differenzierter Myoblasten mit einem fibrillären oder fein gepunkteten, intensiv eosinophilen Zytoplasma. Rhabdomyoblasten mit klar erkennbarer Querstreifung sind nur bei einem Drittel der Fälle nachweisbar.

Embryonales Rhabdomyosarkom

Gegenüber dem juvenilen Typ sind die embryonalen Rhabdomyosarkome teils wenig, teilweise aber auch recht gut differenziert. *Feinstrukturell* finden sich undifferenzierte Zellen, die große Mengen an ungeordnet im Sarkoplasma liegenden Aktinomyosinfilamenten enthalten. Neben den reifen oder unreifen rhabdomyoblastenähnlichen Zellen finden sich auch undifferenzierte mesenchymale Tumorzellen und Tumorzellen mit intermediären Filamenten. Feinstrukturelle Untersuchungen haben zu der Auffassung geführt, dass der Tumor aus undifferenzierten mesenchymalen Tumorzellen entsteht.

Nur bei etwa einem Drittel der Tumoren ist *lichtmikroskopisch* eine Querstreifung erkennbar, doch können bei den übrigen Fällen *elektronenmikroskopisch* auch noch die Vorstufen der Myofibrillen in Gestalt einzelner Aktin- und Myosinfilamente nachweisbar sein (Kastendieck et al. 1976).

Adultes Rhabdomyosarkom

Im Gegensatz zu den anderen beiden Formen sind die adulten Rhabdomyosarkome eher *pleomorph* gestaltet. Es finden sich vor allem 3 verschiedene Zellformen:
- abgerundete oder streifenförmige Zellen mit 2 oder mehr tandemartig hintereinander angeordneten Kernen;
- tennisschlägerförmige Zellen mit einem einzelnen Kern am erweiterten Ende und einem zugespitzten Leib, der einen Ausläufer bildet;
- abgerundete kleinere Zellen mit einem Kern oder größere Zellen mit mehreren Kernen.

Das Zytoplasma ist eosinophil und kann in wechselnder Menge Myofibrillen enthalten. Wenn der Myofibrillennachweis nicht gelingt, ist die Diagnose nicht einfach.

41.1.3 Granularzelltumoren

Die Granularzelltumoren („Granularzellmyoblastom", Abrikossoff-Tumor) kommen nicht nur im Muskel vor, sondern auch in verschiedenen anderen Geweben: Haut, Schleimhäute, Verdauungskanal, Brust, Orbita, Larynx, Blase, Uterus, Vulva, Omentum, Retroperitoneum, Hyophysenstiel, ZNS und kleine Nerven. 10% der Tumoren treten bei Kindern auf (in der Regel an der Brust, am Rücken und an den oberen Extremitäten). Bei 8–10% der Patienten finden sich multiple Granularzelltumoren. Nur 2% sind maligne.

Mikroskopisch zeichnen sie sich durch große Zellen mit kleinen Kernen aus (Abb. 41.1 a). Die Zellen werden einzeln oder in kleinen Gruppen von einem Retikulinfasergerüst umhüllt (Abb. 41.1 b). Im Zytoplasma finden sich reichlich Granula, die dem Tumor seinen Namen gegeben haben. Diese Granula sind z. T. azidophil und zeigen eine positive PAS-Reaktion.

Die Granularzelltumoren wurden *zytogenetisch* zeitweise von Schwann-Zellen abgeleitet, da sie eine positive Immunreaktion für S-100-Protein aufweisen (Schwechheimer 1990). Doch gilt für sie vermutlich das Gleiche wie für die alveolären Weichteilsarkome (s. unten).

Elektronenmikroskopisch erkennt man in diesen Zellen charakteristische granuläre, z. T. von Vakuolen umgebene Einschlüsse (Abb. 41.1 c), die sich von denen beim alveolären Weichteilsarkom unterscheiden (Abb. 41.1 d–f).

41.1.4 Alveoläre Weichteilsarkome

Diese Tumoren, früher auch als „maligne Granularzelltumoren" bezeichnet, kommen an Stellen vor, an denen auch die gutartigen Granularzelltumoren auftreten. Nach RT-PCR-Untersuchungen der Expression von MyoD1 und Myogenin sowie verschiedener mRNAs von Aktinfilamenten sind die Tumorzellen myogenen Ursprungs (Nakano et al. 2000).

Lichtmikroskopisch unterscheiden sie sich gegenüber den letzteren unter anderem durch ihre größeren Kerne. Ihr *organoides Wachstum* ähnelt dem in nichtchromaffinen Paragangliomen (Abb. 41.1 e). Die kleinen Gruppen abgerundeter Zellen werden von einem Gefäßbindegewebsgerüst umgeben; sie enthalten Granula, die teils azidophil, teils neutrophil oder amphophil reagieren. Sie sind PAS-positiv, aber gegenüber Diastaseverdauung resistent.

Elektronenmikroskopisch zeigen die Granula im Unterschied zu denen der benignen Granularzelltumoren parakristalline Strukturen mit parallelgeschichteten Lamellen (Abb. 41.1 d–f). Diese Strukturen sind pathognomonisch für den Tumor.

Die malignen Granularzelltumoren metastasieren leicht, insbesondere in das Zentralnervensystem (Dehner 1975).

41.2 Tumoren des interstitiellen Gewebes

Zu diesen Tumoren gehören Lipome, Liposarkome, Fibrome, Fibrosarkome, Myxome, myxoide Liposarkome, Neurinome, Neurofibrome, Angiome, Angiolipome, Synovialome, Ganglien, Desmoidtumoren

692 J.M. Schröder

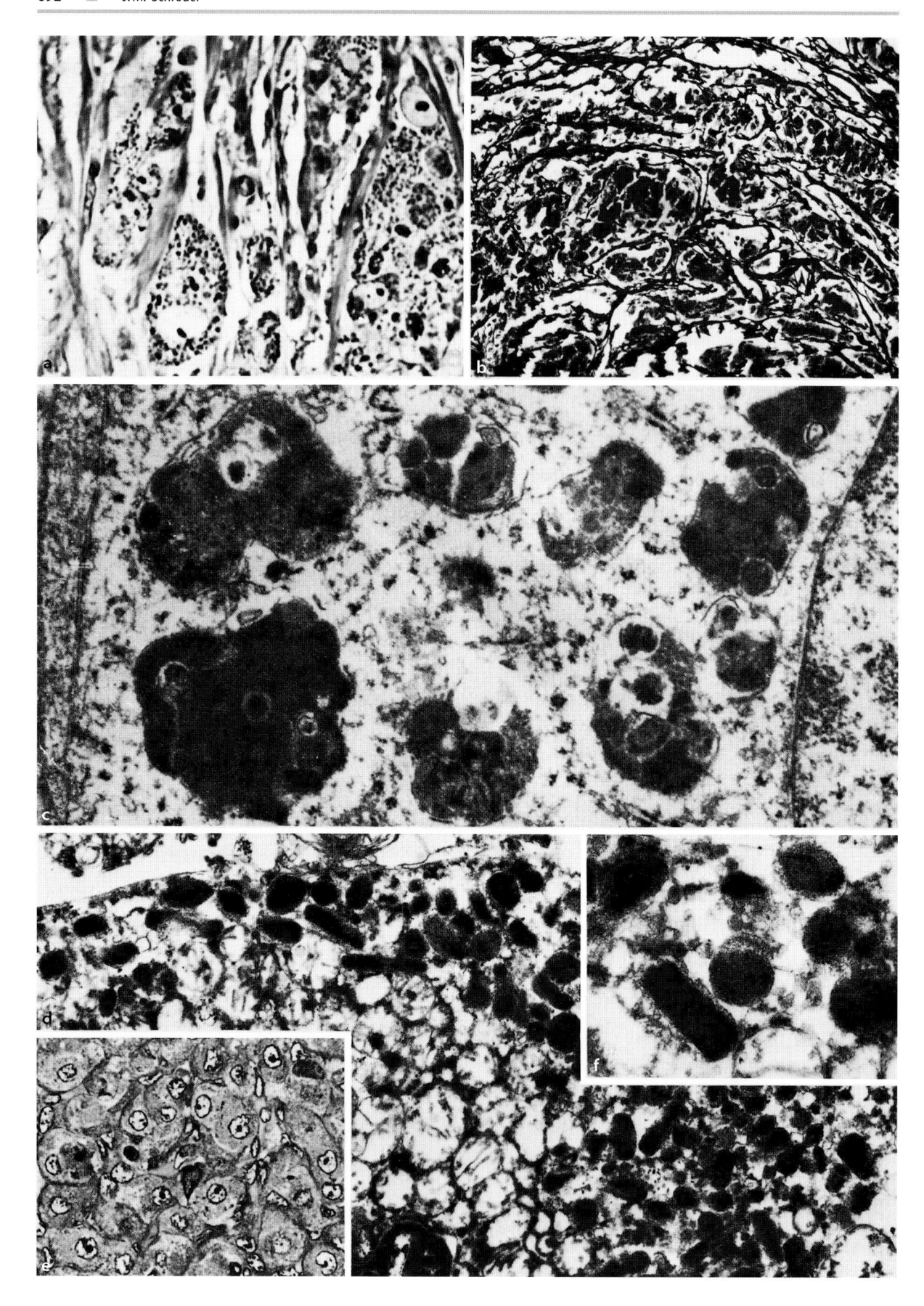

u. a. Sie unterscheiden sich größtenteils nicht von den gleichnamigen Tumoren anderer Organe.

41.2.1 Hämangiome

Gefäßgeschwülste treten besonders häufig auf, wobei ein Typ mit kleinen Gefäßen, einer mit großen Gefäßen (Abb. 40.1e) und ein solcher vom gemischten Typ zu unterscheiden ist (Allen u. Enzinger 1972).

41.2.2 Desmoide

Desmoide können sporadisch vorkommen, aber auch als extraintestinale Manifestation im Rahmen der sog. familiären adenomatösen Polypose (FAP), der Mutationen im APC-Gen zugrunde liegen (Couture et al. 2000). Diese Tumoren ähneln hyperplastischem Narbengewebe, infiltrieren aber die Umgebung, insbesondere das benachbarte Muskelgewebe, so dass es nach Exzisionen leicht zu Rezidiven kommen kann. Sie metastasieren aber nicht. Durch Umwachsen wichtiger Nerven und Arterien kann es zu erheblichen Beschwerden kommen, so z. B. in der Achselhöhle oder in der Kniekehle. Sie kommen besonders häufig in der Bauchwandmuskulatur von Frauen nach der Schwangerschaft vor (2 Drittel der Desmoide; Adams 1975).

41.3 Metastasen

Eigentümlicherweise metastasieren die meisten häufigen malignen Tumoren des menschlichen Körpers nur sehr selten in die Skelettmuskulatur. Unter 500 autoptisch untersuchten Krebspatienten fanden sich nur 4 Fälle mit Metastasen im Skelettmuskelgewebe (Adams 1975). Darunter befanden sich 2 Epidermoidkarzinome aus dem Kopf- und Nackenbereich sowie 2 Schilddrüsenkarzinome. Ob die pH-Änderungen im Muskel bzw. Milchsäureanreicherungen nach Kontraktionen oder die Beweglichkeit der Muskelfasern als Ursache dafür eine Rolle spielen, ist nicht geklärt. Eine Infiltration durch unmittelbar benachbarte Tumoren wie z. B. Meningeome oder andere Tumoren ist jedoch möglich.

Abb. 41.1 a–c. Granularzelltumor in der Orbita eines 57-jährigen Mannes. **a** Kleine Haufen oder Gruppen eng zusammenliegender zytoplasmareicher granulierter Zellen werden von reichlich Bindegewebe umgeben (Vergr. 830:1). **b** Die Retikulinfaserimprägnation nach Gomori ergibt ein alveoläres Fasergerüst, das die meist in Gruppen zusammenliegenden Tumorzellen umhüllt (Vergr. 140:1). **c** Im Zytoplasma der Tumorzellen reichlich pleomorphe Granula, die oft von einer Membran umgeben sind und ihrerseits wieder in unterschiedlicher Dichte reichlich feingranulierte Substanzen enthalten. Zelloberfläche *im Bild links,* Kern *rechts* (mäßige Gewebserhaltung aufgrund initialer Formalinfixation; Vergr. 28 000:1). **d–f** Alveoläres Weichteilsarkom in der Orbita eines 19-jährigen Mannes. **d** Typische parakristalline Einschlüsse im Zytoplasma. Eine submikroskopische Granulierung wie in **c** ist in diesen Zelleinschlüssen nicht nachweisbar (Fixation wie in **c**; Vergr. 20 000:1). **e** Lichtmikroskopischer Ausschnitt (Vergr. 460:1). **f** Stärkere Vergrößerung der parakristallinen Einschlüsse in **d** (Vergr. 29 000:1)

Literatur

Adams RD (1975) Diseases of muscle. A study in pathology, 3rd edn. Harper & Row, New York

Allen PW, Enzinger FM (1972) Hemangioma of skeletal muscle. An analysis of 89 cases. Cancer 29: 8–22

Bridge JA, Liu J, Weibolt V et al. (2000) Novel genomic imbalances in embryonal rhabdomyosarcoma revealed by comparative genomic hybridization and fluorescence in situ hybridization: an intergroup rhabdomyosarcoma study. Genes Chromosomes Cancer 27: 337–344

Churg A, Ringus J (1978) Ultrastructural observations on the histogenesis of alveolar rhabdomyosarcoma. Cancer 41: 1355–1361

Couture J, Mitri A, Lagace R et al. (2000) A germline mutation at the extreme 3' end of the APC gene results in a severe desmoid phenotype and is associated with overexpression of beta-catenin in the desmoid tumor. Clin Genet 57: 205–222

Dehner LP (1975) Pediatric surgical pathology. Mosby, St. Louis

Di Sant'Agnese PA, Knowles DMd (1980) Extracardiac rhabdomyoma: a clinicopathologic study and review of the literature. Cancer 46: 780–789

Dias P, Chen B, Dilday B et al. (2000) Strong immunostaining for myogenin in rhabdomyosarcoma is significantly associated with tumors of the alveolar subclass. Am J Pathol 156: 399–408

Enzinger FM, Shiraki M (1969) Alveolar rhabdomyosarcoma. An analysis of 110 cases. Cancer 24: 18–31

Enzinger FM, Weiss SW (1995) Soft tissue tumors, 3rd edn. Mosby, St. Louis

Fox KR, Moussa SM, Mitre RJ, Zidar BL, Raves JJ (1990) Clinical and pathologic features of primary gastric rhabdomyosarcoma. Cancer 66: 772–778

Gad A, Eusebi V (1975) Rhabdomyoma of the vagina. J Pathol 115: 179–181

Kastendieck H, Böcker W, Hüsselmann H (1976) Zur Ultrastruktur und formalen Pathogenese des embryonalen Rhabdomyosarcoms. Z Krebsforsch 86: 55–68

Marquart KH (1978) Intracristale lineare Einschlüsse in Mitochondrien menschlicher Rhabdomyomzellen. Virchows Arch A 378: 133–141

McClemont JM, Webb JN (1976) Tumours arising in skeletal muscle in adults. J Pathol 118: 113–120

Miller RW, Dalager NA (1974) Fatal rhabdomyosarcoma among children in the United States, 1960–69. Cancer 34: 1897–1900

Nakano H, Tateishi A, Imamura T et al. (2000) RT-PCR suggests human skeletal muscle origin of alveolar soft-part sarcoma. Oncology 58: 319–323

Reboul-Marty J, Quintana E, Mosseri V, Flamant F, Asselain B, Rodary C, Zucker JM (1991) Prognostic factors of alveolar rhabdomyosarcoma in childhood. An International Society of Pediatric Oncology study. Cancer 68: 493–498

Schröder JM (1982) Pathologie der Muskulatur. Springer, Berlin Heidelberg New York

Schwechheimer K (1990) Spezielle Immunpathologie der Geschwülste. Springer, Berlin Heidelberg New York Tokyo (Pathologie des Nervensystems, Bd IV)

Scrivner D, Meyer JS (1980) Multifocal recurrent adult rhabdomyoma. Cancer 46: 790–795

Smith M, Sperling D (1999) Novel 23-base-pair duplication mutation in TSC1 exon 15 in an infant presenting with cardiac rhabdomyomas. Am J Med Genet 84: 346–349

Waring PM, Newland RC (1992) Prostatic embryonal rhabdomyosarcoma in adults. A clinicopathologic review. Cancer 69: 755–762

Kapitel 42 Erkrankungen der motorischen Endplatten und Muskelspindeln

J. M. Schröder

INHALT

42.1	Myasthenia gravis	695
42.2	Myasthenische Syndrome und symptomatische Myasthenien	697
42.2.1	Lambert-Eaton-Syndrom	697
42.2.2	Kongenitale Myasthenien	697
42.2.3	Symptomatische Myasthenien	698
42.3	Toxische Störungen der neuromuskulären Überleitung	698
42.3.1	Botulismus	698
42.3.2	Tetanus	698
42.3.3	Tierische Gifte	699
42.3.4	Cholinesteraseinhibitoren	699
42.4	Veränderungen an den Muskelspindeln	699
	Literatur	699

Klassifikation der Erkrankungen der motorischen Endplatte (mod. nach Jennekens et al. 1992; Engel 1994)

- **Autoimmunerkrankungen**
  - Myasthenia gravis
  - Lambert-Eaton-Syndrom

- **Kongenitale Erkrankungen**
  - Defekte Acetylcholinsynthese oder -mobilisierung (familiäre infantile Myasthenie, kongenitales Lambert-Eaton-Myastheniesyndrom)
  - Endplattenacetylcholinrezeptor-Mangel
  - Syndrome mit exzessiver Acetylcholinwirkung (Endplattenacetylcholinesterase-Mangel, Syndrom des langsamen Kanals)
  - Kombinierter Acetylcholinrezeptor- und Acetylcholinesterasemangel.

- **Inkomplett charakterisierte Syndrome**
  Verminderte Miniaturendplattenpotentiale ohne Acetylcholinesterasemangel (kongenital)
  - Familiäre Gliedergürtelmyasthenie (kongenital)
  - Myasthenische Neuromyopathie (möglicherweise autoimmunbedingt).

- **Toxische und medikamentöse Störungen der neuromuskulären Überleitung**
  - Botulismus
  - Andere biologische (tierische) Endplattengifte
  - Überleitungsstörungen durch Chemikalien und Medikamente.

Verschiedene Erkrankungen werden primär durch Störungen der neuromuskulären Überleitung bzw. Veränderungen an der motorischen Endplatte verursacht (s. Klassifikation und Tabelle 42.1).

Erkrankungen der motorischen Endplatte lassen sich auch wie folgt einteilen:
- Postsynaptisch (muskulärer Teil der motorischen Endplatte):
  - Myasthenia gravis,
  - transitorische neonatale Myasthenie,
  - kongenitaler Endplattenacetylcholinesterase-Mangel,
  - kongenitaler Endplattenacetylcholinrezeptor-Mangel,
  - kongenitaler Defekt der Acetylcholinsynthese,
  - kongenitales Syndrom des langsamen Kanals.
- Präsynaptisch (terminales Axon):
  - Lambert-Eaton-Syndrom („myasthenisches Syndrom"),
  - D-Penizillamin-induzierte Myasthenie.

Im Folgenden sollen nur die wichtigsten Erkrankungen der motorischen Endplatte besprochen werden (weitere Einzelheiten bei Meier et al. 1997; Sieb et al. 1998; Banwell et al. 1999; Hopf et al. 1999).

Einige nosologisch nicht der motorischen Endplatte zuzuordnende, pathogenetisch unklare Krankheitsbilder wie das „Stiff-man-Syndrom" (Moersch u. Woltman 1956), die Neuromyotonie (Mertens u. Zschocke 1965) bzw. das „Syndrom der kontinuierlichen Muskelfaseraktivität" (Isaacs 1967) und andere mit erhöhter Erregbarkeit der Motoneurone verbundene Krankheitsbilder, können der Kürze halber nur namentlich erwähnt werden.

Tabelle 42.1. Blockade der neuromuskulären Endplatte

Angriffspunkte	Agenzien
Präsynaptisch	
Hemmung der Transmittersynthese	Hemicholinium
Hemmung der ACh-Freisetzung	Botulinustoxin, DTB
Lyse synaptischer Vesikel	Insekten-(Spinnen-)Gifte, Schlangengifte
Verringerung der Ca^{++}-Kanäle	Polyklonale IgG-Antikörper (Lambert-Eaton-Syndrom)
Postsynaptisch	
Hemmung der AChE	
Reversibel	Tensilon, Neostigmin
Irreversibel	Organophosphate: E 605 (Parathion); Sarin, Soman, Tabun und 50000 andere
Rezeptorblockade	
Membranstabilisierend	Kurare
Membrandepolarisierend	Succinylcholin
Toxisch (irreversibel)	α-Bungarotoxin
Immunologisch	Antikörper gegen AChR

42.1 Myasthenia gravis

Es handelt sich um eine spezifische Muskelkrankheit, die durch eine abnorme Muskelschwäche in willkürlich innervierten Muskeln nach wiederholter Aktivierung und längerer Anspannung gekennzeichnet ist; die Muskelkraft erholt sich in der Regel nach einer Zeit der Ruhe und Inaktivität und verminderter Muskelspannung. Manche Autoren rechnen auch die positive Reaktion auf Anticholinesterasemittel (Prostigmin-Test) zur Definition (Simpson 1978).

Epidemiologie. Die Prävalenzraten liegen zwischen 1:10000 und 1:50000. Frauen sind doppelt so häufig betroffen wie Männer. Genetische Faktoren stellen wahrscheinlich nur allgemeine Risikofaktoren für Autoimmunerkrankungen dar (Robertson et al. 1980); im Übrigen tritt die Myasthenia gravis sporadisch auf.

Eine seltene *neonatale Myasthenia gravis* wird offensichtlich durch Substanzen über die Plazenta übertragen, die bei durchschnittlich einem von 7 lebend geborenen Kindern myasthenischer Mütter zu Symptomen führen.

Häufig haben die Patienten ein HL-A8-Antigen, das als Marker einer defekten Suppressorwirkung der T-Zellen gilt. Doch ist die Vererbung des HL-A8-Antigens keineswegs eine notwendige Voraussetzung zur Entwicklung einer Myasthenia gravis. Auf welche Weise eine derartige genetische Disposition zur Manifestation der Myasthenie führt, ist ungeklärt.

Die Myasthenie ist unverhältnismäßig häufig mit anderen Erkrankungen kombiniert, die mit einer Störung im Immunsystem verbunden sind. Der *Thymus* ist histologisch in 80% der Fälle verändert, bei 10% findet sich ein Thymom (Simpson 1978).

Pathogenese. Pathogenetisch steht eine Zerstörung des Acetylcholinrezeptors als Folge einer Autoimmunreaktion im Vordergrund. Dabei soll die IgG-Bindung an den Rezeptor mit C3 die Aktivierungsphase der Komplementreaktionsfolge auslösen; die nachfolgende Aktivierung von C5 bis C9 würde dann die Schädigungsphase vervollständigen und die lytische Zerstörung der postsynaptischen Membran in Gang setzen (Patrick u. Lindstrom 1973; Patrick et al. 1973; Engel et al. 1977 a, b, 1979; Sahashi et al. 1980).

Wenn auch die Pathogenese der Myasthenia gravis durch das Modell der EAMG (s. unten) weitgehend aufgeklärt erscheint, ist die eigentliche Ursache, wie es zur Auslösung des krank machenden Immunmechanismus kommt, ungeklärt.

Morphologie. *Histopathologisch* ist ein früher vielfach als nebensächlich erachteter Befund hervorzuheben: nämlich herdförmige lymphozytäre Infiltrate („Lymphorrhagien"). Angesichts der heute gut fundierten immunologischen Hypothese zur Entstehung der Myasthenia gravis und angesichts der experimentellen Ergebnisse über einen Immunmechanismus, der bei der experimentellen Autoimmunmyasthenia gravis (EAMG) zur Zerstörung der Endplatten führt (Patrick u. Lindstrom 1973; Patrick et al. 1973), erscheinen diese gelegentlich nachweisbaren Lymphorrhagien von besonderer Bedeutung.

Die für die *klinischen Symptome* wichtigsten Veränderungen betreffen die motorische Endplatte. Vor allem der muskuläre Abschnitt ist verändert: Die postsynaptische Region erscheint schließlich abnorm einfach; sekundäre synaptische Spalten sind nur spärlich vorhanden, flach, abnorm weit, oder sie fehlen ganz. Regenerierende Axone kommen gelegentlich vor. Der Durchmesser und die Zahl der synaptischen Vesikel pro Areal liegen im Normbereich (Engel u. Santa 1971).

Angesichts der Veränderungen an den motorischen Endplatten erscheint es verständlich, dass die Muskelfasern verschiedene Formen der Schädigung bzw. eine Denervationsatrophie oder eine selektive Typ-2-Faseratrophie aufweisen können.

42.2 Myasthenische Syndrome und symptomatische Myasthenien

42.2.1 Lambert-Eaton-Syndrom

Ein pseudomyasthenisch-myopathisches Syndrom, das in Zusammenhang vor allem mit einem kleinzelligen Bronchialkarzinom auftreten kann, wird als Lambert-Eaton-Syndrom bezeichnet (Lambert et al. 1956). Die Kardinalsymptome bestehen in einer Schwäche und vorzeitigen Ermüdbarkeit der proximalen Extremitätenmuskeln.

Die Erkrankung unterscheidet sich von der Myasthenia gravis nicht nur klinisch und elektronenmyographisch, sondern auch feinstrukturell: *Elektronenmikroskopisch* findet sich an der motorischen Endplatte eine Vergrößerung des Areals mit dem postsynaptischen Faltenapparat einschließlich der sekundären synaptischen Falten, allerdings ohne Verlängerung der mit Antiköpern gegen den Acetylcholinrezeptor reagierenden postsynaptischen Membran (Engel u. Santa 1971). Durch Gefrierätzuntersuchungen ließ sich elektronenmikroskopisch eine Verringerung der 10–12 nm großen intramembranösen Partikel nachweisen, die normalerweise parallel in Doppelreihen angeordnet sind und in den aktiven Zonen die mutmaßlichen spannungsabhängigen Kalziumkanäle der Membran an der Nervenendigung darstellen (Fukunaga et al. 1982; Engel et al. 1989). Diese werden, wie im Experiment bestätigt (Fukunaga et al. 1983), durch zirkulierende Antikörper zumindest partiell zerstört.

42.2.2 Kongenitale Myasthenien

Die kongenitalen Myasthenien sind im Unterschied zu den konnatalen Myasthenien, die vorübergehend bei Müttern mit einer Myasthenia gravis auftreten, eine *heterogene Gruppe von hereditären Krankheiten*, die so genannt werden, obwohl sie sich in der Mehrzahl nicht schon bei der Geburt manifestieren, und die sich hinsichtlich Erbgang, klinischer Symptomatik und Prognose unterscheiden (Engel et al. 1982; Jennekens et al. 1992; Middleton 1999).

Eine frühere Einteilung umfasst die folgenden 3 Gruppen (wobei nach den betroffenen Genen allerdings inzwischen wieder eine andere Einteilung erfolgt ist, vgl. Tabelle 32.1):

Die *erste Gruppe* ist durch einen Mangel an Acetylcholin in den primären synaptischen Spalten gekennzeichnet und auf eine mangelhafte Bereitstellung oder Abgabe des Neurotransmitters zurückzuführen. Dazu gehört die familiäre infantile Myasthenie mit abnormen synaptischen Vesikeln (Jennekens et al. 1992) und das kongenitale Lambert-Eaton-Myastheniesyndrom. Beide Krankheiten zeigen bei Nervenreizung mit niedriger Frequenz (2 oder 3 Hz) eine Erniedrigung des zusammengesetzten Muskelaktionspotentials. Reizung mit hohen Frequenzen (20–50 Hz) führt zur langsamen Erholung der Transmitterabgabe und Besserung des Aktionspotentials. Therapeutisch wirksam ist in beiden Fällen eine Vermehrung des Acetylcholins im synaptischen Spalt, im ersten Fall durch Hemmung der Acetylcholinesterase (durch Cholinesterase-Hemmer), im zweiten Fall durch Stimulation der Abgabe (mit 4-Aminopyridin).

Die *zweite Krankheitsgruppe* umfasst Erkrankungen, die durch einen Mangel an Acetylcholinrezeptor gekennzeichnet sind, wobei ursächlich rezessiv erbliche Mutationen im Gen der AChRε-Untereinheit nachweisbar sind (s. Tabelle 32.1). Nervenreizung mit niedriger Frequenz führt dabei zur Verminderung des motorischen Aktionspotentials. Therapeutisch hilft eine Anreicherung des Acetylcholins im synaptischen Spalt durch cholinesterasehemmende Medikamente.

Die *dritte Krankheitsgruppe* ist durch einen exzessiven Effekt von Acetylcholin charakterisiert. Zu den Vertretern dieser Gruppe gehören der Acetylcholinesterasemangel mit ungenügendem Abbau des Acetylcholins aufgrund von rezessiv erblichen Mutationen im Gen des Kollagens Q (Tabelle 32.1) sowie ein Defekt des Acetylcholinrezeptors, der durch eine verlängerte Öffnungszeit des Ionenkanals dieses Rezeptors gekennzeichnet ist und zu einer übermäßigen Wirkung des normalerweise verfügbaren Acetylcholins führt („Syndrom des langsamen Kanals"). Die Folge ist eine doppelte oder dreifache Reaktion des Muskels auf eine supramaximale Nervenreizung. Als Ursache lassen sich dominant erbliche Mutationen in den Genen von drei verschiedenen Untereinheiten des Acetylcholinrezeptors nachweisen (Tabelle 32.1).

Ob es sich bei dem darüber hinaus gefundenen kombinierten Mangel an Acetylcholinesterase und Acetylcholinrezeptor (Jennekens et al. 1992) um eine primäre Erkrankung oder um eine sekundäre Erkrankungsform handelt, bleibt zu klären.

Die *Differenzierung der kongenitalen Myasthenien* erfordert komplizierte Untersuchungen an den motorischen Endplatten, die bisher zumeist an der Interkostalmuskulatur oder dem M. anconeus mit enzym- und immunhistochemischen sowie immunelektronenmikroskopischen morphometrischen Methoden und elektrophysiologischen Techniken einschließlich der „Patch-clamp-Technik" durchgeführt worden sind, so dass hier auf die Spezialliteratur verwiesen werden muss (Engel 1994; Sieb et al. 1998; Middleton 1999).

42.2.3 Symptomatische Myasthenien

Sie können in Verbindung mit verschiedenen Autoimmunerkrankungen auftreten, so beim systemischen Lupus erythematodes, der Polymyositis und der Dermatomyositis. Eine ähnliche Muskelermüdbarkeit wie bei der Myasthenia gravis kann auch aus verschiedenen anderen prä- und postsynaptischen Gründen auftreten. Einige Patienten mit Erkrankungen der peripheren motorischen Neurone können ebenfalls eine myasthenische Reaktion zeigen (Simpson 1978).

Das *penicillamininduzierte myasthenische Syndrom* tritt fast ausschließlich während der Behandlung von Autoimmunopathien in Erscheinung, insbesondere bei der rheumatoiden Arthritis (Schumm u. Stöhr 1978). Daher wird ein immunpharmakologischer Block des Acetylcholinrezeptors durch Penicillamin als Ursache der Erkrankung diskutiert.

42.3 Toxische Störungen der neuromuskulären Überleitung

Verschiedene, z.T. extrem toxische Substanzen verursachen Störungen oder Schädigungen der neuromuskulären Überleitung. Dazu gehören:
- das Exotoxin des Clostridium botulinum,
- andere Gifte wie das Zeckengift,
- das Notoxin der australischen Tigerschlange,
- das Gift einer Spinne, der „Schwarzen Witwe",
- Cholinesterasehibitoren.

42.3.1 Botulismus

Diese Krankheit beruht auf einer Intoxikation durch Nahrungsmittel, die das Toxin des anaerob wachsenden grampositiven Erregers *Clostridium botulinum* enthalten. Die Erreger sind weltweit verbreitet; sie lassen sich in der Erde, gelegentlich auch in tierischen und menschlichen Fäzes nachweisen. Sie bilden Sporen, die Temperaturen um 100 °C über mehrere Stunden tolerieren. Die verschiedenen Toxintypen, die während der Vermehrung und Autolyse der Keime freigesetzt werden, sind thermolabile großmolekulare Proteine, die durch Erhitzen auf 100 °C innerhalb von 10 min zerstört werden.

Die *Latenzzeit* zwischen oraler Toxinaufnahme und Beginn der ersten neurologischen Symptome beträgt im Allgemeinen 12–36 h, selten bis zu 14 Tagen. Die typischen neurologischen Symptome sind auf die Toxinwirkung einerseits an den motorischen Endplatten und andererseits an den Synapsen der efferenten parasympathischen Nerven zurückzuführen.

In der Bundesrepublik Deutschland (alte Länder) und Westberlin erkrankten pro Jahr etwa 26–86 Personen an dieser seit 1961 meldepflichtigen Krankheit. Als häufigste Ursache kommt heute der Genuss von zu Hause unzureichend konservierten Lebensmitteln in Frage.

Mikroskopisch sind beim Botulismus nur im Experiment spezielle pathologische Veränderungen der Endplatte beobachtet worden, nicht aber beim Menschen (Duchen u. Strich 1968; Adams 1975).

Das Bild des *Säuglingsbotulismus* ist bisher fast ausschließlich in den USA beschrieben worden. Plötzliche Todesfälle im Kindesalter mit gehäuftem Nachweis von Botulinustoxin in den Fäzes haben zu Vermutungen über Zusammenhänge mit dem Clostridium botulinum geführt (Arnon et al. 1979).

> Das von den Erregern gebildete Exotoxin gehört zu den giftigsten Substanzen, die bekannt sind. Die letale Dosis für den Menschen liegt wahrscheinlich bei 1 µg.

42.3.2 Tetanus

Anders als der Botulismus ist der Tetanus eine *Infektionskrankheit*, die durch das Toxin des Bazillus *Clostridium tetani* ausgelöst wird.

Das *klinische Bild* ist durch schmerzhafte Spasmen oder Krämpfe der quer gestreiften Muskulatur gekennzeichnet. Die Erkrankung folgt meistens einer oft nur minimalen Verletzung, bei der Tetanusbazillen in die Wunde gelangen. Die Inkubationszeit beträgt 4–20 Tage (Edmondson u. Flowers 1979).

Mikroskopisch haben sich trotz des eindrucksvollen neurologischen Krankheitsbildes beim Menschen bisher nur spärliche Veränderungen im Bereich der neuromuskulären Endplatte nachweisen lassen. Im Experiment kommt es jedoch zu ausgeprägten Veränderungen an den motorischen Endplatten, die an den langsamen Muskelfasern früher und stärker ausgeprägt sind als an den schnellen (Duchen 1973).

■ Die klinisch beobachteten Spasmen sind wahrscheinlich auf spinale Wirkungen des Exotoxins des Tetanusbazillus zurückzuführen, das eines der wirksamsten löslichen Gifte ist: 0,22 mg sind für den Menschen tödlich.

42.3.3 Tierische Gifte

Besonders eindrucksvolle morphologische Veränderungen sind unter experimentellen Bedingungen an den motorischen Nervenendigungen als Folge der Einwirkung des oft tödlichen Giftes einer *Spinne*, der „Schwarzen Witwe", beobachtet worden: Es kommt in den motorischen Nervenendigungen zu einem Verlust der synaptischen Vesikel (Duchen 1973). Auch Schädigungen bzw. Schwellungen der Ranvier-Schnürringe in peripheren Nerven durch Spinnengift sind beschrieben worden (Love u. Cruz-Höfling 1986).

Ähnlich ausführliche Untersuchungen über Veränderungen durch Schlangengift (Harris u. Johnson 1978) und bei der Zeckenparalyse (Pearn 1977) liegen bisher nicht vor; doch ist die Störung der neuromuskulären Überleitung offensichtlich der wichtigste Effekt dieser Toxine (s. Tabelle 42.1).

42.3.4 Cholinesteraseinhibitoren

Auf die große Zahl an Insektiziden bzw. Pestiziden und ihre Wirkungen auf die Nerven und Nervenendigungen wurde bereits in Kap. 17 und 24 hingewiesen (vgl. Tabelle 42.1). Die zugehörigen pathologischen Veränderungen am Muskel (Laskowski et al. 1977; De Bleecker et al. 1992) wurden nur bei relativ wenigen genauer untersucht. Diisopropylfluorophosphat (DFP), Carbun, Paraoxon und Parathion führen zu segmentalen Muskelfasernekrosen, die dort lokalisiert sind, wo die Endplatten liegen.

42.4 Veränderungen an den Muskelspindeln

Erkrankungen, die durch Alterationen der Muskelspindeln selbst ausgelöst werden, sind bisher nicht bekannt, obwohl diese nach Auge und Ohr das komplizierteste Rezeptororgan darstellen (Literatur s. Schröder 1982). Doch sind bei bestimmten peripheren Neuropathien des Menschen und bei Mäuse- und Rattenmutanten Aplasien oder Hypoplasien der großen Spinalganglienzellen bzw. der großen markhaltigen sensorischen Nervenfasern beschrieben worden, die sich auf die Entwicklung von Muskelspindeln auswirken (Jacobs et al. 1981; Scaravilli et al. 1990). Interessanterweise fehlen die Muskelspindeln bei bestimmten Knock-out-Mäusen, so der *NT-3(-/-)*-Variante, denen entsprechend die Parvalbumin- und Carboanhydrase-haltigen Neurone in den Spinalganglien fehlen, sowie bei Mäusen, denen der Transkriptionsfaktor *Egr3* fehlt. Ob die Muskelspindeln bei Menschen mit einer Neuropathie vom Typ CMT4E, die auf Mutationen im *Egr2*-Gen zurückzuführen sind (s. Tabelle 26.1, S. 568), ebenfalls fehlen, ist bisher nicht untersucht, aber unwahrscheinlich, da es sich um eine demyelinisierende Form einer Neuropathie handelt.

Auffälligerweise gibt es bei einigen Fällen mit myotonischer Dystrophie *enorme Vermehrungen der intrafusalen Muskelfasern* von normalerweise 1–16 auf mehr als 150 pro Spindel (Dieler u. Schröder 1990c). Diese ausgeprägte Veränderung ist bisher bei keiner anderen Myopathie beschrieben worden, wenn auch experimentell Vermehrungen intrafusaler Muskelfasern durch eine Denervation und insbesondere auch durch wiederholte Denervationen hervorgerufen werden können, allerdings in weit geringerem Ausmaß (Schröder et al. 1979).

Auch alle anderen Komponenten der Muskelspindeln können morphologische Veränderungen aufweisen und bei zahlreichen verschiedenen Erkrankungen in unterschiedlicher Ausprägung miterkrankt sein (Dieler u. Schröder 1990a,b; Dieler et al. 1992). Dazu gehören umfangreiche Anhäufungen leptomerfibrillenähnlicher Strukturen, die bei neurogenen Muskelatrophien beobachtet wurden (Schröder et al. 1990). Doch befindet sich die Erforschung der feinstrukturellen Pathologie der Muskelspindeln wegen ihrer außerordentlichen Komplexität und wegen ihrer relativ schweren Auffindbarkeit noch in den Anfängen.

Literatur

Adams RD (1975) Diseases of muscle. A study in pathology, 3rd edn. Harper & Row, New York

Arnon SS, Midura TF, Damus K, Thompson B, Wood RM, Chin J (1979) Honey and other environmental risk factors for infant botulism. J Pediatr 94: 331–336

Banwell BL, Russel J, Fukudome T, Shen XM, Stilling G, Engel AG (1999) Myopathy, myasthenic syndrome, and epidermolysis bullosa simplex due to plectin deficiency. J Neuropathol Exp Neurol 58: 832–846

De Bleecker JL, De Reuck JL, Willems JL (1992) Neurological aspects of organophosphate poisoning. Clin Neurol Neurosurg 94: 93–103

Dieler R, Schröder JM (1990a) Abnormal sensory and motor reinnervation of rat muscle spindles following nerve transection and suture. Acta Neuropathol 80: 163–171

Dieler R, Schröder JM (1990b) Increase of elastic fibres in muscle spindles of rats following single or repeated denervation with or without reinnervation. Virchows Arch A 417: 213–221

Dieler R, Schröder JM (1990c) Lacunar dilatations of intrafusal and extrafusal terminal cisternae, annulate lamellae, confronting cisternae and tubulofilamentous inclusions within the spectrum of muscle and nerve fiber changes in myotonic dystrophy. Pathol Res Pract 186: 371–382

Dieler R, Volker A, Schröder JM (1992) Scanning electron microscopic study of denervated and reinnervated intrafusal muscle fibers in rats. Muscle Nerve 15: 433–441

Duchen LW (1973) The effects of tetanus toxin on the motor end-plates of the mouse. An electron microscopic study. J Neurol Sci 19: 153–167

Duchen LW, Strich SJ (1968) The effects of botulinum toxin on the pattern of innervation of skeletal muscle in the mouse. Q J Exp Physiol Cogn Med Sci 53: 84–89

Edmondson RS, Flowers MW (1979) Intensive care in tetanus: management, complications, and mortality in 100 cases. BMJ 1: 1401–1404

Engel AG (1994) Myasthenic syndromes. In: Engel AG, Franzini-Armstrong C (eds) Myology, vol 2. McGraw-Hill, New York, pp 1798–1835

Engel AG, Santa T (1971) Histometric analysis of the ultrastructure of the neuromuscular junction in myasthenia gravis and in the myasthenic syndrome. Ann NY Acad Sci 183: 46–63

Engel AG, Lambert EH, Howard FM (1977a) Immune complexes (IgG and C3) at the motor end-plate in myasthenia gravis: ultrastructural and light microscopic localization and electrophysiologic correlations. Mayo Clin Proc 52: 267–280

Engel AG, Lindstrom JM, Lambert EH, Lennon VA (1977b) Ultrastructural localization of the acetylcholine receptor in myasthenia gravis and in its experimental autoimmune model. Neurology 27: 307–315

Engel AG, Sakakibara H, Sahashi K, Lindstrom JM, Lambert EH, Lennon VA (1979) Passively transferred experimental autoimmune myasthenia gravis. Sequential and quantitative study of the motor end-plate fine structure and ultrastructural localization of immune complexes (IgG and C3), and of the acetylcholine receptor. Neurology 29: 179–188

Engel AG, Lambert EH, Mulder DM, Torres CF, Sahashi K, Bertorini TE, Whitaker JN (1982) A newly recognized congenital myasthenic syndrome attributed to a prolonged open time of the acetylcholine-induced ion channel. Ann Neurol 11: 553–569

Engel AG, Nagel A, Fukuoka T et al. (1989) Motor nerve terminal calcium channels in Lambert-Eaton myasthenic syndrome. Morphologic evidence for depletion and that the depletion is mediated by autoantibodies. Ann NY Acad Sci 560: 278–290

Fukunaga H, Engel AG, Osame M, Lambert EH (1982) Paucity and disorganization of presynapticmembrane active zones in the Lambert-Eaton syndrome. Muscle Nerve 5: 686–687

Fukunaga H, Engel AG, Lang B, Newsom-Davis J, Vincent A (1983) Passive transfer of Lambert-Eaton myasthenic syndrome with IgG from man to mouse depletes the presynaptic membrane active zones. Proc Natl Acad Sci USA 80: 7636–7640

Harris JB, Johnson MA (1978) Further observations on the pathological responses of rat skeletal muscle to toxins isolated from the venom of the Australian tiger snake, Notechis scutatus scutatus. Clin Exp Pharmacol Physiol 5: 587–600

Hopf HC, Deuschl G, Diener HC, Reichmann H (1999) Neurologie in Praxis und Klinik. Thieme, Stuttgart

Isaacs H (1967) Continuous muscle fibre activity in an Indian male with additional evidence of terminal motor fibre abnormality. J Neurol Neurosurg Psychiatry 30: 126–133

Jacobs JM, Scaravilli F, Duchen LW, Mertin J (1981) A new neurological rat mutant „mutilated foot". J Anat 132: 525–543

Jennekens FG, Hesselmans LF, Veldman H, Jansen EN, Spaans F, Molenaar PC (1992) Deficiency of acetylcholine receptors in a case of end-plate acetylcholinesterase deficiency: a histochemical investigation. Muscle Nerve 15: 63–72

Lambert EH, Eaton LM, Rooke ED (1956) Defect of neuromuscular transmission associated with malignant neoplasm. Am J Physiol 187

Laskowski MB, Olson WH, Dettbarn WD (1977) Initial ultrastructural abnormalities at the motor end plate produced by a cholinesterase inhibitor. Exp Neurol 57: 13–33

Love S, Cruz-Höfling MA (1986) Acute swelling of nodes of Ranvier caused by venoms which slow inactivation of sodium channels. Acta Neuropathol 70: 1–9

Meier T, Hauser DM, Chiquet M, Landmann L, Ruegg MA, Brenner HR (1997) Neural agrin induces ectopic postsynaptic specializations in innervated muscle fibers. J Neurosci 17: 6534–6544

Mertens HG, Zschocke S (1965) Neuromyotonie. Klin Wochenschr 43: 917–925

Middleton LT (1999) Disorders of the neuromuscular junction. In: Schapira AHV, Griggs RC (eds) Muscle diseases, vol 24. Butterworth-Heinemann, Oxford, pp 251–297

Moersch FP, Woltman HW (1956) Progressive fluctuating muscle rigidity and spasm („stiff-man" syndrome): Report of a case and some observatios in 13 other cases. Proc Mayo Clin 31

Patrick J, Lindstrom J (1973) Autoimmune response to acetylcholine receptor. Science 180: 871–872

Patrick J, Lindstrom J, Culp B, McMillan J (1973) Studies on purified eel acetylcholine receptor and anti-acetylcholine receptor antibody. Proc Natl Acad Sci USA 70: 3334–3338

Pearn J (1977) Neuromuscular paralysis caused by tick envenomation. J Neurol Sci 34: 37–42

Robertson WC, Chun RW, Kornguth SE (1980) Familial infantile myasthenia. Arch Neurol 37: 117–119

Sahashi K, Engel AG, Lambert EH, Howard FM Jr (1980) Ultrastructural localization of the terminal and lytic ninth complement component (C9) at the motor end-plate in myasthenia gravis. J Neuropathol Exp Neurol 39: 160–172

Scaravilli F, Jessell TM, Dodd J, Chimelli L (1990) Monoclonal antibodies against sensory neuron specific antigens define the extent of neuronal abnormality in the mf mutant rat. Brain 113: 677–689

Schröder JM (1982) Pathologie der Muskulatur. Springer, Berlin Heidelberg New York

Schröder JM, Kemme PT, Scholz L (1979) The fine structure of denervated and reinnervated muscle spindles: morphometric study of intrafusal muscle fibers. Acta Neuropathol (Berl) 46: 95–106

Schröder JM, Völker A, Dieler R (1990) Accumulation of abnormal leptomerfibrils in intrafusal muscle fibers. J Neurol Sci 98 (Suppl): 338

Schumm F, Stöhr M (1978) Myasthenic syndrome during penicillamine treatment (author's transl.). Klin Wochenschr 56: 139–144

Sieb JP, Dorfler P, Tzartos S et al. (1998) Congenital myasthenic syndromes in two kinships with end-plate acetylcholine receptor and utrophin deficiency. Neurology 50: 54–61 (Erratum: Neurology 50/3: 838)

Simpson JA (1978) Myasthenia gravis: a personal view of pathogenesis and mechanism. Muscle Nerve 1: 45–56 (part 1), 151–156 (part 2)

Kapitel 43 Neurogene Muskelveränderungen und -erkrankungen

J. M. Schröder

INHALT

43.1	Spinale und bulbäre Muskelatrophien	701
43.1.1	Infantile progressive spinale Muskelatrophie	703
43.1.2	Juvenile progressive spinale Muskelatrophie	704
43.1.3	Progressive Bulbärparalyse	706
43.1.4	Sonstige	706
43.2	Muskelveränderungen bei Schädigungen, Erkrankungen und Reizungen peripherer Nerven	706
43.2.1	Nervenverletzungen	707
43.2.2	Periphere Neuropathien	707
43.2.3	Elektrostimulation	709
43.2.4	Training	710
43.2.5	Inaktivitätsatrophie	710
43.3	Erkrankungen des zentralen und peripheren motorischen Neurons	710
43.3.1	Amyotrophische Lateralsklerose	710
43.3.2	Schädigungen des zentralen motorischen Neurons	711
43.3.3	Störungen der zentralen Tonusregulation	711
43.3.4	Psychosen	712
43.4	Unklassifizierte neuromuskuläre Erkrankungen	712
	Literatur	712

Die Einflüsse des Nervensystems auf den Skelettmuskel sind vielfältig. Heredodegenerative Erkrankungen des peripheren und motorischen Neurons mit progressiver „spinaler" oder „neuraler" Muskelatrophie sind zu unterscheiden von nichthereditären, traumatischen, entzündlichen und anderen Schädigungen des peripheren motorischen Neurons. Auch Schädigungen des peripheren und zentralen Neurons oder nur des zentralen motorischen Neurons sowie des extrapyramidalmotorischen Systems bzw. übergeordneter Zentren der Tonusregulation bewirken Veränderungen im Muskel. Außerdem bleiben Störungen der sensorischen Afferenz, d. h. der peripheren und zentralen reflektorischen Kontrollmechanismen, nicht ohne Auswirkungen. Umgekehrt führen Muskelfasernekrosen und andere Veränderungen an den Muskelfasern selbst zu Rückwirkungen auf das Nervensystem, insbesondere auf die Nervenendigungen und die sog. terminale und ultraterminale Innervation. Schließlich kommt es bei Regenerations- und Reinnervationsvorgängen zu komplexen funktionellen und strukturellen Wechselwirkungen zwischen Nervensystem und Muskel, die noch nicht in allen Details aufgeklärt sind.

43.1 Spinale und bulbäre Muskelatrophien

Unter den Systematrophien (Engel 1994) oder Systemdegenerationen des Nervensystems gibt es solche, die nahezu selektiv angreifen:
- am peripheren (zweiten) motorischen Neuron (spinale und bulbäre Muskelatrophien),
- am ersten und zweiten motorischen Neuron (amyotrophische Lateralsklerose, Abb. 43.1 d, e),
- am zweiten motorischen Neuron und an den Spinalganglienzellen oder an den peripheren Markscheiden („neurale" Muskelatrophien).

Schädigungsformen. Die Systematrophien des Nervensystems sind vielfach durch einen atrophisierenden Prozess („Abiotrophie") mit nukleodistalem Beginn charakterisiert, d. h., die Nervenzellen beginnen zuerst in ihrem am weitesten distal gelegenen Axonabschnitt zu degenerieren („Dyingback"-Phänomen). Einem derartigen distal akzentuierten Degenerationsprozess der Nervenzellen können eine ganze Reihe verschiedener Schädigungsmechanismen zugrunde liegen.

Außerdem ist die nukleodistale Degeneration und Atrophie der motorischen Vorderhornzellen oder anderer Neuronensysteme nicht die einzige Schädigungsform, die zu einem progressiven Ausfall von Axonen und Nervenzellen führt. Auch bevorzugte Schädigungen proximaler Axonabschnitte oder am Perikaryon selbst sind zumindest experimentell nachgewiesen worden. Unter den „neuralen" Muskelatrophien sind zudem periphere Neuro-

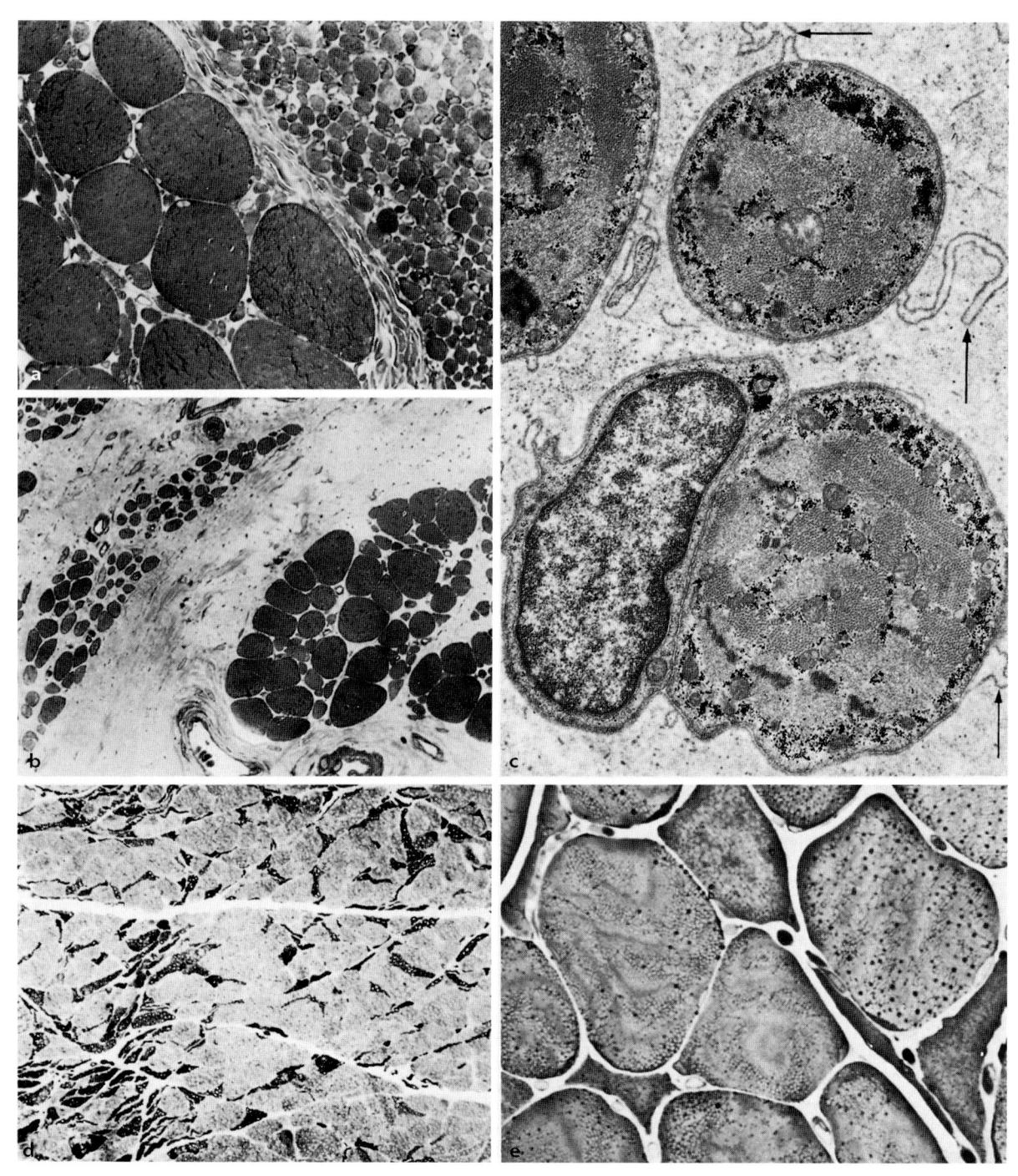

Abb. 43.1. a–c Infantile progressive spinale Muskelatrophie (Typ Werdnig-Hoffmann). **a** M. vastus lateralis eines 12 Monate alten Jungen, **b** M. gastrocnemius eines 5 Monate alten Jungen (Vergr. jeweils 300:1). Gruppenförmige oder faszikuläre Muskelatrophie mit einzelnen atrophischen Fasern auch zwischen den erhaltenen oder hypertrophischen Fasern. In **b** ist das perimysiale Bindegewebe hochgradig vermehrt, in geringerem Maß auch das endomysiale („Myosklerose"). **c** Gleicher Fall wie in **a**. Die Basalmembranen ragen fokal faltenförmig über die Kontur der atrophischen Muskelfasern hinaus (Pfeile). Eine erhaltene Satellitenzelle ist annähend so groß wie die zugehörige atrophische Muskelfaser. Die Myofibrillen und Mitochondrien sind erheblich verkleinert, wenn auch bemerkenswert gut erhalten. Das Glykogen ist vor allem subsarkolemmal mäßiggradig vermehrt (Vergr. 10 000:1). **d, e** Amyotrophische Lateralsklerose. **d** M. deltoideus eines 64-jährigen Mannes. Nach der myofibrillären ATPase-Reaktion, pH 9,4, fällt die bevorzugte, fast vollständige Atrophie der (dunklen) Typ-2-Fasern auf. Doch sind auch zahlreiche Typ-1-Fasern atrophisch. Die atrophischen Fasern sind „netzförmig" verteilt (Vergr. 40:1). **e** M. deltoideus eines 52-jährigen Mannes. Im Bild sind atrophische Fasern zu sehen, die bemerkenswert stark abgeflacht oder angulär konfiguriert sind. Die starke Abflachung der Fasern, die überwiegende Einzelfaseratrophie und die fehlende Bindegewebsreaktion weisen auf eine rasche Progredienz hin (Vergr. 610:1)

pathien zusammengefasst, die entweder primär durch eine neuronale bzw. axonale Schädigung oder primär durch eine demyelinisierende Schädigung der Markscheiden (bei relativ gut erhaltenen Axonen) charakterisiert sind.

■ **Klassifikation.** Die verschiedenen Einteilungsversuche der spinalen Systemerkrankungen mit Muskelatrophien richten sich
- nach genetischen Gesichtspunkten (X-chromosomale oder autosomale dominant oder rezessiv erbliche Formen);
- nach der Topographie (okuläre, bulbäre, bulbospinale, faziale, spinale, proximale und distale, peroneale und skapuloperoneale Muskelatrophien);
- nach der klinischen Progredienz (rasche, intermediäre und langsame Verlaufsformen);
- nach dem Erkrankungsalter (fetale, infantile, juvenile, adulte und Spätformen).

Ein Klassifikationsschema, das gleichzeitig Genetik, Topographie, Progredienz, Erkrankungsalter und Geschlecht berücksichtigt, gibt es bisher nicht. Der in der Tabelle 43.1 wiedergebene Klassifikationsversuch rückt genetische und topische Gesichtspunkte in den Vordergrund, berücksichtigt aber gleichzeitig das Erkrankungsalter und die Erkrankungsdauer (Progredienz).

Unter den spinalen Muskelatrophien sind vor allem die *infantile progressive spinale Muskelatrophie* (Werdnig-Hoffmann-Krankheit) und die später auftrende und milder verlaufende *juvenile spinale Muskelatrophie* (Wohlfart-Kugelberg-Welander) zu unterscheiden, wenn auch genetisch Homogenität zwischen akuten und chronischen Formen der spinalen Muskelatrophien besteht (Gilliam et al. 1990).

Bei infantilem Beginn dauerte die Erkrankung im Durchschnitt 10 Jahre, bei juvenilem Beginn 13 Jahre und beim Beginn im Erwachsenenalter 12–13 Jahre; bei 8–28% der Patienten dauerte die Erkrankung jedoch über 20 Jahre und bei 17–28% weniger als 5 Jahre.

Entscheidend für eine verbesserte nosologische Klassifikation sind die in zunehmender Zahl verfügbaren genetischen Differenzierungsmerkmale. So ist eine X-chromosomal gebundene Erwachsenenform der bulbospinalen Muskelatrophie durch eine Amplifikation einer polymorphen Tandem-CAG-Untereinheit im Androgenrezeptor-Gen gekennzeichnet; dabei ist der Beginn und Schweregrad der Erkrankung bemerkenswerterweise von der Zahl der vermehrten CAG-Trinucleotide abhängig (40–55; Doyu et al. 1992). Immunhistochemisch ist ein Fehlen des Androgenrezeptors in der Skrotalhaut nachweisbar (Matsuura et al. 1992), doch ist der zugehörige Antikörper noch nicht kommerziell für eine diagnostische Anwendung verfügbar.

43.1.1 Infantile progressive spinale Muskelatrophie

Bei dieser Form der spinalen Muskelatrophie ist wahrscheinlich eine frühe von einer spätinfantilen (intermediären) Manifestationsform zu unterscheiden. Es wird daher diskutiert, inwieweit die Erkrankung genetisch und klinisch heterogen ist (Gilliam et al. 1990; Zerres et al. 1997a,b, 1998; Scharf et al. 1998). Der Erbgang ist in der Regel autosomal-rezessiv; über einzelne Familien mit autosomal-dominantem Erbgang ist jedoch ebenfalls berichtet worden.

Mikroskopisch ist die Krankheit in fortgeschrittenen Stadien durch die Atrophie ganzer Muskelfaserbündel (faszikuläre Atrophie) gekennzeichnet, die umso ausgeprägter ist, je rascher die Krankheit fortschreitet (Abb. 43.1a–c). Bei den langsamer verlaufenden Varianten findet man gut erhaltene Muskelfasern neben vollständig atrophischen (Fidzianska 1976). Andere Muskelfasern zeigen eine kompensatorische Hypertrophie.

Tabelle 43.1. Klinisch-genetische Klassifikation der spinalen Muskelatrophien (mod. nach Emery 1971)

Erkrankung	Kategorie	Vererbung
■ Proximale spinale Muskelatrophie	Infantil	Autosomal-rezessiv
	Intermediär	Autosomal-rezessiv (?)
	Juvenil	Autosomal-rezessiv; autosomal-dominant
	Adult	Autosomal-rezessiv; autosomal-dominant; geschlechtsgebunden-rezessiv
■ Distale spinale Muskelatrophie ohne Sensibilitätsausfälle	–	Autosomal-rezessiv; autosomal-dominant
■ Progressive bulbäre und spinale Muskelstrophie	Juvenil	Autosomal-rezessiv; autosomal-dominant
	Adult (neue Kategorie)	Autosomal-dominant; autosomal-rezessiv; X-chromosomal rezessiv (Doyu et al. 1992)
■ Skapuloperoneale spinale Muskelatrophie	–	Autosomal-dominant; autosomal-rezessiv (?); geschlechtsgebunden-rezessiv (?)
■ Fazioskapulo-humerale spinale Muskelatrophie	–	Autosomal-dominant (autosomal-rezessiv?)

Zur Bestimmung der Muskelfaserkaliber ist insbesondere bei Biopsien im frühen Kindesalter eine sorgfältige Messung und genaue Kenntnis der Entnahmestelle erforderlich. Artifiziell gequetschte und gestauchte Muskelfasern können die Messwerte verfälschen. Das Bindegewebe ist unterschiedlich stark vermehrt, in der Regel abhängig von der Chronizität des Prozesses.

43.1.2 Juvenile progressive spinale Muskelatrophie

■ **Histopathologie.** Bei der juvenilen progressiven spinalen Muskelatrophie (Typ Wohlfart-Kugelberg-Welander) finden sich oft nur kleine Gruppen atrophischer Muskelfasern. Außerdem kommt es bei den chronisch verlaufenden Formen zu einer zunehmenden Vermehrung des endomysialen Bindegewebes, zu einer Unschärfe des faszikulären Atrophiemusters und zu strukturellen Veränderungen auch in den nichtatrophischen Muskelfasern. Darüber hinaus kommen ausgeprägte Faserhypertrophien vor.

Bemerkenswert ist, dass die atrophischen Muskelfasern bei frühem Krankheitsbeginn und akutem Verlauf auf dem Querschnitt rund und nicht abgeflacht oder eingedellt erscheinen, wie es bei den chronischeren Verlaufsformen und späterem Erkrankungsbeginn der Fall ist. In der Regel sind die Muskelfaserkerne nicht zentralständig. Die Entwicklung der Muskelfasern bleibt also nicht auf dem Stadium der Myotuben stehen, sondern schreitet wie die Myofibrillendifferenzierung fort, wenn auch die Dickenzunahme der Muskelfasern ausbleibt. Das durchschnittliche Faserkaliber der atrophischen Fasern liegt bei 5–10 µm. Pyknotische Kernhaufen in atrophischen Fasern kommen mehr in chronisch verlaufenden Fällen vor, gelegentlich auch Core- und Targetfasern (Schröder 1982).

Histochemisch lässt sich gelegentlich eine selektive Atrophie der Typ-1- oder der Typ-2-Fasern nachweisen (in der Regel sind sowohl die Typ-1- als auch die Typ-2-Fasern betroffen). Die *hypertrophischen Fasern* sind häufig 3- bis 4-mal so dick, wie es normalerweise nach dem Alter des Patienten zu erwarten wäre (> 80 µm). Histochemisch unterscheiden sich diese Riesenfasern von den normalen Muskelfasern: Nach der üblichen ATPase-Reaktion erscheinen sie hell, nach der Reaktion auf oxidative Enzyme oder auf Phosphorylase jedoch teils dunkel, teils hell. Vermutlich handelt es sich um reinnervierte Fasern, die kollateral von den überlebenden und aussprossenden Nervenfasern innerviert worden sind.

In *sehr frühen Stadien* der Erkrankung kann das typische Bild, je nach dem untersuchten Muskel und dem ausgewählten Areal, fehlen und nur eine allgemeine Atrophie, evtl. mit einer bevorzugten Atrophie der Typ-1-Fasern, vorkommen.

Bei den *chronischen Verlaufsformen* findet sich oft eine Fasertypengruppierung, d.h. eine gruppenförmige Anordnung von Fasern des gleichen histochemischen Typs (Jennekens et al. 1974). Ein zahlenmäßiges Überwiegen der Typ-2-Fasern kommt häufig vor. Riesenfasern, wie sie bei der akuten Verlaufsform auftreten, gehören nicht zum typischen Bild. Doch sind myofibrilläre Architekturstörungen wie zentrale Fibrillenveränderungen, Targetfasern oder Fasern mit wirbelförmigen Fibrillenveränderungen ein häufiger Befund. Fasern mit zentral verlagerten Kernen und einzelne degenerierte Fasern sowie Aufsplitterungen sind gelegentlich zu beobachten. Doch stehen diese „myopathischen" Veränderungen keineswegs im Vordergrund.

■ Es ist davor zu warnen, aus dem histopathologischen Bild Rückschlüsse auf den klinischen Schweregrad der Erkrankung und die Prognose der spinalen Muskelatrophien zu ziehen, da sich die Bilder von Areal zu Areal erheblich unterscheiden können.

■ **Differentialdiagnose.** Es ist vor allem die Gliedergürtelform der Muskeldystrophie abzugrenzen. In den Fällen, bei denen die Unterscheidung schwierig ist, handelt es sich um chronische, relativ benigne Erkrankungen des Erwachsenen, bei denen die Unterscheidung evtl. nur von „akademischem Interesse" ist. Außerdem sind Spätstadien der Poliomyelitis abzugrenzen (Abb. 43.2 e, f).

■ **Genetik und Pathogenese.** Die Pathogenese dieser Systematrophien der motorischen Neurone ist bisher nicht vollständig geklärt; doch steht das „survival motor neuron (SMN) protein" und das „NAIP"-Gen (*neuronales apoptoseinhibitorisches Protein*), dessen zugehörige Gene mutiert sind, im Zentrum der Diskussion (Tabelle 32.1). Die primäre Ursache der Krankheit ist offenbar in 95% der Fälle ein homozygoter Verlust der telomerischen Kopie des SMN-Gens, während nur ein kleiner Teil der SMA-Krankheitsallele eine Missense-Mutation am Carboxylende aufweist. Etwa die Hälfte der Fälle hat zudem einen Verlust des NAIP-Gens und eine reduzierte Fraktion des basalen Transkriptionsfaktor-p44-Untereinheit-Gens (BF2p44) (Wang et al. 1997). Der Verlust von NAIP und evtl. anderer Faktoren würde dann den Schweregrad der Krankheit bestimmen.

Über ein möglicherweise modifizierendes Gen berichten auch Scharf et al. (1998). Nach Lorson et

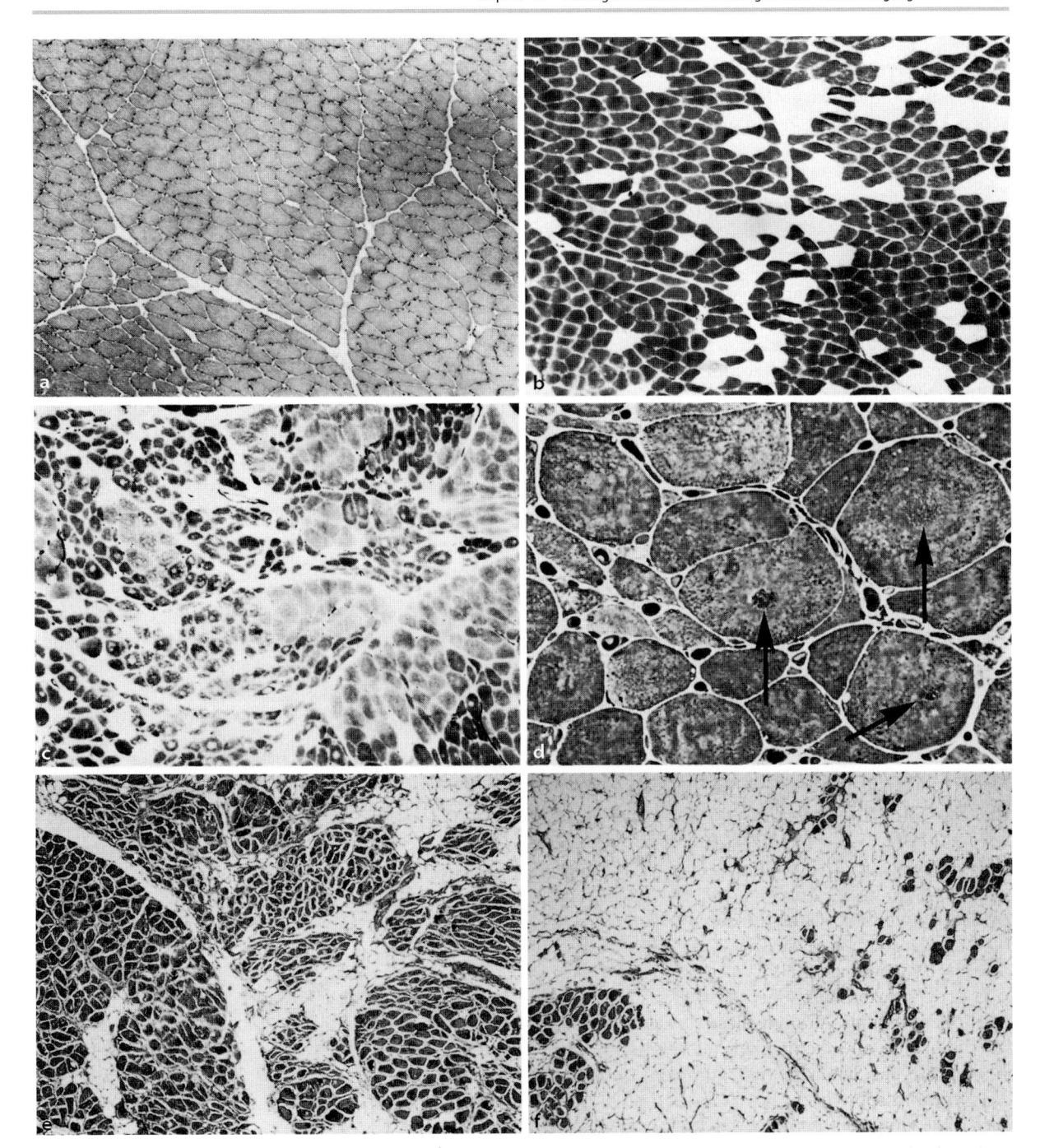

Abb. 43.2. a,b Frühes Stadium einer dominant erblichen neuralen Muskelatrophie (Typ Charcot-Marie-Tooth = HMSN Ia). **a** M. peroneus eines 14-jährigen Jungen, bei dem die Muskelfasern im HE-Präparat bemerkenswert unauffällig erscheinen, von isolierten Haufen pyknotischer Kerne in vollständig atrophischen Muskelfasern abgesehen (Vergr. 370:1). **b** Die myofibrilläre ATPase-Reaktion nach Präinkubation bei pH 4,2 ergibt eine ausgeprägte zahlenmäßige Dominanz der Typ-1-Fasern mit herdförmiger Gruppierung der wenigen verbliebenen Typ-2-Fasern (Vergr. 40:1). **c,d** Ausgeprägte akute bis subakute neurogene Muskelatrophie bei hochgradiger, rasch progredienter alkoholischer Polyneuropathie. **c** Es besteht eine auffällige Fasertypengruppierung, wobei Muskelfasern gleichen histochemischen Typs in größeren oder kleineren Gruppen unmittelbar nebeneinander liegen. Die Muskelfasern in einigen dieser Gruppen sind normal groß, andere nahezu vollständig atrophisch. Viele dunkle Typ-1-Fasern weisen eine zentrale Aufhellung auf: Targetfasern (Succinatdehydrogenasereaktion; Vergr. 150:1). **d** Kleine Gruppen atrophischer Fasern neben normal großen oder leicht hypertrophischen Fasern, einige mit zentralen myofibrillären Veränderungen im Sinne von Targetfasern (Pfeile). Endomysiales Bindegewebe noch nicht vermehrt. Übergänge zwischen stark atrophischen und teilatrophischen Fasern als Zeichen der Progredienz (Vergr. 400:1). **e,f** Zustand nach Poliomyelitis im Kindesalter bei einer 34-jährigen Frau. Neben Feldern mit erhaltenen Muskelfasern Gruppen atrophischer Fasern. Dazwischen ist das Fettgewebe im Sinne einer Vakatwucherung vermehrt (Vergr. 260:1). **f** In dieser Region sind nur noch spärliche Muskelfasergruppen erhalten. Der Rest des Muskelgewebes ist durch Fettgewebe ersetzt (Vergr. 260:1)

al. (1998) besteht eine direkte Korrelation zwischen der modularen Oligomerisation aufgrund einer Domäne im Exon 6 des SMN1-Gens und dem klinischen Typ.

43.1.3 Progressive Bulbärparalyse

Das Krankheitsbild wird auch nach Fazio und Londe benannt, da sie die ersten familiären Fälle, wenn auch nicht die ersten Fälle überhaupt, beobachtet hatten. Die *infantile Form* ist wahrscheinlich autosomal-rezessiv erblich und kommt nur selten vor.

Die Mehrzahl der *adulten Fälle* tritt sporadisch auf, wenn auch Fälle mit dominantem und X-chromosomal-rezessivem Erbgang (Doyu et al. 1992) beschrieben worden sind (X-chromosomale, rezessiv erbliche bulbospinale Neuronopathie, Kennedy-Alter-Sung-Syndrom). Dabei korreliert der Schweregrad der letztgenannten Krankheit mit der Größe der Tandemtrinukleotid-(CAG-)Wiederholungsabschnitte im Androgenrezeptor-Gen (Shimada et al. 1995).

Die Abgrenzung gegenüber der *familiären amyotrophischen Lateralsklerose* ist molekulargenetisch möglich (Tabelle 32.1), bei den sporadischen Fällen jedoch schwierig.

43.1.4 Sonstige

Möbius-Syndrom

Es handelt sich dabei nicht um eine Krankheitseinheit, sondern um eine Gruppe von Erkrankungen, die durch eine kongenitale Diplegia facialis und bilaterale Abduzenslähmung charakterisiert sind. Doch haben einige Autoren diese Definition erweitert und auch eine kongenitale einseitige Fazialislähmung in das Syndrom aufgenommen. Meist tritt das Syndrom sporadisch auf, doch sind auch familiäre Fälle mitgeteilt worden. Nach den spärlichen, bisher vorliegenden autoptischen Untersuchungsergebnissen lassen sich 4 Gruppen differenzieren:
- Fälle mit einer Hypoplasie oder Atrophie der Hirnnervenkerne;
- Fälle mit einer möglichen primären peripheren Nervenerkrankung;
- Fälle mit fokalen Nekrosen im Hirnstamm (Rorke 1992);
- Fälle, bei denen keine Veränderungen im Hirnstamm oder an den Hirnnerven zu beobachten waren und die auf eine primär myopathische Grundkrankheit zurückzuführen sind (Towfighi et al. 1979) (s. 36.2).

Demnach handelt es sich bei dem Möbius-Syndrom um eine *heterogene Gruppe* kongenitaler bzw. konnataler neuromuskulärer Erkrankungen unterschiedlicher und oft ungeklärter Ätiologie.

Anorektale Inkontinenz

Im äußeren M. sphincter ani, M. puborectalis und Levator ani fanden sich bei Patienten mit anorektaler Inkontinenz vielfach morphologische Anzeichen einer neurogenen Erkrankung (Beersiek et al. 1979; eigene unveröffentlichte Beobachtungen). Dabei bleibt zu klären, ob es sich um eine Systemdegeneration der entsprechenden motorischen Vorderhornzellen oder um eine Erkrankung der zugehörigen peripheren Nerven handelt. Zumeist sind hier primär neurogene von primär myogenen oder reaktiven Veränderungen schwer gegeneinander abzugrenzen.

Abdominalmuskelaplasie

Die kongenitale Abdominalmuskelaplasie wird auch als Fröhlich- oder Obrinsky-Syndrom, „Dörrpflaumenbauch-" oder „Prune-belly-Syndrom" bezeichnet (Balaji et al. 2000; Kabakus et al. 2000; Shimada et al. 2000). Dabei besteht eine vollständige oder partielle Aplasie der Bauchmuskulatur, insbesondere der lateralen Bauchmuskelgruppe, mit verschiedenen Anomalien im Urogenitalbereich. Ätiologie und Pathogenese sind nicht geklärt. Es besteht Androtropie. Neben einer spinalen Ursache wird eine kongenitale Myopathie als Ursache der Bauchmuskeldefekte diskutiert (Afifi 1979).

43.2 Muskelveränderungen bei Schädigungen, Erkrankungen und Reizungen peripherer Nerven

Die Veränderungen im Muskel nach einer Denervation durch Unterbrechung der zugehörigen motorischen Nerven gelten allgemein als Musterbeispiel einer Atrophie schlechthin.

Komplizierter als nach einer einfachen Nervendurchschneidung sind die Veränderungen im Muskel bei einer chronischen peripheren Neuropathie. Denn ein Nebeneinander von Nervenfaserdegeneration und -regeneration, -demyelinisation und -remyelinisation kann im Laufe von Monaten und Jahren zu vielfältigen Veränderungen führen, die alle Komponenten des Muskels mehr oder weniger stark verändern.

43.2.1 Nervenverletzungen

> Die wichtigste Veränderung nach einer Muskeldenervation durch eine Nervendurchschneidung besteht in der Atrophie der Muskelfasern, die zu einer erheblichen Reduktion des Gewichts im denervierten Muskel führt.

Während des 1. Monats verringert sich das durchschnittliche Faserkaliber um ein Drittel, während des 2. und 3. Monats um ungefähr 60% und nach 8 Monaten um 70%, wenn man die Faserkaliber mit denen normaler Muskeln vergleicht. Der Gewichtsverlust im denervierten Muskel beträgt bei der Ratte schon nach 3 Monaten 70–80% (Stonnington u. Engel 1973). Doch gibt es Speziesdifferenzen und Unterschiede in Abhängigkeit von der Art des untersuchten Muskels.

> Die *Zahl* der Muskelfasern ändert sich nach der Denervation nur geringfügig, nach 15 Monaten aber auf etwa die Hälfte der Faserzahl im Kontrollmuskel (Gutmann u. Zelená 1962).

Parallel zur Reduktion der Faserkaliber findet sich eine Verringerung des Durchmessers der einzelnen Myofibrillen. Aber auch die Mitochondrien verkleinern sich. Das sarkoplasmatische Retikulum erscheint allerdings zumindest relativ vermehrt. Die Verringerung der Myofibrillengröße resultiert aus einer Abspaltung einzelner Filamente an der Peripherie der Myofibrillen. Diese Filamente zerfallen dann in den intermyofibrillären Räumen, wobei im ersten Stadium der Atrophie ein „degenerativer autolytischer Prozess" in den Fasern zu beobachten ist. Im zweiten längeren Stadium setzt dann die sog. „einfache" Atrophie ein (Pellegrino u. Franzini 1963). Ein bestimmtes Faserkaliber von 3 µm wird allerdings in aller Regel nicht unterschritten (Schröder 1982). Sonstige degenerative Faserveränderungen bestehen in vakuoligen Veränderungen, selten einmal in einer vollständigen Degeneration mit Phagozytose und Kernpyknosen. Die Satellitenzellen vermehren sich als Reaktion auf eine Denervation (Karpati u. Engel 1968 a, b).

Die Typ-2-Fasern atrophieren rascher als die Typ-1-Fasern. In allen Fasertypen verringert sich nach der Denervation die Aktivität der Enzyme. Hinsichtlich der oxidativen Enzymaktivität sind die Fasertypenunterschiede schließlich fast vollständig aufgehoben; hinsichtlich der myofibrillären ATPase-Aktivität bleiben aber noch monatelang Unterschiede erhalten.

Eine *Reinnervation* des denervierten Muskels ist noch nach langen Zeiträumen möglich; doch scheint die bindegewebige Einscheidung der Muskelfasern nach etwa 2 Jahren so weit fortgeschritten zu sein, dass klinisch mit keiner sinnvollen Reinnervation (etwa durch eine Nerventransplantation) zu rechnen ist.

Bei *orthotoper Reinnervation* ist im reinnervierten Muskel in der Regel eine Fasertypengruppierung nachweisbar, sofern eine komplette Nervendurchtrennung vorausgegangen ist. Nach einer Nervenquetschung ist eine solche Gruppenbildung bestenfalls in angedeuteter Form nachweisbar.

Nach einer sog. *Kreuzinnervation*, wobei ein denervierter langsamer Muskel mit dem abgetrennten Nerv eines raschen Muskels reinnerviert wird, ändert sich der Muskelfasertyp in histochemischer, biochemischer und physiologischer Hinsicht im Sinne des reinnervierenden Neurons (Bullen et al. 1960; Gutmann u. Zelená 1962), d. h., es kann zu einer Umwandlung der histochemischen Fasertypen kommen.

Eine *Fremdinnervation* eines Muskels mit intakter Innervation führt zu keiner funktionellen muskulären Verbindung, auch wenn die Nervenfasern in den Muskel einwachsen. Erst wenn der zum Muskel gehörende Nerv durchschnitten wird, bilden sich funktionelle Kontakte zwischen dem fremden Nerv und den Muskelfasern.

Von einer *kollateralen Reinnervation* spricht man, wenn aussprossende Axone von erhaltenen Nervenfasern, was häufig vorkommt, benachbarte denervierte Muskelfasern reinnervieren, wodurch in der Regel eine Fasertypengruppierung resultiert (s. u.).

Nichtcholinerge Nervenfasern (des Sympathikus oder der Spinalganglien) führen nicht zu einer funktionsfähigen Innervation bzw. Reinnervation quer gestreifter Skelettmuskelfasern.

43.2.2 Periphere Neuropathien

In der in Kap. 22 erwähnten Klassifikation der neuromuskulären Erkrankungen sind die kongenitalen oder genetisch determinierten, metabolischen, traumatischen, toxischen, entzündlichen, blastomatösen oder neoplastischen und ätiologisch unklaren Erkrankungen der Spinalnerven und der peripheren Nerven in 271 Einzelpositionen aufgeschlüsselt.

Muskelbioptisch findet sich bei chronischen Neuropathien vom axonalen oder neuronalen Typ ein Nebeneinander von typischen Denervations- und Reinnervationszeichen wie von reaktiven Veränderungen, die als „myopathisch" oder als „Begleitmyopathie" (Mittelbach 1966) gedeutet werden. Charakteristisch sind *kleine Gruppen atrophischer Fasern*, die zumeist auf dem Querschnitt ab-

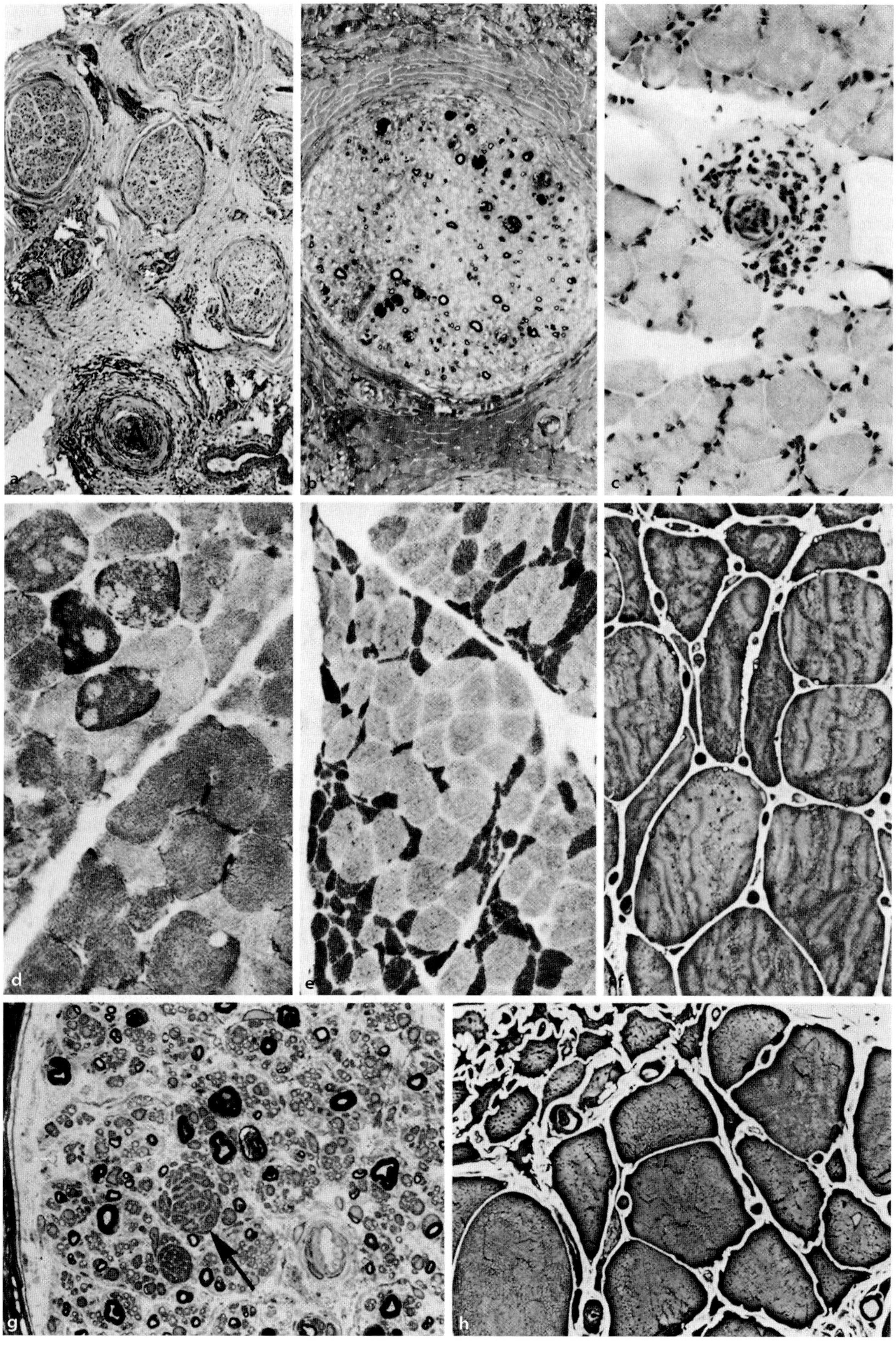
a
b
c
d
e
f
g
h

geflacht oder eckig (angulär, „angulated"), nicht rund, wie bei der infantilen spinalen Muskelatrophie, erscheinen (Abb. 43.2 d, 43.3 f, h). Diese partiell oder vollständig atrophischen Fasern gehören zumeist sowohl dem Typ 1 als auch dem Typ 2 an, wenn auch der Typ 2 etwas stärker betroffen sein kann. Der Grad der Muskelatrophie hängt von dem untersuchten Stadium des Prozesses ab. Gelegentlich ist eine netzförmige Verteilung der Muskelfaseratrophien zu finden, wie sie typischerweise bei der amyotrophischen Lateralsklerose vorkommt (Pongratz 1976; Schröder 1982). Bei 3 Vierteln der Patienten besteht eine Hypertrophie der Typ-1-Fasern.

Charakteristisch ist auch eine *Fasertypengruppierung* als Zeichen einer vorausgegangenen kollateralen Reinnervation denervierter Muskelfasern. Dabei müssen etwa 50, mindestens aber 15 Fasern gleichen histochemischen Typs zusammenliegen (Black et al. 1974; Meltzer et al. 1976). In frühen Stadien findet sich u. U. ausschließlich eine Fasertypengruppierung. In späten Stadien können neben kleinen auch große Gruppen atrophischer Fasern nachweisbar sein (Abb. 43.2 c, 43.3 e).

Des Weiteren finden sich *zentralständige Kerne* und *pyknotische Kernhaufen* in vollständig atrophischen Fasern.

Nur gelegentlich sind Fasernekrosen, Myophagien oder regenerierende Fasern nachweisbar, z. T. mit endomysialer Bindegewebsvermehrung. Typischerweise kommen auch Target- und Targetoidfasern vor (Engel 1961; Schotland 1969) (Abb. 43.2 c, d, 43.3 d), ebenso wirbelförmige Myofibrillenveränderungen und „Mottenfraßherde" in den Muskelfasern. Die hypertrophischen Fasern erscheinen oft aufgespalten. Auch finden sich häufig atrophische Fasern in enger Nachbarschaft von hypertrophischen Fasern. In fortgeschrittenen Stadien fällt die Fett- und Bindegewebsvermehrung im Sinne einer Vakatwucherung auf, die von Fall zu Fall sehr unterschiedlich ausgeprägt sein kann.

Bei *selektiv demyelinisierenden Polyneuropathien*, namentlich bei der hypertrophischen Neuropathie vom Typ Dejerine-Sottas, besteht zumindest in frühen Stadien eine auffällige Diskrepanz zwischen dem ausgeprägten Befund am peripheren Nerv und den relativ geringfügigen Veränderungen am Muskel (Abb. 43.2 a, b): Hier finden sich nur vereinzelt kleine Gruppen atrophischer Fasern, gelegentlich einmal eine Targetfaser. Die Faserdurchmesser sind aber insgesamt auffallend schmächtig (Schröder 1982). Später können die Axone bei wiederholter De- und Remyelinisation schließlich in zunehmender Zahl degenerieren, so dass es zur progressiven Denervationsatrophie der Muskelfasern, evtl. mit den Komplikationen einer kollateralen Reinnervation und Fasertypengruppierung als Vorstufe einer Atrophie größerer Gruppen und Felder von Muskelfasern, kommen kann.

43.2.3 Elektrostimulation

Durch *kurzfristige elektrische Reizung* einzelner motorischen Nervenfasern (indirekte Reizung; Rubinstein et al. 1978) lässt sich eine Reduktion des Glykogen- und Phosphorylasegehaltes der Muskelfasern induzieren, die u. a. zur Bestimmung der Zahl von Muskelfasern in einzelnen motorischen Einheiten verwendet worden ist (Edström u. Kugelberg 1968).

Durch *lang dauernde Stimulation* des intakten Nervs mit einer Reizfrequenz, die derjenigen in einem langsamen Muskel entspricht (10 Hz = 10 Impulse/s), lässt sich ein rascher Muskel in einen langsamen umwandeln (Salmons u. Vrbova 1969; Nix et al. 1985).

Diese Transformation schließt nicht nur die physiologischen Parameter des Muskels ein, sondern auch die histochemischen, biochemischen und ultrastrukturellen Eigenschaften (Rubinstein et al. 1978). Auch das kollagene Bindegewebe wird beeinflusst (Koskinen et al. 2000).

Auch durch eine *direkte Reizung* eines denervierten Muskels lässt sich bis zu einem gewissen Grade eine Umwandlung von Fasertypen bei entsprechender Reizfrequenz induzieren (Nix et al. 1985).

Abb. 43.3 a–f. Panarteriitis nodosa mit ausgeprägter Polyneuropathie und neurogener Muskelatrophie bei einem 56-jährigen Mann. **a** Im Epineurium des N. suralis zeigen zahlreiche Blutgefäße ausgeprägte perivaskuläre und auch in der Gefäßwand liegende mononukleäre Zellinfiltrate. Eine mittelgroße Arterie ist obliteriert (A) (HE; (Vergr. 590:1). **b** Nervenfaszikel mit starker Reduktion der Zahl großer und kleiner markhaltiger Nervenfasern und mit vielen Markscheidenabbauprodukten (Vergr. 112:1). **c** M. gastrocnemius mit umschriebenen perivaskulären mononukleären Zellinfiltraten, die nicht auf das angrenzende Muskelgewebe übergreifen. Die Muskelfasern zeigen gruppenförmige Atrophien ohne Nekrosen oder myophagische Reaktionen (Vergr. 184:1). **d** Succinatdehydrogenasereaktion mit fleckförmigen Aufhellungen in einzelnen dunklen Typ-1-Muskelfasern (Vergr. 195:1). **e** Myofibrilläre ATPase-Reaktion nach Präinkubation bei pH 9,4. Die dunklen Fasern (Typ 2) sind nahezu sämtlich atrophisch, nur vereinzelt auch die Typ-1-Fasern. Sowohl die hellen als auch die dunklen Fasern zeigen eine Fasertypengruppierung (Vergr. 112:1). **f** Die denervationsatrophischen Fasern liegen in kleinen Gruppen zusammen und sind oft stark abgeflacht oder „angulär" konfiguriert. Das endomysiale Bindegewebe ist noch kaum vermehrt, 460:1. **g, h** Refsum-Krankheit. **g** Nn. surales mit ausgeprägter Reduktion der Zahl großer und kleiner markhaltiger Nervenfasern. Markscheidenabbauprodukte sind nur vereinzelt zu finden. Ausgeprägte Proliferation der Schwann-Zellen, die stellenweise in größeren Haufen zusammen liegen (*Pfeil*) (Vergr. 300:1). **h** Ausgeprägte neurogene Muskelatrophie mit gruppenförmig angeordneten atrophischen Fasern, die von vermehrtem endomysialen Bindegewebe umgeben sind (Vergr. 150:1)

43.2.4 Training

Beim sportlichen Training sind die Auswirkungen einer kurzfristigen raschen Belastung oder Trainingsaktivität, etwa bei Sprintern, von denen einer Dauerbelastung, etwa bei Langläufern (Ausdauertraining), und von denen bei Gewichthebern (Kraftsporttraining) zu unterscheiden (Gollnick et al. 1973).

- Beim *Ausdauertraining* vergrößern sich die Mitochondrien. Die SDH-Aktivität sowie die Volumendichte der intrazellulären Triglyceridtropfen und die Zahl der Kapillaren pro Muskelareal nimmt zu (Edström u. Grimby 1986).
- Demgegenüber kommt es beim *Krafttraining* zu einer selektiven Typ-2-Faserhypertrophie mit Verminderung der SDH-Aktivität.

Es gibt zum Komplex des sportlichen Trainings und Dopings eine schier unübersehbare Literaturfülle (Hamilton u. Booth 2000).

■ **Differentialdiagnose.** Die Form der Aktivitätshypertrophie ist zu unterscheiden von einer echten Hypertrophie der Muskeln (Hypertrophia musculorum vera), deren Vorkommen allerdings umstritten ist, von einseitigen Hypertrophien ganzer Körperhälften mit Muskelhypertrophie sowie von fokalen Muskelhypertrophien (Pihko et al. 1993) und der sog. hypertrophischen branchialen Myopathie, die durch eine selektive Vergrößerung der Kaumuskulatur gekennzeichnet ist (idiopathische Masseterhypertrophie) (Schröder 1982). Eine Wadenhypertrophie bei peripherer Neuropathie kann paradoxerweise ebenfalls vorkommen (Uncini et al. 1994; Thomas et al. 1997).

43.2.5 Inaktivitätsatrophie

In Abhängigkeit von der Art der Inaktivität sind die verschiedenen Muskelfasertypen in unterschiedlicher Weise betroffen. Bei mäßiger Beeinträchtigung der Gehfähigkeit kommt es zu einer Atrophie der raschen Zuckungsfasern. Bei hochgradiger Bewegungseinschränkung (Immobilisation) findet sich sowohl eine Atrophie der raschen als auch der langsamen Zuckungsfasern. Bei schmerzhaften Kniegelenkerkrankungen fand sich demgegenüber eine isolierte Atrophie der langsamen Zuckungsfasern (Staudte u. Brussatis 1977).

Diesen verschiedenen Atrophieformen liegt vermutlich eine Störung der Quantität und Qualität in der Aktivierung der entsprechenden motorischen Einheiten zugrunde.

43.3 Erkrankungen des zentralen und peripheren motorischen Neurons

43.3.1 Amyotrophische Lateralsklerose

Bei dieser Krankheit (im angloamerikanischen Sprachraum missverständlich schlicht „motor neuron disease" genannt, obwohl dann auch die selektiven Erkrankungen der Vorderhornzellen, also ausschließlich des zweiten motorischen Neurons, hinzuzurechnen wären) ist sowohl das zentrale (erste) als auch das periphere (zweite) motorische Neuron erkrankt, d.h. sowohl die motorischen Zellen im Cortex cerebri als auch im Hirnstamm und im Rückenmark.

■ **Epidemiologie und Klinik.** Die Erkrankung tritt in der Regel sporadisch auf. Seltene familiäre Formen, eine besondere Form, die mit Parkinsonismus, und eine weitere, die mit Demenz kombiniert ist, und andere Syndrome müssen abgegrenzt werden (weitere Einzelheiten zur Definition sowie zur ungewissen Ätiologie und Pathogenese bei Swash u. Schwartz 1992; Ince et al. 1998; Ueyama et al. 1998; Wiedemann et al. 1998; Borthwick et al. 1999; Chou et al. 1999; Martin 1999; Rabin et al. 1999; Schröder 1999; Vielhaber et al. 1999; Williamson u. Cleveland 1999).

Sofern vorwiegend die *zentralen* motorischen Neurone betroffen sind, wird das klinische Bild von der Spastizität und Hyperreflexie geprägt. Die Erkrankung der *peripheren* motorischen Neurone führt zur Atrophie und Schwäche der betroffenen Muskeln, die vielfach ausgeprägte Faszikulationen aufweisen.

Die Erkrankung beginnt am häufigsten zwischen dem 50. und 70. Lebensjahr. Doch können auch andere Lebensaltersstufen betroffen sein.

■ **Histopathologie.** *Mikroskopisch* bestehen, auch wenn klinisch noch keine Schwäche nachweisbar ist, nahezu regelmäßig in allen untersuchten Muskeln pathologische Veränderungen. Dazu gehört vor allem eine Atrophie von Typ-1- und Typ-2-Fasern, die auf dem Querschnitt stark abgeflacht sind und manchmal in charakteristischer, wenn auch unspezifischer Weise in allen untersuchten Regionen annähernd gleichmäßig verteilt, netzförmig, zwischen den normal großen, erhaltenen Fasern angeordnet sein können (Abb. 43.1 d) (Pongratz 1976; Engel u. Franzini-Armstrong 1994). Im Unterschied zur infantilen spinalen Muskelatrophie sind die atrophischen Fasern vielfach irregulär konfiguriert (Abb. 43.1e); ihre Durchmesser liegen zwischen 6 und 18 μm. Hypertrophische Fasern kommen ebenfalls häufig vor, wobei in frühen Stadien überwiegend Typ-1-Fasern hypertrophieren. Eine Fasertypengruppierung (Fidzianska 1976) gehört nicht zum charakteristischen Bild, wenn auch eine Anordnung der atrophischen Fasern in kleinen Gruppen charakteristisch ist (Patten 1979).

Unter den *Kernveränderungen* fallen tigroide Formen auf. Zentral verlagerte Kerne sind nur selten nachweisbar. Degenerative und regenerative Veränderungen an den Muskelfasern kommen aber vor, myopathische Reaktionen oder Faserregenerationen schließen jedenfalls die Diagnose einer amyotrophischen Lateralsklerose nicht aus. Target- oder Targetoidfasern sind nur selten gehäuft nachweisbar, zumeist nur vereinzelt. Eine endomysiale Fibrose oder Gefäßreaktionen gehören nicht zum typischen Bild.

■ **Ätiologie.** Die Ursache der amyotrophischen Lateralsklerose ist, wenn man einmal von den erblichen Ausnahmefällen absieht, nicht geklärt. Diskutiert werden u.a. endogene und exogene Toxine, insbesondere Aluminium, Viren und endogene biochemische Anomalien der Neurone, insbesondere Defekte der DNS-Reparatur-Mechanismen, Ionenkanalfunktionsstörungen und immunologische Hypothesen (Kerkhoff et al. 1994). Die bei der familären ALS gefundenen Mutationen im Kupfer/Zink-Superoxid-Dismutase-1-Gen lassen sich manchmal auch bei der sporadischen Form der ALS nachweisen, so dass jetzt eine genetische Disposition zur Diskussion steht (Rouleau et al. 1996; Jackson et al. 1997; Shaw et al. 1998; Trotti et al. 1999).

■ **Prognose.** Die Prognose ist ungünstig. Innerhalb von Monaten bis zu wenigen, in der Regel 2–3 (bis 5) Jahren nach Beginn der Symptome führt die akute Form der Krankheit bei voller geistiger Klarheit der Patienten zum Tode (Jackson et al. 1997). Inzidenz und Mortalität betragen weltweit, von bestimmten Regionen im Westpazifik abgesehen, etwa 1 (0,8–1,5) auf 100 000 Personen (Kurtzke 1982). Nur bei etwa einem Viertel der Fälle ist eine relativ benigne Variante zu beobachten (Brooke 1977).

43.3.2 Schädigungen des zentralen motorischen Neurons

Das zentrale motorische Neuron kann bei zahlreichen verschiedenartigen Prozessen mehr oder weniger selektiv geschädigt sein, so z.B. nach Schlaganfällen und Traumen, bei Systematrophien (den verschiedenen Formen der spastischen Spinalparalyse; s. Kap. 13) und ausgedehnteren kortikalen Prozessen.

Das Vorkommen eines Muskelschwundes in den betroffenen Extremitäten hemiplegischer Patienten ist seit langem bekannt.

Mikroskopisch lässt sich dabei anfangs eine überwiegende Typ-2-Faseratrophie nachweisen (Edström 1970; Ashby u. Verrier 1976). Da auch Targetfasern vorkommen können, die als sicheres Denervationszeichen gelten, ist zu vermuten, dass später eine transsynaptische (transneuronale) Degeneration der distalen (peripheren) Motoneurone auftritt, nachdem die kortikospinalen Fasern degeneriert sind.

Pathogenetisch sind als Ursache der hemiplegischen Muskelatrophie verschiedene Faktoren zu berücksichtigen, so eine Inaktivität, außerdem Störungen der Blutversorgung, möglicherweise auch eine Atrophie sowie Störungen von Seiten des Gyrus postcentralis, wo ein „trophisches" Zentrum für die Muskulatur lokalisiert sein soll (McComas 1977).

Eine suprasegmentale Chordotomie, d.h. eine Durchtrennung des Rückenmarks, führt im Experiment zu einer mäßiggradigen Atrophie beider histochemischer Fasertypen mit zusätzlichen „myopathieähnlichen" Veränderungen (Karpati u. Engel 1968a). Bei der Bestimmung der verschiedenen Myosintypen lassen sich sog. Hybridfasern mit mehreren Schwerkettenmyosinformen (MHC I, IIa, IIb und IIx) nachweisen (Talmadge et al. 1999).

43.3.3 Störungen der zentralen Tonusregulation

Hierzu gehören vor allem die Parkinson-Krankheit bzw. das Parkinson-Syndrom oder der Parkinsonismus (s. Kap. 13). Außerdem sind hier verschiedene Tremorformen zu nennen sowie die Folgen der Dezerebellierung oder Deafferentierung sowie heredodegenerative und andere Erkrankungen der spinozerebellären Systeme, insbesondere auch Myklonien und Myokymien.

Mikroskopisch findet sich beim Parkinsonismus neben einer Verringerung des mittleren Faserkalibers vor allem eine bevorzugte Atrophie der Typ-2-Fasern. Außerdem besteht eine geringe zahlenmäßige Dominanz der Typ-1-Fasern auf Kosten der Typ-2a-Fasern (Edström 1970). Die meisten anderen genannten Störungen der Tonusregulation sind noch nicht hinreichend im Hinblick auf die histopathologischen Muskelveränderungen untersucht.

43.3.4 Psychosen

Ob eine wiederholt bei Psychosen – insbesondere von akut schizophrenen Patienten – beschriebene Myopathie in die Gruppe der Erkrankungen bzw. Störungen der zentralen Tonusregulation zu rechnen ist oder nicht, lässt sich gegenwärtig noch nicht entscheiden. Doch ließen sich wiederholt reichlich Nemalinkörper und Atrophien der Typ-2-Fasern nachweisen, die zumindest auf eine zentrale, neurogene Pathogenese sowohl der Typ-2-Faseratrophie als auch der Nemalinkörper hinweisen (Meltzer et al. 1973).

43.4 Unklassifizierte neuromuskuläre Erkrankungen

Unter „unklassifizierten neuromuskulären Erkrankungen" kann man sowohl diejenigen verstehen, die vorläufig wegen unklarer Ätiologie, Pathogenese und Lokalisation nicht zu klassifizieren sind, als auch solche, die es noch in Zukunft zu erkennen oder abzugrenzen gilt. Für erstere sei als Beispiel eine „neuromuskuläre Krankheit mit granulär-hyalinen Kerneinschlüssen" erwähnt, bei der pathognomonische Kerneinschlüsse eine Diagnose erlauben (Schröder 1982; Schröder et al. 1985). Nach klinischen Befunden ist aber nicht nur die Muskulatur, sondern auch das zentrale und periphere Nervensystem betroffen. Möglicherweise ist diese Erkrankung zu den Viruskrankheiten zu rechnen, wenn man der Interpretation feinstruktureller parakristalliner Strukturen in einzelnen hyalinen Kerneinschlüssen bei einer vermutlich etwas ähnlichen sporadischen Erkrankung Glauben schenkt (Lindenberg et al. 1968).

Angesichts solcher und zahlreicher anderer unklassifizierbarer oder noch unklassifizierter Fälle der Literatur ist damit zu rechnen, dass in Zukunft noch viele Probleme der Nosologie und der Klassifikation zu lösen sind, bevor eine Rubrik „unklassifizierte Erkrankungen" ausgelassen werden kann.

Literatur

Afifi AK, Rebeiz J, Mire J, Andonian J, Kaloustian VM (1972) The myopathology of the Prune belly syndrome. J Neurol Sci 15: 153–165

Ashby P, Verrier M (1976) Neurophysiologic changes in hemiplegia. Possible explanation for the initial disparity between muscle tone and tendon reflexes. Neurology 26: 1145–1151

Balaji KC, Patil A, Townes PL, Primack W, Skare J, Hopkins T (2000) Concordant prune belly syndrome in monozygotic twins. Urology (Online) 55: 949

Beersiek F, Parks AG, Swash M (1979) Pathogenesis of anorectal incontinence. A histometric study of the anal sphincter musculature. J Neurol Sci 42: 111–127

Black JT, Bhatt GP, Dejesus PV, Schotland DL, Rowland LP (1974) Diagnostic accuracy of clinical data, quantitative electromyography and histochemistry in neuromuscular disease. A study of 105 cases. J Neurol Sci 21: 59–70

Borthwick GM, Johnson MA, Ince PG, Shaw PJ, Turnbull DM (1999) Mitochondrial enzyme activity in amyotrophic lateral sclerosis: implications for the role of mitochondria in neuronal cell death. Ann Neurol 46: 787–790

Brooke MH (1977) A clinician's view of neuromuscular diseases. Williams & Wilkins, Baltimore

Bullen AJ, Eccles, JC, Eccles RM (1960) Interactions between motoneuronesand muscles in respect of the characteristic speed of their responses. J Physiol (Lond) 150: 417–439

Chou SM, Han CY, Wang HS, Vlassara H, Bucala R (1999) A receptor for advanced glycosylation endproducts (AGEs) is colocalized with neurofilament-bound AGEs and SOD1 in motoneurons of ALS: immunohistochemical study. J Neurol Sci 169: 87–92

Doyu M, Sobue G, Mukai E, Kachi T, Yasuda T, Mitsuma T, Takahashi A (1992) Severity of X-linked recessive bulbospinal neuronopathy correlates with size of the tandem CAG repeat in androgen receptor gene. Ann Neurol 32: 707–710

Edström L (1970) Selective changes in the sizes of red and white muscle fibres in upper motor lesions and Parkinsonism. J Neurol Sci 11: 537–550

Edström L, Grimby L (1986) Effect of exercise on the motor unit. Muscle Nerve 9: 104–126

Edström L, Kugelberg E (1968) Histochemical composition, distribution of fibres and fatiguability of single motor units. Anterior tibial muscle of the rat. J Neurol Neurosurg Psychiatry 31: 424–433

Emery AE (1971) The nosology of the spinal muscular atrophies. J Med Genet 8: 481–495

Engel WK (1961) Muscle target fibers, a newly recognized sign of denervation. Nature 191: 389

Engel AG (1994) Myasthenic syndromes. In: Engel u. Franzini-Armstrong (eds) (1994), vol 2, pp 1798–1835

Engel AG, Franzini-Armstrong C (eds) (1994) Myology, 2nd edn. McGraw-Hill, New York

Fidzianska A (1976) Morphological differences between the atrophied small muscle fibres in amyotrophic lateral sclerosis and Werdnig-Hoffmann disease. Acta Neuropathol (Berl) 34: 321–327

Gilliam TC, Brzustowicz LM, Castilla LH et al. (1990) Genetic homogeneity between acute and chronic forms of spinal muscular atrophy. Nature 345: 823–825

Gollnick PD, Armstrong RB, Saltin B, Saubert CW, Sembrowich WL, Shepherd RE (1973) Effect of training on enzyme activity and fiber composition of human skeletal muscle. J Appl Physiol 34: 107–111

Gutmann E, Zelená J (1962) Morphological changes in denervated muscle. In: Gutmann E (ed) The denervated muscle. Czechoslovak Acad Sci, Prag, pp 57–102

Hamilton MT, Booth FW (2000) Skeletal muscle adaptation to exercise: a century of progress. J Appl Physiol 88: 327–331

Ince PG, Tomkins J, Slade JY, Thatcher NM, Shaw PJ (1998) Amyotrophic lateral sclerosis associated with genetic abnormalities in the gene encoding Cu/Zn superoxide dismutase: molecular pathology of five new cases, and comparison with previous reports and 73 sporadic cases of ALS. J Neuropathol Exp Neurol 57: 895–904

Jackson M, Al-Chalabi A, Enayat ZE, Chioza B, Leigh PN, Morrison KE (1997) Copper/zinc superoxide dismutase 1 and sporadic amyotrophic lateral sclerosis: analysis of 155 cases and identification of a novel insertion mutation. Ann Neurol 42: 803–807

Jennekens FG, Meijer AE, Bethlem J, Van Wijngaarden GK (1974) Fibre hybrids in type groups. An investigation of human muscle biopsies. J Neurol Sci 23: 337–352

Kabakus N, Serhatlioglu S, Akfirat M, Kazez A, Aydinoglu H, Ozercan I, Aygun AD (2000) Prune-belly syndrome associated with extra-abdominal abnormalities in a 7-year-old boy. Turk J Pediatr 42: 158–161

Kaji R (2000) Facts and fancies on writer's cramp (comment, editorial). Muscle Nerve 23: 1313–1315

Karpati G, Engel WK (1968a) Correlative histochemical study of skeletal muscle after suprasegmental denervation, peripheral nerve section, and skeletal fixation. Neurology 18: 681–692

Karpati G, Engel WK (1968b) „Type grouping" in skeletal muscles after experimental reinnervation. Neurology 18: 447–455

Kerkhoff H, Hassan SM, Troost D, Van Etten RW, Veldman H, Jennekens FG (1994) Insulin-like and fibroblast growth factors in spinal cords, nerve roots and skeletal muscle of human controls and patients with amyotrophic lateral sclerosis. Acta Neuropathol (Berl) 87: 411–421

Koskinen SO, Kjaer M, Mohr T, Sorensen FB, Suuronen T, Takala TE (2000) Type IV collagen and its degradation in paralyzed human muscle: effect of functional electrical stimulation. Muscle Nerve 23: 580–589

Kurztke JF (1982) Epidemiologie of amyotrophic lateralssclerosis. In: Rowland LP (ed) Human motor neuron disease. Raven, New York, pp 281–302

Lindenberg R, Rubinstein LJ, Herman MM, Haydon GB (1968) A light and electron microscopy study of an unusual widespread nuclear inclusion body disease. A possible residuum of an old herpesvirus infection. Acta Neuropathol (Berl) 10: 54–73

Lorson CL, Strasswimmer J, Yao JM et al. (1998) SMN oligomerization defect correlates with spinal muscular atrophy severity. Nat Genet 19: 63–66

Martin LJ (1999) Neuronal death in amyotrophic lateral sclerosis is apoptosis: possible contribution of a programmed cell death mechanism. J Neuropathol Exp Neurol 58: 459–471

Matsuura T, Demura T, Aimoto Y, Mizuno T, Moriwaka F, Tashiro K (1992) Androgen receptor abnormality in X-linked spinal and bulbar muscular atrophy. Neurology 42: 1724–1726

McComas AJ (1977) Neuromuscular function and disorders. Butterworths, London

Meltzer HY, McBride E, Poppei RW (1973) Rod (nemaline) bodies in the skeletal muscle of an acute schizophrenic patient. Neurology 23: 769–780

Meltzer HY, Rastogi S, Ellison J (1976) Quantitative histochemical evaluation of normal human skeletal muscle. Neurology 26: 849–852

Mittelbach F (1966) Die Begleitmyopathie bei neurogenen Atrophien. Springer, Berlin Heidelberg New York

Nix WA, Reichmann H, Schröder MJ (1985) Influence of direct low frequency stimulation on contractile properties of denervated fast-twitch rabbit muscle. Pflugers Arch 405: 141–147

Patten BM, Zito G, Harati Y (1979) Histologic findings in motor neuron disease. Relation to clinically determined activity, duration, and severity of disease. Arch Neurol 36: 560–564

Pellegrino CF, Franzini C (1963) An electron microscopic study of denervation atrophy inred and white skeletal muscle fibers. J Cell Biol 17: 327–349

Pihko H, Lehtinen I, Tikkanen H et al. (1993) Progressive unilateral hypertrophic myopathy: a case study (see comments). Muscle Nerve 16: 63–68

Pongratz D (1976) Differentialdiagnose der Erkrankungen der Skelettmuskulatur an Hand von Muskelbiopsien. Enzymhistochemische und histometrische Untersuchungen zur besonderen Vulnerabilität der Typ-II-Fasern. Thieme, Stuttgart

Rabin BA, Griffin JW, Crain BJ, Scavina M, Chance PF, Cornblath DR (1999) Autosomal dominant juvenile amyotrophic lateral sclerosis. Brain 122: 1539–1550

Rorke LB (1992) Anatomical features of the developing brain implicated in pathogenesis of hypoxic-ischemic injury. Brain Pathol 2: 211–221

Rouleau GA, Clark AW, Rooke K et al. (1996) SOD1 mutation is associated with accumulation of neurofilaments in amyotrophic lateral sclerosis. Ann Neurol 39: 128–131

Rubinstein N, Mabuchi K, Pepe F, Salmons S, Gergely J, Sreter F (1978) Use of type-specific antimyosins to demonstrate the transformation of individual fibers in chronically stimulated rabbit fast muscles. J Cell Biol 79: 252–261

Salmons S, Vrbova G (1969) The influence of activity on some contractile characteristics of mammalian fast and slow muscles. J Physiol (Lond) 201: 535–549

Scharf JM, Endrizzi MG, Wetter A et al. (1998) Identification of a candidate modifying gene for spinal muscular. Nat Genet 20: 83–86

Schotland DL (1969) An electron microscopic study of target fibers, target-like fibers and related abnormalities in human muscle. J Neuropathol Exp Neurol 28: 214–228

Schröder JM (1982) Pathologie der Muskulatur. Springer, Berlin Heidelberg New York

Schröder JM (1999) Pathologie peripherer Nerven. Springer, Berlin Heidelberg New York Tokyo

Schröder JM, Krämer KG, Hopf HC (1985) Granular nuclear inclusion body disease: fine structure of tibial muscle and sural nerve. Muscle Nerve 8: 52–59

Shaw CE, Enayat ZE, Chioza BA, Al-Chalabi A, Radunovic A, Powell JF, Leigh PN (1998) Mutations in all five exons of SOD-1 may cause ALS. Ann Neurol 43: 390–394

Shimada N, Sobue G, Doyu M et al. (1995) X-linked recessive bulbospinal neuronopathy: clinical phenotypes and CAG repeat size in androgen receptor gene. Muscle Nerve 18: 1378–1384

Shimada K, Hosokawa S, Tohda A, Matsumoto F, Johnin K (2000) Histology of the fetal prune belly syndrome with reference to the efficacy of prenatal decompression. Int J Urol 7: 161–166

Staudte HW, Brussatis F (1977) Selective changes in size and distribution of fibre types in vastus muscle from cases of different knee joint affections. Z Rheumatol 36: 143–160

Stonnington HH, Engel AG (1973) Normal and denervated muscle. A morphometric study of fine structure. Neurology 23: 714–724

Swash M, Schwartz MS (1992) What do we really know about amyotrophic lateral sclerosis? J Neurol Sci 113: 4–16

Talmadge RJ, Roy RR, Edgerton VR (1999) Persistence of hybrid fibers in rat soleus after spinal cord transection. Anat Rec 255: 188–201

Thomas PK, Marques W Jr, Davis MB et al. (1997) The phenotypic manifestations of chromosome 17p11.2 duplication. Brain 120: 465–478

Towfighi J, Marks K, Palmer E, Vannucci R (1979) Mobius syndrome. Neuropathologic observations. Acta Neuropathol (Berl) 48: 11–17

Trotti D, Rolfs A, Danbolt NC, Brown RH Jr., Hediger MA (1999) SOD1 mutants linked to amyotrophic lateral sclerosis selectively inactivate a glial glutamate transporter. Nat Neurosci 2: 427–433

Ueyama H, Kumamoto T, Fujimoto S, Murakami T, Tsuda T (1998) Expression of three calpain isoform genes in human skeletal muscles. J Neurol Sci 155: 163–169

Uncini A, Di Muzio A, Chiavaroli F et al. (1994) Hereditary motor and sensory neuropathy with calf hypertrophy is associated with 17p11.2 duplication. Ann Neurol 35: 552–558

Vielhaber S, Winkler K, Kirches E et al. (1999) Visualization of defective mitochondrial function in skeletal muscle fibers of patients with sporadic amyotrophic lateral sclerosis. J Neurol Sci 169: 133–139

Wang CH, Carter TA, Das K, Xu J, Ross BM, Penchaszadeh GK, Gilliam TC (1997) Extensive DNA deletion associated with severe disease alleles on spinal muscular atrophy homologues. Ann Neurol 42: 41–49

Wiedemann FR, Winkler K, Kuznetsov AV, Bartels C, Vielhaber S, Feistner H, Kunz WS (1998) Impairment of mitochondrial function in skeletal muscle of patients with amyotrophic lateral sclerosis. J Neurol Sci 156: 65–72

Williamson TL, Cleveland DW (1999) Slowing of axonal transport is a very early event in the toxicity of ALS-linked SOD1 mutants to motor neurons. Nat Neurosci 2: 50–56

Zerres K, Rudnik-Schöneborn S, Forrest E, Lusakowska A, Borkowska J, Hausmanowa-Petrusewicz I (1997a) A collaborative study on the natural history of childhood and juvenile onset proximal spinal muscular atrophy (type II and III SMA): 569 patients. J Neurol Sci 146: 67–72

Zerres K, Wirth B, Rudnik-Schöneborn S (1997b) Spinal muscular atrophy – clinical and genetic correlations. Neuromusc Disord 7: 202–207

Zerres K, Rudnik-Schöneborn S, Wirth B (1998) Proximale spinale Muskelatrophien. Dtsch Ärztebl 95: 1340–1347

Sachverzeichnis

(Fett gedruckte Seitenzahlen weisen auf die aufschlussreichsten Stellen der Thematisierung hin)

A

Abdominalmuskelaplasie 706
Abetalipoproteinämie, Neuropathie bei 564
ABO-Unverträglichkeit 87
Acrylamid, Giftwirkung 406
Acrylamid-Neuropathie 545
Addison-Symptomatik 487
Adhäsionsmoleküle 7, 17, 21
Adrenoleukodystrophie 486
Adrenomyeloneuropathie 486
Adrenomyelopathie, Neuropathie bei 565
Agenesie 29
Agenesie der Hirnnervenkerne (Möbius) 48
Agyrie 49, 50
Ahornsirup-Krankheit 495
Aicardi-Syndrom 48
Aids-Enzephalopathie **226**
Aids-Neuropathie 584
Akranie 54
Aktin 630
Aktinfilament-Myopathie 642
Aktivatorprotein-Gendefekte 469, 478
Alexander-Krankheit 515
Algengifte 413
Alkohol, akute Intoxikation 421
Alkoholabusus bei Epilepsie 176
Alkohol-Entzugssyndrom 422
Alkohol-Enzephalopathie 422
Alkoholismus, chronischer 422
Alkoholmetabolismus 419
Alkoholschäden **419**
Alkoholsyndrom, fetales 57
Alpers-Huttenlocher-Syndrom 177
Alpers-Syndrom 451, 492
Alpha-Synuklein 276, 294
ALS **278**, 710
ALS mit Frontallappendemenz 281
Altern, physiologisches **91**
Altersdemenzen 99
Aluminium-Enzephalopathie 397
Alzheimer-Glia 424, 453, 512
Alzheimer-Kriterien 100
Alzheimersche Krankheit **99**
Alzheimer-Stadieneinteilung nach Braak 102
Aminosäuren, verzweigtkettige 495
Amiodoron-Neuropathie 549
Ammonshornsklerose **178**
Ammonshornzellband 25
Amoebeninfektion 209

Amphetamin, Giftwirkung 409
Amyloid bei JCD 248
Amyloid in Plaques 97
Amyloid-Angiopathie 99, 147
Amyloid-Neuropathien 557
Amyloidosen 509
Amyloidosen, familiäre, Polyneuropathie bei 559
Amyloid-Precursor-Protein 97
Anastomosen 113
Anenzephalie 32
Aneurysmen 137
– arteriosklerotische 140
– dissezierende 140
– entzündliche 140
– sakkuläre 138
Anfälle, neonatale 176
Angiitis, primäre des ZNS 148
Angiogliome 356
Angiokeratoma corporis diffusum 475
Angiolipome 374
Angiome, kavernöse 385
Antikonvulsiva-Enzephalopathie 179
Antiphospholipidsyndrom 150
Aortenbogen-Syndrom 151
Apert-Syndrom 55
Apgar-Werte 75
Aphasie, primäre progressive 108
Aplasie 29
Apolipoprotein E 104
Apoptose **8**, 24, **25**, 123, 172
Aquäduktstenose, kongenitale 66
Aquaeduktstenose 40, **42**
Aquaeduktstenose nach Meningitis 196
Arachnoidalzyste 52
Arachnopathien, chronische 197
Arboviren 216
Archizerebellum 275
Area cerebrovasculosa 32
Area postrema 26
Arnold-Chiari-Anomalie 37
Arrhinenzephalie 46
Arsen-Neuropathie 544
Arsenverbindungen, organische 398
Arsenvergiftungen 398
Arterien, primitive persistierende 27
Arteriosklerose **142**
Arthritis, rheumatoide 593
Arthrogryposis multiplex congenita 634
Arylsulfatase A 463
Aspartoazyklase-Gen 444
Aspergillose 213

Asphyxie 73
Ästhesioneuroblastome 365
Astroblastome 360
Astroglia **9**
Astrozytenreaktion bei Nekrosen 133
Astrozytome **348**
– anaplastische 352
– desmoplastische infantile 352
– fibrilläre 348
– gemästete 350
– pilozytotische 351
– protoplasmatische 349
Ataxia teleangiectasia 288, 510, 567
Atherosklerose 99
Atresie 29
Atrophie, sporadische olivopontozerebelläre **287**
Atrophien, spinozerebelläre (SCA) **286**
Autoimmunreaktion bei MS 234
Autoregulation der Hirndurchblutung 119
Axone 17, 523
Axonotmesis 534
Axonschollen 92
Axon-Verkalkungen 82

B

Balkenmangel **43**, 47
Balòsche Krankheit 238
Barth-Syndrom 491
Bassen-Kornzweig-Syndrom 564
Batten-Krankheit 483
Becker-Muskeldystrophie 625
Beschleunigungstrauma 311
Beta-A4-Amyloid 317
Beta-Oxidationsstörung der Fettsäuren 494
Bickerstaff-Enzephalitis 219
Bielschowsky-Körper 509
Binswangersche Krankheit **143**
Biomechanik des Hirntraumas 310
Biopsie peripherer Nerven 526
Biopsie, stereotaktische 343
Bismut, Giftwirkung 398
Blasenhirn 79
Blastomykose 213
Blei-Neuropathie 544
Bleivergiftungen 398
Blepharoblasten 357
Blitzschlag 330
Blutgefäße des ZNS, Gewebsaufbau 118

Blut-Hirnschranke 3, **13**, 156
Blut-Liquor-Schranke 13, 157
Blutungen, intrazerebrale **134**
– intrazerebrale durch Trauma 316
– periventrikuläre 79
Blutversorgung, spinale 117
Borreliose 202
Botulismus 206, 413
Botulismus, Muskulatur bei 698
Bourneville-Pringle-Krankheit 383
Boxer-Demenz 317
Braak-Kriterien der M. Alzheimer-Stadien 102
Braunsteinvergiftung 400
Brückenblutungen 320
Brückenvenen-Abriss 304
BSE **250**
Bulbärparalyse, progressive 706
Bulbärsyndrom 320
Büngner-Bänder 534
Bunina-Körper 280
Buscaino-Körper 442

C

CADASIL 145
Cadherine 7
Cadmium, Giftwirkung 399
Cadmium-Neuropathie 545
CAG-Wiederholungen 286
Caissonkrankheit 332
Cajal-Retzius-Zellen 23, 172
Calbindin 172
Calretinin 172
Canavan-Krankheit 442
Cannabinoide 410
Carnitinpalmitoyltransferase-Mangel 663
Carnitin-Stoffwechselstörungen 494, 495
Caspasen-Kaskade 8
Cavum septi pellucidi 42
Cavum Vergae 42
Central core disease 642
CERAD-Kriterien des M. Alzheimer 101
Ceramid 9
Chagas-Krankheit 584
Charcot-Marie-Tooth-Krankheit 568
Chemikalien-Hypersensitivitäts-Sndrom MCS), multiples 550
Chiari-Anomalien 37
Chloroquin, Giftwirkung 412
Chloroquin-Neuropathie 548
Cholesteringranulome 360
Cholesterin-Stoffwechselstörungen 513
Cholesterinxanthogranulome 514
Cholinesteraseinhibitoren 699
Chordome 375
Chorea Huntington 108, **289**
Chorea minor Sydenham 292
Choreoakanthozytose **292**
Chorioamnionitis 77
Choristom 361
Churg-Strauss-Syndrom 593
Cisplatin-Neuropathie 545
Cisplatin-Schäden 401
Claudicatio intermittens 676

Claudin 14
Clioquinol, Giftwirkung 412
Cockayne-Syndrom 511, 563
Cogan-Syndrom 214
Coma diabeticum 154
Coma vigile 320
Commotio cerebri 314
Contrecoup 311
Contusio cerebri 314
CO-Vergiftung **403**
CO-Vergiftung, intervallärer Verlauf 404
Crack, Giftwirkung 410
Creutzfeldt-Jakob-Krankheit (CJD) 246, **251**
Creutzfeldt-Jakob-Krankheit, familiäre 253
Creutzfeldt-Jakob-Krankheit, iatrogen übertragene 255
Creutzfeldt-Jakob-Krankheit, neue Variante (nvCJD) 255
Crigler-Najjar-Syndrom 87
Critical-illness-Polyneuropathie 555
Crouzon-Syndrom 55
CTG (Cardiotokogramm) 75
Cyanide, Giftwirkung 405
Cyanwasserstoff-Vergiftung 405

D

Dandy-Walker-Syndrom 34, 36
Danon-Krankheit 659
Darmgliazellen 17
DDT-Neuropathie 547
Degeneration, frontotemporale 108
– granulovakuoläre 99
– kolloide 132
– kortikobasale 108, 296
– spinozerebelläre 284
– spongiöse 248
– striatonigrale 296
Dejerine-Sottas-Syndrom 573
Delirium tremens 422
Dementia pugilistica 105, 298, 317
Demenz bei M. Parkinson 106
Demenz mit Silberkörnern 106
Demenz vom Lewy-Körper-Typ 105
Demenz vom Neurofibrillentyp 104
Demenz, vaskuläre 107
Dentatum-Ruber-Pallidum-Luysi-Degeneration 289
Dermalsinus 39
Dermatomyositis 681
Dermoidzyste 39
Desmin-Myopathien 630
Desmoide 693
Desmoplakin-Vimentin-Zytoskelett 345
Determinationsperiode 28
Determinationspunkt 29
Diabetes mellitus **154**
– Myopathie bei 664
Dialyse-Enzephalopathie 454
Diastematomyelie 39
Diphenylhydantoin, Toxizität 409
Diphterie 206
Diphterie-Toxin 414
Diphtherie, Neuropathie nach 586
Diplomyelie 39

Divertikel des Aquäduktes 44
Dopamin 14
Doppelbildungen des ZNS 55
Doppelkortex 50
Dormant-cell-Hypothese 174
Down-Syndrom 56
Drainagebereiche, venöse 113, **116**
Druckkonus 343
Duchenne-Muskeldystrophie 621
Dura mater 301
Durahämatome **303**
Durahämatome bei Neugeborenen 82
Durahygrom 307
Dying back 406, 560, 584
Dysautonomie, familiäre 576
Dysgenesie 29
Dysplasie, fibromuskuläre 153
– septooptische 48
– thanatophore 42, 55
– neuronale 81
Dysraphie 29, 31
Dysraphie, tektozerebelläre 36
Dyssynergia cerebellaris myoclonica 509
Dystrophie, infantile neuroaxonale, peripheres NS bei 577
– infantile spongiöse 442
– neuroaxonale, symptomatische 264
– riesenaxonale 267
Dystrophien, neuroaxonale (NAD) **263**
– spongiöse **441**
Dystrophin 621, 628

E

E 600 und 605-Neuropathie 546
E 605-Vergiftung 408
EAE 235
Echinokokkus 208
Edwards-Syndrom 57
Ehlers-Danlos-Syndrom 513
Einschlusskörper 277
Einschlusskörper-Myopathien 631, **641**
Einschlusskörpermyositis 682
Ektopie 29
Ektopien von Hirngewebe 53
Elektrostimulation 709
Embolien, paradoxe 83
Embryonale Gefäße, persistierende 114
Emery-Dreifuss-Muskeldystrophie 625
Eminentia mediana 26
Encephalitis epidemica 217
Encephalitis hämorrhagica Hurst 225
Encephalopathia saturnina 398
Endarterien 114
Endoneurium 523
Endplatte, motorische, Krankheiten der 695
Entwicklungsstadien des ZNS **21**
Entzündungen im ZNS **193**
Enzephalitiden, post- bzw. parainfektiöse 224
Enzephalitis, limbische 214, 388
– nekrotisierende 219
Enzephalomyelitis, experimentell-allergische 235

Enzephalomyelitis, postvakzinale 223
Enzephalomyelopathie, subakute nekrotisierende 447
Enzephalopathia chron. progressiva subcorticalis 143
Enzephalopathie, bovine spongiforme (BSE) 250
Enzephalopathie, hepatische 424, 452,
– hypertensive 134
– multizystische 80, **85**
– pankreatische 453
– renale 454
– tuberkulöse 200
– urämische 454
– mitochondriale **445**
– transmissible spongiforme **241**
Enzephalozelen 35
Ependymoblastome 359
Ependymom, myxopapilläres 359
Ependymome **357**
Epiduralblutung, spinale 321
Epidural-Hämatom 303
Epilepsie **167**
– symptomatische 174
– therapierefraktäre 81
– Todesursachen 180
– Pathogenese 171
Epilepsiechirurgie **178**
Epilepsien, Klassifikationen 167
Epilepsien, Neurophysiologie 169
Epileptogenese 169
Erweichung 129
Erythema migrans 202
Erythematodes 149
Erythrophagen im Liquor 188
ESES 177
Ethylenoxid-Neuropathie 546
Exenzephalie 33
Extrazellulärmatrix bei Tumoren 340
Exzitotoxizität 124

F

Fabry-Krankheit 475
Fabry-Krankheit, Neuropathie bei 563
Fahrsche Krankheit 153
Falxrisse bei Neugeborenen 82
Farber-Krankheit 476
Farber-Krankheit, Neuropathie bei 563
Fasertypendisproportionierung 644
Fatal familial insomnia 258
Fehlbildungen **28**
Fehlbildungen, vaskuläre spinale 160
Fehlmyelinisierung 133
Feto- u. Embryopathie, alkoholbedingte 429
Fettembolie 319
Fettkörnchenzellen 129
Fingerabdruckkörper-Myopathie 645
Fingerprint-Muster 485
Fischgifte 413
Fistel, arterio-venöse 116
Fleckfieber-Enzephalitis 219
Foix-Alajouanine- Myelopathie 161
Folatmangel 33
fos-Antigen 313
Fraktur, wachsende 313
Framingham-Studie 121
Frataxin 491
Friedreich-Ataxie, peripheres NS bei 577
Friedreich-Krankheit 284
Frühjahr-Sommer-Enzephalitis 217
Fruktose-Störungen 506
Fukosidose 479

G

GABA und Astrozyten 12
Gain-of-function-Hypothese des Zelltodes 246
Galaktosämien 505
Galaktosialidose 479
Galaktozerebrosidose 465
Gametopathien 29
Gammopathien, Polyneuropathien bei 557
Gangliogliome **363**
Gangliogliome als Epilepsieursache 176
Ganglioneurom 595
Ganglionitis bei Zoster 222
Gangliosidosen 467
Gangliozytome 363
Gap junctions 7, **10**
Gasblasenembolie 333
Gaucher-Krankheit 470
Geburtstrauma 73
Gefäßspasmen 141
Gegenstoßpol 311
Germinom, Zellen in CSF 190
Germinome 381
Gerstmann-Sträussler-Scheinker-Krankheit (GSS) 249, **257**
GFAP 11
Gifte, tierische und Muskelpathologie 699
Glasgow-Komaskala 310
Glia, periphere 17
Glia-Metamorphose, fettige (Virchow) 84
Gliazellen **9**
Gliedergürtel-Muskeldystrophie 628
Glioblastom, Zellen in CSF 190
Glioblastome **353**
Gliomatosis cerebri 361
Gliome, chordoide 361
– heterotope 361
Gliomzellen in CSF 190
Gliosarkome 355
Gliose, progressive subkortikale 108
Globoidzell-Leukodystrophie 465
Globoidzell-Leukodystrophie, Neuropathie bei 561
Glue sniffing 410
Glukose-Transporter 14
Glukozerebrosidase 470
Glutamat 12
Glutamatrezeptoren 74
Glutamatrezeptoren bei Epilepsie 170
Glutarazidurien 497
Glutathionmangel 502
Glykogenosen **506**
Glykogenosen, Muskelbefunde 657
Glykogenstoffwechselstörungen, Neuropathie bei 566

Glykoproteinosen 478
Glykoproteinsyndrom, kohlenhydratdefizientes 509
GM_1-Gangliosidose 469
GM_2-Gangliosidose 467
Gold-Neuropathie 545
Goldverbindungen, Giftwirkung 400
Golgi-Apparat 5
Golgizellen 276
Granularzelltumoren 361, 691
Grenzzonen, vaskuläre 159
Grippe-Enzephalitis 225
GSS **257**
Guam-Parkinson-Demenzkomplex 108, 281
Guillain-Barré-Syndrom 584, **586**
Gyrierung 23

H

Hallervorden-Spatz-Krankheit 267
Hämangioblastome **373**
Hämangiome der Muskulatur 693
Hämangioperizytom 373
Hamartien, glioneuronale bei Epilepsie 175
Hamartome 365, 385
Hämatoidin in Liquorzellen 188
Hämatom, epidurales 303
Hämatom, spinales bei Neugeborenen 83
Hämatom, subdurales 304
Harnstoffzyklus 499
Hartnup-Syndrom 503
Haschisch 410
Haubenmeningitis 195
Hedgehog, sonic 46
Heine-Medinsche Krankheit 221
HELLP-Syndrom 88
Herdenzephalitis, metastatische 204
Heredoataxia polyneuritiformis 489
Heroin, Toxizität 411
Heroin-Neuropathie 550
Herpes zoster 222
Herpes zoster-Neuropathie 583
Herpes-simplex-Enzephalitis 219
Herpesviren 216
Herzfehler, angeborene und Perinatalschäden 88
Heterotopien 29, 51
Hexacarbon-Neuropathie 546
Hexachlorophen, Giftwirkung 407
Hexachlorophen-Neuropathie 547
Hippel-Lindau-Krankheit 384
Hippokampusformation 25, **173**
Hirano-Körper 92
Hirnabszess 204
Hirnalterung 92
Hirndurchblutung, Pathophysiologie 119
Hirndystrophie, spongiöse infantile 503
Hirnmetastasen 387
Hirnödem 157
Hirntod, intravitaler 127
Hirntumoren **337**
– Epidemiologie 338
– Genetik 341
– Klassifikation 346

Hirnverletzung, Biomechanik 310
- gedeckte 310
- offene 308
Hirnwarze 52, 176
Histidinämie 503
Histiozytose X 514
Histoplasmose 213
Hitzeschockproteine 74
Hitzschlag 328
HIV-Enzephalopathie **226**
HMSN **568**
Hochdruck-Enzephalopathie **135**
Höhenkrankheit 333
Holoprosenzephalie 43, **46**
Homer-Wright-Rosetten 357, 367
Homozystinurie 501
Honigwabenstruktur 356
HSAN **575**
Huntingtin 290, 491
Huntington-Krankheit **289**
Hurst-Enzephalitis 225
HWS-Verletzung 322
Hyalinose 136
Hydantoin-Schäden 409
Hydranenzephalie 79
Hydrocephalus aresorptivus 308
Hydrocephalus hypersecretorius 67
Hydromyelie 34, 38, **44**
4-Hydroxybutyrazidurie 503
Hydrozephalus **63**
- nach Meningitis 196
- kommunizierender 66
- kongenitaler 40, 67
- posthämorrhagischer 81
- nicht-kommunizierender 65
Hygrom, subdurales 83, 307
Hyperammonämien 499
Hyperbilirubinämie bei Neugeborenen 87
Hyperglycinämie 497
Hypermyelinisations-Neuropathie 573
Hyperphenylalaninämien 502
Hyperprolinämie 503
Hyperthermie 328
Hyperthermie, maligne 654
Hyperthyreoidismus 664
Hypertyrosinämie 502
Hypoglykämie 75, **154**
Hypophysen-Anomalien 55
Hypophysenfunktionsstörungen 664
Hypoplasie 29
Hypothermie 327
Hypothyreose, Polyneuropathie bei 555
Hypoxie 120
Hypoxie und Perinatalschaden 85

I

Iktogenese 169
Immunhistologie bei Hirntumoren 344
Impression, basiläre 54
Inaktivitätsatrophie 710
Infarkt, anämischer 128
- haemorrhagischer 134
- lakunärer 134
INH-Neuropathie 548
Inienzephalie 34, 35, 41

Inkontinenz, anorektale 706
Insolation 328
Insomnie, letale familiäre 258
Intensivmedizin, Polyneuropathie bei 555
Intermediärfilamente 11
Intoxikationen **395**
Ionenkanalkrankheiten **653**
Ischämie 74
- globale 124
Ischämieformen 121
Ixodes ricinus 217

J

Jimpy-Mausmutante 16
Joubert-Syndrom 36

K

Kalimo-Myopathie 626
Kallmann-Syndrom 56
Kalziumoxalat-Enzephalitis 215
Kampfstoff-Gifte 408
Kanalisationsphase 22
Kandidose 212
Kappen-Myopathie 643
Kardioenzephalomyopathie 451
Karnosinämie 503
Karzinogenese, chemische 339
Karzinome am peripheren NS 597
Karzinomzellen in CSF 190
Kavernom 385
Kavitationshypothese 311
Kearns-Sayre-Syndrom 448, 492
Kearns-Sayre-Syndrom, Neuropathie bei 567
Keimlagerblutungen 79
Keimzelltumoren 381
Kennedy-Krankheit 282
Kernikterus 87
Kernohan-Kerbe 343
K-Homöostase 12
Kinderlähmung, zerebrale 74
Kindesmisshandlung 305
Kindling 171
Kindstod, plötzlicher 88
Klassifikation der Epilepsien 168
Klassifikation der Stoffwechselstörungen 459
Kleeblattschädel 55
Kleinhirn, funktionelle Anatomie 274
Kleinhirnatrophie, alkoholbedingte 425
Kleinhirndruckkonus 343
Kleinhirn-Körnerzellen 276
Kleinhirnrindenatrophien, sporadische 288
Klippel-Feil-Syndrom 38
Koagulationsnekrose **131**
Kohlenmonoxid-Neuropathie 546
Kohlenmonoxid-Vergiftung **403**
Kohlenwasserstoff-Vergiftung 406
Kokain, Giftwirkung 409
Kokzidiomykose 213
Kollagentypen 119
Kollateralen 113
Kolliquationsnekrose 125, **129**
Komaskala 310

Korbzellen 276
Krabbe-Krankheit 465
Krampfbereitschaft 170
Krampfschäden **178**
Kraniopharyngeome **381**
Kraniorachischisis 32
Kraniosynostose 55
Kreislaufstörungen des ZNS **113**
Kriblüren 136
Kryoglobulinämie, peripheres NS bei 601
Kryptokokkose 213
Kufs-Krankheit 483
Kugelberg-Welander-Krankheit 282
Kugelblutung, traumatische 319
Kugelblutungen 136
Kugelfisch-Gift 413
Kupferstoffwechsel-Störungen **511**
Kupfertransportstörung 512
Kuru-Krankheit 257
Kuru-Plaques 248
Kyematopathien 29

L

Lähmung, progressive supranukleäre 295
Lakunen 136
Lambert-Eaton-Syndrom 697
Landau-Kleffner-Syndrom 177
Lansbury-Mechanismus bei Prionkrankheiten 244
Lateralsklerose, amyotrophe **278**, 710
Leberglia 453
Leberkrankheiten, Polyneuropathie bei 554
Lebersche hereditäre Opticusatrophie 492
Lebersche Ophthalmoneuroretinopathie 450
Leberzirrhose 424
Leigh-Syndrom 447, 494
- maternal vererbtes (MILS) 493
Lepra-Neuropathie 584
Leptomeningitis purulenta 194
Lesch-Nyhan-Syndrom 504
Leukämien und peripheres NS 598
Leukodystrophie, metachromatische (MLD) 462
Leukodystrophie, metachromatische, Neuropathie bei 560
Leukodystrophie, neuroaxonale 268
Leukodystrophien, sudanophile, orthochromatische 516
Leukoenzephalomyelitiden **223**
Leukoenzephalopathie, progressive multifokale 228
Leukoenzephalopathie, subkortikale vaskuläre 109
Leukoenzephalopathie, telenzephale 82
Leukoenzephalopathien, diffuse 389
Leukomalazie, periventrikuläre 81
Leukosen, Zellen in CSF 191
Lewy body-like inclusions 280
Lewy-Körper 92, 277, 294
Lewy-Körper-Demenz 105
Lewy-Körper-Krankheit **295**
Lhermitte-Duclos-Krankheit 363

Limb girdle muscular dystrophy 628
Lindan-Vergiftung 407
Lipidspeicher-Myopathien 663
Lipofuscin 92
Lipofuszingranula 5
Lipogranulomatose, disseminierte 476
Lipome 374
Liponeurozytome 364
Liquor cerebrospinalis 64, 163
Liquorresorption 65
Liquorzell-Anreicherung 183
Liquor-Zelltypen 184
Liquor-Zirkulationsstörungen 63
Liquorzytologie der Hirntumoren 344
Lissenzephalie 49
Lithiumsalze, Giftwirkung 400
Lobäratrophien 106
Locked-in-Syndrom 320
Loss-of-function-Hypothese des Zelltodes 246
Louis-Bar-Syndrom 288, 510
– Neuropathie bei 567
Lowe-Syndrom 486
LSD 410
Lückenfelder 441
Lückenschädel 37
Lues cerebrospinalis 200
Lues, konnatale 200
Luftembolie 319, 333
Lupus erythematodes 149
Lupus erythematodes und peripheres NS 593
Lyme-Borreliose 202
– peripheres NS bei 584, 598
– primäre des ZNS 378
Lymphomzellen in CSF 191
Lymphozytenantigen-Antikörper 345
Lyssa 219

M

M. Alexander 515
M. Balò 238
M. Besnier-Boeck-Schaumann 204
M. Binswanger 109, 143
M. Boeck 685
M. Canavan 442, 503
M. Devic 239
M. Fabry 475
M. Fahr 153
M. Farber 476
M. Farber, Neuropathie bei 563
M. Gaucher 470
M. Haltia-Santavuori 483
M. Hand-Schüller-Christian 514
M. Hunter 481
M. Huntington 108
M. Jansky-Bielschowsky-Batten 483
M. Krabbe 465
M. Kufs 483
M. Leigh 447
M. Maroteaux-Lamy 482
M. Menkes 512
M. Morquio 482
M. Niemann-Pick Typ A und B 471
M. Parkinson 106, 293
M. Pelizaeus-Merzbacher 509
M. Pfaundler-Hurler 481
M. Pick 106

M. Refsum 489
M. S. 233
M. Sandhoff 468
M. Sanfilippo 481
M. Scheie 482
M. Schilder 238
M. Sly-Neufeld 482
M. Stengel-Batten-Spielmeyer-Vogt-Sjögren 483
M. Tangier 564
M. Tay-Sachs 467
M. Unverricht-Lundborg 508
M. van Bogaert-Bertrand 503
M. Welander 631
M. Whipple 203
M. Wilson 511
Machado-Joseph-Krankheit 289, 298
MAG 235
Makroglia bei Nekrosen 133
Malaria 209
Malformationen, arterio-venöse 385
Malignitätsgrad 348
Malignomtherapie-Schäden 389
Manganvergiftung 400
Marburg-Krankheit 238
Marchiafava-Bignami-Syndrom 427
Marihuana 410
Marinesco-Körper 92
Marinesco-Sjögren-Syndrom 289, 641
Markschäden durch Trauma 316
Markschattenherde 236
Markscheiden 524
Masern-Enzephalitis 224
Massenverschiebungen 341
Matrix, extrazelluläre 119
Matrixzellen 23
Matrixzell-Heterotopie 52
Matrixzellschicht 24
Meckel-Gruber-Syndrom 38
Meckel-Syndrom 56
Medikamenten-Vergiftungen 408
Medulloblastom 366
Medulloblastom, desmoplastisches 367
Medulloblastom, Zellen in CSF 190
Medulloepitheliom 368
Medullomyoblastom 367
Megalenzephalie 43, 53
Melanoblastom-Zellen in CSF 191
Melanozytom 369
Melanozytose, diffuse 369
MELAS 449, 493
MELAS, Neuropathie bei 567
Meningeal-Leukosen 191
Meningeoangiomatosen 386
Meningeome 369
Meningitiden, akute abakterielle 197
Meningitis, eitrige 194
Meningoencephalitis tuberculosa 197
Meningoenzephalitis, arzneimittelinduzierte 215
Meningokokken-Meningitis 194
Meningozele 38
Meperidin-Giftwirkung 408
MERRF 449, 493
– Neuropathie bei 567
Meskalin 410
Metastasen 387

Metastasierung von Hirntumorzellen 386
Methotrexat, Giftwirkung 412
Methylalkoholvergiftung 407
Methylchlorid, Giftwirkung 406
Methylmalonazidurie 496
MHC (major histocompatibility complex) 3
MHC-II-Antigene bei MS 235
Migration 23
Migrationsstörung 29
Mikrenzephalie 53
Mikroaneurysmen 136
Mikrodysgenesien 51
Mikrodysgenesien bei Epilepsie 174, 176
Mikrofilamente 6
Mikroglia 16
Mikroglia bei Nekrosen 132
Mikrogliareaktion bei Trauma 314
Mikrogummata 200
Mikrogyrien 84
Mikropolygyrie 49, 50
Mikrozephalie 53
Miller-Dieker-Syndrom 50
MILS, maternal vererbtes Leigh-Syndrom 493
Mineralisation 82
Minimal change myopathy 647
Minimata-Krankheit 402
Mischgliome, oligoastrozytäre 357
Missbildungen 28
Missbildungen, Ätiologie 30
Missbildungen, Epidemiologie 29
Mitochondriopathien 445, 490
Mittelhirnsyndrom 320
MLD 462
MLD mit normaler Arylsulfatase A 463
Möbius-Syndrom 48, 87, 706
Monro-Kelly-Doktrin 69
Morphin, Toxizität 411
Morsier-Syndrom 48
Moya-Moya-Krankheit 152
MPTP 408
Mukolipidosen 478
Mukopolysaccharidosen 481
Mukopolysaccharidosen, Neuropathie bei 566
Mukosulfatidose 463
Multicore- (Minicore)- Krankheit 642
Multiinfarkt-Demenz 109
Multiinfarktenzephalopathie 144
Muskelaplasien 673
Muskelatrophie, progressive spinale 703, 704
Muskelatrophien, neurogene 701
Muskelatrophien, spinale 281, 701
Muskelbiopsietechnik 612
Muskeldefekte 673
Muskeldenervierung durch Nervendurchschneidung 707
Muskeldystrophie 621
Muskeldystrophie vom Gliedergürteltyp 628
– fazioskapulohumerale 626
– myotonische 652
– okulopharyngeale 633

- autosomal-dominante u. rezessive 629
- kongenitale 633
Muskelfaser-Entwicklung 607
Muskelfasertypen **610**
Muskelinfarkt, ischämischer 676
Muskelkater 675
Muskelkrankheiten, Klassifikation **615**
Muskelquetschung 675
Muskelriss 676
Muskeltraining 710
Muskeltumoren **689**
Muskulatur, normale **607**
Myalgie-Syndrom, eosinophiles 409, 549
Myasthenia gravis 696
Myasthenie, kongenitale 697
- Penicillin-induzierte 698
- symptomatische 698
Myelin associated glycoprotein 235
Myelinisation 25
Myelinolyse, zentrale pontine 427
Myelinscheide 15
Myelome und peripheres NS 598
Myelopathie, alkoholbedingte 427
- angiodysgenetische, nekrotisierende 161
- traumatische 321
Myelopathien 160
Myeloschisis 33
Myelose, funikuläre 452
Myoglobulinämien, Muskelbefunde bei 667
Myoklonus-Epilepsie 479
Myoklonus-Epilepsie, juvenile 177
Myopathie mit exzessiver Aktinfilament-Anhäufung 642
Myopathie mit fokalen Myofibrillendefekten 643
Myopathie mit subsarkolemmaler Myofibrillolyse 643
Myopathie, alkoholbedingte 428
- hypothyreotische 664
- myotubuläre 626
- nukleodegenerative 641
- sarkotubuläre 646
- mit tubulären Aggregaten 645
- distale **631**
- entzündliche **679**
- kongenitale **639**
- metabolisch und hormonell bedingte 657
- mitochondriale 644, **659**
- myotubuläre 640
- nutritive 668
- paraneoplastische 670
- toxische 669
Myositiden 679
Myositiden durch Trichinen 680
Myositis orbitalis 684
Myositis ossificans 667
- fokale 684
- proliferative 685
Myotonia congenita 653
Myotonie, chondrodystrophische 653
- kaliumverstärkte 653
- rezessiv generalisierte (Becker) 653

N

Nabelschnur und Perinatalschaden 77
NAD 264
NAD, infantile 265
NAD, lokale mit Eisenablagerung 267
NAD, spätinfantile und juvenile 267
Nasengliom 361
Nasu-Hakola-Krankheit, Neuropathie bei 563
N-CAM 21
Nekrose 8
Nekrose, fibrinoide 136
Nekrose, frische 129
Nemalin-Myopathie 642
Neomembranen bei Durahämatomen 306
Neozerebellum 275
Nerven, periphere, Entnahme- u. Untersuchungstechnik 521, **525**
- normale Strukturen **522**
- physikalische Schäden **531**
Nervenbiopsie 526
Nervendurchschneidung 537
Nervenfasern **522**
Nervenkompression 537
Nervenleitgeschwindigkeit 525
Nervenscheidenganglien 378
Nervenscheidentumoren, maligne 377
- periphere 375
Nervensystem, autonomes, Entwicklung 28
Nervensystem, peripheres **521**
Nervenwurzelausriss 537
Nervenzellen **4**
Nervenzellnekrose, pontosubikuläre 86
Neugeborenenkrämpfe, benigne familiäre 177
Neuralleiste 28
Neuralplatte 21
Neuralrinne 21
Neuralrohr 21, 22
Neuralrohrdefekte 31
Neurapraxis 533
Neurinome 376
Neuroakanthozytose 292, 564
Neuroblastome, zerebrale **365**
Neurofibrillen-Degeneration 94
Neurofibromatose 383
Neurofibrome 376
Neuroichthyosis 505
Neurolues 200
Neurom 537, 578
Neuromyelitis optica 239
Neuromyopathie mit myofibrill.Zytoplasmakörpern 643
Neuropathie, alkoholische 427, 542
- karzinomatöse 597
- lepröse 584
- postdiphtherische 586
- tomakulöse 569, **575**
- diabetische 533
- entzündliche **583**
- hereditäre 557
- hereditäre motor.-sensorische **568**
- hereditäre sensorische u. autonome 575
- metabolische 553

- nutritive **541**
- paraneoplastische **597**
- periphere 707
- toxische **543**
Neurothekeome 377
Neurotmesis 534
Neurotransmitter 12
Neurotubuli 6
Neurozytome 364
Neurulation 21
NIA-Kriterien des M. Alzheimer 100
Niemann-Pick-Krankheit 471
Niemann-Pick-Krankheit, Neuropathie bei 561
Niemann-Pick-Krankheit Typ C 473
Nitrite als Gift 404
Nitrosegase als Gift 404
NMDA-Rezeptoren 13
Non-Hodgkin-Lymphome, primäre des ZNS 378
Normaldruck-Hydrozephalus 67
NO-Synthase 13, 172
Notochord 21
Noxen, teratogene 30
nvCJD 255

O

Ödemformen 157
Oleylanilid-Vergiftung 408
Oligodendroglia **15**
Oligodendrogliome **356**
Oligosaccharidosen 478
Opalski-Zellen 453, 512
OPCA **287**
Ophthalmoplegia externa 631, 661
Ophthalmoplegie, chron.-progress. externe 492
Opsoklonus 388
Organ, subfornikales 26
- subkommissurales 26
Organisation von Nekrosen 129
Organtransplantation, Enzephalopathie nach 455
Organum vasculosum 26
Osteogenesis imperfecta 55
Oxalose 215
Oxalosen, Neuropathie bei 566

P

p53 9
Pacchioni-Granulationen 64
Pachygyrie 49, 50
Pachymeningitis hypertrophicans cervicalis 194
Pachymeningitis purulenta 194
Pachymeningosis haemorrhagica int. 307
Paläozerebellum 37, 275
Pallidumdegeneration 297
Pallidumgefäß-Verkalkung 153
Pallister-Hall-Syndrom 56
Panarteriitis nodos 148
Panarteriitis nodosa und peripheres NS 593
Panenzephalitis, subakute sklerosierende 229
Paragangliome 366

Paragangliome am peripheren NS 595
Paralyse, hypokaliämische periodische 654
– juvenile 200
– periodische bei Thyreotoxikose 654
– progressive 200, **202**
– progressive supranukleäre 108
Paramyotonia congenita 653
Paraneoplasie-Syndrome 214, 388
Paraparese, hereditäre spastische 283
Paraproteinämien, peripheres NS bei 599
Parathion-Neuropathie 546
Parenchymnekrose, elektive 125, 129, 134
Parkinson-Demenz-Komplex 108, 298
Parkinsonismus, postanoxischer 297
– postenzephalitischer 217
– vaskulärer 297
Parkinson-Krankheit **293**
Partikelkomplexe, orthogonale 11
Pätau-Syndrom 57
Pathoklise 123, 174
PCR-Methode bei Meningitis 198
Pearson-Syndrom 493
Pelizaeus-Merzbacher-Krankheit 509
Penumbra 123, 132
Periinfarktzone 132
Perinatalschäden **73**
Perineuriome 377, 588
Perineuritis 588
Perineurium 523
Periventrikular-Blutungen 79
Peroxidation O$_2$-freier Radikale 74
Peroxisombiogenese-Störungen **488**
Peroxisomen-Stoffwechselstörungen, Neuropathie bei 565
Persistenz embryonaler Gefäße 114
Pertussis-Enzephalopathie 225
Phagozytose 131
Phakomatosen 383
Pharyngealhypophyse 32
Phenylketonurie 502
Phlegmone 204
Phophorvergiftungen 400
Phosphorverbindungen, organische, Neuropathie durch 546
Phosphosäureester, Giftwirkung 408
Picksche Krankheit 106
Pick-Zellen und -Kugeln 107
Pilzgifte 413
Pilzinfektionen **211**
Pinealistumoren **368**
Pinealiszysten 369
Pineoblastom 369
Pineozytom 368
Plaques, multizentrische 249
– floride bei JCD 249
– senile 95
Plasmodium falciparum 209
Plasmozytom und peripheres NS 598
Plasmozytom, Polyneuropathie bei 557
Platin als Gift 401
Platin-Neuropathie 545
Platybasie 54
Plazentabefunde bei Perinatalschäden 76
Plektinmangel 630

Pleozytose bei MS 233
Plexus chorioideus 63
Plexuskarzinome 360
Plexuspapillome **359**
PML 228
PNET **366**, 367, 368
Pockenschutzimpfung 223
Polioenzephalitis, akute, diffuse 217
Polioenzephalomyelitiden **215**
Poliomyelitis 221
Polyglukosankörper 508
Polyglukosankörper-Speicherkrankheit **659**
Polymyositis 682
Polymyositis, eosinophile 685
Polyneuropathie, alkoholische 428
– chron.-progress. entzündliche 587
– diabetische 664
– urämische 554
Ponto-Subikularnekrose 86
Porenzephalie 77
Porphyrien, Polyneuropathie bei 560
Pränatal-Hirnschäden 77
Präsenilin 97
Primärfurchen 23
Prionkrankheiten **241**
– Pathogenese 244, 245
Prionprotein 241
Proboskis 46
Profile, kurvilineare 485
– rektilineare 485
Proliferationsmarker 345
Propionazidurie 496
PrP-Gene 242
Prusiner-Mechanismus bei Prionkrankheiten 244
Pseudo-Arylsulfatase-Mangel 465
Pseudorosetten 357
Pseudotumor orbitae 684
Pseudozysten bei Toxoplasmose 207
Pudenz-Holter-Ventil 71
Purkinjezellen 275
Purpura cerebri 226
Pyruvatdehydrogenase-Komplex-Störungen 498

Q

Quecksilber-Neuropathie 544
Quecksilbervergiftungen 401
Quetschpräparate 344

R

Rabies 219
Rachischisis 38
Radialglia 23, 51
Radikale, Peroxidation 74
Ragged-red-Fasern 447, 661, 662
Ramsey-Hunt-Syndrom 509
Ranvier-Schnürringe 523
Rasmussen-Enzephalitis 177, 221
Raumforderung, intrakranielle 341
Rauschdrogen 409
Reduktionskörper-Myopathie 646
Reelin 24, 172
Refsum-Krankheit 489
– Neuropathie bei 565
– infantiles 488

– infantiles, Neuropathie bei 565
Regeneration 4
Regeneration peripherer Nerven 534
Regenerationsfähigkeit zentralnervösen Gewebes 25
Reifegrade bei Neugeborenen 77
Reifestadien des Gehirns 73, 75
Reifeverzögerungen 74
Reifgeburten mit Hirnschäden 82
Reifungsstörung als Epilepsie-Ursache 171
Remak-Zellen 523
Resochin-Neuropathie 548
Resorption von Nekrosen 129
Retikulum, axoplasmatisches 523
Rett-Syndrom 225, 486
Rhabdoidtumoren 368
Rhabdomyolyse, idiopathische 667
Rhabdomyome 689
Rhabdomyosarkome 690
Rhombenzephalitis 219
Rhombenzephalosynapsis 47
Rhombenzephalozele 38
Riesenaxonen-Dystrophie 267, 577
Riesenzell-Arteriitis 149
Riesenzellastrozytom, subependymales 351
Riesenzellen bei HIV 228, 237
Riesenzell-Glioblastom 355
Riley-Day-Syndrom 576
Ringblutung, traumatische 319
Risikofaktoren, perinatale 76
Rosenthal-Fasern 45
Rosenthal-Fasern in pilozyt. Astrozytomen 351
Rosettentumoren, glioneuronale 364
Rötelnpanenzephalitis 229
Roussy-Levy-Syndrom 569
Rubeolen-Panenzephalitis 229
Rückenmarksdurchblutung 117, 159
Rückenmarksinfarkte 160
Rückenmarkstraumen 320

S

Salla-Krankheit 479
Sandhoff-Krankheit 468
Sarin 408
Sarkoidose 204
Sarkome 374
Sarkosporidiose 681
Satellitenzellen 17
Sauerstoff als Gift 405
Sayk-Methode 183
Schädeldachfraktur 303
Schädel-Hirntrauma bei Epilepsie 176
Schildersche Krankheit 238
Schizenzephalie 77
Schizophrenie, morphologische Veränderungen bei 435
Schlagtrauma 312
Schlangengifte 413
Schleudertrauma 322
Schnürfurchen 342
Schussverletzung 309
Schütteltrauma 305
Schwann-Zellen 17
Schwefelkohlenstoffvergiftung 407

Schwefelwasserstoffvergiftung 405
Scrapie 245, **250**
Seckel-Syndrom 54
Seitelberger-Krankheit 265
Sekretase 97
Sekundärfurchen 23
Sexualdimorphismus 24
Siderophagen nach Traumen 308
Silberkörner-Demenz 106
Sinusthrombosen 155
Sinusthrombosen, perinatale 86
Sjögren-Larssen-Syndrom 504
Sjögren-Syndrom 594
Skein-like inclusions 280
Skelettmuskulatur **607**
Sklerose, diffus disseminierte 238
– konzentrische 238
– maligne monophasische 238
– multiple **233**
– progressive systemische 593
– tuberöse 383
Skolizes 208
SLE 149
SMA **281**
Smith-Lemli-Opitz-Syndrom 38, 514
Sneddon-Syndrom 150
Sniffing 399, 410
Soorenzephalitis 212
Sphäroide 263
Sphäroidkörper-Myopathie 643
Sphingolipidaktivatorprotein-Defekte 478
Sphingomyelinase-Defekt 471
Spina bifida 38, 39
Spinalerkrankung, funikuläre 452
Spinalparalyse, spastische 284
Spinaltrauma 321
Spongioblastome, polare 365
Spontanaborte 76
SSPE 229
Stammganglien, funktionelle Anatomie 273
Status dysmyelinisatus 85
Status epilepticus 179
Status marmoratus 79
Status spongiosus 441
Steele-Richardson-Olszewski-Syndrom 277, **295**
Stereotaxie 343
Sternzellen 276
Stickstoff-Monoxid (NO) 13
Stiftgliose 45
Stoffwechselstörungen, genetische **457**
Stoffwechselstörungen, Grundlagen 458
Stoffwechselstörungen, Klassifikationskriterien 459
Störungen, mitochondriale 490
Stoßkanalblutungen 317
Strahlenmyelopathie, transitorische 332
Strahlennekrose 331, 389
Strahlenspätschaden 332
Strahlenspätschäden, peripherer Nerv 538
Stressantwort 124
Striatumnekrose, infantile bilaterale 292

Stromschäden am peripheren Nerven 538
Stromunfall 329
Strümpell-Lorrain-Syndrom 283
Sturge-Weber-Krankheit 384
Sturzverletzungen 311
Subarachnoidalblutung, traumatische 307
Subduralblutung, spinale 321
Subduralhämatom 304
Subependymom 359
Suchtmittel 409
Sulcus-und Gyrus-Formation 22
Sympathicogoniom 595
Synapsen **6**
Synaptophysin 172
Syndrom, apallisches 320
– hydroletales 41
– okulozerebrorenales 486
– paraneoplastisches 214, 388
– skapuloperoneales 628
Syndrome, neurokutane 382
Synuklein 276
Syringomyelie 34, 38, **44**
Systematrophien **271**

T

Tabes dorsalis 202
Tabun 408
Tabun-Neuropathie 546
Takayashu-Krankheit 151
Tangier-Krankheit 564
Tangles 94
Taubheit-Dystonie-Syndrom 491
Tau-Protein 94, 276
Taxol-Neuropathie 549
Tay-Sachs-Krankheit 467
Teleangiektasien 385
Tellur, Giftwirkung 402
Temporallappenenzephalitiden 219
Temporallappen-Epilepsie 170
Temporallappenresektion 174
Tenascin 21, 25
Tenascin C bei Epilepsie 171
Tentoriumrisse bei Neugeborenen 82
Tentorium-Schnürfurchen 342
Terminationsperiode, teratogenetische 28
Tetanus 206
Tetanus, Muskulatur bei 698
Tetanustoxin 414
Tethered cord 40
Tetraäthylblei-Vergiftung 399
Tetrachlorkohlenstoff-Neuropathie 547
Tetrachlorkohlenstoff-Vergiftung 406
Tetrodotoxin 413
Thalamus-Verschmelzung 48
Thalidomid-Neuropathie 549
Thallium, Giftwirkung 402
Thallium-Neuropathie 545
Thrombendangitis obliterans 150
Thrombophlebitis bei Meningitis 196
Thrombosen, arterielle 155
Tight junctions 14, 156
Tight junctions bei Meningitis 195
Todesliganden 8
Tollwut 219

Torkildsen-Drainage 71
Totgeburten 76
Toxic-oil-syndrom 408, 548
Toxoplasmose 207
Toxoplasmose, konnatale 209
Transketolase-Störung 506
Trauma und Tumor 340
Traumen, mechanische **301**
Traumen, nichtmechanische physikalische **327**
Triäthylzinn-Vergiftung 403
Trichinose 680
Trichloräthylen, Giftwirkung 407
Trichlorethylen-Neuropathie 547
Trigeminalarterie, persistende, primitive 27
Trigonozephalie 55
Trinukleotide 286
Trisomie 13, 46, 57
Trisomie 18, 57
Trisomie 21, 56
Triton-Tumoren 377
Trypanosoma cruzi 584
Tryptophan, Toxizität 409
Tryptophan-Neuropathie 549
Tuberkulom 199
Tuberkulose **197**
Tuberkulose-Meningitis 197
Tumor und Trauma 340
Tumoren **337**
Tumoren des peripheren NS 596
Tumoren, dysembryoplastische neuroepitheliale 364
Tumoren, glioneuronale papilläre 363
Tumoren, primitive neuroektodermale (PNET) **366**
Tumorzellen im Liquor 189

U

Ubiquitin 94, 278
Ulegyrie 51
Ulegyrien 84
Ulrich-Feichtiger-Syndrom 57
Unreife des Gehirns 79
Urämie, Polyneuropathie bei 554
Uveomeningoenzephalitis 214

V

V. Galeni-Thrombose 155
Van Bogaert-Bertrand-Krankheit 442
Varizellen-Enzephalitis 224
Vaskulitiden 147
Vaskulitiden am peripheren NS 588
Venenthrombosen 155
Venenthrombosen, perinatale 86
Ventrikulozisternostomie 71
Veränderungen, spongiforme 246, 441
Verbrennungen 329
Vergiftungen **395**
Verkalkung der Pallidumgefäße 153
Verkalkungen von Axonen 82
Versorgungsbereiche, vaskuläre 113
Vertebralis-Basilaris-Syndrom 115
Vincristin, Toxizität 412
Virchows fettige Glia-Metamorphose 84

Virusinfektionen 216
Virusmyositiden 679
Vitamin B$_2$-Komplex-Mangel 541
Vitamin-B$_{12}$-Mangel 542
Vitamin-B$_1$-Mangel 541
Vitamin-B$_6$-Mangel 542
Vitamin-E-Mangel 542
Vogt-Koyanagi-Harada-Syndrom 214
Volkmann-Kontraktur, ischämische 676
Vulnerabilität, selektive 123

W

Waldenström-Makroglobulinämie, Polyneuropathie 557, 601
Walker-Warburg-Syndrom 634
Wallenberg-Syndrom 115
Wegener-Granulomatose 149
Wegener-Granulomatose am peripheren NS 594
Weichteilsarkome, alveoläre 691

Welander-Krankheit 631
Werdnig-Hoffmann-Krankheit 281
Wernicke-Korsakow-Syndrom 422, **425**
Whipplesche Krankheit 203
WHO-Klassifikation der Hirntumoren 346
Williams-Syndrom 87
Wilson-Krankheit 511
Wolfram-Syndrom 289

X

Xanthoastrozytom, pleomorphes 352
Xeroderma pigmentosum 511, 567
X-linked hydrocephalus 67

Z

Zebrakörper-Myopathie 646
Zelleinschlüsse 277
Zelltod, neuronaler **8**
– neuronaler bei Prionkrankheit 246
– programmierter 24, 25
Zellweger-Syndrom 488
Zellweger-Syndrom, Neuropathie bei 565
Zeroidlipofuszinosen **483**
Zinkfinger-Proteine 124
Zinn, Giftwirkung 403
Zirkumventrikulärorgane 13, **26**
Zweittumoren 389
Zwiebelschalenformationen am peripheren Nerv 571
Zyklooxygenasen 132
Zyklopie 46
Zystathioninsynthetase 501
Zyste, neurenterische 40
Zystizerkose 208
Zytochrom-c-Oxidase-Mangel 663
Zytokine bei Meningitis 195
Zytomegalie 228
Zytoskelett 5
Zytoskelett bei Tumoren 345

Druck- und Bindearbeiten: Stürtz AG, Würzburg